中华历代名医医案全库（中）

『十二五』国家重点图书出版规划项目

鲁兆麟◎主编

北京科学技术出版社

目　　录

肾病卷

心病卷

肝胆病卷

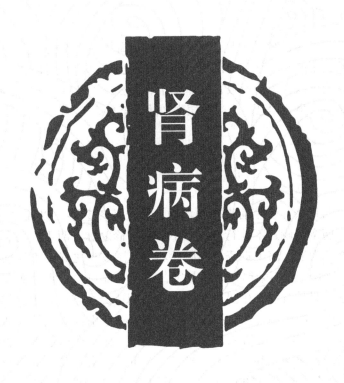

肾病卷

第三十六章 淋证

王三尊

朱道人，年六十余，患淋，遍服利水药不效。予思年高气弱，不能运化，兼以暑热，故尔。遂以补中益气汤加牛膝、车前、赤苓、泽泻等，一服，随出瘀血半碗，时人已皆不知其为血淋也。及见出血，道士张伯传以为予药所致，归罪于予。予云："用补药下血，此系佳兆。"彼以为不然。令道人回家调治，恐死累己。未半月康强如故而至矣。

《医权初编》

周南

西村嘉右卫门，年四旬余。三年前患小便淋浊，服土茯苓甚多，以致左髀骨上肿硬筋急，骨反外突，膝肿腿瘦，筋挛骱响，不能行立，且不可坐。诊之脉，两手反关。余思淫邪之火郁于少阴、厥阴，则为淋、为浊，讳生毒疮，而服劫药，但图皮外之光，不知筋骨之害，及多服土茯苓无济于病，血气既伤，血不荣筋，筋挛骨突，而现奇证也。治宜养血温经，纯以浊阴走脏之药，壮足少阴之水，封填骨髓；生足厥阴之血，濡润诸经。方以熟地、杞子、萸肉补肾为君，当归、丹皮养肝为臣，附子温经为佐，木瓜、牛膝、独活引经为报使，加苍术为阳明之要药。其所以必取阳明者，以阳明为五脏六腑之海，行气于三阳，所以筋骨、肌肉皆受气于阳明也。服至十剂，腿膝筋舒，屈伸觉利，前不可坐者，今可正坐矣。又五剂而行止自便，不待扶杖矣。自九月二十一日服起，至十月初五日止，煎药十五剂，每剂重一两，见其效速，不必加减。三年之病半月而收七八分之功，亦大快事也。继以八味地黄丸调养之。

古闲平兵卫，三十四岁。姿禀亦清，多年患淋浊周身，遂致历节疼痛，四末犹可，腰背为甚，逢夏湿热之令病则愈重。脉沉数而涩。沉数为内热，涩为血少，亦为有湿。风寒湿杂合而为痹，即令之痛风。间有风火，亦有血虚，然皆不离乎湿也。治当责之肺，肺以行治节、通水道，浊自清而痛自已。方以桔梗、甘草、桑白皮、地骨皮、半夏、陈皮、苍术、秦艽、桑枝，半月而病去四五分，月余而愈六七。乃服二陈汤加当归、玉竹两月，脉亦和平，更以补气血之药，少佐治风湿者，百余日痊愈。

以上出自《其慎集》

北山友松

纪州大井氏，壮年患浊。茎痛发疳，愈后清汁不干，梦遗。令服忍冬草一斤余，脉数而弦，兼患淋浊，阴囊左边肿核。

初用方：当归尾　川芎　黄柏　甘草梢各三分　忍冬五钱　肉桂　橘核　牛膝各二分

次用方：黄芩　黄柏　肉桂　龙骨　车前子　当归　熟地黄　山栀子　黄芪梢　甘草梢　牡蛎　柴胡　辰砂

次用方：白术　肉桂　茯苓　泽泻　猪苓　木香　川楝子　苏木　木通　槟榔子　橘核　川芎　生姜　盐　茴香　莲肉

次用方：补中益气汤合五苓散加橘核、酒黄柏、吴茱萸、生姜、盐、车前子、茴香。

次用方：黄芪　莲肉　人参各二钱半　黄芩　麦门冬　地骨皮　车前子各一钱半　附子　肉桂　槟榔子　熟地黄　山茱萸　山药　泽泻　牡丹皮　青皮　橘核

次用方：八味地黄丸料加橘核、延胡索、茴香、川楝子。

终用方：同方加石菖、甘草、乌药、益智、盐、龙骨。

《北山医案》

吴篪

少农陈鉴轩，患淋浊经年，痛涩虽除，而膏液不已，且神疲气怯、食少懒言。凡清火疏利之剂，靡药不尝，病势日甚。余诊之曰：脉沉迟弱，皆由耗伤真阴，脾肾亏损，中气下陷，命火阳衰，下元不固使然。即宜朝服补中益气汤，晚进八味地黄丸加人参。但当温补元阳，则淋浊自可渐止。

文，溺出浑浊如脓，尿管痛不可忍，尺脉数大。想系房劳强忍精血之伤，致有形败浊阻于隧道，故每溺而疼，所服清湿热、利小水之剂无效者，以溺与精同门异路耳。即服地髓汤，一名苦杖汤。用杜牛膝一两捶碎，以水二盅，煎浓汁一盅，去渣入麝香少许，空心服。以麝香入络通血，杜牛膝亦开通血中败浊也。连服数剂而痛浊皆除。

严正钦述溺血三月，赴吴门就医，教服两头尖、猪脊髓、龟胶、鹿胶、海参淡荣膏无效。且痰多食减，胃脘满闷，小便赤色带血，溺管淋痛。余曰：脉数滑大，乃下焦结热，热甚搏血，流入胞中，与便俱出而成血淋，方书云：凡血出命门而涩者，为血淋；不痛者多为溺血是也。当投小蓟饮子加牛膝、海金沙，服十数剂，便清血止。惟茎中气虚下陷，清阳不升，改服补中益气汤及归芍六君子得痊。

以上出自《临证医案笔记》

何书田

阴虚湿热下注，遗溺沙淋并发，君相二火内炽，六脉细弱。当用知柏八味法。

大熟地　炒知母　山药　牡丹皮　泽泻　白莲粉　炙龟板　炒黄柏　茯苓　川草薢　牡蛎

少阴络伤，膀胱气滞，所以小溲作痛。茎中上连少腹，若不通利，终恐溺后带血。青年患此，非旦夕可以奏效。

原生地　川连　炒黄柏　甘草梢　赤苓　琥珀末　炙龟板　知母　牡丹皮　车前子　泽泻

复诊：前用滋阴通便法，小便已利，少腹胀满渐松，而下元不固，梦寐中连次遗溺。此气虚不能摄阴也，法当气阴并补。

西党参　炙甘草　炒生地　牡丹皮　南芡实　制于术　白茯苓　沙苑子　淮山药　煅牡蛎

阴络内伤，溺浊久缠，兼下血块，真水亏竭也。急须节劳调治。

炒阿胶　牡丹皮　川断肉　煅牡蛎　茯神　枣仁　炙龟板　炒知母　怀山药　象牙屑　远志　柏子霜

肾主两便，小溲淋沥而大便不爽，非阴虚而何？脉左尺沉细，此其明证也。

上肉桂　淡苁蓉　肥知母　炒怀膝　车前子　大熟地　白归身　炒黄柏　广陈皮　琥珀末

阴虚溺痛，以滋肾法加味治之。

上肉桂　炒熟地　黄肉　炒黄柏　泽泻　血珀末　西党参　炙龟板　知母　车前子　茯苓

以上出自《龢山草堂医案》

王孟英

陈芰掌，患淋久不愈，延至溽暑。孟英诊之，曰：易事耳。予补中益气汤而愈。

周菊生令正，患少腹酸坠，小溲频数而痛。医投通利不效，继以升提温补，诸法备试，至于不食不寐，大解不行，口渴不敢饮水，闻声即生惊悸。孟英脉之，曰：此厥阴为病也。不可徒治其（足）太阳。先与咸苦以泄其热，续用甘润以滋其阴，毫不犯通渗之药而愈。

胡振华，以花甲之年，患溺后出血水，甚痛。自云：溲颇长激，似非火证。孟英察脉有滑数之象。予元参、生地、犀角、（山）栀、楝（实）、槐蕊、侧柏、知母、花粉、石斛、银花、甘草梢、绿豆等药，旬日而痊。逾四载，以他疾终。

陈足甫，溲后见血，管痛异常，减餐气短。孟英以元参、生地、知母、楝实、银花、侧柏叶、栀子、桑叶、丹皮、绿豆为方，藕汤煎服，二剂，病大减，乃去丹皮、柏叶，加西洋参、熟地，服之而瘥。

朱湘槎令媳，患溲涩痛，医与渗利，反发热，头痛，不饥，口渴，夜不成眠。孟英诊之，脉细数。乃阴虚肝郁，化热生风，津液已烁，岂容再利？与白薇、栀子、金铃（子散）、知母、花粉、紫菀、麦冬、石斛、菊花，服之即愈。

许培之祖母，年逾七旬，久患淋漏，屡发风斑。孟英持其脉，弦而滑，舌绛口干。每以犀角、生地、二至（丸）、（黄）芩、（青）蒿、白薇、元参、龟板、海螵（蛸）之类，息其暴；甘露饮增损，调其常。人皆疑药过凉。孟英曰："量体裁衣"，病属阳旺，气血有余，察其脉舌，治当如是。病者乃云：十余年前，偶患崩而广服温补，遂成此恙。始知先天阳气虽充，亦由药酿为病。

秋杪，患寒热如疟，善怒不眠，苦渴易饥，却不能纳食。孟英察脉，弦数倍常，予清肺蠲痰，柔肝充液之法，渐以向安。

今冬，有荐吴古年诊治者，询知病源，作高年脱营论，而以"血脱益气"裁方。初服三四剂，饮食骤增，举家忻幸。已而血漏甚多，眠食欲废。复延孟英视之，仍主前议，果得渐康。

运粮千总马香谷，患溺闭欲死。所亲赵春山司马，延孟英视之，脉坚体厚，口渴苔黄。投知（母）、（黄）柏、栀（子）、楝（实）、犀（角）、（紫）菀、（瓜）蒌、（竹）茹之药，送当归龙荟丸而瘳，竟不复发。

以上出自《王氏医案》

林佩琴

族某。劳淋，初用分清饮，涩痛已减。后服单方，通利太过，反致溺后精沥，腰足酸软，畏冷，左脉虚涩少神，肾气不摄，乃成虚滑，摄固为宜。沙苑子、菟丝子、杞子、莲子、破故纸、熟地（砂仁末炒）、杜仲。数服而效，后加鹿胶、潞参、归身、茯苓、山药，乃固。

王。便浊而数，且痛，午后寒热不时，头眩神倦，脉弱，自秋延春，兼溺血点。乃劳力伤阴，阴火迫注膀胱。先用分利法，导赤散加赤苓、莲须、归尾、赤芍、丹皮、栀子、灯草。二服眩痛止，去木通、竹叶，改熟地、归身，又加萆薢，三服诸证俱瘳。又令服六味丸愈。

陈。色苍体长，木火之质，阴分易亏。五旬外纳宠，急图嗣续，月前因浊成淋，溺数而欠，著枕仍然遗泄，延至血水滴沥而痛，是为血淋。精室既伤，心火犹炽，诊两尺左弦右数，宜腰膝酸软，足心如烙也。夫不痛为溺血，痛为血淋。虽肾虚挟火，然导赤分清，如方凿圆枘，五苓八正，亦抱薪救焚。急用生料六味作汤，可济燃眉。熟地六钱，生地三钱，怀山药（炒）二钱半，茯苓三钱，丹皮、泽泻各一钱，生莲子（不去心）一两，莲子须、麦冬各二钱，五味子五分。数服痛止淋减，汤丸兼进而安。

江。溺前涩痛，茎端宿有瘀腐。向服瞿麦汤痛减，导火下行故也。然脉来洪实搏指，不特膀胱瘀热未尽，抑且心肾根源未清，故痛减淋不减也。宜收心节欲，勿扰肾脏，戒酒薄味，静养可安。茯苓、生地、石斛、萆薢、莲须、甘草梢、灯心、泽泻。数服而效。

以上出自《类证治裁》

蒋宝素

精败为浊，水腐为淋。淋出溺道，浊出精道。阴亏火盛，湿热互扰，淋浊交流，涓滴作痛。泄中寓补，通以济塞主之。

大生地　木通　生甘草梢　滑石　粉丹皮　福泽泻　云茯苓　怀山药　山萸肉

昨服导赤、六一之泄水，六味地黄之补肾，泄中寓补，通以济塞。夜来淋浊皆少，平旦至日中较轻，日中至黄昏亦减，玉茎痛涩亦缓，溲色夜黄昼清，已获效机。依方进步。

大生地　粉丹皮　福泽泻　云茯苓　车前子　怀牛膝　白通草　琥珀

依方进步，又服四剂，淋浊悉平。惟阴茎时觉微疼，肝肾阴伤未复，湿蕴余热未清。再以六味、三才、二至，以善其后。

大熟地　粉丹皮　福泽泻　怀山药　山萸肉　云茯苓　天门冬　人参　女贞子　旱莲草

年甫二十三，六岁时，暑月闭癃，涓滴作痛，溲赤带血，乃热郁也。以后每年发一两次，十岁外逐次较重。溲浑赤中有血丝，血块鲜瘀不一，玉茎痛塞半月方平。今春三月完姻后举发，血色鲜红，痛甚。痛则为血淋，乃阴分重亏，水不涵木，木复生火，火逼精关，危候。拟医话竭淋煎加减主之。

大生地　赤茯苓　建泽泻　怀牛膝　车前子　萹蓄　瞿麦　滑石　生甘草梢　血余炭　藕汁

三进加减竭淋煎，血淋痛涩俱平。盖不药亦尝自愈，每发不过十余日即已。郁热随血而解故也。久之郁热复聚，肝木复燥。肝主小便，乙癸同源。水不济火，火烁金伤，清肃不降，移热膀胱，气化失常，故屡发不已。病势已退，当专补阴。少壮年化，戒之在色。

大熟地　粉丹皮　福泽泻　怀山药　云茯苓　琥珀　怀牛膝　血余

为末，水叠丸。早晚各服三钱，灯心汤下。

以上出自《问斋医案》

曹存心

膏淋、血淋同病，未有不因乎虚，亦未有不因乎热者。热如化尽，则膏淋之物必且下而不痛，始可独责乎虚。

大补阴丸加瓜蒌、瞿麦、牛膝、血余。

诒按：议论隽爽，方亦切实。

再诊：所下之淋，薄且少矣，而当便之时，尚属不利，既便之后，反觉隐痛，肢膝不温，脉小弦，唇红嗌干。热未全消，虚已渐著。

瓜蒌瞿麦去附汤，加麦冬、萆薢、黑栀、猪脊筋。

诒按：便后隐疼、膝冷咽干，皆虚象也，似当兼用滋养。

《柳选四家医案》

何平子

上焦热郁，烦渴不止，津液下陷，小便浑浊，宜用甘寒固摄法。

玉竹　天冬　麦冬　萆薢　牡蛎　泽泻　厚生地　沙参　知母　芦根

换方：鲜生地　升麻　五味　制洋参　丹皮　天冬　麦冬　牡蛎　萆薢　芦根

肝胆热郁，并真火衰微，以致下注溺痛，小溲解而不畅。诊得脉象右弦左软，宜用温润苦泄法。

川连　萆薢　苁蓉　柏子霜　泽泻　肉桂　赤苓　升麻　甘草梢　冬瓜子

复：脉象紧大不柔，并腹鸣脾泄，无疑木火内炽也。仍用苦泄分理法。

炒川连　云苓　甘菊　甘草梢　小青皮五分　萆薢　生牡蛎　炒车前　白扁豆　冬瓜子

又复：气府挟热。

生于术　黑山栀　赤苓　生扁豆　秦皮　萆薢　炒苏子　生米仁　小郁金　白莲须

又复：上焦积热，右脉紧，大便溺不爽。宜升清泻热，徐徐安痊。

生洋参　块茯苓　琥珀屑　小郁金　淡黄芩　生于术　炙升麻　生米仁　海金沙　白螺蛳壳

以上出自《壶春丹房医案》

费伯雄

某。阴分久亏，湿热下注，溲溺作痛。治宜清利。

南沙参　天门冬　赤茯苓　生苡仁　粉萆薢　鲜首乌　车前子　瞿麦穗　川石斛　天花粉　甘草梢　怀牛膝　细木通　粉丹皮

某。血淋日久，溲赤溺管作痛，坠胀不已，气虚阴亏，湿热不化。

西洋参一钱　甘草梢八分　川升麻五分　归身二钱　广皮一钱　生地三钱　猪赤苓各二钱　柴胡一钱　山药三钱　泽泻二钱

某。脾肾两亏，湿热下注，小溲淋浊。宜培脾肾，兼以利湿。

细生地四钱　淮山药三钱　云苓二钱　女贞子三钱　黑料豆三钱　潼沙苑三钱　川萆薢二钱　瞿麦三钱　知母一钱半　牡丹皮二钱　甘草梢五分　统车前三钱　川黄柏一钱半

某。脾肾两亏，夹有湿热，小溲赤色，如泥水不清。急分利湿热。

天冬二钱　生地四钱　丹参二钱　丹皮二钱　花粉三钱　萆薢三钱　海蛤粉三钱　赤苓二钱　生苡仁四钱　通草五分　车前子三钱　竹叶二十张

某。脾肾两亏，小溲淋漓。宜固本和中，兼纳下元。

潞党参　川杜仲　焦白术　桑螵蛸　补骨脂　全当归　陈广皮　云茯苓　杭白芍　佛手柑　黑料豆　佩兰叶

以上出自《费伯雄医案》

李铎

辛亥治一农人，年二十余，患尿血茎痛，服琥珀散及五淋、血淋诸方无效。余捡古方，以陈石灰炒黄连二两，去灰，取连为末，梧桐子大，用竹青、白茅根煎五苓散，吞黄连丸，旬日而愈。

《医案偶存》

浅田惟常

一商家仆年二十岁，患脓淋数日，时时发微寒热，饮食少进。诊之，脉沉小而数，腹中无病，第似神色不太乐者。予以为肝经湿热，与龙胆泻肝汤。后十余日忽走使曰下血数升，命在须臾，余仓皇往诊。仰卧褥，气息绵惙，六脉洪数而虚，急灌独参汤，下咽即吐。寻之干呕，额汗淋漓苦闷，吐蛔七条，试作小半夏加茯苓乌梅蜀椒汤与之，呕逆益甚。余沉思谓孙思邈以单甘草止吐，今用之蛔必安。因如法服之，吐忽止，气息稍平。时看护者将更褥，除污物，披衣视下体，阴囊破坏，有孔如剜，双卵坠在褥，其大如鸡蛋而稍扁，色白而红缕缠绕，众惊愕报予。予曰，昔江篁南以阴囊破裂为千古稀见，况阴丸脱落者，可谓奇中之奇矣。虽然，人有阉，豕有豮，此皆割势而犹能生。此人霉毒结于阴囊，故有此变，调护得宜，当不死，后调理果愈。

《先哲医话》

黄堂

金，素患淋浊，肾阴亏乏，久久湿邪下注，海底结痈，舌黄滑腻，脉形弦数。经云：阴亏者阳必凑之，至阴之地，龙相所居，泻南补北，莫如丹溪，是为探本之道。

大补阴丸加茯苓、广皮、薏仁、丹皮、泽泻、炙川柏、海金沙。

二诊：前议湿热下陷于两阴之间，其化以火，阴中有阳，在象为坎为水也。湿邪同气相求，由来也渐，结痈垂成。东垣云火为元气之贼，一胜则一负，故舌苔腻厚，胃纳减少，便溏稀水，皆是咎征，脉仍弦数，身热往来。再用苦辛相合，能降能通之道。

川连 赤苓 黄柏 草薢 丹皮 广皮 半夏 泽泻 苦参 薏仁 通草

三诊：疡溃而诸证俱获向安。然肾阴久亏，脾元又困于湿热，故二便虽分，舌仍腻浊也，脉病尚合，宗薛氏加减六味，为脾肾两顾之意。

六味丸去萸肉，加于术、半夏、陈皮、杜仲、菟丝饼、草薢、薏仁。

《黄氏纪效新书》

张仁锡

顾次香患血淋两月余矣。溲便必先凛寒，形瘦食减，自服滋肾养营之剂不效。医以为若不通利州都，则湿热从何而去，因用生地、草薢、木通、石韦、车前等味，病反增剧，最后索治于余。诊其脉沉细而弱，两尺为甚，观其色则瘀晦无光，不鲜不紫。余曰："此膀胱虚寒，阳不化阴之候。"用金匮肾气丸，每服三钱，以党参、当归、血余炭制丹参作汤送下。连进数剂而痊。丹溪谓诸淋皆忌补，此说余不敢深信。

《清代名医医话精华》

吴达

周少愚，湿热淋痛，脉象弦细而数。夫弦为风木之象，郁而生火则数。木火郁于湿土，湿被木火蒸淫而为热；木生风火，不得上升，下注而泄于小便，则成淋浊。其下注者，风之力也；痛甚者，火之郁也。方用术、苓等以理脾；亦用柴、桂等以升木；其下陷之火，用丹皮、栀、柏以清之。两剂痛定，而余沥未清，前方去丹皮，减柴、桂，病如失。

《医学求是》

许恩普

徐颂阁侍郎三公子于甲午岁淋证。他医误以血淋，苦寒之药，数月病剧。卧床不起，身不能动将一年矣。延余诊视，仅存一息，脉沉细，知为阴亏变色，非血淋也。诘其故，言无外务，以妻归宁浙省病，年不归，思想而得。余曰："欲心一动，精即离舍成淋。久则阴亏变色，误为热淋，治以寒药，至于此极。"拟以人参菟丝丸加减，大补之剂以固心肾，一服见效。复诊加减数服能食，月余痊愈。

《许氏医案》

陈芴生

小便不通，有寒热、痰湿、气血、虚实之分，惟淋证则多属于热，寒者绝少，盖热甚生湿，故水液浑浊而为淋也。庚寅冬，余至济南，有徐某来延余诊，据云，小腹胀满，尿涩不通，日夜涓滴，色赤而浑，病经五年，屡治不效，今夏忽重，入冬尤剧，尿后茎痛，下气上逆，喘息不堪，余切其脉，诸部濡数，惟左关尺数大，按之有力，知病久气血虽亏，膀胱湿热仍盛，遂用参、芪、术以益气，地黄、黄柏以养阴，制军、甘草以清热，滑石、木通以利湿，僵蚕以化秽，青皮以行气，牛膝以下引，葛根以上升，标本兼顾，随证减增，数十剂而病愈。壬辰夏季，余寓都门，有刘某患浊，日夜淋漓不尽，前茎有筋胀痛，后连肛门，已十余日，余诊之，脉象滑数，知是浊邪正盛，治以涤荡之峻剂，下紫黑脓血无数，半月而愈。可知淋浊治法，初起即予荡涤，其病易疗，如后证是也。惟恐治不如法，邪气留恋，势必频连不愈，如前证然。或问前证治法，余曰：此为复方，方中有阳有阴，有温有清，有补有泻，有降有升，一阖一辟，理最元妙。征之古方，殆东垣清燥汤意乎？在东垣制此汤，所以治体虚夹暑，与一切湿热证，非为淋证设也。然淋至数年，正气已虚，入夏病加，暑邪自盛，尿浑茎痛，湿然尤多，按之清燥汤，治法颇合，余即师其意用之，病果应手而效，惟效后，宜戒酒少劳方妙，否则食复劳复，甚易事耳。慎之！

《诊余举隅录》

张乃修

左。小溲结块如脂，膏淋重证也。

海金沙三钱　块滑石三钱　木猪苓二钱　泽泻一钱五分　淡秋石六分　赤白苓各三钱　黑山栀一钱五分　磨沉香四分，冲　大淡菜二只

又：结块已退，而溲带血。

车前子三钱　炒丹皮二钱　甘草梢五分　海金沙三钱　泽泻一钱五分　牛膝炭三钱　赤白苓各二钱

块滑石三钱　淡竹叶一钱

徐左。向有淋证，兹则马口不净，临溲作痛。湿热并阻膀胱，势难欲速图功。

车前子三钱　茯苓三钱　泽泻一钱　甘草梢八分　细木通八分　制半夏一钱五分　橘皮一钱　瞿麦三钱　牛膝炭四钱　淡竹叶一钱五分　朴硝一钱

又：阴柔苦泄，胃纳如常，然大便带红。脏阴虽亏，而腑中之湿热未清。以退为进。

侧柏炭一钱　炒槐花二钱　茯苓三钱　丹皮炭一钱五分　生牛膝四钱　橘白一钱　泽泻二钱　当归炭一钱五分　大补阴丸三钱，分两次开水下

徐左。淋浊之证，痛者为火，不痛者为湿。小溲之后，马口不净，其为湿流于下，显然可见。

萆薢　橘皮　生薏仁　猪茯苓　制半夏　块滑石　建泽泻　二妙丸

二诊：小溲虽不甚痛，而马口不净。还是湿热混淆，驾轻走熟。再利水而固精宫。

制半夏　焦苍术　川萆薢　川黄柏　猪苓　生熟薏　车前子　上广皮　赤白苓

徐左。下坠之气，仍不见松，气一下注，直入尿管，辄痛不能忍，有时由尿管而抵及肛门，亦然作痛，小溲滴沥不爽。右脉濡滑，左部细弱无力。良以肾气亏损，不能收摄。再咸润摄下。

干苁蓉三钱　大茴香八分，盐水炒　厚杜仲三钱　炒黑当归一钱五分　炒杞子三钱　菟丝子三钱，盐水炒　川断肉三钱　炒青盐一分五厘

二诊：盐润摄下，注痛稍退，而小溲乃沥不爽。肾气既虚，病根愈难澈也。

两头尖炒包　生蒲黄　当归尾　赤白苓　泽泻　柏子仁　生牛膝　川萆薢　韭菜根

三诊：小溲尚觉塞滞。水道之中，必有凝瘀内阻。再排湿化瘀，分清精水。

川萆薢　滑石　冬葵子三钱，研　细木通　牛膝梢　泽泻　石菖蒲盐水炒　甘草梢　西血珀三分　酒炒湘军五分，二味先调服

四诊：小溲已能约束，惟水道尚在窒塞，理宜逐步进逼。然天暑脉虚，不若暂为退守，乘机进治。

川萆薢　泽泻　生米仁　细木通　车前子　南楂炭　制半夏　黑山栀　牛膝梢　淡竹叶

五诊：湿浊瘀腐不化，小溲仍然窒滞，漩脚浊腻。再利水而排湿化瘀。

川萆薢二钱　白茯苓三钱　益智仁八分　瞿麦二钱　车前子二钱　萹蓄五分　牛膝梢三分　泽泻一钱五分，盐水炒　石菖蒲三分，盐水炒　木通五分　两头尖一钱五分，炒包

改方加单桃仁一钱五分，酒炒大黄二钱。

六诊：溲后每有牵腻之物渍于马口，为湿浊未楚之征。然小溲数而难固，心火陷入于肾，肾阴不摄。从心肾主治。

台参须八分　云茯神三钱　生山药三钱　潼沙苑三钱，盐水炒　细生地四钱　柏子霜三钱　远志肉七分　带心莲子三钱，打

李左。脉证相安，惟小便仍有牵腻之物。良以瘀腐未清。宜重药轻投。

制半夏　赤白苓　生薏仁　川萆薢　泽泻　猪苓　当门子七厘，杜牛膝汁半小酒杯调温服

此病已用通利数次矣。乃入房忍精，注于夹膜，故用此法祛之。（清儒附志）

二诊：服药后果有白物牵腻纠纠，离马口而下，惟隔日仍然。前方出入。

麝改五厘，牛膝汁一调羹入调。

施左。淋浊而于溲毕作痛，阴虚湿热下袭也。

秋石四分　牛膝梢三钱　生薏仁四钱　官桂四分　磨沉香四分，冲　萆薢二钱　甘草梢五分　车前子三钱　藕汁一酒杯，冲

二诊：淋痛稍退。再清下焦湿热。

制半夏一钱五分　云茯苓二钱　牛膝梢三钱　泽泻一钱五分　广皮一钱　甘草梢五分　车前子三钱　龟甲心五钱，炙，先煎　二妙丸开水先服

以上出自《张聿青医案》

王旭高

包。劳碌气虚，湿热随之下陷。淋浊初起觉痛，今而木疼，但觉气坠，小便频数，色黄而浑浊不清。仿东垣补脾胃、去湿浊、泻阴火、升清阳方法。

黄芪盐水炒　柴胡　升麻　沙参　茯苓　芡实　萆薢　黄柏　知母　灯心　食盐一捻，冲服

张。操觚莲幕，形逸心劳。肾水下亏不能上承于心，心阳内亢而反下趋于肾，即坎离之不交也。不交则诸病生，由是而下为淋浊尿血，宗筋绊痛；上为眩晕咳嗽，心中震跃，诊脉左小右大，内伤虚证何疑！今远道初归，跋涉劳顿，且拟和平补益，庶无畸重畸轻之病。

马料豆　甘草梢　茯神　怀山药　麦冬　建莲肉　沙参　红枣　鲜藕　枇杷叶

又：心阴耗损，君不制相，相火妄动，强阳常举，精浊时流，肛门气坠，大便溏薄，心中嘈辣，干嗽无痰。右脉空大，两尺皆虚。法宜补心阴以制相火，益肾气以固元精。

西洋参　黄柏　五味子　知母　牡蛎　大生地　龟板　麦冬

另补骨脂盐水炒，韭菜子盐水炒，研末，炼蜜为丸。每服三钱。

渊按：相火旺而肾阴亏极矣。二味为丸，专助肾阳，恐与此证不合。

严。淋浊三年不止，肾虚湿热不化。阴头碎痒，筋骨微疼。六味补肾，能化湿热。耐心久服，莫计效迟。

大生地　怀山药　茯苓　山萸肉　五味子　麦冬　益智仁　丹皮　泽泻　湘莲肉

高。淋浊而兼遗滑，耳聋目花。肝肾大虚，不宜渗利，法当固摄。

沙苑子　怀山药　破故纸　茯神　家韭子　芡实　龙骨　牡蛎

朝暮服威喜丸三钱。

渊按：纯属虚象，宜加熟地、山茱萸。

以上出自《王旭高临证医案》

姚龙光

张春山，患血淋偏坠，已近二旬，服药十余剂未效，吾燮和叔之亲戚也，为恳予诊，至则

药煎出未服，予令姑缓，诊后再酌，诊得两脉弦数有力，约七八至，小解痛如刀割，所下皆血，现血止而点滴不出，小腹有筋，扛起痛甚，直入茎中，左囊下坠，因痛甚而目不交睫者十余日，往来寒热，口渴烦躁，面色通红，前医所用均柴、葛及香窜之味，余曰：前方误矣，不可再服，此少阳温证而兼血瘀尿管也。肝之脉络阴器，肝热重极致筋暴露，囊下坠，溺管为瘀所阻，而又为肝热所迫，故小便刻刻欲解而痛涩不能解出，为清解少阳而化瘀通络，则自愈矣。以青蒿、山栀仁、丹皮、赤芍、丹参、侧柏叶、茅草根为煎剂，以滑石、甘草梢、琥珀、海金沙、鲜牛膝捣汁为丸，与剂同服，连进三剂，小便通，痛止筋舒，寒热亦解，惟囊坠如旧，乃去丸剂，于前方中加荔枝核、橘核、山楂子，又服三剂而愈。

《崇实堂医案》

柳宝诒

王。湿热内蕴，乘下焦之虚，陷于膀胱。淋浊不爽，兼有瘀块。脉象细弦带数，苔腻微黄。法当先疏瘀滞，俾湿热通行，方可续议固摄。

粉草薢　猪苓　赤苓　泽泻　车前子　甘草梢　归尾炒　丹皮　黑山栀　川柏酒炙　春砂仁　莲子炒　淡竹叶　青麟丸大黄、硝、朴、栀、归、柏、艾、姜、乳　每服一钱，灯心汤下。

陈。湿浊中壅，则相火不得疏越，两便均觉痛涩，而小便痛尤甚。脉象浮弦数硬，舌苔白腻。咳痰带黄，小水带血，皆浊热蒸郁之象。当疏泄郁火为主，取通则不痛之意。

鲜生地　木通　车前子　萹蓄　海金沙绢包　黑山栀　丹皮　归尾　牛膝梢　川柏酒炙　春砂仁研　丝瓜络　淡竹叶　灯心

另：西珀屑四分　炙乳香一分　酒炙大黄炭六分　血余炭一分　四味研细末，冲服。

童。血淋刺痛，瘀热内阻，病经月余，未得爽利，脉象弦数。当与疏瘀化热。

瞿麦　萹蓄　赤猪苓各　车前子　甘草梢　滑石　海金沙包　丹皮　黑山栀　赤芍　竹叶　归尾　灯心

另：真西珀四分　血余炭二分　大黄六分，酒炙炭　三味研末，冲服。

陶。血淋屡发，数年不已。谷道之前，痒而梗痛。脉象浮数，左手弦硬。湿热瘀浊挟相火并结于下。病虽日久，仍宜疏泄。

细生地　木通　甘草梢　车前子　海金沙绢包　瞿麦　牛膝梢　归尾　川柏　砂仁　丹皮　黑山栀　淡竹叶

另：真西珀研末冲服。

蒲。相火与湿热由肝下注，小便浊而不爽。法当清肝疏浊，俾瘀热得以通行，乃见松象。

草薢　猪苓　甘草梢　牛膝梢　黑山栀　丹皮　牡蛎　川柏　砂仁　银花　通草　竹叶　灯心

另：西珀屑四分　酒炙大黄炭八分　二味研末，冲服。

肖。左脉弦数，小水梗痛不利，是相火湿热，挟瘀浊阻结不宣之象。刻下水道稍畅，而涩痛遗泄，肾气亦虚。拟清泄法。

萆薢　茯苓　车前子　细生地　牛膝梢　生甘草　川柏　砂仁　牡蛎　丹皮　黑山栀　银花炭　湘莲咬开，勿去心

另：西珀屑、灯心同研，冲服。

二诊：小溲虽畅，而湿毒未清，左脉尚数。再与疏化法，佐以清摄。

生地　木通　甘草梢　车前子　赤芍　丹皮　黑山栀　银花　牡蛎　茯神　远志　竹叶　西珀屑

陆。淋痛止而瘀血不守，小便短数且涩，此肾气内虚，而湿热未清之候。用清摄法。

川柏　砂仁　生甘草　萆薢　茯苓　淮山药　牡蛎　丹皮　细生地　茜草炭　莲子

童。浊病复发，别无痛楚之象。脉右关渐大，余部俱数。有肾气内亏，湿浊滑注之象。通涩两非所宜，拟方用清摄法。

萆薢　泽泻　于术　茯苓　车前子　川柏炭　砂仁　生甘草　淮山药　牡蛎　菟丝子　女贞子　莲子

另：威喜丸三钱，开水送下。

都。便后流浊，历年不愈，脉象细弱，按之弦数，舌苔黄腻。正气虽虚，仍当清化。

萆薢　车前子　甘草梢　川柏　砂仁　赤苓　苡仁　牡蛎　广陈皮　丹皮　黑山栀　沙苑子　莲子

另：威喜丸三钱，空心灯心汤送下。

张。淋浊渐平，而气陷不爽。湿热乘虚下注，肾气不摄。脉数，左尺不静。病重于午后，兼作内热，真阴之气亦虚。拟以固摄肾气，于养阴中兼清摄之意，未可专持通利也。

于术　茯苓　淮山药　绵芪　生地　北沙参　川柏　砂仁　海金沙　沙苑　菟丝子　牡蛎　莲子　荷叶

另：威喜丸、三才封髓丹各半和匀，服之。

李。相火不藏，肾气不守。脉象弦数而硬。湿火乘虚下陷。浊痛虽减，而气不能摄。宜清心兼以固气。

北沙参　绵芪　牡蛎　炙黄柏　砂仁　炙甘草　茯苓神各　车前子　萆薢　潼沙苑　菟丝子　木香　莲子

朱。右尺脉弦硬不和。相火下注，湿热留恋，遗浊不止。法当清火摄肾。

川柏　砂仁　炙甘草　车前子　茯苓　丹皮　牡蛎　莲须　金樱子　天冬　灯心

另：威喜丸吞服。

郑。水浊不爽，脉细弦数。相火挟湿热注于下焦，肾气不摄。当先清泄。

太子参　川柏　砂仁　牡蛎　丹皮　黑山栀　菟丝子　茯苓　车前子　甘草梢　女贞子
莲子　灯心

　　另：威喜丸开水送下

顾。肝火挟湿热下注膀胱，动及精室。每睡时则精浊交下，小便不爽，醒即不然。当清肝
摄肾，两法并用。

白芍　刺蒺藜　丹皮　黑山栀　川柏　砂仁　牡蛎　茯苓　车前子　淮山药　菟丝子
莲子

　　另：威喜丸开水送下

丁。湿瘀化热下注阴经，小水涩滞而痛，兼挟瘀块，阴间痛痒不和，内热脉数，恐其流延
成疡。先与疏化瘀热，利湿，兼清阴血。

瞿麦　车前子　赤猪苓各　滑石　牛膝　归尾　细生地　木通　甘草梢　淡竹叶

　　另：西珀屑五分　酒炙大黄炭一钱　二味研末，分二次服。

施。渴饮无度，为肺消；饮一溲二，为肾消。此证渴饮溲清，而澄脚如膏结，面如油，此
阴分伏热，伏于至深之处，燔于上则渴；燥于下则消。肺肾交受，两载有余，阴液大伤。近日
足膝痿软，即其征也。至此又云湿热，是从其末而揣其本矣。拟方以阴分滋清，兼熄相火，须
得金水相生，乃为佳象。

淡天冬　大生地　西洋参　左牡蛎生打　川黄柏盐水炒　春砂仁　鲜南沙参　肥知母　丹皮炭
猪腰子两只，煎汤代水

胡。据述小水点滴涩痛，跌伤以来，将及一月，未得畅解，跗腹俱肿。此由瘀血阻窒，因
致水道不通，必先疏利，庶有松机。

西血珀水飞　血竭　大黄酒炙　花蕊石醋煅水飞　乳香炙去油　没药炙　上药为末，每服钱半，
用归尾、车前子、牛膝梢煎汤，冲童便送下。

陆。湿热郁注，溲浊如脂，肢倦内热，口渴，脉软细带数。肾脏受伤，调治非易。拟滋肾
分清法。

大生地炒松　黄柏酒炒　知母　丹皮炭　粉萆薢　甘草梢　蛤壳　桂心　车前子　砂仁盐水炒
茯苓　建莲

何。脾气虚陷，胃阴耗烁，舌苔白而少津，因通利过多，小水频数，溲后精浊淋沥。中气
既伤，肾气又复不摄。当与脾肾两调，所嫌湿浊未清，滋腻之药，未可遽投耳。

党参炒　野于术　炒怀药　连皮苓　北沙参炒　苡仁　麦冬肉　车前子炒　炙鸡金　牡蛎盐水
煅　广木香煅　菟丝子盐水炒　春砂仁　荷叶蒂各

徐。血淋屡发，梗痛不爽，时更瘀结成块，脉象细数。病后余邪化热，结于下焦营分。病
虽经久，而营中邪热仍恋。拟方以清导瘀热为主。

车前子　木通　瞿麦　海金沙包　飞滑石加入血余炭、甘草同包　炒丹皮　黑山栀　牛膝梢　小生地　鲜生地　远志炭　黄柏酒炙黑

另：西珀、酒炙大黄二味研末，服。

二诊：血淋较减，而两阴之间，时或肿痛。此由热毒伏于营络，乘虚下注，防其久壅成疡。拟方以营分清化。

大生地　鲜生地　蜜银花　丹皮酒炒　归尾　黑山栀　牛膝梢　甘草梢　刺蒺藜　黄柏酒炒　春砂仁　黑马料豆　细赤豆　香绿豆以上三味豆，煎汤代水

另：西珀、血余炭、酒炙大黄炭为末，服。

齐。湿热流于下焦，为淋，为浊，为阴汗。肝肾与膀胱均病，拟从三经清泄。

粉草薢　黄柏盐水炒　甘草梢　龙胆草酒炒　粉丹皮　滑石　海金沙包　木通　黑山栀　小生地　牡蛎　淡竹叶

加减：如溲清后，另服威喜丸。

宋。始由白浊，继而溲血，气坠少腹胀硬，此湿浊瘀于下焦，膀胱之气，不能输化如常。法当气血两调。

瞿麦　萹蓄　车前子　木通　牛膝梢　丹皮　鲜生地　银花　桔梗　海金沙包　归尾　淡竹叶

苏。湿热郁于膀胱，溺涩淋痛。法当疏泄。

粉草薢　猪苓　泽泻　连皮苓　滑石　木通　车前子　海金沙绢包　甘草梢　砂仁　黑山栀　竹叶

另：西珀屑六分，水飞　酒炙大黄炭三钱　和研，灯心汤送下

以上出自《柳宝诒医案》

黄述宁

仪征南门外金月之，其人素患淋证，因小便不通，起卧辗转，数日后，小便全闭，间有涓滴微痛，即周身寒战，四肢逆冷，六脉皆伏。诸医皆谓体质素虚，兼主膀胱不化之说，连投补中益气汤，人参加至七钱。予甫到榻前诊脉，后即问其人曰："胸膈饱闷乎？"曰："然。"因遍告其亲友曰："证系厥阴、少阴伏寒。"投以补剂，寒未去而膈先满，三焦皆闭矣。若不急于温散，兼用消导，将来或为结胸，或为二痉。至于疝气囊痛，尚其祸之小者也。方用肉桂、元胡、山楂、枳壳、青皮、陈皮、通草、泽泻，诸医聚讼，延至初八日深晚，同道中有起而置辨者曰："因寒，何以遇小便微通而病即来？两证似不连贯，我等均主虚淋"。予应之曰："《内经》论厥，皆主于肝。"又曰："肝主疏泄，肾主闭藏，今小便微通，即便发厥，乃肝家伏邪，因疏泄而触动，与卫气相争，微汗而解，与阴之疟，同一理也。"晚始进前药，至二鼓，小便微通，稍觉寒厥；至四鼓，小便大通，而厥去矣。但因向来出汗过多，正气虚弱，而数日前，参芪叠进，壅塞胃口，舌色深黄，此时攻补两难，乃用十味温胆汤去五味子，加郁金、元胡，左胁坚硬始化，而肾囊红肿，延及至茎，予初切嘱外科，只宜调养胃气为主。

《黄澹翁医案》

方耕霞

宋。浊与淋不同，淋属湿，浊证大约由心肾两虚，膀胱之气受伤所致。古人每以补中益气汤治之，今师其意而变通焉。

补中益气汤去归身，加益智、山药、萸肉五味、茯苓、韭子。

二诊：服前方，下陷之气已瘳，浊亦较减，再与分治。

党参　白术　升麻　黄芪　萸肉　五味　杞子　茯苓　山药

三诊：浊递减，夜来溺管觉痛，此膀胱有热也。

黄芪　升麻　萸肉　生地　山药　丹皮　黄柏　赤苓　五味　血珀

李。湿热伤小肠之络而溺血，从凉营分利。

生地　木通　黑栀　滑石　苍术　陈皮　萹蓄　赤苓　泽泻　车前　血珀　鲜藕

再诊：溺血已止，再拟清小肠之火。然须清心宁神，方见霍然。

生地　山栀　萹蓄　木通　白术　赤苓　滑石　丹皮　藕节　车前子　海金沙

以上出自《倚云轩医话医案集》

巢渭芳

小河，王左，二十八岁。先淋三月，继之夹血，茎中阻痛，脉来细坚，苔白中黄，以和肝凉血法进治，大生地、旱莲草、黑山栀、茯苓、川连、粉丹皮、怀牛膝、生草梢、滑石、生苡仁、川草薢、血珀末，服之得效。

《巢渭芳医话》

陈莲舫

虞。淋减未止，脉息细弦，治以清养。

元生地　沙苑子　生白芍　粉草薢　焦山栀　忍冬花　炙龟板　左牡蛎　柔白薇　海金沙　淮牛膝　甘草梢　竹心

金泽，唐。赤白淋浊，溺亦发进，治以分泄。

萹蓄草　粉草薢　凤凰衣　白茯苓　飞滑石　瞿麦穗　海金沙　甘草梢　黑山栀　炒泽泻　竹卷心

张。阴虚潮热，淋浊绵延，脉息细弦。阴分内亏，虚阳不潜，治以和养。

制洋参　抱茯神　沙苑子　川石斛　炒夏曲　白苡米　炒于术　花龙骨　左牡蛎　黑料豆　新会皮　红枣

松江，某。赤白淋浊，脉息细弦，郁邪下注，治以分泄。

萹蓄草　粉草薢　元生地　小蓟炭　甘草梢　青黛拌灯心　瞿麦穗　海金沙　黑山栀　通草

血余炭　西珀末

嘉兴，邱。久溺为淋，色黄，带痛结管。久而内损，治以清解。
　西洋参　凤凰衣　抱茯神　黑川柏　石决明　沙苑子　粉萆薢　白莲须　肥知母　广陈皮
青黛拌灯心

松江，某。溺数作痛，杂以赤白带下，大便亦有时溢血。气余为火，阴伤为热，遂至机窍
不利。阴脱于下，则阳冒于上，头晕耳鸣。诸虚丛集，脉息弦数。再从清养。
　吉林须　炙龟板　生白芍　抱茯神　小蓟炭　白茯苓　阿胶　沙苑子　黑料豆　凤凰衣
血余炭　甘草梢　青黛拌灯心

陈。赤白淋减，小溲腹进，脉息弦细，再从精溺管分解之。
　萹蓄草　粉萆薢　沙苑子　焦山栀　甘草梢　白茯苓　凤凰衣　海金沙　小蓟炭　焦苡米
细木通

方。淋漓，赤除白减，小溲尚痛，下焦肛囊搐扭，脉数带弦，无非阴虚邪炽也。
　元生地　海金沙　煅牡蛎　柔白薇　黑料豆　小蓟炭　甘草梢　西洋参　萹蓄草　沙苑子
粉丹皮　生白芍　凤凰衣

唐。力迸膀胱，溺痛数少，赤白俱下，脉息弦数，治以清解。
　萹蓄草　粉萆薢　石韦　小蓟炭　炙龟板　白茯苓　海金沙　甘草梢　焦米仁　血余炭
沙苑子　炒侧柏　灯心

盛兄。示及气坠依然，惟上升则减。口唇干燥，饮而溺多，入夜频频不摄，肾虚肝旺所致。
肝寄相火宜清宜泄，属封藏宜摄宜补。
　醋炒柴胡　左牡蛎　桑螵蛸　菟丝子　獭肝　龙骨　米炒洋参　橘叶　生白芍　川杜仲
沙苑子　朱茯神　青皮　青盐

淋痛绵延，脉息细涩，阴虚郁邪，治以分降。
　北沙参　凤凰衣　生白芍　川黄柏　萹蓄　白茯苓　辰灯心　粉萆薢　沙苑子　甘草梢
肥知母　飞滑石　焦米仁

以上出自《连舫秘旨》

邵兰荪

安昌茹。湿热下注，小便涩痛带血，脉濡，肢冷背寒，舌黄，宜分清利湿为主。二月十
八日。
　川萆薢三钱　西琥珀八分，冲　蒲黄钱半　赤苓四钱　泽泻二钱　炒车前三钱　当归三钱　木通钱半
海金沙四钱　血余炭一钱　粉丹皮钱半

清煎四帖。

又：湿热未清，溺后仍属有血，惟涩痛较差，脉濡，舌滑，藉四物汤加减治之。四月九号癸卯，廿三日。

生地四钱　蒲黄钱半　生甘草梢八分　焦栀子三钱　当归三钱　血余炭一钱　泽泻三钱　瞿麦钱半　丹皮三钱　炒车前三钱　木通钱半

清煎四帖。

又：尿血遇劳即发，脉濡细，舌黄滑，湿热蕴蓄。姑宜凉血、清热、分利。五月十五号甲辰，廿九日。

生地四钱　血余炭一钱　川草薢三钱　淡竹叶钱半　丹皮三钱　茯苓四钱　银花钱半　木通钱半　焦栀子三钱　泽泻三钱　生米仁四钱

清煎四帖。

又：尿血屡发屡瘥，脉涩数，肺气窒痹，胸次痰阻。姑宜瓜蒌薤白汤主之。元月初八日。

瓜蒌皮三钱　光杏仁三钱　炒蒲黄钱半　白薇三钱　薤白一钱　广郁金三钱　血余炭一钱　儿茶一钱　焦栀子三钱　丹皮二钱　通草钱半

清煎三帖。

史介生评：阴亏而湿热下坠，致尿管阻痹而为血淋。初方宗分清饮意，再加琥珀、赤苓，以通血利窍，是通则不痛，痛随利缓之义，故能涩痛较瘥。次方虽是四物汤加减，适与钱氏导赤之意相符，以清小肠火腑之热，乃是滋阴凉血之方。但其阴未固摄，湿未退净，以致过劳即发，且湿热蕴蓄不解，屡次化热劫液，又进清热渗湿，兼以凉血之剂，而血余炭尤擅一方之长；在愚见尚堪兼用陈棕灰，则更为特效。至第四诊，湿化痰涎，阻痹肺气，又用瓜蒌薤白汤以除胸次之痰。此等方案，洵堪作为后学之师范。

《邵兰荪医案》

何长治

左。心烦，木火下炽。淋浊久而痛甚，脉细数。暂从清化。节劳为要。

生黄芪钱半　生山栀钱半　赤苓三钱　生白芍钱半　甘草梢五分　炒车前钱半　细生地三钱　建泽泻钱半　木香五分　川黄柏钱半　肥知母钱半　紫丹参钱半　琥珀屑四分，研冲　细桑枝五钱

复诊：淋浊，脉数俱减。肝木尚旺。踵滋化法。忌生冷油腻。

生黄芪钱半　原生地三钱　秦艽钱半　煅牡蛎三钱　生白芍钱半　广陈皮八分　当归身钱半　怀牛膝三钱　炒黄柏钱半　远志肉钱半　生甘草四分　辰茯神三钱　藕节四枚　细桑枝五钱

三诊：淋浊溺痛皆减，脉来虚疾，惟动则气坠，精神疲惫。精伤则无以生气，气虚则无以生神，精气神三者皆亏，宜培补，以冀来复。

人参一钱，另煎　龟板三钱　怀山药二钱　知母钱半　生地三钱　川石斛三钱　茯神三钱　黄柏钱半　丹皮钱半　甘草四分　益智仁钱半

左。劳心，木郁，气阻。小便不禁，时发梗痛，脉细数。暂从清化。

生黄芪钱半　广木香五分　建泽泻钱半　赤苓三钱　酒炒白芍钱半　甘草梢五分　生归尾钱半　炒牛膝三钱　炒黄柏钱半　知母钱半　炒车前子钱半　琥珀屑四分，研冲　酒炒桑枝五钱

左。劳心，心气不摄，积热不降。致淋浊，兼以下血，脉数不和。当从清化。

生归尾钱半　建泽泻钱半　川黄柏钱半　丹参钱半　生白芍钱半　生草四分　细生地三钱　肥知母钱半　赤茯苓三钱　牛膝三钱　广木香五分　青皮钱半　竹叶百片　滑石三钱

左。尿血作痛，经久，脉细数不调。营分已伤，调理非易也。

生归尾钱半　炒川柏钱半　泽泻钱半　木香钱半　甘草梢五分　丹参钱半　细生地三钱　焦白芍钱半　赤苓三钱　知母钱半　炒车前钱半　炒青皮钱半　细桑枝五钱　块滑石三钱

左。由浊而致血淋，脉数，骨热殊甚。宜清化法。

归尾　丹皮　生白芍　炒车前子　生地　甘草梢　丹参　黑山栀　木香　赤苓　泽泻　竹叶　琥珀屑四分，研冲

陈。二十一岁。己卯十二月十八日巳刻复。浊痛止，淋沥不已，脉细数。踵前法和理。少食为妙。

生黄芪钱半　生归尾二钱　秦艽钱半　怀牛膝二钱　赤茯苓三钱　生白芍钱半　煅牡蛎四钱　甘草梢四分　块滑石三钱　广木香四分　小青皮一钱　藕节四枚　酒炒细桑枝四钱

以上出自《何鸿舫医案》

王仲奇

李右，静安寺路。肝气下迫子脏，阴道失输，淋溲有血，少腹胀痛，腰俞、尾骶酸而作坠，脉弦。治以输阴利窍。

龟板炙黄先煎　紫贝齿煅，先煎　瞿麦　甘草梢　地肤子　血余炭包　卷柏炒　茯苓　刘寄奴　马鞭草　络石藤　杜牛膝根　西珀屑研细蜜丸吞

二诊：淋溲胀痛较瘥，但仍频数不爽，血已见少，微有未尽，腰俞、尾骶酸坠亦舒，脉濡而弦。仍以输阴利窍可也。

龟板炙黄先煎　紫贝齿煅，先煎　瞿麦　刘寄奴　石菖蒲　血余炭包　卷柏炒　马鞭草　益智仁　川草薢　甘草梢　杜牛膝根　西珀屑研细蜜丸吞

何，汉口。精为肾之体，溺为肾之用。肾脏有亏，精气失守，随溺渗泄，淋溲作痛弗爽，曾经见血，脉濡涩而弦。治以强肾、输阴、分利，然须自修慎摄，庶几有瘳。

龟板炙黄先煎　紫贝齿煅，先煎　茯苓　川黄柏炒　石菖蒲　益智仁　血余炭包　络石藤　忍冬藤　地肤子　粉草薢　甘草梢

二诊：精气失守，随溺渗泄，淋溲作痛弗爽，肾亏髓减，腰疼胻酸，脉濡弦。仍以强肾封髓，输阴利窍。

龟板炙黄先煎　紫贝齿煅，先煎　桔梗　潼沙苑　菟丝饼　益智仁　川黄柏炒　续断炒　川杜仲炒　血余炭包　地肤子　川草薢　甘草梢

左。初诊（佚）。

二诊：湿热稽延，精室莫固，浊仍下而色黄，肛左有痔患，先时左睾丸及胯褶缝均肿，则知病因必起于败精与血瘀也。

石决明煅，先煎　石菖蒲　法半夏　川黄柏炒　白蒺藜　川草薢　远志肉炙　野茯苓　猪苓　全当归　川石斛　忍冬藤　红花

三诊：淋属肝胆，浊属心肾，诸恙向安，浊独未尽。更以丸剂缓图，推陈出新。

法半夏　金扁斛　川草薢　全当归　远志肉炙　石菖蒲　野茯苓　猪苓　川黄柏炒　白蒺藜　益智仁　甘草梢

上药研末，用南沙参熬水法丸，每早晚以开水送下二钱。

四诊：浊已，脉络犹牵强而痛，宗筋易举，夜寐不安。此精亏阳强，筋失营养之弊。

败龟板炙先煎　鹿角煅　生首乌　金扁斛　淮牛膝炒　川草薢　柏子仁霜　川杜仲炒　南烛子　茯神心木　天冬　甘草梢　猪蹄筋　莲须

钱，海宁路。心藏神，主血脉，肾藏精，主骨髓。淋浊复发，虽经见止，而百骸俱痛，心神失宁，心悸少寐，入夜则火升颧赤，头眩耳鸣，两睾丸酸痛，脉弦。心肾兼治可也。

龙齿煅，先煎　石决明煅，先煎　茯神　龟板炙黄，先煎　川黄柏炒　忍冬藤　川草薢　白蒺藜　仙遗粮　鹿衔草　白茄根　石南叶　飞辰砂冲　甘草

二诊：淋浊复发虽经见止，而留毒稽延弗去，筋骨百骸俱痛，两睾丸作酸，心悸未宁，夜寐稍安，头眩耳鸣较静，脉濡弦。仍从心肾兼治可也。

龟板炙，先煎　石决明煅，先煎　茯神　川黄柏炒　鬼箭羽　仙遗粮　白蒺藜　川草薢　海桐皮　鹿衔草　络石藤　石南叶　飞辰砂冲　白茄根

三诊：两睾丸作酸稍减，心悸较宁，头眩耳鸣略静，惟胸胁背胛日来疼痛较甚，小溲频数，肠鸣便溏，脉软弦。淋浊复发，虽经见止，而留毒稽延，仍从心肾两治。

白蒺藜　威灵仙　鬼箭羽　鹿衔草　海桐皮　络石藤　茯神　仙遗粮　川楝子煨　肉果煨　川草薢　石南叶　白茄根

郭，东新桥，七月廿日。肾主精，生脑，开窍于二阴。头眩，溺赤浑浊，澄澈有粉；胸脘中有时似饥非饥，似闷非闷，则又肾胃相关之故也；脉濡弦。大便恒秘且结。当强肾利窍，佐以和胃。

法半夏钱半　蒲公英三钱　白蒺藜三钱　陈枳壳钱半，炒　猪苓二钱　茯苓三钱　杏仁三钱，去皮尖杵　桃仁钱半，去皮尖杵　红花八分　地肤子三钱　生苡仁三钱

二诊：七月廿三日。小溲澄澈，浑浊已清，惟色尚赤，胸脘中有时仍似饥似痛，大便恒秘，秘结则头眩益甚。经旨：肾开窍于二阴；又头眩耳鸣，九窍不利，肠胃之所生。仍从肾胃兼治之。

法半夏钱半　瓜蒌仁三钱，杵　茯苓三钱　金钗斛二钱　白蒺藜三钱　蒲公英三钱　杏仁三钱，去皮尖杵　桃仁钱半，去皮尖杵　红花六分　佛手柑一钱　陈枳壳钱半，炒　谷芽五钱，炒

周右，菜市街，六月六日。肝胆火热，下迫前阴，影响及于膀胱，淋溲胀痛，腰酸，头眩耳鸣，夜寐不安，脉弦数。治当化阴气，输阴道，参以清泄。

紫贝齿三钱，煅，先煎　粉丹皮钱半，炒　石韦一钱，去毛　瞿麦二钱　川草薢三钱　地肤子三钱　甘

草梢钱半　　络石藤三钱　　淮牛膝二钱，炒　　青皮一钱二分，炒　　茯苓三钱　　西珀屑六分，研细泛丸吞　　滋肾丸钱半，吞

二诊：六月九日。淋溲较畅，胀痛获愈，腰酸略瘥，耳鸣头眩，夜不安寐，唇淡，脉濡弦。仍以原意，兼用育阴和阳可也。

紫贝齿三钱，煅，先煎　　龟板四钱，炙，先煎　　夜交藤三钱　　金钗斛二钱　　野料豆三钱　　粉丹皮钱半，炒　　淮牛膝二钱，炒　　女贞子三钱　　潼沙苑三钱　　甘草梢钱半　　茯苓三钱　　西珀屑六分，研细泛丸吞

三诊：六月十三日。经来色淡如水，腰酸、头眩、耳鸣，淋溲较畅，夜寐较安，而唇龈殊淡，面容肌肤则㿠白萎黄，且略有浮肿，脉濡弦。此亡血之证，非得与湿热气阻同日而语，务宜慎摄，不然防延损耳。

紫贝齿三钱，煅，先煎　　左牡蛎三钱，煅，先煎　　龟板六钱，炙先煎　　血余炭八分，包　　潼沙苑三钱　　金钗斛三钱　　菟丝饼三钱　　川杜仲三钱，炒　　淮牛膝二钱，炒　　甘枸杞二钱，炒　　苏芡实三钱　　茯苓三钱

四诊：六月廿一日。面容肌肤㿠白萎黄较有津泽，浮肿亦退，小溲畅利，惟耳鸣头眩未静，有形之血大亏难复，仍从亡血例治。

左牡蛎三钱，煅，先煎　　紫贝齿三钱，煅，先煎　　石决明四钱，煅，先煎　　淮牛膝二钱，炒　　甘甘枸杞二钱，炒　　潼沙苑三钱　　金钗斛二钱　　淮芪三钱　　茯苓三钱　　川杜仲三钱，炒　　红枣三个

五诊：七月初六日。面色㿠白、肌肤萎黄皆已见退，较有津泽，气力亦强，惟劳顿许久，少腹前阴仍觉作坠，耳鸣头眩较愈未静，脉濡弦。从亡血例治而效，仍守原意可也。

紫贝齿三钱，煅，先煎　　石决明四钱，煅，先煎　　左牡蛎三钱，煅，先煎　　甘甘枸杞二钱，炒　　淮芪三钱　　白芍二钱，炒　　金钗斛二钱　　冬青子三钱　　潼沙苑三钱　　益智仁八分　　茯苓三钱　　红枣三枚

六诊：七月廿一日。面色㿠白、肌肤萎黄已转红润光泽，唇吻亦红，经来较艳，少腹前阴作坠见愈，耳鸣未静，头筋仍掣，颔下内觉有核，脉滑稍弦。仍守原意进步。

石决明四钱，煅，先煎　　左牡蛎三钱，煅，先煎　　甘甘枸杞二钱，炒　　白芍二钱，炒　　金钗斛二钱　　潼沙苑三钱　　冬青子三钱　　野茯苓三钱　　丹参二钱　　甘菊花钱半　　代代花七朵

宁，宝山路，休宁，十月廿一日。肝肾相火所寄，而其系上属于心，心为君火，君相不宁，精败为浊，渗泄不已，大便秘，腿肢内外发瘰瘙痒，脉弦数。以清泄，分清化浊。

紫贝齿三钱，煅，先煎　　石决明四钱，煅，先煎　　龟板六钱，炙焦黄，先煎　　粉丹皮钱半，炒　　榆白皮二钱　　甘草梢钱半　　白蒺藜三钱　　忍冬藤三钱　　川草薢三钱　　仙遗粮四钱　　川黄柏一钱二分，炒　　茯苓三钱

二诊：十月廿六日。精败为浊，色黄，渗泄不已，腿肢内外发瘰瘙痒，近日面亦微浮。肾脏精气有伤，排泄分泌亦为之不力。脉弦数。守原意损益。

紫贝齿三钱，煅，先煎　　石决明四钱，煅，先煎　　龟板六钱，炙焦黄，先焦　　川黄柏一钱，炒　　榆白皮三钱　　甘草梢钱半　　地肤子二钱　　白蒺藜三钱　　川草薢三钱　　仙遗粮五钱　　野料豆三钱　　甜桔梗一钱二分　　威喜丸三钱，吞

三诊：十一月初七日。腿肢内外发瘰瘙痒已愈，面浮亦退，精浊渗泄稍减，黄色较淡，间有遗泄。肾亏失封蛰闭藏之职，而分泌排泄不力，脉弦，精滑。仍守原意为之。

龟板六钱，炙焦黄，先煎　　石决明四钱，煅，先煎　　川黄柏一钱，炒　　甜桔梗一钱二分　　榆白皮三钱　　白蒺藜三钱　　甘草梢钱半　　覆炒盆子三钱　　苏欠实二钱　　金樱子三钱　　莲须六分　　川草薢三钱　　仙遗粮五钱　　威喜丸三钱，吞

以上出自《王仲奇医案》

费承祖

上海应子云，每早茎头流浊色黄，内热腰酸。诊脉细数。肾阴久虚，湿热内蕴。治必宣化湿热，培补肾阴。

大生地三钱　川楝肉三钱　淡豆豉三钱　山栀一钱五分　麦冬三钱　石斛三钱　天花粉三钱　南沙参四钱　丹皮二钱　忍冬藤三钱　淡竹茹一钱

连进十剂，浊流色黄已退，每早茎头流如清水。此湿热已化，而肾阴尚虚也。前方去豆豉、山栀、沙参，加天冬二钱，西洋参一钱五分，白芍一钱五分，牡蛎四钱，龙齿二钱，再服十剂而愈。

《费绳甫医话医案》

吴鞠通

戊子二月二十日，桑。先淋后且血篡，后痒而胀痛，脉洪数，应从精道认治，与虎杖散合导赤法。

杜牛膝三钱　白芍三钱　木通二钱　细生地三钱　丹皮五钱　琥珀三分　降香末二钱　归须二钱　两头尖三钱　口麝五厘，同研冲　煮三杯，分三次服。

辛卯三月二十日，满，六十七岁。血淋多年不愈，起于惊闪。现在痛甚，有妨于溺。溺则痛更甚，且有紫血条，显系瘀血之故，法当宣络。再久病在络，又定痛亦须络药，盖定痛之药，无不走络，走络之药无不定痛，但有大络、别络、腑络、脏络之分，此证治在阴络。左脉沉弦而细，所谓沉弦内痛是也。

杜牛膝三钱　桃仁三钱　归横须三钱　降香末三钱　琥珀三分，同研细冲　两头尖三钱　丹皮炭五钱　口麝五厘，同研细冲　煮成三小茶杯，分三次食远服。

二十一日：照前方服一帖。

二十二日：于前方内加小茴香炭五钱，杜牛膝二钱（共五钱），琥珀二分（共五分），口麝二厘（共七厘），再服二帖。

二十四日：血淋之后膏淋，显有秽浊之物下出不畅，以故效而未愈，再用前法而进之，大抵以浊攻浊。

杜牛膝五钱　归须三钱　两头尖三钱　小茴香五钱　琥珀八分　川椒炭二钱　降香末三钱　韭白汁每杯点三小匙　口麝八厘，同研细冲　丹皮炭三钱　煮三杯，分三次服。

二十六日：病减者减其制，照原方服半帖。

二十七日：脉数身热，风温所致。如今晚仍然大热，明日服此方。温病宜辛凉，最忌发表；且有下焦病，以纯走上焦勿犯中下二焦为要。

连翘三钱　苦桔梗三钱　甘草二钱　银花三钱　香豆豉三钱　芦根三钱　薄荷八分　荆芥穗一钱　煮三小怀，分三次服。

二十八日：照原方再服一帖。

二十九日：风温解后，服温药治他病太急，微有喉痛之意，且与清上焦，开提肺气，无任温病余邪滋长，其下焦温药，初一日晚再服未迟。

　　桔梗三钱　僵蚕二钱　甘草一钱　连翘三钱　蝉退一钱，去头足　芦根三钱　银花一钱　煮二杯，分二次服。

　　三十日：照前方服一帖。

　　四月初一日：以病退八九，故未服药。

　　初二日：风温已解无余，膏淋亦清至九分，惟溺后微痛，微有丝毫浊滞未清。议用前通络泄浊法五分之一，以清余邪，俟十分清楚，再商善后。

　　茯苓三钱，连皮　杜牛膝一钱　丹皮二钱　琥珀二分　小茴香二钱　归须八分　两头尖一钱　口麝二厘，同研细冲　煮一大茶杯，分二次服，以浊滞净尽为度。

　　初三日：照前方服一帖。

　　初四日：大通之后，胃气受伤，食少而阳气不振，再九窍不和，皆属胃病。拟通补胃阳，冀开胃健食，谷气以生宗气。

　　云苓块五钱　益智仁二钱　麦冬三钱，不去心　高丽参二钱　橘皮炭四钱　生姜三片　姜半夏三钱　炙甘草二钱　大枣二枚，去核　煮三杯，分三次服。

　　初五日：仍服前方。

　　初六日：前方仍再服。

　　郎，五十六岁。便浊带血，既有膀胱之湿，又有小肠之热，用导赤合四苓汤。

　　滑石五钱，飞　茯苓皮五钱　猪苓三钱　萆薢五钱　次生地五钱　泽泻三钱　木通三钱　甘草梢一钱　竹叶二钱　煮三杯，分三次服。

　　又：少腹痛，于前方加川楝子三钱，小茴香三钱。

　　王，十七岁。湿土司天，湿热下注，致成淋证茎肿。

　　茯苓皮五钱　萆薢五钱　车前子二钱　生苡仁五钱　泽泻三钱　甘草梢三钱　飞滑石二钱　芦根三钱　白通草一钱　煮三杯，分三次服。

　　又：于前方内加黄柏炭二钱。

　　龚，五十八岁。先是大小便俱闭，自用大黄八钱，大便虽通，而小便涓滴全无，续用五苓仍不通。诊其六脉弦紧，病因肝郁而成，当开阴路。

　　降香末三钱　归须三钱　琥珀三分　两头尖三钱　丹皮三钱　麝香五厘，同研冲　韭白汁三匙，冲　煮三杯，分三次服。一帖而通，二帖而畅。

　　普，三十八岁。小便淋浊，茎管痛不可忍，自用五苓、八正、萆薢分清饮等淡渗，愈利愈痛，细询病情，由房事不遂而成。余曰："溺管与精管异途，此证当通精管为是。"用虎杖散。现无虎杖，以杜牛膝代之。

　　杜牛膝五钱　丹皮三钱　归横须三钱　降香末三钱　琥珀六分，同研末　两头尖三钱　桃仁泥三钱　麝香五厘，同研冲　煮三杯，分三次服。一帖而痛减，五帖而痛止，七帖浊净，后以补奇经而愈。

　　珍，十八岁。血淋太多，先与导赤不应，继以脉弦细，询由怒郁而起，转方与活肝络。

　　新绛纱三钱　归须三钱　片姜黄二钱　旋覆花三钱，包　香附三钱　苏子霜二钱　降香末三钱　郁

金二钱　丹皮炭三钱　桃仁泥三钱　红花二钱　煮三杯，分三次服。四帖而安。

王，四十五岁。小便狂血，脉弦数，病因怒转。

细生地五钱　香附三钱　降香末三钱　新绛纱三钱　归须三钱　桃仁泥三钱　青皮二钱　旋覆花三钱，包　丹皮炭五钱　煮三杯，分三次服。服四帖而血止，止后两月，又因动怒而发，仍与前方七帖而愈。

范，七十二岁。因怒郁而大小便闭，与极苦以通小肠，借通胆腑法。

芦荟三钱　龙胆草三钱　郁金三钱　胡连三钱　桃仁泥三钱　归须三钱　煮三杯，分三次服。服二帖而大小便皆通。

保，五岁。夏日痘后受暑，小便不通，脉洪数，玉茎肿亮，卷曲如钩，与凉利膀胱法。

飞滑石六钱　云苓皮五钱　杏仁三钱　苡仁五钱　白通草一钱五分　蚕沙三钱　煮三杯，分三次服。一帖而通，三帖而玉茎复原。

以上出自《吴鞠通医案》

曹沧洲

某左。少腹痛血淋不净，宜疏泄分利法。

鲜生地一两　四制香附一钱半　枳壳一钱半　川柏一钱半　知母一钱半，以上两药盐水炒　两头尖二钱　陈皮一钱　川楝子一钱半　朱灯心三分　粉萆薢五钱

某左。淋浊作痛，茎肿，湿热深重，非旦夕计功也。

上川连七分，盐水炒　知母二钱　甘草梢一钱　鲜生地七钱，打　黑山栀一钱半　银花二钱　滑石四钱　西血珀三分，调冲　川黄柏一钱半，盐水炒　大竹叶一钱半　川萆薢三钱

某右。淋浊四旬余，浊色黄白不一，溲时痛，脉弦，阴分已伤，湿热犹阻，当先清化分利。

龙胆草一钱　细生地四钱　车前子三钱，包　川通草一钱　川柏二钱　知母二钱，盐水炒　淡竹叶三钱　瞿麦三钱　西血珀五分，冲　甘草梢四分　粉萆薢四钱

二诊：淋痛得瘥，浊下未已，脉细，宜标本两治。

细生地四钱　川石斛四钱　川断三钱　料豆衣三钱　川柏二钱　淡竹叶三钱　赤芍三钱　茯苓三钱　知母二钱，盐水炒　甘草梢五钱　车前子三钱　朱灯心三分

某左。淋浊四月余，并不作痛，浊色带绿，脉软弦，此气不化湿，尤易伤阴也，宜标本两治。

西洋参一钱，生　甘草梢四分　川柏一钱半　知母一钱半，盐水粉　粉丹皮一钱半　漂白术一钱半　远志炭七分　粉萆薢三钱　茯神四钱　细生地四钱　金樱子一钱半，盐水炒

某左。少腹胀，小溲淋漓不畅，腰酸，脉濡，宜疏泄分利。

制香附二钱　瞿麦三钱　甘草梢四分　车前子三钱　川楝子二钱，醋炒　冬葵子一钱半　两头尖三分　茯苓四钱　延胡索一钱半　滑石四钱　枳壳一钱半　朱灯心三分

以上出自《吴门曹氏三代医验集》

杜钟骏

经纪人某甲，忘其名姓，年五十余。患淋证，服通利药数十帖，大黄用至两许。延经两月，小溲短数而涩，每日夜起溺一百余次。当溺之时，以头抵墙，极力努挣，叫号呻吟，方得点滴；大便亦如之，肛坠里急，虚坐努责，状如气痢，但下气而无粪。诊脉之顷，仓皇急迫起溺三次，其苦状不能以笔墨形容也。病者自云：火结不通，请重用大黄，以救微命。细按两关两尺，豁大而空，因谓之曰：上非火结，乃通利太过，气陷阴伤所致，非大黄所能为力也。《内经》云：中气不足，溲便为之变，正与此证相合。爰订补中益气汤送吞六味地黄丸，一剂气举，小便减至数十遍，再剂减至二十余遍，三剂后，前苦悉释，改以六味地黄汤送吞补中益气丸，调理兼旬而愈。

《药园医案》

丁泽周

杨右。阴虚湿热下注，膀胱宣化失司，小便频数夹红，溺时管痛。宜清肺化湿，滋肾通关；怀麟八月，佐以保胎。

南沙参三钱　生草梢六分　炒条芩一钱　黑山栀二钱　生赤芍钱半　梗通草八分　蒲黄炭钱半，包　细川连四分　小生地三钱　小蓟根钱半　苦桔梗一钱　冬葵子三钱　滋肾通关丸三钱，包

王左。脾肾本亏，肝火挟湿热下注，膀胱宣化失司，小溲淋浊，夜不安寐。先宜和胃安神，化湿祛瘀。

仙半夏钱半　北秫米三钱，包　炙远志一钱　黑山栀二钱　朱茯神三钱　通草八分　飞滑石三钱　生草梢八分　川萆薢二钱　小川连四分　冬葵子三钱　琥珀屑八分，泛丸吞　通天草钱半

钱左。脾肾两亏，湿热瘀精，留恋下焦，膀胱宣化失司，小溲淋浊。溺时管痛。先宜清肝渗湿，而祛瘀精。

肥知母钱半　川黄柏钱半　黑山栀二钱　粉草薢三钱　甘草梢八分　飞滑石三钱　瞿麦穗三钱　萹蓄草钱半　苦桔梗一钱　冬葵子三钱　石韦钱半　琥珀屑六分，泛丸，吞服　通草八分　六一散三钱，包　通天草煎汤代茶，五分

陆左。小溲淋浊，已有匝月，湿热瘀精，留恋下焦，膀胱宣化失司。宜清肝渗湿，而祛瘀精。

粉草薢三钱　赤茯苓三钱　瞿麦穗钱半　飞滑石三钱　黑山栀二钱　生草梢八分　萹蓄草钱半　石韦钱半　梗通草八分　炙远志一钱　冬葵子二钱　肥知母钱半　琥珀屑六分，饭丸，吞服

张左。尾闾酸痛，小溲混浊均已轻减；胸膺不舒，纳少头痛。脾肾阴阳两亏，排泄失司，络有痰瘀。再拟培养脾肾，化湿通络。

厚杜仲三钱　川断肉三钱　杜狗脊三钱　通草八分　淡苁蓉三钱　赤茯苓三钱　生白术二钱　旋覆花钱半，包　怀山药三钱　福泽泻钱半　粉草薢钱半　真新绛八分　鹿角霜三钱　金匮肾气丸五钱，包

陈左。经云："水亏于下，火动于中，乃为白淫。"即精浊之类也。耳鸣心悸少寐，四肢清冷，口燥不多饮，肾虚津少上承，厥阳易于升腾，胃纳不旺。姑拟甘平益肾，以柔肝木；调理脾胃，而和营卫。

甘杞子三钱　厚杜仲三钱　左牡蛎四钱　花龙骨三钱　朱茯神三钱　炒枣仁三钱　大白芍二钱　熟女贞三钱　广橘白一钱　淡苁蓉三钱　核桃肉三枚，去紫衣　生熟谷芽各三钱　潼蒺藜三钱　鹿茸粉二分，泛丸，吞服

陈左。阴分不足，肝阳上扰，湿热瘀积，留恋下焦，小溲夹浊，已有两月，头晕且胀。宜育阴柔肝，清化湿热。

生白芍二钱　黑山栀二钱　炒杭菊钱半　白通草八分　赤茯苓三钱　薄荷炭八分　六一散三钱，包　粉草薢钱半　稽豆衣三钱　生石决六钱　嫩钩钩三钱，后入　石韦钱半　琥珀屑六分，泛丸，吞服

萧左。血淋半载，溺时管痛，形瘦内热，脉象细数，阴分不足，心移热于小肠，湿热宿瘀留恋膀胱，证势非轻，姑拟泻心导赤，滋肾通关。

小生地四钱　细木通八分　生草梢六分　飞滑石三钱　川雅连四分　桃仁泥一钱　粉丹皮二钱　生赤芍二钱　小蓟根三钱　当归尾二钱　荸荠梗钱半　蒲黄炭钱半　鲜藕二两　滋肾通关丸二钱，包

另用车前子汁二两、藕汁二两，同炖温服。

佘小。溲血渐止，膏淋溺时管痛，阴虚湿热，宿瘀留恋下焦，膀胱宣化失司，再宜祛瘀化湿，滋肾通关。

怀山药三钱　生白术钱半　黑山栀二钱　小生地三钱　生草梢八分　飞滑石三钱　梗通草八分　海金沙三钱，包　紫丹参二钱　冬葵子三钱　光杏仁三钱　象贝母三钱　荸荠梗钱半　滋肾通关丸二钱，包

张左。小溲淋塞渐爽，夹有血水，阴虚心移热于小肠，下焦宣化失司。今宜导赤汤加减。

小生地三钱　生草梢八分　京赤芍钱半　苦桔梗一钱　黑山栀二钱　粉丹皮钱半　肥知母钱半　通草八分　小蓟根八分　通天草一钱　滋肾通关丸三钱，包

钱左。海底作痛，已见轻减，膏淋依然，溺时管痛，腑行溏薄。气阴两亏，湿热留恋下焦，膀胱宣化失司。再宜益气养阴，滋肾通关。

生黄芪四钱　南北沙参各二钱　生白术二钱　炒怀药三钱　赤茯苓三钱　小生地三钱　生赤芍二钱　小蓟根钱半　白通草八分　生草梢六分　海金沙三钱，包　冬葵子三钱　荸荠梗钱半　滋肾通关丸吞服，钱半

张左。气阴两亏，肾关不固，虚淋已延一载，溺管痛。宜益气养阴，固摄精关。

潞党参三钱　炙黄芪三钱　炒于术钱半　清炙叶五分　抱茯神三钱　炙远志一钱　大生地三钱　煅
牡蛎四钱　花龙骨三钱　怀山药三钱　竹沥半夏钱半　炒杭菊钱半　白莲须钱半

以上出自《丁甘仁医案续编》

曹惕寅

桃坞张君患湿浊证，溺管刺痛，凡一切分利清热之法，均经医治，浊虽止，痛仍依然，因
携所服之方，就诊于余。余阅前方，为川连、川柏、知母、草薢、滑石、草梢、车前等味。因
曰："方甚切病，其所以不效者，非方之不合，诚以消溺管肿药未备耳！盍不加入土贝、马勃二味
试之？"一剂后痛果减，三剂而痊愈。于此可见立方当贵运用心灵。

《翠竹山房诊暇录稿》

孔继菼

贡生满相文，予之从表弟也。暴得淋证，欲溲不得，欲止则滴沥不绝，甚以为苦。适予以
事他往，挽回诊视，兼求速愈，予难之。及就诊，两尺壅盛，体象俱浑。谓之曰：此似可以速
愈。然以淋法治之则不可，请君勿拘常格，我亦不衍成局，另辟新法，君敢服否？曰：诺。乃
用理脾祛湿之药，加升、柴以提之。一剂，小水大利；再剂，尿色全清，病遂霍然。亲友问曰：
君治此病，何得如此捷效？予曰：淋之所以难治者，湿盛热结，心肾交郁，清浊相干，积而为
淋，其来也非一朝一夕之故，其去也亦非一朝一夕之功。经曰：水液混浊，皆出于热。淋本热
因，而湿复合之，邪气浸淫，渍入脏腑，此其所以难治也。且夫淋之名五，其治法惟百，皆与
满君之证不协。石淋者，便如沙石梗塞，此热结膀胱之证；满君无此也。膏淋者，精与尿俱，
旋如白油，由肾气不摄之证，满君无此也。血淋者，心包热盛，溢于小肠，其证尿血而涩痛。
劳淋者，清浊不分，过劳乃发，证兼虚饱与便溏，满君亦无此也。惟气淋一证，便涩难出，
余沥点滴，极似满君此病，而其因又有大不同者。此治法之所以迥别，而难易之所以攸分，
何也？气淋一证，肺中积热病也。热烁肺金，清肃不行，不能通调水道，上输膀胱，则源遏
而流不断，而气淋以成。此其病本乎相传，故其治亦归重上焦。今满君之病，非关肺热，脾
为之也。脾居中宫，职司升降。平时醇酒厚味，纵啖不节，脾之困已久矣。脾困而益之以饮
啖，于是中气滞塞，清不能升，浊不能降，清浊二气，不能各归其部，反混入食物滓秽之内，
由胃腑而转入肠中，膀胱之气化，尚能空洞无碍乎？犹幸滑甘善走，油腻能润，大肠传导一
支犹未闭塞而成胀。然而清气、浊气、脾宫下陷之气与下焦自有之气，并归一处，正如群殴
众斗，扭结成块，推之不解，排之不分，济泌别汁之关，愈壅而愈窒矣。吾知利小便之药不
可复用，决而归之大便，又恐已陷之脾气随之俱亡。谛思其间，惟释围解纷一法，宣举脾阳，
返之中宫，开提清气，归之上部，则下焦不致壅遏，气化可以无阻，而亦不敢断其效之捷如
斯也。事有过望，其谓是与？曰：气淋既是肺病，何以知满君之淋不在肺而在脾？曰：肺热
淋者，其证或喘咳上气，或洒淅恶寒，亦必有浮大虚数等脉参见于寸部，经所谓上以候上也。
今满君外无肺热之证，内无肺热之脉，惟两尺壅盛，浑如黄河之水，而又全见于浮部，不从
气断，更何主乎？夫气，肺所司也。然肺主散布，脾主升降，脾不虚，气必不陷，气不陷，
下必不壅。宽其责于肺，原知功不外假；归其政于脾，正以权在中枢。俾由脾而陷者，复由

脾而举，化塞为通，全赖乎此。祛湿亦所以理脾，无二义也。特此为格外之治，非治淋之常法，姑志之以备一解。

吕义堂表弟，素有淋证，丁巳复作，小便涩疼，所下浑而稠黏。数日之后，兼患谷道紧进，如物所撑，以为前阴所累也。因循二十余日，病大重，卧床不起，小便涩甚，沥下如刺，谷道少觉病缓，而中气泄下，汩汩不已，脂液随之俱出，兼之发热烦躁，夜不能寐。诊其脉，浮硬沉空，三动一止，居然代象，两手皆然。时姻戚王仲甫为之调治，已数日矣。其方皆健脾补肾利小便之品。见予问曰：病如何？予曰：殆矣。以脉觇之，浮硬沉空，阴亏可知，三动一止，真气败也。参之于证，亦罔非败征。夫淋浊不止，肾气伤而真阴失守；谷道下气，脾阳陷而元气日亏。此已双关不局，十分难为，而津液脂膏，随浊气而涌出谷道，尤属罕见之危证。夫胃、大小肠传化物而不藏，其中之真阳真阴，皆易亏而难复者也，全赖津液脂膏布护其间，是以糟粕下而元气不与俱失。今秽粪未出，而精华随气下注，数十年之积蓄，指日告匮，元气复于何隶乎？阴亏于内，则阳浮于外；血虚于下，则气扰于上，是以心烦身热，夜卧不宁。更历数日，必有喘促、呕哕、大汗淋漓之患，此时阴尽阳越，顷刻脱绝矣。君深于医者，能保此证无虞乎？仲甫曰：能亦不复延君矣，惟不能，是以请君来定方。予曰：予既疏方，乌能出君之上？乃以敛阴补阳，固脱升陷之药投之。其夜少寐，仲甫亦无异言。次日同诊，仲甫忽曰：连日治法皆误矣。此膀胱痈也，淋出之物即是脓。予曰：膀胱生痈，小腹必疼，亦必有憎寒壮热之证先见多日，而后脓成而外溃。今淋在数日之前，热在五六日之内，明是阴虚作热，又有小腹和软，按之不痛，谓之为痈可乎？曰：否则是大肠痈，谷道所出是脓无疑。予曰：前言谷道紧进，如物撑塞，谓为肠痈，于理为近。但肠痈亦在小腹，势必阻碍大便。今小腹毫无痛处，究竟痈在何所？大便时下硬粪，何以不觉梗滞？且皮肤甲错，肠痈所有之证，义堂无是象也；肠鸣气泄，义堂所有之证，肠痈无是说也。必以为痈，岂津液脂膏与脓无分乎？时诸吕季昆皆在座，佥言非脓。病人闻之，固言非痛。仲甫亦不自坚，遂议峻补。予曰：补诚是，过峻不可也。甘温除大热，本为劳剧伤气者言，非为阴虚作热者说法。此证阴亏已极，过用参术，必不能支。若饮药之后，大烦大热，卧起不安，能保病家无后言乎？吾辈虽志切救人，而用药当立于无过之地，不可冒险邀功。仲甫深以为然。会主人小有忤，遂拂衣去。予不得已，独治此病，以阴阳平补之药，合三剂为一剂，嘱令多煎频服。其夕，脉忽变，数十动中，间见一止，气亦不复下泄，惟小便尚觉涩疼而已。至夜，病人欲大便，忽有多物与粪俱下。视之，乃真脓也，较前所下脂液，形色迥异，乃知真有痈在广肠之内，逼近肛门。从前撑胀，即是此物。近忽不撑者，脓成毒化，其势渐软也。一按之不疼者，不在小腹，按之不能及也。不碍硬粪者，广肠宽大，粪从旁出也。脂液下注者，脓成膜起，垢腻先脱，气复鼓之，故出也。皮不甲错，热不发者，其毒犹不甚盛，其形亦不甚大，故不能蒸达阳明，现于肌表也。脉之间止，亦即毒结气滞所致。惟淋与泄气，自是脾肾之病，与此无涉。然此证之端倪已著，仲甫明指为痈，亦可谓暗室一灯矣。而予惯惯，犹与力辨，且举方书所载之证，令其置喙无辞。夫执古方不可以治今病，宁执古证遂可以概时疾乎？甚矣！予之暗也。然恐天下之执泥如予者，正不少矣，故书此以志辨证之难。并望临证之士，勿信己而非人，勿执常而忘变。彼蔑古自用者固非，若泥古而不化，贻误亦不少矣。慎之哉！脓出，义堂病瘥，复治其淋，病遂日瘳。

以上出自《孔氏医案》

贺季衡

周男。始而淋浊作痛，继之小水自遗，点滴不能成条，口渴作恶，舌红中黄，脉弦滑。湿热蕴结下焦，气化不利，延有砂石淋之累。

大生地五钱，秋石五分化水炒　川黄柏一钱五分　淮牛膝一钱五分　泽泻一钱五分　粉丹皮一钱五分　云苓三钱　净车前四钱　黑料豆四钱　小茴香八分，盐水炒　川草薢四钱　通关丸三钱，开水另下

孙男。肾之阴气久亏，湿热乘虚下注，溲时作痛，水道点滴不利，会阴胀痛，波及魄门，脉沉弦细滑，舌根腻。当通固兼施。

淡苁蓉三钱　川黄柏一钱五分，盐水炒　青升麻五分　云苓三钱　中生地五钱　川草薢三钱　淮膝炭一钱五分　大麦冬二钱　粉丹皮一钱五分　泽泻二钱　灯心十茎

二诊：昨为通固兼施，会阴肿痛已减，而溲时尚作痛，水道不利，脉弦细，舌根黄腻。肾气固伤，湿浊未尽之候。

中生地五钱　川黄柏一钱五分　大麦冬二钱　泽泻一钱五分　黑山栀二钱　粉丹皮一钱五分　石竹花三钱　淮牛膝一钱五分　川草薢四钱　云苓三钱　龙须草三钱　琥珀五分，研冲

三诊：日来水道已通调，溲痛亦减，间有余浊未清，会阴穴尚有坠胀意，脉弦细，舌苔腐黄。肾气已伤，积湿未除也。守原意更增固肾品。

大生地五钱　菟丝子四钱　川草薢四钱　净萸肉一钱五分，盐水炒　川黄柏一钱五分，盐水炒　云苓三钱　龙须草三钱　潼沙苑四钱　淮牛膝一钱五分　旱莲草四钱　黑料豆四钱　连心莲子十粒

四诊：进固肾化湿，溲痛、会阴穴作胀俱退，惟魄门尚或坠痛，精关或不固，脉弦细虚数，舌苔前半已化。仍守旧章，更进为事。

大生地五钱　川黄柏一钱五分　潼沙苑四钱，盐水炒　旱莲草四钱　菟丝子四钱，盐水炒　炙甘草八分　楮实子三钱　女贞子四钱　槐角三钱　大白芍二钱　云苓三钱　莲子十粒

另：知柏地黄丸三两，每服三钱，开水下。

孙男。淋浊两旬，溲痛，茎头肿，左胯结核，脉沉数，舌红中黄。湿火下注肠腑，不宜兜涩，通利为先。

清宁丸四钱，过口　细木通一钱五分　黑山栀二钱　甘草梢八分　川草薢四钱　正滑石五钱　瞿麦四钱　萹蓄四钱　赤苓四钱　净车前四钱　琥珀四分，研冲

二诊：溲痛已安，淋浊未已，茎头破肿流血，左胯结核，脉尚沉数，舌红中黄。湿火未清，当再通利分化。

清宁丸三钱，过口　川黄柏一钱五分　川草薢四钱　甘草梢八分　大麦冬二钱　黑山栀二钱　瞿麦四钱　赤苓四钱　净车前四钱　龙须草二钱　正滑石五钱　灯心二十茎

三诊：茎头溲痛及淋浊俱退，左胯结核亦消，脉尚数，舌红。湿火初清，肾阴未复也。当再清养化浊。

细生地五钱　大麦冬二钱　赤苓四钱　黑山栀二钱　甘草梢八分　冬桑叶一钱五分　泽泻二钱　淮牛膝一钱五分　细木通一钱五分　清宁丸三钱，入煎　龙须草三钱　灯心二十茎

以上出自《贺季衡医案》

朱应征

陈右，年届六十，忽染小便淋闭，溺时疼痛，溺中见血，寒热交作，纳少，胃脘胀痛，两脉疾急，右关弦数，此内外俱病，寒热兼滞，非骤可减，姑拟四苓散加疏导。

猪苓　泽泻　桔梗　茯苓　柴胡　谷麦芽　草梢　苦莲心　青防风　橘络　丝瓜络　漂术

复诊：寒热退，淋血渐净，大解不畅，脉右关平，余仍疾，前方去柴胡、防风、谷麦芽、苦莲心，加草薢、乌药、上雅连、丹皮炭、肥知母、火麻仁、郁李仁、淮木通。

《淞滨实验录》

魏长春

袁忠英，年二十岁。民国二十一年七月十六日诊。

病名：淋证。

原因：肾虚火炎，败精瘀结成淋。

症状：小溲癃闭，解时前阴刺痛，发热胃钝。

诊断：脉数，舌红破裂，苔薄微白。肾阴不足，相火炽盛，败精瘀结成淋，溺管闭塞之证也。

疗法：生龟板八钱　川柏三钱　知母三钱　小生地八钱　生甘草一钱　天花粉八钱　连翘四钱　淡豆豉三钱　焦山栀三钱　清宁丸二钱，吞

次诊：七月十七日。热减，溲长色赤，脉数，舌质破裂。内热未清，仍宜育阴利水。

次方：玄参八钱　天花粉八钱　知母三钱　川柏三钱　车前子三钱　淮牛膝三钱　生龟板八钱　丹皮二钱　清宁丸二钱，吞　绵茵陈五钱

三诊：七月十八日。小溲清长，脉缓，舌红破裂。热退阴伤，用养阴利水法。

三方：玄参五钱　原麦冬三钱　大生地八钱　知母三钱　车前子三钱　川柏三钱　天花粉四钱　丹皮二钱　生龟板八钱

四诊：七月十九日。热减溲长，刺痛未已。脉滑，舌红破裂。溺管余淋未清，再进分泄。

四方：丹皮二钱　赤苓三钱　泽泻三钱　大生地八钱　生龟板八钱　鳖甲五钱　青蒿三钱　淮牛膝三钱　川柏三钱　清宁丸二钱，吞

效果：服药后，溺管痛止，静养渐痊。

炳按：淋证多肾经淫欲之火，挟小肠结热，宜导赤散加土牛膝、土茯苓、赤苓、滑石、车前之属，亦效。

《慈溪魏氏验案类编初集》

汪逢春

郝左，四十三岁，七月二十一日，灯市口。

余浊未净，溺道作痛，劳动则封口，病已两年，拟以分利淡渗。

川草薢三钱，盐水炒　肥知母钱五，盐水炒　生草梢三钱　建泻片三钱　粉丹皮钱五，盐水炒　海金沙三钱，布包　绿茵陈三钱　猪苓四钱　青蒿梗钱五　瞿麦穗三钱　赤苓皮四钱　萹蓄三钱　益元散四钱，

鲜荷叶一角包，刺　扁豆衣钱五　地肤子三钱

　　威喜丸二钱，匀两次，药送下。

　　二诊：八月七日。余浊留恋不净，舌绛无苔，两脉细弦而滑，按之无力。病延已久，拟以分利淡渗。

　　粉丹皮钱五，盐水炒　肥知母钱五，盐水炒　香稻芽一两　瞿麦穗三钱　青蒿梗钱五　焦白术三钱　扁豆衣三钱　海金沙三钱，布包　粉草薢三钱　炙陈皮一钱　料豆衣三钱　生草梢三钱　益元散四钱，鲜荷叶一角包，刺　萹蓄二钱

　　威喜丸二钱，匀两次，药送下。

　　　　　　　　　　　　　　　　　　　　　　　　　　　　　　　《泊庐医案》

周镇

　　卢洪沅，俞巷，年五十余。素嗜饮。丁巳四月，酒后为人所诱，作狎邪游，小溲淋而溺管胀痛，就医未效。其同族某传与偏方，煎药则生军、甲片，末药则血珀、轻粉、斑蝥，以致二便尽行，溲多至四十余次。就高医时，腹胀便难，右臂作痛。服其白术、二苓、草薢、泽泻、青皮、瓜蒌、麻仁、安桂、番泻叶、滋肾丸，不应。又服其补中益气、龙、牡、莲须、二苓、芡实，仍无效。乃就余诊。脉象甚数，苔揩腻如碱，小溲至六七十次，热痛而长，便解仍难，大腹坚硬，有时作痛。是酒湿气滞、梅毒药热胶固不解。初疏槐蕊、川楝、玄胡、香附、玄精石、鲜首乌、黄柏、知母、黑山栀、干蟾、大腹皮、当归龙荟丸。服三剂，溲数与便燥均减，惟少腹坚满，气火犹滞。前方去玄胡、腹皮，加青皮、鼠矢，并服葎草汁。午肴则食猪小肠。三剂，溲之次数大减，仍觉灼热，便尚不爽。因毒为其室所怨，则肝气不舒。再拟清肝理气，搜剔余毒。地肤子、白鲜皮、丹皮、冬葵子、忍冬藤、黑豆、绿豆衣、金铃子、鼠矢、知母、黄柏、清宁丸，并服葎草汁。遍身药性攻注，蕴毒尽出，溲数灼热均愈。迨后未曾调摄，至九月劳损嗜饮，白浊干腻，马口作痛。肾虚湿热，腰楚足酸。拟丸以缓调，以坚肾气而清湿火。生地、狗脊、莲蕊、黄柏、丹皮、盐水炒牛膝、二苓、山药、川断、草薢、泽泻、苦参、牡蛎、川楝、龟甲，研末，用狗脊髓捣，加炼蜜丸。早晚每服三钱。

　　张左，戊午二月诊：凛寒里热，小溲淋痛，便艰不爽。脉数，舌红。是肝火湿热蕴蓄膀胱。拟银花、连翘、山栀、草薢、龙胆草、黄柏、生地、小蓟、蒲黄、木通、海金沙、萹蓄、石韦。另当归龙荟丸。得溏解，淋痛亦减。续予清热化湿而安。

　　荣诚与，丙辰正月肛痛溲少。在申经徐姓包治，用药数十剂，无效。戊午二月来诊。病经二年，由淋攻毒，溲则不禁，日三四十次，小水有血筋淋痛。脉弦数左甚，舌尖剥碎痛，鼻灼。膀胱瘀热未撤，遵古方肾沥汤加减。赤芍、麦冬、木通、桑螵蛸、牛膝、蒲黄、小蓟、生地、黄芩、山栀、茅根。另犀角、血余灰、没药、甲片，研，竹沥调服。四剂。苔黄，尖红，碎痛已减，溺数亦少，惟尚涩而不爽，肛门作痛，脉弦数未靖。湿毒内炎未撤也。白鲜皮、草薢、地肤子、牛膝、玄精石、黑山栀、槐蕊、小蓟、黄芩、蒲黄、女贞、旱莲、知柏八味丸。脉右尚数，舌尖红，苔黄未清。淋痛止，次数减少一半。再宜清理。紫菀、黄芩、川连、旱莲、血余、阿胶、丹皮、两头尖、鲜生地、金铃子、麦冬、大补阴丸。附常服丸方：溲数溺血大减，

气易滞，膀胱虚，蕴热未清。炙升麻、丝吐灰、白薇、樗白皮、狗脊、续断、鸡内金、桑螵蛸、覆盆、猬皮、金铃子、生地、血余灰、丹皮、山药、沙参、黄柏、河车胶、龟甲胶熔化丸服。不禁渐减。越五年，以疟后不调殁。

　　陈左，面馆业。己未血淋半年，血色紫瘀，溺管甚痛，少腹胀满，气滞。其始因毒，瘀热内袭，不易底撤。金铃子、生地、龙胆草、小蓟、蒲黄、木通、甘草梢、槐蕊、血余灰、茜草炭、琥珀丸。淋痛兼血大减，惟溲数未减。槐蕊、黄柏、知母、茜草、香附、甘草梢、海金沙、石韦、金铃子、玄胡、蒲黄、琥珀丸。血止痛定，惟腹胀溲数，从温氏法。以银花子、黄柏、槐花、萆薢、地肤子、甘草梢、木通、鼠矢、生地，猪外肾三条洗蒸丸。服之愈。

　　钱味青，辛酉春患浊。素本阴虚，事务劳顿，受热之后，其浊更甚。在沪办西药立止白浊丸服之，浊稍减，而淋痛异常。三月初旬就余诊时，知浊已色绿，淋痛夜甚，是阴虚而湿热被阻。进萆薢、白芍、黄柏、甘草梢、二苓、半夏、薏仁、白螺蛳壳、蛤壳、丹皮、金铃子、女贞、旱莲。晨服知柏八味丸，下午服猪肚丸。四剂。淋痛减，浊由绿转黄，溲反混浊，足指忽痒，是湿热流动之机。再养阴而清湿火。生地、山药、二苓、泽泻、萆薢、续断、黄柏、牡蛎、石莲、半夏、薏仁、地肤子、淡菜。大补阴丸晨服。五剂。浊已由黄转白，淋痛全止。再养阴固下理湿是宜。石莲、萆薢、牡蛎、龙骨、山药、黄柏、龟甲、狗脊、芡实、鳖甲、生地炭、女贞、续断、赤茯神、大淡菜。知柏八味丸、威喜丸同服。数剂而痊。

　　盛右，荣巷糕店。己未六月患血淋，先就南城孙诊，用八正散加琥珀等，未减。来诊。初用小蓟饮子出入。溲血略淡，溺管甚痛，便不畅行。肝火湿热下注。拟金铃子、玄胡、两头尖、小蓟、蒲黄、玄精石、香附、牛膝、黄柏、茜草、山栀、鲜生地、甘草梢，用生藕一两、白茅根二两，煎代水。另伽楠香、黑丑、制军、没药，为末，先服。三剂，溺痛大减，血渐止。原方去没药及小蓟、蒲黄、鲜生地，加用大生地、麦冬及六味地黄丸，滋其肾肝而痊。

以上出自《周小农医案》

陆正斋

　　罗某某，男，5月9日初诊。湿热下注，小便淋痛。

　　粉萆薢10克　细木通4.5克　萹蓄草10克　车前子10克　泽泻7.5克　甘草梢2克　云苓神各12克 瞿麦7.5克　苡仁20克　石首鱼骨1对　乌药6克　益智仁7.5克

　　5月11日二诊，滋肾阴，清湿热。

　　知母肉7.5克　川黄柏7.5克　大熟地12克　山萸肉7.5克　淮山药8克　泽泻8克　云茯苓12克 粉萆薢22克　车前子10克　粉丹皮4.5克　甘草梢2.5克　琥珀末1.5克　斑根12克

　　按：湿热下注，膀胱气化失司，故小便短少，淋沥涩痛，诸证皆作。一诊投以清热利湿通淋之剂，方选萆薢分清饮化裁。二诊转用知柏地黄丸加味，标本兼顾，阴复火降，膀胱通利而诸证可消。

　　谢钺，2月19日诊。湿热下注，肾失固藏之职，拟苦以坚之，介类以潜之，冀逐渐就退。

炒川柏7.5克　湖丹皮7.5克　济银花10克　甘草梢2.5克　粉草薢10克　云苓神各10克　车前子10克　生牡蛎25克　干地黄10克　莲心须各2.4克　朱灯心0.6克

陆奶奶，4月11日。奇经伤损，湿热下迫，小便频数刺痛，内热，头晕心悸，食少。年逾古稀，败象已著，拟方冀幸。

肥知母7.5克　炒川柏7.5克　大熟地10克　淡苁蓉10克　丹皮7.5克　朱茯神10克　玄武板20克　莲子心2.4克　朱灯心0.3克　清水阿胶7.5克,蛤粉拌杵　琥珀末1.5克　咸秋石1.2克

按：真阴亏耗，虚火亢虚，移于膀胱；心肾不交，水不济火，心火亢盛，移于小肠，泌别失职。治从壮水制火，滋阴泄热，通补奇经，加琥珀一味通淋止痛。

吴老太，7月15日，厥阴肝脉络阴器。湿热下注，小溲淋痛，口苦咽干，尺脉濡数。年逾古稀，气血衰矣。然此证系有余之象，非不足也。拟泻肝导赤法。

炒柴胡3克　炒黄芩7.5克　细木通7.5克　龙胆草7.5克　黑山栀7.5克　当归身7.5克　炒生地12克　泽泻7.5克　粉甘草1.5克　丹皮7.5克　车前子10克　青竹叶20片

按：古稀之年，肝肾俱衰，阴不足而阳有余，邪热外袭，内动肝火，下移膀胱。急则治标，方用龙胆泻肝汤加味，泻肝火，清湿热，俾肝火除，邪热去，下焦不为其所扰，则膀胱气化正常，制约有权，小便通利。

吉某某，女，5月12日诊。湿热瘀滞，小便频数，血淋少腹痛。

川雅连1.5克　炒黄芩6克　炒川柏6克　龙胆草7.5克　黑山栀6克　丹皮参各6克　炒小蓟10克　血余炭2.5克　莲蓬壳10克　牛膝炭2.5克　当归身10克　甘草梢3克

按：《诸病源候论·诸淋病候》云："血淋者，是热淋之甚者。"热毒炽盛，入于血分，动血伤络，血溢脉外，与溲俱下，是故发为血淋，因其邪热炽毒，急投以清热泻火、凉血解毒之品。上列两案均为肝经实火证，尤以吴案高年气血两衰，先生明辨虚实，断为实证，遣用苦寒峻剂，毫不犹豫，具见审证用法之果断。

刘某某，男，7月18日诊。小便血浊，滴沥不畅。治以通摄并施，稍佐苦甘法。

炒川柏4克　法半夏6克　车前子6克　苡仁12克　云茯神12克　甘草梢3克　春砂仁2.5克　广皮4.5克　金樱子12克　芡实6克　左牡蛎12克　莲子心3克

按：下焦湿热，流注膀胱，气化不利，阻于络脉，脂液失其常道，故有斯证。治之之法，一从清热利尿，分清泌浊；一从固肾摄纳，方以封髓丹合水陆二仙为基础。然理气通络似亦可增。

以上出自《陆正斋医疗经验》

章成之

陈男。因外伤而尿道发炎，小溲刺痛；炎证皆有分泌物，故有黏液；炎证皆有起伏热，故有表证，如太阳病。

生麻黄3克　光杏仁9克　茯苓9克　桂枝2.4克,后下　猪苓9克　泽泻12克　阿胶珠9克　粉草

4.5 克　飞滑石 9 克, 分 3 次吞

　　按: 分而观之, 麻黄汤治起伏热, 猪苓汤治尿路感染。合而观之, 麻、桂均有利尿作用。可见先生选药择方, 精细入微。

　　刘男。尿短, 尿道刺痛, 膀胱炎也, 中医称作"淋"。

　　生地 18 克　甘草梢 3 克　木通 9 克　竹叶廿片　萹蓄 9 克　川黄柏 6 克　瞿麦 9 克　萆薢 15 克

　　按: 湿热蕴结膀胱, 故小便淋痛。方用导赤散养阴泄热利尿; 黄柏、萆薢泻下焦湿热; 萹蓄、瞿麦通淋止痛。

　　唐女。以往有子宫附属器炎证疾患, 愈后未久, 以疲劳少腹痛又作, 尤以溲时尿道刺痛为苦, 大便难, 五日不更衣。此泌尿系感染。

　　粉萆薢 9 克　大小蓟各 9 克　荜澄茄 9 克　萹蓄草 9 克　凤尾草 9 克　香白芷 9 克　炙乳没各 3 克　小茴香 6 克　杭白芍 6 克　桃仁泥 12 克　元明粉 18 克, 分 2 次冲　通天梗 4.5 克　滋肾通关丸 12 克, 分 2 次吞

　　二诊: 凡小溲先痛后溲者, 炎证在尿道口; 溲与痛俱作者在尿道; 其痛在溲毕者, 其炎证在上端或膀胱。假使肾盂肾炎急性发作者多伴见腰痛, 且有起伏热。病者所患是也。

　　嫩白薇 12 克　桑白皮 9 克　生山栀 12 克　柴胡梢 6 克　青蒿子 9 克　松子仁 18 克　杭白芍 9 克　石韦 9 克　银花 12 克　紫花地丁 9 克　黄柏 9 克　生侧柏叶 30 克, 煎汤代水

　　庄女。其症状可划分三大类: 一、小溲频数, 溺时疼痛; 二、头眩, 心动悸, 夜间少寐; 三、两腿皮下紫癜成片。二与三, 纯属体虚气血不足。此方以治其淋痛为主。

　　阿胶 9 克　干地黄 15 克　赤猪苓各 9 克　琥珀 2.4 克, 分 2 次吞　飞滑石 12 克　冬葵子 12 克　泽泻 9 克　二至丸 12 克, 包

　　赵男。小溲刺痛, 次数亦频。凡慢性淋浊, 多不发热; 今有表证, 殆为慢性肾盂肾炎而急性发作者。

　　薄荷 6 克　菊花 9 克　佩兰梗 9 克　忍冬藤 12 克　柴胡 6 克　冬桑叶 9 克　粉萆薢 9 克　泽泻 9 克　车前子 9 克

　　夏男。此下焦湿热, 其热弛张起伏, 小溲如浊涕, 兼有红色, 但不痛, 舌红, 脉细数。处方以猪苓汤为骨干。

　　陈阿胶 24 克, 烊冲　猪苓 9 克　赤茯苓 9 克　泽泻 9 克　飞滑石 12 克　马鞭草 9 克　瞿麦穗 9 克　冬青子 9 克　旱莲草 9 克　杭白芍 12 克　生侧柏叶 30 克

　　二诊: 药后小溲之红白黏液, 始则增多, 继则减少, 起伏之热亦不若往日之剧。再拟清利湿热之剂, 亦尿道消毒之意。

　　柴胡 9 克　生侧柏叶 30 克　苦参片 6 克　黄柏 4.5 克　生苍术 9 克　淮牛膝 12 克　白芍 9 克　紫花地丁 12 克　马鞭草 15 克　凤尾草 15 克　荜澄茄 9 克　生甘草 3 克

　　王男。小便频数刺痛, 有脓汁, 外有热象, 乃湿热之熏蒸。

银花 30 克　　白薇 12 克　　马鞭草 18 克　　凤尾草 18 克　　萹蓄 12 克　　冬葵子 12 克　　黄柏 6 克　　萆薢 12 克　　熟大黄 9 克

二诊：脓汁变为血液，痛不可耐。

猪苓 9 克　　赤苓 12 克　　泽泻 9 克　　小生地 15 克　　飞滑石 15 克　　萹蓄 24 克　　萆薢 12 克　　生草梢 4.5 克　　小蓟 18 克　　瞿麦 18 克　　黄柏 9 克　　琥珀屑 3 克，分 2 次吞

陈女。以六味地黄丸加味，小便反见减少。小溲既有脓血，如不排出，则其热不能退，尿量亦无从增加。

生侧柏 15 克　　小蓟 9 克　　蒲公英 9 克　　银花 9 克　　白薇 9 克　　萆澄茄 9 克　　知母 12 克　　车前子 30 克　　黄柏 6 克　　生苡仁 30 克

二诊：得效。上方加牛膝 9 克，丹皮 9 克。

以上出自《章次公医案》

张汝伟

王右，年三十，宁波。肝肾之火素旺，新婚更形冲动，湿热因之下注，膀胱气化，不能宣畅，以致小便频数不已，阴户下注作痛，延已一周，诸治无效。诊脉濡郁沉弦，苔薄腻，宜化湿清热，泄肝利便。

粉萆薢　　萹蓄草　　木猪苓　　炒苡米各三钱　　龙胆草　　细柴胡各八分　　山栀仁　　车前子包　　制香附各三钱　　瞿麦穗　　台乌药各钱半　　潼木通一钱　　砂仁五分，冲

二诊：湿热下注，得利便理气，疏肝清热之剂后，阴道已得约束，不再频数。但肝肾之阴不足，故小便仍未畅通，白带淋漓。脉来濡弦，宜再养阴清热，止带调之。

台白术炒　　细生地　　炒苡仁　　猪赤苓　　益元散包　　炙桑螵蛸　　炙乌贼骨　　车前子包　　菟丝子各三钱、盐水炒　　炒泽泻二钱

本证始末：此证由新婚而起，西医教她静卧不起，多服开水，如是者一周，少腹胀满，时时欲便，痛涩难忍。乃延伟诊治，为立二方，服药四剂，三月之中，即告痊愈，照常工作。

方议说明：第一方，用萆薢分清意，泄肝清热。第二方，用白术以健脾化痰，生地清热养阴，菟丝以固肾，桑螵蛸、乌贼骨以止带，米仁、猪赤苓以化湿，木通、泽泻、益元散、车前子以利水通便，得能见效。

《临证一得》

陆观虎

梅某某，男，37 岁。

辨证：气淋。

病因：湿热下输，气化不利。

症状：溲痒，尿排出费力。便燥，眼皮沉重，纳少。脉细弦。舌红，苔黄。

治法：利湿、清热、化气。

处方：焦稻芽 15 克　　萹蓄 9 克　　泽泻 6 克　　云茯苓 6 克　　大贝母 6 克　　牛膝梢 9 克　　苡米 9 克　　赤

芍6克　猪赤苓各9克　瞿麦9克　海金沙9克

方解：萹蓄、泽泻、云茯苓、苡米、猪赤苓、瞿麦、海金沙清膀胱湿热，利水通小便；贝母润肺降气治淋涩；牛膝梢、赤芍行血利水以治淋。

张某某，女，30岁。

辨证：血淋。

病因：膀胱热积伤络。

症状：小便作淋带血，少腹隐痛时作，痛作尿至。月水逾期未至。脉数。舌质红，苔微黄。

治法：清热止淋，兼顾妊娠。

处方：杭芍6克　杜仲9克　佛手3克　侧柏炭6克　陈皮6克　代代花3克　桑寄生9克　藕节5克　苎麻根7个　子芩6克　续断6克

方解：杭芍泻火敛阴生津；杜仲、寄生补肾固摄治小便余沥；续断补肝肾、强筋骨并能安胎；佛手、陈皮、代代花顺气、行气而去滞血；侧柏炭、藕节清热止血；苎麻根凉血止血散瘀而治血淋；子芩泻火去湿热。

石某某，男，50。

辨证：劳淋。

病因：劳倦伤脾。

症状：发热，少腹坠痛，小便淋白浊，黏液。脉细濡。舌红，苔黄。

治法：健脾、利溲、清热。

处方：土炒于术6克　苡米9克　通草3克　川连3克　赤芍6克　大枣3个　瞿麦9克　蒲公英9克　黄柏6克　萹蓄9克　全瓜蒌15克

方解：于术、大枣、苡米健脾利湿；通草川连、黄柏、赤芍去热利湿；瞿麦、萹蓄、蒲公英利小便通淋；全瓜蒌通便荡涤郁热。

魏某某，男，39岁。

辨证：溲痛

病因：湿热下注，风寒外束。

症状：溲痛，纳呆，胸闷，便燥。身酸楚，头痛，发热。脉浮数。舌质红裂，苔黄。

治法：散风、清热、利湿、止痛。

处方：冬桑叶9克　丝瓜络6克,炙　萹蓄9克　白蒺藜6克　海金沙9克　川通草3克　忍冬藤6克　炒赤芍6克　山楂炭9克　粉丹皮6克　瞿麦9克　鲜茅根30克　苏薄荷3克,后下

方解：冬桑叶、白蒺藜、苏薄荷散风清热解表；忍冬藤、丝瓜络散热解毒，通经活络；萹蓄、瞿麦利小便，降心火逐邪热；海金沙淡渗除湿热；通草引热下行，利小便以止痛；山楂炭健脾胃以治纳呆；粉丹皮、赤芍、鲜茅根泻火和血，消瘀利溲。

李某某，女，43岁。

辨证：溲痛。

病因：湿热下注，肝肾不足。

症状：小便作痛，腹坠腰酸脊痛，大便不畅。脉弦细。舌质红，苔微黄。

治法：疏肝补肾，利湿清热。

处方：云茯苓9克 川杜仲9克 茺蔚子9克 焦苡米16克 川续断9克 蒲公英9克 焦稻芽15克 青陈皮各3克 佛手6克 杭白芍9克 代代花3克

方解：云茯苓、焦苡米益脾助阳，淡渗除湿；杜仲、川断补肝肾，通血脉治腰酸脊痛。蒲公英化热毒，止溲痛；焦稻芽消食开胃；青陈皮、佛手花、代代花伐肝疏气，宽胸顺气开郁；杭白芍敛肝阴，平肝和血止痛；茺蔚子活血利水。

刘某某，男，30岁。

辨证：溲灼。

病因：湿热下注膀胱。

症状：小便时尿道烧灼难忍已月余。脉细弦。舌红，苔白。

治法：利湿清热。

处方：瞿麦9克 焦苡米9克 川黄柏6克 萹蓄9克 川通草3克 白茅根15克 海金沙9克 炒赤芍6克 蒲公英9克 云茯苓6克 猪赤苓各6克

方解：云茯苓、焦苡米、猪赤苓健脾行水，利湿清热；白茅根除伏热，利小便，消瘀血；炒赤芍泻肝火，散恶血；蒲公英化热毒，消肿痛；瞿麦、萹蓄利小便逐膀胱湿热；川黄柏、海金沙、川通草通利小便，清膀胱湿热。

以上出自《陆观虎医案》

叶熙春

刘，男，三十七岁。上海天津路。体躯丰腴，中气素薄，水谷所入，泰半化湿，湿流下焦，窒碍膀胱气化，以致水源不浚，决渎不清，迁延淹缠，渐成慢性之淋。小溲不畅，精浊自遗，腰酸膝软，遇劳则甚。脉来濡缓，两尺欠固，舌苔薄白。脉证合参，实属劳则淋之候。拟方不宜过于滋补，恐滞湿邪，遏败精之出路，当用两顾之法，庶无流弊。

砂仁12克 拌炒大生地135克 制川柏45克 制苍术60克 潞党参45克 米炒于术60克 赤白苓各90克 草薢90克 泽泻45克 炒米仁90克 海螵蛸90克 川杜仲90克 潼蒺藜90克 制扶筋90克 怀山药90克 制女贞60克 煅牡蛎120克 芡实90克 生化龙齿60克 丹皮45克 杭白芍45克 制玉竹60克 炙芪皮30克 姜半夏60克 广木香30克 新会皮60克 蛤壳150克 制远志45克 珍珠母180克 当归60克 莲子、龙眼肉、红枣各120克 霞天胶120克 阿胶90克，共炖烊，收膏入 冰糖300克，收膏入

《叶熙春专辑》

施今墨

常某某，女，32岁。病已半载，小便频数量少，时现血尿或小血块，溺时尿道不适，有时疼痛，经第三医院检查为膀胱结核证。舌苔薄黄，脉象滑数。

辨证立法：肾与膀胱为表里，主水液。二者均病则行水不畅，热郁膀胱则生血尿，拟升清

阳，利小便，活血，行气以止痛。

处方：北柴胡5克　杭白芍10克　黑升麻3克　黑芥穗3克　车前草12克　旱莲草12克　大蓟炭6克　小蓟炭6克　赤茯苓15克　赤小豆15克　冬瓜子12克　冬葵子12克　制乳没各6克　台乌药6克　春砂仁3克　生熟地各6克　海金沙10克，血余炭10克同布包　炙草梢3克

二诊：前方服五剂，小便量增多，次数减少，尿中仍现血色，溺时疼痛。

处方：前方去大小蓟炭，加仙鹤草12克，阿胶珠10克，石韦10克。

三诊：服七剂，尿中已无血块，色仍暗红，尿量多，次数减少，疼痛亦稍轻。

处方：早晚各服加味滋肾丸20粒，午服断红丸1丸。服二十日。

四诊：丸药服完，小便中血减少，尿频好转，有时尿道仍觉不适，拟丸方。

处方：血余炭60克　旱莲草30克　陈阿胶60克　炙黄芪30克　野党参30克　野于术30克　生熟地各30克　赤茯苓30克　白茯苓30克　黑芥穗30克　黑升麻15克　仙鹤草60克　当归身30克　山萸肉60克　炒杭芍60克　车前子30克　车前草30克　五味子15克　苦桔梗15克　御米壳30克　台乌药30克　凤尾草30克　炙草梢30克

共研细末，怀山药300克打糊为丸如小梧桐子大，每日早晚各服10克，白开水送。

五诊：丸药已服完，情况很好，小便已无血色，尿时偶感不适，病情好转，然体力较差，倦怠思卧，心跳头晕，腰酸楚，拟补气血，强腰肾，健脾胃，利小便法。

王某某，女，34岁。病已十日，初起证如感冒，旋即腰部感觉疼痛，排尿时尤觉不适，小便混浊，尿意频频，而尿量减少。经西医诊为急性肾盂肾炎，饮食尚可，因排尿频频，卧不安枕。苔薄白，舌质红，六脉浮数。

辨证立法：湿热蕴郁下焦，肾及膀胱均受其损，排尿不利，腰痛不适。小便混浊者湿热蒸熏之故也。拟清热利湿活瘀治之。

处方：车前草10克　炒韭菜子10克，血余炭10克同布包　海金沙10克，益元散12克同布包　旱莲草10克　金银花12克　白薏仁12克　川黄柏5克　白茅根30克　赤白苓各10克　炙草梢3克　条黄芩6克　炒泽泻10克　淡竹叶6克　血琥珀末3克，分2次冲

二诊：服药四剂，尿量增多，疼痛减轻，排尿时仍感不适，小便混浊不清。

处方：台乌药6克　川草薢10克　益智仁5克　石菖蒲5克　川黄柏5克　炒莱菔子10克，布包　滑石块10克，布包　金银花12克　血余炭10克，海金沙10克同布包　炒泽泻10克　白薏仁12克　炙草梢3克　淡竹叶6克　小木通5克　云苓块10克　白茅根30克

三诊：前方又服四剂，腰际及排尿时之疼痛已见好。小便清长不混，拟予丸方收功。每日早服草薢分清丸10克，晚服知柏地黄丸10克。连服十日，白开水送下。

处方：紫河车30克　陈阿胶60克　鹿角胶30克　米党参30克　炙黄芪30克　野于术30克　生熟地各30克　山萸肉60克　川杜仲30克　杭白芍30克，酒炒　卧蛋草30克　川草薢30克　炒泽泻30克　醋柴胡15克　炙升麻15克　怀山药60克　旱莲草60克　血余炭30克　炙草梢30克　山卷柏30克　云苓块60克　川续断30克　车前子30克　炒远志30克　焙内金30克

共研细末，蜜小丸，每日早晚各服10克。

以上出自《施今墨临床经验集》

第三十七章　水肿

秦昌遇

　　一人年三十，病水肿，面光如泡，腹大如箕，脚肿如槌，饮食减少，其脉浮缓而濡，两尺尤弱。此得酒后使内，宜补肾水。家人骇曰：水势如此，视者不曰通利，则曰渗泄，先生乃欲补之，水不益深耶？余谓：经云水极似土，正此病也。水极者，本病也；似土者，虚象也。今用通利渗泄而治其虚象，则下多亡阴，渗泄耗肾，是愈伤其本病，而增土湿之势矣。岂知亢则害、承乃制之旨乎？遂令空腹服六味丸，再以四物加黄柏、木通、厚朴、广皮、人参、白术、防风，三十剂而愈。

《医验大成》

程从周

　　汪敬坡一婢，仆夫女也，年及笄，尚未出室，形长，色苍而黄。去年十二月，患咳嗽，内热倦怠，经事不通半载矣。今年二月，予适在彼，托予诊视。面色通身浮肿，艰于行步，六脉沉濡细微，腹胀喘闷，夜不能向左而卧。余曰："曾服何药？"出示其方，非五苓、平胃，即渗湿、五皮、二陈、桑杏之类，余曰："此徒治其标而遗其本。经云：二阳之病发心脾，有不得隐曲，女子不月。二阳者，胃与大肠也。今经事半载不通，胞脉闭也。胞脉者，属于心而络于胞中，今气上迫于肺，故作喘息。《内经》云：其传为息贲之类。又云：诸湿肿满皆属于脾。今遍身浮肿者，脾虚之极也。乃不用补中行湿之法，而反渗利是耽，则胃气之存也几希矣。《脉经》云：水气浮大者生，沉细者死。又云：咳嗽左右不得眠者，法皆不治。故不与业。"敬坡素颇知医，因余所言，乃自用参、苓、白术之类。余曰："药须如此，奈何用失其时。胃中正气已虚，恐不能运行其药力，正犹渴而穿井，斗而铸兵，不亦晚乎？"缠延半月，未愈。又医乃与劫药四分，法用牛肉数两，作肉饼二个，均纳其药于内，蒸熟，作二次，早晨与食之。下午肿且消去大半，其仆意谓余诊不专精，乃特告于余曰："今早服某先生药只得四分重，今肿已消去一半。"余曰："药果如此，医其神乎！"斯夜二鼓，腹中大胀，痰喘厥逆而死。呜呼！病者支离若此，仍复用以劫剂，果乃病家之不度耶？抑亦医者之未察也？

《程茂先医案》

周南

　　梅野仪右卫门妻，年四十岁。面黄而浮青气，今年四月患湿疮，以热汤频溉，足上肿起，至九月头脸肿满，胸膈胀硬，呼吸不利，下体、腰胁肿痛，按之如板，坐卧不能，喘呼欲绝，诸药不效。诊之脉细无力，此风水相搏，一身尽肿之证。但肿病之危，多延时月，继无一重而即若此之甚危者。细察其由，盖因偶饮冷酒，以致斯极。此与阴气填塞，䐜胀乃生大不相同，经曰："形寒饮冷主伤乎肺，肺伤则不能通调水道，下输膀胱。"所以内外合邪，上下并迫而见此危候也。治宜先散肺邪以救急，后治脾肾以成功可也。方以麻黄汤合四苓散，制剂重一两，煎成与之徐徐饮下，药未服已，气即稍宽，不及一夜，胀退气平，肿减三分之一，可坐可卧，其势既退。乃用缓治之法，以五苓散加麦冬、车前，以清其化源。五剂肿愈大半，后以《济生》肾气汤以治其本，又五剂而肿胀全退。

《其慎集》

北山友松

青木氏，肥壮，常苦小腹冷，足弱或跗肿。

苍术五钱　黄柏三钱　甘草五分　牛膝八分　生姜八分

一奴，劳役后病泻。面部四末虚肿，色青黄，痰喘不眠，不进饮食，言语呢喃。脉左寸不应，余部浮弱，或弱数五动半。余医治将及半载，病日笃，并无寸验。予曰："弱则卫气败，弱数营将夺，不救。"其主再三求请曰："服子之药一帖，虽瞑目在九泉之下，亦无怨矣。"予不得已用药。七日浮肿退，痰喘止，粥饮进，呢喃定，外证悉平，唯脉不复。予曰："无奈矣。"其主再求曰："服子之药，得其神验，更乞一治。"予曰："独参汤大帖，延三日之命也。"后果然。

初用方：当归厚朴汤对六君子汤，加木瓜、阿胶、煨生姜。

次用方：当归　厚朴　前胡　甘草各五分　肉桂　陈皮各七分半　苏子　半夏各一钱　人参二钱

次用方：六君子汤对钱仲阳白术散，兼用独参汤。

次用方：驻车丸每二十粒粥饮下。

终用方：消气散。

以上出自《北山医案》

缪遵义

面目浮肿，不及股足，三疟未除，宜运脾胃之阳，兼益命门真火，以祛寒湿。斯不治疟而疟自止。

桂枝木　生白术　茯苓　法半夏　淡附子　生姜

由不得汗，肿从面起，其为风水显然。水不得泄，由肺气郁遏，不得外达，并不得下行而为小便，故遂直走肠间而便溏。所谓不得横遍，转为竖穷。正合庐氏之说也。不从此参究病情，再以寒滑之品，欲从前阴驱之，不顾其利，斯亦左矣！

桂枝　白术　羌活　防风　川芎　独活　桔梗　姜皮　椒目　赤豆

以上出自《缪氏医案》

中神琴溪

九条堀川西浅田某子，年弱冠。身体满肿，延及阴囊，其大如球，而茎几没其中。师诊之曰："汝之腹内肿色似尝有疥癣瘾疹之患。"曰："然。昔者请一医敷药顿愈矣。"曰："此其内攻耳。"乃与越婢加术汤，兼龙门丸，每服三十丸，三日一次，数旬全愈。

不明街万念寺北小原永藏，年五十余。身体浮肿者久矣，大小便固不利。一日短气烦躁，倚坐不能卧。先生脉之，沉促。即投桃花加消石汤，二三日而肿大减。复率然呼吸短迫闷乱，脉将绝，与豉子丸三分。食顷，呼吸始稳。更服前方，而颇难奏其效。命数在天，卒至不可救焉矣。

六角新街东柊屋，重兵卫，通面浮肿，口为之被封，才得歃粥，数日，然犹无有他患，先生切之脉浮数，背强、恶风、无汗，头痛如锥，与葛根汤十数帖不应。因以瓜蒂散五分，呕其黏黄水六七合，明日复以葛根汤发汗如流，诸证霍然愈。唯肿气十余二三，转葛根加乌头汤。

以上出自《生生堂治验》

程文囿

德兄乃郎，年十四岁，证患水肿，医投利水诸药无效，转致腹大如鼓，足冷如水，头身俱肿，阴囊光亮欲裂，行动喘促，势甚危急。诊脉沉细无力，谓曰："此脾、肺、肾三脏内亏之病也。肺虚则气不化精而化水，脾虚则水无所制而反克，肾虚则水无所主而妄行。仲师金匮肾气丸如禹之治水，行所无事，实为至当不易之方，无如病久形羸，消耗药多，真元败坏，恐难挽矣。"德兄固请救治，仍用本方，旬日而验，不月而痊。

《杏轩医案》

黄凯钧

沈氏，四二，三疟住后足肿，旋及大腹胸胁，纳食大减，气急脉细。此分明脾肾两虚，脾虚则不能制水，肾寒则膀胱不能化，失渗泄之能，以成泛滥之势。治法莫稳于四明加减肾气丸，并补中益气汤，分早晚而进。但此法久服方有效，又奈汤丸中药品，有力者方能办，今田家之妇，粒食不缺为幸，焉能办此？坐忍其毙，又非仁人之用心。因推敲一方，以欲退其肿，必在利水；欲利其水，必先利气，而不知单利其气，仍如无云而致雨，岂可得耶？然则何如？须按《内经》气化能出之法，在温而利之也。

椒目一钱　丁香十只　老姜皮七分　橘皮一钱二分　苏梗八分　通草七分　大腹皮二钱　泽泻一钱五分　车前子一钱　茯苓皮二钱

五帖皮肤发痒纳增，又五帖皮肤皱揭，顿觉宽松。前方应效虽速，所谓急则治标，非万全之法，改用培土利气暖肾，以冀痊愈。前方去通草、车前子，加党参二钱，生冬术二钱，十服，病去其半，又用异功散，加黄芪、苡仁、丁香、椒目、泽泻、老姜皮、大苏梗，十余剂，而饮食起居如常。

赵，六十，甲周之年。患水肿，由于气虚少运，膀胱失利，非旦晚可愈，耐性服药，庶可奏效。

党参　黄芪　生冬术　大腹皮　苏梗　砂仁壳　橘红　茯苓　泽泻　姜皮

又：前方添归身、白芍、木香，减砂仁壳、苏梗。有效，脚肿退，腹胀宽，制丸剂可以收功。

以上出自《肘后偶钞》

王九峰

脏寒生满病，脾虚生气胀，湿热不行，肿胀见矣。左边胀甚，脾胃俱亏。清浊混淆，升清降浊，补阴益气，开太阴以泻湿邪，诸法服之皆不应验。鄙见浅陋，当访诸高明。晚服金匮肾气丸三钱，早服资生丸三钱，一助坤顺，一助乾健。

五苓散加蟾皮、羌活。

复诊：开太阴以走湿邪，调气血，已服二剂，尚属平平。右边气逆肿胀隐痛，脐上下肿胀，动劳则喘，左右能卧，俯仰不能，阴阳皆病，气血不化也。小溲已行，气血未畅。气属无定，左右上下不一，升降无常。气血不足，虽曰虚象，不能再补。汤药虽投，肿胀中满，尚有开通阳气之法。

茯苓　赤豆　猪苓　苏子　椒目　通草　蜜楂　生熟莱菔子

三诊：细思肿胀无非水温气病，肝、脾、肾三经次之。治肿治胀，不外着眼气、血、水、湿。金匮肾气、济生肾气，气、血、湿、热无不统治。毫无一效，危危待毙。《内经》鸡矢醴当未用过。又思一法，尽人事而已。

五灵脂　生蒲黄　榧子　白果　芜荑　坚槟榔　宣木瓜　使君子　鹤虱　冬术　雷丸　莱菔子　锡灰　川椒　白薇

四诊：男怕着靴，女怕戴帽。着靴者，腿先肿也；戴帽者，头面先肿也。药医病不能医命，命由天定，非人力所能挽也。久已言明，拟力尽人事。

麻黄　赤小豆　椒目　茯苓　防己　猪苓　泽泻　大腹皮　冬瓜仁　车前草

肿为水溢，胀属气凝。肾主藏水，肺行诸气，肝肾两亏，水不运行，溢于皮肤则肿，留于脏腑则胀。夫水非气不行，非土莫制，证本脾土先亏不能制水，肺失所生不能行水，气水相搏，不归正化。然脾虚必由肾火不足，是以古法补脾，先以补肾，以火能生土，补肾宜兼补脾，以脾为化生之源。治水必先行气，以气化水亦化，治气宜兼治水，以水行气亦行。此脾肾气水之不分，理当兼顾，必伏其所主。而先其所因，此肿胀之所以不易治。公议严氏实脾饮主治。

实脾饮。每晚服金匮肾气丸。

以上出自《王九峰医案》

张千里

王店张，嗜酒烦劳，二者皆伤阳气，阳虚者湿必胜，况酒易酿湿乎。今夏湿土司令之时，胃纳骤钝，则中阳益虚，以致足跗先肿，湿胜于下也，继而肿势日上，渐及腿髀、茎囊、腰腹，则肿盛于下者，当先治其下也，肿盛必喘，是湿浊上干清阳也。今溺少而黄，肤腠似斑似瘰似痱，皆湿火内蕴之的据。况舌胖大而鲜赤，阳明亦有火也，脉沉迟。宜专以扶阳化湿，宗古人病在躯壳经隧者，毋犯脏腑之训，缓以图功。

生冬术一钱五分　陈皮一钱五分　大腹皮二钱　商陆根五分　木防己一钱五分　米仁三钱　五加皮二钱　潞党参二钱　赤苓皮四钱　甘遂末五分　桑皮一钱五分　丝瓜络三钱

姚光祖按：既曰阳虚湿胜，则商陆、甘遂总嫌太峻，且外见斑疹形，则邪已入于肌腠，正可用越婢法，迎机导之，徒用攻下无益。

又：阳虚不复，恣啖生冷，中阳受伤，上逆为呃，下壅为肿，汗多食减，舌鲜苔黄，便干，溺涩少而赤，脉沉微迟涩。凡阳虚者，湿必胜，此物理之自然，故水肿之反复，皆当责诸阳虚也，第此中有区别焉。今阳虽虚而湿又甚，一味补阳，未免助湿，宜用通阳法，以调中疏腑，冀其呃止肿缓退，切宜撙节饮食，毋使壅遏其式微之阳。

潞党参　法半夏　米仁　大腹皮　生冬术　陈皮　泽泻　广藿香　茯苓皮　木防己　生姜皮　丝瓜络

又：饮食不节，骤伤中阳，以致呃逆，人身之阳宜通运，不宜壅遏。既阳伤呃作，则不能敷布极矣，所以水肿旧恙复作。凡水肿多门，其源不外脾、肺、肾，其治法不外开鬼门、洁净府，实脾、温肾今肿由下渐及于上，便涩尿少，舌鲜苔白，脉沉涩，喉间痰气有音，啖肥浓有味，而杳不思谷，其为肺失治节，胃不敷布显然。此时宜宣肺养胃，以调气化，资谷气为要，俾不致水浊上僭，清阳日窒，而遽增喘逆，则可缓冀肿退。

蜜炙麻黄三分　杏仁二钱　干姜捣五味十粒　西洋参一钱五分，蜜炙　石膏一钱五分　米仁三钱　茯苓皮四钱　木防己一钱五分　炙甘草四分　陈皮一钱五分　枇杷叶两片　兰叶十片

姚光祖按：方论俱佳。

泗安李，前年冬，陡觉面浮气急，延至肢体皆肿，此因风水为病，奈体素湿胜，肺既上痹，腑亦下滞，以致迁延反复，迄今仍然遍体皆肿，便溺赤涩，不能平卧，舌光干燥，脉沉。郁欲疏腑，必先理气，欲理气，必先宣肺，盖肿极最虑喘也。

蜜炙麻黄三分　杏仁二钱　甘遂末五分　茯苓皮四钱　煨石膏二钱五分　干姜捣五味十粒　西洋参一钱五分　大枣两枚　炙甘草四分　甜葶苈四分

此方服至啖爽痰多，凝汗津津，渐能平卧，接服后方。

西洋参二钱　蜜炙桑皮一钱五分　甘遂末五分　枇杷叶两片　橘皮一钱五分　猪苓一钱五分　商陆根五分　丝瓜络三钱　茯苓四钱　泽泻一钱五分　木防己一钱五分

又：肿喘俱减七八，微咳，便溏，气易上逆，脉右濡左弦。大凡水肿之证，最易反复，暂效未足全恃，此时宜和阳调中为御水之本，熄风养肝为因时之制，冀其无推波助澜之弊。

潞党参二钱　陈皮一钱五分　驴皮胶二钱　赤豆皮三钱　生冬术一钱五分　茯苓三钱　稽豆衣三钱　桑叶一钱五分　干姜捣五味十粒　丹皮一钱五分　炙甘草四分　丝瓜络三钱

姚光祖按：按语谓水肿之证，最易反复，实阅历有得之害。

以上出自《千里医案》

吴篪

宗室禄迪园相国，戊辰仲夏，其太翁年已七十有八，向来饭食甚少，惟好饮酒。缘坐功多年，精神素健。忽下身浮肿，饮食不进，彻夜不睡，烦渴津少，治总无效。余视其肿从足起，

上至脐腹，按之随手而起，如裹水之状，肾囊肿如碗大，脉息微细。此火衰土败，过饮无节，湿热积渐日久，致成水鼓。年高得此，服药无益，只宜服生脉散，既能保肺复脉，又可生津止渴，或有生机。遂连服半月，神气苏，肿渐退，能食粥。嗣逐日往视，俱用原方，或偶嗽有痰，加橘红数分，日渐见好。服至两月后，饮食大进，肿退囊消。自五月至八月，服人参二斤余而愈。友人问曰："此等危证仅用生脉散竟能成功，何也？"余答曰："伊虽老而禀质厚，且闭关打坐三十余年，肝肾不亏，此番之肿，不过好饮受湿耳。因年高，不敢轻投重剂，惟用生脉散治之。盖人参甘寒能泻火热、益元气；麦冬清阳明之湿热，泻热除烦，行水生津；五味子益气生津，除烦热、消水胀，况时当溽暑，火旺烁金，服之尤宜。老年得此清虚之品，且又对证，所以成功。

陈敬齐肢体俱肿，少腹不急，喘满气促。医者用实脾导水之剂，兼旬无效。余诊，右寸数大，尺脉虚数，此阴虚劳损，火烁肺金，肺热则失其下降之令，以致水溢高原，淫于皮肤，而为水肿。经曰：三焦者，决渎之官，水道出焉。上焦不治，水溢高原；中焦不治，水停中脘；下焦不治，水蓄膀胱是也。宜投麦门冬汤。盖麦冬清肺，开其下降之原；粳米益脾，培乎生金之母，服之颇效，易以金匮肾气汤，随证加减三月始愈。

以上出自《临证医案笔记》

何书田

经阻数月，周体肿胀，面黄而浮，脉沉而微。此脾阳不振，非浅恙也。
制附子　炮姜炭　法半夏　秦艽　带皮苓　五加　炒白芍　生白术　炒苡仁　陈皮　冬瓜皮
复诊：照前方去白术、秦艽、五加皮、冬瓜皮，加制于术、炒熟地、山萸肉、车前。
再复：肢肿稍退，腹胀未舒。此脾肾两亏所致，证属棘手，安望其通经耶！
上肉桂　炒白芍　炒怀膝　生苡仁　泽泻　大熟地　焦于术　制香附　茯苓皮　腹皮

疮后阴虚浮肿，脉象微弦无力，重患也。舍补别无他策。
制附子　大熟地　炒怀膝　煅牡蛎　茯苓皮　大腹皮　炒冬术　山萸肉　陈皮　泽泻　胡芦巴
复诊：服前方胀势略松，然命火衰微，不能蒸化谷食，腹胀颇坚，六脉沉微不振，终难收全功也。不得已用肾气法为治。
制附子　大熟地　炒冬术　炒怀膝　建泽泻　上肉桂　山萸肉　炒山药　茯苓皮

脾肾两亏，兼挟寒湿为患。舍湿补下元，无良策也。
生茅术　制附子　大熟地　牡蛎　茯苓皮　生于术　淡干姜　炒黄柏　苦参　冬瓜皮
复诊：下体肿势渐退，而喘急转甚，纳减腹鸣，便溏溺短，脉象虚弦。而手渐肿，夜不安卧，全属脾肾两亏之象。夏令殊可惧也。
制附子　炮姜　炙五味　半夏　陈皮　车前子　制于术　熟地　怀牛膝　茯苓　泽泻　大腹皮

大泻后脾肾两亏，下体发肿。恐延久上升，腹满，不可不虑也。急投温补，或可奏效。

制附子　炒白芍　枸杞子　炮姜炭　陈皮　制于术　菟丝子　补骨脂　带皮苓　泽泻

脾肾两亏，而致面黄足肿，兼之泄泻，舍温补无他策。

制附子　制于术　菟丝子　法半夏　陈皮　煨姜　西党参　炒白芍　补骨脂　白茯苓
砂仁

以上出自《簳山草堂医案》

王孟英

钟耀辉，年逾花甲。在都患肿，起自肾囊。气逆便溏，诸治不效。急买车返杭，托所亲谢金堂邀孟英治之。切其脉，微且弱；询其溺，清且长。因问曰：都中所服，其五苓（散）、八正（散）耶？抑肾气（汤）、五皮（饮）也？钟云：诚如君言，遍尝之矣，而病反日剧者何？孟英曰：此土虚不制水也。通利无功，滋阴亦谬，补土胜湿，与大剂（人）参、（白）术，果即向安，越八载，以他疾终。

黄履吉，截疟后，患浮肿，赵某闻其体素虚，切其脉弦细，遂用温补。驯致呃忒不休，气冲碍卧，饮食不进，势濒于危。请孟英决其（犹）及返余杭否？孟英曰：脉虽弦细而有力。子必误服温补矣。肯服吾药，犹可无恐。因与瓜蒌、薤白，合小陷胸（汤）、橘皮竹茹汤，加柿蒂、旋覆、苏子、香附、赭石、紫菀、枇杷叶为方，四剂而瘳。

石北涯令正，久患龈痛，渐至身面浮肿，或以为虚，或以为湿，病日以剧，气逆不饥。孟英察脉，左洪数，右弦滑。阴分虽虚，先当清其肺胃之痰热者。投白虎（汤）加沙参、花粉、冬瓜皮、枇（杷）叶、栀子、竹茹、芦根，服之，肿即消。继佐滋阴，龈痛亦止。

以上出自《王氏医案》

林佩琴

房兄。病后失调，面浮跗肿，腹膨食少，小水短涩，腰膝乏力。经言诸湿肿满，皆属于脾。然土衰必补其母，非命火不能生脾土。且肾为胃关，关门不利，故聚水。必得桂、附之阳蒸动肾气，其关始开，积水乃下，经所谓膀胱气化则能出也。用桂、附、参、术、炮姜、茯苓、车前、牛膝、砂仁、陈皮、山药为丸。一料而安。

族某。水湿与气互搏，走注上下表里经络不定。其走注处必略肿，肤热如芒刺，前自耳项，直下胸乡，汩汩走肠，别注茎囊；后自背脊，走腰注臀，行髀膝，至右胕，肿重。手按不即起，口燥咽痛，溺少便艰。此湿饮为风气鼓动，溢于支络，游走升降，肠腑郁痹，针刺罔效。治用表里宣泄。杏仁、石膏、山栀、赤苓、木通、秦艽、黑豆皮、大腹皮、黄柏（酒炒），二服痹痛减，二便爽。再用宣理行痹。钩藤、薏苡各三钱，山栀、杏仁、车前各一钱，茯苓、腹皮、川楝子、桑寄生各二钱，牛膝、狗脊、防己各钱半，四服诸证平。再去牛膝、狗脊、川楝等，加神曲、半夏、椒目以运水湿，而肿退。

邹。六旬外，由泄泻渐次足肿，入腹为胀，延及通腹坚满，面浮肢肿，水湿不运，溏泻未止。若论平昔嗜饮便红，宜丹溪小温中丸分理湿热。然脉来沉小，两尺如丝，明系脾肾久衰，火土俱弱，致气钝湿壅，清浊混淆。此消导破气，决非治法。但温理脾肾，兼佐泄湿，自可向安。炮姜三分，肉蔻、神曲（炒）各一钱，益智仁（煨）钱半，茯苓三钱，牛膝（蒸）、砂仁壳各一钱半，大腹皮（洗）二钱，车前子、橘白各八分，冬瓜皮二钱，倒蚀牛口和稻草二两，煎汤代水，数服肿退泻止。去姜、蔻、神曲，加沙苑子、半夏曲、粳米（炒）。数十服胀全消。匝月后不节荤茹湿面，复胀，溺少，仍用牛膝、车前、茯苓、益智仁、炮姜、莱菔子、砂仁、麦芽、鸡内金（俱炒）。胀消而健。

弟。寒湿肿胀，水渍经隧，少腹、阴囊、腿足通肿，大腹按之硬，缺盆平，肢冷目黄，面颊俱浮，便滑溺少，脉沉迟而虚，背寒腹热，坐不得卧。病在水分，法先分消，佐以通阳。防己、木通、大腹皮（洗）、猪苓、茯苓、薏米、半夏、砂仁壳、附子、姜。三服肿退肢暖。命却咸食淡，然后主以健运，佐以淡渗。去防己、木通、腹皮、附子，加生术、鸡内金（炙）、半夏曲（炒）、杜仲。数服食进，微汗出，囊湿便干，此经腑水湿俱有出路。惟诊左尺虚，酌肾气汤桂心、牛膝、车前、茯苓、山药、椒目、茵陈、五加皮、薏米。十数服悉愈。后用八味丸调理得安。

侄孙。由腿胫肿入腹，渐至胸胁坚满，法在不治。姑与分消之剂，得汗，肿略退，然寒湿内蕴，非温通不愈。用厚朴、桂心、附子、牛膝、茯苓、大腹皮、砂仁壳、老姜。三服由面目退及胸腹，又数服腿足肿全消。

王。阴疝服劫药，疝止。面色晦黑，决其后必病胀，不信。予曰：劫痰暂效，邪原未净，一也；今卯月中旬木火司令，一逢辰土，湿痰内动，脾阳失运，必变中满，二也；毒品易犯食忌，三也；面黑无泽，肾水侮土，小便不利，四也。后果如言。视其目窠微肿如新卧起状，知其裹水。先用实脾利水之剂，再用金匮肾气丸料煎汤数十服，肿胀悉退。药乍止，时交未月，湿土已旺，渐胀，小溲不利，又服前丸两月全愈。

以上出自《类证治裁》

方南薰

何伯齐云：造化之机，水火而已，宜平不宜偏。大旱物不生，火偏盛也；大涝物不生，水偏盛也。人身脏腑亦然，消渴证，火偏盛而水不足也；水肿证，水偏盛而火不足也。周某中年，寒湿下注，两足浮肿，余诊之，六脉沉迟。经云：沉属阴病，迟则为寒。况水乃阴邪，足系三阴，阴邪客于阴经，非肉桂、附子不能驱阴回阳；非苍术、蔓荆子不能升阳除湿；非小茴、赤苓不能化气利水。若因天时炎热，而用滋阴养血，则愈助水邪，必至上泛入腹，肾囊肿大，少腹胀满而成蛊证矣。幸依方煎服，一月而消。

《尚友堂医案》

曹存心

诸湿肿满，皆属于脾。因劳倦所伤，内湿与外湿合而为一，郁于土中，致太阴之气化不行。治病必求其本，先以实脾法。

川附　于术　茯苓　陈皮　草果　大腹皮　乌药　木瓜　泽泻

诒按：案云实脾，而方中仍属温通之品，此非实脾正法也。

温补元阳，浮肿胀满有增无减，阳之衰也极矣。脐平脉迟之候，非温不可，非补亦不可；然温补亦不见长，盖下泄者肾更伤耳。

附子理中汤合四神丸、来复丹。

诒按：此法较肾气丸更进一层。

以上出自《柳选四家医案》

张大曦

旬日内遍体俱肿，肤色鲜明。始也，原有身热，不慎风而即止，亦无汗泄。诊脉浮紧，气喘促，小便闭，舌白，不思饮。证系水湿之邪，藉风气而鼓行经隧，是以最捷。倘喘甚气塞，亦属至危之道。治当以开鬼门、洁净府为要着。

麻黄五分　杏仁三钱　赤苓三钱　苏子二钱　桂木五分　薏仁三钱　紫菀七分　椒目五分　浮萍一钱五分　大腹皮一钱五分

外用麻黄、紫苏、羌活、浮萍、生姜、防风各五钱，闭户煎汤，遍体揩熨，不可冒风。

诒按：病名风水，立方清灵流动，颇得轻可去实之旨。

《柳选四家医案》

何平子

类疟后浮肿，表虚挟湿，阳气不利使然，以平胃合二陈法。

真茅术钱半　泽泻二钱　枳壳一钱　川椒目四分　炒车前三钱　法半夏钱半　厚朴一钱　炮姜七分　赤苓三钱　冬瓜子三钱

复：大势无妨，不能速痊，须避风节饮，不使反复。

去半夏、椒目、泽泻、枳壳、冬瓜子，加焦于术、川附、白芍、腹皮、砂仁末（冲）。

第三方：真西党　茅术　黑苓　川附　木香　焦于术　菟丝　赤苓　车前　白芍

《壶春丹房医案》

李铎

上舍双泽承庚兄，久客滇黔烟瘴之地，平日嗜酒无度，患痔血病十余年。今长夏以来，血下如注，肌肉萎黄，面目唇爪皆无华色，乃血脱血馁。渐加浮肿喘促，下午尤甚，晨起略轻。是阴损及阳，致气机不化水谷，内因之湿，得以泛滥肢体而为肿矣。诊脉尺寸俱虚，两尺反大。

中阳衰微，浊阴互结，足为明验。据述参、茸、术、附一派大补，服至无算，而厥疾不瘳。要知病有变候，法宜斡旋，执一方而可以统治百病，则余未敢信也。兹拟温理中阳、化阴驱湿一法，俟肿消喘定，再治夙疴为宜。

附片制　茅山术　姜炭　茯苓　蜀椒带目炒出汗　泽泻　川牛膝　木瓜

依方十剂，清晨金匮肾气丸五钱，白汤下。

又：前进通阳化阴法，浮肿渐消，已属投洽，然亦时肿时消耳。复诊脉，两关浮大而滑，右更鼓指，足征阳微阴结不谬。《内经》曰：三阴结谓之水，三阴结者，脾、肺、肾、寒结化水也。按：人身一小天地，阴阳和则健运不息，所以成云行雨施之用。今阴阳乖逆，则气机不运，身中之阴气尽化为水。又诸书载阴水发黄，湿胜则肿。又水气格阳则为喘，水寒乘肺亦为喘，肺主气，肾纳气，肾虚则水不安其位，故治以肾气丸即此义也。又据述，腹中常痛则下血，明是浊阴锢结，肾关不固，是以任进归脾无效。此后当别开生面以治，目前仍照前议，冀其肿退喘止，为一着也。另纸具方，小春五日案。

附子　于潜术　炒川姜　炒蜀椒　云苓　伽楠沉　炒泽泻　小茴香炒　安桂　木瓜

兼吞黑锡丸。

又：十六日诊。初五方叠进十剂，肿消十七，大效已著。本拟加减再进，因日来下血过多，昏冒不能起坐，动则大汗淋漓，胃纳亦减。议专扶元阳以固脱。云南鹿茸酒酥，为末，早米饭捣丸，人参汤下，每服五钱。

肿自内因，主治不可损伤元气。寿山

上舍车恭以翁，年逾六十，久病气喘不得卧，面浮足肿，小便不利。金匮肾气汤主之。

熟地　云苓　淮山　萸肉　丹皮　泽泻　淮牛膝　车前　附子　肉桂

照方服三十剂。服至十剂喘定能卧，肿消十六，水道通利。恭翁来寓称谢，欲转手求速效。予谓：此等久病，得如是，效验可云速矣！嘱其将原方服满三十剂，不但肿消喘止，精神并可爽健。后果然矣。

以上出自《医案偶存》

黄堂

尤。水肿无汗，上部为甚，头面渐延颔下，咽喉窒塞，二腑皆痹。《内经》法开鬼门，洁净府，上下分消，一定章程。素有肝气，脉形窒滞，变端有不可测者。

麻黄　赤小豆　苓皮　桑皮　杏仁　滑石　连翘　大腹绒　陈皮　姜皮　葶苈　荷梗

二诊：前议开鬼门以取汗，肿势退而复甚者，水湿挟风，而上干阳位，侵肺则气欲逆也。咽喉清窍，天气主之，清肃之令不行，水邪泛滥，必得通调水道为要，参之轻可去实，仲圣风水、皮水之治，合辙矣。

苦杏仁　块滑石　猪苓　海金沙　姜皮　桑白皮　冬瓜仁　苓皮　大腹绒　泽泻　西琥珀　上沉香　白通草

吴，五十八岁。恙后体虚不复，面浮足肿，仍吐黑痰，素有酒湿饮邪，脾肺皆累，脉反弦大，非有余也，虑其膨满。

熟地　茯苓　萆薢　苡仁　砂仁　于术　泽泻　车前　橘红　通草

二诊：前方颇效，右肢时麻，痰浊为多，下午足浮，筋挛作楚，皆脾虚湿胜之象，金水素亏，参以补养。

于术　半夏　木瓜　五加皮　泽泻　砂仁　苡仁　橘红　熟地　赤苓　桑枝

以上出自《黄氏纪效新书》

张仁锡

松江徐君令郎，十四岁。风邪入肺化火，咳逆多痰，往来寒热，医进辛温疏解不效。继因足肿，从湿热治，大投黄连等剂，亦属无功。渐渐头、面、肢体皆肿，阴囊极大，其色光亮，小溲全无，身热咳呛，有进无退，叠用分利之剂，医见无效，皆辞难治，因延余诊。予思：经云：肺热如火燎。又云：上焦不治，水溢高原。可知是证其热在肺，肺热则失其下降之令，不能通调水道，下输膀胱，水因聚于皮肤，用麦冬在专清肺气，琥珀、淡竹叶、通草下达膀胱，加白粳米以培其母，两剂遂愈。

《清代名医医话精华》

雷丰

海昌濮某之媳，孤帏有数载矣，性情多郁，郁则气滞，偶沾风湿，遂不易解。始则寒热体疼，继则遍身浮肿，述服数方，佥未中肯。丰知其体素亏，剥削之方，似难浪进，姑以两解太阳法去米仁、泽泻二味，白茯用皮，再加陈皮、厚朴、香附、郁金治之。服二剂稍有汗出，寒热已无，浮肿略消，下体仍甚。思前贤有上肿治风、下肿治湿之说，姑照旧法除去羌活，更佐车、椒、巴戟，连尝五剂，始获稍宽，后用调中化湿之方，医治旬余，得全瘳矣。

《时病论》

温载之

胞弟融齐年当强仕，身体素壮。因平日夜间于静坐时爱饮香茗，饮后辄眠，以致水停胃中，不能下输膀胱，浸入四肢，渗于肌腠，渐渐腹大气促，尚自不觉。余因代疱浮图汛务，月余未晤。偶见其鼻准发亮，两目下有卧蚕形。余告之曰："弟伤于水，现已成肿。"当云似觉肚腹胀大，行路气喘，然并不知其为水病也。余曰："即宜早治，否则蔓难图矣。"诊其六脉沉迟，是水气散漫之象。伏思治水肿者，当以《内经》开鬼门、洁净府二语为宗。《伤寒论》有小青龙汤能治水气。余遂用其全方，外加附片五钱，内温其里，外通其表。连服三剂。其汗微出，未能透彻，小便涩滞。即用五苓散利其小便。服药后，四肢股栗，周身寒战，心甚惶惑。余曰："此乃攻其巢穴，不必疑惧。"约有一时之久，小便大下如注，汗湿重衣，其肿随消。此乃地气通天，气亦因之以通也。继用理脾涤饮之剂，调理而愈。后余弟问故："小青龙汤乃治伤寒之剂，非治水肿之方。方书多用五皮饮，兄今用之何以见效甚？"速答曰："夫水者，阴气也，亦寒气也。小青龙汤内温外散，治饮证之良方。今用之先通其表，即开鬼门之谓也。用五苓散利小便即洁净府之谓也。要能熟读仲师之书，自能领会。"此次虽然奏效，全赖吾弟信任之专方，能服三剂之多，如果疑惑，更延他医，另用别药定然变象多端，吉凶未可知也。

《温病浅说温氏医案》

陈匊生

内为胀，外为肿，其证，有气，有血，有虫，有单腹，不独水之一证也。而一证中，又有阴阳、虚实、新久之殊，治法总以健脾为主，余随证之所因，按证施治可矣。丙申秋，余客都门，有罗某患水肿半年，转重转剧，余治之，用五皮饮加白术等味，补益而愈。丁酉夏，余客天津，吕鹤孙别驾患水肿证，初起腹起，继则头面四肢皆肿，余切其脉，浮举缓大，沉按细弱，知是脾虚湿侵，用黄芪建中汤、理中汤、五皮饮、五苓散加减治之而愈。此皆阴水为患，故治从乎阳。若系阳水为患，又治从乎阴。甲午，余客都门，正月初，叶茂如中翰邀余往，为温姓治一水肿证，据云向有痰饮，时发时愈，去年秋冬之交，痰饮又发，初起咳嗽气喘，继而头面、四肢浮肿，缠绵三阅月，愈治愈剧，今则胸闷腹胀，饮食不进，饮水即吐，尿涩便结，烦躁不寐，已十余日，诸医束手，以为不治，奄奄一息，将待毙矣。切其脉，细涩沉数，舌苔微腻而黄。余思此证外象虽危，并非败象，不过正虚邪盛，治少专方耳。合加味肾气丸、舟车丸、五皮饮、麦门冬汤法，以意去取，配成一方，明日，主人贻余一纸书曰："昨晚服药后，至今晨，病已愈十之三四。"并约再诊，余视之，病势果轻，仍用前方加减，又服三剂，病情大减，或问其故，余曰："此证始终不外脾土一脏，脾土之用，可借西医之说明之，西医言近胃处，有甜肉一条，甜肉汁入胃，饮食自化，夫甜肉即脾，脾本甘所生也，甜肉汁即脾中精汁，盖脾脉至舌本以生津液，便是精汁也。凡人饮食入胃，全赖脾中精汁，入胃为之运化，此汁苟亏，阴不济阳，阳气上蒸，痰饮发矣。今人一见痰饮，便用白术、半夏等药以燥土，土中精汁，被药劫干，生气全无，堤防失职，肿胀成矣，又用猪苓、泽泻等药以导水，贼水未除，真水已竭。其始不过脾土阴伤，未几土不生金，金不能制水，木克土矣。又未几金不生水，水不能制火，火刑金矣。脾、肺、肾三脏俱病，危证所以丛生。余以益脾土之阴为君，以养肺金为臣，以滋肾水为佐，更以通调二便为使，是即朱丹溪治肿胀之意，又即《内经》'洁净府''去菀陈莝'之意。盖治水之法，如治河然，既补虚以厚其堤，复泻实以导其流，水自安澜，无虞泛溢矣。"后承是方，随证轻重缓急治之，月余而瘥，惟此等重证，瘥后当加意调补，务使起居如昔，饮食胜常，方为复元，否则正气未充，旧恙易泛，发一次，重一次，虽有神丹，恐难为力。慎之！戒之！

《诊余举隅录》

张乃修

范左，目窠先肿，渐至腿足俱胀，脘腹不舒。脉细沉迟。此湿寒泛滥，水气重证。方兴未艾之际也。

川朴　泽泻　广皮　大腹皮　防风　羌活　川芎　猪苓　防己　五加皮　桂枝　姜衣　炙内金一钱五分，研，先调服

二诊：脘腹胀舒，足肿未退。

苍术　川朴　五加皮　连皮茯苓　炒冬瓜皮　广皮　薏仁　大腹皮　建泽泻　木猪苓　姜衣　鸡内金炙研调服

三诊：肿势已退，偏右头痛。湿渐解而风未解也。

炒冬瓜皮　青防风　连皮茯苓　川芎　白术　生薏仁　熟薏仁　川羌活　白僵蚕　猪苓　泽泻

以上三方，初剂腹肿退，三剂全愈矣。清儒志

朱幼，遍体虚浮，肿满窒塞，小溲不利，气逆喘促。脉沉，苔黄质腻。此脾虚而湿热泛滥莫制。将至喘脱。

大腹皮二钱　广陈皮一钱　赤小豆三钱　细木通一钱　羌活一钱　制川朴一钱　川椒目七分　云茯苓皮三钱　建泽泻二钱　舟车丸三钱，开水先服

二诊：肿势虽减，腹仍胀满，腿股晶澈溃烂，胃呆厌食。湿热充斥，尚在险途。

大腹皮三钱　汉防己三钱，酒炒　生薏仁五钱　川通草一钱　广皮一钱　黑山栀三钱　连皮苓五钱　滑石块四钱　光杏仁三钱　枇杷叶四片

师云，溃烂不致伤命，险在腹胀厌食。炒冬瓜泥可服。水果甜物忌。盐大忌，以秋石代之。（清儒附志）

三诊：浮肿已退，而湿热下趋，两足糜烂。急延疡科商治。

西茵陈　赤白苓　泽泻　生薏仁　车前子　台白术　制半夏　广皮　木猪苓　粉当归

周左，足肿稍退，面部仍浮，腹笥膨急，而不自觉胀，其湿热横溢于皮肤肌肉可知，上则痰多，下则便闭。运脾利湿泄浊，再望应手。

大腹皮二钱　茯苓皮三钱　建泽泻一钱五分　五加皮二钱　猪苓二钱　范志曲一钱五分　上广皮一钱　炙内金一钱五分　老姜衣三分　小温中丸三钱，先服

二诊：体半以下，肿势渐消，而体半以上，仍肿不退。脉沉细，舌苔黄滑。湿热溢于皮肤肌肉。用金匮越婢汤，以发越脾土之湿邪。

生甘草三分　茯苓皮四钱　炙内金一钱　煨石膏二钱　大腹皮二钱　生麻黄五分，另煎，去沫后入陈橘皮一钱　老姜三片

三诊：太阳膀胱为六经之首，主皮肤而统卫，所以开太阳之经气，而膀胱之腑气自通。小溲较畅，面浮肤肿略退。再风以胜湿，淡以渗湿，温脾土以燥湿。

青防风一钱　川芎一钱　木猪苓二钱　泽泻一钱五分　川羌活一钱　大腹皮二钱　连皮苓三钱　川朴一钱　广皮一钱　姜衣四分

以上出自《张聿青医案》

王旭高

吴。《内经》有石瘕、石水之证，多属阳气不布，水道阻塞。少腹有块坚硬者为石瘕，水气上攻而腹满者为石水。此证初起小便不利，今反小便不禁，而腹渐胀满，是石水之象。考古石水治法，不越通阳利水，浅则治膀胱，深则治肾，久则治脾。兹以一方备采。

四苓散去猪苓，加大腹皮、陈皮、川朴、桑白皮、乌药、桂枝、鸡内金。朝服肾气丸三钱。

朱。肿胀已退，脉象较前稍大，汗出至膝而止。阳气有流通之象，阴湿有消化之机。今以温理中州，中州得运，庶几决渎流通，寒转为温，否转为泰矣。然须调养百日，庶无反复之虞。

熟附子　冬术　茯苓　通草　桂枝　焦六曲　牛膝　陈皮　泽泻　姜皮

又：肿胀由乎脾肾，阳虚水湿偏淫。通阳化湿水邪平，方法原为对证。面目四肢俱瘦，单单大腹膨脝，更兼遗泄再伤阴，久病恐难胜任。

桂枝　陈皮　冬瓜皮　益智仁　姜皮

另：六味丸三钱，药汁送下。

王。湿热素伏下焦，皮肤顽癣。近感风邪着腠理，陡然寒热，面目上部先肿，蔓延中下，今大腹、阴囊、足胫悉肿。据云阳物暴缩，足冷，似属阴寒，然鼻中热气上冲，此乃阳被湿郁，气不宣通，非阳衰可比。夫诸湿肿满，皆属于脾，而肺主一身气化，俾得肺气宣通，斯风与湿自然而解。

射干　杏仁　大腹皮　苡仁　茯苓　泽泻　桑白皮　冬瓜子　通草　丝瓜络　沉香　琥珀枇杷叶

渊按：阳被湿遏，肺气不得宣通，乃麻黄连翘赤小豆汤为的对。五皮饮虽加杏仁、射干，恐仍不能开泄肺表。

复：鼻头色微黑者，有水气。腹满足浮囊肿，水泛而侮土也。腹中气攻胀痛，土虚则木横也。欲泄水，必崇土；欲平气，必疏木。

吴萸　炒川连　沉香　白术　葶苈子　茯苓　大腹皮　香附　陈皮　川朴　泽泻

渊按：中焦阳气伤矣，左金非崇土之方。肺失通调，膀胱不化，何不用桂枝，且能疏木。

复：面鼋腹肿，脉沉而细。此脾肾之阳不化，水湿阻滞于中。证防加剧，姑且渗湿通阳。

肉桂　炒白芍　茯苓　猪苓　白术　大腹皮　细辛　泽泻　川朴　陈皮　焦六曲　麦芽香橼皮

金。风湿相搏，一身悉肿，咽痛发热，咳而脉浮，拟越婢法。

麻杏甘石加赤苓、腹皮、通草。

复：风水者，在表之风邪与在里之水湿合而为病也。其证头面肢体浮肿，必兼咳嗽，故为风水。更兼食积，其腹必满。三焦不利，法当开上、疏中、达下治之。

羌活　防风　枳壳　杏仁　大腹皮　川朴　茯苓　橘红　泽泻　莱菔子　桑皮　青葱生姜

渊按：羌、防不如麻黄，专开手太阴之风水。故古人有越婢、麻黄赤豆等治表实肿胀，无羌、防等方也。细参本草，自无此等杂治。

冯。产后数十日，忽发肝风，心荡不寐，继以血崩。今周身浮肿，气逆不得安卧，头眩，口不渴，病势夜重，血虚气胜，木旺土弱也。土弱不制水，水反侮土。土既受木克，又被水侮，是为重虚。欲培土，先补火，佐以泄木。即《内经》虚者补之、盛者泻之之义。

肉桂　冬术　茯苓　泽泻　大腹皮　木香　陈皮　炮姜　神曲　通草　血珀

渊按：温而不燥，补而不滞，和养肝脾之气，以招失亡之血，其胀自消。

朱。时令水湿内袭，与身中素有之湿热相合，骤然浮肿，充斥上下三焦。拟宣表泻里之法，以消其水。

香薷　川朴　通草　大腹皮　赤苓　泽泻　杏仁　滑石　车前子　莱菔子　葶苈子　葱白头

杨。脉沉，小便不利，面目肢体大腹阴囊悉肿，病属里水。鼻中流血，喉间略痛，肺家有郁热也。拟越婢汤。

蜜炙麻黄　杏仁　甘草　石膏　白术　赤苓　泽泻　陈皮　防己　淡苓

复：水湿侵入经络，外溢肌肉。发汗利水诸法，效而不愈。今拟通阳渗泄。

五苓散加巴戟肉、川朴、车前子、陈皮、牛膝、五加皮、大腹皮、姜皮。

孙。脾虚胀满，面浮足肿，小便不利。脉形细数，元气大亏。虑其喘急之变。

党参元米炒　牛膝　茯苓　巴戟肉　陈皮　泽泻盐水炒　车前子　冬术土炒　怀山药　苡仁　杞子炭　生熟谷芽

冯。风水相搏，一身面目悉肿，咳嗽，气升不得卧。证势险重，用越婢法。

麻黄　生甘草　杏仁　石膏　赤苓　泽泻　陈皮　葶苈子　大腹皮　生姜　大红枣

又：用越婢法，虽得微汗，手肿稍退，余肿未消，咳嗽气急，良由劳碌之人，脾胃不足，急不行运。今以扶脾和中理气，宣达三焦，冀其气化流通。

冬术　生芪皮　大腹皮　防己　陈皮　防风　茯苓皮　冬瓜皮　姜皮

杜。风水相搏，一身暴肿，上则咳嗽，喉有痰声，下则溏泄，小便不利。发汗而利小便，是其大法。计不出此，迁延匝月，节近清明，天气温暖，肺胃久蕴之风，从中暗化为热。反服肾气汤方，意欲通阳化水，阳未通而阴先劫，水未化而火反起矣。于是舌燥唇焦齿黑，心烦囊缩，胸腹肤红，危险之象，已造极中之极。勉拟清肃肺胃，存阴泄热，以冀转机为幸。

生石膏　杏仁　通草　茯苓皮　豆豉　北沙参　麦冬　川贝　丹皮　芦根　鲜薄荷根

绿豆汤代水。

又：肺得热而不降，肝有火而上升，胃居于中，受肝火之冲激，欲降不能而反上逆，由是呕吐不纳矣。昨用清金以通决渎，幸水道已通，高原得清肃之令。然中焦格拒，艮阳失游溢之权，似宜转运其中。但肝火炽甚，徒运其中无益也。当清肝之亢，以衰木火之威，胃不受肝之克，而中气得和，则呕可以宁矣。

川连姜汁炒　黄芩姜汁炒　半夏　泽泻　陈皮　黑山栀　竹茹姜汁炒　茯苓皮　川贝　芦根　枇杷叶

当归龙荟丸三钱，绿豆生姜汤送下。

渊按：风水坏证也。两方应变俱佳。

奚。湿热内阻肠胃之间，横连膜原。膜原者，脏腑之外，肌肉之内，膈膜之所舍，三焦决渎之道路，邪留不去，是为肿胀。胀属气，肿属水。是必理气而疏决渎，以杜肿胀之萌。

黑白丑各五钱　莱菔子一两　砂仁一两

用葫芦大者一枚，将三味纳入，再入陈酒一大杯，隔汤煎一炷香。取出葫芦中药，炒研为末，再以葫芦炙炭共研和。每晨服二钱。

惠。湿伤脾肾之阳，先腰痛而后足肿，脘中作痛，口沃酸水。用甘姜苓术汤合五苓散加味。

甘草　干姜　茯苓　白术　猪苓　泽泻　肉桂　半夏　陈皮　通草　五加皮

渊按：沃酸一证，《内经》言热，东垣言寒，究竟辛通药最效。

又：前用辛温通阳，甘淡祛湿，脘痛、足肿、呕酸等证皆除，惟跗肿未退。减其制以调之。

白术　茯苓　泽泻　川断　苡仁　牛膝　陈皮　通草　桑白皮　五加皮

薛。先足肿而后腹满，面浮，寒湿伤于下而渐上攻也。通阳化湿以利小便立法。

桂枝　泽泻　陈皮　川朴　桑白皮　莱菔子　五加皮　茯苓皮　半夏　大腹皮　姜皮

僧。水肿自下而起，腿足阴囊，大腹胸膈，泛滥莫御。今先从上泻下。肺主一身之气，又曰水出高原，古人开鬼门、洁净府，虽从太阳，其实不离乎肺也。

葶苈子　杏仁　川朴　陈皮　茯苓　川椒目　生姜　大枣

控涎丹，每日服五分。

渊按：水肿实证，治法如是。经云：其本在肾，其末在肺。葶苈泻肺，椒目泻肾。控涎丹不及舟车丸合拍。

白。火炎于上，水溢高原。肺金受邪，面红浮肿，唇鼻俱赤，而有皮烂之形。腹部腿足亦肿，三焦俱受其病矣。行步咳喘，邪在手太阴无疑。用吴鹤皋麦门冬汤泻火泄水为法。

麦冬　冬瓜皮　通草　姜皮　桑白皮　丝瓜络　枇杷叶　陈粳米

渊按：此水肿之变证也。用轻清宣化上焦，所谓轻可去实。

范。下有湿热，上受风温，初起寒热，即便周身浮肿，咳嗽气塞，似与风水同例。拟越婢加术汤。

麻黄　葶苈子　半夏　赤苓　焦白术　桑白皮　射干　通草　杏仁　大腹皮　冬瓜皮　姜皮

诸。面肿曰风，足胫肿曰水。盖风伤于上，湿伤于下，气道蕴塞，肺失宣降，脾失转输，上则咳喘，下则溲涩，中则腹满，而水肿成焉。证名风水，载于《金匮》。病在肺脾，法在开上、疏中、渗下，从三焦分泄。

二陈汤　前胡　射干　川朴　泽泻　车前子　羌活　桔梗　桑白皮　大腹皮　通草　姜皮

王。内有湿热，外着风邪，风与水搏，一身悉肿。此属风水。当发汗。

羌活　香薷　陈皮　防风　赤苓　焦六曲　通草　葱白　生姜

以上出自《王旭高临证医案》

柳宝诒

王。向患脾阳不健，湿积易停。夏间滞痢两月，中气愈伤。入秋足跗浮肿，渐侵及腹，面目浮黄，四肢不温，病属阳虚湿郁，自无疑义。惟刻下肿势日甚，两更不利，气逆咳促，浊气上干，苟非急与温利，别无松路可寻。拟煎方用温化法，合疏通脾肺之意；另用丸剂以温理下焦，冀得气水两畅，乃有转机。

于术　长牛膝制附片煎汁，拌服　杏仁　连皮苓桂心煎汁，拌炒　春砂仁　西茵陈　桑白皮　瓜蒌皮　冬瓜皮　苡仁酒炒　莱菔子炭

另：禹余粮丸，开水送下；黑白丑、白芥子研末，广陈皮汤送下。

二诊：改方，去苡仁、杏仁，加车前子、黑山栀、泻叶泡汤服。

周。浮肿渐减，而四肢麻酸不仁。阴络热而阳络塞。脉象软数。风气乘产虚而流注四末，较之寻常风疾，尤难得效。拟方用透络熄风之法，服十剂后再议。

桂枝　赤芍　秦艽　独活　五加皮　细生地　全当归　丹皮　牛膝　羚羊角　夜交藤　橘络　丝瓜络　嫩桑枝

成。洪水滔天，幸得尾臀一泄，稍见阳光，使阳气得伸，其形寒发热，亦理势之常，无足怪者。所述病情，惟气促痰鸣一证，似有关系。要知气平肿减，邪水固有退舍之机；而神疲少纳，正气之伤，亦可相见。刻下痰黄，脉数舌干，乃邪郁生热之候，温剂补剂，似非所宜，而攻克之剂，亦宜暂停一二日，以观病机之进退。鄙意且以清宣肺气之法，间服两剂；倘两便就此通畅，则肿势可望其日退，不必再至通利。或水势仍窒而不行，则看其光景，再定行止可也。

紫菀　杏仁　桑白皮　苏子　瓜蒌皮姜汁炒　左牡蛎　泽泻　防风己各　通草　陈葫芦瓢煎汤代水

沈。肤肿起于头面，渐及于下。风湿相搏，脾肺气窒。治当疏表。

白杏仁　紫苏叶　防风　茯苓　青陈皮各　瓜蒌皮姜汁炒　桑白皮　冬瓜皮　本山术　川桂枝　野猪苓　泽泻　姜皮

以上出自《柳宝诒医案》

张士骧

脐下小腹积如鸡卵，日见其大，虽能左右移动，仍不离小腹部位。两年来，攻伐消水迅利之药服之殆遍，病未能除，元气大伤。每月例胀一次，不治亦能自消，诊脉沉弦而牢。石水为患，宜进真武汤，王道缓攻之法。

云茯苓三钱　生白术二钱　炒白芍三钱　熟附子二钱　大生姜三钱　甘遂末一钱

连服五六剂，其积略小。再加腹皮三钱，间日一服，其积渐消七八，仅如酒杯大。嗣去腹皮、甘遂，遂十余剂而痊。

《雪雅堂医案》

马文植

某。三疟未痊，遍身浮肿，脐突腰平，食少作胀。脾土大伤，水甚侮土，证属不轻。勉方冀幸。

腹皮　益智仁　冬瓜皮　茯苓皮　茵陈　椒目　附子　姜　枣

复诊：勉投药三剂以来，似乎浮肿稍退，原法调治。

姜皮　椒目　附子　益智　苍白术　腹皮　猪茯苓　冬瓜皮　茵陈　泽泻　陈皮　枣

《马培之医案》

方耕霞

吴。由气喘而加浮肿、咳嗽，右脉紧。此水气闭于皮肤，《金匮》所谓皮水是也。际此严寒，发汗极难，恐不易治。

麻黄　杏仁　桂枝　细辛　防己　生草　附子　前胡　猪茯苓

服药后以葱催。

二诊：得汗后喘肿略退，宗前议加减。

麻黄　杏仁　桂枝　细辛　制附子　猪茯苓　白芍　苏子　甘草　前胡

三诊：浮肿喘嗽大退，再遵仲景法。

小青龙汤去麻黄，加茯苓、冬花、杏仁。

张。风入于皮肤，肺气不能通调，为风水。遍身浮肿。宗仲景法。

麻黄　杏仁　石膏　浮萍　桔梗　商陆　苏叶　槟榔　苓皮　车前　防己

包。饮冷伤胃，土不制水，水气上凌为奔豚，为痰多气逆。非温脾制水不效。

六君子汤加肉桂、小茴炒归身、姜炭、延胡。

以上出自《倚云轩医话医案集》

凌奂

傅左。寒水侮脾，土无堤防，水气泛滥，始起咳嗽，继则遍体浮肿，腹胀气逆，脉象沉细。治宜温中利水，证虞喘促之变，附方请正。

生米仁三钱　姜半夏二钱　生姜皮六分　白杏仁二钱　熟附块六分　广皮一钱　椒目一钱　炒苏子一钱五分　带皮苓四钱　杭白芍一钱五分　冬瓜子皮各三钱

此方，系余诊因有验，故附此。

傅上次诊肿已渐消，惟脚肿未已，脉弦滑而缓。照前方去苏子，加米泔制茅术、汉防己、旋覆花。

汪鸿桥。年四十六岁，七月寒水侮脾，水肿胀满。前以分利不应，今已喘矣。脉形濡缓，拟宗满生加减肾气汤法。

大熟地　缩砂仁四分拌　丹皮　怀牛膝　怀山药　带皮苓　车前子　陈萸肉　泽泻　地骷髅上瑶桂　熟附片各五分，二味泛丸分吞

按：菁山某，亦用此方数十剂全愈，灵效非常。

以上出自《凌临灵方》

张锡纯

邻村霍氏妇，年二十余，因阴虚得水肿证。

病因：因阴分虚损，常作灼热，浸至小便不利，积成水肿。

证候：头面周身皆肿，以手按其肿处成凹，移时始能复原。日晡潮热，心中亦恒觉发热。小便赤涩，一日夜间不过通下一次。其脉左部弦细，右部弦而微硬，其数六至。

诊断：此证因阴分虚损，肾脏为虚热所伤而生炎，是以不能漉水以利小便，且其左脉弦细，则肝之疏泄力减，可致小便不利，右脉弦硬，胃之蕴热下溜，亦可使小便不利，是以积成水肿也。宜治以大滋真阴之品，俾其阴足自能退热，则肾炎可愈，胃热可清。肝木得肾水之涵濡，而其疏泄之力亦自充足，再辅以利小便之品作向导，其小便必然通利，所积之水肿亦不难徐消矣。

处方：生怀山药一两　生怀地黄六钱　生杭芍六钱　玄参五钱　大甘枸杞五钱　沙参四钱　滑石三钱　共煎汤一大盅，温服。

复诊：将药连服四剂，小便已利，头面周身之肿已消弱半，日晡之熟已无，心中仍有发热之时，惟其脉仍数逾五至，知其阴分犹未充足也。仍宜注重补其真阴而少辅以利水之品。

处方：熟怀地黄一两　生杭芍六钱　生怀山药五钱　大甘枸杞五钱　柏子仁四钱　玄参四钱　沙参三钱　生车前子三钱，装袋　大云苓片二钱　鲜白茅根五钱

药共十味，先将前九味水煎十余沸，再入鲜白茅根，煎四五沸取汤一大盅，温服。若无鲜白茅根，可代以鲜芦根。至两方皆重用芍药者，因芍药性善滋阴，而又善利小便，原为阴虚小便不利者之主药也。

效果：将药连服六剂，肿遂尽消，脉已复常，遂停服汤药，俾日用生怀山药细末两许，熬作粥，少兑以鲜梨自然汁，当点心服之以善其后。

邑北境刘氏妇，年过三旬，因受风得水肿证。

病因：时当孟夏，农家忙甚，将饭炊熟，复自馌田间，因做饭时受热出汗，出门时途间受风，此后即得水肿证。

证候：腹中胀甚，头面周身皆肿，两目之肿不能开视，心中发热，周身汗闭不出，大便干燥，小便短赤。其两腕肿甚不能诊脉，按之移时，水气四开，始能见脉。其左部弦而兼硬，右部滑而颇实，一息近五至。

诊断：《金匮》辨水证之脉，谓风水脉浮，此证脉之部位肿甚，原无从辨其脉之浮沉，然即其自述，谓于有汗受风之后，其为风水无疑也。其左脉弦硬者，肝胆有郁热也，其右脉滑而实者，外为风束胃中亦浸生热也。至于大便干燥、小便短赤，皆肝胃有热之所致也。当用金匮越婢汤加减治之。

处方：生石膏一两，捣细　滑石四钱　生杭芍四钱　麻黄三钱　甘草二钱　大枣四枚，擘开　生姜二钱　西药阿司匹林一片

中药七味，共煎汤一大盅，当煎汤将成之时，先用白糖水将西药阿司匹林送下，候周身出汗，若不出汗仍可再服一片，将所煎之汤药温服下，其汗出必益多，其小便当利，肿即可消矣。

复诊：如法将药服完，果周身皆得透汗，心中已不发热，小便遂利，腹胀身肿皆愈强半，脉象已近和平，拟再治以滋阴利水之剂以消其余肿。

处方：生杭芍六钱　生薏米六钱，捣碎　鲜白茅根一两

药共三味，先将前二味水煎十余沸，加入白茅根，再煎四五沸，取汤一大盅，温服。

效果：将药连服十剂，其肿全消，俾每日但用鲜白茅根一两，煎数沸当茶饮之以善其后。

或问：前方中用麻黄三钱原可发汗，何必先用西药阿司匹林先发其汗乎？答曰：麻黄用至三钱虽能发汗，然有石膏、滑石、芍药以监制之，则其发汗之力顿减，况肌肤肿甚者，汗尤不易透出也。若因其汗不易出，拟复多加麻黄，而其性热而且燥，又非所宜。惟西药阿司匹林，其性凉而能散，既善发汗又善清热，以之为麻黄之前驱，则麻黄自易奏功也。

或问：风袭人之皮肤，何以能令人小便不利积成水肿？答曰：小便出于膀胱，膀胱者太阳之腑也。袭入之风由经传腑，致膀胱失其所司，是以小便不利。麻黄能祛太阳在腑之风，佐以石膏、滑石，更能清太阳在腑之热，是以服药汗出而小便自利也。况此证肝中亦有蕴热，《内经》谓"肝热病者小便先黄"，是肝与小便亦大有关系也。方中兼用芍药以清肝热，则小便之利者当益利。至于薏米、茅根，亦皆为利小便之辅佐品，汇集诸药为方，是以用之必效也。

辽宁马某某，年五旬，得受风水肿兼有痰证。

病因：因秋末远出，劳碌受风遂得斯证。

证候：腹胀，周身漫肿，喘息迫促，咽喉膺胸之间时有痰涎杜塞，舌苔淡白，小便赤涩短少，大便间日一行，脉象无火而微浮。拟是风水，当遵《金匮》治风水之方治之。

处方：生石膏一两，捣细　麻黄三钱　甘草二钱　生姜二钱　大枣四枚，擘开　西药阿司匹林三分

药开六味，将前五味煎汤一大盅，冲化阿司匹林，温服被覆取汗。

方解：此方即越婢汤原方加西药阿司匹林也。当时冬初，北方天气寒凉汗不易出，恐但服越婢汤不能得汗，故以西药之最善发汗兼能解热者之阿司匹林佐之。

复诊：将药服后，汗出遍体，喘息顿愈，他证如故，又添心中热渴不思饮食。诊其脉仍无火象，盖因痰饮多而湿胜故也。斯当舍脉从证，而治以清热之重剂。

处方：生石膏四两，捣细　天花粉八钱　薄荷叶钱半

共煎汤一大碗，俾分多次徐徐温饮下。

三诊：将药服后，热渴痰涎皆愈强半，小便亦见多，可进饮食，而漫肿腹胀不甚见轻。斯宜注重利其小便以消漫肿，再少加理气之品以消其腹胀。

处方：生石膏一两，捣细　滑石一两　地肤子三钱　丈菊子三钱，捣碎　海金沙三钱　槟榔三钱　鲜茅根三钱

共煎汤一大盅半，分两次温服下。

丈菊，俗名向日葵。究之，向日葵之名当属之卫足花，不可以名丈菊也。丈菊子，《本草纲目》未收，因其善治淋疼利小便，故方中用之。

效果：将药煎服两剂，小便大利，肿胀皆见消，因将方中石膏、滑石、槟榔皆减半，连服三剂病全愈。

以上出自《医学衷中参西录》

陈莲舫

金。尊年气虚，痰湿下溢，两足浮肿，渐见色亮，痰邪湿邪渐欲化水。六脉弦大，根蒂虽

固，与病不甚相宜，治以和降。

川桂枝　生白术　木防己　粉萆薢　川郁金　川杜仲　生白芍　制小朴　淮牛膝　五加皮
广陈皮　野赤豆

安亭，某。两足浮肿渐减，痰湿之邪可免化水，脉两关浮弦未平。治以和降。

川桂枝　制川朴　木防己　淮牛膝　黑车前　焦米仁　姜皮　生白芍　白茯苓　粉萆薢
五加皮　炒泽泻　广陈皮　野赤豆
复方：川桂枝　生于术　厚朴花　黑车前　淮牛膝　川杜仲　生白芍　吉林须　冬瓜子
汉防己　赤茯苓　金石斛　磨冲沉香

章。形寒神倦，两足浮肿，脱力已久，因感起病，脉象濡细。治以疏降。

生白术　焦建曲　粉萆薢　焦米仁　广陈皮　生姜　制川朴　连皮苓　木防己　桑寄生
环粟子　红枣

月樵兄。肝郁受伤，脾胃有侮而不帮输运，饮食日渐减少，不纳不饥，溺短便赤不畅。中
气大伤，升降无权，两足肿势恐有加无已，脉息沉弦。治以和养。

生于术　白茯苓　冬瓜皮　粉萆薢　桑寄生　川石斛　大白芍桂枝炒　白苡米　淮牛膝　炒
泽泻　川杜仲　广陈皮

用直，某。肝脾不协，中焦输送失司，当脘胀满，两足渐肿，脉象沉弦。治以和养。

焦白术　厚朴花　连皮苓　木防己　川郁金　环粟子　法半夏　广陈皮　黑车前　焦米仁
光杏仁　鲜佛手　檀香

昆山，张。气分不足，痰饮内积，肿势屡发，浑身俱到，必至吐沫与痰，脉象细迟。治以
温养。

川桂枝　法半夏　家苏子　生白术　白茯苓　生白芍　光杏仁　广陈皮　冬瓜子　焦米仁
细白前　姜皮

徐。便血后，气不化精而化水，肢体浮肿，脉息细弦。治以温通。

川桂枝　制小朴　炙桑皮　连皮苓　光杏仁　焦枳壳　生白芍　焦建曲　大腹皮　粉萆薢
家苏子　细香附　姜衣

宋。呕逆，痰沫下注，则两足浮肿，软弱无力，脉息沉弦。酒客，湿以痰饮互结不解，治
以分化。

木防己　法半夏　制川朴　五加皮　淮牛膝　天仙藤　花槟榔　广陈皮　白茯苓　粉萆薢
冬瓜子　竹茹　荸荠干

顾。咳呛，体肿，拟以导水散风。

川桂枝　葶苈子　炙桑皮　淮牛膝　旋覆花　橘红　光杏仁　杜苏子　冬瓜子　白茯苓

代赭石　枇杷叶

以上出自《莲舫秘旨》

邵兰荪

遗风庞。暑湿内着，口腹不慎，化胀，脉濡左弦，舌白苔灰，呛咳脘闷，最重之证。宜分消，候正。八月十一号丁未廿九日。

金沸花三钱，包煎　赤小豆四钱　大腹皮三钱　冬瓜皮三钱　赤苓四钱　光杏仁三钱　炒枳壳钱半　鸡内金三钱　前胡钱半　蔻壳钱半　通草钱半

清煎三帖。

复诊：浮肿消减，脉浮濡，舌滑白，呛咳音嘶，脘中略和。仍宜分消为稳。八月十四号戊申初二日。

金沸花三钱，包煎　桑白皮三钱　冬瓜皮三钱　莱菔子三钱　赤苓四钱　光杏仁三钱　原滑石四钱　川草薢三钱　大腹皮三钱　杜赤小豆三钱　鸡内金三钱　路路通七个

三帖。

三诊：浮肿已退，脉弦劲，呛咳音嘶，舌滑。宜清肺利湿为妥。八月二十号戊申初八日。

霜桑叶三钱　生米仁四钱　射干钱半　白前钱半　石决明四钱　川贝钱半　茯苓四钱　粉丹皮二钱　光杏仁三钱　冬瓜子四钱　通草钱半　鲜枇杷叶五片

四帖。

史介生评：暑热外受，湿自内起，无形夹有形之邪，阻遏肺气下降之司而为咳嗽，乘入脾脏而为肿胀。治方仿徐之才轻可去实之意，而以苦降肃肺，辛淡渗湿，故能奏效。最后一诊，浮肿已退，而亦以清肺渗湿为治，方法井井有条。

渔庄，沈。木克土化胀，两跗皆肿，脉沉弦，便泻不爽，气逆溺少，非轻藐之证。七月初三日。

大腹皮三钱　鸡内金三钱　新会皮钱半　川朴一钱　车前三钱　沉香五分，冲　枳壳钱半　炒米仁四钱　通草钱半　省头草三钱　杜赤豆四钱

清煎三帖。

又：浮肿已退，脉虚细，腰痛，胃纳尚和。宜金匮肾气丸加减治之。

生地四钱　陈萸肉钱半　淮牛膝三钱　豨莶草三钱　茯苓四钱　丹皮一钱　炒车前三钱　炒杜仲三钱　怀药三钱　泽泻三钱　五加皮三钱

清煎五帖。

又：诸款悉减，脉虚，夜不安寐，临晚跗浮，嘈杂已差。仍遵前法加减为妥。九月廿二日。

当归钱半　夜半藤三钱　仙半夏钱半　谷芽四钱　炒川连六分　茯神四钱　新会皮钱半　海桐皮三钱　柏子仁三钱　枣仁三钱　豨莶草三钱

清煎四帖。

又：请款悉差，脉虚细，临晚跗浮酸楚。宜分清为妥。九月廿七日。

生牡蛎四钱　杜赤豆三钱　海桐皮三钱　大腹皮三钱　泽泻三钱　茯苓四钱　冬瓜子三钱　通草钱半　防己钱半　豨莶草三钱　柏子仁三钱

清煎四帖。

又：两跗犹肿，脉涩滞，面浮。宜分消，防化胀。十月初三日。

生牡蛎四钱　冬瓜子三钱　新会皮钱半　豨莶草三钱　泽泻三钱　赤苓四钱　猪苓钱半　五加皮三钱　防己钱半　商陆钱半，切，忌甜　大腹皮三钱

清煎四帖。

史介生评：李中梓曰：肿胀之病，诸经虽有，无不由于脾、肺、肾者。盖脾主运行，肺主气化，肾主五液。凡五气所化之液，悉属于肾；五液所行之气，悉属于肺；转轮二脏以制水生金者，悉属于脾，故肿胀不外此三经也。然其治法，有内外、上下、虚实，不可不辨也。在外则肿，越婢汤、小青龙汤证也；在内则胀，十枣汤、神佑丸证也；在上则喘，葶苈大枣汤、防己椒目、葶苈大黄丸证也；在下则小便闭，沉香琥珀丸、疏凿饮子证也。此皆治实之法。若夫虚者，实脾饮、肾气丸证也。李氏此言，发明尽致，但此证初起，系是情怀少阳，以致清气不转，肝木侮脾，而湿热停滞化胀。第一方宗鸡内金散加减，以运气消积，参用渗湿之品。次则因其利久伤阴，宗肾气汤意以养阴渗湿，补而不滞，利而不伐，洵治虚胀之良方，故此三诊而诸款悉减。然此时肾液未充，心神未安，则宗安神丸以补心而渗湿。四、五两方，皆以牡蛎泽泻散加减，以分消下焦未净之湿热。步伐井然，故多奏效。但三诊方中，有仍遵前法加减之言，而且浮肿已退，则此诊以前，似乎遗失一方，深怀未窥全豹之感。

以上出自《邵兰荪医案》

何长治

左。小溲短赤，脉来濡数，两腿浮肿，口干舌白。肺为气之源，气化不及州都；膀胱为州都之官，津液藏焉，气化则能出矣。经以下肿由水，宜从洁净府主治焉。

炒党参二钱　白术二钱　茯苓三钱　泽泻钱半　米仁三钱　块滑石三钱　冬瓜皮三钱　猪苓三钱　生姜皮六分

《何鸿舫医案》

王仲奇

洪童。湿邪弥漫，多兼秽浊，由口鼻吸入，伤于气分，肺气失宣，湿热蒸郁，延经三十余日，先前隐隐有白㾦，未曾透发，气分之邪漫无出路，气化由是阻闭不行，始而面浮足肿，近日来腹亦膨胀，但按之软而不坚，肾囊亦渐见光肿，面容则现青晦之色，脉急而濡，咳嗽无痰，善饥欲食，皆秽浊湿热之邪濡滞于气分中也；舌前半截有软刺而无苔，后半截则有糜腐之点而无积苔，鼻窍前见有血，今则恒喜以指挖耳窍，亦尝流水，则知湿热蒸郁之所致也。以肿势而论，最忌喘急，然热久邪无出路，疳蚀一层亦当预防也。

杏仁三钱，去皮尖　桑白皮一钱，炙　通草一钱　滑石二钱，包　佩兰二钱　茯苓皮五钱　冬瓜皮四钱　生苡仁四钱　地骨皮二钱，炒　石菖蒲四分　陈葫芦皮二钱　陈赤豆壳三钱　路路通四枚，去刺

二诊：湿热蒸郁，肺气失宣，周身之气化悉阻而不行，热经三十余日，清晨较轻，午后渐剧，湿虽化热，终属阴邪，阴旺于阴，故昼轻而夜甚也。腹仍膨胀，按之鼛鼛然不坚，面浮、足气、囊肿亦如曩昔，但面色之青晦稍减，脉急而濡，仍有咳嗽，唯咳不甚，善饥欲食，舌苔亦

如旧状。要之湿温以热退之主，热退气化，无蒸郁之患，则浮气行将不消自消矣。

寒水石三钱，先煎　西滑石三钱，包　桑白皮一钱，炙　杏仁三钱，去皮尖　通草八分　生苡仁三钱　蒲公英二钱　连皮茯苓五钱　陈葫芦皮二钱　佩兰二钱　莩茎三钱　冬瓜皮五钱　地骨皮三钱，炒　路路通四枚，去刺

三诊：腹筒膨胀见消，足肿、囊肿、面浮、青晦俱已见退，热已轻微，在若有若无之间，据云热欲作时肢指微凉，似由病延已久，元气累虚，气力不充之过，大便呈燥结难解，然腹筒按之软而不坚，断非有形燥粪可比，况胃虚求食，食已欲食，尤为可据。今浮肿方退，痹或汗泄，亦气化欲行，云行雨施之象，咳嗽少痰，肺犹苦气之上逆也。脉弦象较退，急亦稍缓，惟仍濡弱，但形瘦骨立，此层亦宜注意，不然外因方弭，内因又起耳。

冬桑叶钱半　杏仁三钱，去皮尖杵　通草八分　西滑石三钱，包　射干八分　白前钱半，蒸　连皮茯苓四钱　青蒿二钱　生苡仁三钱　冬瓜子五钱　枇杷叶三钱，去毛布包

谢右。南市，六月廿七日。风热上郁不宣，胸宇胀闷而痛，啬啬恶风，翕翕发热，始起肢肿，近日右眼角及面部亦肿，喉间微痛，脉浮而濡，舌苔灰腻。气分中亦有伏湿也，急宣泄之，以防肿甚。

苍耳子一钱　连翘二钱　通草八分　桑白皮一钱，炙　杏仁三钱，去皮尖　鼠粘子钱半，炒　射干一钱　茯苓三钱　橘红衣一钱　五加皮二钱　佩兰二钱　石菖蒲五分　路路通六枚，去刺

二诊：七月初七日，右眼角及面部肿已见退，背部及肢尚有微肿，寒热轻而未净，喉痛微而未除，腻苔较化，仍不欲食，脉浮而濡，守原宣泄。

霜桑叶钱半　杏仁二钱，去皮尖　鼠粘子钱半，炒　射干一钱　连翘二钱　白僵蚕钱半，炙　佩兰二钱　通草八分　蒲公英二钱　广皮白一钱　青蒿二钱　蝉退六分，炙　路路通四枚，去刺

以上出自《王仲奇医案》

孙采邻

予老母岁在甲子，年正古稀，时值仲冬。忽然头面浮肿，痛痒无定，不时火升，肌肉如针刺，发根有疙瘩，搔之即滋水淋漓。服后方三剂，浮肿痛痒减其五六，再二剂而平。

苍耳子一钱五分　白芷一钱　小生地三钱　丹皮一钱五分，炒　元参三钱　甘草八分　河水煎服。

头面不时觉痒，外用元明粉，化水搽之。取其咸能软坚，消肿完痒，而又不过于咸寒，诚良法也。搽之果然应手而愈，快极。

《竹亭医案》

王堉

谚云："老医少卜"，殊未必然。盖此事全关天资学力，资质清者，读书多，则虽少亦佳，资质浊者，胸中无物，老而亦愦愦也。辛酉春正月，家君体素壮健而年过七旬。以新年酬应劳攘，且多食厚味，又年前偶感风寒，痰咳流连。上元后，目下暴肿，渐而两足增胀，渐而两手亦胀矣。堉屡欲施治，而家君素不服药，自以体壮，俟其病之自已也。越三日更甚，以长媳有小恙，前曾经杨医治之，乃托治媳病，遣人招杨治家君病。下车视之，则须发苍然，步履迟重，

戴眼镜俟轮扶杖而入，毫无谦抑态，杨扬睨一切，余唯唯听命，窃意必斫轮手也。茶后以家君病请教，杨曰脉后再谈，诊之越时许，乃释手曰：年老气虚，宜有此疾。此时宜先补虚，不必治肿。气不虚，肿自已也。余以其统浑无头绪。辨曰："经云：水肿初起，目下如卧蚕形。今家父病适合，似宜先导水。"杨怫然曰："治病拘定书本，焉有是处。请服余药，方信余之不谬也。"余未便非之，而心窃不谓然，因请一方。乃八珍汤加桂、附也，又加陈皮五分，木通三分。云可利水，掉臂而去。知必不效，而家君以其年老，当有确见。药初进而胸腹增满，肿愈甚。不得已，私以杏苏饮加木通、牛膝、防己各三钱，煎成请家君服，至半夜，则小便五六次，天明腹宽，而肿处作皱形，嗽亦少止矣。家君见药效，连进四服，肿俱消，惟肾囊尚胀，停三日，又以原方加葶苈、二丑进。凡一服，小便洞下十余碗，肾囊如常，而病全息矣。诊之重老医者，以其阅历深，而见闻广，如杨某者，虽松鹤之寿，此事安得梦见乎！

赵梅村先生，崞县人，工书，兼精笔札，见者辄赏之。以廪生博广文尚在需次，为榆林观察芝田先生记室，后芝翁以内艰归里，梅翁亦家居，近为定襄令同谱弟戴幼安翁司笔札。壬戌夏，定襄县试，幼翁邀余阅卷，与梅翁朝夕聚谈。一日梅翁曰：弟素颇健，近不知何故，两腿连脚作肿，午后益盛，闷滞不能屈伸。余问皮皱乎？曰然。光亮乎？曰然。小便不利乎？曰然。胸膈发闷乎？曰然。告曰：此必饮水太多，水气下注，不治则成水肿，渐而至腰，至腹，则无救矣。梅翁请一诊，余曰：不必诊脉，但疏泻其水，小便利则肿自已。至于茶水，渴而后饮，不渴时则绝之，勿过贪也。因进以五苓散加木通、牛膝、防己、瞿麦，至夜则小便五六次，觉肚腹宽舒。天明视之，肿消其半。连服三剂。则肿迹全无，步履矫健。梅翁为书对联、横幅，称神者再再。

庚戌春，余以选拔赴廷试，有同年张君，久雨之后，兼嗜茶饮，六月初患小便不通，数日而手足渐肿，渐至喘咳不能卧。有其同县人商于京，颇知医，告之曰：此阳虚水肿病也。少年酒色过度，精气内虚，非金匮肾气丸不可。张信之，服未一两，肿愈甚，喘亦增，转侧需人，自以为不可救药矣。有同乡荐余往视，六脉俱伏，目睁睁不得合，乃曰：此谓水肿信不谬，而阳则不虚，盖由湿热相搏，水不由小便去，泛于皮肤，故作肿耳。实证而补之，焉有好处！且病即虚，而古人云，急则治其标。先消水泻肿，后补其虚，乃为正路。今以补虚为泻水，非通之，乃塞之也。命市舟车神佑丸服之，四钱而小便泉涌，越两日而肿消喘定，又命服枯半枳术丸半斤，而全愈矣。

以上出自《醉花窗医案》

费承祖

福建郑雅村协戎之夫人，咳嗽面浮，腹胀，腿足浮肿。余诊其脉，右寸浮弦。此乃湿热上灼肺阴，肺不能通调水道，下输膀胱所致。

南沙参四钱　大麦冬三钱　川贝母三钱　瓜蒌皮三钱　大杏仁三钱　连皮苓四钱　香豆豉三钱　地肤子三钱　五加皮二钱　冬瓜子四钱　薄橘红一钱

连服六剂，咳嗽即止，面浮腹胀、腿足浮肿皆消。惟天癸过期不行，心悸内热。此胃中气液皆虚，阴血不能下注冲任。遂用人参须五分，北沙参四钱，大麦冬三钱，生白芍一钱半，粉甘草三分，川石斛三钱，川贝母三钱，陈广皮五分，云茯神二钱，藕五片。进十剂，经通而愈。

镇江李君慕尧，先气喘而后腹胀，面浮腿肿。书云：先喘后胀治在肺，先胀后喘治在脾。医治肺无功，因脾虚气弱，中无砥柱，湿痰阻肺，清肃无权，当脾肺兼治。脉来右关沉弱，右寸细弦，纳谷无多，小溲短少，肺脾同病已著。

吉林参须八分　北沙参四钱　连皮苓四钱　冬瓜子皮各三钱　地肤子三钱　汉防己一钱　炙内金三钱　甜川贝三钱　甜杏仁三钱　瓜蒌皮三钱　薄橘红一钱　鲜竹茹一钱　紫苏子八分

连服十八剂，腹胀面浮、腿足浮肿皆消，气喘亦止。照前方去防己，加麦门冬三钱、苡仁三钱，以善其后。

如皋马仲良之室，腿足浮肿，胸腹胀大如鼓，面浮手肿，小溲不利，延余诊治。脉来细弦，此湿热充塞，气失流行。仲圣谓："治湿不利小便，非其治也。"湿必以小便为出路，若得小便畅行，湿热可从下泄。

车前草六钱　瞿麦草六钱　连皮苓四钱　冬瓜子皮各四钱　桑白皮三钱　陈皮一钱　大腹皮一钱半　汉防己一钱半　厚朴一钱　苍术一钱　苡仁四钱　杏仁三钱

连服十剂，小便即利。续服十剂，面浮手肿皆退。再服十剂，胸腹胀大、腿足浮肿全消。惟经停三月，腹内结块，湿热已清，而积瘀未化。照前方去车前、瞿麦、汉防己、桑皮、大腹皮，加当归尾一钱半、红花五分、桃仁一钱、丹参二钱、香附一钱半、茺蔚子三钱、䗪虫三钱。

进六剂，经通块消而愈。

镇江许仲修，脚足浮肿，囊肿腹胀，咳嗽面浮，小溲不利。遍治无功，延余诊治。脉来右寸浮弦，此水肿也。肺不能通调水道，下输膀胱，水气旁流横溢，充塞肌肤分肉之间。考禹治洪水，先疏下流，令水有出路，自无泛滥之虑。

净蝼蛄三钱　通天草三钱　地肤子三钱　五加皮二钱　连皮苓四钱　冬瓜子四钱　光杏仁三钱　川贝母三钱　薄橘红一钱　灯心三尺

服药不过十剂，小溲通畅，面浮腹胀、囊肿腿肿皆消，咳嗽亦止。照前方去蝼蛄、通天草，加南沙参四钱、川石斛三钱、瓜蒌皮三钱。接服六剂，饮食增而精神振，已康复如初。

以上出自《费绳甫医话医案》

吴鞠通

甲子三月廿一日，通女，十九岁。右脉大于左，浮而紧，诸有水气者腰以上肿，当发汗，但其人自汗，不得再发，咳而觥。仍以肺气为主，用小青龙汤去麻、辛。

杏仁泥四钱　半夏五钱　制五味一钱　生薏仁三钱　炙甘草二钱　桂枝三钱　炒白芍一钱五分　干姜二钱

水五杯，煮取二杯，分二次服。

廿二日：于前方内加茯苓块五钱。

廿四日：风水愈后，咳亦止，多汗。议苓桂术甘汤加黄芪蠲饮而护表。

茯苓五钱　生绵芪三钱　炙甘草三钱　桂枝四钱　于术三钱

煮取二杯，分二次服。三帖。

章，四十岁。腰以下肿，当利小便，六脉沉细之极，肠鸣色黑，阳气几微湮没矣。

茯苓八钱　桂枝八钱　良姜三钱　生茅术五钱　泽泻六钱　老厚朴三钱　猪苓六钱　椒目三钱　安边桂三钱　广皮二钱

水八碗，煮取三碗，渣再煮一碗，分四次服。以小便利为度。

又：肿胀胸痞，用半夏泻心汤法，俟痞愈再服前方。

半夏　川连　生姜　黄芩　干姜

甲子三月廿六日，某。前因中焦停饮咳嗽，转用温药，今虽饮咳见效，小便究未畅行，脉之沉部洪较有力。证本湿中生热，又有酒毒，仍以凉利小便之苦辛淡法。

飞滑石六钱　晚蚕沙三钱　杏仁四钱　云苓皮五钱　黄柏炭二钱　海金沙五钱　生薏仁四钱　半夏二钱　白蔻仁一钱五分　白通草一钱　冬霜叶三钱　煮成三杯，分三次服。

廿八日：风水已愈其半，复感风寒，身热头痛，身半以上复肿，口渴，脉浮数，与越婢加术法。

生石膏二两　麻黄五钱，去节　炒苍术三钱　杏仁泥五钱　桂枝三钱　炙甘草二钱　煮成三杯，先服一杯，得微汗即止。

廿九日：风水汗后，脉洪数，渴而停水，肿未全消，犹宜凉开膀胱。

生石膏二两　云苓皮五钱　白蔻仁二钱　杏仁泥五钱　姜半夏三钱　飞滑石六钱　小枳实四钱　晚蚕沙三钱　生薏仁三钱　海金沙五钱　益智仁三钱　白通草一钱　猪苓三钱　广皮一钱　煮成三杯，分三次服。

四月初一日：改用前方去石膏。

初二日：水肿未全消，脾阳不醒，食不能磨，粪后见红。

灶中黄土一两　飞滑石五钱　熟附子二钱　杏仁泥五钱　云茯苓皮五钱　黄芩炭一钱　海金沙四钱　白通草一钱　鹅眼枳实二钱　生薏仁五钱　南苍术三钱　煮成三杯，分三次服。

初五日：小便犹不甚长，胃中得热物微噎，右脉滑数。

飞滑石五钱　杏仁五钱　小枳实二钱　萆薢三钱　益智仁一钱　云苓皮五钱　厚朴一钱　海金沙五钱　木通一钱　广皮炭二钱　生薏仁三钱　煮成三杯，分三次服。

初七日：小便仍未通畅，右脉数大未退，仍宜凉肺以开膀胱。

飞滑石六钱　杏仁五钱　晚蚕沙三钱　云苓皮五钱　蔻仁一钱五分，连皮　大腹皮二钱　厚朴二钱　生薏仁四钱　海金沙六钱　桑皮三钱　白通草一钱　煮成三杯，分三次服。

初九日：肿未全消，又发痰饮咳嗽，表通则小便长，右脉洪数。议照溢饮例，与大青龙法。

云苓皮三钱　炙黄芪三钱　生姜三片　炙甘草三钱　大枣二枚，去核　煮成三杯，分三次服。

十三日：腰以下肿已消，腰以上肿尚重，与治上焦法。

茯苓皮五钱　生薏仁五钱　麻黄三钱，去节　姜半夏五钱　白茅根三钱　生石膏四两　白通草一钱五分　杏仁五钱　芦根五钱　煮成三杯，分三次服。

十五日：肿减咳增，脉洪数，衄未止。

杏仁泥八钱　麻黄三钱，蜜炙　生薏仁三钱　旋覆花三钱，包煎　生石膏四钱　半夏三钱　白茅根三钱　白通草一钱　飞滑石六钱　芦根五钱　煮成三杯，分三次服。

十七日：咳虽减，脉仍滑数，肿未全消。

生石膏四两　杏仁六钱　苦葶苈三钱，炒　飞滑石六钱　海金沙五钱　茯苓皮三钱　半夏五钱　苏叶三钱，连梗　煮成三杯，分三次服。

福，二十四岁。初因爱饮冰镇黄酒与冰镇水果，内湿不行，又受外风，从头面肿起，不能卧，昼夜坐被上，头大如斗，六脉洪大。先以越婢汤发汗，肿渐消，继以调理脾胃药，服至一百四十三帖而愈。嘱其戒猪肉、黄酒、水果，伊虽不饮，而冰镇水果不能戒也。一年后，粪后便血如注，与金匮黄土汤，每剂黄土用一斤，附子用八钱，服至三十余剂，而血始止。后与温补脾阳，至九十帖而始壮。

范，十八岁，风水肿胀。

生石膏四两　麻黄六钱，去节　生姜三钱　桂枝三钱　杏仁泥五钱　炙甘草三钱　大枣二枚，去核　煮成三杯，分三次服。

一帖而汗解，头面肿消；次日与实脾利水，五日全愈。诫其避风，伊不听，后八日，腹肿如故，仍与前法而愈。后受戒规，故不再发。

周，十八岁。肿从头面起。

麻黄六钱，去节　生石膏一两　杏仁五钱　桂枝三钱　炙甘草三钱　苍术三钱　煮成三杯，分三次服。如汗出不止，以松花粉扑之。服一帖，汗出不至足；次日又服半帖，肿全消。后以理脾收功。

壬辰四月十一日，缪，五十一岁。先喘后肿大，脉洪大有力，左尺独大。肺肾之热可知，腰以下肿，本当利小便，但不宜温利耳，且置喘于不问，其如治病必求其本者何哉！

生石膏四两　云苓皮五钱　海金沙五钱，先煎代水　飞滑石一两　姜半夏三钱　晚蚕沙三钱　杏仁泥六钱　小枳实四钱　白通草一钱五分　甘澜水八杯　煮成三杯，分三次服。

十七日：六脉仍洪数，左尺仍独大，犹宜凉利小便。

飞滑石一两，先煎代水　海金沙五钱　杏仁六钱　生石膏四钱　小枳实四钱　厚朴三钱　半夏五钱　晚蚕沙三钱　橘皮三钱　云苓皮五钱　白通草一钱五分　甘澜水八杯　煮成三杯，分三次服。

吴氏，二十八岁。春夏间乘舟由南而北，途间温毒愈后，感受风湿，内胀外肿，又因寡居肝郁之故，时当季夏，左手劳宫穴忽起劳宫毒，如桃大。此证有治热碍湿、治湿碍热之弊，选用幼科痘后余毒归肺、喘促咳逆之实脾利水法，加极苦合为苦淡法，俾热毒由小肠下入膀胱，随湿气一齐泄出也。盖劳宫毒属心火，泻心者必泻小肠，小肠火腑非苦不通；腰以下肿，当利小便，利小便者亦用苦淡也。

飞滑石二两　茯苓皮一两　黄柏四钱　猪苓一两　晚蚕沙四钱　黄芩四钱　泽泻一两　白通草三钱　雅连四钱　煮成五杯，分五次服。以小便长为度。

此方服七帖，分量不增不减，肿胀与劳宫毒俱消，以后补脾收功。

乙酉五月十五日，陈，二十六岁。脉弦细而紧，不知饥，内胀外肿，小便不利，与腰以下肿当利小便法，阳欲灭绝，重加温热以通阳，况今年燥金，太乙天符，经谓必先岁气，毋伐天和。

桂枝六钱　茯苓皮六钱　川椒炭五钱　猪苓五钱　生茅术三钱　广皮三钱　泽泻五钱　公丁香二钱　杉皮一两　厚朴四钱　煮四杯，分四次服。

廿五日：诸证皆效，知饥，肿胀消其大半，惟少腹有疝，竟若有一根筋吊痛。于原方内减丁香一钱，加小茴香三钱。

洪氏，六十八岁。孀居三十余年，体厚，忧郁太多，肝经郁勃久矣；又因暴怒重忧，致成厥阴、太阴两经膜胀并发，水不得行，肿从跗起，先与腰以下肿当利小便例之五苓散法。但阴气太重，六脉沉细如丝，断非轻剂所能了。

桂枝五钱　茯苓皮六钱　肉桂四钱　猪苓五钱　生苍术五钱　广皮五钱　泽泻五钱　老厚朴四钱　煮三杯，分三次服。

前方服三五帖不效，亦无坏处，小便总不见长，肉桂加至二三两，桂枝加至四五两，他药称是，每剂近一斤之多，作五六碗，服五七帖后，六脉丝毫不起，肿不消，便亦不长。所以然之故，肉桂不佳，阴气太重，忧郁多年，暴怒伤肝，必有陈菀，仍用原方加鸡矢醴熬净烟六钱，又加附子八钱，服之小便稍通。一连七帖，肿渐消，饮食渐进，形色渐喜。于是渐减前方分量，服至十四帖，肿胀全消，后以补脾阳疏肝郁收功。

以上出自《吴鞠通医案》

曹沧洲

某左。面浮足肿，胸脘阻塞，腹胀，脉濡。宜疏畅中宫，分利水道。

旋覆花一钱半，包　枳壳一钱半　广郁金一钱半　炙鸡金四钱，去垢　代赭石三钱　橘红一钱　干菖蒲三分　车前子四钱，包　沉香曲四钱，包　法半夏一钱半　白蔻末七分　佛手花三钱　炒谷芽五钱，包　陈麦柴三钱

某左。一身肿胀，脉濡，风湿相搏，延防作喘。

桑白皮三钱　防风一钱半　萝卜子四钱　车前子四钱，包　五加皮三钱　防己一钱半　白杏仁四钱，去尖　猪苓一钱半　冬瓜皮五钱　枳壳一钱半　白蒺藜四钱　泽泻三钱　陈麦柴四钱　白麻骨一两

某左。诸湿肿满，皆属于脾，脾阳不振，积湿泛滥，满腹胀硬，两腿俱肿，脉细舌白，夜来溲多。肝脾交困，最防因肿增喘。

桂枝三分　猪苓一钱半　旋覆花一钱半，包　杜仲三钱，盐水炒　漂白术一钱半　泽泻三钱　代赭石四钱，煅　九香虫七分，焙　茯苓五钱　冬瓜皮五钱　煅瓦楞子一两，包　车前子四钱，包　陈麦柴四钱

某左。脉细软左尺带涩，舌白，连进通阳泄浊，并无火象，仍足肿，基囊曾肿延及少腹，气短，动则气急。小溲不流利，子夜以前易于着枕气急。此中满之由于阴水来者肺降、肾纳、脾运各不能如常度。

上肉桂四分　五加皮三钱　川椒目一钱　陈麦柴四钱　猪苓一钱半　怀牛膝三钱　淡吴萸二分　白

麻骨一两　泽泻三钱　车前子三钱　胡芦巴一钱半

二诊：来示云：小溲已通，腿肿稍减，夜寐较安，唯基囊仍肿，胃纳不旺。标本同病，理之不易。

上肉桂四分，去粗皮为末泛丸吞服　五加皮三钱　炙鸡金四钱　胡芦巴一钱半　淡吴萸三分　川椒目七分　车前子四钱，绢包　范志曲三钱　朱茯苓五钱　两头尖一钱半，绢包　泽泻三钱，小茴香五分同炒　炒谷芽六钱　陈麦柴四钱　白麻骨一两

以上出自《吴门曹氏三代医验集》

曹南笙

某左。酒客中虚，粤地潮湿，长夏涉水，外受之湿下起，水谷不运，中焦之湿内聚，治法不以宣通经腑，致湿阻气分，郁而为热，脾胃不主运通，水湿横渍脉膜之间，二便不爽，湿热浊气交扭混乱。前辈治中满必曰分消，此"分"字谓分解之义，但乱药既多，不能去病，脾胃受伤于药，蔓延腿肢肿极且痛，病深路远。药必从喉入胃，然后四布，病所未得药益，清阳先已受伤，此汤药难以进商也。议用丹溪小温中丸三钱，专以疏利肠中，取其不致流散诸经，亦一理也。

小温中丸。

《吴门曹氏三代医验集》

杜钟骏

经寿庵家龄，法学名家也，患肿胀阅四月，势极危笃，始延予诊，腹大如鼓，头面庞然，四肢肾囊悉肿，按之窅然不起，横卧榻上，俨如佛殿之金刚，辗转不能自由，喘逆不能转息。据云：得病之初，由酒肆散归即患是病，日益加剧。自述三世不服中药，有病惟西医是赖。是病经东西医院治疗，愈而复作者屡矣，其肿有因泻而消者，有因刺而消者，既消之后，旋又复作。现在小便点滴俱无，腹胀欲裂，东西医院咸束手无策，辞以不治，自分不起，请为一块，未知有良法挽救否，予按其脉，指下隐约不绝如缕，夫手腕肿胀如此之厚，按之有脉，当以浮论，且面色发亮，断为风水。询其得病至今从未有汗，益信其腠理闭塞，为订麻黄、细辛、杏仁、甘草、防风、苏叶之类，开鬼门以启外窍。一剂投后，汗未得而小便通矣，一日夜二三溺壶皆满，头觉微热，皮肤略松；再剂溺加多而皮渐皱；三剂肿退而肌痒，改以五苓、防己、茯苓等法，十数剂后，肿退过半，肌有微汗，时值盛夏酷暑，溽蒸裸体，纳凉夜深，感冒新邪，寒热大作，势不能不暂用疏解风暑之品。寒热解后，身体益弱，忽然人事昏瞀，肿势复盛，脉来散大，审为贼去城空，投以加味金匮肾气汤，服后人事始清，肿势又退，嗣以此法出入加减，肿胀悉平，仅余足肿，眠食一切已如常矣。后足肿屡消屡发，以苍术、白蜜熬膏，常服而痊。

《药园医案》

陈良夫

朱男。遍体浮肿，便薄囊大，脉沉苔白腻，咳痰不爽。此脾湿生痰，上乘肺金，治宜宣降

疏利，不致喘逆为佳。

　　葶苈子　川朴　官桂　陈皮　大腹绒　紫菀　茯苓皮　猪苓　泽泻　冬瓜皮　车前子

　　沈男。肢面浮肿，虽经得汗而减，惟寒热仍甚，脉弦数，苔黄腻。中宫湿热尚盛，宜清宣化利。

　　大豆卷　山栀　连翘　辰滑石　炒枳壳　生米仁　赤苓　泽泻　枯芩　姜竹茹　冬瓜子

　　程男。初诊：土贯五行，发育万物，东垣专主治脾，以培后天根本。诚以人之真气，出于中焦。若脾土馁弱，则食易滞，湿易聚，分利无权，而中州之关键为之不利。故治之者，首在运中升阳，以培根底。据述偶因停食，便下先溏，腹胀溲少，似属脾运偶乖，湿邪偏渗之象，惟便时里急后重，或坐圊不便，小溲热涩，肢酸纳减，已是脾虚气陷，湿邪内胜，脉来濡细带滑，苔腻根糙，夜分不能安寐，恐内蕴之湿，久则化热生痰，而心肝之阳为之浮露。阴病及阳，亦意中事，其变端殊难逆料。不过眼前证象，脾湿尚盛，中气下陷，致膀胱之气化无权。当宗东垣治法，投以升阳运中，俾水道通利，不致一传而为肿，再传而为胀，庶得递臻康泰。爰拟培养脾土，助其气化，参以升阳渗湿主治。其虚阳之浮露与否，姑置缓图。即《内经》本急治本，标急治标之意。未识高明以为然否？录后教正。

　　于术　益智仁　新会皮　淮山药　防风炭　炒苡仁　赤茯苓　泽泻　谷芽　车前草

　　二诊：人之正气，出于中焦，气属阳，主卫外者也。脾为生痰之源，饮食之精气，得脾气以鼓运，即成生生之气。倘脾运有乖，则食不易化，其精气泛为痰沫，古人所谓流则为津，止则为痰是也。且脾恶湿而喜刚燥，脾气馁弱，湿内胜而阳气被遏，外溢为肿，亦自然之理。考脾主四肢，人生举动属阳，四肢为诸阳之本，其肢疲力软，不便举动，阳气之不振可知。近日肢末浮肿，前曾便薄，脉细缓，苔薄腻。当责之脾虚不健，湿胜为肿。据述每饮茶水，则痰必上溢，此必气虚生湿，一复滞气，痰从内生之征。总之，此证以气虚为本，湿痰为标，虑其肿势蔓延，胀与喘相逼而来，致难收拾。拙拟标本两顾，投以培土化湿，合化痰利水之法，录候方家教正之。

　　甜冬术　益智仁　炙远志　法半夏　新会皮　焦米仁　扁豆衣　云苓　粉猪苓　炒泽泻谷芽

　　丁男。初诊：人之阳气，约分三种，卫护于肌表者，谓之表阳；健运于中州者，谓之中阳；内寓于肾脏者，谓之真阳。在表之阳，肺气所主；胃中之阳，应乎卫外；在里之阳，脾肾所司，所以互相承应而运行不息者也。水与湿皆属阴邪，最能郁遏阳气，阻滞经隧，此自然之理，必然之势也。素体丰伟，咳痰时作，甚则兼有喘象，其为湿胜气滞，痰从内生，显然可见。迩来肌肤浮肿，自下及上，遂致腹形满大，阳痿而缩，便艰溲赤，时或腿部筋急，语言气怯，脉象六部濡细，舌苔薄腻淡黄。拙见是正气素弱，积湿成水，表里之阳失其运行之职，久之而邪势日盛，气机愈滞，成为邪胜正怯之候。若任其淹缠，不特脾肾之阳不能鼓运，水湿无从分泄，且虑阴邪上攻，肺气失于肃降，更增喘逆。考肺气以下行为顺，脾为湿土，是生痰之源，一身之肌肉皆脾土所司。水湿泛滥则为浮肿，阳气被阴邪所遏，则阳缩而筋急，《内经》所谓湿热不攘，则大筋软短是也。古云通阳在利小便。又云治湿不利小便，非其治也。合诸说而参之，目前治法，急宜扶养脾肾，固护卫阳，参以化痰利湿之品，必得溲畅肿消，元阳渐壮，庶可递臻佳境也。录方候正。

吉林参　黄芪　肉桂　橘红　防己　茯苓　淡附子　于术　淮山药　制半夏　冬葵子　川牛膝　泽泻　车前子

二诊：大腹属脾，四肢乃脾土所辖，积湿成水，脾土受困，于是腹满肢肿，蔓延日久，似宜温运脾阳，以化水湿。然人之真阳，实内寓于肾脏，真阳既弱，水湿更难速化，或平卧则水势上升，或起坐则足部流水，盖水性喜平，亦善下流故也。总之小便不利，肤肿未退，则水湿阴邪，未免偏胜于经隧，只宜鼓运阳气，通利水道，为扶阳抑阴之计，服后再觇动静。

炒茅术　大腹绒　煨甘遂　上官桂　川椒目　粉猪苓　制川朴　川牛膝　红牙大戟　淡附片　赤茯苓

另陈蒲壳、冬瓜子、车前草、麦柴秆等煎汤代水

王男。初诊：肺气以下行为顺，经有云，气从上逆者谓之喘。喘证之因，在肺为实，在肾为虚，昔人又有先肿后喘治在脾。据述疮疖之后，遍体浮肿，又复囊大溲涩，原属脾经积湿，下注厥阴，泛溢肌表之候，近日肿势不退，更增喘逆，喉间有声如锯，坐卧均属不适，小溲不行，按脉沉细滑，苔花腻。拙见是积湿成水，脾气先滞而肺气又被冲动，失其宣降之常，昔人所谓水气乘肺，即此候也。此为肺喘，而非肾喘，亦属实证，而非虚证。惟喘证虽分虚实，见之均为重候，考下流之水，上出高原，今溲涩不行则水从何去，而肺气何由而降。目前证象，总期气顺为吉，《内经》本有急则治标之旨，爰拟泻肺汤主治，参以通利水道，望其气降溲通，方为佳兆。候商。

甜葶苈　大腹皮　杏仁　川贝母　川牛膝　旋覆梗　煅礞石　代赭石　花槟榔　赤茯苓　车前子　青铅

二诊：咳不离乎肺病，肺气以下行为顺，肿喘之后，咳呛不净，气易逆而脉仍滑，疮疖频发。此气分湿痰，肺失顺降，宜理气以化湿痰。

旋覆梗　川贝母　煅赭石　炙紫菀　煅蛤壳　海浮石　炒橘红　冬瓜子　姜汁炒竹茹　赤茯苓　法半夏　米仁　猪苓

李右。肝脉挟胃而贯膈。少腹为厥阴部位，肝气侮脾，脾运钝而湿热内袭，胸腹胀疼，肢体俱肿，脉沉苔腻。治宜理气渗湿，以和土木。

焦白术　广陈皮　台乌药　大腹皮　川芎　郁金　青皮　茯苓皮　香附　泽泻　佛手

以上出自《陈良夫专辑》

萧伯章

火车站工役某，年五十余。遍身肿胀，色黄而暗，饮食锐减，医治益剧，自分死矣。踵门乞诊，脉之紧而缓，舌苔灰白而厚滑，与五皮饮加芥穗、防风、紫苏三帖，身微汗出，肿消大半，改用真武汤加防己、木通、椒目数服而瘳。

《遁园医案》

徐锦

仓街孙延诊案云：水病本在肾，末在肺，皆能积水。经曰：肾者，胃之关，关门不利，聚水而从其类也。今诊跗肿，腹大如鼓，癃闭膜胀，峻药杂投不应，用逍遥散加减。

再诊：肿胀不减，溲仍不通，其势甚剧，仿肺燥热，水溢高原，肢体皆肿之例，用麦门冬汤：麦冬二两，白粳米三两，煎代水。

三诊：小溲畅通，昼夜二十余行，腹膨肿势已减其半，调理两月而痊。于术　麦冬　大腹皮　茯苓皮　米仁　石斛　陈皮　桑皮　谷芽

某脾虚湿阻，虑延疮腋。

冬术　杏仁　桂枝　车前　桑皮　五加皮　苏子　半夏　赤苓　腹皮

再诊：和阳运湿，胀势稍衰。照前方去杏、苏，加党参、炮姜，别服肾气丸。

以上出自《心太平轩医案》

何拯华

徐水生，年二十五岁。

病名：风肿。

原因：素因水停于下，现因风袭于上而发病。

证候：头痛恶风，面目浮肿，肿而且亮，两手微厥，足肿而冷，便溏溺短。

诊断：脉浮缓沉迟，舌白滑兼淡灰。脉证合参，浮缓为风，风性阳，轻清上浮，故面目独肿，沉缓为水，水性阴，重浊下凝，故足肿且冷。朱丹溪曰：面肿属风，足肿属水，洵不诬也。

疗法：麻附细辛汤合五皮饮主之，使风挟寒水之气，从皮里膜外排泄而出，则上下之肿，自然分消而去。然非温不能蒸水化气，泄气出汗，故用辛、附之辛热，助麻黄以发风水之汗，若五皮饮不过以皮达皮，取其消皮腠之积水而已。

处方：麻黄一钱　北细辛六分　生桑皮四钱　冬瓜皮四钱　淡附片八分　新会皮钱半　浙苓皮四钱　五加皮三钱

效果：连服二剂，周身津津汗出，头痛及面目肿皆除。原方去麻、附，加丝瓜络四钱，用路路通十个、丝通草五钱，煎取清汤化水煎药，叠进三剂，小便畅利，足肿全退而愈。

廉按：此从仲景、华佗之成方脱化而出，仿《内经》复方之法，凡治风挟寒水化肿，投无不效，其妙处全在麻黄一味。惟现在绅富病家，往往畏麻黄而不敢服，实则药在对证，对证即是稳当，非用通套疲药以塞责，谓之稳当也。就余所验，凡发风寒之汗，麻黄只用四五分至六七分即能出汗，发风水之汗，非一钱至钱半不能出，从未犯过汗亡阳之弊，奉劝病家，竟可放胆而服，不必畏忌。

《全国名医验案类编》

傅松元

邻人冯在邦妇，胎前子肿甚大，产后肿益甚，卧床人如大字式，一足在内，一足在外，一

被不能覆二足。询其故，阴门如五升斗。时产后八日，大方脉妇科五六辈，老医皆束手无法，独周易堂尚未辞绝，然服其方亦不效，而喘促之状欲绝。余初学医，日三四往诊，脉形气色，皆无败证，每思一方，诸医皆用过，然殊不应。乃考言书至二更后，神倦合目，室中别无人。忽闻云文蛤散，不知声从何来？既而解衣就寐，才合目，又闻呼文蛤散。余奇其声，惊而起，伏思此方出于《金匮》，乃披衣起检查。《金匮》云：渴不喜饮，文蛤散主之。惟思此方与水肿不合，更与产后水肿无关，乃熄灯安卧。卧未几，突闻大声言端的文蛤散。余遂大醒，再三忖度。忽闻挝门声甚急，即披衣拖履下楼，至门启关，冯在邦在焉。则云病势极危，求赐一方，望勿却。余即书文蛤散三钱，淡姜汤调和分三服，频频徐进，余不过聊为塞责。不意天才明，在邦报云："已大效矣。"余询其故，在邦云："三更第一服，四更第二服，闻腥则作恶，遂欲泻，扶而上桶，竟大泻如注。少顷，欲起，又泻。至天明已泻至四十下。现在肿已十去七。但第三服，腥秽之气不能近口，奈何？"余思文蛤是蛤壳耳，何至腥秽如是？乃再往诊，肿果退。改用四君子，合五皮饮，加附、桂、车前等，调治半月而愈。后至采芝堂药店，谈及文蛤。一李叟云："文蛤有二种，一蛤壳之边有纹者，一五倍子，又名川文蛤是也。"余问："前夜半，向宝号买文蛤散三钱者，宝号以何物与之？"李叟曰："我亲手为其煅研川文蛤三钱付之。"余曰："奇矣。余之所书文蛤散，是蠡炭也。君所发者，为五倍子，所以腥秽之气，难入人口，奇哉奇哉！"李叟目瞪口呆。余曰："无他，此非误而杀人，乃误而救人，君有功矣。"为述往事释其疑，后每以此事告人。及遇蒋子蓝世叔，子蓝云：此令先祖之传方也。家大父存时，曾患酒臌，服药无效，至苏松各处，求诸名医，亦复无功。回刘后，小溲点滴不通者已二日。我家伯曰鸿者棋国手也，与令先祖振声公为棋友亦道友，尝同研治臌之术。鸿伯曰："溲涓滴不通，恐无法矣。"令先祖曰："法则有之，恐君未必信。"乃疏生脉散一方，云取何意？曰："凡治臌之方，必向下攻，攻之既极，犹硾粉之不能上泛，瘀垢之浊，凝于膀胱下口，欲出而无路可通。且如羽禽无肺者则无溺，故溺与肺攸关，肺布叶举，则通调水道，下输膀胱。今膀胱闭塞，宣举肺叶而展布之，必欲用五味子之酸，以酸可收提也。"遂试之，果渐通，通后溺果黑而浊，弃溺于坑，积垢至半。今五倍子之涩，与五味子之酸同，岂非令先祖之妙法乎。虽然，酒积之为害如此，可纵饮耶！

《医案摘奇》

孔继菼

王贡生协中，体素肥，饮啖俱健。乙丑病肿，延予往视，时治疗已月余矣。病甚剧，足不能履，腿不能步，身不能俯，臂不能曲，皆肿致也。兼之膜胀喘促，两目俱赤。诊其脉，洪缓而近数，盖湿盛挟热之证。检视前方，或治湿而助热，或治热而增湿，或理气以消胀，或竟养阴以清热。时予将有曲阜之行，忧其误治，而又不便明言。乃议曰：此证因湿作肿，人人皆知，湿中挟热，亦人人所知。然病以人殊，药随证变，其中治法，亦有数戒，犯之则病益增重，决无生理矣。盖凡诸湿肿胀，多起脾胃之虚弱。而此病之起，偏于脾弱而胃强，惟胃气强旺，酒肉过进，积而生湿，脾始受伤，而健运之职弱也。脾弱不运，胃强独纳，由是饮食尽化痰涎，上填胸膈，肺金之治节不行；下壅膀胱，州都之气化不利，此湿瘀热郁，肿胀之所由起也。设使治此证者，治湿而不知清热，则必恣用燥药，夫燥药性阳，祛湿而亦能生热者也。热而益之以热，痰涎之流动者，势将日燥日结，渐成不解之患矣，此其不可一也。又或治之证者，清热而不急于去湿，则必恣用凉药，夫凉药性阴，清热而实能助湿，湿得湿助，痰涎之充盛者，势将聚而更瘀，痰上而泛，为吐为呕，在所不免，此其不可二也。又或湿热不攘，先图消胀，以缓目前之急，则必从事理气，夫痰涎阻隔，气道方便，纵使理之而气行，则未知其所行之气，遂能斩关夺隘、直辟蚕丛乎，抑犹有格而不通者乎？若果格而不通，则攻冲扰长。反以助其膜也，此其不可三也。又或湿热不尽，预谋培根以为后日之图，则必兼事乎养阴。夫痰涎充斥，阴邪方盛，纵使养之而阴生，未知所生者，肾中无形之真气乎，抑肠胃中有形之浊痰乎？使其生者，为浊痰，则旁流漫溢，愈以增其肿矣，此其不可四也。具其四戒，此病胡可易言？依愚所见，总以利小便为正治，其次莫如汗。经云：开鬼门，洁净府。此不易之良规也。特喘促方甚，汗恐有害，而此时之小便，又万万不能遽利，以痰涎锢蔽，气化难通故也。夫病之起也，因痰而后聚水，痰水聚而肿胀以成，则病之去也，逐水必先利痰，痰水去而肿胀自消，何事他求？案出，时有老医在座，曰：痰水何以能去？去之得勿犯戒乎？予曰：前言四戒，惟养阴一法，适与病反，断乎不可。其余三戒，酌轻重而兼用之，全不为害。盖专用之则有弊，兼用之则无弊故也。前言为防偏执，不得不然，若因噎废食，岂通人之见哉？乃订方：主以白术、茯苓；臣以半夏、橘、枳；佐以芩、连，恐燥热之上犯；使以萆薢，引浊湿以下达；而又用泽泻、猪苓为向导，重逾十两，日尽一剂。老医又曰：萆薢性过热。予不答。于方外开大黄一两，而谓其子文学曰：尊公湿热虽盛，痰多水少，水可由小便导去，痰不能也。此方间四五剂，必用大黄一次，从大便泻下其痰，痰下，小便愈利，病乃可为矣。予遂赴曲阜，逾两月返，王公肿已全消，饮食健进。惟自膝下消未尽耳，盖前方已尽五十余剂矣。予乃为更定一方，服之，病良已。日行场圃，能去杖矣。以前病时祷神，许演戏酬敬，亲友毕贺，三日之内，不胜勤劳，腿足腹肿。而予又赴曲，乃专心候予，月余，病复如前。比予至诊之，脉已散漫无神，不可为矣。乃郎谆恳再治，予曰：病虽剧，胃气尚健，能传药力，周流上下，是以渐次就痊。及病退之后，胃气已弱，培补未施，困以油腻，旧病复作，耗损弥甚，今虽再用前药，亦不效矣。书方与之，遂辞归。后十余日，竟以此病殁。

赵允诚，患肿胀，延予求治。予知其病之所起，盖始误于辛热，继解以寒凉，冰凝太过，小便不利，日用车前近三月矣。而小便日以闭，水无出路，激而四溢。于是头面、肢体无处不肿。比予至，而肿已造极中之极，胀亦特甚，不能卧矣。诊其脉，腕肉壅阻，恍惚难辨。亟与大剂五苓散，不效。次日，与越婢汤亦不效。胀不可支。不得已，与附子理中汤，遂竟夕眠。次日又胀，欲用前药，予曰：不可屡用也。改用茯苓导水汤，又不效。于是杨君静存至，入诊毕，曰：越婢汤证也。胡不用？予曰：前已用矣，毫不见效，惟附子理中为可，然又恐有碍。静存曰：何故？曰：允诚素有咽喉病，发则疼痛、肿满，滴水不下，必针烙兼施，然后乃愈。今渠内外俱肿，咽路无几，若更发作，何以施治？以姜、附之辛热僭上，可屡用乎？静存踌躇，会予以事归，静存奋曰：咽喉发病，犹后日之事，至时再图。目下膜胀已极，若不急治，死生判矣。乃重用理中汤一剂，胀止，再剂，小便亦利。静存曰：可矣，更用三剂，胀必不复，小便亦必大利，此时水有出路，肿亦易为矣。遂归。予每忆此事，叹静存之识，十倍于予。使如予之疑畏，允诚决无生理矣。及允诚遵方用药才进三剂，喉中大痛，夜往延予，予不可出，急命从弟向藜往视，投以凉药，应时痛止。越二日，予复往，则惟余肿病矣。乃与向藜议曰：此证水因寒闭，人人所知。今寒邪已解，水可徐下。然寒中尚有热邪伏藏，热之所过，血为之凝，腹中必有死血，以未病之前曾伤辛热故也。此后，自以治水为主，而佐使之品，难拘一格，或凉或热，相机而施可也。会静存又至，议亦同。遂重用逐湿导水之剂，热盛则佐以凉，寒胜则佐以热。十余剂后，水大开，大便频下。痰涎间带黑物，犹不甚多。小便日十余盆。吐水床前，沉似煤炭，约可数寸厚，日易数次。肌理亦外溢水，津津分溜而下，肾囊尤甚。而日食干饭饼饵，不茶不羹。计汤液之入，不过日一二杯耳。如是四十余日，水之出者渐减，肿亦渐消矣。又后二十余日，水乃尽，病遂大愈。惟肾囊为水所渍，皮皆溃烂，糁以药末，亦寻愈。或曰：允诚身体肥大，贮水应多，然计其所出，十石之器不能容，二十石之器亦未必能容。彼从何处收藏，其亦有说乎？予曰：人身之气血，生生不息者也。而不能不随所偏盛而化，痰盛则化痰，火盛则化火，湿盛则化湿。今允诚之病，积七八十日应下之小便，而肿胀乃成，则湿盛极矣。湿盛则周身之气血尽从湿化，气血日日有所生，湿自时时有所续，故当其水之始开也，积者方去，生者已来，去者虽多，来者不少。骤望水出肿减，何以能得？迨其后水道大顺，内外并出，生者不敌去者之多，而肿始减矣。然不能不犹有所生也。直至水邪尽去，湿气无余，而未尽化之气血，乃不复酿湿化水，反为正用矣。此水之所以无穷也。盖就其始而论，内水之生，由于外水之积，则所生未必如所积之多；就其后而论，外水之由于口入，不似内水之自有化源，则所生不知几倍于前积矣，夫岂可以升量斗酌，较出入而为数者哉？予以躯壳衡之泥矣。曰：气血化水，洵有至理。然此未尽化之气血，何不并从而化，而独返为正用乎？曰：以势论之，有及有不及，此其大概，而细微难言之处，亦犹有辨。夫气与血，非同时并化者也。饮食之入胃也，散精于脾，脾复上输乃入于肺，此时只有气之名，并无血之说。以肺固司气者也，肺布此气于周身，其剽悍者为卫气，其冲和者为营气，运行一周，复朝于肺，由肺复分为两途。最精者若凝若结，独入心包之内则为血，经所谓中焦取汁，变化而为赤，以奉生养身者是也。不精者，亦蒸亦变，散入脏腑之中则为津液，经所谓洒陈于六腑，调和于五脏是也。兹因湿邪充满，内外皆水，周身之气，固已酝湿酿邪，而由气而化之津液，亦被水气冲越，氾流旁溢以助湿，是为气从水化。而究之脏腑之内，正经大络之中，气血未尝不在，所以未尽化也。然则其所化者，肌肉腠理之气血，及新生之气，本应化血化液者耳。及水气驱尽，新生之气不为湿引，应生之血不为湿淆，而又有健脾和胃之药力，为之鼓舞宣畅其间，有不返本归源，反为正用者乎？是脏腑之元机，生化之至理，古人盖尝言之，非予敢为臆说也。曰：微乎！微乎！析理如此，无怪起此重证也。曰：理本如是，尽人所知，若此证之得愈，则杨君静存之功也，予不敢攘为己有。

以上出自《孔氏医案》

贺季衡

王男。病后，余湿未清，致发疥疮，未几内隐，两足浮肿，呛咳痰不多，切脉浮弦而数，舌红无苔。本元向亏，延防加喘，先当开肺化湿，沟通水道。

大豆卷四钱　桂枝木一钱五分　连皮苓五钱　炒苡仁五钱　薄橘红一钱　大腹皮四钱　桑白皮三钱　川通草一钱五分　泽泻二钱　旋覆花一钱五分，包　姜皮四分

二诊：面浮已退，足肿未消，呛咳痰无多，遍体湿痹丛发，脉弦细初平，舌红无苔。肺肾两亏，湿毒不化所致。

大豆卷四钱　忍冬藤五钱　大杏仁三钱　连皮苓五钱　金苏子二钱，炒　炒白术二钱　薄橘红一钱　炒苡仁五钱　桂枝木一钱五分　旋覆花一钱五分，包　姜皮四分

服后反觉不舒，原方去白术，加炙桑皮。

三诊：遍体湿痱丛发，下部尤甚，肢面肿，呛咳痰无多，脉弦数右滑，舌红无苔。肺肾虽亏，而湿浊尚重之候，未宜滋补。

金苏子二钱，炒　连皮苓五钱　大杏仁三钱　泽泻三钱　大砂仁八分　甜葶苈三钱，炒　薄橘红一钱　旋覆花一钱五分，包　炙桑皮三钱　淮牛膝二钱　桂枝木一钱五分　冬瓜子皮各三钱

四诊：呛咳气粗已平，肢面肿亦退，遍体湿痰丛发，脉细数，舌红。肺肾虽亏，而积湿尚重，未宜滋补，守原意再进。

大豆卷四钱　桂枝木一钱五分　淮牛膝一钱五分　连皮苓五钱　川贝母一钱五分　旋覆花一钱五分，包　薄橘红一钱　金苏子二钱，炒　炙桑皮三钱　大杏仁三钱　生熟苡仁各四钱　地肤子五钱

五诊：肢面肿痛就退，湿痱丛发，呛咳气粗，不得安枕，脉细数，舌红渐起苔。可见肺肾虽亏，积湿尚重耳。

旋覆花一钱五分，包　金苏子二钱，炒　法半夏一钱五分　炙桑皮三钱　炒苡仁五钱　连皮苓五钱　川贝母一钱五分　炙冬花三钱　炙紫菀三钱　大杏仁三钱　生熟谷芽各四钱　地肤子五钱

六诊：经治来，肢面肿大退，水道亦利，咳亦减，气粗痰多，未能平卧，脉细数，舌红。积湿虽化，肺肾尚亏之候。

南沙参三钱　炙桑皮三钱　淮牛膝三钱　法半夏一钱五分　炙紫菀三钱　炒苡仁五钱　大杏仁三钱　川贝母一钱分　连皮苓五钱　金苏子二钱，炒　地肤子五钱　枇杷叶三钱，去毛蜜炙

程童。风水相乘于手足太阴，肢肿面浮，腹膨囊亮，呛咳痰难出，水道不利，脉沉滑，右手沉取则数，舌苔浮黄。延有喘逆之害。

葶苈子二钱，炒　大腹皮四钱　连皮苓四钱　泽泻二钱　炒苡仁五钱　桂枝木八分　川通草八分　正滑石五钱　桑白皮三钱　大杏仁三钱　冬瓜子皮各四钱　姜皮三分

二诊：药后下利数次，水道未通，肢面及囊仍肿，两腿清冷，脉沉滑细数，舌苔浮黄。风水相搏，阳气不行，仍防喘逆。

大豆卷四钱　葶苈子二钱，炒　连皮苓四钱　桂枝木一钱　桑白皮三钱　泽泻二钱　大腹皮四钱　大杏仁三钱　川通草八分　陈橘皮一钱五分　姜衣三分　川椒目三分，炒开口

李男。脚气肿溃两月有余，脾土亏虚，气不胜湿，泛溢于肌肤，致成皮水，由脚及腹，面目浮肿，小水不畅。恙久正虚，气不化湿，防其上攻有喘急之患。姑从崇土渗湿，兼开太阳立法，俾经邪由水道下行。

当归二钱　炒茅术一钱五分　炒白术二钱　泽泻二钱　陈橘皮一钱　生苡仁五钱　猪苓四钱　连皮苓五钱　川桂枝八分　木防己四钱　淮牛膝一钱五分　净车前四钱　姜衣四分

以上出自《贺季衡医案》

张山雷

徐右。产后三月，脾肾两亏，水邪泛滥，脚肿，面浮腹膨，气色萎黄。唇舌淡白，脉细。脉证尚合，亟投大剂真武化裁，当有转机。

原附块6克　川桂枝1.8克　焦冬术4.5克　带皮苓12克　炮姜炭3克　老苏梗9克　淮山药4.5克

怀牛膝 4.5 克　吴萸 1.2 克　车前子 9 克　旋覆花 9 克, 包　细辛 0.9 克　大腹皮 9 克　带节麻黄 1.2 克　黑锡丹 3 克

另冬瓜皮 30 克，散通草 15 克，煎汤代水。

二诊：诸证略减，胃纳稍加，原法加味。

潞党参 3 克　原附块 6 克　整段桂枝 9 克　焦冬术 4.5 克　带皮苓 12 克　炮姜炭 3 克　怀牛膝 4.5 克　吴萸 1.2 克　车前子 9 克　大腹皮 9 克　带节麻黄 1.2 克　紫菀 9 克　黑锡丹 3 克

再用冬瓜 30 克，散通草 15 克，煎汤代水。

方左。病后失调，先泻后肿，脾肾两亏，水邪泛溢。足肿腹胀，小溲清利，舌白如纸，明是真阳欲灭。亟投附子理中、金匮肾气合法，以观动静。

原附块 4.5 克　油官桂 3 克　潞党参 4.5 克　干姜 1.8 克　生草 1.2 克　茅术 4.5 克　车前子 9 克　牛膝 6 克　吴萸 3 克　泽泻 4.5 克　茯苓皮 6 克　紫菀 4.5 克　九孔子 6 克　茵陈 9 克

二诊：诸证相安，精神稍振。原法增损。

原附块 4.5 克　油官桂 3 克　潞党参 4.5 克　干姜 1.8 克　生甘草 1.2 克　黄肉 6 克　大腹皮 9 克　车前子 9 克　冬瓜皮 9 克　牛膝 6 克　茯苓皮 6 克　紫菀 4.5 克　茵陈 9 克　青陈皮各 1.8 克

以上出自《张山雷专辑》

范文甫

凌老婆婆。面色一团痰滞，目下如卧蚕，气促不舒，苔白，舌淡而无华，脉近六阴，静察觉无力。面部及四肢皆稍有浮肿，腹沉胀满，大便泄利而痛。此是脾肾阳虚，不能运化，摄力亦弱所致。脾主四肢，脾失健运，浮肿作焉。痰不滑，有二因，一因传运无力；一因津液不足，无以化痰涎。决其胀满亦是虚气填塞，鄙意以脾肾双补为主，是否请采章先生指正。

白术 9 克　淡附子 9 克　茯苓 9 克　山药 12 克　泽泻 9 克　党参 9 克　安桂 2.4 克　甘草 3 克　杞子 9 克

二诊：浮肿、下利均瘥。

济生肾气丸。

一人四肢头面皆肿，且痛不可忍，几欲死。寒热，苔白，脉似沉数，又似沉涩，旋即见洪大，决其为风水。用越婢汤治之，麻黄用 9 克，药后得瘥。复诊守前方，方用半分量，反剧。余曰：此乃是药不胜病也。又改用全分量，方中重用麻黄至 18 克，又瘥。服五帖而全愈。

周台林。风水，遍身浮肿。肺为风邪所袭，则不能通调水道，下输膀胱。风水相搏，发为水肿，越婢汤。

麻黄 6 克　生姜 4.5 克　炙甘草 3 克　生石膏 12 克　红枣 6 枚

二诊：牛膝、泽兰、米仁各 9 克，加入前方。

三诊：见瘥，小便增多，浮肿见腿。

济生肾气汤全方。

王。头面先肿，次及遍身，舌淡，脉滑。

桑白皮 12克　　生牡蛎 24克　　蜀漆 9克　　海藻 9克　　泽泻 9克　　瓜蒌根 9克　　姜半夏 9克

以上出自《范文甫专辑》

魏长春

沈信来，年三十二岁。八月二十二日诊。

病名：虚寒肿。

原因：职司分报，栉风淋雨，感受寒湿。七月十五日起，患寒热，初延西医作疟治，寒热截止。后因恣食荤腥，遍体浮肿，改延中医，服小柴胡、五子、五皮及米仁、通草等。消肿除疟，化湿套方，调治一月，前证悉在。

证候：遍体浮肿，足跗尤甚，干咳，小便通调，大便溏薄，面色萎白。

诊断：左脉弦急，右脉沉迟，舌淡红无苔，证系阳虚湿肿。

疗法：麻附五苓散加减，湿煦脾肾，兼化寒湿。

处方：生麻黄二钱　　厚附子二钱　　茯苓三钱　　猪苓三钱　　泽泻三钱　　桂枝一钱　　炒白术三钱　　苦杏仁三钱　　桑白皮三钱　　生姜皮一钱

次诊：八月廿四日。头面胸脘浮肿均退，左足亦觉稍消，胃醒便实，小溲清长。脉象左弦右软，舌色红润无苔。效不更方，似宗前意。

次方：厚附子三钱　　桂枝二钱　　茯苓四钱　　猪苓四钱　　泽泻三钱　　炒白术三钱　　干姜一钱　　淮牛膝四钱　　防己三钱　　生米仁五钱

三诊：八月廿六日。头面胸腹左足之浮肿皆退，右足尚有微肿，咳嗽有痰，便燥溲清，胃强。左脉弦缓，右脉缓和，舌色红润。元阳渐复，寒湿稍化。拟五苓散合玉屏风加减。

三方：生黄芪五钱　　厚附子三钱　　桂枝一钱　　炙甘草一钱　　炒白术四钱　　带皮苓四钱　　防风二钱　　干姜一钱　　制半夏三钱　　巴戟肉二钱　　防己三钱　　生米仁五钱

四诊：八月廿八日。浮肿迟退，咳嗽亦愈，行履如常，胃强，脉象缓和，舌红润。拟甘温平补。

四方：西党参三钱　　生黄芪五钱　　厚附子三钱　　干姜一钱　　茯苓四钱　　白术三钱　　巴戟天三钱　　益智仁三钱　　炙甘草一钱　　杜仲三钱

效果：服平补方四剂，精神恢复，病愈。

炳按：此证初治，用麻黄附子细辛汤甚效。

王阿陶，年二十四岁。四月十四日诊。

病名：截疟变肿。

原因：农夫淋雨受湿，化疟误截，邪遏发肿。

证候：遍体浮肿，咳逆气促，足痹艰于行走。

诊断：脉沉舌红，湿遏内闭成肿，此实证也。

疗法：用越婢汤加减。

处方：麻黄三钱　　生石膏一钱　　炙甘草一钱　　制半夏三钱　　生姜一钱　　红枣四个　　生米仁一两　　苦杏仁四钱

次诊：五月三日。停药数日，遍体浮肿，气息喘促。脉沉。用牡蛎泽泻散下之。

次方：生牡蛎一两　泽泻三钱　海藻三钱　蜀漆四钱　商陆三钱,研粉吞,勿煎　天花粉八钱　葶苈子四钱

三诊：五月五日。便解气平，胃强，肿消未尽，脉沉实，舌红。用温脾汤法下之。

三方：干姜一钱　白术三钱　厚附子三钱　生大黄二钱　川柏三钱　生白芍三钱　木瓜三钱　防己一钱　淮牛膝三钱

四诊：五月八日。肿未全消。胃强，气虽平，有咳嗽。脉沉软，舌淡。再用越婢加半夏合大青龙加花粉发之。

四方：麻黄一钱　苦杏仁四钱　天花粉八钱　桂枝一钱　红枣四枚　炙甘草一钱　生石膏一两　生姜一钱　制半夏三钱

五诊：五月十一日。浮肿尽消，咳嗽未止，筋络余湿未清。宜温化寒湿，兼通血络，使湿邪蠲化，以免成痹反复。

五方：桂枝一钱　怀牛膝三钱　生茅术三钱　生米仁八钱　炙龟板八钱　厚附子二钱　制半夏三钱　制川乌三钱　鲜桑枝一尺

效果：服后，咳止胃强，停药病瘳。

说明：此证体强病实，故用汗下重剂奏效。录此方案，以供参考。若病者体质虚弱，切勿妄投重剂，致误人命，阅者宜知者也。

炳按：因截疟化肿化黄，余屡用三丰伐木丸，每服三钱，大便下结痰宿垢而愈。

冯庆标君太夫人，年四十七岁。住布政房中堂。

病名：湿热伤脾肿泻。

原因：八月间从扬州返慈，因水土不合，体倦潮热胃呆，适有儿科，为其孙儿治病。遂嘱诊治，杂进发汗消食、渗湿疏气之方，如苏叶、羌活、防风、谷麦芽、山楂、茯苓、川楝子、川朴、枳壳、滑石、半夏、陈皮、木香、砂仁、米仁、乌药等味。出入加减，服六剂，病势加剧。咽燥渴饮，继服某医养阴平肝药数剂。大便溏薄，畏寒发热。延僧医作疟治，进柴胡、黄芩、藿香、佩兰等，渗湿疏气之品无效。后延某君，投左金、温胆，乃清暑消痰之品数剂，面虚足肿，腹痛便泻，胸闷气逆。改服五皮、枳术、五苓、滑石、米仁等，仍然无效。冯祯堂先生，介绍余治。

证候：面虚足肿，洒淅恶寒，腹胀胃呆，泄泻不爽。

诊断：脉象濡缓，重按如无，舌淡白光滑。病系湿热夹气，水土不服，杂药乱投，脾胃受伤，面无华色，腹胀胃呆，视舌色之白，乃质白失荣，非白苔有湿，可用渗利者也。脉象濡缓，重按如无，为气虚之候，经曰安谷则昌，此病以和脾胃、疏肝郁为主，暑湿已尽，毋庸忌口，择鲜美食品，引其胃气，则用药始有效力，否则证有虚脱之虞。冯君信任我言，嘱为拟方。

疗法：拟疏肝气、和脾胃入手，仿轻可去实之法。

处方：绿梅花一钱　代代花一钱　玫瑰花七朵　茯苓三钱　淮山药四钱　夜交藤四钱　生谷芽五钱　酸枣仁三钱　炙甘草一钱　鲜佩兰七片

次诊：服药尚安，腹胀稍宽，胃醒思纳，另以火腿冬瓜汤佐膳，治宗前法。

次方：原方去佩兰、绿梅花，加枳壳五分，炒于术二钱，吉林参须一钱，吴茱萸二分，炒白芍钱半。

三诊：面虚已退，腹舒而肿未消，胃苏，舌色淡红，脉弱。治宜和肝养胃健脾，仍宜食补与药并进，今以童鸡汁肚肺汤，诱引胃机。

三方：西洋参一钱　炒于术三钱　茯神四钱　炙甘草一钱　橘皮一钱　木瓜一钱　扁豆衣三钱　炒米仁四钱　吴茱萸三分　炒白芍二钱　淮山四钱　远志二钱

效果：服健脾和中疏气之品，浮肿尽退，便泻亦差，胃纳大增，寒热蠲除，脉象缓和，舌色红润。改用归脾汤，加芳香疏气药数剂，即能行动，惟白带如注、盗汗、口干、耳鸣等证继起。改投杞菊六味汤，加龙骨、牡蛎出入调理，白带、盗汗、耳鸣皆愈，惟日晡微有潮热，舌红破裂，改用吴鞠通增液汤熬膏。每日冲服一匙，一月后全愈，十二月回扬州，身体恢复健康。

炳按：脾虚停湿，作肿化泻，肝乘脾虚反侮之，故治法当先疏肝调脾，利湿，开膀胱，以行治职，则肿泻皆除耳。

桂德荣，年十三岁。十月十一日诊。

病名：风湿肿咳。

原因：入学读书，途中栉风沐雨，受湿变肿。

证候：遍体浮肿，溲少，肌肤麻木，咳嗽有痰。

诊断：脉迟，舌红。证系风湿变肿。小溲不畅，毛窍闭塞，邪无出路，当开太阳，徒用消肿无益也。

疗法：用汗剂发表渗湿。

处方：麻黄一钱　生石膏八钱　苦杏仁三钱　炙甘草一钱　防风一钱　防己三钱　五加皮三钱　带皮苓四钱　米仁八钱　生牡蛎八钱　泽泻三钱

次诊：十月十二日。小溲稍长，肿势略退，肌肤麻木，胃呆。脉缓舌红。仍宜辛开太阳。

次方：麻黄一钱　苦杏仁三钱　生石膏八钱　炙甘草一钱　川牛膝三钱　防己三钱　车前子三钱　木通三钱　茯苓三钱　生白芍三钱　桂枝一钱　滑石一两

三诊：十月十三日。湿化肿消，皮肤麻木不仁，脉缓舌红，胃呆。用和营化湿消肿法。

三方：桂枝一钱　炒白芍三钱　炙甘草一钱　滑石四钱　猪苓三钱　泽泻三钱　茯苓四钱　桑白皮三钱　地骨皮三钱　川草薢三钱　川牛膝三钱

效果：服药，胃苏湿去，皮肤和柔，病愈。

炳按：风湿肿咳，乃辛奔走，感受风湿，伏于腠理膜原，变肿化咳，其治在肺。盖肺主一身之气，肺气应开当降，肺能清肃下降，以行治职，虽有咳肿诸证，自必霍然矣。

以上出自《慈溪魏氏验案类编初集》

冯盛卿

鞠某某，女，27岁，已婚，住院号600。患者因工作疲劳之后下肢发生水肿，数久之后延及全身，小便并见减少，不思饮食，腰痛，面色苍白，按之浮肿不起，脉沉，苔白。为肾虚水肿，治疗初以防己黄芪汤加麻黄、云苓、腹皮、牛膝、车前，连服五十天，小便增多，浮肿基本消失，继以济生肾气丸、当归补血汤加吉林参、枸杞子、补骨脂、杜仲，连服五月症状完全消失。

《宝鸡市老中医经验选编》

沈绍九

头痛恶风，面浮足肿，苔白，脉浮弦。证属风水。

防风三钱　白芷二钱　桂枝一钱　藿香三钱　苍术三钱　厚朴二钱　陈皮一钱五分　大腹皮三钱　茯苓四钱，连皮　生姜皮三钱　防己三钱　炒泽泻二钱

《沈绍九医话》

周镇

顾左，己巳正月初十日诊。由面肿延及遍身，新加咳嗽，溲少。脉细左数，舌红有刺。风水之证。宜泄风达邪，行水散肿。浮萍一钱，冬瓜子皮五钱，防风一钱，桑皮二钱，牛蒡三钱，光杏仁三钱，不去节甘草四分，麻黄五分，白芷一钱，连皮苓四钱，三白草七钱，苏梗三钱，荷叶三钱，大腹皮三钱，茅根一两。另荆芥一钱，甜葶苈五分，研细末，开水下。服后得汗，咳肿俱减。再剂去麻黄三分，渐愈。

胡养泉妾，嗜烟肝旺，素有痰红。壬寅产后，患风水肿胀，余按脉浮濡，审因早浴而起，以五皮饮加麻黄、杏仁等。骤退，不事调理善后，反而不知节食，与女伴一品香西餐，芥辣鸡、香槟酒，恣食无忌。越数日，肿复发。来诊，有微词。审知其情，切责之，其亦愧服，调治渐退。夏令患凛热，烦闷口渴，呕吐泄利。医初用崇土于术等品，气闷殊甚，泄利不退。脉之，滑数在右，弦象居左。是伏热未宣，肝木有乘土之象。先用滑石、藿香、郁金、通草、豆卷、青蒿、黑山栀、桔梗、薏仁、黄芩等，以解伏邪，太乙丹以泄水。服之，热泄并减，而痰多恶心，食则胀，水果亦仍不节。辍药半月后，来延诊。右滑减，左脉弦，肝强脾弱。疏于术（土炒）、广皮（土炒）、白芍、乌梅炭、木瓜皮、白蒺藜、神曲、薏仁、煨木香等。胀退纳馨而痊，素有掌热亦淡。此敛肝之效。

都荣根，年近五十。患肿不能忌口，屡医反复。丙寅九月初八日诊：肿病反复，已经五年，脉濡，舌滑。脾虚阳衰，水温内蕴，故夏秋为剧也。于术、茯苓、泽泻、木香、官桂、附片、党参、五加皮、三白草、大腹皮、陈皮、姜皮、鸡内金、禹余粮丸。

十一日诊：阳虚肿胀，服药腹满已减，足肿仍冷，脉微。再温助脾肾阳气，以行水饮。术、苓、附片、官桂、补骨脂、泽、薏、车前、胡芦巴、木香、腹皮、狗脊、赤石脂、禹余粮丸。

十三日诊：温助脾肾，水饮自泻，且吐韧痰盈尺，此属转机之象。再效方增损。党参、天生术、苓、泽、附子、官桂、半夏、故纸、巴戟天、赤石脂、陈皮、木香、三白草、禹余粮丸。

十六日诊：脉象已起，足冷已暖，肿势大减。追踵前法。术、苓、半、泽、橘、桂、附、五加、故纸、巴戟、霞天曲、鸡内金、生姜、禹余粮丸。常方附后。肿病已退十九，述知向有遗泄，是名走阳。因阳虚而水蓄，善后最宜丸剂，且常年可服，而病者必欲进膏滋，乃以振阳固肾，扶脾行水为法。党参、萍术、绵芪、茯苓、黄肉、熟地、山药、丹皮、鹿角、巴戟、杜仲、故纸、薏仁、橘、半、益智、泽、车、狗脊、附片、木香、安桂，用霞天胶、饴糖、冰糖收膏。服后，嘱于春季改膏为丸，常年服之。

张济众作霖，无锡小渲白水荡，前清秀才，癸丑在上海电局为书记。夏间患足肿，不忌饮食。继于八月复发寒热，肿势大盛，气逆腹满，囊大溲少，向有痰咳，更觉气逆。在沪就同乡陈治，谓为脾虚气弱，连进参须、白术温补十余剂，反增肢寒鼻冷。回锡后，南门华君拟五皮饮、甜葶苈、蟋蟀干等，西乡张君用麻、桂、干姜等，增喘逆不止。北郭邓君断以水已射肺经，五日内见汗即脱。就诊于余，已不能行走。其脉虽细，然带数象，苔掯微黄。询知溲赤且赭，湿热充斥。鼻冷肢寒，非属阳虚，乃肺气窒痹，温补不宜。疏方：知母、黑山栀、黛蛤、川楝、葶苈、干蟾、莱菔子、车前子、旋覆、苏梗、紫菀、防己、路路通，而以槟榔、黑丑、沉香、鸡内金，研末另服。得泻水下，气稍平，咳加痰多，是温补留邪，普湿壅遏。复以半夏、陈皮、前胡、芥子、黛蛤、知母、桑皮、防己、干蟾、浮萍、通草、紫菀、三白草，而用生薏仁、车前、乌桕根、柳叶、葱须、麦秸等大剂，煎汤代水。其末药中去槟榔，加莱菔子、胆星、郁金等。服后肿势已减，足指觉痒。复嘱以凤尾草、鲜车前、雄黄、田螺、葱打烂，敷脐。其族某云："水肿宜温下，不宜清利。"教用安桂、胡椒、官桂各五分，研，敷脐内。顿时火热不可耐，小溲忽少，肛有热疮。再到城求治，审知溲仍赤混，卧则齁喘，痰声漉漉，鼻柱忽喧忽厥，非寒水也。方仍旋覆、紫菀、半夏、赤猪苓、泽泻、大腹皮、川楝、防己、知母、桑皮、黛蛤、葶苈、枫果。仍用沉香、黑丑、菖蒲、槟榔，研末冲服。两服，鼻窍已暖，大腹之胀收，小足之漫肿已有皱纹。余思修园有云："水肿宜随下随补，病去而脾无恙为佳。"嘱每日服小温中丸三钱，小溲渐白而长，肿亦大退。该丸续服达十两之多。此证自菊秋治至十月，水气由清化湿热而退。而皮肤犹觉枯燥。王孟英所谓湿热则伤阴，信不诬也。又按叶氏有云："脏腑经络之病，以宣通为是。水湿黏滞，犯肺为痰嗽，水渍经脉，浮肿既盛，脉必细小。"是以余勘定云遮雾掩，不为温补之说所动者，亦有所自。后嘱秋石代盐一百廿日，另疏于术、枳壳、云苓、半夏、橘皮、杏仁、紫菀、桑皮、薏仁、乌药、防己、加皮、泽泻、鸡血藤、丝瓜络等，以竹沥泛丸，嘱日服数次，以清邪薮。一料后，复入当归、白芍、草薢、杜仲、狗脊、川断、桑枝等，以养血脉络隧，续服。至甲寅二月，盐期已满，嘱以煅盐稍少用之。询知宿咳痰味带苦，溲或混浊，而消瘦力乏。余更予丸方，嘱其常服。如于术、川黄柏、牡蛎粉、泽泻、牛膝、狗脊、续断、茯苓、防己、橘皮、草薢、薏仁、金沸草、山栀仁、枇杷叶，研末，以猪肚煮烂打糊，入半夏曲为丸，日服一二次。渠仅服一料，至夏间而止。无何而湿温，而泄痢。治愈后，劝令常服前丸，犹如保险。至今三年，康健逾恒，现为富安乡六区桥小学校教员。

顾廷奎，小渲。向有宿咳，四十之外，阳已寂矣。辛酉九月初三日诊。疮以敷止，浴后感邪，咳嗽加喘肿胀，睾丸肿大如碗，溲清如水且多，便溏不实。阳虚风水，势属重候。用于术、桂枝、茯苓、细辛、麻黄、半夏、干姜、五味子（同捣）、五加皮、泽泻、沉香、冬瓜皮、远志、车前子、木香、真武丸。得汗，身痒发疮，睾丸肿退，大腹亦减，便畅行，右足尚肿。加防己、薏仁，肿胀尽退。

杨善卿，住南苏秦，上海铁业。先由外伤足背，伤愈足肿延上，腹满咳逆。八月廿八日诊：湿毒袭脾，由足肿而至面浮腹满，肢体麻木，络隧亦痹，防其加喘。茯苓皮、连皮槟、苏叶梗、陈皮、木防己、三白草、薏仁、泽泻、苍术、葶苈、川朴、姜皮、威灵仙。中满分消丸五钱，分二次，开水下。二剂，腹满减，肿退，调理而痊。

以上出自《周小农医案》

翟竹亭

邑内蔡隅首街，有张某者，年五十二岁。患水肿证，腹肿如盆，腿肿似腰，饮食难进，危迫已极，昼夜不能卧眠，将近三月。芫花、甘遂、大戟、商陆、大黄、葶苈、二丑等药，服过十余帖，愈服愈胀。请余诊视，脾、肺、肾三部脉皆濡细无力，幸而有神，尚可缓图，倘不多多服药，难保痊愈。患者闻多服药，面有难色，合家劝勉，患者应允。余用金匮肾气汤少为加减，服五帖不见功效，患者有性急不愿服药意。余云："再服五帖不效，另请高明。"伊果服五帖，饮食渐进，肿胀渐消。三十帖后，能出外行走，由此日轻一日，共服三十八帖，诸证痊愈。又诊其脉，仍嫌无力，余命再服金匮肾气丸二斤，以固根本，而免后患。患者执意不服。至来年三月，旧病复发迎余再治，脾、肺、肾三部脉更不如前，余坚辞不治，至四月果殁。

加减肾气汤

熟地 24 克　山药 18 克　山萸肉 12 克　丹皮 10 克　白术 15 克　附子 10 克　紫油桂 7.5　泽泻 10 克　杞果 10 克　砂仁 6 克　牛膝 10 克　茯苓 10 克　炮姜 10 克　陈皮 10 克　巴戟天 10 克　薏苡仁 12 克　芡实 15 克　车前子 10 克　水煎服。

本城内小西门街袁旭东先生之佃户，年三十岁。自乡赴县，七月初，天气炎热，路过菜园中，渴其饮冷水三四碗，路旁有大树一株，伊于树下睡熟。醒来觉腹胀难受，不甚在意，越旬日，目下如卧蚕，腹内有水声，饮食亦减。就诊于余，脾肺二脉沉滑有力。知系实证，治以攻邪为先，方用十枣汤加葶苈煎服，攻下水桶余，病去八九。又服半帖痊愈。

陶陵岗杨某性嗜酒，年三十余，多饮冷酒。酒性阳而体阴，热毒攻于上，寒湿留于下，面红气短，二目虚肿，心胸痞满，足肿难移，小腹膨胀，小水赤涩，每日食面不过三四两，如此两月余。迎余诊视，脾脉缓而无力，心脉虚细，乃湿伤脾土，酒散心气，子母不能相生之故。古人云："万物隆盛，皆属于热。"又云："诸证肿满，皆属于湿。"余用茯苓 180 克，黄连 6 克，栀子 30 克，白术 30 克，木通 10 克，滑石 15 克，黄柏 10 克。共服八帖，诸证若失。

以上出自《湖岳村叟医案》

刘民叔

苏州叶永正君，住上海市邑庙区薛弄底街第二十一号。其妻孟菊英，年二十四岁，上海人，业摊贩，久病水气。于一九五三年八月十一日入住山东中路一四五号上海第二医学院附属仁济医院三等病房，其号码为四三四八三号，至九月五日出院，继续医治。于十月二日，始求治于夫子。见其神气消索，肌肉浮肿如烂瓜状，足重不能步，步则哭，喘息不能言，言亦哭。同学詹阳春君为之骇然，请谢之勿治。夫子切脉虚大如葱叶，曰："此黄芪证也。"阳春曰："何谓也?"夫子曰："汝其试检《金匮》，知用黄芪治水气病者，有防己黄芪汤主风水，防己茯苓汤主皮水，黄芪芍药桂枝苦酒汤、桂枝加黄芪汤并主黄汗，是则用黄芪治水病，早有成例可援，今撰用之于叶妇者。盖取法《神农本草》，'黄芪，味甘微温，主痈疽，久败疮'，据此移治肌肉浮肿如烂瓜状耳，意度之，约百余日可愈。"后如师言，每一日服一剂，服至一九五四年二月二日，而始停药，病亦全愈。兹于四月二日夫妻偕来诊所，夫子见其肌肉半盛，精神充足，曰："可以勿药，但须禁食一切咸味。"

初诊：一九五三年十月二日。方用：生黄芪一两　带皮茯苓四钱　干姜三钱　安南肉桂一钱　甘草一钱　生白术四钱　黄附块四钱　白附块四钱　郁李仁四钱　杏仁三钱　厚朴三钱

二诊：四日。方用：生黄芪一两　带皮茯苓四钱　干姜三钱　安桂一钱　甘草一钱　生白术四钱　黄附块四钱　白附块四钱　郁李仁三钱　杏仁三钱　厚朴三钱

三诊：六日。方用：生黄芪一两　带皮茯苓四钱　干姜三钱　安桂一钱　甘草一钱　生白术四钱　黄附块四钱　白附块四钱　郁李仁二钱　鬼箭羽四钱　泽兰三钱

四诊：八日。方用：生黄芪一两　带皮茯苓四钱　干姜三钱　安桂一钱　甘草一钱　生白术四钱　黄附块四钱　白附块四钱　鬼箭羽四钱　桔梗三钱　泽兰三钱

五诊：十日。方用：生黄芪一两　带皮茯苓四钱　干姜三钱　安桂一钱　甘草一钱　生白术四钱　黄附块四钱　白附块四钱　蓼实二钱　泽兰三钱

六诊：十二日。方用：生黄芪一两　带皮茯苓四钱　干姜三钱　安桂一钱　甘草一钱　生白术四钱　黄附块四钱　白附块四钱　桃枝三钱　柳枝三钱　泽兰三钱

七诊：十四日。方用：生黄芪一两　带皮茯苓四钱　干姜三钱　安桂一钱　甘草一钱　生白术四钱　黄附块四钱　白附块四钱　鬼箭羽四钱　郁李仁二钱　泽兰三钱

八诊：十六日。方用：生黄芪一两　带皮茯苓一两　干姜三钱　安桂一钱　甘草一钱　生白术四钱　黄附块四钱　潞党参四钱　防己二钱　厚朴三钱　泽兰四钱

九诊：十八日。方用：生黄芪一两　带皮茯苓四钱　干姜三钱　安桂一钱　甘草一钱　生白术四钱　黄附块四钱　潞党参四钱　枳实二钱　蓼实二钱　泽兰四钱

受业李鼎谨按：夫子治叶妇水病，共处五十余方，皆以黄芪、茯苓、姜、桂、附子为主，在三十方以后，重用熟地黄、枸杞子、白葡萄、桂圆、大枣，直至收功为止，方多未及备录，仅录起初九方于前。

《鲁楼医案》

孔伯华

张妇，十二月十九日。脾湿入于经络，肝家抑郁，周身浮肿，服药燥补，湿邪渐化，而肝脾不和，脘次遂作痛楚，脉弦滑。宜渗化柔肝解郁。

云苓皮四钱　旋覆花三钱, 布包　杏仁泥三钱　大腹绒钱五分　川厚朴钱五分　代赭石三钱　川郁金三钱　盐橘核四钱　法半夏三钱　白蒺藜三钱　台乌药三钱　滑石块四钱　车前子三钱, 布包　冬瓜皮两川黄连五分, 吴萸二分同炒

《孔伯华医集》

赵寄凡

周某某，男，24岁。全身浮肿，恶心呕吐频频，数日不能进食，面色苍白不华，尿少，腰痛，脉弦细，舌质淡，苔白厚。诊断为慢性肾炎，尿毒证。辨证为脾肾阳虚、寒湿停滞中焦，给吴茱萸汤合真武汤。服后恶心减轻，呕吐止，可以进少量食物，尿量略有增加。继续服药数

周，病情得以缓解。

章成之

郭男。一身悉肿，二便皆少，其病在肾。阅前方多逐水药，而肿不消。按其脉软无力，不可再攻。

黄芪皮 30 克　白术 12 克　云苓 12 克　炮附块 9 克　泽泻 12 克　车前子 9 克　花槟榔 9 克　怀牛膝 9 克　冬葵子 12 克

冯男。发热，周身浮肿，尿少，用利尿剂。

冬葵子 12 克　赤猪苓各 9 克　泽泻 9 克　车前子 12 克　萆薢 12 克　制黑丑 4.5 克　葫芦瓢 30 克

二诊：肾脏性水肿，用利尿药，小溲点滴全无；其水泛滥横溢，无怪其然。当严禁盐。

黑白丑各 9 克　槟榔 9 克　续随子 9 克　冬葵子 15 克　制甘遂 2.4 克　制芫花 4.5 克　甜葶苈 12 克　泽泻 12 克

三诊：用芫花、甘遂，佐以西瓜汁，小溲得通，肿亦渐消。去邪务尽，前方再进。

制甘遂 2.4 克　制芫花 2.4 克　大戟 3 克　商陆 9 克　续随子 9 克　车前子 30 克　泽泻 12 克　将军干 3 克, 研分 2 次吞　冬葵子 12 克　赤猪苓各 9 克

四诊：服利尿峻剂后，小溲通畅，浮肿大消，病人自觉诸恙霍然若失，勿药在望矣。

冬葵子 9 克　泽泻 9 克　萆薢 9 克　萹蓄草 12 克　车前子 12 克　葫芦瓢 15 克　赤小豆 30 克

姚女。浮肿起于面部，小溲短赤，两目充血，视物模糊。其人体质丰腴，两脉弦硬。此肾炎而兼血压亢进者，可以变生仓猝，如用温燥刺激之药，不异抱薪救火矣。

鲜生地 30 克　桑白皮 12 克　泽泻 12 克　冬葵子 15 克　飞滑石 9 克　冬青子 9 克　旱莲草 9 克　怀牛膝 9 克　粉萆薢 12 克　密蒙花 9 克

陈女。两脉弦硬有力，下肢浮肿而见此脉，多属肾脏病，予知柏八味丸。

知母 9 克　熟地 18 克　粉丹皮 9 克　黄柏 2.4 克　云苓 12 克　泽泻 9 克　淮山药 9 克　山萸肉 9 克

先服上药，下药次之。

猪苓 9 克　冬葵子 9 克　萹蓄 12 克　泽泻 9 克　粉萆薢 9 克　淮牛膝 9 克　桑白皮 9 克　西茵陈 9 克　杜赤豆 30 克

蓝男。面部、足背有浮肿状，主因在二便皆少。予茵陈五苓散、附子大黄汤。

绵茵陈 12 克　赤猪苓各 9 克　生苍术 9 克　川桂枝 3 克, 后下　泽泻 9 克　炮附子 6 克　熟锦纹 9 克　葫芦瓢 24 克

丁男。目窠如卧蚕状，此唯肾脏病有之；足跗亦肿，小溲短而频，色浑，肾脏病之端倪。平时嗜酒，肾脏受其刺激，为时久矣。

葫芦瓢 24 克　冬瓜皮子各 12 克　黄柏 4.5 克　杜赤豆 24 克　冬葵子 9 克　知母 9 克　淮牛膝 9 克

白薇 9 克　　桑皮 9 克　　生侧柏叶 30 克，煎汤代水

曹男。少腹胀大如箕，两腿亦浮肿。既然小溲点滴而下，其病总是在肾脏，不易治。
葫芦瓢 30 克　　冬葵子 9 克　　生米仁 30 克　　泽泻 12 克　　炒车前 18 克　　猪苓 9 克　　两头尖 15 克
另：将军干一对，研分二次吞服。

周幼。其肿起于分疡之后，尿少。俗谓"湿毒关进"，不尽谬也。
苦参片 3 克　　茅根 1 扎　　豨莶草 6 克　　生米仁 15 克　　泽泻 9 克　　白鲜皮 6 克　　白薇 6 克　　绿豆衣 6
克　　生甘草 6 克　　三妙丸 6 克

王男。因心脏衰弱而脚肿，因肿而心脏更衰。往年白昼肿，入夜则消，今则浸寻益肿不消。
如不积极治疗，将来肿势弥漫于腹部即难治矣。
熟地 18 克　　山药 9 克　　肉桂 0.9 克，研分 2 次吞　　炮附块 6 克　　山萸肉 9 克　　丹皮 9 克　　茯苓 9 克　　泽
泻 9 克　　破故纸 9 克　　葫芦瓢 18 克

陈男。转动则气急，两足浮肿，阴囊亦肿大，两脉沉细。肾虚水气泛滥，非大剂温运不为
功，予真武汤加味。
炮附子 9 克　　生苍术 9 克　　旋覆花 9 克，包　　细辛 2.4 克　　荜澄茄 9 克　　葫芦瓢 30 克　　干蟾皮 9 克
车前子 30 克　　带皮苓 18 克　　白芍 9 克　　淡姜皮 2.4 克

张女。透视心脏扩大，常心跳、面肿、两足亦肿，当治其心肾之本。
附块 4.5 克　　萸肉 9 克　　山药 12 克　　带皮苓 18 克　　黄芪 18 克　　党参 9 克　　陈皮 6 克
二诊：面肿略消，心跳，登楼尤甚，有用力呼吸之状，脉亦不整调。
党参 9 克　　麦冬 9 克　　五味子 9 克　　黄芪 12 克　　带皮苓 18 克　　陈皮 6 克　　破故纸 12 克　　炙草 6 克
龙眼肉 12 克
三诊：面部皮肤有紧急感，下肢按之凹陷。
黄芪 18 克　　五味子 9 克　　破故纸 12 克　　生白术 12 克　　胡芦巴 9 克　　带皮苓 18 克　　陈皮 6 克　　龙眼
肉 12 克　　潞党参 9 克　　清炙草 4.5 克
四诊：心跳大定，面浮亦减。
黄芪 9 克　　党参 9 克　　带皮苓 18 克　　附子 4.5 克　　破故纸 9 克　　胡芦巴 9 克　　五味子 9 克　　白术 18
克　　龙眼肉 12 克　　清炙草 4.5 克

王男。咳呛气逆而肿，入夜不能平卧，其病多在心脏。
炮附片 4.5 克　　杭白芍 9 克　　生白术 12 克　　带皮苓 12 克　　远志肉 9 克　　白芥子 9 克，打　　炙紫菀 9
克　　生姜 2 片　　玉壶丹 9 克，分 2 次吞

吴男。古籍所称之气虚肿满，以现代观之，多属心脏病。今两脉有歇止，此气不足以息，
是其候也。
炮附块 15 克　　山萸肉 9 克　　党参 18 克　　五味子 9 克　　黄芪 24 克　　砂仁拌熟地 24 克　　云苓 24 克

怀牛膝 24 克　肉桂 9 克　升麻 9 克　破故纸 12 克　泽泻 15 克　仙灵脾 15 克　全蝎蚧 1 对　干蟾皮 15 克
为末，蜜丸，每服 9 克。

潘男。肾脏水肿之治法，有温肾、逐水、利尿之别，亦有三法参合用之者。今患者面色苍白，舌淡，脉软，二便俱少，腹部绷结，邪实正虚，治法不可偏机一端。

炮附块 9 克　生白术 12 克　云苓 12 克　杭白芍 9 克　淡干姜 6 克　葫芦瓢 30 克　舟车丸 4.5 克，分 2 次吞

奚男。足肿而见脉大者，重在静养，以防震动。神疲冷汗，多其候也。

炮附子 4.5 克　当归 9 克　黄芪 9 克　防风 6 克　白术 9 克　怀牛膝 9 克　黑大豆 18 克　杭芍 9 克，桂枝 2.4 拌　木瓜 9 克　浮小麦 12 克　生姜 3 片　大枣 5 枚　粉草 2.4 克

二诊：足肿消于清晨，剧于日暮，营养不足是主因，疲劳是诱因。

当归 9 克　秦艽 9 克　稽豆衣 18 克　怀牛膝 9 克　仙鹤草 12 克　绵杜仲 9 克　云苓 12 克　杜赤豆 30 克　黄芪皮 9 克　淡姜皮 1.8 克

另：健步虎潜丸 90 克，分 10 次服。

朱男。用仲景之蒲灰散兼汤剂，其肿大退。自觉气上冲咽喉则咳，乃肾虚水寒上逆也。

炮附块 6 克　杭白芍 9 克　白术 9 克　淡姜皮 2.4 克　带皮苓 15 克　泽泻 9 克　防风 9 克　桂枝 3 克　葫芦瓢 15 克

以上出自《章次公医案》

冉雪峰

惠同志，河北人，小便不利，一身尽肿，住某医院治疗，时愈时发，时轻时重，羁滞数月，院方断为慢性肾脏炎。会诊时，已服过中药肾气丸无效。查肾气丸能化气，能补虚，秘摄下元，通调水道，以补为通，似通实补，对不效者非不效，性较缓慢，服之未久，故功效不著。予诊得脉沉搏中兼带数象，舌尖起红点，头顶时或胀痛，似有凸形，营分颇郁虚热，肿胀虽不甚剧，病延日久，易发怒，易感冒，易伤食（腹痛、腹泻或呕吐），有一于此，肿胀即加（此为迭次反复原因）。在医院时，予曾会诊五次，后惠出院，回宿舍休养，仍续请予会诊。予治此病，用肾气丸，则减轻桂、附，用生地不用熟地，用苓桂术甘汤则减轻桂，用苡仁不用白术，嗣以五苓散、五皮饮二方，转换互用，肿胀不消，则加莱菔子、郁李仁、葶苈，或加二丑，亦加椒目、鸡膍胵、桑螵蛸或琥珀散（琥珀、海金沙、蒲黄、乳香四药）。后小便畅利，每日达二千毫升至二千五百毫升，皮肤时絷絷有汗（此里气通则表气通，表气通则里气愈通）。因拟二方交伊，防以后再发，并嘱守服肾气丸、琥珀散。越数日，肿已全消，食思甚佳，病已全愈。此病予前后参加治疗三月余，几经进退反复，卒至获愈。年来病未发，偶有不适，服药即安。

《冉雪峰医案》

陆观虎

郭某某，女，37 岁。

辨证：水肿。

病因：食水不化。

证候：面肿，脘胁发胀，肢胀，得食不化。脉弦细。舌质红，苔浮白腻。

治法：理脾行气。

处方：苏梗6克　焦苡米12克　木香3克　大腹皮9克　焦稻芽15克　佩兰6克　细青皮3克　苍术炭6克　冬瓜皮6克　连皮苓9克　保和丸9克,包

方解：苏梗、木香、佩兰、青皮宽胸行气，以醒脾。焦苡米、大腹皮、苍术、冬瓜皮、连皮苓健脾除湿消胀利水。焦稻芽、保和丸开胃健脾解郁，消食导滞。

颜某某，男，51岁。

辨证：水肿。

病因：脾虚，肠胃不和。

证候：面肿，头晕，肢酸，脘痛作堵，便溏日二三次。脉细。舌质红，苔微黄。

治法：健脾养胃，利湿消肿。

处方：冬瓜皮6克　扁豆衣12克　陈皮丝6克　连皮苓6克　淡姜炭3克　大腹皮6克　杭甘菊6克　荷梗6克　丝瓜络6克　炒萸连6克　杭白芍6克

方解：冬瓜皮、连皮苓、扁豆衣、大腹皮，健脾利湿，行水消胀。陈皮丝理气养胃和中并化痰。淡姜炭温中止泻。杭甘菊散风止晕。荷梗升清化浊。丝瓜络除风消浮肿通经络。炒萸连、杭白芍（戊己丸）泻火清心，舒肝安脾。

傅某某，女，46岁。

辨证：水肿。

病因：脾虚，气水不化。

证候：脐肿，腹胀而大，脘胁作痛，心悸。脉细弦。舌质红，苔微白。

治法：疏肝健脾。

处方：茯苓9克　陈皮6克　泽泻6克　焦苡米12克　通草3克　枣仁6克　夏枯草6克　猪赤苓各6克　大腹皮9克　蒲公英6克　陈香橼6克

方解：以茯苓、猪赤苓、泽泻淡渗分利消肿胀。以焦苡米健脾化湿。大腹皮消胀。夏枯草缓肝散结。蒲公英清热毒。枣仁养心神。通草清热利水。陈香橼疏肝理气。陈皮宽中顺气健脾，以止两胁作痛。连服五剂。

二诊：脘胁痛止，脐肿已消，腹胀大亦见消，心悸已止。脉细。舌质红，苔微黄。

处方：服药五剂后，按原方去泽泻、通草、猪赤苓、陈香橼皮，加大贝母（去心）6克，炒赤芍9克，冬瓜皮9克，代代花3克，紫花地丁6克。

方解：以冬瓜皮消胀利水。炒赤芍、紫花地丁、大贝母清热开郁、消肿解毒。代代花和肝理气。

谢某某，女，62岁。

辨证：水肿。

病因：脾虚。

证候：面肢作肿，气短，脘胀胁痛，便燥溲少。脉细弦。舌质红，苔浮黄腻。

治法：疏肝理脾。

处方：冬瓜皮9克　文竹3克　佛手6克　沉香曲6克　泽泻6克　茯苓皮9克　鸡内金9克　猪赤苓各6克　青陈皮各3克　炙远志肉6克　代代花3克

方解：冬瓜皮、文竹、茯苓皮健脾行水消肿。泽泻、猪赤苓化湿利尿。佛手、沉香曲、青陈皮宽胸开郁、和胃降气而止胁腹痛。鸡内金健脾消食而助消化，远志肉定志安神。代代花行气开郁。

二诊：面肢仍肿，脘胀胁疼，手足热肿，气短，大便见顺，小便增多。脉细弦。舌质红，苔浮黄腻。

处方：冬瓜皮6克　茯苓皮6克　青陈皮各6克　车前子6克　远志肉6克　佩兰6克　大腹皮6克　鸡内金炭6克　薤白头6克　佛手3克　代代花3克

方解：本方于前方去泽泻、猪赤苓、沉香曲、文竹，加佩兰芳香醒胃，车前子利水消肿，大腹皮消胀利水，薤白头利气止痛。

三诊：面肢肿消，脘部仍胀，胁痛已止，手足热肿，胸闷。脉细弦。舌红质，苔浮黄腻。

处方：冬瓜皮9克　大贝母9克　川通草3克　茯苓皮9克　建曲炭9克　大腹皮9克　苏梗6克　青陈皮各3克　代代花3克　广木香3克　猪赤苓各6克

方解：按二诊方去远志肉、鸡内金、佩兰、车前子、薤白头。加苏梗、广木香宽胸顺气，大贝母润肺降热散结，建曲炭和胃消积，川通草清热利水。

四诊：胸部发胀已轻，手足热肿见消，气息渐顺。脉细弦。舌苔浮黄。

处方：冬瓜皮9克　建曲炭9克　川通草3克　茯苓皮9克　广木香3克　越鞠丸6克,包　苏梗6克　广郁金3克　佛手3克　大贝母6克,去心　代代花3克

方解：按三诊方去青陈皮，大腹皮改换广郁金开郁顺气。越鞠丸理脾平肝舒郁，顺气利膈化滞。

田某某，男，55岁。

辨证：水肿。

病因：脾虚不能制水，致水邪泛溢。

证候：腿足浮肿，纳食乏味，脘中不舒，便稀四次。脉沉细。舌质红，苔薄黄。

治法：健脾利水，养胃化浊。

处方：焦稻芽15克　扁豆衣9克　鲜荷梗6克　冬瓜皮9克　黑豆衣9克　益元散9克,鲜荷叶包煎刺孔　茯苓皮9克　炒萸连6克　黄芩炭6克　焦苡米12克　鲜佩兰6克,后下

方解：鲜佩兰、益元散芳香化浊，清暑利湿。扁豆衣、冬瓜皮、黑豆衣、茯苓皮、焦苡米清暑，益脾，利湿，消肿。焦稻芽健脾养胃。鲜荷梗、荷叶升清降浊。炒萸连、黄芩炭清热泻火、行气解郁以止泻。

边某某，男，22岁。

辨证：水肿。

病因：脾虚，气不化水。

证候：面肢浮肿，头晕，吐水，咳嗽，溲少，泛恶。脉细弦。舌质红，苔薄黄。

治法：理气开胃，健脾利水。

处方：草决明9克 焦稻芽6克 泽泻6克 冬瓜皮9克 佛手花3克 茯苓皮9克 代代花3克 焦苡米9克 通草3克 陈皮6克 杭甘菊9克

方解：杭甘菊、草决明平肝清热。焦稻芽、陈皮开胃理气以止泛恶。佛手花、代代花疏肝理气，芳香化浊。泽泻、焦苡米、通草渗湿，通气，清热以利小便。冬瓜皮、茯苓皮利湿健脾益气以消浮肿。

二诊：面肿见消，下肢肿消而未尽。头晕已减，吐水亦轻。仍溲少，并牙龈出血。脉细。舌质红，苔微黄。

处方：前方去草决明、佛手花、代代花，加藕节、赤芍各6克，丹皮6克。

方解：藕节、赤芍、丹皮顺气凉血、散瘀、止血。

按语：头晕、面肢肿见消。又发现牙龈有血，所以又加清热、止血之品，对证用药灵活非常。

三诊：头晕已止，泛恶吐水亦止，下肢、脸肿均消，溲多，腹鸣，牙衄已止。脉细数。舌质红，苔微黄。

处方：前方去藕节、丹皮，加炒竹茹6克，大腹皮6克。

方解：大腹皮、炒竹茹清热止恶。

李某某，女，18岁。

辨证：水肿。

病因：肝郁脾虚，寒湿下注。

证候：两足浮肿，腿痛，脘闷胸痛，纳少，气短，腹痛，便稀。脉细濡。舌质红，苔浮黄。

治法：疏肝理脾。

处方：苏梗6克 沉香曲6克 山楂炭9克 广木香3克 青陈皮各6克 扁豆衣9克 焦稻芽9克 炒萸连6克 猪赤苓各9克 焦苡米12克 代代花3克

方解：以苏梗、木香、沉香曲，行气舒肝祛寒。山楂炭、青陈皮、焦稻芽消导以除脘闷。扁豆衣、猪赤苓、焦苡米健脾化湿以消足肿。炒萸连以止腹痛祛寒湿，并止便稀。代代花舒肝解郁以止胸痛。

夏某某，女，29岁。

辨证：水肿。

病因：肺虚，气不化水。

证候：脸肢均肿，纳呆，脘堵肢酸，咳嗽，心悸，大便不通，左腹作痛。曾患吐血。脉细数。舌质红，苔浮黄腻。

治法：理肺润肠。

处方：焦稻芽15克 冬瓜子皮各9克 茯苓皮6克 大贝母9克，去心 炒枣仁6克 炒赤芍6克 瓜蒌仁皮各9克 大腹皮9克 陈皮6克 藕节炭9克 丝瓜络6克

方解：冬瓜皮、茯苓皮、大腹皮利水消肿。焦稻芽、陈皮理气和胃消食化痰。炒赤芍、丝瓜络通络止痛。冬瓜子、大贝母、瓜蒌仁皮理肺止咳嗽，润肠顺大便。炒枣仁安神宁心，止心悸。藕节炭止吐血。

二诊：脸肢肿已消，纳食已增，大便已下，头晕，脘腹仍作堵。脉细数。舌质红，苔微黄。

处方：前方去焦稻芽、藕节炭、丝瓜络、大贝母、炒赤芍、瓜蒌仁皮，加杭菊花6克，石决明12克，代代花3克，佛手3克，远志肉6克，砂仁3克。

方解：杭菊花、决明平肝止头晕，代代花、佛手、砂仁芳香开胃，远志肉补心安神。

王某某，男，32岁。

辨证：水肿。

病因：肾气虚，酒色过度，命门火衰。

证候：腿足浮肿，按有窅穴。胸闷，睡语咬牙，大便溏泄，小便不利。脉细。舌红浮刺。

治法：温脾肾，行气水。

处方：冬瓜皮6克　焦苡米6克　焦稻芽6克　茯苓皮9克　猪赤苓各9克　通草3克　栀子皮6克　炒萸连6克　另金匮肾气丸每次9克。

方解：冬瓜皮、茯苓皮、猪赤苓、焦苡米、通草渗湿行水。栀子皮清热下行从小便出。炒萸连泻心清火、行气解郁。焦稻芽导滞消食，金匮肾气丸补肾以温下元为君。

张某某，女，61岁。

辨证：水肿。

病因：肾气虚，气不化水。

证候：小腹肿，腿肿，跗肿，步艰，大便三天未行。脉细迟。舌质红，苔浮白。

治法：理气行水消肿。

处方：炒小茴香6克　生姜皮3克　冬瓜皮9克　木瓜9克,酒洗　嫩桑枝15克　茯苓皮9克　川桂枝3克　汉防己9克　苏梗6克　瓜蒌皮仁各9克　大腹皮3克　广木香3克

方解：炒小茴香理气调中温下焦。生姜皮散皮肤水气。川桂枝温经、通膀胱、化气行水。木瓜利筋骨、消水肿。苏梗开胃益脾下气。木香泄肺气、疏肝气、和脾。冬瓜皮利小便、消水肿。茯苓皮行水治水肿。防己通十二经，泻湿热、疗风水。大腹皮和脾行气利水。嫩桑枝利关节祛风。瓜蒌皮仁润下利肠消肿，通二便。

二诊：小腹肿见消，仍腿肿步艰，跗肿。大便已下。脉细，舌红苔浮白。

处方：按前方去小茴香、瓜蒌仁皮，加土炒白术6克，陈皮6克。

方解：土炒白术补脾燥湿和中，陈皮理气调中。

曹某某，男，62岁。

辨证：水肿。

病因：气虚水停，湿阻于下。

证候：腿足肿，头痛，疲倦，心悸。脉细弦。舌质红，苔浮白。

治法：化湿利水，养心安神。

处方：杭甘菊6克　扁豆衣12克　炒枣仁9克　杭白芍6克　汉防己9克　冬瓜皮9克　茯苓皮6克　怀牛膝炭6克　远志肉6克　文竹6克

方解：以杭甘菊除头痛。扁豆衣、汉防己、冬瓜皮、茯苓皮、文竹除湿利水消肿。炒枣仁、远志补心气，安神定志。白芍养血。怀牛膝炭活瘀引血下行。服三剂而愈。

李某某，女，48岁。

辨证：水肿。

病因：肝郁气滞，气水不化。

证候：腿肿，纳呆，后背作疼，头晕。月事已停。脉细弦。舌质红，苔浮黄腻。

治法：舒肝解郁，健脾利水。

处方：焦稻芽15克　杭甘菊9克　代代花3克　冬瓜皮9克　杭白芍9克　佛手2克　茯苓皮9克　丝瓜络6克　川通草3克　粉丹皮6克　五加皮6克

方解：焦稻芽消导开胃。代代花、佛手解郁宽胸顺气。冬瓜皮、茯苓皮、五加皮、川通草、瓜络利水消肿。杭甘菊祛风除晕。杭白芍柔肝养血。粉丹皮活血祛瘀。

二诊：腿肿已消，头晕，筋痛，喉堵，纳少，后背作痛。脉细弦。舌质红，苔浮黄。

处方：白蒺藜9克　杭白芍9克　越鞠丸6克，包　杭甘菊6克　丝瓜络6克　鲜佛手3克　冬瓜皮9克　沉香曲6克，包　代代花3克　茯苓皮9克　草决明12克

方解：白蒺藜、草决明、杭甘菊、杭白芍平肝养血敛阴以止头晕，筋痛。丝瓜络、冬瓜皮、茯苓皮利湿活络消肿。佛手、代代花、沉香曲宽胸理气，以止背疼。越鞠丸解郁顺气开胃以进饮食。

刘某某，女，50岁。

辨证：水肿。

病因：肝胃不和，脾失运化，湿热互滞。

证候：腿肿，腹胀，微热，脘堵。脉细弦。舌质红，苔薄黄。

治法：平肝健脾，利水消肿。

处方：焦麦芽9克　代代花3克　苏梗6克　广木香3克　大腹皮6克　佛手花3克　冬瓜皮9克　汉防己6克　鲜佩兰6克　茯苓9克　炒青蒿6克

方解：苏梗、广木香、佛手花、代代花疏肝和脾，理气开郁。焦麦芽健脾宽中除胀满。鲜佩兰、炒青蒿芳香化浊清热。汉防己利九窍，泻湿热。大腹皮、冬瓜皮、茯苓皮泄肺和脾下气，行水消胀。

孙某某，女，38岁。

辨证：水肿。

病因：郁热熏蒸，气水不化。

证候：少腹及腿肿，脘痛，牙痛。脉细弦。舌质红，苔薄黄。

治法：清热开郁，理气行水。

处方：冬瓜皮9克　连翘6克　陈皮6克　茯苓皮9克　净银花6克　白茅根12克　川通草3克　炒赤芍6克　赤小豆12克　蒲公英6克　陈香橼6克

方解：赤小豆通小肠、利小便、清热解毒。陈皮、陈香橼理气消食快膈。银花散热解毒。连翘、赤芍泻肝火，散血行滞。茅根除伏热，利小便。蒲公英化热毒消肿。冬瓜皮、茯苓皮消水肿。通草通气引热下行而利小便。

王某某，女，42岁。

辨证：水肿。

病因：水饮阻于内，风寒束于外，气水不化。

证候：面肿三天，腹、腿、身微肿，气短。脉细弦。舌质红，苔微黄。

治法：化水饮，祛风寒。

处方：冬瓜子皮各6克　车前子9克,包　佛手3克　苏梗叶6克　大腹皮9克　焦苡米9克　广木香3克　陈皮丝6克　制半夏9克　连皮苓9克　防己9克　防风9克

方解：苏梗叶、防己、防风、广木香祛风寒行气化水。冬瓜子皮、焦苡米、连皮苓除湿利水消肿。佛手宽胸顺气。制半夏、陈皮丝利气除湿，化饮渗湿热，利小便。车前子、大腹皮消胀利水。

夏某某，女，29岁。

辨证：水肿。

病因：气水不化。

证候：腹痛下坠，大小便不通，纳少，面肢浮肿六天，喉中堵塞感。脉滑数。舌质红，苔薄黄。

处方：大腹皮6克　橄榄核9克,杵　焦稻芽9克　瓜蒌皮仁各6克　陈皮6克　苏梗6克　冬瓜皮9克　连皮苓9克　木香3克　山楂炭6克　荷梗6克

方解：冬瓜皮、连皮苓消胀行水。焦稻芽、山楂炭导滞消食开胃。陈皮顺气和中。大腹皮、荷梗消胀利水，通气升清。橄榄核利咽。瓜蒌皮仁宽胸、润便。苏梗、木香化气止痛。

以上出自《陆观虎医案》

赵海仙

疮湿传里，遍身浮肿，胸次胀痛。脉象浮濡。拟元戎五苓汤治之，透出乃吉。

川羌活一钱五分　川桂枝一钱　川厚朴七分,炒　赤小豆三钱,打　青防风一钱五分　生苍术一钱　杏仁泥二钱　苏薄荷一钱五分　猪赤苓各三钱　建泽泻一钱五分　鲜生姜一片，葱白三枚，鲜鲤鱼一尾，煎汤代水。

复诊：改用生姜皮七分，加五加皮一钱五分，冬瓜皮四钱。

《寿石轩医案》

叶熙春

林，女，二十二岁。二月。杭州。始有寒热，治后虽退，而咳嗽不已，由上而下全身漫肿，头大如斗，双目合缝，气逆不耐平卧，小溲短少，食入腹筒作胀，按脉浮滑而数，舌苔白薄。水气内停，风邪外袭，两者相搏，溢于皮肤成肿。经云："病始于上而盛于下者，先治其上。"拟大青龙法。

生麻黄3克　白杏仁9克,杵　生石膏15克,杵,先煎　甘草2.4克　桂枝木2.4克　陈皮5克　粉猪苓9克　生姜皮1.5克　茯苓皮12克　清炙桑白皮9克　炒椒目5克,包

二诊：气逆略平，汗出无多，咳嗽如故，肿势未消，按脉浮滑，舌苔白薄。水气逆肺，肺

失肃降，气机不利，水湿难消。再拟疏风宣肺，行气利水。

生麻黄3克　白杏仁9克，杵　桂枝木5克　生石膏15克，杵，先煎　冬瓜子皮各12克　陈皮5克　带皮苓9克　清炙桑白皮9克　炒椒目3克，包　生姜皮2.4克　紫背浮萍6克

三诊：肺气得宣，汗出尿增，水肿十去五六，咳嗽大减，气逆渐平，脉浮，苔白。病有转机，再以原法出入。

生麻黄1.5克　白杏仁9克，杵　桂枝木3克　茯苓9克　炒晒白术5克　炙陈皮5克　炒枳壳5克　泽泻6克　大腹皮9克　防己5克　清炙桑白皮6克

四诊：水肿已退八九，气逆亦平，食后腹筒仍胀，脉弦而细，舌苔白薄。水为阴邪，水湿久停，中阳不展，脾失健运，再拟温中化气利水。

桂枝木5克　姜皮3克　冬瓜子皮各12克　清炙桑皮9克　茯苓皮15克　泽泻6克　炒晒白术6克　猪苓9克　炒椒目3克　平地木15克　大腹皮9克　红枣5只

五诊、六诊：水肿已消，咳嗽气逆俱平，接服六君子汤加猪苓、泽泻、桂枝等健脾化湿，连续进十余剂而告全愈。

魏，男，七岁。十月。昌化。全身浮肿，日久未消，迩又咳喘之增，胸闷纳呆，渴不欲饮。前医曾用宣肺疏表，肿势未消，两脉沉细，乃脾虚不能制水，水气泛滥，上渍于肺，而致咳喘不已。治拟宣肺温脾，以消浊阴。

桂枝木3克　炒橘红2.1克　冬瓜子皮各9克　制巴戟5克　仙半夏6克　茯苓12克　淡熟附块5克　泽泻5克　炒胡芦巴8克　生姜皮3克　杏仁9克，杵

二诊：前用通阳利水，阴霾渐消，反不口渴，全身浮肿逐渐消退，中脘胀闷亦减。前方既效，再守原法出入。

桂枝木3克　茯苓12克　淡熟附块6克　陈皮6克　炒胡芦巴8克　姜皮4克　平地木9克　泽泻5克　冬瓜子皮各9克　陈香橼皮9克　制巴戟6克

此方服三剂后，肿退，症状消失。

蒋，男，二十四岁。八月。杭州。脾土为湿所困，健运失权，阴寒偏胜，全身漫肿，已达二月未退，胸宇塞闷，口淡无味，胃纳减退，小溲短少，大便溏泄，两脉涩迟，舌苔白腻。脾阳不振，浊阴停滞，水反侮土。治拟温中实脾。

桂枝木3克　制苍术6克　淡附子6克　姜皮5克　京小葫芦5克　茯苓皮5克　煨草果6克　陈皮5克　枣儿槟榔9克，杵　平地木15克　制川朴5克

二诊：服实脾饮加减，小溲增多，水肿略见消退，腹胀较宽，大便已不溏薄，而胃纳不佳如故，脉象细迟，舌苔白薄。脾阳未展，浊阴难消，再守原法出入。

桂枝木3克　炒苍术5克　冬瓜子皮各12克　制川朴5克　煨草果6克　茯苓12克　枣儿槟榔9克，杵　生姜皮5克　冬葵子9克　平地木15克　淡附子9克　炙陈香橼皮5克

三诊：脾阳有来复之渐，小溲增多，全身肿胀，已去其半。日前又受外感，形寒身热，鼻塞头痛，稍有咳嗽，脉浮数，苔白薄。先拟解表疏邪，杏苏散加减。

杜苏叶5克　白杏仁9克，杵　炙橘红5克　炙前胡6克　薄荷叶3克，后下　桔梗5克　宋半夏6克　茯苓12克　炒枳壳5克　青防风5克　生姜2片

四诊：感冒已愈，小溲亦多；惟纳食欠馨，口淡而腻，腹筒仍胀，脉象沉细，舌苔白薄。

中阳久伤，纳运失和，表证已解，仍当治本。

淡附子9克　茯苓12克　桂枝木5克　制川朴5克　炒晒白术6克　炒枳壳5克　平地木24克　陈皮5克　煨草果5克　杜苏叶5克　炒椒目3克, 包

五诊：水肿消退七八，腹笥胀满已宽，纳食增加，而神倦乏力如故，脉象沉细，较前有力，舌苔白薄。脾阳得展，浊阴无以再存，前法仍可再进。

淡附块9克　茯苓12克　米炒上潞参6克　炙陈皮5克　桂枝木5克　姜皮5克　冬葵子9克　煨草果5克　炒晒白术6克　平地木9克　冬瓜子皮各12

六诊：迭进崇土温运，全身水肿已退，胃纳亦复正常，脉象较前有力，舌苔白薄。阳气得振，水湿自行，再拟健脾温肾。

米炒上潞参9克　桂枝3克　淡附块6克　茯苓12克　炒晒白术6克　炙陈皮5克　平地木9克　川朴5克　冬葵子9克　制巴戟9克　炒胡芦巴9克

七诊：水肿消后，胃纳转佳。邪去正虚未复，再以温补脾肾。

淡附块9克　桂枝3克　大熟地12克　制巴戟9克　炙大有芪9克　茯苓12克　炒上潞参9克　陈皮5克　米炒怀山药9克　炒胡芦巴12克　泽泻6克

八诊：以桂附八味去丹皮，加参、芪、巴戟、胡芦巴，又服二十余剂后，易汤为丸，继之。

陈，男，四十九岁。十一月。杭州。全身浮肿，按之没指，两月未消，面色苍白，腰背酸疼，纳食减退，少腹阴冷，大便溏薄，两脉沉细无力，舌苔白薄。命门火衰，脾失温运，法当益火之源，以消阴翳，金匮肾气丸加减。

砂仁2.4克, 拌捣　熟地15克　泽泻6克　淡熟附子6克　陈萸肉6克　平地木15克　制巴戟9克　肉桂心3克, 研细, 泛丸吞　茯苓12克　炒胡芦巴9克　瞿麦9克　怀牛膝9克

二诊：前进温补下焦，少火生气，中州得暖，水湿运行。小溲日益增多，水肿逐渐消退，而腰背酸痛如故，口干而不喜饮，乃阳气抑郁，津液不能上腾。再守原法出入。

砂仁2.4克, 拌捣　熟地15克　泽泻6克　肉桂心3克, 研细, 泛丸吞　茯苓12克　冬葵子9克　制巴戟6克　炒胡芦巴12克　米炒怀山药9克　炒怀牛膝9克　淡附子9克　炒椒目5克

三诊至五诊：水肿继续消退，仍宗原法（增损不多，未载）。

六诊：水肿尽消，纳食如常；惟脉象沉细无力如故，舌苔白薄。水湿久留，真阳埋没，虽然迭进温补，浊阴已消，而肾气久伤，恢复非易。再拟温肾益脾，俾使元阳来复，则阴邪无以再存。

鹿角胶6克, 另烊, 冲　米炒上潞参9克　陈萸肉6克　茯苓12克　清炙黄芪9克　炒杞子9克　砂仁2.4克, 拌捣　熟地12克　泽泻6克　米炒怀山药9克　炒胡芦巴9克　淡附子3克

上方共服三十余剂，体力复常，恢复工作，以后常吞金匮肾气丸巩固。

丁妇，三十岁。闲林埠。产后冲任两竭，汛事先断，久而血残气惫，八脉支离。血咸成水，积于胞宫，泛于肓膜，少腹结痛，痞满肿胀，遍身浮肿，形寒肢冷，腰脊酸坠，延成冷痼。脉细，苔光舌淡。病起五年，难取速效，先拟温通。

瑶桂心1.8克, 另吞　抚芎5克　川楝子9克　香附9克　全当归12克　冬瓜子9克　杭白芍9克　广郁金6克　紫石英15克　炮姜3克　淡吴萸1.5克　大腹皮6克　楂炭6克

二诊：前勉温通奇经，水道已有所泄，肿胀渐消，胃阳略醒。脉沉而细涩。仍宗原法出入。

淡附片 2.4 克　炒米仁 12 克　抚芎 5 克　炒冬葵子 9 克　桂心 1.8 克　胡芦巴 9 克　楂炭 12 克　泽泻 9 克　泽兰 9 克　白芍 5 克　制香附 6 克　当归 9 克　紫石英 15 克　茯苓 18 克

三诊：历进《金匮》法，胀满虽十去六七，头面手臂浮肿未消。是水气仍未下行，邪干阳位之征也。

黑肾气丸 9 克，晨吞　椒目 3 克　紫石英 12 克　茯苓 15 克　梗通草 9 克　冬瓜子皮各 9 克　陈香橼皮 9 克　川芎 5 克　附子 2.4 克　炒米仁 9 克　当归 9 克　广木香 3 克　桂心 2.1 克　冬葵子 9 克　平地木 12 克

以上出自《叶熙春专辑》

施今墨

马某某，女，46 岁。去年八月间曾患肾炎，经县医院治疗，肿消出院。返家后，经常发现颜面及两足浮肿，腰酸胀，头晕心悸，胸闷不思饮，大小便均不畅，周身无力，睡眠不宁。在乡间虽服中药及偏方，迄未见好。舌苔白腻，脉沉弦。

辨证立法：前患肾炎，虽经治疗好转尚未彻底痊愈，以致病邪稽留遂成慢性疾患。肾阳不充心阳亦损，浮肿、心悸、头晕、腰酸之证见，命门火衰，导致脾运不健，故有胸闷不食，四肢倦怠无力，拟温肾阳、强心健脾行水治之。

处方：嫩桂枝 6 克　淡附片 5 克　川续断 10 克　川杜仲 10 克　赤茯苓 12 克　赤小豆 20 克　野于术 5 克　淡猪苓 10 克　炒远志 10 克　姜厚朴 5 克　冬葵子 12 克　冬瓜子 12 克　旱莲草 10 克　车前草 10 克　炙草梢 3 克

金匮肾气丸 20 克，包煎。

二诊：服药四剂，诸证均有所减轻，病程已久，非数剂即能显效，前方桂枝加至 10 克，增黄芪 25 克，再服六剂来诊。

三诊：服药六剂，浮肿消，小便增多，心悸腰酸，均见好转，睡眠尚好，食欲稍强，惟二便仍不通畅。

处方：川桂枝 10 克　北柴胡 3 克　杭白芍 10 克　野于术 5 克　淡猪苓 10 克　赤小豆 12 克　冬葵子 15 克　炒枳实 5 克　赤茯苓 12 克　冬瓜子 15 克　车前草 10 克　旱莲草 10 克　风化硝 6 克　全瓜蒌 25 克　怀牛膝 6 克　炒皂角子 10 克，晚蚕沙 6 克同布包　白通草 5 克　炙草梢 3 克

金匮肾气丸 20 克，包煎。

四诊：前方仍服六剂，大小便均通畅，食欲增强，精神健旺，未见浮肿，但觉腰酸，近日返乡希予常方。

处方：每日早服滋肾丸 10 克，晚服金匮肾气丸 10 克。

周某某，男，20 岁。患肾炎已有九个月，初在县医院治疗，浮肿一度消退，嗣后回家调养，又渐肿胀，在乡多次服药未效，故来京求诊。现证：全身浮肿，小便不利，腹胀不思食，困倦无力。舌苔薄白，脉沉涩。

辨证立法：原罹肾炎，调摄不当，遂成慢性疾患，肾气不充，脾运不健，水气泛溢，全身浮肿，经查亦有腹水现象。拟通肾阳，健脾行水法为治。

处方：川桂枝 10 克　淡猪苓 10 克　建泽泻 10 克　赤茯苓 12 克　赤小豆 12 克　冬瓜子 30 克　冬

瓜皮 30 克　杭白芍 10 克　野于术 6 克　川厚朴 10 克　车前草 12 克　旱莲草 12 克　白通草 5 克　川萆薢 10 克　川石韦 10 克　炙草梢 3 克

二诊：药服二剂，腹胀稍减，小便增加，浮肿未见消。药力未及，宜多服数剂观察。

处方：前方赤小豆增至 24 克，加黄芪皮 12 克，冬葵子 12 克，炒韭菜子 6 克，益元散 10 克，布包。

三诊：药服六剂，小便量未见增多，而大便溏泻数次，腹胀减。

处方：前方黄芪增至 30 克，加党参 10 克，防己 10 克，苍术 10 克，再服六剂。

四诊：服药六剂，情况良好，又再服四剂，小便增多，浮肿消减，腹部胀满大为好转，食欲增强。

处方：川桂枝 10 克　杭白芍 10 克　绵黄芪 30 克　炒苍术 10 克　炒白术 10 克　淡猪苓 6 克　川厚朴 10 克　云苓块 15 克　汉防己 10 克　炒泽泻 10 克　大腹皮 10 克　大腹子 10 克　冬瓜子 30 克　冬瓜皮 30 克　地萹蓄 10 克　炙草梢 5 克

五诊：又服十剂，浮肿全消，惟晨起颜面尚觉肿胀，腹部胀消，颇感轻快，食欲甚好。

处方：前方加党参 10 克，再服十剂后，原方加五倍量配制丸药，回乡常服，仍忌盐酱诸物。

王某某，男，23 岁。发病二十余日，过午寒热，头面出汗，小便色赤，颜面四肢浮肿，口渴思饮，大便干，三四日一行。经医院查尿有红细胞、蛋白及上皮细胞等。苔薄白，舌质红，脉浮数。

辨证立法：外邪入侵，营卫痞塞，遂致水气不行，渗溢而为浮肿。正邪搏结，因发寒热，里热甚炽，口渴思饮，迫血妄行，热入膀胱。法当清热利尿、润燥止血治之。

处方：白芦根 20 克　白茅根 20 克　大生地 10 克　鲜生地 10 克　冬葵子 12 克　云茯苓 10 克　冬瓜子 12 克　旱莲草 30 克　车前草 10 克　车前子 10 克，布包　朱茯神 6 克　朱寸冬 10 克　仙鹤草 12 克　凤尾草 10 克　甘草梢 6 克　阿胶珠 10 克　瓜蒌子 10 克　瓜蒌根 10 克

二诊：服三剂，尿中红细胞减少，小便量亦增多，大便仍燥，浮肿依然，寒热犹作。

处方：前方加火麻仁 12 克，再服三剂。

三诊：服药三剂，经检尿仍有细胞及蛋白，小便尚不通利，大便较干，下肢浮肿见轻。

处方：白芦根 30 克　白茅根 30 克　大生地 10 克　鲜生地 10 克　酒黄柏 6 克　酒黄芩 6 克　炒香豉 12 克　山栀衣 6 克　旱莲草 12 克　车前草 12 克　冬瓜子 12 克　冬葵子 12 克　赤茯苓 10 克　赤芍药 10 克　瓜蒌子 10 克　瓜蒌根 10 克　郁李仁 6 克　炙草梢 5 克　晚蚕沙 10 克，炒皂角子 10 克，同布包

四诊：服药四剂，寒热已退，医院检尿仍有少量红细胞及蛋白、上皮细胞。浮肿虽渐消，而晨起面肿，晚间腿肿较重，口干舌燥尚未减退，拟猪苓汤、葵子茯苓散加味治之。

处方：淡猪苓 10 克　赤茯苓 12 克　赤小豆 12 克　车前草 12 克　旱莲草 12 克　冬瓜子 12 克　冬葵子 12 克　陈胶珠 10 克　滑石块 10 克，布包　炒泽泻 10 克　仙鹤草 15 克　炙草梢 3 克

五诊：药服六剂，症状减除，饮食、睡眠、二便均已如常，经医院检尿仍有少量蛋白，拟与丸方常服。

处方：每日早服六味地黄丸 1 丸，午服云南白药 0.3 克。

李某某，女，56 岁。颜面、四肢浮肿已有半年，时发心悸，胸闷气短，自觉躁热即汗出，

足冷，大便不畅，小便短少。舌质淡，苔薄白，脉象沉缓。

辨证立法：心气不足，阴不敛阳，证现心悸自汗。四肢浮肿而肢冷者，肾阳不足也，拟强心肾、调阴阳为治。

处方：川桂枝 3 克　炒远志 10 克　酸枣仁 12 克　米党参 10 克　杭白芍 10 克　浮小麦 25 克　炙黄芪 12 克　柏子仁 10 克　车前草 10 克　赤茯苓 12 克　火麻仁 15 克　赤小豆 12 克　晚蚕沙 10 克，炒皂角 10 克同布包　旱莲草 10 克　桑寄生 15 克　炒桑枝 15 克　炙草梢 3 克

二诊：药服五剂，浮肿见消，自汗少，手足冷减轻，唯心悸、气短依然，大便仍不通畅。

处方：杭白芍 6 克　朱茯神 6 克　炒远志 10 克　川桂枝 3 克　朱茯苓 6 克　柏子仁 10 克　全瓜蒌 25 克　薤白头 10 克　火麻仁 15 克　桑寄生 15 克　炒桑枝 15 克　浮小麦 25 克　炙草梢 5 克

三诊：服六剂，浮肿全消，肢冷见好，心悸、气短减轻，大便已通。前方加全当归 10 克，再服六剂。

四诊：服药六剂，诸证明显好转，心悸未发，精神甚好，拟回张家口，要求服丸药。

处方：按三诊原方，将剂量加一倍，为蜜丸，每丸重 10 克，早晚各 1 丸。夜临卧时加服参茸卫生丸 1 丸。

张某某，女，30 岁。自幼劳苦，生活条件亦差，患心脏病已近十年，未曾适当治疗。后来京工作一年，屡经医院诊治，病情未见好转。最近一个月又现浮肿，尤以下肢为甚，气短心慌，小便不利。舌润而白腻，脉沉迟。

辨证立法：病经十载，心气早亏，火衰水寒，遂见浮肿。拟强心健脾，温阳利水法为治。

处方：川桂枝 5 克　汉防己 12 克　绵黄芪 20 克　炒远志 10 克　赤茯苓 12 克　赤小豆 25 克　川厚朴 5 克　糠谷老 15 克　旱莲草 10 克　白通草 5 克　车前草 10 克　炙草梢 5 克　黑豆衣 12 克，热黄酒淋 3 次

二诊：服药两剂症状如前。前方加附片 6 克，于术 6 克，金匮肾气丸（包煎）25 克，滋肾丸（包煎）12 克。

三诊：前方服六剂，见效，小便增多，浮肿见消，去糠谷老、黑豆衣，加淡猪苓 10 克，冬瓜子 12 克，冬葵子 12 克。

四诊：又服六剂，小便增多，浮肿大减，只足跗仍肿，晚间尤甚。心跳、气短均见好。唯感胸闷行动微喘，拟开肺气行水。

处方：川桂枝 10 克　汉防己 12 克　赤茯苓 12 克　赤小豆 25 克　绵黄芪 20 克　炙麻黄 3 克　川附片 6 克　淡猪苓 10 克　野于术 10 克　炒远志 10 克　川厚朴 5 克　冬瓜子 20 克　冬葵子 20 克　车前草 10 克　旱莲草 10 克　炙草梢 5 克　金匮肾气丸 25 克，包煎　滋肾丸 12 克，包煎

五诊：服药十剂，除两足跗稍肿外，余无他证，拟服丸药巩固。

金匮肾气丸 20 克，每日早晚各服 10 克，服一个月。

刘某某，男，64 岁。久患心跳气短，行动即喘，去岁冬季发现足肿，经医院检查，诊断为心功能不全，左心室扩大。治疗后足肿消退，本年二月又现浮肿迄今已五阅月，浮肿由足至腿，渐及腹部，胀满不适，腹围增大，小便短赤，大便数日一行。舌苔白，脉沉实。

辨证立法：年事已高，患病日久，肾虚不能宣化水气，脾虚不能制水，水气盈溢，偏流下肢，逐渐及腹。前医屡进健脾温阳利水诸剂，未见少效，蓄邪实未去难取功效。治水之法，贵在因急通变，不可因噎废食，法宜补虚泻实，攻补交施，拟行气活血利水治之。

处方：大腹皮 10 克　蓬莪术 6 克　京三棱 6 克　大腹子 10 克　广木香 3 克　嫩桂枝 5 克　猪茯苓 10 克　福泽泻 10 克　紫油朴 5 克　云茯苓 10 克　野于术 6 克　车前草 10 克　车前子 10 克，包　冬瓜子 12 克　冬葵子 12 克　甘草梢 3 克　黑白丑各 3 克，研细面分 2 次冲服

二诊：服三剂小便增多，腹胀稍消，大便日行二三次，溏泻而不畅。前方加青陈皮各 5 克，再服三剂。

三诊：前方又服三剂，大便溏，小便多，腹部舒适，睡眠好，食欲增，再按原方服六剂。

四诊：服药六日，肿胀大减，大小便均甚通畅。上方去二丑，剂量加一倍为蜜丸，每丸重 10 克，早晚各 1 丸，白开水送服。晚间加服桂附八味丸 1 丸。

温某某，男，30 岁。九年前睾丸曾被碰伤，肿大疼痛，经治疗即消肿。数月后结婚，睾丸又肿，不久即遭日寇逮捕，居处阴暗潮湿，睾丸肿痛日渐加重。抗战胜利后屡经治疗，时肿时消。解放战争时期，转战各地无暇治疗，痛苦亦不严重。近年来又感病情进展，经协和医院诊断为慢性副睾丸炎。现证肾囊湿冷，每受寒湿，睾丸即肿而痛，并有下坠感，饮食二便无异常。舌苔正常，脉象沉迟。

辨证立法：睾丸受伤，虽是主因，寒湿入侵下焦致成病延深久之理，当从除积冷，消肿痛为治。

处方：盐橘核 10 克　盐荔核 10 克　盐小茴 10 克　酒炒山楂核 30 克　巴戟天 10 克　胡芦巴 6 克　川附子 6 克　桂枝 5 克　杭白芍 10 克　盐炒韭菜子 6 克，海浮石 10 克同布包　升麻 6 克　细辛 6 克　大熟地 10 克　瓦楞子 30 克　沙蒺藜 10 克　白蒺藜 10 克　炙草节 6 克　醋炒川楝子 10 克

二诊：服药七剂，平和无反应，病已深久，加强药力再服。

处方：盐橘核 10 克　盐荔核 10 克　盐小茴 6 克　巴戟天 10 克　胡芦巴 10 克　川附片 10 克　柴胡 3 克　杭白芍 10 克　炙升麻 3 克　酒当归 6 克　川楝子 6 克　炙甘草 3 克　沙蒺藜 10 克　白蒺藜 10 克　上肉桂 2 克　沉香 1 克，研细末装胶囊，分 2 次随药送服

三诊：服药七剂，下坠较好，肿痛依然，即将出差，携丸药服用较便。

处方：每日早服茴香橘核丸 10 克，午服补中益气丸 6 克，晚服参茸卫生丸 1 丸。

四诊：出差一个月，丸药未曾中断，肾囊湿冷，睾丸坠痛均见好转。

处方：每日早服茴香橘核丸 10 克，午服桂附八味丸 10 克，晚服人参鹿茸丸 1 丸。

五诊：又服丸药一个月，诸证均感好转，效不更方，前方再服一个月。

宫某某，女，43 岁。经协和医院检查为风湿性心脏病，曾患风湿性关节炎，现在关节已不疼痛，颜面浮肿，心跳为甚，气短胸闷，时吐白黏痰，小便少，大便干。舌苔白腻，脉细滑。

辨证立法：痰为水化，若水气不行，则痰涎壅阻，因以滞涩不通，浮肿胸闷。拟气水双治，使脉络通畅，症状可除。

处方：冬瓜子 12 克　车前草 12 克　南沙参 6 克　冬葵子 12 克　旱莲草 10 克　北沙参 6 克　薤白 10 克　莱菔子 6 克　大腹子 6 克　全瓜蒌 20 克　莱菔英 10 克　大腹皮 10 克　川郁金 10 克　炒远志 10 克　炒枳壳 5 克　白杏仁 6 克　苦桔梗 5 克　炙草梢 5 克

二诊：服药五剂，小便增多，颜面浮肿见消，胸闷较好，痰涎减少。仍遵前法增加药力。

处方：杭白芍 10 克　苏桔梗各 5 克　青皮炭 5 克　醋柴胡 5 克　广皮炭 5 克　炒远志 10 克　茯苓神 10 克　莱菔子 10 克　炒枳壳 5 克　川郁金 10 克　莱菔英 10 克　柏子仁 10 克　冬瓜子 12 克　冬葵子

12克　炙草梢5克　青砂仁3克　车前草10克　豆蔻仁3克　旱莲草10克

三诊：服药四剂，诸证均见减轻，唯心跳仍甚。拟建脾利湿、行气通络法。

处方：米党参10克　杭白芍10克　莱菔子10克　茯苓神各10克　醋柴胡5克　莱菔英10克　野于术6克　紫油朴5克　炒远志10克　冬瓜子25克　苦桔梗5克　炒枳壳5克　炙草梢5克

以上出自《施今墨临床经验集》

第三十八章 关格

王九峰

饮食不入谓之格，二便不出谓之关。阴阳有所偏乘，尺寸为之覆溢，气口脉浮，浮火上引结喉之人迎，呕逆不能食，大便兼旬不能解，小便如癃闭淋。阳明胃液气化为火，火灼金伤，治节不行，阴阳不相营运也。幽门气化不及州都，关津不利，乃三阳将结之危疴也。

生脉散加生地、山药、吴萸、白蜜、牛乳。

《王九峰医案》

何平子

中虚肝郁，吞食噎逆，格之渐也，不易脱体。

全福 法半夏 厚朴 薆皮 茯苓 代赭 炒白芍 郁金 益智 煨姜

复诊：去全福、厚朴、郁金、加桃仁、生归身。

肝脾郁结，腹痛呕逆，粪如羊矢，恐成格疾。

真西党三钱 归身二钱 炒白芍二钱 火麻仁二钱 代赭石三钱 瓜薆皮四钱 法夏钱半 煨木香四分 小郁金一钱 蔗汁三瓢

复诊：西党参三钱 白芍二钱 甜杏仁三钱，研 紫石英三钱 苏子三钱 法半夏钱半 云苓二钱 郁金一钱 枇杷叶二钱 薆皮三钱

又换方：蜜炙西党 法半夏 砂仁 炒熟地 益智仁 甜杏仁 知母

以上出自《壶春丹房医案》

费伯雄

某。痰滞郁结，上下关格。宜疏畅中都。

当归 茯苓 苏子 陈皮 小川朴 枳实 薆仁 沉香

某。肝为将军之官，其体阴，其用阳，故为刚脏。营血素亏，不能滋养肝木，肝气太强，上升犯胃，下行克脾，以致食入作梗，中脘不舒，二便不通，上格下关，证极沉重。姑拟养血柔肝，兼以苦降辛开之治。

归身 丹参 怀牛膝 茯苓 生苡仁 刺蒺藜 川郁金 青陈皮 小川朴 上川连 淡吴萸 沉香磨冲

以上出自《费伯雄医案》

姚龙光

陈道生，忠厚人也，与其父皆以好义见称，数年淹蹇，事多掣肘，患关格证，服药数十剂，病势日重，予自鄂回，闻其病而往视之，见其面色萎黄，饮食入腹即吐，午食至戌则出，暮食至早则出，所吐皆酸腐宿食，绝无新食一粒，兼有痰涎甚多，大便十余日一次，有如马粪，小便赤涩，诊其脉，两关滑大而迟，重按无力，余部均不应指，前所服药，类皆苦寒一派。余曰：此非真关格也，乃胃气虚弱，运化失职，阴霾之气晦塞三脘，痰水涎沫填满胃中，饮食入胃，为痰涎所裹，不能运化精微，时久则味变酸腐，为胃所恶，新食芳香，为胃所喜，故新食一入，则宿食去而新食留，且胃失健运，其渣滓无由下达，大肠津水无由渗入膀胱，故大便艰，小便涩，势所必然，若用理中以振胃阳，用重药以镇胃气，脾阳一复，便可挽回。乃用潞党参五钱，白术五钱，附子三钱，干姜二钱，炙甘草一钱五分以补脾阳，煎出，另用赤石脂细末五钱以镇胃气，方出，市医窃议曰：大便已艰极，再服此补涩之药，大便当不通矣。余嘱令煎服，毋为人言所惑也。服三剂，果便溺通利，服六剂，果便泻痰水日十余次，食粥不吐，惟硬物不能食，两关脉已敛，寸尺俱起，但濡弱耳。余曰：可望生矣，胃中阴邪由大便下行，其势最顺，然浊邪一去，则辽阔空虚，有如新造之区，故硬物不能消受，其先大便结硬，愈服苦寒下剂则愈室，今服补涩之剂则反下泄者，是脾阳已回，胃气已复，中下焦阴霾之气，痰水之积皆无地可容，盘踞不得，如红日一升，群魔避舍，有此气势，此所以用补涩药而大便反泻之理也。若再服十余剂，将空洞填满，胃复升降，脾复健运，便复其常矣。讵料其妻进红灵丹与服，又请王名医诊治，视为湿痰，用三仁、五苓等汤，不十日，坏证复见，两月而逝，死后家徒四壁，子不克家，律以天道，诚茫茫矣，岂可问哉？

《崇实堂医案》

余昕鸿

琴川赵姓女，年十九，面色如常，毫无病容，脉见左弦右弱。余曰：木强土弱，肝木犯胃克脾。饮食作吐否？其父曰：然。即进疏肝扶土降逆之剂。明日又至。其父曰：昨日所服之药，倾吐而尽。余即细问其病之始末。其父曰：此病有一年半矣。余曰：何不早治？其父曰：已服药三百余剂，刻下只能每日饮人乳一杯，已月余未得更衣。余乃细询其前服之方，皆进退黄连汤、资液救焚汤、旋覆代赭汤、四磨饮、五汁饮、韭汁牛乳饮，俱已服过。又云：不但服药，而川郁金磨服已有三斤，沉香磨服亦有四五两。余曰：今辽宁郁金，实即莪术之子，大破气血。伽楠香虽云理气，其质是木，有气无味。二味多服，津液愈亏，胃汁愈枯，脏腑日见干涩。此乃杂药乱投，大伤津液而成格也。余细细思之，取大半夏汤加淡苁蓉、怀牛膝，金匮肾气丸绢包同煎。以取半夏之辛开滑降，甘草、人参生津养胃，生蜜甘润，甘澜水取其引药下行，增肉苁蓉之滑润肠腑滋膏，牛膝之降下而潜虚阳，再以金匮肾气丸温动真阳，云蒸雨施，藉下焦之阳，而布上焦之阴。服后仍倾吐而尽，余颇焦灼，问曰：人乳何以饮。其父曰：一杯作四五次方能饮尽。惟金匮肾气丸干者三四粒亦能下咽。余曰：得之矣。将原方浓煎，或置鸡鸣壶内，终日炖温，频频取服。令病人坐于门前，使其心旷神怡，忘却疾病之忧。将肾气丸四钱干者，每次三四粒，用药汁少些送之。一日夜尽剂，就余复诊。余曰："别无他治，仍将蜜作肾气丸干咽，以原方药汁送之。"服三四剂，忽然神气疲倦，面色转黄，一月余未得更衣，忽下燥粪两尺，卧床不能起矣。举家惊惶。余曰："下关虽通，上关仍闭，饮食仍不得下，幸而干者能咽，尚有一线生机。"将肾气丸四钱，和入蒸饭四钱捣丸，将前方去苁蓉、牛膝，遵前法渐渐吞之。后仍前法再加蒸饭四钱，照法吞之。数日后，胃得谷气，食管渐润。肾气丸每日加服一钱，渐加至饭三四两，皆用大半夏汤吞之。后以饭作丸，用清米饮吞之。一日能进饭丸四两，再食以干饭。上格已开，腑气亦润，后用润燥养阴之品，调理三月而愈。所以仲圣之法，用之得当，如鼓应桴。人云仲圣之法能治伤寒，不能治调理者，门外汉也。关格皆属津枯，倘用香燥以取一时之快，此乃暗藏利刃，杀人于无形之地耳。余于此证，焦劳两月，始能治痊，亦生平一快事也。

琴川东周墅顾姓，年三十余。素性好饮纵欲，肾虚则龙火上燔，呕血盈盆，津液大伤。他医以凉药遏之。后年余，大便秘结、匝月不解，食入即呕，或早食暮吐。又经他医投以辛香温燥，呕吐更甚。就余寓诊。余曰：大吐血后，津液已伤，又经辛香温燥，更伤其液，肝少血养，木气上犯则呕，肠胃干涩，津不能下降，则腑道不通，故而便坚阴结也。即进进退黄连汤，加苁蓉、枸杞、归身、白芍、沙苑、菟丝、柏子仁、麻仁、牛膝、肉桂、姜、枣等温润之品。服四五剂，即能更衣，其呕亦瘥。再加鹿角霜、龟板胶，又服二十余剂乃痊。至今已八年矣，或有发时，服甘温滋润药数剂即愈。此证如专以香燥辛温耗烁津液，关格断难复起。汪讱庵曰：关格之证，治以辛温香燥，虽取快于一时，久之必至于死。为医者当如何慎之。

庚午，余治琴川孝廉邵君蔓如，生平嗜饮过度，且有便血证，便血甚多，始则饮食渐少，继则四肢痿软，后即饮食不得入，手不能举，足不能行。邀余诊之，询其颠末。每日只能饮乳一杯，米粉粥一盅而已。看前医之方，皆服芳香温燥。诊脉弦涩而空，舌津燥。余曰：此乃血不养肝，津液干涩，食管不利。夫格证皆属津枯，刚燥之剂，亦在所禁。痿属血少不能荣养筋络。多服燥烈芳香，胃汁枯，津液伤，痿证已成，格亦难免。即进以养血润燥之品。服五六剂，格证渐开。余思草木柔润之剂，难生气血，亦不能入络。因其好酒，便血太多后起此证，即进以血肉有情之品，虎骨、鹿骨、龟板等胶，牛筋、蹄筋、鹿筋、羊胫骨、鸡翅及苁蓉、线鱼胶、枸杞、归身、巴戟、猪脊筋大队滋补重剂。服十余剂，关格大开，渐能饮食，手足痛势已舒，手略能举，步稍能移。后即将此方加羊肾、海参、淡菜共十七味，约四五斤，浓煎收膏，服四五料，步履如常，饮食亦复，手亦能握管矣。古人云：精不足者，补之以味。其言洵不诬也。

以上出自《余听鸿医案》

巢渭芳

丁氏，六十二岁。脉虚体肥，病后胃津不足，脘闷格痛，不食不便，心中烦热，宜开降化郁。薤白头、法半夏、枳壳、小胡麻、郁李仁、川楝子、火麻仁、油当归、白蒺藜、瓜蒌皮、茯苓。

《巢渭芳医话》

陈莲舫

徐。下关上格，腹脘漉漉，完食吐沫，脉象沉弦，治以温通。

淡吴萸　荜澄茄　生当归　川楝子　佛手柑　新会皮　炒香附　煨益智　焦建曲　生白芍
小枳实　白檀香　姜竹茹

潘。气痹液涸，当脘作痛，纳微便结，此属关格。
法半夏　左金丸　细香附　生当归　制丹参　竹茹　广陈皮　真獭肝　荜澄茄　生白芍
乌沉香_{人乳磨}

南翔，某。关格转机，脉息细弦，治以和养。
法半夏　制洋参　生当归　小麦冬　绿萼梅　白茯苓　竹茹　广陈皮　生于术　生白芍
川石斛　黄菊花　制丹参

周浦，卞先生。关格虚体，湿郁中焦，乍寒乍热，脘闷肢倦，咳嗽口渴，舌黄，脉象细弦，
治以和养。
干佩兰　冬霜叶　姜半夏　白茯苓　光杏仁　川石斛　制川朴　焦米仁　新会皮　川郁金
生白芍　枇杷叶

以上出自《莲舫秘旨》

曹南笙

某左。络虚则痛有年，色脉衰夺，原非香蔻劫散可效，不明治络之法，则愈治愈穷。
桃仁　青葱管　桂枝　生鹿角　归尾
此旋覆花汤之变制也，去覆花之咸降，加鹿角之上升，方中惟葱管通下，余俱辛散横行，
则络中无处不到矣。
二诊：辛润通络病愈，二十日因劳再发，致上吐下闭，是关格难治矣，且病势复来，姑与
通阳。
阿魏丸四钱，分四服。

《吴门曹氏三代医验集》

傅松元

余内子平不勤劳，多怒贪凉，忽腹痛如冲脉病，逆气里急，不能食，脉沉细，连进温中止
痛诸方，皆不应。察其大小便，已一日半不行，余以为关格证也。遂以巴豆仁一粒，压出油，
去巴霜，以其油拌沉香末一分，开水服。服一时许，二便通，病亦如失，可云奇法也。

《医案摘奇》

汪逢春

李右，六十一岁，一月十四日。左脉寸关细涩不起，尺部弦滑而数，右部细弦而滑；呕吐
痰涎，食后停顿不下，左边腹部有形积聚，按之作响；上逆中焦则吐，且不能食。其病在胃，

其原在肾也，关格重证，备候高明政定。

旋覆花二钱　左金丸一钱　鲜枇杷叶三钱，三味同包　姜竹茹三钱　顶头赭石五钱　公丁香二只　淡干姜一钱　生瓦楞壳一两，先煎　仙露半夏三钱　苏子霜钱五　老刀豆子三钱　姜炒山栀钱五

上上紫油桂一分，研细末，以小胶管装好，匀两次，药送下。

《泊庐医案》

张汝伟

卢左，年四十，黟县。始仅胸痞。迭进枳朴消导，致食入即吐，继之以勺粒不进，饥不能食，业已多月。脉细弦小数，上下不通，已成关格重证。此丹田有热，胸中有痰滞胶阻，中阳失运化之权，姑拟通阳泄化，用戊己加味法治之。

川桂枝八分　薤白头白钱半，酒炒　淡吴萸六分　川毛连五分，同炒　大白芍　金铃皮　佛手柑　姜竹茹各钱半　玉蝴蝶二对　姜汁炒瓜蒌仁　姜半夏各三钱　炙甘草三分　乌梅肉八分，同打

复诊：进前方后，呕吐顿止，胃开能食，药中窍要，真如匙投锁，但余热未清，当再从化源之气以润达之。

白酒炒薤白头钱半　姜汁炒瓜蒌仁　川贝母　山栀仁　冬瓜子　肥知母各三钱　左金丸一钱，包　碧玉散三钱，包　老枇杷叶二扎，刷去毛　姜竹茹钱半

本证始末，此是七浦路干记茶叶栈职员，患病已久。有主化湿，有用导痰，有主利气，经治三月，日甚一日，面如枯柴，两方服后，即能食而便通，精神亦爽，五日之间病去若失，询亦快哉。

方义说明：此证处方不过用薤白瓜蒌白酒汤之通阳，合之以辛苦下降之左金，甘酸和阴之乌梅、甘草，加理气疏肝化痰之品而已，方极平稳，而取效能如是之速者，一因病人年甫四十，正气尚未过衰，二起病之时，不过肺气膹郁，脾阳失运之轻证，因治不得法，以致日渐增重，而造成关格重证，幸津液尚未全部枯槁，故能治愈。所以治病者务必认清病源，最为要耳。

《临证一得》

第三十九章　腰痛、腰酸

陈念祖

动则腰痛，空虚如无所著。证系肾虚之候。肾有水火两脏，虚在何脏？岂容浑而不辨？经谓诸痛皆属于火，惟肾虚腰痛不得专属于火也。盖肾中真火不衰，腰自不痛，真火不足，其痛始作，故治肾虚腰痛宜补命门之真火。但徒补火而不补水则火无水制，火势独旺，其痛未得遽止。必须水火并补，使水火既济，则肾气足而痛自除矣。方列于后：

大熟地六钱　白术四钱　川杜仲三钱　破故纸二钱

自述大病之后腰痛如折，连服补肾之剂反伛偻不得转伸。检阅前方，多是熟地、山药等一派滋腻之味，前医只认腰痛一证专属肾虚，故拘定成见，误施方药，致酿成斯患。不知大病后血气必虚，虚则脾胃不运，邪湿常阻滞其间，不祛湿而反助湿，补之适足以害之。一误之后，岂容再误？亟宜反其道而为之，或克有济。兹将拟方列后：

白术一两，土微炒　薏苡仁八钱　炙黄芪五钱　杜仲三钱，炒断丝　防风五分　附子一分，炮
水同煎服。

以上出自《南雅堂医案》

许琏

某木匠因触伤腰胁，瘀血留阻于经络，痛甚。呼吸转侧尤为难忍。恶寒发热，脉弦劲而数，此因瘀留经络，以致气机不宣也。方用桃仁、苏梗、橘络、丝瓜络、乳香、没药、红花、丹参、穿山甲、牛膝、青葱管等活用通络逐瘀之品，两剂而愈。

《清代名医医话精华》

吴篪

阿侍卫骑马坠跌，腰胁痛不可忍，形气委顿，饮食不思。此筋骨受伤，血脉凝滞，真气损败，故见代脉。凡跌，不问伤在何经，恶血必留于胁下，以肝主血故也。即投四物汤，加桃仁、红花、牛膝、肉桂、延胡索、乳香、没药以行气散血。外用酒糟、葱姜捣烂、炒热掩之，其痛可渐止。

查梅舫廉访，年逾七旬，腰痛不能俯仰转侧，脉虚沉细，乃高年真阳不足，精血亏损，肾气衰惫，致寒湿风气乘虚袭之。当进大营煎（当归、熟地、枸杞、杜仲、牛膝、肉桂、炙甘草）加熟附、鹿茸、羊肾一枚，用血肉有情之品，温养下焦；外用摩腰膏治之自效。

羊肾细切去脂膜，入药汤煮熟，次入韭、白、盐、花椒、姜、酱、醋作羹，空腹食之。

附子尖　乌头尖　南星各二钱半　朱砂　雄黄　樟脑　丁香各钱半　干姜一钱　麝香五粒

共为细末，蜜丸龙眼大，每用一丸，生姜汁化开如厚粥，火上烘热，放掌上摩腰中，候药尽即烘绵衣裹紧，腰热如火。间二月用一丸。近有人专用此治形体之病。凡虚人、老人颇有效验，其术甚行，腹中病亦可摩。

以上出自《临证医案笔记》

何书田

督脉空虚，腰背所由痛楚也。

炙黄芪　炒归身　秦艽肉　炒怀膝　陈皮　鹿角霜　枸杞子　桑寄生　川断肉　茯苓

素挟湿痰；现在腰背酸疼，颈项瞻顾不便，下体寒冷；右关尺独见沉弱。此命火衰微，奇经督脉内亏也。舍温补无策。

制附子　炒熟地　菟丝子　金狗脊　山药　茯苓　鹿角霜　枸杞子　厚杜仲　五味子　胡芦巴

以上出自《簳山草堂医案》

李铎

汪夏翁，年逾六旬，诊脉濡弱，乃气血两虚之象，惟右寸独见滑大，是肺有停痰之状，故时有气逆，喘嗽咯痰诸端，此属老年人常态，非易治也。据述素患头痛目眩，实为阳虚挟痰为患，盖头为诸阳之首也，腰足痛是肾元虚损也。法宜理阳除痰，兼益肝肾。

文党　白术　茯苓　半夏　五味　干姜　附子　沉香　杜仲　故纸　胡桃肉　黑铅一块同煎

又：进理阳温肾法逆气差舒，停痰已减，显为虚征。今脉见缓细，腰腿足膝酸痛而重，步履维艰，乃肝肾两亏，必兼停湿也。议补肝肾兼祛湿法。

附子　白术　杜仲　故纸　安桂　羊霍　苡仁　牛膝　胡桃肉　细辛少许，服四五帖减去不用

腰痛补肝暖肾，人所共知，而兼祛湿除痰，用药之灵通，人所不及。寿山

某，三十余，大病后劳动，兼犯房事，小腹绞痛，腰痛如折。服杜仲、故纸补肾药不已。余用人参三白散，一剂痛减，四剂全愈。

党参　白术　白茯苓　白芍　附子　生姜　大枣

腰痛本属肾虚为因，房劳而致，三白汤虽治内伤，实耐人思索。寿山

以上出自《医案偶存》

吴达

沪城桂泉兄，李观察之少君也。患腰痛，至夜痛不可忍，坐卧难安，脉象弦数，两尺空大，舌苔黄燥，素无痰涎。余初用温肾、达木、渗湿之方，未能骤止，缘方中有桂枝、附子，似有畏其燥烈之意；改用通经、理湿、驱风之方，其痛或作或止。后细述因公远出，重受湿邪，偶

有房后冒风之事。审脉验证，乃肾寒土湿，风湿留经，因经气阻塞，致有燥火上炎之象。方用阿、归、苓、泽、苡、斛、防己、萆薢、羌、防、桂枝、附子、前胡、川贝、紫菀、麦冬、炙草，两进而愈。法用苓、泽、苡、斛淡以渗其脾湿也；附子温肾寒而通经；桂枝疏肝木；用阿、归滋养者，因肝木已生风燥也；防己、萆薢驱经中之湿邪；佐羌、防以通太阳寒水之经；前胡和少阳，降其上逆之火；川贝、紫菀、麦冬和其肺胃，取其胃阴润下，则肺气自然右降，上飞之火亦有下行之路矣。

《医学求是》

温载之

署忠州刺史李蓉洲，因壁间取物，转身腰即疼痛。自以为闪折。即用七厘散外揉内服，愈见痛不可当。又延外科诊治，用通气和血之剂，以致身为磬折，偻不可伸。延余诊视。审其两尺浮空，乃肾命大亏之象，并非闪折而成。遂用金匮肾气汤，两剂而愈。

冯景堂患腰痛数年，诸药不效。求治于余。细审其脉，系由命门火衰。令买羊腰一对。劈开，用破故纸二钱研末和盐少许置其中。将腰子合拢用线扎紧，外用荷叶包裹数层。用水浸湿，放于柴火灰内，煨熟取出。将药末剖去，乘热饭前食之。渠如法炮制。食两次，即尔全愈。渠问："此名何法？"余曰："此乃以形补形之法也。"

以上出自《温病浅说温氏医案》

孙御千

侄倩赵元复腰腿痛证，己丑八月中，先寒战一日，大汗热退，左半身痛，腰胯更甚，足不能伸，口渴面赤，尿混浊短涩，平昔脉象六阴，今觉数大，予思本年春夏，雨霖过多，酒客素多内湿，为订一方：五苓散加滑石、桃仁，通阳利湿，以疏下部血中之滞。服二剂，左半上下之痛俱减，稍能起坐，但腰痛连胯，膝屈不伸，行走伛偻苦楚，思嘉言先生治腰偻废、瘀血内痹者，用桃仁承气加肉桂，此邪尚在经络，宗其意立方。

苡仁　桃仁　牛膝各三钱　肉桂五分　大黄钱半　地龙九条　胭脂绵一钱　麝香一分

炒黑豆煎汤服四剂，证又轻减，大便通快，稍有血下，左足尚短一寸，不能直。每三四更腹痛，竟夜不寐，此时予虽知为血病，不知内蓄甚多，用活络丹三服，又想少阳主骨，太阳主筋，用二经之药：羚羊角散一方，证不少减，但口渴不欲饮，必极滚方快，时九月天气尚热，厚褥不嫌热。元复曰："余向喜热畏冷，今服附子而病如此，真虚寒矣。"余细思良久，悟曰："腹痛夜甚，卧重褥不欲饮，喜滚汤，乃血滞之候，非寒也，下之为宜。"方用：

白蒺藜　茺蔚子　丹皮　赤芍　炒滑石　牛膝　归尾　郁金

服四剂，连下紫血块六七回，腰胯之痛冰释，膝筋亦伸，步履如常矣。是役也，治法虽活络丹、羚羊角散，尚属膈膜不当，余尚切病得效。其族侄新学针灸，意欲针之，予劝其勿针，其四兄怫然曰："此病无用针之理乎？"予曰："针固甚妙，但无神针耳。"嘻！难言矣。

《龙砂八家医案》

张乃修

左。疏补兼施，气分尚属和平，而腰脊酸楚，颇觉板胀。肝肾虚而湿走入络。再益肝肾，参以制肝。

上瑶桂四分　厚杜仲三钱　盐水炒菟丝子三钱　甘杞子三钱　血鹿片三分　淮牛膝三钱　盐水炒潼沙苑三钱　云茯苓三钱　土炒东白芍一钱五分　小茴香五分　别直参一钱，另煎，冲

二诊：体重腰脊作痛。

淡干姜四分，炒　广橘红一钱　生熟甘草各二分　独活一钱　焦白术二钱　云茯苓一两　制半夏一钱五分

席左：痛胀退而复甚，腰脊作酸，大便不调。痰湿之闭阻虽开，而肝肾之络暗损。宜舍标治本，而通和奇脉。

干苁蓉二钱　杜仲三钱　盐水炒菟丝子三钱　炒黄肉一钱五分　甘杞子三钱　酒炒白芍一钱五分　川桂枝三分　酒炒当归二钱　柏子霜三钱　橘络叶一钱五分

二诊：通和奇脉，脉证相安，惟腰府仍然作酸，大便涩滞。营络不和。前法进退。

干苁蓉三钱　川桂枝四分　柏子霜三钱　盐水炒杜仲三钱　酒炒白芍一钱　粉归身二钱　酒炒淮牛膝三钱　川断肉三钱　火麻仁三钱　甘杞子三钱

三诊：脉证相安，腰府作酸，还是络虚气滞。效后扩充。

川桂枝四分　甘杞子三钱　干苁蓉二钱　柏子霜三钱　火麻仁三钱　酒炒当归身二钱　酒炒杭白芍一钱五分　盐水炒菟丝子三钱　炒黄肉一钱五分　盐水炒补骨脂三钱

四诊：腰痛作酸递减，痰带灰黑。肾寒肺热。前方参以化痰。

竹沥半夏一钱五分　酒炒怀牛膝三钱　厚杜仲三钱　菟丝子三钱　广橘红一钱　海蛤粉三钱　川桂枝四分　火麻仁三钱　甘杞子三钱　干苁蓉二钱　炒竹茹一钱

五诊：肝肾空虚，络气不宣。腰酸气阻，痰带灰黑。再益肝肾而宣络气。

厚杜仲三钱　甘杞子三钱　柏子霜三钱　白茯苓三钱　干苁蓉三钱　制香附二钱，打　橘红络各一钱　旋覆花二钱，包　海蛤粉三钱　冬瓜子三钱

六诊：肝肾不足，湿痰有余，时分时开时阻，络隧因而不宣，再调气化痰，以宣络隧。

制香附二钱　炒枳壳一钱　半夏一钱五分　旋覆花一钱五分　橘红络各一钱　海蛤粉三钱　杜仲三钱　越鞠丸三钱，先服

右。脘痛已止，腰背不舒。

旋覆花汤加橘皮络、郁金、丝瓜络、香附、炒枳壳、白蒺藜、缩砂仁、土炒白芍、川断肉、厚杜仲。

二诊：腰背作痛。其为痰湿热入络，确然可见。

制半夏　赤白苓　炒枳实　川草薢　建泽泻　上广皮　生熟薏仁　水炒竹茹　酒炒桑枝　丝瓜络

以上出自《张聿青医案》

柳宝诒

马。痛由肾俞而起，牵引脐腹，呼吸不舒，此必有余邪留于肝肾之络。每发必自五更，

得阳升之气而外越也。邪伏甚深，内涉于脏。当于培养肝肾之中，参入和络泄邪之品，缓缓调之。

炒当归　潼沙苑　金狗脊_{酒洗}　杜仲_{酒炒}　旋覆花_{新绛屑同包}　橘络　白芍_炒　刺蒺藜　木瓜_{酒炒}　春砂仁　广木香　怀牛膝_{酒炒}　胡桃肉　青葱管

宫。肾俞之下，先作刺痛，继则不能转侧。脉左手细弱，尺部尤甚。此由寒湿留瘀，乘经气之虚，流注于经络之际，正气窒而不行，故遂成痬证耳。姑与温通法。

桂枝尖　归须　橘络　川断肉　南沙参　片姜黄　丹参　厚杜仲　缩砂仁　桃仁　丝瓜络_{酒炙}　红花　乳香　胡桃肉　木蝴蝶

以上出自《柳宝诒医案》

张锡纯

天津李某某，年三十四岁，得腰疼证。

病因：劳心过度，数日懒食，又勉强远出操办要务，因得斯证。

症状：其疼剧时不能动转，轻时则似疼非疼绵绵不已，亦恒数日不疼，或动气或劳力时则疼剧。心中非常发闷，其脉左部沉弦，右部沉牢，一息四至强。观其从前所服之方，虽不一致，大抵不外补肝肾强筋骨诸药，间有杂以祛风药者。自谓得病之初，至今已三年，服药数百剂，其疼卒未轻减。

诊断：《内经》谓通则不痛，此证乃痛则不通也。肝肾果系虚弱，其脉必细数，今左部沉弦，右部沉牢，其为腰际关节经络有瘀而不通无疑，拟治以利关节通经络之剂。

处方：生怀山药_{一两}　大甘枸杞_{八钱}　当归_{四钱}　丹参_{四钱}　生明没药_{四钱}　生五灵脂_{四钱}　穿山甲_{二钱，炒捣}　桃仁_{二钱，去皮捣碎}　红花_{钱半}　土鳖虫_{五枚，捣碎}　广三七_{二钱，轧细}

药共十一味，先将前十味煎汤一大盅，送服三七细末一半，至煎渣重服时，再送其余一半。

效果：将药连服三剂腰已不疼，心中亦不发闷，脉象虽有起色，仍未复常，遂即原方去山甲加川续断、生杭芍各三钱，连服数剂，脉已复常，自此病遂除根。

说明：医者治病不可预有成见，临证时不复细审病因。方书谓腰者肾之府，腰疼则肾脏衰惫，又谓肝主筋，肾主骨，腰疼为筋骨之病，是以肝肾主之。治腰疼者因先有此等说存于胸中，恒多用补肝肾之品。究之，此证由于肝肾虚者甚少，由于气血瘀者颇多，若因努力任重而腰疼者尤多瘀证。曾治一人因担重物后腰疼，为用三七、土鳖虫等份共为细末，每服二钱，日两次，服三日全愈。又一人因抬物用力过度，腰疼半年不愈，忽于疼处发出一疮，在脊梁之旁，微似红肿，状若覆盂，大径七寸。疡医以为腰疼半年始发现此疮，其根蒂必深，不敢保好，转求愚为治疗，调治两旬始愈，详案载内托生肌散后。然使当腰初觉疼之时，亦服三七、土鳖以开其瘀，又何至有后时之危险乎？又尝治一妇，每当行经之时腰疼殊甚，诊其脉气分甚虚，于四物汤中加黄芪八钱，服数剂而疼愈，又一妇腰疼绵绵不止，亦不甚剧，诊其脉知其下焦虚寒，治以温补下焦之药，又于服汤药之外，俾服生硫黄细末一钱，日两次，硫黄服尽四两，其疼除根。是知同是腰疼而其致病之因各异，治之者安可胶柱鼓瑟哉！

《医学衷中参西录》

何长治

右。腹痛止，腰疼骨楚未已，脉细涩。照前法温理。食忌酸冷。

炒党参钱半　炒归尾钱半　怀牛膝三钱　炮黑姜四分　炙草四分　炒枳壳钱半　焦冬术钱半　广木香五分　焦白芍钱半　山楂炭三钱　茯苓三钱　炒青皮钱半　女贞子钱半　白蔻壳六分

沈，二十九岁。丙子八月二十六日未刻。劳倦络伤，常畏寒，腰酸骨疼，脉弱无力。当从滋养。怯候已深矣。

生黄芪钱半　中生地四钱　秦艽肉钱半　制首乌二钱　怀牛膝二钱　辰砂拌茯神四钱　煅牡蛎四钱　远志钱半　肥玉竹二钱　广陈皮一钱　生甘草四分　细桑枝五钱　煨姜一片
二十七日改方去牡蛎、煨姜，加煅龙齿三钱、浮小麦三钱。

龚右，四十八岁。丁丑二月十二日辰刻。调理气阴，以扶劳倦。腰背手足酸痛，脉细弱。亟宜节力。

潞党参钱半　焦冬术钱半　当归身三钱　枸杞子二钱　怀牛膝二钱　炒枣仁三钱　炙乌贼骨四钱　远志钱半　辰砂拌茯神三钱　水炙甘草四分　广木香四分　酒炒白芍钱半　广陈皮一钱　酒炒细桑枝六钱

周右，三十二岁。丁丑二月十三日未刻。劳倦，腰疼腹痛，脉数涩。当用温理，切忌生冷为要。

炒党参钱半　焦冬术钱半　煨益智一钱　煅牡蛎三钱　广木香四分　炒枣仁三钱　炮黑姜四分　焦白芍钱半　炙甘草四分　茯苓三钱　炒小茴香六分　广陈皮一钱　砂仁壳六分　官桂四分

朱，五十九岁。丁丑三月初九日晨诊。调补气阴，以扶劳倦。腰疼骨楚，气急。亟宜节力。

潞党参二钱　焦冬术钱半　当归身二钱　枸杞子二钱　酸枣仁三钱　炙甘草三分　怀牛膝二钱　茯苓二钱　广陈皮一钱　煅牡蛎三钱　广木香四分　煨姜二片　胡桃两枚，杵

赵右，五月初一日未刻。调补气阴，以扶劳倦，腰疼骨楚，脉弱。夏令亟宜节烦为要。

潞党参二钱　焦冬术钱半　当归身三钱　怀牛膝二钱　炙乌贼骨三钱　川芎八分　枸杞子三钱　厚杜仲三钱　炙甘草四分　茯苓三钱　炒枣仁三钱　广陈皮一钱　砂仁壳五分　广木香四分

陈右，十月二十日。劳倦腰痛，脉乱。当从柔养。

生黄芪钱半　焦冬术钱半　炒归身二钱　炙甘草四分　秦艽钱半　原生地四钱　厚杜仲三钱　枸杞子二钱　山萸肉钱半　焦白芍钱半　陈皮钱半　胡桃肉两枚

左。劳倦腰疼足楚，脉细不应指。恐易延痿候。

党参　枸杞　酒炒白芍　焦冬术　炒牛膝　煅龙骨　杜仲　鹿角霜　酒炒归身　炙甘草　陈皮　茯苓　木香　川桂木

左。劳倦伤神。腰痛耳鸣，脉弱。当从补益。

潞党参二钱　制首乌三钱　枸杞子三钱　秦艽钱半　煅牡蛎三钱　生草四分　辰茯神三钱　焦冬术二钱　煨天麻八分　炒怀膝三钱　酸枣仁三钱　广皮八分　远志肉钱半　荷蒂二枚

左。调补气阴，以扶劳倦。腰背酸痛，头眩心跳，脉弱。亟宜节养。

潞党参二钱　当归身二钱　怀牛膝三钱　炒枣仁三钱　水炙草四分　木香五分　焦冬术二钱　枸杞子三钱　煅龙齿三钱　远志钱半　辰茯神三钱　陈皮八分　细桑枝五钱　浮小麦四钱

以上出自《何鸿舫医案》

丁泽周

汪翁。腰痛偏左如折，起坐不得，痛甚则四肢震动，形瘦骨立，食少神疲，延一月余。诊脉虚弦而浮，浮为风象，弦为肝旺。七秩之年，气血必虚，久坐电风入肾，气虚不能托邪外出，血虚无以流通脉络，故腰痛若此之甚也。拙拟大剂玉屏风，改散为饮。

生黄芪五钱　青防风五钱　生白术三钱　生甘草六分　全当归二钱　大白芍二钱　厚杜仲三钱　广木香五分　陈广皮一钱

原注：此方服后，一剂知，二剂已。方中木香、陈皮二味，止痛须理气之意也。

《丁甘仁医案》

陈在山

董兆有，脉弦缓无力，觉腰疼、腹胀、脾软、肾寒，先建脾土以扶后天，再议助肾为法。

皮苓　陈皮　香附　茅术　薏米　芡实　汾草　六参　砂仁　木瓜　车前　玉实　山药　莲子　大枣

服药后，腰腿痛轻，又增心悸之病，是气血不和，阴阳不交之故，另议交通心肾之剂。

茯神　节蒲　山药　丹参　广皮　玉实　苁蓉　芡实　莲肉　汾草　木瓜　牛膝　车前　灯心　当归

服前方，颇有功效，惟觉疼痛移于腰腿之间，此寒湿下注之故，仍照前方加减治之。

潞参　陈皮　香附　木香　仁米　茯神　枣仁　当归　杜仲　首乌　炙草　牛膝　南茴　熟地　车前　木瓜

《云深处医案》

沈绍九

腰为肾之外府，肾主骨髓，与膀胱相表里，由于肾气不足，寒湿乘虚侵犯下焦，导致腰痛，牵引小腹，应于温通剂中兼补其肾。

独活二钱　桑寄生四钱　细辛一钱　肉桂一钱　炒白芍三钱　白术三钱　茯苓三钱　炒小茴二钱　炮干姜二钱　炒杜仲四钱　补骨脂四钱　淫羊藿四钱

《沈绍九医话》

翟竹亭

济南人庠生李松岩，在杞县署管账房。伊患腰疼证十余年，屡治不瘳，迎余治疗。诊得两关、两尺之脉沉缓，重取微数。又问善饮酒否，伊云："前数年每日饮酒不下十两，近因腰疼，每逢少饮，即觉加重，故以此断绝不饮。"余曰："今虽不饮酒，病尚在。酒者性属阳而体属阴，阳邪升于上呼吸之间，从口鼻而散，湿邪留于中，先伤脾胃之中气，中气已伤，不能送酒之湿邪，缠绵难已，又未能得治此证之善法，何能愈也？今对此证虽能治疗，难求速愈，非服丸药五六斤不可"。伊云："倘能愈疾，即十斤有何难哉。"余遂定解酒除疼丸：枳椇子60克，神曲18克，葛根30克，白术60克，茯苓60克，黄连30克，黄柏15克，泽泻18克，滑石30克，龙胆草12克，升麻18克，柴胡15克，薏苡仁30克，扁豆30克，山药30克。共为细末，和水为丸，每日辰戌二时，各服15克。服二斤之后，疼去二三。共服七斤余，平复如故，永不再发矣。

《湖岳村叟医案》

章成之

陆男。肾主骨，肾不足则腰酸。今腰酸作于午后，不任疲劳可知；耳鸣，少寐多梦。当补。

熟地黄18克　砂仁1.8克，拌　杜仲12克　金毛脊12克　川断肉9克　菟丝子9克　山萸肉9克 玄武板18克　怀牛膝12克　鹿角霜12克　桑寄生12克

另：左归丸90克，每晨服6克。大补阴丸90克，每晚服6克。

刘女。腰酸起于产后。腰为肾之府，当补肾。舌红、心烦、小溲热，兼当滋之。

杜仲9克　金毛狗脊9克　菟丝子12克　大生地12克　盐水炒牛膝9克　潼沙苑9克　萆薢9克 黄柏2.4克　知母9克　猪茯苓各9克

刘男。洒然恶寒，腰痛如折，其苔白，是外受寒邪。寒证之脉，未必尽迟；凡辛苦之人或营养不良者，每多细数之脉。不可以其脉之细数而视为内伤也。

羌独活各4.5克　全当归9克　川芎3克　防风6克　汉防己9克　藁本9克　桑寄生12克　赤芍9克　晚蚕沙9克　甘草3克

洪男。疲劳则鼻衄、头目眩晕，兼见腰酸背楚。此肝肾俱不足。治肾即所以治肝。

冬青子9克　怀牛膝9克　旱莲草12克　稽豆衣12克　潼沙苑9克　制首乌9克　干地黄12克 玄武板18克　黑小豆60克，煎汤代水

另：桑麻丸90克，每服9克，日二次。

张男。久坐则腰痛如折，多走则腰酸难禁，行路太快则跌。西医诊断为坐骨神经痛。

附块9克　丹皮18克　当归18克　全蝎6克　臭梧桐12克　小金丹2粒，每服1粒

二诊：近一周来，整天不痛，此为三月来所罕见。今天气候转变，又有小痛，尚能忍受。

附块9克　川芎9克　丹皮9克　当归18克　臭梧桐9克　海桐皮9克　全蝎6克　小金丹2粒，分2次吞

张女。腰酸，背脊亦拘急不适，洒然有寒意，所苦甚于夜分。年过五十，不任重剂，寓祛风于养血之中。

青防风6克　豨莶草9克　秦艽9克　当归9克　川芎3克　晚蚕沙9克，包　川桂枝2.4克　白芍9克　桑寄生12克　生姜3片　大枣10枚　人参再造丸2粒，每服1粒

匡男。以腰痛为主证，晨起不利俯仰转侧，起床后其痛若失。此坐骨神经痛。局部用热熨，内服独活寄生汤。

独活9克　当归9克　生苍术9克　桑寄生9克　细辛2.4克　木瓜9克　杜仲9克　怀牛膝9克　川芎4.5克

以上出自《章次公医案》

张汝伟

陆右，年三十，常熟。肌白体丰，胃浊素重，肝郁气滞，频吐酸水，背部形寒，近则腰膂两旁，酸痛片刻不停，坐立卧下，均难舒适，脉细而弦数，苔厚白腻，打针服药，均告无效，鄙意宜疏肝和胃，理气通荣，持以镇静，勿事张皇。

大白芍炒　沉香曲包　越鞠丸各三钱，包　川楝子　醋炒延胡　青陈皮炒　制香附　广郁金各钱半　川毛连　淡吴萸各六分　川桂枝　广木香各五分　炒川芎　台乌药各一钱

二诊：呕吐已定，形寒亦除，惟腰部之酸，如万针之钻，目睛上视，频频欲厥，手不可近，面红口渴，苔转黄糙质绛，此积瘀化水，窜入肝络，气滞不通所致，拟再通于搜络，泄肝清热治之，能通，则不痛矣。

旋覆花包　青陈皮炒　生延胡　炙乳没　姜竹茹各钱半　单桃仁　失笑散包　山栀仁　当归尾炒　小温中丸各三钱，包　醋煅瓦楞壳一两　广木香五分　更衣丸一钱，包　青葱管一尺

本证始末：此妇为常熟县某书吏之室，体肥硕，二十岁生子后，已十年未育，白带甚多，平日经伟调治，颇安。此次猝发，其热度甚高，医者作伤寒法治，西医打针均无效。服上方第一剂，即表邪彻而呕吐止。第二剂，服后未复，一月后来门诊云，服吾第二剂方后，隔三小时痛即止，次晨，经即行，其病若失矣。因怕服药，故未来再诊，今已交冬，请为书一膏方云云。

方义说明：此证实停经，兼夹外感证，因湿重气虚之故，肝木乘之，土受其克，水无土制，瘀乃横行。腰部，肝之分野，所以特痛耳。处方，疏肝理气，解郁通瘀，肝不侮土，土能制水，水能正常，瘀自下行，气和瘀化，病自痊矣。

《临证一得》

施今墨

张某某，男，32岁。去年一月间曾患腰痛，连及右腿酸楚，不能直立，夜间痛甚不能安眠。曾住协和医院四十余日，近月余，斯证再发，已服西药及注射药针，并经针灸治疗，未见好转。舌质淡，苔薄白，脉象沉迟。

辨证立法：风寒之邪，入侵络道，阳气不充，寒凝致痛。腰为肾府，需强腰肾，温命门，以逐寒邪。

处方：杭白芍 12 克　金狗脊 15 克　宣木瓜 10 克　川桂枝 6 克　大熟地 10 克　茯苓神各 10 克　川附片 10 克　春砂仁 3 克　乌蛇肉 24 克　北细辛 3 克　油松节 30 克　川杜仲 10 克　沙蒺藜 10 克　功劳叶 15 克　川续断 10 克　白蒺藜 10 克　酒川芎 4.5 克　炙甘草 10 克　虎骨胶 6 克，另烊兑服

二诊：服二剂无变化，药力未及也，拟前方加重药力。

处方：杭白芍 6 克　川桂枝 6 克　川附片 10 克　破故纸 10 克　巴戟天 10 克　川杜仲 10 克　川续断 10 克　大熟地 10 克　春砂仁 3 克　北细辛 3 克　左秦艽 6 克　乌蛇肉 24 克　茯苓神各 10 克　白薏仁 18 克　炙草节 10 克　虎骨胶 6 克，另烊兑服

三诊：前方服三剂，已生效力，疼痛减轻，腰脚有力。

处方：前方加黄芪 24 克，追地风 10 克，千年健 10 克，威灵仙 10 克，去茯苓、茯神、薏仁。

四诊：药服三剂，更见好转，基本已不疼痛，行动便利，拟用丸方巩固。

处方：以三诊处方三剂共研细面炼蜜为丸，每丸重 10 克，早、午、晚各服 1 丸。

《施今墨临床经验集》

第四十章　遗尿、小便不禁

郑重光

张紫山学博初夏自真州归，其夜小便频频欲解，又复不多，有二三十次，初不知服何药。三日后，小便略通，即肛门下迫而痛，频欲大便而粪又不燥，竟不能坐，惟骹倚而立。诊其脉，沉弦细紧，舌紫微渴。余以初病小便频，脉又沉紧，作厥阴中寒处治，用当归四逆汤本方，四剂不效。先年曾患痔，又令疡科视之非痔，用补中益气汤，则痛坠愈甚。详审其脉，沉细而紧，少阴脉也。肾主二便，开窍于二阴，频频欲便，亦少阴病也。作少阴下利治法，用四逆加人参汤主之：附子三钱，茯苓、干姜各二钱，人参、甘草各一钱。二剂减，八剂肛全不坠，又仍如初病时小便频而痛也。余因悟初由厥阴失治，传入少阴，得四逆汤出少阴，又复回厥阴矣。重用当归四逆汤本方加干姜、附子，两阴并治。惟恐过热伤阴，每日间服乌梅丸六十粒以通其格拒之邪。七日后则全愈。议以八味地黄丸调理，三四服后，虚火发而停药，病已瘥。一月复如前，小便频解而作痛，彼以前效之方，自配药服，愈服愈甚，又求治。则脉细数，两尺更甚，与前脉不同。余曰："此肝肾虚火，必失精之故。"紫兄云："数日前果梦遗惊觉，未泄也。"余曰："此肝火证，非前肝冷证，因遗未泄，必有瘀精。"用生料地黄汤去山茱萸，加牛膝、车前子、当归、赤芍、生甘草。七八剂后，痛止尿通，出精而愈。夫均一人也，同一病也，前后治之各别而皆效者，凭脉故也。此凭脉不凭证之治法。

《素圃医案》

吴篪

刺史张西崖云七旬有三，精神尚健，惟夜多小便，冬寒夜永，起动维艰。余曰：脉沉细弱，此高年膀胱虚冷，肾气不固，故小便至夜独多耳。宜用《千金翼方》鸡肠羊肾方自效。

鸡肠五具，治如食法　羊肾一具，去脂并令干　赤石脂六两　龙骨三两　肉苁四两　川连两半　桂心二两

上七味为末，每服方寸，七日二服，五日中作羊肾炙一剂，十日外作羊肾臛香味，如常食饱与之。

《临证医案笔记》

林佩琴

族姑。衰年病后失调，遗溺不禁，两尺濡弱。证由膀胱血虚，溺孔不能约制水液。用归身、白芍、杞子、沙苑子、覆盆子、杜仲（炒）、核桃肉、红枣、熟地（炒）。煎服效，后用补中益气汤而固。

族女。产后嗽热，小水失禁，脉虚数无力。由真元不固，临产艰难，损伤胞脉所致。宜摄固真元，佐以甘温退热。用潞参、茯神、杞子、黄芪、白芍、五味子、川贝、石斛、牡蛎（煅研）、桑螵蛸（炙）、炙草。五服嗽热减，加远志、熟地、菟丝饼，十服前证渐瘥。

以上出自《类证治裁》

抱灵居士

仁媳，素有小便不禁之恙。感寒身痛头痛，或以六味加知、柏，愈剧。予诊脉浮滑，知新感寒也。口渴，以九味羌活汤三剂，寒除痛减，进食，脉弦数有力，尿仍不禁；以生四物汤加麦、味、甘草、白薇三剂，不应；又以白薇、芍药等份为末，米饮调之，反发旧疾。后屡以九味羌活汤调之而愈。

《李氏医案》

张仁锡

娄署幕友李君，患小便数而多，且有时不禁。色白体羸，邀余诊之。按其脉大无神，阳虚也，升少降多，法宜补火，授六味地黄汤去泽泻，加桂、附。明日，署中有宗姓者，亦患是证，脉虚数，色亦淡白。余谓气为水母，水不能蓄，以气不能固也。为投补中益气，各服数剂，证皆霍然。

《清代名医医话精华》

马文植

广东，黄左，二十三岁。肾司二便，膀胱为藏溺之腑，肺为水之上源。肺肾两亏，膀胱之气焉能自足？小便频数，起自幼年，下部乏力，气虚于上，蛰藏失职。拟益气固阴。

党参　淮山药　益智仁　牡蛎　炙草　菟丝子　冬术　黄肉　茯神　沙苑　白芍　黑料豆　鱼肚

二诊：气虚阴虚，肾少蛰藏，小溲频数有年。膀胱为州都之官，与肾为表里，主于气化。肺虚于上，肾虚于下，而气又不固。拟金水并调，以摄下元。

炙生地　沙苑　牡蛎　玉竹　桑螵蛸　鱼肚　山药　黄肉　党参　麦冬　茯神　黑料豆

三诊：今日自觉咽干口苦，食后仍难消化，脾弱而阴气不升，肾水又亏。拟养阴和胃。

淮山药　新会皮　芡实　佩兰　黑料豆　于术　茯苓　炙生地　沙苑　鱼肚　谷芽　党参

四诊：咽干较好，食入稍舒，平素小溲短数，掌心汗出如洗，气虚阴虚，脾湿胃热郁蒸，旁达四末。拟养阴和胃，兼清湿热。

藿香　党参　淮山药　黑料豆　黄柏　生地炒　陈皮　牡蛎　炒于术　芡实　佩兰　沙苑　茯苓　鱼肚

《马培之医案》

陈莲舫

张文星兄。高年自下衰上，近时小便频数，腰俞曾发酸痛。属阴分不足，气火有余，脉见细弦，治以摄养。

制首乌　桑椹子　焦白芍　抱茯神　川杜仲　车前子　紫丹参　广陈皮　白莲须　花龙骨
沙苑子　柏子仁　半夏曲

《莲舫秘旨》

王仲奇

王，豆市街，三月十六日。肾主精髓，腰为肾府，脑为髓海。精衰气怯，作强弗强，气少摄纳，腰酸头眩，咳嗽溲数，卧辄遗溺，脉濡弦。治以镇摄，但起衰则殊难耳。

锁阳三钱　菟丝饼三钱　潼沙苑三钱　金毛脊三钱，炙　桑螵蛸二钱，炒　何首乌四钱　潞党参三钱
大黄芪三钱　益智仁一钱　覆盆子三钱　罂粟壳钱半　川杜仲三钱，炒　龙骨三钱，煅，先煎

二诊：三月廿一日。遗溺虽止，溲数不爽，腰酸头眩，几欲仆倒，脉濡滑而弦。精衰气怯，脑虚髓减，仍以镇摄之剂。

龙骨三钱，煅，先煎　左牡蛎三钱，煅，先煎　金毛脊三钱，炙　桑螵蛸三钱，炒　菟丝饼三钱　潼沙苑三钱　潞党参三钱　黄芪三钱　锁阳三钱　川杜仲三钱，炒　金钗斛二钱　续断二钱，炒　罂粟壳钱半

翁，芜湖路，九月初七日。少壮色欲过度，值精气衰弱之际，肾气失纳，阴液不充，入寐遗溺，喉舌干燥，脉弦滑。治以填补固摄。

龙骨三钱，煅，先煎　山萸肉二钱，蒸去核净　淡苁蓉三钱　潼沙苑三钱　覆盆子三钱　川杜仲三钱，炒　桑螵蛸二钱，炒　菟丝饼三钱　金毛狗脊二钱，炙　益智仁一钱　大熟地四钱　金钗斛三钱　补骨脂盐水二钱，炒

二诊：九月十八日。入寐遗溺见愈，喉舌依然干燥，饮多溲亦多，少壮色欲过度，今及精气衰竭之年，致有肾虚液涸之象，脉弦滑。仍以填补固摄。

龙骨三钱，煅，先煎　左牡蛎三钱，煅，先煎　桑螵蛸二钱，炒　山萸肉二钱，蒸去核净　金钗斛三钱
大熟地四钱　覆盆子三钱　淡苁蓉三钱　菟丝饼三钱　潼沙苑三钱　川杜仲三钱，炒　甘枸杞二钱

以上出自《王仲奇医案》

费承祖

广东潮州赖君竹林，患遗尿三年，肢节掣动，脉来细弦。是肾失封藏，膀胱不约，肝阳疏泄太过。治必补肾益气，兼镇肝阳。

九制熟地三钱　紫河车三钱　人参须一钱　益智仁一钱五分　枸杞子三钱　覆盆子一钱　左牡蛎四钱　龙齿二钱　白芍一钱五分　橘红一钱　杜仲三钱

连进三剂，遗尿肢掣皆止。前方加补骨脂一钱，以善其后。

《费绳甫医话医案》

曹沧洲

某左，小便不禁。不落水雌鸡肠一条（去垢），猪尿胞一个，稍用温水洗净沥干，二味文火炙脆为细末，配入下药。

生上西芪一两　潞党参一两　怀山药八钱　桑螵蛸七钱　覆盆子六钱　潼蒺藜一两　煨益智四钱　台乌药六钱,盐水炒　远志五钱　川柏五钱　知母五钱　飞净辰砂三钱

如法炮制，各为净末，连鸡肠、猪尿胞一并研和，水泛绿豆大丸，每日傍晚淡盐汤送服五钱。如大便不流利，可除山药，入淡苁蓉八钱。

《吴门曹氏三代医验集》

范文甫

王师母。小便忍不住，常自遗，夜尿亦频，乃是胎产过多所致。纯是肾虚，气亦不足，久治则有效。

菟丝子9克　益智仁9克　生黄芪30克　当归9克　党参9克　五味子3克　生冬术9克

《范文甫专辑》

沈绍九

某妇，小便异常频数，稍立即遗，两尺脉无力，右脉微数。医见尺脉无力，用肉桂、附片、补骨脂等温补下焦，因过于刚燥，症状无改善，又发生口苦。予菟丝、枸杞、杜仲、首乌、沙参、潼蒺藜、蔻壳、谷芽、血余炭、泽泻、甘草等以治之。服后小便频数减轻，久立亦不遗溺。这两个病案，前者未能辨清虚实，后者两尺脉无力，固然是下虚，但微数，则非肾阳衰惫，所以仍用补肝肾之法，而不用辛热之药。用血余炭取其润而兼通，用谷芽、蔻壳、泽泻以化中下二焦之气。

《沈绍九医话》

张汝伟

陆左，年五十，常熟。气热面红，状如戴阳，目不交睫者已四昼夜，心中荡漾，目合则溺流不止，苔布呆白，渴欲饮水，咽中刺痛。脉两尺浮数，寸关俱细而软弱。据述未病之前，行路时精常自遗，频服参芪胶地以致酿成今日情况。此是心肾交亏，水火不济，色欲过度所致。亟宜交心肾，合潜降摄纳，先固下焦肾关为要。

制附块三钱,淡秋石一钱,化水炒　川黄连　五味子各六分,同炒　制熟地　生枣仁　桑螵蛸　山萸肉　菟丝子　生白芍　炒于术各三钱　生炙甘草各一钱　煅龙齿　煅牡蛎各一两,先煎

另用煅枯矾五分，研细末，以女人口津调和，涂脐中，以软净绢扎好。

二诊：阴不涵阳，龙火飞腾，昨进连理合摄纳潜降之法，夜间得安眠二三小时，在这时间，小便亦无遗过，胸中荡漾之象，似觉安贴，面如油光之红亦退，苔仍厚白，边尖微露绛色，脉也略起，惟气不上逆则下注，腰臂以下，注重难熬，此肾阴过亏，中气失守，宜峻补肾阴，使龙火不飞，阳气得运为要。

制附块　补骨脂　菟丝子　制熟地　山萸肉　云苓神　生枣仁　覆盆子各三钱　炙甘草　五味子各一钱　川毛连五分　关血片四分　盐水煅牡蛎二两,先煎　淮膝梢四钱　鸡子黄一个,包

本证始末：陆君与伟有葭莩之谊，素体阴亏，兼之用心脑过度，以致发生此证。医者见他

略有虚热，作外感治，频服表散之剂，日益加剧。连服二方，病去八九，嗣进养阴和阳，以六君六味，增损调之，一月竟告痊愈而安。

方义说明：此证关键在于苔布呆白，所以他医作外感治，而余之着眼在两尺浮数，证明他阴不涵阳，用附子以秋石炒，以阳入于阴也。川连同北五味炒，酸苦合而能涌泄其无形之虚热。其他不过补肾补脾而已。另外治之法，是以田螺、葱白捣烂，贴水分穴，可以通小便癃闭，对勘想出，是伟特创法，颇有巧思。第二诊方，用药虽重，不可不合乎证情而已。

《临证一得》

陆观虎

何某某，男，26 岁。

辨证：遗尿。

病因：肺肾两虚，下元虚寒。

症状：微咳，小便自遗白色。脉细。舌质红，苔浮黄。

治法：润肺益肾，祛寒缩泉。

处方：冬瓜子9克　大贝母6克　炒白术6克　益智仁3克　黑豆衣12克　枇杷叶9克　川续断6克　野芡实9克　桑寄生9克　杜仲6克

方解：冬瓜子、大贝母、枇杷叶润肺化痰止咳。白术燥湿补脾温中。益智仁缩小便，涩精固肾气。黑豆衣、川续断、野芡实、桑寄生、川杜仲补肾利水健脾，涩小便以止小便自遗。

唐某某，男，73 岁。

辨证：遗尿。

病因：脾肾两虚，膀胱湿热。

症状：小便作痛，遗尿色赤，下肢微肿，便燥，不思饮食。脉细弦。舌质红，苔微黄。

治法：健脾益肾，清热利水。

处方：焦稻芽15克　萹蓄15克　熟女贞子9克　猪赤苓各6克　冬瓜皮6克　海金沙9克　车前草9克　茯苓皮9克　山楂炭9克　青皮、陈皮各6克　瞿麦9克　保和丸9克，冲服

方解：萹蓄、瞿麦、海金沙、车前子清膀胱湿热，利小便，止痛。茯苓皮、猪赤苓、冬瓜皮渗湿健脾，消肿利水。焦稻芽、扁豆衣、山楂炭开胃消食、健脾导滞、降浊升清。青陈皮宽中理气，疏肝和胃。女贞子益肾补虚。保和丸消食下气，渗湿散结，健脾化痰。

以上出自《陆观虎医案》

施今墨

李某某，男，20 岁。自幼患遗尿证，昼间小便不多，夜间则尿量、尿次增加，虽于睡时常被唤醒小便以防遗尿，但再入睡依然遗出，屡经医治未得效果。舌苔正常，六脉缓。

辨证立法：乳儿遗尿，以其肾气不充固摄无力，不为病态，男子八岁肾气实，发长齿更，若再遗尿即属病态，治之宜固涩法。

处方：生白果14枚，连皮打　白莲须10克　桑寄生20克　桑螵蛸10克　五倍子3克　五味子3克

益智仁 5 克　　山萸肉 12 克　　春砂仁 5 克　　大熟地 10 克　　酸枣仁 12 克　　石莲肉 20 克　　炙甘草 3 克

　　二诊：服药五剂，有效，五日只遗尿二次，希予常服方。

　　处方：前方加紫河车 3 克，先每日服一剂，渐渐隔日一剂，依次递减至不服药亦不遗尿为止。

《施今墨临床经验集》

第四十一章　尿浊

郑重光

李子立兄，便浊经年，因豪饮而起。初必湿热，久则成虚。迎余求治。余曰："淋浊须分。淋自膀胱，出于尿窍，或膏或血，与尿并出，出则无余；浊为败精，出自精窍内，虽大痛而尿自清，或在尿前，或在尿后，便后尚有余沥，马口常湿，必污裤裆。以此分别，庶知疗法。"李兄云："如此则是便浊。"及诊脉细涩无力，两尺尤甚。盖此证便久伤精，愈通愈痛，所以内痛连肛以及尿管。医者疑是梅毒，用疳疮治法，以龙胆泻肝汤合八正散服下痛不可解，腰曲不能伸，皆误用通利之太过也。余用六味地黄汤加当归、麦冬、五味子、车前、菟丝子、人参，十数剂痛止而浊尚不禁。再以卫生膏早服三钱，煎药更加黄芪，夜服枸菟丸三钱，两月余浊止而病痊愈。但尿不能直出，必分歧两道，当中略有碍处。予曰："初病时，乃因酒湿流注，阴茎内必有小疮，故阻小便分为两道也，易以清心莲子饮，用人参、黄芪、生地黄、当归、麦冬、黄芩、地骨皮、车前子、泽泻、甘草、莲子，十余剂疮消，小便遂为一道出矣"。

《素圃医案》

任贤斗

任五凤，四岁时，尿如米泔，颜色如常，惟精神疲倦，此必脾土亏弱，致精神倦怠，而便浊亦由脾亏之所致也，即经云中气不足，溲便为之变也。堂兄云：清浊不分，必是火热。余曰：此属便浊，非清浊不分也。若清浊不分之证，病在阑门，分别水谷之处，阑门之气顺则渗水入膀胱，导滓秽于大肠，若阑门失于平和，或寒或热，致阑门气逆而渗导失常，致水谷并入于大肠而为泄泻，才是清浊不分之证。此便浊者，乃尿之变色，非滓秽相混者也。又曰：便浊岂无热乎？余曰：若是热证，必烦躁哭扰，形色必壮，此子形色如常，故难辨其寒热。精神倦怠一证，是脾虚无疑，脾虚尿故变常也。与养中煎四剂，尿即清净如常。

养中煎：人参　山药　白扁豆　甘草　茯苓　干姜

《瞻山医案》

黄凯钧

钱，三四。白浊溺痛，起于长夏，湿热阻窍，清利治之。

萆薢　萹蓄　瞿麦　赤茯苓　滑石　木通　淡竹叶

四服愈。

《肘后偶钞》

何平子

肝胆热郁生风，统体作痛，阳明湿邪下注，以致便浊不清，左脉紧大。先用疏风分理，然后进补。

生白术　归身　刺蒺藜　粉萆薢　米仁　羚角片　秦艽　赤茯神　川断　忍冬藤

接方：生术　沙蒺藜　煅牡蛎　归身　生米仁　首乌　川断　赤神　生草　细桑枝

《壶春丹房医案》

费伯雄

某。白浊初起，以单方服之。

生川军八分，益元散三钱，青壳鸭蛋（去黄用白）三个和入药末搅匀，饭锅上蒸熟，分三服，白酒调送下，愈后忌口腹。

某。咽喉失音，下部小溲白浊不清，久延难愈。先投以蜜炙麻黄、光杏仁、石膏、生甘草，后调以补骨脂（核桃肉拌炒）、菱皮、芡实、知母、黄柏、煅龙骨、瞿麦、泽泻、诃子肉、桔梗、玄参、萆薢、乌贼骨、旋覆花、金樱子、蛤蚧、菖蒲、白鱼鳔。

以上出自《费伯雄医案》

李铎

车某，年四旬余，好色，患白浊，医投五苓、八正清利之剂，更加茎痛。更医用固涩药，小水更加淋沥不通，并加右眼红赤作痛，舌绛心烦，胸腹膨胀，兼之又发疮痛。据述病由长夏伤湿，兼食炙煿之物而起，今越月矣。诊得左寸细数，右寸独大，右尺坚而搏指，以脉而论，其为君相二火俱起显然。盖君火一动，相火随之，加以湿热内蕴，故见诸端。按书云：诸疮痛痒，皆属心火。又心移热于肺则目赤而痛，又心火妄甚，不能下交于肾，则元精失守，故梦遗精滑，且湿热聚于下焦，膀胱之气不化，则腹胀淋秘。故凡病居下焦，虽烦躁而不口渴也。此证头绪甚多，法非易处。思下焦之病，东垣滋肾丸可疗，而上焦之病，非清心肺不治。遂以洋参、麦冬、石莲子、杏仁、贝母、黄芩、细甘草以清上焦心肺之热，以黄柏、知母之苦寒以泻下焦内蓄之湿热，肉桂之辛热以化膀胱之气，服之腹胀消散，小水遂通，再服而愈。可见药之对病，奇验如此。

江某，壮年耽于烟花，得便浊证，诸药不效，久而弗愈。此命门火衰，气不摄精，以致败精为浊，与桂附八味丸料，加车前子、菟丝子以导败精，十余帖而愈。

按：浊出精窍，淋出溺窍，二者所出不同。浊者小水不清也，淋者小便淋沥涩痛，欲去不去，欲止不止是也。治之者，宜固肾不宜利水。

以上出自《医案偶存》

柳宝诒

郭。病与膏淋相似，而不涩痛。右脉弦硬而数。湿热与相火下注膀胱，动及精室。当先与清化。

细生地　川柏　砂仁　牡蛎　车前子　泽泻　丹皮　茯苓神各　菟丝子　莲子

另：威喜丸开水送下。

戴。溲浊半年，历经清涤，未获全愈。脉形软弱微数。致病之由，不外肾阴亏损，脾湿下陷；但病每多见于傍晚，兼有内热盗汗，白浊遗泄并作。是阴虚之热，与相火之动，循经并入膀胱。前方脾肾两治，初有小效。拟合入封髓法，仍不外固肾健脾，养阴利湿之意。

党参　于术　茯苓　绵芪　淮山药　川柏　砂仁　甘草梢　车前子　菟丝子　生地炭　丹皮炭　左牡蛎　连翘心　荷叶

以上出自《柳宝诒医案》

方耕霞

锡尊。湿热挟传染之气，下注小肠膀胱，经气不化，精溺混杂而出，有时自遗，相火偏旺，马口红胀作痛，防破碎成疳，宜苦泄分清，佐以解毒。

龙胆草五分　黑山栀三钱　细生地三钱,酒炒　淡天冬钱半　西赤芍钱半　甘草梢一钱　粉丹皮钱半　潼木通一钱　怀膝梢三钱,盐水炒　金银花四钱　川萆薢三钱　带心莲子七粒,拍　竹叶二十片

自注：此浊证也，先用分清，后当固涩。

《倚云轩医话医案集》

张锡纯

天津李某某，年二十六岁，得小便白浊证。

病因：于季秋乘大车还家，中途遇雨，衣服尽湿，夜宿店中，又披衣至庭中小便，为寒风所袭，遂得白浊之证。

证候：尿道中恒发刺痒，每小便完时有类精髓流出数滴。今已三阅月，屡次服药无效，颇觉身体衰弱，精神短少，其脉左部弦硬，右部微浮重按无力。

诊断：《内经》谓肾主蛰藏，肝主疏泄，又谓风气通于肝，又谓肝行肾之气。此证因风寒内袭入肝，肝得风助，其疏泄之力愈大，故当小便时，肝为肾行气过于疏泄，遂致肾脏失其蛰藏之用，尿出而精亦随之出矣。其左脉弦硬者，肝脉挟风之象，其右脉浮而无力者，因病久而气血虚弱也。其尿道恒发刺痒者，尤显为风袭之明征也。此宜散其肝风，固其肾气，而更辅以培补气血之品。

处方：生箭芪五钱　净萸肉五钱　生怀山药五钱　生龙骨五钱,捣碎　生牡蛎五钱,捣碎　生杭芍四钱　桂枝尖三钱　生怀地黄三钱　甘草钱半

共煎汤一大盅，温服。

方解：方中以黄芪为主者，因《神农本草经》原谓黄芪主大风，是以风之入脏者，黄芪能逐之外出，且其性善补气，气盛自无滑脱之病也。桂枝亦逐风要药，因其性善平肝，故尤善逐肝家之风，与黄芪相助为理则逐风之力愈大也。用萸肉、龙骨、牡蛎者，以其皆为收敛之品，又皆善收敛正气而不敛邪气，能助肾脏之蛰藏而无碍肝风之消散，《药物解》中论之详矣。用山

药者，以其能固摄下焦气化，与萸肉同为肾气丸中要品，自能保合肾气不使虚泻也。用芍药、地黄者，欲以调剂黄芪、桂枝之热，而芍药又善平肝，地黄又善补肾，古方肾气丸以干地黄为主药，即今之生地黄也。用甘草者，取其能缓肝之急，即能缓其过于疏泄之力也。

效果：将药连服三剂，病即全愈，因即原方去桂枝，以熟地易生地，俾再服数剂以善其后。

《医学衷中参西录》

巢渭芳

有湾河头村乡人，淋浊一载，形瘦如柴，骨骷僵硬，不知自己之肌体，溲出白浊如坏腐色，腥而且秽，并不茎痛，延多医治之不效。就诊于渭，仿建中加芡实、川萆薢、益智仁等三剂，再诊霍然矣。处方为生黄芪、橘红、茯苓、女贞子、益智仁、川萆薢、台乌药、芡实、扁豆、泽泻、莲心。复诊方除芪，加北沙参、黄柏，十五剂而效。

《巢渭芳医话》

费承祖

浙江鄞县马君志千，病白浊，内热喉痛，齿龈浮肿，少腹及两股阴酸，纳谷不易消化。脉来细数。肝阳上升，挟湿热阻气灼营，血热甚炽，气滞不行。

京玄参一钱　南沙参四钱　鲜生地四钱　川楝肉一钱五分　瓜蒌根三钱　象贝母三钱　川石斛五钱　连皮苓四钱　炙内金三钱　冬瓜子四钱　广皮白五分　生熟谷芽各四钱　鲜竹茹一钱　银杏肉十粒　秋葵梗五钱

连服十剂而愈。

丹阳林君玉良，患赤白浊半年，腰腿阴酸，心悸神倦，头晕眼花。脉极弦细。湿热未尽，气液已虚。向有痰饮之患，口多清水涎沫。培补气液，清化湿热，必兼蠲痰饮，方合机宜。

人参须一钱　西洋参一钱五分　大生地三钱　麦门冬三钱　天门冬三钱　女贞子三钱　黑料豆三钱　川杜仲三钱五分　川楝肉一钱五分　陈广皮一钱　制半夏一钱五分　茯苓三钱　莲子心五分　银杏肉十粒

连服三十剂而愈。

以上出自《费绳甫医话医案》

吴鞠通

乙酉七月初一日，王，三十八岁。金实无声，六脉俱弦，痰饮而兼湿痹，小便白浊，先与行湿。

姜半夏五钱　滑石六钱　杏仁泥四钱　云苓皮五钱　桂枝三钱　晚蚕沙三钱　川萆薢五钱　防己三钱　白通草一钱　生苡仁五钱　甘草一钱　煮三杯，分三次服。

十四日：复诊于原方加猪苓三钱，泽泻三钱。

九月初三日：伏饮湿痹便浊，前与淡渗通阳，已服过三十三帖；因停药二十余日，现在饮又上泛，胸满短气，腰酸，淋浊未除，且与行心下之饮。脉弦细，阳不复。

云苓皮五钱　桂枝四钱　晚蚕沙三钱　姜半夏五钱　杏仁四钱　广橘皮五钱　川草薢五钱　防己四钱　白通草一钱五分　小枳实四钱　煮三杯，分三次服。

十二日：于前方去杏仁、防己，加姜半夏五钱，生苡仁五钱。

十月初五日：痰饮、痹证、淋浊，皆寒湿为病，误与补阴，以致湿邪胶痼沉着，急难清楚，前与开痹和胃，现虽见效不少，究系湿为阴柔之邪，久为呆补所困，难以旦晚奏功也。

飞滑石六钱　桂枝四钱　生苡仁五钱　姜半夏六钱　猪苓三钱　小枳实三钱　云苓皮五钱　泽泻三钱　晚蚕沙三钱　川草薢五钱　广皮五钱　车前子三钱　煮三杯，分三次服。

廿五日：浊湿误补久留，与开太阳合阳明法，数十帖之多，虽大见效，究未清楚，小便仍间有浊时，腿仍微有酸痛。

姜半夏一两　桂枝四钱　川椒炭三钱　云苓皮五钱　猪苓三钱　片姜黄二钱　生苡仁五钱　防己三钱　晚蚕沙三钱　川草薢五钱　广皮五钱　白通草一钱　小枳实三钱　煮三杯，分三次服。

十一月十八日：痹证夹痰饮，小便浊，喉哑，先开上焦，后行中下之湿，余有原案。

苦桔梗五钱　半夏一两　云苓皮五钱　生苡仁五钱　杏仁五钱　生甘草三钱　煮三杯，分三次服。喉哑服此。

备用方：行中下两焦浊湿法。

飞滑石一两　桂枝四钱　生苡仁五钱　云苓皮六钱　黄柏三钱，盐水炒　车前子四钱　姜半夏六钱　广皮三钱　晚蚕沙三钱　川草薢五钱　煮三杯，分三次服。便浊服此。

《吴鞠通医案》

曹沧洲

某左。睾丸偏大，白浊下渗，宜疏泄厥少，分利水道。

制香附二钱　枸橘一钱　丝瓜络二钱　赤芍一钱半　川楝子三钱　两头尖一钱　忍冬藤三钱　橘核一钱　延胡索一钱半　车前子三钱　粉草薢三钱

某左。白浊，湿热病也，匝月不净，脉弦，阴分伤矣，须加以慎调。

细生地三钱　甘草梢四分　丹皮一钱半　赤苓三钱　川柏二钱　知母二钱，上两药盐水炒　淡竹叶一钱半　抱木茯神四钱　料豆衣三钱　粉草薢三钱　连翘三钱　朱灯心三分

以上出自《吴门曹氏三代医验集》

王静斋

一女性患者，每食油类之物，小便即下白浊，经行前及经期时两腿觉凉，病已数年，久治不愈。王氏诊为湿热下注，三焦膀胱气化失司，脾气亦失运化之机。以清热化湿之法，三剂未见效，复诊即于原方中加宣中温肾之品。

处方：赤小豆30克、丹皮5克、云苓皮15克、鸡内金5克、生侧柏12克、川草薢12克、山茱萸12克、清半夏6克、盐知柏各10克、血余炭10克、荔枝核10克、谷稻芽各10克、莱菔子10克、金匮肾气丸3克、猪脬1具，将药装入，加水蒸透，取汁分2次服之。1剂病减，3剂而愈。

《津门医粹》

张汝伟

胡德馨，年五十三，黟县。早年曾因传染，致患白浊，治愈后，已二十年未发。去秋因劳倦过甚，加之情怀悒郁，致白浊又见，就医诊治，服五宝丹及通利之品，业已半年有余，白浊未清，致小便频数，不二十分钟一次。溲后，血丝缠绵，茎管似痛非痛，异常刺激，良由过投通利之剂，致气虚下陷耳，苔虽黄厚腻浊，不可为据，宜补中益气，合六味地黄法治之。

潞党参炒　绵黄芪炒　山萸肉炙　淮山药炒　细生地　威喜丸　菟丝子炒　制女贞各三钱　煨升麻　生炙甘草各八分　甜广皮钱半　炒苡仁四钱

二诊：进补中益气合六味地黄法后，苔之黄厚，化淡而薄，纳食知馨，小溲可以耐久至一小时或二三小时，血丝渐少。药已对证，再加固阴益精之品。

前方去升麻、威喜丸、女贞三味，加入生白芍、线鱼胶、淮牛膝、阿胶珠、干首乌各三钱，仙半夏二钱。

本证始末：此七浦路干记茶栈主，前后共诊二十余次，不外此方加减出入，竟获全愈，与寻常白浊证异治，故录之。

方义说明：此证舌苔黄厚腻浊，而反用滋腻补药，得能见效者，一因此苔无病时亦黄腻，是体质关系。二因小便频数，而见血丝，肾阴受伤。三因曾用萆薢、川柏、丹皮等，即见头晕胃呆等证，所以直进阴阳平补之法，而能见效。

《临证一得》

陆观虎

陈某某，男，22岁。

辨证：赤浊。

病因：房劳过度，心肾两虚，湿热乘虚而入。

症状：小便浊且带血，涩痛。脉滑数。舌质红，苔微黄。

治法：补心肾，清热，止血。

处方：琥珀末3克　远志5克　川续断9克　生甘草梢6克　黑豆衣12克　黄芩6克　藕节7克　杜仲9克　侧柏炭9克　白芍9克　茯苓9克

方解：续断、杜仲、杭芍、远志、琥珀补心肾填精，消瘀止痛；藕节、侧柏炭活血凉血并止血；茯苓、甘草梢、黑豆衣、黄芩清湿热以治浊血。

王某某，男，33岁。

辨证：赤浊。

病因：湿热伤血。

症状：头晕，少腹疼痛，尿浊有血，刺痛发热。脉细涩。舌质红，苔有浮刺。

治法：清湿热，止浊血。

处方：云茯苓9克　赤芍6克　蒲公英9克　藕节7克　丝瓜络6克　牛膝9克　萆薢9克　甘草梢3克　茅根30克　侧柏炭9克

方解：云茯苓、杭甘菊、萆薢、甘草梢清膀胱湿热；蒲公英、侧柏炭、藕节、白茅根清热利尿以止痛、化瘀、止淋；赤芍、牛膝凉血以止血；瓜络通经、络行血脉。共服七剂而愈。

刘某某，男，20岁。

辨证：白浊。

病因：下焦寒湿郁结。

症状：胁腹作鸣，纳少，小便白浊作痛，羔经两年半。脉沉迟。舌红，苔白。

治法：温化寒湿。

处方：焦苡米9克　川楝子6克　肉桂6克　茯苓9克　厚朴6克　姜炭6克　焦稻芽9克　猪赤苓各6克　海金沙9克　苍术3克　小茴香6克　半夏9克　陈皮6克

方解：苡米健脾渗湿；猪赤苓、海金沙行洁净府而治白浊；苍术、肉桂、姜炭、小茴香温肾、暖下焦而祛寒湿；川楝子、焦稻芽、制半夏、陈皮、厚朴舒肝健脾，行气调中和胃。

二诊：纳增，胁腹鸣已减，但少腹胀而不适，小便白浊，仍排尿作痛。脉沉细。舌质红，苔白微黄。

处方：下焦寒湿见化，仍守前方，减去川楝子，加山楂炭9克以健脾行气去湿，为加强药力，将焦稻芽改15克，小茴香改成9克，苍术改成9克，焦苡米改成12克，厚朴改成6克。

以上出自《陆观虎医案》

第四十二章 消渴

程从周

汪伯起文学乃政年近四旬，身瘦面黄，家值中落，素勤女红，且中馈任劳，而时多郁结，患内热作渴，每次饮冷水一二碗，胸膈稍清，虽冬月严寒，霜晨雪夕，无有不饮者，大计一饮数盏。而肌肤日瘦，饮食日减，若强制不饮，则火热内焚，近则夜热而昼凉，六脉或数或微，纯似阴虚。予初认血虚真水不足之证，乃用壮水之主以镇阳光之法而滋其化源，服之罔效。因细诊而深思之，此脾胃有亏，中气不足，况劳倦忧思皆伤于脾。夫饮食入胃，游溢精气，上输于脾，脾气散精，上归于肺，通调水道，下输膀胱。今脾虚不能运化精微，土虚不能生金，金亦不能生水，内火燔灼，故引外水以自救耳。虽曰肾水不足，而根源实重在脾。乃用参、芪、苓、术、五味、麦冬、炙草、陈皮、当归、白芍，服之既久，诸病皆痊，而绝不思水矣。

在海年近五十，色苍而质实。四月中，患心胸之间有块坟起，渐如碗大，痛如捆曳，势若承蜩，腰莫能直，整日呻吟。更数医，绝无寸效。延至六月，巴见洲邀予往视之，及问，见备衣槟，咸谓必死，但能食粥，昼夜数十碗，其妻用两具铜罐更替炊煮，陆续而进，犹然应接不暇，稍迟号呼叫饿，诸医皆作胃气疼治之，故药罔效。予脉之，曰："此中消之证，胸高而痛者，痰与火也。效在旦夕，何遽备后事耶？"乃用石膏一两、黄连二钱、黄芩一钱五分、山栀仁二钱、枳实二钱、花粉一钱、知母一钱、贝母二钱、甘草五分，煎服一剂，痛亦随减。数剂之间，用粥顿少，其妻泣告曰："往时虽病而善饭，今不能饭，或不起矣！"余笑曰："向能食者，乃病形耳，正可为虑；兹食渐减，病亦渐除。"再以前方出入加减，旬月之间，霍然无恙矣。

以上出自《程茂先医案》

郑重光

族叔伟然自扬来就诊，但称两足无力，喜饮茶汤，其脉细而数，两尺尤甚，乃伤精失血之脉。询其梦遗否，答云："并无此病。"因其多饮，拟为消证，令其尿贮盆中以验之，然后用药。次日复来，云："尿上有浮脂，下有浑浊。"予告曰："三消之证，已得二矣。渴为上消，小便变为下消，精随尿出，两足无力，将成痿躄，大病也。须清心寡欲，以善药治之，何独以足疾为患耶？"遂以六味地黄汤去泽泻，加人参、黄芪、菟丝子、麦冬、五味子为煎剂，早、晚服枸菀丸三钱。客寓于真州园亭，医治百日而愈。复立左归丸方，令其归扬日服。后因中年无子，不能节欲，数年后疽发于背而殁。消证有心自焚而死者，此证是也。

《素圃医案》

任贤斗

蒋佳文，年四十余，消渴善饥，曾服寒凉泻火，数剂不效。观其面色暗滞，是血虚不华于色也；肌体平削，是津液不充于肉也；脉大五至，是火盛也，明是阴虚火盛之病。其人体色赤，性不饮酒，此阴由何致虚乎？细问其从前有大汗泄否？有梦泄淋遗否？彼云前两月起，每夜梦遗二三次不等，月余后，由此每下半夜口渴善饥。余曰：口渴者，上消属肺，善饥者，中消属脾，皆实火也，然上中二焦之火盛，由于下焦之阴虚也，阴虚由遗精盗汗之所致也。与玉女煎，五剂渴饥减半，再服五剂不见大效，乃减寒凉，用甘纯养阴之品，投小营煎，得大效，十余剂诸证悉除。

李光南，口渴善饥，食已又饥，尿黄浊如膏，便尿时尿桶堆泡一二寸，臊腥不堪闻，四肢疲软，头低少神，年逾七旬。诸医皆云年老虚弱，投芪、术补药，病反剧，诊脉洪大，舌色如新瓦，余曰：此实火病也，病名三消，上消消渴，中消消谷，下消消肾。脉洪者，火盛之脉也；舌灰黑者，火盛成炭之象也；四肢疲软及头低者，火盛则筋软也；少神者，热盛神昏也。前进补药实大误矣，急宜泻南补北，或可挽回，乃用麦冬、石膏、石斛、生地、玄参之类。服三剂，尿略清，腥臊减，惟舌色未转，病者即欲更服补药，不思因前误补致伏火内炎。余曰：清凉已效，何即更方，必待舌转红润，可进滋阴补肾之药，今舌未转红，乃火势尚未退，若弃清凉而用甘温，必致坏事。病者多疑少信，服至七八剂，舌亦略转红润，方才见效。适逢某医至，云此病大虚，病者信之，即用熟地、枣皮、附、桂等药，服数剂而剧，复用余方始安。

以上出自《瞻山医案》

何炫

初诊：上中下三消证具，肌削色黄，左脉弦细，右浮濡。营气两亏，恐其加剧。

潞党三钱　山药三钱　金石斛三钱　大熟地五钱　炙五味三分　橘红七分　生绵芪三钱　麦冬二钱　云苓三钱　乌梅肉一钱　胡桃肉三钱　湘莲肉十粒

二诊：上下消证差减，咳甚痰稠。金烁已极，内伏郁火，脉弦细而促。滋养金脏，兼泄离火之用，以火乘金位之下也。

生地四钱　麦冬一钱　知母一钱　熟地三钱　元参一钱半　橘白八分　生绵芪二钱　山栀一钱半　稽豆三钱　灯心一扎

《何嗣宗医案》

中神琴溪

草庐先生，年七旬，病消渴。引饮无度，小便白浊，周殚百治，而瘁疲日加焉。举家以为不愈，先生亦弟嘱后事。会先生诊之，脉浮滑，舌燥裂，心下硬，曰："可治矣。"乃与白虎加人参汤，百余帖痊愈。历岁而前病复发，家人强荐先生之治。曰："予死期当在昔年，汝辈之所识也，以琴溪子之灵，幸得至乎今，岂不赐之大者？今也疣积数竭不可救。斯天也，非药石之所知，何辱琴溪之为？"居无几，竟即世，时年七十有八。

《生生堂治验》

齐秉慧

曾治一贵人，患疽疾未安，而渴大作，一日饮水数升。愚进以加减八味地黄汤，诸医大笑曰："此药若能止渴，我辈当不复业医矣。"皆用紫苏、木瓜、乌梅、人参、茯苓、百药煎生津之药。止之，而渴愈甚。数剂之后，茫无功效。不得已而用予方，连服三日而渴止。因相信久服，不特渴疾不作，气血亦壮，饮食加倍，强健胜于壮年。盖用此药，非予自执鄙见，实有本原。薛氏家藏书中屡用奏捷。久服轻身，令人皮肤光泽，耳目聪明，故详著之。使有渴疾者能聆余言，专志服饵，取效甚神。庶无为庸医所惑，亦善广前人之功。

方内五味子最为得力，独能补肾水、降心气，其肉桂一味不可废，若去肉桂则服之不应。

曾治一男子患前证，余以前丸方治之。彼则谓肉桂性热，乃私易以知、柏等药，遂口渴不止，发背疽而殁。彼盖不知肉桂为肾经药也。前证乃肾经虚火炎上无治为患，故用肉桂导引诸药以补之，引虚火归元，故效也。

有一人病渴，惟欲饮冷，但饮水不过两三口即厌弃。少顷复渴，其饮水亦如前，第不若消渴者之饮水无厌也。此证乃是中气虚寒，寒水泛上，逼其浮游之火于咽喉口舌之间。故上焦一段欲得水救，若到中焦，以水见水，正其恶也。治法如面红烦躁者，乃煎理中汤送八味丸，二三服而愈。若用他药，必无生理。

又有一人病渴，急欲饮水，但饮下不安，少顷吐出，片刻复欲饮水。至于药食毫不能下，此是阴盛格阳，肾经伤寒之证也。予反复思之，用仲景之白通加童便、胆汁，热药冷探之法，一服少解，二服全瘳。其在男子间有之，女子恒多有此证，陶节菴先生名回阳反本汤。

以上出自《齐有堂医案》

黄凯钧

邬，五九。初夏入山买竹，逾月方回，历夏秋肌肉消铄，肥体忽成瘦躯，兼之两足痹痛，行步艰难。数延医治，或以为虚，或视为湿，服药数十，两目昏花，视小如大，势日沉重。彼有邻人为栉工者，言予能治，即求诊治。六脉洪实带弦，因其向肥勿瘦，意非消证乎？即问能饮若几？小便几？答曰：入山买竹，天气初热，烦渴喜饮，至今仍咽喉干燥，时时啜茶方妙，少顷即欲小便。复问小溲着干土上有沙否？曰：未试。惟解坑内见泡沫高起数寸。予曰：君半年来肌肉日削，从此而去，古人以饮一溲二，名为上消，由于亢阳，非大寒之剂，不足与焉。

石膏一两　川连一钱　黄芩一钱五分　黄柏一钱五分　知母一钱五分　熟地四钱　生地三钱　天冬二钱　麦冬二钱　龟板二钱　白芍一钱五分　甘草四分

服四剂，燥渴小便泡沫稍减，目清大半，因问余曰：从前服药数十，病日有加，今只服四剂，何效如是之速？予曰：君阳体阳脉，入山阳时，经营劳顿，又喜火酒，五内之火俱动，燥渴作矣。凡饮食入胃，熟腐水谷，游行精气，上输于肺，水精四布，下归膀胱，通调水道，小便出焉。其间升降洒陈，原有一番工夫，今脏腑有火，如燥土沃水，易漏不滋，即大其制，修丸常服，将及一年，足痹亦痊。邬之得生，皆出栌工之赐也。

《肘后偶钞》

何书田

阳明胃火上炎，多食易饥，近乎中消之候。以益气降火法治之。

西潞党　生石膏　川石斛　焦白芍　生苡仁　炙甘草　麦冬肉　炒山栀　白茯苓　白芦根

奇渴思饮，贪纳易饥，溲多而浑。上、中、下三消兼证也。难治。

大生地　麦冬肉　生牡蛎　淮山药　白芦根　生石膏　肥知母　淮牛膝　天花粉　旱莲草

病后阴虚内热，舌滑口渴，能食易饥，多饮便数。此三消之候也。治之不易取效。

原生地　牡丹皮　肥知母　淮山药　白茯苓　炙龟板　麦冬肉　炒黄柏　生牡蛎　建泽泻

年高，阴渴火炎，而致消渴。不易治也。

台人参　肥知母　大熟地　煅牡蛎　淮牛膝　生石膏　麦门冬　牡丹皮　淮山药　料豆衣
天花粉　蔗浆

带下不止，阴虚消渴，多饮多溲。年逾五旬，尤不易治。

原生地　牡丹皮　肥知母　淮山药　生牡蛎　炙龟板　阿胶珠　麦冬肉　白茯苓　南芡实

阴虚下消，溺白而浑，精液竭矣。难治。

大熟地　潼蒺藜　牡丹皮　淮山药　南芡实　炙龟板　炙五味　白茯神　生牡蛎　麦冬肉

以上出自《簳山草堂医案》

林佩琴

朱。渴饮消水，日夜无度，自夏历冬，阅所服方，寒热互进，毫不一效。今饮一泄一，渴则饥嘈，明系肾阴竭于下，虚阳灼于上，脉转沉迟。沉为脏阴受病，迟则热极反有寒象也。思壮火销铄肾阴，肾液既涸，必饮水自救。证成下消，急滋化源，只则难挽，仿易简地黄饮子加减，生地、熟地、人参、麦冬、石斛、花粉、阿胶、甘草，服之效。又令服六味丸加猪脊髓、龟胶、女贞子、杞子、五味，去泽泻、茯苓，得安。

《类证治裁》

张大曦

乍纳又饥，消烁迅速，如火之燎于原，遇物即为灰烬。病此半月，肌肉尽削。询系失意事多，焦劳苦思，内火日炽，胃液日干，脏阴既损，而充斥之威愈难扑灭耳。姑拟玉女煎加味。

大生地一两　麦冬三钱　玄参一钱五分　阿胶一钱五分　知母二钱　石膏一两　炒白芍一钱五分　女

贞子一钱五分　旱莲草一钱　甘草一钱

　　再诊：两进甘凉救液，大势仅减二三，渴饮反甚，溲浑而浊，上中之消又转到肾消矣。三焦兼涉，津液必至告竭，证情极险。再拟从治之法，宗河间甘露法，必得十减七八乃幸。

　　熟地六钱　石膏七钱　肉桂五分　生地八钱　麦冬三钱　炙草五分　白芍一钱五分　人参一钱　盐水炒黄柏一钱五分

　　三诊：从治之法，始也依然，药三进而纳日退矣。小水浑浊转清，舌苔光红亦淡。拟宗前方小其制，仍与上、中、下三焦并治。

　　熟地八钱　乌梅三分　炙草五分　川连五分　川椒廿粒　生地四钱　肉桂三分　人参一钱　麦冬二钱

　　四诊：连进固本从治之法，并参苦辛酸安胃，允推应手。今胃纳安常，诸恙皆平，而津液受伤已极。善后之法，自当立中育阴，以冀其复。

　　人参一钱　熟地五钱　天冬一钱五分　洋参一钱五分　北沙参三钱　知母一钱五分　麦冬一钱五分　石斛四钱　炙草三分

　　诒按：第一方力量之大，二方立法之巧，三、四方用意之周匝，随机而应，步伐井然。具此见解，庶可谈医，然已难其人矣。

《柳选四家医案》

何平子

　　气喘口干，肢体痿饮，中虚，阳明湿热未清也。舌本上腭腐辞，渴欲多饮。

　　制洋参　生米仁　北沙参　生草　连翘　大麦冬　石决明　粉丹皮　芦根　云神

　　接方：此证是消渴之潮，最难用药者。

　　制于术　大麦冬　西党参　石决明　炒白芍　淮牛膝　丹皮　川百合　云苓盐水炒　胡桃

《壶春丹房医案》

费伯雄

　　某。肝风厥阳，上冲犯胃，为中消。

　　石膏　知母　川石斛　花粉　生地　阿胶　生甘草　生白芍　枣仁　麦冬

　　某。三阴亏损，虚火上升，内热口渴，神疲乏力，久成上消。育阴清降。

　　南沙参　石斛　石决　茯神　麦冬　知母　生草　生地　白芍　丹皮　象贝　杏仁　青皮　甘蔗

以上出自《费伯雄医案》

李铎

　　高玉傅，余良友也。形肥嗜酒，患肾消三年，屡以八味地黄丸加减及白茯苓丸、燕窝之类，已获小愈。然每值冬腊烦劳忧煎，至春二三月必复发，发时头顶巅痛，形容憔悴，善饥脚软，年甚一年。余以病发于阴，是肾之真水不足，是以前方果效。惜愈后不慎调理，乙卯冬，复来就医。见其肌肉消削，深为骇虑，及诊其脉，洪数无伦，势成不治之证。勉宗《内经》热淫所胜，治以咸寒，佐以苦甘之旨，用参须、石膏、石斛、黄连、知母、麦冬、甘草等味，并告以此番病发于阳。发于阳者，非石膏、黄连、知母无以折其狂妄之火，非参、麦、石斛、甘草无以扶其元气而生津止渴，方虽寒凉，而其中仍有维持之力，仅可多服，毋庸疑虑。服至二四十剂后，或觉太凉，则以五味、地黄易石膏、黄连，必臻其效。次年丙辰春，遭兵变，余避乱回里，居山三载，复出浒湾，知玉傅已死。晤其子兆魁，备述服君所定之方，幸延年两载，讵丁巳夏间病发，遍求良方，并无灵验。父在病中，日望公来，且尝疾呼：公来救我。临终时犹言：李某不来，吾命合休矣。呜呼！承公相信之笃，怀旧之深，乃不及一面而永诀，殊可伤也。窃思下消之病，本属难治，余为三十载良友，研究病情，识其病发于阴，滋阴以抑阳，病发于阳，抑阳以滋阴，用药虽殊，用意则一耳。且同一证也，阴阳相反，如同水炭，如治不得法，能保其六年之久乎？人之寿算虽由数定，而病已轻重，业医者可不究心欤？

　　按：古人谓入水无物不长，入火无物不化，河间每以滋肾水制心火，除肠胃激烈之燥，滋肾中津液之枯，是一大法门。

《医案偶存》

黄堂

　　李，三十岁。今年大运，少阳司天，消渴一年，形神渐瘦，溲多混浊。此阴精少奉，阳光易亢，亢则害，大便燥，脉涩数。壮水之主，是为探本之道。

　　知母八味丸加麦冬、花粉。

　　二诊：消渴稍减，脉象仍然，未大便。水亏阳旺，滋养奚疑。

　　生地　天冬　乌芝麻　知母　花粉　阿胶烊化　麦冬　柏子仁　川石斛

　　三诊：连进壮水和阳，均属有效。当夏月阳旺，宜益水之上源。消渴，阴精未易充复，咳呛曾见红，拟金水同治。

　　沙参　川石斛　生地　绿豆衣　肥玉竹　麦冬　地骨皮　扁豆　茯神　藕肉

《黄氏纪效新书》

王燕昌

　　一老妇，温病初愈，食新麦蒸饼数日，但觉饥甚，口不绝食，腹仍饥也。每日食米二升，而无大便，惟呼食来也。诊得右关沉弦。此由病后新麦食早，积热于脾，成消食病。用石膏一两，白芍一两，知母、黄芩、生地、胡黄连、胆草各二钱，两剂愈。复用白虎汤数剂。

《王氏医存》

徐养恬

　　脉数带弦，饮一溲二，肌肉日削，证象似属上消，但舌绛无苔，耳鸣头眩，汗泄淋漓。总由肾阴枯涸，心肝之火偏旺，一水不能胜二火，证属难调。

　　生鳖甲　元武板　乌犀尖　元参　细生地　石决明　蝉衣　蛤壳粉　活蚌

二诊：消证经年，脉数大，舌苔黄，左手及足麻木。总由肝肾阴亏，胃火犹亢。拟仲景法。

大熟地　麦冬肉　煨石膏　元参　川石斛　桑螵蛸　花粉　鸡内金　牛膝　覆盆子

三诊：三消从产后而起，带进群阴之品，全不见效。现形肉已脱，足胫及腹反增浮肿，此阴损及阳，将值夏令，恐其不克支持矣，勉拟仲景法候裁。

熟地炭　茯苓　萸肉炭　丹皮　福泽泻　沙蒺藜鸡子黄拌炒　山药　线鱼胶

《徐养恬方案》

张乃修

杨左。膏淋之后，湿热未清，口渴溲浑酸浊，为肾消重证。

天花粉二钱　川草薢二钱　蛇床子一钱五分　川石斛四钱　秋石三分　天冬一钱五分　麦冬一钱五分　覆盆子二钱　海金沙二钱　炙内金一钱五分，入煎　川连二分

再诊：小溲稍清，口渴略减。再清下焦湿热。

寒水石三钱　淡竹叶一钱五分　海金沙一钱五分　赤苓二钱　白苓二钱　泽泻二钱　龟甲心五钱　炒黄柏二钱　车前子三钱　滑石三钱　大淡菜两只

三诊：脉证俱见起色。效方出入，再望转机。

海金沙三钱　秋石二分　滑石块三钱　茯苓二钱　茯神二钱　龟甲心五钱　福泽泻一钱五分　车前子三钱　炒牛膝三钱　川柏片一钱　大淡菜二只　鲜藕汁一杯，冲

《张聿青医案》

王旭高

李。稚龄阳亢阴亏，一水不能胜五火之气，燔灼而成三消，上渴，中饥，下则溲多。形体消削，身常发热。法当壮水以制亢阳。

大生地　川连　麦冬　知母　五味子　茯苓　生甘草　生石膏　牡蛎　花粉

又：夫三消，火病也。火能消水，一身津液皆干。惟水可以胜火，大养其阴，大清其火，乃治本之图。病由远行受热，肾水内乏，当救生水之源。

大生地　沙参　五味子　麦冬　牡蛎　西洋参　桑白皮　蛤壳　天冬

侯。脾胃虚而有火，故善饥而能食；肝气盛，故又腹胀也。甘寒益胃，甘温扶脾，苦辛酸以泄肝，兼而行之。

玉竹　川石斛　麦冬　党参　冬术　白芍　吴萸　炒川连　茯苓　乌梅　橘饼

渊按：深得古人制方之意，而又心灵手敏。

查。脉沉细数而涩，血虚气郁，经事不来。夫五志郁极，皆从火化。饥而善食，小溲如脓，三消之渐。然胸痛吐酸水，肝郁无疑。

川连　麦冬　蛤壳　鲜楝树根皮一两，洗　建兰叶

又：服药后，大便之坚难者化溏粪而出，原得苦泄之功也。然脉仍数涩，郁热日盛，脏阴日消。舌红而碎，口渴消饮，血日干而火日炽。头眩、目花、带下，皆阴虚阳亢之征。当寓清

泄于补正之中。

川连　淡芩　黑山栀　大生地　当归　阿胶　川芎　白芍　建兰叶

大黄䗪虫丸，早晚各服五丸。

渊按：建兰叶不香无用，徐灵胎论之矣。

又：诸恙皆减。内热未退，带下未止，经事未通。仍从前法。

川连　当归　洋参　白芍　女贞子　茯苓　麦冬　丹参　沙苑子　大生地

又：经曰：二阳之病发心脾，女子不月，其传为风消。风消者，火盛而生风，渴饮而消水也。先辈谓三消为火疾，久必发痈疽。屡用凉血清火药为此。自六七月间足跗生疽之后，消证稍重。其阴愈伤，其阳愈炽。今胸中如燔，牙痛齿落，阳明之火为剧。考阳明气血两燔者，叶氏每用玉女煎，姑仿之。

鲜生地　石膏　知母　元参　牛膝　大生地　天冬　川连　麦冬　茯苓　生甘草　枇杷叶

钱。古称三消为火病，火有余，由水不足也。十余年来常服滋阴降火，虽不加甚，终莫能除。然年逾六旬，得久延已幸。今就舌苔黄腻而论，中焦必有湿热。近加手足麻木，气血不能灌溉四末，暗藏类中之机。拟疏一方培养气血之虚，另立一法以化湿热之气。标本兼顾，希冀弋获。

大生地　当归　山萸肉　麦冬　洋参　怀山药　龟板　建莲肉

猪肚丸三钱，另服，开水下。

朱。脉左寸关搏数，心肝之火极炽。口干，小溲频数而浑浊，此下消证也。久有脚气，湿热蕴于下焦。拟清心肝之火，而化肾与膀胱之湿。

大生地　川连盐水炒　牡蛎　黄芪　茅术　麦冬　赤苓　黄柏盐水炒　蛤粉　升麻

猪肚丸，每朝三钱，开水送。

庞。胃热移胆，善食而瘦，谓之食亦。大便常坚结而不通者，胃移热于大肠也。胆移热于心，故又心跳，头昏。今拟清胃凉胆为主，安神润肠佐之。

鲜石斛　淡芩　郁李仁　火麻仁　枳壳　枣仁　瓜蒌皮　龙胆草　茯神　猪胆汁

另更衣丸一钱，淡盐花汤送下。

此病服此方五六剂后，用滋阴如二地、二冬、沙洋参等煎胶，常服可愈。

渊按：此似消非消之证。胆腑郁热移胃，传所不胜，故用苦寒直泻胆火。

方。脾阴虚而善饥；肾阴虚而溲数。肝气不舒，则腹中耕痛；胃气不降，则脘中痞室。此二有余二不足也。然有余不可泻，不足则宜补；肾充则肝自平，脾升则胃自降耳。

党参　怀山药　五味子　茯神　麦冬　冬术　大熟地　枸杞子　陈皮　红枣

以上出自《王旭高临证医案》

柳宝诒

杜。肝火郁伏，燔灼津液。消渴善饥，夜寐不安。病关脏气，奏功殊难。

大生地　白芍　西洋参　丹皮　元武板　黑山栀　元参　淡天冬　生甘草　龙齿　牡蛎　磁石醋煅　鲜猪肤刮净油，煎汤代水

《柳宝诒医案》

刘子维

夏某之父，小便不止，胃不食，大便溏，每日至巳时，口渴不休，吃茶要热，稍温吃下，心即不安，舌黑黄色，神少无力。

杜仲三两　枸杞三钱　故纸五钱　白术一钱　覆盆三钱　五味二钱　益智仁三钱　上桂二钱　制附片一两　金樱子五钱　菟丝三钱

三付。

李俊注：此消渴也。喻嘉言曰：肾水下趋则消，肾水不上升则渴。二语分析颇明。夫水何以下趋，膀胱不藏也；何以不上升，命门无火也。口渴，似乎有火，然渴而热饮，乃津液干，仍非火也。巳时，心火渐旺，干者愈干，故愈渴。黑为水之色，舌乃心之苗，水胜火负故舌黑。胃肠虚故不食，脾肠虚故便溏。人身真气藏于命门，为先天生化之源，后天脾胃之母，未有命火衰于下，而脾胃之阳犹独盛者。

水中无火，则肾气独沉，有降无升。降者，治之以升，此必然之势也。附、桂、故纸釜底加薪，水得则化气而升矣。惟热升于温，火生于寅，附、桂、故纸补火者也，杜仲、菟丝生火者也。知补火而不知生火，犹之劫财而不知理财也，虽苟得乌足恃哉？《难经》有虚则补母之说。而顺逆未详，盖妙悟在人，难以言尽也。阳无阴不化，配枸杞以速其化，兼以护天一之精。

以火之升，治水之降，撮其纲矣。而北门锁钥，久失封藏，不当虑乎？命火下蛰，始克温升，不当守乎？金樱、覆盆固精气而缩水泉，凝炉火以吐氤氲，附、桂得之则敛才就范，厥功尤伟也。

白术、益智皆有补中纳食之长，与下焦命火互为功用。而一关前阴，一关后阴，尤与此病若合符节。昔人谓一病有一病之药，一药有一药之理，信然。

肺欲收，急食酸以收之。上焦方苦干燥，暂不用姜，惟用五味子生津止渴以保肺，一俟肾水上升即可用矣。

三付服毕，又方：干姜三钱　枣皮二钱　狗脊三钱　制附片二两　官桂三钱　五味三钱　白术三两　白芍三钱　沙参八钱　丹皮八分　熟地五分　胡芦巴五钱

五付服毕，此病愈七八分。

李俊注：古人治消渴，本《内经》地气上为云之旨，每用大剂八味地黄汤补水中之阳，使水化气而升是已。然而水泉不止，膀胱之渗透有余，食少、便溏，脾胃之温运不足，拘执古方能无弊乎？此第二方之所以合八味、理中加胡巴、狗脊、五味、白芍，而去苓、泽、怀药、甘草也。

逆生者，子生母也，即第一方之肾生肺也。天道用逆性功与医道俱以逆为贵，非如此不能返先天也。杜仲之于附、桂，温生热也，木生火也。若顺生也，然潜之深渊之中。所生者，为命火而非心火，则反顺为逆矣，此用药之妙也。越寻丈之沟者，不始于涯涘而始于涯涘之后，盖蓄势也。挽滔滔之水者，不始于肾而始于肝，亦蓄势也。此补虚之道，不可与去邪同

论也。

第一方无干姜，义已见前，不赘。前为急补肺之先天，沙参尚非所宜。今则先天之火候有加，后天之培养须继，而不可缓矣。胡巴壮阳，狗脊节尿，佐附、桂司政北方而复其常，大约为一类而各有专司。

治下者，制以急，故不用甘草。肝喜动，白芍和之；肺欲收，五味敛之。以平为期，此之谓也。

又方：洋参三钱　阿胶五钱　北芪三两　桂枝二钱　香附三钱　草果一钱　荔核五钱　柏子仁三钱　沙蒺藜五钱　砂仁二钱　生白术八钱　均姜五钱　枯芩八分　黑豆一两

三付。服此痊愈。

李俊注：第一方偏重水生金，以润天气之燥，第二方兼重土生金，再润天气之燥，地气上为云之能事尽矣。然必天气降为雨，始获春回大地，万物滋生，此第三方之所以偏重金生水，而施行后天生化也。

水隶于地，天以大气举之，流施潜行，奉生万物，人身亦犹是也。小便不止，固由关门之过开，亦由大气之不举，此消渴善后，宜大补肺气，以资包举者，一也。

肾水消于下，肺阴涸于上，内无以洒陈于脏腑，外无以输于皮毛，十二经脉如大旱之望云霓也，久矣。兹值地气已上为云，如膏之雨，若不及时下需，何以成地天泰而生生不已哉？此消渴善后，宜兼润肺燥，以资灌溉者，二也。

黄芪、洋参，充气者也；阿胶、柏仁，充液者也。二者合化，不特包举有力，而如膏之雨亦霈然下降矣。虽然仓廪居中，五味之所出也，不有姜、术、砂、果为之温运，何之输精于九天；作强居下，封藏之本也，不由沙苑、黑豆为之镇固，何以藏精于九地。故自无而有者，先天之始也；自有而藏者，后天之终也。若夫经脉之沟通，气机之流畅，则桂枝、香附、荔核等任之，日月虽明，不能摛光于曲穴也。

五脏之情，中下宜温，故不嫌姜、附之热；中上宜清，故不嫌黄芩之寒。然适可而止，过则偏胜，神而明之，在乎其人。

《圣余医案诠解》

余听鸿

常熟南门大街衣店有某成衣，因暑湿疟愈后，经王简修专于温补，服鹿角、巴戟、参、术、附、桂之类数十剂，又将前方加参、芪、杞子、杜仲等大剂膏滋药一料，胃气甚强，一日能啖饭十八九中碗，约米二三升，身体丰肥，面色暗黑，大便燥结，小便黄赤，临卧食饭三四碗，至明晨又饥，已有一年。就诊于余，问其病由，因述始末，为啖饭太多，欲胃纳减少耳。余曰：此乃胃热杀谷，痰火盘踞其中，当以大剂甘凉清肺胃、豁痰热。此证为缓证，当以缓剂治之。温补聚热而成消，故消而不渴也。不须服药，每日服梨汁、蔗浆三中碗，大约以一斤半为度。服三四日，腹即作泻，泻出红水甚多，且热甚。连服连泻十余日，胃纳少减，再减梨浆、蔗汁一碗。又服十余日，连泻十余日，啖饭只有十余碗矣。余曰：以每日三餐，约一餐三碗，可止服。至月余，所啖每日不过八九碗矣。所以甘凉缓治之法，虽轻而不伤胃气，此等处不可不知。余亦从费伯雄先生食参目盲案中悟出耳。

《余听鸿医案》

方耕霞

冯。口渴善饮，小便如油，能食善饥，此消证也。火不归元所致。

金匮肾气汤去车前子，加麦冬、苁蓉。

二诊：《金匮》云饮水一斗，小便亦一斗，肾气丸主之。仍师其意。

前方去泽泻、车前子、肉桂，加苁蓉、枣仁、麦冬。

三诊：进《金匮》法渴饮略减，再从其意。

原方去枣仁，加葛根、益元散。

四诊：病退甚缓，诚以下消之证不易治耳。药与病合，仍宗前意。

枸杞子　菟丝子　巴戟　附子　炒熟地　枣仁　肉桂　牛膝　紫石英　五味子　山药　茯神　覆盆子

丁。渴饮溺浑，三消已得其二。脉浮弱，姑治肺胃。

大生地　萸肉　山药　茯苓　知母　鲜沙参　丹皮　泽泻　黄芪　麦冬

二诊：原消渴证之由于气化之不能上滋其肺耳。仲景故以肾气汤养水中之火，以助化气之源。姑遵其法。

肾气汤加麦冬、枸杞子。

三诊：进肾气汤养水中之火，使其气化上腾。略臻小效，且仍其法。

附子　肉桂　山药　茯苓　杞子　麦冬　熟地　萸肉　丹皮　牛膝　泽泻　知母

以上出自《倚云轩医案医话集》

张锡纯

李某某，年二十六岁，得大气下陷兼消食证。

病因：其未病之前二年，常觉呼吸短气，初未注意。继因校中功课劳心短气益剧，且觉食量倍增，因成消食之证。

证候：呼吸之间，觉吸气稍易而呼气费力，夜睡一点钟许，即觉气不上达，须得披衣起坐，迟移时，气息稍顺，始能再睡。一日之间，进食四次犹饥，饥时若不急食，即觉怔忡。且心中常觉发热，大便干燥，小便短赤，其脉浮分无力，沉分稍实，至数略迟。

诊断：此乃胸中大气下陷，兼有伏气化热因之成消食也。为其大气下陷，是以脉象浮分无力，为其有伏气化热，是以其沉分犹实，既有伏气化热矣，而脉象转稍迟者，因大气下陷之脉原多迟也。盖胃中有热者，恒多化食，而大气下陷其胃气因之下降甚速者，亦恒能多食。今既病大气下陷，又兼伏气化热，侵入胃中，是以日食四次犹饥也。此宜升补其胸中大气，再兼用寒凉之品以清其伏气所化之热，则短气与消食原不难并愈也。

处方：生箭芪六钱　生石膏一两,捣细　天花粉五钱　知母五钱　玄参四钱　升麻钱半　柴胡钱半　甘草钱半

共煎汤一大盅温服。

复诊：将药连服四剂，短气已愈强半，发热与消食亦大见愈，遂即原方略为加减俾再服之。

处方：生箭芪六钱　天花粉六钱　知母六钱　玄参六钱　净萸肉三钱　升麻钱半　柴胡钱半　甘草

钱半

共煎汤一大盅，温服。

方解：方中去石膏者，以伏气所化之热所余无多也。既去石膏而又将花粉、知母诸凉药加重者，因花粉诸药原用以调剂黄芪之温补生热，而今则兼用之以清伏气所化之余热，是以又加重也。至于前方之外，又中萸肉者，欲以收敛大气之涣散，俾大气之已升者不至复陷，且又以萸肉得木气最厚，酸敛之中大具条畅之性，虽伏气之热犹未尽消，而亦不妨用之也。

效果：将药又连服四剂，病遂全愈。俾停服汤药，再用生箭芪、天花粉等份轧为细末，每服三钱，日服两次以善其后。

或问：脉之迟数，恒关于人身之热力，热力过盛则脉数，热力微弱则脉迟，此定理也。今此证虽有伏气化热，因大气下陷而脉仍迟，何以脉之迟数与大气若斯有关系乎？答曰：胸中大气亦名宗气，为其实用能斡旋全身，故曰大气，为其为后天生命之宗主，故又曰宗气。《内经》谓宗气积于胸中以贯心脉而行呼吸，深思《内经》之言，知肺叶之阖辟，固为大气所司，而心机之跳动，亦为大气所司也。今因大气下陷而失其所司，是以不惟肺受其病，心机之跳动亦受其病而脉遂迟也。

《医学衷中参西录》

顾恕堂

陆某。渴饮频溺，善饥能食，此属三消，肺肾阴火亢炽，肌肤甲错，脱皮白屑，将有劳损之基也，未可泛视。

熟地　天冬　怀药　牛膝　旱莲头　淡菜　龟板　萸肉　茯神　车前　女贞子

又：消渴善饥得缓，阴亏内火燃动，非平常小恙也。

熟地　萸肉　知母　川斛　女贞子　石膏　川柏　天冬　旱莲头　蔗汁

《横山北野医案》

费承祖

台州李子华。内热溲赤，口渴引饮。医用养阴药，病反增剧。余诊脉沉弱无力，此气虚不能化津，经谓"中气不足，溲溺为之变"。可为此证实据。遂用：

高丽参二钱　绵黄芪三钱　炙甘草一钱　全当归二钱　甘枸杞三钱　陈广皮一钱　制半夏一钱五分焦白术一钱　赤茯苓二钱　大枣三枚

连服十剂而愈。

《费绳甫医话医案》

丁泽周

尹左。诊脉左三部弦数，右三部滑数，太溪细弱，跗阳濡数。见证饮食不充肌肤，神疲乏力，虚里穴动，自汗盗汗，头眩眼花。皆由阴液亏耗，不能涵木，肝阳上僭，心神不得安宁，虚阳逼津液而外泄则多汗，消灼胃阴则消谷。头面烘热，汗后畏冷，营虚失于内守，卫虚失于外护故也。脉数不减，颇虑延成消证。姑拟养肺阴以柔肝木，清胃阴而宁心神，俾得阴平阳秘，水升火降，方能渐入佳境。

大生地四钱　抱茯神三钱　潼蒺藜三钱　川贝母二钱　浮小麦四钱　生白芍一钱五分　左牡蛎四钱　熟女贞三钱　天花粉三钱　肥玉竹三钱　花龙骨三钱　冬虫夏草二钱　五味子三分

二诊：心为君主之官，肝为将军之官，曲运劳乎心，谋虑劳乎肝，心肝之阴既伤，心肝之阳上亢，消灼胃阴，胃热炽盛，饮食入胃，不生津液，既不能灌溉于五脏，又不能输运于筋骨，是以饮食如常，足膝软弱。汗为心之液，心阳逼津液而外泄则多汗；阴不敛阳，阳升于上则头部眩晕，面部烘热，且又心悸。胃之大络名虚里，虚里穴动，胃虚故也。脉象左三部弦数，右三部滑数，太溪细弱，趺阳濡数，唇红舌光，微有苔意，一派阴液亏耗、虚火上炎之象，此所谓独阳不生、独阴不长也。必须地气上升，天气始得下降。今拟滋养肺阴以柔肝木，蒸腾肾气而安心神。务使阴阳协和，庶成既济之象。

北沙参三钱　抱茯神三钱　五味子三分　肥玉竹三钱　天麦冬各二钱　左牡蛎四钱　生白芍二钱　川贝母二钱　大生地四钱　花龙骨三钱　潼蒺藜三钱　制黄精三钱　浮小麦四钱　金匮肾气丸四钱，包

三诊：饮食入胃，不生津液，始不为肌肤，继不为筋骨，书谓食亦见证，已著前章矣。阴液亏耗，肝阳上僭，水不制火，火不归宅。两进养肺阴以柔肝木，益肾阴而安心神之剂，尚觉合度。诊脉弦数较和，细数依然，仍守原意出入，俾得阴阳和谐，水火既济，则入胃之饮食，自能生化精微，灌溉于五脏，洒陈于六腑。第是恙延已久，断非能克日奏功也。

照前方去金匮肾气丸、五味子、制黄精，加淮山药三钱、盐水炒杜仲三钱、上桂心四分。

《丁甘仁医案》

傅松元

王岐山之母，与余先祖母为八拜交，年七十八。邀余诊，脉缓弱，体丰硕，声洪亮。问何所苦？答曰："胃不知饥，殊觉不快，自知形虽盛而气不足。"时值夏令，暑湿盛行，顷谈之际，见其连食黑枣数枚，且食且言云："前月罗子明适在刘河，请伊诊治。罗谓我中虚且寒，寒从虚生，服药数剂，脘即知饥。再请罗诊，谓寒虽去而虚未复，遂用补益之品，使我胃气健而虚可除也。今罗回璜泾，故请转一方。"余曰："今尚无病，惟现当暑湿，宜少食甜物，胃自可强。"为之用藿梗、扁豆、泽泻、陈皮、川斛、佩兰、通草，嘱服二剂。后至中秋，又来邀诊，脉弦滑，两关甚急，形大减，色萎黄。王母云："夏月服所开方二剂后，不见如何效果。适罗子明又至刘河，请伊再治，伊用温补之方，胃脘知饥，以此三日一转方。两月以来，常食自蒸之高丽参、桂圆、黑枣外，即党参、熟地，足有三斤，胃气甚健，惟虚未除，而形反瘦，谅老死之有日也。"余问其日食几何？云："非十五六餐不可，每餐一碗。"余曰："此食亦病也。"为之立方，先书风化硝、炒枳实。王母本识字而略医者，见余写枳实，即摇手云："枳实是克伐之药，我不宜服。"余曰："治病须攻补兼施，若但补不攻，恐补之无益于虚。"由是第二味即写白术，以下约举数味，不补不泻，但消痰清火而已。服二剂，无益亦无害。以后仍请子明，服温补之药。至九月底，复邀余治，见其益加面黄形瘦。问其近日如何？答云："待死耳。虚不复，肉渐脱，而加寒热，于今六日矣。"余问近来食饮如何？其媳答云："昼夜二十四次，每次一碗，且桂圆、黑枣、高丽参，啖不绝口，食入不为少，何以形反大瘦？"余曰："食亦病也，又谓之食消。而今须先治寒热待其外邪出而再补，即参、枣亦须不食，可乎？"王母问寒热可治否？余曰可。乃为其立小柴胡汤，加川连、枳实、尖槟、焦菔子方，服三剂，王母云："药既不补，而又

除参、枣，我之虚弱奈何？"余指菔子而告曰："此野于术之果，三钱能抵潞党参三两，请勿虑。"三日后再诊，问昨日食几何？答云一十四顿。王母曰："医如罗子明，尚不识野于术之果，何能治病耶。"又问寒热如何？云止矣。余曰："今日虽停，防其后日复发。"照前方去柴胡，加化州橘红一钱五分，又三剂。第三次复诊，王母笑曰："大相公有令祖风，真不愧名医之后，今我病愈矣。日食不过五六顿，参枣亦不思吃，自觉精神康健。"诊其脉缓弱而尚带滑。乃曰："病去八九，尚未痊也。今日可陈明病原，太姨母初夏暑湿伤中，相火泛滥，不知饥而尚能食。罗先生以为虚寒，用附、桂、益智、藿香辛香开气等药，故寒邪去，湿阻退也。继用补胃壮火等药，而太姨母希望胃健虚复，好食补饵，致痰与火，聚与胸口，变为嘈杂，故食必十五六餐，食虽多而体反不健。余之用风化硝、炒枳实者，为此故也。因太姨母不肯服消导之药，故第二味好写白术，以下惟清火消痰数味而已，此二剂虽不效，亦无害。后来仍请罗治，罗见余之不补不泻，只消痰清火，所以罗进以湿补重剂，久久，遂致一日二十四餐，病成食亦。食亦者，善食易饥，中消之证也。若病不变寒热，罗亦不告辞，恐将至口不离食而后已。"乃相与大笑。王母复责余云："尔用枳实时，何不明以告我？"余曰："当时太姨母视子明如神，我之不明言，所谓疏不间亲，新不间旧。即前者之寒热，本非客邪，所以寒不甚而热亦不甚。我若不云客邪，太姨母安肯停补。其寒热乃火郁耳。"经云：热深则厥深。厥即恶寒是也。王母又云："既不外邪，何用柴胡？"余曰："此火是相火，由肝胆而生也。柴胡调达肝胆，肝胆属木，所谓木郁则达之。然柴胡只用四分，取其引经以调达。菔子亦非于术之果，即萝卜之子，专消食痰者，所以重用三钱。今共服一两八钱，半夏、陈皮、厚朴、枳实、风化硝各两许，尖槟亦一两八钱，惟黄连只三钱。今病已十去八九，再用小剂清火化痰，三服可止，而食亦之病竟痊。

《医案摘奇》

贺季衡

孙男。善饥为中消，善饮为上消，小水淋沥如粉碱为下消。三消并见者少。是以甫经半月，即肉削神疲，入夜两足筋搐作痛，痰多白沫，舌苔滑腻，脉细滑小数。肾虚胃热，湿火煎熬津液也。延非所宜。

大生地五钱　川黄柏一钱五分，盐水炒　大麦冬二钱　肥知母一钱五分　玄参心四钱　川石斛四钱南花粉四钱　北沙参四钱　云苓三钱　泽泻一钱五分　淮牛膝一钱五分　淡竹叶二十片

二诊：善饥善饮俱退减，淋沥带浊如碱亦折，两足筋搐亦已，惟神疲形瘦如故，口腻不清，舌苔白腐。高年肺肾之阴久亏，肠胃湿火煎熬，水谷之精华不归正化。此三消并见而挟湿热之候，最虑再增枝节。

原方去元参心、淮牛膝、淡竹叶，加萆薢四钱、淡秋石八分。

三诊：善饥善饮，溲后澄浊俱减，舌苔腐白亦化，惟仍神迷嗜卧。肾亏于下，肺燥于上，湿热又蕴于中也。原法更进。

原方去生地、知母，加茵陈三钱、净萸肉（盐水炒）一钱五分、炒白术二钱。

四诊：前述已退之证未见反复，惟舌苔仍腐腻满布。积湿积痰，久结阳明，欲从燥化而不果，古人之六味滋水、白虎清金，皆非所宜，仿甘露饮立法。

原方去北沙参、萸肉，加藿香一钱五分、南沙参四钱、麻仁丸四钱另下。

五诊：经治来，上消之渴饮大减，中消之善饥亦折，下消之溲浊如盐霜者，少而复多，口

腻就减，舌苔尚腐腻，沉迷嗜卧，大腑八日不通，切脉仍沉细带滑，两关小数。阳明湿火初退，肠胃之湿浊未能下趋。姑以通阳化浊为事。

干薤白四钱，杵　郁李仁四钱　瓜蒌子五钱，打　炒白术二钱　泽泻二钱　川石斛四钱　云苓三钱　炒苡仁五钱　陈橘皮一钱　川草薢四钱　淡秋石八分

六诊：昨为通阳化浊，大腑畅通，饥渴俱减，小溲亦渐少，但仍澄浊如盐霜状，神疲嗜卧，口腻未清，舌苔化为腐白，脉沉细缓滑。湿化之火已退，肠胃余湿与痰浊未清，此乃三消中之变象也。刻当化湿调中，以挫陈腐。

南沙参三钱　藿香一钱五分　大砂仁八分　炒白术二钱　泽泻一钱五分　法半夏一钱五分　陈橘皮一钱　干薤白四钱，杵　全瓜蒌五钱　炒苡仁五钱　云苓三钱　冬瓜子四钱

七诊：大腑畅通之后，渴饮虽减，而又饥嘈多食，小水甚多，澄浊如盐霜，口腻齿黏，沉迷嗜卧，切脉仍缓细滑，舌苔腐白日化。可见火邪已解，余湿及痰浊尚未清，诚属三消中之变象也。守原意更增辛宣苦导。

炒茅术一钱五分　上川连五分，酒炒　藿香一钱五分　新会皮一钱　云苓三钱　西茵陈三钱　川黄柏一钱五分　佩兰叶二钱　炒建曲四钱　法半夏一钱五分　生熟苡仁各四钱

改方：加知母、干荷叶，因腑气畅通故。

八诊：经治来，三消并见之大势已退，腑阳畅通，小溲澄浊如盐霜者益少，惟饥渴复甚，脉亦较数，舌苔腐白。余湿又将化火之象，以原方更增古人白茯苓丸一法。

上川连五分，酒炒　川草薢四钱　白茯苓四钱　乌元参四钱　北沙参四钱　川石斛四钱　肥知母一钱五分　陈橘皮一钱　泽泻二钱　川黄柏一钱五分，盐水炒　鸡内金一钱五分

九诊：三消初退，阳明湿火未清，偶复上升，又复饥渴，小水勤短且多，澄浊仍如盐霜，大腑又数日不通，舌苔糙白如刺，脉浮分较数，久取仍细滑。积湿又从热化，水不上承，液不下达也。古人以此证非传中胀满，即发脑疽痈疮者是也。

原方去元参、北沙参、泽泻、鸡内金，加枳壳一钱五分、麦冬三钱、生竹茹一钱五分、甘蔗一两。

十诊：饥渴复减，小水勤短且多，澄浊仍如盐霜，大便坚结，沉迷嗜卧，舌苔腐白已化，右畔尚浊。原方增芳香化浊之品。

上川连五分　佩兰二钱　炒茅术一钱五分　肥知母一钱五分　川黄柏一钱五分　新会皮一钱　云苓三钱　藿香一钱五分　大生地五钱　西茵陈三钱　生熟苡仁各四钱

十一诊：三消并发，经治以来，饥渴俱减，小水仍多，澄浊如盐霜，大便艰结，口齿仍腻，神疲嗜卧，脉细数而滑。积湿积热俱有化机，顾肾胃之阴，已为湿热所耗，又当滋肾养胃，兼清湿热。

大熟地五钱　川石斛四钱　大麦冬三钱　肥知母一钱五分　川黄柏一钱五分，盐水炒　川草薢四钱　北沙参四钱　青蛤粉四钱　淡秋石八分　莲子七粒

十二诊：改进滋肾养胃，兼清湿热，上消之渴、中消之饥，俱复大减，而下消如故，溲多白沫，仍起盐霜，神疲嗜卧，幸口齿之甜腻步退，脉转沉细小滑，舌起白苔。阴中之火亦虚，阳不化湿，水精不布也。立法又当温肾，取水火同居一窟意。

大熟地五钱　淮山药四钱　净萸肉一钱五分　云苓三钱　川石斛四钱　大麦冬二钱　五味子五分　远志苗一钱五分　泽泻二钱　淡苁蓉四钱　金匮肾气丸五钱，包煎

十三诊：经治来，饥渴大退，而溲后仍澄浊如盐霜，神疲嗜卧，大便又六日不通，切脉沉

滑中又见数象，舌苔砂白复化。此三消已久，津液耗灼，加以阳不化气，阴中之火亦虚，与阳结之消，又复不同，立法最难。

淡苁蓉四钱　川石斛四钱　五味子五分　大麦冬二钱　西洋参一钱五分　大熟地五钱　净萸肉一钱五分，盐水炒　云苓三钱　泽泻二钱　远志肉一钱五分　莲子七粒，连心

另：更衣丸三钱，开水另下。

另：西洋参一钱五分，大麦冬三钱，五味子五分，煎以代茶。

十四诊：日来腑气迭通，三消之饥渴已减，神疲渐振，脉之数象复平，惟小水勤短，澄浊仍如盐霜。耗灼之津液初复，肾阴尚亏，阳不化气，气不化精也，不宜再增枝节。

西洋参一钱五分　大熟地五钱　大麦冬二钱　五味子五分　煅牡蛎五钱，先煎　云苓三钱　净萸肉一钱五分，盐水炒　泽泻二钱　肥知母一钱五分　乌元参四钱　淡苁蓉四钱　淡秋石八分

另：五倍子三钱，炙存性　煅龙骨五钱　黄柏一钱　益智仁三钱，盐水炒

共为末，用童女津调糊为丸，纳入脐中。

十五诊：经治以来，三消之饥渴日退，口齿之甜腻步清，神疲亦渐振，左脉数象亦转静，右手尚虚数，下消溲后如盐霜未少。此肺胃之邪火初平，肾阴未复，下元湿火未清，阳不化气，气不化精，分泌失职也。

大熟地五钱　淡苁蓉四钱　净萸肉一钱五分，盐水炒　肥知母一钱五分　西洋参一钱五分　大麦冬三钱　五味子五分　云苓三钱　川黄柏一钱五分，盐水炒　泽泻二钱　淡秋石八分　连心莲子七粒

后服方：俟上中二消之饥渴全退，再服此方。益肾滋水，汰浊留清，使气能化精，分泌有力，则下消之溲盐霜自止矣。

大熟地五钱　菟丝子四钱　西洋参一钱五分　煅牡蛎五钱，先煎　淡苁蓉四钱　净萸肉一钱五分，盐水炒　川黄柏一钱五分，盐水炒　潼沙苑四钱，盐水炒　甘杞子二钱，盐水炒　云苓三钱　淡秋石八分

膏方：大熟地五两　淡苁蓉四两　菟丝子四两，盐水炒　淮山药四两　淮牛膝两五钱　煅牡蛎五两　西洋参二两　净萸肉一两五钱，盐水炒　川黄柏二两，盐水炒　甘杞子三钱，盐水炒　莲子五两　泽泻二两　潼沙苑四两，盐水炒　五味子五钱　云苓三两　川石斛四两　肥知母二两　巴戟肉二两　川杜仲四两

如法煎取汁，用白蜜二斤收膏。

十六诊：历治以来，上中二消之饥渴先退，日来下消之沥浊如盐霜者，亦日见少，下元之分泌有权，即是气能化精之佳兆，舌苔前畔已化，惟脉尚细滑少力，足见肾之阴气未复。守原意增补摄下元可也。

大熟地五钱　泽泻二钱，盐水炒　大麦冬三钱　淡苁蓉四钱　北沙参四钱　菟丝子四钱，盐水炒　云苓三钱　川石斛四钱　净萸肉一钱五分　五味子五分　淡秋石八分　连心莲子七粒

十七诊：历治以还，上中二消之饥渴次第见退，下消沥浊如盐霜继少，舌苔反形浮白满布，舌心尚干燥，间或作渴喜欢，脉濡滑少力。肺胃之火日清，肾之阴气未复，故便难。当仿地黄饮子用意。

大熟地五钱，盐水炒　淡苁蓉四钱　五味子五分　净萸肉一钱五分，盐水炒　川石斛四钱　潼沙苑四钱，盐水炒　大麦冬二钱　云苓三钱　陈橘白一钱　泽泻二钱　淡秋石八分　连心莲子七粒

丸方：大熟地二两　川黄柏一两五钱，盐水炒　云苓二两　净萸肉一两　煅牡蛎五两　淡苁蓉二两　泽泻一两五钱　甘杞子一两五钱　女贞子二两　潼沙苑二两　五味子三钱　淮山药二两　淮牛膝一两五钱，盐水炒　菟丝子二两，盐水炒　肥知母一两五钱　大麦冬一两五钱

如法研取细末，蜜水法丸。

十八诊：三消延久，经治以来，口渴善饥已退，溲后如盐霜溅出者，转为腐浊成条，澄底如糊，口腻，耳听不聪，舌心滑白，脉沉细濡滑，便结不润。种种合参，肺胃之热已退，湿火未清，分泌失职，清浊不分也。先当清阴化浊。

川石斛四钱　天麦冬各二钱　北沙参四钱　黑料豆四钱　泽泻二钱　云苓三钱　炒苡仁五钱　川黄柏一钱五分，盐水炒　白知母一钱五分　大生地五钱　知柏地黄丸五钱，包煎

十九诊：三消历治以来，枝节互有出入，日来增舌本自觉厚胀，入夜呛咳痰黄，舌苔腐白。原方加减。

原方去黑料豆、天冬、生地、知柏地黄丸，加黄连（酒炒）五分、蔓荆子三钱、建兰叶（先煎代水）二钱、枇杷叶（去毛炙）三钱。

二十诊：由饮食不节而致水泄如注，改从清养和胃为法。

原方去连、麦、知母等苦降、滋清之品，加西洋参、白术、扁豆、煨葛、青荷叶等扶脾胃、生津、升清之品。

廿一诊：水泄止后，饥渴减，而舌端倍大如故。改用清心益肾、淘汰湿浊。

原方以知柏地黄为主，加菟丝子、萆薢、莲须等。

廿二诊：饥、渴、溲等均有好转，唯舌端倍大如故。

原方加别直须一钱五分、巴戟肉一钱五分、九节蒲五分。

廿三诊：自觉舌端倍大已减。前方既合，旧章再进。

大熟地五钱　净萸肉一钱五分，盐水炒　菟丝子四钱，盐水炒　五味子五分　大麦冬二钱　别直须一钱五分　潼沙苑四钱，盐水炒　云苓三钱　川黄柏一钱五分，盐水炒　泽泻一钱五分　巴戟肉一钱五分　九节蒲五分　莲子七粒，连心皮

廿四诊：口舌更觉干槁，舌尖绛赤，舌端倍大。下焦湿火未清，温摄难进，再以清润分化。

知柏地黄为主，更增西洋参一钱五分、麦冬二钱、五味子五分。

廿五诊：三消兼患已久，经治以来，更迭多方，偶进温摄，屡屡不易受。刻下溲时溅浊如盐霜渐少，而饥渴复甚，舌本觉大，舌苔亦化，脉复细数。肾胃之火内炽，销铄真阴，煎熬不已。拟古人玉女煎出入。

大熟地五钱　生石膏五钱　大麦冬二钱　云苓三钱　肥知母一钱五分　川黄柏一钱五分　北沙参四钱　川石斛四钱　五味子五分　泽泻一钱五分　藕二两，切片

廿六诊、廿七诊：两进玉女煎加味（廿七诊加更衣丸三钱开水下），三消之饥渴随减，舌端倍大已觉束小，舌苔亦化。

廿八诊：三进玉女煎加更衣丸为法，饥渴日减，溲时溅浊如盐霜亦少，口腻亦步清，舌端倍大亦觉束小，舌苔亦化，惟小溲仍勤急，甚则不禁。阳明湿热虽化，肾气之亏折未复。仍守原意略参清摄之品。

西洋参一钱五分　乌元参四钱　大麦冬二钱　天花粉四钱　大熟地五钱　五味子五分　川石斛四钱　炙甘草八分　肥知母一钱五分　云苓三钱　泽泻一钱五分，盐水炒　黑料豆四钱，盐水炒

廿九诊：用玉女煎，更增滋水清金，三消俱获效机，饥渴先减，溲时溅浊如盐屑亦步少，口舌秽腻亦折，舌端倍大亦小，惟仍干槁少津，舌白而糙，脉转沉细小数。上焦积热未清，下元真水未复，以原方日增滋水为事，《内经》所谓"阴平阳秘，精神乃治"者是也。

西洋参一钱五分　泽泻一钱五分　川黄柏一钱五分　乌元参四钱　五味子五分　大麦冬二钱　云苓三钱　大熟地五钱　川石斛四钱　肥知母一钱五分　净萸肉一钱五分

膏方：三消俱退，当再滋水清金，以泽胃土之燥。用立膏方，期收全功。

西洋参二两　北沙参四两　大熟地五两　肥知母二两　泽泻一两五钱　净萸肉一两五钱，盐水炒　天麦冬各二两　南花粉四两　甘杞子二两，盐水炒　乌元参四两　川石斛四两　云苓三两　五味子五钱　杭菊花二两

如法煎取浓汁，文火熬糊，入白蜜一斤收膏。

张男。饮一溲二为之下消，延今半载有余，大肉日削，饮食如常，切脉沉弦细数，两关带滑，左尺濡缓，唇红舌白。心阳木火初平，肾阴未复，兼有湿热混处其间。徒施滋补，必多流弊，当仿王太仆"壮水之主，以制阳光"。其中有知、柏、泽泻，于积湿积热最妙。

生熟地各五钱　川黄柏一钱五分，盐水炒　净萸肉一钱五分，盐水炒　泽泻二钱　肥知母一钱五分　川石斛四钱　云神四钱　煅牡蛎五钱，先煎　潼沙苑四钱，盐水炒　粉丹皮一钱五分，盐水炒　黑料豆四钱，盐水炒

二诊：从王太仆"壮水之主，以制阳光"立法，下消就减，脉之数象亦平，舌苔浮黄。此下元积湿积热未清之故，再拟膏方以善后。

西洋参二两　生熟地各五两　潼沙苑四两　黑料豆四两　大麦冬三两　北沙参四两　净萸肉一两五钱，盐水炒　女贞子四两　川石斛四两　云神四两　川黄柏一两五钱，盐水炒　煅牡蛎五两　粉丹皮二两　菟丝子四两，盐水炒

鱼腺胶三两烊化，再入白蜜一斤收膏。

三诊：下消渐退，渴饮亦减，肌肉就丰，脉之弦象亦折，惟右关尚小数，初春得此脉，心阳木火已具潜降之机，舌根浮黄，肺胃之积热积湿，尚未肃清。当清其上，而滋其下。

北沙参四钱　大麦冬二钱　川石斛四钱　黑料豆四钱　大生地五钱　粉丹皮一钱五分　海蛤粉四钱　云苓神各三钱　川黄柏一钱五分，盐水炒　肥知母一钱五分　柿霜一钱

王男。去冬齿痛，今春渴饮无度，小水极多，大便秘结，入夜烧热，及晨甫退，多食善饥，脉沉细，重取弦疾，舌红苔浮。此肾阴大亏，热结于胃之据。徒恃清补，其热无由解化，先宜滋水凉胃，用玉女煎法主之。

大熟地五钱　肥知母一钱五分　大龟板八钱，先煎　北沙参四钱　生石膏五钱，先煎　云神四钱　川石斛四钱　大麦冬二钱　粉丹皮一钱五分　元参心四钱　东海夫人三钱

二诊：迭进玉女煎加味，口渴大减，夜热亦清，小水渐少，大腑渐调，善饥亦折，舌质渐泽，脉数渐平。可见积热大退，惟肾阴未复耳。转以滋水生阴为事。

生熟地各五钱　北沙参四钱　大龟板八钱，先煎　大麦冬二钱　云神四钱　玉露霜三钱　川石斛四钱　肥知母一钱五分　粉丹皮一钱五分　女贞子四钱　玄参心四钱　东海夫人三钱

以上出自《贺季衡医案》

范文甫

傅老婆婆。消渴证。

大生地24克　黄肉12克　怀山药12克　百合12克　泽泻9克　茯苓9克　贝母9克　天花粉15克

老澄兄。脾胃为水谷之海，生气之源。真火者，胃得之则戊土降，脾得之则己土升，真阳一馁，久之，而中消之疾成矣。溺有糖分，脾之味下泄也。脉沉弱，苔薄白，舌不红，消瘦无力，多食善饥。

生黄芪30克　陆水桂3克　生白芍12克　炙甘草4.5克　小生地15克　麦冬12克　生姜3克　红枣6枚

二诊：见效。

附桂八味丸，每日30克，用人乳一杯吞服。

严康懋。患糖尿病，此消渴证也，中医书中多有之，当用隔一隔二治法。并劝其慎房室，慎饮食，不听，吃大菜，喝汽水，云愈冷愈好，后甚至绝粥饭。余窃笑，后必生他变也。惜终不觉悟，有力莫助，可叹可恨！

川百合30克　生黄芪12克　天冬12克　麦冬12克　小生地24克　泽泻6克

以上出自《范文甫专辑》

汪逢春

许左，四十八岁，一月二十六日。

陡然形瘦，面黄，口渴，舌本发木，夜间小溲频数，两腿酸软。病乃消渴，由浅入深，亟以《金匮》法加味。

潞党参五钱，枳壳一钱，白米三钱同炒　全瓜蒌五钱　麸炒白术三钱　焦麦芽四钱　南沙参三钱　块滑石五钱，布包　陈莱菔英一两，布包　丝瓜络三钱　肥玉竹三钱　瞿麦穗三钱　肥知母钱五，盐水炒

猪胰子二个，用料酒洗净，煎汤代水。

二诊：一日二十八日。药后小溲渐爽，渴饮不已。昨夜咳嗽颇剧，两耳鸣响，舌苔黄厚，口味作苦，两脉细数。消渴重证，治之非易，拟再以前法加味。

潞党参五钱，枳壳一钱，白米三钱同炒　全瓜蒌一两　瞿麦穗三钱　川贝母三钱，去心　南沙参三钱　鲜枇杷叶三钱，布包　冬瓜子皮各五钱　苦杏仁三钱，去皮类　肥玉竹三钱，盐水炒　块滑石五钱，布包　陈莱菔英三钱，布包　新会皮一钱　赤苓皮四钱　丝瓜络三钱　嫩桑枝五钱

猪胰二个，用料酒洗净，煎汤代水。

《泊庐医案》

周镇

任左。气忿成病，乡医投熟地、附片、绵芪、党参、破故纸、益智、首乌、枣仁，不效。闰月十三日诊：因气心火下移，溲多不禁，有澄白，耐则自遗，间日寒热，大便自利。证属肝热，肾气不坚，下消须防。白薇、白芍、花粉、柴胡、丹皮、条芩、黑山栀、草薢、石莲、桑螵蛸、黄柏、覆盆子、鸡内金、香连丸等。数剂自愈。

袁舅，戊午六十二岁。二月内微寒，并不甚热，口渴欲饮，日十碗不止，溲清而少。脉弦，舌光。此阴精不足，虚火上炎，是消证，非外感也。拟沙参、元参、花粉、竹茹、知母、黑山

栀、生甘草、黑豆、石斛、天冬、玉竹、芦根、梨等大剂，煮五大盅代茶。第二剂仅饮二大盅，第三剂一盅，七剂而愈。

以上出自《周小农医案》

刘民叔

白竹侪君，河北宛平人，寓上海市常熟区安福路五十三街十四号，现年四十八岁，并通中西医学。近病糖尿，求治于夫子，经两月余而愈。今据白君自述病历原文，照录于后。

余病自本年二月间，最初发现小便日多，渐觉口干思饮，食量日洪，每三五分钟，即须饮水；二三小时，即须进食；一二小时，须即小便。小便最多量，一日夜达八九千毫升。在初期四十余日中，经二西一中医诊治，均未能确认病原对证用药，以致不特未见效果，反而精神日形委顿，体重日渐减轻（由一百七十斤减至一百三十五斤，计减轻三十五斤）。乃入医院治疗。经诊断为糖尿病。是一种新陈代谢失常的病证。人身血液中葡萄糖浓度的调节，以胰腺所分泌的胰岛素为最主要，因它可以维持血糖的正常量，使多余的血糖转变为肝淀粉，储存肝脏内，同时一部分转变为肌肉淀粉，贮存在肌肉组织内。胰腺发生了毛病，因而失去了分泌胰岛素的功能，或分泌不足时，结果就因为胰岛素的缺乏，葡萄糖的转变关系失常，血液中积叠增多，超过一定的水准后，就经肾脏在小便中排泄而出。住院后，先施以饮食管制，后即注射胰岛素针剂，每日注射量由二十单位，逐渐增加至八十单位。糖尿始日渐减少，住院四十九天，糖尿已肃清，血糖由入院时五百毫克/分升，退减至一百二十六毫克/分升。已到达脱离针药阶段。依西医学说，此为终身病，无法根治。只有终身饮食管制，带病延年。出院后，闻此证在中医学说即三消证，有根治之法。惟必须有博通今古精研脉理之大方家，辨证处方，非普通汤液所能奏效者。得友人蔡楚卿君介绍，就诊于华阳刘民叔先生，当蒙先生洞见癥结，施以最切合之治疗，并嘱耐心服用。先后十六方，共七十五剂。虽尚未敢开放饮食，而精神体力，日见充沛。检查血糖亦降至一百零二毫克/分升，几已恢复正常（正常标准100毫克/分升），深见先生之良工心苦，爰将病情经过及治疗效果，略撮事实，以志感佩。兹将先生先后处方，次序述之于后。

初诊：二剂。方用：枸杞五钱　黑芝麻五钱　茯神三钱　五味子三钱　酸枣仁五钱　山药三钱　山茱萸三钱　潞党参一两　黄芪一两　冬虫夏草二钱　石斛四钱

二诊：三剂。方用：枸杞五钱　茯神三钱　石斛三钱　五味子三钱　黑芝麻五钱　山药五钱　菟丝子三钱　潞党参一两　黄芪一两　冬虫夏草二钱　黄精四钱

三诊：四剂。方用：枸杞五钱　石斛五钱　五味子三钱　黑芝麻五钱　山药五钱　橘白五钱　粉葛根二钱　龙须草三钱　潞党参一两　黄芪一两　冬虫夏草二钱　黄精四钱

四诊：四剂。方用：枸杞五钱　山萸二钱　酸枣仁三钱　山药五钱　黑芝麻五钱　五味子三钱　茯神三钱　莲须三钱　潞党参一两　黄芪一两　冬虫夏草二钱　十大功劳三钱

五诊：五剂。方用：枸杞五钱　五味子三钱　黑芝麻五钱　莲须三钱　山药五钱　山茱萸二钱　覆盆三钱　潞党参一两　黄芪一两　冬虫夏草二钱　十大功劳三钱

六诊：七剂。方用：枸杞五钱　五味子四钱　黑芝麻五钱　升麻一钱　粉葛根二钱　山药五钱　桑椹四钱　茯神四钱　天麻一钱　潞党参一两　黄芪一两　冬虫夏草二钱　石斛三钱

七诊：五剂。方用：枸杞五钱　五味子四钱　桑椹四钱　山药五钱　独活二钱　冬虫夏草二钱　桔梗二钱　潞党参一两　黄芪一两　葡萄干五钱　十大功劳三钱

八诊：五剂。方用：枸杞五钱　五味子四钱　茯神三钱　山药五钱　黄精四钱　玉竹四钱　冬虫夏草二钱　枣仁三钱　潞党参一两　黄芪一两　葡萄干五钱

九诊：五剂。方用：枸杞五钱　五味子四钱　玉竹四钱　山药五钱　覆盆子四钱　冬虫夏草二钱　菟丝子四钱　潞党参一两　黄芪一两　葡萄干五钱　黄精四钱

十诊：五剂。方用：枸杞五钱　五味子二钱　黄精四钱　山药五钱　玉竹四钱　冬虫夏草二钱　杜仲三钱　潞党参一两　黄芪一两　葡萄干五钱　十大功劳三钱

十一诊：五剂。方用：枸杞五钱　菟丝子五钱　山药五钱　黄精五钱　杜仲五钱　冬虫夏草三钱　功劳子五钱　潞党参一两　黄芪一两　葡萄干五钱

十二诊：五剂。方用：枸杞五钱　黄精五钱　玉竹五钱　山药五钱　杜仲五钱　冬虫夏草三钱　葡萄干五钱　桑寄生四钱　潞党参一两　黄芪一两

十三诊：五剂。方用：枸杞五钱　黄精五钱　玉竹五钱　山药五钱　象牙二钱　葡萄干五钱　槐角二钱　冬虫夏草三钱　潞党参一两　黄芪一两

十四诊：五剂。方用：枸杞五钱　黄精五钱　玉竹五钱　山药五钱　象牙二钱　葡萄干五钱　槐角二钱　冬虫夏草三钱　楮实子三钱　潞党参一两　黄芪一两

十五诊：五剂。方用：枸杞五钱　黄精五钱　玉竹五钱　山药五钱　葡萄干五钱　夜交藤五钱　楮实子五钱　黑稆豆四钱　橘白五钱　潞党参一两　黄芪一两

十六诊：五剂。方用：枸杞五钱　黄精五钱　天门冬四钱　玉竹五钱　山药五钱　葡萄干五钱　黑稆豆四钱　菟丝子三钱　橘白五钱　潞党参一两　黄芪一两

《鲁楼医案》

孔伯华

李男，九月初一日。证经西医检查谓糖尿病。阴虚肝热并重，口渴喜饮，小溲频短，脉象弦滑而数。宜清疏以滋化。

生石膏八钱，先煎　旋覆花三钱，布包　代赭石三钱　元参两，秋石水炒　盐川柏三钱　炒丹皮二钱　鲜芦根两　川草薢四钱　猪苓三钱　杜仲炭三钱　桑寄生六钱　泽泻三钱　莲子心二钱　竹茹四钱　藕两

二诊：九月初四日。连服前方药，口渴渐轻，大便秘，上方再加郁李仁二钱，栝楼两、大生地两、九菖蒲二钱。

《孔伯华医集》

章成之

朱男。检查小便并无糖质，而其善饥嗜食，每日竟达十次之多，世俗谓之"火嘈"。是否与高血压（血压200/110毫米汞柱）有联系，尚需研究。

熟大黄9克　茺蔚子9克　粉丹皮9克　川雅连4.5克　淡昆布12克　京赤芍9克　海藻18克　干地黄30克　草决明15克

二诊：服药后血压稍降，而善饥嗜食亦有明显改善。再拟原法扩充。

粉丹皮9克　肥知母9克　京元参9克　川雅连2.4克　草决明9克　制首乌15克　茺蔚子12克

京赤芍9克　　怀牛膝9克　　干地黄18克

《章次公医案》

张汝伟

凌元琴，年四十三，苏州，富民路八百三十三弄五号。病已二十载有余，蜷缩床第之间，勉度残延之苦。主要之证是：畏寒怕风，胃纳不正常，时时有饥火中烧之象，但不能食米类之饭与粥，而能食多量之油肉。心中懊侬莫名，夜卧则盗汗如雨，面色青晦而消削。脉来细弦，苔布白腻。经过无数医治，不能见效。停药亦将一年，日前又加时行感冒，咳嗽多痰，胃气更呆，大便不通。经伟二方，标证已消，胃气亦醒，大便畅通。惟上列之证，依然如故，伟断为是壮火食气之中消证，只宜和胃调肝，或能见效。

焦白术　炒防风　炒川柏　炒枳壳　炒广皮　佛手花各钱半　春砂仁一钱　鸡内金　制女贞　肥知母　生芪皮各三钱　玫瑰花四朵

二诊：上方共服廿多剂，畏寒较减，盗汗已止，胃纳可进些米类，要求用长服之方，为处丸方二味。

归脾丸三两　资生丸三两　每日两丸相和早晨与临卧各吞服三钱。用玫瑰花二朵、代代花五朵，泡水过服。

本证始末：凌同志，其父为银行家。本人高中毕业后，亦就职银行，在二十岁一年，患伤寒证，余热未清，误服大量补剂，以致转成此证。此次感冒，延伟诊视而愈，其方未录，已忘却。此方是治本病，当时立方用药之意，以为聊尽其责，无甚深义。但中间用川柏、女贞两味，特有用意。因凌同志年已四十三，乃是一个独身主义者之处女，故特加入此二味，以熄其无形之相火也。不料药能对证，四两可拨千斤，竟然诸恙得减。服二丸至二个月后，特到余家拜谢，谓二十年中，重见天日。大暑中要穿一薄棉袄者，已二十年，今年棉袄脱去不算，要用扇子矣。今已在江西路人民银行服务。她尚有一祖母，今已九十有三，亦延伟诊过，精神尚健矣。

《临证一得》

冉雪峰

苏联专家，某同志，年五十。体质魁伟，颜面潮红（气来颇旺），头晕心烦不安寐，常自服头痛粉、安眠片，牙龈时或出血（一派营热炽盛，内扰上搏状况）。年来易倦，开始有疲劳感，尿频数，量多，口渴引饮（燥气胜），食欲反佳（消耗过大），俨似消渴现象。经检查尿糖均高（尿糖＋＋＋，血糖258毫克/分升），始确知为糖尿病（即消渴）。工作较忙，无暇治疗，偶一治疗，亦不能解决问题，惟注意饮食管制，每日喝五杯水，不多饮，故尚保持现状。予诊如上述，为书简明医案：证象下消，牙龈时或出血，燥气反过，育阴清热，凉营散结，半调半疏。处方：鲜生地六钱，当归、白芍各三钱，肥知母、瓜蒌根各三钱，山萸肉二钱五分，桑螵蛸、蒲黄各三钱，青木香、白茅根各三钱，甘草一钱（此方清养清疏，清敛清摄）。随证出入加减，二星期后头痛、不寐、烦渴均减，尿糖如故，因加重药量，加厚药力。拟方：鲜生地一两，胡黄连八分，杭白芍、瓜蒌根、肥知母、山萸肉、酸枣仁、桑螵蛸、青木香各三钱，甘草一钱

（此方系酸甘化阴，佐以苦坚）。亦随证出入加减，三星期，尿糖锐减，血糖平稳，效大著，病愈大半。嗣因公出差，时方酷热，劳顿受暑，病又微发，回时调治，乃复正常。时已秋凉，病即节节向愈，尿糖阴性，各附带证消失。为拟善后久服方：鲜生地八钱，黄连八分，茯神四钱，酸枣仁、南沙参、牡丹皮、地骨皮、桑螵蛸、青木香、白茅根各三钱，甘草一钱（此书已兼清补）。

《冉雪峰医案》

陆观虎

张某某，女，58岁。

辨证：上消。

病因：肺燥伤津。

证候：口渴多饮，尿频量多，口有甘味，形瘦腹胀，咳嗽少痰，四肢无力，时有头痛，病已年余。脉细数。舌质光红。

治法：生津清热，润肺止渴。

处方：金石斛9克，先煎　黑豆皮9克　煨益智9克　滁菊花9克　绿豆衣9克　冬瓜子9克　大腹皮9克　生枇杷叶9克　扁豆衣9克　熟女贞子6克　炙鳖甲6克

方解：石斛、生枇杷叶、绿豆衣、冬瓜子养阴清热润肺而治咳嗽、口渴多饮，合菊花而治头痛。黑豆皮、益智仁、女贞子、鳖甲滋阴补肾，强腰膝，固下元而缩小便。大腹皮消腹胀。

戴某某，男，33岁。

辨证：中消。

病因：脾胃蕴热。

证候：口渴易饥，消食太快，牙痛脘痛，形瘦。脉洪数。舌质红，苔浮黄。

治法：苦寒泄胃。

处方：上川连15克　大贝母6克　土泽泻6克　焦稻芽9克　炒赤芍6克　猪赤苓各6克　扁豆衣9克　黑豆皮9克　枯黄芩6克　川通草3克　鲜茅根15克

方解：上川连、枯黄芩苦寒清热，以泄胃热。焦稻芽、扁豆衣、黑豆皮健脾和胃，消食清热化湿。川通草、土泽泻、猪赤苓引热下行，利小便。鲜茅根清伏热，利小便。大贝母、炒赤芍散结治瘀，清热化痰。

杨某某，男，49岁。

辨证：下消。

病因：肾水下泄。

证候：口渴烦躁引饮，溲如膏淋，形瘦纳少，羌经十年余。脉细两尺无力。舌质红，苔微黄。

治法：补肾固元。

处方：扁豆衣12克　败龟板9克　生熟地各6克　砂仁3克　黑豆皮12克　炙鳖甲6克　山药9克　绿豆衣12克　黄柏6克　焦鸡内金9克　知母6克　盐牛膝6克

方解：扁豆衣通利三焦，降浊升清。黑豆皮补肾，利水下气。绿豆衣利小便，止消渴。焦鸡内金消水谷，除烦热，通小肠膀胱。生熟地泻小肠火，入心肾，滋阴生血补水。山药益肾强阴。补肾水，除湿清热。盐牛膝引药下行，益肝肾强筋骨。

以上出自《陆观虎医案》

施今墨

满某某，男，48 岁。病已多年，铁路医院检查空腹时血糖265 毫克/分升，尿糖（＋＋＋），诊断为糖尿糖。现证：烦渴引饮，小便频数，多食善饥，日渐消瘦，身倦乏力，头晕心跳，大便微结，夜寐不实，多梦纷纭。舌苔薄白，脉数，重按不满。

辨证立法：心火不降，乱梦纷纭；热灼肺阴，烦渴多饮，脾胃蕴热，消谷善饥；肝阴不足，头晕目眩，肾阴亏耗，小便频多。综观脉证，气阴两亏，精血不足，三消俱备，五脏皆损，证候复杂，拟用益气阴、滋肝肾、补心脾法图治。

处方：生黄芪30 克　野党参10 克　麦冬 10 克　怀山药18 克　五味子10 克　元参12 克　乌梅肉 4.5 克　绿豆衣12 克　花粉12 克　山萸肉12 克　桑螵蛸10 克　远志10 克　何首乌15 克　云茯苓10 克　生地12 克

二诊：前方服七剂后，烦渴解，尿次减，饮食如常，夜寐转佳，精神舒畅。空腹时血糖已降至155 毫克/分升，尿糖（＋），效不更方，前方再服七至十剂。

顾某某，男，56 岁。病已经年，口干思饮，食不知饱，小溲如膏，精神不振，身倦体乏，唐山医院检查血糖、尿糖均高，诊断为糖尿病。舌质红不润，脉豁大、三部皆然。

辨证立法：燥热为害，三消全备，缘以平素恣欲，喜食膏腴，郁热上蒸，则口干欲饮，胃热则消谷善饥，病及下焦，则小溲如膏。脉豁大，元气已伤，本实先拨，气阴两亏，故寸关尺三部均现如是脉象。拟益气为主，佐以养阴生津为法。

处方：西党参15 克　生黄芪30 克　绿豆衣12 克　生熟地各10 克　怀山药60 克　五味子10 克　天门冬10 克　南花粉18 克　鲜石斛10 克　麦门冬10 克

二诊：服药七剂，诸证均减，小便已清，食量渐趋正常，惟仍易疲倦，大便时干燥，仍遵前法。

处方：西党参15 克　生黄芪60 克　五味子10 克　怀山药60 克　晚蚕沙10 克，炒皂角子10 克同布包　天门冬6 克　瓜蒌子10 克　火麻仁12 克　麦门冬6 克　瓜蒌根10 克　油当归12 克　生熟地各10 克　肉苁蓉18 克　绿豆衣12 克

三诊：服药六剂，诸证均减，血糖、尿糖均已恢复正常，精神健旺，但多劳则疲乏无力。回乡在即，拟用丸方常服一二个月巩固。

处方：金匮肾气丸，每日早晚各服10 克。

大补阴丸，每日中午服10 克。

钟某某，男，24 岁。在304 医院检查血糖、尿糖均高，时已两年，经常注射胰岛素。现证为口渴，饮水甚多，全身乏力，头晕而痛，失眠，尿多，血压为150/90 毫米汞柱。舌苔薄白，脉象寸旺尺弱。

辨证立法：肾阴亏损，相火妄炎，阴损于下，火炎于上，火烁津伤，遂致口渴思饮。心肾不交，则常失眠头晕。消耗日久，正气渐衰，全身乏力之证现。寸脉旺则阳亢，尺脉弱为肾亏。当以滋肝肾之阴，消妄炎之火，养心安神并重，多服数剂，冀获疗效。

处方：生黄芪30克　朱茯神10克　白蒺藜12克　怀山药24克　朱寸冬10克　东白薇6克　甘枸杞15克　五味子10克　怀牛膝15克　瓜蒌根6克　润元参15克　茅苍术6克　瓜蒌子6克

引：鸡、鸭胰各一条煮汤代水煎药。

二诊：服药十九剂，头晕痛及失眠均见好转，血压已降至120/90毫米汞柱，渴饮尿多。尚未大效，仍本前法，再加药力。

处方：生熟地各10克　生黄芪30克　黑元参15克　山萸肉12克　怀山药25克　茅苍术6克　甘枸杞15克　五味子10克　沙蒺藜12克　东白薇6克　夏枯草12克　粉丹皮6克　瓜蒌子10克　瓜蒌根10克

引：鸡、鸭胰子各一条煮汤代水煎药。

三诊：前方连服二十剂，除尚觉乏力之外，诸证均减，血压恢复正常。拟用常方巩固：

处方：紫河车10克　生熟地各15克　生黄芪30克　金狗脊15克　野党参12克　怀山药30克　甘枸杞18克　女贞子10克　朱茯神10克　润元参15克　五味子10克　朱寸冬10克　宣木瓜10克　鹿角胶10克，另烊兑服

毕某某，男，26岁。患糖尿病二年，形体渐瘦，小便频多，口渴思饮，消谷善饥，牙龈时肿出血，甚至化脓，自觉手足心及周身烦热不适。舌瘦无苔，舌质暗红，脉象沉微。

辨证立法：上消则口渴恣饮，中消则消谷善饥，下消则小便频多，三消俱现，消耗过多，遂致形体渐瘦，阴虚血热，牙龈时肿出血。热甚渴亦甚，手足心及周身均感烦热，是为阴血虚之征象。热郁于内，不能发泄于外，故症状虽现阴虚而脉无阳亢之象。热郁则沉，血虚则微，未可以脉象沉微遂认为寒证也。拟清热滋阴、活血化瘀法，舍脉从证治之。

处方：粉丹皮10克　生熟地各12克，酒炒　金石斛10克　紫丹参10克　生石膏18克，打，先煎　鲜石斛10克　瓜蒌根12克　白蒺藜10克　瓜蒌子12克　沙蒺藜10克　怀山药60克　五味子10克　绿豆衣12克

二诊：前方连服四剂，诸证均有所减，但不能劳累。齿龈未再出血，烦热亦未现，惟大便稍燥。拟用前法，略改药味常服。

处方：金石斛6克　白蒺藜6克　瓜蒌根10克　鲜石斛6克　沙蒺藜6克　瓜蒌子10克　生黄芪30克　生熟地各10克　怀山药30克　晚蚕沙10克，炒皂角子10克同布包　五味子5克　野党参12克　生石膏18克，打，先煎

王某某，男，69岁。体态素丰，精力充沛，近两月来，消瘦甚速，疲乏无力，烦渴多饮，半夜干渴致醒，饮后才能再睡，尿量极多，稍一行动即觉出汗，纳少无食欲。苔白而糙，脉象虚数。

辨证立法：饮一溲二是属下消，脾阳虚则易汗，津伤则恣饮。胃主卫，卫气不固，胃弱不食，以致日渐消瘦，体倦无力，脉象虚数。证属气阴两伤，法当补中生津，兼助消化法。年近古稀，行动不便，本方可作常服。

处方：生黄芪30克　鸡内金10克，焙　谷麦芽各10克　天花粉12克　黑元参10克　野于术6克

生石膏 18 克　西党参 10 克　佩兰叶 10 克　绿豆衣 12 克　金石斛 6 克　鲜石斛 6 克　生白果 12 枚，连皮打

陈某某，男，65 岁。由二十余岁即有口干、多饮、尿频、善饥诸证，四十年来求治各地，均诊断为糖尿病，时好时重，迄未根除。近年来血压增高，又患白内障，视物不清，大便秘结，空腹尿糖（＋＋＋）。脉象弦沉。舌质暗。

辨证立法：糖尿病久多有血压增高，是属阴亏于下，阳亢于上，下元愈虚，血压愈增。肝肾阴亏，久则及目。脉现弦沉，本元虚损已显，病久年高，宜用丸方图治，拟宣明黄芪汤加味。

处方：紫河车 60 克　五味子 30 克　台党参 60 克　淡苁蓉 60 克　何首乌 60 克　生地黄 60 克　火麻仁 60 克　绵黄芪 30 克　寸麦冬 30 克　晚蚕沙 60 克　白蒺藜 60 克　天门冬 30 克　郁李仁 30 克　谷精草 30 克　川牛膝 30 克　磁朱丸 30 克　炒枳壳 30 克　杭菊花 60 克　干石斛 60 克　东白薇 30 克　杭白芍 60 克　野于术 30 克

上药共研细末，蜜丸重 10 克，早晚各服 1 丸，白开水送服。

二诊：前药连服三个月，屡检尿糖，均为阴性。血压已趋正常，惟视物常觉模糊。再用丸方治之。

处方：鹿胎膏 30 克　甘枸杞 60 克　谷精草 60 克　干石斛 60 克　紫河车 60 克　大生地 60 克　白蒺藜 60 克　决明子 60 克　杭菊花 30 克　淡苁蓉 60 克　磁朱丸 30 克　杭白芍 30 克　生黄芪 60 克　寸麦冬 30 克　葳蕤仁 60 克　全当归 30 克

上药共研细末，蜜丸重 10 克，早晚各服 1 丸，白开水送服。

赵某某，男，50 岁。病已数月，身体逐渐消瘦，口干渴饮水多，自觉胸中烧热，冷饮始感爽快。小便频，尿量多，精神不振，体倦无力，尿糖（＋＋＋）。舌苔薄白，脉豁大而空。

辨证立法：五脏六腑皆禀气于脾胃，行其津液以濡养之。若阴衰则阳必盛，虚热伤津，遂觉胸中烧热，口干渴，喜冷饮。脾虚津液不足，五脏六腑四肢不得濡养，故有形瘦体倦，精神不振之象。脉豁大而空为津不足气亦亏矣。拟滋阴清热佐以益气治之。

处方：鲜生地 10 克　酒黄芩 10 克　原寸冬 10 克　鲜石斛 10 克　酒黄连 5 克　润元参 12 克　瓜蒌根 12 克　生黄芪 30 克　五味子 5 克　绿豆衣 12 克　怀山药 60 克　野党参 10 克　引：鸡、鸭胰子各一条煮汤代水煎药。

李某某，女，40 岁。病已半年，口渴恣饮，小便频多，浮如膏脂，面部时觉发热而赤，头如冒火，大便干，有时阴痒，闭经已一年，据检尿糖（＋＋＋）。舌苔淡黄，脉数。

辨证立法：口渴恣饮，为燥热伤津。面赤而热，为血中伏火。津枯不润，大便干结。热伤肾阴，肾失封藏，溲如膏脂。血燥阴伤，冲任失调，年四十而经闭。脉数是属胃阴将竭、虚火独炽之象。当以养血，滋阴，生津，降火法治之。

处方：白蒺藜 10 克　生熟地各 10 克，酒炒　生黄芪 30 克　沙蒺藜 10 克　金石斛 15 克　怀山药 30 克　朱寸冬 10 克　野党参 10 克　天花粉 15 克　润元参 12 克　五味子 10 克　绿豆衣 12 克　引：猪胰子一条煮汤代水煎药。

二诊：服药十二剂，诸证均大减轻，拟添加调血药味常服。

处方：酒川芎 5 克　茺蔚子 10 克　生熟地各 10 克，酒炒　全当归 0 克　玫瑰花 6 克　生黄芪 30 克　台党参 12 克　厚朴花 6 克　怀山药 30 克　泽兰叶 6 克　东白薇 6 克　五味子 10 克　润元参 12 克　白蒺藜 10 克　桑寄生 24 克

以上出自《施今墨临床经验集》

第四十三章 虚劳

胡慎柔

丹徒王盛之，年三十余。六脉俱九至，外证则咳嗽面赤，懒言怕闹，时病已半年，从前苦寒之剂，不记数矣，此真气已虚而脉数也。经云：数则元气虚，数则脾气虚。又云：数则有热而属虚，是皆不足之证。六脉中又脾、肾二脉洪大，此肺金不能生肾水也，理宜补肺金生肾水，水旺则制火，金旺则生水平木，木平则脾土盛，又生金矣。此正治也。乃与云：兹证服药十四五帖或二十帖外，当有汗出，此阳气升而经络通矣。汗后即当倦，八九日或半月，此邪退而正虚也。或十日、半月，元气渐复，倦态方去，自后温补脾胃之剂，又当痰动、血动，或发肿毒，或作泻，此数者，听其自来，乃脏腑邪气欲出，发动流行之象也。倘不预言，恐变证多端，患者惊骇耳。因与以补脾生肺滋肾水之剂，五六贴，数脉不减，此真元虚而燥也。即以前剂去头煎，服二煎、三煎，不十剂而数脉去，此时虚火一退，中气便寒，以六君子加姜、桂五六贴，脾气运动，痰饮便行，归于腰胁，肝肾部分大痛。邪之所凑，其气必虚，益见肝肾虚矣。令外以盐熨，服二陈加桃仁、元胡索、薏苡仁二帖，大肠见痰血而痛止，复用补脾六君加五味、白芍而愈。倘不预明此理，则变出腰胁痛时，便没主张矣。

张敬山夫人，年四十外。病已八月多矣，遍身肉尽脱，气喘，不思食，延予视之，六脉俱和缓有神，四至，虽名有胃气。经曰：形肉尽脱者不治，脉不应病者死。姑用六君加门冬、五味、干姜二剂，初觉不安，顷之遂鼾睡，气喘亦疏，声亦响亮。复诊之，六脉俱细，脾肺二脉，似来似去，欲脱之象，此的为死候矣。再三谛询，彼云稍可，但不思食耳。予思此脉比前反退，甚是不宜，又勉进前剂一剂。又泻，增胸膈饱闷，且不纳水汤，此中气已虚，不能输运，遂查历日，乃乙巳。曰：今晚死矣。重于甲，卒于乙，此五行之定制也。已而果然。友人薛理还云：久病脉有神，服药顿退，此决死之病。正如灯火之将灭，又愈明而遽绝耳。

丰义储中和，持斋十七年矣。先九月患梦泄，已而发惊。此五脏空虚，津液燥涸，肝木生风，风火扇摇，故令精动而泄也，攻补皆不效，先润养其脾胃，脾胃润，使津液四布，百骸通泽。一月再诊之，肺脉大，土不能生金也；左尺细长，金不能生水也；余俱洪缓，且不甚流利，以补肺之剂，四剂则和而长矣，虚则补其母之法也。先时不知饥，以异功散加黄芪、桂、芍、五味子补脾生肺，肺复生肾，三脏相生。晚卧不宁，以归脾汤间服之，元气渐充，精神渐发，越半月余，加用太素丸全愈。

以上出自《慎柔五书》

秦昌遇

一男子性多虑，每每若惊，健忘不寐，多汗遗精，溲赤，咳嗽吐血，咽痛口疮。左脉大而莞，左手属血。《脉诀》曰：脉大而莞者为脱血。经曰：忧愁思虑，曲运神机则伤心。此为心血不足，天君不守之证。以天王补心丹主之，内去连。

愚按：心为君火，主脉。过劳其心则火妄动而脉涌溢，血越窍而出也。火者，金之所畏。心移热于肺，故咳嗽。心与小肠为表里，心移热于小肠，故溲赤。心主血，在内为血，发外为汗，虚则开合失司，故多汗。心之脉系于舌本，咽痛口疮皆虚阳内灼。心为神室，虚则邪气袭之，故若惊健忘。心血不足则心系急引，神无所依，故卧而不得寐。道家以精譬火，火发则水飞，阳动精摇亦犹是也。

一男子面青，善恐转筋，爪甲痛，精神不守，眩晕目昏，胁痛口苦，不能久立。六脉弦而大，左手为尤甚。此肝伤筋极之候也。宜用六味丸加枸杞、五加皮。古人云：肾肝同治，所谓虚则补母也。

一男子日晡发热，阴虚而阳不能制也。耳鸣头晕，虚火有升无降也。午后饮食作胀，脾虚不能运化也。夜半不寐，心血大虚也。易于感风也，腠理不能致密。总之营卫两不足，况兼脾胃不实，下部作肿。益当健脾胃，扶正气，则气血自旺而诸证退舍矣。

白术　茯苓　广皮　人参　砂仁　枣仁　山药　续断　杜仲　白芍　丹参

一男子左脉虚数而尺虚涩，患眩晕，梦泄、滑精诸恙。此系肾阴不足也。肾藏一亏，气无所藏，气不足以摄精，故润下遗滑；水不足以制火故炎上眩晕；梦泄，所谓坎离不交也。宜寡欲以固元精，却劳以保母气，若徒事药石则末也。

生地　白芍　当归　山药　知母　玄参　甘菊　茯神　麦冬　天麻　枣仁

一男子左脉细小，此真气有亏，右脉弦数，此脾肺受损。若非保肺健脾，何能有剂？四君子加麦冬、五味子、橘贝、山药、苡仁、款冬丸方，六味丸加五味一两、麦冬二两，噙化丸加减，不时加减噙化，以滋津液化源。真柿霜、玉露霜、贝母各一两，薄荷四钱、诃子五钱、甘草二钱、桔梗三钱、乌梅二两，共为末，先将乌梅肉煎熟，捣入药末内加白糖四两为丸。

一男子稚年失真早亏，两尺微涩，寸口近驶，背难俯仰，小腹里急，小便赤涩，溺有余沥，囊湿生疮，腰痛气短，齿齮下冷。此嗜欲伤精，肾劳之证也。治宜壮水之主以镇阳光，固精健脾以滋化源。

愚按：五脏皆有精，惟肾为藏精之都。静则精藏，燥则消亡矣。夫精主封填骨髓，精以入房而竭。骨髓空虚，是以背难俯仰。腰为肾府，肾伤而腰亦痛也。前阴者，肾之窍。肾气足则能管摄而溲溺惟宜，肾气怯则欲便而不利，既便而余沥，失其开合之常。里急者，乃真水枯而火无制，故熏灼小腹筋膜而作里急也。齿乃肾之标，为骨之余，骨赖髓养，故精固则齿坚，肾衰则齿齮。短气者，以呼出心与肺，吸入肾与肝，肾伤则吸自微。阴并于下，阳并于上，故下冷也。

一男子，细诊其脉，肺部细小无力，肝部重少神。肺病则火降下之，令肺主气也。肝病则火无所滋，而心家亦受其损，为其木能生火，母病而子亦病，并其脾土亦伤矣。要知一身之中，以气为主，三部受病而兼向来肾家欠足，自然纳气不能归元，致有种种异证。曾服煎剂以治其标，今宜服六味丸加肉桂以治其本。兼有升无降者，火也。如六味加桂未能奏绩，还须服金匮肾气丸，内中减去附子可也。

一妇人素弱，产后失于调理，遂成弱证。早寒暮热，脾胃不实，咳嗽多痰，睡卧不宁，时而胸前作楚，时而满身疼痛，虽参芪日进，竟无功绩。予诊之，正值一阳冬旺之时，忽现弦木春令之脉。予曰："真元殆尽，内气耗散极矣，一交立春便夜薹之人奈何。"主人怪曰："内子虽病，然起居动静无异平日，岂遂至斯耶。"岂知立春之第二日早起栉沐进膳如故，至午后一泻而逝，主人始叹服予言也。

一宦向来中气不足，常得力于参芪。一日，饭末几咙杨梅一大瓯，胸中就觉不爽，至午后身热头晕，吐痰口渴，不思饮食者三日矣。一友用枳实理中汤、山楂、黄芩、黄连、厚朴、二陈之类服三四剂，大便一次，去燥屎数块而前证如旧。又用当归、白芍、知母、麦冬、山楂、苓等味反腹满作呕。邀予诊之，左三部浮大虚数，此脾胃虚弱，气不能运。故胸膈不舒，非关前日之杨梅为祟也，苦寒岂可轻用？经曰：但治其虚，安问其余。先用六君子汤加白豆蔻、煨姜、大枣。二剂，前证顿减。又服补中益气汤数剂，诸证霍然。

一人向未脾肾两虚，少年极其谨慎，三十岁前忽患脾泄，参术茯苓常不辍口。病发时必用桂附方愈。三十岁后脾胃甚好，善咙。自恃强壮，一旦不谨。且因无子置妾。初患齿口舌痛，以凉膈散数钱服之即愈。自此常发常服，至半年后，满口腐烂，余食凉药愈投愈剧。予诊其脉，两寸浮数而微，关尺浮弱而涩，因谓之曰："兄形虽有余，而精诚不足，当严守戒忌，服滋补药，凉剂不可再投矣。"以八珍汤倍地黄峻补肾水，加桂附各一分引火归元。正《内经》所谓折之不去，求其属，以衰之也。煎就凉服，不使与上焦之虚热争。

一男子咳嗽不止，脾虚不能养肺也。面色浮肿，脾虚不能制水也。饮食后作闷，脾虚不能运化也。大便溏而似觉后重，脾虚而清气不升，浊气下降也。总之，脾一受病，致生种种诸证。宜固脾土，然后投以丸剂保肺扶元为妥。

膏方：白术半斤，米泔水浸炒焦　茯苓四两　山药二两　泽泻一两　米仁二两　补骨脂一两　诃子肉一两　北五味一两　小水不利煎车前子汤饮，照法煎膏，不时服。

丸方：人参　陈皮　半夏　茯神　枣仁　山药　益智仁　破故纸各一两　白术五钱，土炒　为细末，姜汤酒为丸，每服二丸，桂圆、人参同煎汤服。

煎方（暂用）：山药二钱　米仁二钱　诃子二钱　百合二钱　补骨脂二钱　五味一钱　人参三钱　白术三钱　茯苓三钱　车前子二钱　半夏一钱　款冬花一钱　炒白芍一钱　煨姜四分

二月初二复诊：面色萎黄，久泻不止，未泻作痛，解后痛。六脉数而无力，饮食减少，精神日耗，大解不时流出。此皆气虚之极不能收摄，且元气下陷之故也。恐防气脱，须以理中汤温其脾胃，以调中益气汤升提下陷之气，方为正治。

理中汤（午后服）：人参　白术　干姜　甘草

调中益气汤加减（晨服）：人参三钱　白术三钱　甘草二钱　升麻四分　柴胡五分　木香一钱　陈皮一钱　黄芪五钱

又方专固脾元，下午服：人参三钱　茯苓一钱　煨姜三钱　白术五钱　甘草一钱　附子一钱　诃子一钱　干姜三钱　脉沉细，腹痛故用干姜之辛热，若脉弦是木克土，当用白芍。

二月初十又诊：六脉细数无力，阴阳两虚矣，身外不热而内虚燥，皆属虚极之候。目今泻既少减，则温补之剂亦宜少减，煎方另立于后。

四君子加黄芪、五味、乌梅、生姜。如前上下午服。丸药每日服一钱，以人参一钱煎汤下。

近来大解虽略减，然不时流出，皆系气虚不能摄，且脾气未能即复也。浮肿、气胀、腹响，皆可验矣。咳嗽多系土虚不能生金也。而母病，子亦病也。咳嗽中间或有血珠似丝非丝，此更人所难知，乃子病母亦病也。心为脾之母耳。总之，心主血，脾统血，一经受病则子母俱伤矣。予行医四十年，岂不知寒凉治火热，以血分治阴虚，但要切脉之虚实，形之虚实，然后用之方为万全。近来四五应将前方为主，另立加减于后。

如口渴甚，禁用天花粉，宜加五味；如大便仍每日一二次，则门冬可暂加钱许；如觉气胀或腹内前，宜暂加木香六七分，白蔻钱许；如觉元气下坠而撒屁则宽，或不时大便流出，此真元下陷，升麻、柴胡宜暂加二三剂；如痰中有红色者，宜加丹参，减怀生地，恐防肠滑，故以丹参代之；如觉火气上升，正是无根之火上炎，应另煎生脉散呷几口；如腹中窄狭或大便漉漉作声，此水火相搏也，宜加制茅、山术一钱；如气打呕应淡姜汤，倍用人参；如小水不利，加车前子二钱，倍加白茯苓；如小便频数加智仁钱许；如觉气升宜磨沉香真者钱许。

一妇年未四旬，生育已多，且小产数番，以致怯弱。其病不时眩晕、恶心，胸膈痞满，饮食不进，头面四肢浮肿，晡时潮热，大便时泻时燥，夜间恍惚。予诊：左寸浮涩，右寸浮滑，两关弦细，两尺初取觉洪大，重按则少神。知其心脾肾三经受病，而纯以清凉为治非也。以陈皮、贝母、前胡、苏子、木通、米仁、归身、白芍、天麻为煎剂，在巳午未三时服。清晨用熟地、人参、附子、杜仲、山药、麦冬、知母、白术、五味为丸，淡姜汤下。黄昏服安神丸。如此分为三治，至二月而愈。

愚按：生育过多，精血自然不足。兼之小产，益增元气之虚，证见水衰火旺，友昧劫虚宜补之说，用寒凉病难去体。予以健脾肾清心，三项分治，补药一进，虚回而火自熄矣。

一男子患小便淋漓五年矣。此平时以醉饱房劳之故，近复感冒伤食，乍寒乍热五六日不止。诊得左右手脉浮而带数，两尺重按无力，右尺更甚。《内经》曰：倏忽往来，时作时止，责其无火。昼见夜伏，责其无水。又曰：阴虚生热，阳虚生寒。又曰：膀胱为津液之府，气化则能出。小水不利，正以精气虚损，不能运化津液所致耳。总属阴阳两虚之证。宜壮水之主以补阴，益火之源以补阳，阳气下陷、中气受损，宜升之补之。空心用补中益气汤加减，培其中州，下午以六味丸调其水火。如小水欠利，暂用滋肾丸一二丸。

滋肾丸：黄柏一两　肉桂五分　知母一两

愚按：肾主便，开窍于二阴。肾气一弱，则二便为之不利。治宜滋化燥为主，宜用六味丸加黄柏二两、龟板三两，久久服之自愈。平时饮冷而快者亦以真水不足，故藉外水以相济耳。

一少年醉饱使内，两尺虚数，右关浮大，中脘作痛，小腹急胀，小便不利。此证在脾肾两经也。书曰：精伤则脉数，血伤则脉虚，脾伤则中脘痛，肾伤则小腹胀、小便闭。当调气活血，俟其痛止气和，方可议用补剂。以保和丸去莱菔子、连翘、半夏，加厚朴、白术、木通、白芍、甘草、红花。

一人倦怠气弱，口干畏寒，肌肉中错，脉来迟缓，右寸为甚。脉法曰：迟则为寒，缓则为虚。此忧思过度，肺气受伤故也。肺主气，虚则气怯；气为阳，阳虚则恶寒；肺主皮毛，虚则无津液以充泽肌肤。气有余则物润泽，气不足则无以化液，故令口干。气壮则强，气馁则弱，肺气虚则倦怠矣。经曰：损其气者益其肺。宜健脾以调母。

四君子汤加芪、桂。

以上出自《秦景明先生医案》

郑重光

徐从甫令爱年近四十，暑月病疟，治失其宜，疟虽止而遗病不痊。自毗陵来就医，脉细涩无神，脾胃败伤，呕酸腹胀，面目浮肿，发热自汗，不思饮食，形骸骨立，经绝不行已半年矣。检毗陵药方，皆干姜、丁、沉、吴萸、半夏、陈皮、厚朴疏削等药。后气血交虚，何能当此燥剂，致增诸证。余用人参六君子汤加当归、芍药、砂仁，平补以调气血，一月有余，病减半能食，热退而汗全止。次年春间，值彼诞辰，大劳数日，前证复作，更多咳嗽喉痛，口舌生疮，夜出盗汗，俨似阴虚劳病，拟治后事。予曰："脉不细数，虽经不至，真阴未伤，犹可治也，不过因劳而复，仍属脾虚。"《中脏经》曰：脾虚则上下不宁。谓咳嗽发热也，此为假火。不可以水折，反用人参、白术、茯苓、炮姜、麦冬、五味、甘草，合理中生脉汤，服二剂，口疮愈，再二剂，喉痛止。去炮姜，加归、芍，十数剂热汗、咳嗽全退。后以白术煎膏，人参汤化下，专主补脾，百日而康，经亦续行。

教门阮汉章室女，年十七岁。素脾虚作泻，因丧弟悲恸，即经闭半年，腹中有形而痛，发热咳嗽，腹胀作泻，虚劳证全。《内经》云：二阳之病发心脾。有不得隐曲，女子不月，其传为风消，为息贲者，死不治。此证幸其脉细缓，不涩不数，真阴未伤，尚属脾虚，犹为可治，然非百剂，断不能取效。市井之医，欲攻积通经，予止之曰：血之源本于心脾，今心脾俱病，血源不生，虽通无益，徒伤阴也。遂用白术、茯苓、甘草、丹参、土炒当归、鳖甲、沙参、香附、陈皮等药，果热渐退，咳泻皆止。但腹胀未减，经闭未通，腹有结块，此必积瘀。用古方万应丸，以生干漆炒去黄烟为末，用地黄、牛膝熬膏为丸，日服三十丸，米汤清晨吞下，将一月，经水即通，下紫黑血块，渐次腹消。仍以前药调治而愈。若不先治其本，妄行攻坚，鲜有不败者也。

以上出自《素圃医案》

任贤斗

任贵跃，病吐血气短，嗽痰消饥，饮食减少，精神倦怠，乃由思虑忧郁兼恐而成。夫思则气结，结于心而伤于脾矣，忧伤肺，恐伤肾，金水并病矣。病已至此，内伤非轻，宜暂弃书静养，服药方可望效，且药不可杂投，止宜调理脾胃。盖土旺自能生金，肺得健矣；脾健饮食必增，取汁化血精，肾亦得其滋而健矣；食增则气强，气强则神旺，而心亦健矣；土健能统血，能防水，水得制而化气，则不泛为痰，血得统而营经，则不致妄行，是中主一固，各脏皆沾泽而概安。与山药、白术、茯神、焦姜、砂仁、炙草，香附暂用调郁，法夏暂用理痰嗽，十剂后即减香附、法夏，调理半年大安。

朱宗怀之妻，病发热口渴，伊叔业医，久治无效。询其病原，云由咳嗽吐痰起，渐至发热，皮肤之热亦微，腹内之热更大，下午及上半夜更甚，下半夜及上昼略轻，口渴喜茶，无论冷热，脉四至浮大，问前服何药，云逍遥散、小柴胡、四物汤。余曰此阴虚证也，始起咳嗽吐痰，痰必不多，乃肺金欠润之证。盖人之阴阳如天平然，只宜平等，不宜偏盛，此重则彼轻，此轻则彼重也。此证阴虚，阳必胜之，故上午阳浮于外则热颇轻，下午阳伏于内则热更甚也，此乃阴虚畏阳之亢也。口渴喜茶，无论冷热，此内水不足，欲得外水以济之，故不分冷热，得水便快也。脉浮大者，阴虚之确证也。前服之药，惟四物颇可，惟川芎之性温燥善动，亦不相宜，只宜用纯阴静重之品，与左归饮。彼曰阴虚阳亢宜补阴泻火，今只补阴而阳亢不用制乎？曰：此非亢阳之火，由阴虚也，非阳之有余也，待阴足能以配阳，则阴阳自和矣，是犹天平不可凿砝码也。果服十剂而大安。

以上出自《瞻山医案》

缪遵义

诊脉，右部虚软无力，左足内踝肿渐大，此足三阴经脉所行之处，脏真亏损何疑？议用峻补方。

六味丸加河车、杜仲、菟丝子、川续断、五味子、麦冬、牛筋、鹿筋、黄柏。

用黄牛骨髓、羊骨髓、猪脊髓、精羊肉煎汤，入淡菜同熬膏丸。

《缪氏医案》

陈念祖

早年斫伤太过，致形瘦肌削，面色萎黄，腰膝乏力不能任劳，盗汗时出，脉细弱，是为损精无疑。然精足之人举世绝无，所以肾有补而无泻法。但填精之法不能独求诸少阴一经，必合阳明太阴两经同治，方为合法。

熟地黄六钱　人参二钱　白术三钱，黄土微炒　麦门冬一钱　山萸肉一钱　五味子八分　巴戟天三钱　白茯苓二钱　肉豆蔻一粒，研

寿命之本，积精自刚；荣卫之道，纳谷为实，此治虚劳之不易良法也。今年华正富，中气衰馁，四肢酸痛厥冷，小腹急满，多汗遗精，且斑疹呕吐诸证迭出，系无根失守之火发现于外。虚劳已成，非一时所能疗治，宜取稼穑作甘之本味，急建其中气。俾胃纳渐增，津液滋生，徐图补救之法。列方于下：

黄芪一钱　当归一钱　酒炒白芍一钱　桂心一钱　人参一钱　炙甘草一钱　制半夏二钱　炮附子二钱　生姜三片　大枣两枚

煎服。

阴阳致偏，损证乃起。据称溏泻有年，食减无味，易起嗔怒。此系久病内伤所致，是以太阴脾土日削，少阳胆木来侮，势所必至，病状显然可见，治法宜培元扶土为主，宗《内经》补脏通腑法治之。

人参二钱　炒白术二钱　白茯苓二钱　炙甘草一钱　桑叶一钱　粉丹皮一钱　生姜三片　大枣二枚

同煎。

平时思虑劳心致形容憔悴，精神恍惚，腰重肢酸。此乃操心过度，元神受伤。盖神藏于心，宜静而不宜动。久动不已，神益困疲，如寡弱之君，势将出亡，左右良臣，辅佐亦觉无权。四塞旁地，自然失其驾驭，所以忽忽如有所失而腰肢觉其重酸也。先安心神，方合治法。

人参五钱　白术三钱　茯神三钱　酸枣仁三钱　远志二钱　柏子仁一钱　丹参二钱　巴戟天一钱
炙黄芪三钱　当归三钱　淮山药三钱　甘草五分　辰砂三分，研末冲

同煎服。

久咳失血，阴分必虚。不耐热蒸，烦躁时甚。脉数，左弦，唇干，苔白，色滞，溺黄，咽喉常作痛。系水亏不能涵养木气，虚火上冲，胃气不清，上干清道，恐将成劳，由来者渐。无情草木，一时非能奏效，宜安神静养以图转机。交节，气不加喘，脉不加促，庶克有济，用清润法。

大生地五钱　白芍二钱　白茯苓三钱　天花粉一钱　元参一钱　建泽泻一钱　粉丹皮一钱　生甘草
一钱　猪肤一钱　枇杷叶露一盏　青蒿露半盏，冲

诊得左寸关搏指，是心肝阳亢；右脉小紧，是脾胃虚寒。是以腹常作痛，大便兼溏，身作微热，亦虚阳外越之故。虚火上炎，津液消烁，劳损之渐，宜早慎防。拟用理中合生脉法参治之，温中为主，佐以清上。庶土厚则火敛，金旺则水生，斯为兼筹并顾之策。

人参二钱　白术三钱　白茯苓二钱　甘草一钱　五味子一钱　麦门冬一钱　炮姜八分　灯草心二十茎
以上出自《南雅堂医案》

程文囿

刘少君年近三旬，春间抱疾数月，食减形倦，心悸少寐，浮火上升，间或见血。医云：肝肺火盛。药投清降，屡治不效。金文舫中翰，荐延予诊。谓曰："病由先天不足，心脾内亏所致。"丹溪云：虚火可补、实火可泻。虚以实治，宜乎无功。拟归脾汤合生脉散，数服稍应。复诊令照原方再进，诸恙渐平，接服丸药。次春北上，秋归晤之，状貌丰肤，前病如失。

恙经半载，脉证合参，究属质亏烦劳以致坎离不交，水火失济，五液内涸，虚阳不藏。误服苦寒，重伐胃气，诸证蜂生，纠缠不已。揆之古训，以虚能受补者可治。虚火可补，参、芪之类；实火可泻，芩、连之类。劳伤之火，虚乎、实乎？泻之可乎？赵氏谓阴虚之火如盏中油干，灯焰自炽，须以膏油养之，专主补阴，其说是已。然阴生于阳，血生于气。顾此食少欲呕，脘闷不快，又难强投滋腻。反复推详，计惟培养脾胃，默运坤元，以为先着。脾为土母，安谷则昌。《金匮》治虚劳，首用建中。越人言：损其脾者，调其饮食。脾元日健，饮食日增，变化

精微，滋荣脏腑，不治火而火自熄，不润燥而燥自濡，充肤热肉之功可渐见矣。然，内伤之病，宜内观静养，所谓大病，须服大药。大药者，天时春夏，吾心寂然秋冬也。参透此关，以佐草木之不逮为妙。

服药旬余，脉象稍转，寝食略安，惟足膝酸软，项脊时疼，形神疲倦。考治五脏之虚，《难经》言之甚悉。曰：损其肺者，益其气；损其心者，调其营卫；损其脾者，调其饮食，适其寒温；损其肝者，缓其中；损其肾者，益其精。阐发精微，了无遗蕴。再考《金匮》云：男子脉大为劳，极虚亦为劳。夫脉大为真气泄越，心脾耗伤，此归脾、建中、养营、四君等汤之所宜。极虚亦为劳，乃精血内夺，肝肾下衰，此六味、八味、天真、大造等丸之所宜也。但病证多端，治须次第，首先稼穑作甘，培补中宫，专崇其土，次当荣养心脾。盖心为离阳，补心阳以生胃土，虚则补母之义。至于皮枯肉瘁，肢懈形羸，精髓内竭，筋骨废弛，明属本实先拔，舍填纳固摄，则解㑊何由而振？枯槁何由而回？特草木无情，须假物类之脂膏，益人身之血液，煎丸并服，脾肾分施，炼石补天，而收桑榆之效矣。

调治两旬，虽未大效，然处境烦剧，犹能支撑，未始非赖药饵扶持之力。七年之病，三年之艾，原无速功。春三月，此谓发陈，恪服煎丸，春气得生，夏可得长，一阴来复，自可霍然。

病机前案已详，其中奥义难测者，尚有数端，请再陈之。凡人病若劳动，反觉精神强健者，此阴火沸腾扶助于内，不觉其元气之衰，若静养调适，反觉神疲气弱者，此阴火退，本相露故也，病情有类乎此者一也。解㑊一证，由于肝肾二经之虚。肝虚则筋软，无力以束，周身肌肉皆涣散而若解；肾虚则骨痿，不能自强，遍体骨节皆松懈而多㑊，故恹恹悒悒若不知所以为人，病情有类乎此者二也。男子精未满而早摇其精，五脏有不满之处，异日有难状之病，病情有类乎此者三也。卫气昼行于阳、主寤，夜行于阴，主寐。平人夜卧，则阳升阴降，阴阳交合，然后渐入睡乡。若营弱卫强，坎离失媾，神明之地，扰乱不安，万虑纷纭，却之不去。卫气刚入于阴，契合浅而脱离快，升而复升，降者复降，是以欲寐之时，忽惊而寤矣，病情有类乎此者四也。至若饮食虽能强餐，腹中常常不畅者，胃得受纳之司，脾失健运之职也。大便燥结，数日始一更衣者，肠脂枯涩，传导艰难也。脘中时痛者，木失水涵，肝叶怒张而迫膈也。心乍怔忡，营虚之故。臂多青脉，血脱之征。更有皮肉之间，时如冰水滴溜，症状之奇，方书未载。曾治一妇，患此疾数年，投补百剂而愈，岂非血气空虚，失其温分肉、实腠理之司耶？

以上出自《杏轩医案》

李炳

王东山，病虚劳，柴立，腰胁刺痛，呼吸将绝。医辞不治。翁诊之曰：血瘀也。宜金匮百劳丸。法用干漆、大黄、䗪虫、桃仁、当归尾治之，便黑血斗许而醒。越十数日，即能会文，于转运署中语余曰：子素称李翁，今诚然。已而，试于省，积劳病发，至冬复殂。翁每惜之。

《李翁医记》

齐秉慧

曾治西席达夫樊孝廉，向有血证。来家馆复作，人事倦怠，饮食少进，面青唇黑。余曰："先生贵恙乃心肾肝脾四经俱属亏损。"先与逍遥散一服，吞左金丸三十粒，以舒肝和脾，而神气清爽。再与补中益气汤，加麦冬、北味、茯神、远志、怀山、熟地，以滋化源，摄血归经，兼服龟鹿地黄丸一料，壮水生血而愈，明年赴京，至今不发。

《齐有堂医案》

黄凯钧

沈，二六，阴平阳秘，水火既济，自然无病，今则反之。上热下寒，故所见咽痛音低，咳嗽涎痰，此属上热。足冷便泄，溲血，此属下寒。脉来浮数无根，损疾成劳，诚为重候，幸胃气尚可，试投一方以补救之。

麦冬二钱　元参一钱　茅草根二钱，以上三味轻清上焦之热　党参一钱五分　蒸冬术一钱五分　茯神一钱五分　山药一钱五分，以上四味补土生金　广皮八分　牛膝一钱五分，以上二味理气达下，使痰涎下行

两服便实，胃纳稍增，夜嗽未宁。前方加五味子十粒，早上服，补肾水，暖命门，引火归原，加减金匮肾气丸。

熟地三两　萸肉一两　山药一两　茯苓一两　丹皮一两　泽泻一两　牛膝一两　桂心四钱　破故纸一钱

张，二六，形寒夜热盗汗，气短咳呛，脉虚数而弦，绵延四载，叹从前医治，不遇明眼。此积劳成损，急宜补土生金，兼治营血。

党参　蒸冬术　茯苓　苡仁　黄芪　熟地　五味子　橘皮　归身　炙草　大枣　浮小麦

四服知，又十剂，四年沉疴全愈。此等虚证，若药料不道地，不能成功，所以业斯道者，药物岂可不讲哉？设遇穷乡僻壤之人，尤宜指点某家药材妥当，莫轻其价，方为合法，前方药品，乃贫家之人参也，黄芪产陕西为上，余方多劣，但辨糯体无渣，味甘，金井玉栏者为佳耳。白术台州宁国、江西诸处俱产，野生最上。台之种术，亦自功效，惟欲蒸透，防、党验法同黄芪。

陆，十七，两脉浮大，不时发热盗汗，证属劳倦。虽当伏天亢炎，终宜补益，稍带暑邪，岂可轻投？故辨证最贵明确。

党参　黄芪　归身　蒸冬术　生地黄　橘皮　炒谷芽　炙草

四服痊愈。

以上出自《肘后偶钞》

顾金寿

谢。脉象尺强寸弱，气虚下陷，有降无升，故动则气逆而喘，足跗浮肿，安卧一夜稍消，证由脾泻而起，其中虚更不待言，据脉参证，温补下元无益，必须升清降浊方得平复，拟东垣法。

人参五分　天冬一钱　北五味十粒，蒸　炙黄芪一钱　焦白术一钱　炙甘草五分　橘白七分　升麻三分，炙　茯苓皮二钱　炒桑枝二钱

又：脉象渐和，右手寸关终嫌无力，两足虽未能健步，面色精神似较前稍适，补中益气，

已与证合，未可便为变易，少用下焦温药以佐之。

人参五分　炙黄芪一钱五分　炙甘草五分　天冬一钱　炒薏米三钱　橘白七分　熟地炭三钱　升麻三分，炙　北五味十粒，蒸　鸭血拌桑枝三钱，炒

又：两手脉象渐平，但嫌无力，节气虽过，仍宜阴阳平补，数剂后，再商膏丸，并进之法。

人参三分　高丽参五分　炙黄芪一钱五分　原生地三钱　于术一钱，土炒　茯苓三钱　归身一钱五分，土炒　炙升麻四分　橘白八分　大白芍一钱　炙甘草五分　米炒桑叶二钱　炒黑芝麻二钱

朝服丸方：高丽参二两　土炒于术二两　茯苓三钱　炙甘草八钱　制半夏二两　陈皮一两五钱　制茅术一两，黑芝麻一两同炒　丹皮一两，炒　大熟地四两，砂仁炒　蒸北五味五钱　宣木瓜二两　泽泻一两，盐水炒　汉防己一两，酒炒　绵茵陈一两，酒炒　桑叶三两，米炒

上药治末，先用羊胫骨八两，虎筋二两，嫩桑枝四两，生薏米四两，熬浓膏，量加炼蜜为丸，如桐子大，每空心淡盐开水送四钱。

晚服膏滋方：高丽参一两，饭上蒸晒　肥玉竹八两，米炒　炙黄芪三两　土炒于术二两　茯神四两　酸枣仁二两　土炒山药四两　远志肉二两，甘草水浸　麦冬肉三两　土炒归身四两　升麻五分，炙　大白芍三两，酒炒　白花百合八两　陈香楠木三两　炙甘草一两　桂圆肉八两　北五味五钱　橘白二两

上药井水浸一周时，细火熬成膏，瓷瓶收贮，窖土地上一二日，出火气，临卧，开水冲服三钱。

问：喘肿之证，总属元虚。薛新甫云：下虚者，不可升阳。今以升清得效，何也？曰：治病必求其本，先问所因，喘肿由脾泻而起，中虚可知。经云：清气在下，则生飧泄，况所服皆温补下元，重浊之药，清不升则浊不降，此少动则喘之根也。升其清，降其浊，中气得平，何喘之有，但此人过甩心机，不守戒忌，恐难持久矣。

《吴门治验录》

吴簏

明相国于嘉庆二年任将军时，统兵至夔府，患惊悸怔忡，食减不眠，筋骨酸痛，精神倦怠，脉来细软，尺部沉迟，由于阳衰气弱。军务策筹过度，致心脾营卫俱虚，宜进归脾汤，加桂、附，专补心脾，兼益命火。服数剂甚效。旋用人参养荣汤加味为丸，服之乃愈。

蒙古惠椿亭尚书，统师过夔府，患心烦恍惚，舌燥口渴，食少不寐，服清暑凉解药而烦渴较甚。余曰：脉浮虚弦数，此军务宣勤，劳伤心脾，虚火上烁肺金，气血虚耗所致，非暑热客证也。先进生脉散加茯神、枣仁、石斛以清金益气，服之甚效。后用归脾汤、八仙长寿丸乃瘥。

相国戴莲士遇事见繁，即头目昏晕，饮食少思，倦怠异常，脉迟虚缓。由于相国事宣勤，操劳过度，耗损真阴，致阳虚气弱，神不守舍而然。宜进加味七福饮，以补五脏气血之不足，并常服两仪膏及参乳丸，用以调元。嗣伊云：自常服人参以来，才觉精神完固，如船抛锚，悖有依靠。则人参真有回天赞化之功。岂与凡草比哉。

端撰蒋砺堂，精神日衰，食减不眠，惊悸健忘，肠红燥结。诊六脉似有若无。问其平时脉象何如？答曰：常时俱如此，但体中不适，则六脉俱见。余曰：脉见六阴乃真阴不足，营卫俱

虚，缘思虑劳伤心脾，致脾虚不能摄血，先用归脾汤，续以六味地黄丸加归、芍、阿胶、远志、枣仁、杵柿饼为丸，诸证悉瘳。按：彭用光曰：凡人两手清微，如无脉者，此纯阴脉主贵是也。予卅载长安，阴脉虽偶见，如六脉纯阴，惟相国一人而已。

少宗伯温箕坡患头晕目眩，咳嗽痰多，津液少，大便燥。余曰：脉见虚数，乃真阴失守，精血不足，虚火上烁肺金，金水不能相滋。宜服四阴煎去甘草，加熟地、贝母、阿胶，连服兼旬，甚效。嗣用膏子药以泻虚热而益元气，滋燥金而培三阴，服两料，诸证悉瘳。

高丽参四两　熟地半斤　石斛　枇杷叶各四两　麦冬　贝母　甜杏仁　女贞子　茯苓　地骨皮各三两　甜梨汁十盅　人乳六盅

上药用甜水约十余碗，浸一宿，以桑柴文武火煎取浓汁，药有未尽，再用水数碗，煎渣取汁，并熬稍浓，将乳、梨汁合搅使匀，用蜜绢滤过，乃入瓷罐，重汤熬成膏，入白蜜四两收之，以白汤点服不拘时。

以上出自《临证医案笔记》

何书田

阳亏阴损，咳嗽多汗，六脉细弱，已近怯门矣，难愈也。
生西芪　麦冬肉　川石斛　花粉　炙草　红皮枣　西党参　炙五味　地骨皮　橘白　茯苓

久咳不止，肺阴内伤，咽干微痛，脉形沉细。且肛漏脾泄，种种病状，均属虚劳已成之象，不能疗治矣。
生西芪　炒阿胶　地骨皮　川斛　山药　人中白　制洋参　麦冬肉　川贝母　桑叶　茯苓

虚劳咳嗽，金水同病。精气神三者均不收摄，形憔瘦而脉虚微，病势深重，恐汗喘而脱。
西党参　山药　大熟地　麦冬肉　五味　胡桃肉　白茯苓　橘白　炒枸杞　甜杏仁　怀膝

体怯，骨蒸盗汗，发热咳嗽，神恍，脉软。久恐成虚怯之候。
生西芪　炙紫菀　款冬花　地骨　桑叶　枇杷叶　炙鳖甲　甜杏仁　川贝母　花粉　橘白

劳倦内伤，骨蒸肌削，形悴脉数，肝肺脾俱病矣，大势不浅。
炙鳖甲　地骨皮　秦艽肉　生苡仁　赤苓　荷叶　香青蒿　牡丹皮　川石斛　麦冬肉
红枣

以上出自《薛山草堂医案》

林佩琴

王。劳力伤精，右尺偏旺，是火水未济之象，日晡寒热，嗽血神疲，大宜小心调摄，否则火燃金燥，吐红嗽喘，行将日甚矣。五味三分，熟地、山药、茯苓、杞子、丹皮各二钱，潞参三钱，白芍、川贝各一钱半，远志钱八分，莲子十粒。十数服诸证俱平。

胡氏女。寒热咳嗽，经断食少，肌削口干无寐，脉虚数，损象已具。经云：二阳之病发心脾，有不得隐曲，在女子为不月，二阳足阳明胃也。胃虚则受谷少而血无由生，故证见心脾。心主血，脾统血，情志不遂，日为忧思烦扰以耗竭之，故月水枯也，宜滋化源。仿立斋先生法，朝用归脾汤加柏子仁，夕用都气丸加杞子、白芍、枣仁、贝母。两月诸证悉退，后经自通而病霍然。

杨。弱冠成损，嗽血喘促，身热汗泄，食减便溏，脉弱数。此上损及中，补土生金，自不易定法。四君子汤加熟地（砂仁末炒）、山药、茯神、五味、白芍、莲子、小麦煎汤，数服血止，喘热亦定。然一阳初生，必交节不至加重，乃得转危为安。

以上出自《类证治裁》

方南薰

本来上人，信郡高僧也，年近三旬，素抱夙疾，历治未效。其证头面畏寒，盛暑必裹棉巾，掌心发热，口鼻时常见血，而且长夜汗出，湿透衣被，不分睡醒，肾精自遗，终日目眩头昏，神疲体倦。道经所谓毋摇汝精，毋劳汝形，欲求长生者，固非所宜也。壬寅冬，余有河镇之游，侨寓洪都馆舍，与上人相聚，执礼甚恭。越日，戴友秀珍谈论此证，嘱余诊视。切得六脉沉迟而弱，右手寸关更微，左尺短涩无根，余曰："壮盛之年，见此衰老之脉，意者襁褓失恃，乳不足与？或乃翁耄年生子，阳不足与？抑亦心猿意马，清规不净与？不然，何亏损如是之极也？"询之果襁褓失乳，至成人以后，琢磨经史，澄心息虑，绝无外慕之私。阅其平日所服之方，纯是知柏、六味，始悟致病之由。因用归脾汤去当归、木香，加附子以扶阳，鹿鞭以补肾，故纸、五味、杜仲、菟丝子、桑螵蛸以固精益气，服百余剂，乃得脉旺神昌。于以见和尚有过人之识，戴君有任人之明，故令余得奏其技于风尘邂逅间也。

《尚友堂医案》

费伯雄

某。肺胃阴伤，肾气不纳，故患久咳，气逆若喘，日中热甚，肌瘦食少，舌绛，脉浮虚数，势有损怯之虞。拟补气养阴滋化源。

西洋参二钱　白芍二钱　地骨皮三钱　炙生地三钱　炙苏子二钱半　炒丹皮二钱　生草五分　川百合三钱　青蒿梗一钱半　怀牛膝二钱　白薇一钱　藕三片　枇杷膏一两，冲服

复诊：咳久伤阴，阴虚内热，热久不解，日中则甚，形瘦食少，脉虚数，右关独大，系金土皆亏，木扣金鸣，虚火上升，炎燥所致，行经如常。急急调养，勿致劳怯为幸。

西洋参一钱半　金沸草一钱半　地骨皮三钱　麦冬二钱　炙苏子一钱半　青蒿一钱半　淮山药三钱　白薇一钱　茯苓二钱　丹皮二钱　白芍一钱　藕三片　生谷芽三钱

某。久病阴伤，脾胃不和，伏邪不尽，寒热不清，咳嗽胸闷，神羸脉细，防入损门。拟养阴和中肃肺之治。

生首乌　青蒿　当归　半夏　杏仁　川贝　茯苓　橘红　谷芽　鳖甲炙，打　川石斛　荷

叶　姜

复诊：寒热咳嗽稍减，神羸脉细弱，阴分大亏，损怯堪虑。仍养阴和中肃肺。

前方去青蒿梗，加淮山药、神曲、甜杏。

以上出自《费伯雄医案》

李铎

范少奶奶，年廿九。《脉诀》云失血病脉宜缓小，今右脉见急数而大，为忌脉也。所喜左手略见平缓，昨午后昏冒欲脱，进参附理阴煎得效，足见失血亡阴之象，夜间口干发热，阴津已伤，进理阴去姜附，合生脉散，以固阴生津。得热退安眠，今晨更衣泄气，又复神昏，恐难免暴脱之累。古人云血脱益气，爰仿大补元气法，元气足或无虞耳。

丽参　酒芪　熟地　姜炭　五味　当归　炙草

附录谢案，当春阳升大地，阴血大动，肝不能藏血，一定至理，兹诊芤弦，尚属失血之脉，惟嫌急疾，乃阴阳不和之机，恐有暴脱之累。阅前医用甘温益气之法颇善，参以拙见，当固中摄纳为权，使中气足则万物生矣。

文党　漂术　茯神　鹿胶　怀山　五味　枸杞　炙草

又：进摄纳法眠食自安，身可欹坐，足征所言非臆说矣。脉息稍缓，然尚六至七至，食后自汗，是身中有春夏而无秋冬矣。拟方仍从摄纳冀其龙潜雷伏。然劳损已久，幻太多端，究以进食安寝为急，不必汲汲以暴脱为虑也。前方加熟地、枣仁、龙齿，去甘草。

又：再诊两手脉象兹已平缓，乃阴阳有和谐之机，四日之便，今解仍溏，是中气未复之验。且汗不息，颧仍赤，耳鸣头眩，虚阳上扰之象，鄙意转方，专固胃阳，使中气一旺，而生气自有把握矣。拟候谢先生参政。

炙芪　焦术　茯神　五味　鹿茸　枣仁　炙草

二剂加蔻霜、栗壳，晚间吞玉关丸二钱。

又：连进固中摄下大剂，汗收神敛，眠食亦安，似乎药病相当，然诸证全无起色，且左颊肝部时仍发赤，又不能眠，最为斯病大忌。按之脉象，左右已和，独右尺不起，溏泄虽然暂止，而肛门时有秽水自出，是火土之败，关隘不固之明征也。此时欲用补火生土之法则助肝，与滋水以制肝之剂又滑脾，肝宜柔脾宜刚，刚柔之间酌拟一方，以质明眼鉴政。

文党　白术　茯神　石脂　乌梅　木瓜　陈早米引。

又：连日与谢先生参商诸法以进，诸臻妥协，脉象差和，惟右尺独沉，总无起色，此肾中真阳衰惫之极。盖肾为胃关，开窍于二阴，二便之开合，皆肾司其权。肾中真火一败，则关门不闭，是以遗泄秽浊，本为是病大忌。景岳曰：五夺之中惟泄最急也。且左颊常赤，眠卧不能欹左，明是肝阳上升。欲制其肝，又碍于脾，欲补命火，又忌于肝，实为棘手。所幸食物知味，寝息安神，则是一线生气，辗转而筹，拟方仍不外前法加减，惟略小其制，以胃阳虚极，不能任耳。且汤剂助湿滑脏，宜为末饵，俾得少停于脏，倘得肾关一固，则无虑矣。管见如斯，高明参正。

文党　焦术　茯苓　五味　蔻霜　余粮　石脂　炒芍　肉桂少许　或用故纸。

谢案叠进甘酸化阴之法，诸款递减，脉象甚和，面目神色光彩，眠食自安，应卜吉祥之兆，刻下之虑，每溺必自便遗，然亦不多，尚属收藏失职，关隘不固，且耳鸣头眩，肝损及肾，当拟乙癸同源之治，疏方仍质李先生再正。

酒芪 焦术 怀山 枸杞 菟丝 鹿茸 乌梅 故纸 芡实

又：肝肾同源之法业已层进，兹已春回阳谷，当拟弗药而愈。但虚损久病，五脏皆伤，药饵调燮，尚未可废，而寒暄饮食，以及梳洗一切，犹宜谨摄，毋致反复为嘱，拟方惟平补五脏一法，仍候裁之。

熟地 炙芪 漂术 茯神 枣仁 五味

又：自廿九至初二日上午，诸病如失，令其停药两日，讵乍入暮，复又陡然嗽痰带血，气升不续，两颧仍赤，诊脉左关动摇，此龙相上腾，火不归经，已显然矣。进八味丸获效甚捷，足见肾虚火不安其位，桂附纯阳，六味纯阴，引归其穴也。兹诊肝脉仍是乍动乍静之象，余脉俱和，尚有龙性未驯之势。昨谢先生议用归脾法，本失血后心肝脾三经合治，对证之方，但尚有咳嗽未除，恐芪术上升增咳，似宜缓进，且汗止神安，肾关已固，可以无汗泻暴脱诸端，鄙意欲将八味丸料，改为汤剂再进，冀其龙驯雷藏，庶无偏胜之患，更请政谢先生何如。谢先生酌用四君子加怀膝吞八味丸。

谢案，自吃面食之后，火气仍升，陡加嗽红带痰而出，上部躁扰不安，肝脉动如豆粒，与李先生商进八味丸，为导龙入海之法，已获少安。初五午诊，脉俱和缓，独肝部动而不静，时复眩晕，想刻值春阳大升，肝阳藉以上僭，且玉体之恙，原是肝阳易暴，面赤耳鸣，左不能卧，无非肝亢之征，仿古人柔肝之法，以静制动，冀其嗽止神安，拟以呈政。

熟地 怀山 茯神 枣皮 生牡蛎 石英煅 五味 麦冬

又：两进柔肝之法，左关已和，眩冒咳嗽已减七八，诸逆证业已尽却，且饮食二便如常，从此再加调摄，定卜永年，但值此春升之际，令属木，而病在肝，灌溉之法，尚不可少。兹议午服柔肝之剂以植本，但失血之后必藉谷气充盈，方复血海。爰拟晚进益胃之法以固根也。

晚服方

文党 漂术 怀山 扁豆 茯苓 枸杞炒 炙草 南枣

少奶奶之恙，原属肝阳上亢，前与阁下同商，肝喜柔济之法已臻其效。但木喜水灌，尤赖土生，鄙意欲与脾肾分调之法，谨录二式呈政。惟虚损病后，恐天时寒暄不一，饮食宜忌多端，全在仁兄临时斟酌，稍为变动，非管见所能预拟也。谢案

又：雷藏龙驯，肾关已固，大便已成结粪，眠食犹渐安强，脉息见太和之象，佳境种种，洵可喜也。刻下服药，仍宗谢先生前法，五脏平补加减可也。

丽参 漂术 酒芪 茯神 枣仁 熟地 五味 炙草

又：大病愈后，饮食总不充旺，议专理胃阳法。

文党 漂术 川姜 蔻仁 广皮 粳米炒 炙草

疏发虚劳治法，前后名论不磨，病虽先天水火肇端，而生死断在后天脾胃，谢医附案亦识见高超。寿山

范姨太太，三十三，咳嗽日久，寒热不时，项生瘰疬形如串珠，年来带下不断，形体日渐消瘦，此肝损及肾上下交病，实为劳怯重证。诊脉细而带数，爰议仲景复脉汤法，若得脉息渐缓，寒热渐退，方可图治。

后诊数次未立案以病不可治也。

附录谢案，项上痰核，带下如注，子午寒热，近加咳嗽，按脉象无力，睹唇舌皆淡，非阴虚火炎之证，实思虑抑郁，损及肝脏，脾无所资，故致此证。昨拟清心莲子饮，为上下交治，必有效也。

文党　酒芪　柴胡　炒芩　骨皮　赤苓　前子　麦冬　石连

又：劳瘵至极，早辞不治，请召再三，勉为一诊。未拟方，赞府询余曰，十日前先生已决其危，何以苟延许久不死耶？据某老医犹言尚可图治，特请子来，再为一决也。余曰：古人云阳一分不尽不死，阴一分不尽不仙。此病阴气已尽，而尚有一分孤阳未竭，故延捱时日，实万无生理，越数果卒。

脉既细数，真气已绝，不死何待。寿山

叶州同，年四旬，平素体质虚弱。因冒寒发热，医用羌苏发表不愈，继以连进小柴胡，热炽汗多，遂致昏昏愦愦，不知身之所在，卧则如云之停空，行则如风之飘毛，但能消谷善饥。观其形肥色白，原无实热，切其脉又浮洪而大，俨以热证，颇为所窘。按：《脉经》云：脉不为汗衰者死。法在不治，所幸者脉虽大而不鼓指，兼能消谷，或尚可治。乃岳亦知医，因诘余曰：此何证也？余答之曰：此虚极内伤之证，其所以有诸热象者，乃内火燔灼而然。诸医以外感治之，所谓虚其虚矣。经言邪气乘虚而入，宜以内伤为重，遂以参、芪、苓、术，少加桂、附，服四大剂病减十之三四，再除桂、附，加归、芍、生地、石斛，服十余剂，病者始知身卧于床，足履于地，久服而起。

邪乘虚入，先当理虚之中，斟酌一二味以祛其邪，自不致虚益其虚，若非识证，与脉明确，哪能使病克治。寿山

王氏，二四。三年久咳，反复不已，入暮寒热，形瘦胃减，经期不至，脉细而促，势成虚劳一途，岂是表邪之病。宗仲圣元气已伤，而病不除者，当与甘药。叶氏谓理阳气当推建中，顾阴液须投复脉，乃邪少虚多之治。见咳治肺谅无益于斯病，然乎否乎，拟候胡先生裁之。

炙草　丽参　生地　麦冬　阿胶　枣仁　桂枝　白芍　生姜　大枣

复脉汤服六剂，接服黄芪建中汤六剂，阴阳平调，庶无偏胜之患，五月廿四日订。

又：前进阴阳平调法，寒热已减十六，胃纳稍旺，本属有效。因咳嗽不已，更医谓劳字从火，火灼肺金则咳，总宜寒凉清肺。用二母、二冬、泻白，希冀止嗽，嗽仍不止，复谓阴虚发热，血少经闭，进四物加龟驴二胶，柔滞滋阴，以致胃败减食，生气日惫，是谁之过软？盖医者不解阴阳之义，不知此证多是阴盛为病，滋阴是益其病也。陈修园曰：人皆曰阴虚则火动，吾独曰阴盛则火动。何以言之，心肺在上阳之谓也，胸中之阳宣布如日月一出，爝火无光，何有发热之病？唯下焦之阴气一盛，上干阳位，足太阴之湿气动而为水饮，干于手太阴肺，则咳嗽不已。真为名言可采，余前所用建中、复脉二法，方中桂枝、生姜宣胸中之阳，即所以泻阴火也。且甘温能除大热，参、芪、甘草为泻火之良药也。不读仲景书焉知此理，按此病由阴损及胃，胃脉隶于血海，是以不月也。大法当从胃治，仿经义"虚则补其母"也。

丽参　沙参　半夏　薏苡　麦冬炒　广皮　甘草　大枣　粳米炒

又：原方加于潜术三钱。

又：七月初六日仍议建立中宫之法。

人参　黄芪　官桂　炙草　茯苓　饴糖　大枣

此参芪建中汤去生姜，加茯苓，为虚劳门第一神方，舍此更无他法，幸勿轻视，多多益善。虚劳以小建中汤为第一方，时医未解而多诋之。寿山

吴妇四旬，左寸细数，脾肾两脉细弱无神，日晡潮热，辰刻则止，精神衰惫，肌肉消瘦，日痰涎唾，不纳饮食，胸闷心嘈，汗多不寐。病自初夏泄泻而起，加以忧郁过度，心脾之伤已甚，实为虚劳见端，法宜益脾养心，仿归脾养心汤意。

炙芪　当归土炒　文党　五味　焦术　茯神　志肉　龙眼　木香少许　益智　枣仁　炙草

又：连进归脾养心法，大汗已止，夜卧稍安，已获小效。第脉息如原，诚是劳损根源已深，非易复也。前论病由忧郁失血，伤于心脾，又因久泻亡阴，损及肝肾，似非臆说。今时值长夏，脾土司令，阴不能生，阳气发泄，是以病势日进，形色夺，肌肉削，精神困惫，头垂欲俯，气冲不续，皆肾脏无根，督脉不用矣。夫乍寒乍热，乃阴阳不和，阴虚发热，阳虚恶寒，阴伤及阳则发热怯寒，致口不知味，不纳饮食，唾涎呕恶，足见胃阳已败。种种见证，都是病深传变，虚损至此，颇为可虞，正如越人所谓阴伤及阳最难充复。诚治病易，治损难耳，当宗《内经》"劳者温之，损者益之"之旨。议进十全大补减辛，加鹿茸，平补阴阳，庶无偏胜之患，晚服加味异功散，调理脾胃，冀其加餐纳谷，但虚损久病，药无近功，务宜涤虑静养，方可却病延年。

以上出自《医案偶存》

徐守愚

新昌俞昂青，体弱之人，每日午后寒热交作，兼之天明湫湫然汗出，是营卫不调可知。按脉左关沉弦而短，右关浮数而虚。是土被木侮，以致肌肉消瘦，怯证之渐也。宗仲圣桂枝加味：桂枝一钱，酒芍二钱，姜夏三钱，茯苓三钱，炙草一钱，谷芽二钱，老姜二片。

次诊：热除汗止，脉亦渐平，犹云行雨施，乾坤间有一番新景象矣。第素虚体质，兼之肝郁不舒，对证之药服至数十剂不见反复，可卜无虞。兹用人参建中加桔梗、五味补脾土以生肺金，俾金有权而木势有制，医方大旨不过如斯。更于药饵外加之节劳就逸，怡情适志八字，庶几调养两到。病者勉之，医者望之。

此证前医因寒热交作，谓阳虚恶寒，非参芪不可；阴虚发热非归地不可；早间汗出非黄肉、牡蛎、五味不可。遂以四君、六味、归脾等方投之，数十剂而胃减肉削，寒热盗汗日甚一日。猥云：虚损已成，旋即变劳，目下尚可拖延，一交午未之月，虽神水金丹亦无能为矣！伊母早岁寡居，独子爱惜如同掌珠。医谓病难救药而心终不能舍，欲侥幸万一，延余医治。余力辨之曰："脉虽弦数，尚有根气，何致不救耶？"遂用仲圣桂枝加味法，三日之间投以五剂，而寒热盗汗等证俱减，饮食渐加，精神爽慧矣。后用人参建中汤数十剂收功。

《医案梦记》

张畹香

昨日又劳，今日又有寒热，舌黄口渴脉数。凡寒热，有出于肺与少阳胆者，有出于肝者，有出于募原者，有出于营卫之不和者。今逢劳则发，当责营卫之不和。出汗大便溏，卫病也；干呕或有清水，肝病也。今日先拟调和营卫法。

东洋参一钱半　陈皮八分　炒白药三钱　阳春砂六分，冲　生冬术三钱　矾半夏三钱　炮姜炭八分
生姜二片　当归三钱　桂枝一钱　茯苓三钱　红枣七枚

舌净脉平，惟鼻间尚有红色，当益其阴。

大生地八钱　北五味十四粒　川石斛三钱　丹皮三钱　炙龟板五钱，先煎　怀山药四钱　新会皮八分
山茶花三钱　麦冬三钱　茯苓三钱

《张畹香医案》

朱增藉

朱君绍元侧室卢氏，得虚劳证。肌肉消瘦，延余治。诊之，脉细数无神，绕脐痛如围箍，时而喉痒如丝若电掣过，所进之食即随涎沫吐出。余思环脐乃厥阴地部，喉痒如丝若电掣过，乃风木震动，以厥阴之脉上达喉关，呕吐涎沫，系厥阴见证。遂主吴茱萸汤加肉桂、茯苓。数剂喉痒止，呕痛顿除，举家称病寻愈。余曰："脉数无神，肺脾更甚，只可云小愈。仲秋之交，恐难越过。"后果近季秋而逝。

《疫证治例》

陈菊生

人生五十始衰，过此以往，全赖随时节养，设或勤劳太过，则衰甚矣。癸巳夏季，应试入都，贵大司寇来延余诊，据云去冬即有小恙，至春其恙大发，医药迭进，转重转剧，延今数月，食不甘，寐不安，面烧齿浮，尿涩便涩，心悸汗出，肢弱体疲，耳不足于听，目不足于视，语不足以音，一切精神，尤为惝恍。余切其脉，浮举似弦，沉按又微，知是血气大亏，风阳不潜所致。先用济阳熄风之剂，加补益以佐之，五官稍可用，四肢较有力矣，再用补养气血之剂，频增减以洽之。心神虽不足，眠食可如常矣，余证亦就痊矣。原此证由来，因平日劳心太过，精气受戕，迨病起初，又治失其宜，所以衰羸至此。前于《虚人感冒证》，特申扶正祛邪，标本兼顾之说，盖欲主治者，遇此等虚弱证情，为之早筹全局也。至论病后摄养，要药有二，大法有三。所谓二者何？一曰鹿茸，二曰人参，盖非茸不能补督脉之精，非参不能补五脏之气。所谓三者何？一曰益，二曰复，三曰恒。益者益其正气，复者复其元精，恒者恒久而后奏功。窃见今人，有病后失于调理，终身羸弱不堪者，是气之伤也；有病未复元，即起劳役，时愈时坏，后竟无可挽回者，是精之夺也；有病愈后，急需调养，听人讹说，谓补药不宜多服，因循自误者，是功败于垂成也。惟有明理人，知精与气为吾身至宝，既亏损于前，思补救于后，当病后元气未复，除药饵外，起居必慎，饮食必调，虽累月累年，不忍或劳，非自逸也。盖养气蓄精，犹欲出其身以有为，不敢轻于尝试也，则圣贤存心养性之功也。

人生二十曰弱，弱者，血气未充之谓。当血气未充时，劳乏以致疾，怯损已成。己丑，内亲蒋丙炎，时十九岁，四月中，害目赤方愈，五月初，即应试澄江，北返，又病暑温，时而治愈，时而劳复，如是者数旬。其家疑医药无功，祷于神，服仙方，月余，病益剧，速余往视。脉细如丝而数，忽寒忽热，咳嗽喘促，口吐清涎，间有红丝，自汗腹痛，室中略行数武，汗喘即甚，委顿不堪。其家问病可治否，余答曰："怯损已成，姑念年少，试设法以挽回之。"用十

全大补汤、生脉散、香砂六君丸等方，出入加减治之。数旬后，忽壮热不退，知是感冒外邪所致，另用紫苏煎汤冲饮，得微汗，热即退，又数旬，忽腹痛下痢，知是正气得理，邪无所容故，另加川连数分，因势利导之，痛痢即止。又数旬，因怒火上升，忽于午前，面赤神昏，两起逆冷，知是命火上泛，非引火归元不可，另以金匮肾气丸一两，分作三服，交巳刻，先用开水送下，并用火炉烘足，浮火即平。是证也，共治百数十日，证虽屡变，所药不变，随时随证，略加数味而已。居然逐次奏功，终收全效。使所见不确，施治不专，有不因循贻误者乎？迨病愈后，里中有老者见之，惊为异，踵余门，求治数十年老病，余曰："某病所以能挽回，固由医药功，亦由年华富。盖年未弱冠谓之少，年将花甲谓之艾。少如春初草，勾萌甫达，常存生长之机；艾如秋后林，枝叶虽繁，隐寓衰残之象也。惟事亦不必以常理拘耳。尝见世之人，老而强，每胜于少而弱。是知人定亦许胜天，齐邱子白：'松柏之所以能凌霜者，藏正气也；美玉之所以能犯火者，蓄至精也'。惟人亦然。子能藏气蓄精，即却病延年之道矣。"书一补方与之，老者乃欣然而去。

以上出自《诊余举隅录》

张乃修

陈右。久咳根蒂不除，去秋燥气犯肺，咳而失血，金水由此而亏，连绵内热，肉脱形瘦。脉细数而促。理宜壮水救阴，清金保肺。然舌淡少华，中气薄弱，稠腻之药，不能多进。证入劳损之途，不能许治。勉拟金匮麦门冬方。备质高明。

人参须四分，另煎冲　云茯苓四钱　桑白皮炙，二钱　甜杏仁三钱　川贝母二钱　麦冬三钱，炒，去心　生甘草三分　地骨皮二钱，炒　白粳米一把，煎汤代水　枇杷叶四片，去毛

二诊：用金匮麦门冬汤，咳嗽稍减，然清晨依然咳甚。脉细弦数。盖寅卯属木，金病而遇木旺之时，病势胜矣。药既应手，未便更章。

人参须五分，冲　生甘草五分　茯苓三钱　淡芩一钱五分，炒　地骨皮二钱　法半夏一钱五分　川贝一钱五分，炒　桑白皮二钱　知母一钱五分，炒　枇杷叶四片，去毛　肺露一两，冲

三诊：神情稍振，胃亦渐起，然咳嗽仍然未定，甚则哕恶欲呕，上午清晨为甚，辰巳之交，往来寒热。脉细数，舌红苔黄。还是肝肾阴虚，气难摄纳，自下及上，阴阳不能和谐。虽略转机，不足为恃。

人参须一钱　生扁豆衣三钱　桑白皮二钱，炙　黛蛤散三钱，包　大麦冬三钱，去心　霍石斛三钱　代赭石三钱　法半夏一钱五分　生甘草四分　地骨皮二钱　茯苓神各三钱　粳米汤代水。

陈左。劳倦伤脾，脾病则四肢不用矣。

焦苍术二钱　范志曲二钱，炒　川朴一钱　晚蚕砂三钱　上广皮一钱　制半夏一钱五分　草薢三钱　白蒺藜三钱　秦艽一钱五分　焦麦芽四钱　酒炒桑枝五钱

又：神情稍振，再守效方出入。

焦白术一钱　范志曲二钱，炒　川朴一钱　秦艽一钱五分　上广皮一钱　制半夏一钱五分　川草薢二钱　泽泻一钱五分　生薏仁四钱　赤猪苓各二钱　焦麦芽三钱　桑枝五钱，酒炒

郑右。由咳嗽而致见红，咳嗽由此更甚，内热连绵，春间复发肛痛，月事由此停阻，心中

烦懊，咳甚咽中微痛。脉细弦而数，舌红心剥。肺肾并损，不能许治。以金水双调法，聊作缓兵之计而已。

北沙参三钱　白芍二钱，酒炒　黛蛤散四钱，包　女贞子三钱，酒蒸　炙生地四钱　茯神三钱　川贝母二钱，去心　生山药三钱　枇杷叶三钱，去毛，炙　都气丸四钱，开水分二次服

二诊：脉稍柔缓，内热略减，咽痛亦轻，胃气稍振。然咳嗽时轻时重。金水并损，何能遽复。姑踵效方以观其后。

大生地　生甘草　黛蛤散　川贝母　云茯苓　大天冬　生山药　杭白芍　扁豆　都气丸

三诊：内热咳嗽递减，胃气渐振，纳食之后，胸脘亦舒，足见冲气逆上，则胸中必致填塞。滋养之剂，在所必进。

大生地四钱　天冬三钱　白芍二钱，酒炒　海蛤壳五钱，打　云茯苓三钱　阿胶珠二钱　生甘草三分　山药三钱　生扁豆三钱　川贝母一钱五分　怀牛膝三钱，盐水炒　都气丸五钱，分二次服

四诊：饮食渐增，适交节令，咳仍轻减，时带恶心。肺肾并虚，中气亦弱，盖中气下根于肾，自必此响而彼应也。前法参以补气。

大生地四钱　阿胶珠二钱　川贝二钱　党参二钱　茯苓三钱　蛤壳五钱　炙甘草三分　怀牛膝三钱，盐水炒　生扁豆三钱，研　白芍一钱五分，酒蒸

五诊：肺肾并调，兼养肝阴，呛咳递减，呕恶未止。药既应手，宜再扩充。

奎党参三钱　生熟甘草各三分　杭白芍一钱五分　怀牛膝三钱，盐水炒　白茯苓三钱　黛蛤散三钱，包　大麦冬三钱，去心　大生地四钱　川贝母二钱　款冬花二钱　车前子三钱　生山药三钱

六诊：脾肺肾三脏并亏，脾不能运则生痰，肺不能降则呛咳，肾不能收则气逆，虚损不复，痛泄咽疼诸恙，时轻时重。脉数细急。聊望缓兵耳。

麦冬三钱　生甘草六分　扁豆衣三钱，炒　生山药三钱　阿胶珠三钱　桔梗三分　白芍二钱　川贝母二钱　木瓜皮一钱五分，炒　八仙长寿丸四钱

江左。咳嗽不减，内热口渴便赤，脉象细数，饮食少思。肺金肾水交亏，将恐不支。

北沙参　川石斛　川贝母　光杏仁　炒蒌皮　海蛤粉　橘红盐水炒　云茯苓　款冬花　建泽泻　冬瓜子

二诊：久咳气逆难卧。脉细如丝，舌苔腐烂。肾虚之极，肾火挟浊上浮。危在旦夕，勉方图进。

麦冬三钱　西洋参一钱五分　真阿胶三钱　橘白一钱五分，盐水炒　海蛤粉四钱　北沙参五钱　大生地四钱　牛膝炭三钱　云茯苓四钱　吉林参一钱，另煎冲　白荷花露七钱，温冲　竹沥一两，姜汁少许冲　上濂珠四分　川贝母五分，二味研细末，分两次服　枇杷叶三片，去毛，炙

三诊：气喘大定，痰亦略爽，而糜腐时退时来。脉形虚弦，关部独大。饮化为痰，痰化为燥，燥化为火，所有阴津，尽行劫夺。虽略转机，尚不足恃。

西洋参三钱　海蛤粉四钱　北沙参八钱　海浮石三钱　川贝母三钱　大麦冬三钱　云茯苓三钱　竹沥一两，姜汁少许冲　金石斛四钱　陈关蛰一两　大荸荠四枚，二味煎汤代水　上濂珠五分　真川贝一钱，两味研极细末，分两次服

改方：阴由火劫，火由痰化。虽宜以救阴为急，而仍宜顾其痰火，竹油雪羹之类，宜频频兼进。

某。本是先天不足，肾脏空虚，湿热下注，发为漏疡，理宜培补之不暇矣。乃肺感风邪，邪恋不撤，遂致咳久不止，咽痒痰多音闪，脉数内热。本虚表实，竟是劳损情形，非学浅才疏者，所敢许治也。勉拟化痰润肺，以备商用。

川贝二钱，炒黄　云茯苓四钱　光杏仁三钱　荆芥一钱，炒　橘红一钱，蜜炙　瓜蒌皮三钱　海蛤粉四钱　肺露一两，冲　霜桑叶二钱，炙黄研末，先调服　枇杷叶七片，去毛，用蜜炙，十四片，用姜汁炙，煎汤代水

二诊：肺气稍得下行，咳嗽略减，音声亦较爽利，不可不为起色。但时犹燥热。脉象带数，仍未敛静。阴液已耗，还恐缠绵不复。

苦桔梗八分　麦冬二钱，炒　茯苓三钱　光杏仁三钱　橘红一钱，蜜炙　地骨皮一钱五分　制半夏一钱五分　桑皮一钱，炙　女贞子一钱五分　丹皮一钱五分　竹衣一分　枇杷叶二十片，煎汤代水

黄左。吐血之后，剧咳多痰，痰皆稀白。脉细沉，苔白无华。三焦之气已虚，劳损根深，鞭长莫及。

川桂枝　云茯苓　光杏仁　炙绵芪　煨生姜　炒苏子　旋覆花　炙甘草　新会皮

二诊：建立中气，咳嗽气逆渐松，音哑转亮，胃纳亦起。虽从失血蔓延致损，而叠进甘温，并不见红，足见久咳而三焦气虚。药既应手，安能坐视，姑从前意扩充，以观造化。

川桂枝　光杏仁　云茯苓　广橘红　牡蛎盐水炒　茯神　炙绵芪　炙甘草　牛膝炭　东白芍　淮小麦　煅龙齿

某。天下无倒行之水，故人身无逆上之血，水有时而倒行，风激之也，血无端而逆上，火激之也。体无端而有火，木所生也。木何以生火？郁则生火也。血阴气阳，吐血之后，阴虚阳旺，必然之道。此时滋助水源，即是治血治火之正道。盖火有虚火，非若实火可以寒胜，可以凉折也。乃以凉治热，血止热平。而阴分不复，因耗成损，因损成虚，遂致金水不能相生，肾气不能收摄，呼吸之气，渐失其肺出肾纳之常。咳嗽气逆，内热连绵，液被热蒸，尽成胶浊，痰多盈碗。脉象数，左关细弦，尺部缓急不齐，舌红苔薄白。肺津肾水，中气脾阳，一齐亏损。金为水母，养肺必先益肾，中气下根于肾，治脾胃亦必先治肾也。拟金水并调法。即请商裁。

北沙参三钱　川贝母二钱　白茯苓三钱　金石斛三钱　海蛤粉三钱　生地炭四钱　煨磁石三钱　车前子一钱五分　盐水炒牛膝三钱　炙款冬花一钱五分

周左。温胆以致开合，形寒已退。而气阴并亏，咳嗽痰多，左胁肋气觉上逆。脉细，关弦。一派虚损情形，不敢许治也。

奎党参二钱　制半夏一钱五分　怀牛膝三钱，炒　竹茹一钱，水炒　广橘红一钱　白茯苓三钱　海蛤粉三钱，包　川贝母二钱　金水六君丸三钱，开水先送下

二诊：痰渐减少，咳亦退轻。然稍一举动，仍然气逆。下虚不摄，难许稳妥。

大生地四钱，砂仁炙　紫蛤壳五钱　补骨脂二钱，盐水炒　云茯苓三钱　牛膝炭三钱　菟丝子三钱，盐水炒　山药三钱，炒　川贝母一钱五分　杞子三钱　紫衣胡桃肉研细过药

李左。肝肾阴虚于下，嗜饮肺损于上，虚火上凌，曾吐紫黑厚血，今于秋燥行令，更起呛咳。金水两伤，恐入损途。

阿胶珠三钱　白芍一钱五分，酒炒　黛蛤散三钱，包　金石斛三钱　丹皮炭一钱五分　大生地四钱

川贝母三钱　生山药三钱　女贞子一钱五分，酒蒸　枇杷叶四片，去毛，炙

二诊：呛咳稍减，脉亦稍缓，药既应手，再为扩充。

北沙参四钱　大生地四钱　川贝母二钱　女贞子三钱　生山药三钱　阿胶珠二钱　大天冬三钱　黛蛤散三钱，包　白薇一钱五分，炒　白芍一钱五分，酒炒　枇杷叶四片，去净毛，蜜炙

三诊：呛咳已止。再金水并调。

党参二钱　川贝二钱　生山药三钱　海蛤粉三钱，包　橘红一钱，盐水炒　于术炒，一钱五分　白茯苓三钱　生熟甘草各二分　金水六君丸四钱，开水二次分服

又膏方：阴分素亏，嗜饮激动阳气，肝肾之血，随火上逆，曾吐紫黑厚血，由此顿然消瘦。兹于秋燥行令，忽起呛咳，数月不止。投金水双调，呛咳竟得渐定。其为虚火凌上烁金显然。脉细而数，舌苔黄糙，真阴安能遽复。培养下元，更须保养，或可徐徐复元耳。

大生地三两　奎党参三两　真川贝一两，去心　生牡蛎四两　麦冬二两　大熟地五两　西洋参二两，制　金石斛一两，劈开　杭白芍一两五钱，酒炒　生熟甘草各一两　甘杞子三两，炒　茯苓神各一两　紫蛤壳六两　女贞子三两，酒炒　肥玉竹二两　厚杜仲二两　天冬一两　生山药二两　当归炭一两五钱　冬虫夏草八钱　炒黄肉一两五钱　潼沙苑三钱，盐水炒　建泽泻二两，盐水炒　五味子七钱，蜜炙　粉丹皮一两五钱，炒　牛膝炭二两　甜杏仁二两，打

上药如法宽水煎三次，再煎极浓，用真阿胶三两、龟板胶二两、鱼鳔胶二两熔化冲入收膏。每晨服大半调羹，下午服小半调羹，俱以开水冲挑。

以上出自《张聿青医案》

王旭高

徐。肺脾两虚，心营亏损。咳嗽气塞，骨蒸夜热，脉形软数，面白无华。劳损根深，夏至防剧。

怀山药　茯苓　枣仁　川贝　党参　五味子　扁豆　苡仁　款冬花　橘饼

又：脉软数为气虚，骨蒸心跳为血虚，咳嗽头眩，面色萎黄，脾肺两虚之候也。

党参　扁豆　陈皮　五味子　款冬花　茯苓　枣仁　川贝　炙甘草　红枣

陈。先后天俱不足。痰多鼻血，阴亏阳亢之征；纳少腹疼，土衰木横之兆。是以年将弱冠，犹然幼稚之形；面白无华，具见精神之乏。治先天当求精血之属，培后天须参谷食之方。

党参　茯苓　冬术　陈皮　黑芝麻　怀山药　白扁豆　炙甘草　砂仁　建莲肉　粳米

上药为末，米饮汤调服，加白糖少许。枣汤调服亦可。

附丸方：精不足者，补之以味，当求精血之属，治其肾也。

熟地　菟丝子　牛膝　白芍　鹿角霜　山药　五味子　归身　川柏　杜仲　茯苓　甘杞子　泽泻　天冬　龟板　丹皮　山萸肉

上为末，用鲜紫河车一具，洗净，煮烂，将上药末杵和，为丸如梧子大。每朝盐花汤送下三钱。

张。劳碌内伤脾，倦怠而无力。凛凛畏寒频，淅淅盗汗出。咳多痰带红，食少身无热。土衰金不生，卫虚营不摄。延来半载余，劳损难调适。

炙甘草　当归　白芍　冬术　党参　怀山药　黄芪　麦冬　茯神　五味子　红枣

渊按：此非劳倦伤中，乃劳损伤精也。所因不同，见证亦异，勿得混治。

又：益元气，补脾土。土旺而金自生，气足而力自足。

前方去甘草，加陈皮、生熟谷芽。

汪。肾水不足，君火上炎，相火下炽。心中如燔，舌光如柿，阳事易举，阴精易泄。拟清君以制相，益肾以潜阳。所虑酷暑炎蒸，亢阳为害耳。

川连　淡芩　黄柏　阿胶　甘草　大生地　鸡子黄一枚，搅和冲服

另：鸡子一个，破头，纳大黄三分，蒸熟。每日服一个。

又：投咸苦坚阴降火，以制亢阳，心中之燔灼，舌色之光红，已减三分之一。然上午之身热如燎者未退，幸纳食颇增，苦寒可进，再望转机为吉。

川连　大生地　淡芩　元参　蛤壳　阿胶　元精石　甘草　鸡子黄一枚，冲服

又：舌干红，知饥善食。水亏阳亢，土燥于中。咸苦坚阴之剂，虽衰其燔亢之势，未能尽除其焰。犹畏炎暑，湿热相火蒸腾。复入清中固下，仍不出咸苦之例。

洋参　甘草　川连　生石膏　蛤壳　知母　麦冬　阿胶　大生地

黄柏末、猪胆汁为丸每朝开水送下一钱。

渊按：胃气未败，可任苦寒咸润，直折其炎上之火，然亦须防胃败。虚损之所以难治者，大都如此。

薛。便泄半载，脾肾两亏；脉沉细涩，阴阳并弱。阳痿不举，精伤特甚；面白无华，气虚已极。足跗浮肿，阳虚湿注于下；纳食暖气，胃虚气逆于中。调治之方，自宜脾肾双补，阴阳并顾。然刚热补阳，恐劫其阴；滋腻补阴，恐妨其胃。刻下节届清明，木旺土衰之候。脾者，土也。肾属坎水，一阳藏于二阴之中。当于补土中兼顾肾脏阴阳为是。

怀山药　炮姜　炙甘草　党参　五味子　菟丝子　砂仁　茯苓　冬术　鹿角霜

如不效，党参换人参，鹿角霜换鹿茸。

复：脾肾双补，略见小效。今腹中鸣响，气向下坠，属脾虚气陷。舌心光红，脉沉细数，为肾脏阴伤。用补中升阳法。

高丽参　怀山药　冬术　炙甘草　肉果　五味子　陈皮　菟丝子　沙苑子　川断　鹿角霜　白芍

赵。血不养心，则心悸少寐。胃有寒饮，则呕吐清水。虚炎燥金，则咽痛。肝木乘中，则腹胀。此时调剂，最难熨帖。盖补养心血之药，多嫌其滞；清降虚火之药，又恐其滋。欲除胃寒，虑其温燥劫液；欲平肝木，恐其克伐耗气。今仿胡洽居士法，专治其胃。以胃为气血之乡，土为万物之母，一举而三善备焉。请试服之。

党参　冬术　茯苓　半夏　枣仁　扁豆　陈皮　怀山药　秫米

渊按：土虚木燥，积饮内生。原木之所以燥，由脾不运化精微而生营血以养肝木耳。治胃一言最扼要。

复：阴虚则阳不藏，水亏则木自旺。金衰不能制木，脾弱更受木刑。久病不复，便谓之损。调补之外，何法敢施。

党参　茯神　枣仁　熟地　冬术　当归　陈皮　川贝　神曲　五味子　龙眼肉

又：阳明为阳盛之经，虚则寒栗。少阴为相火之宅，虚则火升，咽喉燥痛，耳鸣颧赤所由来也。至于腹中撑胀，虽为肝旺，亦属脾衰。心跳少寐，咳嗽短气，心营肺卫俱虚矣。虚者补之，是为大法。虚不受补，谓之逆候。古有明训，后人莫得异议。

党参　怀山药　神曲　元参　白芍　茯神　大生地　枣仁　陈皮

孙。久有咳嗽血痰之恙，今复肛门结疡，是肺遗热于大肠。脉数音哑，劳损之根。时当夏令，火旺金衰，颇有气逆血沸之虑。

沙参　地骨皮　阿胶　白芍　麦冬　杏仁　白扁豆　川贝　枇杷叶　丹皮　白蜜二匙，药汁调服

徐。二月间吐痰带血，血止之后，略兼干咳，交清明节，咳嗽渐甚。四月初，身加发热。今诊脉细数，形容消瘦，行动气升。此属肾气先亏于下，复因劳碌感邪，延绵不已，虑成劳损。静养为佳。

阿胶　牛蒡子　炙甘草　茯苓　杏仁　川贝　款冬花　元沙参　蛤壳　枇杷叶

张。左寸关搏指，心肝之阳亢；右关小紧，脾胃虚寒，是以腹中常痛，大便不实。病延四月，身有微热，是属虚阳外浮。近增口舌碎痛，亦属虚火上炎，津液消灼，劳损何疑。当以温中为主，稍佐清上，俾土厚则火敛，金旺则水生。

党参　炮姜　麦冬　茯苓　炙甘草　白术　五味子　灯心

渊按：坤土不能坐镇中宫，虚阳因而上浮，未可以口舌碎痛辄进清降。腹痛便溏，脾土虚寒已著，不得不温矣。

奚。阳虚生外寒，阴虚生内热。热气熏于肺则咳嗽，咳久则音哑，肺遗热于大肠，则肛门结疡，皆阴虚之为病也。至于阳虚之说，一则卫外之阳，一则胃中之阳。惟胃中阳虚，呕酸水痰涎。证成劳损。今当扶土生金。

党参　五味子　川贝　半夏　金石斛　茯苓　麦冬　扁豆　陈皮　炮姜　地骨皮　十大功劳

又：投扶土生金法，谷食反减，夜热增重，乃胃阴失降，虚阳外浮也。夫脾宜升则健，胃宜降则和，胃为阳土生肺金。今诊左脉数疾，为心肝阳亢之象。肝火戕胃，心火烁金。宜其食减热增，夏令防剧。

金石斛　党参　谷芽　陈皮　川贝　石决明　川连　麦冬　半夏　沙参　五味子　茯苓

又：前方退心肝之火，养肺胃之阴，其热稍减而咳未平。然此为肺虚而咳，本非易治之证。再从前法加减。

党参　川贝　桑白皮　五味子　沙参　麦冬　炙甘草　地骨皮　石决明　粳米

又：咳嗽内热俱减，惟脉之细数不退，仍为可虑。

党参　地骨皮　茯苓　白芍　川贝　麦冬　五味子　沙参　炙甘草

每晨服八仙长寿丸三钱，开水送。

童。年已十七，天癸未通，骨骼瘦小，先天不足也。不时鼻衄，虚火上炎也。腹痛绵绵，中虚木横也。曾见蛔虫，木横则虫动也。此属童损。先天不足之证，以后天补之，难矣。

茯苓　怀山药　陈皮　当归　茜草炭　乌药　冬术　白芍　丹皮　川椒　乌贼骨

赵。漏疡日久，阴津暗渗。加以咳嗽气耗，考试劳神，于是咳甚气升，便溏内热、音哑喉痛等等，接踵而至。脉象细数，已成劳损。夫精、气、神为人身三宝，一有所伤，便为大患，况三者皆虚乎！敢谢不敏，幸熟察焉。

沙参　甜杏仁　麦冬元米炒　生甘草　川贝　茯苓　白扁豆　怀山药　十大功劳

羊。病本阴虚，时当酷暑，潮热干咳，渐入损途。养阴冀其退热，然药宜轻不宜重，恐过滋反伤脾胃也。健脾可以加餐，然亦不宜燥，恐燥则劫烁肺阴也。姑拟一方备正。

生洋参　白扁豆　五味子　丹皮　麦冬肉　地骨皮　生苡仁　怀山药　沙参　茯苓　枇杷叶

薛。肾气虚逆，非滋不纳；脾弱运迟，滋则呆滞。然则如何而可？曰：补肾之阳，即可以转运脾气。从仲景肾气丸化裁。

大熟地附子三分，炒　五味子　茯苓　怀山药　肉桂心　麦冬元米炒　牛膝盐水炒　山萸肉　陈皮　紫石英　破故纸盐水炒　胡桃肉

穆。思虑伤脾之营，劳碌伤脾之气。归脾汤，补脾之营也；补中益气汤，补脾之气也。今将二方并合服之。

党参　黄芪　冬术　茯神　归身　炙甘草　砂仁　枣仁　升麻　柴胡　制半夏　木香　陈皮

谢。汗多表虚，便泄里虚，腹痛中虚，气升肾虚。经停肝虚，多梦神虚。三焦皆病，五脏无一不虚。姑拟培土为主，以土为万物之母也。

党参　冬术　茯苓　沙苑子　怀山药　白芍　枣仁　陈皮　五味子　白扁豆　丹皮　红枣　浮麦

渊按：五脏皆虚，独治后天脾胃，诚为扼要。然便泄腹痛，宜少佐温脾更妙，以阳虚甚于阴虚也。

以上出自《王旭高临证医案》

柳宝诒

张。向患肌热无汗，舌色干绛而光，根苔微黄，脉象弱细而数，右手按之微弦，此由微邪恋于阴分，耗灼阴液，阴气虚涸，不能托邪外出，故留恋数月，不能清解，惟热愈恋而阴愈虚，恐阴损难复。幸胃纳尚佳，可以助阴托邪。拟方于养阴中，稍参疏泄之意。

小生地　西洋参　麦冬　蛤壳　青蒿子　丹皮炭　白薇　炒归身　淡黄芩酒炒　石斛　茅根肉　鲜藕连根煎汤代水

范。初由疟邪内陷，渐致寒热往来，泄泻，少纳，肢浮，经停盗汗，脐左瘕块日作。刻诊脉象软细而数，右手带弦，舌尖红，苔黄。统观脉证，因邪陷而伤阴，因阴伤而营损。最重者刻已损及中焦，不能多进滋补，用药殊难为力耳。

当归炭　生地炭　于术　青蒿子　白薇　丹皮炭　小青皮醋炒　东白芍吴萸煎汁拌炒　鳖甲
焦谷芽　砂仁　荷叶

陈。内热干咳，形瘦脉数，宛若阴虚致损之象；惟病起春间，微觉咳嗽，因食青梅而剧，此外别无致损之由。推测病情，或因微邪恋于阴分，热久阴伤，故有盗汗热咳之象。先拟养阴托邪，望其热咳两减，则似损而不至于损，斯为万幸。

小生地　炒丹皮　青蒿　白薇　川贝母　蛤壳　南北沙参各　鳖甲　炒归身　牡蛎　茅根肉
枇杷叶　毛燕窝煎汤代水

丁。热恋阴分，半载不彻，阴液被烁，熏灼肺脏。咳逆痰黄，脉象虚细数促，营阴之虚象已深；而泄泻腹痛，面肢浮肿，中下二焦，又有虚寒滑泄之象。阴阳俱伤，脾肺两碍，用药殊难着手，勉与清阴和中。

南沙参　小生地炒　丹皮炭　白薇　蛤壳　川百合　白芍土炒　广木香煨　归身炭　砂仁
麦冬炒　炙鸡金　功劳叶　枇杷叶

杭。肺阴久伤，脉象细数，右手更加浮急；干咳内热，气息短促，病因肺胃热烁，金气耗损，神色有枯瘁之象。刻当秋令，天气尚热，肺金不能迎来复之机。拟方以清养为主，仿喻氏清燥之意。

北沙参　麦冬　阿胶牡蛎粉拌炒　川百合　蛤壳　桑白皮蜜炙　生地炭　白薇　白芍　丹皮
天冬　参须　功劳子　枇杷叶

黄。令媛之病，前次晋诊，已邪少虚多之疾，况近日又发疹瘖，又能汗解，其邪谅已无多；惟体气向系阴虚，邪既乘虚陷入，则阴气不充，其力不能鼓邪外达，故在他人可一汗而解者，在此屡汗不清也。汗屡出则阴愈伤，驯致晚热盗汗，咳嗽脉数，从此延成损候者，亦往往有之。其机关全在邪机将退之时，只要汗便两畅，邪机外出之路，方能通达不滞，即当专意养阴，助阴气以托余邪，断不可畏其留邪，迁延贻误。盖养阴之晶，类多滑润，绝不至有留邪之弊。惟性味酸涩收敛者，必须避之。古人如伤寒门中之复脉、黄连阿胶汤；温热门中之三甲复脉、定风珠等方，大剂滋补，皆用于邪机未尽之时，而初无顾虑者，诚以阴气苟充，则邪之已化热者，自能鼓之外达，不必虑其留邪也；设或有未化之邪，夹杂于内，当兼用清化。令媛之病，阴气既已大伤，此时即有余邪，亦属伤阴烁肺之余热，正与三甲复脉之例相似；惟彼则专主肝肾，此则兼重脾胃有异耳。兹就愚意所及，悬拟一方。其胸中空洞者，是肺胃之津气两虚也。虚热熏灼及肺则作咳，咳则引动气火上升不已，故热作而气亦不平也。舌苔微黄，口中燥渴。胃中谷气，为热所蒸则苔黄；胃阴本亏，复为热灼则燥渴。此病阴虚为本，而此等见证，均属标病；但阴气得复，则各证均在所治之中矣。拟方如下，录候采用。

生地　白芍　洋参　白薇　归身　牡蛎　丹参　牛膝炭　百台　北沙参　金石斛　夜交藤
竹茹

加减：如舌苔黄甚，加生枳实、瓜蒌皮；晚来热者，加鲜生地煎燕窝汤可服。

秦。失血之后，脉虚细数，寒热咳促，不能平卧，已属上损之候。刻下胃纳不佳，肢端微肿，有中气虚馁之虑。用肃肺培中法，冀其中土渐旺，脉数渐退，方是可治之机。

北沙参 于术 麦冬 川百合 紫菀 炙甘草 旋覆花 归须 生地炭 丹皮炭 左牡蛎生打 橘络 枇杷叶 藕汁

杜。先内热而后咯血，咳嗽盗汗，数月不已，脉象弦数而糊，尺肤热甚，痰色带黄，此不特阴气虚损，兼有伏热内灼。热燥阴涸，金水两伤。更兼便溏纳少，中气亦虚，在虚证中最为重候。

北沙参 生地蛤粉炒 川百合 苡仁 东白芍 丹皮 黛蛤散 牡蛎 怀山药 白薇 桑皮 枇杷叶

都。咯血之后，咳呛内热，脉数经停，此属营阴虚损之证。

南北沙参各 生地 归身 白芍 丹皮 紫丹参 青蒿 白薇 蛤壳 马兜铃 茅根肉 枇杷叶

二诊：营损经停，内热脉数，干咳盗汗，内损之象已露。近日傍晚寒热，又有微邪袭于阴分。宜于清养中稍参疏泄。

南北沙参各 生地 归身 白芍 丹皮 紫丹参 白薇 蛤壳 青蒿 橘红 豆卷 茅根 枇杷叶

张。咳嗽起于去冬，必因外邪袭肺。自春徂夏，木火郁蒸，渐止停经，脉数内热音破。肺金为痰热所蒸灼，肝脾两阴俱损；而痰热之郁于上者，仍未清泄。舌苔薄黄，兼有暑积不清。正虚邪恋，调治甚难，姑与养阴肃肺，兼疏浊积。

南北沙参各 丹皮 白薇 杏仁 川贝 紫蛤壳 生苡仁 生地炭 橘红 郁金 鸡内金 瓜蒌皮 枇杷叶 茅根肉

王。所见诸证，均属肝肾亏损。脉象虚软无力，不耐重按。阴气既亏，则阳气不能收摄。耳鸣不寐，头眩气急，皆阳气不潜之证。治法当养阴潜阳。但刻下舌苔黄腻，兼有湿浊内留，滋腻之药，不宜多进。先拟泄肝和胃，续进滋补。

刺蒺藜 滁菊花 石决明 生地炭 丹皮炭 盐半夏 广陈皮 党参 砂仁 茯神 东白芍 夜交藤

尤。左脉细弦软而散，右脉较粗。自春徂夏，痰红屡发，咳逆缠绵。年方志学，而证象若此。想由禀质不坚，生痰之气太速，木气过升，水不涵木则木燥，木燥则生火，而上灼肺金，下泄肾水，内耗营阴，三者均受其弊矣。刻下酷暑未退，且多泄泻，未可以重剂填养。拟先用清肝肃肺，培土和中，一以迎秋金之来复，一以防余暑之留中。须俟秋高气爽，方可续进培补。

淡天冬 生地炭 北沙参 东白芍 左牡蛎 丹皮炭 青蒿子 新会皮 白扁豆 怀山药 制黑马料豆 百合 十大功劳叶 枇杷叶藕煎汤代水

龙。脉象虚数，右弦左芤。营热蒸蕴，金脏受伤，此属上损之候。

生地　北沙参　丹皮　川百合　紫蛤壳　桑皮　白薇　青蒿梗　白芍　旋覆花　白扁豆　苡仁　功劳子叶各　枇杷叶

二诊：内热痰咳，未得全平。脉象左芤右数。阴热熏蒸，挟痰浊上壅于肺，以致金损。拟方仍与养阴肃肺。

南北沙参各　生地　丹皮　百合　白薇　苡仁　紫蛤壳　冬瓜仁　桑白皮　紫菀　紫丹参　枇杷叶　青芦管

三诊：痰为热壅，上阴于肺。右寸关急数如弦。法当化痰清热，以防致损。

南北沙参各　冬瓜仁　生苡仁　紫蛤壳　麦冬肉　川石斛　粉丹皮　瓜蒌皮　淡黄芩　枇杷叶

秦。向质气阴二亏，偶感客邪，发热出疹，肺脾元气，因之愈困。气弱不能托邪，则邪机必有留恋之象。当时苟能扶正，以却余邪，则邪随气转，绝不留恋至此也。刻诊脉象细弱而数，向晚渐有寒热，而于胃纳之多寡，两便之早晚，并无差异。此乃元气大伤，病虚不复之证。当调补脾肺，望其虚热渐退，纳谷渐旺，不至延成损象，乃为至吉。

北沙参炒黄　大麦冬炒　陈皮　苡仁　青蒿　蛤壳　霍石斛饭上蒸软　淡黄芩　小生地炒焦　茅根肉　枇杷叶

二诊：寒热咳嗽，腹痛便溏，半年不愈。此必有微邪伏于肝脾之间，内伤脾肺，外烁营卫。现今神枯肉削，脉虚细数，咽碎舌腐，营阴亏损已甚，而咳嗽痛泄，仍然不止。损象已深，姑与清养。

北沙参炒黄　麦冬炒　百合　蛤壳　白芍　白薇　丹皮炒　青蒿　砂仁盐水炒　生地炭　川石斛　川贝母　枇杷叶　茅根肉

三诊：呕血之后，留瘀阻于肺络，咳逆喘促，胁痛痰黄，脉情虚数，热瘀伤肺而上损；色萎肢浮，则损及中矣。证非易治，姑与养阴熄热，和络肃肺。

旋覆花新绛同包　鲜沙参　苡仁　冬瓜仁　丹皮炭　黛蛤散　川百合　小生地　嫩白薇　牡蛎　白芍　归须炒　枇杷叶　鲜藕

四诊：肺脏受伤，咳久胁痛，神枯色萎。养阴清肺，此一定治法。

北沙参　小生地　麦冬　天冬　百合　蛤壳　牡蛎　川贝母　白薇　炒丹皮　白芍　生甘草　枇杷叶　鲜藕煎汤代水

五诊：色浮腹满，内热作咳，脾气与肝营两损。营热伤金，咽喉窒痛，唇色焦淡，舌苔晦浊不华。气分则损及脾阳，血分则烁及肺阴。前人谓损及中焦，最难调复，姑与培中养营法，缓缓调之。

台参须　野于术　茯苓皮　白芍　蛤壳　稽豆衣　小生地炒　丹皮炭　川百合　砂仁　刺蒺藜　沉香曲　枇杷叶　煨木香

施。本患阴虚肝旺，舌绛少苔，口渴溺赤，内热盗汗，无一非阴虚的据，奈淡渗苦燥迭进不已，又复继之以温散，阴液久亏之体，何堪如此耗烁？宜乎咳甚痰红，热升颧赤，遂致逼入损途也。刻诊脉象浮数且弦，右关较大，阴涸阳浮，其象已见。姑与养阴救肺，勉冀转机。

鲜沙参　西洋参　大生地　炒丹皮　蛤壳　川百合　白苡仁　白芍　牡蛎　麦冬　川贝母

枇杷叶

二诊：阴虚未复之体，加以起居饮食不能调摄，致入秋以来，渐增形寒内热，咳嗽渴饮，舌质光红而碎，根苔浮白，其肝肾之阴，与肺胃之液，耗烁已甚。从前可以支持者，犹幸中气有权，纳谷不减。今则便溏腹痛，少纳不饥，养阴之药，嫌其腻滑；温运之药，又恐耗阴。调治颇难着手，勉与培脾养液，冀得转机。

北沙参　于术　炒麦冬　山药　春砂仁盐水炒　炙鸡金　炮姜炭五味子蜜炙黑同打　小生地炒　蛤壳　白薇　煨木香　谷麦芽炒　干荷叶

三诊：舌色紫绛无苔，阴伤已甚，而中气损陷，便溏少纳，此时设与滋养，转增溏泄。惟有先培中气，苟得中焦温运，或可挽回万一。

党参　于术炒　炮姜蜜水炙炭　炙甘草　小生地炒　山药焙　北沙参　金石斛　煨木香　春砂仁盐水炒　干荷叶

以上出自《柳宝诒医案》

马文植

满洲，奎。心主血而藏神，脾统血而藏意，肝藏血而荣筋。思虑烦劳，心脾营血固亏，而气分亦弱。肺为气之主，肾为气之根。夫营出中焦，卫出下焦，故肾为立命之本。劳则气坠于下，心神不安，四肢慵倦，形神消瘦，口渴便难，中虚营损显然。幸脉息尚和，眠食如常。拟养心悦脾，调中益气。

炙芪　人参　杜仲　枸杞　当归　益智仁　枣仁　熟地　山药　茯苓　炙草　柏子仁　于术　白芍　橘红　法半夏　鹿茸　黑料豆　龙眼　肉红枣

上药熬为清膏。

倪。阴虚木郁，入夏暑湿之邪伤肺，咳嗽见血，血止而咳不平。秋后面浮肢肿，动劳气促，足软音低，形神日羸，谷食大减，小溲短，滴沥不禁，呃逆无声，肢冷舌白，脉濡、两尺不应。脾肺肾三经大败，阴阳欲离，胃从中竭，证在不治。勉投参附回阳。以尽人事，再延高明多裁。

人参　附子　法半夏　炙草　破故纸　茯苓　炮姜　白芍

复诊：昨进回阳固肾，脉象较起，呃逆较平，小溲较固，似有转机。仍宗原法进步，能日臻佳境乃吉。

原方加丁香、柿蒂。

何。贵恙原心悸自汗，头眩，胸闷懊恼，食减少寐，周身酸痛，间作寒热，业已有年。此乃心脾肾三经不足之征。心主血而藏神，心营亏，则神不安舍。脾生血而藏意，脾之生气不旺，无以化生新血。阴津不能内守，多劳多动，气机不续。经以营出中焦，卫出下焦。产多，下元根蒂已亏。拟养心调脾，兼育肾阴。

党参　冬术　归身　淮山药　茯神　炙生地　远志　沙苑　半夏　龙眼　黑料豆　炙草　麦冬　柏子仁　陈皮　枣仁　红枣　熬膏加黄芪、杜仲、川断。

复诊：前恙较好，惟下午面颊发赤，喉舌干燥。

原方加麦冬、白芍。

某。精气神为人身之三宝也，精藏于肾，气出于肺，神藏于心，脾处中州，为化生气血之脏。吐血之后，气短神疲，嗜卧乏力，谷食不香，气阴皆损。先从中治，纳谷健旺，则气血自充。

台人参　于术　白芍　黑料豆　潼沙苑　炙草　当归身　山药　茯神　左牡蛎　酸枣仁　莲子　大红枣

复诊：胃脉已起，而阴气未复，胃中津液干涸，故只堪食粥。还宜养胃生阴。

参须　全当归　生地　佩兰　法半夏　山药　陈皮　野于术　茯苓　人乳　白蜜　合欢皮

以上出自《马培之医案》

方耕霞

丁。喘嗽时发，法宜温降。漏管经年，治宜滋养。现今盗汗脉数，阴气大虚，最易涉怯。
黄芪　宋半夏　茯苓　归身　款冬　细生地　黄柏　橘红　白芥子　丹皮　苏子　沉香汁

屈。热有汗不解，业经匝月，咳嗽舌光，的系虚劳证也。然气逆脘时作痛，中虚木旺，已见一斑。若以虚劳而投清养，恐与本体不甚相宜，思仲景有建中法，宗《内经》劳者温之之意。姑仿其法。
桂枝　白芍　炙草　饴糖　陈皮　苏子　炒归身　甜杏仁　款冬　小茴香　姜　枣

张。病后耳鸣，脉细，纳少腹满，下元不足之体，温补固不为过。然炎暑逼人，尤宜从时令以顺天和。
西洋参　半夏　陈皮　于术　砂仁　菟丝子　杜仲　沙苑子　茯苓　泽泻　枸杞子　鲜佛手

再诊：和养肺脾，补益肾元，与病相合。睡而惊悸者，肝虚也。宜兼治之。
洋参　半夏　陈皮　茯神　龙齿　砂仁　川断　杜仲　枸杞子　菟丝子　枣仁　红枣

林。干呛无痰而咯血，肺燥也，肾亏也，金水两伤，劳损之根。亟宜谨调。
大生地　麦冬　黑栀　枇杷叶　桑皮　川贝　韭汁　炙大黄　沙参　瓜蒌皮　丹皮　藕汁

王。咳嗽稀而盗汗仍盛，终非久持之计。固卫气以毓阴，再参涩以止脱法。
防风　炒黄芪　归身　炙草　白芍　沙参　浮小麦　蜜炙麻黄根　牡蛎　龙骨　山药　五味子　枇杷叶

尹。脉弦而芤，芤为血虚，弦为精少，故内热溺黄之证生矣。见此脉者最易成怯，慎之。
细生地　黄柏　泽泻　防风　黄芪　麦冬　洋参　丹皮　龟板　升麻

再诊：宗东垣法似合病情，兹议去其苦寒之品，恐伤中气也。
生地　黄芪　防风　五味　升麻　归身　丹皮　麦冬　炙草　泽泻

濮。咳嗽而且滑泄，肾气失藏，肝家疏泄太甚也。久久不愈，易成虚劳之证。姑与坚肾泻肝法。

沙参　麦冬　生地　甘草　龙胆草　山栀　知母　莲须　金樱　牡蛎　枇杷叶

再诊：咳而脉小者可治。前方泻肝补肺亦属治咳之法。但苦降伤胃，未可久服。拟经旨泻南补北意。

熟地　归身　炙草　沙参　黄肉　山药　莲心　丹皮　远志　泽泻　金樱　阿胶

程。肺伤失血，金破无音，且身热胃呆，损证及于中焦，诚非易治。姑培土生金。

党参　地骨皮　五味　北沙参　阿胶　川贝　于术　山药　麦冬　枇杷叶

再诊：前治培土生金，已见便结热退，仓促似可支持矣。转思此证究属因病致虚，非因虚致病，中土既有把握，可以专搜肺分之邪。

桑叶　紫菀　旋覆　代赭　桔梗　杏仁　荆芥　百部　川贝　橘皮　蒌皮

施。肝火走络则胁痛，击肺则咳嗽，脉数而弦，乃入损之根。宜早调治。

丹皮　山栀　杏仁　玉金　夜交藤　葱管　百合　阿胶　川贝　白芍　旋覆花　鸭血炒丝瓜络

姚。右尺弦，肾火炽也。火炽由于水亏。独是夜不熟寐，心气不交于下矣。心不交则肾益虚。治之法，不特助阴以摄阳，且宜交通心肾，使坎离相媾，浮阳方不外越。

炙芪　炙草　地骨皮　鳖甲　朱拌天冬　远志　龙齿　归须　丹皮　薄荷叶　玄参　莲须　枣仁

二诊：前议养阴益气交摄心肾法，已见小效，再参酸以敛肝，凉以清肾。

前方去地骨皮、莲须，加五味、大生地。

三诊：虚热减而未静，夜来尚少熟寐，左脉颇敛，右部尚盛，金水两虚，再议育阴。

照前方去龙齿、地骨皮、玄参，加芡实、莲须、桂圆肉。

以上出自《倚云轩医话医案集》

巢渭芳

姚源，二十岁。咳久阴伤，入夜烦热，谷少气怯，脉来弦软微滑，声音不扬，苔灰中光，口渴气喘，肺肾皆损，以滋肾养阴法。鲜金斛、款冬花、茯苓、马兜铃、生白芍、黛蛤散、川贝、怀膝炭、海浮石、粉丹皮、炒阿胶、生苡仁、炙鳖甲、鲜梨。

奔牛，巢左，四十四岁。肺虚肝火上灼，咳呛痰中有时夹血，脉来虚软，平昔耽酒，宜清金养胃法。北沙参、生苡仁、川贝、怀膝炭、炒丹皮、海浮石、茯苓、甜杏仁、生谷芽、炙鳖甲、女贞子、瓜蒌皮、蜜炙枇杷叶。四十剂而愈。

以上出自《巢渭芳医话》

邵兰荪

安昌范。盗汗未除，六脉虚细，舌白少津，咳嗽气促，脘痛。宜防血溢。二月十九日。

北沙参三钱　炒驴胶钱半　左金丸八分　白前钱半　茯神四钱　川贝钱半　橘红钱半　绿萼梅钱半
生白芍钱半　生牡蛎四钱　白石英三钱

清煎四帖。

又：咳嗽已减，脉左虚细，右较缓，舌滑白，盗汗较差。仍遵前法加减损益。三月十二日。

炙甘草八分　生地四钱　紫菀钱半　怀药三钱　炒驴胶钱半　炙桂枝六分　茯神四钱　川贝钱半
东洋参钱半　生牡蛎四钱　甜杏仁三钱，引　枇杷叶三片，去毛

五帖。

又：前药已效，咳嗽盗汗悉减，脉虚细，舌滑白，力怯，腰府不健。还宜前法损益为妥。
三月十九日。

炙甘草八分　生地五钱　炒杜仲三钱　怀牛膝三钱　老东参钱半　炙桂枝六分　茯神四钱　京川贝
钱半　炒狗脊三钱　生牡蛎四钱　炒驴胶珠钱半　鲜枇杷叶三片

八帖。

史介生评：此证由于肾液已虚，未能上承于心，而阳不潜藏，入春肝木司权，而肝阳化风，
冲肺而为咳血盗汗之累。初方于滋阴潜阳之中，参用平肝清肺之品，以防血溢而宁咳嗽，确是
良方，故见奏效。继方兼护卫阳，而盗汗悉减。末方以力怯腰府不健，而再参用补肾养心诸味。
步伐整齐，深堪则效。

《邵兰荪医案》

何长治

左。病后肝虚。神志不清，脉细数无力。暂从滋养，调复非易也。

生黄芪二钱　秦艽钱半　炒山栀钱半　煅瓦楞子三钱　生甘草四分　肥玉竹三钱　制首乌三钱　远
志肉钱半　辰茯神三钱　天竺黄四分　酸枣仁三钱　橘红八分　石菖蒲钱半　姜汁炒竹茹钱半

左。素体本弱，痢后更虚。夜来艰寐，两胫作痛。心藏神，肾藏精，阳根于肾，精神不振，
本源病也。宜镇摄一切，庶药有效焉。

高丽参一钱，另煎　干河车钱半　枣仁三钱　熟地四钱　广皮八分　茯神三钱　夜交藤三钱　龙齿三
钱　杜仲三钱　炙草四分

左。阳不潜藏，夜不安寐；神劳于思，精以思耗；日劳于思，精以视耗，心脾肾三经皆亏。
生地三钱　灵磁石三钱　茯神三钱　熟地三钱　广陈皮八分　怀山药二钱　神曲三钱　蕤仁三钱
夜交藤三钱　麦冬二钱

左。肝主目，目得血而能视。乃阴水不能滋木，以致肝火上升。目蒙，又兼咳呛，气逆多
痰，心嘈齿浮，脉来虚散。真阴亏也。

大生地三钱　蕤仁钱半　怀山药三钱　灵磁石四钱　决明三钱　辰茯神三钱　黄菊钱半　湖丹皮钱
半　神曲三钱　谷精草汁五钱

以上出自《何鸿舫医案》

王仲奇

陆，善钟路，三月十三日。弱冠肾亏，作强弗强，腰背肩胛酸胀，四肢清厥，前尝咳呛，胸膺隐痛，痰中带有血筋，少腹胀痛，便溏日有数起，形瘦，脉濡弦。肺肠并病，迁延殊弗宜。

生于术二钱　茯苓三钱　白芍二钱，炒　肉果钱半，煨　益智仁一钱　佩兰三钱　橘红衣一钱　红花八分　使君子肉钱半　陈六神曲三钱，炒　陈大麦三钱，炒　干荷叶三钱

二诊：三月十七日。咳呛胸膺隐痛，痰中带血筋，小腹胀痛，便溏，日有数起，腰背肩胛酸胀，四肢清厥，昨忽滑精。肺肠并病，肾脏又亏，殊防入痨，慎旃切切。

生于术二钱　茯苓三钱　白芍二钱，炒　益智仁一钱　肉果钱半，煨　红花八分　扁豆衣二钱，炒　陈六神曲三钱，炒　续断二钱，炒　橘红一钱　苏芡实三钱　十大功劳二钱　陈大麦三钱，炒

三诊：三月廿日。少腹胀痛见瘥，大便亦调，咳呛痰中血筋已弭，胸臆亦较舒适，惟肩胛仍然作酸，肢清。再以强肾，兼用肃肺舒肠。

白蒺藜三钱　生于术二钱　橘红衣一钱　续断二钱，炒　肉果钱半，煨　金钗斛二钱　桑寄生三钱　苏芡实三钱　茯苓三钱　丹参二钱　十大功劳二钱

陆，新闸路，三月十九日。病后体元虚弱，骨瘦形羸，四肢指节作酸，夜有微热，寝或汗出，大便恒溏，脉濡弦。治以和脾健胃，兼用扶元。

北沙参三钱　金钗斛三钱　夜交藤四钱　淮山药三钱　橘红衣一钱　桑寄生三钱　茯苓三钱　炒续断二钱　红枣三枚　生苡仁四钱　白扁豆二钱　炒谷芽四钱

二诊：三月廿二日。夜热见轻，寝汗亦减，大便仍溏，神疲力乏，骨瘦形羸，脉虚滑而弦。病后体元虚弱，玄府不密，前方尚安，守原意为之。

北沙参三钱　香白薇二钱，炒　白扁豆二钱　淮山药三钱　地骨皮三钱　广皮白一钱　茯苓三钱　金钗斛三钱　炒谷芽四钱　生苡仁四钱　炒续断二钱

三诊：三月廿八日。夜热已净，寝汗未减，便溏转实，已能安谷，惟虚弱未复，神疲力乏，骨瘦形羸，脉濡滑而弦。再以扶元健胃可也。

潞党参三钱　甘枸杞二钱，炒　炒白芍二钱　茯苓三钱　炒续断二钱　白扁豆二钱　广皮白一钱　淮山药三钱　炒谷芽四钱　金钗斛三钱　苏芡实三钱

左。少之时，血气未定，过犯酒色，欲竭其精，耗散其真，咳嗽失血，咳声激烈，元海不固，气逆如喘，耳鸣头眩，肾损无疑，屡投大剂桂附麻辛，其不败也几希！

牡蛎　金钗斛　冬虫夏草　淮牛膝炒　野料豆　旱莲草　女贞子　水中金　杭白芍　北五味　乌沉香磨汁冲

二诊：元海之气稍固，咳逆较安，惟有形精血亏而难成，以致耳鸣头眩，偏左耳下颈项间及胯下鼠瘰结核，出没靡常，不但精血内亏，恐有隐忍未发之患也。

牡蛎　生首乌藤　菊花　石决明　淮牛膝炒　金扁斛　玫瑰花　茯神　野料豆　杭白芍　冬虫夏草

失血伤其阴，咳呛损其气，寒热耗其精，盗汗夺其血，而咳唾又以竭其液，日削月朘，寝以大穷，其不为劳损者何哉！欲喉不痛，咽不燥，气不促，固知有以必不能也。再拟滋肾液补

亘，恐牛蹄之涔，鲜克有济耳。

　　大熟地　北沙参　牡蛎　陈阿胶蛤粉炒成珠　麦冬　北五味　鲜石斛　肥玉竹　冬虫夏草　炙甘草　淮小麦

　　真蛤蚧去头足刮鳞炙研末，一个分两天服

　　年轻内损，弥缝已颇不易，恚嗔耗其神志，宗气外泄，本拔根摇，咳逆喘促，仅能右眠，艰于行动，喉鸣唧唧，盗汗涔涔，内损不复，元海不固，不亦重可虑哉！

　　灵磁石　生牡蛎　金扁斛　杭白芍　炒熟地　淮牛膝炒　野料豆　冬虫夏草　淮小麦　陈南枣

　　真蛤蚧尾刮去鳞炙研末；另以开水送　沉香研冲

　　体元素弱，精未充盛就泄，加以博弈劳神，酒色耗真，即禀真实有余之躯，亦不足以供其内夺，况患咯血咳嗽，脏真亏不能复，脑力薄弱，囟门空虚，易触外风。脉至虚弱小数，亏极而未入损；务宜养心保身，持满御神，求大药于草木根荄之外，庶几有豸。

　　生牡蛎　金钗斛　野茯神　野料豆　女贞子　淮山药　北条参　苏芡实　枳椇子　款冬花淮小麦

　　精者，身之本也。化生甚难，耗失其易。年轻沉湎酒色，欲竭其精，耗散其真，岂但阴亏，元阳亦弱，缘阴阳互为其根也。徒恃药饵，为畎浍之盈，抑末矣。本之则无如之何。

　　菟丝饼　潼沙苑　全当归　淮牛膝炒　川杜仲　炒续断　益智仁　左牡蛎　金钗斛　淡苁蓉

　　前患失血，先伤其阴；继以久咳，枯涸日甚。以致肌肉消瘦，音声嘶哑。按脉细数而弦。殆即《内经》所谓弦绝者，其音嘶败；病深者，其声哕也。是谓坏腑，毒药莫治，短针无取。差幸谷气未愆，苟能安静善摄，成一老虚损，亦未始非幸也。

　　海蛤粉　飞青黛　诃子皮蜜炙　百药煎　金钗斛　丹参二钱　丝瓜络三钱　藕节四钱，炒　绿萼梅八分　白石英　南沙参　甘草　生苡仁　生地黄　阿胶珠　枇杷叶去毛布包

　　精神气血，人身脏腑百骸赖其濡养以为生活者，亏一不可，况大有所损乎？肛有外患，窟不肯瘗，精神萎靡，精神内损也；音哑声哕，时有汗泄，肌肉消瘦，血液内耗也；咳嗽气馁，喘促、食少、便泻，二足浮气，元气内夺也。凋敝至此，危险奚甚。草木根荄，其何能裨？勉界一方，试一饮可也。

　　别直参另炖冲　生牡蛎　淮山药　淮黄芪　杭白芍　野苓　金扁斛　苏芡实　炙甘草　坎气炙研冲　淮小麦　陈南枣

　　肛旁漏痛不固，阴虚于下，阳浮于上，遂复失血，血后阴愈虚，咳逆不已，元海动荡，根蒂力怯，致患喘促，迩来热作不退，喉痛有汗，且有难起于床之势，肾损奚疑！虽进补益，恐沟浍之盈，涸可立待，照述再拟一方，请质高明。

　　熟地炭　淮牛膝盐炒　金钗斛　生牡蛎　杭白芍　天冬　冬虫夏草　枸杞子炒　北五味子肥玉竹　野料豆　水中金　蛤蚧磨去鳞，研末，分吞

　　本体虚弱，脊骨高凸弯曲，然于生命无伤，亦非药饵可愈。经行常愆，头眩目花，周身筋脉疼痛，本为血亏之候，但右腰部漫肿，按之若败絮，防作阴疽，倘不幸而穿溃，恐难收拾。

　　生首乌　菟丝子　潼沙苑　川杜仲　川萆薢　全当归　淮牛膝　野茯神　茺蔚子　远志肉去心炙　西藏红花　生牡蛎

以上出自《王仲奇医案》

俞世球

甲午韩总镇（殿爵）夫人医案。素患筋惕肉瞤、怔忡胁空、便闭、雨汗淋漓，已经十年之久，夜间更甚。经曰：丑时气血注于肝，又曰筋属肝。丹溪云血之与汗，名异实同。总之皆由血虚，血虚则肝无所养，延久必成痿痹。仿大补黄芪汤，合黄芪建中汤，加入补形活血之品。

生黄芪三两　高丽参二两　生甘草二钱五分　白芍药一两五钱，酒炒　北防风七钱　熟地黄四两，芝麻、砂仁同煮　熟甘草一钱五分　虎骨胶八钱　山茱萸一两五钱，酒润去核　厚肉桂二钱，勿见火　白茯苓七钱，乳拌　海风藤一两　广木瓜六钱，酒浸　净归身四两　五加皮六钱，酒浸　抱茯神七钱，辰砂拌　肉苁蓉三两，酒洗去鳞甲　野于术一两，土炒　陈橘络三钱　桂圆肉四两　川芎劳八钱　陈饴糖半斤　五味子三钱，勿见火　牡蛎粉三两，煅　鹿角胶八钱　嫩生姜二十片　大黑枣二十枚

以上除肉桂候收膏时入拌，余皆入煎成膏。每早滚水点下四钱，或多些亦可。

《摘录经验医案》

孙采邻

陆吟轩，年逾二旬。阴亏体质，潮热匝月，头眩眼花，腰疼腿痛，食少肌瘦，舌绛喉疼，兼之咳呛，脉形右虚软，左弦劲、尺濡小。金虚水亏，木旺火升，而心神不静也，心何以不静？相火内动也。固宜养水，亦须保心，而心尤难言之矣。禅机云：赤肉团上，有一无位真人。诚哉是言。惟无位，乃称真人。设有位，则仍为赤肉团矣。于斯而守真，于斯而求治，冀其心肾交而水火济，速退潮热，庶乎进谷。

九真藤三钱　地骨皮二钱　生鳖甲三钱　青蒿子一钱半　麦冬一钱半，去心　北沙参三钱　炒黑归身一钱　茯神三钱　水炙甘草六分　金石斛四钱　加藕二两，切片同煎　庶浆六钱，冲

服两帖潮热退其七八，唯喉疼头眩眼花，食少未平耳。

二诊：原方去沙参，加龟板、元参、制西洋参、池菊炭六分，引换南枣两枚（去核）。服此五帖，潮热退，食贪，眩晕咽疼俱平。

三诊：玄武板三钱，炙　炙鳖甲三钱　西党参三钱　茯苓一钱半　淮山药三钱，炒　山萸肉一钱半　女贞子三钱　陈皮一钱半　炙甘草八分　煎服数剂全愈。

《竹亭医案》

费承祖

湖南谭馥亭，心悸火升，头眩汗多，遍治无功。延余诊之，脉极沉细，此血虚也。当温养血分。

枸杞子三钱　全当归二钱　柏子仁二钱　云茯神二钱　淮小麦三钱　甘草三分　大枣三枚

连服十剂，即霍然。

台州李子华，内热溲赤，口渴引饮。医用养阴药，病反增剧。余诊其脉沉弱无力，此气虚不能化津。经谓：中气不足，溲便为之变。可为此证实据。

黄芪三钱　高丽参二钱　甘草一钱　当归二钱　枸杞子三钱　陈皮一钱　半夏一钱五分　白术一钱

茯苓二钱　大枣三枚　连进十剂而愈。

某，阴血久虚，肝阳升腾无制，销烁肺阴，金受火刑，清肃无权。咳呛内热，口干头眩，卧难着右，居经不行，已三阅月，脉来细弦而数，势已入损。治宜养血清肝，兼肃肺气。

冬青子三钱　生白芍一钱五分　甜杏仁三钱　左牡蛎四钱　生甘草五分　甜川贝三钱　瓜蒌皮三钱　川石斛三钱　北沙参四钱　冬瓜子四钱

二诊：肝阳升腾之势渐平，胃气下降，内热口干较前已减，惟咳呛头眩，卧难着右，居经不行，已三阅月，肺阴久虚，清肃无权，脉弦略退，细数如常。宜宗前法进治。

冬青子三钱　生白芍一钱五分　川贝母三钱　瓜蒌皮三钱　甜杏仁三钱　北沙参四钱　生甘草五分　生谷芽四钱　冬瓜子四钱　广皮白五分　黑料豆三钱　川石斛三钱　鲜竹茹一钱

湖北朱荫辉，咳嗽腹痛，肢冷神倦。余诊其脉微弦。是气液皆虚，中无砥柱，肝阳上灼肺阴，清肃无权。

党参三钱　黄芪二钱　甘草五分　白芍一钱五分　沙参四钱　川石斛三钱　肥玉竹三钱　燕窝根一钱五分　陈皮白八分

连进五剂，咳嗽腹痛皆止，四肢温和，精神振作。此气液已复，而肝阳未平，故时觉心烦内热，口干头眩。

沙参四钱　麦冬三钱　川石斛三钱　天花粉三钱　黑山栀一钱五分　菊花二钱　甘草五分　贝母一钱　竹茹一钱

连进四剂，心烦内热、口干头眩皆退，惟间或遗精，此肾阴虚也。用补肾固精，遂愈。

以上出自《费绳甫医话医案》

吴鞠通

伊氏，二十岁。劳伤、急怒吐血，二者皆治肝络。医者不识，见血投凉，以致胃口为苦寒伤残，脾阳肾阳亦为苦寒滑润伐其生发健运之常，此腹痛晨泄不食，脉沉弦细之所由来也。按三焦俱损，先建中焦，补土可以生金，肾关之虚，亦可仰赖于胃关矣。

茯苓块三钱　人参一钱　莲子五钱,去心　白扁豆一钱五分　芡实三钱　冰糖三钱　广皮炭一钱　煮一大碗，缓缓服。多服为宜。

甲子四月初五日，陈，二十三岁。左脉搏大，下焦肝肾吐血，上焦咳嗽，中焦不食，谓之三焦俱损，例在不治。勉议三焦俱损先建中焦法。

茯苓块二钱　沙参三钱　莲子三钱　焦白芍一钱五分　桂枝二钱　芡实三钱　白扁豆三钱　桑叶二钱　冰糖三钱　胡桃肉三钱

煮三杯，分三次服。服此方四帖后能食。

乙酉四月廿三日，施，二十岁。形寒而六脉弦细，时而身热，先天不足，与诸虚不足之小建中法。

白芍六钱　炙甘草三钱　生姜四钱　桂枝四钱　胶饴一两,去渣后化入　大枣四枚,去核　煮三杯，分三次服。

八月初二日　前方服过六十剂　诸皆见效，阳虽转而虚未复，于前方内减姜、桂之半，加柔药兼与护阴：

大生地五钱　麦冬四钱，不去心　五味子二钱

乙酉五月初二日，姚，三十岁。六脉弦细而紧，劳伤吐血，诸虚不足，小建中汤主之。

白芍六钱　炙甘草三钱　生姜五钱　桂枝四钱　胶饴一两，化入　大枣三枚，去核　茯神四钱　煮三杯，分三次服。共服二十一帖愈矣。

乙酉五月十三日，傅，十八岁。六脉弦细而紧，吐血遗精，阳气不摄，胃口不开，法当与建中复其阳；奈酒客中焦湿热壅聚，不可与甘，改用辛淡微甘以和胃，胃旺得食，而后诸虚可复也。

半夏五钱　云苓块五钱　麦冬三钱，不去心　白芍五钱　生薏仁五钱　神曲五钱，炒　桂枝三钱　广皮炭三钱　姜汁每杯点三小匙　煮三杯，分三次服。

廿二日：业已见效，胃口得开，进食，脉尚弦紧，多服为宜。

乙酉五月十五日，沈，十五岁。幼孩脉双弦而细紧，瘰疬结核，胃阳不开，色白食少，且呕，形体羸瘦，与通补胃阳。

云苓块四钱　半夏四钱　生姜三钱　白扁豆四钱　广皮二钱，炒　煮三杯，分三次服。

六月十二日：前药已服十二帖，呕止胃开，腹微胀，脉有回阳之气。于前方加厚朴、杉皮消胀，胀消后接服后方化结，于前方内去生姜、广皮，加香附、土贝母、忍冬藤、青橘叶、海藻以化瘰疬结核。

乙酉八月廿三日，谭，四十七岁。病后六脉弦细而紧，绝少阳和之气，形体羸瘦，幸喜胃旺，可以守补，与形不足者补之以味法。

白芍六钱　云苓块四钱　甘草三钱，炙　桂枝四钱　炙黄芪四钱　生姜三片　人参二钱　桂圆肉三钱　大枣二枚，去核　胶饴一两，去渣后化入　煮三杯，分三次服。

陈，十九岁。脉虚数，头目眩冒，暮有微热，饮食少减，面似桃花，身如柳叶，与二甲复脉法。

熟地六钱　生鳖甲八钱　白芍六钱，生　麦冬五钱，不去心　生牡蛎五钱　麻仁二钱　阿胶三钱　炙甘草六钱　煮三杯，分三次服。服廿帖，红退晕止，食进，后用专翕大生膏四斤收功。

李，四十岁。面赤舌绛，脉虚弦而数，闻妇人声则遗，令其移居至大庙深处，与三甲复脉法。

干地黄　麦冬　生鳖甲　生白芍　生龟板　炙甘草　生牡蛎　阿胶　麻仁　煮三杯，分三次服。服四十帖，由渐而效，后以天根月窟膏一料计二十四斤收功。

陈良夫

周女。古人谓损怯之因，积渐而成，久虚不复则成损，久损不复则成怯。土为万物之母，五行互为生克，土虚而不能生金，则木无所制而侮其不胜，土反受克。始起腹胀咳痰，经久不止，土弱而金亦虚矣。近日便薄如气利，临圊必先腹痛，气耕有形，其为肝气亢逆，中土受克显然也。惟土木之病，法在温养。今形瘦口干，自汗夜热，肝阴与胃液交亏，刚燥之剂又在禁例。脉象细数兼弦，苔花如糜，不寐纳少，或见盗汗。已耗之气阴，难以遽复；尚存之气阴，日有折损，将何恃而无恐耶！况人之气阴，依胃为养，胃既不纳，脾运又钝，肝木从而乘侮，惟恐滋之无功，攻之不可矣，措方非易。姑拟培土生金，仍参抑肝之品，以冀木平纳增，庶可迁延时日，候正。

焦冬术　炒白芍　辰茯神　川贝母　泽泻　霍石斛　女贞子　砂壳　生石决　枣仁　玉蝴蝶　砂壳

徐男。《内经》云气出于中焦，又云肺为气之主，肾为气之根。气有余便是火，火盛则津液炼而为痰沫，此自然之理也。据述前曾失血，咳呛痰黏，经半载余而更增气逆如喘，小劳即剧，头汗多而彻夜不寐，纳呆便薄，形疲神乏，脉来弦细滑数，舌绛苔光，此阴血先亏，中气又损，久之而肺肾并伤，肺气失降，肾气失纳，气与火遂有升无制，灼金为咳，烁液为痰，于是阴不济阳，阳复逼阴而为汗，虚损之基不浅矣，恐难为力。惟昔人谓胃为后天根本，人之气阴，皆依胃为养，《内经》有四时百病，胃气为本之说。姑从后天培养，希冀逆挽，录候正之。

北沙参　冬白术　金石斛　炒橘白　麦冬　生石决　制冬青　焦白术　茯苓　碧桃　灯心

俞女。初诊：据述小产之后，自觉郁闷，骤然咳呛，迄已匝月，咳仍剧而痰中带血，兼有哕恶，至夜火升体灼，自汗淋漓，得食腹胀，或嗳或矢，脉来弦细数，舌苔糙黄。种种见证，肝气郁而化火，灼金为咳，逼液为汗，伤及阴血，且阴不济阳，则阳从上越，夜分体灼，即由是而来。肝喜条达而恶郁遏，肝郁不舒，则火自内燔，肺金受其灼克，阴血不免愈伤，若迁延日久，便有积虚成损之虞。眼前治法，滋腻恐其碍膈，清降势必无功，拙拟薄味润养，参以熄肝舒郁，以保柔金而平刚木，能得渐生效力，庶为佳境。录方正之：

霍石斛　炒白芍　石决明　地骨皮　广郁金　炙竹茹　女贞子　炙鳖甲　炙桑皮　川贝母　黛蛤壳　根生地

二诊：气有余便是火，心者火之主，肝为火之母。咳呛声干，咽痒且梗，咯痰间有血缕，入夜身热，自汗多而寐不安枕，脉细滑数，左手较弦。证由阴血内伤，心阳偏亢，木气又复化火，金受克而液受逼，所谓阴不济阳者是也。考肺胃之阴，谓之津液；心肝之阴，谓之营血。若自汗不止，夜热咳久，浮阳既有升而无制，血液更有剥而无复，殊非佳境。拙拟清肺熄肝，化痰降火，从标本两顾之，应手则吉。

地骨皮　黛蛤壳　石决明　白芍　白薇　根生地　女贞子　霍石斛　炙鳖甲　玄参心　炙桑皮　灯心

另糯稻根煎汤代水。

虞男。人之阴阳，本互为其根，水火者，阴阳之征兆也。阴之与阳，宜相济而不宜相胜，若有偏胜，变端即由是而生矣。前从水不济火议治，投以润肺化痰、熄肝清火之剂，咳痰依然不霍，气逆如喘，神疲寐少，形瘦口干，语言謇涩，纳呆便薄，脉来弦细滑数，舌碎苔剥。就证论证，气阴已形两乏，心肝之阳升浮无制，津液烁为痰沫，柔金之肃降无权，中土之生化又困，昔人所谓上损及中，过于脾则不治，下损及中，过于胃则不治，即此候也。况气阴既乏，风阳势必暗动，今偶或运动，手指即有搐搦，眩晕随之，其虚风之掉眩可知。总之阴欲其平，而阳欲其秘，阴不济阳，火无所畏，或金受火灼而为咳呛，或土不制水而为溏薄，甚至精神日耗，形气渐消。加以谷纳式微，化源告竭，已耗之气阴难以速复，余剩之精液日见消磨。勉再以培土生金、壮水制火主治，希冀转危为安，未识能效否。录方候正：

吉林参须　辰茯神　煅牡蛎　霍石斛　焦白芍　潼蒺藜　制女贞　生石决明　煅蛤壳　生地炭　嫩钩藤　辰灯心

以上出自《陈良夫专辑》

曹沧洲

某左。素病脾泄后多操劳，积虚积损由来已久，自从上年夏令湿阻，秋来患疟，病缠失调。今则气阴两乏，无脏不虚，形肉消瘦，神思疲惫。阴虚生内热，肌灼，小溲赤短；阳虚生外寒，形体怯寒，加以气不化湿，温痰作嗽，气不生津，口燥作渴，渐至肝肾不支，不能起床，脉细小虚数，舌质红，中苔白。阴竭于下，火浮于上，虚损一途已近，不能重用补药，恐不易奏功也。

人参须　盐半夏　抱木茯神　麦冬肉　炙鳖甲　橘白　南沙参　川石斛　生蛤壳　料豆衣　淮山药　川续断

某右。肾不摄肝，肝木乘土，致脾升胃降，各失常度，绵延日久，亏损已甚，药则吞酸，气呈火升，撑胀不安寐，大便溏，病绪繁冗不能殚述，诊左脉细软少神，右脉濡滑不和，舌光而碎，攻补两难，延防起糜增呃，幸勿泛视。

南沙参　橘白　朱麦冬　盐半夏　煅瓦楞粉　绿萼梅瓣　辰茯苓　扁豆衣　生谷芽　磁朱丸　左金丸

二诊：病颇有转机之象，两脉渐觉有神。惟是久病积虚，脏真俱惫，虽各证见松，而胃气不来最为界事，余如懊憹心悸，耳鸣，吞酸恶心亦未尽愈，舌中苔不清，背部怯寒，湿痰未楚，须补中寓疏，以期勿生枝节为幸。

老山人参条一钱　蒸于术一钱　焦山药一钱半　朱麦冬二钱　炒枣仁一钱半　绿萼梅七分　盐半夏一钱半　辰茯神五钱　长须谷芽　金毛脊三钱，秋石七分拌炙　磁朱丸四钱

三诊：日前证情甚有佳象，昨忽大便复多，溏泄而次多。良由久病气虚，脾土不健所致，小溲热，余恙均幸渐瘥。脉状仍软，舌苔甚清楚，拟三阴并理，循法善调，得能胃醒脾旺，则肝经不平自平矣。

潞党参一钱半，秋石四分拌炒　制于术一钱半　抱木茯神五钱，水飞辰砂一分拌　焦山药四钱　炒枣仁三钱　杜仲一钱半，盐水炒　九香虫七分，焙　车前子三钱　人参条一钱　首乌藤四钱　资生丸四钱　橘白一钱，代茶

四诊：胃为肝困，由来已久，加以脾弱运迟，渐至心肾失交，近日虽有松机，而积虚积损

恢复实非易事，脉软细少神，择要调理，以希勿生反复为幸。

潞党参一钱半，秋石五厘炒　焦山药三钱　制于术一钱半　夜交藤四钱　焦远志七分　抱木茯神五钱，飞辰砂一钱拌　煅牡蛎七钱，杵　车前子四钱，包　炒枣仁二钱　合欢皮三钱　资生丸四钱　香谷芽五钱

某右。经闭日久，宿血不下，新血不长，枯乏之状已非一日。近来厥阴之气上攻阳明，呕吐频作，由是诸气皆逆，溲少便秘，脚气咽痛齐来，脉细。本体早经虚乏，当此病缠不已，理之颇形棘手，今方且暂济所急。

绿萼梅瓣　南沙参　丹参　宋半夏　杜仲　车前子　红花　玄参　陈皮　紫石英　九香虫
桃仁泥　乌药

以上出自《吴门曹氏三代医验集》

金子久

阴虚于内，阳升于上，阴虚生热，阳升化火，两阳蒸灼，娇脏受伤，气急咳呛，咽燥喉痛，脉象均得数大，舌质光绛，届及春令，木火内燃，治当养金柔木，以潜浮火。

西洋参　天冬　麦冬　牛膝　黛蛤散　川贝　橘红　燕根　淡甘草　龟板　白芍　枇杷叶

二诊：阴虚阳亢，水亏火炽，肺脏受刑，清肃失权，气逆咳呛，咽燥喉痛，舌质光剥，脉象虚大，患起已久，金水两伤，前进介类潜阳，参麦甘凉养阴，尚见投合，兹当原意。

鳖甲　龟板　牡蛎　秋石　牛膝　丹皮　橘红　川贝　麦冬　毛燕根　西洋参　枇杷叶

阳不外卫，阴不内荣，形寒肤痒，咽燥口渴，脉象沉弱，当益气以生阴，宗黄芪建中法加减。

别直参　于术　茯神　淡草　防风　炒绵芪　炒山药　广皮　木香　桂枝　炒白芍　煅牡蛎　煨姜　南枣

二诊：前用黄芪建中法，寒热虽止而营卫究未和谐，脾胃气阴亦未振足，脉象仍形软弱，还宜益气以生阴。

潞党参　绵黄芪　于术　炒山药　淡甘草　茯神　煅龙骨　煅牡蛎　麦冬　远志　桂枝
炒白芍　南枣

病起产后，迄今四载，下焦之损已及中焦，肝肾虚，脾胃弱，木土相侮，脘为之痛，痛甚则吐，脾肾少固，便为之泻，泻剧五鼓，督背酸楚，腰痛带下。脉象细弦，舌苔薄白，法当温养脾肾，参用通补督脉。

鹿角霜　杞子　杜仲　于术　巴戟天　补骨脂　菟丝子　扁豆　吴萸　半夏　广皮

年逾弱冠，质素清癯，本非松柏贞固之姿，益以下焦为病，久浊久淋，中焦为病，少纳少运，中下之根本先受其拔也，要知根本一拨，则枝叶未有不凋者也。夫五脏之根本脾也、肾也，而五脏之枝叶心也、肺也。脾不足，无以化精微，为痰浊；肾不足，无以纳真气，为短气；肺不足，无以肃清气，为咳逆；心不足，无以镇神志，为缥缈。肾为肝母，肺为脾子，肾病则肝木失滋养之权，脾病则肺金失相生之机。木能克土，金能制木，金虚不能肃木，木气势必横逆，

土受木侮，下虚溏泄，金被火刑，上为咳呛。动则自汗，静则盗汗，脉象左右沉弦而微，舌苔滑白，尚未干燥。夫人之扼要，阴阳气血是也。而人之至宝，精神魄魂是也。阴从下泄，阳从汗泄，气不生血，形色夭然不泽。精不御神，寐中蠕然而动。阴阳交离，气血交脱，精神不守，魂魄不安，则奄奄而困厄，岂不岌岌危哉。治分新久，药贵引用。新病阴阳相乖，补偏救弊，宜用其偏；久病阴阳渐损，补正扶元，宜用其平。阳脱于外，宜阳药中参阴药，从阴以引其阳。阴脱于内，宜阴药中参阳药，从阳以引其阴，使阴阳复返其宅，而凝然与真气同恋。经云：阴平阳秘，精神乃治，正谓此也。脾不健运尤为亟亟，必当理脾。盖脾气者人身健运之阳，如天之有日也，脾旺则如烈日当空，片云织翳，能掩之乎？其次再用治肺，肺为气之帅，肺气清则严肃下行，气下行则精之借为坚城固垒者也。吸纳之气，难归于根，不得不增用收摄肾气，以资归纳。酌录数味，还须明政。

　　吉林参　于术　诃子　茯苓　蛤蚧　龙齿　熟地　川贝　牡蛎　橘红　肉果　伏龙肝

　　二诊：切诊左部脉象细弦，细为脏阴不足，弦为肝阳有余；按得右部脉形小数，小为气虚，数为营热，但数不过甚，非实热可知。上有咳呛，下乃溏泄，胃纳索然，形色消瘦，是上下交损，而及于中焦。动定有汗，此阴阳两伤也。呼吸气逆，此出纳少权也。寤寐欠安，此精神失守也。调治纲领，只得不揭其形状，以力图补救之法，未知当否，请政。

　　吉林参　于术　橘红　淮山药　扁豆　白芍　川贝母　牡蛎　茯神　绵芪皮　诃子　糯稻根

　　三诊：金土失主，咳逆泄泻，水土失常，口渴恍惚，阴阳两伤，自汗盗汗，气血两耗，形瘦色夺。左脉关部细弦，右脉寸部小数，两尺均形柔弱，就脉而论，一派虚象，正合仲训男子脉大为劳，极虚亦为劳。总之虚久不复为之损，损久不复为之劳。损及三焦，劳及阴阳，昔贤皆谓不治之证，抑且奉藏者少，奉生者亦少，则阴阳从何维持，势必至竭蹶之虞。今订之方专培其脾，惟治脾者有一举而兼备三善，一者脾气旺，如天青日朗而龙雷潜伏；一者脾气旺，则游溢精气而上供于肺；一者脾气旺，而水谷精微以复生其不竭之血也。固敛阴阳，收纳肾气，亦须瞻顾，方呈政服。

　　吉林参　龙齿　牡蛎　冬虫夏草　川贝　橘红　诃子　山药　于术　黄芪皮　坎气　扁豆

　　四诊：火不足无以温养脾土，土不足无以资生肺金。脾土无鼓舞之权，少食多泻，肺金无清肃之机，少咳多痰。久痢久泻无不伤之于肾，肾气不纳，固摄失司，上见咳逆，下为瘕泄，脉象细弦而弱，舌苔中黄边花。脏腑日损，阴阳日离，草木难效，生机绝望，欲求苟延残喘，惟有益火生土，以资补救，而拯困厄。

　　肉果　胡桃肉　补骨脂　川贝　诃子　五味子　罂粟壳　赤石脂　橘红　山药　扁豆　吉林参　于术

　　五诊：昨夜大便次数较少，而小溲甚多，咳呛气逆虽平，而寤寐欠安。脉象仍形如昨，舌苔依然点花，中脘似觉欠舒，下肢足跗浮肿，种种见证，其损者不独专在脏腑，而精神魂魄亦受影响。所进一日水谷之精华，不足以供一日之运用，阴阳渐耗，生机渐殆，病何愈哉，治当峻补。

　　罂粟壳　诃子　肉果　胡桃　补骨脂　五味子　橘红　麦冬　山药　川贝　吉林参　于术　牡蛎

　　六诊：阴虚及阳，上损及中，阴阳即气血也，上中即脾肺也。久咳久嗽，非肺之一家受伤，久痢久泻，又非脾之一脏受伤。经云五脏六腑皆令人咳，少阴肾脏皆能作泻，其泻于五更者，已可想见。清气下陷为咳肿，浊阴上乘为舌腐。昨夜更衣少，纳食增，无足恃也。脉来细弱，两尺更乏神韵。仍拟诃子、罂粟壳以养脏止泻，参用四神以益火生土，借此鼓舞中焦，以冀增谷，或可苟延。

诃子　罂粟壳　肉果　橘红　川贝　牡蛎　赤石脂　吉林参　冬虫夏草　鹿角霜　五味子

七诊：更衣溏薄较缓，小溲清长频频，脾气虽稍健运，肾家仍无固摄，盗汗未已，咳呛犹作，中脘舒适，纳食尚钝，舌中光剥、边起腐花，脉象沉细，两尺更弱。病久元虚，阴伤液耗，清阳从下而陷，浊阴从上而逆，目下所恃者，尚无寒热交争，阴阳或有一线之拘负焉。仍拟前法而引伸之，亦坚壁清野之义也。

诃子肉　罂粟壳　黄肉　白芍　牡蛎　川贝　五味子　橘红　冬虫夏草　赤石脂　于术　鹿角霜　吉林参

八诊：喉痰唧唧之声较平，肠中濯濯之鸣未息。二便次数减少，两足浮肿尚甚。若论痰溲二端，似有转机之象，无如病久正虚，实有不堪设想。今脉仍然沉细，舌质犹见花白，经云盛者责之，虚者实之，劳者温之，损者益之，调治之法不出此旨范围，但区区之草木，恐未必有挽回造化之术。

鹿角霜　龟甲　诃子　罂粟壳　于术　黄肉　川贝　赤石脂　五味子　牡蛎　冬虫夏草　菟丝子　吉林参

九诊：肾为先天之根，脾为后天之本，肾虚则根怯，脾虚则本薄。呼纳之气无以归壑，游溢之精不获敷布，留蓄中焦，悉变痰浊，痰升气逆，其势可畏。肺金久失清肃之权，津液尤失灌溉之机，若见喘息汗泄，便有脱绝之虞，脉象弦沉不弱，舌质花剥不泽。根本日竭，生机日殆，施草木功，焉能补救，设有愈之之方者其仙乎？

菟丝子　燕窝　橘红　诃子　吉林参　茯神　川贝　麦冬　海石　于术　冬虫夏草　牡蛎

肾水虚而金燥，肝木旺而土伤，金燥则作咳，土薄则便溏，胃纳日减，形容日瘦，营卫虚怯，寒热见端，阴液失固，盗汗频泄，咳逆甚自夜达旦，病起久根深蒂固，脉象数大较减，右手虚软，当用滋养金水以润燥止咳，参入柔润肝木以和脾安胃，然草木功微，恐难奏效。

大生地　橘红　川贝　稽豆衣　干姜　五味子　茯苓　黛蛤散　冬虫夏草　淮牛膝　谷芽　于术　炒白芍

骨小肉脆，本非松柏之姿，咳呛形瘦，已现虚劳之候，先天既薄而水亏，后天亦损而土弱。先天者肾也，后天者脾也，脾为肺母，肾为肺子，土既不能生金，金亦无以生水，水不足以涵木，木火炽而刑金，于是上见咳呛，下有遗泄，痰薄味咸，中虚积饮也，肾水泛溢也，寐短盗汗，心营之衰也，虚阳之亢也，寒热交作，入暮汗泄更甚。叠进调补营卫，寒热似见退舍，肛痈之流水依然，大便之溏薄稍实，咽喉红肿微退，龙相浮火渐潜，音声重浊不扬，太阴浊痰尚盛，脉象右部小滑，左手弦数，有形之血液既见戕伤，无情之草木难期奏效。

党参　于术　辰茯神　甘草　枣仁　白芍　龙骨　牡蛎　仙半夏　橘红　白杏仁　稽豆衣　浮小麦

阴亏阳弱，木扣金鸣，冷热无常，咳呛时作，水谷之精微不化精而化痰饮，痰饮阻于络，络血不归经。痰中带血，起于旧年，发于今春，动则自汗，静则盗汗，自汗多有阳越之虞，盗汗多有阴耗之虑，阳津从外而伤，阴津从内而耗，舌质为之光剥，口唇为之干燥，左脉弦芤而大，右脉弦滑而数，诸证猬集，诸虚必露。春升发泄，何堪维持，从阴则害阳，从阳则碍阴，欲使阴阳两顾，务使潜育二字，参壮水制火，令金脏得清化之权，复养金柔木，使土宫无戕贼之害。

牡蛎　白芍　炙甘草　川贝　毛燕根　麦冬　茅根　女贞子　桑叶　云茯神　西洋参　吉林参　黑栀衣

以上出自《金子久专辑》

丁泽周

余左。正虚邪恋，营卫循序失常，身热十天，时轻时剧；胸闷纳少，脉象濡数。颇虑延入损途，姑拟养正和解，调胃畅中。

南沙参三钱　银柴胡一钱　嫩白薇钱半　赤茯苓三钱　仙半夏钱半　陈广皮一钱　春砂壳八分　福泽泻钱半　白通草八分　炒谷麦芽各三钱　大腹皮二钱　佩兰梗钱半　地枯萝三钱

王右。卫虚失于外护，营虚失于内守，虚寒虚热，屡次举复，肝经气火上升，肺金受制，清肃之令不行，咳嗽吐血，脉象虚弦而数。颇虑入损，故拟养阴清肝，调和营卫。

南沙参三钱　银柴胡一钱　抱茯神三钱　怀山药三钱　茜草根二钱　侧柏炭钱半　甜光杏三钱　紫丹参二钱　蛤粉炒阿胶二钱　青龙齿三钱　川贝母二钱　粉丹皮钱半　藕节三枚

吕左。身热月余，时轻时剧，咳嗽痰多，口疮碎痛，形瘦骨立，脉滑数。阴液已伤，风温伏邪蕴蒸肺胃，外感而致内伤，渐入虚损一途。姑拟人参白虎汤意。

南北沙参各钱半　熟石膏一钱　炒知母二钱　朱茯神三钱　生甘草六分　竹沥半夏二钱　水炙桑叶皮各钱半　光杏仁三钱　川象贝各二钱　冬瓜子三钱　鲜竹茹二钱　北秫米三钱，包　干芦根一尺，去节　枇杷叶露四两，后入

颜左。脾肾两亏，痰饮亦肺，咳嗽已久，腰酸骨楚，纳少便溏，舌苔薄腻，脉象濡滑。颇虑入损。姑拟培土生金，肃肺化痰。

炒怀药三钱　云茯苓三钱　生白术钱半　仙半夏二钱　象贝母三钱　炙款冬钱半　水炙远志一钱　炒补骨脂钱半　熟附片四分　厚杜仲三钱　炒谷芽三钱　炒苡仁三钱　干荷叶一角　薄橘红一钱

汪左。吐血屡发，咳呛已延半载，难于平卧，脉象弦细而数。阴分本亏，肝火上升，肺失清肃，木旺金制，颇虑入损。姑拟养阴柔肝、清肺祛瘀。

蛤粉炒阿胶二钱　甜光杏三钱　川贝母二钱　左牡蛎四钱　抱茯神三钱　粉丹皮二钱　茜草根二钱　旱莲草一钱　瓜蒌皮二钱　冬瓜子三钱　鲜竹茹钱半　潼蒺藜二钱　鲜藕节二枚　枇杷叶膏三钱，冲服

吴左。失血后咳嗽已延数载，清晨气逆，脉象弦细。肾虚于下，肝火挟冲气上升，肺金受制，清肃之令不得下行，已成损怯，非易图治。姑宜清上实下，培土生金。

蛤粉炒阿胶二钱　左牡蛎四钱　花龙齿三钱　抱茯神三钱　怀山药三钱　潼蒺藜三钱　米炒于术一

钱 熟女贞三钱 川贝母二钱 北秫米三钱，包 七味都气丸五钱，包煎

邱左。吐血虽止，咳嗽痰多，动则气逆，舌苔薄腻，脉象细数。肾虚冲气上升，肺虚痰热留恋，势将成损，恐难完璧。今拟清上实下主治。

怀山药三钱 川象贝各二钱 抱茯神三钱 甜光杏三钱 茜草根二钱 旱莲草三钱 瓜蒌皮三钱 潼蒺藜三钱 北秫米三钱，包 冬瓜子三钱 鲜竹茹二钱 水炙桑叶钱半 水炙桑皮钱半 鲜藕节二枚 六味地黄丸一两，包煎

郑左。脏阴营液亏耗，木火刑金，脾虚木乘，运化失常，咳嗽已久，大腹胀满，内热口干，形肉消烁，脉象弦细，舌光无苔。脉证参合，已入不治之条，勉方冀幸。

南沙参三钱 川石斛三钱 生白术二钱 连皮苓四钱 陈广皮一钱 淮山药三钱 川贝母三钱 甜光杏三钱 冬瓜子三钱 炒谷芽三钱 炒苡仁三钱 陈葫芦瓢三钱

王左。吐血后季春咳嗽，至冬益甚，动则气逆，腑行溏薄，形肉消瘦，脉象虚弦，舌苔干腻。肺脾肾三阴俱亏，冲气上升，已成损怯，恐鞭长莫及。勉拟培土生金。

南沙参三钱 云茯苓三钱 炒怀药三钱 煅牡蛎四钱 花龙骨三钱 川贝母二钱 炙粟壳三钱 诃子皮三钱 炒苡仁三钱 炒谷芽三钱 炒冬术钱半 干荷叶一角

陈右。阴分久亏，木火上升，肺金受制，咳嗽已久，内热咽痛，舌有糜点，脉象濡滑而数。势将成损，恐鞭长莫及矣。姑拟补肺阿胶汤加减。

蛤粉炒阿胶二钱 川象贝各二钱 甜光杏三钱 蜜炙马兜铃二钱 抱茯神三钱 怀山药三钱 川石斛三钱 南沙参三钱 左牡蛎四钱 冬瓜子三钱 藏青果一钱 北秫米三钱，包 野蔷薇露四钱，后入 枇杷叶膏三钱，冲服

韩左。劳力伤脾，汗出遇风，肺脾肃运无权，痰湿蕴结募原之间，脐旁痞块已久，不时作痛，入夜盗汗，耳鸣头眩，咳嗽痰多，脉象左弦细，右紧滑，舌苔薄腻。颇虑入于损途。

熟附片五分 煅龙骨三钱 煅牡蛎三钱 云茯苓三钱 炙远志肉一钱 仙半夏钱半 光杏仁三钱 象贝母三钱 炙款冬钱半 带壳砂仁八分 黑穞豆衣三钱 炒谷麦芽各三钱 浮小麦四钱

胡左。卫虚失于外护，营虚失于内守，虚寒虚热已久，咳嗽纳少，耳鸣神疲，脉濡小而滑，势将成损，姑拟培土生金，助阳和解。

吉林参须一钱 银柴胡一钱 仙半夏二钱 炙远志一钱 生白术二钱 抱茯神三钱 川象贝各二钱 炒怀药三钱 熟附片七分 煅牡蛎四钱 花龙骨三钱 炒谷芽三钱 炒苡仁三钱 蜜姜二片 红枣四枚

周先生。脉象细小而数，舌苔干腻。吐血之后咳嗽气逆，纳谷减少，形瘦神疲，小溲短赤。此阴分早亏，木火升腾，阳络损伤则血妄行；肾虚冲气逆肺，散气促而鼻扇也。脉证参合，已入损怯一门，勉拟培土生金，养肺化痰。未识能挽回否？尚希明正。

怀山药三钱 南沙参三钱 甜光杏三钱 炙远志一钱 抱茯神三钱 川贝母二钱 瓜蒌皮三钱 左牡蛎三钱 潼蒺藜三钱 北秫米三钱，包 七味都气丸六钱，包煎

二诊：脉象细小短数，舌苔干白而腻，咳嗽咯痰不爽，气喘不能平卧，形瘦神疲，纳谷减少，小溲短赤，额汗甚多，肌肤灼热，阴阳两亏，冲气逆肺，肺金化源告竭，颇虑喘脱之变，勉拟纳气归肾，和胃肃肺，亦不过尽人力以冀天眷耳。

蛤蚧尾八分，入煎　花龙骨三钱　左牡蛎四钱　抱茯神三钱　炙远志一钱　怀山药三钱　川贝母二钱　甜光杏三钱　广橘白一钱　浮小麦四钱　生熟谷芽各三钱　七味都气丸六钱，包煎

李先生。脉象虚弦而数，咳嗽咯痰不爽，吐血屡发，不时寒热，舌质红，苔薄腻而黄。据述初病伤于酒，酒性本热，热则伤阴，阴伤木火易于升腾，扰犯营络，络损血溢，肺受火刑，清肃之令不行，损怯根萌。姑拟滋养三阴，以柔肝木；润肺化痰，而祛宿瘀。

蛤粉炒阿胶三钱　生左牡蛎四钱　侧柏炭钱半　茜草根二钱　抱茯神二钱　旱莲草二钱　川贝母二钱　怀山药三钱　嫩白薇钱半　甜光杏二钱　冬瓜子三钱　冬虫夏草三钱　葛氏十灰丸二钱，包　鲜藕二两，去皮，切片煎

徐先生。吐血渐止，咳嗽依然，潮热纳少，舌中剥绛，苔薄腻而黄，脉象弦细而数。肺阴已伤，湿热酿痰留恋，宿瘀郁蒸为热，损证根萌已著，非易图治。再宜培土生金，养肺去瘀，未识能挽回否？尚希明正。

南沙参三钱　抱茯神三钱　怀山药三钱　嫩白薇钱半　茜草根二钱　紫丹参二钱　生苡仁四钱　川象贝各二钱　瓜蒌皮三钱　甜光杏三钱　冬瓜子三钱　生熟谷芽各三钱

陈右。久羔少阴，阴阳两亏，火不生土，脾胃正气不振，血不养心，心肾不能交通，少寐，纳谷不旺，形瘦神疲，面无华色，舌苔干腻，脉象濡细。颇虑延入损途，姑拟培补阴阳、和胃安神。

吉林参须八分，另煎汁冲　熟附片八分　煅牡蛎四钱　青龙齿三钱　朱茯神三钱　仙半夏二钱　广橘白一钱　佩兰梗钱半　焦谷芽三钱　夜交藤三钱　炙远志一钱　合欢花钱半　春砂壳八分

以上出自《丁甘仁医案续编》

秦乃歌

某右。背为阳，督脉行之，总摄诸阳。午前栗寒，牵掣四肢麻疼，继即烘热，口干味淡。体质营虚液耗，伤在阴分，兹阳亦暗伤矣。黄昏齿痛，戌亥乃肝阳旺时，肝少藏血，厥阳上扰。脉息右带虚弦，左涩弱。仲景云阴伤及阳最难充复。姑拟和阳育阴。

鹿角霜　桂枝　北沙参　香附　龟板　乌梅炭　天冬　白芍　桑寄生　归身　生地　炙甘草

《灵兰书室医案》

傅松元

邢鉴堂者，嗜酒，年五十余。因咳嗽痰多，形瘦骨立，身热食少力疲，恳治于余。切其脉，细弦而数，舌中光红而边苔白剥。余曰："君酒劳也，病始于酒，戒酒宜可挽回。"其时八月节

后也，为之用沙参、天冬、麦冬、川贝、青蒿、地骨、茵陈、生地，或加紫菀、枇杷，或加龟板、首乌、生芪。四五剂后，身热退，咳嗽减，谷食略增。又以前方改去青蒿、地骨，加阿胶、橘白。五六剂，咳嗽大减，谷食气盛，神健而步履亦轻。再令服燕窝、哈士暮，调养至九月底而复。至除夕，买酒过年，神气健旺，闻酒香而试饮一杯，快意沁心，异常爽健。由是元旦复开饮戒，至初十日，自觉前病又来，十二日邀余治，余即辞曰："不可为矣。"元宵竟逝。

《医案摘奇》

贺季衡

谢男。咳经数年，痰极多，而作恶，气逆不舒，时常寒热，食少形瘦，盗汗甚多，间或滑泄，日来又增咽痛，切脉细数无力，舌红苔白。肺虚于上，肾亏于下，虚阳木火上升，灼液为痰，壮火食气，势有涉怯之虑。

南北沙参各三钱　生诃子肉一钱五分　大麦冬二钱　炙紫菀二钱　五味子八分　大白芍二钱　蜜炙桑叶一钱五分　川百合三钱，炒　川贝母一钱五分　叭杏仁三钱　陈橘皮一钱　白石英三钱

另：八仙长寿丸三两，每服三钱，开水下。

二诊：日来咽痛已减，而痰仍多，黏于喉而难出，久咳黎明尤甚，不时寒热盗汗，舌白转黄，脉仍细数，左尺不静，夜分疑虑纷扰，寐中易于惊惕。肺肾两亏，心火肝阳偏旺，阴不敛阳，心不藏神，壮火食气，一派损怯见端，着手不易。

南北沙参各三钱　生诃子肉一钱五分　大麦冬二钱　云神四钱　生牡蛎八钱，先煎　叭杏仁三钱　大生地五钱，蛤粉二钱炒拌松　川贝母一钱五分　五味子八分　粉丹皮一钱五分　白石英三钱　枇杷叶三钱

三诊：两进清金滋水，咽痛呛咳就减，而清晨及日晡则咳仍甚，痰黏于喉，或呕恶，夜寐不酣，易于惊惕，疑虑交萦，胃呆食少，脉细数，舌红。水亏木旺，金为火灼之象，一派损怯见端，势无速效。

南沙参四钱　生诃子肉一钱五分　川贝母一钱五分　云神四钱　大生地五钱，蛤粉炒　橘白一钱　淮山药三钱，炒　炙紫菀二钱　大麦冬二钱　叭杏仁三钱　青盐半夏一钱五分　白石英三钱　榧子肉一钱五分

四诊：夜分惊惕已减，渐能安枕，咳亦较平，而晨夕仍甚，咽痛红点粒粒，脉虚数，舌红。水亏于下，火浮于上，水火不能既济，于是水愈亏而木愈旺也，亟为滋降。

大熟地五钱，蛤粉二钱炒　大麦冬二钱　生诃子肉一钱五分　南北沙参各三钱　乌玄参四钱　蜜炙桑叶一钱五分　川百合三钱，炒　川贝母一钱五分　五味子八分　云神四钱　白石英三钱　凤凰衣一钱五分

五诊：迭为滋降，火虽略降，顷又复升，夜分咽痛嗌干，呛咳多痰，脉虚数而细，舌红，咽底化红点为红丝缕缕，阴火不藏之据。拟王太仆灌根滋苗法。

大熟地五钱，蛤粉二钱拌炒　五味子八分　白桔梗一钱　乌玄参四钱　大麦冬三钱　生诃子肉一钱五分　马勃八分　北沙参四钱　炙甘草八分　云神四钱　叭杏仁三钱　白石英三钱　凤凰衣一钱五分

六诊：改进王太仆灌根滋苗法，滋其水源，脉数已减，咽底红点转淡，而夜分仍干槁作痛，黎明盗汗，呛咳多痰。虚阳初潜，真水未充，仍守原意更进。

北沙参四钱　大熟地五钱　大麦冬二钱　五味子八分　乌玄参四钱　生诃子肉一钱五分　生牡八钱，先煎　生白芍二钱　蜜桑叶一钱五分　米炒桔梗一钱　肥玉竹四钱　白石英三钱　凤凰衣一钱五分

七诊：进王太仆灌根滋苗法，咽底红丝缕缕俱退，干槁较润，而久咳未减，痰极多，清晨盗汗益甚，脉虚数，舌红中剥。阴液久亏，虚阳上灼，非实火可比，最难速效。仍宜清金滋水，以潜虚阳。

西洋参一钱　大熟地五钱　乌玄参四钱　五味子八分　南北沙参各三钱　川百合四钱，炒　生诃子肉一钱五分　大麦冬三钱　旱莲草四钱　蜜桑叶一钱五分　海蛤粉四钱　白石英三钱　鸡子清一个，入煎

八诊：清金滋水，以潜虚阳，咽底干槁较润，而黎明尚痛，盗汗多，咳未折，痰尚多，寐尚惊惕，右脉数象渐平，胃纳略增。此虚阳初潜，阴液尚亏，前方既受，接进毋懈。

西洋参一钱　黄芪皮三钱　南北沙参各三钱　大麦冬二钱　五味子八分　淮山药三钱，炒　川百合四钱，炒　生诃子肉一钱五分　大熟地五钱　生牡蛎八钱，先煎　云神四钱　白石英三钱　十大功劳三钱

九诊：迭进上病下取，咽底红丝缕缕大退，惟夜分尚干槁作痛，午后咳甚，痰难出而气粗，脉之弦象已平，沉取仍无力。可见虚阳就潜，真阴未充，水不济火，金水不能相生，势非旦夕可恢复也。仍仿原意出入。

大熟地五钱　南北沙参各三钱　淮山药四钱，炒　大麦冬三钱　五味子八分　川百合四钱，炒　生诃子肉一钱五分　参贝陈皮一钱　川贝母一钱五分　煅牡蛎八钱，先煎　云神四钱　白石英三钱　冬虫夏草三钱

膏方：清金滋水，以潜虚阳。

南北沙参各四两　肥玉竹五两　大熟地五两　淮山药四两　白石英三两　枇杷叶四两　女贞子四两　旱莲草四两　叭杏仁四两　川贝母一两五钱　大麦冬三两　净萸肉一两五钱　煅牡蛎八两　生诃子肉一两五钱　胡桃肉五两　白蜜八钱，收膏

李男。久咳失音，咽关肿痛，饮水作呛，而干物反能容纳，其非实火可知，脉沉细，右手尤无力，舌苔浮白，日来又增便溏。脾肺肾三经大亏，虚阳上灼也。从劳者温之立法，循序渐进。

大熟地五钱，盐水炒　煨诃子肉一钱五分　净萸肉一钱五分，盐水炒　五味子八分　破故纸三钱，盐水炒　川贝母一钱五分　炒于术二钱　北沙参四钱　炙乌梅一钱五分　白桔梗一钱　陈橘皮一钱　功劳子三钱　百药煎二钱

二诊：从劳者温之立法，便溏已止，咽关肿痛，饮水作呛如故，音嘶呛咳，嗌干，舌起黄苔，脉细数。脾气初固，肾水不升，肺阴不降也。引火归元一法，又非所宜，当守原意增损再进。

西洋参一钱　北沙参四钱　参贝陈皮一钱　生诃子肉一钱五分　大麦冬三钱　五味子八分　生牡蛎八钱，先煎　马勃八分　大生地五钱，蛤粉炒　川贝母一钱五分　猪肤三寸，入煎　榧子肉二钱

三诊：便溏已止，呛咳亦减，而痰浊尚多，咽痛音嘶，饮食作呛，蒂丁作痛，日来小有寒热，幸胃纳如常，脉细数，舌苔复化。肾水不升，肺阴不降，虚阳上灼，炼液为痰也。当滋其下而润其上。

大生地五钱，秋石五分炒　北沙参四钱　乌玄参四钱　五味子八分　生诃子肉一钱五分　女贞子四钱　白桔梗一钱　旱莲草四钱　参贝陈皮一钱　马勃八分　猪肤三寸，刮净脂入煎

四诊：滋水清金，以抑肝木，木火虽暂退，而天一之水久亏，势非旦夕可恢复者。当仿前意更增六味地黄法，填补坎水，以谋进步。

大熟地五钱　淮山药三钱，炒　川贝母一钱五分　五味子五分　生诃子肉一钱五分　云苓三钱　粉丹

皮一钱五分　北沙参四钱　大麦冬二钱　乌玄参四钱　十大功劳三钱

以上出自《贺季衡医案》

赵文魁

门右。肝肾阴虚已久，见证已属劳怯，面㿠形瘦，纳谷不甘，骨蒸潮热，夜间汗出，舌光绛而无苔，脉弦细小滑数。滋养肝以退潮热，培补后天，求其纳谷。

鳖血拌炒银柴胡二钱　香青蒿二钱　地骨皮三钱　杭芍三钱　茯苓三钱　熟地四钱　山药三钱　丹皮二钱　清阿胶三钱,烊化

按：本病属虚劳气阴两虚之证。热邪久羁，肝肾真阴大伤，余热深伏阴分而不得出，故见骨蒸发热，肾主骨髓也。其热势不高，入夜增重，发作有时，犹如潮汐之涨落，故曰潮热。夜间卫阳行于内，已虚之阴不能配阳，阳热扰动，故汗出涔涔。肾藏真阴，为一身阴液之主，肾阴虚则一身之阴俱虚，肌肉失充则形体消瘦，脾胃失濡则运化无权，气血生化匮乏，故见纳谷不甘，面色㿠白。脾胃不运，则肝血肾精无源，形成恶性循环。舌光绛无苔，脉弦细小滑数，均为肝肾阴液亏损，虚热内伏之象。

先天之本在于肾，后天之本在于脾，调补脾肾是治疗虚劳的关键，尤当重视胃气之调和。《不居集》云："虚劳日久，诸药不效，而所赖以无恐者，胃气也。养人之一身，以胃气为主，胃气旺则五脏受荫，水津四布，机运流通，饮食渐增，津液渐旺，以至充血生精，而复其真阴之不足。"本案即以补先天为主，兼顾后天。

方中熟地、阿胶、杭芍、滋阴养血，填精补髓，治在肝肾。山药、茯苓，补中焦，健脾胃，以助气血生化之源。银柴胡甘、微寒，入肝胃，善退骨蒸，清虚热，以鳖血拌炒则入血分，退血热且能潜阳。青蒿苦寒，其气芳香走窜，凉血清热，透邪外生。地骨皮味甘微苦而性寒，清降之中又有滋补之性，入肺、肾经，"能上清肺热以滋水之上源，下滋肾水以壮水之下源"，清气分而退有汗之骨蒸。牡丹皮味辛苦而气微寒，寒而不凝瘀，辛而不过散，入心、肝、肾经，清血分而泻阴分之伏火，退阴虚之骨蒸。诸药合用，使阴血得生，真精得补，脾肾和调，生化有源，疾可渐愈。

除药物治疗外，加强锻炼，增进体力，饮食有节，起居有常，与病情康复相关甚密，不可不知。

《赵文魁医案选》

魏长春

王松茂君之母庄氏，年四十六岁。一月二十九日诊。

病名：脾损。

原因：寡居守节，教子治家，历年辛勤过度，劳倦伤脾成病。

证候：寒热往来，烦躁自汗，咳嗽，痰薄白如涎，胸胁隐痛，胃呆便闭。

诊断：脉象软弱无力，舌淡红。证系神经衰弱，因之虚象丛出。

疗法：宜柔肝和胃，兼调营卫。

处方：炙甘草一钱　炒白芍三钱　茯神四钱　紫菀三钱　蜜炙桂枝一钱　款冬花三钱　橘红一钱

当归三钱　制半夏二钱　北秫米三钱　苦杏仁三钱　淮牛膝三钱

次诊：二月一日。脉细软无力，舌淡红。夜寐不宁，咳嗽牵引胁痛，自汗气短，拟甘温调和营卫。

次方：生黄芪四钱　蜜炙桂枝一钱　炒白芍三钱　炙甘草一钱　西归身二钱　北秫米三钱　制半夏三钱　干姜一钱　款冬花三钱　紫菀四钱　五味子一钱

三诊：二月二日。咳嗽稍减，夜睡亦安，神倦乏力，脉软缓弱，舌色淡红无苔。阳弱阴凝，液不上升故口干。当用温补肺肾，益火之源，以消阴翳。

三方：蜜炙桂枝一钱　炒白芍三钱　炙甘草一钱　茯苓三钱　西党参二钱　款冬花三钱　紫菀三钱　川贝二钱　杜百合四钱　五味子一钱　远志三钱　制半夏三钱

四诊：二月四日。脉象软缓，舌红润，苔薄滑。胃苏汗敛，二便通调，夜间咳痰，薄白如沫。脾不摄津，治宜建中。叶天士曰：中虚久咳，当用建中。乃虚则补母，扶土生金法。徐灵胎评叶氏，用建中治劳治咳之非，谓建中与阴虚火炎之体相反，然阳虚气弱之劳咳，未尝禁人勿用。治病当分体质寒热，甘温甘寒，随证而投，一律禁用，何异因噎废食乎。

四方：生黄芪四钱　西归身三钱　桂枝一钱　炒白芍三钱　炙甘草一钱　生姜一钱　红枣七个　饴糖一两，冲　远志三钱　茯苓四钱　制半夏三钱　原麦冬三钱

效果：服建中汤后，咳愈身健停药。

炳按：此证乃劳倦伤脾，阳虚气弱，故用归芪建中进退收效。

方味琴君，年五十一岁。一月十八日诊。

病名：肾损阳衰。

原因：素有痰饮咳喘，肺肾阳气衰弱。

证候：畏寒气短胸满，胃纳如常，头面烦热，足膝寒冷。

诊断：脉象虚大，舌红。命门火衰，阳不潜藏，反而上升也。

疗法：温煦命火，兼纳冲气。

处方：淡附子一钱　炒白芍四钱　茯苓三钱　炮姜一钱　炒冬术三钱　鹿角霜三钱　炙龟板四钱　杜仲三钱　淮牛膝三钱，盐水炒　淡苁蓉二钱　益智仁三钱　紫石英八钱

次诊：一月二十七日。肾元下虚，浮阳上越，头面烦热，足膝寒冷。冲阳不纳，气逆脘闷。脉左软缓右大，舌红苔薄黄。用温纳肾气，参以潜阳和阴。

次方：淡附子一钱　白芍三钱　茯苓三钱　炮姜一钱　鹿角霜三钱　大生地炭四钱　紫石英八钱　远志一钱　桂枝一钱　炙龟板四钱　淮牛膝三钱，盐炒　丹皮二钱

三诊：二月八日。命火徐敛，烦热渐退。冲气归纳，胸脘气畅。脉象缓大，舌淡苔薄。拟温摄肾气，兼纳浮阳。

三方：淡附子一钱　炒白芍四钱　茯苓三钱　炮姜一钱　鹿角霜三钱　炙龟板四钱　大生地炭四钱　淮山四钱　泽泻二钱　鹅管石三钱　淡苁蓉三钱　淮牛膝四钱，盐炒　巴戟天三钱

效果：服此方，温肾纳气，精神渐强。

炳按：此肾虚阳衰，故用温壮肾阳，摄纳冲气，非肝肾阴虚证也。

朱双林夫人，年四十八岁。一月二十日诊。

病名：抑郁误补成损。

原因：营血素虚，忿怒受气，抑郁成病。前医误认虚劳，用甘温滋腻，大补之剂，以致气机壅塞，胃呆病剧。

证候：洒淅寒热，自汗谵语，胃呆欲呕，便闭腹大，精神疲惫。

诊断：脉象迟弱，舌色淡红。叶天士曰：内伤者，内中之脏气伤也。此乃虚中夹实，肝脾不和，误补成损。

疗法：营气虽虚，肝经郁气未畅，不当腻补，宜以疏通气机，调和营卫为先。

处方：桂枝一钱　生白芍三钱　炙甘草一钱　茯苓三钱　炮姜一钱　橘红一钱　仙半夏二钱　稽豆衣三钱　乌梅一钱　当归二钱　绿梅花一钱　火麻仁四钱

次诊：一月廿二日。寒热稍轻，胸满不舒，腹大胃呆，便闭失寐，脉象沉细，舌淡红苔白。吴鞠通论虚不受补之证有三：一者湿热盘踞中焦；二者肝木横穿土位；三者前医误用呆腻，闭塞胃气，致胃虽虚而不受补。今病者营气虽虚，肝经郁气未舒，即犯木穿土位，忌补之戒。拟仿逍遥散大意，平肝开郁通痹法。

次方：桑叶二钱　炒白芍三钱　瓜蒌皮三钱　炙枳壳一钱　夜交藤三钱　川石斛三钱　火麻仁四钱　生米仁四钱　绿梅花一钱　佛手一钱　丝瓜络三钱　丹参三钱　紫菀三钱

效果：服此方三剂，诸恙渐痊。

炳按：此证误补致虚，实因体虚邪实。凭实治病，不用补虚，似虚非虚，非真损也。

陈林宝君夫人，年五十岁。四月十六日诊。

病名：咯血后虚损。

原因：去年冬季咯血，血止瘀留，胸胁痞满，服药日久无效。

证候：心悸气促，胸臂胁肋疼痛，右半身有汗。

诊断：脉沉弦滑大，舌红苔黄。咯血之后，瘀滞于络，故见胸胁刺痛，左半身无汗。治宜养正逐邪，通络攻瘀，俾瘀血去，病可已也。故《金匮》血痹、虚劳合篇，盖虚劳者必血痹，而血痹者未有不虚劳，治虚劳当知治血痹，治血痹亦即所以治虚劳也。其用大黄䗪虫丸，多取破血之药，不嫌其峻。后人学识肤浅，以为虚劳，至肌肤甲错，奚堪再任攻破。惟王清任识见超卓，著《医林改错》一书，以为百病多由血瘀，其立言虽近于偏，然逐瘀汤歌诀，有血化下行不作劳之语。故唐容川亦盛称清任有识也。

疗法：虚体夹瘀之证，不宜腻补，拟以通络破瘀降逆，二加龙骨牡蛎汤合旋覆花汤加减。

处方：化龙骨四钱　生牡蛎八钱　生白芍三钱　炙甘草一钱　白薇三钱　淡附子五分　参三七一钱　西藏红花五分　旋覆花三钱，包煎

次诊：四月十八日。脉弦，舌淡红。寒热往来，咳嗽痰多，嗽则胸臂掣痛。痰瘀未化，用旋覆代赭汤加味，镇逆和营补中。

次方：旋覆花三钱，包煎　炙甘草一钱　生代赭石八钱　西党参二钱　制半夏三钱　生姜一钱　茯苓三钱　红枣四个　参三七一钱　生牡蛎八钱　紫石英八钱

三诊：四月二十日。寒热已退，咳嗽未止，脉软，舌淡红润，右半身出汗。血痹虚劳之证，胃纳未强，拟镇逆调中和营法。

三方：旋覆花三钱包煎　代赭石四钱　西党参二钱　炙甘草一钱　制半夏三钱　生姜一钱　淮牛膝三钱　红枣四个　杞子三钱　丹参三钱　白芍三钱

四诊：四月廿二日。咳嗽欲呕，心悸不宁，胃气未展，用辛甘温养气血法。

四方：广木香三分　阳春砂仁五分,研冲　当归三钱　桂枝五分　小茴香一钱　白芍三钱　茯苓三钱　炙甘草一钱　鸡血藤三钱　生姜一钱　红枣两个　北秫米四钱　制半夏三钱

效果：服后咳止汗敛，病痊。

炳按：血痹虚劳，初瘀在络，余屡用《金匮》旋覆花汤合金铃子散，即叶氏辛润通络法，亦甚效。

郑敏生夫人，年三十三岁。二月十日诊。

病名：虚损。

原因：血亏之体，寒湿内蕴，调治不善，留邪成损。

证候：寒热盗汗，少腹悠痛，便闭面浮，容色青暗，怔忡不寐。

诊断：脉弱，舌淡失荣，血分寒瘀成损也。

疗法：甘温养血祛邪。

处方：桂枝一钱　炒白芍五钱　炙甘草一钱　生姜一钱　红枣四个　吴茱萸一钱　制半夏三钱　北秫米四钱　橘红一钱　远志二钱　茯苓三钱

次诊：二月十二日。寒热已退，盗汗未敛，少腹坚满，便闭五日，夜寐已安，脉缓舌红。寒结肠痹，营卫不和，用玉屏风、五苓、半硫加味，温通寒结。

次方：生黄芪四钱　防风一钱　炒白术三钱　泽泻三钱　带皮苓四钱　桂枝一钱　吴茱萸一钱　半硫丸一钱吞　猪苓三钱　生白芍五钱

三方：二月十四日改方。畏寒盗汗，少腹坚满，大便已解，改方用补中益气合桂枝汤加减。

生黄芪四钱　西党参三钱　白术三钱　茯苓三钱　炙甘草一钱　升麻一钱　柴胡一钱　陈皮一钱　香附三钱　桂枝一钱　炒白芍三钱　制半夏三钱

三诊：二月十八日。畏寒已差，盗汗未敛，二便通调，少腹微痛，脉缓舌淡红。胃气已苏，用通痹化湿法。

四方：当归三钱　生白芍四钱　川芎八分　丹参三钱　茯苓三钱　米仁八钱　稽豆衣三钱　酸枣仁三钱　泽泻三钱

效果：服后汗敛，痛止病愈。

炳按：此肺脾阳虚，气滞血涩，似损未成损，乃损之初步治法。

陈蓉堂君夫人林氏，年三十七岁。五月一日诊。

病名：虚损。

原因：平素体弱多病，近因家庭细故，忿怒抑郁，胸腹胀满。服辛香平肝通气药，变为崩血，血虽止而诸病蜂起，服药不效。

证候：寒热盗汗，咳嗽，日晡颧红，胃呆，腹痛便溏，带下，咽中梅核气塞，口味觉咸，形质羸瘦。

诊断：脉象细软，舌绛中剥开裂。细软脉，是真火衰弱，脾胃失于健运；舌绛中裂，非阴虚火旺之劳瘵，乃火衰津液之不升，其与脉象细数，阴亏火旺之损证，迥然不同也。

疗法：《难经》曰：损其肺者，益其气；损其心者，调其营卫；损其脾者，调其饮食，适其寒温；损其肝者，缓其中；损其肾者，益其肾。夫脾胃居中，而运水谷，脾胃气盛，则四脏虽虚，犹能溉之，否则四脏俱失其养，故虚损伤脾胃者则不治。今上下交病，宜治其中，兼佐引

火归原。

处方：吉林人参一钱　原麦冬五钱　五味子一钱　炙甘草一钱　化龙骨五钱　生牡蛎五钱　淡附子一钱　瑶桂片八分　生白芍三钱

次诊：五月二日。腹痛已差，咽润气平，热退多汗，大便亦实，脉缓，舌淡红润中裂。引火归原法，既已奏效，当续宗前意增损。

次方：吉林人参一钱　原麦冬五钱　五味子一钱　化龙骨五钱　生牡蛎五钱　生白芍三钱　炙甘草三钱　瑶桂片八分　厚附子一钱　淮山药五钱　黄肉五钱　红枣四个

三诊：五月三日。昨食鸡肉，不合胃机，脘满泄泻，口干较润，汗减带止。脉缓，舌红润中裂。拟生脉散养液，理中汤和中，龙牡纳气敛汗。

三方：吉林人参一钱　原麦冬五钱　五味子一钱　化龙骨五钱　生牡蛎五钱　炒白芍三钱　炙甘草二钱　炒于术二钱　淮山药五钱　炮姜一钱　厚附子一钱

四诊：五月四日。寒热断，颧赤退，盗汗敛，腹痛除，带下止，夜寐安，胃纳未增，便下溏薄，脉软缓，舌淡红中裂，用归芍异功散加味，调补营气。

四方：西党参三钱　炒于术二钱　茯神三钱　淮山药五钱　炙甘草一钱　当归三钱　白芍三钱　陈皮一钱　鲜佛手三钱　罂粟壳四钱　黄芪皮二钱　酸枣仁三钱

五诊：五月五日。昨寐不安，盗汗脘满，便溏不实。脉软，舌淡红润，口干，咽中气塞。脾肾气弱，消化不良，仍宜生脉散、理中汤加味，润肺和中。

五方：吉林人参一钱　厚附子一钱　炒于术二钱　炮姜一钱　炙甘草一钱　原麦冬二钱　五味子一钱　阳春砂仁五分　诃子二钱　益智仁三钱

六诊：五月七日。胃苏热退，咽喉润泽。脉象软缓，舌淡红润，根苔微黄。便溏未实，脘满盗汗，带下。宗严氏归脾汤法，调养营气。

六方：吉林人参一钱　原麦冬三钱　五味子一钱　枣仁三钱　远志二钱　炒白芍二钱　当归三钱　淮山药四钱　阳春砂仁五分　陈皮一钱　制半夏三钱　茯神四钱　炙甘草一钱

七诊：五月九日。潮热退尽，便实汗敛，胃纳加增，惟胸脘觉满。脉软缓，舌淡红润，根苔微白。步履有力，尚祈注意起居，谨慎饮食，怡情悦性，勿触愁怒，则可渐臻佳境矣。

七方：当归三钱　炒白芍三钱　吉林人参一钱　炒冬术三钱　茯神三钱　炙甘草一钱　陈皮一钱　制半夏三钱　夜交藤三钱　小草三钱

八诊：五月十一日。脉软缓，舌淡红润，苔化。胸畅便实，精神强健，行动如常，用淡味调和脾胃，香砂异功散加味。

八方：太子参一钱半　炒于术三钱　茯神三钱　炙甘草一钱　陈皮一钱　阳春砂五分，冲　炒米仁四钱　谷芽四钱　木瓜一钱　鲜藿香梗一钱　鲜佛手三钱　炒白芍三钱

效果：服后胃苏病愈。

炳按：肺脾中上之病，滋养之中，参以桂附引火归原，尚是一法。若下焦肝肾阴虚，肝阳上扰之证，桂附不能用也，宜滋阴降火，与本类所采各案不同，不可误作本类备案治之。

以上出自《慈溪魏氏验案类编初集》

汪逢春

王右，三十七岁，五月二十二日，北新桥。

日晡潮热，一身烦倦无力，脊梁上端疼痛，腿足浮肿，胃不思纳，舌苔白腻而厚，质绛，两脉细弦而滑。病属内损，为日已久。治之非易，姑以扶赢和胃，宜静摄休养。

银柴胡一钱，鳖血炒拌 十大功劳叶三钱 丝瓜络三钱 川续断三钱，盐水炒 炙鳖甲五钱 金毛狗脊三钱，去毛 嫩桑枝一两 全当归三钱 香青蒿钱五，地骨皮三钱同炒 补骨脂三钱 厚杜仲三钱，盐水炒 生熟麦芽三钱

鹿角霜三分，秋石二分，二味同研，小胶管装，匀两次，药送下。

二诊：五月二十六日。脊梁痛势较缓，潮热亦减，脘腹疼痛，舌苔白，两脉细弦而滑。内损之证，再以扶赢和胃。

银柴胡一钱，鳖血拌炒 全当归三钱 台乌药钱五 香砂枳术丸五钱，布包 炙鳖甲五钱 四制香附三钱，杵 厚杜仲三钱，盐水炒 生熟麦谷芽各五钱 香青蒿钱五，地骨皮三钱同炒 十大功劳叶三钱 金狗脊三钱，去毛 佛手花一钱

鹿角霜三分，秋石一分，二味同研，小胶管装，匀两次，药送下。

三诊：六月二日。潮热渐渐退净，胃纳亦见进展，大便畅通，左脉虽平，右弦滑而数。病虽见效，宜乎休养静摄，至属千万。

银柴胡一钱，鳖血拌炒 枯子芩钱五 土炒白术三钱 鸡内金三钱，水炙 金狗脊三钱，去毛 炙鳖甲五钱 香砂六君子丸五钱，布包 扁豆衣三钱 香稻芽一两 全当归三钱 地骨皮三钱，香青蒿钱五同炒 范志曲四钱，布包 肥玉竹三钱，盐水炒 建莲肉三钱 香橼皮钱五

孙左，七十六岁，八月十九日。

两足浮肿，咽关梗痛且干，左脉弦滑有力，右细弦。高年心肾交亏，阴虚阳越，水火不相既济。拟以生津温补并用。

南沙参三钱，米炒 淡附片一钱，川连五分同炒 玉蝴蝶三钱 盐川柏钱五 西洋参三钱，米炒 炙甘草七钱 金狗脊三钱，去毛 连皮苓四钱 黄芪皮五钱，防己三钱同炒 香砂六君子丸五钱，布包 全当归三钱 炮姜七分

都气丸三钱，早晨空心淡盐水送下。

二诊：八月二十四日。足肿渐消，咽关梗痛亦减，左脉渐平，右部细弦而滑。心肾交亏之证，不易速效。再以坎离既济法，宜乎休养静摄，忌食咸味，防头肿胀。

南沙参三钱，米炒透 淡附片钱五，盐水炒 全当归三钱 炮姜七分 西洋参三钱，米炒透 六君子丸五钱，布包 金狗脊四钱，去毛 盐川柏钱五 黄芪皮七钱，防己三钱同炒 炙草一钱 玉蝴蝶三钱 朱茯苓四钱

都气丸三钱，空心淡盐水送下。

以上出自《泊庐医案》

周镇

陈女，年十八岁。乙卯热病数月。愈后气营大伤，足弱，溲频不禁，经停不行，有时腹热便艰，形羸，面青白无华。脉细，舌红无苔。脏阴枯涸，劳怯根萌。就诊于余，以其劳损如是，姑劝其服扶元之丸方而已，初未必其可起也。己未四月，其戚偕子来诊，谈及陈女，谓服丸后诸恙均愈，经行肥壮。诚可快慰。

丸方为当归、白芍、苁蓉、杞子、茯苓、丹皮、山萸肉、覆盆子、白薇、山药、桑螵蛸、菟丝、鸡内金。研末，用河车、鸡血藤膏、两仪膏熔化，丸如绿豆大。晨服三钱。

《周小农医案》

方公溥

柳女，七月二日诊。血虚，微感外邪，头重，肢麻，心悸，纳呆，眼倦，乏力，寒热乍发，急与养营宁心，稍佐疏解之品。

白当归9克　生龙齿15克　左牡蛎15克　白芍药9克　制首乌9克　左秦艽9克　嫩桑枝9克　荆芥穗9克　关沙苑9克

七月三日复诊：头重、肢麻、心悸、眼倦诸恙均减，惟咳嗽痰阻，大便欠爽，再从前法出入。

处方同前，除首乌、桑枝、荆芥，加新会皮4.5克、炒苡仁9克、光杏仁9克、香谷芽9克、代赭石9克、象山贝9克。

徐女，六月一日诊。肝肾两亏，头眩，眼花，精神困倦，法当养营滋肾。

熟地黄9克　大淮药9克　当归身9克　关沙苑9克　甘枸杞9克　粉丹皮4.5克　福泽泻9克　山萸肉4.5克　川茯苓9克　白芍药9克　石决明9克　生牡蛎15克

六月三日复诊：头眼昏花较差，小溲尚带频数，脉较有神，再与滋肾培元。

处方同前，除当归、枸杞、白芍、石决明，加益智仁9克、盐水炒补骨脂9克、花龙骨（打）15克、淡苁蓉9克。

以上出自《方公溥医案》

翟竹亭

邓圈村王凤山，年弱冠，患虚证二载余，服药罔效。就诊于余，面现红光，色燥暗淡，肾脉虚数，脾脉虚弱，少腹时疼，饮食大减，四肢困惫。余谓伊曰："此证根深蒂固，难见速效，理当缓图。"用景岳右归饮，大补肾气，壮火以生脾土。经曰"寒者温之"，"虚者补之"，又云"塞因塞用"。服十帖诸证少退，又服二十帖病去大半，共服七十帖，如获安全。倘若信不坚，中道而变，未有不归于败者也。

右归饮加减

熟地15克　山药12克　山萸肉6克　茯苓10克　五味子6克　白术10克　炙黄芪10克　附子6克　肉桂4.5克　破故纸7.5克　菟丝子10克　当归10克　乌药6克　大砂仁6克　白芍10克　杜仲10克　巴戟天10克　炙甘草6克　水煎服，始终不大加减。

《湖岳村叟医案》

章成之

方男。自患伤寒重病后，时心动悸，短气难以平卧，舌红，脉细数。曾经西医透视诊为心脏扩大。

高丽参15克　熟地30克　山萸肉15克　上安桂3克　蛤蚧尾1对　白术15克　五味子6克　仙鹤草30克　煅牡蛎30克　大寸冬15克　杭白芍15克

上药共研细末，炼蜜为丸梧子大，早晚各9克。

狄女。头昏，心动悸，食少，夜难酣寐，其虚也益甚，治在心脾。

生黄芪6克　潞党参9克　生白术9克　白归身9克　抱茯神12克　炒枣仁9克　远志肉6克　龙眼肉9克　广木香2.4克　炙草2.4克

韩男。精神不振，工作不能支持，夜寐多梦，经常便秘；行动时偶然两足抽搐，有欲跌之意；与人谈话时，偶有一二分钟语无伦次；写文章时忽然思路中断，但笔不肯休，不自主继续书写，故一文之中，如出两手。

其病在肝肾不足。

生黄芪12克　枸杞子9克　党参6克　潼沙苑9克　当归9克　白芍9克　米仁18克

河车大造丸9克，分二次吞。

二诊：每日有大便，但不畅，食欲亦不振。

当归9克　白芍9克　制首乌18克　火麻仁9克　枣仁9克　柏子仁12克　木瓜9克　嫩桑枝12克

另：二冬膏、桑椹膏、黄芪膏各18克，混合，早晚各服一食匙。

金男。以失音为主证，其来也渐，午后发热，咽干舌红，脉细数。大有损证之嫌，与寻常因感冒所致者大不相同。

京元参12克　麦冬9克　炙鳖甲18克　青蒿9克　阿胶珠15克　地骨皮12克　桑白皮9克　干地黄15克　猪肤1方，去毛、肉，煮汤代水。

黄男。头眩由来已久，目光少神。此肝肾不足之象。

杭白芍9克　潼沙苑9克　甘杞子9克　穞豆衣12克　山萸肉9克　炒枣仁9克　冬青子9克　桑椹子12克　黑芝麻9克

二诊：药后头眩不再作，目视模糊。肾寄窍于目，明目药其实皆柔润之补肾药。

干地黄18克　潼沙苑9克　菟丝饼9克　杭白芍9克　甘杞子9克　五味子4.5克　冬青子9克　冬桑叶4.5克　青葙子9克　黑大豆18克　黑芝麻9克

程男。微似寒热，多作于黄昏时，自汗、盗汗而冷。阳不外卫，阴不内守。

炮附块9克　山萸肉9克　淮牛膝9克　杭白芍9克　潞党参9克　熟地黄24克　五味子4.5克　龙眼肉9克

戴男。头昏目糊，经常失眠，易举阳；常梦遗，短则一天一次，长则三四月一次；舌红，脉弦细。作阴虚论治。

冬青子18克　潼蒺藜18克　旱莲草12克　穞豆衣18克　五味子4.5克　秫米12克　炒枣仁12克

另：大补阴丸45克，每次6克，早夜各服一次。

二诊：自诉药后症状减轻十之七八，劳动后有发热感，疲惫无力，遗泄又见，多行则气喘。当兼补气阴。

潞党参 9 克　寸冬 2 克　五味子 4.5 克　稽豆衣 18 克　枣仁 18 克　甘草 3 克　大补阴丸 24 克

三诊：睡眠尚可，唯梦多，举阳症状减半，遗泄约二十天一次，近日稍活动则有热上升。

生熟地各 15 克　石斛 9 克　菟丝子 12 克　金樱子 18 克　覆盆子 12 克　麦冬 9 克

陈女。感冒之脉多浮紧，今虽数而细软，细是物质之缺乏，软是功能之减退。阴分、血分，物质也；气分、精神，功能也。此种体质用药太轻，反不能奏效。轻可去实，不可一例而论也。

川桂枝 2.4 克，后下　刺蒺藜 9 克　防风 6 克　醋柴胡 4.5 克　秦艽 9 克　粉草 2.4 克　川芎 3.6 克　香白芷 6 克　神曲 9 克　佩兰梗 6 克　苏子 9 克，包

二诊：古人所谓虚热，臆测之或是副交感神经抑制，而交感神经兴奋。盖虚热其热多不甚高，而时有寒意，而两脉细数也。虚热用补药，即使抑制者复其常态而已。

绿升麻 2.4 克　当归 9 克　黄芪 9 克　柴胡 4.5 克　生白术 9 克　川桂枝 3 克，后下　党参 9 克　陈皮 6 克　炙甘草 3 克　云苓 12 克　生姜 3 片

马女。下肢皮肤有麻木感，此神经失其营养，而脉沉弱，体虚已久。

附子 9 克　金毛脊 9 克　秦艽 6 克　杜仲 9 克　杜赤豆 12 克　当归 9 克　黑大豆 12 克　桑寄生 12 克

徐男。病后，舌光红少苔，温度偏低。此阴阳并虚之疾，久延便是虚劳。

当归 9 克　白芍 6 克　附块 9 克　山药 12 克　升麻 4.5 克　党参 9 克　黄肉 9 克　云苓 9 克　陈皮 6 克　熟地 12 克

李男。其主证面色不华而黄，蹲下则头为之晕，舌、脉皆不足。

熟地 15 克　山药 12 克　云苓 9 克　山萸肉 9 克　苡仁 12 克　稽豆衣 12 克　潼沙苑 9 克　桑麻丸 9 克，包　旱莲草 9 克

某男。舌光红，古人以为阴伤。阴之含义，指人身一切物质而言，养阴药即补充其物质。复入温药者，兴奋肠胃之机能也。

熟地 18 克　旱莲草 12 克　白芍 9 克　女贞子 9 克　制首乌 15 克　炒扁豆衣 9 克　炮姜炭 3 克　淮牛膝 12 克　益智仁 9 克　肉豆蔻 9 克　炙甘草 3 克

胡男。掌心热，古人属之五心烦热之一，多见于神经之衰弱者、肺结核患者。今脉搏增加，往日曾经略血，损之端倪也。营养、休息，十分重要。

生熟地各 15 克　潼沙苑 9 克　十大功劳 12 克　冬青子 9 克　元武板 9 克　淮牛膝 9 克　左牡蛎 30 克，先煎　旱莲草 12 克

李男。面色爪甲皆现高度贫血，无怪其热缠绵三月之久。

黄芪 9 克　枸杞子 9 克　杭白芍 6 克　仙鹤草 12 克　当归 9 克　淮山药 9 克　黑豆衣 12 克　粉甘草 3 克　生姜 3 片　大枣 7 枚

刘男。热起于日晡时者，原因大致有三：一者，时病阳明证，实证也；二者，贫血，古人所谓阴虚之热；三者，假使未热而先有寒意，此潮热之初步。今两颧不时发赤，两脉细数，损证也。

淮山药9克　银柴胡6克　嫩白薇9克　全当归9克，去油　剪芡实9克　黑大豆12克　秦艽9克　白芍6克　抱木神12克　香谷芽9克　仙半夏12克　北秫米12克，包

陶女。舌中剥而扩大，此营养缺乏之象，古人称为阴虚。大便难，液少也。

制首乌9克　枸杞子9克　肥知母9克　稆豆衣12克　杭白芍9克　麦冬9克　干地黄12克　潼沙苑9克　桑椹子12克　麦芽9克

王男。无热，脉不数，而自觉胸中灼热，舌少苔而质红。此阴分不足之象。

鲜生地12克　稆豆衣12克　肥知母9克　冬青子9克　潼沙苑9克　天花粉9克　杭白芍9克　冬瓜子12克　绿豆衣12克　白茅根1扎

另：景岳左归饮、首乌延寿丹各9克，吞服。

陈女。舌中光剥，阴伤也。二便皆难，职斯之故。

桑椹子12克　枣仁9克　山萸肉9克　杭芍9克　油当归6克　黑芝麻12克　干地黄12克　天麻3克　稆豆衣12克　潼白蒺藜各9克　二至丸12克

周女。经已净，头眩，胸中烦热，大便难。凡此皆阴虚火旺之象。

鲜生地18克　冬青子9克　稆豆衣12克　知母9克　旱莲草9克　麦冬9克　玉竹9克　牛膝9克　粉草2.4克

潘男。形瘦，体弱可知；入寐惊惕不宁，背脊作酸。此二者皆是营养缺乏。其中尤以维生素A与钙为最甚。

全当归9克　枸杞子9克　杜仲9克　酸枣仁9克　金毛脊9克　鹿角霜12克　夜交藤12克　龙眼肉9克

另：多服猪脊髓、猪肝。

翁男。仲景以男子脉大为劳，纯由经验而来。能知脉大为虚，已属不易。《金匮》治男子虚劳，多用薯蓣丸。此丸内有大豆黄卷，与现代之治疗若合符节。今宗其旨。

淮山药9克　大豆卷18克　淮牛膝12克　潞党参9克　生黄芪9克　山萸肉9克　当归9克　黑大豆12克　杞子9克　生米仁24克　生白术9克　云苓12克

陆男。两颊散布红蓝成片，时轻时剧，剧则面部烘热，顷见舌前剥，常衄血。古人称为阴不足，而湿火上冲。

小生地12克　旱莲草9克　小蓟12克　冬青子9克　粉丹皮9克　忍冬藤9克　豨莶草9克　蒲公英9克　淮牛膝9克　绵茵陈9克

邵男。正当壮年，而恶寒特甚，虽拥絮亦不觉暖。此当补命门真火。

炮附块 9 克　黄肉 9 克　巴戟 9 克　补骨脂 9 克　鹿角霜 9 克　当归 9 克　肉豆蔻 4.5 克　生姜 2 片　大枣 7 枚　炙草 4.5 克

欧阳女。平时体力衰弱，近来下午发头痛，腰脊酸痛，午夜则渗渗自汗，寐不安宁，多梦魇。诊其脉浮而无力，苔白而润。予桂枝加龙骨牡蛎汤。

川桂枝 4.5 克　杭白芍 9 克　清炙草 4.5 克　青龙齿 9 克　煅牡蛎 24 克　朱茯神 9 克　炙远志 4.5 克　柏子仁 9 克　炒枣仁 15 克　珍珠母 15 克，打，先煎

朱男。初婚早泄，阳痿之端倪已露。

黄狗肾 10 条，炙　紫河车 1 具（焙）　绵黄芪 120 克　甘枸杞 60 克　菟丝饼 60 克　仙灵脾 60 克　炙茧壳 30 只　甜苁蓉 60 克　炙远志 30 克　金樱子 60 克

上药共研细末，蜜丸如梧子大，每饭后服 6 克。远房帏。

以上出自《章次公医案》

赵海仙

损怯而至骨蒸，难以挽回。拟医镜团鱼煎。

团鱼一个，洗净垢　杏仁五钱　柴胡五钱　知贝母各五钱　前胡五钱

上药与鱼同煎，取汁饮后，将药晒干，为末，用鱼骨并煎泛丸。每服一钱五分。麦冬汤下。

肝火灼肺，咳逆不平。阳络受伤。曾经失血。脘闷腹胀，内热骨蒸。速效为吉，否则成怯。

旋覆花一分五厘，布包　广橘皮络各八分，盐水炒　粉甘草五分　血见愁八分　黄玉金一钱五分　苦杏仁二钱，去皮尖　苦桔梗一钱五分　大贝母一钱五分，去心　白茅花一钱五分，布包　醋炒柴胡七分　枇杷叶三片，去毛

服前方，胀闷已减，惟骨蒸颇甚。拟方徐图之。

西当归二钱　川贝母三钱，去心　粉甘草五分　醋炒柴胡七分　杭白芍二钱，土炒　黄玉金一钱五分　须谷芽三钱　省头草一钱五分　福橘皮络各八分，盐水炒　嫩赤芍三钱　苦桔梗一钱五分　地骨皮露二两，冲服

肺虚不复，咳逆带红，脘肋胀痛，虑其延久而损怯。

蜜紫菀一钱五分　延胡索一钱五分　粉甘草五分　箱当归一钱五分　五灵脂一钱五分　云茯苓三钱　杭白芍一钱五分　海蛤粉三钱，青黛同杵　苦桔根一钱五分　白茅根三钱五分

藕汁、童便各一酒杯冲服。

复方：去元胡、五灵脂、蛤粉、桔梗、藕汁、童便，加薤白头（洗）三钱，霜桑叶三钱，瓜蒌皮一钱五分，福橘皮一钱五分，大红茶花一钱，白茅根三钱，琼玉膏三钱，药汤和服。

久咳金伤，络伤血溢，寒热往来，脾阳不振，大便不实。脉象细数。损怯已着。拟方以尽人力。

野于术一钱五分　云茯苓三钱　炙甘草五分　紫石英三钱　扁豆子三钱　参贝陈皮八分　薯蓣子三钱　紫菀茸三钱，蜜炙　冬瓜仁四钱　太子参三钱　白粳米三钱，布包

复诊：减紫石英一味，加苦桔梗一钱五分，川贝母（去心）三钱，银蝴蝶一钱，枇杷花（蜜炙）一钱五分。

以上出自《寿石轩医案》

叶熙春

陈，男，四十七岁。上海。先天之本属肾，后天之本属脾。患者尚在中年，命门之火趋衰，火虚不能燠土，必致脾虚失于健运，形体不丰，畏寒肢冷，每在寅卯阳升之际，则阴冷益甚，虽在重衾之中而不觉暖，而且记忆减退，食后脘腹作胀。脉来迟细无力，两尺弱不应指，舌淡苔薄。冬令调补，当从益气扶阳、补肾健脾着手，且当注意摄生之道。

潞党参90克　炙黄芪120克　炒冬术60克　炒当归90克　淡熟附子120克　川桂枝45克　炒白芍60克　炮姜24克　甘草30克　淡苁蓉90克　炒破故纸90克　煨益智仁90克　盐水炒杞子45克　炒菟丝子90克　盐水炒覆盆子120克　砂仁15克　捣大生地120克　制女贞90克　炒枣仁60克　炒续断120克　炒杜仲120克　潼蒺藜90克　炒扶筋90克　泽泻90克　淮山药90克　茯苓90克　炒米仁120克　新会皮45克　姜半夏45克　胡桃肉　南枣　龙眼肉　莲子各120克　霞天胶45克　鹿角胶40克　驴皮胶75克，共炖烊，收膏入　冰糖300克，收膏入

席，男，四十五岁，上海。肝主一身之筋，肾司全体之骨，肝肾攸亏，筋骨失养而易病。肾水既亏，木失荣养，剽悍之气即化为风；木旺侮土，土郁日需水谷不化，成湿即酿为疾。风扇痰壅，上及巅顶则头晕目眩，旁及四肢则筋骨酸疼，出上窍则痰多稠韧且难吐出。按脉右缓兼弦，左滑少力，两尺皆感不足，舌中且堆灰腻之苔。证属阴虚精亏之躯，中挟脾虚痰湿为患。膏方调治当以养血柔筋，补肾壮骨，佐以扶脾通络。

大熟地90克　当归90克　炒杭芍60克　川芎30克　杜仲90克　炒女贞子75克　盐水炒杞子60克　酒制狗脊90克　桑寄生45克　砂仁15克　拌炒大生地90克　麦冬60克　制川断9克　米炒潞党参15克　米炒于术60克　茯苓120克　米炒怀山药90克　甘菊花45克　煅石决明150克　川牛膝75克　天麻60克　木瓜75克　潼蒺藜90克　米仁90克　橘红75克　蛤壳150克　伸筋草150克　忍冬藤90克　络石藤90克　莲子　龙眼肉　红枣各90克　虎骨胶75克　阿胶90克，共炖烊，收膏入　冰糖300克，收膏入

以上出自《叶熙春专辑》

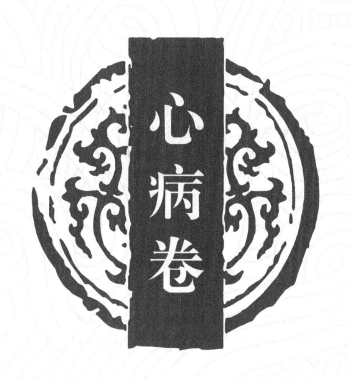

心病卷

第四十四章　惊悸、怔忡

秦昌遇

一人患惊悸三月矣。闻响则惊，遇夜则恐，恐甚上屋窬墙，旋食旋饥，日啖饭数碗。或谓心偏神失，用补心汤，病益甚。一日求诊于余。右关洪数无伦，两尺浮大，按之极濡。此病得之酒，其皆因由肾水枯竭，客热犯胃也。《内经》曰：肾主恐。又曰：胃热亦令人恐。又曰：胃热则消食易饥。又曰：足阳明胃病闻木音则惕然而惊，病甚则窬垣上屋。汝病在胃与肾，脾合胃，心属火，是脾之母。补心则胃益实，火甚则益涸水，宜其药之补而病反剧也。但汝之本病在肾，标病在胃。今以泻黄汤先治标，后以肾气丸徐治本，一寒热并用，一补泻兼施，得毋讶我之前后迥别乎？但服泻黄汤三日，当不饥矣，服肾气丸十日，当不恐矣。已而果然获痊。

泻黄汤：膏、藿、栀、防、草。

肾气丸即六味地黄丸。

《秦景明先生医案》

沈璠

双林韩左相，患怔忡三载不愈，时医俱用景岳之言，而进补剂，参、芪、地黄，群补毕集，日甚一日。就诊于余，余用豁痰降火之药一服，其夜即大减，后以温胆汤加山栀、川连、石膏、胆星、枣仁丸，服不一月而愈。

《沈氏医案》

任贤斗

朱镜辉，病咳血，兼之怔忡，日间乍忡乍宁，夜间更甚。察此人之失血证，乃属络脉受伤，络脉受伤乃由真阴内损，故凡治络脉受伤之失血证，惟宜甘纯补阴，培养络脉而血自止。此人之失血既由于阴虚，而怔忡亦属阴虚无疑，故夜间阳伏之时，真阴愈虚，不能纳气而怔忡乃甚，乃与左归饮加五味子，间用小营煎，血止而怔忡亦宁。

小营煎：熟地　当归　枸杞　白芍　淮山　甘草

李永新之妻，病时刻受惊，已有五六日。颜色精神俱如常，脉大有力，细问身上还有何病，六旬前有白带，至今未止，夜间睡卧神不归脏，即是不寐证。余思脉洪有力乃因内火盛，白带必是白浊。乃湿热下盛者，热盛于下，燔灼真阴，故卧不能寐，阴精被灼则津液不能上腾，乃是心肾不交，致心不能静而时惊，治宜泻心与小肠、膀胱之火，火去阴得其静，阴静则津必上腾而成既济之象，心自宁矣。与二阴煎加黄柏，服五六剂惊止，白浊十愈其八，改投左归饮去枣皮，加麦冬培养真阴，数剂白浊亦愈。

二阴煎：生地　麦冬　枣仁　玄参　黄连　茯苓　木通　甘草　灯心

田维林，病数月，服药愈困。察其外证，食少神倦，色惨淡，肌肉减半，内证吐痰心慌，将成劳损，问其心慌起自何时，彼云初时只吐痰，渐至食减心慌，目下心慌全无宁时，午后发热，半夜方退。查前所服之药，乃清心化痰，后又服金水六君煎。夫病起吐痰，外无邪滞，内无火证，明是脾虚，若知补脾，数剂可瘳，妄投清火，致脾愈伤，渐至食减，复投熟地，致湿愈盛，湿停胃口，致心慌不宁，此即水停心下之悸证也。午后发热者，乃阳气欲伏之时被阴湿格拒，而为热于外也；夜半方退者，乃一阳渐生，身中虚阳得助，始能流布而不郁，故热退于子时，乃一阳始生之候也。即语之曰：愈心慌无难，回元气非易，因病起于虚，妄用寒凉，致元气愈虚，又凡补养非旬日不能效，乃与理中汤兼五苓散，二剂心慌即减，五剂心慌全愈，吐痰略减，如是改投养中煎加黄芪、白术、附片，数十剂而大健。凡水停心下之悸证，用此温中逐湿之法，治愈者甚多。

养中煎：人参　山药　白扁豆　甘草　茯苓　干姜

以上出自《瞻山医案》

北山友松

一侍女年三十余矣，常患健忘，如怔忡，梦中作惊，大便秘结，血块冲上，头晕目眩，不思饮食，五年余矣。医用归脾、逍遥、八珍等汤，及清心丸、安神散等药不效，求治于予。余制一方：牵牛、大黄、槟榔子、枳壳、桃仁、红花、牛膝、滑石为丸，每旦服三十丸，抑阴汤下，数日眩晕止，大便宽，觉胸中凉快矣。予曰："未也，必须大下血块。"又用四物汤服前丸药数百丸，下瘀块黑脓者七日。后用沉香、木香、乌药、香附子、藿香、紫苏、山栀子、陈皮、茯苓、白术、甘草五帖，再加当归、川芎、芍药、黄芩十余帖，诸证如忘。后用加味逍遥散，调理出入，月余全效。

《北山医案》

林佩琴

贡氏。惊悸恍惚，不饥不食不寐，脉虚促。病因怒恐而得，胆火上冒则头眩心仲，胸脘刺痛，气结，呵欠怯冷，候烦热多惊，皆阳越失镇，服药鲜效，总由治失其要。先镇浮阳，再议和阴。牡蛎、龙骨（俱煅研）二钱，磁石一钱，柏子仁、连翘心各五分，茯神、生枣仁各二钱。三服证象大减，改用羚羊角六分，嫩桑叶三钱，熟地、枣仁、茯神、白芍各二钱，小麦一合，麦冬、半夏各钱半。数服能寐思食矣。

殷氏。吐红夜嗽，目瞤心惕，自汗不寐，晡寒食减，脘痞不舒，脉虚芤，两寸浮，此营损及卫也。用黄精、柏子霜、生芪、炙草、杞子、枣仁、茯神、白芍、川贝、龙眼肉、小麦煎汤缓服。当晚稳寐，三剂汗收嗽定矣。又十余服，诸证俱愈。

汪氏。病久失调，延成虚损，怔忡汗出，手足心热，坐起眩晕，善饥无寐。诊左寸虚散，右寸关虚弦，两尺稍大。此阴亏火炎之渐，惟营虚生内热，故手足如烙，瘰烦神失安，故汗液自泄。虚阳挟风上蒙清窍，故头目眩晕，肝阳肆横，阳明当其冲，风火消铄故善饥。滋液息风，全用柔剂，归脾汤去芪、术、木香、归、姜，加白芍、丹皮、熟地、甘菊（炒），六服渐安。去丹皮、甘菊，再加山药、柏子仁，晚服六味丸全愈。

以上出自《类证治裁》

陈念祖

夜不能寐，少卧则惊醒，惴惴恐怖，反侧不安，乃胆气怯弱之故，盖胆属少阳，在半表半里之间，为心肾交接之会，心气由少阳而下交于肾，肾气亦由少阳而上交于心。胆气既虚，则心肾二气交接愈难，是以惊怖易起，不能成寐。治宜责诸少阳，然少阳胆经与厥阴肝经互相表里，法须肝胆同治，庶克有济。兹拟方于下：

炒白芍五钱　酸枣仁三钱，炒　远志二钱，去心
水同煎服。

心悸善忘，初由受惊而起，经年未愈。脉芤兼滑，不耐操劳。系心血本虚，痰涎袭入。用补心丹合十味温胆法治之，方拟于后：

人参二钱　酸枣仁二钱，炒研　天门冬一钱五分　麦门冬一钱五分，不去心　丹参一钱　元参一钱　白茯神一钱五分　白茯苓一钱五分　远志八分，去心　当归身一钱　石菖蒲五分　炙甘草五分　制半夏二钱　生地三钱　淡竹茹二钱　陈皮八分　五味子五分　枳实五分　柏子仁一钱　桔梗五分

精神恍惚，卧则梦魂颠倒，神若远离，闻声倏然惊醒，通宵不能成寐，左关脉实。是肝经受邪，非属心虚之证。盖魂藏于肝，肝血不足则神魂无主，势将飞越，是以梦寐不安。神而明之，存乎其人。方拟列于下：

龙齿二钱，微煅　炒白芍三钱　当归身一钱　柏子仁一钱　白茯神三钱　麦门冬一钱，不去心　巴戟天一钱　菟丝子一钱　酸枣仁二钱，炒　远志一钱，去心
水同煎服。

以上出自《南雅堂医案》

程文囿

芄兄恙抱怔忡，久而不愈，每发心旌摇摇，头晕神倦，辗转不安。予诊之曰："此烦劳郁伤，心脾肝三经病也。"方定黑归脾汤去木香，加白芍、柴胡，合逍遥散，间参以麦冬、五味子、柏子仁、丹参、牡蛎之属。疾发虽轻，然犹未断，芄兄忧之。予曰："神者伸也，人之神好伸而恶郁，郁则伤神。孔圣二论，首揭说乐，佛家《般若经》，自称自在，庄生著南华，首标逍遥游，情志中病，未可全凭药力，务须屏烦颐养，方能除根。"如言闲散半载，服煎药两百剂，至今疾不复发。

《杏轩医案》

何世仁

戴，少阴心营内亏，水不制火，烦郁惊恐，无日不然，脉形虚数，摇宕不定，此关情性拘执，外魔即境而生，内念遂为牵制，而不可摆脱矣。证已有年，非汤药可疗，鄙拟清心宁神，参化痰法，未知稍有微效否？

川连　生地　柏仁　茯神　枣仁　丹参　龟板　龙齿　菖蒲　金箔　远志

复：前用清心宁志之法，神志稍定，语言有序，脉象不止数疾，是亦善机。但证关厥少二阴，两脏失养，而痰火又从而蒙蔽之，清机何由得开乎？当此盛暑，惟有清凉宁静一法耳。

川连　石英　胆星　橘红　远志　金箔　龟板　原地　茯神　枣仁　柏仁

《清代名医何元长医案》

王九峰

因惊恐而致病者，主于肝胆。因病而致生惊恐者，属乎心肾。心为君主之官，端拱无为，相火代心行事，相火藏于两肾之间。《经》言七节之旁中有小心，即其处也。肾为作强之官，技巧出焉。盖人之动作云为，皆赖肾中之火。此火一衰，则精神昏昏，形志颓残，而风痹痿厥等证，所由生也。今脐上猝然振动，惊惕莫能自主，旋竟上攻，两臂痿厥不收，逾时而已。脉数无力，面色戴阳，证势颇类无根之火。盖非相火衰微，乃悲思抑郁，致火不宣扬，不能生土。且南方卑湿，脾土常亏，既失所生，又素不足，脾湿生痰，湿痰生热，流注诸经，变幻不一。胃关于肾，肾志不安，肾志为恐，而蔽障于痰则悸。譬如水滴火中，则焰勃然而起。故自脐下而上升两臂，正合七节之旨。两臂亦中土太阴阳明三部，横走于肝，则脉不安。肝主谋虑，胆附于肝，胆主决断，为痰所扰则怯。诸恙虽见于目前，而变病已著于曩昔，人年已半百，而必少壮有恃强之弊，非一朝一夕之故，其所由来者渐矣。公议补脾肾运中枢以杜痰源，省思虑益精神以舒志意，方克有济。景岳言此为不慎其初，所以致病于后，今病已及身而犹不知慎，则未有能善其后者，此言最切，当宜留意焉。

六味地黄汤合六君子，加沉香。

《王九峰医案》

顾金寿

袁。左寸虚滑，右关沉弱，此由惊恐思虑，三阴俱伤，痰火郁结，故神情恍惚，不能自主，不知饥饱，已渐成怔忡健忘重证，急宜静养少言，再服心脾两调之剂，可愈。

朱拌茯神三钱　远志肉一钱五分,甘草水浸　石菖蒲三分,朱拌　炒丹参二钱　陈皮一钱　制半夏一钱五分　真琥珀五分　煅龙齿二钱　生甘草五分　合欢皮五钱　煎汤代水。

又：昨用心脾两调之法，右关稍起，左寸微平，舌苔虽减，尚嫌白腻，中宫痰火，郁结未开，再照昨法加减。

瓜蒌皮三钱　薤白一钱,酒洗　朱拌茯神四钱　远志肉一钱五分,甘草水浸　石菖蒲三分,朱拌　制半夏一钱五分　陈皮一钱　生甘草七分　石决明五钱　合欢皮五钱　煎汤代水。

又：脉象舌苔俱渐有退意，自觉膈中不能开爽，膈中为心包地步，《内经》所谓膻中为好乐之官是也。痰火为惊气所结，自应宣豁为治，务须寻乐散心，服药方能速效。

郁金七分　连翘一钱，鸭血拌　朱拌茯神四钱　瓜蒌皮三钱　川贝母二钱　草决明一钱五分　石菖蒲五分　青花龙骨三钱　生甘草五分　建兰叶二片　合欢皮五钱

又：脉象渐松，舌苔稍清，惟心中仍未能开豁，自述大便带血，色见红紫，此心包郁积少通，趁此再为清疏咸降，倘能从此泻去，最是捷径，总宜宽心调摄为妙。

大生地三钱　茯神五钱，朱拌　连翘一钱五分，鸭血拌　旋覆花一钱五分，蜜拌　紫降香三分，磨汁　生甘草五分　川贝母二钱　瓜蒌皮三钱　金针菜五钱　合欢皮五钱　煎汤代水。

又：诸象渐减，病热已有转机，惟心神恍惚不能自主，一时火升，便觉坐卧不宁，皆属神志之病，心相二火，时升时降，再照前方加减。

原生地五钱　粉丹皮一钱五分　朱拌茯神三钱　连翘一钱五分，鸭血拌　陈胆星三分　石菖蒲三分，朱拌　泽泻一钱五分　瓜蒌皮四钱　合欢皮五钱　金萱花五钱　生甘草五分　飞金五张

丸方：茯神一两　麦冬肉一两　远志五钱，甘草水浸　陈皮三钱　大枣二两，煮烂　煅磁石一钱

上药为末，枣肉同捣为丸，如龙眼核大，朱砂为衣，不时口嚼一丸，开水下。

又：脉象颇平，舌苔渐化，病已减去六分，惟心包痰火未清，胃气未复，又不能在苏静养，计惟定方常服，附以加减进退之法，再将前制丸药不时含化，可保无虞。

大生地五钱　粉丹皮一钱五分　朱拌茯神三钱　制半夏一钱五分　陈皮一钱　石菖蒲二分，朱拌　生甘草五分　砂仁五分　焦术炭一钱　合欢皮五钱　金萱花五钱　连翘一钱，鸭血拌　飞金五张

加减进退法，倘有外感风寒，照方去生地、连翘壳，加姜三片、枣二枚。

风热加薄荷五分、桑叶一钱。

气恼照方去焦术，加龙骨二钱、陈胆星五分。

劳瘁照方去生地，加熟地（砂仁炒松）四钱，西党参四钱。

饮食饥饱伤，照方加神曲二钱、焦谷芽二钱。

问此证颇类失荣，闻已药投百剂，攻补温凉，如水泼石，今独宣郁安神，病已减半，又预为进退加减，俾得安然办公，岂前此之药，均未中病耶？曰：病起七情，不比外感易治，此证似虚非虚，似实非实，补之则痰火愈结，攻之则气血益亏，用温恐虚火易升，用凉防胃肠更败，计惟宣郁安神，庶几无弊，遇此等证，不求有功，先求无过，无过则功自至矣。

以上出自《吴门治验录》

吴篪

皖藩蒋调元，缘被议后，蓦然惊惕时动，虚烦呕涎，体倦自汗，坐卧不安。诊脉弦数滑，由于心虚胆怯，气郁生涎，外有所触，忧郁恍惚，虚火上冲，故心下筑筑然跳动，而成惊悸之证。即用温胆汤加羚羊角、菖蒲、麦冬，兼以加味归脾汤，调理半月乃安。

《临证医案笔记》

何书田

本元不足，痰火内蒙，不时惊恐，出汗心跳。诸属二阴之病，只宜清降安神为主。

制首乌　羚羊片　麦冬肉　甘菊花　生枣仁　牡丹皮　石决明　白蒺藜　白茯神　橘红

心营内亏，水不制火，烦郁惊恐，无日不然；脉形虚数，摇宕不定。此关性情拘执，外魔即境而生，内念遂为所牵制，而不可摆脱矣。证已有年，非汤药可疗。鄙拟清心安神参化痰法，未知稍有效否。

炒川连姜汁拌　炙龟板　紫丹参　远志肉　茯神　原生地　煅龙齿　柏子仁　生枣仁　石菖蒲　金箔

复诊：前用清心宁志之法，神志稍定，语言有序，脉象不至数疾，是亦善机。但证关厥、少二阴，两脏失养，痰火又从而蒙蔽之，清机何由得开乎？当此盛暑，惟有清凉宁静一法而已。

炒川连姜汁拌　炙龟板　陈胆星　橘红　柏子仁　原生地　紫石英　生枣仁　茯神　远志肉　金箔

心跳，目光不明。肝肾两亏也。

原生地　白归身　麦冬肉　柏子仁　白茯神　制首乌　料豆皮　甘菊花　生枣仁　远志肉

手、足少阴俱亏，心神失养，则跳宕不安，六脉纯阴。急须进补。勿过劳心是嘱。

西潞党　炙龟板　五味　柏子霜　茯神　煅磁石　大熟地　朱麦冬　丹参　生枣仁　金箔
朝服天王补心丹。

烦劳太过，心营内亏，则跳动不安。当用归脾法加减。

西党参　炙甘草　炒归身　柏子霜　白茯神　制于术　陈皮　牡丹皮　生枣仁　远志肉

七情抑郁，思虑伤脾，心营耗散，气郁不舒。以致不寐、胆怯，惊疑不定，肝木作胀，时时嗳气；脉形弦细，痫证之机。能舒怀抱，戒烦恼，服药才许奏效。用加味归脾法。

西党参　炙甘草　川郁金　柏子霜　远志肉　制于术　生山栀　煨木香　白茯神　龙眼肉

平昔过于操心，多虑多愁，甚则夜不安寐，或时脘痛欲吐。此心肝脾三脏之病，久防惊悸怔忡。以益气养心营为治。

西党参　炙甘草　炙龟板　炒归身　柏子霜　制于术　橘红　麦冬肉　炒白芍　生枣仁　茯神　远志肉

气虚，中州失镇，厥阴之火不时上扰，胃脘作痛，心宕胆怯，皆关七情忧郁所致。开怀静摄调理为嘱，否则防怔忡惊悸。

西党参　川连姜汁拌炒　阿胶　五味子　白茯神　炙甘草　上肉桂　炒白芍　紫石英　生枣仁　龙眼肉

复诊：证关厥、少二阴，最难调治。拟交心肾法，以冀渐瘳。

炒川连米拌　黄柏咸水炒　丹皮　茯神　远志肉　金箔　上肉桂　炙龟板　决明　枣仁　石菖蒲

以上出自《龚山草堂医案》

王孟英

仁和邵位西枢部令爱字许子双司马为媳者，在都患心悸头晕，渐不起榻，旋致不能出语。旋杭，多医治之，金以为虚，广服补剂，遂减餐少寐，频吐痰涎，畏风怕烦，溲短便闭，汛愆带盛，以为不能过冬至矣。适余游武林，赵君菊斋嘱其邀诊。脉之弦数而滑，面白唇红，目光炯炯而眉蹙羞明，苔黄乳裂，既非暗证，又非失音，强使出一二字，则艰涩异常，摇手点头，或以笔代口，目无妄见，亦非祟病。余谛审之，谓其必起于惊恐，而痰涎阻于窍隧。病者颔之。以起病时为一大瓶堕地，乍闻其声而一吓也。遂与清心肝胆胃之法，加舒络涤痰开郁之品。服后各恙渐减，眠食渐安。丙辰春，余复视之。仍卧于床，仍不出语。按钮氏《续觚剩》鼠魂一条，与此相似，彼特神其说耳。然余竟不能治之使语，殊深抱愧，录之以质高明。戊午季秋，复游武林往诊，尚如故。闻其仍服补剂，因力劝阻，而赠以清肺通络涤痰之品，制丸噙化。服至次年春仲，遍身发疹，频吐秽痰，语能渐出，乃蕴结外解，从此肃清，可期奏绩，初论尚不甚爽。

《归砚录》

一圊人，诣孟英泣请救命，诘其所以。云：家住清泰门内马婆巷，因本年二月十五日卯刻，雷从地奋，火药局适当其冲，墙垣廨宇，一震泯然，虽未伤人，而附近民房，撼摇如簸。其时妻在睡中惊醒，即觉气不舒畅。半载以来，渐至食减形瘦，神疲汛少。惟卧则其病如失，药治罔效。或疑邪祟所凭，祈祷压镇，亦属无灵，敢乞手援，幸无却焉。孟英许之，往见妇卧于榻，神色言动，固若无恙。诊毕，病人云：君欲睹我之疾耶？坐起，果即面赤如火，气息如奔，似不能接续者。苟登厕溲便，必瞀逆欲死。而前所服药，如破气行血，和肝补肺，运脾纳肾，清火安神，诸法具备，辄如水投石。孟英仿喻氏治厥巅疾之法，用药旋覆花、代赭石、龙胆草、黄连、龙骨、牡蛎、五味子、乌梅、木瓜、法夏、蒺藜、猪胆汁，一剂知，旬余愈。

孟英治其令弟季杰之簉室，因夜间未寐，侵晨饮酒解寒，适见旁人争砕，即觉心跳欲吐，家人疑其醉也。而欲吐不出，气即奔逆如喘，且肢麻手握，语言难出，又疑为急痧而欲刺之。孟英闻而视之，脉象弦驶。曰：夜坐阳升，饮醇则肝阳益浮。见人争砕，是惊则气更上逆，不可刺也。灌以苏合香丸一颗，下咽即瘥。

顾升庵参军之仲郎，久患多疑善恐，不出房者数年矣。食则不肯与人共案，卧则须人防护。寡言善笑，时或遗精，多医广药，略无寸效。孟英切脉：甚滑数。与元参、丹参、竺黄、竹茹、丹皮、黄连、花粉、栀子、海蛇、荸荠为剂，送服当归龙荟丸，四帖，即能出署观剧，游净慈而登吴山。参军大喜，以为神治。次年为之配室。

章养云室，患外感，适遇猝惊，黄、包二医皆主温补，乃至昏谵痉厥，势极危殆。棺衾成备，无望生矣。所亲陈仰山闻之谓云：去秋顾奏云之恙，仅存一息，得孟英治愈，子盍图之。章遂求诊于孟英，证交三十八日，脉至细数无伦。两手拘挛，宛如角弓之反张。痰升自汗，渴饮苔黄，面赤臀疮，昼夜不能合眼。先与犀（角）、羚（羊角）、贝（母）、（石）斛、元参、连翘、知母、花粉、胆星、牛黄、鳖甲、珍珠、竺黄、竹叶、竹茹、竹沥为方，三剂，两手渐柔，汗亦渐收。又五剂，热退痰降，脉较和，而自言自答，日夜不休，乃去羚（羊角）、（石）斛、（珍）珠、（牛）黄，加西洋参、生地、大块朱砂两许，服之，聆絮不减。复于方中加青黛、龙（骨）、牡（蛎），服二剂，仍喋喋不已。孟英苦思数日，径于前方加木通一钱，投匕即效。次日，病者自云：前此小溲业已通畅，不甚觉热，昨药服后，似有一团热气从心头直趋于下，由溺而泄。从此神气安谧，粥食渐加，两腿能动，大解亦坚。忽咽肿大痛，水饮不下。孟英曰：余火上炎也。仍与前方，更吹锡类散而安。唯臀疮未敛，腿痛不已，乃下焦气血伤残。改用（人）参、（黄）芪、（当）归、（白）芍、生地、合欢、山药、麦冬、牛膝、石斛、木瓜、山栀、藕肉，数服，痛止餐加。又予峻补生肌而愈。

魏氏女，因事惊骇，次日即不知饥，眩晕便秘。医谓"神虚"，投补数帖，反至时欲昏厥。更医作中风治，势益甚。旬日后，孟英持其脉，弦伏而滑，胸腹无胀闷之苦，而旬余又不更衣。是惊则气乱，挟痰逆升。正仲圣所谓"诸厥应下者，下其痰与气也"。以旋（覆）、赭（石）、栀（子）、（黄）连、雪羹、楝（实）、贝（母）、金箔、竹沥、（莱）菔汁为方，并以铁器烧红淬醋，令吸其气，二剂厥止。旬日而瘳。

杨某，方做事，不知背后有人潜立，回顾失惊，遂不言不食，不寐不便，别无他苦。孟英按脉，沉弦。以石菖蒲、远志、琥珀、胆星、旋（覆）、贝（母）、竺黄、杏仁、省头草、羚羊角为剂，化服苏合香丸，二帖，大解行而啜粥，夜得寐而能言。复予调气宁神蠲饮药，数日霍然。

王瘦石，禀属阴亏，卒闻惊吓之声，而气逆肢冷，自汗息微，速孟英视之：身面皆青绿之色，脉沉弦而细。乃素伤忧虑，而风阳陡动也。予牡蛎四两、鳖甲二两、蛤壳一两、石英五钱、龙齿、小麦、辰砂、麦冬、茯神、贝母、竹茹为方，一剂知，二剂已，续以滋养而瘳。

己酉春，胡孟绅山长，患疑。坐卧不安，如畏人捕，自知为痰，饵白金丸吐之，汗出头面，神躁妄闻。孟英切其脉，弦滑洪数，不为指挠。投石膏、竹茹、枳实、黄连、旋覆、花粉、胆星、石菖蒲，加雪羹、竹沥、童溲，吞礞石滚痰丸，下其痰火。连得大解，夜分较安。惟不能断酒，为加绿豆、银花、枳椇子，吞当归龙荟丸。旬余，脉证渐平，神气亦静，尚多疑惧。改授犀角、元参、丹皮、竹叶、竹茹、贝母、百合、丹参、莲心、猪胆汁炒枣仁、盐水炒黄连，吞枕中丹，以清包络肝胆之有余而调神志。又旬日，各恙皆蠲，即能拈韵。继与十味温胆法善其后。

太仓陆竹琴之令正，陡患心悸，肢冷如冰。其子惶惶，浼吴江程勉耘恳援于孟英。察其脉，浮弦而数，视其舌，尖赤无苔。乃阴虚阳越，"煎厥"根萌。与元参、"二至"、"三甲"、龙齿、石英、生地、牛膝、茯神、莲子心而愈。

康康侯司马令郎尔九，在玉环署中，患心忡自汗，气短面赤，霎时溲溺数十次，澄澈如水。医金谓虚，补之日剧。乃来省就孟英诊焉。左寸关数，右弦滑，心下似阻。因作痰火阻气，心热移肺治。用蛤壳、黄连、枳实、楝实、旋覆、花粉、橘红、杏仁、百合、丝瓜络、冬瓜子、海蛇、荸荠、竹茹、竹沥、梨汁等，出入为方，服之良愈。而司马为职守所羁，尝患恙，函请孟英诊视者数次，竟不克往。继闻司马于仲冬竟卒于瓯。乃知病而得遇良手，原非偶然。前岁遇而今岁不能致，岂非命耶！

以上出自《王氏医案》

曹存心

湿热生痰，留于手足少阳之腑，累及心包。心惊胆怯，性急善忘，多虑多思，舌苔浊腻带黄，胸脘内热。清化为宜。

黄连温胆汤加洋参、枇杷叶。

原注：舌苔浊腻带黄，加入黄连一味，苦燥化湿。再加洋参补阴，枇杷叶清肺，想是火旺之体，肺液必亏，且以救二陈之过燥也。

惊则气乱，神出舍空，痰涎袭入，此心悸形呆，善忘不语所由来也。至月事不至，血从内并，用药亦须兼及。

茯苓　香附　沉香　半夏　橘红　远志　胆星　牛膝

另惊气丸：白花蛇、蝎、蚕、脑、麝、辰砂、白附、麻黄、天麻、橘红、南星、苏子。

诒按：拟加丹参、琥珀、归须等，兼顾血分，乃与按语相合。

心悸，初从惊恐得之，后来习以为常，经年不愈，手振舌糙，脉芤带滑，不耐烦劳。此系心血本虚，痰涎袭入也。

人参　玄参　丹参　枣仁　天冬　麦冬　菖蒲　茯苓　茯神　当归　远志　五味　桔梗半夏　生地　橘红　枳壳　柏仁　炙草　竹茹

原注：此天王补心丹，合十味温胆法也。心血本亏，补心丹主之；痰涎袭入，十味温胆汤主之。

以上出自《柳选四家医案》

何平子

肝胆气郁，心悸脉数，膈次不宽，久防失血。

川连　郁金　枣仁　柏子仁　泽泻　麦冬　茯神　山栀　杏仁

复：数脉和平，夜得安寝。可见君火交阴，宜用丸子调理。

首乌　枣仁　茯神　泽泻　龟板　麦冬　莲须　女贞子　川黄柏

丸方：洋参　麦冬　枣仁　柏子仁　丹皮　生地　茯神　龟板　金樱子　北沙参　湘莲川柏　蜜水泛丸。

营液交虚，心阳飞越，上实下虚，易饥胆怯。延久不瘥，神思倦怠，脉数无力。鄙拟甘温潜纳法，附方酌用。

炙绵芪二钱　五味四分　茯神二钱　枸杞三钱　新会红一钱　大熟地五钱　麦冬三钱　枣仁三钱

牡蛎四钱　桂圆肉五枚

复：中虚阳越，六脉空软无力，此怔忡也。唯用温补填纳，舍此无策。

西党参　炙芪　茯神　五味　枸杞子　熟地　枣仁　麦冬　白芍　浮麦　红枣

以上出自《壶春丹房医案》

费伯雄

某。惊悸气促，喉舌作痛，驯龙驭虎汤。

莲子二十粒，去心　沉香四分，人乳拌　花龙骨二钱　琥珀一钱　珍珠母八钱　玉竹四钱　菱皮四钱
石斛三钱　柏子霜二钱　白芍一钱五分　薄荷一钱

《费伯雄医案》

李铎

江体先上舍，年五旬，忧虑惊恐，情志内伤，神识迷惑，呢喃呓语，忽清忽憒，心悸怔忡，见人畏缩，竟夜不寐。诊脉细虚，似非痰火有余，乃心病也。议天王补心丹，以理心之用。

人参　元参　丹参　茯神　枣仁　远志　天冬　麦冬　柏仁霜　石蒲　桔梗　生地

依方服二十帖，接服磁朱丸。

数月之病，服此方十余帖，竟得神安意静，接服磁朱丸半料而全瘳，不复发也。

惊由于心，故见证神识昏迷不寐。寿山

孙妪，年七十，两寸摇摇似散，关尺沉微附骨。病由惊恐而致，猝然神昏，目呆心悸而跃，是心血与中气皆亏。经言惊则气散神伤，当参此义，急以补益元气，安神镇摄为治。

人参　熟附　当归　枣仁　远志　茯神　龙齿　琥珀　炙甘草　桂圆肉

一剂神昏略振，目珠运活，惟心悸怔忡，闭目静卧，不能起枕，稍动则昏冒，是上虚则眩也。原方重加芪、术，用金器煎百沸汤煎药，连进数剂而愈。

血虚目暗，气散神昏，虽由惊恐而得，实属中气早伤，论治切当。寿山

吴元丰参军长女，年十二龄，诊脉乍大乍小、模糊不清之象。据述因惊而起，妄言神鬼战栗而作，身倦气怯，面色时青时白，食减多汗，唾中带血，平日胆怯，恬静成性，此心神先虚，邪祟为患。喻嘉言治杨季登女，邪祟附入脏腑，确然有据矣。治法仍祖之。

犀羚角二钱，锉　龙齿二钱　鹿角霜二钱　牡蛎粉二钱　高丽参二钱，锉　黄芪二钱　白芍一钱五分
茯神二钱　川贝母因唾中带血故用之

以童女不用虎威骨。选上药共为末，令以羊肉煎取浓汁数杯，分四次，调其末。服一次即得安寝，尽其末，竟不再发，相传以为神效。后治余族叔启福之胞妹欢姑，年十八，患一奇证，身无潮热，神呆气夺，食减色夭，面向里卧，自言自语，交睫即见一少年同枕。口流涎沫，遗溺亦不自觉，病似邪鬼，医不能疗，师巫祷之，皆不效。适余避乱在家，召诊之，脉乍大乍小，询知病状始末，见其神情，浑似丧败之舆。闺中处子虽值世乱，惊忧交迫，而无重任之虑，病才旬日，神色何至此耶？忽而悟曰：此必邪祟之病，与向年治吴参军女前案相似，但又当与熊

仲舒先生幼男一案兼看。熊子遭室晦，未近女；此女遭室晦，未近男，可以类推，即以前方少加牛黄丸，旬日而安。次年劝姑出阁，适椒源叶州同某，今举男已髫龄矣。

邪祟必由心虚而入，参观两案，必胸中有物，乃神识不差。寿山

甲子治一人，年四十，久病虚损，心中常怔忡不宁，一闻大声疾呼及房外响声略重，则如人将捕捉之状，尤惊惕不适，汗淫淫下，用参芪四君加茯神、远志、枣仁、龙齿，多服愈。

按：仲景曰：动悸则怔忡心动惕而不安也。其由有三，气虚神弱，心不自持，一也；水气乘心，心火恶水，二也；汗为心液，液去心空，如鱼无水，三也。心中惕惕然而跳动也，如人将捕之貌。人之所主者心，心之所藏者血，心气一虚，神气不守，此惊悸怔忡之兆端也。

以上出自《医案偶存》

魏树春

阜宁县署幕僚张君，因案牍烦劳，心营有损，怔忡不寐，自汗健忘，深以为苦。先延西医诊治，西医谓为心脏血脉亢进，令服药水数瓶，而卒无效。乃托其友人某，转恳予为之调治，予用天王补心丹以养心血为主，服药仅一月，而诸证悉除。是则中西医之药力，对于见证，但视施治之得当与否，固无从轩轾也。

《清代名医医话精华·魏筱泉医话精华》

杨毓斌

陈生新妇，病心悸怔忡，动甚则上撞至喉，周身肌肉瞤惕不宁。证经数月，医用宁心清火降痰，则吐清水，饮食不思；用填镇则如石压胸；用补则闷胀；用豁痰理气则气若虚不接续，时时眩晕，卧不能安。

按：此多由心体不足，冲气失调，痰郁火扰所致。要亦心脾之阳不能健运，痰水因之凌心。本此为治，四五日证减六七，因畏药，改作膏缓调之而愈。

朱茯神　熟枣仁　炙远志　川芎　柏子仁　龙齿　紫石英　制半夏　姜汁炒竹茹　炒川贝母　苦桔梗　煨木香　白术　陈皮　炙草　煨姜　大麦糖

《治验论案》

张乃修

经左。精水不足，肝阳上升，头晕有时恶心，寐中往往惊跳。宜育阴息肝。

大生地四钱　酒炒杭白芍一钱五分　钩钩三钱　滁菊花一钱五分　朱茯神三钱　黑豆衣三钱　生牡蛎五钱　白蒺藜三钱　丹皮二钱　金器一件，悬煎

二诊：育阴息肝，阳升不息，头疼耳痛震鸣，寐中惊跳，溲后辄带精浊。肾阴不足。欲制其阳，当育其阴。

大生地四钱　生牡蛎五钱　粉丹皮二钱　黑豆衣三钱　生龟板四钱　生白芍一钱五分　生山药三钱　女贞子三钱，酒蒸　潼沙苑三钱，盐水炒　茯神三钱　莲须一钱

三诊：素体湿盛，阴腻之药，不能任受。头痛耳鸣，寐中惊跳。既不能壮水和阳，宜清泄甲木。

桑叶一钱　滁菊花二钱　白蒺藜三钱，盐水炒　女贞子三钱，酒蒸　制半夏一钱五分　丹皮二钱　橘白一钱　白茯苓三钱　黑豆衣三钱　石决明四钱　谷芽二钱，檀香汁炒

某。脉证相安，然阳气仍复上升，皆由木失滋涵。再滋肾养肝，宁神息木。

阿胶二钱　夜交藤四钱　黑豆衣三钱　炒枣仁二钱　煅龙齿三钱　酒炒女贞子三钱　酒炒杭白芍一钱五分　滁菊花一钱五分　海蛤粉三钱　淮小麦五钱　糯稻根五钱　天王补心丹三钱晨服，四钱包煎

二诊：寐得稍安，饮食如常。育阴息肝，再望应手。

阿胶珠三钱　朱茯神三钱　夜交藤三钱　酒炒杭白芍一钱五分　酒炒女贞子三钱　炒枣仁二钱　煅青龙齿三钱　柏子霜三钱　淮小麦五钱　金器一件

三诊：腰为肾府，腿股为奇脉所辖，腰股作酸，肾虚已著。厥阴之脉上额交巅，肝用在左而主血，偏左头痛，血虚木旺，亦属显然。心悸跳荡，时为不寐，水亏风阳撼扰，所谓曲直动摇，风之象也。滋肾水以息风，治之定理。

生熟地　粉归身　滁菊花　肥玉竹　奎党参　酒炒杭白芍　潼沙苑盐水炒　泽泻　柏子霜　辰麦冬　生于术　生甘草　黑豆衣　西洋参　朱茯神　川石斛　炒枣仁　煅龙齿　夜交藤　厚杜仲　甘杞子　生山药　煅磁石　粉丹皮　石决明　酒炒女贞子　菟丝子盐水炒　清阿胶四两　龟板胶三两鹿角胶一两

以三胶熔化收膏，每晨服七八钱，开水化服。

盛右。凡虚里之穴，其动应衣，宗气泄越之征。中流无砥柱之权，肝阳从而撼扰，神舍因而不宁。拟补中气以御肝木。

盐水炙绵芪　吉林参　云茯苓　阿胶珠　土炒白芍　远志肉　块辰砂左牡蛎　龙齿　金器

又：补中以育木，育阴以柔肝，神呆如昨，时多恐怖，心中自觉窒而不开。脉左寸沉滞，关部细弦，尺中小涩，右寸滑而濡软，关部滑而带弦，尺脉较劲，皆中气脏阴有亏，挟痰内蔽之象。夫既亏矣，何复生痰。盖肝禀将军之性，刚柔之用，正施之则主一身之生发，逆施之则为火风之后阶。今当产后未满百日，血虚气弱，肝木偏亢，遂为虚里跳动，厥阳上旋。则清津浊液，悉为阳气所炼，凝结成痰。心为离火，火本下降，与水相交者也。今阳气且从上旋，心火何能独降，心胸清旷之躯，转为阳火燔蒸之地，窒闷之由，实在于此。譬如酷暑之时，独居斗室，虽旷达之士，亦且闷不能堪，所谓闷者，皆阳之闷也。夫至阳闷于中，烁液成痰，神明为痰火所扰，便是不能自主之局。所最难者，阳可以息，火可以降，痰可以豁，而三者之药，无不伐贼元气。今以水亏不能涵濡，气虚不能制伏，然后有肝阳之升，痰热之蔽。消之降之，前者未定，后者又来。若补之涵之，则远水不能济急也。大药之似乎虚设者为此。兹从补养之中，参入治痰之品，标本并顾，未识勃然欲发之阳，能得渐平否。备正。

吉林参一钱　煅龙齿五钱　九节菖蒲五分　块辰砂三钱　茯苓神各二钱　清阿胶二钱　焦远志八分　辰砂拌麦冬三钱　川贝二钱　炒松生地四钱　马宝一分，先化服

又：每至动作，虚里辄大跳动，《内经》谓其动应衣，宗气泄也。病之着眼处，当在于此，所以前诊脉细弦而并不洪大，与病相应，直认其为中气虚而不能制木，致魂不安谧，神不守舍。欲遵经训，似非补其中气、交其心神不可也。乃投之罔效，其中必有曲折。此次偶服攻劫之方，

大吐大下。今诊右部之脉转滑微大，寸脉依然细滞。因思肝用在左，在于胠胁，肝郁之极，气结不行，由胠胁而蔓及虚里，气郁则痰滞，滞则机窍不宣，是神机不运，在乎痰之多寡，痰踞机窍之要地，是以阻神明，乱魂魄。然而吐下之后，神志未灵爽者，盖肠胃直行之道，积痰虽一扫而空，至窍络纡回之处，非郁开气行，痰不得动也。今才经吐下，理应休息数日，乘此以四七汤开其郁结，参入芳香以宣窍络。旬日之后，再用攻法。即请裁夺行之。

上川朴一钱二分　磨苏梗一钱　广郁金三钱　制半夏三钱　茯苓四钱　九节菖蒲七分　姜二片　枣二枚

又：心虚胆怯，神不自持，多疑寡断，痰火之药，无一不进，乞无应效。即心肾不济一层，亦经小试，未见寸功，几成棘手难明之局。深究其理，虚里之跳动，究系病起之根，若非宗气之泄，即是肝气之郁，可不待言。吾人肝主左升，胆主右降，肝升则化为心血，胆降则化为相火，今肝经之气，郁而不舒，则左升失其常度，而心血无以生长，当升不升，肝木愈郁而愈实。肝为藏魂之地，又为藏血之海，经行血降，郁塞稍开，神魂稍定。而木气之升泄，仍难合度，心血日少，所以心虚若怯。无理处求理，如以上所述，似与病情不能为谬。拟升泄肝木，使上化心血，而心虚或能渐复，木升则郁解，而肝实或可渐疏。苟心神可以自持，魂能安宅，便是佳境也。

柴胡七分　生甘草三分　杭白芍二钱　茯苓神各二钱　酒炒当归二钱　野于术二钱　抚川芎一钱　丹参二钱　煨姜二片　西血珀五分　上沉香二分　上湘军六分，三味研细用炒茺蔚子四钱煎汤调服

顾右。心悸肢节作痛，皮寒骨热。脉象细弦。营血亏损，遂致营卫失和，营血不能濡养经络。宜养血和营。

全当归三钱　炙黑草五分　柏子霜三钱　甘杞子三钱　龙眼肉五枚　白芍二钱，酒炒　茯神三钱　枣仁二钱，炒　阿胶珠二钱　大南枣四枚

二诊：心悸稍定，胃纳如常。的是营血不足，心阳不能下降。效方扩充。

大生地四钱　辰麦冬三钱　枣仁二钱，炒　白归身一钱五分　阿胶二钱　白芍一钱五分，酒炒　辰茯神三钱　柏子霜三钱　龙眼肉四枚　天王补心丹三钱，清晨先服

又膏方：营阴亏损，营血不足，不克与卫俱行，遂致营卫不和，皮寒骨热。血不养经，则肢节作痛。血不养肝，风阳上旋，则头痛耳鸣心悸。滋水以涵肝木，育阴而和营血，一定之理。

大生地六两　滁菊花一两　杭白芍三两，酒炒　柏子仁二两　川断二两　大熟地四两　白归身三两，酒炒　厚杜仲三两　奎党参四两　茯神二两　西洋参一两　女贞子二两，酒蒸　天麦冬各一两五钱，辰砂拌　黑豆衣二两　白薇二两，炒　生熟甘草各五钱　肥玉竹二两　泽泻一两　杞子二两　怀牛膝三两，酒炒　青蒿一两五钱　枣仁二两，炒　于术一两，乳蒸　炒萸肉一两　炒木瓜一两　石决明四两

阿胶三两，龟胶二两，鹿胶一两，熔化收膏。

以上出自《张聿青医案》

王旭高

徐。昔立斋治病，每定一方，令人服数十剂，非心精识果，乌能如此！然非病家信之真，任之专，亦乌能如此！林也不才，何敢妄希前哲？然审病既的，药当不谬。从此加鞭，以图进益。

天冬　麦冬　生地　熟地　怀山药　沙参　茯神　枣仁　牡蛎　白芍洋参　阿胶　红枣　浮麦

此妇年三十四五，从未生育，因惊恐患怔忡头昏，耳鸣火升，发热汗出，食少便坚，将及百日。服此方三十帖见效。即将此方加重，煎膏常服，几及一年，全愈。后生一子。

《王旭高临证医案》

姚龙光

西码乔梓阁王捷庵二令媳，年二十余，四月患病，直至九月初间，历易名手数辈，百治莫效，奄奄一息，已预备凶器。余在孙府，再三敦请，至其家，有张君润之陪余诊视，告余曰：初病发寒热，间日一次，咳而微喘，身疼头眩晕，饮食渐减，肢体软弱，心中动悸，所服方药甚杂，如建中汤、桂枝汤、桂枝加龙骨牡蛎汤，而养阴平肝之方不可记忆，渐至身瞤动，手足搐搦，粒米不进，心跳神愦，卧不能起，如弱证矣。余进内诊脉，搐搦无定，其夫执持手膊，任余诊之，脉则似有似无，阳微实甚，面色白而微黄，舌苔薄白而润有水气，体瘦如此，皮肤尚润，寒热均在干支阴日，逢阳日则稍安，亦可略进米饮。余商曰：此极重水气病也，《伤寒》曰：心下有水气，干呕发热而咳。又曰：咳而微喘，发热不渴。又曰：其人仍发热，心下悸，头眩身瞤动，振动欲擗地者，皆水病也。此证俱见矣，水气入经络故搐搦震颤，水气凌心故动悸头眩，时久又为药误，故阳气衰微，神疲倦怠，得干支之阳以助之则发，得干支之阴以劫之则重，是本体阳微求助于天时之阳气也。若补阳驱水尚可救治，请张润翁执笔，为开真武汤加细辛一钱与服，竟日有起色，得获全愈，其功在张君。

《崇实堂医案》

柳宝诒

季。怔忡眩晕不寐。老年肝木失养，风阳浮越，扰及经络，则痉掣不安。法当养肝息风。

制首乌藤各　大归身　大白芍　刺蒺藜　青龙齿　左牡蛎　甘菊花炭　丹皮炭　茯神　酸枣仁　制马料豆　龙眼肉　竹二青

另：磁朱丸一两，天王补心丹二两，和匀，每服三钱，临卧灯心汤送下。

《柳宝诒医案》

张士骧

联子振太尊，因惊忧积气，心受风邪，精神恍惚若痴，自汗，惊悸心跳，自觉惭愧，畏怕见人，言语半吐即不能言，面红，舌苔黄腻，脉时歇止，不寐，饮食如常。病经二载，医更数手，温热腻补竞进，气机郁阻愈深。昔人谓脉歇止无定，多主郁痰为患，不得以结代目之。种种证象，无非机枢窒碍，痰阻经隧为患。拟仿《本事》惊气丸意，其中多用风药。良因经络窒塞，非风药不能转动机枢耳，立方大意，全在乎此。

滚痰丸三钱，高丽参钱半，煎水送，连服两日，下胶黏臭痰颇多。

高丽参二钱　正茯神二钱　石菖蒲一钱　明天麻三钱　远志肉钱半　胆南星二钱　酒川芎二钱　大

僵蚕二钱　全蝎梢六分　生铁落五钱　正橘红一钱　钗石斛三钱　姜汁三滴　竹沥一小杯　白附子、蕲蛇、羚羊、法夏、麦冬、枣仁、青黛、龙齿、金箔，出入甘余剂而痊。

又：愈后用外台茯苓饮加减，为丸调理。

丽参二两　白术二两　枳实两半　天麻二两　茯苓四钱　茯神二钱　枣仁二两　远志一两　法夏二两　陈皮一两　川连一两　蒺藜二两　代赭石二两　竹沥、姜汁、枣肉为丸。

经期腹痛作呕，脉涩而滞，虚寒血滞，两和肝胃。

酒全归四钱　酒白芍三钱　炙甘草一钱　干姜炭六分　桂枝尖一钱　嫩桃仁钱半　益母草三钱　法半夏二钱　旧陈皮一钱　春砂仁钱半　黄酒一杯

《雪雅堂医案》

马文植

某。真阴不足，心肾不交，宗气上浮，虚里穴动，心烦意乱，莫能自主，脉数无神。当培其下。

方佚。

二诊：脉体渐平，证势渐减，水火渐有既济之机。第久恙阴亏阳亢，心肾不交，宜间服养心之剂。

熟地四钱　东洋参一钱半　茯苓三钱　归身二钱　柏子仁一钱半　炙草五分　枣仁二钱　五味子五分　麦冬二钱　远志一钱　紫丹参二钱

三诊：肾水下亏，心火上炽，水火不济，神志不安，宗气上浮，虚里穴动。前进都气法，壮肾水以制阳光，继服养心法，抑心阳以清其热，怔忡较减。然治上者必求其本，滋苗者必灌其根，仍以壮水主之。

熟地八钱　丹皮三钱　党参三钱　淮药四钱　萸肉二钱　茯苓三钱　龙齿二钱　紫石英三钱　五味子一钱

《马培之医案》

方耕霞

王。诊得六脉纯阳，右关更大，足见体禀有余，得天独厚。然年逾古稀，阳禀虽见有余，而脏阴渐为不足，坎不填离，水火遂成未济之象，则耳鸣头旋，心悸作矣。历考方书言痰言火，非止一途，诸药遍尝，曾无一效。窃思阴气既虚，阳无所隶，补不足即所以损有余，尝阅西昌喻氏有填阴镇逆摄饮之法，今师其意，治之庶几天君泰然，鸣眩自瘳。

熟地　丹皮　远志　龟板　萸肉　五味　磁石　茯神　丹参　朱砂　竹茹

陆。心悸有二，阴气下陷而悸，与水气上凌不同。水气凌心，乃水来乘火，痰饮阻中为患耳。仲圣以苓桂术甘汤治之，姑师其意。

苓桂术甘汤加二皮、李根白皮、甘澜水、盐。

二诊：投仲景方，肾气之上撞颇平，胃亦知饥能食，晚间心悸尚未除。此不但饮邪为患，亦由肝虚肾邪上扰，击动手少阴经耳。前议参以补肝镇心，相合病情矣。

苓桂术甘汤加归、芍、半夏、参须，金器一具、镜面朱砂一钱半，以上二味绢包，悬空，先煎二十沸后入药。

三诊：连进蠲饮养肝镇心之法，颇见平稳。然悸发必在亥子之交，乃阴尽阳生之候。夫肝为一阴，随至阴中之阳气上升而击动天君，治肝以摄至阴之阳，崇土以化中焦之饮，别无他法。

归身　枣仁　陈皮　桂枝　远志　金器　白术　白芍　半夏　茯苓　夜合花　镜面朱砂

金。心阴内亏而悸，法在养营。阅古人养营之法，以补中益气为要务。诚以脾胃为生血之源耳。

党参　炙草　归身　白芍　龙齿　麦冬　远志　麻仁　沙参　枣仁　镜面朱砂一钱，绢包煎

再诊：养脾阴以充肝血，古人程法可师，既已相合，再勿远图。

党参　炙草　龙齿　枣仁　麦冬　归身　白芍　麻仁　远志　橘白　竹茹　镜面朱砂

以上出自《倚云轩医话医案集》

陈莲舫

周庄，章。得食即胀，头蒙心悸，肢腰酸痛，口渴引饮，治以清养。

西洋参　抱茯神　制丹参　玉蝴蝶　佛手花　陈秫米　淡秋石　寸麦冬　酸枣仁　生白芍　绿萼梅　夜交藤　新会皮　竹茹　龙眼肉金箔滚

沈。肢节酸软，脘闷心悸，多思多虑，防成怔忡。

法半夏　抱茯神　真川连　柏子仁　川郁金　白茯苓　陈秫米　苍龙齿　制丹参　夜交藤　生白芍　广陈皮

以上出自《莲舫秘旨》

邵兰荪

白马山李。肝逆乘中，脘痛气冲，脉弦，语謇心悸。姑宜泄降化痰。四月二号癸卯望日。

瓜蒌皮三钱　川楝子三钱　生石决明六钱　仙半夏钱半　薤白钱半　延胡二钱　光杏仁三钱　沉香五分　橘红一钱　抱木茯神四钱　远志肉八分，炒　引　灯心七支

四帖。

又：冲气未平，脉弦细，舌白，心无所主，语謇。宜镇肝逆，凝心神。四月六号癸卯十九日。

西琥珀八分　丹参三钱　仙半夏钱半　合欢皮三钱　沉香五分　煅龙齿钱半　新会皮钱半　炒枣仁三钱　抱木茯神四钱　石决明五钱　远志肉八分，炒　石菖蒲五分　引灯心七支

四帖。

史介生评：肝升太过，胃降无权，湿酿成痰，阻碍气机。平肝清肺，治法甚佳。次以肝风浮越，语謇依然，因其冲气未平，再进镇冲凝神之品，秩序井然。

心惕如悬，脉虚数，经停腰腹痛，法宜养胃柔肝。

北沙参三钱　广藿梗一钱五分　炒枣仁三钱　炒白芍一钱五分　杜仲三钱　谷芽四钱　茯神四钱　绿萼梅一钱五分　钗斛三钱　桑寄生三钱　川断三钱

三帖。

以上出自《邵氏医案》

何长治

左。操劳心气不摄，木火不降。头眩耳鸣，心跳腰痛；脉细软无力。此怔忡根也。

生黄芪二钱　制于术钱半　当归身二钱　枸杞子三钱　怀牛膝三钱　枣仁三钱　炙草四分　煅龙齿三钱　广木香五分　广陈皮八分　辰茯神三钱　远志钱半　细桑枝五钱　藕节四枚

左。烦心木火郁炽。脉数不调，艰于安寐。此怔忡根也。亟宜节养，少食为要。

羚羊片四分，另煎　炒山栀钱半　远志钱半　肥玉竹三钱　煅牡蛎三钱　生甘草四分　细生地三钱　秦艽钱半　辰茯神三钱　佛手柑八分　炒枳壳钱半　小青皮钱半　细桑枝五钱　鲜竹茹二钱

左。劳心木火上炽，心气不摄。头眩心跳，腰疼足酸，艰于安寐，多汗；脉细数无力。营液久亏，此怔忡根也。亟宜节养。

生黄芪二钱　中生地三钱　煅牡蛎三钱　款冬花钱半　炙甘草四分　湖丹皮钱半　当归身二钱　远志钱半　酸枣仁三钱　炒苏子钱半　辰茯神三钱　广陈皮八分　莱菔子二钱　盐水炒竹茹钱半

左。劳心木火不潜。头眩，大便旬余不解，拒食，食则发干呕；脉细弱无力。病属思虑伤神，此怔忡根也。

生黄芪钱半　当归身二钱　广木香四分　茯苓三钱　生甘草四分　炒青皮钱半　制于术钱半　炒枳壳钱半　炒山栀钱半　炒麦芽钱半　远志一钱　沉香片四分　姜汁炒竹茹钱半

左。劳倦伤神。腰疼骨楚，耳鸣头晕，汗多，心怯昏迷；脉弱无力。此怔忡根也。亟宜静摄。

潞党参二钱　当归身二钱　怀牛膝三钱　酸枣仁三钱　生甘草五分　广陈皮八分　焦冬术钱半　枸杞子三钱　煅龙齿三钱　远志钱半　辰茯神三钱　煨天麻钱半　姜汁炒竹茹钱半

改方去竹茹、天麻。

左。劳思伤神，心气不摄。致言语謇涩，艰于安寐；脉细数无力，怔忡之重候也。调理非易，暂从安心养神治之，未知合否。

生芪　制于术　归身　枸杞　五味　龙齿　枣仁　远志　炙甘草　怀牛膝　陈皮　辰砂拌茯神　石菖蒲　姜汁炒竹茹

复诊：木郁火炽，得畅吐痰饮，气舒，略能安寐；脉细数无力。坎离不交，恐不脱怔忡之根也。

生黄芪　沙参　生地　丹皮　麦冬　辰砂拌茯神　怀牛膝　远志　生甘草　煅牡蛎　五味

橘红　桑枝　白莲须后下

以上出自《何鸿舫医案》

费承祖

　　松江于君佑青，癸丑仲冬，因感冒后，心烦懊恼，彻夜不寐，火升面热，目赤夜痛，饮食不进，已经五日，势濒于危，延余往诊。风雪交加，寒气极重。诊脉细弱。胃阴已虚，中无砥柱，肝阳上亢，挟痰热上蒸清道。胃病则生化源穷，关系甚大。必须甘润养胃。若能胃阴来复，则痰火自平。最忌苦寒伤中。检前服药方多用黄连，病情因此增剧。

　　北沙参四钱　大麦冬三钱　粉甘草五分　生枳壳一钱　生石决四钱　川贝母三钱　瓜蒌皮三钱　川石斛三钱　冬瓜子四钱　生熟谷芽各四钱　鲜竹茹一钱

　　一剂，夜寐颇安，能进米粥二盏。照前方又服一剂，心烦懊恼、目赤夜痛皆退，能进干饭二盏。照前方加海浮石三钱。再服一剂，眠食俱佳，精神振作，病已霍然。

　　广东李茂堂，心悸不寐，右足趾作痛，牵引足跗，鼻塞涕多。此中虚血亏，湿痰入络，而兼感冒也。须补散兼行，化痰通络，方合法度。

　　吉林参须五分　嫩苏梗一钱　陈广皮一钱　制半夏一钱五分　象贝母三钱　苡仁四钱　左秦艽一钱　杏仁三钱　瓜蒌三钱　地肤子三钱　五加皮二钱　甜瓜子三钱　北秫米三钱　嫩桑枝二钱

　　连进三剂，鼻通涕少，右足趾作痛已止，夜寐亦酣。外邪清而湿痰化，足筋自舒。

　　别直参一钱　全当归二钱　陈广皮一钱　制半夏一钱五分　象贝母三钱　柏子仁二钱　云茯神二钱　北秫米三钱　龙眼肉五枚

　　服六剂而愈。

　　广东桃仁峰，心悸不寐，肢麻怯冷，食入作吐。余诊其脉，左弦右缓。中气久虚，湿痰阻胃。

　　高丽参一钱　茯神二钱　白术一钱　当归二钱　枣仁一钱五分　远志八分　广皮一钱　半夏一钱五分　茅术一钱　木香五分　砂仁一钱　炮姜八分　龙眼肉三枚

　　连服十剂而愈。

以上出自《费绳甫医话医案》

曹沧洲

　　某右。肝气郁结，心营不足，痰热气火乘之，遂有疑惑恐惧之状，绵延日久莫可自解，脉左细数右微滑，急须标本两治。

　　归身一钱半，炒　陈胆星七分　天竺黄三钱　青礞石一钱半　抱木茯神四钱　盐半夏三钱　合欢皮四钱　广郁金一钱　炒枣仁一钱半　紫贝齿一两，生杵　远志炭七分　竹茹二钱　川石斛四钱　白薇一钱半

　　某左。胆胃气火痰热，每易相搏而升，升则寐少心惕，头晕气短，辄以为患，脉突弦，拟先从标分立法。

紫贝齿一两，生敲　竺黄片一钱半　鲜竹茹二钱　北秫米四钱　盐半夏三钱　抱木茯神四钱，朱拌　远志一钱，去心炒　首乌藤四钱　带心连翘三钱　橘红一钱，盐水炙　枣仁一钱半，上川连四分同炒　白薇一钱半，炒

某右。肝失调达，气火升腾，心惕肉跳，舌红，头空，大便难而坚，今转为便溏，食阻艰运，午后形寒目重，本虚病深，不易调理。

旋覆花一钱半，绢包　磁朱丸四钱，绢包　朱茯神四钱　炙鸡金三钱，去垢　代赭石四钱，煅　炒香枣仁一钱半　归身一钱半　沉香曲三钱，绢包　煅瓦楞粉一两　丹参一钱半　白芍二钱　陈佛手一钱半　柏子仁四钱

某右。肝木不潜，痰湿遏阻，心中烦热，跳动不已，甚则泛恶，舌白口腻，目花头晕，防痉厥殊不可忽。

瓜蒌皮三钱，切　旋覆花一钱半，绢包　陈皮一钱　煨天麻五分　薤白头一钱半，去苗后浸　煅瓦楞子一两　姜竹茹三钱　干菊瓣一钱半　半夏一钱半　白石英三钱　朱连翘三钱　桑枝四钱

某右。营阴不足，肝失所养，劳则心惕，兼有胸闷口淡，余时寒热便难均瘥。

归身　桑麻丸　法半夏　桑枝　白芍　鳖甲心　象贝　川断　丹参　白蒺藜　煅瓦楞粉　炒谷芽

某左。肝胆痰热上亢，神机不灵，语言易顿，夜少熟睡，惊惕，脉弦数，宜镇肝涤痰为治。

朱砂安神丸四钱，包　连翘三钱　白金丸一钱，吞服　陈胆星七分　生石决明一两　竹茹三钱　盐半夏三钱　煅礞石一钱，包　抱木茯神四钱　竺黄片三钱　黑山栀三钱

某右。心悸不得寐，腰痛，胃纳式微，脉软弦，本虚为病，须逐渐调养。

上川连四分，盐水炒　首乌藤三钱　杜仲三钱　川石斛三钱　全瓜蒌五钱　炒香枣仁三钱　川断沙苑子各三钱，盐水同炒　石决明一两，生　盐半夏三钱　抱木茯神五钱，朱拌　竹茹二钱　鲜稻叶三钱

以上出自《吴门曹氏三代医验集》

丁泽周

陈先生。心悸气逆时发，咳嗽不爽，昨日上为呕吐，下为泄泻。吐伤胃，泻伤脾，中土既伤，肝木乘胜，纳谷减少，腹疼隐隐，脉象虚弦，舌光无苔，本虚标实，显然可见。人以胃气为本，今宜和胃健脾，纳气安神。

大白芍二钱　煅牡蛎四钱　青龙齿三钱　朱茯神三钱　炙远志一钱　炒枣仁三钱　广橘白一钱　炒扁豆衣三钱　炒谷芽三钱　炒苡仁三钱　干荷叶一角

二诊：心悸气逆，难于平卧，咳嗽痰多，足跗浮肿，脉象虚弦而滑，舌光无苔。肾虚冲气逆肺，脾弱积湿下注。今拟培土生金，肃肺化痰，佐入纳气归肾之品。

南沙参三钱　连皮苓三钱　生白术二钱　炙远志一钱　左牡蛎三钱　青龙齿三钱　川象贝各二钱　瓜蒌皮三钱　甜光杏三钱　炙款冬钱半　冬瓜子皮各三钱　生熟苡仁各三钱

三诊：足跗浮肿略减，咳嗽气逆，不能安卧，不时心悸，舌质光红，脉象虚弦，肾虚冲气逆肺，脾弱痰湿留恋，再宜培土生金，顺气纳气。

南沙参三钱　连皮苓四钱　生白术二钱　炙远志一钱　川石斛三钱　甘杞子三钱　川象贝各二钱　左牡蛎四钱　青龙齿三钱　瓜蒌皮三钱　甜光杏三钱　灵磁石四钱　冬瓜子皮各三钱　真猴枣粉一分　珍珠粉一分，吞服

俞左。咳嗽已延数月，迩来气急，不能平卧，心悸跳跃。脉象弦硬不柔，无胃气之象。肾虚不能纳气，冲气逆肺，肺失肃降，证势重险。姑拟扶土化痰，顺气纳气。

南沙参三钱　炙白苏子二钱　甜光杏三钱　朱茯神三钱　仙半夏二钱　炙远志一钱　左牡蛎四钱　花龙骨二钱　花龙齿二钱　厚杜仲三钱　炙款冬钱半　金沸花钱半，包　补骨脂钱半，合桃肉二枚拌炒　磁朱丸三钱，包煎

鲍右　牙关拘紧偏右，头痛且胀，心悸少寐，脉象弦细。血虚肝阳上扰，肝风袭于阳明之络。宜养阴息风，祛风化痰。

全当归二钱　紫丹参三钱　煅石决六钱　明天麻八分　朱茯神三钱　苍耳子钱半　薄荷炭八分　象贝母三钱　炒荆芥一钱　炒杭菊钱半　黑豆衣三钱　炙僵蚕三钱　茵陈散三钱，包

以上出自《丁甘仁医案续编》

陈在山

周雅轩之内人，脉来两寸微浮，左关独盛，两尺皆虚，系肝木乘脾土，血虚气弱之所致，觉胸满、恶食、心悸、少眠等证作矣，拟用柔肝健脾、补气血之法治之。

丹参　归身　香附　醋芍　木香　远志　茯神　于术　炙草　莲肉　山药　广皮　节蒲　厚朴　生地　大枣

之内人服前方数剂，大见功效，心宁气畅，饮食加餐，惟鼻口觉有燥气，此是心阴不足，肺津不升之故，淡补血液为主。

丹参　当归　生地　桔梗　川芎　醋芍　汾草　茯神　节蒲　寸冬　炙草　花粉　本党　灯心

《云深处医案》

范文甫

冯袁。舌色淡白，有横裂纹，脉来不振指，左右如线，是气血双虚之明据；心悸胆怯，乃是心神不宁所致；手臂麻木，手指不和，即是血虚生风；肾阳虚衰，则见阳事不举，腰膝酸软。单补气，恐其升；单补血，恐其滞，莫如气血双补。下方放胆服之，惟伤风、腹泻停服，此刻正可服此药。此病针灸所短，汤药所长也。

大熟地30克　生黄芪60克　归身9克　白芍9克　西党参12克　炙甘草3克　桃仁6克　红花3克　地龙9克　淡附子3克　巴戟肉3克　补骨脂9克　肉桂1.2克

二诊：舌中横裂纹已浅，脉亦稍有转机。

真阿胶 4.5 克　生黄芪 30 克　杞子 9 克　白芍 6 克　地龙 6 克　桃仁 6 克　红花 3 克　陈皮 3 克　甘草 3 克　当归身 6 克

三诊：肉桂 0.9 克　黄芪 60 克　白芍 9 克　杞子 9 克　阿胶 9 克　地龙 9 克　西党参 30 克　陈皮 30 克　甘草 3 克　甘草 3 克　冬术 9 克　归身 9 克　附子 4.5 克

四诊：连进气血双补，病情虽未全好，但舌中横裂纹渐浅，脉能振指，是气苏之佳兆。放胆服之，勿误。

黄芪 60 克　党参 15 克　归身 9 克　生白芍 9 克　生冬术 9 克　炙甘草 3 克　淡附子 9 克　广地龙 9 克　杞子 15 克　阿胶 9 克　肉桂 0.9 克

五诊：诸证渐瘳。

昨日方中加入人参末 3 克，鹿茸粉 0.3 克，吞下。

六诊：前方加人参粉 3 克，鹿茸粉 0.9 克，吞下。

七诊：将愈矣。尚须节饮食，慎起居，忌房室。

生黄芪 6 克　党参 15 克　当归 9 克　白芍 9 克　白术 9 克　甘草 3 克　地龙 9 克　杞子 24 克　真阿胶 9 克　淡附子 3 克　肉桂 0.3 克　鹿茸 0.6 克　人参 1.2 克

《范文甫专辑》

沈绍九

心阴不足，血不荣心，导致心悸、失眠，多梦遗精，议予养心安神，佐以滋养肝肾。

沙参五钱　丹参三钱　茯神三钱，朱砂拌　炒枣仁三钱　柏子仁三钱　炒白芍三钱　生地三钱　山茱萸一钱　潼蒺藜四钱　枸杞三钱　炒菟丝四钱　龙骨四钱

《沈绍九医案》

曹颖甫

律师姚建现住小西门外大兴街，尝来请诊，眠食无恙，按其脉结代，约十余至一停，或二三十至一停不等，又以事繁，心常跳跃不宁，此仲师所谓心动悸，脉结代，炙甘草汤主之之证是也，因书经方与之，服十余剂而瘥。

炙甘草四钱　生姜三钱　桂枝三钱　潞党参二钱　生地一两　真阿胶二钱，烊冲　麦冬四钱　麻仁四钱　大枣四枚

按：大论原文煎法，用清酒七升，水八升，吾师生之用本汤，每不用酒，亦效。惟阿胶当另烊冲入，或后纳烊消尽，以免胶质为他药黏去。余用阿胶至少六钱，分二次冲，因其质重故也。

唐左初诊，脉结代，心动悸，炙甘草汤主之，此仲景先师之法，不可更变者也。

炙甘草四钱　川桂枝三钱　潞党参三钱　阿胶珠二钱　火麻仁一两　大麦冬八钱　大生地一两　生姜五片　红枣十枚

二诊：二进炙甘草汤，胃纳较增，惟口中燥而气短，左脉结代渐减，右脉尚未尽和，仍宜前法加减。加制军者，因大便少也。

炙甘草五钱　川桂枝四钱　潞党参五钱　阿胶珠二钱　大熟地一两　火麻仁一两　麦冬四钱　紫苏叶五钱　天花粉一两　生姜三片　红枣七枚　制军三钱

以上出自《经方实验录》

刘云湖

病者为武昌武胜门外一马路油漆店吴兴隆妇，年三十余。

病因：平日素称无病。

症状：一日陡病心悸亢进，四肢麻冷而痉，妄语如狂，不寒热，能饮食，静则宛如好人，发则病如癫痫。

诊断：有误作痧治而妄用推拿按摩者，又有作外祟而从事驱邪者，均皆无效。愚诊两关浮滑，按之空豁，余皆沉弱，询之因患头痛，吞西药头痛饼两枚而致。愚曰：此心悸亢进证，即国医之怔忡病也。

疗法：宜安神镇怯通窍平肝之剂。

处方：杭白芍　炒枣仁各三钱　云神　炙远志　广郁金各二钱，石菖蒲　泽兰叶　薄荷各一钱五分　炙草　真琥珀各一钱　辰砂少许

效果：服此剂后病一日夜未发，脉较前稍缓而有力，次日辰巳之交，觉有不豫，须臾又发如前，午火当前，应时而动，如钟停摆也，据述已五日不更衣矣。

疗法：仍与交媾坎离之要诀。

接方：柏子仁　炙远志　火麻仁各三钱　杭白芍　抱木茯神各二钱　石菖蒲　新绛香各一钱五分　明天麻　生龙齿　炙甘草各一钱

效果：一剂而安。

理论：平日素称无病，其无内虚证可知矣，因头痛而吞服头痛饼两枚，考西医之头痛饼，为麻醉神经药，能强令其心血亢进，血压增高。平时小有风寒之感冒，不可轻服，服则使神经为之麻痹，变其故常之态度，或妄语如狂，或如癫如痫也。不寒热，能饮食，可知与皮肤、消化无关，单纯的血液循环障碍，影响神经耳，头痛饼之误人，不特此也。武昌中新河朱寿卿者，幼年曾患梅毒，治愈后而眼中有翳，时发头痛，年五十头痛加剧，走路如旋风，此脑神经已损坏一部，后竟痛极不能忍，身发紫红点如麻，每日吞头痛饼一枚，能保一夜不发，如此月余，舍头痛饼而不得，后渐增至两枚，又月余卧床不能起，四肢搐搦，病发癫痫，待毙而已。愚诊六脉如恒，当非死病，不过脑神经为头痛饼过于强制耳，与刺激神经药均不效，后有劝令食鸽子二对而愈。由是观之，鸽子本天空之禽，善补脑神经，亦奇矣，今人不问虚实，动以某病用某种西药，其误事多与头痛饼无异焉。

家恒艳之妻宋氏，年近二旬，忽发心悸亢进，手足战栗，口不能言，目瞑不识人，惟气喘声嗡，甚至手足厥逆，举家惶恐，请愚往治，其时夜已将半，无处买药，适端阳节遗有朱砂一包，令其冲而服之，须臾平定。夫心悸亢进，必有心瓣膜闭锁不全，或其血管栓塞，竟有令人昏愦厥绝者，一朱砂可以镇定之，亦幸矣。

方论：心悸亢进，因脑神经为头痛饼所麻醉，致血液循环有所障碍，或栓塞。心瓣膜之闭锁时缓时急，然急时宜以缓法治之，故用白芍、枣仁、远志、云神、炙草、辰砂、琥珀之类是

也。缓时宜用促进之法，石菖蒲、郁金、泽兰、薄荷等类是也。一缓一急，使血液为之平衡，而脑神经之刺激与营养，亦得受其安定矣。

以上出自《临床实验录》

翟竹亭

贺明三幼失怙恃，十五岁即应世理家，遗产又薄，老幼十余口，衣食窘甚。至三十岁，怔忡惊悸，恒如讼事未了，有人来捕之状，最怕见人，似痴似迷，低头言语喃喃，觋巫百治无效。请余诊治，心脉散乱，胆脉微细，脾脉沉滞。此乃操劳过度，惊恐伤胆，脾气郁结，幸脉有神，尚可治疗，非服药数十帖，难见功效。伊信而不疑，先服十帖而病不减，又服十帖，诸证稍轻。四十帖后，神志清爽，言语有序。伊欲备礼叩谢，余曰："吾借汝坚信以成功，倘不我信，即卢扁何能为哉？何谢之有？"

安神镇惊汤：熟地21克　归身12克　杭白芍10克　炙远志4.5克　菖蒲7.5克　枣仁6克　龙齿12克　辰砂3克　郁金6克　白矾3.6克　白术10克　半夏10克　白芥子10克　木香4.5克　橘红6克　麦冬12克　莲子10克　粉甘草6克　水煎服。

玉皇庙王姓妇，四十余，患怔忡惊悸病。自觉心中惕惕，少闻物鸣之声，即时惊恐汗出。渐至面黄肌瘦，饮食减少。三月内服药不下三四十帖，均无效。看彼药方，大概麦冬、朱砂、清半夏、川黄连之类，意在清热镇惊化痰。诊其脉，肾脉极细弱，心脉洪数无力。此乃水亏不能济火之故。某医之治，不知抽坎塞离之法，所以不效也。余用六味汤加远志、菖蒲、玄参，服三帖有效，十帖痊愈，永不发矣。

伯牛岗张姓，年三十余，患怔忡惊悸证。夜不安席，每闻人言物鸣则惊恐不定，神情立变，屡治不验。请余往疗，诊得心肝二脉洪数有力，察其气色，满面燥红。又问能饮水否？答曰："善饮。"此乃肝木太旺，心火妄动。经曰："心者，君主之官"，君喜静而恶动。按五行，肝为心之母。世间未有母害子者。此有两说焉，五行得其平者生，亢者害也。欲安国，必先除贼，贼除则君权自复。权复则令行，君明臣良，纷乱之世，化为清平，有何惊悸怔忡不除也？余用四物汤加减，服一帖微效，二帖大效，五帖全瘳。

四物汤加减

当归12克　川芎10克　白芍12克　生地10克　龙胆草6克　胡黄连6克　青皮10克　龙齿10克　丹皮10克　栀子6克　柴胡12克　甘草6克　水煎服。

余表侄年三龄，在街游戏，两犬争斗，将小儿冲倒，当日大热不止，夜间更甚，略合眠则大惊大哭，偎藏母怀，言二犬来咬。某医误作惊风治之，所服抱龙丸、惊风丸，及钩藤、薄荷之类，又针十余处，绝不效。迎余往，见小儿如醉似梦，气色暗淡。古人云，惊伤胆，恐伤肾，此系胆肾两伤，神魂失散。安神定志，尚恐不及。反作风治，惊则有之，风从何来？天下小儿患斯证，而作风治，毙者更仆难数。每思至此，不胜叹惜。余用安神定志汤，三帖痊愈。

安神定志汤：熟地10克　当归6克　白芍6克　山药10克　山萸肉6克　茯苓6克　五味子3克

枣仁6克　龙齿6克　辰砂8分，冲研　远志6克　天竺黄3克

水煎服。

沈玉魁年六旬余，素有劳疾，忽加怔忡惊悸，昼夜不寐，屡治不愈。迎余往疗，诊得心脉虚极且数。此因劳心过度，心火有升无降之故。但使心火下降于肾宫，阴阳交泰，而谓通夜不能清眠者，余未信也。

养心宁睡汤：茯神9克　天竺黄9克　炒枣仁9克　柏子仁9克　远志6克　辰砂3克，研　麦冬9克　菖蒲9克　连翘9克　黄连3克　灯心2尺　莲子心9克　甘草6克　水煎服。

以上出自《湖岳村叟医案》

孔伯华

金男，五月十三日。动肝气郁，扰及心经，夜不能寐，兼有惊悸不宁之状，痰涎壅盛，胸闷，脘次痞满，脉弦滑而数，气分愈郁，痰湿亦因之内因而愈实，治以解郁和化，兼交心肾。

生牡蛎四钱，先煎　朱拌莲心一钱　首乌藤一两　知母二钱　石决明一两，生研先煎　青竹茹六钱　地骨皮三钱　川黄柏三钱　黛蛤粉两，布包煎　胆南星钱五分　鲜石斛四钱，先煎　广陈皮二钱　川郁金三钱，白矾水浸

十香返魂丹一粒（分六次化），二剂。

二诊：五月十五日。连晋前方药，神志渐复，第肝阳未戢，烦躁不得眠，惊悸仍不能免，脉滑细渐转，再以前方稍事变通，以交心肾，兼解肝郁。

生龙骨三钱，布包先煎　代赭石钱五分　生牡蛎五钱，布包先煎　首乌藤一两　旋覆花钱五分，布包煎　地骨皮四钱　磁朱丸三钱，先煎　石决明两，生研先煎　川牛膝三钱　黛蛤粉三钱，布包先煎　莲子心钱五分　胆南星钱五分　盐知母三钱　郁李仁二钱　九菖蒲一钱　血琥珀二钱　藕两

三剂。

《孔伯华医集》

赵寄凡

曹某，男，62岁。患冠心病十余年，胸闷憋气、脉搏间歇，呈发作性，心电图示室性早搏呈二三联律，脉结代，舌质胖淡苔正常。辨证：胸痹（气阴两虚），给炙甘草汤治疗。

处方：党参15克　桂枝10克　麦冬15克　生地15克　阿胶10克　生姜10克　大枣10枚　胡麻仁10克　炙甘草10克

服药三剂早搏明显减少，七剂后早搏消失，脉来规则，胸闷憋气症状发作明显减少，该患者十余年来多次出现结代脉，每服炙甘草汤三～七剂，结代脉即可消失。

《津门医粹》

张汝伟

王秀珍，年廿三岁，上海，住旧仓街六十号。头目晕眩，彻夜失眠，心跳跃不停，如时时有人捕之之象。否则思想无穷，胸脘闷塞，气结作痛，口渴，饮水无度。偶多谈话，则口唇燥裂。脉右寸弦出寸口，月事少，白带多，此由于肝郁气滞，木乃侮土，少火化为壮火，正合二

阳之病发心脾，有不得隐曲之因也。治宜疏肝泄相扶脾和中以调之。

制香附　佩兰梗　生白芍　川黄柏各钱半，盐水炒　生淮药　南沙参　淮小麦　生麦芽　肥知母　云茯苓各三钱　生甘草八分　川通草一钱

二诊：进泄相扶脾，疏肝和中之剂后，胸脘之闷塞较宽，余恙依然不减，心悸失眠尤甚，证本属虚阳。今姑治其标，用平肝镇心，和胃清热治之。

明天麻一钱　酸枣仁　小川连八分，同炒　生淮药　生白芍各三钱　生石决明　珍珠母各一两，先煎　苍龙齿五钱　生炙甘草各四分　广郁金钱半　远志肉二钱　鲜芦根一两，去节

三诊：进治标法后，诸恙皆平。今所苦者，口渴不停，夜不交睫耳。苔腻似灰，脉来浮数。细参病因，是一水不能胜二火。急宜甘凉滋液，以平五内之火。用生脉、阿胶鸡子黄，复方治之。

南北沙参　天麦冬　阿胶珠　焦山栀　朱茯神各三钱　淡干姜八分　五味子四分　生炙甘草各八分　青龙齿五钱　煅牡蛎一两，先煎　鸡子黄二个，包煎

四诊：进前方二剂后，夜能安眠，口亦不渴，判若两人；惟觉肢软乏力，食入少运而已。仍用气营两和以调之。

南北沙参　川续断　厚杜仲　保和丸包　淮小麦　生枣仁　朱茯神　菟丝子　鲜生地各三钱　炙甘草八分　天麦冬各分半

本证始末：此证共诊五次，得能痊愈。退病之方，似在第二方，实则得力治愈。第一方已打成基础。第三方，乃愈病之总结。可见治复证目标，第一要认清途径，犹之乎学政治者，必认定原则，方可不走弯路也。方义说明不另赘。

华乾臣，年四十二，武进。心悸多年，近则尤甚。当心如钟摆之无停，目赤如鸠眼，面形憔悴，脉象滑数带弦，此二阳之病发心脾。宜先清心热以安神。用归脾合温胆法。

小川连一钱　炒白芍二钱　炒枣仁　朱茯神　淮山药　炒潞党　浮小麦　制熟地　灵磁石打　山栀仁各三钱　姜竹茹钱半

二诊：前方服五剂后，目赤退，心中之跳跃，夜分已较安，日间仍有。此胃中积饮不化。参指迷茯苓，合半夏秫米法。

制半夏　炙远志各二钱　北秫米　云茯苓　生白芍　海蛤散　炒枣仁各三钱　小川连一钱，炒　白金丸二钱分吞，包　炒广皮　姜竹茹各钱半

三诊：目赤全退，夜卧已安，据述，心跳乃左胁下之动气处，是非当心而跳也。又述，右少腹有气，从左升经过胃部，向左下行后，得矢气乃平，终日如是，盘旋不已，显系肝胃不调，转用逍遥合越鞠意调之。

醋炒柴胡　台乌药　炒川芎各一钱　炙远志　炒白芍各二钱　淡吴萸六分　沉香曲　山栀仁各三钱　灵磁石四钱，先煎　制香附　姜竹茹各钱半

四诊：心跳大减，动气亦平，忽又转为小便胀而难出，短而且黄，此因肾气素亏，膀胱之水不化，有如水天一色，上而不下，以致成此。今从前意，加入肉桂五苓意。

上肉桂五分，后入　细柴胡　台乌药各一钱　猪赤苓　制女贞　甘枸杞　山栀仁各三钱　焦白术二钱　制香附　川楝子各钱半　湘莲肉七粒，带心

本证始末：此证经四诊后，诸恙全愈。四诊中，处方虽各有不同，要不离乎心、脾、肝、肾之调和。究其极，心悸之证，不离乎痰湿与水，水之与气，一而二，二而一也。水不化，气

不行。气果顺而水乃顺其道。观乎华乾臣之病，而益有所悟也。

以上出自《临证一得》

叶熙春

孙，男，四十五岁。三月。上海。肾水不足，不能上济于心，遂致心悸不宁，睡眠不酣，目眩头昏，昏甚欲倒，两耳蝉鸣，健忘；有时咳嗽多痰，脉象左弦右滑，舌苔白腻。肾亏心虚肝旺，三者同病，治当兼顾。

猪心血炒紫丹参15克　炒枣仁9克，杵　辰茯苓15克　紫贝齿15克，杵，先煎　青龙齿12克，杵，先煎　夜交藤12克　煨益智仁6克　决明子12克　三角胡麻15克　宋半夏8克　生杜仲30克　制熟女贞子9克　旱莲草9克

二诊：阴亏于下，阳亢于上，眩晕耳鸣，心悸寐劣，水火不交，心肾失济，脉象弦滑，舌苔薄腻，痰湿未清，难投滋腻。

生晒术9克　仙露半夏8克　炒北秫米12克，包　益智仁6克　辰茯神15克　炒枣仁12克，杵　夜交藤12克　三角胡麻12克　生杜仲30克　去心莲子7粒

三诊：睡眠转酣，头昏目眩自瘥，心悸耳鸣亦减。近日腰膝酸软，步履无力，脉象尺部重按少力。滋益清潜，合而治之。

熟地炭24克　清炙绵芪9克　生杜仲30克　夜交藤12克　炒枣仁9克，杵　煨益智仁6克　辰茯神15克　三角胡麻15克　珍珠母30克，杵，先煎　柏子养心丸9克，吞

四诊：心悸渐宁，睡眠得酣，头眩耳鸣亦减，惟腰酸胕软尚存，脉象如前，舌尖微绛。下虚上实，中气又馁。再当两益气阴，以潜亢阳。

大熟地炭30克　清炙芪12克　盐水炒桑椹子9克　生鳖甲24克　生杜仲30克　辰茯苓15克　三角胡麻12克　夜交藤12克　炒枣仁9克，杵　去心莲子7粒　柏子养心丸9克，另吞

《叶熙春专辑》

施今墨

朱某某，男，52岁。商业工作，平日站立较多，两年前发现两足浮肿，下午较甚，逐渐四肢酸楚，骨节疼痛，全身乏力，气短心悸，经同仁医院及北大医院检查诊断为风湿性心脏病，近四个月来全身疼痛，手臂不能高举，两足浮肿，心悸、小便少。舌苔白，脉沉涩。

辨证立法：风湿为患，伤及经络，血流不畅，瘀阻不通，证现周身酸痛，手臂高举不能，经云："不通则痛"。拟活瘀通络利水祛风法为治。

处方：川桂枝3克　赤白芍各10克　旋覆花10克，新绛5克同布包　川续断10克　川杜仲10克　金狗脊15克　片姜黄10克　豨莶草12克　炒远志10克　炙草梢3克　炙草节3克　炒桑枝20克　桑寄生30克　车前草10克　旱莲草10克　冬瓜子12克　冬葵子12克

二诊：服药五剂，周身疼痛减轻，腿肿亦见消，小便量增多仍色黄。

处方：杭白芍10克　炙黄芪15克　汉防己10克　川桂枝3克　功劳叶15克　片姜黄6克　沙苑子12克　炒桑枝20克　酒地龙10克　旋覆花6克，新绛5克同布包　桑寄生20克　旱莲草10克　车前草6克　冬瓜子12克　冬葵子12克　炒远志10克　炙草节5克　豨莶草12克　炙草梢5克　鲜生姜3片

大红枣3枚

三诊：前方连服八剂，效果良好，自觉全身有力气，心悸、气短均见减轻，手臂已能高举过头。

处方：米党参6克　汉防己6克　野于术6克　炙黄芪15克　炒桑枝15克　片姜黄6克　川附片6克　桑寄生15克　酒地龙10克　左秦艽5克　炙草节5克　炒远志10克　川桂枝5克　杭白芍10克

四诊：服药情况良好，连服十剂，诸证均减，行动爽利，希配丸方常服。

处方：绵黄芪30克　汉防己30克　野于术30克　川桂枝30克　川附片30克　米党参30克　云苓块30克　福泽泻30克　淡猪苓30克　片姜黄30克　豨莶草30克　金狗脊30克　功劳叶30克　白薏仁60克　酸枣仁30克　地龙肉30克　车前子30克　旱莲草30克　炙草梢30克

共研细末，蜜丸，每丸重10克，早晚各1丸。

王某某，女，43岁。近半个月以来，时发心慌心跳，尤以睡前为重，甚至竟不能入睡，头晕、起立时两眼发黑，势将晕倒。平素白带多，余无他证。舌苔正常，脉濡数。

辨证立法：平素白带过多，脾阳不升之象，心跳脉濡数，为血少、心气亏损之征，拟圣愈汤加味治之。

处方：台党参10克　当归身6克　杭白芍10克　炙黄芪15克　生熟地各10克　炒远志10克　酒川芎5克　醋柴胡5克　酸枣仁12克，生熟各半　柏子仁10克　桑螵蛸10克　益智仁5克　阿胶珠10克　炙甘草3克

二诊：服药八剂，心跳迄未发作，睡眠甚好，白带减少，头仍晕。

处方：白人参6克，另兑服　柴胡5克　砂仁5克　炙黄芪15克　杭白芍10克　大熟地10克　炒白术5克　炒陈皮5克　酸枣仁12克，生炒各半　当归身6克　五倍子5克　龙眼肉3克　绿升麻1.5克　五味子5克　炒远志10克　阿胶珠10克　益智仁5克　炙甘草3克

三诊：前方仍服八剂，精神旺健，心跳平稳正常，白带减少，要求常服方。

处方：前方去陈皮、升麻，每周服二三剂。

邓某某，女，41岁。原患风湿性心脏病二尖瓣闭锁不全，经常心跳、气短，过劳即胸闷气促，三日前发热心跳殊甚，气促呼吸困难，经医院检查为心内膜炎证。舌质红，苔薄白，脉细数，时有间歇。

辨证立法：心血亏损，阴虚发热，即拟滋阴清热强心治之。

处方：大生地10克　银柴胡5克　白茅根12克　鲜生地10克　赤白芍各6克　黑芥穗6克　炒丹皮6克　炒丹参6克　柏子仁10克　生鳖甲10克　北沙参10克　炒远志10克　嫩青蒿5克　阿胶珠10克　龙眼肉10克　炙甘草3克

二诊：前方服二剂，热稍退，心跳较前好，然效果并不显著，拟前方加力。

处方：银柴胡5克　朱茯神10克　生熟地6克　赤白芍10克　朱寸冬10克　酒黄连3克　炒丹皮6克　生鳖甲10克　炒丹参6克　酒川芎3克　生龟甲10克　春砂仁3克　炒远志10克　阿胶珠10克　柏子仁10克　野百合10克　炙甘草3克

三诊：服药三剂，发热退、心跳缓和平稳，气促见好，唯心烦、睡不安。前方加生龙齿10克，生牡蛎10克，秫米12克，与磁朱丸（同布包）6克。

刘某某，女，32 岁。1951 年、1952 年各流产一次，出血甚多，此后即感心跳、气短、头晕、烦躁、睡眠不宁，食不知味，大便溏，手足心热，时自汗，脑力劳动较强，近感记忆减退，健忘，乏力，现已停止工作休养。面色苍白贫血，舌质淡，脉沉微。

辨证立法：心主血、肝藏血、脾统血。失血过多，伤及三脏。心血不足，心跳气短；血不养肝，烦躁头晕，睡眠不安；血不归脾，手足心热，食不知味。气血双亏，体力衰弱，宜调气养血，健脾强心舒肝法治之。

处方：赤白芍各6克　醋柴胡5克　生牡蛎12克，生龙骨同布包，先煎　紫贝齿10克，紫石英10克同布，包，先煎　桑寄生15克　云茯苓10克　苍术炭6克　桑枝15克　云茯神10克　白术炭6克　鹿角胶6克，另烊兑服　紫厚朴5克　炒远志10克　代代花5克　玫瑰花5克　炙甘草3克

二诊：服药六剂，精神好转，大便次数减少，食欲渐增，但心跳气短，睡不安稳如旧，且现周身窜痛。仍本前法增加药力。前方加米炒党参10克，焦薏仁25克，血余炭10克，去代代花、玫瑰花、紫石英、紫贝齿。

三诊：服前方八剂，睡眠较好，心跳、气短均见减轻，大便次数减少，已不甚溏，自汗止。患者拟回乡疗养，汤药不便，改为丸方常服，独取脾肾以补先后天之不足，兼理经血。

处方：别直参30克　生熟地各30克，酒炒　醋柴胡15克　炒远志30克　野于术30克　酒当归30克　生龙骨30克　川厚朴15克　朱茯苓30克　紫河车30克　生牡蛎30克　陈广皮15克　川附片30克　鹿角胶30克　五味子15克　酒川芎15克　淡干姜15克　陈阿胶30克　益智仁15克　怀山药60克　酒杭芍30克　炙甘草30克　砂仁壳15克　焙内金30克

共研细末，熔化二胶，再加炼蜜600克合为丸，如小梧桐子大，每日早晚各服10克。白开水送。

四诊：服丸药七十日，效果甚好，食睡都已正常，精神充沛，健忘也好转，阅读不能持久，大便间或溏泻，不能多食油腻。丸药既已显效，不需更改，再配一料半可服百日，以冀痊可。

李某某，女，37 岁。夙有心脏病，屡经医院及针灸医治，时轻时重，病历年余。近来颜面及周身均见浮肿，心跳过速，90～100 次/分。胸闷气短而喘，小便少，大便溏泻，每日五六次，全身窜痛。舌质红，苔白腻，脉沉弱。颜面四肢浮肿，按之凹陷。

辨证立法：久患心脏病，正气不足，脾运失职，水道不利，证现全身浮肿，大便溏，小便少。水气泛肺凌心，证现心动过速，气短而喘。舌质红，非阴虚有热而是水不化气，津液不能上承。拟健脾利水治之。

处方：赤茯苓12克　淡猪苓10克　川桂枝3克　赤小豆12克　杭白芍10克　炒泽泻10克　野于术6克　米党参10克　冬瓜子12克　旱莲草10克　北沙参10克　冬葵子12克　车前草10克　炒远志10克　白苡仁12克　白杏仁10克　苦桔梗5克　炙草梢3克

二诊：服药二剂，症状减轻，遂又再服四剂。现证大便一日二三次，已非溏泻，小便增多，周身浮肿见消，窜痛亦见好，心悸气短亦减轻，希予常服方以便返乡休养。

处方：川桂枝3克　白术炭6克　川杜仲10克　杭白芍10克　白苡仁12克　川续断10克　苍术炭6克　白杏仁6克　炒远志10克　旱莲草10克　冬瓜子12克　紫厚朴5克　车前草10克　冬葵子12克　苦桔梗5克　云茯苓10克　云茯神10克　炙草梢3克

以上出自《施今墨临床经验集》

第四十五章 心痛、胸痹

胡慎柔

马山徐云所，六月受热受劳，又饮酒，忽上膈不宽如刺痛，头晕且重。自以过食，曾以指探吐，即枕不得，惟坐而已。予诊之，二寸俱洪缓有力，关尺俱弱带弦，此湿热上干清阳之分，故头晕重，胸膈痛，此时证耳。用平胃加半夏、黄芩、紫苏、木香，取微汗，此证即退，就枕平复。

《慎柔五书》

陈念祖

心窝痛甚如割，势刻不可忍，面目现青红色，手足如冰，水浆不能入口。虑是真心痛之证，极属危险，法在不治。然此证原分寒热两种，寒邪直中阴经，猝不及防，决难施以挽救。今幸舌苔见燥，知为热邪所犯，势虽急而尚缓，何忍坐视不救？姑拟一剂速进之，或可希冀万一，拟方请裁。

炒白芍八钱　栀子三钱,炒黑用　广木香二钱,研末冲　炙甘草一钱　石菖蒲一钱　水同煎服。

《南雅堂医案》

中神琴溪

一男子，年四十，患心痛彻背之六七椎，时时呕吐酸水者，无虑十数年，而二三年来殊甚。先生脉之沉迟，心下坚。与道水汤，兼赫赫丸，每服五分，日一服，十有余日奏效。

衣棚椹木街北美野屋，太兵卫之妻，年五十，胸痛引小腹，仅能倦卧而支之，而犹苦其叵支也。初一医与药，则呕逆，遂至药食不下。医又以为脾虚与气脾汤，及参附类，疾愈笃。师即与瓜蒂散五分涌之，翌日与栀子豉加茯苓汤，数旬全。

《生生堂治验》

齐秉慧

曾治乡中一人患心中卒痛，手不可按，来寓求治。予曰："此火邪直犯心君也。若不急救其火，则脏腑内焚，顷刻立逝。"急与黑栀三钱，白芍五钱，甘草一钱，良姜七分，天花粉三钱，苍术三钱，贯众二钱。煎服二剂而效。此方妙在用栀子以清火。若疑心经之热而用黄连，误矣。黄连性燥，不可以燥益燥，而转助其焰矣。惟栀子泻肝木之火，母衰则子亦衰，不泻心火，正所以泻心火也。且又重用白芍，同以泻肝。又加良姜以引入心经。复增天花粉，以逐其火热之痰，痰去而火热自散，肝郁亦舒，此急治肝，而以治心也。谚云：要得锅中不滚，除是釜底抽薪，余可类识。

曾治一邻友患心痛欲死，问治于余，即与贯众三钱，乳香二钱，白芍三钱，黑栀子三钱，甘草六分。煎服。而痛去如失。又以此方治一人，口渴呼号，煎服渴止。

曾治张天元患心中疼痛，手足温和。予以热手试，按之则痛微。乃曰："此寒气侵入心经也，宜用散寒止痛汤。"良姜三钱，苍术三钱，白术三钱，贯众三钱，甘草一钱，肉桂一钱，草乌一钱。煎服一剂而安。此方妙在用贯众以祛邪，用二术以祛湿，邪湿俱去，而又加之散寒之品，自然直中病根，而其病去如扫也。

曾治钟兴顺患心中疼痛，三日而加剧，危在顷刻。予扪其手足反冷，即语之曰："此乃火气焚心而痛也。"遂与泻火止痛汤。用炒栀三钱，甘草一钱，白芍二两，半夏二钱，柴胡三钱。水煎服。一剂而安。此方之妙，在用白芍之多，泻水中之火。又加栀子直折其热。而柴胡散邪，半夏逐痰。甘草和中。用之得当，故奏功如响耳。前后二案，一寒一火，皆一剂奏效。全在认证之确也。

以上出自《齐有堂医案》

许琏

董妪，年四十余，患胸痛、呕逆、喉痹、带下、头痛，病非一端，诊其脉沉细而涩。余曰："脉法云：下手脉沉，便知是气。病由情怀不畅，郁怒伤肝，木邪犯土，心脾气结，法当疏气平肝。"先用归、芍、香附、橘红、郁金、蔻仁、柴胡、丹皮、鲜橘叶、佛手花、瓦楞子、牡蛎等，以水先煮生铁落，然后煎药。服三剂，诸证俱减八九，后以逍遥散加丹栀、香附、海螵蛸、牡蛎，服二十余剂而愈。又徐妪，年近五十，患胸痛。月信虽少而尚未断，体肥，脉弦而虚。余谓此属血虚气郁。与丹参饮而愈。此二证虽同为气郁，而却有肝旺血虚之分别焉。

毛姓妇，患胸痛甚剧，床上乱滚，哀号欲绝，月信愆期。延余诊之。脉沉弦搏指，指甲与唇俱青。余曰："脉沉滑主血，弦劲搏指，其血菀结，当是瘀血留于胸膈而作痛也。"细询得病之由，忽悟半月前被硬木触胸，其为瘀血无疑矣。与归尾、赤芍、桃仁、丹参、西洋参、琥珀、乳香、蒲黄、五灵脂，一剂而愈。故治病之道，四诊皆当留意，乃能与病切中，而所投无不效也。

以上出自《清代名医医话精华》

黄凯钧

某，关部独涩，纳食不降，中阳欠运所致，作胸痹治。

薤白一钱五分　香附一钱五分　橘皮一钱　半夏一钱五分　茯苓一钱五分　瓜蒌皮一钱五分　姜汁一匙
三服效。

《肘后偶钞》

吴篪

景，胸膈痛甚连及胁背，药不能纳，到口即吐。予曰：脉弦沉滑，由于过食肥甘厚味，痰食积滞上焦，气逆不通所致。药既不纳，即用萝卜子捣碎，以温汤和搅，徐徐饮之，因就其势探而吐之，服后吐出积痰甚多，痛亦大减。继以加味二陈汤和胃调气而愈。

《临证医案笔记》

林佩琴

蒋。胸右偏痛，呼号欲绝，日夕不能卧。医初疑胃气，疏香燥破气方，不应，改用乳香、当归、延胡、灵脂，由气分兼入血分，乃益痛，更谓心痛彻背。予问曾呕吐否，曰未也。予谓痛不在心胃，乃胸痹耳。证由胸中阳微，浊阴上干。仲景治胸痹喘息短气，用瓜蒌薤白白酒汤通阳豁痰，复加半夏，正合斯证，仍加橘红，一啜遂定。

赵。脉缓胸痹，阳气不舒。用苓桂术甘汤加砂仁壳，数服效。

赵。有年，胸痹食阻，由举重伤气所致。脉小弱是阳结欲闭之候，述数月前膈痛，饮糜粥辄阻，自谓膈噎已成。今作胸痹治，通其脘中欲闭之阳。参《金匮》法，瓜蒌、薤白、桔梗、杏仁、橘白、丁香，用辛滑温通，胸脘俱爽，食入不拒，竟进粥饭，然病初愈，恣意粉团干饭，非高年祝噎所宜。

马。病后脉弦胸痛，金不制木，当节劳戒怒。瓜蒌、橘白、白芍、茯神、杏仁、炙草、煨姜，二服愈。

縻氏。中年脘痞，食减不饥，吐沫，渐成胸痹。乃上焦气阻，腑失通降。治者以为噎膈，专用术、附、蔻、朴，燥脾破气劫津，渐致阴伤液涸，大便不通，下焦壅则上焦益加胀满，恐延关格重证矣。宜辛通苦降法。蒌仁、杏仁、郁李仁、贝母、枳壳、苏梗、郁金汁、薤白汁，五七服胸膈舒，大便润而食进。

以上出自《类证治裁》

曹存心

胸痛彻背，是名胸痹。痹者，胸阳不旷，痰浊有余也。此病不惟痰浊，且有瘀血交阻膈间，所以得食梗痛，口燥不欲饮，便坚且黑，脉形细涩；昨日紫血从上吐出，究非顺境，必得下行为妥。

全瓜蒌　薤白　旋覆花　桃仁　红花　瓦楞子　玄明粉　二陈汤

诒按：方法周到，不蔓不支，拟加参三七磨冲。胸痹证，前人无有指为瘀血者。如此证，纳食梗痛，乃瘀血阻于胃口，当归入噎膈证内论治矣。

心痛有九，痰、食、气居其三。三者交阻于胃，时痛时止，或重或轻，中脘拒按，饮食失常，痞闷难开，大便不通，病之常也。即有厥证，总不离乎痛极之时。兹乃反是，其厥也，不发于痛极之时，而每于小便之余，陡然而作，作则手足牵动，头项强直，口目歪邪，似有厥而不返之形；及其返也，时有短长，如是者三矣，此名痫厥。良以精夺于前，痛伤于后，龙雷之火，挟痰涎乘热上升，一身而兼痛厥两病。右脉不畅，左脉太弦，盖弦则木乘土位而痛，又挟阴火上冲而厥。必当平木为主，兼理中下次之。盖恐厥之愈发愈勤，痛之不肯全平耳。

川椒七粒　乌梅三分　青盐一分　龙齿三钱　楂炭三钱　神曲三钱　莱菔子三钱　延胡钱半　川楝子钱半　青皮七分　橘叶一钱　竹油一两

诒按：厥发于小解之时，其厥之关于肾气可知矣。用药似宜兼顾。立方选药，熨帖周到。

再诊：据述厥已全平，痛犹未止，便黑溺黄，右脉反弦，想诸邪都合于胃也，胃为腑，以通为补。悬拟方。

芍药　青皮　陈皮　黑栀　川贝　丹皮　楂肉　竹油　莱菔子　青盐延胡

诒按：诸邪都合于胃，从右脉之弦看出，是病机紧要处。

三诊：痛厥已平，尚有背部隐疼之候，腰部亦疼，气逆咳呛，脉形细数。想肝肾阴虚，气滞火升，肺俞络脉因之俱受其伤也。

四物汤　旋覆花汤　二母　雪羹汤

四诊：腰脊尚疼，咳嗽不止，苔白底红，脉形弦细。是阴虚而挟湿热也。

豆卷　蒺藜　黑栀　川芎　归身　麦冬　沙参　甘草　雪羹汤　半夏

原注：此素有痰积，又肾虚而相火上冲于胃，胃中痰饮阻滞窍隧，痫厥见焉。第一方用泄肝和胃法，以化其阻滞，合金铃子散以清肝火，加楂、曲以消食，菔子、竹油以化痰。厥平而痛未愈，故第二方用景岳化肝煎，以代金铃子散，兼以化痰。第三方通其络。第四方仿白蒺藜丸，专于治痰。

诒按：此证得力，全在前两方，疏肝化痰，丝丝入扣。

心痛彻背，是名胸痹，久而不化，适值燥气加临，更增咳嗽咽干，痰中带红，脉形细小，治之不易。

瓜蒌　薤白　枳壳　橘红　杏仁　桑叶　枇杷叶

诒按：既因燥气加临，痰红嗌干，似当参用清润，如喻氏法。拟加旋覆花、南沙参、麦冬、桑皮。

以上出自《柳选四家医案》

费伯雄

某。肝肺气逆，胸痹膺痛，食入作梗。理气畅中。

杏仁　象贝　香附　佛手　当归　白芍　瓜蒌　薤白头　石斛　郁金　甘草　橘红　蒺藜

某。胸痹因寒怒而致，痰气逆而凝结，卧睡不得，胸痛彻背。

瓜蒌　半夏　薤白头　石斛　郁金　甘草　橘红　桂枝　茯苓　生姜　枇杷叶姜汁炒，包

某。胸痹木失所制，肝气将升。

白蔻仁三分，打冲服　生于术一钱半，米泔水炒　旋覆花三钱，包　赭石三钱　炒白芍四钱　石决明四钱　沉香屑四分　青皮醋一钱半，炙　焦山栀三钱　通草一钱　泽泻三钱

以上出自《费伯雄医案》

李铎

高彦卿上舍，夙有气痛，近日复发，发时胸膈气胀，觉心如上升状，并牵引背脊骨节痛，是肾心痛也。其胸膈气胀，必由膻中气不舒展，膻中者，臣使之官，又为气海，其大气之搏而不行，积于胸中而不散，则窒塞之状已若绘矣。又胸中本属阳位，诸阳脉咸附于背，肾俞穴在背脊，肾气由背脊而升，上则与心系通而为一，所谓坎北离南，水火相感者也。按：此足见肾中阳虚，而中阳尤乏，浊阴上干，为胀为痛，决非心胀而痛也。心者君主之官，一痛则手足青至节，为不治，此为明辨耳。据述每胀痛时，必须尽力努挣，其痛则差缓，是挣则搏聚之气稍舒，故痛亦稍缓矣。诊脉沉迟，脉诀云：沉迟冷结。法当理中阳兼通肾气，仿辛通温散之剂以进。又细审面色沉暗带黄，每饭必呕清水数口，腹中汩汩有声，小水黄浑，是阴瘅兼发，与三年前病候相似，此方亦可兼治也。

附子　干姜　肉桂　智仁　澄茄　吴萸　金铃子　丁香

此方服四剂，痛渐止，去金铃子，加茯苓、白豆蔻，令其多服，兼吞丁桂硫附丸十余两，而诸病皆痊。

宿病复发，非草率定方所能绝其根株，必如是方尽善尽美。吾兄凡遇气痛一证，煞费苦心，余眼见的确。寿山

车子，年廿一，心气痛，脉伏。平素体质孱弱，医者则用参、术补气，痛愈甚。是不明诸痛不可补气，况术壅气，气不通故痛必增剧，宜以附、姜、桂、蔻辛温之属治之。

附子　干姜　肉桂　白蔻　吴萸　陈皮　白芍炒　甘草炙

气痛补气，是犹抱薪救火，安得不增剧乎？学者慎之。寿山

汤某，患热厥心痛，身热足冷，痛甚烦躁，口干面赤，脉洪大，用金铃子散加栀子仁，三服而愈。

金铃子　元胡索俱醋炒　栀子仁略炒　等份研末，每服三钱。

心痛发厥，有寒有热，审其脉与证合，用药亦与病等。寿山

熊树滋之妻，年三十余，心气痛。自巳初至未末昏厥七八次，头汗，四肢厥逆，脉沉小，此心包络寒厥痛也。盖因外邪干犯心之包络，厥阴气逆上冲，故痛极而发厥也。若真心痛，手足青至节，为不治之证，可预决耳。议附子理中加吴萸、鸡舌香温之，二剂神效。

以上出自《医案偶存》

陈菊生

心痛一证，《灵枢》有肾心痛、胃心痛、脾心痛、肝心痛、肺心痛、真心痛之分。盖五脏之滞，皆为心痛。《金匮》用九痛丸治九种心痛，后人以饮食、气血、寒热、悸、虫痒别之。虽祖

此义，实未尽《内经》之旨。约而论之，要不越阴阳虚实，然实而属阳者易瘳，虚而独阴者难愈。庚寅冬，余至山东，有友朱汉舲患心胸痛，或数日一发，或一日数发，如是者六七年。余切其脉，濡数少神，知是肝脾心痛，既寒且虚，与以温补重剂服之，有小效，无大效，因思证系中空，甘草可满中，并能缓急止痛，仍前方加炙甘草至一两，痛果大愈，但此证由境遇不遂所致，且患已数年，除根不易，其时有谓炙甘草一味，前方已用五钱，今又加至一两，毋乃太多者？余曰："甘草，生用气平，炙用气温，其性能协和诸药，故有'国老'之称。昔仲景甘草汤、甘草芍药汤、甘草茯苓汤、炙甘草汤以及麻黄、桂枝、葛根、青龙、理中、四逆、调胃建中、柴胡、白虎等汤，无不重用甘草。惟遇呕吐肿满，酒客诸湿证，概禁不用。则以用药治病，有宜忌之分也。"世俗治病，不明宜忌，甘草一味，重用不敢，不用不能，凡立一方，但用数分，以为如此，乃两全之计也，不知其计愈巧，其识愈庸。汪讱庵曰："时医用甘草，不过二三分而止，不知始自何人，相习成风，牢不可破，殊属可笑。"盖笑其庸耳。

《诊余举隅录》

王旭高

张。寒气稽留，气机不利。胸背引痛，脘胁气攻有块。宜辛温通达。

二陈汤去草，加瓜蒌皮、薤白头、干姜、吴茱萸、延胡索、九香虫。

《王旭高临证医案》

姚龙光

逾二年冬，炳南又病呕逆，汤水入喉即吐，喉中微疼，市医为治，服银翘散两帖，呕逆愈甚，时时哕恶，喉中破烂，滴水不能进口，胸中胀闷，手足无力，举动维艰，四肝冷厥，满脸白屑，人皆谓无生理矣，自度亦不能免，彼以孤身寓镇，无所倚赖，故见吾流泪，而口不能言，为诊其脉，两寸俱微，关尺小紧，因慰之曰无忧也，吾立起之。此属胸痹，脉证相符，有此病即有此药，用鲜薤白六钱，桂枝二钱，生炙甘草各三分，白豆蔻（后下）四分，以水酒各半煎服，一帖和，二帖已。此病载在《金匮》，脉证治法极其详明，而时医多不能辨，漫用凉药，致变生他故者，往往不免，吾不知名医何以得成时名乎？

《崇实堂医案》

柳宝诒

罗。邪郁于里，肺络不得疏降。发热少汗，胸胁刺痛。当与和络疏邪。

旋覆花　前胡　象贝　杏仁　淡豆豉　荆芥　枳壳　桔梗　瓜蒌皮　淡黄芩　郁金　橘络　桑叶皮各　枇杷叶　芦根

《柳宝诒医案》

陈莲舫

金。胸痹泛沫，肢酸神疲，脉象濡细，治以和降。

瓜蒌仁　法半夏　川郁金　光杏仁　姜竹茹　杭菊花　薤白头　制川朴　细白前　家苏子　生白芍　广陈皮　沉香屑

《莲舫秘旨》

何长治

左。胸闷作痛，寒暑互伤也。

桂枝五分　瓜蒌钱半　甘草四分　新绛屑五分　薤白钱半　福花钱半　豆蔻五分　茯苓三钱　炒党参钱半

《何鸿舫医案》

也是山人

张。肝阳犯胃，厥心痛，呕吐妨食，肢冷脉弦。

川楝子　制半夏　制香附　炒延胡　郁金茯苓　生白芍　炒橘红

又：昨进苦辛方，呕吐已止，诸痛皆减，肝阳虽平，而耳鸣，咽干频渴，恶心脘痞，想六气都从火化，所以头面清空诸窍，皆为肝火蒙闭。再拟清散，亦为《内经》之其上可引，勿越之之义也。

青菊叶三钱　鲜生地一两　郁金一钱　瓜蒌皮一钱五分　霜桑叶一钱　黑山栀一钱五分　羚羊角一钱　连翘一钱五分

《也是山人医案》

吴鞠通

初五日，某。脉弦细而紧，浊阴上攻，胸痛。用辛香流气法。

川楝子三钱　良姜三钱　厚朴二钱　乌药二钱　淡吴萸三钱　槟榔一钱五分　小枳实二钱　荜茇二钱　广皮二钱　广木香一钱　三帖。

初八日：补火生土，兼泄浊阴。

茯苓块三钱　台乌药二钱　淡干姜二钱　益智仁一钱五分，煨　生薏仁三钱　半夏三钱　陈皮一钱五分　淡吴萸二钱　四帖。

《吴鞠通医案》

曹南笙

某右。气逆自左升，胸脘阻痹，仅饮米汤，形质不得下咽，此属胸痹，宗仲景法。

瓜蒌薤白汤。

某左。始于胸痹，六七年来发必呕吐甜水黄浊，七八日后渐安，自述病发秋月，意谓新凉天降，郁折生阳，甘味色黄，都因中焦脾胃主病，仿《内经》辛以胜甘论。

半夏　淡干姜　杏仁　茯苓　厚朴　草蔻　姜汁泛丸。

某右。议以辛润苦滑通胸中之阳，开涤浊涎结聚，古人谓通则不痛，胸中部位最高，治在气分。

鲜薤白　瓜蒌实　熟半夏　茯苓　川桂枝　生姜汁

古有薤露之歌，谓薤最滑露不能留，其气辛则通，体滑则降，仲景用以治胸痹不舒之痛。瓜蒌苦润豁痰，陷胸阳以之开结。半夏自阳以和阴，茯苓淡渗，桂枝辛甘，轻扬载之，不急不走，以攻病所。姜汁生用能通胸中痰沫，兼以通神明去秽恶也。

以上出自《吴门曹氏三代医验集》

萧伯章

漆工余某，郴县人，患胸背作痛，或因感受寒热，痛即加剧，又每至晚间辄噫食臭，腹饱胀，或微痛，不能进食，医治不痊，已十年矣。近一二年内，夜及晨必泻利一两次，脉之沉紧而弦，舌苔灰白，与瓜蒌薤白桂枝汤不应，本拟用乌头赤石脂丸，适合有神保丸，即以七粒与之，令其用温开水送下，间二日复来。据云：日前心疑药少力薄，恐难获效，因将所授丸药嚼碎，用开水送下，顷之泄泻，至傍晚已十次，饮冷茶一盏即止，今则胸背不复痛矣，但晚间腹胀干噫及晨泄，尚未全愈，为疏理中加附子、吴茱萸、故纸等药，令其多服而痊。

《遁园医案》

丁泽周

朱右。诊脉左弦、右涩，胸痹心痛，痛引背俞，食入梗胀，甚则泛吐，舌苔白腻。此寒客中焦，厥气上逆，犯胃贯膈，浊阴闭塞所致。拟瓜蒌薤白半夏汤加味。

瓜蒌皮三钱　薤白头钱半，酒炒　仙半夏三钱　云茯苓三钱　枳实炭一钱　陈皮一钱　蔻壳八分　砂仁八分，研　制川朴一钱　范志曲二钱　生姜二片　陈香橼皮八分

袁左。胸痛彻背，背痛彻胸，脘胀肠鸣，甚则泛吐。舌苔薄白，脉象沉迟而涩。此寒客阳位，阴邪充斥，厥气横逆，食滞互阻，脾胃运行无权。急宜温通气机为主，畅中消滞佐之。

熟附子一钱　淡干姜四分　淡吴萸四分　桂心三分　姜半夏二钱　茯苓三钱　陈皮一钱　大砂仁一钱，研　范志曲二钱　薤白头钱半，酒炒　厚朴一钱

二诊：前投温通气机畅中消滞之剂，胸背痛已见轻减，泛吐亦止，而脘闷作胀，不能饮食，脉沉小涩迟。脾不健运，胃不流通，肝气怫郁，寒滞未能尽化也。今原意进取。

桂心四分　炒白芍钱半　瓜蒌皮二钱　薤白头一钱，酒炒　云茯苓三钱　姜半夏二钱　陈皮一钱　厚朴一钱　广木香五分　大砂仁一钱，研　范志曲二钱　谷麦芽各三钱，炒

陆右。营血不足，肝气上逆，犯胃克脾，胸痹不舒，食入作梗，头眩心悸，内热口干，宜养血柔肝，和胃畅中。

生白芍二钱　薤白头一钱，酒炒　川石斛三钱　瓜蒌皮三钱　朱茯神三钱　青龙齿三钱　珍珠母四钱　川贝母二钱　潼蒺藜钱半　白蒺藜钱半　广橘白一钱　青橘叶一钱　嫩钩钩三钱，后入

吴左。胸痹嗳气，食入作梗，稍有咳嗽，肝气上逆，犯胃克脾，肺失清肃，脉象左弦、右

涩。宜平肝理气，宣肺通胃。

代赭石三钱　旋覆花钱半，包　白蒺藜三钱　大白芍二钱　云茯苓三钱　仙半夏二钱　陈广皮一钱　瓜蒌皮三钱　薤白头钱半，酒炒　制香附钱半　春砂壳八分　光杏仁三钱　象贝母三钱　佛手八分

瞿左。胸痹脘痛较轻，呕恶亦觉渐止，屡屡嗳气，舌苔薄腻，脉象左弦右细，厥气升腾，浊阴上干阳位，再宜泄肝和胃，温通气机。

肉桂心四分，研末泛丸吞服　大白芍钱半　薤白头钱半，酒炒　瓜蒌皮二钱　云茯苓三钱　仙半夏三钱　陈广皮一钱　沉香片四分　春砂仁八分　熟附片四分　代赭石三钱，煅　金沸花钱半，包　陈香橼皮八分　炒谷麦芽各三钱

二诊：胸痹不舒，食入作梗，半月未更衣，苔薄白，脉沉细，此中阳不运，阴结于内。恙势尚在重途，还虑变迁，再宜温运中阳，而通腑气。

熟附块二钱　瓜蒌皮三钱　薤白头钱半，酒炒　仙半夏二钱　云茯苓三钱　福泽泻钱半　陈广皮一钱　春砂仁八分　炒谷麦芽各三钱　佩兰梗钱半　郁李仁四钱，研　火麻仁四钱　半硫丸钱半，吞服

三诊：腑气已通，纳谷浅少，脉象濡。再宜温运中阳而化湿浊。

熟附子块二钱　淡干姜六分　瓜蒌皮三钱　薤白头钱半，酒炒　云茯苓三钱　福泽泻钱半　新会皮钱半　仙半夏二钱　春砂仁一钱，研　炒谷麦芽各三钱　生熟苡仁各三钱　佩兰梗钱半　佛手八分

以上出自《丁甘仁医案续编》

傅松元

五河刘伯符，署刘河厘局事，其年改差，运粮北上。有小仆钟姓，甘肃庆阳人，随主人在天津卸粮时，赚得粮船浮费银百两，然被扣在粮台，未能到手，又不便为主人明言。若留津取银，则失厘局事，亦仅敷回甘之川资而已。不得已，遂随主人乘轮南下，心中烦冤懊恼。下船而肝气大痛，痛七日始抵刘河。入公馆调养第八日，忽觉两乳中间大痛，一痛即神昏遗尿，周身络脉跳缩。其主人刘君促余往诊，至则剧痛已两次，持其脉，六部俱轻散不伦，表面形色如常，略有惨容。余谓刘曰："此真心痛也，从古无治法。"刘君不信，曰："岂有真心痛而能延八日者？"余曰："非也，初起为肝气痛，积久而窜入心脏，今真脏脉见，无从救治矣。"刘亦略明医理，首肯者再，嘱余勉开一方，正握管筹思未久，又来报钟仆心痛。即就榻再诊，则目闭口开而气绝矣。当刘君南下时，未知钟之委曲。迨病剧自言，遂致不救。

有海船主龚小鲁者，患真心痛。余诊其脉，六部沸然如散。问其所苦，则以手按膈，曰："痛处在此，一痛即神昏矣。"问痛几次矣？曰一次。即用煅龙齿、生枣仁、辰砂拌茯神各三钱，天冬、麦冬、远志各二钱，川郁金一钱五分，陈胆星八分，煅石决明八钱，九味，嘱急煎服，迟则第二次之痛复来，则不救矣。其侍者曰："龚君痛时，神昏肢冷，络脉跳动，势真可危。"余曰："是所谓真心痛，余当在此视其服药，所冀进药在第二阵痛之前，得药后不再痛，则药力尚能制病耳。"比药投入，居然未曾再痛，确信此九味为真心痛之良剂。遂嘱小鲁随身常带，以防不测。后八年，小鲁在海洋，病发无药，半日而死。盖所携者，因霉坏而弃之矣。后有王星贤之媳，患真心痛，余亦用此方，应手而愈。

以上出自《医案摘奇》

孔继菼

姻戚某姓之女，病胸膈痞闷数年矣。甲寅之春病增剧，呼吸阻碍，时静时烦，甚则气不得息，奄然欲绝，如是月余，卧床不复起。延余往视，其脉阳微而阴弦，似结非结，谓其父曰：此胸痹病也，法当用瓜蒌薤白白酒汤。缘令媛久病之躯，阳气过微，瓜蒌所不任，而薤白一味，近处又不可得，从宜变通，但助胸中之阳而疏通其气，病亦可以渐愈，然非多剂频服不可。乃父讶曰：何谓胸痹？予曰：风寒湿三气为之也。其始感也，止在皮肉筋脉骨节之间，久而不愈，重感于风寒湿之邪，则浸淫内袭，脏腑受病矣。夫脏腑非受邪之地，而邪得袭之者，新邪与旧邪相踵，其气既盛而难御，脏腑与经气相通，其窍又顺而易入，故皮痹不已，复感于邪则入肺；脉痹不已，复感于邪则入心；肌痹不已，复感于邪则入脾；筋痹、骨痹不已，复感于邪则入肝、肾。邪之所凑，其气必虚。正虚邪盛，病势安得不剧？其所以呼吸阻碍者，寒主凝闭，气道本为不利，湿胜生痰，窍隧又被堵塞也。其所以时静时烦者，风有作止，止则气平而有似乎退，作则气上而复受其扰也。夫三气合邪，盘踞脏腑，如浓云密雾布覆太空，胸中空旷之地，安能当此填结？数年之胸膈痞闷，与近日之气闭欲绝，皆是此故也。此必胜以阳药，领以辛散，使由脏而返于经，由经而达于表，方得邪从汗解，故非多剂频服，不能凑全功。书方与之。数日，复遇病者之父，殷勤致谢曰：前日断证不错，予检方书，果是痹证，乃心痹也。问：何以知为心痹？曰：书云：心痹者脉不通，烦则心下鼓，暴上气而喘，嗌干善噫，厥气上则恐，数语悉与证符，是以知为心痹无疑。予曰：诚然。然《痹论》又云：肺痹者烦满，喘而呕。令媛之胸膈痞闷，呼吸不利，正是此病，亦可尽归之心痹乎？夫心与肺俱位胸中，而心主血，肺主气。心犹君主之职，坐镇而为；肺则傅相之官，治节所出。心犹阳中之阳，位离而属火，阴邪犯之不甚易；肺则阳中之阴，居兑而属金，浊阴投之则易合。故此病中于心者浅，中于肺者深。中于心者犹有忽进忽退之时，中于肺者并无暂解暂开之会。以其形证所现，心肺并有，故不言心肺，而曰胸痹，盖言胸则可以并赅心肺也。今君但以为心痹，势必舍肺而专责之心，肺病不除，气何以运？则邪之客于心包者，亦无由外散，药将日用而无功矣。且胸痹之名出于《金匮》，治法亦甚详细，非予一人之私言也。病者之父自谓知医，竟不用予言，而取方书治心痹之成方，连投数剂。及不效，则曰：痹入于脏者死，此死证也，药将奚为？噫！执泥如此，信不如无书之为愈矣。其后病者亦未尝死，出阁数年，但卧床不起，以旧病未痊也。而予生平治此证，则实未尝不效。有张姓妇，年可五十，胸膈烦满，喘息不利，兼之四肢懈惰，发咳呕水，腹满膜胀，胸痹而兼脾痹之病也。予以桂、附、参、苓、半夏、枳、橘之属愈之。又朱姓妇，年未三十，胸膈满疼，逆气上塞，兼之月事不顺，少腹有块，脉来弦紧，胸痹而兼血病之证也。予以桂、附、参、苓、枳、橘、芎、归之属愈之。又李太学冠瀛者，因冒甚风大寒，始患气逆，渐而胸中闷疼，渐而胁肋膜胀。予脉之曰：《金匮》云：阳微阴弦，胸痹而痛，即是证也。以姜、附、半夏、参、术、桂枝之属投之，亦就愈。独于此女之病，审之甚确，议之甚详，而竟不见痊，果药之无当欤？治之不专欤？抑其父之执拗自用而不相信欤？人非理所素谙，业所素精，慎勿强作解人，贻识者以笑柄也。

《孔氏医案》

赵文魁

闰五月二十三日酉刻，赵文魁请得端康皇贵妃脉息：左寸关弦数，右部沉滑。肝气郁滞，湿饮不调，以致水气凌心，胸膈疼痛。今拟调肝拈痛化饮之法调理。

醋杭芍四钱　元胡三钱，炙　醋柴一钱五分　香附三钱，炙　煨木香二钱，研　枳壳三钱　白蔻一钱五分，研　陈皮三钱　青皮子三钱，研　防风二钱　丁香八分，研　泽泻三钱

引用腹皮子四钱、西瓜翠衣熬汤煎药。

按：肝气湿饮交结互阻，上逆胸膈，以致水气凌心，胸膈疼痛，法当调肝气、化湿饮而拈痛。方中白芍、元胡、醋柴、香附、青皮调肝，木香、枳壳、白蔻、陈皮、防风、丁香、泽泻理气和胃而化湿饮；大腹皮子辛温，归脾、胃、大肠经，能理气消滞而化饮，用之为引，旨在降气化饮。

《赵文魁医案选》

邹趾痕

李时若者，四川绥定府人也。年四十八岁，患心气痛。每痛必先身寒战，面色青，手足逆冷，痛作则以头抵地，闭口咬牙，不敢息，历一小时之久，周身出汗，痛乃解，求愚诊治。愚曰：此瘀血为痹，着于心包络之肌部，积年已久，痹以久而结核，核又以久而益大益坚，已成痼疾，不可治矣。时若自述年三十六岁时，患心痛，虽痛未若是之甚也，医用肉桂、白胡椒、小茴香、制附片、干姜各一两，研为细末，蜜为丸，如梧桐子大。每服十丸，极效，虽效隔一年必复发，发则仍请前医用前方。每服十五丸乃效。以其方效，每发皆用之，每用一次，必加五丸乃效。四年后，痛渐勤，半年即发，每服必三十丸痛乃止。又四年，每三月必一发，发则极痛，前方桂香丸已加至四十丸。近则每月必一发，发则痛不欲生。愚问何不仍服桂香丸，时若曰："服之无效，虽多至五十丸、六十丸，仍无效也。"愚曰："固知无效矣。夫肉桂茴香丸者，劫剂也。病轻则劫之而效，病重则不效。若常服劫剂，则病益加重，至于极重，则服劫剂亦不效矣。至于此，病必不治，此必然之势也。譬大盗聚众劫人于途，劫之而效者，被劫者之力弱也。倘遇被劫者有强力之准备，则劫者败矣。医圣之道，当痛剧时，非不用劫剂，只可暂用，不可常用。盖用劫剂以止痛，以解燃眉，但不以单独止痛为功，而以除去致痛之根为要务。此证之根，系瘀血为痹，着于心包络之肌部。此病之因，有所大惊恐，或大忧大醉，郁结不解，日积月累，以致营血聚于心包络之肌部，久聚不散，凝而为痹。痹之为状，乃一硬核如指头大。所以不痹于心而痹于包络者，心不受邪，凡邪之攻心者，皆包络受之也。当其痹之初起也，形小而细，此时服药解散，极易为功，痹既解散，痛亦永止，但不如劫剂之止痛较速耳。然病家皆喜速效，而恶迟缓，不知劫剂之害烈也，必到劫剂不效而始悟者，救无及矣。"时若曰："诚如君言，劫剂只能止痛，不能解散痹核，反使痹核增大增坚，但不知何以能增大增坚也？"愚曰："此气化为之也。《阴阳应象大论》曰：'风胜则动，热胜则肿，燥胜则干，寒胜则浮，湿胜则濡泄。'又曰：'喜怒不节，寒暑过度，生乃不固。'君病生于大忧大恐，大醉大郁，是喜怒不节之谓也。喜怒不节，营血聚而为痹，则有形矣。以有形之痹，着于心包络之肌部者，燥胜则干，干极则硬，故为硬核也。然硬核之着于心包络，非心包络之所容许也。方愁忧严重时，营血凝结为瘀为痹，心包络适当其冲，虽欲不容，不可得也。殆至愁忧既解，郁结散舒，血气和悦，则新血浸入痹核之内，促痹解散，乃人体气血自治之天职也。痹核受新血之浸渍，坚痹渐变而为软痹，软则膨胀，膨胀则牵动连带之肌肉作痛，此时虽痛，必不剧烈，医当因势解散之使痹消减，痛亦永除，此医圣大法也。乃俗医不知，投以劫剂。劫剂者，辛热燥烈之猛剂也。

辛热燥烈，所以能止痛者，以其缩小痹核最速故也。燥烈则能收缩痹核，辛热则能拒绝浸入痹核之新血。痹核者，不知痛痒之死核也。痹核胀大则痛者，非痹核知痛，乃痹核膨胀之势力，牵动周围之肌肉作痛也。痹核缩小则痛止者，缩小则周围肌肉缓和，故痛止也。每膨胀一次，则加入浸渍之新血一次。每缩小一次，则痹形增大一次，增坚一次。今则痹形增大已极，增坚已极，增无可增，不用劫剂则痛不可支，再用劫剂亦痛不可支，故为不知。"时若聆言之下，悲哽而言曰："今乃知止痛而不治病之劫剂，有此大害，痛乎不能早闻明论也。鄙人不知医，但知止痛便是良医，遂至于迷信劫剂十余年而不悟。回忆贱病初起，虽痛极轻，当时若得良医，服治病之方，当必不留根蒂，一愈永愈。孰知服劫剂弥久，其害弥深，此皆鄙人自误，夫复何言？吾闻古人泽及枯骨，况贱病一息尚存，仍祈赐方，姑为援救可乎？"愚曰："所谓君病不治者，因无法止痛故也。今欲于无法中，姑设一法，此法为止痛除痹并行法。明知止痛无功，而仍用止痛法者，求其痛不至于不支也。"为之处方曰：附子三两，生狼牙、肉桂、黄连、干姜、吴茱萸、西洋参各一两，巴豆去皮熬研如膏一两二钱，上八味，研为末，炼蜜为丸，如梧桐子大，白开水送下，初服每服一丸，日三次，以大便通行为度，不行则每服二丸。嘱曰：虽大痛仍须忍受。受三四日，大痛三四次，得大便下泄黑涎红涎，每次仍服附子狼牙丸二粒。又五六日胸中硬满，随大便泻出痛乃减轻，乃改用阿胶、黄连、黄芩、当归、薤白、吴茱萸、肉桂、干姜、茜草各一两，蜜为丸，每次三钱，日三服，白开水送下。又服七八日，痛减一半，仍令兼服附子狼牙丸，每日下黑涎红涎渐多，胸中益觉宽舒。两月后，与大柴胡汤，加大黄、芒硝，服十余剂，身大热，出大汗，又下黑涎红涎，痛乃大减，服调理方，二三月后，乃大愈，欢曰："不料死证竟得生还！"遂返绥定。

论曰：迷信劫剂之病家，不必尽是愚人，智者亦有之，惟智者迷而能悟，愚者不但迷而不悟，且又敬奉劫剂之医若神明，其意气直若除了劫剂医为良医之外，别无良医，故其对于不用劫剂之医，呈露其轻视之面孔，而诘难之曰："君能一剂而止痛乎？"不用劫剂之医应之曰："不能也。必待三四剂后，痛乃减轻，十余剂后，痛乃永除耳。"愚者怒曰："若是乎病人痛且死耳，安得延命待君于十余剂后乎？"良医当此婉谢而退。此种愚人，倘其自病，必致死于劫剂而不悟，此人不自知其愚也，方且谓予智不可及。《中庸》曰：人皆曰予智，驱而纳诸罟获陷阱之中，而莫知之避也。其此类之谓乎？或问君言劫剂不可用，然则君用附子狼牙丸，独非劫剂乎？曰：劫剂也。非谓劫剂不可用，谓不可死于用劫剂不知变通之医也。彼李时若初痛极轻之时，服劫剂以止痛，痛止后再服除痹之方，以断其根，永无后患，则劫剂又何害焉？无如彼不遇良医，但用劫剂以解眉急，不与除痹，遂使其病日深，其痛永存，加以李时若但知劫剂之效，其病日深一日，而不知惧，因循十余年，养成大病，濒死而后生，何若及早觉悟之为愈乎？愚于是推而论之：凡吐血病，用热药而血不吐者，劫以止之也。凡血之所以吐者，因胸中瘀血，被胸中大气排逐而吐出，不可止也。以劫剂止之，是助邪害正也。凡妇女经期血气刺痛用热药而痛止，经亦止者，劫之使止也。凡妇女血气刺痛时，必值经期月事应下之时，所以痛者，因有旧日瘀血，阻塞其间故也。若以劫剂止之，则月事止而痛自止，人见其痛止之效，不知月事不来之害大也。敝邑有几个俗医，惯用热药劫病，取效目前，因得大名，人咸以"火神"称之，因见其取效最速，故有神之号，又见其凡病皆用热药，故又有火之称。噫！世人梦梦，不辨忠奸，受其害而颂扬之侦矣。

《圣方治验录》

范文甫

沈右。若胸痹，痛不可忍，为日已久。阳气不运，复受寒邪所致，气机痹阻，故胸痛彻背。拒按是邪实，舌淡红，脉象沉迟，似可温化。

桂枝6克　瓜蒌皮9克　薤白9克　炒枳壳9克　生姜6克　姜半夏9克　厚朴6克　陈皮3克

二诊：药后胸痹痛好转多。

桂枝6克　薤白9克　瓜蒌皮9克　炒枳壳6克　半夏9在　厚朴6克　陈皮3克　生姜6克

沈某。苦胸痹，痛已久。历检前方，皆是何生君于《金匮》书中几乎试遍，惜乎无守方工夫，一方服后不即效，即换法试治。殊不知药已对证，病有三日愈者，迟迟有十三日愈者。心急换法，反不愈矣！

人参　白术　干姜　甘草

忻某。胸中嘈杂，寸口脉涩。

旋覆花6克　青葱管3条　茜草6克　桃仁泥3克　当归须3克

以上出自《范文甫专辑》

魏长春

王麟书君，夫人庄氏，年五十一岁。住华家巷。

病名：寒厥胸痛。

原因：素有胸痹，阳气不足。上月廿八日起，呕吐不食，胸痛厥冒数次，病已一候。

证候：胸痛发厥，四肢皆冷，呕吐痰涎。

诊断：脉象沉细，舌淡红。肝厥胸痛，有寒热之不同。今参脉证，乃寒痛也。

疗法：叶天士曰：凡治厥阴，皆以通窍为急。兹拟当归四逆汤加减，辛温以通之。

处方：全当归三钱　生白芍三钱　干姜二钱　炙甘草一钱　桂枝二钱　北细辛一钱

效果：服后，阳回肢温，厥醒痛止，病愈。

炳按：因寒而厥，胸痛，用当归四逆汤温药通窍。以逐寒止痛，是一法也。

秦润霖君夫人，年四十余岁。八月十九日诊。

病名：虚寒胸痹。

原因：中气不足，素有痰饮，新感寒邪，引动胸痹呕酸，病将两候。

证候：胸痹痛，呕吐酸水饭食，寒热往来。

诊断：脉迟，舌苔白滑，虚寒体质，气滞作痛，浊阴盘踞中焦，脾胃消化乏权，非平肝通气所能奏效。

疗法：用温中降逆法，宗仲景旋覆代赭合桂枝汤加味。

处方：旋覆花三钱，包煎　代赭石八钱　西党参三钱　炙甘草一钱　制半夏三钱　生姜一钱　红枣四个　茯苓四钱　桂枝一钱　生白芍四钱　干姜八分

次诊：八月廿一日。胸痹已舒，呕吐亦止，咳嗽胃呆，大便已解，寒热未尽，脉缓，舌淡

红。中虚饮聚，拟温中化涎法。

次方：当归三钱　生白芍四钱　桂枝一钱　炙甘草一钱　生姜一钱　红枣四个　茯苓四钱　橘皮一钱　制半夏三钱　苦杏仁三钱　干姜一钱　吴茱萸一钱

三诊：八月廿三日。服药后，胃苏胸畅，寐安，寒热虽退，咳嗽未已，脉缓，舌色淡红。治宜补中祛饮。

三方：西党参二钱　淮山三钱　茯苓四钱　炙甘草一钱　陈皮一钱　制半夏三钱　款冬花三钱　紫菀三钱　苦杏仁三钱　米仁八钱　桂枝一钱　生白芍四钱　干姜三分　五味子五分

效果：服后咳嗽愈，身健停药。

炳按：胸痹，因浊阴凝聚中焦，故用温通以散阴凝，宣导痰浊，调畅气机，使无留结则愈矣。

桂荣昌，年二十七岁。业农。住柏树桥。

病名：郁火胸痹。

原因：素有胸痹宿恙，忿怒触之复发。

证候：胸痹甚剧，寒热便闭。

诊断：脉弦，舌红，热蕴气闭作痛，实热证也。

疗法：用大柴胡汤加味下之。

处方：柴胡三钱　黄芩三钱　赤芍五钱　枳实一钱　生大黄四钱　生姜一钱　红枣四个　桃仁五钱　全瓜蒌五钱　川楝子三钱　制半夏三钱。

效果：服药二剂，得泻痛止。次年四月廿四日，胸痹又发，投大柴胡合桃核承气汤，去黄芩、姜、枣，服二剂痊愈。

炳按：胸痹因郁火蕴阻而发者，开郁温下，以导结垢瘀滞下出，又一法也。

以上出自《慈溪魏氏验案类编初集》

曹颖甫

方左。病延二候，阙上痛，渴饮，大便八日不行，脉实，虽今见心痛彻背，要以大承气汤主治。

生川军四钱，后入　小枳实四钱　中川朴一钱　芒硝二钱，后入　全瓜蒌五钱

拙巢注：下后胸膈顿宽，惟余邪未尽，头尚晕，乃去硝、黄，再剂投之，即愈。

《经方实验录》

赵寄凡

患者王某某，男，56岁，干部。胸闷，头晕，无力，脉缓而迟，舌胖淡紫。心电图示：窦缓，心率43次/分，Ⅱ°房室传导阻滞。诊断：冠心病，心律失常。辨证：胸痹（心阳虚、心脉瘀血）。治则：助阳活血化瘀法，桂枝汤合麻黄附子细辛汤。

处方：桂枝10克　赤白芍各15克　麻黄10克　附子10克　细辛3克　生姜10克　大枣10枚　甘草6克

患者服药半小时后，心率增快，达 52 次/分，胸闷、头晕、无力症状亦好转。继续服药 2 周，患者诸证消失，心电图恢复正常，心率 60~70 次/分。

按：桂枝汤将桂枝的量加重，并与麻黄、附子、细辛配伍，则桂枝与麻黄的作用已不在表，而转入治里，以助心肾之阳，温通血脉，起活血化瘀、畅通循环的作用，故心率增快，血液供应充足，胸闷、头晕、无力症状消失。

《津门医粹》

张汝伟

陆左，年三十四，海门。夏热感冒，呕吐之后，胸腔中高，突出一块如大馒头一个，胀痛难忍。头晕重而痛，渴欲饮水，溲黄短少，舌满布白腻，手足痿软乏力，脉来濡弱，此中阳失运，外袭暑风，胸痹之类也。直温运和中，兼以化湿理气。

淡干姜　淡吴萸各六分　制川朴八分　春砂壳一钱　上官桂五分　制穹术　广郁金　炒广皮　炒白芍各钱半　猪赤苓　炒泽泻各三钱

本证始末：此人为伟在大庆里时之车夫阿二，突然而起，此证当时细为考虑，经投此药一剂知，二剂愈。

方义说明：考此证渴欲饮水，溲黄短少，似属暑热之证，竟用姜桂温燥之药者，因脉濡弱而舌苔布白之故，且胸中突然高起作痛，此阳气式微，一时之窒塞不通，非温不可。投清凉之剂，或疏表之药，必致变证，此辨证之重要处。

《临证一得》

章成之

陈女。胸闷不舒，饮食后干呕哕不得通彻，将及一年。其下肢之肿，亦历久不消。胃之不健，实基于心力之微弱。此用健胃药无效。

炮附块15克　上安桂1.2克　生白术9克　云苓12克　淮山药9克　破故纸9克　肉蔻6克　姜半夏9克　五味子4.5克　炙草2.4克

柴女。心脏病患者，时苦心中闷，每多与胃病混淆，用健胃剂不能缓其所苦，就寝胸腔窒塞，必欲起立乃舒。两日来更见周身浮肿。

炮附块4.5克　上安桂1.2克，分2次冲服　炮姜炭2克　五味子4.5克　黄芪皮9克　补骨脂9克　带皮苓15克　仙鹤草12克

闵男。平卧数小时即欲起坐，否则胸闷、心悸不可耐，反复发作，通宵为之不宁。此唯心脏病有之，非静养不为功，且非旦夕可期其效。

炙草6克　上安桂1.2克　大麦冬9克　炒枣仁9克　潞党参9克　干姜2.4克　干地黄18克　阿胶珠12克

以上出自《章次公医案》

冉雪峰

张同志，素患高血压，常服寿比南成药，此次未病前数日，偶尔感冒（与本病无大关），嗣发生心绞痛，连及胸背胁腹，日数发不等。痛时，如人以手抓心然，面貌变色，自言六神无主，坐卧不安，痛苦难以言状。以病势急迫险重，来中医研究院诊察。诊得脉弦劲中带滞涩象，盖气血瘀痹，内有郁滞，病根虽久，病发较暴，为卒心痛。予治疗此病分三个阶段，初拟利膈通络，消瘀散结。处方：全瓜蒌四钱，京半夏三钱，枳实二钱，黄连一钱，制没药二钱五分，当归须三钱，石菖蒲一钱，川郁金三钱，琥珀末五分。一星期有效，痛的次数少，痛的时间短，大有改善。然后仍宗前法，加软坚变质之品。处方：全瓜蒌四钱，京半夏三钱，枳实二钱，黄连一钱，吴茱萸七分，当归须、鳖甲各四钱，郁金三钱，琥珀末五分。又一星期，效显著，病机大缓，症状又见减轻，发作较少，精神亦较好。最后减轻破血药，加养血药，减轻破气药，加和气药，大药治病，衰半而止，改用半疏半调，渐次由少发以致不发而愈。此病治疗，自初段至后段，前后约一月。

武昌宋某，患胸膺痛数年，延予诊治。六脉沉弱，两尺尤甚，予曰：此为虚痛，胸中为阳气所居。经云上焦如雾，然上天之源，在于地下，今下焦虚寒，两尺沉弱而迟，在若有若无之间，生阳不振，不能化水为气，是以上焦失其如雾之常，虚滞作痛。治此病，宜摆脱气病套方，破气之药，固在所禁，顺导之品，亦非所宜。盖导气始服似效，久服愈导愈虚，多服一剂，即多加虚痛。胸膺为阳位，胸痛多属心阳不宣，阴邪上犯，脉弦，气上抢心，胸中痛，仲景用瓜蒌薤白汤泄其痞满，降其喘逆，以治阴邪有余之证。此证六脉沉弱，无阴邪盛之弦脉，胸膺作痛并非气上撞心，胸中痛之剧烈，与寻常膺痛迥别，病在上焦，病源在下焦，治法宜求之中焦。盖执中可以运两头，且得谷者为后天之谷气充，斯先天之精气足，而化源有所资生。拟理中汤加附子，一启下焦生气，加吴茱萸，一振东土颓阳。服十剂后，脉渐敦厚，痛渐止，去吴萸，减附子，又服二十余剂愈，数月不发。次年春赴乡扫墓，因外感牵动又作，体质素弱，真气未能内充，扶之不定，而况加以外邪，嗣后再发，再治再愈。治如前法，与时消息，或温下以启化源，或温上以宣化机，或温中以培生生之本，又或申引宣发，合上下而进退之，究之时仍微发，未能除根，盖年逾八八，肾气就衰，未能直养无害，经进一步筹划，觉理中加附子虽曰对证，而参、术呆钝，徒滞中焦，桂、附刚烈，反伤阴液，因借镜虚劳而悟到仲景小建中汤刚中之柔，孙处士复脉汤柔中之刚，纯在凌空处斡旋，不以阳求阳，而以阴求阳，直于阴中生出阳来。丸剂常饵，带病延年。克享遐龄，于此盖不无帮助。

以上出自《冉雪峰医案》

施今墨

符明某某，女，50 岁。患心绞痛多年，屡经医治，只能缓解一时，病根难除，两年前曾大痛一次，情况严重，入院治疗数月。近年来经常心绞痛发作，发作时脉缓慢，每分钟不足六十至。血压波动，一度增高至 180/130 毫米汞柱，现时 110/70 毫米汞柱。症状头晕，气短、胸闷、心烦，不能起床只能睡卧，食欲、睡眠及二便尚属正常。一年前断经。舌质绛，脉细弱。

辨证立法：发病多年，气血两亏。心主血脉，阴血不足，肝失所养，故头晕、心烦、疲极多卧。疏泄失司，气机不畅，故胸闷时发心痛。阴虚火旺，舌质红绛。治以养心和肝，调理气血。

处方：紫丹参30克　干薤白6克　炒远志6克　柏子仁12克　五味子5克，打　全瓜蒌15克，打　朱茯神12克　台党参10克　醋柴胡3克　寸麦冬6克　卧蛋草6克　杭白芍10克　炒枳壳5克　炙甘草3克

二诊：药服四剂，已能起床，且可出门散步15分钟，每日散步二三次，心绞痛未发作，胸闷气短较好，仍觉心烦，遵前法加药力。

处方：干薤白10克　龙眼肉6克　紫贝齿12克，紫石英12克同布包　柏子仁10克　苦桔梗5克　醋柴胡3克　炒远志6克　熟枣仁10克　杭白芍10克　紫丹参20克　炒枳壳5克　炙甘草3克　台党参10克

血琥珀、三七各2克，共研细末分装胶囊，随药分二次送服。

三诊：前方隔日一服，已尽三剂，诸证均大减轻，改用丸方图治。

处方：田三七60克　醋柴胡30克　春砂仁15克　紫丹参60克　全当归30克　陈广皮15克　血琥珀60克　杭白芍60克　炒远志30克　朱茯神60克　柏子仁60克　五味子30克　寸麦冬30克　台党参60克　卧蛋草60克　酒川芎30克　大生地60克　炙甘草60克　炒枳壳15克　苦桔梗15克

共研细末，龙眼肉300克煎浓汁去渣合为小丸，每日早晚各服6克，白开水送。

罗某某，男，37岁。胸闷心悸已有两年，自恃体质素强，迄未医治，近月来症状加重，心悸气短，胸闷而痛，头晕目眩，不能劳累，影响工作。舌苔正常，脉象沉弦。

辨证立法：体力素强，自以壮健，虽病而未求医，赖饮酒以解乏倦，日久损及心肾，肝肾本同源，头目眩晕，脉象沉弦，乃阴虚肝旺之象。阴血不足，心络闭阻，故胸闷而痛。病在心肾，着重治肝为法。拟养阴平肝，佐以通阳宣痹，活血通络。

处方：米党参6克　鹿角胶6克，另烊兑　炒远志10克　广郁金10克　全瓜蒌12克　代赭石10克，旋覆花16克同布包　薤白头10克　白蒺藜10克　节菖蒲6克　东白薇6克　沙蒺藜10克　米丹参15克　炙甘草30克

二诊：服药四剂，诸证均有所减，拟回家乡调治，希予丸方常服。

处方：沙苑子30克　鹿角胶30克　夏枯草30克　双钩藤30克　广郁金30克　炒远志30克　米党参30克　龙眼肉30克　酸枣仁30克　甘枸杞30克　炙甘草30克　白蒺藜60克　苦桔梗30克　左牡蛎30克　节菖蒲30克　石决明60克　川续断30克　干薤白30克　川杜仲30克　山慈菇30克　东白薇30克

共研细末，蜜丸如小梧桐子大，每日早晚各服10克。

此为回忆医案。1960年6月，余在北戴河，康某亦在其地疗养，请余诊治。常感心区发闷而痛，气短心跳，行动即气促而喘，食欲欠佳，大便不畅。曾于三个月前心痛大发作两次。诊脉乍大乍小，并时见间歇。病属气血失调，流行不畅，络脉阻抑，发为绞痛。拟以行气活血镇痛治之。

处方：紫丹参25克　川桂枝5克　薤白头10在　代赭石15克，旋覆花6克同布包　北柴胡5克　川郁金10克　娑罗子10克　杭白芍10克　苦桔梗5克　紫苏梗5克　白檀香5克　炒枳壳5克　当归尾6克　陈香橼10克　绵黄芪12克　炙甘草6克

服药二剂仍觉心区疼痛不适，每于下午二时及夜间即发，似有规律，并有左手指麻木。夜间发作，影响睡眠，服安眠药始能入睡。又服二剂后，药效渐显，疼痛有所减轻，心跳气短亦见改善，饮食渐增，精神较前为好。

再处方如下：薤白头6克　川芎5克　全瓜蒌25克　代赭石15克，旋覆花10克同布包　白檀香5克　紫丹参25克　香附米10克　北柴胡5克　紫苏梗5克　杭白芍12克　川桂枝5克　苦桔梗5克　青橘叶10克　西党参12克　炒枳壳6克　柏子仁10克　炙甘草6克

患者服前方，症状逐渐减轻，连服数剂，因客居招待所，服汤剂诸多不便，又以症状既见好转，健康日臻恢复，海滨散步，游览风景而气促心痛并未发作，改立丸方常服。

处方：紫丹参120克　柏子仁60克　红人参30克　云茯神60克　卧蛋草60克　干石斛30克　龙眼肉60克　仙鹤草60克　寸麦冬30克　当归身30克　五味子30克　山萸肉60克　陈阿胶60克　大生地60克　熟枣仁60克　炙甘草30克　田三七60克

共研细末，蜜丸重6克，每日早、午、晚各服1丸，白开水送下。

此方服百日，避暑归京，仍继续服用，直至国庆节时，药始用完。百日间心绞痛从未发作，胸闷、心跳亦渐消失，但诊脉仍有间歇，遂将前方加用炒远志30克，川芎30克，杭白芍60克，鹿角胶60克配丸药，又服百日左右，症状全除，体力健旺。1961年再遇患者，据云已将此方传至家乡，又治愈心绞痛病多人。所用汤剂重在行气活血，丸方偏于强心养阴，使心脏气血流畅，功能恢复，心绞痛遂不发作。此例疗效甚显，兹记之，待进一步研究分析。

张某某，男，39岁。患病两月，据协和医院及市立第二医院检查，均诊为心内膜炎，现证左胸胁闷疼痛，心悸气短，咳嗽痰多，腹满不适，大便不畅。舌苔薄白，六脉滑数。

辨证立法：邪客于心，气滞不畅，是以胸胁闷痛，心悸气短；痰浊犯肺，是以咳嗽多痰。拟强心理气、宽胸宣肺治之。

处方：白杏仁6克　北沙参12克　代赭石10克，旋覆花10克同布包　炙苏子5克　龙眼肉12克　茯苓神各10克　炙化红5克　酸枣仁12克　节菖蒲10克　米丹参20克　柏子仁10克　莱菔子6克　莱菔英6克　炒远志10克　炙白前6克　薤白头10克　炙紫菀6克　全瓜蒌20克

二诊：服药八剂，胸闷胁痛见好，心跳气短亦轻，仍咳嗽有痰，大便已见，尚不通畅。又觉全身窜痛，前方加油松节25克，再服四剂。

三诊：又服四剂，各证减轻，唯咳嗽依然，喉间痰鸣，夜卧不安。

处方：炙白前5克　茯苓神10克　嫩射干5克　炙百部5克　米丹参20克　炙紫菀5克　代赭石12克，旋覆花6克同布包　苦桔梗5克　炙化红5克　白杏仁6克　冬瓜子25克　枇杷叶6克　酸枣仁12克　炒半夏曲10克，北秫米12克同布包　炒远志10克　壳砂仁3克　肉豆蔻3克

四诊：服药六剂，咳嗽已见好转，痰鸣亦减，胸闷胁痛症状基本消失，周身窜痛减轻。

处方：炒桑枝15克　炙白前6克　冬桑叶5克　桑寄生15克　炙紫菀6克　桑白皮5克　炙化红6克　炙苏子6克　半夏曲10克　枇杷叶6克　全瓜蒌20克　旋覆花10克，新绛5克向布包　薤白头10克　白芝麻30克，研　炒远志6克　厚朴花5克　玫瑰花5克　杏仁泥6克　油松节30克

五诊：服药甚好，遂服至10剂，诸证均大减轻，应服丸药巩固。每日早服补心丹10克，午服柏子养心丸10克，晚服人参归脾丸1丸。服1个月。

以上出自《施今墨临床经验集》

第四十六章　不寐

郑重光

汪嵩如翁己未年维扬患病，随余迪兹至瓜镇，就彼治疗。寓江干从容僧舍，因药未效，又问治于余，昼夜不寐者，已月余矣。诊其脉虚大而数，重按豁然，日惟食清粥两三盏而已。时当仲秋下旬，衣单纱，犹畏热之至，令仆挥扇，方可伏枕，否则起行，不能着席矣。先医用药，秘不令知，但云日服人参而已。审其病，因始于愤怒，兼恐而致病，余即病因，合病之状而议治焉。盖暴怒伤阴，则肝气逆；恐伤肾，则气下。肾水不升，心阳不降，肾肝两病，魂不归肝，气不归肾。因冲气常留于阳，则阳蹻盛，不得入于阴，故目不瞑矣。真阳外越，脉虚大而不敛。天令虽凉，而犹畏热，似与阴盛格阳同病，又非真武、四逆所能治也。经曰：阴者，阳之守也；阳者，阴之卫也。病始于暴怒伤阴，阴不守阳，孤阳飞越，寒之不寒，是无水也。用从阴引阳法，以八味地黄汤，倍用桂、附，加人参，四剂病知，八剂得寐，半夜十日后，即熟寐矣。病痊心感，劝余迁阳，代为税居。逾年之后，因移寓郡城矣。

《素圃医案》

沈璠

魏提台年六十九，平日劳心思虑，气结痰凝于胃，春三月得不寐之证。每至夜间，胃中如焚，烦躁不宁，目不交睫，昼则稍安，毫不倦怠，饮食虽进而无味。诸医俱云心血不足，用天王补心丹；有议心肾不交，而用加味地黄丸；有议思虑，而用归脾汤。愈觉日甚，将有发狂之兆，如此者两月余。延余诊视，面色红亮而浮，脉息沉小滑而有力，关部尤甚，此乃肝火郁而不舒，胃中胶痰固结而不通也。经云："胃不和则卧不安。"又云："阳明病不得眠"。大便三四日一解，用礞石滚痰丸三钱，大便去黏腻之痰不计，二便如火，以二陈、石膏、黄连、山栀、石菖蒲、钩藤、瓜蒌实、枳壳，连进四帖，即能安卧。然有时胃如火，又用滚痰丸三钱，又去白痰碗许，仍用前豁痰清火之药，丸服二十日，痊愈。一月后，又停食冒风，胃脘作痛发热，用消导之药平安。后用加味六君子汤调养，康健倍常。

《沈氏医案》

任贤斗

林执中之女，昼夜不寐，经半月之久。查受病之由，始因宿食呕吐，医用理阴煎，呕吐之后即咳嗽吐痰，不能倒枕，已有半月。夫病起宿食，必有停痰，复投归、地，乃助湿增痰之物，痰凝气滞，致成咳嗽，是始困于食，复困于药也。其咳嗽不停者，由于气滞，倒枕愈甚者，由卧则湿犯上也，宜开滞除湿，与六君子汤加姜、附、北芥，服二剂即能倒枕而卧，咳嗽渐止。第通宵不寐者又半月余，复迎余诊，夫咳嗽既愈，痰滞必去，痰既去，神必安，而尚不能寐者何也？复思由前医误用助湿过多，今上中二焦痰滞虽解，下焦必有湿邪下趋于肾，故不寐也，与五苓散，二剂即安眠善睡，诸证皆愈而大安。

《瞻山医案》

北山友松

鲍肆一贾年壮好酒。一日感冒，得药而解。后不得卧，医用温胆汤及酸枣仁汤出入。三十多夜，不能瞑目，家人惶惶，求治于予。诊之，弦滑。予云须以《内经》半夏汤调其阴阳可也。贾曰愿闻其方。予曰：伯高曰其汤方以流水千里以外者八升，扬之万遍，取其清五升，煮之，炊以苇薪火，沸置秫米一升，治半夏五合，徐炊令竭为一升半，去其滓，饮汁一小杯，日三，稍益以知为度。故其病新发者，覆杯则卧，汗出则已矣。久者三饮而已也。渠请药，遂命徒依法而与之。果然，一饮而知，三饮而已矣。妙哉圣方，有此立验也！后治数人，亦见大效。但不先以火煮沸其水，而后置药于沸汤之中，及不多扬其水，只以生水煎成，则无斯大验矣。吁！常见市井老婆嗜饮煎茶者，亦知择其水沸其汤，况临病时，其可鲁莽乎？其药分数，学医者所必准则也。兹不及下注脚。

《北山医案》

程文囿

经曰：水火者，阴阳之征兆也。肾为坎卦，一阳居二阴之间，故须阴得其平，然后阳藏于密。童年知识已开，阴精早泄，此致病之大端。及壮，血气方刚，尚不觉其所苦。人四十而阴气自半，起居日衰，精神不充，蝉联疾作。诊脉尺虚细涩，寸关大于平时。按尺为肾部，脉见细涩肾虚奚疑？寸关大于平时，阴弱阳浮之象耳。夫医之治病，不以用补为难，而以分别水火气血为难。冯氏书云，小病治气血，大病治水火。盖气血者后天有形之阴阳也，水火者，先天无形之阴阳也。太极之理，无形而生有形，是治大病，可不以水火为首重耶？请以不寐言之：人知其为心病，而不知其为肾病也，心虽为神舍，而坎离尤贵交通。越人以阳不入阴，令人不寐，岂非水火未济，坎离失交之故乎？《内经》又有头痛巅疾，下虚上实，过在足少阴、巨阳之语，形容厥晕病机最切。方书称风，称火，称痰，漫无定见。景岳师其意，以为无虚不作眩，治当上病疗下，滋苗灌根，精矣精矣。暂服煎剂，再订丸方，王道无近功，内观颐养为要。旧患眩晕怔忡，不寐遗精，本属心肾两亏，水火失济，曾订煎丸，服经十载。兹诊脉候平和，精神矍铄，此亦颐养之功，非全关草木之力也。惟食多尚难运化，腰脊时痛，遗泄间或有之，药物所需，仍不可缺。考古人用药，有攻病保躬两途，攻病则或凉或热，当取其偏；保躬则适其寒温，宜用其平。盖温多恐助相火，精关不藏；润多虑伤脾阳，坤元失健。如云食蜜便即溏泻，脾虚不胜润滑之征。青娥丸固能治肾虚腰痛，但故纸、胡桃，味辛性温，久而增气，恐其助火，且常服丸药，亦须分别气候。夏令炎热，远刚近柔，以防金水之伤；冬令严寒，远柔近刚，以遂就温之意。将交夏至，一阴初变，元精不足之时，商以益阴保金，兼调脾胃，秋季再为斟酌。

经云：阴阳者，万物之能始也。水为阴，火为阳。是病机虽繁，可一言以蔽之曰：阴阳而已。试观天有四时，以生寒暑燥湿风，人有五脏，以生喜怒悲忧恐。五脏所患不同，要不外乎心肾，此阴阳窟宅，水火根基。恙缘夙夜烦劳，心肾不交，水火失济。夫营卫二气行阳则寤，行阴则寐。若卫气不得入阴，则但寤而无寐矣。医用补心丹、养心汤安神定志，未为不良，要知心为虚灵之脏，草木无情，非假物类之灵以引之，焉能望效？拟以纯甘，加入龟板、虎睛、龙齿、琥珀、珍珠，谅当有应。

《杏轩医案》

何世仁

心烦头晕，寤不成寐，五火内炽也。诊左脉弦大，治以苦泄。

川连五分　半夏一钱五分　白芍一钱　炒枣仁三钱　黑山栀一钱五分　青橘叶一钱五分　竹茹四分　茯神二钱　郁金一钱五分　石决明四钱　龙胆草一钱

《清代名医何元长医案》

王九峰

不寐之因，共十六条，从无间日重轻，互为起伏之事，惟少阳受病，半表半里乃间日举发。然少阳当在阳分入太阴，纵或受病，不能久踞。今延绵数载，未能霍然。盖因肝经积有肥气，与少阳互为勾结。少阳为三阳之终，厥阴为三阴之尽，甲乙同宫，又得少腹极阴之所，为藏身之地，而根蒂深矣。经曰：凡内伤者，时作时止，定正胜邪，伏而暂止，邪胜则复作而故剧也。阳明不和，时作呕逆，太阴不运，中阳气惫，皆被肝胆所累。非脾胃之本病，即心阴不足，肾气不充，亦平日之亏虚，非致病之根本。若非拔本塞源，则时作时止，安有已时。惟受病已深，其势实足以胜气而抚药力，非可旦夕奏功。拟煎丸并投，寓荡涤于调养之中。俾无形之气自前阴而出，有形之浊自后阴而出。然后再为调摄，庶可安痊。鄙见如斯，敢质明眼。

生熟地　潼白蒺藜　生熟苡仁　生甘草　天麦冬　龙齿　白茯苓　赤白芍　川石斛　黑穭豆衣　川连　桂心　鲜百合河水煎

脉来劲数，按之则弦。不知喜怒，时多疑虑，则生惊恐，心胆自怯，惊则气乱，伤于心也。恐则精怯，伤于肾也。心为君主之官，胆司中正之职，附于肝藏短叶之下，胆汁不满，肢冷不眠。所服之方，理路甚是，请原手调治，暂以十味温胆汤主治。

十味温胆汤。

服药后，心中转觉烦扰，迟三日又服一剂，形神不振，饮食少思，日日如是，经所谓胃不和则卧不安是矣。《难经》言经有十二，络有十五，余三络者阴跷、阳跷、脾之大络也。凡经络二十七气相随上下，奇经跷脉不拘于十二经。阳跷统诸阴络，阴跷统诸清络。譬如图设沟渠，通利水道，天雨下降，沟渠满溢，不能复图。此络脉满溢，十二经不能复拘。是以经旨有八脉之论，无八脉之方，仅有斜刺八脉之法。今厥气客于脏腑，则胃气独卫于外，行于阳明则阳气盛，阳气盛则满跷，不得入于阴，阴虚则目不瞑，法用半夏秫米者，以药不能直入跷络，故假道以达也。半夏辛温入胃经气分，秫米者，乃北方之膏粱也，味酸入肝经血分。千里流水扬之万遍者，取其清轻不助邪阴也。炊以苇薪，武火徐煎，合升降之意，升以半夏入阳分，通胃泄阳，降以秫米入阴分，通营补阴。阴通则卧立至，汗自出，故曰：汗出则已矣。

半夏　秫米　长流水木勺扬万遍，以苇薪炊之，饮水二杯，覆被取汗。

以上出自《王九峰医案》

顾金寿

蔡璞堂，大日辉桥。忧愁恚怒则伤心，心营久虚，不能下交于肾，故有不寐，健忘头晕，眼涩，语言謇涩，精神恍惚等证，恐其久而成痫，急宜宁心镇肝为治。

朱拌茯神三钱　酸枣仁二钱，炒　远志肉一钱，甘草水浸　石菖蒲三分，去毛切片朱拌　川石斛六钱　大生地六钱　柏子仁三钱，炒　天竺黄一钱　真血珀五分　石决明一两，盐煮　灵磁石二钱，醋煅

又：经云：思则气结。又云：忧愁思虑则伤心，气结营虚，故见诸证。诊脉较前少松，而无力微滑，究宜交心肾以和营，化积痰以开结，庶可渐次就痊。

柏子霜二钱　朱拌茯神三钱　远志肉一钱，甘草水浸　酸枣仁三钱，生炒各半　旋覆花一钱五分，蜜拌，绢包　原生地三钱　石菖蒲四分，拌朱　龙齿二钱，煅　生牡蛎三钱　黑山栀一钱五分　白金丸二钱

又：郁久则痰凝，心肾不交，健忘不寐，神志不清，虚火上炎，两颧仍赤，连服白金丸，郁痰虽觉稍开，终嫌力缓，议用归脾汤送滚痰丸，攻补兼施，庶乎中病。

人参五分　炙黄芪一钱五分　蒸冬术一钱　朱拌茯神三钱　酸枣仁三钱，炒　远志肉一钱，甘草水浸　甘草一钱，半生半炙　灵磁石一钱五分　石菖蒲三分　真桂圆肉五钱　礞石滚痰丸一钱五分

又：据述昨服药后，所下稠痰甚多，精神较前稍爽，两颧赤色亦淡，但稍用心机，便觉脑空欲裂，夜不能熟睡，此心肾大亏之候，暂与补剂，缓用攻痰。脉沉平而软，照前方去滚痰丸。

又：脉象虽沉，渐有流利之状，眉目间神色已开，不似前此之沉闷也。细询病原，皆由左乳跳动，窜及中宫，心君亦为之震荡，由此不寐，神志遂有时而昏，此胆气本虚，加以恐惧过度，乃生此证，十剂后，重以镇怯是其治也，仿而行之。

大熟地五钱，海石末拌　丹参三钱　远志肉一钱五分，甘草水浸　酸枣仁三钱，炒　煅龙骨三钱　朱拌茯神五钱　血龟板三钱　石菖蒲五钱，猪心血拌　山慈菇一钱　川郁金五钱，猪心血拌　石决明一两，盐煮　灵磁石二钱　甜沉香三分，磨汁冲

丸方：朱拌茯神六两　石决明八两，盐煮　远志一两五钱，甘草水浸　枣仁四两，炒　煅龙齿四两　炙龟板六两　石菖蒲五钱，猪心血拌　川郁金五钱，猪心血拌　天竺黄二两　山慈菇二两　真血珀三钱，灯草同研极细末　生牡蛎二两　灵磁石五钱，醋煅杵末　陈皮二两　甜沉香三钱，锉

上药治末，先用上党参八两，大熟地八两，川石斛八两，真桂圆肉八两，金针菜一斤，合欢皮八两，熬膏代蜜为丸，飞金为衣，每空心淡盐汤送四钱。

问：此证已近痴呆，百药无效，自分已无愈理。今治不尔月，全体霍然，咸以为神，请详示之。曰：此人素性正直，闻其受人重托，贸易大亏，渐而忧郁，遂得此证。究竟痰由思结，火以郁升，病在营卫，不在脏腑，是虚证非实证也。故始与宁心镇肝，继与和营化痰开郁，迨郁少开，而痰结不解，即用攻补兼施之法。痰下正虚，又缓攻用补后，或于镇阴宁心，稍带攻痰，或膏滋以和营分，或重镇以安虚怯，至痰去火降，神清气爽，然后丸药常服，防其复发。虽方法不一，总不外解郁调营，顺气化痰之治，幸其人至诚信药，毫不间断，竟得收此全功，至今不发，余敢以神奇自矜耶？

沈。中气先天本来不足，复缘诵读过勤，心火暗耗肾水，以致水不养木，木火易升，心营

愈见不足，故面色浮红，夜寐不宁，间有梦泄，右脉虚，左脉沉滑，先用既济法。

茯神三钱　大生地三钱　远志一钱，甘草水浸　龟板一钱五分　龙齿一钱五分　生甘草五分　怀山药二钱，炒　南沙参二钱　合欢皮三钱

又：脉象渐和，惟两关微嫌虚滑，中气不足，肝阳易动，相火随之，心营愈耗，仍宜建中养肝，清营滋胃为治。

炙黄芪一钱五分　蒸冬术一钱　肥玉竹五钱，米炒　炙甘草五分　茯神三钱，朱拌　陈皮白一钱　生益智仁一钱　白芍一钱，桂酒炒　白蒺藜三钱，炒去刺　石决明八钱，盐煮　南枣一钱五分，去核　大麦冬一钱五分　饴糖三钱

又：脉象已和，但嫌少力，细参诸证，皆属中虚，脾阳不运，津液不生，以致水火不能升降，先仿归脾加减法。

炙黄芪二钱　西党参六钱　蒸冬术一钱五分　炙甘草五分　茯神三钱，朱拌　枣仁二钱，半生半炒　远志一钱，甘草水浸　炒白芍一钱　石决明一两，盐煮　桂圆肉八钱　麦冬肉二钱

又：左寸仍大，右关细弦，本属心脾之证，脾虚木乘，肝木为相火所寄，虚则苦急，此诸证所由起也，现君火司令，自应清火和脾，丸方仍用既济加减法。

炙黄芪一钱五分，黄芩七分，煎汤再炒　怀山药二钱，炒　北沙参三钱　川石斛三钱　粉丹皮一钱五分，炒　川贝母一钱五分　炙龟板三钱　新会皮一钱　生甘草五分　鲜橘叶十片

问：诵读辛勤，心肾不交，昔贤俱以天王补心丹治之。今独以既济丹参归脾汤法何也？曰：补心丹系固本，加微苦寒降，治心火则佳，治思虑伤脾则无益。此证虽面色浮红，夜寐不宁，尚无口疮、舌干等证，是心肾不交，皆由脾弱中虚而起，恐苦降复伤其胃，故始终以既济交其水火，参以建中归脾，以调后天，血既归脾，则水升火降，诸证俱可次第收功。此即许学士补肾不如补脾之法也。

卜晦叔。脉象滑数，左寸带郁，右关兼洪。此由痰火久伏于胃，近缘心郁火生，触动胃中痰火，更当燥令，故有胸膈痞满，夜不能寐，口渴便结等证。急宜宣痞清胃为治。

瓜蒌仁四钱　川贝母三钱　川郁金五分　茯神四钱，朱拌　制半夏一钱五分　鲜竹茹一钱，水炒　枳实五分　鲜霍斛五钱　炒山栀三钱　秫米三钱　金萱花五钱　合欢皮五钱　长流水煎浓汤代水。

又：服宣痞清胃，夜稍得眠，脉象滑数已缓，左寸右关但嫌虚而不静。自述心热火生，大有不能自主之意，究系营虚火郁。拟服蛮煎加减。

茯神五钱，朱拌　麦冬肉三钱，朱拌　鲜霍斛五钱　细生地五钱　细木通一钱　炒山栀三钱　陈胆星三分，溶　粉丹皮一钱五分　炒生甘草五分　醋煅灵磁石三钱

又：脉象渐平，两关仍大，证虽稍愈，肝胃仍未能和，故精神恍惚，口苦胸热，大便结燥，再用宁心和胃一法。

生首乌四钱　茯神五钱，朱拌　柏子仁三钱，炒　酸枣仁三钱，半生半炒　细生地五钱　炒山栀三钱　粉丹皮一钱五分　陈胆星三分，溶　陈皮一钱　真血珀五分，研极细冲　醋煅磁石四钱　竹叶五片

又：照前方加泡淡海蜇一两，荸荠五钱，去皮，煎汤代水。

又：脉象又复沉郁，据述昨夜赴席，饮酒不多，忽然神志昏瞀，少腹急痛，头汗渐出，大有昏厥之象，得便稍愈。此气机郁滞，上下不能流通，若不加意调摄，恐渐入厥中一路。

竖劈党参八钱　陈皮一钱　川郁金五分　原生地六钱，酒洗　茯神五钱，朱拌　川石斛三钱　明天麻五分，面包煨　石决明一两，盐煮　煎好送桑麻丸四钱。

又：脉象渐和，惟右关滑字尚不能免。夜少得寐，寅卯时必醒者，风木正旺之时也。养水涵木，培土化痰，是一定治法，仍宜静养为主。

竖劈党参一两　陈皮一钱　制半夏一钱五分，秫米炒　大熟地八钱，水煮　茯神五钱，朱拌　枣仁三钱，炒　川石斛三钱　远志一钱，甘草水浸　石决明一两，盐煮　醋煅灵磁石三钱　煎好送桑麻丸四钱。

膏滋方：竖劈党参六两　大有芪三两，淡盐水炙　真于术二两，土炒　大熟地六两，水煮　当归身四两　炒白芍三两　茯神四两，朱拌　酸枣仁三两，川连一钱，煎汤炒，去连　远志二两，甘草水浸　半夏二两，秫米炒　陈皮一两　石决明八两，盐煮　灵磁石一两，醋煅　合欢皮八两　金针菜十二两　桂圆肉六两　麦冬肉二两

上药用井水浸一宿，细火熬浓汁，去渣，炼蜜收膏，以瓷瓶安贮，窨土地上，一二日出火气，临卧开水冲服四钱。

问：肥人气虚多痰，此公体壮善食，行动气急，扶正化痰，既得闻命矣。但素性潇洒脱俗，旷达为怀，何郁之有？今独以郁火生痰主治，诸证俱痊，何也？曰：万物不遂其性则郁。此公虽潇洒旷达，而性直气刚，刚则近燥，又好为排难解纷，焉能事事如己意？不得不委屈周旋，而无形之郁生矣。郁则气结火生，胃中所聚痰火乘之上越，而肺气失司降之权，此病之所由生也。夫肺气下交于肾则眠，道家所谓母藏子胎。《内经》所谓气归于肾也。今营虚火郁，夹痰阻中，金畏火克而不敢归，故不成寐。夜寐不安则众火参差中多恍惚，渐有虚越之患，自又以调气养阴，镇纳为要，究竟无形之气易补。且性爽直者，郁亦易疏，善加排遣调摄，故得全功，不然恃性更张，不耐缓调，药饵乱投，未有不变成厥中者。调理可忽乎哉！

以上出自《吴门治验录》

李文荣

浒关黄翁，字拙安，豪杰士也。其少君小香与予有金兰之好。予往来浒关，有微名，翁之推许居多。翁素奉吕祖师，临乩擅赐名曰鹤真。嘉庆间曾患不寐，三月诸医罔效。在祖师殿求签，得第十六签曰：支体魁梧气禀丰，纵然疾病不为凶。君能再得轩岐术，寿到期颐未改容。翁思：据此签词，苏医总不能治矣。急买舟至扬，就九峰先生诊治。先生用孩儿参三钱，夜交藤三钱，白芍二钱，甘草五分，灯心五十寸，鸡子黄（每个点青盐三分）二枚，轻描淡写，颇似仙方。翁一服即酣寐。道光九年正月，翁又抱恙，医至二月半后，愈治愈重，自分不起，命小香至祖师殿求签，以卜生死。仍得第十六签，翁曰："莫非我尚可活？但苏医不能，九峰先生吾不能请，李冠仙与吾家世好，请当来。"连夜放船至镇，予念交谊，闻信即行。于廿二日开船，廿三日辰刻到昆陵，屈指廿四日始能到关。不意忽遇大顺风，船行如驶，酉初已抵浒关，不及五个时辰，行一百六十里，在河道实所未经，岂非神助？到即进诊，翁已弱不能言，只低声曰："六兄救我！"诊其寸关皆沉闭若无，唯两尺虽小而数，按之有根。出见案上有十全大补方，候予是晚不至，则服之。当有吴医施朗山先生问予曰："此数人公订之方，不知可服否？"予曰："年近古稀，气弱至此，十全大补自应是理。但阅前方，人参、熟地所不少，并非不补，乃愈补愈坏，或者用补太早乎？翁素有痰患，今反无痰，而脉来上、中二部皆沉闭，岂非痰因药补，胶固不活，阻塞气机乎？若尽由于虚，则尺部亦应沉弱不见矣。故此方将来当可服，而现在则断不可服，恐痰更结而气更塞，竟至不治也。且其尺脉甚数，温补亦恐非所宜也。"于是变化大半夏汤，用孩儿参三钱，半夏粉三钱，白蜜三钱，竹沥三钱，姜汁少许，千里长流水，

扬三百六十五遍煎服。翁已十日不寐，服九峰先生旧方亦不寐，服予方后忽然安寐约两时许。寐即痰活，连吐数盂，心中畅快。请予复诊，则寸关皆起矣。方亦轻描淡写，而灵异如此，即予亦有所不解。三进原方，日见起色，见其脉总兼数象，渐加石斛、生地。十日即起床，健饭，又去白蜜，加陈仓米十日，饮食如常，精神清健。盖本火体，只宜清补，乃知前此皆参、芪温补之误也！

《仿寓意草》

王孟英

费伯元分司，患烦躁不眠。医见其（舌）苔白也，投以温药，因而狂妄瘼疭，多方不应。孟英视之，左脉弦细而数，右软滑，乃阴虚之体，心火炽，肝风动，而痰盛于中也。先以犀（角）、羚（羊角）、桑（叶）、菊（花）息其风；元参、丹皮、莲心、童溲清其火；（竹）茹、贝（母）、雪羹化其痰。两剂而安。随与三甲、二至（丸）、磁朱（丸）潜其阳；甘（草）、（小）麦、大枣缓其急；地黄、麦冬养其阴。渐次康复。

邵竹鱼给谏，起居饮食如常，唯仅能侧眠，略难仰卧。仰而寤，无恙也。稍一合眼，则惊窜而醒，虽再侧眠，亦彻夜不得寐矣。多年莫能治。孟英以三才（汤）合枕中丹加黄连、肉桂（交泰丸）服之，良效。

以上出自《王氏医案》

方南薰

彭嵩甫先生太夫人，体素丰厚，年逾七旬，咽喉有痰，饮食无味，彻夜不寐，访治十载，凡养心安神之药，屡服勿应。戊戌春，见余治彭风书先生室人病体有效，因延诊治，兼陈病源。诊得脉息沉迟而结，惟右关带滑，经云，沉属阴病，迟则为寒，结乃阴凝不化，滑则有痰，其为中寒痰饮无疑。但痰饮证舌苔必白，今舌色纯红，何故？痰饮证体倦多眠，今彻夜不寐，又何故？静坐细筹，全是一团阴寒为患。阴寒上僭，则胸膈不开；阴寒中踞，则饮食无味；阴寒下逼，则真阳退舍。夜间纯阴用事，则阴云怖合，而龙雷之火藉以升腾，与少阴君火同气相求，搅乱太空，心神何由得泰？此彻夜不寐所由来也。况平日晚食喜荤，荤与痰合，堵遏中州，阴阳痞塞，懊憹不安，此十年不寐所由来也。若夫舌乃心苗，心有蓄热，苔必黄，口必渴，兹不黄不渴而纯红者，气凝血聚之所致也，尚不未雨绸缪，恐中痰不免耳。治此宜理中汤以燥脾去湿，加砂、蔻、姜、半以散逆涤饮，其痰或从吐出，或从便下，纯红之舌必转白色，再加附、桂以补火培土，使离照当空，云收雾散，龙雷潜伏，不致上加天位，神魂守舍，心君泰然，有不长夜安卧者乎？此虽一时议病，颇觉理贯天人，识者谅不以为谬也。

《尚友堂医案》

蒋宝素

病延两月之久，素昔过用神思，近值伏邪新解，阴液受戕未复，心脾与肾俱亏。心藏神，肾藏志，脾藏智与意。人与事物相接，裁之于心，虑之于脾，志之于肾。心为君主，无为，肾相代心行事，相火居肾，藏志之处，真水之内宰乎？其中知觉、运动皆是相火为用。志意乖违，心相不静，驯致形神不振，食少化迟，竟夜无眠，血不华色。脉体素本六阴，从乎中治，观其进退。

大生地　人参　白茯神　冬白术　炙甘草　当归身　酸枣仁　远志肉　柏子仁　法制半夏黄粟米

昨议从乎中治，药后夜来平善，今晨颇觉神清。第肝木久失条舒，必犯中胃，以故默默不思饮食。再拟东垣升清降浊法，行其春令。

人参　黄芪　冬白术　炙甘草　当归身　陈橘皮　银州柴胡　绿升麻　制陈半夏　黄小米生姜　大枣

服东垣降浊升清，行其春令，胃气渐醒，思食麦面。姑从其好以诱之。

人参　云茯苓　冬白术　炙甘草　当归身　陈橘皮　柴胡根　绿升麻　枯麦芽　生姜大枣

投其所好，诱开胃气，竟能食粥。清升浊降，春令已行，可无足虑。徐徐培养可也。

大生地　人参　怀山药　炙甘草　当归身　陈橘皮　银柴胡　绿升麻　生须谷芽　六和神曲

《问斋医案》

费伯雄

某。彻夜不寐，间日轻重，如发疟疾，一载未愈，左关独见弦数，余部平平，少阳、厥阴同病。拟甲乙归藏汤。

珍珠母八钱　龙齿二钱　柴胡一钱，醋炒　薄荷一钱　生地六钱　归身二钱　酒白芍一钱五分　丹皮二钱　柏子仁二钱　夜合花三钱　沉香五分　夜交藤三钱　红枣五枚

某。二天不足，心肾失交，夜寐不宁，动则头汗，甚则作渴。脉右强左弱，或时五至，似数非数。久虚之质，峻补不受，偏胜亦忌。当以调养精神，参以开合法，煎丸并进，渐可安康，久服延年，良非诬说也。

天门冬　炙生地　云茯神　焦白术　大丹参　云茯苓　潞党参　白归身　生牡蛎　煅龙齿新会皮　春砂仁　夜合花　福橘饼　奎红枣

如做丸，以橘饼、红枣二味煎汤泛丸，气分药可加重。

某。营血久亏，心肾失交，夜寐不甜。宜养营血，以交心肾。

当归二钱　丹参二钱　茯神二钱　龙齿二钱　炒枣仁三钱　陈皮一钱　半夏一钱　夜合花三钱　薄荷一钱　石决明八钱　潼沙苑三钱　上沉香三分

某。肝营久亏，肝阳渐动，风火上升，心神烦扰，夜寐不安。盖人卧则魂藏于肝，肝阳不平，则寐不安也。拟珍珠母丸加减，渐望安适。

石决明　青龙齿　大丹参　大生地　云茯苓　春柴胡　南薄荷　沉香片　柏子仁　夜合花

橘皮白　佩兰叶　白蒺藜　台乌药　毛燕窝　荞饼　鲜藕

某。人卧则魂藏于肝，魄藏于肺。肝阳鼓动，则肺气不清，夜寐不安，心神烦扰，乃肝肺不相接洽，非山泽不交之例。拟柔肝肃肺，安养心神，渐冀痊可。

珍珠母　苍龙齿　云茯神　炙生地　川贝母　夜合花　柏子仁　上降香　川石斛　大丹参　薄荷叶　瓜蒌皮　红枣　鲜藕　荞饼

以上出自《费伯雄医案》

李铎

邱某，时病后，阴液必伤，因劳复，入夜仍是烦躁多言，神志不静，且阴液内耗，厥阳外越，化风化火，燔燥扇动，致阴不敛阳，寤不成寐，此属阴损之证，最不宜治，宗仲景酸枣仁汤意。

酸枣仁　茯神　知母　白芍　麦冬　生牡蛎　生甘草

胡某，年四十，握算有筹，用心大过，心烦不寐，服天王补心丹不效。近日恶寒减谷，脉微而弱，宜先理胃气，以助生发而除虚寒，用补中益气汤加茯神、枣仁、远志，二帖而寒止，继投归脾、养心二法，渐次而安。

徐某子，霍乱后，烦热口渴，头身尽痛，脉数，不得眠，是吐泻过多，津液已竭，阴阳不和，用参胡三白汤。

人参　柴胡　当归　白术　白茯苓　白芍　陈皮　麦冬　栀子　五味甘草　枣子　灯心一团水煎服。

此方服二剂，头身痛悉除，惟虚烦不寐，改进既济汤，四帖而愈。

麦冬　人参　竹叶　半夏　附子　炙甘草　粳米　生姜

主治得法，自奏效速也。寿山

甲子治一人，年四十余，容颜饮食皆如常，日则默默兀坐，至夜心神昏乱，烦躁多言，寤寐不安，余以朱砂安神丸，服十余日而痊。

朱砂安神丸方：朱砂半两，飞净　黄连半两　生地三钱　当归二钱　甘草二钱　酒泡，蒸饼如麻子大，朱砂衣，每服三十丸，临卧时，灯心汤下。

陈修园曰：东垣之方，多乱杂无纪，惟此方用朱砂重以镇怯，黄连之苦以清热，当归之辛以活血，更取甘草以制黄连之太过，地黄之润以助当归之不伤。其方颇纯，亦堪节取。

曾治一老人，年六十余，患虚烦不得眠，大便坚如弹丸，数日一解，腹内一道热气自脐下冲上，随即昏乱欲绝，医两月不愈。一医用花粉、知母、芩、连、大黄，连进二帖，几危殆。余诊得六脉弦劲，与竹茹温胆汤（按：十一脏皆取决于胆也。）自午服一瓯，热气至心下而止；晡时又服一瓯，其热气至脐下而不至脐；戌初又进一盏，热气不复上升矣。随以滋阴润下药一大剂，大便遂通，安神熟睡，调理旬余而愈。

宛太封翁，督理抚建厘务寿人司马之尊人也。岁同治乙丑年夏间，患不寐错杂之证，凡数易医，病全不效，延至七月中旬，自觉丹田一道热气上冲，至两乳下及膺胸之间，汗淫淫出，良久渐息，然只背心及肩臂，脉门至鱼际而止，淫透复衣，他处及十指、掌心并身半以下皆无汗，且温和，自鱼际至两手肩髃皆冰冷，七十天通宵无寐，形瘦神悴，沉困已剧。所喜胃纳尚佳，寿翁至孝性成，忧心弥切，时虞风烛，备以后事，铎数承宠召，皆以他往相左。迨至八月初九日，始应召就诊，因询其病始末，思之已得大概，且诊得左关脉弦而劲，右关和缓，两寸和滑有神，两尺濡弱，知肾中真阴已损，肝阳偏亢，阴阳有不和谐之机，显然可征矣。夫天地者，万物之上下也；左右者，阴阳之道路也；阴阳者，水火之征兆也。人身一小天地，天地温和，风涛自息，阴平阳秘，精神乃治。今阴阳相逆，乃失其常，故诸病生焉。且肝气上逆，内风时起，必挟风痰阻住阴阳升降之道路，故有一橛汗出。若气虚汗出，其汗通身皆有，此定评也。考先哲论不寐之故，虽非一种，总是阳不交阴，但宜辨别内因外邪而施治也。按本证本属内因，爰议镇肝潜阳一法，宗仲景二加龙牡汤，加石斛、丹皮以进二剂，小效；次日重用生龙齿八钱，加龟板五钱，仿欲求阳和，须介属之咸，一服汗减，神静而得寐。又次日再投一剂，寐虽不如于昨，而腹内之热气上冲大减，左乳下气动亦差除，奈封翁精明，疑药太过阴柔，不敢多服，遂停药，间或自用参、归、龟胶、枣仁、茯神、麦冬、甘草、燕窝平补养心之类，卒不能疗。间隔一月，乃复召诊，视左关脉仍见弦劲之象，再参脉证，虽稍有变动，总是肝病居多，木实故善怒。今胆火上炎，盖十一脏皆取决于胆，胆热亦心烦不寐。推此以治，遂以温胆汤加桑叶、丹皮泻其伏火，午间服一盏，热气至心下而不至心上，戌初又一盏，热气至脐下而不至脐上，此又经月来不寐，是夜竟安然恬睡矣。次日再投，丹田之热气不复上冲，而一橛之汗亦息。嗣后，以东洋参、朱砂染麦冬、龙齿、牡蛎、龟板、石斛、白芍、丹皮、炙草之类调理，渐次平复。余详后案。

以上出自《医案偶存》

浅田惟常

三井某，年二十有余，腹中拘急，大便硬，饮食如常，但欲眠不能眠，来请诊。诊曰：子不能眠者，非心气之所为，其病在胃中。经曰：胃不和则卧不安是也。乃与桂枝加芍药大黄汤，一剂而知，九剂而愈。

《先哲医话》

徐守愚

剡北沙园张某，询知素有肝气，迩因受惊，遂至竟夜不寐，午后汗出，心烦口渴，饥不欲食。舌红不燥，脉沉而弱。显系阴阳不交所致，盖阳极升而不入，阴郁沉而不附，所以不寐多汗，诸证蜂起。治宜交阴阳、引卫入营为主而以滋化源；御克侮佐之，庶克有济。一切偏寒、偏热、补益、镇坠之药，姑置弗用。

酒芍养肝阴　桂枝通肝阳　炮姜温脾阳　茯苓开胃之阳　仙居术补脾阴　冬桑叶清少阳之气热　猪胆汁清少阳之血热　五味子滋肾阴　绿豆皮息肝风　炙草缓肝之急，合干姜辛甘化阳，合五味子酸甘化阴　红枣五枚

兼服方：姜夏四钱，秫米一合，生姜一钱，大枣二个。

世医临此等证候，见汗出即指为阳虚自汗，阴虚盗汗，遂以牡蛎散治自汗，柏子仁丸治盗汗。见不寐即指为气虚血燥，遂用六君子汤加枣仁、黄芪治阳虚，以枣仁、生地、仓米煮粥治血燥，或固表滋阴，泻火兼施，用当归六黄汤。殊不知阴病不能与阳和则阳极升而不入阴，阳病不能与阴和则阴郁沉而不附于阳。故其汗出不寐非阴阳之不足，乃阴阳之不和也。余用前二方四剂，诸证皆愈，以后可渐进调养复元。是以知肝阳宜通，肝阴宜养，而胆附于肝则胆热亦宜清，且肝之化源在肾，则肾阴宜滋，所谓滋水涵木也。肝克侮在脾，则脾土宜培，所谓补土敌木也。古人云："治病必求其本。"彼因病寻方，惯用套药，以致病变垂危，而惘然不知者，殆未即本之一字而思之，因并记此以示戒。

《医案梦记》

张乃修

王左。向有肝阳，一阳来复之时，加以情怀怫郁，以致甲木不降，乙木勃升，心悸不寐，肉瞤筋惕，肢震头摇，脉细而沉取弦搏，苔浊厚腻。此由肝火风震撼，津液凝痰，痰转化热，遂与风火彼此相扇，而有莫御之势矣。拟化痰息风，参以宁神镇肝。

胆星六分　天麻一钱五分　钩钩三钱　稽豆衣四钱　茯苓神各二钱　竺黄三钱　半夏一钱五分　橘红一钱　珍珠母五钱　大淡菜二只　金器一件，煎　童便半杯，每日另服

二诊：化痰息肝，脉证相安，然仍筋惕肉瞤，悸眩不寐。脉象弦滑，舌苔腻浊。痰火风鼓旋不熄。再化痰息肝。

制半夏二钱　橘红一钱　茯苓神各二钱　胆星三分　煅磁石三钱　龙齿三钱　牡蛎五钱　珍珠母一两　天麻一钱五分　块辰砂三钱　大淡菜二只　鸡子黄一枚

邵右。脘腹胀满，面浮肌肿，寤难成寐。木旺脾虚，湿随气溢。拟调气运湿，宁神息肝。

大腹皮　茯苓皮　砂仁　炒枣仁二钱　生薏仁三钱　上广皮　金铃子　香附　冬瓜子四钱，炒　炙内金一钱五分

又：脘腹胀满稍舒，面浮较退，而气从上冲，则神烦不寐，口渴舌燥。冲气上逆。再育阴养肝。

阿胶珠三钱　川雅连三分　煅磁石三钱　炙生地四钱　朱茯神三钱　干橘叶一钱五分　白芍二钱，土炒　香附二钱，醋炒　鸡子黄一枚，调冲

又：气火稍平，逆气上冲大减，寐亦略安，脘腹略觉宽舒，再育阴以平气火，参泄木调气。

阿胶珠三钱　雅连三分，淡吴黄七粒同炒　炙生地四钱　炒枣仁二钱　金铃子一钱五分　香附二钱，醋炒　白芍一钱五分，土炒　橘叶一钱五分　朱茯神三钱　鸡子黄一枚，调冲

李左。抱痛西河，木失条达，肝胃不协。由嗳噫泛酸而致咽中如阻，寤不成寐，心烦火升作厥，阳神扰攘。拟宁神息肝，参以化痰。

竹沥半夏二钱　橘红一钱　煅龙齿三钱　枳实一钱　茯苓神各三钱　酸枣仁二钱，川连二分煎汁，炒　竹茹一钱　陈胆星七分　黑山栀三钱　夜交藤四钱　竹沥七钱　姜汁少许

又：化痰宁神，仍难安寐，咽中如阻，气撑嗳噫，频转矢气。阳升不息，脾胃气弱。拟扶土抑木，育阴宁神。

奎党参三钱　大熟地四钱，砂仁炙　朱茯神三钱　煅龙齿三钱　杭白芍一钱五分　法半夏一钱五分
炙黑草五分　炒枣仁二钱　远志肉五分　夜交藤三钱　橘红一钱

　　左。心，火也，居于上。肾，水也，居于下。火炎上，水吸之而下行。水润下，火挈之而
上溉。心肾两亏，水不能吸火下行，而纷纭多梦。火不能挈水上溉，而精辄自出。再交心肾。
　　朱茯苓　炒枣仁　左牡蛎盐水炒　柏子霜　块辰砂　煅龙骨　潼沙苑　珍珠母　天王补心丹
三钱，晨服
　　又：惊动胆木，致乙木上升，甲木不降。一身之气，升多降少，则离火不能下行，自致坎
水不能上承，离不中虚，坎不中满，是为未济，未有水火不济而能安寐者。风阳既盛，所有湿
痰，鼓击上行，袭入脾络，言语謇涩，以脾脉散舌下故也。前法兼化风痰。
　　台参须　炒枣仁　远志肉　白蒺藜　茯苓神　煅龙齿　大麦冬　九节菖蒲　广橘红　白僵
蚕　淮小麦　金器悬煎
　　龙宗师。人有阳气，阴之使也。人有阴气，阳之守也。故阳气常升，水吸之而下行，阳气
无炎上之忧。阴气常降，阳挈之而上升，阴气无下泄之患。心为离火，肾为坎水，离在上而坎
在下，离抱坎而中虚，坎承离而中满，太过者病，不及者亦病，阴阳配合，本不得一毫偏胜于
其间也。姜附过剂以耗阴气，则在下之水，不克吸阳以下行，病遂以不寐始。阳胜于阴，由此
而基。夫阳乃火之属，容易化风，经谓风善行而数变，阳之性毋乃类是。阴伤不能制伏其阳，
致阳气游行背部及腹，时有热气注射，而热却不甚，但觉温温液液。以阳邻于火，而究非火也，
故曰背为阳，腹为阴，以阳从阳，背热宜也。而涉于腹也何居，则以阴弱而阳乘之也。惟逢得
寐，其热暂平，以水火既济，阴阳相纽，足以收其散越也。若阳气久亢无制，从阳化风，恐贻
痱中之忧。差喜右脉濡缓，左寸关虽弦大，左尺细微，沉候有神，乃阴气足以内守之征。历进
育阴酸收之品，所见甚高。惟是花甲之年，肾经之水，能保不虚，已属不易，何易言盈。况阳
之有余，即是阴之不足，以酸收之，阳虽暂敛，未必常能潜伏。兹拟前人取气不取味之法，专
以水介至阴之属，吸引阳气下行，使升降各得其常，病当循愈。特春升雷且发声之际，势难遽
奏全功，一阴来复，当占勿药也。
　　玳瑁　珍珠母　龟甲心　炙鳖甲　煅牡蛎　煅龙齿　海蛤粉　白芍　女贞子　朱茯神
泽泻
　　复诊：昨引阳气下行，原欲其阳伏阴中，而成既济。乃地气升发，昨为惊蛰，阳气正在勃
动，晚间依然未睡，胸中不舒，稍稍咳痰，顿觉爽适。阳气两昼一夜未潜，右寸关脉顿洪大，
沉取甚滑。夫以阳升之故，脉象遽随之而大，此阳系是虚阳无疑。而关部独滑，滑则为痰，盖
津液为阳气所炼，凝成胶浊，胃中有痰，一定之理。心在上，肾在下，上下相交，惟胃中为交
通之路，然后可以接合。今潜之而未能潜，必以交通之路，有所窒碍。拟从前意兼泄痰热，通
其道以成水火既济之功。
　　玳瑁　煅龙齿　珍珠母　瓜蒌皮　川贝母　胆星　羚羊片　海蛤粉　夜合花　制半夏　焦
秫米　竹沥

　　郁左。夜不成寐，脉细左关微弦右关带滑。心，离火也，肾，坎水也，离在上，坎在下，
上下交通，其枢在胃，胃中为湿痰所据，则坎离相交之道路阻梗，遂致水火不能相媾，所有湿
痰，悉借肝火而鼓动。欲媾阴阳，当通胃腑，欲通胃腑，当化湿痰，特黏腻之物，断难立予荡

除，探手成功耳。

制半夏　广皮　枳实　煅龙齿　知母　茯苓　白蒺藜　竹茹　上瑶桂二分　川雅连四分，二味研细，泛糊为丸，开水先下

复诊：惊动胆木，甲木漂拔，乙木过升，致阳气有升无降。日久不寐，脉弦肤肿，经所谓热胜则肿也。升降乖违，而欲其水火相济也得乎。拟专降胆木，使升降各得其常。

制半夏　广皮　茯苓　枳实　竹茹　辰砂　天竹黄　珍珠母　煅龙齿　煅磁石

另濂珠二分，辰砂一分，川贝三分，三味研末调服。

廉右。胆胃不降，水火不能交合。不寐眩晕，足膝软弱。下虚上实，图治不易。

人参须　广皮　茯苓神　炒牛膝　煅龙齿　炒竹茹　制半夏　枳实　煨天麻　金毛脊　夜交藤　杜仲

又：阳气时升时降，不寐时重时轻。法不外乎交合水火，息肝化痰。

人参须　砂仁　炒枣仁　茯苓神　钩钩　炒枳实　橘皮　煅龙齿　制半夏　天麻　上瑶桂川连二味研末泛丸

杨左。肾水不足，耳常虚鸣，寐难成寐，痰多欲咳，行动气辄上逆。肾虚水火不能相济，火越于上，炼液成痰，所以痰多而欲咳也。拟升降水火，兼化痰热。

朱茯神　夜交藤　川贝母　冬瓜子　炒枣仁　煅龙齿　海蛤粉　天花粉　天王补心丹五钱绢包入煎，三钱开水先服

又：寐得稍安，耳鸣腰背酸楚，稍涉劳勘，遗精复发，多思妄虑。皆由肾水不足，肝木上升太过，胆木决断无权。拟滋肾养肝，交合心肾。

生龟板六钱　茯神三钱　煅龙齿三钱　厚杜仲三钱　沙苑盐水炒，三钱　稽豆衣三钱　大生地四钱炒枣仁二钱　生牡蛎六钱　川贝母二钱

又：阴虚气弱，气不运旋。阴柔之药，尚觉呆滞，宜以退为进。

大生地四钱，砂仁炙　新会皮一钱　炒枣仁二钱　杭白芍一钱五分　潼沙苑三钱　生山药三钱　茯苓神各二钱　沉香曲二钱，炒　厚杜仲三钱　生熟谷芽各一钱五分，檀香汤炒

又：滋水宁神，脉证相安。前法扩充之。

大生地四钱，砂仁炙　潼沙苑三钱，盐水炒　制半夏一钱五分　茯神三钱　生牡蛎四钱　柏子霜二钱炙龟板四钱　炒枣仁二钱　甘杞子三钱　厚杜仲三钱　杭白芍一钱五分，酒炒　上广皮一钱　女贞子三钱，酒蒸

又：神能守舍，而肺感风邪，咳虽不甚，咽痒痰出不爽，药宜以退为进。

杏仁泥三钱　川贝母二钱　池菊花一钱五分　橘红一钱　冬瓜子三钱　茯苓三钱　桔梗八分　桑叶一钱　生梨肉一两　枇杷叶四片

周左。肾本封藏不固，秋冬收藏之令，阴气不能收摄，辄痰多咳嗽。兹以外感湿热后，痰多咳甚，寐难成寐。脉象弦滑。此由病后湿化为痰，痰在胃中，则胆寒肝热。拟化痰宁神。

制半夏一钱五分　炒竹茹一钱五分　白茯苓三钱　广橘红一钱　夜交藤四钱　陈胆星六分　炒枳实一钱　炒枣仁二钱　炒苏子三钱　竹沥七钱　姜汁少许

又：化痰和中，以温胆气，寐得稍安，痰亦略少。再降胆胃而蠲痰饮。

陈胆星四分　炒枳实一钱　炒苏子三钱　广橘红一钱　云茯苓三钱　旋覆花二钱,绢包　炒枣仁二钱　炒于术一钱五分　炒竹茹一钱五分　制半夏一钱五分　远志肉五分

黄左。头目昏蒙，恶心胃钝。连宵不寐，阳升不平，胃土失和。治以和胃息肝。

制半夏一钱五分　上广皮一钱　炒秫米二钱,包　茯苓神各二钱　炒竹茹一钱　煅龙齿三钱　白蒺藜三钱　炒枣仁二钱　夜交藤四钱

又：寤不成寐，头目昏蒙。皆由真水不足，水不济火。前法再扩充之。

炒枣仁　辰茯神　杞子　柏子霜　辰麦冬　珍珠母　辰灯心

又：寐得稍安，而水火不易交接。再参升降水火法。

朱茯神三钱　夜交藤四钱　川雅连三分　焦秫米二钱　辰灯心三分　炒枣仁二钱　煅龙齿三钱　上瑶桂一分五厘,去粗皮研后入　制半夏一钱五分

李左。向有肝阳，兹以情志怫逆，更兼一阳来复，肝阳上升，连宵不寐。证属内因，急宜开展襟怀，以遂其肝木条达之性。

枣仁二钱,炒研　煅龙齿一钱　白芍一钱五分　石决明四钱　夜交藤四钱　朱茯神三钱　甘草三分　柏子仁三钱,去油　朱砂安神丸三钱,开水先下

二诊：上升之阳渐平，寤得成寐。然肝体已虚，再从下柔养。

龟板　白芍　生熟草　黑豆衣　夜交藤　生地　茯神　女贞子　粉丹皮　谷芽

王右。隔宿之事，尚能记忆，神不昏也。神既不昏，而终日酣眠，呼之不应，断无如此睡状也。面青，脉左大，舌无华。此中气无权，阳气昼从上冒，则肾阴不能上交，阳气浮而少阴病矣。《金匮》惟少阴有但欲寐之条，兹用桂枝汤以和阳，参介类潜伏。但阴不与阳交，阳不与阴接，再进一层，即是阴阳脱离之局，可忧者在此。

桂枝七分　杭白芍三钱,炙甘草三分煎汁拌炒　煅龙齿三钱　左牡蛎七钱　制半夏二钱　老生姜二片大枣二枚

二诊：蒙昧稍清，面青较退，左脉稍敛，而仍神迷如睡，时带错语。阳气上冒未平，炼液成痰，神机愈蔽。拟潜阳之中，参开郁化痰，必得续效，方能许治。

桂枝三分,白芍一钱五分同炒　左牡蛎一两　郁金五分,磨冲　香附一钱五分,研　炒范志曲一钱五分　茯苓五钱　煅龙骨三钱　炒枳实一钱　橘红一钱　淮小麦七钱

三诊：阳气稍潜，上则耳鸣大减，下则大便通行，坎离稍济，蒙昧略清，面色青晦稍退，舌稍华泽。惟中脘尚觉作痛，右关脉稍觉沉实。中虚宿垢未清，阴阳稍通，坎离仍未互抱。拟从阳引阴，从阴引阳，仍参磨滞之品，合于胃腑以通为降之旨。

人参须四分,另煎冲　橘红一钱　郁金五分,磨冲　炒范志曲一钱五分　枳实五分,磨冲　生香附一钱五分,研　牡蛎一两　茯苓三钱　制半夏二钱　煅龙骨二钱　孔圣枕中丹三钱,先服

四诊：蒙混迷睡大退，目光渐觉灵动，面色青晦亦渐转华。其为阳气上冒，不能下交于阴，致少阴之气不能上承，确然可见。中脘拒按已化，虽属积滞下行，未始非土中之木得泄而然也。惟遍身作痛，良由营血失于涵养，肝风入于筋络。再用参归桂枝汤出入，仍参介类潜阳。

人参须八分,另煎冲　川桂枝三分　橘络一钱,红花汤拌炒　煅龙齿三钱　左秦艽一钱五分　白芍一钱五分　煅牡蛎八钱　桑寄生三钱,炒　当归二钱,炒　孔圣枕中丹三钱,开水送下,先服

五诊：蒙昧已退，胃亦略起。然言语间有错杂，心中懊烦。当属阳气撼扰，再参宁神。

云茯神三钱　辰砂三钱，包　白蒺藜三钱，去制炒　枣仁二钱，炒打　制香附二钱　缩砂仁七分，研后入　石决明四钱　龙骨三钱，炒打　白芍一钱五分，与桂枝三分同炒　人参须五分　龙眼肉四个　左牡蛎五钱

六诊：神气渐得如常，胃亦渐醒，浮冒之阳既得下潜，所以大便不攻自下者屡矣。但遍体作痛，是血虚风行入络。宜养血和络，所谓治风先治血也。

川桂枝四分　白芍一钱五分，炙甘草三分，煎汁拌炒　白蒺藜三钱，去刺炒　人参须七分，另煎冲　桑寄生三钱，酒炒　川断肉三钱　炒秦艽一钱五分　橘红一钱，红花汤炒　全当归三钱，酒炒　桑枝七钱，酒炒　丝瓜络二钱，酒炒

七诊：大便甚艰，究之不攻而能畅解，肝火得以下行，面色已转，神渐灵慧。惟腹中作痛，遍体酸疼。络中为风所阻，肝气亦未疏和。再养其体，勿疏其用。

白归身三钱　炒杞子三钱　香附二钱，醋炒　潼沙苑三钱　火麻仁二钱　金铃子一钱五分　整砂仁七分，后入　杭白芍二钱，酒炒　青皮一钱，醋炒　桑寄生三钱

服二帖后去青皮、归身，加枣仁二钱，辰茯神三钱，煅龙齿四钱，夜交藤四钱。

徐左。中脘之下，有形攻撑跳动，瘕难成寐。脉象左弦。此由肝气抑郁，肝阳上扰。急宜开怀颐养，不可专恃药力。

酸枣仁二钱，研　煅龙齿三钱　金铃子一钱五分　夜交藤四钱　朱茯神三钱　制香附二钱　杭白芍一钱五分，酒炒　陈广皮一钱　炒枳壳七分　左金丸四分，先服

二诊：上冲之气已平，而仍心悸少寐，牙龈胀痛，大便不行。还是肝阳撼扰，走窜胃络也。

辰天冬三钱　朱茯神三钱　石决明五钱　元参三钱　川石斛四钱　煅龙齿三钱　夜交藤四钱　钩钩三钱，后入　活水芦根一两，去节　青果三枚，打

以上出自《张聿青医案》

王旭高

华。病久正虚，阴阳两弱，坎离不交，夜不成寐，久卧于床，不耐烦劳。兹因舟行跋涉，远道就诊，忽然神糊不语，两手不定，遮睛捋发，烦躁不安。诊脉促乱，饮食不进。想由舟中热闷，鼓动风阳，扰乱神明，猝然生变。姑拟息风和阳，安神定志。冀得神清谷进，或可再商。

生洋参　茯苓　丹皮　沙苑　石决明　天竺黄　竹茹　枣仁　嫩钩　远志肉　金箔

渊按：痰浊为风阳扇动，堵塞神明，猝然不语，须豁痰开窍。豁痰如羚羊、胆星、竹沥之类，开窍如牛黄、至宝、苏合之类，随证用之，或者有济。

某。春脉当弦而反微，是肝虚也。肝虚魂不藏，夜不得寐，昼日当寤而反寐，是胃虚也。胃为两阳合明之腑，胃虚则阳气失明，故昼日反寐。补肝之虚以藏魂，益胃之虚以补气。

生熟枣仁　茯神　新会白　党参　半夏　生熟谷芽　秫米　白芍　炙甘草

渊按：此等方案在古人亦不可多得。

以上出自《王旭高临证医案》

柳宝诒

乔。心烦不寐，已月余矣。肝火浮扰于肺则咳；内灼于胃则嘈。眩晕耳鸣，皆肝火为之也；胀闷作恶，肝气挟痰浊为之也。脉象细数，舌尖红。肝火欲动而痰浊蒙之，故病象如此。拟方泄肝和胃，必得先能安卧，则诸病自痊矣。

川连盐水炒　青盐半夏　秫米　丹皮炒　黑山栀　西洋参　云茯神　川百合　枣仁炒　青龙齿　牡蛎　橘红盐水炒　枳实

刁。阴气内虚，肝阳升扰。晚热少寐，鸣眩心悸，皆肝肾阴亏之证。惟木气升，则气机易于逆室，故兼有脘闷络痛之候。调治之法，总以养阴为主，而清肝火、和肝气，随时增损可也。兹因脉象左虚，右手稍带浮数，先拟煎方，兼清气火。

小生地　西洋参　瓦楞子盐水煅　白芍　丹皮炒　黑山栀姜汁炒　橘白盐水炒　刺蒺藜　枣仁猪胆汁炒　枳实　夜交藤

膏方，用滋阴息肝法：

大生地　白芍　潼沙苑　刺蒺藜　制首乌　甘杞子　菟丝子　甜菊花　石决明　明天麻　牡蛎　麦冬　西洋参龙眼肉拌蒸　制女贞　砂仁盐水炒　上药煎取浓汁滤净，加入阿胶三两，酌加白蜜收膏。

金。痰浊内闭，木火扰之而上蒙也。先不寐而后神呆肢冷，唤之不醒，脉数舌红。肝阳不靖，久发不已，即为痫证。姑与化痰泄木，须缓剂调之。

太子参　丹参　元参　川贝母　广郁金明矾化水拌炒　胆星　姜半夏　麦冬　天竺黄　白茯神　远志川连煎水炒　橘红　竹沥、姜汁为丸，飞辰砂为衣。

郭。人身魂藏于肝，肝有伏热，则魂气不得安其舍，而浮越于上。凡惊魇不寐，忡悸诸病，由于此者诚多。贵体木火本旺，偶因五志烦扰，心肝两脏，失其静守之常，则魂魄不能相抱，每于将寐之时，神魂有浮越之象。若身之精气，有生发而无敛藏，积久恐有厥晕之变。拟用道藏补心法，增入龙牡磁朱丸，以交媾之、镇摄之，常服久服，乃能奏效也。

西洋参　丹参　元参　大生地烘研　远志炭甘草汤浸　大熟地制膏　枣仁川连煎汁，拌炒　云茯神　大麦冬　归身蒸熟炒　黑山栀　白芍　丹皮　龙骨粉煅研　牡蛎煅，水飞　磁石煅　大劈砂水飞，留半为衣　上为细末，另用龙眼肉煮汁和熟地膏泛丸，辰砂为衣。每临卧开水送下三钱。

周。左脉与右寸关浮弦数硬，肝经郁火挟痰浊蒙扰厥阴，怔忡不寐，神志错乱。先与息肝化痰，俟痰火稍平再议。

羚羊角片　龙齿　左牡蛎　黑山栀　粉丹皮　东白芍　茯神　远志　枣仁砂仁拌炒　枳实　生甘草　竹二青

另：白金丸、当归龙荟丸二味和匀，每服一钱，开水送下。

白。肝阳震动，营虚生热，肝火上浮，不能安寐。当与养阴息肝。

羚羊角　石决明　青龙齿　丹皮炭　黑山栀　细生地　西洋参　川石斛　净枣仁川连炒　牛膝炭　灯心　竹叶

黄。阴气内虚，肝阳升扰。晚热少寐，鸣眩心悸，皆肝肾阴亏之证。惟木气升，则气机易于塞窒，故兼有脘闷络痛之候。调治之法，总以养阴为主，而清肝火、和肝气，随时增损可也。兹因脉象左虚，右手稍带浮数，先拟煎方，兼清气火。

洋参　生地　白芍　麦冬川连入内，扎好　丹皮炭　枳实　软白薇　黑山栀　橘白　枣仁猪胆汁拌炒　瓦楞子　刺蒺藜　夜交藤　竹二青　服后如仍然脘闷，加首乌；火甚，加羚羊角。

膏方，用滋阴熄肝法：大生地　东白芍　制首乌　甘杞子　菟丝饼　潼沙苑炒　刺蒺藜　滁菊花　明天麻　石决明　左牡蛎　麦冬肉　西洋参　龙眼肉拌蒸　煎取浓汁，加入阿胶，再酌加白蜜收膏。

以上出自《柳宝诒医案》

马文植

常州，郁左。肾水不足，不能涵木。君相之火上升，心神不安，惊惕，卧不成寐，头眩肉瞤，胸闷作恶，舌苔灰黑。浊痰在胃，胃失下降。养阴和中，以安君相。

南沙参　麦冬　黄连酒炒　石斛　玄参　竹茹　石决　茯神　枇杷叶　合欢皮　青果　丹皮

二诊：惊惕稍定，君相之火稍平，舌苔灰黑未化，胸咽不舒，肺胃之气不展，浊痰不清，溺后混浊，澄澈有底。此败精宿于精关，变而为浊。养阴清肝，兼舒肺胃。

南沙参　麦冬　黄连　丹皮　石决　石斛　枳壳　甘草　枇杷叶　竹茹　山栀鸡子黄炒

三诊：脉数较缓，阴火较平，肝部犹弦，厥气未和，上干心胃，则心胸烦闷，肉瞤筋惕。舌苔前半已化，后灰黑而腻，阳明浊痰未清，吞吐黏痰酸水。阴分虽亏，未便滋补，还宜养阴清肝和胃。

南北沙参　茯苓神　天麦冬　西血珀　甘草　枳壳　川贝　石决　丹皮　山栀　竹茹　龙齿　鸡子黄　河、井水各半煎。

某。脉来弦疾，左关独大，木旺水亏，右寸关小滑，脾有湿痰，肝火上升，君主不安，卧不成寐，头旋作眩，耳鸣，下部怯冷。总之阴损阳浮，不宜思虑烦心。拟育阴柔肝，兼养心神。

北沙参　丹皮　稽豆衣　玄参　柏子仁　生石决　女贞子　龙齿　麦冬　茯苓　紫丹参　杭菊花

二诊：头目稍清，寐亦稍安，脉弦，惟左关前一分滑大，滑脉为阳，主司痰湿，痰浊在中，气道不利，咯之不爽，且心胸嘈杂，痰之为祟。拟养阴和中化饮。

当归　北沙参　法半夏　大白芍　川贝母　秫米　橘红　茯苓　合欢皮　左牡蛎　枳壳　姜竹茹

马。素是湿体，肺气不利，鼻塞不闻有年。今春脐下动气上振于心，卧不成寐。脉细、左关弦硬，舌苔满白。肝肾不足，阳明湿痰不清，痰结于中，清阳之气不能上升。拟用温胆汤加味主之。

法夏　枳壳　丹参　川贝母　甘草　藿梗　秫米　茯苓　白术　合欢皮　竹茹　北沙参

二诊：脐旁动气已久，脾湿上腾，清阳不展，阴气不能上乘。舌苔满白，胃为痰阻，彻夜不寐，拟用十味温胆汤加味主之。

半夏　远志　枣仁　枳实　茯苓　沙参　石斛　黑料豆　白术　陈皮炙草　竹茹

三诊：不寐之证有十数条，《灵枢》以阳气不得入于阴，故目不瞑。腹有动气，上及心胸，卧不成寐。肝肾阴亏于下，冲阳扰动于中，面有油红，阴不敛阳，水火不能交济。拟培肝肾，以摄冲任。

南北沙参　生熟首乌　川连　生熟枣仁　川钗石斛　红绿豆　生炙草　百合　肉桂　赤白芍　龙齿　龙骨

四诊：脉象细而缓，沉候带弦，缓乃脾之本脉，土虚生湿，沉候弦者，阴伤气不和也，脾处中州，为化生气血之脏，脾虚不能布精于胃，子令母虚，神不归舍，彻夜不寐。始进和胃，继交心肾，均未得效。拟从心脾进治。

孩儿参　山药　白术　陈皮　蔻仁　归身　夜合花　白芍　佩兰　红枣　生熟枣仁　浮小麦　益智仁盐水炒　远志甘草水炒

某。思虑耗伤精血，痰火扰乱神魂，夜卧不安，倏寐倏醒，怔忡惊惕，莫能自主。法当专培精血，不可寻火寻痰，未识高明以为是否？

洋参二钱　黄芪一钱半　茯苓一钱半　归身一钱半　茯神一钱半　枣仁二钱　远志一钱　陈皮一钱　炙草五分　湘莲肉二钱

复诊：服秘传酸枣仁汤，竟得酣睡，连宵达旦。前议专补精血，不寻痰火，已合机宜。第病两月之久，势深药浅，以致怔忡惊悸等证未能悉退，宜加温补三阴之品。

大洋参二钱　黄芪一钱半　冬术一钱半　炙甘草五分　归身一钱半　茯苓一钱半　酸枣仁二钱　远志一钱　茯神一钱半　淮山药二钱　熟地四钱　枸杞二钱　萸肉二钱

以上出自《马培之医案》

余听鸿

浙江某大令彻夜不寐，已有年余，就诊孟河马省三前辈，用黄连（猪胆汁一钱拌炒）八分，山栀三钱，煎服，当夜即寐。大令曰：余服药近二百剂，安神养血，毫无效验，何以一剂而能平年余之疾乎。省三曰：此因受惊，胆汁上泛而浑，少阳之火上升不潜，故不寐也，当用极苦之药降之，使胆汁清澄，故取黄连之极苦，降上僭之阳，取山栀清肝胆之热，以胆汁炒之者，欲使其直入胆中也，胆热清，则胆汁亦清，其理甚明，并非奇异。大令曰：疾果因受惊而起，夜与友手谈，梁上鼠忽跌落在盘，子散满地，散局而卧，即不成寐，先生真神医也。前辈医道，岂后学所能望其项背乎。此证丁坦庵先生亲目见之，今特志之。

《余听鸿医案》

张锡纯

表兄赵某某之妻，年近三旬，得不寐证，兼心中恒惊悸。

病因：因家中诸事皆其自理，劳心过度，因得不寐兼惊悸病。

证候：初苦不寐时，不过数日偶然，其过半夜犹能睡，继则常常如此，又继则彻夜不寐。一连七八日困顿已极，仿佛若睡，陡觉心中怦怦而动，即蓦然惊醒，醒后心犹怔忡，移时始定。心常发热，呼吸似觉短气，懒于饮食，大便燥结，四五日始一行。其脉左部弦硬，右部近滑，重诊不实,一息数近六至。

诊断:此因用心过度,心热耗血,更因热生痰之证也。为其血液因热暗耗,阴虚不能潜阳,是以不寐,痰停心下,火畏水刑,心属火,痰属水,是以惊悸。其呼吸觉短气者,上焦凝滞之痰碍气之升降也。其大便燥结者,火盛血虚,肠中津液短也。此宜治以利痰、滋阴、降胃、柔肝之剂,再以养心安神之品辅之。

处方:生赭石八钱,轧细　大甘枸杞八钱　生怀地黄八钱　生怀山药六钱　瓜蒌仁六钱,炒捣　天冬六钱　生杭芍五钱　清半夏四钱　枣仁四钱,炒捣　生远志二钱　茵陈钱半　甘草钱半　朱砂二分,研细

药共十三味,将前十二味煎汤一大盅,送服朱砂末。

复诊:将药连服四剂,心中已不觉热,夜间可睡两点钟,惊悸已愈十之七八,气息亦较前调顺,大便之燥结亦见愈,脉象左部稍见柔和,右部仍有滑象,至数稍缓,遂即原方略为加减俾再服之。

处方:生赭石八钱,轧细　大甘枸杞八钱　生怀地黄八钱　生怀山药六钱　龙眼肉五钱　瓜蒌仁五钱,炒捣　玄参五钱　生杭芍五钱　枣仁四钱,炒捣　生远志二钱　甘草二钱

共煎汤一大盅,温服。

效果:将药连服六剂,彻夜安睡,诸病皆愈。

天津徐某某,年六十六岁,于季春得不寐证。

病因:因性嗜吟咏,暗耗心血,遂致不寐。

证候:自冬令间有不寐之时,未尝介意,至春日阳生病浸加剧,迨至季春恒数夜不寐,服一切安眠药皆不效。精神大为衰惫,心中时常发热,懒于饮食,勉强加餐,恒觉食停胃脘不下行。大便干燥,恒服药始下。其脉左部浮弦,右脉尤弦而兼硬,一息五至。

诊断:其左脉浮弦者,肝血虚损,兼肝火上升也,阴虚不能潜阳,是以不寐。其右脉弦而兼硬者,胃中酸汁短少更兼胃气上逆也。酸汁少则不能化食,气上逆则不能息息下行传送饮食,是以食后恒停胃脘不下。而其大便之燥结,亦即由胃腑气化不能下达所致。治此证者,宜清肝火、生肝血、降胃气、滋胃汁,如此以调养肝胃,则夜间自能安睡,食后自不停滞矣。

处方:生怀山药一两　大甘枸杞八钱　生赭石六钱,轧细　玄参五钱　北沙参五钱　生杭芍五钱　酸枣仁四钱,炒捣　生麦芽三钱　生鸡内金钱半,黄色的捣　茵陈钱半　甘草二钱

共煎一大盅,温服。

复诊:将药煎服两剂,夜间可睡两三点钟,心中已不发热,食量亦少加增,大便仍滞,脉象不若从前之弦硬,遂即原方略为加减俾再服之。

处方:生怀山药一两　大甘枸杞八钱　生赭石六钱,轧细　玄参五钱　北沙参五钱　酸枣仁四钱,炒捣　龙眼肉三钱　生杭芍三钱　生鸡内金钱半,黄色的捣　生远志钱半　茵陈一钱　甘草钱半

共煎汤一大盅,温服。

效果:将药连服三剂,夜间安睡如常,食欲已振,大便亦自然通下。惟脉象仍有弦硬之意,遂将方中龙眼肉改用八钱,俾多服数剂以善其后。

说明:人禀天地之气化以生,是以上焦之气化为阳,下焦之气化为阴。当白昼时,终日言语动作,阴阳之气化皆有消耗,实赖向晦偃息以补助之。诚以人当睡时,上焦之阳气下降潜藏与下焦之阴气会合,则阴阳自能互根,心肾自然相交。是以当熟睡之时,其相火恒炽盛暗动得

心阳之助，此心有益于肾也。至睡足之时，精神自清爽异常得肾阴之助，此肾有益于心也。由斯知人能寐者，由于阳气之潜藏，其不能寐者，即由于阳气之浮越，究其所以浮越者，实因脏腑之气化有升无降也。是以方中重用赭石以降胃镇肝，即以治大便燥结，且其色赤质重，能入心中引心阳下降以成寐，若更佐以龙骨、牡蛎诸收敛之品以镇安精神，则更可稳睡。而方中未加入者，因其收涩之性与大便燥结者不宜也。又《内经》治目不得瞑，有半夏秫米汤原甚效验，诚以胃居中焦，胃中之气化若能息息下行，上焦之气化皆可因之下行。半夏善于降胃，秫米善于和胃，半夏与秫米并用，俾胃气调和顺适不失下行之常，是以能令人瞑目安睡。方中赭石与山药并用，其和胃降胃之力实优于半夏秫米，此乃取古方之义而通变化裁，虽未显用古方而不啻用古方也。

以上出自《医学衷中参西录》

巢渭芳

丁未岁，太平洲陈家弄朱某。两载不寐，形丰，脉细有力，四方延医，论治均不一效，由夏六月就诊来孟。余询切病情，因经营所伤，系肝火上灼，水火不相交泰之征。视服各药，非温胆即归脾。随曰：是证与心肾不涉。不过肝阳挟痰湿以阻肝胆为患，心气无以下交。拟龙胆泻肝加珍珠母等，佐以逐痰湿法，出入二十余剂，绝无所苦矣。

《巢渭芳医话》

邵兰荪

安昌王。晕眩并作，心悸少寐，脉劲，舌色透明，力怯跗肿。宜柔肝肾以安神。四月四号癸卯十七日。

生首乌三钱　炒枣仁三钱　炒杜仲三钱　生牡蛎四钱　杞子三钱　茯神四钱，辰砂拌　炒狗脊三钱　泽泻三钱　甘菊二钱　远志肉八分，炒　生米仁四钱

清煎四帖。

又：晕眩已减，夜寐稍安，睡中汗出，脉虚，力怯。仍遵前法加减为安。二月廿三日。

生首乌三钱　炒枣仁三钱　煨天麻八分　怀山药三钱　杞子三钱　茯神四钱　白蒺藜三钱　杜仲三钱　甘菊钱半　生牡蛎四钱　桑椹子三钱

清煎八帖。

史介生评：肝阴已亏，而不藏魂，则晕眩少寐。心神不安，则心悸力怯，更兼湿热滞于下焦，而致跗肿。故于补养肝肾之中，而佐牡蛎、泽泻以祛湿。用药既已双方兼顾，投剂自然得效。次诊又形寝汗，仍是阴液未固而外泄之候，但此时跗肿已除，故只以柔肝补肾而安神为治。

《邵兰荪医案》

何长治

冯，四十七岁。戊寅六月十三日辰刻复。腰足酸楚略舒，头眩，仍不安寐，脉有数象。踵

前法参以滋化。节劳为要。

生黄芪钱半　制首乌二钱　中生地四钱　怀牛膝二钱　秦艽肉钱半　辰砂拌茯神三钱　煅龙齿三钱　远志肉一钱　广陈皮一钱　甘菊花一钱　生甘草四分　细桑枝四钱　藕节四枚

左。心火愈甚而烦恼失眠，易饥易食；舌燥将裂，脉促数不调。病势日增矣。

真川连五分　麦门冬三钱　肥知母钱半　五味子三分　生甘草四分　犀角尖四分，磨冲　天花粉三钱　生石膏三钱　鲜生地四钱　辰茯神三钱　细桑枝五钱

以上出自《何鸿舫医案》

王仲奇

魏，靶子路，初诊（佚）。

二诊：三月廿五日。肾虚髓弱，阳浮神驰，宗脉弗静，头脑眩晕，腰俞作酸，小溲夜数，心中难过，夜寐多梦失安，脉濡弦。仍以镇摄可也。

左牡蛎三钱，煅，先煎　青龙齿三钱，煅，先煎　龟板八钱，炙，先煎　石决明五钱，煅，先煎　生地黄六钱　潼沙苑三钱　金钗斛三钱　柏子仁三钱，杵　甘甘枸杞二钱，炒　甘菊花钱半　野料豆三钱　冬青子三钱　茯神三钱

三诊：三月卅日。夜寐较安，溲数较减，腰俞作酸，头脑昏蒙不清，脉濡滑而弦。肾主精生脑，其脉循脊，开窍于二阴。仍以镇摄可也。

左牡蛎三钱，煅，先煎　青龙齿三钱，煅，先煎　龟板八钱，炙，先煎　石决明五钱，煅，先煎　锁阳二钱　菟丝饼三钱　潼沙苑三钱　金钗斛三钱　覆盆子三钱　冬青子三钱　川杜仲三钱，炒　甘甘枸杞二钱，炒

四诊：四月四日。肾亏髓复，作强略强，夜寐较安，溲数已减，腰酸已愈，头目较清，惟四肢乏力，饱食则腹胁胀痛，脉弦。仍守原意，兼调肠胃。

左牡蛎三钱，煅，先煎　川杜仲三钱，炒　锁阳三钱　覆盆子三钱　续断二钱，炒　菟丝饼三钱　潼沙苑三钱　金钗斛二钱　益智仁一钱　广皮白钱半　佩兰三钱　陈六神曲三钱，炒

陈右，马立师，初诊（佚）。

二诊：四月十六日。阳越神驰虽稍见愈，但未静谧，心中作嘈，舌中绛赤无苔，得寐又不得寐，经来超前七天，脉弦滑。仍以宁心清血，和阳安神。

龙齿三钱，煅，先煎　茯神三钱　丹参二钱　生地黄五钱　野料豆三钱　冬青子三钱　海蛤粉三钱，包　远志肉一钱，炙　柏子仁三钱，杵　香白薇二钱，炒　地榆三钱，炒　茜根钱半，炒　川石斛三钱

三诊：四月廿日。阳浮较藏，宗脉未静，得寐而欠安稳，骨中酸痛，经来时断时续，胃呆纳少，舌中光赤无苔，脉濡滑而弦。仍以原意为之。

龙齿三钱，煅，先煎　远志肉一钱，炙　柏子仁三钱，杵　香白薇二钱，炒　白芍二钱，炒　茯神三钱　潼沙苑三钱　生地黄五钱　野料豆三钱　冬青子三钱　地榆三钱，炒　川石斛三钱

四诊：四月廿五日。夜寐较安，神驰稍宁，惟饮生豆浆之后，大便作泻，纳少寡味，时欲泛呕，脉濡弦。再以和中分利，参以宁神可也。

龙齿三钱，煅，先煎　远志肉一钱，炙　茯神三钱　法半夏二钱　北秫米四钱，包　陈六神曲三钱，炒　旋覆花二钱，包　橘红衣钱半　益智仁钱半　罂粟壳钱半　香白薇二钱，炒　谷芽四钱，炒　荷叶三钱

五诊：四月廿八日。便泻见愈，寐又欠安，神驰失宁，彷徨着急，胃呆纳少，时欲泛呕，舌中光赤无苔，脉濡弦。仍宁神和胃可也。

龙齿三钱，煅，先煎　远志肉一钱，炙　茯神三钱　法半夏钱半　北秫米三钱，包　川石斛三钱　白蒺藜三钱　夜交藤三钱　香白薇二钱，炒　杭白芍二钱，炒　续断二钱，炒　陈六神曲三钱，炒　橘红衣一钱

卓，天潼路，二月廿七日。阳亢不入于阴，阳实阴虚，神魂不宁，夜不能寐，寐亦多梦，心悸，颧颊泛赤，脉弦数。养心清肝可也。

青龙齿三钱，煅，先煎　远志肉一钱，炙　茯神三钱　夜交藤三钱　白芍二钱，炒　粉丹皮钱半，炒金钗斛二钱　丹参二钱　法半夏钱半　北秫米三钱，布包　夜合花三钱　陈阿胶二钱，鲜鸡子黄拌炒成珠

二诊：三月二日。养心清肝，心悸较宁，夜已能寐，但仍多梦，盗汗未戢，唇绛舌赤，脉弦数。仍守原意，平阴秘阳可也。

青龙齿三钱，煅，先煎　左牡蛎三钱，煅，先煎　鳖甲四钱，先煎　金钗斛三钱　茯神三钱　远志肉一钱，炙　酸枣仁二钱，炒　夜交藤三钱　白芍二钱，炒　玄参二钱　大麦冬二钱　陈阿胶二钱，鲜鸡子黄拌炒成珠

以上出自《王仲奇医案》

张左，汪村，肾者主蛰，封藏之本，精之处也。又肾者主水，受五脏六腑之精而藏之。在卦则为坎，三中一划元阳，为生气之本，三焦之原，一名守邪之神。精亏无以纳气，气耗无以藏神，故其始起也，少腹关元间隐隐胀痛，卧下则气冲至胸，迩来且有竟夜不得寐者。冲脉者，经脉之海，亦精气之海也，起于气冲，并少阴之经，挟脐上行，至胸中而散。今之胀痛气逆，时作时止，殆即冲脉为病，逆气里急之候也。至于上体觉热，额颅尤甚，目涩且眩，自属阳越不藏之象；而宗筋萎软，腿之麻冷，行动无力，偶尔作振，则莫非阳升过甚，阴不下吸，是以下焦无气矣。他如口多沫汁为廉泉开，不耐行走、身如束带为带脉不和，则亦病之支流余裔也。夫肾气不衡，精神失守，则关键失固；故逆其根，伐其本，而不坏其真者，未之有也。斌玟乱玉，白骨疑象，此物之似是而非者也；火极似水，热极生寒，此病之似是而非者也。今少腹关元乍痛乍止，或自觉冷，虽非若丹溪"气自下冲上，自觉冷者，非真冷也，火极似水耳"之说，要亦非因于寒。推核病情，由于肾间动气不能归宿，可断言也。使肾脏坚固，真气相从，精神内守，病安从来哉！今视其所以，观其所由，察其所安，恐异日生难状之疾。欲安其神，必纳其气；欲纳其气，必守其精。精气相从，神自安宁，无乃不可乎！

左牡蛎四钱　青龙齿三钱　灵磁石四钱　夜交藤四钱　丹参二钱　当归二钱　远志肉一钱　野茯苓三钱　野茯神三钱　柏子仁三钱　西菖蒲八分　益智仁一钱　西云珀四分，冲　鹿角胶三钱　龟板胶四钱鲜兰草三钱

陈左，屯溪。连夕失寐，寐又遗泄，泄后不寐益甚，竟难交睫，骨热如炙如火，烦躁惊悸，五志之阳上炎弗潜，中心如焚。阳主动，阴主静，阴静阳躁，静则神藏，躁则消亡。人身中之阴阳，精神以体言，动静以用言也。以藏象而引伸之，则心者神之舍，为离，为火，为阳；肾者精之本，为坎，为水，为阴。阴中有阳，阳中有阴，阴阳互为其根。精气失守，神无所倚，坎中之阳虽欲上承，而离中之阴不肯下交，是即心肾失交也。谓之心肾失交也可；谓之坎离失

济也可；谓之阴阳不相得，精神不相守，更无不可。经不云乎，阴阳之要，阳密乃固；阴平阳秘，精神乃治；阴阳离决，精气乃绝。今症状若此，而左脉有代象，恐疢疾之蜂起，不可思议，予亦敬谢不敏矣。论治法，固精纳气安神，必重以镇之，介以潜之，甘以和之，酸以收之。偏寒偏热之药，断不能治精神失交之病。

牡蛎五钱　龙骨三钱　龟板五钱，漂净衣　石决明四钱　远志肉一钱，去心炙生鳖甲四钱　酸枣仁三钱，猪心血拌炒　柏子仁三钱　野茯苓三钱　野茯神三钱　预知子二钱　飞辰砂三分，冲　制灵磁石四钱　金樱膏一两　咸秋石三分，冲

以上出自《近代中医流派经验选集》

王堉

商州牧赵笏山同乡，崞县人。以进士宰秦中，所至有政声，丙辰夏，以天旱祈雨，夜作早兴，又商地皆山，每祷出入崎岖甚苦。秋末忽病，商僻地少医，遣干仆入省，求余往治。余以需次人，不敢私出省，同乡武芝田观察，言于抚军吴仲容先生，乃治任随之，越秦岭而视焉。至其署，笏山尚危坐，议论风生。问何病？曰：夜不瞑目者廿日矣。问何所苦？则曰：胸满气急，饮食不思。茶后诊之，六脉俱形沉数，而右关毫无神气，乍沉乍浮，乍缓乍急，且三至而一息。余以脉非吉象，不便明言，乃曰：君所患为心火上炎，心肾不交故也。急滋阴以壮水，则得寐。笏山急索一方，乃以地黄汤加生地、桔梗进之。药下二刻，倦而就枕，沉沉酣睡，晨钟动方起。请余入，曰真仙丹也。前屡服天王补心丹，以为睡觉良药，而竟不寐。今服君药，彻夜常眠，披衣而起，如释重负，弟病虽危，有阁下神手当无恐也。再诊之，脉似稍起，而右关依然。乃进七味都气汤，又开香砂六君汤敷衍之。亟欲归省，而笏山再三款留，不得已为延三日。临行笏山食亦少进，起坐颇自如，嘱余笔论其病，余乃书曰：金水不生，脾胃枯竭，窒欲惜精，少思淡食，一阳始生，病将自绝。笏山铭之。余归途无事，戏作挽联云："越秦岭而视君，愧余寡术。牧商山而怀古，想尔同仙。"入省后，芝田问笏山之病何如？余曰：必不起！曰：何故？曰：脉已败坏，焉得不死。因告以已作挽联，同人皆笑，芝田阴为料理身后，至十一月二十四日殁于置。其弟来省交代，余即书前联挽之，并道及论病数语。其弟憬然曰：阁下何神哉！叩头而去，扶枢归焉。

不寐之病，厥有数端：食积则消导；水停则逐水；阴燥则安阴；脾虚则补脾；阳盛则敛阳。实证多而虚证少，治之极当分别。

余读书于城东之三道河，有友人李君香泉年四十许，未博一衿。素嗜茶，自早至晚，约饮茶数十碗。见炉鼎热沸，则喜形于色。久之而乏血色，食量减少。每至秋初，则彻夜不寐，天明益渴。一日由家至塾，携丸药来，朝夕服之。又常蓄熟枣仁一囊，不时咀嚼。余问何故？则谓医家云，枣仁能安神，苦不寐，故常嚼之。问服何药？则因不寐请医士习天主教者，名王凝泰，令服人参归脾丸，谓是读书劳心，心血亏损所致。余曰：药效否？香泉曰：并不见效，然尚无害。余请一诊，则脉多弦急。告香泉曰：此水停不寐，非血虚不寐也。就枕则心头颤动，胸胁闷胀，小便不利，时时发渴，乃有余证，宜逐水则寐自安。若以归脾丸补之，久而水气上蒸，恐增头昏呕吐，年老恐成水肿。香泉曰：是是。急请一治。余以茯苓导水汤付之，二更许，小便五六次，启衾而卧，则沉沉作梦语曰：好爽快。须臾转侧至明始觉，则遗尿满席，被幞如

泥，而饮自此少，食自此进。命常服六君丸以健脾胃。香泉逢人说项焉。

以上出自《醉花窗医案》

费承祖

苏松太镇台韶臣军门，彻夜不寐，心烦懊憹，难以名状，遗精阳痿，已经年余。遍治罔效，延余诊视。脉来弦大而滑，此阴虚阳亢，心肾不交。治必育阴潜阳。

大生地三钱　龟板四钱　牡蛎四钱　女贞子三钱　杭白芍一钱五分　大麦冬三钱　川石斛三钱　陈橘红五分　白茯神三钱　鸡子黄一个，冲服

连进三十剂，心烦懊憹已止，入夜能寐而未酣畅，遗精阳痿仍然。肝阳已平，心肾交通，肾阴尚虚，精气不固。

前方加九制熟地三钱，川黄柏一钱，猪脊髓一条。按服五十剂，遗精止而阳纲振。张氏年已五旬，尚无嗣续，来年妾生一子。张氏喜甚，因问曰：遗精烦躁，彻夜不寐，固是阴虚阳盛。至于阳痿，多属阳虚。前服鹿茸，阳痿更甚，今服补阴药，阳纲即振，而且得子，此何理也？答曰：军门廿四史颇熟，想十三经必早读过。孟子谓"七八月之间旱，则苗槁矣，天油然作云，沛然下雨，则苗勃然兴之矣。"可为此证铁板注脚。张氏为之首肯。

《费绳甫医话医案》

吴鞠通

乙酉四月二十七日，钱，十七岁。春初前曾不寐，与胃不和之灵枢半夏汤，服至二十帖始得寐。兹胃仍不甚和，犹有不寐之弊，纳食不旺，再与和胃。

半夏六钱　生薏仁五钱　白蔻仁一钱，连皮　益智仁一钱　云苓四钱　姜汁三小匙，冲　广皮炭一钱五分　煮二杯，分二次服。

备用方：肝遗热于脑，则成鼻渊，苍耳子散主之。

辛夷一两　苍耳子一两，炒　连翘八钱，连心　苦桔梗五钱　桑叶六钱　银花八钱　茶菊花六钱　甘草三钱　黄芩炭二钱　薄荷二钱　共为极细末，每服二钱，雨前茶调，日二次。

五月初一日：胃不和，数与和胃，已得寐进食。夜眠必流口水者，经谓胃热则虫动，虫动则廉泉开，则液自出。与辛凉和胃法。

半夏六钱　生石膏四钱　茯苓六钱，连皮　白蔻皮一钱五分　杏仁三钱　薏仁五钱　生姜汁每杯冲三小匙　煮三杯，分三次服。四帖。

初六日：口水减，牙痛，脉如故，再服四帖。

十一日：方如前，再服四帖。

十六日：风淫所胜，治以辛凉，佐以苦甘。

金银花三钱　芥穗八分　苦桔梗二钱　连翘二钱　香豆豉三钱　杏仁二钱　生甘草一钱　桑叶二钱　煮两杯，分二次服，热退为度。二帖热退。

十八日：胃热，夜间口中液自出，与和胃阴法。

生石膏六钱　半夏五钱　茯苓五钱　麦冬三钱，不去心　白蔻仁一钱五分　煮三杯，分三次服。

二十二日：诸证皆减，去石膏，加麦冬二钱。

二十八日：胃中向有饮聚，不寐，服半夏汤已愈。后因痰涎自出，与凉阳明亦减；余饮未除，与服外台茯苓饮意。

茯苓五钱　洋参二钱　生姜三片　半夏三钱　麦冬一钱，不去心　大枣二枚，去核　文皮一钱五分　枳实一钱五分　煮两杯，分二次服。

《吴鞠通医案》

杜钟骏

浙藩龙仁陔方伯锡庆，莅任后事必躬亲，劳神太过，因得不寐便闷之证，医历多人，迄无效验。其性情卞急，医者论病拟方鲜蒙许可。予适供差储署，方伯闻而召诊，相与讨论病源。以三部脉来弦细而数，按之少神，断为肝伤于谋虑不决，脾伤于劳倦多思。谋虑不决则生火生痰，遂致神情惝恍，临事多疑，阳不交阴而不寐，气不化液而便艰，此病情之大概也。方伯闻予所论，深以为然，遂屏左右而告曰：我病另有原因，乃鸦片烟瘾也。予之吸烟甚秘，不令人知。昔佐甘肃左文襄幕管理粮台，因事繁，有劝我稍吸鸦片以提精神，初吸甚效，久亦不灵。既而简放福建盐道，恐玷官箴，始深恶而痛绝之，辄购戒烟丸以代，瘾不复作，毫无所苦，乃倍啖之，积日既久，丸药甫停，百病蜂起，精神大惫，不得已重吸鸦片，始知市中之戒烟丸实烟灰杂补药而成者，凤瘾未除，新瘾增大，悔已无及，欲戒不能。今任藩司为僚属表率，岂宜再吸，决计戒此，拚死不变此志，此一因也；操劳谋虑多思，又一因也。既烦诊治，敢以情告。予曰：重任在身，节劳不能势也，鄙意烟请缓戒，病宜先治，庶药饵调理易于见功。方伯执意不从，乃为订归脾汤及十味温胆等法投之，夜寐较安，胃纳较益，惟便秘不畅，传送艰难，以景岳济川煎及沉香、苁蓉、麻仁等润以通之。适有以西医荐者，内服药水，外用蓖麻油用水管射入肛门，一导而大便立通，再导而腹中空快。由是信之益深，日日以蓖麻油导之，视为良法，取快一时。从此，肠中之津液日以亡，腹中之元气日以泄，形益加瘦，神益加惫，未数日而猝然脱矣。按：是病虽淹缠，未必即死，倘以中国王道之法缓缓调治，虽不即愈尚可支持，断不致死期若是之速。夫人身一部天然机器，升之、降之、出之、纳之、表之、里之、左之、右之全主宰乎元气。今日以油水打入肠中涤其粪垢，元气之泄、津液之耗置而不问，殊不知肠中糟粕由胃转输而下，由命火腐化而成。今不待其转输腐化，日日从下导之，是直坏其天然之机器而以物力代之，有形之糟粕虽去，无形之元气亦随之而去，焉有不猝然而脱之理。世之好以西法导大便者，可不引为前车之鉴耶？

余晋三中丞联沅，由上海道简署浙抚，扶病莅任，时值庚子拳匪之乱，东南督抚联盟保守疆土，上海为中外交涉之枢纽，日夜焦劳，精神由是大耗，竟夜不寐，神志不宁，到浙后病益加剧，沪上同来两医轮流诊治，迄无效验。辛丑正月初旬，始延予诊。察其形色清减，若有重忧，彻夜无寐，游思萦扰，心常惕惕然，如人将捕之，不应疑惧之细事亦放心不下，脉象沉细，弦数互见，良由胆气伤于惊恐，心血耗于操劳。痰因郁生，火自气化，以致寝馈俱废，梦魂不安。为订十味温胆汤加减，并参以阿胶鸡子黄等法。稍获效机当荷，延入幕府，昕夕就诊，讨论病情，并与林君伯颖参订，方法大致不外坚胆气、安神志、涤痰热、条达肝木等法出入增损，百有余日渐渐痊可，勉强可以出而见客。乃因思多损神，语多伤气，不寐、惊悸、盗汗又见，胃纳日减，大便秘结，坐卧不安，神志惝恍，肝风内动，眩晕频仍，又为订许叔微珍珠母丸及更衣丸、麻仁苏子粥等法，夜寐、惊悸、盗汗等证稍瘥，而大便依旧燥结，数日不解。半由气弱艰于传送，半由津枯失于涵濡，改订景岳济川煎法，温运脏燥，取增水行舟之义，以期津液充满、徐徐收效。无如病久肝旺，急不能待，乃进西医，中药悉停，内服药水，外用导法，以气管吸水及蓖麻子油射入魄门，水尽盈盆，须臾之顷，粪垢经水油之荡涤，倾囊而出，肠中一洗而空，自述甚为畅快，于是，日日导之。因告以导法可暂试而不可以屡用，利于标病而不利于本病。时时导之则里气不固，真液不存，必致气液两亡，不可不慎。谏阻再三，卒不见听，及至奏请开缺交卸浙抚之后，形神益惫，大肉尽脱，知其不久于人事，到沪后即闻噩耗，深可悼也。

按：以上两案，予所目击坐视其日濒于危莫能匡救，深用抱愧。夫导便之法，中医只有蜜煎、猪胆两法载于《伤寒论》中，盖因燥粪内结，中气不能传送、津液无以润滑，不任下夺，故用导法。从外导之，此兼权标本之暂用法，未尝视为屡用之常方也。若内伤本病之秘，间用导法尤不多见。自西法流入中国，导法盛行，士大夫且深信之，以其取效捷也。然泄元气、耗津液、促寿命于无形，世鲜知之。中医明知此弊，而无纠正之人，良可慨叹！予非有嫉于西医，亦非有恶于导法，此中玄理请为觊缕陈之。夫大便者，胃中糟粕从大肠转输而出者也。经曰：食下则肠实而胃虚。夫粪垢积于肠中，其职虽在大肠，其实不在大肠而在肺与脾也。肺与大肠为表里，大肠之启闭肺实主之，故肛门谓之魄门，魄藏于肺，命义可知。经谓：魄门为五脏使。不仅关闸肠中糟粕，而实关闸五脏之元气不使下泄也。大肠为传导之官，传导糟粕故其专责。然粪垢之下，设无气为之送、津为之润，则艰滞而难下，譬之于舟无风不能驶、无水则不能移。经曰：中气不足，溲便为之变。中气者何？中焦脾土之气也，清之升、浊之降、气之运行、津之流布，皆中气主之，不独大便赖于传送，即小便亦赖以宣泄。中气一滞，不独二便失常也，即七神运用亦不能灵，又岂可以物力代人身之功，用而坏其天然之能力，促其生命，可不惧哉？

以上出自《药园医案》

陈良夫

周男。初诊：风气通于肝，火气通于心，高巅之上，惟风火可到。初起头项作痛，牵连脑后，夜不成寐，足部清冷，且有寒热，原属感受风邪，引动心肝风火，浮越巅顶。药后诸证徐退，而夜寐仍不着枕，纳食呆滞，精神疲乏，口苦咽疼，头或眩而耳或鸣，脉来六部细滑，右手带数，舌苔薄黄，尖边色红，且有芒刺。证由平素劳心，阴血暗耗，心肝之火，化风上越，致有阴不涵阳，阳不入阴，水亏火旺之候。古云：心火欲其下降，肾水欲其上升，心肾相交，斯能安寐。肝属木，全赖肾水以涵之，肝受血养，则内风自可渐息。目前证象，表邪虽经宣解，而心肝风火，尚在浮越，计唯滋息清降，并顾标本，务使水火交济，庶可徐图效力。

霍石斛　炒白芍　制丹参　辰茯神　制女贞　潼蒺藜　玄参心　煅牡蛎　煅龙齿　生石决　川连　炒枣仁　生谷芽

二诊：血为阴属，所以营养百骸者也。心寄君火，肝寄相火，肾者主蛰，阴之本也。平素阴血不足，君相偏旺，头或疼而耳或鸣，夜分不能安寐，目视带瞀，每至午夜，蒸然而热，多方不适，脉来细数，苔黄中裂，舌边色红。心肝两脏之阴血，既形匮乏，肾脏真阴，亦欠充足，君相之火，不得肾水以涵养，化风上越，《内经》所谓一水不能胜二火，即此候也。总之，欲降其火，先养其阴，欲安其神，必滋其肾，务使水火既济，阴阳平秘，君相不致自扰，庶可渐臻佳境，而尤在加意静摄。

细生地　女贞子　阿胶珠　制丹参猪心血拌　炙鳖甲　炒白芍　辰茯神　滁菊花　煅牡蛎　白蒺藜　霍石斛　川连　炒枣仁

陆男。心主一身之火，肾主一身之水，心与肾为对待之脏。心火欲其下降，肾水欲其上升，斯寤寐如常矣。寤多寐少，悸动不宁，甚则惊惕，是心火之亢，亦肾水之亏也。且操劳则伤心，思虑则伤脾，二经专司阴血，而肾尤为阴液之主。今阴液极亏，则五志之火无制，而君火更亢，致有阳不入阴之候。脉象细弱而数，舌本脱液，皆阴弱阳亢之征。欲降其火，宜滋其水，俾真阴递复，水火庶得相济。拙拟养心阴、滋肾水，合清降治之，望其阳得下交，阴得上交，庶几阴阳相恋，而悸动惊惕由渐而减，然尤在静摄心神，见效较速。

制首乌　阿胶珠　大生地　制丹参　酸枣仁　炙远志　灵磁石　煅牡蛎　煅龙齿　辰茯神　辰灯心

陆男。人之阴阳，本互为其根也，阴即水也，阳即火也。《内经》谓"阴平阳秘，精神乃治"，斯言也，诚为内伤证之至要焉。据述夜寐不安，迄已累月，时或体予烘热，头胀耳鸣，肌肤刺痛，便下艰涩，脉来六部濡细，舌苔薄黏淡黄。合参诸象，当属阴液内乏。考心者火之主，肝者火之母，肾为水脏，封藏之本。今真阴内乏，君相之火，失于涵养，风阳从而内动。计唯滋养阴液，息降风阳，参酌互用之，务使水火既济，阴阳自然两得其平，则不寐之证，自得安宁矣。

生地炭　制冬青　炒白芍　霍石斛　炙鳖甲　上川连　熟枣仁　阿胶珠　炒川芎　京玄参　辰茯神　煅石决

夏男。初诊：昔人谓痰之为物，多属津液所化。又云火盛则生痰，故治痰之法，清其火，降其气而已。咯痰黏薄，甚则带红，寐少口干，舌边起疱，乃阴津虚而火内炽，液凝成痰，当拟降火化痰主治，痰去火降为妙。

南沙参　制冬青　川石斛　玄参心　肥知母　白及片　嫩白薇　小川连　炙紫菀　竹叶卷心　黛蛤散

二诊：痰证不治痰而治火，古人本有是法。前进降火化痰方，痰渐少而溲色转赤，是火下降则痰亦不致上涌也。至夜少寐，胸次按之炙手，苔糙黄，脉细数，右寸数象尤甚。想身半以上，肺气所主，右寸候肺也，心居肺中，其为心肺之火尚旺，下移小肠无疑也，再以清降兼化治之。

北沙参　女贞子　炙桑皮　煅牡蛎　剖麦冬　玄参心　北秫米　肥知母　辰茯神　福泽泻　辰灯心

三诊：古称火有三种，心之火为君火，肝肾之火为龙相。日中神倦，而至夜不欲寐，咳痰递少，足部欠温，胸腹如焚，脉细，苔糙色黄，乃心肝火亢，龙相之火亦公然升腾，致痰从内生而神失所安，再拟甘寒以养之，咸寒以降之。

北沙参　京玄参　制丹参　制冬青　炙龟板　辰茯神　炒泽泻　煅牡蛎　煅龙齿　辰灯心　磁石拌炒生地

四诊：经云卫气行阳则寤，行阴则寐。又云心主火，肾主水，心火下交于肾，肾水上交于心，斯水火既济，而寤寐如常矣。日中熟寐，而至夜反寤者，是河间所谓心火亢极，肾水虚衰之象，脉细足冷，咯痰灰而带红，尤属阴不涵阳之据，拟用召阳归阴法主之。

北沙参　炙龟板　制丹参　肥知母　北秫米　淮牛膝　剖麦冬　辰茯神　辰灯心　酸枣仁　煅牡蛎　蛤粉炒生地

五诊：离与坎本有对待之势，心为离脏，肾为坎脏，心肾并治，而主以召阳归阴，此即方书所谓神不守舍，踞其宅以招之之法也。今寤寐渐能如常，咳呛便坚，足部欠温，脉数苔薄黄，其阴液亏而内火未熄可知，宜滋降之。

西洋参　细生地　甘杞子　炙款冬　龟板胶　制冬青　煅牡蛎　辰茯神　辰灯心　燕窝　黑芝麻

亥翁。经有云：卫气行阳则寤，行阴则寐。肢体疲软，纳少便溏，得食易胀，本属卫气之不振。惟夜分少寐，脉细舌淡，心脾之气阴两乏，拙拟归脾大意主之。

潞党参　炒当归　制丹参猪心血拌抄　北秫米　新会皮　炒白术　酸枣仁　制半夏　炒泽泻　炙远志　炙甘草　茯神猪心血拌炒

松男。《内经》谓胃不和则卧不安。入夜少寐，脘闷或嗳，腹中不舒，纳食呆滞，脉滑，苔糙黄腻，湿热浊邪逗于阳明，胃气失于和降，法宜清理阳明为治。

仙半夏　北秫米　广郁金　青陈皮　制川朴　佩兰叶　炒枳壳　炒米仁　小川连　辰茯神　炒泽泻　焦六曲

以上出自《陈良夫专辑》

徐锦

元邑蒋少君延诊案云：热伤肺胃，身热便漏，甚则神昏少寐，冲龄怕其纳陷，当与专科商之。青蒿、黄芩、犀角、川连、葛根、竹茹、豆卷、赤苓、六一散、荷梗。

再诊：热稍缓，神略清，照前方，去葛根、豆卷，加杷叶、贝母。

三诊：服前药得寐，去犀角、连、六一，加杏、羚羊、萆薢、桑叶。

四诊：便溏已结。桑叶、骨皮、决明、青蒿、子芩、花粉、芦根、橘红，频纳稀縻，诸恙向安，令其停药，饮食调养。

《心太平轩医案》

周声溢

李励屿夜不能眠者半月矣，心慌不宁，似有最亟之事行将临者，行止坐卧无可安适。切其脉，尚无大差戾，惟左关尺底里微有不净。余曰：是肝肾有入里之风扰之，使不得眠也。肝肾不宁，心自无主，乃以细辛、五味合熟地黄投之两帖而安眠，心中帖然矣。

《医学实验》

丁泽周

沈左。辄夜不寐，头眩神疲，胸闷纳少，舌苔薄腻，脉濡小而滑，湿痰中阻，胃不和则卧不安。拟半夏秫米汤合温胆汤加味。

仙半夏三钱　北秫米三钱,包　煨天麻钱半　朱茯神三钱　炙远志一钱　炒枣仁三钱,枳实炭一钱同捣　姜竹茹二钱　煅石决四钱　青龙齿三钱　黑穞豆衣三钱　嫩钩钩三钱,后入　灯心两扎,朱砂拌　夜交藤三钱

文右。营血亏耗，肝气郁结，阳升于上，心肾不得交通，入夜不寐，纳少神疲，腑行燥结，脉象细弱。宜养血柔肝，和胃安神。

生白芍二钱　黑穞豆衣三钱　青龙齿三钱　朱茯神三钱　炙远志一钱　炒枣仁三钱　柏子仁三钱　仙半夏钱半　北秫米三钱,包　合欢花钱半　夜交藤四钱

二诊：夜寐稍安，心神不宁，纳谷减少，舌苔干白，脉象弦细，血虚肝阳上升，神魂不得安宁。再宜柔肝潜阳，和胃安神。

生白芍三钱　柏子仁三钱　炒枣仁三钱　炒竹茹钱半　左牡蛎四钱　青龙齿三钱　朱茯神三钱　炙远志一钱　仙半夏二钱　北秫米三钱,包　阿胶珠二钱　川连四分,生甘草四分拌　黑芝麻三钱　金器一具　朱灯心两扎　珍珠粉一分

另保心丹四分。

以上出自《丁甘仁医案续编》

江少萱

不寐之证，虽艰于眠，而交睫之时亦多，尚不致死。惟彻夜不寐，乃阴阳不交，去死不远，甚为险恶。《内经》以中焦积饮，阳不下交，而用半夏汤，其治在胃。仲景以劳损虚烦，阳亢于上，而用酸枣仁汤，其治在心。独未详肺病，亦有彻夜不寐之证也。余治一粤人罗姓，朝夕谋生海面，感冒雾露之邪，畏寒发热，医者用表，寒热已退，彻夜不寐，如是五日，求诊于余。脉息右寸独坚，舌苔中黄边白。谓曰：湿已化火，阻塞肺卫，以致上焦阳亢不能下达，今不治其证，但就其脉象施治，使寸脉坚结得平，即不治证中之治也。即以瓜蒌仁、海粉、天冬、黄芩、枇叶、陈皮成方，加入芒硝七分服之渐愈。再来求诊，余不改方，将原方连服三剂，其睡安然。

《奇病实验》

傅松元

幼科陈鸿之弟近，业农而嗜博。某年秋收时，近入场博，六日夜而归。其妻见而诟曰："子女患病，棉花待摘，汝在外六日于心何安。村中诸人，有一如汝者乎？"近曰："他人摘花一日，所值几何？我六日间，得花价三担半，尚不足耶。"因陈近六日夜赢得洋钿一十九枚，故词气之骄如此。其妻不顾，近则嚣然自得，终夜斗口，两不成寐。无已明，陈近负气出门，复入场博，博盖豪，连博七日，非特赢钱输去，反负赌债三十一圆，而仍不休。客见其形色反常，且不欲食，以手按其额云："发热矣。"诸君盍皆休。博主因之停博，且嘱陈近睡，诸客散。近则终夜反复不成寐。明日，博主送近还家，其妻不与言，近亦不欲食。间一日，妻知其病，诉诸其兄鸿。鸿至方脉，其脉洪大，身热不渴，惟不得寐。问不寐几日？答云已半月余未交睫。遂为其

服药，五剂均无效，乃来邀余治。询其始病至今若何？其兄一一相告。余曰："难治矣，强夺精神，燎原之火难遏。太史公云，神劳则竭，劳火烁精，阴精内竭。所以收摄、安敛、滋阴、养神诸品，格格不相入，欲治此者，惟有珠黄散，不识效否？"其妻云："妾入门十四年，彼无一月不赌，无赌不输，今以珠黄散之钱，为其造赌神庙，使其享赌福矣。"后陈近延至三十一日而死，死不瞑目，真自作孽哉。

《医案摘奇》

贺季衡

陈男。心火肝阳上升，痰热又阻阳明不化，阻仄水火之交通。心烦不寐，头目或眩痛，食少胃呆，舌苔糙白满布，脉弦滑鼓指。一派痰火见端，当清营泄化。

龙胆草一钱五分，酒炒　大麦冬二钱　远志肉一钱五分　黑山栀二钱　竹沥半夏一钱五分　炒枳实一钱五分　川贝母二钱　云苓神各二钱　上川连三分，猪胆汁炒　上肉桂一分五厘，去皮切　炒竹茹一钱五分

二诊：进清苦泄化、引火下行，日间虽能安枕片时，而入夜仍火升烦扰，耳轰肉瞤，小溲浑赤，脉弦滑，沉分数，舌苔前畔就化。心阳肝火上升，痰热阻仄阳明不化也。

龙胆草一钱五分，酒炒　大麦冬三钱　云苓神各三钱　黑山栀二钱　上川连五分，猪胆汁炒　炒枳实一钱五分　竹沥半夏一钱五分　远志肉一钱五分　紫贝齿五钱，先煎　煅龙齿五钱，先煎　炒竹茹一钱五分　青果三个，打

三诊：用十味温胆汤加龙胆草，苦以泄肝，加川连苦以泻心。心火肝阳交亢于上者，已具降化之机，夜寐固就酣，舌苔之满腻亦大化，头部筋掣亦松，左脉仍有弦滑意，腑通未爽，余焰未尽可知。

龙胆草一钱五分，酒炒　大麦冬三钱　云苓神各三钱　郁李仁四钱　川贝母一钱五分　黑山栀三钱　炒枳实一钱五分　竹沥半夏一钱五分　紫贝齿五钱，先煎　远志肉一钱五分　炒竹茹一钱五分　灯心十茎，朱染

四诊：迭进苦以折之一法，大腑畅通数次，头部之浮阳亦潜，舌苔之满腻已化，惟夜寐又复不酣，左脉仍弦滑。火在上而痰居中，其水无以上升，水不升而火不降也。

生石决一两，先煎　大麦冬三钱　生熟枣仁各二钱　远志肉一钱五分　川贝母一钱五分　竹沥半夏一钱五分　云苓神各二钱　煅龙齿五钱，先煎　紫贝齿五钱，先煎　炒枳实一钱五分　炒竹茹一钱五分

五诊：迭进苦以折之、清以降之，头部之浮阳已清，舌苔之满腻亦化之将尽，痰出颇多，胃纳未复，夜分尚少寐，脉弦滑渐平。痰火初化，心肾之强未充之候。

南沙参三钱　煅龙齿五钱，先煎　远志肉一钱五分　川贝母一钱五分　炒枣仁四钱　炒枳实一钱五分　云神四钱　竹沥半夏一钱五分　大丹参一钱五分　大麦冬一钱五分，朱染　炒竹茹一钱五分

陈女。痰浊久羁阳明，肠胃之通降失职，肝家气火郁迫，心烦少寐，善惊惕，脘仄神迷，杳不思食，便结不利，脉弦细而滑，舌苔腻黄。拟十味温胆汤出入。

上川连三分，猪胆汁炒　竹沥半夏二钱　大白芍二钱　川郁金二钱，矾水炒　煅龙齿五钱，先煎　炒枳实一钱五分　远志肉一钱五分　大麦冬二钱，朱染　云神四钱　陈橘皮一钱　炒竹茹一钱五分　北秫米三钱

二诊：进十味温胆汤法，便结渐利，呕吐痰水颇多，舌苔腻黄满布者，前端已化，而仍脘仄气逆，神志不灵，少寐，善惊惕，左脉弦滑。肝家气火为胃中痰浊搏结，延绵半年，难收

速效。

生石决—两　黑山栀二钱　炒枳实—钱五分　旋覆花—钱五分，包　竹沥半夏—钱五分　远志肉—钱五分　甜川贝—钱五分　云神四钱　煅龙齿四钱，先煎　大白芍二钱　郁李仁四钱　合欢皮三钱　炒竹茹一钱五分

另：珍珠五分，琥珀一钱，川贝母一钱，生明矾一钱，煅龙齿二钱。

上味研极细末，每晚用大麦冬三钱泡汤，调服五分。

以上出自《贺季衡医案》

赵文魁

高右，50 岁。

肝气郁久化火，热灼真阴又伤，阴不足则阳有余，有余者邪热之盛，不足者正阴之虚，脉来细数，心烦躁急。养血育阴以治其本，清泄肝热求其寐安。

丹皮二钱　赤芍三钱　川石斛三钱　炒山栀二钱　生地黄三钱　钩藤三钱　何首乌三钱　黄芩三钱　远志肉三钱

按：肝的疏泄，对气机的调畅有重要作用。肝的疏泄功能正常，气机调顺通畅，气血才能和平，脏腑功能始能协调，五志才能安和，心情因而舒畅。如果肝失疏泄，气机不调，就可引起情志异常变化，肝郁不舒，疏泄不及，郁久则化火，肝火亢盛，扰乱心神，则心烦急躁，失眠多梦，夜寐不安。火热炽盛，又易耗伤真阴，真阴不足，肝火又旺，则脉见细数。故养血育阴以降其虚火，清泄肝热以退其邪亢。

药用丹皮辛苦微寒，清热凉血，活血化瘀，用炒山栀泻火除烦，凉血解郁，二药相配，清泄肝火。用黄芩清热燥湿，泻火解毒，善清肺肝郁热，用钩藤清热平肝，治疗肝经有热，头胀头痛等证。上述四药相合，清泄肝经实火，平潜肝阳之亢。用生地黄清热凉血育阴，用赤芍清热凉血、祛瘀止痛，二药相配又能滋养阴血以清解虚火。用石斛滋养胃阴，生津除烦，用首乌补益精血。肝为藏血之脏，精血充足，肝有所藏，肝的疏泄功能才能正常，而后天的阴精阳气全化源于脾胃，故用石斛与首乌相配，有先天与后天相配之妙。再加远志宁心安神，使君火内定，君相和谐，故病自安。

《赵文魁医案选》

朱应征

王左。阳旺不眠，心烦便难，绵延数月，非从根本治之，不能扼要。盖纯为足厥阴证也，甘寒为主，且宜滋金弭其克肝，症状固属龙雷之火，两脉虽急，尚有根源，当平右益左，兼滋化源，木不扶摇，诸疾自平矣。

鲜石斛　紫石英醋淬　火麻仁　白蒺藜　青龙骨　生白芍　天麦冬　丝瓜络　稆豆衣

复诊：服方得眠，阳光渐抑，脉亦趋平，前方加山萸肉、茯苓神、干地黄、北五味、伏龙肝，赶进勿懈，以冀渐次充复，大功告成。

《淞滨实验录》

范文甫

黄振声。苦不寐，百药不能治，召余处方。以川百合 3 克，紫苏 9 克，二味煎服，三帖而安。问曰：此不治不寐而见效，出于何本？余曰：我常种百合花，见其朝开暮合。又种紫苏，见其叶朝仰而暮垂，取其意而用之，不意其得效之速也。

徐。江北岸巨商，壮年，己亥仲秋，由沪来诊。据述经营棉纱事业，因行情早晚莫测，日夜操心，久之酿成失眠。往往终夜不能合目。西药疗治，可取效数时，然梦魅颠倒，过后益增疲乏。今岁入夏以来，失眠加厉，历经医治无效，衣不知暖，食不知味。余视徐君，面色虽苍白，而神采飞扬，谈笑自若，双目隐隐现红丝，舌胖，脉两关均弦长。谓徐君曰："前医用药，毋乃一派归脾、补心、酸枣仁汤，益血养心安神之剂乎？彼非是药不用，尔非是药不服，迎合富贵人家心理，古今同概。夫子之证，形气有余，脉气亦有余，何可犯实实之戒？"经谓疏其气血，令其条达，而致和平。因授血府逐瘀汤去桔梗，加参三七 9 克。一服即卧泰然。连服十五剂，得能深睡，乃回沪。越二月，徐君复来甬诊。云近日来又苦失眠，但不若前次之甚。余察其脉，两关尚弦，口苦咽干，舌红，苔黄，依然实证也。用龙胆泻肝汤，服五剂而安。柯韵伯云：肝火旺则魂不入舍，而上走空窍，不得睡。不泻其龙雷之火，卧岂能宁乎。

方根来。虚烦不寐，平素肝旺胆怯，今因痰热内扰，故夜间不寐。舌红、苔腻，脉细数而滑，亦胆热上升，蕴热蒸痰之证。宜清火豁痰，以温胆汤加味治之。

茯苓 9 克　姜半夏 9 克　炙甘草 3 克　陈皮 3 克　炒枳壳 6 克　淡竹茹 9 克　柴胡 3 克　天花粉 9 克

方右。失眠多梦，心悸胆怯，善惊易恐，气短神疲，舌苔薄黄，脉沉而细，此心胆气虚者也。

酸枣仁 24 克　茯神 9 克　知母 9 克　川芎 6 克　清甘草 3 克　远志 9 克　党参 9 克

按：不寐之病因甚多，如思虑、忧郁、劳倦、忿怒、胃不和等，都能伤及诸脏，使精血内耗，气血互结，聚湿成痰，肝阳上亢，心胆气虚，心肾不交，神明扰乱，而致不寐。前案痰热内扰，故用温胆汤加味，豁痰泄火；后例系心虚胆怯之证，则用《金匮要略》之酸枣仁汤加党参、远志，除虚烦而宁心神。

以上出自《范文甫专辑》

周镇

周元辅，己酉年已六十，不能绝欲。向有寒咳，腰部作痛，每服填补。十一月因火警，夜饮感冒，多服姜汤，阳升，微寒热，退后不便，胃呆，且更不寐。脉弦洪，舌红苔白。初用半夏秫米及温胆加减、更衣丸等。服后得便不畅，仍然不寐。述及素有此证，是降浊取效。若然，前方应更效。询便仍未畅，诊脉弦洪有加。决其惊则气乱，肝阳心火交亢。用真玳瑁、珍珠母、白芍、辰茯神、煅龙齿、竹茹、预知子、蛤壳、淮麦、金器及琥珀多寐丸。服二剂，大为安寐，右足又疼。更予牡蛎、蛤壳、贝齿、狗脊、牛膝、川断、萆薢、千年健、橘络、泽泻。并嘱贴宝珍膏。痛定，为定丸方逢寒则咳，伏寒袭肺，腰脊痛软，肾气不足。脉弦少冲和，苔中微剥。

痰浊有余于上，肝肾不足于下。通盘细筹，宜为兼顾。麋茸、首乌、黄肉、归身、沙苑、人参、于术、茯苓、橘红、玉竹、杜仲、狗脊、菟丝、故纸、五味、紫石英、紫菀、百部、蛤粉、泽泻，用阿胶、霞天胶熔化，为丸。空腹服之。颇宜。

胡养泉，木业，嗜烟好色。辛丑二月始因身热得汗，热减不寐，延涉。脉弦数，舌光干焦。述知苔光前曾以霍斛治愈。此次因纳妾逃走，气闷不寐，盗汗、口苦而臭。先清郁气蕴热，如化肝煎、苇茎汤之意。口苦臭减，转用霍斛、西洋参、麦冬、玳瑁、决明、蛤粉、丹皮、炒枣仁、柏子块、辰砂、夜交藤、秫米。另珠粉、川贝母末。略寐舌润，然心怯频仍，动则气逆轰热。后审其病因动肝，肝火升腾。用桑叶、丹皮、羚羊、麦冬、黑山栀、川贝母、竹茹、柏子、金器等。轰热大退，寐得大酣，且心怯亦定。嗣后胃气又作，用化肝煎、金铃子、木樨子、木蝴蝶、磨香附、郁金，即效。详察此案不寐，治心不应，治肝即验。可戒服西药笼统以治。

祝君兰舫，戊戌夏，为钱业谣传大有出入，以是心怀闷郁，数夜不寐，惫甚。时适侍诊，按脉弦急左甚，苔薄白。询知确因气而阳升不潜，头觉胀痛。疏方辰麦冬、云茯神、块辰砂、百合心、大生地、夜交藤、珍珠母、左牡蛎、杭白芍、炒枣仁、天麻、磁石、秫米等，而以金器一件、莲子青心三十，先煎为引。服后熟寐十时许，形神大卓，颇蒙称验。

周养荪茂才，宁波，年四十余，己亥五月就诊。半月不寐，子夜三时略得眠，亦不酣。近数日中，左腹有气上冲，按之不止，冲至胸方散，顿觉周身牵引不舒。脉之，三部皆洪大。此冲气不纳，肝木甚亢，心肾因而不交。用金铃子、盐水炒香附、丹皮、山栀、朱茯神、炒枣仁、龟甲心、五味、磁石、牡蛎、珍珠母、生地、金器。服之，左腹上冲之气大定，惟虽得早寐，不能甚酣。前方去金铃子、香附、磁石、山栀，加入川连、大麦冬、夜交藤、焦秫米、竹沥、半夏，服之即能酣寐。按治病必求其本，治不寐有安神、潜肝、归脾、降胃、清肺、摄肾诸法，当辨证而施。

严君，丙辰年诊。夜寐不酣，寅卯之交即醒，或昼寝闻惊易醒。脉象素弦。按肝虚则易惊，寅卯亦肝旺阳动之时也。拟用坎离丹，加独活汤之乌梅、五味，珍珠母丸之龙齿、决明，使神魂得以宁帖。甘杞、元参、甘草、五味、珍珠母（煅，醋淬）、龙齿、乌梅、枣仁（猪胆汁炒）、麦冬、柏子，研末，竹沥、山药粉糊丸。每服三钱。惊证即定。

以上出自《周小农医案》

方公溥

黄男。12月9日诊，心神不安，夜寐未酣，大便秘结，小溲短赤，脉弦细带数，治以宁心镇静安神。

酸枣仁 12 克，微炒　朱茯神 12 克　制川芎 4.5 克　清炙草 3 克　肥知母 12 克　柏子仁 9 克　黑芝麻 15 克　生白芍 9 克　夜交藤 15 克　合欢花 9 克　生龙齿 30 克　野百合 24 克

12月13日复诊：心神较宁，夜寐较有好转，胃纳渐增，大便已解，再进一步调理。

处方同前，除黑芝麻、合欢花、夜交藤，加白当归 9 克，左牡蛎（打）15 克，香谷芽 9 克。

12月17日三诊：迭进宁心镇静安神之剂，夜卧已酣，腑气亦通，小溲亦利，药既应手，仍宗前意出入。

处方同前，加服孔圣枕中丹12克。

《方公溥医案》

翟竹亭

余友张耀朗，舌耕士也。以劳心过度患失眠证，彻夜不眠。某医曰是心火妄动。用犀角、黄连、竹叶、石膏、灯心之类，服数帖不效。请余往治，诊得肝脉弦数有力。经曰肝藏魂，肝热则魂不守舍，如何得睡？用宁睡清肝汤，一服见效，二服痊愈。前医云心火妄动者，诚然，惟知正治，不知隔治之妙也。

宁睡清肝汤

生白芍30克　龙胆草6克　胡黄连10克　丹皮15克　青皮12克　龙齿18克　栀子10克　柴胡18克　香附10克　当归15克　水煎服。

邑内孔姓妇，六旬外，患失眠证，月余不愈。某医作阴虚治之不效。请余治疗，诊得心脉、命门脉俱虚细无力，此证乃阳虚不能济阴之故。当用阳药以济阴，使阴阳平均，自然睡熟。遂开桂附八味汤加减。服一帖无效；又投一帖，能少眠；更进二帖，竟得通宵清眠矣。

桂附八味汤加减

熟地12克　山萸肉10克　茯苓10克　丹皮12克　山药15克　泽泻10克　油桂6克　附子10克　炮姜6克　巴戟天10克　杞果10克　破故纸10克　牛膝10克　炙甘草6克　水煎服。

邑西平厂村，余瓜葛亲李姓妇，年五十外，失眠。治皆用平肝泻心火之药不效。请余往诊，左尺脉细弱无力。经曰"阴虚不寐"，此证是也。用六味汤合四物汤，服二帖见轻，又三帖得熟睡矣。

六味汤合四物汤

熟地18克　山药15克　丹皮12克　川萸肉10克　茯苓10克　泽泻10克　当归10克　白芍12克　川芎10克　生地12克　水煎服。

以上出自《湖岳村叟医案》

孔伯华

李妇，九月十八日。阴分亏损，脾湿肝热并重，兼因心肾不交而发失眠，偶夜多梦、头晕，周身倦怠且痛，脉弦缓，宜清滋柔化。

生牡蛎五钱，布包先煎　旋覆花三钱，布包　代赭石三钱　桑寄生六钱　莲子心二钱　生龙齿四钱，布包　玳瑁三钱，先煎　白蒺藜三钱　知母三钱　川黄柏三钱　生鳖甲三钱，先煎　生石决明一钱　龙胆草三钱　川牛膝三钱　生茯神三钱　辛夷花三钱　夜交藤三钱　鲜荷叶四钱　真血珀四分　藕两

二诊：九月二十一日。连晋前方药，证均见轻，唯有夜寐不宁，前方再加夜交藤两、小川连钱。

章成之

梁男，夜难成寐，多梦，心悸，古人以为肝虚，以肝藏魂故也。凡补肝之药，大多有强壮神经之功能。

明天麻9克　杭白芍9克　稽豆衣12克　大熟地12克　当归身9克　炙远志5克　炒枣仁9克　抱茯神9克　潼沙苑9克　柏子仁9克　黑芝麻12克

二诊：寐为之酣，悸为之减，但多梦则如故。

大熟地18克　当归身9克　杭白芍9克　山萸肉9克　五味子5克　菟丝子9克　炙远志5克　抱茯神9克　潼沙苑9克　夜交藤12克　左牡蛎30克

另：首乌延寿丹90克，分十日服完。

谢男。胃不和则卧不安，多见于思虑过度而胃肠功能衰弱者。《内经》半夏秫米汤非安眠之方，健胃整肠，自然遂之入梦。

法半夏9克　北秫米15克　山萸肉6克　炒枣仁9克　云苓神各12克　怀山药9克　白芍9克　夜交藤12克　柏子仁12克　太子参9克

周女。病失眠已久，最近时时作哕，苔白腻满布。因其以往叠用滋阴安神剂无效，《内经》有云："胃不和则卧不安"，当先从治胃入手。

炮附块9克　大川芎9克　姜半夏24克　北秫米12克　香甘松9克　炙甘草3克　肉桂末1.8克，分3次吞

注：服此方两剂，即得安寐。

雷女。夜晚难以入睡，服安眠药亦无济于事，偶尔入睡则乱梦纷纭，因而白昼疲惫不堪，每晚饭后则其精神特别兴奋。此属虚火。

川连3克　黄芩6克　生白芍18克　阿胶30克，分冲　枣仁18克　茯神18克　鸡子黄2枚，分冲

二诊：连服五剂，失眠情况已有显著改善，晚上精神不如前之兴奋；头胀，有时昏沉。

枣仁30克　川芎9克　知母12克　茯神18克　远志9克　清炙草3克

另：归脾丸120克，每睡前服9克。

翁男。中年以后之人，脉忌大、忌弦，弦大则火浮于上，现代所谓血管硬化、血压亢进。用药纯温、纯凉，皆有流弊。今就寝辗转不能酣睡，精神兴奋太过使然，以酸枣仁汤为主。

酸枣仁12克　川芎6克　茯神12克　知母9克　甘草3克　当归9克　白芍9克　牛膝12克　鸡子黄1枚

二诊：药二服稍能静卧片时，既觉依旧辗转反侧，两脉皆弦。古人以为肝阴不足，虚火上炎，故两足常发冷。引火归元，即平其上部兴奋充血之义。

炮附片12克　生熟地各12克　当归12克　牛膝18克　丹皮9克　知母9克　女贞子9克　旱莲草9克　桑椹子18克　煅珍珠母30克

另：琥珀 2.4 克，川贝 6 克，黄连 3 克，肉桂 3 克，共研末，分十包，卧前服一包。

以上出自《章次公医案》

冉雪峰

汉口蔡某，下江人，患失眠有年，中西方药不治，近更加剧，至以为苦。若彻夜不寐，翌日即不能食，面色惨白带灰，神形俱困，以业务繁冗，不遑安处。无已，赴武昌休养，并请予诊治，具告所以不寐服药经过状。初不寐，服安眠药有效，久则须多服方效，再久，多服亦不效，词意间深以不能安寐为惧。诊其脉，虚而微弦微数，体瘦神倦，色夭不泽，唇舌过赤，肤燥少津，知其阴精衰竭，燥火燔炽，久病神虚，胆为之馁。因曰：此病无大关系，原可治疗，病源因是心脑不宁，但心理作用，疑虑怵惕，亦大有关，苟果安心静养，处之泰然，服药当自有效。病者曰：我原想睡，其奈不能睡何？予曰：应听其自然，不必想其能睡，亦不必怕其不能睡。病者心中颇觉释然。处方用：吉林参一钱，麦门冬三钱，五味子十二粒，龙骨、牡蛎各二钱，千金黄连丸一钱（系黄连、生地等份为丸），上三药同煎，即以药汁吞丸药，因入城买药回迟，是夜未服药，而病人已熟睡三小时许，后服此方三剂，每日睡一时、二时或三时不等，总之，每夜都可入睡。续以黄连阿胶鸡子黄汤、朱砂安神丸、酸枣仁汤等出入加减，调理两月而愈。

《冉雪峰医案》

陆观虎

张某某，男，58 岁。

辨证：失眠。

病因：心血不足，津液枯涸。

症状：夜眠不安，头痛晕，纳少，胃脘堵闷，口干，便燥。脉细数。舌质降，苔黄腻。

治法：养阴安神。

处方：焦稻芽 15 克　石决明 12 克　黄芩 6 克　白蒺藜 9 克　熟女贞子 9 克　朱通草 3 克　杭甘菊 9 克　夜交藜 9 克　牡蛎 9 克　朱茯神 9 克　合欢皮 9 克　金石斛 15 克　朱麦冬 9 克

方解：焦稻芽调肠胃，祛湿热。白蒺藜、杭甘菊、生石决明散风明目，平肝息风清热。炒黄芩泻火除热。朱通草引热下行而利小便。朱砂、夜交藤、朱茯神宁心益志安神。麦冬、石斛、合欢皮、熟女贞养阴益肝肾，安五脏。

王某某，女，35 岁。

辨证：失眠。

病因：心火上炎，肝气乘脾。

症状：心烦气短，夜不能眠，腿酸，大便时溏，纳少。脉细数。舌质绛，苔薄黄。

治法：清火，开郁。

处方：茯神 9 克　黑豆衣 9 克　陈皮 6 克　远志 3 克　扁豆衣 9 克　黄连 3 克　杭甘菊 6 克　焦稻芽 9 克　朱通草 3 克　佛手花 3 克　代代花 3 克

方解：茯神、远志安神定志除烦。朱通草利溲消心火。黑豆衣补肾镇心，利水下气。扁豆衣调脾暖胃。焦稻芽开胃进食。陈皮补中快膈，导滞消痰。佛手花、代代花理气开郁。黄连行气解郁泻心清火。杭甘菊清头目平肝。共服三剂而愈。

于某某，男，29岁。

辨证：失眠。

病因：烦劳伤神，气郁损肝。

症状：夜不得眠，胸胁作痛，手足发麻，咳嗽气短。脉细数。舌质绛，苔薄黄。

治法：舒肝理气，养心安神。

处方：旋覆花6克　陈皮丝6克　宣木瓜6克　生赭石6克　合欢花6克　佛手花3克　朱茯神9克　夜交藤12克　代代花3克　远志肉6克　桑枝9克

方解：旋覆花、生赭石降逆软坚，化痰止嗽。木瓜、桑枝通经活络。佛手花、代代花、陈皮舒肝散郁，和中化痰。朱茯神、远志、合欢花、夜交藤养心安神定志。

二诊：

症状：夜眠见安，咳减气顺，胸胁痛轻，手足时麻。脉细。舌质红，苔微黄。

处方：按前方去旋覆花、生赭石，加石决明12克、杭白芍6克。

方解：生石决明清解肝郁。杭白芍养血柔肝，和血敛阴，理中止痛。

迟某某，男，73岁。

辨证：失眠。

病因：湿痰壅遏清道。

症状：夜眠不安，气短，咳嗽，足肿。脉细滑。舌质红，苔浮腻。

治法：利湿化痰。

处方：朱茯神9克　文竹6克　汉防己6克　大贝母6克　远志6克　冬瓜子6克　茯苓皮9克　夜交藤9克　陈皮6克　生枇杷叶6克　朱砂安神丸9克，冲

方解：朱茯神、远志、夜交藤养心安神定志。文竹、防己、茯苓皮利湿消肿。大贝母、冬瓜子、陈皮、枇杷叶清肝散结、化痰止嗽。朱砂安神丸宁心安神。

以上出自《陆观虎医案》

叶熙春

张，四十八岁。十月。武康。阴虚多火，灼液为痰，复受惊恐，肝胆阳升，痰气郁结，扰及心神，以致心烦懊恼，悸惕不安，彻夜无眠，颧红烘热，手指清冷，肢臂作麻，脉来弦劲，舌红苔黄。肝风内动，势虑厥闭，亟拟泄浊扬清，以平气火。

苏合香丸1粒，用竹沥1两和姜汁6滴，先化吞　雅连1.8克　麸炒枳实3克　姜汁炒竹茹9克　双钩12克，后下　天竺黄6克　化橘红5克　川贝9克　粉丹皮6克　黑山栀6克　青龙齿15克，杵，先煎　广郁金6克　瓜蒌仁12克，杵　鲜枇杷叶4张，刷

二诊：前方服后，神志见安，夜能酣寐，懊恼烦闷顿解，烘热肢麻亦除，肝胆风阳稍戢，痰浊内滞未清，有痰不易外吐，大便未落。再拟涤痰泄下，以通腑气。

全瓜蒌 12克, 杵　　火麻仁 9克, 杵　　广郁金 6克　　白杏仁 9克, 杵　　京川贝 9克　　化橘红 5克　　甘菊 6克　　双钩 12克, 后下　　生白芍 5克　　粉丹皮 6克　　川雅连 1.2克　　姜汁炒竹茹 9克　　麸炒枳实 3克　　鲜枇杷叶 4张, 刷　　苏合香丸 1粒, 另吞

《叶熙春专辑》

施今墨

王某某，女，39 岁。病已二月余，午后头面及周身均感发热，有时夜晚亦觉烧热，不出汗，头晕而疼。心跳气短，夜不安寐，必服安眠药始能入睡。经同仁医院检查血压 150/85 毫米汞柱。诊为神衰。舌质红，薄有苔，脉细数。

辨证立法：舌质红、脉细数，午后发热，均属阴虚之象，津少血亏，神不守舍，故现失眠，法宜滋阴养血安神。

处方：生龙骨 12克　　生鳖甲 10克　　生牡蛎 12克　　生龟板 10克　　旋覆花 6克, 代赭石 10克同布包　　草决明 10克　　沙蒺藜 10克　　朱寸冬 10克　　石决明 20克　　白蒺藜 10克　　朱茯神 10克　　冬白薇 6克　　炒远志 10克　　地骨皮 10克　　酒生地 10克　　鹿角胶 6克, 先烊兑服

二诊：前方连服十五剂，效果显著，发热亦轻，不服安眠药也可入睡，精神好转，头晕、心跳均减轻，但觉心中有时冒凉气，消化力不强。虚热已解，阳气不足，拟用桂枝龙骨牡蛎汤合四君子汤主治。

处方：川桂枝 3克　　杭白芍 10克　　台党参 6克　　生龙骨 12克　　草决明 10克　　云茯苓 10克　　生牡蛎 12克　　石决明 20克　　云茯神 10克　　冬白术 6克　　炒远志 10克　　酒当归 10克　　柏子仁 10克　　东白薇 6克　　卧蛋草 10克　　炙甘草 3克　　鹿角胶 6克, 另烊兑服　　鲜生姜 2片　　大红枣 2枚

三诊：前方共服十剂，睡眠饮食均已正常，多动尚觉心跳气短。诸恙均已恢复正常，拟改服丸剂以资巩固。

处方：按二诊处方将剂量加两倍，配作蜜丸，每丸重 10克。早晚各 1 丸，白水送服。

刘某某，女，34 岁。十年前精神曾受巨大刺激，此后即经常感觉头晕，心跳，睡眠也逐渐不正常。屡经中西医治疗，时轻时重，迄未解决。去年参加三反运动工作极为紧张，日以继夜，很少休息，竟然大病，卧床七个月，头晕、心跳日益加重，甚至彻夜不寐，西医检查为极度神经衰弱。

一九五二年五月入同仁医院作睡眠疗法，亦未见效，每日非服安眠药不可，以后又现面部浮肿，食欲不振。复经中西医治疗，头晕、心跳有所好转，失眠之证仍未见效。极倦思睡，稍一闭目即惊跳而醒，多疑多虑，心神不安，痛苦万分。希望首先解决睡眠问题。颜面浮肿，神色萎靡，舌苔薄黄，脉现虚大微数。

辨证立法：病起于精神感受巨大刺激，而又工作繁重，劳逸失调，脑力困顿，久则心气亏损。心主血，血不足，脑失濡养，心脑不足，终难入寐。当以养心安神法治之。

处方：生龙骨 15克　　生牡蛎 15克　　代赭石 10克, 旋覆花 6克同布包　　北秫米 12克, 磁朱丸 10克同布包　　酸枣仁 12克, 生、炒各半　　炒远志 10克　　白蒺藜 12克　　朱茯神 10克　　紫石英 15克　　东白薇 6克　　朱寸冬 10克　　紫贝齿 15克　　酒当归 6克　　野百合 12克　　夜交藤 15克　　鹿角胶 6克, 另烊兑服

二诊：服药六剂，不服安眠药也能入睡，但睡甚少，乱梦繁多，且极易醒，动作时感觉心

跳气短，浮肿稍见好，自觉口干，大便燥。此为虚火之象，前法已生效力，再加清热之品以平心火。

处方：前方去旋覆花、代赭石、鹿角胶。加鲜生地 10 克，清半夏 6 克，柏子仁 10 克，鲜石斛 10 克，生栀仁 6 克。

三诊：前方共服八剂，颜面浮肿渐消，睡眠每夜能达四小时，惟仍乱梦纷纭，醒来慵倦，心跳头晕，烦躁不安。

处方：前方去紫石英、紫贝齿，加酒川连 3 克，淡竹茹 10 克，夜合花 10 克。

四诊：服药十剂，每晚能睡五六小时，梦多惊悸，心跳头晕。

处方：秫米 10 克　半夏 10 克　浮小麦 30 克　大枣 10 枚　甘草 10 克　生龙牡各 30 克　黄连 3 克　黄芩 10 克　酸枣仁 15 克　白芍 10 克　寸冬 10 克　朱茯神 10 克　远志 10 克　鸡子黄 2 枚, 冲

五诊：服前方甚效，浮肿已消，睡眠渐趋正常，乱梦已除。头晕见轻，心跳惊悸均减。因工作关系，四个月未来就诊，前方已进数十剂，久服汤药不便，希改丸方。

处方：按四诊处方，去鸡子黄，将剂量加两倍，共为细末，炼蜜为丸，每丸重 10 克，早晚各 1 丸，白水送服。

成某某，女，42 岁。病已八年，头晕失眠，四肢麻痹，周身不宁。由于工作繁重，未能适当休息，亦未正规治疗，一直坚持工作，经常夜深始能休息，体力渐衰，烦躁易怒，精神不宁，健忘失眠，多疑多虑。近二月来，上述症状加重，不得不停止工作，专心疗养。舌胖苔白，脉数，且现脉律不整，据检心脏无病变，故难作确诊，暂先舍脉从证治之。

辨证立法：经云："脑为髓之海""肾主骨髓"，脑与肾关系密切，况"劳伤肾"，用脑过度则肾气亦伤，肾伤则心火易炽，又届更年之期，愈难潜敛，烦躁不安，精神不宁，健忘失眠，多疑多虑，诸证由是而起。拟百合知母汤合甘麦大枣汤养其肾阴，敛其心火，安其精神，阴阳和谐，心静神安，入睡匪难。

处方：野百合 12 克　紫贝齿 12 克, 青龙齿 12 克同布包　磁朱丸 6 克, 北秫米, 12 克同布包　肥知母 6 克, 米炒　炙甘草 10 克　浮小麦 30 克　大红枣 7 枚　酒生地 10 克　朱茯神 10 克　朱寸冬 10 克　酸枣仁 12 克　紫河车 6 克

二诊：前方服二剂，烦躁较好，余证如旧。病已数年，只服二剂，自难显效。前方加黄连阿胶鸡子黄汤再服三剂。

三诊：服药后渐能入睡，但易惊醒，烦躁易怒已能控制，精神不宁，多疑多虑，则仍如旧。前方不变，再服三剂。

四诊：前方又服三剂，诸证均有所减，心神较前安定，已能安睡三小时左右，惟醒后不能再睡。

五诊：服药七剂后，精神已较安定，烦躁也已减少，仍睡不实而易醒，四肢有时发麻木。前方加桑枝 15 克，桑寄生 15 克，豨莶草 12 克。

六诊：服药二剂，又因急怒，精神似已失常，疑虑甚大，语言重复，唠叨不绝。自觉头胀，两腿乏力，睡眠仍不实，拟甘麦大枣汤、旋覆代赭汤合生铁落饮治之。

处方：生铁落 30 克, 紫石英 24 克同布包　磁朱丸 6 克, 北秫米 12 克同布包　代赭石 15 克, 旋覆花 6 克同布包　朱寸冬 10 克　朱茯神 10 克　野百合 12 克　酸枣仁 12 克　夏枯草 10 克　紫河车 10 克　浮小麦 30 克　炙甘草 6 克　功劳叶 12 克　大红枣 7 枚

七诊：前方连服五剂，精神又趋安定，但心烦殊甚，口苦口干，为胆热之象，仿陈修园意，千金温胆汤去生姜合秫米半夏汤治之。

处方：淡竹茹10克　霞天曲6克　淡竹叶10克　半夏曲6克　北秫米12克，磁朱丸6克同布包　化橘红4.5克　炒枳实4.5克　鲜生地10克　东白薇6克　鲜石斛6克　金石斛6克　白蒺藜12克　炙甘草3克

八诊：服前方六剂，烦躁渐好，但有时仍难控制。初服前方时睡眠甚好，以后又不见佳。前方加生龙齿12克，生牡蛎12克。

九诊：服药三剂，忽受感冒，咳嗽痰多。暂用解表清宣肺方治之。

十诊：服药二剂，感冒仍未痊愈，仍治感冒咳嗽。

十一诊：自感冒后，原病又发，烦躁不宁，睡眠不安，食欲也大减退，胸闷而胀，大便不畅，四肢麻木。

处方：金石斛10克　朱茯神10克　鲜石斛10克　朱寸冬10克　北秫米12克，半夏曲10克同布包　嫩桑枝12克　桑寄生12克　豨莶草12克　野于术4.5克　北沙参10克　广皮炭6克　绿萼梅10克　炒远志10克　酸枣仁15克　厚朴花6克　莱菔子6克　玫瑰花6克　莱菔英6克

十二诊：服药三剂，胸间闷胀较好，有时恶心，食欲不振。烦躁口苦，睡眠易醒，大便已通畅。

处方：前方去莱菔子、莱菔英、绿萼梅。加鲜菖蒲、鲜佩兰、鲜藿香、竹茹各10克。

十三诊：服药三剂，食欲好转，消化力弱，仍烦躁，睡不实。

处方：枳实炭4.5克　淡竹茹10克　广皮炭6克　白蒺藜10克　北沙参10克　野于术4.5克　朱茯神10克　朱寸冬10克　半夏曲10克，北秫米12克同布包　磁朱丸6克，珍珠母24克同布包　炒远志10克　川郁金10克　炙甘草1克

十四诊：服前方五剂，诸证均减，睡眠较实，纳食亦佳，患者拟回原籍休养，要求改服丸方。

处方：每日早服神经衰弱丸20粒，下午服牛黄清心丸1丸。服一个月。

十五诊：返乡服丸药情况很好，烦躁减，睡亦安，来京途中，劳累受热咽痛，饮食无味，大便干。暂用清热和胃法治之。

十六诊、十七诊：均为暂用方故从略。

十八诊：咽痛已愈，食欲欠佳，自汗殊甚，又现烦躁，睡眠不安。拟玉屏风散加味治之。

处方：炙黄芪24克　野于术6克　炒防风4.5克　炒远志10克　宣木瓜10克　浮小麦30克　当归身3克　夜合花10克　酸枣仁12克　酒黄芩6克　朱茯神10克　乌梅炭4.5克　酒黄连3克　朱寸冬10克

十九诊：服前方六剂，汗已少，睡眠也较前安定，但连日腹泻；小便少，体倦无力，食欲不佳，阳虚自汗，脾虚便溏，拟补中健脾法。

处方：台党参10克　野于术6克　紫油朴3克　云茯苓10克　车前草10克　生牡蛎12克　云茯神10克　旱莲草10克　生龙骨12克　炒建曲6克　焦内金10克　诃子皮10克，煨　炒远志10克　酸枣仁12克　浮小麦30克　甘草梢3克

二十诊：服前方四剂，腹泻，自汗均颇见好，睡眠亦甚安稳，食欲增加，精神逐健，时届炎暑停药两月，近日来躁热之感又复出现，咽痛，口干，睡后干渴致醒，小溲短少。脉象濡数，左寸独盛。心火甚炽之象，拟加祛暑清热之品治之。

处方：鲜生地 10 克　忍冬花 10 克　鲜佩兰 10 克　鲜石斛 10 克　忍冬藤 10 克　鲜菖蒲 6 克　酒元参 10 克　山栀花 6 克　浮小麦 30 克　益元散 12 克，车前子 10 克同布包　生牡蛎 12 克，生龙骨 12 克同布包　磁朱丸 10 克，北秫米 12 克同布包　酒黄芩 6 克　酒黄连 6 克　炒远志 10 克　酸枣仁 12 克

二十一诊：前方服药四剂，咽痛口干均已见好，停药月余，睡眠基本好转，但不巩固，看书稍多或精神紧张时，睡眠即不安稳，睡不好即头晕、全身无力，要求开常服方，巩固疗效，恢复体力。

处方：台党参 12 克　野于术 6 克　紫河车 6 克　炒远志 10 克　首乌藤 15 克　白蒺藜 10 克　陈广皮 6 克　清半夏 10 克　炙甘草 3 克　紫石英 15 克　朱寸冬 10 克　鹿角胶 6 克，另烊化兑服　紫贝齿 15 克　朱茯神 10 克

沙某某，男，47 岁。十七年前，由于工作紧张，不休不眠，连续数日，以致头晕而胀，体力不支。但未曾正规调治，经常睡眠不好，不能多劳，工作繁多时更难入睡。解放后一度全休疗养，症状逐渐减轻，恢复工作后诸证又复加重。最近八个月来，由于工作繁重，用脑过多，失眠严重，每夜最多能睡三小时左右，噩梦纷纭，时时惊醒，精神也觉不振，心情郁郁，焦急不安，食欲亦日渐减退。二便如常。舌苔黄，六脉虚数。

辨证立法：病久体虚，由虚生热，引动心火妄炎，扰乱神志，气结则肝郁不舒，精神不振，拟用养心潜阳，清热舒肝法。以酸枣仁汤合秫米半夏汤主治。

处方：炒枣仁 10 克　云茯苓 10 克　白蒺藜 10 克　生枣仁 10 克　云茯神 10 克　炒远志 10 克　肥知母 6 克　酒川芎 4.5 克　清半夏 10 克　北秫米 10 克，磁朱丸 6 克同布包　生牡蛎 12 克，生龙骨 12 克同布包　紫贝齿 10 克，紫石英 10 克同布包　东白薇 6 克　炙甘草 3 克　鹿角胶 10 克，另烊化兑服　血琥珀末 3 克，分 2 次冲

二诊：前方服二十剂，睡眠时间较长，虽有梦，但非噩梦，惊怕之感大减，头晕痛和耳鸣减轻，情绪稍好。但觉郁闷不快，食不甘味，再宗前法治之。

处方：酒黄芩 6 克　朱茯神 10 克　厚朴花 4.5 克　酒黄连 3 克　朱寸冬 10 克　玫瑰花 4.5 克　夏枯草 6 克　酒川芎 4.5 克　东白薇 6 克　白蒺藜 12 克　川郁金 10 克　节菖蒲 6 克　炒远志 10 克　柏子仁 10 克　蝉蜕衣 4.5 克　佩兰叶 10 克　鸡内金 10 克　陈阿胶 10 克，另烊兑

三诊：服药二十剂，已能安睡如常，梦已极少，精神甚好，头脑清爽，但不能多用脑，时感头晕痛，思想不易集中，消化力仍欠佳。

处方：生牡蛎 12 克，生龙骨 12 克同布包　紫贝齿 10 克，紫石英 10 克同布包　节菖蒲 6 克　云茯苓 10 克　厚朴花 4.5　谷麦芽各 10 克　云茯神 10 克　玫瑰花 4.5 克　炒远志 10 克　东白薇 6 克　白蒺藜 10 克　酒川芎 4.5 克　漂白术 6 克　川郁金 10 克　佩兰叶 10 克　炒枳实 4.5 克

四诊：前方又服二十剂，一切均好，精神旺健，已不郁闷，近来晚间看文件感觉视力差，不能过劳，拟用丸方巩固疗效。

处方：每日早服柏子养心丸 10 克，午服人参归脾丸 6 克，晚服石斛夜光丸 6 克，服用一个月。

刘某某，男，43 岁。解放战争时期，曾受重伤，因出血过多，输血多次，复经长期疗养，体力稍强，而贫血现象仍然存在。在疗养院检查血液，红细胞 370 万/立方毫米，白细胞 4000/立方毫米，血色素 11.4 克。患失眠三年余，不服安眠药即难入睡。近数月来，大便经常溏泻，

食欲不佳，腹胀嗳气，头晕而痛，四肢酸麻，仍赖安眠药以入睡，白日头脑昏沉不清，极易烦急发怒。苔白质暗，脉沉弱。

辨证立法：患者面色苍白少华，语低力微，苔白质淡而胖，脉象沉弱，是为气血不足之象。脾胃虚弱，运化精微无权，心生血之源受损，贫血缠绵不愈。血不上荣，脑失滋养，失眠之证现。血不养肝，则烦急易怒。治法宜养血，养血先补中，拟圣愈汤合逍遥散、秫米半夏汤治之。

处方：米党参 10 克　炙黄芪 12 克　磁朱丸 6 克，北秫米 12 克同布包　酒当归 10 克　酒柴胡 3 克　杭白芍 10 克　云茯苓 10 克　苍术炭 10 克　生地炭 10 克　云茯神 10 克　白术炭 10 克　熟地炭 10 克　酒川芎 4.5 克　清半夏 10 克　白薏仁 18 克　陈皮炭 6 克　炙甘草 3 克

二诊：前方共服十二剂，大便已好转，但仍不成形，食欲较前为佳，每晚能睡六小时。服至十剂时，不用安眠药亦能入睡，急躁见好，惟觉中气不足，四肢仍甚酸麻。前方既效，以补中益气汤合桂枝龙骨牡蛎汤治之。

处方：米党参 10 克　炙黄芪 12 克　血余炭 10 克，禹余粮 10 克同布包　酒当归 10 克　绿升麻 1.5 克　淮山药 30 克　川桂枝 4.5 克　苍术炭 10 克　云茯苓 10 克　酒柴胡 4.5 克　白术炭 10 克　云茯神 10 克　杭白芍 10 克　白薏仁 18 克　炙甘草 3 克　生龙骨 12 克　生牡蛎 12 克

三诊：服药十剂，诸证均有所减轻，胀满未除，原方加紫油朴 4.5 克。

四诊：服药十二剂，睡眠甚好，胀满减轻，食欲转佳，大便仍不成形，前方加赤石脂、白石脂各 10 克。

五诊：又服药十二剂，检查血液，红细胞 420 万/立方毫米，白细胞 5200/立方毫米，血色素 12 克，食睡均较前见好，四肢仍酸麻，大便已趋正常。原方去赤石脂、白石脂，加桑枝 18 克，桑寄生 18 克。

六诊：前方服七剂，诸恙均已见好，全身感觉舒适。睡眠虽已大为好转，但不能多用脑力，过劳时仍现烦躁，尚须服药巩固。

处方：酒柴胡 4.5 克　杭白芍 10 克　磁朱丸 18 克，北秫米 12 克同布包　生龙骨 12 克　沙蒺藜 10 克　云茯苓 10 克　生牡蛎 12 克　白蒺藜 10 克　云茯神 10 克　清半夏 6 克　炒远志 4.5 克　酒川芎 4.5 克　节菖蒲 6 克　紫油朴 4.5 克　炙甘草 6 克　草决明 10 克　石决明 18 克

陈某某，男，37 岁。前两年由于工作繁重，日久体力不支，头晕、耳鸣、睡眠不实，乱梦纷纭。继发梦遗、早泄，虽经治疗，迄无少效，病情日重，头晕痛，腰酸楚，更现阳痿之证，记忆减退，思维难于集中，闭目即现乱梦，或彻夜不能入睡。曾住疗养院治疗，亦未见效。精神萎靡，面色无华，舌质淡，薄有苔。六脉均弱，两尺尤甚。

辨证立法：用脑过度，致成神经衰弱，日久影响性神经亦趋衰弱，脑肾两亏，失眠证现，法当补肾以壮髓，髓足脑也强。

处方：五味子 3 克　沙蒺藜 10 克　五倍子 3 克　白蒺藜 10 克　生牡蛎 10 克，生龙骨 10 克同布包　菟丝子 10 克　覆盆子 10 克　东白薇 6 克　破故纸 6 克　女贞子 10 克　制首乌 10 克　炙甘草 3 克　生白果 12 克，连皮打

二诊：药服九剂，精神见好，能睡四五个小时，乱梦也少，服汤药不便，要求配丸药服用。

处方：破故纸 60 克　紫贝齿 30 克　生龙骨 30 克　生牡蛎 30 克　蛇床子 30 克　大熟地 30 克　枸杞子 30 克　菟丝子 30 克　覆盆子 30 克　车前子 30 克　五味子 15 克　五倍子 30 克　巴戟天 30 克　仙灵脾 30 克　鹿衔草 30 克　制首乌 30 克　紫河车 30 克　朱茯神 30 克　炒远志 30 克　节菖蒲 15 克　蝉退衣

15 克　炙甘草 30 克　鹿角胶 30 克

共研细末，金樱子膏 420 克，炼蜜为丸如梧桐子大，每日早晚各服 10 克，白开水送下。

三诊：前方配制一料半，共服四个半月，头晕、耳鸣，均大减轻，尤以睡眠极效，除偶然工作过劳，看书过久影响外，平时已能熟睡八小时，梦也大为减少，体力逐渐恢复，遗精已止，阳痿尚未痊愈，希望再配丸方服用。

处方：真鹿鞭 1 条　淫羊藿 30 克　破故纸 60 克　生龙骨 30 克　蛇床子 30 克　巴戟天 30 克　大熟地 30 克　生牡蛎 30 克　五味子 15 克　五倍子 15 克　胡芦巴 30 克　春砂仁 15 克　覆盆子 30 克　菟丝子 30 克　紫河车 60 克　北细辛 15 克　山萸肉 30 克　炒远志 30 克　紫贝齿 30 克　枸杞子 60 克　上肉桂 21 克　真沉香 10 克　淡大云 30 克　炙甘草 30 克　鹿角胶 30 克

共为细末，金樱子膏 360 克，炼蜜为丸如小梧桐子大，每日早晚各服 10 克，白开水送下。

郜某某，女，39 岁。素患月经不调，经期提前，血块甚多，腰酸腹胀。近两月来，由于家庭问题，郁闷不舒，烦躁易怒，以致失眠，有时入睡易醒，有时彻夜不眠，有时虽能安卧而乱梦极多，醒来仍甚疲倦，饮食无味，二便尚属正常。六脉弦，左关独盛。

辨证立法：冲任不调，经期提前，血块甚多，乃血瘀不活，流行不畅。肝为藏血之脏，血不养肝，又为五志七情所扰，气结不舒，烦躁易怒。左关独盛，脉证相合，当以理血舒肝调节冲任法，拟用逍遥散、胶艾四物汤加味治之。

处方：醋柴胡 4.5 克　杭白芍 10 克　全当归 10 克　生熟地各 10 克　春砂仁 4.5 克　炒白术 4.5 克　朱茯神 10 克　川杜仲 10 克　酒川芎 4.5 克　朱寸冬 10 克　川续断 10 克　祁艾叶 4.5 克　阿胶珠 10 克　炒远志 10 克　磁朱丸 6 克，北秫米 10 克同布包　炙甘草 3 克

二诊：前方服七剂，腹胀腰疼均减轻，睡眠大为好转，连日均能睡七八小时，梦也不多，感觉全身舒畅，月经届期未至，近日离京返乡，要求调经常方。

处方：醋柴胡 4.5 克　壳砂仁 4.5 克　杭白芍 10 克　酒川芎 4.5 克　朱茯神 10 克　沙蒺藜 10 克　祁艾叶 4.5 克　朱寸冬 10 克　白蒺藜 10 克　生熟地各 10 克　酒当归 10 克　阿胶珠 10 克　酒元胡 4.5 克　鸡血藤 10 克　炒远志 4.5 克　益母草 10 克　月季花 6 克　代代花 6 克　炙甘草 3 克

每届经前一周服六剂。二月后，患者来信云，两次经前均服此方，血块甚少，经行亦畅，别无他证，询问是否仍再服用，函复停汤药，以玉液金丹巩固疗效。

张某某，男，62 岁。十日前饮食过饱，旋即睡卧，醒来即感胸胁胀痛不适，未作医治。胀满不减，头晕而痛，二便均不通畅，近一周来，晚间辗转反侧，难于入寐，目合即梦，因之精神困倦，体乏无力，毫无食欲，恶心欲吐。舌苔垢腻，脉象沉滞，两关均盛。

辨证立法：年逾耳顺，生理功能自较壮年为弱。今又暴饮暴食，积滞难消，肠胃壅阻，遂生胀满。经云："胃不和则卧不安"。然已年达六旬，病已十日，不宜施以克伐涤荡之剂，拟调气机，利二便，宿滞得下，胃和卧安，当可熟睡。

处方：炒枳壳 4.5 克　旋覆花 6 克，代赭石 12 克同布包　晚蚕沙 10 克，炒皂角子 10 克同布包　紫油朴 4.5 克　佩兰叶 10 克　薤白头 10 克　莱菔子 6 克　车前草 10 克　莱菔英 6 克　旱莲草 10 克　半夏曲 10 克，北秫米 12 克同布包　全瓜蒌 18 克　炙草梢 3 克　青皮炭 4.5 克　广皮炭 4.5 克

二诊：服药三剂，大小便较前通畅，胸胁胀满大减，睡眠已如常时，但梦稍多而已，头晕时痛尚未见效，视物模糊，仍遵前法，另加清头目之品。

前方加：紫石英 10 克，石决明 18 克，紫贝齿 10 克，草决明 10 克。

温某某，男，34 岁。素来身健少病，两个月来经常出差外地，旅途繁劳，生活甚不规律，自觉"上火"，咽痛、喉干，纳食不佳，胸胁均胀，极易烦躁，睡眠不安，时时惊醒，二便尚属正常。舌苔黄垢，六脉弦，左关独盛。

辨证立法：平素体健，年壮多火，加之旅行繁劳，致成肝热，阳亢上炎，遂有咽痛，喉干，胀满，纳差，烦躁以及睡眠不安诸证。六脉均弦，左关独盛，更为明证。拟清肝胆之热，以安神为法。

处方：干石斛 10 克　大生地 6 克　生龙骨 10 克　鲜石斛 10 克　鲜生地 6 克　生牡蛎 10 克　云茯苓 10 克　酒黄芩 6 克　云茯神 10 克　酒黄连 3 克　磁朱丸 6 克，北秫米 12 克同布包　炒山栀 6 克　炒远志 10 克　白蒺藜 10 克　青竹茹 6 克　佩兰叶 10 克　陈皮炭 6 克　半夏曲 6 克　建神曲 6 克

二诊：服二剂，咽痛已愈，食欲稍好，睡眠少效，口干未除，药力未及之故，原方不变，再服三剂。

三诊：前方再服三剂，自觉火气已退，口干见好，睡眠如常，只是梦多，有时头昏心跳，此为病邪乍退之象，仍拟清热安神法治之。

处方：生龙骨 12 克　紫石英 10 克　生牡蛎 12 克　紫贝齿 10 克　旋覆花 6 克，代赭石 10 克同布包　朱茯神 10 克　鲜生地 10 克　朱寸冬 10 克　鲜石斛 10 克　磁朱丸 6 克，北秫米 12 克同布包　生栀仁 6 克　白蒺藜 10 克　炒远志 10 克　生枣仁 6 克　东白薇 6 克　省头草 10 克　清半夏 6 克　生甘草 3 克

陈某某，男 66 岁。患糖尿病十五年，时轻时重。近五六年来兼患失眠，赖服安眠药始能入睡。最近服安眠药亦无济于事，证现心跳，气短，头晕，失眠，纳差。脉象来去少神。舌淡暗。

辨证立法：病历十五年之久，年龄又过六旬，气血两衰，心肾并损，阴阳失调，厥气上逆，以致夜不成寐，精力消耗，脉来去少神是属胃气已衰。当用强心肾，安神志，兼健脾胃之法。

处方：生龙骨 10 克，打，先煎　生牡蛎 10 克打，先煎　野百合 12 克　朱茯神 10 克　大生地 10 克　生黄芪 30 克　朱寸冬 10 克　鲜生地 10 克　怀山药 18 克　酸枣仁 12 克　五味子 6 克　野于术 10 克　生栀仁 10 克　炒远志 10 克　白蒺藜 12 克

以上出自《施今墨临床经验集》

第四十七章　多梦

曹存心

　　心营与肾水交亏，肝气挟肝阳上逆，胸中气塞，口内常干，手震舌掉，心烦不寐，即有寐时，神魂游荡，自觉身非己有，甚至便溏纳少，脾胃亦衰，脉形细小无神，而有歇止之象。逐证施治，似乎应接不暇。因思精神魂魄，必令各安其所，庶得生机勃勃；否则悠悠忽忽，恐难卜其旋元吉。拟许学士珍珠母丸法。

　　石决明一两，盐水煅　人参一钱　归身钱半　犀角五分　龙齿三钱　茯神三钱　生地四钱　麦冬二钱　枣仁二钱　炙草三分　淮药三钱　沉香三分，磨冲　珠粉四分，先服

　　诒按：此方于肝气一层，嫌少理会。愚意去山药、甘草，加木香、陈皮，则胸中之气塞亦平矣。

　　又接服方：生地　白芍　人参　丹皮　橘红　茯神　枣仁　石决明　龙齿　秫米　佛手

　　再诊：脉之歇止向和，便之溏泄不作，气塞稍平，手震亦定。但寤多寐少，内藏之魂魄未安；胸痞脘闷，上壅之浊痰未降。容将通阳镇逆法，参入前方，冀相与有成耳。

　　珍珠母丸：珍珠母、熟地、当归、人参、枣仁、柏子仁、茯神、犀角、龙齿、沉香。去柏子仁、当归，加旋覆花一钱五分，代赭石三钱，陈皮七分，冬术七钱，炙草五分，白芍二钱，麦冬三钱。甘澜水煎竹沥一两，冲服。

　　诒按：案云通阳镇逆，方中用旋、赭镇逆，而术、芍、麦、草，则未可谓之通阳也。

　　三诊：夜半得寐，心肾已交，肺魄肝魂，自能各安其脏。无如心易烦动，神反疲乏，气犹短促，胸还痞闷，脉仍细小，两足不安。脉虚证虚，是谓重虚，而兼有湿痰从之为患。夫痰即有形之火，火即无形之痰也。法当固本为主，消痰佐之。

　　人参固本丸，加龟板（炙）五钱，茯神三钱，枣仁二钱，白芍三钱，淮麦三钱，陈皮一钱，旋覆花一钱五分，柏子仁（去油）一钱五分，冬术钱半，珠粉二分，竹油二十匙。鸡子黄一枚，和服。

　　诒按：于痰病重投冬、地，得无嫌其滋腻否？

　　四诊：风火痰三者之有余，留滞肝经，以致卧血归肝，魂不能与之俱归，筋惕肉瞤而醒，前次气短等证，莫不因此。而又起于年病后，气血两亏，何堪磨耐。所治之方，不出许学士法加减。现在脉息细小带弦，虽无止歇之形，尚有不静之意，究属难免风波，未可以能食为足恃也。

　　石决明三钱，盐水煅　麦冬二钱　犀角五分　柏子仁三钱　龙齿三钱　枣仁三钱，盐水炒　归身七分　大熟地六钱，浮石粉拌炒　羚羊角一钱　冬术一钱五分　白芍三钱　陈皮一钱　人参二钱　茯神三钱　银花一钱　薄荷五分　金箔二张　竹沥一两　珍珠粉三分　姜汁一匙，冲服

　　诒按：方中用银花、薄荷两味，不识其意何居？

　　五诊：前夜熟睡，昨又变为少寐，寐之时，适在子时以后，肝胆两经尚有余邪可知。更兼痰火阻气，时逆时平，其气逆时，必面赤心悸，甚则肉瞤筋惕，烦热不安，脉亦随之变异，所谓心火一动，相火随之是也。调治之外，必须静养，俾心火凝然不动，方可渐入坦途。

人参　丹参　麦冬　玄参各二钱　旋覆花　冬术各一钱五分　橘红一钱　小麦五钱　枣仁川连煎汁拌炒　茯神　川贝各三钱　炙草四分　枇杷叶　竹茹各三钱　珠粉三分，冲

诒按：相火属少阳，即胆火也。方中川连、竹茹，恰合病机。

六诊：所患小恙，无一不除，盖以清之、化之、补之、养之，无微不至，而得此小效耳。所嫌者，寐非其时，寤非其时，心阳太旺，神气外驰，是卫气独行于阳，阳跷脉满，满则不入于阴，阴分之虚明矣。将滋阴之品，参入前方，未识能弋获否？

前方加大生地五钱，陈胆星五分。

另珍珠母丸、朱砂安神丸各五十粒。

诒按：此证不寐，乃肝胆有痰火所致。案中引《内经》阳跷脉满之文，本属强为牵合；至以经言阴虚，指为阴血之虚，尤非经文本旨。

七诊：人可以参天地之干者，莫贵于眠食如常。今食能知味，眠则未安，昨夜忽寐忽醒，醒则不爽，寐则不安，以昭卫气不得入于阴，独留行于阳之意。柳按：按语牵合支离，总由误认经文阴字，故说来总不入理。是阳跷脉满，营血不能充足，肌肉不能润泽，苟非阳生阴长，阴足恋阳，何以渐入佳境。然营中之血，既不生之于心，乌能藏之于肝，统之于脾，而欲藉草木之无情，俾血肉之有情者，以生以长，谈何容易。况当此痰火易烦，得食暂安，以及虚风内动，筋惕肉瞤，支体牵摇，大便难通之候，更难为力矣。急宜加意调理。

前方去玄参、旋覆、珠粉、丹参，加黄芪一钱，远志三分，归身一钱，半夏（猪胆汁炒）一钱五分，木香三分，龙眼肉三枚。

诒按：黄芪与此证不甚合，胆汁炒半夏思路新颖。

八诊：彻夜好眠，神魂已定，是佳兆也。但脉形细小而兼滑数，数为有火，滑为有痰，细属阴虚，小属气弱，虚弱之中，兼有痰火，有时面红，有时咳嗽，有时气痞而短，有时烦热不安；更兼大便燥而小便短，筋惕肉瞤，支体动摇，神情困倦，语言无力等证，均未平复。还宜谨慎小心。

前方加柏子仁三钱。

另朱砂安神丸三十粒、珍珠母丸四十粒。

诒按：此好眠，是痰蒙所致，未必定是佳兆。

九诊：脏之为言，藏也。心之神，肝之魂，肺之魄，脾之意，肾之志，无不各得其藏；五脏和矣，即有不和，因藏真不足，盖有待也。而与脏相表里者为腑，腑以通为补，与脏之以塞为补者有间。因思胃主下行，肠主津液，津液不充，下行失令，故大便燥结而难通。此际不以滋养营阴，俾得施润泽，非计也。目前之治如此，将来或痰、或火、或感、或伤，偶有违和，事难逆料，断无预定之理，随时斟酌为嘱。

麻仁　郁李仁　柏子仁　松子仁各三钱　桃仁七分　陈皮　人参　苏子各二钱

另朝服膏滋药，晚服丸药。

《柳选四家医案》

柳宝诒

仲。入寐则梦境纷纭，神思烦扰，近日痰中带紫，此必有热邪流入胆经，热熏入肝，故魂不能藏。当与泄胆清肝，缓缓调治。以肝胆无外泄之路，不能求速效也。

中川连_{酒炒}　黑山栀仁_{酒炒}　丹皮_{酒炒}　茯苓　郁金　龙齿　羚羊角　小生地　竹茹　丹参　白芍　枳实　磁朱丸

《柳宝诒医案》

周镇

　　吴保三君之外甥华某，年十五。因上慧山劳勘受热，遂病寒热，隐而不扬。他治匝月，渐进温补，如参、芪、归、芍之类。证则夜不得寐，心悸梦多，如有人以铁索绾其项，大恐。医谓正气大虚，欲进人参。其母则至关庙许愿，人心惶惶，寐馈不安。吴丈促使延诊。脉糊数，面赤唇朱，苔黄舌红，寒热未清，温补非宜。即疏黄芩、山栀、郁金、胡连、木通、枳实、竹茹、半夏、陈皮、赤苓神、郁李仁、瓜蒌、秦艽，以萝卜煮水煎药。另用朱砂安神丸三钱，灯心汤下。一剂寐酣无梦，恐惧心悸亦定，热从下泄，溲如赭石汤。复诊：唇淡，苔黄亦退。调理数次，热退脉靖。其母因云，其子向有蛔痛病，前能食三碗，不为肌肉，盗汗趼灼。因惧成童劳，故一病即欲补。不知脾胃有热故善食，脾热则液耗，脾阴不足则肌瘦；肾阴不足，阳乘于阴故寐汗。宜以丸药缓调。越半月，余拟方归之，脾肾分治，而以石斛、山药、甘草、川连、胡连、地骨、使君、金铃，研细，猪肚一具为丸，饭后服少许，以清胃火而养脾阴；空腹另服六味地黄加枣仁、白芍，炼蜜加龟胶为丸，以养肾阴而清肝奋。二料服毕，甚属相宜；即嘱续服，作补品用之。

　　陈章泉，沪北。庚戌患梦多惊扰，运迟有浊，脉弦苔剥。是多欲阴虚，肝阳不潜，胃阴亦亏之证。当疏石斛、麦冬、茯神、枣仁、百合心、预知子、珍珠母、紫贝齿、夜合花、牡蛎、龙齿、莲须、芡实等，颇安。此证阴亏致病，不受呆补，故以此法出入获效。

以上出自《周小农医案》

方公溥

　　肖男。12月17日诊：心烦焦灼，心悸频频，夜卧不安，乱梦纷纭，神疲乏力，胃纳呆钝，脉弱无力，病属心肾不交，治以壮水制火，镇静宁神。

　　大生地9克　湖丹皮6克　朱茯神12克　福泽泻9克　淮山药9克　甘枸杞9克　酸枣仁12克　柏子仁12克　灵磁石12克，先煎　生龙齿30克，打　生牡蛎30克　苏百合12克

　　12月24日复诊：进壮水制火，镇静宁神，夜眠较安，有梦遗泄，心神较宁。再宗原意佐以固肾之品。

　　处方同前，除磁石，加三才封髓丹（包煎）12克。

《方公溥医案》

翟竹亭

　　西郭内陈庄姜明远之内人。操劳过度，心肾不交，得游魂证，每夜不能闭目，交睫即游魂出舍，或操作女红，或务农田野，醒来劳苦不堪，通身是汗。由此饮食减少，形体日削，求神

拜佛，觋巫并至，毫无功效。迎余往诊，心脉微数代散，肾脉虚细。此乃肾水不能上潮，心火不能下降，坎离不交，水火未济，古人云："水升火降，须赖黄婆转运。"遂用二交汤加减治之，服一帖略有效验，二帖后病去二三。原方稍为变动，共服十帖，通宵熟睡，神志安宁，诸恙皆瘳。

二交汤

熟地 18克　茯苓 12克　丹皮 6克　泽泻 6克　山药 10克　山萸肉 6克　茯神 10克　辰砂 6克　菖蒲 10克　黄连 3克　白术 10克　龙齿 10克　炙远志 6克　天竺黄 10克　寸冬 10克　炙甘草 6克

水煎服。

《湖岳村叟医案》

第四十八章　多寐

柳宝诒

冯。胀闷痛呕，此肝气内犯者常有之病，无足怪也；所异者，每值饭后昏睡不醒，唤之则肝火上冒，焦灼异常。脉象弦数不畅。此木郁化火，外为痰浊所遏，上蒙于心，下流于脾。久恐神志受伤，渐生变幻。拟方疏化痰浊，清泄木火。

细川连吴萸煎汁拌炒　黑山栀姜炒　法半夏　胆星　丹皮炒黑　远志炭　炙鸡金　广陈皮　广木香　白金丸　姜竹茹

二诊：昏倦喜卧，脾气弱而痰浊内蒙之象。惟木火被郁，不得疏通，挟痰浊内蒙厥阴，恐有神志不清之虑。拟方清肝运脾，佐以疏化痰浊之品。

羚羊角　丹皮炒　黑山栀　白术炭　法半夏　橘红　茯神　广木香　陈胆星　池菊花　大麦冬去心，包入川连，扎好，刺孔　白金丸　竹心

三诊：郁痰挟肝火蒙扰心脾，每发则昏倦嗜卧。刻下神识渐清，痰火退舍，而火由情志而起，难保其伏而不炽也。痰随火动，须防复发。拟用清肝化痰之法，作丸药缓缓调之。

西洋参晒研　太子参　野于术　茯苓神各　丹皮炒　陈胆星　白芍　远志炭　橘红　黑山栀　九节菖蒲　细川连盐水炒　郁金白矾化水拌炒　法半夏　上药为末，用竹沥和姜汁泛丸，辰砂为衣。每日空心竹叶汤下三钱。

《柳宝诒医案》

丁泽周

倪左。脉象左虚弦右濡滑，多寐梦语，睡中起坐，此肝阳升腾，痰浊上蒙清窍，清阳之气失旷，缠绵之证。姑拟柔肝潜阳，运脾化痰。

左牡蛎四钱　青龙齿三钱　煨天麻八分　云茯苓三钱　竹沥半夏二钱　炙远志一钱　陈胆星八分　天竺黄钱半　赖氏红一钱　淡竹沥二两　生姜汁三滴　白金丸四分，吞服

《丁甘仁医案续编》

第四十九章 昏迷

程从周

方叔年仆者名元宝，年十七岁，未有妻室，颇善饭，饮食不节。夏月间得感寒证，初用表散，再用消导，俱罔效。六脉弦数，身热不退，烦乱谵语，舌干口燥，而唇口俱裂，两目红丝，大便焦黄，小便短赤，此真阳明实热，投以石膏、芩、连之剂。而明日再诊，非惟身热不除，而六脉转加洪大，病热危笃。余曰："此乃伏阴之证也。脉变浮大者，寒凉所激而然。"改用五积散，重用姜、桂，一剂而安宁，两剂而痊愈。若执其外证而施，即非圆机之士乌能为人司命哉？次年，又复大病，证俱稍稍类旧，亦乃数剂而瘳。

《程茂先医案》

王三尊

蒋星弁仆人，二十余岁，仲秋患疫。一医始以麻黄汤发汗，终无汗。一医数下之，皆稀粪，不愈。予视时，已过经矣。肚皮黏腹，谵语，口渴，舌无苔，脉虚数。屡服清火药，小便已白，而余证不解。但脐下筑筑动气，矢气甚臭，大肠必有结粪也。以大承气汤小其制，下结粪数十枚，继自汗而愈。此证舌无苔，小便已白，脉小数无力，肚皮黏腹，全似虚证。惟谵语，矢气甚臭，无汗，脐下跳动，是为下证。《内经》脐下动气不可汗下之语，不可泥也。

《医权初编》

程文囿

农人某，久患痞积，腹如抱瓮。偶遇方士，教以外用灸法，内服末药，即可刈根。某信之。数日后忽觉心嘈如饥，吐下紫瘀成碗成盆，头晕不能起坐，无力延医。舁至镇中戚家，招予往视。病者蜷卧榻上，闭目呻吟。方欲诊脉，血又涌出，状如豚肝，遍地皆污，昏晕手战咬牙。戚家恐其脱去，急欲扛回。予按脉虽虚细，尚未散乱，诚勿惊扰，姑俟之。少顷晕定，令先灌米饮，以安其胃。续党参汤，以益其气。再予八珍汤一剂，嘱尽今晚服尽，明日再商。诘朝来人请云：昨服药血幸止，惟心慌气坠，睡卧不安。思血脱之后，心脾必亏，乃易归脾汤加黑姜，令其扛归，多服自效，后果如言。

《杏轩医案》

吴篪

陈某，问知素性喜怒。昨因醉饱之后，骤然昏倒，不省人事，痰喘气促，医以通关散搐鼻不嚏，以苏合丸灌之亦不纳。余视其沉昏不语，手足逆冷，六脉沉细，独右关伏而不见，此暴怒伤肝，痰壅膈中，火气上冲，食填太阴，故卒中痰迷。汤药难进，法当涌之，使不化之食从上而出，则塞者通矣。亦木郁达之之法也。令以鹅翎蘸桐油探吐，即吐痰食甚多，再探再吐，气通而苏。随以二陈汤加枳壳、砂仁、藿香、神曲、石菖蒲，服之乃愈。

《临证医案笔记》

王孟英

张簏伯纪纲李贵，患感数日，忽然昏厥。比沿途求孟英往视，业已薄暮。主人谓："自朝至此，一息奄奄，恐不及灌药矣，实不便屈诊。"孟英曰：余既来，且视之。见其面色灰暗，戴眼口开，按其脉，尚不绝。与菖蒲、胆星、竹茹、旋覆等为剂，和入童溺，调以牛黄至宝丹灌之，覆杯而起。

《王氏医案》

林佩琴

吴。邪入膻中，舌缩唇裂，目瞑神迷，沉昏不醒者七昼夜，脉沉数，此邪深将成内闭矣。勉用鲜佩兰、菖蒲、连翘、银花以解秽通闭，鲜生地、麦冬、梨蔗汁以生津，黄芩、知母、元参、石斛以彻热，兼下牛黄丸，二服神识渐清，因尿管热痛，去佩兰、菖蒲、黄芩，加甘草梢、车前穗以利腑热而愈。此清理心包热闭得解者。

《类证治裁》

抱灵居士

郭公，五月发热头昏，七八日热退，舌苔黄厚，小便赤，大便秘，脉结，足冷，人事昏乱，谵语。或以脉止歇，不可为矣，即用药非附子理中汤不可，不知脉厥、体厥、瘟疫之常，足上脾脉有力，面目有神，起动健壮，尚是下证，因其嚷要凉水，且尽量饮之，神思清爽，食粥三碗。予以小承气汤不下，以大承气汤下结类而愈。

罗二，中气晕昏，气塞、手撒，以乌药顺气丸一剂，脉洪大，左胁痛，以逍遥散加青皮、枳壳、香附、川芎一剂痛止。数日受气又晕，喉紧、口噤，少时醒，喉干、鼻干，左膝冷痛，头额冷汗，以小续命汤去麻黄，加乌药、半夏一剂而愈。

以上出自《李氏医案》

蒋宝素

苔黑起刺，神迷谵语，溲赤便秘，四肢忽冷，六脉忽细，热极反兼寒化，宜急下之。不揣其本，而济其末，以肢冷脉细为阴寒，用参附回阳等法，是犹抱薪救火。谬蒙以国士相遇，敢不以国士报之。非仲景三承气，别无生路。

生大黄　元明粉　枳实　川厚朴　生甘草

昨进三承气，大解五次，色如败酱，中带痰涎、瘀血，得汗，苔刺回润，神志渐清，肢冷渐和，细数之脉渐起，邪退正复，有机。犹有欲用附子泻心汤者，毋持布鼓。依方进步。

《问斋医案》

张大曦

形凛汗渍，脉濡神糊，舌如敷粉，沉睡痰迷。素系嗜酒之体，湿痰弥漫，蒙遏清阳，扰乱神明所致。非隐也，亦非闭也。慎勿开泄；拟达原饮意。

制厚朴一钱五分　煨草果五分　枳实四分, 磨冲　炒陈皮一钱五分　茅术一钱五分　白芷一钱　法半夏一钱五分　山慈菇五分, 磨冲

诒按：论病确凿，方亦的当，宜其效若桴鼓也。

再诊：汗渍已收，神志转清。药后呕痰盈碗，呕出渐醒。脉犹濡细，舌苔白腻。弥漫之势虽除，尚宜燥湿祛痰，从太阴阳明主治。

茅术一钱　煨草果三分　制半夏一钱五分　椒目五分　厚朴一钱　炒青皮一钱　白术一钱五分　陈皮一钱　通草一钱　白芥子一钱

《柳选四家医案》

曹存心

神蒙善忘，包络之病为多。然左寸脉息上浮，关部独带弦数，右寸与关小而带弦，白苔满布，大便久溏，肢体无力，倦怠嗜卧。脾经之湿痰，被肝火所冲激，累及心包也。

藿梗　党参　于术　半夏　陈皮　香附　砂仁　木香　沉香　远志　枳壳　葛根　菖蒲　竹油

诒按：此必兼有胀满之候，故方中多香燥和脾之品。用葛根、藿梗，乃兼清暑湿之意。

再诊：痰因湿酿，湿自脾生，脾若健运，则无湿以生痰，所患善忘等证，自可化为乌有。然则健脾一法，在所必需矣。

香砂六君子汤，加沙苑、远志、谷芽。

原注：苔白便溏，乏力嗜卧，皆脾倦见证，故用健脾化湿法。

《柳选四家医案》

徐镛

郡庙道士徐兆奎久患三疟，坚不服药，二年方愈。愈后冬月又病伤寒，壮热头痛。医疑冬温，误投辛凉之剂，即昏嘿不省人事。医者以其昏嘿不省，以为热邪内陷，束身告辞。其师杨承宗求治于予。予诊其脉，虚软无神，似数非神，亦为惊惶，但知其疟后中气素亏，误伤于寒，非冬温也。即投温中之剂，一剂稍苏，二剂方醒，三剂乃安。粥饮日渐增加，但膈中似有冷块。即于温中剂内加附子三分，始得平复。调理一月而安。

《医学举要》

雷丰

芹岭王某，来郡应试，忽沾热病。其师知医，以为风食，而用羌、防、楂、曲等药，则热

渴更甚，谵语发狂。邀丰医治，脉形洪数有力，舌苔黑燥而厚，此属热邪化燥，津液被劫，非咸苦下法，不能攻其热而保其阴，倘畏而不用，则津液告匮为难治。即以润下救津法加紫雪五分，随即拣来煎服。服后约半日许，遂欲更衣，乃得燥屎数团，狂势似缓。继进次煎，又得燥屎无数，神气觉疲，令房中寂静，待其安睡，计五六时始醒，醒来神识已清，身凉微汗，舌黑而润，六脉不躁。丰曰："邪已解也。"用西洋参、麦冬、生地、玉竹、麻仁、蒌壳、米仁、炙草等药，令服三剂而安。

城东叶某，因公劳役，由远方归，觉眩晕神疲，自以为亏，先服东参、龙眼。即延医治，乃作水不涵木，木动生风论治，服药后忽倒，神识模糊，急求治于丰，诊得脉象沉小而滑。思脉沉肢冷为中气，今肢不冷者非；忽倒神昏似中风，然无口眼㖞斜者又非。推其起病之初，有眩晕神疲等证。其神疲者必因湿困于脾也；眩晕者，无痰不作也。此宿伏之痰，与新侵之湿，相搏上冲所致，斯为中湿证也。即用宣窍导痰法加竹沥、姜汁治之，三剂而神醒矣。后用六君为主，以收全效。

以上出自《时病论》

温载之

余读《伤寒论》后，夏日霍乱吐泻一证，谓其阴霾上干，生死顷刻，宜以理中、四逆辈救之。不可妄用藿香正气散及塘西痧药，耗其正气，以致真阳暴脱，无药可救。余因忆及辛酉仲夏，住宅外偶有一人猝然倒地，昏不知人。伻者告余曰："门外一人因中暑昏死在地，祈以痧药少许与服，以救其生。"余闻之，亲至门外审视。见其人年约弱冠，体貌温雅，而衣衫褴褛，面有饥色。余曰："此乃因饥而仆，非中暑也。病药断不可服，当将其人扶坐。"须臾，目动口张。即予以稀粥一盏。其人啜之，几欲并盏而吞得食。片刻，遂能言语。询其里居。答曰："仆乃江浙人也。因逃难寻视来川，中途被盗，川资告匮，而又以乞食为羞，今绝食已两日矣。倏尔仆地，幸蒙怜救，实深含感。"言讫泪下数滴。余聆其言，为之恻然。言毕又予稀粥一盏。缘久饥之人，不敢多予，恐其胀毙。因见其身空乏，余小有资助。而环观者，亦有倾囊。其人受赠感谢而去。当时，余若懒步不自详看，即予以痧药，其人服之必气散而死。可见凡事俱宜审慎，不可忽略，匪特医也。识此以告世之，不知药性与不知病之虚实而妄传方药者，吾恐其心虽好善，而误人不知也。可不慎与！

《温病浅说温氏医案》

朱增藉

王君征聘妻陈氏，壬申九月初，忽神明瞀乱，悲泣无常，进礞石滚痰丸之属不效。十一月杪，延余治。脉微弱，肌肉胸惕，目光矇昽，初视可，久则昏，视地若窗棂，人扶立之犹不敢履。惊恐频生，欲人围绕。每日呕清涎数盏，中有顽痰如豆大，破之青黑，呕出此痰，人事稍清，诸证略减。审是乃肾阳衰微，以致怪变百出。盖肾为水火之宅，性命之根。火藉水涵，水藉火温，水火平秘，寿命永固。夫固有不可偏者，兹肾中水胜，火不生土，土不制水，任其饮邪肆逆，凌心伤神，则惊悸瞀乱。侵肺伤魄，则悲哀泣涕。窒凝正气，不能温养肌肉，运行四肢，则肉瞤筋惕，手足力弱。禅宗所谓白浪滔天，大千俱坏，理可引证。而秦越人所谓重阴者癫之旨，洵洞见人之脏腑矣。其长叹不已者，肾主呻吟也。视地若窗棂，人扶立之不敢履者，坎隶于肾，坎者陷也。坎阳沦溺，志伤恐生，怯寒诸证蜂起。浮热汗出者，虚阳浮越也。视物朦胧者，火不烛物也。更征以面青白，脉微弱，则阳衰饮肆愈无疑矣。呕出顽痰，则隧道不壅，中气颇能升降，所以人事稍清，诸证略减。先以燥土涤饮，燮理阴阳，用桂枝、甘草、龙骨、牡蛎加苓、夏、附子，四服惊恐叹息之证已。次用苓桂术甘合六君子加附子、天麻、羚羊角。羚羊角性灵，其精在角，杂用于堤土制水之中，性虽微寒，不助饮邪，藉灵物以镇惊息风。乃逆从并用之方也。四服肉瞤筋惕之证平。终用真武汤坐镇北方，摄服龙蛇，则海不扬波矣。

　　壬辰夏，是编落成。适门人房侄孙成均、永承，同时染疫。成均体强壮，初起证类伤寒，服五积散干呕不止，服橘皮竹茹汤呕平而热不退。继以温托之剂，虽浑身疹出而不透。五月初三日，延余诊之。脉浮数，仍主托里透表之剂。初九日复延余至。家人云："请进大柴胡汤数剂，得大下热减，好半日。昨午后忽神昏错语，僵卧，溲便遗失，扬手掷足，四肢厥冷，喉强舌黑，痰声漉漉，喉关紧闭。灌人参生姜汤，滴不能入，未知尚可救不？"诊之，脉浮洪而空。思索半晌，脉证若是，本不可治。然因误服寒凉，邪入三阴，诊随寒化，四肢虽厥，扪之而身尚发热，元阳正在脱离之际，用参附招之，或可归舍。第喉强痰涌，汤药何能入？即用生姜捣烂，炒热敷喉关胸膈，宕开寒痰。煎参、附、芪、夏、竹沥、姜汁，令人以指掐腋下大筋，频灌之，即能吞下。服一剂喉关开；二剂脉少平；四五剂厥热退。至十二日人事乃知，大渴索饮，心中烦，用归脾汤合生脉散。余他往，嘱令服二剂，俟烦渴解，即请光馥调理以善其后。不意过服二三剂，忽又头重如山，呕逆痰涌不已。始请馥，以大剂芪附理中加砂、桂、白胡椒。近廿剂方愈。永承体羸弱，初起自服表剂不愈。延医以小柴胡加石斛、石膏等味，渗邪为寒凉郁遏，精神困倦，言微不食。急延余诊之，左脉浮数，右弱数，舌苔黄厚。自言胸膈郁热不堪耐，旬日来服药许多而汗不出。余知正气衰弱，不能托邪外出。主人参、黄芪、当归、炙草，匡扶正气；芦根、柴胡、桔梗、生姜，宣散渗邪，透表而出。服三剂，汗出热解，乃思食，食时微欲呕，手足微厥。此误服寒凉剥削正气，渗邪随三阴寒化。余他往，命光馥调理，以姜附六君而安。后以归脾汤复元。

　　按：喉乃肺脘，腋下大筋，肺脉所过之道。凡喉痛水谷不进，汤药不入者，掐之顿开，灌以对证之药，或进糜粥，屡获奇效，并及。

以上出自《疫证治例》

姚龙光

　　同族熙斋之岳丈孙步翁老先生，任西码镇，病两月，为医药所误，神识昏惑，间有谵语，二便俱闭，口不欲食，手足震颤，日轻夜重，熙斋挽予往诊，雇船同往，诊其脉俱濡弱而迟，而尺滑大而迟，舌苔白滑满布，神昏而倦，肢体软弱，寒热日发一次，头汗出，颈下无汗，视所服药类，皆辛凉如黄连、羚羊角等，亦服多剂，余曰：此寒湿之证也，本不神昏谵语，因凉药助邪，浊气熏蒸所致；本不振颤，因凉药阻滞经络所致；本不便闭，因凉药壅遏谷道所致。幸体质坚固，不易动摇，为用川厚朴三钱，苍术二钱，草果仁一钱，煨姜一钱，枳实一钱，陈皮一钱，木香一钱，藿香一钱，生甘草五分，滑石三钱，一剂便通搐定，三剂各证俱退，人事向安，后服丸剂调理月余，精神复旧。

马子扬，吾亲戚也。家贫病重，吾往视之，见其面色黄黑，身冷肌消，舌肥胖胀大，日间知人事而口不能言，舌苔厚腻满布，二便不通，囊已上缩，至黄昏则寒颤转筋，人事昏沉，至亥子时则烦躁狂叫，手足躁扰，至寅卯时则安卧无声，神思疲怠，饮食不进，口亦不渴，据云病如此重已三日矣。诊其脉，两关弦紧，两寸尺微弱，不甚应指，前医以舌卷囊缩为厥阴温邪，用犀角、羚羊角等药矣，抑知此证全因误治而然也。其先本时邪中之寒湿证，服凉药太多，损脾之阳，滞胃之气，证变阴寒。阳明主润宗筋，今阳明无主则宗筋不润而短缩，故肾囊缩入腹内，与厥阴之囊缩迥异。脾之脉络舌本，今脾阳大败，浊阴上犯，循脾脉而上萦舌本，故舌本胀大而不能言，与厥阴之舌短舌必缩小者迥异。阴邪弥满，阳气不行，至日落则阴气用事，故神昏寒战，至亥子时则阴阳剥复，故烦躁不安，至寅卯时则阳复用事，便向安矣，与温证又异。为用附子、苍术各三钱，白术五钱、干姜、厚朴、当归各二钱，草果仁、白芷、川芎各一钱，党参三钱，为一剂与服，连进两帖，神清便解，身温能言，夜能安寝，诸证俱退，而病家轻信人言，请王名医调治，用药不当，延宕半年，浊邪闭窍，致神痴耳聋，如废人矣。吾等虽无居功之意，然信任不坚，自误其事，良可恨也。故时医可为，名医不可为，诚哉是言。

以上出自《崇实堂医案》

柳宝诒

张。木火内郁，挟痰涎蒙扰厥阴。神烦语错，肢痉少寐，脉象左关弦搏，右关浮大。病因两厥阴痰火用事，治宜清泄。

鲜生地　羚羊角　黑山栀　丹皮炭　丹参　元参　远志炭　云茯神　酸枣仁川连煎汁拌炒　川贝母　天竹黄　菖蒲根　竹茹

另：当归龙荟丸、白金丸，临卧时竹叶汤送下。

《柳宝诒医案》

赵廷玉

伏邪遏而不伸，化热入营，逆传心胞，危如风烛，舌灰脉细，间或呃逆。刻刻可虞，谨防痉厥致变，姑拟一方，以尽人力。

安宫牛黄丸，用藿梗、郁金、连翘、鲜菖蒲、降香屑，煎汤送下。

复诊：狂势稍平，神识未清，仍在险要。再拟一方，尽其人力。

连心连翘　制半夏　石菖蒲　天竹黄　川贝母　橘络　青礞石　瓜蒌霜　制南星　黄郁金

《医案》

邵兰荪

遗风徐。冬温汗出发热，脉数有劲，舌心黄厚，咳逆吸短，右胁刺痛，神识乍愦。证势重险，宜防厥闭。候正。十月十二日。

干地龙钱半　象贝三钱　冬桑叶三钱　牛蒡子钱半　连翘三钱　前胡钱半　原郁金三钱　橘红一钱　光杏仁三钱　银花钱半　老式天竹黄二钱　卷心竹叶三十片

二帖。

又：右胁犹痛，脉滑数，舌黄，吸粗，咳逆痰阻，神色乍愦。还防变幻。

干地龙钱半　石菖蒲八分　前胡钱半　广郁金三钱　银花三钱　连翘三钱　炒淡黄芩钱半　丝瓜络钱半　赖橘红八分　光杏仁三钱　老式天竹黄二钱　枇杷叶三片，去毛

三帖。

史介生评：冬温犯肺，不得外解，最易逆传心包，而现神识昏愦。兹以温邪激动肝阳，烁液成痰，阻滞气机而致咳逆吸促，右胁刺痛。治以辛凉之剂，肃清肺胃之痰，而解气分之热。然至次诊，神色犹愦，病势已属棘手矣。

《邵兰荪医案》

何长治

心脾气阴两虚，痰湿中阻，下虚气不收纳。神呆迟钝，小便不禁自遗；脉左弦搏不和，指冷足弱。下焦阴虚阳损，有并撒之象矣。姑拟益气化痰，佐以振摄。

首乌三钱　人参一钱，另煎　于术钱半　枣仁三钱　牡蛎三钱　川贝母二钱　茯神三钱　益智二钱　远志钱半　龙齿三钱　淮小麦四钱

二诊：心、脾、肾三焦皆虚，不克熏蒸，以致湿痰鸠聚，蒙蔽心窍，以阴虚而肾阳无收摄之权，小便自遗，肢冷足弱，理固然也。脉弦。仿河间浊药轻投法，以固下焦。

海石同杵熟地三钱　人参一钱，另煎　远志钱半　龙齿三钱　川贝母二钱　山萸肉钱半　茯神三钱　牡蛎三钱　合欢花钱半　附子五分　淮小麦四钱

三诊：劳心心阴暗耗，不克下济，以致真火衰而不得熏蒸脾土矣。神呆稍减，然阴阳两损，非易治也。宗前法增损之。

海石炒熟地四钱　菟丝二钱　川贝二钱　柏子仁三钱　龙骨三钱　远志钱半　朱砂拌茯神三钱　附片五分　萸肉钱半　淮小麦四钱

四诊：神识略慧，惟遗尿肢冷仍然，脉亦渐和。宗前法阴阳并补。

海石拌熟地四钱　附子五分　合欢花钱半　龙齿三钱　苁蓉钱半　杞子二钱　山萸肉钱半　人参一钱，另煎　柏子仁三钱　川贝母二钱　肉桂四分

兰弟，戊子二月十二日。初起寒热，热后昨又大寒热，汗出过多，唇燥，舌干红，间有泄泻，神志不清，脉左部甚浮，右部浮数无力。有热入心包，真阴受耗之势。勉拟凉阴化火一法，未知合否？

犀角尖四分，磨冲　鲜生地六钱　生山栀二钱　生黄芩钱半　肥知母钱半　天花粉三钱　炒枳壳钱半　赤茯苓三钱　生甘草四分　生鳖甲四钱　橘红六分　鲜芦根一两　蝉蜕十只

二诊：十九日晚。虽得畅解，而热势已袭心包，神不清，多呓语，舌缩不能伸，烦渴引饮，略有咳嗽痰凝，脉浮数不调，两尺不能应指。病属邪热伤阴，阴精已耗，上逆可虞。勉拟数味，得神清热减为得。

北沙参三钱　细生地六钱　生山栀钱半　天花粉三钱　生黄芩二钱　肥知母二钱　辰砂拌茯神三钱

京元参二钱　　生蛤壳四钱　　石菖蒲三钱　　生甘草四分三钱　　橘红五分　　竹叶一百片　　犀角尖四分，磨冲

三诊：二月二十一日夜。得畅解大便甚多，小溲亦利，已见白㾦，邪有外出之机。惟左部脉紧数不调，口渴唇绛，神志未清。厥阴邪袭未退，尚非安境也。踵前法凉化，以觇进止。

犀角尖四分，磨冲　　细生地五钱　　粉丹皮二钱　　生鳖甲四钱　　生山栀钱半　　天花粉三钱　　生黄芩钱半　　生甘草四分　　肥知母钱半　　京元参钱半　　鲜石斛六钱　　橘红五分　　鲜竹茹钱半　　紫雪丹二分

四诊：三月二十二日夜。改方去粉丹皮，加炒枳实钱半，生山栀改二钱，鲜石斛改五钱。

五诊：三月二十四日夜。又得大解，小便亦清长。惟呓语甚多，神志未明，舌绛失润，脉细数不和，咳嗽多痰滞。余邪未撤，而阴液潜枯，尚非安境也。踵滋化法，未知合否？

北沙参二钱　　细生地五钱　　生山栀钱半　　秦艽肉钱半　　肥玉竹三钱　　生黄芩钱半　　辰砂拌茯神三钱　　生甘草四分　　桑白皮三钱　　远志肉钱半　　鲜石斛四钱　　橘红一钱　　枇杷叶二片，去毛净　　石菖蒲钱半

六诊：三月二十四日夜。病后余热未清，骨蒸，头胀，腰足酸楚，脉两关皆数。系真阴亏，肝失养，肺金被灼也。踵滋化法。少食，忌卤冷油腻为要。

北沙参二钱　　细生地三钱　　生山栀钱半　　生鳖甲四钱　　炒枳壳钱半　　赤茯苓三钱　　天花粉三钱　　肥知母钱半　　秦艽肉钱半　　佛手柑四分　　生甘草四分　　橘红五分　　竹叶一百片　　六一散三钱

荷叶包。

按：医生忙中错写日期，是常有之事。后三诊日期有疑，但药方墨迹如此，故未改。

以上出自《何鸿舫医案》

王堉

里中段某之妻，年廿余，忽患昏乱，浑身颤汗，口噤不能言，腹中满闷，颠倒欲绝。其家以为祟，招女巫驱之。女巫多索粟帛，用香褚祈禳之，病不减。三日后，求余视之，诊其六脉乱动，沸如泉涌，且手足乍屈乍伸，不可把握。乃告之曰：此风痰也。少年气盛，下之则愈。乃命服祛风至宝丹。至晚则大便出红黄秽物数桶，次早而安。又请往视，六脉俱平，神气清爽。告曰：病已去，不必服药，但避风寒，节饮食，不久痊愈。半月后酒肉来谢，余知其贫，却之。

《醉花窗医案》

红杏村人

杭左，秋阳燥烈之气引动伏邪，由三焦而逆犯心包，神昏口噤，应然全无知觉，手足振掉，喉间汩汩有声，欲吐不吐，脉数大按之弦急。病情危笃，势防内闭外脱。勉拟清表兼施法。

鲜生地　淡豆豉　羚羊　丹皮　茯神　益元　山栀　连翘　远志　菖蒲

又：昨进清肝化斑法，厥势幸渐平妥，身热亦退，神识清明，自属佳征。然脉数不减，减不足言，反复更变不足为凭，苔仍干糙，津液未回。炉中伏火，拨之复燃，仍当重视。

鲜鳖甲　鲜地　羚羊　丹皮　知母　牛蒡　山栀　连翘　淡竹

《医案》

费承祖

高邮杨蕙亭厥病，脘闷头眩，神昏发厥，肢节抽掣。余诊脉沉弦而滑，肝风内动，挟痰上

扰包络，神明无主。治宜息风镇逆，消痰清络。

玄参一钱　大麦冬三钱　白茯神二钱　黑沉香三分　黑料豆三钱　左牡蛎四钱　花龙齿二钱　陈广皮一钱　制半夏一钱五分　川贝母三钱　僵蚕三钱　江枳壳一钱　竹茹一钱　嫩钩藤一钱五分　琥珀屑五厘

连进三十剂，遂愈。

安徽程柏甫太守令弟，猝然神昏发厥，肢节抽掣，口眼牵动。余诊脉细弦。此肾失封藏，肝阳上越，扰乱神明，与痰厥迥别。

大生地四钱　天冬三钱　麦冬三钱　牡蛎四钱　龙齿三钱　白芍一钱五分　石斛四钱　败龟板四钱　青铅二两

进一剂，厥止神清。照前方加西洋参，连服十剂而愈。

孟河丘禧保，神昏面赤，口噤不语，喉有痰声。诊脉弦滑数大。向来嗜酒，积湿生痰，积痰生热，引动肝风，上扰包络，神明出入之窍皆闭。用至宝丹一分开水化服，神识即清，面赤痰声皆退，惟舌本强硬，语言謇涩。肝风鼓动之势虽平，络中痰热未化。继进：珍珠一分、牛黄一分、琥珀三分，均研末，过服。天花粉三钱、川贝母三钱、化橘红五分、鲜竹沥四两、姜汁（冲服）三滴，连进三剂，舌转能言而安。

南京李室女，神昏发厥，肢节抽掣，急延余诊。脉来左弦右滑，此肝风内动，挟痰上阻灵窍，神明无主。息风化痰，兼通神明，尚可望愈。

明天麻五分　钩藤钩一钱半　生石决四钱　花龙齿二钱　黑料豆三钱　薄橘红一钱　法半夏一钱半　川贝母三钱　直僵蚕三钱　生枳壳一钱半　大麦冬三钱　云茯神二钱　鲜竹茹一钱半

一剂，厥止神清。照前方连服十剂而康。

知武进县事鹿伯元，戊寅秋，晋省回署，忽便血，后即昏不知人，口噤不语。合署张皇无措。乃弟季元孝廉，特遣纪，延余往诊，至署时已三更。诊脉右关弦滑，左寸洪大，此胃中痰火上升，蒙蔽包络，神明无主，势虽重，尚可治。

酒炒黄连五分　连翘心一钱　贝母三钱　天花粉三钱　竹沥四两　煎成，进药将近五更。至黎明，神识清楚，口开能言。再进而跃然起。

以上出自《费绳甫医话医案》

金子久

心主神明，肝主谋虑，平时操心，神明易致内乱，益以远虑，肝阳善于炽动，喜嗜酒醴，肝火更为蒸腾，恣嗜肥肉，脾湿遂为盘聚。肝火旺则生风，脾湿胜则生痰，风痰互相胶固胆胃，胆失中正，胃失下降，诸阳乘机，毕聚于上，上焦清窍，悉受其蒙，耳聋不灵，目昏不明，有时面红如妆，有时面亮如油，语无伦次，寐不安恬，左脉细而无神，右脉滑而有力，舌根腻黄，舌尖厚白，论本神志混淆，论标浊痰蒙闭，一言而蔽之，多主于七情。水火日失交济，阴阳日失相恋，届及春令发泄，阴阳防其离脱。镇固阴阳以摄神志，清肃湿痰以通机窍，但见证如此，断能生效力。

> 龙齿　炙甘草　茯神　远志　杏仁　川贝　牡蛎　淮小麦　龟板　胆星　橘红　竹沥

《金子久专辑》

曹南笙

某右。脉左数右缓弱，阳根未固，阴液渐涸，舌赤，微渴，喘促自利，溲数，晡刻自热，神烦呓语。夫温邪久伏少阴，古人立法全以育阴祛热。但今见证，阴分固有伏邪，真阳亦不肯收纳，议仿刘河间浊药轻投，不为上焦热阻，下焦根蒂自立，冀其烦躁热蒸渐缓。

> 熟地炭　茯苓　淡苁蓉　远志炭　川石斛　五味子　用饮子煎法。

某右。暴寒骤加，伏热更炽，邪郁则气血壅遏，痧疹不肯外达，痰气交阻，神迷喘促，渐入心包络中，有内闭之忧，热注下迫自利，黏腻不爽，法当开其结闭，消毒解其膻中之壅，必得神清方保无变。

> 连翘心　飞滑石　石菖蒲　金银花　射干　通草　牛黄丸

某左。温邪逆传膻中，热痰闭阻空窍，所进寒凉消导，徒攻肠胃，毫无一效。痰乃热熏津液所化，膻中乃空灵之所，是用药之最难，至宝丹芳香通其神明之窍，以驱热痰之结极是。但稚年受温最易阴亏津耗，必兼滋清以理久伏温邪为正。

> 犀角　鲜生地　玄参　连翘心　丹皮　石菖蒲　至宝丹化服

某左。舌边赤，昏谵早轻夜重，斑疹隐约，是温毒已入血络，夫心主血，邪干膻中，渐至结闭，为昏痉之危，苦味沉寒，竟入中焦，消导辛温，徒劫胃汁，皆温邪大禁。议清疏血分轻剂以透斑，更参芳香逐秽以开内窍，近代喻嘉言戒律宜遵也。

> 犀角　元参　连翘　银花　石菖蒲

先煎至六分后，和入雪白金汁一杯。临服研入牛黄丸一丸。

某右。初诊：病几一月，犹然耳聋，神识不慧，嗽甚痰黏，呼吸喉间有音，此非伤寒暴感，皆夏秋间暑湿热气内郁，新凉引动内伏之邪，当以轻剂清解上焦。医者不晓伏邪为病，但以发散消食寒凉清火为事，致胃汁消亡，真阴尽烁。舌边赤，齿板燥裂血，邪留营中有内闭瘛疭厥逆之变，况右脉小数，左脉涩弱，热固在里，当此阴伤日久，下之再犯亡阴之戒。从来头面都是清窍，既为邪蒙，精华气血不肯流行，诸窍失司聪明矣，此轻清清解断断然也。先清上焦气血之壅，不投重剂苦寒，正仿古人肥人之病虑虚其阳耳。

> 连翘心　玄参　犀角　郁金　橘红　黑栀皮　川贝　鲜菖蒲根　竹沥

复诊：昨进清上焦法，诸证虽然略减，而神识犹未清爽，总由病久阴液内耗，阳津外伤，聪明智慧之气俱被浊气蒙蔽，所以子后午前稍清，他时皆不清明，以阳盛时人身应应也。拟进局方至宝丹，藉其芳香足以护阳逐邪，庶无内闭外脱之虞。

> 至宝丹每服三分，灯心、嫩竹叶汤送。

三诊：脉右缓大左弱，面垢色已减，痰嗽不爽，良由胃中津液为辛散温燥所伤，心营肺卫悉受热焰蒸迫，致神呆喘急耳聋，清阳阻痹，九窍不利。首方宣解气血，继方芳香通窍，无形令其转旋，三焦自有专司，今已获效，当与清养胃阴肺气。体素丰盛，阳弱不耐沉寒，然深秋冬交天气，降则上焦先受，试观霜露下垂，草木皆改容色，人在气交，法乎天地，兼参体质施治。

枇杷叶　川贝炒黄　橘红　郁金　茯苓　苡仁

某左。初诊：脉左数右软，舌干苔白，小溲淋沥，吸气喘促烦汗，肾阴不承，心神热灼蒙闭，议以三才汤滋水制热。三才加茯神、黄柏、金箔。

晚进牛黄清心丸一服。

二诊：昨黄昏复诊脉，左手数疾较早上显减，惟尺中垂而仍动。呓语不已，若有妄见，固思肾热乘心，膻中微闭，神明为蒙，自属昏乱，随进牛黄丸一服，俾迷漫无质之热暂可泄降，服后颇安，辰刻诊脉濡小，形质大衰，舌边色淡，下利稀水，夫救阴是要旨。读仲景《少阴下利篇》，上下交征，关闸欲撒，必以堵塞阳明为治。以阳明司阖，有开无阖，下焦之阴仍从走泄矣，议用桃花汤。

人参　赤石脂　炮姜炭　白粳米

三诊：脉左沉数右小数，暮热微汗时烦，辰刻神清，虚邪仍留阴分，议用清补。

人参　茯苓　川石斛　炙甘草　黑穞豆皮　糯稻根须

以上出自《吴门曹氏三代医验集》

丁泽周

倪左。诊脉左尺沉濡，寸关弦滑而数，右寸郁涩，右关软滑，舌质红，苔淡白。此乃少阴水亏，水不涵木，厥阳独亢，引动中焦素蕴之痰浊，上蒙清窍，堵塞神明出入之路，上焦清旷之所，遂成云雾之乡，是以神机不灵，或不语而类癫，或多言而类狂，经所谓"重阴则癫，重阳则狂"是也。重阳者，乃风乘火势，火藉风威，则痰悉变为火，故云重阳。重阴者，乃火渐衰而痰浊弥漫，类乎阴象，究非真阴可比。据述大便通则神识稍清，胃络通于心包，胃浊下降，痰亦随之而下也。小溲短少而黄，气化不及州都也。恙久根深，非易速功，拙拟滋肺肾以柔肝木，涤痰浊而清神智，冀水升火降，阴平阳秘，则肺金有输布之权，痰浊有下降之路，伏匿虽深，可望其肃清耳。

北沙参三　全瓜蒌四钱　朱茯神三钱　鲜竹茹一钱五分，枳壳一钱同炒　川贝母八钱　珍珠母八钱　酒炒黄连三分　生甘草四分　仙半夏三钱　青龙齿三钱　酒炒木通七分　远志一钱　鲜石菖蒲七分　保心丹三分，开水吞服

二诊：心为君主之官，神明出焉；肝为将军之官，谋虑出焉；脾为谏议之官，思想出焉。曲运神机，劳伤乎心，谋虑过度，劳伤乎肝，持筹握算，劳伤乎脾。心肝之阴已伤，暗吸肾阴，水不涵木，厥阴独亢，脾弱不能为胃行其津液，水谷之湿生痰。阳升于上，痰浊随之，蒙蔽清窍，堵塞神机，神呆不语，类乎癫也，时或多言，类乎狂也。前哲云，阴并于阳则狂，阳并于阴则癫，癫则如醉如痴，皆由顽痰积热，阻于上中二焦，神明无出入之路。夫痰为火之标，火为痰之本，痰得热而色应黄，今反白而黏腻者何也？盖肺津不能输布，聚液为痰，津液之痰，与湿浊之痰，互结为援，肺色属白，故痰色白而黏也。腑气五日不行，痰浊不得下达也；小溲

短少而黄，肺为水之上源，源不清则流不洁也。脉尺部沉濡，左寸关弦滑而数依然如昨，右部寸涩关滑，舌质红，苔薄黄，本虚标实，显然可见。况素有肢麻腿足无力等证，非本虚之明证乎？今脉数便秘，非标实之明证乎？治本宜补，治标宜攻，颇有顾此失彼之虑。进药后尚属平平，兹拟七分攻三分补，祛其顽痰，存其津液，俾腑气通则顽痰可以下降，阴液存则浮火不致上扰，窃恐根株已深，难图近功耳。

北沙参四钱　生甘草五分　陈胆星八分　生石决八钱　玄参一钱五分　小生地四钱　仙半夏三钱　天竺黄一钱五分　川贝母八钱　炙远志一钱　鲜竹茹一钱五分，枳壳一钱同捣　保心丹三分　礞石滚痰丸三钱，包煎　九节石菖蒲八分　淡竹油一两　生姜汁一二滴，二味同冲

三诊：昨进祛痰浊，养津液，系养正攻邪，增水行舟之意。脉寸略小，右关脉流利，余部平平。腑气得通，痰浊虽有下行之势，惟顽痰郁闭心包，依然不化。痰而曰顽，是梗而不化也。譬如盗贼焉，伏匿深藏，扰乱莫测，搜逐甚艰，苟欲直捣巢穴，绝其种类，当初病时，正气尚充，不妨出偏师以制胜，荡然肃清。尊恙之来，由乎谋虑过度，深思气结，心神过用，暗吸肾阴，坎水亏于下，坤土困于中，脾不能为胃行其津液，致所入水谷不能化生精液，悉变为痰。涎渍于肺则咳嗽，沃于心包则神呆，蔽障神明，灵机堵塞，始而语无次序，继则默默不言，其来也渐，其去也亦不易。夫寇不除，则党类日众；病不去，则枝节横生。张石顽先生曰：癫证既久，面色萎黄，时多疑惑，或吐白沫，默默不言，虫积为患。审色辨证，有类乎是。为今之计，拟十味温胆汤，扶正涤痰为君；以妙功丸，杀其虫积为佐；以秘方甘遂丸，搜内窜之痰涎，驱痰下降为使。犹兵家深沟高垒，先立于不败之地，而后出奇兵以制敌也。然乎否乎？请质高明！

北沙参四钱　姜半夏三钱　川贝母八钱　炙远志五分　小生地四钱　枳实炭五分　陈胆星八分　竹油一两，冲　生草六分　炒竹茹五钱　天竺黄三钱　生姜汁一二滴，冲　妙功丸方

丁香　木香　沉香各五分　乳香研　麝香另研　熊胆各二分五厘　白丁香三十粒，即雄雀屎，但直者为雌屎　鹤虱即天名精子，勿误胡萝蔔子　陈皮去白，各一钱　轻粉四分五厘　大黄一钱五分，酒浸　赤小豆三十粒，即杜赤豆，择其细者，勿误认半赤半黑者名相思子也　巴豆一粒，去皮，研压去油净　朱砂一钱，水飞，一半为衣

鄙意加制黄精三钱、明天冬三钱，烘燥研入，以监制其香燥，而助杀虫之用。

上药为末，荞麦粉三钱作糊为丸，每丸约重一钱，朱砂为衣，阴干，间日服一粒，温水浸一宿，去水，再用温水化开，空心服之。

治癫证秘方甘遂丸。

甘遂二钱为末，以猪心管血和药入心内缚定，湿纸裹煨熟取药，用辰砂末一钱，分四丸，每服一丸，以猪心煎汤下，大便利下恶物为效，未下，再服一丸。如下后，缓一二日再服。

此方治验多人，惟心虚怔忡、脾虚便溏者，不可服。

《丁甘仁医案》

傅松元

西北乡朱茂昌之母，年五十余，邀余诊病。余于午后往入其宅，阒然无人。问其邻，则曰："病者已不救，家人悉上市办后事矣。"余曰："姑入室视之。"遂与邻人同入内。见朱妪仰卧于床，目闭口开而喘，身灼热，脉数疾，唇焦舌黑且干。余曰："病危耳，未死也。若此无人看护，再一二时，即不死，亦无救矣。"然处方取药，离市复远，待其往返，亦必迟误不救。正寻

思间，适忆进宅时，见有提蓝者与人闲谈，询知为乡间豆腐店人，急嘱其往索石膏一块，居然得四两许。又嘱其速采竹心一百二十支，将石膏捶碎，和竹心，用水二大碗，浓煎，澄凉频饮之，饮毕加水，再煮再服。待其知觉渐清，扶其侧卧，必有汗出，病可减也。邻人均如教，明日其子茂昌驰来谢曰："家母服汤三碗后，得大汗身凉而愈。若非先生至而服药速，则不救矣。"乃知病家之失人侍奉而致死者，可胜道哉。

《医案摘奇》

孔继菼

从兄茂亭，外实而内虚，尝得风病，口鼻㖞僻，愈矣，而语卒艰涩。《金匮》所谓风络舌本，舌强口难言也。四月八日，乡之西岗村，例有香火会，农器牛马，诸物皆萃。从兄往市，归而即病。越日病甚，人事不省，从侄广伸走告于予。予适不暇，命弟辉照往视。次日予往，则向藜弟亦在焉。问证何如？曰：寒证也。药用桂、附，已服二剂，病势殊无加减。适又取到一剂，煎成犹未服也。予入视之，见脉仅三至，沉细无力，身亦微温不热，昏睡沉沉，手足皆不动移，谓向藜曰：脉证俱现少阴，的系虚寒。何以两剂桂附，全无起色，药岂未入腹乎？吾与弟亲饮之，勿托家人手也。遂令广伸扶之起坐，予取水润其口。方将进药，适见其口内燥甚，以指摸其舌，干如树皮，芒刺森然。予急取药汁尽倾之，谓向黎曰：大误矣。此火证也，津液枯极，再用桂、附，则绝矣。遂疏清火生津之药，而黄芩、麦冬、花粉，各至两许，令人急取。向藜骇惧，移时始曰：阳极似阴，证则有之，然脉不至如是之迟，迟亦不至如是之无力，此病何以至是？予曰：正不可解。然由今观之，沉昏不醒，正是火迷。舌干有刺，确系津枯。二证最真，余证皆假矣。岂脉亦有假乎？复召广伸细问之，始知从兄在会之时，大食角黍、馄饨汤饼，至无算。归而病，犹食汤饼二大碗。次早病甚，犹食一碗有余，至夕昏然无觉，乃不复食耳。甚哉！人既健饭，何遂如是？乃知其脉与证之所以至此之故矣。夫病者，偏阴偏阳之气。脉者，气之先声也。偏阴则寒，偏阳则热。热则现洪大浮数之脉，寒则有弦细沉迟之脉，此察病之大概也。然病之始发也，其气甚微，寒与热，人尚不觉。而胃中天真之气，独能潜通默喻于其间。故偏阳则能食，偏阴则不能食，此亦病势之自然，不易之定理也。此病在会之时，即是发病之日。而能大食多食，可知病偏于阳，明是热证。徒以寒湿重滞之物杂投并进，反将病气闭入胃中，两相搏结，病气不能外宣，食物不能内化，而自然之胃气，亦遂坐受其阻遏，不复上达于寸口矣。此所以肌表既不大热，脉来亦甚迟细也。然惟肌表不热，而在中之热难测矣。何也？既已感邪，不能不病。同一病也，散布于一身而诸经分受其邪，其为害也犹浅；尽聚于胃中而一区独受其病，其为热也弥深。现在舌干欲裂，神昏不语，胃家之热已蒸然溢入心脾。而未化之食物，其多可以滞病，其气亦不能不助热。病为食滞，反益其热。不急泻去其食，热可清乎？特恐结块巨硬，势不能出，姑先润之，至时犹费区画耳。药至，遂煎以进。服下，脉少起，四至矣。再剂，又起，五至矣。比及三剂，六脉洪数，浑身大热，而人事亦大清醒矣。乃少减芩、栀，多用归、芍、麻仁、杏仁、郁李仁之属，养阴润肠。凡四日，频频见汗，表热尽解，遂入硝、黄以泻之，而予令广伸备导法以俟。比粪至肛门，果不能下，以法出之，结块盈盆，病乃全愈。

《孔氏医案》

周镇

吴鸿寿，年五十余，盐城人，舂米工作。辛酉十一月，身热旬余，咳嗽胁痛，痰多，吐血二次，色紫有块，且有便血，神糊不清。脉细数而涩，舌红。胸腹肌肤紫点加斑，脐间按之觉痛，溲红无汗。询知素有宿伤，感冒寒邪，激损营络，此瘀血挟伤寒也。谵语亦属瘀血，不能全作热盛阳明例治。宜照挟血例，达邪祛伤，宣络导瘀，并据张璐瘀血发热用川连例疏方。旋覆花（包）三钱、新绛七分、生香附二钱、橘叶络各一钱、单桃仁三钱、当归尾二钱、茜草三钱、刘寄奴三钱、雅连（干漆炒透）七分、紫菀三钱、豆豉三钱、红莱菔一两、葱白两枚。另郁金五分、石菖蒲根二分、三七三分、赭石七分、雄精二分，研末服。复诊：得汗热减，瘀从便解，色黑如漆，谵语即止。原方去菖、郁，加䗪虫三分、藏红花一分，研末和服。行血通瘀，热止咳减，又五日愈（此瘀血有神昏之证）。

某姓，升昌虹口整容。戊戌四月患温病，寒热有汗，不解。伤寒科用豉、蒡、前、桔等四方，未应。热甚神昏谵语，起卧床下。脉数糊，滑苔白腻罩黄，唇朱。用连翘、知母、菖蒲、郁金、竹茹、黑山栀、淡芩、老竹黄、益元散、冬瓜子、白方通、芦根、鲜竹叶等。热势不挫，苔转灰黑，龈瓣如浆，咳唾粉红，依然昏语。用清宫汤、苇茎汤，知母、枯黄芩、花粉、竹茹、竹黄等。一剂神清，面红亦敛，目赤亦退。舌上本自觉有物，至此灰黑退而润。然汗疹并透，痰白如丝，甚韧，带血丝，视灯犹炬，肺胃之火尤炽。用泻白散、苇茎汤，加鲜生地、麦冬、青蛤、玉泉散、竹叶、枇杷叶等出入加减。数剂，热退痰稀而愈。

以上出自《周小农医案》

孔伯华

罗男，三月十六日。肝郁过久，痰涎素盛，近来邪势猖獗，清窍闭阻，神志渐差，过午尤甚，邪在阴分，脉弦而滑，宜以镇化解郁涤痰。

生石决明两半，研，先煎　代赭石三钱　珍珠母两，生研，先煎　生知母三钱　磁朱丸四钱，布包先煎　川郁金三钱　旋覆花钱五分，布包煎　龙胆草二钱　川楝子三钱　川黄柏三钱　胆南星二钱　九菖蒲根钱五分　青竹茹五钱　薄荷五分　朱拌莲心二钱　竹沥水三钱，分两次冲　首乌藤六钱　十香返魂丹一粒，分四角，每次化一角　二剂。

二诊：三月十八日。证象较转，第肝郁痰扰，由来已久，清窍正气为之闭阻，不能即复，再依前方加减以缓图之。

生鳖甲钱五分，先煎　磁朱丸五钱，包，先煎　珍珠母两五钱，生研，先煎　龙胆草钱五分　生石决明两五钱，研，先煎　莲子心钱五分　胆南星一钱　九菖蒲根钱五分　生枳实钱五分　干百合二钱，苏叶一钱同煨　郁金三钱　竹茹六钱　首乌藤一两　竹沥水三钱，分冲　十香返魂丹一粒，分四角，每次一角　二剂。

三诊：三月二十一日。肝郁痰扰均渐开，神志好转，午后发之亦不似前剧，仍觉烦躁不宁，夜寐未安，余详前方，再变通前方治之。

生龙齿五钱，研，先煎　桑寄生六钱　九菖蒲根三钱　首乌藤一两　龙胆草二钱　生鳖甲二钱，先煎　合欢花五钱　代赭石三钱　珍珠母两五钱，生研，先煎　地骨皮三钱　广木香七分　旋覆花三钱，布包煎　盐水炒陈皮钱五分　石斛三钱　磁朱丸三钱，布包先煎　栝楼皮三钱　盐水炒川柏三钱　局方至宝丹一粒，分四次化　十香返魂丹一粒，分四次化　二剂。

程男，二月十八日。痰涎泻后，肝家郁热，心包络中痰邪，未得下降，神志尚未尽复，舌苔垢，舌质紫红色，当化郁镇肝，邪可安也。

生石决明一两，研，先煎　旋覆花三钱，布包　代赭石三钱　九菖蒲根二钱　川郁金三钱　莲子心二钱　灵磁石四钱，先煎　知母三钱　胆南星三钱　川黄柏三钱　生龙骨三钱，先煎　龙胆草三钱　黛蛤粉一两，布包先煎　竹沥水五钱，分两次冲服　礞石滚痰丸三钱，布包煎

十香返魂丹一粒，分二次化入，二剂。

二诊：二月二十一日。服前方药后，证象好转，神志渐清，出痰颇多，胸脘间顿觉宽畅，脉两关仍盛，邪气尚未得肃，再依前方加减。

天竺黄三钱　菖蒲根三钱　代赭石三钱　旋覆花三钱，布包煎　川郁金四钱　龙胆草二钱　竹茹四钱　陈皮二钱　夜交藤五钱　生龙骨三钱，先煎　石决明八钱，研，先煎　法半夏三钱　莲子心一钱五分　广木香一钱五分　合欢花四钱　石斛三钱　血琥珀五分，研细末二次冲

十香返魂丹一粒，分两次化入，二剂。

成男，七月二十七日。痰热在中，治以温补，清窍闭塞，言语不能如意，好笑，脉数而滑实，邪势闭于心包络较重，亟宜开窍涤痰，佐以芳通降热之品。

生石膏八钱，研，先煎　九菖蒲根一钱　陈胆南星二钱　竹茹一两　麻黄梢二厘　莲子心二钱　龙胆草二钱　广陈皮三钱　桃仁泥一钱五分　杏仁泥三钱　全栝楼八钱　肥知母三钱　竹沥水三钱，分二次冲

局方至宝丹一粒，分两次化，二剂。

二诊：七月三十日。原方加犀角一分五厘，另煎，分两次服，柏子霜三钱，龙胆草改为二钱五分。三剂。

三诊：八月初三日。晋服前方药后，证象略转，第心包络为痰热所闭，尚未能通，此乃服温补之品太过所致也，再依前方稍事变通之。

生石膏八钱，研，先煎　川郁金三钱　桃仁泥三钱　杏仁泥三钱　全栝楼八钱　莲子心二钱　黛蛤粉两，布包先煎　青竹茹两　法半夏三钱　九菖蒲二钱　朱胆南星二钱　炒枳壳钱五分　炒枳实钱五分　陈皮二钱　知母三钱　小川连二钱　竹沥水四钱，分两次冲

局方至宝丹一粒，分四次化，三剂。

四诊：八月初六日。清窍渐开，经络亦和，语言较前清畅，神情好转，呆哭极少发作。然痰涎尚盛，胸膺尚不宽畅，余如前述，再变通前方。

天竺黄四钱　胆南星钱五分　竹茹四钱　黛蛤粉八钱，布包煎　广陈皮钱五分　莱菔子三钱　苏子霜二钱　合欢花四钱　川郁金四钱　旋覆花三钱，布包煎　代赭石三钱　炒枳实钱　生石膏六钱，先煎　麻黄梢三厘　川黄柏三钱　炒枳壳钱知母三钱　桑寄生五钱　竹沥水五钱，分二次冲

礞石滚痰丸钱，煎服。五剂。

以上出自《孔伯华医集》

王静斋

1932 年，天津姜某患瘟疫，遍身密布黑痧，色如乌枣，粒大如黄豆。初得时，某医误用苏

梗、生姜，遂寒噤战栗，神昏谵语。延王氏诊时，六脉皆闭。先以局方至宝丹芳香以开之，似稍有转机，复以清瘟败毒饮，重用生石膏，一剂而痧痘全出，但音哑神昏未减也。仍以前方加羚羊角、犀角、安宫牛黄丸之属，频频与饮，并以西瓜汁代茶饮之。如是者四日，其神智亦渐清晰，但音哑不能语，要纸笔自书吃西瓜、小便等事。其父与舅在旁看护，以王氏治法太缓，另延专门痘疹之某医诊视，处方：荆芥、生地、防风、麦冬等，一剂而复失知觉，三剂而夭。

《津门医粹》

章成之

丁弟。热病延长二候以外，而神志迷蒙者，其病灶多半在肠。仲景则以为白虎证、承气证。清代则以为伏气温病，有湿重、温重之分。苔腻者湿重。病者其苔并不垢腻，而神志时明时昧，温重也。凡时证后期，凭脉而不凭舌，今两脉细数，阳证而见阴脉，危候也。

连翘 12 克　天竺黄 2.4 克　黄芩 9 克　蚤休 6 克　石菖蒲 12 克　带心川贝 6 克　青蒿 9 克　大地龙 9 克　陈胆星 5 克

另：紫雪丹 1.2 克，葡萄酒送服。

二诊：仍予前方加减。

石菖蒲 12 克　黄芩 9 克　干地黄 15 克　天花粉 12 克　连翘 12 克　陈胆星 6 克　升麻 5 克　肥知母 12 克　紫雪丹 0.9 克，吞

三诊：紫雪丹原出《本事方》，尝用而大行于世者为叶天士，此可补仲景之强心方法之不足。病者服之，谵语神蒙立止。此药兼有解毒、镇静能力。如是重证，非大量不能见效。今是轻者耳！

姚幼。壮热，其热灼手，因此神识模糊，因热之损耗而小便短，证势已濒危境。

鲜生地 60 克，打汁　川黄连 2.4 克　银花 12 克　生石膏 18 克，先煎　川贝母 5 克　连翘 9 克　黄芩 9 克　碧玉散 12 克，包

另：犀牛黄 0.3 克，天竺黄 0.9 克，研细末，分 5 次吞。

陆幼。高热四日，入夜为甚，则气喘而神蒙，因其排便不爽，予凉膈散加广玉金、牛黄抱龙丸。

二诊：其热弛张起伏，有时神迷谵语，其腹按之膨满。此阳明证，清之、下之。

寒水石 12 克　黄芩 6 克　连翘 9 克　肥知母 5 克　青蒿 6 克　瓜蒌 9 克　枳实 5 克　郁金 5 克　酒洗地龙 9 克　晚蚕沙 9 克，包　皂荚子 3 克　神犀丹 1 粒，化服　槟榔 6 克

三诊：高热四十度见退，右鼻腔有热疮，呼吸尚有紧张状，所幸时作咳，温邪有外泄之路。

北沙参 9 克　嫩射干 5 克　净连翘 9 克　肥知母 5 克　玉桔梗 3 克　远志 3 克　石菖蒲 9 克　麦冬 6 克　陈胆星 2.4 克　粉甘草 3 克　神犀丹 1 粒，化服

以上出自《章次公医案》

第五十章　癫狂

程从周

王明宇年三十余，食贫而制履为业，偶因七情而起，灯节边忽然精神恍惚，人事错乱，出则忘归，夜则忘寝，或多言，或不语，饮食绝不知味。试以醋一大碗啜之，无异饮水，眉无皱形，口无酸状，而椒、姜、盐、酒食之亦然。邀余视之，予曰："此易易也。"乃以胆星、半夏为君，陈皮、枳实为臣，茯神、甘草为佐，菖蒲、香附为使，加以开郁散气之品，不数剂而痊愈矣。或曰："病奇而效速。此何见也？"予曰："此痰客心包络，故心不为用。经云：心为一身之主。主不明则十二官危，手足不为驱使，而方寸乱矣。人之辨咸、酸，察五味者，皆舌也，非口也。今舌不知味者，舌乃心之苗，其本既为痰气所塞，而舌又安能知味哉？是以治病必究其根源，其人幸食贫年壮，而痰气易开，若膏粱年老，则为中风中痰之证矣。又非数剂可能愈也。"

邓四者，倾销为业，年三十二岁，面白身长。八月间，不知先得何病，云是伤寒，医已半月。又一医为其表汗，覆以夹被二条，汗俱湿透，渐致神不守舍，谵语狂妄，说有人来拘捉，要钱数十万方肯饶命。其母祈祷许还无不如命。余适在方似芝宅中治病，似芝向余云："予有邻人素相善者，今闻其病将笃，而今日递延五医，皆望之反走。先生推屋乌之爱，幸一往救之何如？"于是即同往视，及门闻号哭之声，又闻沙弥诵经声，比邻长幼观者如堵，入房时见其扶靠床边，左妻右母，秉烛而化冥资，焚香而诵路引，只待穿衣就木耳。病者冷汗淋漓，身如铁石，浑身斑紫，六脉全无，余曰："证属亡阳。何遽至此？"母答曰："连日愈医愈重，今一医云：发狂盖缘热极。乃进蚯蚓、冷水一碗。故病势益危。"余曰："俱杀之耳。即欲回生，非参不可。"似芝忻然出参五钱，余乃再用生附子五钱、黄芪三钱、白术三钱、炙甘草二钱、黑姜二钱、肉桂一钱。服下一剂，汗亦随敛，手足回温，而斑渐退矣。其母愚妇，执谓难生，欲图一像以遗其子，薄暮再过诊时，见其果扶出中堂，与画工对坐写真。余哂之曰："此不急之务也。何遽舍药饵而出房门耶？"仍前再进一剂，明日观之，其病如失。邻人私相错愕，无不称奇，谓药饵之功果能起死。似芝一日复见余，戏谓曰："先生非程茂先，乃程神仙也。"相视一笑。

以上出自《程茂先医案》

郑重光

员虞肱中翰，己巳年三汊河舟中，忽奋身跳河，家人拉住，嗣后言变志乱，举止失常，经医数辈，皆以癫证治之，月余罔效。未始招余，脉弦细而数，尺寸皆涩。予曰："脉不长滑，非痰非狂。"然未察其病证，及相对揖让如常，但言语无伦次。一日，以笔画几作横竖云："此我也。"又以笔圈之云："此困我也。"一日，手摘桃叶搓之纳口中，手掬鱼缸水欲吞，复并桃叶吐去，入席又言语如常。又一日，倦卧内房，就榻诊之，初自逊云："我少年也，奈何卧于床，致劳先生之多步耶？"忽又云：昨日得一竹片，刮之甚光。遂口作击竹之声，以手和之。予见言乱而出，随令纪纲传语，谓适言竹片者，妄言也，嘱余勿信。余方恍然悟矣。经云：肾气不以时止，故言变而志乱也。谓之失志，此非癫狂，乃肾病也。次日往诊，问其竹片，彼尚记忆，予告曰："尊恙肾虚证，独宿百日，可勿药而愈。否则，定成废人矣。"彼拍案而立云："果如此，明日即出城税居僧会，屈先生迁步就诊可也。"次日果移寓天宁杏园，余以六味地黄汤去泽泻，加当归、麦冬、五味、远志，而用人参三钱，不加增减，半月即神气清朗，微发一次。嗣后兼服天王补心丹，又半月，则应酬如故，计住四十二日，因家事重大而归，晤对曰："旁人谓先生必用桂、附，殊不知竟是六味地黄汤清凉药也。"相视大笑。

《素圃医案》

任贤斗

任贤上，乍病语言错乱，举止失常，医云神志不足，药用芪、术、附、桂，致病愈甚。复迎道法治癫，又方药乱投，延至半年，睡在床上即屎尿不知收闭。余方临，诊脉平和，言语无伦，力气又猛，不畏寒冷，不着衣被，却又不感风寒，此乃火伏于内，气旺阳壮而然，故风寒不能相侵，热郁肝、胆、心包络，致神魂不定，病必因郁而起，乃痴呆证也。与服蛮煎，渐服渐醒，四十余剂安宁。

服蛮煎

生地　麦冬　白芍　菖蒲　石斛　丹皮　茯神　陈皮　木通　知母

《瞻山医案》

许豫和

江文聘兄子，年二十，素能代筹家务。婚聚之夜，忽然目瞪手战，不知所之。医用温补之剂，次日加甚，唇口干裂，有时狂叫，药食皆不能进，医至脉不能持。予曰："此本热证，误服热药，助其病势，是以狂也。此病始于思虑，继以辛苦，加以惊恐，五志之火齐发。经所谓诸振鼓栗，如丧神守，皆属于火者是也。"用生地五钱，丹皮、麦冬、茯神各二钱，枣仁、炒栀各一钱，黄连、木通、甘草各五分，辰砂、琥珀各三分，共为一剂。药不能进，用绳索捆起，然后灌入。次日稍定，减去黄连。战复作，加入再进，一剂安卧而定。续用清润之药，一月，多与梨食，始大便。重择吉日成婚。

《橡村治验》

陈念祖

情怀郁勃，心肝受病。神志不安，时狂时静，心传邪于肺则烦悸不寐而咳嗽，肝传邪于胆则目定神呆而震颤，皆由郁火为患也。拟清心安神壮胆为主，并以和脾平胆者佐之，方列后。

小川连一钱　白茯神三钱　酸枣仁二钱　远志二钱　川贝母一钱五分　北沙参一钱五分　龙骨三钱石决明三钱　石菖蒲二钱　胆星二钱　铁落二钱

上药加猪胆一枚，用川芎五分，研末纳入胆内，以线扎好，同煎服。

神呆不寐，时作喊叫，惊怖后阳气上逆。主以苦寒之剂，法莫嫌峻，拟用当归龙荟丸主之。

当归身一两，酒洗　龙胆草一两　黑山栀一两　黄连一两，炒　黄柏一两，炒　淡黄芩一两，炒　芦荟五钱　青黛五钱，水飞　大黄五钱，酒浸　木香二钱　麝香五分

上药共杵研为末，炼蜜为丸，如梧桐子大。每服三钱，姜汤下。

以上出自《南雅堂医案》

中神琴溪

松原寺街东小川屋，万助之婢，发狂痫，百治无功。先生即与瓜蒂散一钱。主人狐疑未肯服，竟为庸医所欺，更服他医。逾月不静，故再请先生，又或阻之竟罢。病势益剧烈，于是始知非他医所能理也，主人自造门，谢曰："噫吁患以至如此，君若不以前曰罪，幸宠临，何惠加之？"复与前药，适不吐而大泻。翌复服一钱，大吐，其夜察吐定，以紫圆二钱，取泻数十行，大有功。后再发而尚惧，竟不请。

夷川间街北井筒屋，喜兵卫妻，发狂痫。发则欲把刀自杀，或欲投于井，终夜狂躁不寝，间则脱然谨厚，女红无一怠。先生以瓜蒂散一钱五分，上涌三二升，服白虎加人参黄连汤，不再发。

以上出自《生生堂治验》

程文囿

族叔晓堂，向在吴地贸易，情志不舒，抑郁成病，神迷谵妄，诸医无效。同人虑有不测，送回里中。诊脉弦急搏指，知其因郁生火，因火生痰，痰火扰其神明，蒙其心窍，是以语言不正，举动异常，与阳明胃实狂乱之候不同，故前医下药不应。病久正气固虚，补之又恐助其痰火。爰仿服蛮煎，加犀尖铁、琥珀、辰砂为引。初服谵妄稍定，再服寝食渐安。共服十二剂，神清语正，举止如常。盖此方能清心肝之热而通神明，故效速如此。

《杏轩医案》

许琏

山阴沈某，年四十许，偶一烦劳，则癫病即发。神不自主，谵言妄语，不省人事或语鬼神，其状非一。诊之，两寸尺空大无伦，两关弦紧，舌中心陷有裂纹。余谓病属虚证。神不守舍，神虚则惊，非有鬼祟，神气浮越，故妄见妄言。随与桂枝龙牡汤加龙眼肉膏。嘱其守服三十剂，服二十剂而病即不复发矣。按：此证与前陈姓案乃一虚一实之对证。总须审证的确，指下分明。庶所投辄效。病证万端，治不执一。要不外乎虚实寒热四字。桂枝龙牡汤有旋转乾坤之妙用，非熟读《金匮》者不知也。

《清代名医医话精华》

王九峰

忧思抑郁，最损心脾，心为君主之官，神明出焉。脾为谏议之官，智周出焉。二经受病，

五内乖违。肾水下亏，不能上济。火盛灼金，金亏不能平木，木复生火，二火交并，清肃不行，同气相求，必归于心。东垣以火盛必乘土位，煎熬津液成痰，痰随炎上之性，蔽障神明，心神分驰，莫能自主，故心烦意乱，不知所从，动作云为，倏然非昔。前议镇木清金，泻南补北，诸证悉退。脉来平调，第火起作妄，变幻不一，宜峻补其阴，济君相而行清肃之令，调治智意，不容上扰君主，更益以镇重之品，宣其气血，各守其乡，庶免来复之患，拟惠民和剂局方归脾丹加味主之。

龙胆草　归身　南星　龙齿　天竺黄　半夏　麦冬　全蝎　川芎　龟板　犀角　青黛　蜂房　菖蒲　知母　金箔　磁石　羚羊　天冬　白前　黄连　芦荟　血珀　黄芩　落铁　竹沥熬膏。

《王九峰医案》

顾金寿

常尚氏方伯第三媳。脉象洪搏，手足振掉如狂，发时目瞤声高，口中喇喇大言，能知户外人事，移时始定，朱符满壁，药饵乱投，毫无应效，此肝胆素虚，又遭惊恐魂越之证，急用加减服蛮煎。

人参七分　大生地七钱　朱拌茯神五钱　石菖蒲五分，朱拌　粉丹皮一钱五分　天竺黄一钱　鬼臼一钱五分　青花龙骨五钱　石决明一两，盐煮

生铁落一两，煎汤代水。

又：服药三日，狂厥已定，饮食渐进，脉象稍平，仍照前方去铁落，加醋煅灵磁石三钱。

又：病愈十余日，偶因思归悲伤，前疾又复大发，脉象乍大乍小，情智时清时昏，病来如狂，病去欲脱，已现正虚祟附之状，再用前方送大杀鬼丸四钱。

大杀鬼丸方：虎头骨三两　黎芦一两，去芦　鬼臼一两　天雄一两　皂角一两，去皮子　透明雄黄一两　上为细末，炼蜜为丸，朱砂、金箔为衣。

又：病退脉平而软，卧不能起，粥糜稍进，自应大扶正气，稍佐驱邪为是，仍照前方加人参一钱，炙黄芪一钱五分，焦于术一钱，煎好仍送大杀鬼丸三钱。

丸方：即照前方加八珍汤为丸，每空心服四钱，常服。

问：此证显系邪祟，诸医皆不敢下剂，惟求祈祷驱逐，今出入服蛮煎而愈，何也？曰：此妇年轻初嫁，胆怯心虚，偶遭惊恐，肝火夹风上炎，魂不能藏，飞越于外，故有前证。经云：邪之所凑，其正气必虚，服蛮煎药虽平淡，能扶正化邪，用之颇有殊效，惜伊病后，懒于调治；再加郁怒伤肝，正虚邪恋，愈发愈重，脉见乍大乍小，所谓祟由虚召也。即用大杀鬼丸，仍以服蛮煎送之，俾正扶邪去，自然平复。若此中少有冤业纠缠，岂草根树皮所能解脱，往余视三多桥南某姓，反胃证服药颇效，食渐能进，一夜忽用手自捺其喉，所食皆出，自此水点不能入腹，再诊其脉，见乍大乍小之象，知其正虚祟附，亦欲用大杀鬼丸方，落笔肘后似有人扳掣者，再不觉骇然，细询伊家童，始知此人妻以正言触怒，痛遭挞辱，七日不食而死，尚未满年，故口中有不使得食等语，余素不信邪祟，至此颇觉寒毛凛凛，托言证重无方而出。后闻其不数日而逝。呜呼！怨毒之与人甚矣哉。果报匪遥，人可不自知检束也。

蒋寿朋，狮子口。肥人气虚多痰，又兼操心太过，营虚火生，痰凝包络，前此曾有右手右足痿痹之证，服药调治而愈。近忽于素日所读之书，开卷茫然，大有目不识丁之患，及他事应

酬又复神智如故，百治无效。脉见左寸右关虚滑无力，姑用心脾两调法。

茯神五钱　远志肉一钱五分　制半夏一钱五分　陈皮一钱　九节菖蒲五分　陈胆星五分　珍珠母三钱，如无真者，即以九孔石决明一两代之　生甘草五分　惜字炉中灰一两　煎汤代水。

又：服前方，虽未能聪明如旧，而对联中字已可识其半矣，脉滑稍解，据述大便去痰不少，颇觉胸中宽爽，前药既得幸中，无事更张，照前方去胆星加益智仁（生研）一钱，醋煅灵磁石三钱，十服痊愈。

问：此证未经人道，诸医束手，今竟以心脾两调而愈，何其神也。请详示之，曰：医书并无此证，惟宋张季明《医说》内有此一条，亦言其恶业所遭，不载治法。余因其气虚多痰，前此曾有半身痿痹，状类中风之证，余用心肾两调而愈。两年后忽得此证，细访其平日为人，亦尚无得罪名教，不敬圣言之处，似与业报无干，且左寸右关虚滑，仍系营虚火升，痰迷心窍，心肾不交，究在健忘门内，其酬应如故者，习惯性成者也。儒书素非所好，加以年久荒疏，故见证独在于此，恐养营开窍化痰，尚未能引入此途，故用惜字炉中灰煎汤代水，又复加益智仁以启聪明，磁石以交心肾，迨心神定而肾智来复，竟得幸而收功，何神之有，字纸灰本草未收，余往见说部中，有富家子，顽钝不能读书，服以惜字炉中灰，竟能读书发甲。虽一时臆断幸中，然亦不外乎医以意会也，阅者审之。

以上出自《吴门治验录》

李文荣

厉登铭五兄住城内演军巷，予后门之贤邻，又予之密友也。初秋患疟，少汗，予治之始以和解。继以景岳归柴饮加生地一两，姜皮三分，得透汗而解。知其好内嗜饮，阴虚居多也。疟三次即已，精神未甚减。是晚城南起火，伊命家人秉烛至大门观看。忽谓家人曰："适地坊老爷过去，汝等见否？"家人曰："未见。"登铭曰："如何未见？明明带高帽，穿青袍，左扛雨伞，右持芭蕉扇，适才过去，我等速关门进去。"是夜遂疯，喊骂大闹，掷毁什物，且持厨刀欲杀其妻。其妻躲至床下，其姊母令人夺取其刀，伊更骂詈，跳闹不止。次日大早，急请予，其妻托家人声言救命。予至其室，伊正持破碗欲伤人，见予至，忽然放下，称予曰："六哥！"予见其有怯意，似予有以镇之者，因更自提精神，正言厉色谓之曰："坐下！"伊即坐下。曰："将脉来诊！"伊即伸手候诊。予诊其脉，数大不定，而左关尤大而有力。予问："因何胡闹，欲杀尔妻？"伊则秽语谓妻王氏与狐狸在墙内如何，又曰猴子持大扇扇伊脚等疯语。予不复问，唯嘱："好好坐着，不许胡闹，否则予将治汝！"伊亦应承。予至厅，家人出云："又大闹矣！"亲朋满座，问予何法，予曰："诸病从虚而入，邪祟亦从虚而入。厉兄本疟证初愈，疟证发于少阳胆经，疟后受伤，其胆必虚，适遇邪祟乘虚入胆而成疯。且夫厉兄平日之胆最小，一语不敢伤人，琴瑟之好称为最笃。今忽欲杀人，且为素所爱敬者，疯则胆大，岂非祟据其中而有以使之耶？夫疯字从风，有风象然，疯之或重或轻，犹风之或大或小；疯之忽发忽止，犹风之忽起忽息。邪祟之中人而成疯也，未尝不凭借人身内风之力，惟木生风，肝胆是也，肝胆相为表里，今邪入于胆，必将借胆之力而鼓动乎肝，因木生风，因风生火，因火生痰，痰火相搏，势乃大张，而人之魂魄神明皆扰乱而不能自守。虽然，今幸邪祟初入，譬如匪人初至旅邸，左邻右舍并无相识，其势尚孤，驱逐亦易；若失今不治，盘踞即久，巢穴已固，风鼓其势，火张其威，痰助其力，如恶人居久定而党已成，则驱逐良难也！"于是用温胆汤：京制半夏二钱，化橘红八分，云茯神三钱，生甘草五分，麸炒枳实七分，鲜竹茹三钱，加粉丹皮二钱，龙胆草一钱，同煎，外加朱砂三分，猪胆汁少许和服。此方专于泻胆，使邪祟不能宁居，又兼清火化痰，使邪祟无所凭借。法虽平平，竟一药而愈。后以十味温胆，以沙参代人参，以生地代熟地，且重用之，以生地能补胆，贼去关门法也。连进四帖，神志如常。

吴鉴林名炯，诸生也。其子预生，亦诸生，在邹同裕淮北信阳盐店管书启。其店有空房，久无人住，伊爱其静，移居其中。一日忽大疯，用裁纸刀自划胸膛，店伙救之，已划数处，鲜血淋漓矣。其店用十人帮送，始能到家，以其力大难制，且路途遥远也。到家虽不自戕，而狂闹愈甚，医药罔效。阅二月，予自吴门归，其父鉴林屡来探予，欲得一诊。予尝谓眷属曰："疯子见予即不敢疯。"众人将信将疑。适其家与予相近，一日傍晚得暇，令人告之，使来就诊。半晌，数人将疯子挟持而来，舞蹈而入。予出至厅，疯子即寂然不动。予如诊厉登铭法，予上坐，使之下坐，正容庄色以诊其脉。脉象或大或小，或疏或密，或结或促。知其邪祟无疑，厉声谓之曰："尔遇我即当去！不去，我将在鬼哭穴灸汝！虽然尔来路远，我当嘱伊父多赠汝盘缠。"予说一句，伊应一声，予眷属乃皆称奇。予知其邪祟重而且久，气血暗伤，先以参、地两补之，加犀角、羚羊角、琥珀、朱砂、龙齿、虎骨、龟板、鹿角诸多灵通宝贵之药以通其灵性，以镇其魂魄。又仿喻西昌法，用羊肉汤一碗为引，使邪祟借腥膻之气味而出。又嘱鉴林曰："务请高僧施食，多烧冥资，以践予多赠盘缠之言。"后伊家施食、服药，疯果即愈。

我适陈四妹其长子乳名得儿，在泰兴南货店生理多年，已二十余岁。忽一日自归，神情沮丧，郁郁不乐。吾妹问之，亦不言。数日后忽成疯疾，不似厉登铭之杀人，唯欲自戕，见绳欲勒，见刀欲吻，见碗欲敲碎自划。语言并不颠倒，人事并不糊涂，唯言有女鬼在其腹中，教之寻死，不得不依。其家日使两人持其手，否则即欲觅物自戕。数日予始知，往视之，命人放其手，垂手不动。诊其脉，乍疏乍数，而按之细弱，知其阳气大虚，实有鬼物凭之。乃用参附理中加黄芪、茯神、鬼箭羽、朱砂、龙齿、虎骨，并加雄黄少许，麝香少许，大补阳气，兼辟其邪，用香药以透其出路。并告吾妹曰："此冤魂也！可先请高僧施食，因服此药，当可愈也。"予去后，甥告吾妹曰："他人诊脉，鬼按脉不令诊；舅诊脉则鬼躲在腹底不敢上来。现嘱我曰：'汝舅之药必不可服，服则必死。'"吾妹曰："此怕汝服也，不可听信。"旋即请僧施食，亦即服药。药后甥云："她去矣！"病即愈。嗣予因其阳气太虚，仍以参附理中加远志、茯神、黄芪、枸杞、枣仁，命之多服。病愈后，仍不敢独宿，服药月余始能如常。至予家，询其鬼神从何来？始推不知，再三驳问，乃云泰兴店对门，有小户少妇代人浆洗衣服，伊亦常送衣与浆洗。不意其夫忽疑其有私，始以骂，继以打，其妇忽自缢而死。伊闻一吓，遂觉神魂不定，渡江遄归。不意其相随而来也。予问："与尔有染否？"坚称："无有！"此子素纯谨胆小，当无他事；唯年长未婚，情之不可妄动也如是夫！未免有情耳！甚矣！此嘉靖二十四年事也。二十余年后，此子仍往江北生理，竟自缢而亡，奇哉！

以上出自《仿寓意草》

何书田

患狂易之证已十四五年，时止时作，语言错乱，神志不清，脉弦大而滑。此少阴、厥阴痰火郁滞为病。不宜进补，以清火化痰参安神主之。

川黄连　炙龟板　瓜蒌仁　茯神　远志　天竺黄　石决明　牡丹皮　化橘红　枣仁炒　菖蒲

平昔操劳过度，神志不摄，狂叫发厥，精神委顿，脉形弦数不静。虽属阴亏，未宜进补。拟用清养心脾法。然须勿过烦劳为要，否则防惊悸怔忡。

炒川连　炙龟板　炒丹参　酸枣仁　石菖蒲　制于术　炒归身　柏子霜　炒远志　白茯苓

以上出自《齐山草堂医案》

王孟英

秀水严小亭令正，五十八岁。因数年前家有讼事，屡遭惊吓而起，辄疑自欲吞金，虽已衣不敢用纽扣，并时絷手足，即夫媳儿孙，皆屏绝不许入房，云恐自摘他人之衣扣环饰咽下也。仅留一媪，在室服侍，而饮食起居如常人。医皆谓其神虚，率投镇补。今秋患右腿青紫肿痛，牙龈臭腐。季秋延余视之，脉弦滑而数。曰：此病不在心而在胆，故能记忆往事而善谋虑，岂可指为神志不足乎？胆热则善疑，愈补则热愈炽，炽极则传于胃，胃热蕴隆，乃成青腿牙疳也。痼疾已六七年，宜先治其新病。以菖蒲、胆星、石膏、胆草、知母、元参、银花、栀子、白薇、竹茹、黄连煎调玉枢丹，并令购白马乳饮之。六剂而病减，半月新病愈。仲冬余又游禾，复诊脉较平，而胆亦稍和，盖白马乳善清胆胃之热也。

《归砚录》

李某，戊年冬，醉饮夜归，为查段人员所吓，神志即以渐昏，治之罔效。至于不避亲疏，裸衣笑骂，力大无制，粪秽不知。己年夏延孟英视之，用石菖蒲、远志、龙齿、龟板、犀角、羚羊角、元参、丹参、知（母）、（黄）柏、栀子、龙胆草、枳实、黄连、竺黄、竹沥、石膏、赭石、黑铅、铁落，出入为方，十余帖，吐泻胶痰甚多。继予磁朱丸，渐以向愈。

李叟，年逾古稀，意欲纳妾，虽露其情，而子孙以其耄且瞀也，不敢从。因此渐病狂惑，群医咸谓神志不足，广投热补之药，愈服愈剧。始延孟英诊之：脉劲搏指，面赤不言，口涎自流，力大无制。曰：此因禀赋过强，阳气偏盛。姑勿论其脉证，即起病一端，概可见矣。如果命门火衰，早已萎靡不振，焉能兴此念头？医见其老，辄疑其虚。

须知根本不坚实者，不能享长年。既享大寿，其得于天者必厚。况人年五十，阴年先衰。徐灵胎所谓："千年之木，往往自焚"，夫阴尽火炎，万物皆然。去年冬，吾治邵可亭孤阳喘逆，壮水清火之外，天生甘露饮灌至二百余斤，病已渐平。仅误于两盏姜汤，前功尽坠。可见阴难充长，火易燎原。今（肉）桂、附（片）、仙茅、鹿茸、（人）参、（巴）戟、（紫）河车等药，服之已久。更将何物以生其涸竭之水，而和其亢极之阳乎？寻果不起。

江某，年三十余，忽两目发赤，牙龈肿痛，渐至狂妄，奔走骂人，不避亲长，其父惶惶，求孟英诊之，脉大而数，重按虚散。与东洋参、熟地黄、辰砂、磁石、龙齿、菖蒲、枣仁、琥珀、肉桂、金箔、龙眼肉为剂，投匕即安，翼日能课徒矣。

王月锄令媳，于庙见时，忽然目偏左视，扬手妄言，诸亲骇然。诘其婢媵，素无此恙。速孟英视之，脉弦滑而微数，苔黄脘闷。盖时虽春暮，天气酷热，兼以劳则火升，挟其素有之痰而使然也。与犀（角）、羚（羊角）、栀（子）、（连）翘、元参、丹参、薄荷、花粉，送（服）礞石滚痰丸，三服而痰下神清。改投清养遂愈。次年即诞子。

朱养心后人名大镛者，新婚后，神呆目瞪，言语失伦，或疑其体弱神怯，与镇补安神诸药，驯至善饥善怒，骂詈如狂，其族兄已生邀孟英诊之，右脉洪滑。与犀角、石膏、菖蒲、胆星、竹沥、知母，吞礞石滚痰丸而愈。

以上出自《王氏医案》

林佩琴

包。因恐发狂，神扰语妄，脉右大左软。证由心虚受吓，惊痰乱其神明，非痫疾也。痫乃一时昏仆，醒即明了，即用胆星、川连等泄降痰火，月来神识稍清，宜用白金丸六服，再以清心温胆汤安神定志，可冀向安。潞参、淡竹茹、枳壳、橘红、茯神、生枣仁、栀心、远志、麦冬、莲子心、鲜菖蒲（冲）汁。三四剂已效改汤为丸服，遂复常。

张氏。恍惚狂妄，视夫若仇，持械弃衣，莫之敢近，脉滑而弦。用独圣散吐之，去黏涎宿沫颇多，捶胸言痛，诊脉稍平，然犹独言独笑，知其痰沫去而心舍虚，神魂未复也。用瓜蒌仁、贝母、橘红、胆量、菖蒲汁、郁金汁、姜汁、枳壳、茯苓。一剂胸痛定。乃仿龙齿清魂散。用龙齿（煅）、茯神、铁粉、牡蛎、乳香、远志、枣仁、当归，二剂如常。

某氏。因惊致癫，向暗悲泣，坐卧如痴十余年。神衰肌削，此失心难治痼疾，非大补元气不为功。仿安心丸。人参、黄精、茯神、当归、远志、枣仁、菖蒲、乳香，各研极细。用猪心切开，入朱砂，以线缚定，再箬裹扎紧，酒煮研烂，入各药末，加煮枣肉捣丸桐子大，另用朱砂为衣。每服六七十丸，参汤下，以无力用参而止，惜夫。

王。因郁发狂，笑詈善怒，面赤目红，脉洪大，此阳气暴折，因怒触发，木火失制，热痰上乘心包，病名阳厥。用生铁落饮去芎、防，加山栀、连翘、羚羊角、竹沥、石菖蒲、丹皮。数剂而狂定。

张。少年怀抱不遂，渐次神明恍惚，言语失伦，面赤眼斜，弃衣裂帐。曾服草药吐泻，痰火略定。今交午火升，独言独笑，半昧半明，左脉弦大，自属肝胆火逆，直犯膻中，神明遂为痰涎所蔽。经谓肝者谋虑所出，胆者决断所出。凡肝胆谋虑不决，屈何所伸，怒何所泄，木火炽扇，君主无权，从此厥逆不寐，重阳必狂。前已服牛黄清心丸，今拟平肝胆之火，涤心包之痰，暂服煎剂，期于清降火逆，扫荡黏涎。后服丸方，缓收其效。煎方：龙胆草、山栀、郁金（磨汁）、贝母、连翘、茯神、天竺黄、知母、石菖蒲（捣汁）、橘红，金器同煎，五六服狂态大敛。谈及前辙，深知愧赧，一切如常，诊脉左右已匀，沉按有力。再疏丸方。胆南星、川贝各二钱，山栀五钱，郁金、龙齿（煅）各三钱，牛黄八分、羚羊角二钱，茯神五钱，生地一两。

用淡竹沥为丸，朱砂为衣，开水下，一料遂不复发。

以上出自《类证治裁》

方南薰

同邑黄姓女，感冒风寒，服药解表后，忽如癫证，喜乐不时，或哭或笑，神识不清，诸药罔效，余用生姜汁调生白矾末四分对服，遂得吐痰而愈。

桃源熊求才妻，因人盗笋，赴林中呼号怒骂，归即发狂，乱言无次，遂至纵火持刀，无所忌惮。家人扃锁内室，絷其手足，咸称邪祟，迎余诊视。令其夫烧圆石一枚，置勺中，再令扶坐，解其缚，以醋浇石，使烟气入鼻，乃得安寝就诊。其脉关滑尺数，余曰："此因经期适至，大呼大怒，气从上升，热入血室，瘀血直冲，故发狂妄证，实阻经，非祟也。"投以桃仁承气汤加犀角、羚羊角、归尾、红花、丹皮、元胡、郁金、牛膝，三剂经血下行，其病如失。次年春月，获生子焉。

仲景热入血室三条，法綦详备，此证凭脉施药，神明于古方之中，确有见地，而议论高古，尤为真儒医手笔。<small>安所弟喻居仁注</small>

副贡范渔娶媳胡姓，陡发癫证。每日鸡鸣而起，跣足蓬首，辄赴庭厨，操刀自割，家人夺之乃止，狂呼有大冤枉，食人则快。惶惶求治，百方不效。甘友文水与范莫逆，力荐余治。诊得右手脉伏，左手脉弦，唇面色青，余以麻黄附子细辛汤加半夏、南星、橘红、北芥子、石菖蒲、姜汁，癫态稍定，但痴呆不言，饮食不知饱餍。又以鸭翎蘸桐油搅喉中，吐出胶痰碗许，神识虽清，经信已闭半载，用原蚕沙四两，铜铫炒黄，熬酒一瓶，空心热饮，一月后而经通叶孕，次年得生孙矣。

以上出自《尚友堂医案》

曹存心

枫桥陈，病名癫疾，得自母胎时。所谓其母有所大惊，气上而不下，精气并，故令子发为癫疾是也。四年前曾经一发。现在形呆目定，不寐胡言，心悸溺热，脉弦且数。想是惊则气乱，神出舍空，痰热袭入其间，旧病复作也。当以化痰调气，俾得包络渐和为要。

竹茹　半夏　风化硝　橘红　茯苓　远志　石菖蒲　炙草　枳壳　南星

复诊：进前剂得寐得吐，并得言语稍清，形神活动。显系胞络之痰邪已有向外之机。无如脉象仍弦，至数还数。数则为火，弦则为痰。痰即有形之火，火即无形之痰。痰火交结，胞络正复不少，必须调化。以使痰火渐清，神明渐出，则君主之官不补而自安矣。

半夏　橘红　石菖蒲　远志　南星　茯神　风化硝　炙草　龙齿　竹茹　北秫米

另指迷茯苓丸、白金丸二丸和匀，每服三钱。

《延陵弟子纪要》

李铎

喻学全上舍次子，年十九，病因热邪传入心包络，扰乱神明，蒙蔽清窍，以致呢喃呓语，时清时憒，每戌亥子时尤甚。按：戌时气血注心包，故加甚焉。据病原由疫热证起，已经逾月，寒潮俱无，二便如常，惟神识不清，目常直视，舌苔光滑，诊脉沉坚搏指，此属癫证，原非邪祟为患，古法有诸，当宣络祛痰清心，若再失治，则三阴反传三阳，则成癫狂矣。

真犀角尖磨汁　羚角尖锉末　九转黑胆星　川郁金　川贝母　煅飞赭石　九节蒲　生黄连　丝瓜络　白竹沥　生铁落一两煎水炊药，晚间吞当归龙荟丸三钱。

又：所论之证，一定至理，但病经日久，邪伏心包络中，病源已深，且昨投之药，未进其剂，杯水舆薪，岂有捷效耶。晨诊脉如原，昨夜狂乱叫喊，不避亲疏，竟夜不寐，势成阳狂。《内经》云：重阳则狂。此是重证，改进凉膈合泻心法，急治其标，夺其强劲之威，明日再参何如？

生西军五钱　连翘三钱　玄明粉三钱　黄芩二钱　生栀仁三钱　川黄连一钱　犀角钱半，锉屑　薄荷叶八分　甘草八分　竹沥一羹匙

服此方大获捷效，是夜駒駒大睡，不发乱言，为之一快。原方加人中黄二钱，生铁落一两，煎水炊药，放胆再进一剂。

又：二十七日诊，两进凉膈合泻心法效如桴鼓，可谓丝丝入扣矣，脉息已近平和，伏邪已撤，妄语已除，惟略有心烦絮聒，以及疥疮瘙痒，古人谓诸疮痛痒，皆属心火，立法仍不外清心热以解毒，但略小其制也，方具后。

犀角　川连　连翘　栀子　人中黄　贝母　银花　牛蒡子　甘草　竹叶心十枚。

水煎服，四帖全愈。

一友，年四十二，素性爽直。近年因境遇不顺，忧劳过度，加以失意，忿怒惊惧，遂成心疾。每发作时，或奔走狂怒，或自贤自贵，叫喊四轿，谒某达官，或妄言妄笑，少卧少饥，医者见证乱治，卒无一效。余诊其脉，浮缓而软，右关尤大，断非实证，思所以致病之由，与脉象合参，则是心、脾、胃三经内伤之证，宗内伤发狂，阳明虚竭，法当补之，遂用老山参、云神、远志、枣仁、黄芪、菖蒲、竹沥、甘草、陈皮、麦冬出入加减，服之匝月病遂瘳。继服安神丸一料，永不复发。

凡治癫疾，当审外感、内伤、虚实，兼辨虚中之实、实中之虚，分别施治。此证余认定是虚，执见不惑，所以一法可以效奏。

凡人遇癫狂证，谁不通投凉剂，吾兄此治，即用归脾养心、温脾消痰之法奏效，具见匠心戛戛独造。弟寿山

胡某，年逾三十，因失志动怒，五志阳越莫制，竟夜不寐，倏尔叫喊，妄语妄哭，渐至发狂，詈骂不避亲疏，诊脉大而实。《内经》曰：重阳者狂，重阴者癫。此真狂之实证也，议三化汤下之。

又：进三化汤两剂，始得三四次下，狂减，佯睡，足见是阳明胃实证，拟黄连解毒汤加竹沥，兼进龙荟丸，铁落汤下。

以上出自《医案偶存》

王廷俊

纱帽街夏氏子，年甫二十五岁，佣工自流井盐商家。商见其诚实，以五千金，令行盐楚北，

舟至夔巫间失事。归语商，弗信。又有谓渠在重庆浪费者，两相抵牾，愤怒抑郁，无可告语，对影喃喃，书空咄咄，遂成疯癫。同事见其病，送还省，商亦尾至，向病者父索原金，父谓商实害其子涉讼，江西金四居间排解，谓病愈，不难还金，且交易者子，与父无与，劝盐商息讼，来邀予诊。至夏家，见铁链索疯者，面戴阳，口裂，骨里青惨，扬手掷足，哭笑无时，问病几何时，曰：两月。问服何药，出方予视，不离攻痰败火诸峻剂。强诊，下指如窟，已虚极矣。先以洋参、桂圆，令煎浓汁与服，探其尚任药否。次日来告，得药可睡片刻，醒亦稍静，知可挽回，以桂甘龙牡汤投之，详告伊父，此药有旋乾转坤之力，服后狂甚往日，顷刻即定，一定即不复发，断不可令庸耳俗目见吾方，恐无知阻挠也。一剂果应，往诊，已困卧无力，脉亦收敛，不似前空大无伦矣。原方再进二剂，睡卧安恬，语言有序，以炙甘草汤缓为调理，两月痊愈。

桂枝甘草龙骨牡蛎汤

炙甘草_{五钱} 桂枝_{二钱半} 生龙骨_{五钱} 生牡蛎_{五钱} 照原方一两折二钱半为大剂。

陈古愚曰：太阳病，因烧针，而为火逆者多，今人不用烧针，而每有火逆之证者，炮姜、桂附、荆防、羌独之类，逼其逆也。火逆则阳亢于上，若遽下之，则阴陷于下。阳亢于上，不能遇阴而烦；阴陷于下，不能遇阳而躁。故取龙牡水族之物，抑亢阳以下交于阴，取桂枝辛温之品，启阴气以上交于阳，最妙在甘草之多，资助中焦，使上下阴阳之气，交通于中土，而烦躁自平。

陈灵石曰：徐忠可以龙骨、牡蛎为涩药，盖犹有人之见存也。吾于龙之飞潜，见阳之变化莫测；于海之潮汐，见阴之运动不穷。龙骨乃龙脱换所遗，牡蛎乃海之精英所结，分之为对待之阴阳，合之为各具之阴阳，亦为互根之阴阳，难以一言尽也。其治效无所不包，古圣人用此二味，绝大议论，今人以涩止脱四字尽之，何其浅也。方解，为太阳火逆证说法，其方原与疯病毫不关切，予借治而得效者，是有道焉。人之五脏，肝为木，其气风，其志怒，其声呼；心为火，其气热，其志言，其声喜；肺为金，其气躁，其志悲，其声哭；肾为水，其气寒，其志恐，其声呻；脾为土，其气湿，其志忧，其声歌。凡人一脏之气偏盛，则一脏之志偏见，而一脏之声偏发。癫病者安静，而多悲恐，肺肾之气旺也。狂病者躁动，而多喜怒，肝心之气旺也。肺肾为阴，肝心为阳，阴阳怫逆，癫狂乃作，医家误认为痰为火，而不知为神思间病，药入于口，苦寒攻下，先伤脾胃；脾胃败坏，肺肾之阴陷于下，肝心之阳亢于上，两不交接，神机化灭，不特疯狂，而日就于死矣。故病此者，百无一生也。今用龙骨，取其性之纯阳，本乎天而亲上者敛阳。牡蛎，取其性之纯阴，本乎地而亲下者益阴，且龙以海为宅；牡蛎，海之精英结成，龙见海自归其宅，而天清地宁矣。又得炙草多津多液，味甘入土，大滋脾之本原，桂枝禀东方生气，施其升发，顷刻间有云行雨施之妙，使心、肝、肺、肾，各归其位，经所谓"阴平阳秘，精神乃治"，即此义也。后见黄坤载《四圣心源》治"癫狂"一条，方用"半夏、甘草、干姜、附子、茯苓、麦冬、龙骨、牡蛎"，深喜其先得我心，而又嫌其用药夹杂，不如仲圣之简易。

《寿芝医案》

徐镛

南汇本城杨熙宗令郎，病疟寒热俱轻，饮食如故，守不服药之戒。一日自神庙烧香而归，忽发狂言，似有神灵所作。邀余诊视，脉象沉郁，魄汗淋漓，未能审其果为热厥，不敢骤用寒凉。姑用胆星、竹沥与服，服下人事顿省。询其近日所服何物，曰姜枣汤，曰服两次。视其舌色，面白底绛，唇若涂朱，知为热邪无疑。时已三更，余见其病势稍持，约其明日转方。天明复来邀诊，据述醒时未及三刻，旋又发厥。遂用犀角地黄汤合大承气，许其大便一行即愈。奈他医谓下则必死，病家转多疑虑。时有张二川系杨内戚，力劝本家定服余方。煎药已近下午时候，病者牙关紧闭，强将羊角灌入，服至半剂，大便即解，前恙顿除。

《医学举要》

温载之

同寅某之夫人，年约三十，素患疯魔。时愈时发，遍访名医，百无一效。嗣来渝城，复患寒热往来，食入即吐之证。延余视之。诊其脉，杂乱无伦。即用小柴胡汤加减两剂，新病悉退。请余治其疯魔。询知此病业经数载，寒温补泻无所不服，祈神禳解均无效验。余即用磁砂丸。然此丸能治癫狂，盖朱砂禀南方之赤色，入通于心，能降无根之火而安神明；磁石禀北方之黑色，入通于肾，吸肺金之气，以生精坠炎上之火，以定志使神志清明。狂病自已。殊知病者一见此丸，即大骂不休，谓是何人用此毒药杀害于我。夺药弃地，拼死不服。余令杂以他药进之，亦谓何必欺我，仍用此毒药。盖因内有朱砂。凡鬼皆以朱砂为火也，是以畏之，始终不服。不数日，因夫出署，闭户自缢而死。闻此妇素行端谨，不知是何冤孽，卒不可解释也。世人须当多行善事，以忠孝为本。若负命债，虽隔世亦要偿还。此亦天道之当，然各宜猛省，法术终无益也。

《温病浅说温氏医案》

陈虬

蒋子渭尊政患癫疾，医治罔效，求诊于余。脉之，两手均见弦滑，左寸长出鱼际，日夜不寐，天明时尤觉烦躁不宁。乃告之曰："病由谋虑不遂所致。盖所思不遂，则郁而成怒，心主思而肝主怒，脏气既虚，邪因入而与之并，所谓重阴者癫也。天明者，寅卯肝木王时也。肝为风木之脏，木盛则克土，土病则聚液而成痰，风生则火发，火发则乘心而妄语，故脉见弦滑而长也。"投以大剂温胆汤，加郁李仁四钱治之，五剂而病减。乃改投清心平肝泄火化痰之剂，以牛黄一分，胆星五分，天竺黄二钱，生白芍五钱，湖丹皮一钱，青黛一钱，浮海石三钱，郁金八分。竹茹（鲜用）一两先煎代水，三剂而愈。继以朱砂安神丸，日五钱。二旬后接吞六味丸数斤，遂不复发。凡癫痫之疾，皆由痰火凝阻而起，故治法当以清火涤痰为主，俟痰涎净甚，方可徐施以安神敛魂之品。世医先后倒置，往往补住痰涎，使神明碍隔，而不能复归其舍，永成痼疾，岂不重可惜哉！

《蛰庐诊录》

朱增藉

房粹田抱病，延余治。诊其脉，弦数。问之不知所苦，状似懵獃，但目不了了。知变证难测，令家人日夜监守，不可疏忽。是夜从之，而监守人以余言为妄，稍睡，粹即冲出至大门外，厉声疾呼，逾垣上屋，家人惊起揪之。始叹余有先见之明。主以栀子金花汤而莫之信，以为邪祟不必服也，待符录不应则用之。余欲归，坚留之。越日更甚，时而嬉笑，时而怒骂，时而手舞足蹈，时而嬉戏仰卧。手足上举，脊之中骨著席，如圆之转，如磨之旋，术士不敢近。惟余入室诊脉，静默端坐，出则如故。若是者又旬日。尔时父执蔚斋主持其家，饬令屏符术，信余方。余思病原，乃火王制金，不能平木，木火扇发，故嬉笑怒骂，怪狂百出。非举水灭火，持金伐木，鲜克有济。仍进栀子金花汤加玄参、生地。随用铁落饮数剂少平，甘余剂而愈。愈后静默不言。余知铁落重镇有伤中气，更用葳蕤、石斛、生苓、甘草、山药平淡养气之剂，甘余剂乃如常矣。

族芝轩素性豪侠。因营谋不遂，夙夜焦思伤神，忽昏狂妄语，不讳善恶，延余治。当诊脉时，端坐如常，余知其心尚能主持，脉圆静平和。家人咸以癫疾目之，恐难治。余曰："乃痰火为害，变生狂疾，此显而易见者也。若隐而难测者，变态百端，不可名状。虽周梦觉《怪病论》尚未足以穷其变。"遂以王隐君滚痰丸与服，直攻顽痰。每日兼服二阴煎。黄连易莲心，以扑燎原之火。计服滚痰丸四五料，二阴煎数十剂，下胶痰半桶，如鱼目状，其疾乃瘳。

房镜堂客游省垣，抱病归，神识不清，言语善恶不避亲疏，登高而呼，弃衣而走，治经旬日不应。细审之，每当少腹硬满难耐时，其证更甚，乃知蓄血发狂也。外用熨法，内服桃核承气汤。是夜小便下血一瓶，狂少定。服近二十剂，小便渐次清白，病乃全愈。

谢君芝圃曾痉病治验。过十余年，狂妄无伦，言善恶不避亲疏，登高而呼，弃衣而走，监守不敢少疏。家人疑是旧病复作，延余至。诊之，脉滑疾，汗出如雨，乃阳明腑急下之证。因禀赋亏弱，用当归承气汤，使邪去而正不伤。一服狂定，二三服霍然。谢君之病，前后不同，全在见证用药也。

保命当归承气汤

当归一两　大黄一两　芒硝七钱　甘草五钱

水一大碗，姜三片，枣十枚，煎至一半，温服。治阳狂奔走，骂詈不知亲疏，此阳有余，阴不足。大黄、芒硝去胃中实热，当归补血益阴，甘草缓中，加姜枣者，调胃气也。以大利为度，经云微者逆之，甚者从之，此之谓也。

以上出自《疫证治例》

许恩普

潘辉庭正郎令亲杨姓病狂上屋。他医均以犀角三黄汤为主。延余诊视，脉洪无力，知系风寒未解，虚火上炎。拟参苓甘露饮加柴胡和解等品。伊同乡多不为然，惟潘半信半疑，焚香拈阄，得余药方。吃惊一剂作三服，初服，次服安眠，终服愈矣。

《许氏医案》

王旭高

陆。阳升头痛，心虚善忘，痰火迷心，若昧若狂。安神定志，人参可用，而腻补且缓，以其纳少痰多也。舒郁化痰，川贝最妙，而燥劫须忌，以其舌苔干白也。潜阳息风，须参重镇，而收涩当戒，恐反敛其痰也。

人参　茯神　川贝　石决明　蛤壳　枣仁川连三分，拌炒，研

又：脉细数，懒言倦卧，其为精气神三者皆虚。然舌苔白腻，有痰且有饮。再察神情，静则气怠而若虚，动则气上而自乱，是虚而有痰兼有火也。火伏则痰不上升则静，静则虚象现；火动而痰升则躁，躁则虚象隐。非不虚也，痰火为之起伏也。治不越十味温胆加减。临证各有心思，悉关根柢。

参须　川贝　茯神　枣仁　石决明　橘红

又：阴遏于外，阳伏于内。阴如迷雾，阳若日光。今阳为阴遏，故沉沉默默而蒙昧，脉亦为之不显。有时阳光见睨，则起坐而神清，脉亦为之稍起。顷之阴霾四合，阳气复翳，则仍昏昏如寐。前案谓有痰饮郁于其中，十味温胆屡投不应。再思病源起于头眩心悸，苔白多痰，常服苍术见效。近因神乱若痴，多从事于痰火，清滋重镇，阴胜于阳，以致变幻。然欲开阴雾，法必通阳，譬之离照当空，而后阴雾始散。议进仲景苓桂术甘汤加味。

苓桂术甘汤加远志。

渊按：此从喻氏《寓意草》得来。昧者见神乱若痴，从事于痰火，不思心主阳神，痰为阴物，以阴邪遏其阳气，灵明为之蒙闭颠倒。《内经》云：重阳则狂，重阴则癫。癫狂二证，未可混治。世医一见神志昏乱，多从事于痰火，由不读《内经》耳。

吴。上年夏季痰火迷心，神呆语乱。愈后至今复发。现诊脉浮小弱，舌心红而苔白，语言错乱，哭笑不常。凭脉而论，似属心风。盖由风入心经，蕴热蒸痰所致。用《本事方》独活汤。

独活　防风　淡芩　山栀　元参　鲜地　茯苓　甘草　橘红　竹叶　石菖蒲　胆星

渊按：心脾有伏痰积热，故见证如是。

以上出自《王旭高临证医案》

柳宝诒

黄。惊气入心，痰涎内结，肝木郁而化火，移热于肾。始则悸忡震动，继则如狂如癫。今则神志糊惑，吐涎不已。肾气上泛，廉泉不收。当用清心息肝，摄肾化痰之法。

白石英　代赭石　灵磁石　青龙齿　左牡蛎　川连　茯神　远志　半夏　橘红　甘草

另：雄黄、明矾、郁金等份，辰砂为丸。每服五分，灯心汤送下。

黄。病甫两日，即昏狂大作，发热无汗，舌绛苔浊。此伏温之邪，为痰浊所遏，不能外达，继而邪陷厥阴。欲立起外走，两手足牵强，不能偏废也。

犀角　郁金　磁朱丸包　羚羊角　鲜生地豆豉打　生锦纹　胆星　石决明　苏合香丸　九节菖蒲

以上出自《柳宝诒医案》

马文植

某。脉弦左大，心脾肝郁不遂，气化为火，液变为痰，痰火上升，神志有时不清，默默不

语，虑成癫疾。宜通神以清痰火。

紫丹参　丹皮　贝母　茯苓　法半夏　薄橘红　川郁金　石决明　菖蒲　瓜蒌仁　远志肉　竹二青　橄榄膏

二诊：痰火较平，惟神智尚未全爽。仍清通神明，兼制肝阳。

大麦冬　法半夏　郁金　琥珀　粉丹皮　紫丹参　薄橘红　贝母　茯神　远志　石菖蒲　粉甘草　南沙参　龙齿

上药共研细末，用清水煮橄榄斤余、石决明八两，取汤泛丸。

某。思劳过度，心营受亏，肾水下耗，神志少藏，木火之气上升，虚痰藉以上扰，神明为之蒙蔽，如痴如狂，语无伦次，彻夜不寐，溺少便难，两目上视，风火交扇，脉象虚细，左关较弦。宜养阴柔肝，兼清神明，以定神志。

麦冬辰砂拌　丹参　瓜蒌仁　石决明　川贝　西珀三分，冲　生草　丹皮　南沙参　竹茹　濂珠二分，冲　青果　黑山栀

二诊：药后二便已通，阳明痰热稍降。脉变较静，左关弦象未退。肝阳不平，相火内寄于肝，风火内扇，神不安舍，狂妄无知，时多，喜怒。还宜养阴柔肝，以清神志。

原方去山栀，加羚羊角、龙齿、钩藤、麦冬（用青黛拌）。

三诊：二十七日改方，已能安睡，神志较安。

原方去珠粉，加茯苓、灯草。

四诊：叠进柔肝息风，兼通神明之剂，已能熟睡，神识较清，痰火已降。当进清心育肾，佐以柔肝。

北沙参　柏子仁　龙齿　丹参　川贝母　马料豆　大麦冬　茯神　甘草　法半夏　生地蛤粉炒　炒竹茹　青果

以上出自《马培之医案》

刘子维

蔡某，病疯，不论亲疏，有一月有余。

大黄三钱　郁金五钱　枳实二钱　白矾三钱，研冲药内　芒硝四钱　厚朴三钱　人参头三钱　法夏三钱，姜汁炒　黄芪五钱　甘葛二钱　木通三钱　泽泻二钱

五付，后服八付愈。

李俊注：此病狂也。《灵枢·癫狂》论癫狂及治法颇详，大要癫为阴疾，狂为阳疾，皆由情志不遂、惊恐忧思过甚，以致阴阳气乱，痰火郁结而成。《癫狂》有曰：狂之发也，善骂詈，日夜不休。《病能脉解》曰：阳盛则使人妄言、骂詈，不避亲疏，与此证情形无异也。

《灵兰秘典论篇》曰：心者，君主之官，神明出焉。《宣明五气篇》曰：心恶热，夫心之所以不能远热而失其神明者，逆气为之也。大承气汤合泽泻、木通，斩关夺门，降大小肠有余之逆，而清乘传之邪，即《癫狂》所谓取之手阳明、太阳也。

神明昏乱，固由手阳明、太阳不通，浊气上并，然非津液郁蒸为痰，痰聚血积，蒙塞心窍亦不至于狂也。白金丸郁金逐恶血，白矾化顽痰，以清之。即《癫狂》所谓少阴盛者，皆取之是也。

郁痰在膈，势难下趋，参头涌之；阴邪上逆，未尽化热，半夏降之。即《至真要大论篇》所谓上之下之是也。

《通评虚实论篇》曰：癫疾厥狂，久逆之所生也。凡病之生于逆者，难以备举，非独癫狂也。治逆之法有二：虚则以守为降，脏内守而腑自和也；实则以攻为降，邪外出而正始安也。然人自气化，清升浊降，流行不息，未有但降而不升者，故此方有承气、白金之降，即有黄芪、甘、葛之升，以合乎气化流行之常。至久逆之因，则此证及前证皆由于湿热生痰，观前后两方之苦参、白矾、半夏等皆湿热、湿痰并治，可以知矣。

病已一月有余，邪气虽实，正必渐虚，且上焦津液未亡，舌苔必不干燥，故可用黄芪之温升及半夏之温降。凡湿邪上逆之病，往往舌润痰多，以此为辨，否则，尚宜细心酌之，庶免贻误。

《圣全医案诠解》

余听鸿

丹阳贡赞溪，在琴开豆腐店。始以温邪，有王姓医专以牛蒡、豆豉、柴胡、青蒿等，已服十余剂，阴液已尽，阳气欲脱，狂躁咬人，神识昏愦，痉厥皆至，舌黑而缩，牙紧不开，病已阴绝阳亡。余即进以复脉法，去姜、桂，加鸡蛋黄大剂灌之。不料明晨反目瞪口张，面青肉僵，脉沉而汗出如珠，四肢厥冷。余曰：阴回战汗，阳不能支，欲脱矣。不必诊脉，先炊炉燃炭，急以桂枝龙骨牡蛎救逆法大剂，别直参三钱，白芍三钱，甘草一钱，龙骨四钱，牡蛎一两，淮小麦一两，红枣三钱，茯神二钱，煎之。先灌以粥汤，含不能咽，即将药煎沸灌之，稍能咽，缓缓尽剂。不料至晡汗收而遍体灼热，狂躁昏厥，舌黑津枯。余曰：阳回则阴液又不能支矣。仍进复脉去姜、桂法，生地一两，阿胶三钱，麦冬五钱，白芍三钱，炙草一钱，麻仁四钱，鸡蛋黄二枚。服后至明晨，依然汗冷肢厥脉伏，目瞪口张不言语。余曰：阴回则阳气又欲脱矣。仍服前方桂枝救逆汤。至晡依然舌黑短缩，脉数灼热，仍用复脉去姜、桂法。如是者三日，证势方定。此证阴脱救阴，阳脱救阳，服药早温暮凉。若护阴和阳并用，亦属难救，故不得不分治也。后服甘凉养胃二十余剂而愈。治此证余挖尽心思。余素性刚拙，遇危险之证，断不敢以平淡之方，邀功避罪，所畏者苍苍耳。

余见吾师治一痰病，终日嬉笑怒骂，高歌狂喊，力能逾垣走游街市，已有八九月。或时吐痰，神识稍清。吾师曰：痰久则坚而难出，虽消痰化热徒然，当用吐法以倾其痰窠，作痫疾治之。将鲜桃叶一二斤捣汁，和水灌之，用鸡羽探吐，吐出坚痰。连吐四五次，吐出黏痰数碗，又吐出痰块三枚，坚凝如卵，色清光亮。病人吐后，觉胸膈烦热，进以甘凉清热，化痰潜阳，二十余剂，神识大清，调理半月而愈。余患三疟，将近四月，服蜀漆及槟榔，亦吐出黏涎两三碗而愈。吾师用吐法最多，并不执于瓜蒂、栀子，惟吐法一例，而随证施法，巧夺天工。今人于吐法废而不用，仲景六法中已少一法矣。

以上出自《余听鸿医案》

沈祖复

书院弄蔡姓妇未病之前言语稍觉不伦，继则寒热大作，神识昏糊，狂呼："有大蛇来！"两手环转，日夜不休。有时大呼："三老爷具呈申冤！"两目瞖封，甚至裸体，奔匿桶中。延医诊之，足加医头；与牛黄清心丸、至宝丹，口如龙喷。看请邓君诊视，以为痰火扰乱神明，与大黄一两，元明粉五钱，数服无效，险象迭呈。或以为武痴也。不饮不食已五六日矣。其夫惶恐，欲备后事。时先生与蔡姓同居，适家人病，是时在五月，秒市上枇杷已少，先生命购一篓与食，而分半与蔡姓。蔡妇食之味甘美，屡次索食，其夫又觅得数篓，日夜与食，病转机，两目之瞖亦退。谅系肝木太旺，枇杷属金，能润心肺，兼平肝木，故见效如是。

十年后，秋间又诊。始病伏邪，寒热交作，舌苔浊腻，质绛，有旬日矣。用芳香清暑之品，寒热减轻，其人饮食不慎，恣食各物，忽转为癫狂，两目失神，彻夜不寐，喃喃自言，有时谩骂，赤身裸体，不避亲疏。先生诊之曰："此痰火扰乱神明，心神不安也。"用马宝一分，濂珠二分，辰砂三分，胆星三分，天竹黄三分，石菖蒲三分研末，竹沥二两徐徐灌服，一剂神清，癫狂遂已。

打铁桥下邓元利洋货店锡君之妻病癫，终日喋喋自言语，命立则立，坐则终日呆坐；与食则食，不与亦不索。如是者年余矣，中西医均不效。一日，先生遇邓君于新市桥，详述病状。邀至中隐诊所，为立一方：用羚羊角五分，贝母三钱，珠粉五分，并赠与马宝五分研和，分三次服，稍愈。再和前方服，未过半，病已爽然若失。逾月遂有娠，生一子，举家欣喜过望。

又高车渡农家子病痫风，每发四肢陡然抽搐，不省人事。四处就治，多年不效。一日来诊，先生亦用前法，与服马宝等。后虽复发，不过两手蠢动耳。又服前方加熊胆一分同研，后问诸其人，云已久不发矣。

按：时珍《本草纲目》马肾条下云："马有墨在肾，与牛黄、狗宝相类。"而未详其功用，谅即马宝也。今先生尚藏四两许，色灰白，有宝光纹理，层层包裹，与牛黄、狗宝同。其大小无定，大者如瓜，小者如拳。先生云："马为火畜，其性必燥，病之有痰者宜之。"又阅《医学问答》初集俞君鉴泉答裴君云："夫痴狂为神经病，心属神属火，马为火畜，行速不寐，能识途，确具神足心志之能力。以动物之体，生此静物，故有安神定心之功欤！"

凌敬叔一病半年，请先生诊视，脉弦大，苔黄腻，两目失神多眵，彻夜不寐，饮食不进者久矣。语无伦次，亲友疑有癫病也。先生曰："此痰火扰乱神明，且积滞未清，非用大黄、元明粉不可。"家人畏不敢进，以久病恐虚脱。先生坚持此义，嘱服之。一剂下结粪，言稍有序。明日再将原方加减，又下燥粪，略兼溏薄，唯舌苔干黄厚措。拟芳香化浊，不应。先生曰："此气阴虚而不能化也。"用人参须、西洋参、羚羊角、珠粉等数剂后，舌苔渐化；再服数剂而苔化尽，得进饮食，病大转机。适其爱妾病亡，先生代为担忧，恐此病再生波折，用种种劝解，始得病无变迁。常服益气养营之方调理而愈。

以上出自《医验随笔》

张锡纯

天津黄某某，年二十岁，得神经错乱病。

病因：因心中忿郁，久之遂致神经错乱。

证候：心中满闷发热，不思饮食，有时下焦有气上冲，并觉胃脘之气亦随之上冲，遂致精神昏瞀，言语支离，移时觉气消稍顺，或吐痰数口，精神遂复旧。其左脉弦而硬，右脉弦而长，两尺皆重按不实，一息五至。

诊断：此乃肝火屡动，牵引冲气胃气相并上冲，更挟痰涎上冲以滞塞于喉间并冲激其脑部，是以其神经错乱而精神言语皆失其常也。其左脉弦硬者，肝血虚而火炽盛也。右脉弦长者，冲气挟胃气上冲之现象也。方书论脉有直上直下冲脉昭昭之语，所谓直上直下者，即脉弦且长之形状也。其两尺不实者，下焦之气化不固也，因下焦有虚脱之象，是以冲气易挟胃气上冲也。此当治以降胃、敛冲、镇肝之剂，更兼用凉润滋阴之品，以养肝血，清肝热，庶能治愈。

处方：生赭石一两,轧细　灵磁石五钱,轧细　生怀山药八钱　生龙骨八钱,捣碎　生杭芍六钱　玄参五钱　柏子仁五钱　云苓片三钱　清半夏三钱　石菖蒲三钱　生远志二钱　镜面砂三分,研细

药共十二味，将前十一味煎汤一大盅，送服朱砂细末。

复诊：将药连服四剂，满闷发热皆大见愈，能进饮食，有时气复上冲而不复上干神经至于错乱，左右之脉皆较前平和，而尺部仍然欠实，拟兼用培补下元之品以除病根。

处方：生赭石一两,轧细　熟怀地黄八钱　生怀山药八钱　大甘枸杞六钱　净萸肉五钱　生杭芍四钱　玄参四钱　云苓片二钱　共煎汤一大盅，温服。

效果：将药连服六剂，诸病皆愈，脉亦复常。

或问：地黄之性黏腻生痰，胃脘胀满，有痰者多不敢用，今重用之何以能诸病皆愈？答曰：用药如用兵，此医界之恒言也，如宋八字军最弱，刘锜将之即为劲卒，遂能大败金人奏顺昌之捷，以斯知兵无强弱，在用之者何如耳。至用药亦何独不然，忆曾治一李姓媪，胃口满闷有痰，其脉上盛下虚，投以肾气丸作汤服，为加生赭石八钱，眼后觉药有推荡之力，须臾胸次豁然，肾气丸非重用地黄者乎？然如此用药非前无师承而能有然也。《金匮》云：短气有微饮当从小便去之，苓桂术甘汤主之，肾气丸主之。夫饮即痰也，气短亦近于满闷，而仲师竟谓可治以肾气丸，愚为于《金匮》曾熟读深思，故临证偶有会心耳。

都某某，年三旬，得癫狂失心证。

病因：心郁生热，因热生痰，遂至癫狂失心。

证候：言语错乱，精神昏瞀，时或忿怒，时或狂歌，其心中犹似烦躁，夜不能寐，恒以手自挠其胸，盖自觉发闷也。问之亦不能答，观其身形似颇强壮，六脉滑实，两寸尤甚，一息五至。

诊断：人之元神在脑，识神在心，心脑息息相通，其神明自湛然长醒。生理学家谓心有四支血管通脑，此即神明往来于心脑之路也。此证之脉其关前之滑实太过，系有热痰上壅将其心脑相通之路堵塞，遂至神明所隔碍，失其常性，此癫狂失心之所由来也。治之者当投以开通重坠之剂，引其痰火下行，其四支血管为痰所瘀者，复其流通之旧，则神明之往来自无所隔碍，而复湛然长醒之旧矣。

处方：生赭石两半,轧细　川大黄八钱　清半夏五钱　芒硝四钱　药共四味，先将赭石、半夏煎十余沸，加入大黄煎两三沸，取汤一大盅，入芒硝融化温服。

方解：方中重用赭石者，其重坠之性能引血管中之瘀痰下行也。

复诊：三日服药一次（凡降下之药不可连服，须俟其正气稍缓再服），共服三次，每次服药后通下大便两三次，似有痰涎随下，其精神较前稍明了，诊其脉仍有滑实之象，身体未见衰弱，拟再投以较重之剂，盖凡癫狂之甚者，非重剂治之不能愈也。

处方：生赭石二两，轧细　川大黄一两　芒硝四钱　甘遂钱半，细末　药共四味，先煎赭石十余沸，入大黄煎两三沸，取汤一大盅，入芒硝融化，将服时再调入甘遂末。

三诊：将药如法煎服一剂，下大便五六次，带有痰涎若干，中隔两日又服药一次（药中有甘遂，必须三日服一次，不然必作呕吐），又下大便五六次，中多兼痰块挑之不开，此所谓顽痰也。从此精神大见明了，脉象亦不复滑实矣，拟改用平和之剂调治之。

处方：生怀山药一两　生杭芍六钱　清半夏四钱　石菖蒲三钱　生远志二钱　清竹沥三钱　镜面砂三分，研细

药共七味，将前五味煎汤一大盅，调入竹沥送服朱砂细末。

效果：将药如法煎服数剂，病遂全愈。

以上出自《医学衷中参西录》

何长治

右。自去年春起崩漏后，至夏初陡发狂疾，至今暴象渐退。言语不灵，心跳不安，拒食，不大便已八日矣；舌干，脉左弱，右细数无力。此系血去过多，神不守舍，为虚痫之重候也。暂拟养营安神法。

生芪　炒芩　归身　生地　白芍　龙齿　远志　天竺黄　麦冬　五味　秦艽　木香　炙草　陈皮　辰砂拌茯神　鲜竹茹　石菖蒲

《何鸿舫医案》

袁焞

潘信夫君哲嗣，年二十五岁，自去年八月病狂，妄言骂詈，弃掷杯具，延医服药，祈祷鬼神，病日以剧，其家另以僻屋居之。今年二月，始延余诊。骂詈妄语，终日不休，亦不能寤，面色如平人，舌尖红而苔腻，大便三日未行，饮食如常，脉息沉滑，此胃热有痰，病尚可治。盖胃热则登高而歌，弃衣而走。今彼骂转詈妄语，与登高而歌无异，而舌苔腻，能饮食，数月之病毫无倦容，大便又常秘结，此皆实象，而非虚证也。乃以小陷胸汤合涤痰汤去人参、南星，加麦冬、茯神、知母等药，黄连用八分，蒌仁、竹茹、麦冬、茯神各三钱，余各一二钱。接服两剂，大便通利，夜间能睡，惟梦遗泄精，舌苔仍腻。原方去枳壳、竹茹、知母，减轻川连，合宁志膏，仍作煎剂。又服两剂，诸恙悉瘥，但觉困倦欲睡，遂以饮食调养，不劳余药而瘳。

《丛桂草堂医案》

费承祖

直隶劝业道孙荫庭之夫人，忧郁病狂，神识迷昧，日夜悲哭不休，语无伦次。诊脉弦滑，痰火蒙蔽包络，神明无主。清火化痰，古人有成法，最要引包络中痰火下出小肠，神明自能复辟。

玄参一钱　麦冬三钱　茯神二钱　酒炒木通一钱　酒炒黄连二分　羚羊角一钱五分　生石决四钱　川贝母三钱　蒌皮三钱　橘红八分　天竺黄五分　鲜竹茹二钱五分　鲜竹沥二两，冲服

进一剂，大便畅行三次，神识清而悲哭止。

复诊：照前方加牛黄末（过服）一分，再进一剂，其病若失。何仲吕孝廉精于医，问：病愈何速？答：以痰火下有出路。仲吕首肯者再。

狼山镇台曹肯堂军门，壬辰春，忽病狂。延余诊之，脉来弦滑而大。此胃中痰火，上蒸包络，神明无主。非清火消痰，神明安能复辟。

西牛黄一分，过服　酒炒川连三分　酒炒木通一钱　羚羊角一钱　牡丹皮二钱　京玄参一钱　大麦冬二钱　川贝母三钱　天花粉三钱　鲜竹沥二两，冲服

连进三十剂，神识已清。惟遇事不遂意，其病即发。胃中痰火未清已著，遂以吐法出之。吐胶痰升余，病即霍然。至辛丑身体强健胜常。秋间见洋务交涉，事多掣肘，焦急万分，旧病复发，误投温补，以致不起，惜哉！

以上出自《费绳甫医话医案》

吴鞠通

陀，五十九岁。病由情志而伤，中年下焦精气不固。上年露痹中之萌，近因情志重伤，又届相火主令，君火司天，君火客气内与本身相火相应，以致肝风鸱张，初起如狂。医者仍然攻风劫痰，大用辛温刚燥，复以苦寒直下，是助贼为虐也。现在左脉实大坚牢，大非佳兆，勉以紫雪丹定瘛疭肢厥，而泄有余之客热，再以定风珠济不足之真阴，而息内风之震动。如果病有回机，神色稍清，再议后法。

紫雪丹三两，每服二钱，二时一服，以神清为度。牙关紧闭，用乌梅蘸醋擦牙根，其牙即开。

大生地一两　左牡蛎八钱　麦冬八钱，不去心　生白芍一两　真阿胶四钱　麻仁四钱　生鳖甲一两　炙甘草六钱　蚌水半酒杯，冷开冲入　鸡子黄二枚，药煮成，去渣后入，上火二二沸　煮成三碗，渣再煮两碗，共五碗，四刻服半碗，尽剂再作服。

二十日：左脉仍然牢固，较昨日诸证俱减，舌苔黄黑，尺肤热，阳明络现。昨谓不止本身虚热，且有客气加临，非虚语也。汤药仍照前方，再以清宫汤化牛黄丸、紫雪丹辈，二时一次。

连翘心三钱　连心麦冬五钱　元参心五钱　竹叶卷心三钱　莲子心一钱五分煮一大碗。服牛黄丸、紫雪丹时，即以此汤化服。待汤已凉，化入丹丸。

廿一日：瘛疭肢厥虽止，其狂如故。会厌不利，脉仍牢固数大。按：阳并于上则狂，的系阳火有余，非极苦之药直折其上盛之威，其势未必得减，况小肠火腑非苦不通，火降痰亦因之而降，其会厌庶可得利矣。

洋芦荟三钱　犀角八钱　元参五钱　龙胆草三钱　麦冬八钱，不去心　知母六钱　真雅连三钱　丹皮八钱　白芍六钱　细生地六钱

头煎三碗，今日服；二煎两碗，明早服。二帖半。

廿四日：脉气大减，但阳升阻络，机窍不灵，议兼清会厌胆络之热。

羚羊角三钱　麦冬三钱，不去心　洋芦荟一钱五分　直生地三钱　知母三钱　龙胆草一钱五分　钩藤钩二钱　连翘一钱五分　冬桑叶一钱五分　煮成三杯。外米醋杯半，每药一茶杯冲入半酒杯。今晚一帖，明早一帖。

廿五日：于前方内加石膏二两。

廿六日：稍进糜粥，觉勇力倍常，舌红黑，脉较昨日实大，犹为阳火有余。

犀角六钱　细生地四钱　雅连四钱　麦冬五钱，不去心　洋芦荟四钱　丹皮五钱　知母五钱　龙胆草三钱　米醋每药一杯冲入半杯　浓煎三杯，分三次服；渣再煮二杯，明早服。

廿七日：于前方内加铁落煎汤代水。铁落即铁铺中打铁时所落铁皮片。

初二日：诸证与脉皆减，然未能净，苦药犹不能减也。颊肿系客气，议加辛凉。

犀角五钱　洋芦荟三钱　雅连三钱　麦冬六钱，不去心　龙胆草三钱　知母四钱　连翘三钱　羚羊角三钱　丹皮五钱　银花三钱　钩藤钩三钱　铁落水煎。头煎三碗，二煎三碗，分六次服。明日午前令尽，间服牛黄丸、紫雪丹，日三次。

初三日：于前方内加生地八钱。

己巳二月初三日，齐，四十二岁。脉弦数而劲，初因肝郁，久升无降，以致阳并于上则狂。心体之虚，以用胜而更虚，心用之强，因体虚而更强。间日举发，气伏最深，已难调治。现在卯中乙木盛时，今岁又系风木司天，有木火相扇之象。勉与补心体泻心用两法。

洋参三钱　大生地一两　丹参三钱　白芍六钱　生龟板一两　黄柏三钱　麦冬六钱，不去心　莲子心一钱　山连三钱　丹皮四钱　煮三碗，分三次服。

外用紫雪丹六钱，每次一钱，与此方间服。

初六日：操持太过，致伤心气之狂疾。前用补心体泻心用摄心神，已见大效，脉势亦减，经谓脉小则病退，是也。

洋参三钱　女贞子四钱　丹皮五钱　龟板二两　龙胆草一钱　山连三钱　白芍六钱　黄柏炭二钱　莲子五钱　麦冬六钱，不去心　铁落水煎，煎三杯，分三次服。外以米醋一黄酒杯冲。

廿七日，某。左脉弦劲，经谓单弦饮澼。五日前因观剧后做噩梦，遂病狂肢厥。经谓阳并于上则狂，两阴交尽则厥。《灵枢》有淫邪发梦一卷，大意以五脏偏胜，非因梦而后病也。前人有诸般怪证皆属于痰之论，虽不尽然，然此证现在咳嗽块痰，左脉单弦，应作痰治。

石菖蒲二钱　半夏五钱　茯神块五钱　天竺黄二钱　丹皮三钱　白附子二钱煮三杯，分三次服。先服陈李济牛黄清心丸一二丸，温开水调服。

廿八日：狂而厥，左脉单弦，咳嗽块痰，昨议应作痰治。今日左脉渐有和平之象，证现于外者亦效，但形貌怯弱，色白而嫩，脉亦不壮。此证之痰，究因惊起，凡神气壮者不惊，况惊后噩梦，梦后大汗，其为阳虚神怯显然。此证将来必归大补而后收功，现在不得以攻痰见效而忘其虚怯，与化痰之中，微加益气。

半夏五钱　茯神块五钱　秋小麦八钱　麦冬五钱，不去心　石菖蒲一钱　大枣二枚，去核　煮三杯，分三次服。

廿九日：体虚有痰之证，不能纯治一边。今日脉微滑数，于昨日方法中少加逐痰。

茯神块五钱　半夏五钱　陈胆星一钱　白附子二钱　麦冬三钱，不去心　秋小麦一合　石菖蒲一钱五分　煮三杯，分三次服。先服牛黄清心丸半丸。

初一日：昨日稍加逐痰，痰出如许，大势安静，但多怒耳。右脉仍滑，痰未净也。

茯神块三钱　半夏六钱　石菖蒲一钱　代赭石五钱，煅飞　白附子二钱　秋小麦八钱　旋覆花三钱，包　炙甘草一钱　煮三杯，分三次服。

其后痰去，以大补心脾而安。

十月初二日，鲍，三十二岁。大狂七年，先因功名不遂而病。本京先医、市医、懦医，已历不少。既而徽州医、杭州医、苏州医、湖北医，所阅之医不下数十百矣。大概补虚者多，攻实者少，间有已时，不旋踵而即发。余初诊时，见其蓬首垢面，下体俱赤，衣不遮身，随着随毁，门窗粉碎，随钉随拆，镣铐手足，外有铁索数根，锢锁于大石磨盘上，言语之乱，形体之羸，更不待言。细询其情，每日非见妇人不可，妇人不愿见彼，竟闹不可言，叫号声嘶哀鸣，令人不忍闻。只得令伊家人强侍之，然后少安，次日仍然，无一日之空。诊其脉，六部弦长而劲。余曰："此实证，非虚证也。"于是用极苦以泻心胆二经之火。泻心者必泻小肠，病在脏，治其腑也；胆无出路，借小肠以为出路，亦必泻小肠也。

龙胆草三钱　天冬三钱　细生地三钱　胡黄连三钱　麦冬三钱，不去心　粉丹皮三钱　煮三杯，分三次服。服二帖大效，妄语少，而举动安静。

初三日：见其效也，以为久病体虚，恐过刚则折，用病减者减其制例，于原方减苦药，加补阴之甘润。

初五日：病家来告，云："昨服改方二帖，病势大重，较前之叫哮妄语加数倍之多，无一刻之静，此证想不能治，谅其必死，先生可不必再诊矣。"余曰："不然，初用重剂而大效，继用轻剂加补阴而大重，吾知进退矣。"复依其脉，弦长而数，于是重用苦药。

龙胆草六钱　天冬五钱　真雅连五钱　洋芦荟六钱　麦冬二钱，不去心　乌梅肉五钱　胡黄连五钱　秋石二钱　煮三碗，分次服。服此方一气六帖，一日较一日大效，至十一日大为明白。于是将其得病之由，因伊念头之差，因未识文章至高之境，即能至高，……非人力所能强为，何怒之有，……痛乎责之，俯首无辞。以后渐减苦药，加补阴，半日以后，去刑具，着衣冠，同跪拜，神识与好人无异，服专翕大生膏一料而大壮，下科竟中矣。

章氏，四十二岁。先是二月间病神识恍惚，误服肉桂、熟地等补药，因而大狂。余于三月间用极苦以折其上盛之威，间服芳香开心包，医治三十日而愈，但脉仍洪数，余嘱其戒酒肉，服专翕大生膏补阴配阳，彼不唯不服丸药，至午节大开酒肉，于是狂不可当，足臭远闻至邻，不时脱净衣裤，上大街，一二男子不能搏之使回。五月十四日，又延余诊视，余再用前法随效，二三日仍然如故。盖少阳相火旺极，挟制君主行令，药虽暂开其闭，暂折其威，相火一动，而仍然如故。延至六月十六日午刻，复自撕碎其裤，人不及防，而出大门矣。余坐视不忍，复自惭无术以已其病，因谓其胞弟曰："此证非打之使极痛，令其自着裤也不可，伊弟见其乃姊如是景况，羞而成怒，以保父母体面为义，于是以小竹板责其腿，令着裤，彼知痛后而自着衣，着后稍明。次月十七日立秋，余与大剂苦药一帖而全愈。盖打之功，与天时秋金之气，药之力，相须而成功也。后以专翕大生膏而收全功。

丁亥三月十七日，富，二十岁。阳并于上则狂，先以极苦折其上盛之威，左脉洪大，胆无出路，泻胆者必泻小肠，心主言，多言者必泻心，泻心者亦必泻小肠，小肠火腑，非苦不通。

龙胆草四钱　天冬三钱　生牡蛎五钱，打碎　洋芦荟三钱　麦冬四钱，不去心　胡黄连三钱　细生地五钱　丹皮三钱　铁落水煎，煮三杯，分三次服。二帖。

十九日：狂病与极苦泻小肠已效，仍宗前法，少加收摄阴气，余有原案，以前人误下，大便太稀故也。

龙胆草三钱 天冬三钱 生鳖甲五钱，打 洋芦荟二钱 麦冬三钱，不去心 生牡蛎五钱 胡黄连三钱 丹皮五钱 五味子一钱 次生地五钱 铁落水煮成去渣，加陈米醋半酒杯，分三次服。

廿一日：狂病与育阴兼泻小肠，病退其半，脉之洪大者亦渐小。经谓脉小则病退，宗其法而减其制。

龙胆草二钱 天冬二钱 牡蛎五钱 洋芦荟一钱 麦冬三钱，不去心 白芍三钱 胡黄连二钱 丹皮三钱 秋石一钱 细生地五钱

铁落水煮三杯，分三次服。

廿六日：狂病左关洪大有力，得苦药反大于前，议进前法，余有原案。

龙胆草五钱 知母四钱 天门冬四钱 洋芦荟五钱 丹皮二钱 细生地二钱 胡黄连五钱 秋石一钱 铁落水煎成三杯，加陈米醋一酒杯，分三次服。其碧雪丹仍服。

丁亥三月十八日，彦，廿一岁。狂病有年，六脉洪大有力，左关更甚，与极苦折其上盛之威。

龙胆草三钱 胡黄连三钱 麦冬三钱，不去心 洋芦荟三钱 细生地三钱 丹皮三钱 煮二杯，分二次服。碧雪丹二钱，温开水冲。

以上出自《吴鞠通医案》

萧伯章

李某，年二十余，先患外感，诸医杂治，证屡变，医者却走。其父不远数十里踵门求诊，审视面色微黄，少腹满胀，身无寒热，坐片刻即怒目注人，手拳紧握伸张如欲击人状，有顷即止，嗣复如初。脉沉涩，舌苔黄暗，底面露鲜红色。诊毕，主人促疏方，并询病因。答曰：病已入血分，前医但知用气分药，宜其不效。《内经》云："血在上善忘，血在下如狂。"此证即伤寒论热结膀胱，其人如狂也。用桃核承气汤。即疏方授之，一剂知，二剂已。嗣以逍遥散加丹栀、生地调理而安。

《通园医案》

金子久

胃热则虫动，虫动则胃缓，胃缓则廉泉开，则涎下，此病机篇之言也。夫涎唾之源也，一由脾不摄其精，一由肾不纳其水，半由木火之升腾，半由胃热之蒸灼。木火消烁精华，形容为之日瘦，阳气不潜于阴，窹寐为之日少，涎入于胃，与火相搏，上扰清阳，神识有时烦躁，下阻浊道，更衣有时坚结，左脉搏指而滑，液沫即是津液，津液即是至宝，愈唾愈伤，阳动阴涸，在所不免，欲保阴液，务在甘酸，欲潜气火，端在咸苦。

青龙齿 橘红 白芍 贝母 淡甘草 犀角汁 陈胆星 枣仁 茯神 牛膝 左牡蛎 生竹茹

二诊：夙有癫证，近加唾涎，肾不纳气而为唾，脾不摄津而为涎，就此而论，关系脾肾，《内经》云脾为涎，肾为唾也。涎沫为胃中之津液，津液乃身中之元气，自唾涎沫已逾匝月，津液竟日趋于困穷，元气遂日沦于凋敝。胃纳尚强，定是胃火，火盛不独令涎沫而上涌，亦且灼

津液而酿痰，痰盛非特阻娇脏之清肃，抑且窒气分之升降。寤寐或有或无，神色时躁时静，左脉搏指而大，右脉弦急而滑，治当甘酸，一可补救津液，一可约束涎沫，参用咸苦，半泻胆胃实火，半潜龙相虚火。

青龙齿　川贝　淡甘草　橘红　玄参心　白芍　竹茹　犀角汁　茯神　左牡蛎　枣仁　陈胆星　丹皮

三诊：本病癫证大发，昨夜不寐达旦，烦躁狂舞，起坐不定，总阴阳错乱，木火相戾，遂使阳动化风，火盛生痰，痰火相搏，蒙蔽胆胃，胆失中正，言语处世不获周施，胃失通降，水谷精华徒化痰涎，涎沫滔滔于口，竟未有所底止，津液腾腾于上，逐渐枯耗形容，五志之阳，由此扇动，七情之火，亦为炽升。阳极似阴，手指似觉厥冷，阳蒸于阴，胸膺时觉有汗，左脉搏手，右脉急疾，重按六脉至数不明，口渴欲饮，舌苔薄白。诸躁狂越皆属于火，诸唾涎沫皆属于水，治法大旨，援此二义。

真西珀　川贝　石决明　橘红　玄参　白金丸　龙齿　左牡蛎　茯神　陈胆星　竹茹　净枣仁　犀角汁

四诊：癫与狂有阴阳之分，狂与癫有痰火之殊，历久不痊，根蒂固深，非草木所能疗，有愈之方其仙乎？要知人之言语处世周旋，全赖胆腑决断有权，胆失决断，源由痰蒙，则枢转失司，而机关欠利，久而久之，牵及神志。心为藏神，肾为藏志，心肾不交，水火不济，有时恬寐，有时不寐。口唾涎沫，由来已久，涎为阴之静物，无有不从火升，脉象搏指，左弦滑，舌难伸越而质灰色。病虽由于根本发生，而目前图治仍宜涤痰为君，潜火为臣。

青龙齿　川贝　净枣仁　橘红　白金丸　玄参　犀角汁　左牡蛎　茯神　陈胆星　远志　濂珠粉　竹茹

五诊：旧恙癫狂未剧，新患涎沫已减。癫狂是阴阳之错乱，遂使神不清，志不宁。涎沫乃君相之蒸腾，致令津不敛，液不藏。神气多动少静，有时面红戴阳。寐寝多醒少恬，有时肉颤身掣。火炎于上，胃不减食，食停于中，脾不输精，从化湿浊，酿成顽痰，肾之坎水枯耗，损及脏阴，肝之寄风掀腾，牵动脑筋。有限之阴水日少，无潜之阳火日炎，转瞬一阳萌动，或有火兴风波，左脉仍然弦滑。壮水潜阳，以宁神志，息风涤痰，以宣清窍。

青龙齿　辰远志　玄参心　牡丹皮　云茯神　白金丸　濂珠粉　左牡蛎　枣仁　广橘红　川贝　竹茹　犀角汁

体素清癯，阴分必虚。虚则木火易升，兼挟酒醴化湿，湿火相互酿痰，蒙扰精灵，发生怔忡。癫狂已阅两年，发时神昏语乱，逾时神清志宁，脉象弦细，舌苔白腻。病是七情致伤，遂使五志逆乱，录方养心之荣，参用豁痰潜阳息风。

丹参　枣仁　云茯神　橘红　竹茹　胆星　远志　淮小麦　炙甘草　白芍　柏子仁　滁菊　桑叶

按：《灵枢·邪客》谓：心者"精神之所舍也。"人之一切精神意识，思维活动，皆心所主，七情内伤，五志逆乱，更兼痰浊上蒙，心神不能自主，则有痴狂癫呆之疾。癫狂之分，躁动属阳为狂，静默属阴为癫，此《难经》所谓重阴则癫，重阳则狂是也。该例病发二年，时有神昏语乱，是为顽痰蒙扰而心营有亏，木火亢盛，故金氏治以滋养心营为本，涤痰息风为标，使心得血养，痰不蒙扰，木火潜降则神明自主，癫狂可愈。

以上出自《金子久专辑》

丁泽周

谭延恺。心肾阴亏，肝火上升，火灼津液为痰，痰热上蒙清空，神不安舍，内热口干，多疑多虑，脉象弦小而滑。宜养阴凉肝，清神涤痰。

南北沙参各二钱　生石决八钱　青龙齿三钱　朱茯神三钱　炙远志一钱　竹沥半夏二钱　川象贝各二钱　瓜蒌皮三钱　天竺黄二钱　天花粉三钱　鲜竹茹二钱　嫩钩钩三钱，后入　珍珠粉一分，冲服　琥珀粉二分，冲服　朱灯心二扎　金器一具

另保心丹。

吴右。惊骇抑郁伤肝，肝阳上扰清空，痰热内阻，心神不得安宁，神识时明时昧，谵语妄言，心悸脑眩。脉象濡滑而数，虑成癫证。姑拟柔肝潜阳，清神涤痰。

天花粉三钱　生石决六钱　青龙齿三钱　川象贝各二钱　朱茯神三钱　竹沥半夏二钱　川雅连四分，酒炒　天竺黄钱半　细木通八分　枳实炭一钱　炒竹茹二钱　鲜石菖蒲八分　淡竹沥一两，冲服　金器一具

二诊：神识时明时昧，谵语妄言，脉象濡滑而数。阴虚质体，肝火挟痰热上蒙清窍，神明无以自主。投剂合度，仍守原意出入。

生石决六钱　青龙齿三钱　朱茯神三钱　天花粉三钱　川雅连四分，酒炒　细木通八分，酒炒　竹沥半夏二钱　鲜竹茹二钱，与枳实炭一钱同炒　天竺黄钱半　川象贝各二钱　石菖蒲八分　淡竹沥一两，冲服　大地栗二两，洗打　活芦根一尺，去节　金器一具

蒋右。痰浊上蒙清窍，神明无以自主，神识模糊，梦语妄言，舌苔白腻，脉象弦滑。宜清神涤痰，而通神明。

竹沥半夏二钱　枳实炭一钱　炒竹茹钱半　朱茯神三钱　炙远志一钱　细木通八分，酒炒　九节菖蒲一钱　川雅连四分，酒炒　天竺黄钱半　合欢花钱半　白金丸四分，吞服

蒋左。肝郁化火，挟痰浊上蒙清窍，神明无以自主，神糊谵语，夜不安寐，脉象弦小而滑，先宜清神涤痰。

大麦冬二钱　川雅连四分，酒炒　细木通八分，酒炒　朱茯神三钱　竹沥半夏二钱　枳实炭一钱　川贝母三钱　天竺黄钱半　陈胆星八分　炒竹茹钱半　金器一具，入煎　九节石菖蒲一钱　礞石滚痰丸四钱，包煎

刘右。神智不灵，舌强言语謇涩。舌为心苗，肾脉络舌本，脾脉络舌旁，心火痰热阻于脾络，易于蒙闭清窍。当宜清心涤痰而通络道。

上川雅连四分，酒炒　细木通八分，酒炒　竹沥半夏二钱　朱茯神三钱　炙远志一钱　炒枣仁三钱，与枳实炭八分同打　川贝母八钱　天竺黄钱半　川郁金钱半　南沙参三钱　炒竹茹钱半　合欢花钱半　九节石菖蒲八分

二诊：舌强言语涩，神明无主，时明时昧，清晨气逆，临晚腿肿。脾弱生湿，湿痰逗留络道，再宜理脾和胃，清神化痰。

生白术钱半　连皮苓四钱　紫丹参二钱　竹沥半夏二钱　炙远志一钱　九节菖蒲一钱　川象贝各二

钱　陈胆星八分　生熟苡仁各四钱　冬瓜子皮各三钱　杜赤豆一两

以上出自《丁甘仁医案续编》

萧琢如

李君，年二十余岁，住湘乡。

病名：热结膀胱。

原因：先患外感热病，诸医杂治，证屡变，医者却走，其父不远数十里踵门求诊。

症状：面色微黄，少腹满胀，身无寒热，坐片刻，即怒目注人，手拳紧握伸张，如欲击人状，有顷即止，嗣复如初。

诊断：脉沉涩，舌苔黄暗，底面露鲜红色。诊毕，主人促疏方，并询病因。答曰：病已入血分，前医但知用气分药，宜其不效。《内经》云：血在上善忘，血在下如狂。此证即《伤寒论》热结膀胱，其人如狂也。

疗法：当用桃仁承气汤，速通其瘀。

处方：光桃仁三钱　生锦纹三钱，酒洗　元明粉二钱，分冲　紫瑶桂五分　清炙草七分

效果：一剂知，二剂已。嗣以逍遥散加丹、栀、生地，调理而安。

说明：《伤寒论》云："太阳病不解，热结膀胱，其人如狂，血自下，下者愈。"按：热结膀胱，即热入血室之变文。以血室与膀胱相连也。其曰"其人如狂"者，即包括小柴胡证谵语妄见在内。又曰："外解已，但少腹急结者，乃可攻之，宜桃核承气汤方。"所谓急结，即兼有抵当汤证之硬满在内。病变不一，古文简略，读者当扼定病源，即其常以通其变，断不可死于句下，所谓知其要者，一言而终，不知其要，流散无穷也。

廉按：膀胱在小腹之间，近血海之所，膀胱有津液而无血，而与胞中之血海相连，热干之，阴不胜阳，则动胞中之血，血结为死魄，魄乱其魂，是以如狂也。此案方用桃仁承气汤，桃得阳春之生气，其仁微苦而涌泄，为行血之缓药。得大黄以推陈致新，得芒硝以清热消瘀，得甘草以主持于中，俾诸药遂其左宜右有之势。佐以肉桂者，辛能行气，气行而血乃行也。惟舒驰远谓膀胱蓄血，与大肠蓄血有别，血蓄膀胱者，少腹硬满、小便自利，大肠蓄血者，屎虽硬而大便反易，其色必黑。桃仁承气，为大肠蓄血者宜之。若太阳蓄血，乃为热结膀胱，其去路自应趋前阴而出，当用红花、小蓟、生地、归尾、万年霜之类，加入五苓散中，从小便以逐其邪，庶几有当。其言亦颇有理，后之遇此证者，对证酌用可也。

《全国名医验案类编》

严继春

沈氏妇，年二十一岁，住蓬山。

病名：热病发狂。

原因：素因肝郁多痰，现因今年夏令，伏热内发，猝惊发狂。

症状：初起壮热心跳，头晕目眩，继即狂证陡发，或笑或骂，不避亲疏，甚则毁器登高。

诊断：脉弦滑而数，舌红苔白，此丹溪所谓热生痰，痰生风，风阳内鼓，激动心神而为阳狂也。

疗法：清伏热以安神，息风阳以涤痰。

处方：生石膏一两，杵，先煎　白知母三钱　陈胆星一钱　老竺黄二钱　辰砂一钱　拌碧玉散三钱，包煎　川楝子三钱　淡竹沥两瓢，冲

先用生铁落一两，滚痰丸（包煎）四钱，煎汤代水。

次诊：一剂而脉之弦滑略减，苔色转黄，而狂莫可制。二剂而腹痛，大便色如红酱，兼有白色胶痰，而狂势顿平。惟气上冲心，心筑筑然动，肢冷自汗，眩晕欲厥。此痰热下泄，而风阳未平，前则入阳则狂，今则入阴欲厥也。治以潜镇清息，平定风阳。

次方：左牡蛎四钱，生打　青龙齿三钱，生打　桑麻丸四钱　拌磁朱丸六钱，包煎　珍珠母八钱，生打　生鳖鱼四钱，打　小川连六分，盐水炒　川楝子钱半　宣木瓜钱半　淡竹茹三钱

先用鲜茅根、童桑枝各一两，灯心五分，三味煎汤代水。

三诊：厥虽止而脘中疼，肢微温而汗仍出，口苦便涩，小溲短黄，脉弦兼数，舌苔黄薄，此虽热微厥亦微，而肝阳上犯胃脘也。当以柔肝和胃治其本，润肠利溺治其标。

三方：左牡蛎四钱，生打　生白芍三钱　蜜炙延胡钱半　冬桑叶二钱　乌贼骨三钱　清炙草五分　川楝子钱半　淡竹茹三钱

先用漂淡陈海蜇四两，大地栗四个，煎汤代水。

效果：连进三剂，便润溺利，诸证皆平。后用黄草石斛三钱，淮小麦三钱，生藕肉四两，大红枣四枚，煎汤代茶，调养旬余而瘳。

廉按：发狂虽有阴阳、虚实、经络、脏腑、新久之异，要皆必经心肝两脏而发，以心藏神，主知识，肝藏魂，主行为，未有神魂清醒而昏狂迷妄至于此极者也。此案胃热蒸心，阳盛发狂，其主因也。而肝郁挟痰，其素因也。猝然受惊，其诱因也。初方用加减铁落饮，泻肝火以涤胶痰；接方用潜镇清息，以定风阳；三方柔肝和胃，润肠利溺，标本兼顾，法皆中的，宜其所投辄效，诸证悉平。

《全国名医验案类编》

曹惕寅

龙虎丹治痰阻胸膈，发为癫狂，药力虽云过峻，见功确属敏奇。时人每以中有砒石大毒，未敢轻用，然只须体实病实。服后非大吐即大泻，倘于虚体，上吐易于气升昏厥，下泻则更恐中气不支。故宜守定两实字，非徒无损，其病必释然无余。宜兴陈干卿君有两女，为方生孜安之姨表姊妹，先后患癫狂疾，百药罔效。遂买棹来苏，就诊于余，均于方剂外另服此丹而愈。

按：获效之神，似较白金、金箔镇心、礞石滚痰、虎睛等丸，功效悬殊天壤。惟药后仍宜清积痰，醒脾运，平肝木，种种善后之策，万不可缺，并禁荤腻。大概去病务速，勿使日久体乏。迨其正元已耗，补则积病未去，攻则体已羸弱，进退维谷，徒唤奈何而已。

《翠竹山房诊暇录稿》

傅松元

沈海如之妇，夏季受凉，延周陶诸医杂治，初起时伤暑发热，不知用香薷饮以疏泄，旬余后，月事忽来，热入血室而发斑，又不知用犀角地黄法以凉血，遂致妄言谵语，曾兼白痦。诸

医仍但彻外邪，不除藏病，于是狂病大作，妄言秽亵，不避亲疏，丑态百出。如是又医两月余，痴妇之名大著矣。忽眷属中有怜其苦况，发愤欲为治愈者，专人来邀曰："素知君喜用重剂，故初起未敢相烦，今则非君不能治，务求拯救。惟痴妇难免有开罪处，总乞包涵。"余允诺，迨病者见余，果狂言大作，诟詈不休。余置诸不理，但使众女客遮蔽其体，强执其手而诊之。觉脉小急，而左寸关弦甚，询知食甚多而寐甚少，终日狂言狂态。阅其前所服诸方，皆系安神清心药。余曰："药虽无误，尚未当也。"乃为书桃仁承气汤，重用胆星、干桃花、生铁落，为剂投之。次日狂言略减，照前方又投一剂。第三日狂定而言尚乱，乃以前方去铁落，加石菖蒲及辰茯神，减芒硝，加枳实为剂。第四日，大便下数次，两脉不弦急，狂态止而知羞耻。遂尽除前药，改养阴理痰安神益胃等法。第五日再诊，病者已神清气爽，向余请罪。遂即止药，不复再狂。夫可治之证，因前医不谙治法，而使此妇无端出丑，岂不冤哉。

《医案摘奇》

俞道生

鹿萍。心为君主之官，神明出焉；脑为精神之宰，知觉藏焉。惊恐之后忽然精神恍惚，言语支离，颇有神经病现状，盖惊则恐，恐则伤肾，水亏火旺，挟湿痰蒙心窍，冲突于脑，神明因之无主，知觉失其功用也。脉弦滑，左盛于右，舌苔黄。际此痰火用事之时，宜急清火涤痰，安神镇脑，不使延成狂证，是为万幸。

羚羊角尖1.2克，磨冲　制远志4.5克　焦瓜蒌9克　鲜石菖蒲4.5克　川郁金4.5克　苦杏仁9克　制半夏4.5克　生白芍4.5克　辰茯神9克　真川连1.2克　青盐陈皮4.5克　生白术4.5克　生铁落60克，煎汤代水　磁珠丸9克，包，同蒸

转方，投清火豁痰、安神镇脑之剂，服药后，大便已通，神识略定，脉弦滑之势亦缓，惟时或言语错乱，举动乖张，乃肝阳尚未潜息，神经知觉，骤难回复也。瞑眩之药，不宜过分，再进平剂以通调。

处方同前，除羚羊角尖、焦瓜蒌、川郁金、苦杏仁、真川连、生白术、生铁落，加猪心血拌丹参4.5克、五花龙骨12克、生牡蛎18克、合欢皮9克、生珠母24克、真川贝4.5克、辰砂拌竹茹4.5克。

复诊：历进安神柔肝化痰之剂，狂妄已静，神识亦清，惟卧寐之间纷纭多梦。盖肝阳尚未潜息，肝藏魂，不守舍也。脉弦细滑，舌苔灰黄，脾胃积湿，乘机发动，大便溏滑，头痛，足酸，职是故耳，方书云脾胃湿热，涎化为痰，肝火潜藏，神魂自定，再从脾胃两经调治，方合病机。

处方同前，除合欢皮、生珠母、真川贝、辰砂拌竹茹、猪心血拌丹参、磁朱丸，加生白术4.5克、广木香3克、北秫米（包）9克、炒枣仁6克、福泽泻6克、旋覆花（绢包）6克、炒丹参6克。

转方，服七剂后，诸恙皆妥，夜寐梦多，大便仍溏。

处方同前，除丹参、秫米、龙骨、旋覆花、白术，加东洋参3克、土炒于术4.5克、煨益智6克、石决明9克、杭甘菊4.5克。

任女。肝经痰火上攻，心脑皆受其病，神经失司知觉，神明扰乱不宁，言语支离，卧不安寐，大便秘，小便稀。三焦升降之气，皆违其常度也，肝主一身之血，肝病则血液凝结，肌肉

因之作痛，脉滑细。证属癫狂，非一朝一夕所能骤愈也。暂拟黄连温胆汤加减，泻肝火，化痰湿，以观动静。

姜汁炒川连 1.2 克　焦枳实 3 克　制半夏 4.5 克　盐水炒陈皮 4.5 克　辰茯神 9 克　制远志 6 克　石菖蒲 54.5 克　焦瓜蒌 9 克　白杏仁 9 克　鲜佛手 4.5 克　生珠母 18 克　更衣丸 3 克，另吞　生铁落 60 克，煎汤代水　辰砂拌竹茹 4.5 克

复诊：神识渐清，卧能安寐，神经已复其知觉之常，诚佳境也。惟心肝血气未调，肺胃湿热，湿酸尚滞，是以心悸肉𥆧，头眩耳鸣，咳呛吐涎，胸膈呼吸不利，皆系肝木升腾太过，肺胃降令无权也，脉左弦滑右细软，舌苔黄腻，至于腹痛、白带，亦由气滞而湿流带脉使然，再从局方逍遥散加减。

小茴香 1.2 克，同炒　白当归 9 克　绿萼梅 3 克，同炒　杭白芍 4.5 克　银柴胡 1.5 克　合欢皮 9 克　盐水炒陈皮 4.5 克　酒炒桑寄生 9 克　生珠母 24 克　旋覆花 9 克，绢包　块茯苓 9 克　制半夏 6 克　白杏仁 9 克　制香附 6 克　辰砂拌燕竹茹 4.5 克　鲜佛手 4.5 克

以上出自《俞道生医案》

孔继菼

表兄吕瑞甫之子殿甫，庠生也。勤于持家，诸事躬亲，方在营建，而学使按临，迫于试期，急急往试，试毕急返。形神俱躁，又因解衣纳凉，触冒风寒，遂发热。始而烦闷，继而发狂，越日病甚，奔走呼号，妄言骂詈，亲疏不识矣。于是，见者皆曰痰必急开，或曰火宜速清。予视其脉，数而且大，两寸尤甚，谓表兄曰：此证火与痰俱，诚如人言。然犹有风寒之邪，郁闭在表。不解其表而攻其里，无论里证不退，即退，而表邪入里，其变不可胜言矣。大抵此证表里俱急，法当内外兼治，治外之法，不过辛凉解散，疏去风寒，勿令内陷而已。治内之法，虽云开痰降火，然如世俗之大开大泻，峻燥兼投，则不可也。经曰：重阴则癫，重阳则狂。又曰：阴不胜其阳，则脉流薄疾，病乃狂。夫狂虽阳病，亦必阴先受伤，一水不胜五火，其亢燥怫郁之气，尽升腾而聚于胸中，乃至颠倒心志，蛊乱神明，一发而莫可御耳。开痰泻火之药，可以治病，而无益于阴，岂但无益，抑又伤之矣，何也？痰亦阴也，壮火灼液乃成痰，开痰之药，必先夺液，液随痰去，阴分安得不伤？已伤而复伤之，则衰残之微阴，愈不能合壮阳而济其亢，病之已也，无日矣。世俗凡遇此证，无非泻火开痰，而往往不愈者，皆于此道未讲也，且此病之始起也，由于躁急太甚与行远过速。躁急太甚，则心包之火动，而阴伤于上矣。行远过速，则阳气内伐于肾，而阴伤于下矣。上下之阴俱伤，即不遇外邪，亦恐不免于病，而适当壮火之方炽，加以风寒之两感，腠理固密，阳气不宣，内热欲出而无门，表邪反逼而内就，其蒸腾瞀闷，苦极无奈之情，虽欲不狂得乎？目下最急要者，止在表解得汗，腠理一通，内热自减，昏乱躁扰之形，亦必少就宁帖。然后重用养阴之药，合之开痰泻火之品，痰清火退，而阴液并复，乃可徐徐求愈。如诸世俗劫夺之法，未见其可也。表兄唯唯，予乃遵法治之。三剂而表病解，人事少清；五剂而内证退，人事大清；十余剂后，阴平阳和，病全愈矣。通计前后所用之药，葛根、薄荷、花粉、麦冬、黄芩、栀子、生地、杭芍、丹皮、郁金、栝楼、枳实、橘红、川贝母而已，大黄间用一二次，其余金石峻燥之品，未尝分毫入口也。

《孔氏医案》

贺季衡

丁男。始而神志狂乱，骂詈掷物，继则不言不语，或明或昧，饮食不知饥饱，或呛咳多痰，脉不应指，舌苔腐白。此火为痰盫，由狂入癫之象。收效殊难，先当化痰清窍。

大麦冬二钱　竹沥半夏一钱五分　云神四钱　煅龙齿五钱　天竺黄一钱五分　远志肉一钱五分　川郁金二钱，矾水砂　川贝母一钱五分　净橘络一钱　九节蒲八分　铁落一两，先煎水

改方：加陈胆星一钱。

二诊：冠年猝然狂癫两月不退，善笑善哭，多食不知饥饱，掷物不分贵贱，入夜二便无知，呛咳痰鸣，脉来乍大乍小，舌红中白。痰火久羁肺胃，神明为之蒙蔽也。仍难速效。

上川连四分，水炒焦　大麦冬二钱，朱染　煅龙齿五钱，先煎　云神四钱　瓜蒌皮四钱　陈胆星一钱五分　竹沥半夏一钱五分　远志肉一钱五分　大丹参二钱　川贝母一钱五分　九节蒲八分　灯心十茎

另：菩提丸十四粒，分两次服。

三诊：二便甫有知觉，而神志又复狂乱，叫嚣唱骂，不避亲疏，呛咳多痰，脉来乍大乍小。痰将化而火更上升见象。速效难图，姑从苦以折之立法。

龙胆草二钱　上川连五分　陈胆星一钱五分　大麦冬二钱　天竺黄一钱五分　远志肉一钱五分　煅龙齿五钱，先煎　云神四钱　竹沥半夏一钱五分　黑山栀二钱　石菖蒲一钱　灯心十茎

另：痰迷心窍丸方：白砒二分　辰砂二分　巴豆二分　犀黄三分

如法蜜丸二十粒，每服一粒，开水下。

四诊：从《内经》苦以折之立法，大便迭通数次，色黑兼带黏浊，吐出厚痰一口，其质且坚，神志于是清了，狂叫化为柔和，咳亦折，舌之后半渐起黄苔，脉转小滑细数。此火象初平，顽痰未尽之候。当再降化。

上川连五分　陈胆星二钱　大麦冬二钱　远志肉一钱五分　煅龙齿五钱，先煎　天竺黄一钱五分　云神四钱　竹沥半夏一钱五分　炒枳实一钱五分　瓜蒌皮四钱　九节蒲八分　青果三枚

五诊：迭为苦折，始而大便畅通，继之呕吐黏痰，成条成块，狂乱之势日平，渐能安枕，而茎管红赤，溲时作痛，脉弦数，舌质红绛。其火虽从下泄，其痰尚留机络之象。

大麦冬二钱　陈胆星一钱五分　净连翘二钱，朱染　云苓神各二钱　益元散四钱，包　炒枳实一钱五分　煅龙齿四钱，先煎　远志肉一钱五分　黑山栀二钱　木通一钱五分　石菖蒲八分　灯心十茎，朱染

六诊：迭进苦折一法，大腑迭通，痰火得由下泄，神志遂清，狂叫随退，溲痛及茎肿亦减，胃纳亦复，惟右脉尚数，舌红苔黄。可见顽痰积热未尽。当守原意减其制，搜剔余气。

大麦冬二钱　远志肉一钱五分　川贝母一钱五　青龙齿五钱，先煎　炒枳实一钱五分　云神四钱　天竺黄一钱五分　九节蒲八分　炒竹茹一钱五分　清气化痰丸五钱，杵包入煎

七诊：日来神志已清，溲痛茎肿亦退，胃纳亦复，惟入夜尚少寐，右脉尚数，舌根浮黄。余痰未清，心肾尚乏交通之妙用也。当再化痰安神。

大麦冬二钱　竹沥半夏一钱五分　炒枳实一钱五分　瓜蒌皮四钱　云神四钱　天竺黄一钱五分　橘络八分　川贝母一钱五分　煅龙齿五钱，先煎　远志肉一钱五分九节蒲八分　灯心十茎，朱染

八诊：昨晚神志又复不清，骂詈掷物，狂悖无伦，入夜不寐，舌苔复形黄腻，脉滑数。可见宿痰未尽，邪火暴升也。当再泄降，以启神明。

上川连八分，水炒焦　大麦冬二钱　生石膏一两，先煎　陈胆星二钱　远志肉一钱五分　云神四钱，朱染　炒枳实二钱　川郁金三钱，矾水炒　天竺黄一钱五分　煅龙齿五钱，先煎　菖蒲一钱　青果三个，打

改方：加连翘心二钱朱染。

又改方：去麦冬，加竹沥半夏一钱五分。

九诊：迭为下夺，此次得下痰浊甚多，吐出者亦不少，其狂悖无伦之势虽减，而神志仍欠清明，两目斜视，不得安寐，脉数已减，舌苔腐白。可见邪火暂平，宿痰仍重，机窍为蒙也。

生石决一两五钱，先煎　陈胆星二钱　炒枳实二钱　细木通八分　川郁金二钱，矾水炒　竹沥半夏一钱五分　天竺黄一钱五分　青龙齿五钱　云神四钱　九节蒲一钱　炒竹茹一钱五分　牛黄七宝丸一粒，化于药内服

改方：木通加为一钱五分，牛黄七宝丸再服半粒。

十诊：日来神志复清，狂悖化为柔和，夜分亦复安寐，脉之数象亦减，独舌苔仍形厚腻满布，黏涎上泛。足征宿痰尚重，非再泄化不可。

生石决一两五钱，先煎　大麦冬二钱　陈胆星二钱　竹沥半夏二钱　云神四钱　川郁金二钱，矾水炒　天竺黄一钱五分　炒枳实一钱五分　薄橘红一钱　煅龙齿五钱，先煎　细木通一钱五分　菖蒲八分

十一诊：日来神志已清，狂悖之势尽退，夜分亦能安枕，舌苔满布亦化，惟口舌破碎作痛，清涎上泛。胃中痰火未清，当再化痰清神，以涤余热。

上川连四分，酒炒　大麦冬二钱　陈胆星二钱　细木通一钱五分　川郁金二钱，矾水炒　云苓神各二钱　竹沥半夏一钱五分　炒竹茹一钱五分　煅龙齿五钱，先煎　天竺黄一钱五分　菖蒲八分　灯心十茎

十二诊：经治来，癫狂已退，神志了然，口舌破碎亦退；惟睾丸又忽坠痛，上焦邪火下移可知。当再分泄，以清余焰。

小生地五钱　大麦冬二钱　云苓神各三钱　川楝子一钱五分　泽泻一钱五分　大白芍二钱，吴萸二分拌炒　青木香五分　竹沥半夏二钱　细木通一钱五分　天竺黄二钱　丝瓜络二钱，连子炙　枸橘梨一个

王男。癫狂数年，刻受惊骇复发。骂詈掷物，不避亲疏贵贱，脉弦数，舌苔腻黄。此痰火内蕴窍络，神无所依故也。速效难求。

上川连八分，酒炒　陈胆星二钱　炒枳实二钱　天竺黄二钱　煅龙齿五钱，先煎　远志肉一钱五分　生石决一两，先煎　川郁金二钱，矾水炒　九节蒲八分

另：礞石滚痰丸二钱，开水送服。

钱男。惊从外来，恐从内起。惊则气火上升，神不守舍，舍空则痰火居之，于是多言狂乱，目视乏力，脉沉细。势尚未定。

川黄连八分，水炒焦　陈胆星二钱　川郁金二钱　大丹参二钱　大麦冬二钱　煅龙齿五钱，先煎　远志肉二钱　炒枳实二钱　生石决一两，先煎　朱茯神四钱　生铁落一两，先煎代水

白男。肝家气火与宿痰相薄，猝然神迷不语，逾时甫解，或怒泣，或自笑，溲后沥浊，脉弦细，舌黄。当此春令发生，有狂悖之害。

生石决一两，先煎　煅龙齿五钱，先煎　远志肉一钱五分　川贝母二钱　川郁金二钱　云神四钱　大丹参一钱五分　白蒺藜四钱　香白薇四钱　大白芍二钱　炒竹茹一钱五分　灵磁石四钱，先煎　白金丸二钱，开水另服

以上出自《贺季衡医案》

沈绍九

学生曾某，治一狂病。病者沈某，年六十余岁，因事抑郁，突然大声疾呼，发狂怒骂，躁扰不宁，多次击毁器物，十夜不寐，数日不大便，喜饮茶及冷水。曾至病家，不能察舌诊脉，仅见双足微肿，为立平肝息风、祛痰开闭之方。药用：郁金、竹茹、茯苓、钩藤、生地、半夏曲、贝母、白芍、刺蒺藜、远志、甘草等，随即来寓详谈诊治情况。余谓："此病应治阳明，当用下法。重阳为狂，重阴为癫，大声疾呼为阳象，根据病人的现证，乃系狂证。如为癫疾，始可用远志、龙齿、铁落之类以镇肝宁心。治疗狂病热重者，古方用调胃承气汤，痰多者用指迷茯苓丸，阴伤者可用生地、玄参。"曾谓："病者足肿。"余谓："阳明壅滞者，足亦肿也。余遇此病，则必下之，下后再观动静如何。"为拟一方：

生地四钱　玄参四钱　橘红二钱　大黄四钱　芒硝四钱　厚朴三钱　枳壳三钱　栀子四钱　竹茹四钱　甘草一钱　法夏三钱　郁金三钱　薄荷少许

病者服后，解大便不多，幸已能睡。余谓："再下之。"曾拟用调胃承气汤兼养阴清热药，嘱加犀角一钱。此方服后，病人更安静，亦未大泻；服两剂后去大黄、芒硝，加入通经络之品，如桑枝、丝瓜络等，调理月余全愈。

突受惊骇，邪犯心包，心阳偏亢，以致神志错乱，言笑失常，舌赤脉数，法当清心泻火。

犀角一钱，锉末　生地三钱　丹皮二钱　赤芍三钱　玄参三钱　茯神三钱，朱砂拌　竹叶卷心三十根　莲子心一钱　竹茹三钱

二诊：神识渐清，脉转弦滑，滑脉主痰，拟兼治之。

犀角一钱，锉末　生地三钱　丹皮三钱　赤芍三钱　玄参三钱　茯神三钱，朱砂拌　橘红一钱　法半夏二钱　竹茹三钱　竹沥一匙，分三次兑服

三诊：神识清楚，言笑正常，继予养心安神，佐以祛痰。

沙参五钱　玄参三钱　丹参三钱　远志肉二钱　炒枣仁三钱　茯神三钱，朱砂拌　广陈皮一钱五分　法半夏二钱　竹茹三钱　生甘草一钱

以上出自《沈绍九医话》

刘世祯

从堂兄玉林，年三十余岁，忽患疯狂，目赤面黑，怒骂不休，不避亲疏，不省人事。请余诊视，大闹不能切脉，俟其疲倦时，切其脉急大而硬，尺中更甚，平常疯狂病脉多沉伏，因大热伏内，兹乃急大而硬，知系真阳暴露，不急治则死。在座诸医，均云脉证俱系阳明胃实，宜下之。余则主用回阳重剂，其父信余言，嘱处方，遂用附片一两，干姜一两，地黄五钱，五味三钱，党参一两，甘草三钱。服一剂，至夜半狂稍息，仍骂不休。察其色，唇转青，目赤退而直视，似反见危机，切脉尺中急大稍敛。踌躇久之，以为病甚急重，药力尚轻，将原方加一倍，由夜半至天明已尽剂，遂昏昏欲寐，疯狂病已，脉急大尽去，转沉微，睡终日未醒，乃用四逆汤加五味服数剂而愈。此可证明凡真阳暴露之证，非用重剂不能奏效也。

有廖姓女子，年十七八岁，患疯癫病，如醉如痴，时发时止，切其脉沉细而伏，正是热伏

于内，痰结于心。初用大黄、黄连、黄芩、半夏治之无效；继用十枣汤攻之，遂下利，心神清醒，脉变急数而塞，不浮大；用大黄黄连黄芩半夏枳实附片汤治之，遂告痊。厥后有疯癫病者，多照此法治愈。可知疯癫病固由热伏于内，亦必有痰饮结于心下，治此病必先攻痰，后泻火，或泻火攻痰并进，平脉辨证，随证治之可也。

以上出自《医理探源》

周镇

倪左，年十余龄，江阴铜匠。乙丑九月诊：呆病不言不饥，大便旬日一解，小溲亦少，行步蹇滞，必加扶掖，眼目亦不灵活。脉缓，苔揩。九窍窒塞，痰湿弥漫。拟温胆汤去草，加石菖蒲、胆星、郁金（生矾水磨汁冲）、预知子、射干、枫果。另保赤丹九厘，雄精一分，研服，二剂，便解溲多，痰由咳出，神转灵活。原方保赤丹改用四厘。续服二剂来诊，已毋庸扶掖，行走自如，且解对答。脉转起，苔化转黄。述知寅时不寐，头昏肢弱。拟半夏、秫米、夜合花、远志、胆星、黛蛤、射干、石菖蒲、茯神、陈皮、竹茹、预知子。另指迷茯苓丸二钱、三石丸九分。廿九日诊：胃钝大好，向有鼻渊，头昏少寐。脉振卓，苔黄减，质绛。良由痰浊已化，木火未靖。再清养息木安神。女贞、旱莲、珍珠母、黛蛤、夜交藤、炒枣仁、牡蛎、甘菊、稽豆、蔓荆子、鳖甲、天冬、夏枯草。二剂，寐安晕定。后因多食山芋，又沉迷口噤不食者二日。其父又将初拟之方与服，人事复清。来续诊时，言之如此。

叶梅树，年四十余，向有癫狂。戊年三月受惊，夜不得寐，其证复发。诊肝胆之脉洪大异常，苔呈黄浊。向来嗜饮，酒湿亦炽，胆木漂浮。宜清降镇肝，化痰理湿。川连、半夏、枳实、茯神、贝齿、丹皮、橘、茹、枣仁、磁石、郁李仁、生铁落、郁金。另真马宝、川贝母、劈砂、獭肝，末服。病者急欲回家，楼迟苏沪，中西杂治无效，四月下旬来锡续诊。神识略定，错语夜多，五日来里热，咳嗽痰多，胸膈引痛，口渴，脉数左弦，痰火湿浊交蒸，唇揭，苔腻黄。安胆清神，化痰宣络，如赤苓神、枳、茹、陈、半、旋覆、新绛、滑石、通草、薏仁、青蛤散。另郁金、明矾、竹黄、雄精，末，竹沥调服。三诊：痰吐甚多，夜则妄语，唇干口渴，咳引胁痛。里热不清。上方去豆卷、薏、滑、通草，加川连、远志、枣仁。另金礞石、雄精、乳香、辰砂，研服。廿六日诊：里热减，错语少，寐多咳恋，神识稍清。丹皮、珍珠母、八月札、枣仁、川连、夜交藤、橘白络、新绛、贝齿、川贝母、辰砂、旋覆、郁金、指迷茯苓丸。廿九日诊：咳减少语，左关脉大敛，惟苔黄、唇干、口渴未平。肝胆火泄，肺胃湿火犹蕴。于廿六日方去橘、绛、旋、郁，加知母、玉泉散、竹茹、石斛。夜服朱砂安神丸。雪羹汤代水。后辍药，某以红色药（保赤丹）少许，日放食饵服。便痰甚多，愈。

吴高明，江阴，农业，三十余岁，嗜酒。戊辰十二月三日诊：农忙曲柏，伏热甚重。恰值冬旱气燥，壮热仅一日，先寒后热，得汗复热。裸体外奔，力大肢强，需数人按住。延诊。脉伏不起，鼻黑。牙舌均黑，按腹作痛。素本嗜饮，兼挟积滞，横阻中焦，悍气上冲头脑，故一病即狂厥，危险之极。拟清热导积，开窍安神。先予七液丹一方，嘱化服。疏方：紫雪丹一钱，灯心汤化服。鲜薄荷根三钱，鲜菖蒲一钱，黑山栀三钱，鲜石斛五钱，光杏仁三钱，丹皮三钱，竹茹二钱，连翘心三钱，鲜沙参五钱，茅芦根（洗煎）二两，鲜生地七钱（豆豉三钱同捣），紫蒐二钱，鲜竹叶三十片，莱菔汁一杯。复诊：得便数行，狂定，牙舌黑退，面鼻黑不退，复拟三黄石膏出入。黑山栀三钱，鲜生地八钱，生雅连七分，木通一钱，连翘心三钱，川黄柏三钱，玉泉散七钱，生甘草梢八分，淡竹叶三钱，鲜沙参七钱，芦根一尺。另磨犀角一分，磨生军五分，冲服。服一剂，其家延巫禳解，且与面汤，病复重。三诊：伏火复炽，牙舌再黑，按其脐腹作痛，是燥屎未尽也。再清阳明腑证。前方去二汁，加鲜石斛五钱，莱菔汁一杯，风化硝一钱。七液丹、润字丸三钱，吞服，与剥净苦参子仁五十粒同进。积下，牙舌黑退。其家又延医调治，竟愈。

纪右，南乡塘头。乙卯秋令患精神病，妄言不休，夜不能寐。历就诸医诊视，不瘥。八月来诊：脉弦数，舌红，苔黄罩灰，颧赤唇朱。是肝阳伏热挟痰，扰乱心神。并以前医已进温补，暨自食桂圆、红枣，以致伏热在内而不宣泄。即疏桑叶、丹皮、黑山栀、黄芩、川连、竹沥、半夏、橘白络、茯苓神、枳实、竹茹、菖蒲、胆星、瓜蒌。另朱砂安神丸，卧前服。三剂，妄言大减，已能酣寐。复诊：伏热外泄，微咳痰多，转为寒热。即用豆卷、青蒿、竹茹、薏仁、半夏、郁金、枳实、瓜蒌、黑山栀、滑石、杏仁、通草、象贝母。另雄精、菖蒲、玉枢丹，末，另服。寒热之退甚迟，因蕴伏之热痰不易底撤。嗣于再诊时减去雄精以下三味，加半贝丸三钱，守前法增损，渐告肃清。

以上出自《周小农医案》

第五十一章　癫痫

陈念祖

痫证时发，湿热痰火素盛，龙雷之火挟而上升。《内经》所谓重阴者癫。拟以六味为主，并加味施治，方列后：

大熟地四钱　陈萸肉二钱　淮山药三钱　泽泻一钱五分　粉丹皮一钱五分　白茯苓三钱　龙齿二钱
石决明三钱　黑山栀二钱　川贝母一钱，去心　淡竹茹二钱　川连一钱　橘红一钱

水同煎服。

《南雅堂医案》

中神琴溪

一妇人，幼而患癫痫，长益剧。立辄晕厥，有少时而苏者，日一二，如此三十有余年，而众医杂疗无效。其主人偶闻先生异术，乃来请治。往诊之，脉紧数，心下硬满，乳下悸动，乃谓先生曰："心神惘惘，不须臾安寝食，数十年一日也。"视其颜色，愁容可怜，先生慰之曰："可治矣。"病妇实信之。乃服柴胡加龙骨牡蛎汤，精神颇旺。调瓜蒂散五分，使吐黏痰升余，臭气冲鼻，减毒过半。或五日，或六日一发，凡期年全愈。其间行吐剂约之十六度，渠性忌雷，每闻雷声隆隆，辄发前病。自用瓜蒂散以往，迅雷震动，举家畏伏蔽耳，渠独自若不畏。于是乎益怀先生恩，终身不忘云。

《生生堂治验》

许琏

宁波西郊陈姓子，年十七，患痫证三四载矣。初则数月病作，后乃渐近，甚至一日数发，口角流涎，乃求余治。脉右三部洪滑流利，左关弦而搏指，左寸上溢鱼际。余谓证属痰火充斥，上蒙胞络，闭塞神明之府，故昏厥卒倒，不省人事。先以牛黄清心丸，用竹沥一杯入生姜汁二三滴化服，复以鲜石菖蒲、郁金、胆南星、羚羊角、桑叶、钩藤、橘红等宣络道而清疏之。继则用宁神安魂，佐以金石，堵其痰火复入之路。每清晨以橄榄膏入矾末少许，用开水冲服四钱，服月余而病不复作矣。

《清代名医医话精华》

顾金寿

岳，无锡。脉沉细而涩，证由郁怒伤肝，风痰上郁于心包，发为癫厥，状类风痫，或日发三四次，或十数日不发，必须疏气豁痰，使郁火不致久积。可望就痊。

羚羊角三钱　朱拌茯神三钱　川郁金五分，磨汁　老苏梗二钱　石菖蒲五分　天竺黄一钱五分　山慈菇一钱五分　陈胆星五分　生铁落五钱

又：照前方加北沙参五钱，沉香汁五分。

又：照前方去生铁落，加原生地五钱，川石斛五钱。

噙化丸方：川贝母一两　细生地一两　朱拌茯神五钱　川石斛五钱　川郁金二钱　石菖蒲一钱　煅礞石一两　生大黄五钱　淡黄芩五钱　沉香二钱，锉　羚羊角五钱

前药治末，用姜汁一两，竹沥四两，泛丸，如弹子大，每觉火升面红，即开水送一丸，或口中噙化更妙。

朱。脉象沉细，两关重按微弦，右偏头痛，痛则呕吐白痰，周时方止，痰尽继以黄水黑水吐尽痛平。饮食起居，依然如故。此风痰久积于阳明，金水两亏，愈发愈勤，甚则风痰上涌，癫厥如痫，十数年不愈，必须细意消息，煎丸并进，方能绝其根株。缘现在未发之时，形证无可参考，惟两日一诊以消息之。先与金水两调，息风祛饮。

大熟地八钱，海浮石四钱研末拌捣　归身三钱，炒黑　制半夏二钱，明矾水浸　陈皮一钱，青盐水炒　茯苓三钱　桂枝五分，酒炒　生于术一钱五分　炙甘草五分　冬桑叶一两，半生半熟，煎汤代水。

又：两关脉弦少解，照前方加竖劈党参五钱。

又：连服金水两调，息风祛饮之剂，虽外证无大征验，而脉象渐起，沉弦之状已解，再得丸药常调，似可渐次就痊矣。再照前方加减。

竖劈党参一两　陈皮一钱　制半夏二钱　大熟地八钱，海浮石三钱研末拌捣　归身二钱，炒黑　炒白芍一钱五分　蒸于术一钱五分　茯苓三钱　炙甘草五分　冬桑叶一两，半用米炒　盐煮石决明二两

丸方：预防风痰上涌，厥晕如痫。

上党参五两　陈皮一两　蒸冬术四两　茯苓四两　大熟地五两，海浮石五钱研末拌捣　归身三两　川芎一两，酒炒　炒白芍二两　川桂枝五钱　干姜五钱　煅牡蛎四两　防风二两　苦桔梗二两　冬桑叶四两　池菊炭八两　白僵蚕二两　石决明六两，盐煮　煅龙骨三两　石菖蒲三钱，去毛朱拌　炙龟板三两　川贝母三两　制半夏三两

上药法制，用明矾二两化水，浸一昼夜，晒干研末，炼蜜丸，桐子大，每空心，淡盐开水送四钱。

问：前四证，状类惊痫，或兼呕厥，百治不效。诸医束手，今皆得调治而愈，究系何证，请详示之。曰：诸风掉眩，皆属于肝。肝为风本之脏，将息失宜，即内风欲动，又外感风相引，遂流行于经络之间。夫风者，善行而速变者也。肝风一动雷龙之火随之，胃家宿聚之痰即因而上壅，发时昏不知人，猝然而至，甚而瘛疭抽掣，目上视，或口眼牵动，或作羊啼声，将醒时，口吐涎沫，有连日发者，有日三五发者，有数日数月一发者，其实皆肝病也。刘河间以为热甚而风燥，专主清凉。丹溪主痰与热，热多者清心，痰多者行吐。张子和则汗吐下并行，然皆治于体强初起者则宜。若病久阴亏，阴亏阳越，正虚邪恋，又未可以清热行吐等法，更伤其正也。即如前证复以络虚风积，虽无昏厥吐痰诸证，然发时头即左侧，声如羊啼，移时即过。稚年寝食如故，尚未成痫，故始用养阴息风，继复养荣活络，迨耳后微有酸痛，夜静昼动，复用抑阳入阴法，审其风将外达也，加减摩风膏以引之，迨疮愈脉和，然后重用育阴潜阳，柔以息风重剂，渐有转机，呼声大减，再用固金制木等法。及诸证渐痊，不过偶而一至，急以平肝息风安肺等剂，佐以桑麻丸，半年幸愈。若黄证则似是而非，本由体虚失调，不耐烦劳、梦寐。若惊

间有气逆痰迷，似类昏厥，并无瘈疭、抽掣、目直、声啼等状，故始终以服蛮加减而愈。岳证则全由郁怒伤肝而起，见证虽凶，亦非痫疾，故但为开郁压痰而愈，至乍浦朱证明明右偏头风，见证金水不能相生，以致风痰上涌，癫厥如痫。治者未求其本，故十数年不愈，适来诊在未发之时，形证无可参考，第按脉问情，与以金水两调，息风祛饮。伊又不能久留吴门，故预拟丸方，以防其发，闻久服竟未大发，亦幸中也。四证虽治法不同，其实俱非真正痫证。究竟从肝肾着想，不离乎养阴以息风，调气以降痰。若以痫证治之，与时医一样捕风捉影，又安冀病得就痊哉？余六年前，治王顾氏一证，亦与此相类，发时巅顶跳动，身不自持，必一人重按其顶，一人抱持其体，炊时许方定。余亦用柔肝息风，和阴压痰诸剂，佐以飞金铁落数十服而愈。若真是痫证，如士材所云：肾中龙火上升，肝家雷火相助，肝风扇动，故作搐搦。通身之脂液随逆气上出于口，故发则有声，止则吐痰，病入膏肓，已成痼疾。虽巢氏有五痫之分，河间有三因之治，余未见其有用之而效者也。

以上出自《吴门治验录》

何书田

肝风痫厥。治以清化痰火之法。

羚羊角　炒山栀　冬桑叶　天竺黄　甘菊　石决明　牡丹皮　瓜蒌皮　橘白　钩藤

肝风痰痫。治宜清火开窍。

炒川连　石决明　橘白　天竺黄　茯神　钩藤　羚羊片　法半夏　蒌仁　石菖蒲　远志肉

厥阴包络挟痰，痰蒙清窍，猝然晕厥，六脉浮弦。先以利窍豁痰。

羚羊角　川郁金　川贝母　远志　茯神　炒竹茹　石决明　化橘红　天竺黄　菖蒲　钩藤沉香斗

以上出自《簳山草堂医案》

张千里

塘西劳妇，去冬猝发痫证，迄今月必数发，发在夜，昏痉，口角血沫，必吐痰涎而后醒。居平经事不调，头运耳鸣，心悸，食少，脉右乱弦近数，此属肝郁生风，胆虚聚涎，猝犯胞络，神明遽蒙，宜戒忧郁恚恼，缓为图治。

制半夏一钱　陈皮一钱五分　炙甘草四分　大生地三钱　竹茹七分　天竺黄二钱　茯苓三钱　西洋参二钱　稆豆衣三钱　桑叶一钱五分　石菖蒲三分　枳实五分　酸枣仁二钱　胡麻仁二钱

姚光祖按：此证当治在血分。

又：肝郁生风，胆寒聚液，夜寐每发痫状，痰涎潮流，昏不知人，甚或失溲，平时脉虚而静，头痛脊酸，耳鸣心悸，经事不调，前投息风化痰，未见大效，拟养血液以治其本。

大生地四钱　归身二钱　元参一钱五分　石菖蒲四分　驴皮胶二钱　白芍一钱五分　白薇一钱五分枣仁二钱　稆豆衣三钱　丹参二钱　池菊一钱五分　桑叶一钱五分

《千里医案》

王孟英

朱君庆雨次郎，夙有痫证，因劳伤之后，发冷吐酸，不饥神惫，服药数剂，遂致故恙日作数次，医者技穷。余脉之，弦细若伏，而肢冷如冰，苔白如砂，涎沫频吐，头疼而晕，重裘不知温。是热深厥深，误投热药，而饮邪内盛，故热邪隐伏不显也。询其小溲果甚赤，以导痰汤去草合雪羹，加芩、连、栀、茹、木通煎吞当归龙荟丸，覆杯而愈。

《归砚录》

邵竹鱼给谏令郎之子旅，久患痰多，胸膈满闷，连年发痫，药之罔效。孟英脉之曰：气分偏虚，痰饮阻其清阳之旋运，宜法"天之健"以为方，则大气自强，而流行不息，胸次乃廓然如太空矣。与六君（子汤）去甘草，加黄芪、桂枝、薤白、蒌仁、石菖蒲、蒺藜、旋覆，服之满闷渐舒，痫亦不发矣。

《王氏医案》

林佩琴

张。中年宿痫频发，先必触事生怒，情不自禁，发则猝倒无知，啮舌糜烂，惊恐发搐，痰响便遗。此肾阴素亏，肝阳易亢，痰随火升，阻蔽心包，故来骤苏迟，且数发也。急则治标，用前胡、青皮、川贝、连翘、钩藤、竹沥、菖蒲、山栀。矾水煎，二剂诸证退，神识清。随服补肾平肝丸料，发稀后用丸方常服。茯神六钱、羚羊角三钱、胆星钱半、天竺黄五钱、郁金四钱、川贝四钱、莲子心六钱、西牛黄七分、栀心三钱，矾水滴丸，朱砂为衣，服愈。

赵。髫年阴痫屡仆，初更后声喊涎涌，搐搦逾时乃醒。此风火痰交扇，显然足少阳、手厥阴受病。主息风火，佐以豁痰。羚羊角、鲜石菖蒲、山栀、钩藤、胆星、橘红、防风、前胡、竹沥。数服见效，然数年久恙，须调补其本。用潞参、绵芪、茯神、炙草、山药、贝母、熟地炭、当归、白芍。为末服，调粳米屑，俾脾元充旺，间服抱龙丸，可免痫疾之累。

以上出自《类证治裁》

曹存心

痫证之因，未有不由乎龙雷之火上升，此则更有湿热之痰，从而和之为患。

六味丸，加龙齿、石决明、橘红、黑栀、川贝、川连、竹茹。

诒按：连读痫证数案，皆以六味丸为主。查六味为通补三阴之方。先生习于《内经》重阴者癫一语，谓痫证必挟龙雷之火，而以滋水柔木为主，故用药如此。其实痫证有因于胎惊者，有因于先天阴虚者，亦有因于惊痰内扰者，当随所因而治之，初非可执一端以论也。

阳明之脉环于唇。唇起红筋，即发牵动而厥，厥醒吐沫，咳血鼻衄，二便失调，脉弦滑数。显系胃有积热，动血生痰，又被肝火所冲激，乃痫证之根，毋忽。

六味丸，加川贝、石决明。

另虎睛丸：虎睛一对、制军一两、远志五钱、犀角一两、黑栀一两，蜜丸，每服二十一粒。

诒按：既曰胃有积热，似非六味所能胜任。且方中如萸肉之酸温，亦宜避去。

神识不清，自言自语，起坐无常，寤寐失度，脉形小滑，舌苔白腻。此痰热内郁心包，无路可出，而作心风也。久久归入癫痫，毋忽。

导痰汤：苓、夏、枳、星、梅、橘、姜、草。加菖蒲、远志。

另白金丸。

诒按：病情已属癫证。再加犀角、龙、牡等清镇之品，似更得力。

以上出自《柳选四家医案》

何平子

谵语神昏，屡吐痰沫，此厥阴气郁，神志不清。以柔肝安魄法。

羚角片　麦冬　法半夏　黑山栀　炒枣仁　风化硝　归须　瓜蒌仁　石决明　石菖蒲

《壶春丹房医案》

费伯雄

某。心血不足，风痰上升，不时迷昧，宜祛风痰，兼养心血。

丹参三钱　茯神二钱　生地三钱　麦冬二钱　珍珠母八钱，打　橘红一钱　僵蚕三钱　石斛三钱　天竺黄八分　蒲黄四分　竹叶二十张

某。肝风内动，风痰上升，不时昏厥，口吐涎沫。宜息风化痰。

当归三钱　丹参二钱　天麻八分　制半夏一钱　菊花二钱　龙齿二钱　僵蚕三钱　橘红一钱　杏仁三钱　天竺黄五分　灯心三尺

甘。痰迷心窍，癫痫。

陈胆星三钱　木香三钱　天竺黄一钱　茯神一钱　沉香一钱　石菖蒲一钱　远志肉一钱　枣仁一钱　辰砂一钱

研末，每服三钱，姜汁汤下。

某。肝风痰火上升，痰火郁结胸中，癫狂晕厥。

丹参二钱　茯苓一钱五分　柏子仁二钱　天麻五分　石决四钱　菊花二钱　天竺黄八分　新会皮一钱　僵蚕三钱　象贝三钱　陈胆星五分　桑叶屑一钱　淡竹沥两匙，冲服

以上出自《费伯雄医案》

李铎

宗某妇，年二十余，形肥多痰。因屈受非理，羞怒发昏，猝然仆地，目上视，扬手掷足，喉响流涎，数刻即醒。以后时发时止，间或昼夜不息，乡人呼猪羊疾，发时灌以姜汤，定时常

以百草霜（即牛栏内壁上千牛粪）、青竹叶、大青叶大寒凉之味频服，皆不中病。不知此明系肝经怒气独行，挟风痰而上壅，遂作痫，岂专作火治可疗，宜专主于痰，兼平肝气，乃为正治，加味二陈汤。

胆南星　法半夏　陈皮去白　僵蚕　瓜蒌仁　枳实　芍药　石菖蒲　甘草　荆沥　竹沥　姜汁

依方十帖，晚间吞辰砂安神丸二钱，米汤下。

辰砂安神丸

朱砂五钱，飞净　当归二钱五分　生地一钱五分　黄连六钱　东洋参三钱　麦冬三钱　茯神三钱　枣仁三钱　炙甘草二钱

共研细末，蜜丸，绿豆大，朱砂为衣。

又：自服加味二陈及安神丸，旬日来，痫发甚轻，是为捷效。惟不饱不食，神气困惫，脉微弦，六至，轻重有间，此内素有湿痰，因怒激动肝脾，脾受木侮，加以多服凉药，败胃使然。仿古人肝病当先救脾土一法，议异功加酒炒白芍、生姜，水煎服，四五帖，胃纳稍旺，仍进前方十余帖，病益减，再服一月而安。约计服原方五十余帖，复用参、芪、归、术、陈皮、芍药、茯苓、姜、枣缓中调胃，以善其后，永不再发。

《医案偶存》

浅田惟常

上市买人之子，猝然厥冷戴眼，不知人事，予以为痫，与三黄加芒硝汤，三日不差。因请治于松原白翁。翁与风引汤三剂而全愈。

《先哲医话》

张乃修

郑。惊风之后，风痰入络，舌强不语，步履举动，状如傀儡。兹则不时痉厥，厥则颧红火升，目斜口开手撒，四脚厥逆。脉细弦少力。络隧之中，虽有风痰内阻，而肝阴肾液已亏，以致风邪升动。拟育阴潜阳。

生龟板六钱　白芍二钱　川贝母二钱　茯苓三钱　大淡菜二只，酒洗　生牡蛎八钱　磁石三钱　橘红一钱　阿胶二钱　金器一件

二诊：介类以潜阳气，厥仆不止。风痰入络，痫疾也。方宜以退为进。

竹沥半夏一钱五分　陈胆星七分　郁金一钱五分　僵蚕三钱　竺黄三钱　煨天麻一钱五分　白茯苓三钱　白蒺藜三钱　镇心丹一丸

三诊：脉象弦滑，痫厥仍至。风痰入络，不易图治。

陈胆星五分　天竺黄三钱　制半夏一钱五分　僵蚕三钱　白蒺藜三钱　煨天麻一钱五分　广橘红一钱　茯苓三钱　石菖蒲四分　钩钩四钱　远志五分

另服末药，制南星八分，炙蝎尾（去毒）二条，辰砂二分，金箔两张，犀黄四厘，巴霜三厘，研极细末，每服一分，开水调。

汤左。稍涉忿怒，肝阳逆上，阳气不入于阳，寤不成寐。脉弦，苔白心黄。恐浊痰随时上

逆，而致癫痫也。

制半夏三钱　炒枳实一钱　煅青龙齿四钱　炒肥知母二钱　酸枣仁二钱，猪胆汁炒　橘红一钱　陈胆星八分　夜交藤四钱　朱砂安神丸二钱，开水送下

二诊：降火化痰，寐得稍安。然胸次尚觉窒闷，时作烦嘈。脉象弦滑。阴分素亏，而少阳之火挟痰内扰，春升之际，势多周折也。

竹沥半夏二钱　广橘红一钱　黑山栀三钱　焦秫米二钱，绢包　朱茯神三钱　胆汁炒枣仁二钱，研炒知母一钱五分　鲜竹茹一钱　珍珠母三钱，研

三诊：不寐嘈杂大退，脉象亦觉柔和。的是痰热内扰，效方再进一筹。

竹沥半夏三钱　陈胆星六分　茯苓四钱　胆汁炒枣仁三钱　夜交藤三钱　知母二钱　枳实一钱　焦秫米三钱

以上出自《张聿青医案》

柳宝诒

岑。痫证至中年而发，必有痰涎乘虚窜于肝胆，乘木火之气上蒙心包。大法不外息风化痰，惟脏病难求速效。拟仿补心法，佐以疏泄风痰。

北沙参　丹参　元参　大生地炒　丹皮炒　黑山栀　远志炭　龙齿　牡蛎　竹茹　羚羊尖陈胆星　橘红

另：孔圣枕中丹二钱，白金丸一钱，和匀，开水送下。

张。肝厥，而兼有痰涎蒙胃，即为痫。脉象虚细数急，日发不停，夜不能寐，此肝阴受伤已甚，而痰火扰之。当从虚体痫证例治。

羚羊角片　龙齿打，先煎　牡蛎打，先煎　花龙骨生打　磁朱丸绢包　炙龟板上六味先煎一炷香　丹参　元参　大生地炒　东白芍　丹皮炒　黑山栀　九节菖蒲根　竹二青　灯心

另：白金丸一钱，灯心汤送下。

陈。风仆如痫，喉中尚无痰声，而病之关乎脏气则一。用药殊难刻效，姑与息肝化痰。

羚羊片　瓦楞子　陈胆星　郁金明矾化水拌炒　丹皮　黑山栀　茯神　刺蒺藜　夜交藤　竹二青

另：孔圣枕中丹三两，白金丸二两，和匀，每服三钱，临卧灯心汤送下。

王。内脏向多蕴热，近复眩晕牵掣，每日数发，喉中渐有痰声，舌苔浊腻，脉象细数带弦。此属肝阳上扰，夹痰蒙蔽手厥阴，久则脏阴受伤，即为痫证。拟以煎剂清肝养阴，另用丸药，化其痰涎。

羚羊角　龙齿　左牡蛎　紫丹参　元参　丹皮　黑山栀　川石斛　归身　白芍　白薇　灯心青黛拌

另丸方：

广郁金白矾化水拌烘　胆星　川贝　僵蚕　天竺黄　丹参　元参　洋参　远志　川连　橘红上药为末，用鲜石菖蒲打汁泛丸。每服一钱五分，空心，灯心、竹二青泡汤送下。方中加西珀

末更好。

以上出自《柳宝诒医案》

马文植

某。肾水不足，不能涵木，阳化内风，脾经又有湿痰，溲便如膏，溺出作痛，又有痫疾，春来频频举发，浊病伤阴，肾少闭藏，以致风木鸱张。拟养阴柔肝，兼化痰湿。

炙生地　北沙参　淮山药　络石藤　牡蛎　法半夏　石菖蒲　陈皮　蒺藜　黑料豆　乌贼骨　龙齿　莲子

复诊：膏淋痛减，溲溺渐清，脾湿渐楚，惟肝风未平，头眩泛恶。当以柔息。

炙生地　当归　法半夏　女贞　牡蛎　杭菊炭　龙齿　白蒺藜　黑料豆　茯苓　北沙参　红枣　陈皮

某。水亏肝旺，阳化内风，痰气上升，神志有时蒙蔽，厥逆肢搐，近年来不时举发，已成痫证，脉弦细数。拟养阴柔肝息风，兼清痰气。

南沙参　丹参　白蒺藜　郁金　法半夏　石决明　川贝　柏子仁　茯苓　石菖蒲　广橘红　竹茹

复诊：风阳较平，惟湿痰未楚，痫厥一月未发，日来咳嗽而痰不爽，右脉沉细，微受寒邪。当以宣达。

前胡　橘红　法半夏　苏子　光杏仁　川贝　桑叶　苦桔梗　枳壳　云茯苓　生姜

某。水亏于下，木失敷荣，土为木侮，中枢少运，致令水谷精微不归正化，凝结成痰，蔽障于中，脉络为之间断。人身之气血流贯，如环无端，痰伏于中，则周流气血失其常度，是以猝然仆地，神昏如醉，痰涎上溢，四肢瘼疭，良久方苏，间断而发，病名曰痫痉。补正则伏痰愈结，攻痰则正气重伤，偏补偏攻，均非所宜。证本虚中夹实，法当补泻兼施，拟安神补心丸加减。

紫河车一具　东洋参三两　大熟地六两　云茯神三两　大麦冬二两　瓜蒌皮三两　炙甘草一两　石菖蒲一两半　制半夏三两　当归身三两　广木香一两　檀香一两　为末，水泛为丸。

复诊：痫证有五，其原不离脏虚痰阻，其治不越补泻兼施。面载阳色，肾虚可知。前议安神补心丸加减渐稀，原方加降真香一两、制南星一两五钱。

以上出自《马培之医案》

张锡纯

天津陈某某，年三十八岁，得痫风兼脑充血证。

病因：因肝火素盛，又在校中任讲英文，每日登堂演说，时间过长。劳心劳力皆过度，遂得斯证。

证候：其来社求诊时，但言患痫风，或数日一发，或旬余一发，其发必以夜，亦不自觉，惟睡醒后其舌边觉疼，有咬破之处，即知其睡时已发痫风，其日必精神昏愦，身体酸懒。诊其脉左右皆弦硬异常，因问其脑中发热或作疼，或兼有眩晕之时乎？答曰：此三种病脑中皆有，余以为系痫风之连带病，故未言及耳。愚曰：非也，是子患痫风兼患脑充血也。

诊断：按：痫风之证，皆因脑髓神经失其所司，而有非常之变动，其脑部若充血过甚者，恒至排挤脑髓神经，使失其常司也。此证既患痫风，又兼脑部充血，则治之者自当以先治其脑部充血为急务。

处方：治以拙拟镇肝息风汤，为其兼患痫风加全蜈蚣大者三条，盖镇肝息风汤原为拙拟治脑充血之主方，而蜈蚣又善治痫风之要药也。

复诊：前方连服十剂，脑部热疼眩晕皆除。惟脉仍有力，即原方略为加减，又服十剂则脉象和平如常矣。继再治其痫风。

处方：治以拙拟愈痫丹，日服两次，每次用生怀山药五钱煎汤送下。

效果：服药逾两月旧病未发，遂停药勿服，痫风从此愈矣。

《医学衷中参西录》

陈莲舫

庄。猪羊痫，发痉发厥，脉息滑数，痰热内蒙，久则必损心脾，治以镇养。

石决明　杭菊花　白蒺藜　抱茯神　制丹参　沉香屑　洋青铅　梧桐花　制胆星　潼蒺藜　苍龙齿　远志肉　新会皮　桂圆肉金箔滚

叶。惊痰入络，屡发痉厥，手足牵引，痰鸣目反，脉息濡细。五痫之一也。

石决明　天竺黄　青礞石　抱茯神　路路通　沉香屑　梧桐花　制胆星　羚羊片　远志肉　小青皮醋炒　新会皮　竹茹

复方：风痫旬日，甚则痉厥，脉息细弦，治以清解。

羚羊片　天竺黄　块辰砂　路路通　嫩双钩　陈皮　制胆星　抱茯神　黑料豆　白蒺藜　沉香屑

徐。体虚而郁痰湿。湿病发于秋则纳呆神倦，痰病发于春则癫痫并至。诊脉滑大，痰与湿犹在逗留，一派补益无用也。拟以调中，参以化痰解湿。

西洋参　玉蝴蝶　法半夏　抱茯神　大丹参　夜交藤　绿萼梅　生白芍　陈秫米　苍龙齿　柔白薇　新会皮　白木耳

许。禀质不足，痰热用事，甚至有时恍惚，有时迷糊，头摇手痉，自幼起因，机关从此不利。近来有时呕恶，有时结核，脉息细滑。急宜清阴息风，化痰安神。

西洋参　制胆星　抱茯神　白蒺藜　大丹参　生白芍　梧桐花　路路通　远志肉　潼蒺藜　柏子仁　姜竹茹　桂圆肉包川连

程。年甫四龄，体禀丰肥，忽而瞑目昏沉，汗如珠下，此惊痰入络之象也。夫痰出多门，浊痰注于下，湿痰积于脾，痰壅上逆，五痫皆由是而生。证因哺乳酿痰，痰在运动时猝然受惊，上冲胞络，神明遂不主收藏，致心液旁流。肌表为之淫汗也。古人之心犹日也，痰犹云也。太虚一点，偶为浓阴，以翳其清光，能不昏黑无知，如置身于混沌间乎。脉来弦滑，谓舌苔微白。久恐进痫难治，今以豁痰而兼安神明，许叔微之遗意也。

法半夏　夜交藤　抱茯神　制胆星　石决明　盆菖蒲　荆树叶　陈秫米　制丹参　苍龙齿　广陈皮　嫩双钩　川郁金　辰砂

以上出自《莲舫秘旨》

何长治

姜，十四岁。乙亥八月十八日辰刻复。痫病少发，泄泻仍见有血，脉细濡。照前法参以温理。少食，切忌生冷。

潞党参钱半　焦冬术钱半　炒山萸肉钱半　补骨脂二钱　广木香四分　焦白芍钱半　煅龙骨三钱　山楂炭三钱　炙甘草四分　茯苓二钱　地榆炭钱半　广陈皮一钱　川芎八分　砂仁末六分

左。痫厥近虽不发，而头眩腰痛，脉细弱。照前方滋养。切忌生冷。

潞党参二钱　当归身二钱　枸杞子三钱　酸枣仁三钱　煅龙齿三钱　煨天麻八分　制于术二钱　辰茯神三钱　怀牛膝三钱　炙甘草四分　广皮八分　远志钱半　佛手柑六分　煨姜五分

以上出自《何鸿舫医案》

孙采邻

陈仪山之女，痫证年余，发则眩仆倒地，昏不知人，口眼牵动，痰涎作声，手足抽搐，叫若鸱闻，甚至遗尿，五痫中之极险者。况年将二八，天癸未通，痰随火升，心火不降，故月水难至耳。迩来一月三两发，气血更受痰火之累矣。盖早图之。

姜汁炒生山栀一钱半　盐水炒橘红一钱半　石菖蒲八分　矾水浸松罗茶六分，晒干，不炒　朱砂拌麦冬一钱半，去心　制半夏二钱　抱木白茯神二钱　去心远志肉一钱，炒　紫沉香四分，切片

进四剂痫病未发，自觉喉中痰少，体健食增。原方加天竺黄一钱五分，再四剂，痫病仍未发。渠家因药颇合，如前再服，仍不再发。精神更健，喉中痰声全无，口舌并不干燥，二便通利，知饥能纳，脾胃调和。复诊之，左脉之弦数者大减，惟右寸关反觉其滑而少力耳。当用二陈汤加焦冬术、柏子仁、归身、远志、沉香，煎送白金丸八分。服十五剂，痫病霍然全愈，天癸亦通，精神健旺。肌体未复，向予索调理方。予以归脾汤去木香，加熟半夏、制香附，用荷叶煎汤洒叠成丸。每服五钱，食后滚水送下。

《竹亭医案》

曹沧洲

某左。曾病抽掣，舌干缩，呻吟有猪羊声，今则音哑口干，舌薄白，头痛，肢节亦痛，小腹亦然，二便如常，脉细小带弦，心中热，经紫而少，平素多带，根本先虚，肝木失养，当此酷热交逼，最虑变迁生波。

炙鳖甲　煅牡蛎　白芍　鲜霍斛　元参心　辰连翘　辰茯神　瓦楞粉　扁豆衣　竹茹　通

草　竺黄片

某右。脐上心下热炽，咽喉间呈腐气，遂神昏仆厥，经时汗出而醒，病来口涌血沫，乃膻中热壅，以致心窍受蒙，若非芳香清透不能宣通络中瘀痹。

生乌犀角　天竺黄　丹参　郁金　云茯苓　石菖蒲　麝香　冰片

各生研，赤豆皮煎汤泛丸，竹叶汤送下二钱，食后服。

以上出自《吴门曹氏三代医验集》

傅松元

痫证虽有五，而以涤痰为治，则通例也。张伯英者，幼丧父母，育于伯叔处，调护未必得宜。弥月中，即发惊风，嗣后年必数发，屡发屡止，迨发育时，仍不愈，又不为治，致神识呆钝，竟成痫证。年至二十，发作尤近，或一月一发，或一月三四发，总无一月安全者，故虽聘姻而不敢娶，适余治仇六官癫疾既愈，其叔正甫来访曰："如吾侄二十年之疾，未识还可治否？"余曰："姑试为之，然须令其缓婚也。"时方正月，遂使日服陈胆星四分，一月后再商。至二月底诊其脉，三部均弦坚，问："此一月内曾发否？"答曰："未也。"余曰："今当春阳大转，肝木上升之候，居然能一月不发，是前药有效也。但按其脉，仍恐不日大发。独服胆星，药力不足，未知平素大便如何？"答曰："素不溏薄。"余乃以大黄、元明粉、青礞石、石菖蒲、胆星、陈皮、半夏、枳实、辰神、沉香为丸，日服三钱，并嘱力图静养。连服多月，大便仍干，痫证竟不发，惟七月中因斗牌两夜未眠，发一次。又于十一月中，因姊婿处失火，救护惊跌，发一次。至明年完婚时，则全愈矣。惟二十余年之痫疾，虽因服药一载而止，病根究未去，非将此丸连服三年，不能除也。

《医案摘奇》

贺季衡

赵男。羊痫初起，猝然闭厥，肢震，不省人事，口泛清涎，逾时甫解，脉弦数，两目短视，口不能言。风痰入窍所致。

生石决一两，先煎　煅龙齿五钱，先煎　明天麻一钱五分　川郁金二钱，矾水炒　远志肉一钱五分　天竺黄二钱　炒僵蚕二钱　双钩藤四钱　薄荷一钱　九节蒲八分

另：抱龙丸一粒，化服。

杨男。幼时患痫，及今不已，口歪肢搐，牙关强紧，跌仆无知，或遗溺，切脉弦滑而数，舌苔白腻满布。内风挟痰，窜扰机窍也。铲根不易。

生石决一两，先煎　陈胆星一钱五分　白附子一钱，姜水炒　明天麻一钱五分　煅龙齿五钱，先煎　远志肉一钱五分　竹沥半夏一钱五分　云神四钱　双钩藤三钱，后入　天竺黄一钱五分　炒枳实一钱五分　生铁落一两，煎代水

另：抱龙丸一粒，用九节蒲一钱泡汤化服。

以上出自《贺季衡医案》

朱应征

周女。夜必作痫，作必子时，盖胆经之主疾，肝木乘土，脉右关滑疾，左滑而濡，内有积痰。宜先平肝益胆，兼疏风痰。

夜交藤　红柴胡　桑枝　橘络　杭黄菊　霜桑叶　桂木　白方通　炒白芥　青蒿　丝瓜络　山茱萸

复诊：痫呓略轻，夜亦得睡，两脉亦渐有转动，但关部仍滑，须益胆兼理心脏及包络，以冀平复。

茯神　红胡　木瓜　山茱萸　酒芍　玄参　白方通　夜交藤　青皮　嫩桂木　蜜僵蚕　桑枝　霜桑叶　湘黑豆半生半炒　红枣

三诊：痫呓平近许，昨夕偶作，盖一因天时寒燠不正，一因痰臼未除，脉象确已见调，右关仍带微滑，脾为痰源，自仍以专从痰治为合。

胆南星　蝉蜕　全蝎　桂木　炒白芥　桑皮　桑枝　茯神　蜜志肉　木瓜　夜交藤　丝瓜络　湘黑豆　大枣　象贝母

四诊：相火寄于肝胆，怒出于肝木，平则诸证自息，痫呓亦无由来，脾脉仍疾，木乘土位，逍遥散加减。

红柴胡　杭白芍　夜交藤　莲心炭　茯苓神　胆南星　石决明　蜜志肉　大秦艽　桂木　丹皮炭　湘黑豆　大枣　荷梗

五诊：肝阳旺则风不息，故难除其根，风甚痰生，经络乃滞，仍宜滋肝活络，以平右关滑疾之状，证斯减矣。

广郁金　桑皮　桑枝　红柴胡　杭酒芍　夜交藤　橘白络　丝瓜络　石决明　山茱萸　云茯神　蜜远志　湘黑豆　地骨皮

六诊：体本肝旺，因气夹食，致腑不通而作热，头闷，牵及旧疾，日中亦作，右脉稍甚。消导为先。

赤白芍　红胡　淮木通　生熟谷芽　荠菜花　淡豆豉　橘白络　炒枳实　茯神　带心翘　法半夏　白蒺藜

七诊：气滞已疏，右脉已平，痫呓未作，惟痰嗽、鼻塞，略挟风痰，宜再事宣解一二帖，仍进前拟第二方，自复元矣。

皂角刺　白芥子　赤白芍　云茯神　橘白络　象贝母　石决明　蜜僵蚕　红柴胡　环石斛　荠菜花　生谷芽

《淞滨实验录》

章成之

严女。骤然跌仆，将苏，津津冷汗，数年来发作数次，其甚者小溲自遗。按其两脉沉细欲绝。

明天麻3克　熟地15克　潼白蒺藜各9克　龙眼肉9克　山萸肉9克　枸杞子9克　炮附块4.5克　浮小麦12克　大川芎4.5克　肉桂末2克,分2次吞　清炙草2.4克

二诊：头眩，用强壮剂；食减，用健胃剂。其人脉沉细。

熟地黄 15 克　山萸肉 9 克　潞党参 9 克　五味子 4.5 克　菟丝子 9 克　潼沙苑 9 克　淮山药 9 克　肉桂末 1.5 克，分 2 次吞　补骨脂 9 克　清炙草 3 克

易女。最近两月，痫证发作三次。未发之前，烦躁殊甚，发作时四肢抽搐，发后极度疲乏。现在依然头晕，后脑发麻，手脚亦麻，心中有空虚感，胃呆，大便难。每夜用安眠药维持睡眠。月经已经愆期近旬。用降火平肝法。

1. 甘杞子 9 克　潼蒺藜 18 克　天麻 3 克　杭白芍 9 克　牡蛎 30 克　远志 6 克　枣仁 12 克　炙草 3 克

2. 陈胆星 30 克　青黛 9 克　钩藤 30 克　明天麻 90 克　川雅连 30 克　炙僵蚕 120 克　煅灵磁石 90 克　辰砂 15 克　甘草 30 克

上药共研细末，加竹沥 120 克，姜汁 60 克，调和为丸，如绿豆大，每早晚各服 6 克。

二诊：心中空虚感已消失，饮食二便亦复常，但心荡仍剧，手足麻，睡不熟，神经紧张则感头重，腿酸无力。

杜仲 9 克　续断 12 克　独活 9 克　当归 9 克　木瓜 9 克　桑寄生 9 克　白芍 9 克　金毛脊 12 克

另：枕中丹 120 克，每晚服 6 克。

以上出自《章次公医案》

张汝伟

梅右，年二十，南汇。经行每月趋前，素体肝旺善郁，今值经来，饮凉乘风，遂致血与气并。时作厥逆，手足冷麻，头痛腹痛，溲便两无，苔糙口渴，脉右滑数，左细弦。有热深厥深之象，宜以小柴胡汤加减治之。

细柴胡八分　川桂枝　炮姜炭各四分　广木香五分　车前子包　单桃仁　半夏曲包　当归尾　炒赤芍各三钱　川广郁金　川楝子　生延胡各钱半

二诊：进前药后，汗出颇畅，热从外透，神志亦清，但不时哭泣，泣则气上逆，而目瞪口呆，渴饮，大便不通，苔糙黄，脉弦滑。宜疏肝流气，化痰宣肺，兼通大便。

旋覆花包　川广郁金各钱半　光杏仁　川贝母　车前子包　凉膈散　朱茯神　全瓜蒌　竹沥半夏各三钱　陈胆星一钱　九节菖蒲　粉前胡各一钱

三诊：服前方后，小溲有，大便未更，表热已退，内热未化，狂言妄叫，时而郑声，魂魄失其所依，神明蒙蔽，苔糙厚腻，脉细弦数。再拟安神定魂，峻下痰滞法。

竹半夏　当归龙荟丸包　朱茯神　焦枳实　川贝母各三钱　生锦纹　炒赤芍　鬼箭羽各二钱　生龙齿　生牡蛎各一钱　金戒一只，先煎　至宝丹一粒，打碎　鲜地栗十个，煎水过服

四诊：进安神通下重剂，狂言已定，大便亦通，谵语未除，脉来乍大乍小，确有如邪祟之凭，再用前法，加紧追捕之。

磅犀角三分　控涎丹一钱　竹半夏　当归龙荟丸包　鬼箭羽各三钱　玳瑁片三钱　明雄黄　飞青黛　整朱砂各三分，冲调　生龙齿　生牡蛎各一两，先煎水煎药

五诊：连进追捕攻镇之法，诸恙悉除，大便畅通，能食安眠，惟恐余波再起，再与养心育阴之法。

生枣仁　姜汁炒远志　竹半夏　朱茯神　瓜蒌仁　柏子仁　川贝母各三钱　小川连　陈胆星

各一钱　炒淡苓钱半　生龙齿　代赭石各一两

本证始末：此证共诊六次，得能痊愈，用九牛二虎之力，始克奏功，不可谓非幸事。可见万百怪证，多属于痰，洵不诬也。

方义说明：大致已见于医案中，只有鬼箭羽一味，似特殊一些。按：鬼箭羽，即卫矛枝干上之羽也，性苦寒无毒，能破陈血，杀鬼毒，虫注，去白虫等证，采用之者，取其破恶血也。

顾小妹，年四十七，住富民路吉祥里。心肾不交，痰凝气滞。每发病时，必先吐逆，继以发烧，口不能言，已有月余，神识时明时昧。脉微弱无力，舌饰白苔，小便不禁，色赤，两足痿软不能立，胃呆。此病为痫证。拟先宣窍解郁，化痰理气，兼以清热治之。

九节菖蒲　陈胆星各一钱　川毛连四分　光杏仁　炒白芍各三钱　姜半夏二钱　紫丹参　合欢花广郁金　制香附各钱半　花橘红一钱　姜竹茹钱半

二诊：进宣窍理气，化痰解郁之方后，神识已清，而能言，胃纳亦强，大小便正常。脉仍细软，苔白已薄，惟头脑似空作响，二足膝强硬无力，已能立而不能步。再用息风疏肝滋养肾阴法。

潼白蒺藜　夏枯草　川牛膝　菟丝子　桑寄生　大白芍　甘枸杞　制首乌各三钱　明天麻陈胆星各一钱　姜竹茹钱半

改方去胆星、天麻，加威灵仙、当归须、生芪皮各三钱。

三诊：神识恢复正常，诸恙均减。足能行步，惟不能多行，夜卧有盗汗。宜再养阴止汗，以固奇经。

酒炒独活二钱　厚杜仲　桑寄生　川续断　云茯苓　碧桃干　浮小麦　威灵仙　炒党参　川牛膝各三钱

另霜桑叶一钱，焙干研末药汁吞服。

本证始末：此无量寿药铺职员顾某之妻，据述此证在前二年乡间即发过，无如此重。今次发作较久，经治不愈，乃延伟诊。幸得三诊之后，完全痊愈，先后不过三星期耳。

方义说明：经言，二阴急为痫厥，此证之起，固不外心气郁急，而中有痰滞，内有里热，故筋为之痿软。第一方，宣窍化痰清热，以治其标。第二方，养肝益肾，息风化痰，表里兼顾。第三方，直补奇经，兼以通络，用桑叶研末吞服，为止盗汗的特效方也。

以上出自《临证一得》

陆观虎

甄某某，男，32岁。

辨证：癫痫。

病因：肝火上升。

症状：抽风时作，发而神昏不知，发后头重，夜眠不安。舌红，苔黄。脉数。

治法：平肝降火，安神豁痰。

处方：钩藤钩9克　石决明12克　丝瓜络6克　云茯神9克　杭白芍6克　合欢花6克　杭甘菊9克　夜交藤9克　当归龙荟丸9克，送服　青竹茹9克　制胆星3克

方解：钩藤钩平肝风，除心热以治头重。杭白芍、石决明敛阴和血，清火平肝以止抽搐。

丝瓜络凉血解毒，除风化痰，通经络。茯神、夜交藤、合欢花宁心定智安神，交通心肾。杭菊、竹茹、胆星、当归龙荟丸除风清热，豁痰开窍清肝火。

耿某某，女，32岁。

辨证：癫痫。

病因：肝火上升。

症状：时常抽风，心悸，脘中不舒，后背窜痛，头晕，痰稠，流黄涕。月水四天未净。脉细弦。舌质红，苔白干。

治法：和血柔肝，息风调经。

处方：钩藤钩15克　延胡索9克　益母草9克　丝瓜络9克　炒枣仁9克　代代花3克　杭白芍9克　陈皮6克　石决明9克　当归尾9克　佛手3克

方解：炒枣仁宁心补肝，助阴气。钩藤钩除心热，平肝风。当归尾、玄胡索、杭白芍、益母草和血养血敛阴，调血中之滞以调经。丝瓜络活血通经。陈皮、代代花、佛手、石决明行气化痰，平肝和胃以清肝肾火升。

苗某某，女，18岁。

辨证：癫痫。

病因：痰迷心窍。

症状：神识朦胧失常，大便三四天一次。月水逾期十天未见。舌红，苔黄。脉细弦。

治法：清心蠲痰，调经破瘀。

处方：石菖蒲9克　制胆星3克　延胡索9克　当归身6克　天竺黄6克　益母草9克　杭白芍9克　陈皮6克　礞石滚痰丸9克,冲　粉丹皮6克　当归龙荟丸9克,冲

方解：石菖蒲、胆星、陈皮、礞石滚痰丸开心窍而化顽痰。杭芍、玄胡索、当归身、益母草、丹皮通经凉血。天竺黄、当归龙荟丸清热平肝蠲痰。

颜某某，男，18岁。

辨证：癫痫。

病因：痰热聚心。

症状：心慌，夜眠不安，烦躁，神志失常，恙已三年。脉细数。舌红，浮刺。

治法：宁心，舒郁，化痰。

处方：石菖蒲9克　大贝母6克　朱灯心3克　朱茯神9克　广郁金6克　朱通草3克　远志肉6克　制胆星3克　黛蛤散9克　竹沥半夏6克　白金丸9克

方解：石菖蒲、朱茯神、广郁金、远志肉开窍安神、定志舒郁宁心。朱灯心、朱通草利小便而清心热。大贝母、胆星、黛蛤散、竹沥半夏、白金丸散结开郁，清肝胆热以化顽痰。

杨某某，男，43岁。

辨证：癫痫。

病因：痰热互滞，心肝两虚。

症状：心神不定，惊怕，夜眠不安，头部不舒。脉细数。舌红，苔黄。

治法：宁心，泻肝，化痰。

处方：朱茯神9克　大贝母6克　黛蛤散9克　远志肉6克　天竺黄6克　朱通草3克　竹沥半夏6克　龙胆草6克　礞石滚痰丸9克，冲　制胆星3克　当归龙荟丸9克，冲

方解：朱茯神、远志肉宁心安神定志以交通心肾。天竺黄、大贝母、黛蛤散、竹沥半夏、龙胆草、礞石滚痰丸、当归龙荟丸、制胆星清肝热理气化痰。朱通草引热下行，利小便以清心火。

宋某某，男，50岁。

辨证：癫痫。

病因：痰热炽盛，阴虚火动，痰迷心窍。

症状：身酸乏力，足浮眼直，语无伦次。脉细数。舌红，苔黄。

治法：化痰开窍。

处方：桑枝15克　路路通5个　丝瓜络6克　天竺黄6克　木瓜9克　白僵蚕9克　茯苓皮6克　陈胆星6克　石决明12克　冬瓜皮6克　石菖蒲6克　白金丸6克，包　当归龙荟丸6克

方解：以桑枝、路路通、丝瓜络、木瓜舒通经络祛湿。天竺黄、胆星、石决明、僵蚕、菖蒲平肝清热，开窍涤痰。茯苓皮、冬瓜皮清热利湿。白金丸化痰涎。当归龙荟丸清肝泻火。

张某某，女，19岁。

辨证：癫痫。

病因：痰热郁遏日久，伤及肝阴，肝风内动。

症状：神志发愣，手指不利。脉细弦。舌质红，苔微黄。

治法：清热化痰。

处方：朱连翘6克　陈胆星3克　朱通草3克　忍冬藤9克　石菖蒲6克　丝瓜络6克　杭白芍6克　炒竹茹6克　白金丸6克，包　钩藤9克，后下　石决明12克

方解：朱连翘、忍冬藤、瓜络清热通经络以利手指。胆星、菖蒲、竹茹、白金丸开心气，清热涤痰。朱通草引热下行利小便。杭白芍泻肝火敛阴气。石决明、钩藤钩平肝息风。

二诊：

症状：神志愣减，手指见利。脉细弦。舌质红，苔薄黄。

治法：清热化痰。

处方：钩藤6克，后下　石菖蒲3克　佛手3克　茯神6克　夜交藤9克　黛蛤散6克，包　杭白芍6克　合欢花6克　陈胆星3克　丝瓜络6克　石决明9克

方解：钩藤、杭白芍、石决明清热平肝息风。佛手舒气宽胸。菖蒲、茯神、胆星开心气，化痰涎益肝胆。夜交藤、合欢花、丝瓜络通络安神。黛蛤散清肝火化痰热。

朱某某，男，64岁。

辨证：癫痫。

病因：忧郁忿怒，肝气伤脾，脾气不化，痰湿留滞而化热，使心肾不交。

症状：神志痴呆，夜眠不安，大便干燥不易解，纳少痰多。脉细濡。舌质红，苔黄腻。

治法：平肝安神，清热化痰。

处方：石菖蒲 9 克　大贝母 6 克, 去心　朱通草 3 克　朱茯神 15 克　天竺黄 6 克　黛蛤散 9 克, 包 远志肉 6 克, 去心炙　炙胆星 3 克　夜交藤 15 克　竹沥半夏 6 克　当归龙荟丸 9 克, 冲

方解：以石菖蒲开心窍。大贝母清热化痰。朱通草、朱茯神宁心安神。天竺黄、竹沥半夏、胆星除湿化痰。黛蛤散清热化痰。远志益心气。夜交藤安眠。当归龙荟丸清热化痰。

樊某某，男，59 岁。

辨证：癫痫。

病因：素体阴虚，痰火上炎，以致昏迷不省。

症状：咳嗽，头痛，不时有昏迷发作，腿软。脉细濡。舌质红，苔黄腻。

治法：化痰开窍。

处方：菖蒲 6 克　大贝母 6 克　竹茹 9 克　杭菊 6 克　腥星 6 克　丝瓜络 6 克　陈皮 6 克　枇杷叶 9 克　石决明 12 克　桑枝 15 克　忍冬藤 9 克

方解：忍冬藤、大贝通络清热化痰。菖蒲开窍。竹茹、枇杷叶降逆和胃，止咳化痰。杭菊散头风。胆星化痰。丝瓜络、桑枝通经络利湿。石决明平肝镇逆。陈皮理气化痰。

以上出自《陆观虎医案》

第五十二章 烦躁

何平子

五志火内炽，心烦自汗，内结外脱也。不宜多用补剂。

炙芪钱半　郁金一钱　橘红一钱　蛤粉炒阿胶三钱　生芪钱半　煅龙齿三钱　茯神二钱　枣仁三钱　大麦冬三钱，辰砂拌　黑栀二钱　珍珠末三分，另研冲

《壶春丹房医案》

余听鸿

常熟大河镇道士王少堂，六月初携妻回里。十四日起寒热，遍体红疹满布。周姓医进以辛凉解肌之方，服后病增，至十七，病更剧。其岳母邀余诊之。脉极细而微，重按至骨，微见数象，神识颇清，遍体干燥，身无点汗，舌绛无津，而又不渴，言语轻微，躁不能寐，红斑密布无空隙之处。余思此乃正虚邪陷之阴斑也。余曰：初十晚到家，逐日所作何事，试一一述之。曰：十一至十三做法事，十四日忏事毕，结账后当夜即热。余曰：再去问之，初十有房事否。答言有之。初十日酷暑，坐船数十里，外风袭表，暑热逼蒸，至夜欲后，气脉皆虚，热邪即乘虚内伏。加之十一至十三，身为法官，终日厚衣，汗出不止，汗多则外阳已虚，津液亦涸，腠理空豁。又高叫敕令，中气亦虚，热邪易入，故见寒热。又被寒凉之药遏其阳气，故内热虽甚，无阳气蒸动，无津液化汗出表。若再服寒凉，表阳愈虚，热陷更深，阴斑无疑矣。用仲景桂枝汤加干姜、人参，重用甘草，服后再饮以米汤。余思汗多则阳弱阴伤，以桂枝汤和其表，以干姜合桂枝护其中阳，假甘草之多甘，合米饮之谷气，甘淡以助其胃津，得干姜之热，蒸动其胃津以上升，又赖桂枝之力推之出表，若得汗出，则中阳动而表阳和，内伏之邪亦可由外表而发。待其烦躁狂叫，或奔走越垣，方为佳兆。切不可与以凉药，恐火郁不能外达也。如服此药后，仍然不变，则难治矣。服药后，明午果然神识渐狂，声高而起坐不安，渴已能饮。病家惊惶，饮以蔗浆一碗，依旧静卧，声微脉细。至二鼓，余至其家，问之。曰：今午渐狂，声高渴饮，不料服蔗汁后依然如故。余曰：正欲其阴证转阳，由里出表，阳回而烦，方为佳兆。又为寒凉所遏，事属周折。仍从原方加台参须服之。明午，又见烦躁能饮，以温水饮之，汗出脉起矣。再进以甘凉之品，生胃阴而泄热助汗，托之外出，汗透而神静安寐，脉亦转和缓，能思饮食。余曰：汗后肌润，脉和思食，正能胜邪，病有转机矣。阳回以养阴为要，进以生脉法，加甘凉咸寒之品，数剂而痊。然证似少阴，究非伤寒可比，此是外邪内伏，无阳气阴液化汗以达表。所以读伤寒者，知有是病，即有是方，两言尽之矣。

《余听鸿医案》

袁焯

方兆珍君令媳，年二十余，卧病经旬，服药多剂而烦躁谵语，卒不能平。延余治之，见躁

扰不安，妄言骂詈，欲食冷物，手冷，脉息沉弱，口虽渴而不能饮，唇虽焦而舌则润泽。且舌色不红，面色黄淡，身不发热。予谓此虚寒病也。殆寒凉发散太过乎？检阅前方，果皆芩、连、羌活、瓜蒌、海石之类。病家问："既系寒病，何以烦躁欲食冷物而谵语不能寐也？"予应之曰："寒病有常有变。凡恶寒手冷，下利清谷，口中和而不渴者，此其常也；若躁扰不安，欲卧冷地，欲食冷物，则其变也。何谓之变，以其寒病而反现热象也。其所以现热象者，因阳气虚寒，龙雷之火浮越于外，古人所谓'阴胜格阳'，又曰'内真寒而外假热之病也'，治宜引火归元，否则凉药入口则立毙矣。"乃与四逆汤：干姜、附子各二钱，加肉桂八分，党参、白术、熟地、枣仁、茯神各三钱。煎成冷服，果躁扰渐宁。接服一剂，能安睡矣。自是神安能食，不复骂詈，复以归芍六君子汤调补数日而痊。

《丛桂草堂医案》

傅松元

长桥黄显章，图董也，续弦仇氏。显章只一子早亡，遗孙二人，显章得膨胀病而亡，家中姑媳与二孙，共四口。后服阕，为长孙训斋娶妇，吉期将近，仇氏病不能起，不寐，不能食，腹中甚饥，食难下，勉咽之，即作眃欲呕，其无可奈何之状，不能言述，邀余治，告余以上诸证。切其脉，缓滑无力。余曰："此因神劳虑烦，虚火上炎胸中之故，所以烦冤不解，为懊憹证也。"问其吉期何日？其侍者云："后五日。"余曰："治病先去其病之源。彼因思虑伤神而病，由今尔家各事，一切由他人各尽其职，不再与商，如其问及，皆云妥矣，不必与之细论。此地卧房，只须二人侍奉汤药，不许与外事交接。待六日后，新妇必来见面，病即愈矣。"为之用西洋参、石斛、麦冬、辰神、熟枣仁、煅龙骨、炒扁豆、芡实、谷牙、莲薏一方，嘱服五剂，概不忌口，凭其所喜而食之。后六日，果新妇入房，而病者起坐矣。

《医案摘奇》

第五十三章 痴呆

傅松元

仇巽泉表弟之母，余之姨母也。一日谓余曰："小孙阿六，自今年正月底，发惊风证，延请各科医生至十数，服药至八十余剂，至七月方能渐愈。不意愈后又得痴呆之病，两月来迄无转机，前后所服之方，多至六十纸矣。"遂授余逐一检阅，殊无一扼要者。遂嘱取陈胆星一物为丸，日服四分。一月后再商办法，服至二十余日，姨母谓余曰："阿六嫌胆星味苦，不肯服，尚有何策？"余曰："每日以干桃花瓣五分，开水泡代茶饮之。"十日后姨母谓余曰："阿六又变下痢矣，将奈何？"余问："今癫状如何？"姨母曰："已愈矣。"余曰："既愈则不必再服，不服，利自止矣。"余以此两物癫一颠病，即古十三科之小方也。

《医案摘奇》

施今墨

张某某，女，60岁。一个半月前，曾经煤气中毒，急救治疗后，生命无虞，但已精神失常，吃饭穿衣均由家人服侍。不说话，不睡觉，人似痴呆，经常以手抱头。二便不能控制。经北大医院诊断为一氧化碳中毒后遗神经官能证。六脉均弦，沉取则有涩象。

辨证立法：煤气中毒之后，心脑受损，控制无权，气血均现阻滞，当以通络脉，调气机法。

处方：节菖蒲10克　茺蔚子10克，酒炒　白蒺藜12克　嫩桑枝18克　炒远志10克　苏地龙10克　桑寄生18克　怀牛膝10克　夏枯草10克　东白薇6克　双钩藤12克　首乌藤25克　酒川芎5克

二诊：药服十剂，神识渐好转，虽仍不语、不睡，已非痴呆之状。不再以手抱头，动作尚迟钝，大便较干。

处方：朱茯神10克　嫩桑枝18克　朱寸冬10克　桑寄生18克　磁朱丸6克，北秫米12克同布包　茺蔚子10克　制全蝎3克　双钩藤12克　节菖蒲10克　东白薇6克　龙胆草5克，酒炒　酒川芎5克　炒远志10克　苏地龙10克　白蒺藜12克　酒当归10克　蒲黄粉10克，布包

三诊：前方服十六剂，甚见功效，已能说话，声音甚低，神识较前更为清楚，睡眠较前好转，能自己大小便，自云心闷头晕，上肢能动，但不灵活，下肢弯腿困难。

处方：茺蔚子10克　生蒲黄10克，布包　节菖蒲10克　酒川芎5克　川独活5克　制蝎尾3克　双钩藤12克　嫩桑枝18克　朱茯神10克　白蒺藜12克　桑寄生18克　朱寸冬10克　酒当归10克　苏地龙6克　炒远志10克　蕲蛇肉3克　甘草节6克　血琥珀粉3克，分2次冲

四诊：服前方十二剂，见效甚速，讲话已如常，自云心闷而乱，头有时昏，烦躁时即睡眠不好，四肢动作仍不灵活。

处方：草决明10克　陈橘红5克　嫩桑枝18克　石决明18克　陈橘络5克　冬桑叶6克　茺蔚子5克，酒炒　蒲黄粉10克，布包　节菖蒲10克　朱茯神10克　炒远志10克　制全蝎3克　白蒺藜12克　朱寸冬10克　川黄连3克　酒川芎5克

《施今墨临床经验集》

第五十四章　百合病

李铎

　　刘某，年五十，患百合病，默默不欲食，行止坐卧皆不能安，无可奈何之状。此证因伤寒初起，误治，经旬而变，微有潮热。诊心脉微细无神，余脉平缓，据心脉而论，实属心神涣散，故心病而脉为之皆病也。仿张路玉治孟太夫人法，用生脉散加百合、茯神、龙齿、生地汁、少兼朱砂，五服而愈。原方系少兼黄连，余易用朱砂更妥。

《医案偶存》

第五十五章　汗证

陈念祖

神色萎悴，知饥食纳减少，自汗体冷，肢节酸痛，脉形细弱。病在营卫，当以甘温进之。

桂枝木一钱　生黄芪三钱　炒白芍二钱　炙甘草五分　煨姜八分　大枣五枚

《南雅堂医案》

程文囿

圣翁夫人，夏间病患热盛无汗，烦渴昏谵。医治旬余不解。圣翁外贸，伊郎荫千兄延予诊视，脉数舌黄。谓曰："此热病也，非清不可。"疏竹叶石膏汤与之。时夜将半，闻叩扉声甚急，启视，荫兄慌入而言曰："病危矣。"询其故。曰："妙剂当服头渣，至暮未见动静。再服复渣，更静，后忽寒战肢抖，少顷汗出如浆，肤冷息微，闭目不语。众以为殆，归咎药性太凉，欲投参、附以救其脱，亟求复诊以决之。"予即随往，扪其肌肤果冷。细按脉虽虚软，然至数和缓，并不急疾。曰："无妨，此战汗也。因本气不足，邪气鸱张，予重用清剂驱之，邪不能留，逐与正争，是以战而汗出。邪虽从此而解，正亦由此而亏，且任其养息，切勿惊扰，元气来复，自然肤暖神苏，若骤进参、附，诚恐余烬复炎，反为害矣。叶氏论温热病战汗解后，胃气空虚，有肤冷一昼夜之说。"取书与阅，群疑始释。另立一方，用生脉散加茯神、玉竹、白芍、甘草，嘱市药煎好，俟其苏醒与服，并啜稀粥，以养胃气。次早荫兄来谢云："昨夕非子有定见，几为旁言所误，遵嘱静守，逾时汗敛神苏，忙将煎好之药服讫，复睡至晓，肌肤已温，唯形倦气怠耳。"更为辅正养阴和胃，渐次而康。

《杏轩医案》

吴篪

内朝吴卧楼乃郎年方舞象，盗汗不止，形瘦气促，脉弱弦滑。由于先天不足，心血虚热，以致睡而汗出。经曰：阴虚者阳必凑之。故少气时，热而汗出也。宜用盗汗良方加生地、柏子仁以补气而凉血，定虚喘而止汗。遂服五剂而愈。

麻黄根　牡蛎粉　黄芪　人参　龙骨　地骨皮　生地　柏子仁

加大枣二枚，水煎温服。

那，日中时常出汗，体倦肢冷，偶遇劳役烦热及饮食酒后，汗出尤多。诊脉浮涩无力，此气虚阳弱，卫气不固，则表虚自汗，而津液为之发泄也。即投芪附汤加麻黄根、牡蛎、浮小麦，外用红粉拍之，则汗自敛。

黄芪　熟附　麻黄根　牡蛎粉　浮小麦

以上出自《临证医案笔记》

何书田

心营内亏，虚阳浮动，不时多汗烦躁，脉象浮弦不摄。此由积劳内伤所致。

西潞党　陈阿胶　紫丹参　紫石英　远志　枣仁　炙龟板　炒归身　料豆皮　白茯神　金箔　龙眼

《簳山草堂医案》

张大曦

表热四候，额汗如淋，汗时肤冷，汗收热灼。消滞泄邪，清补诸法，已遍尝矣。诊脉虚细，惟尺独滑，舌苔已净，胃纳稍思。细绎脉证，病邪不在三阳，而在三阴。考仲圣有反发热一条，是寒邪深伏少阴之阳分，今乃湿温余邪流入少阴之阴分。良由少年肾气不藏所致。治当宗其旨，变其法。拟补肾阴、泄肾邪，一举两得，庶可许热解汗收。

熟地五钱　枸杞炭一钱　独活一钱五分　茯苓三钱　五味子七粒　细辛三分　牛膝五分　丹皮一钱

诒按：能从对面勘出，此为善读书人。惟方中熟地，似不如生地为得。

再诊：热解已净，自汗亦收，脉滑已和，纯乎软弱，神情向倦，而虚象旋著。拟转用补养。

参须一钱　枸杞子一钱　山药三钱　丹皮一钱五分　福泽泻一钱　熟地五钱　杜仲三钱　茯苓三钱　牡蛎七钱　萸肉一钱五分　炙草三分

《柳选四家医案》

何平子

心悸咳呛，屡泄自汗，表虚恶寒，右脉数大。当用固表苦泄法。

炙芪二钱　麦冬二钱　茯神二钱　橘红一钱　北沙参二钱　川连五钱　牡蛎三钱　枣仁三钱　杏仁三钱　枇杷叶

自注：三帖后去川连，加阿胶二钱。

复：据盗汗、痰喘不止，余疾安妥，因天气炎热，娇脏受克使然。照前方加减。

炙黄芪　云神　麦冬肉　川贝　煅牡蛎　真西党　枣仁炒　北五味　橘白　白芍药

《壶春丹房医案》

费伯雄

某。脉细自汗，下体怯冷。卫阳式微使然。

黄芪三钱　制附片一钱　炙于术一钱　炙甘草五分　煨姜一片　南枣三枚

某。汗出肢酸，营卫两虚。

黄芪　桂枝木　白芍　炙草　防风根　浮小麦　南枣　煨姜

另用单方：五倍子（炒，研）二钱，枯矾少许，同研，用本人津唾调涂脐上，外用膏盖。

某。平时左边面部出汗，至丑时又复盗汗。

　　人参　茯神　焦白术　五味子　炙草　白芍　枣仁　龙骨

　　另服琼玉膏，每日早晚各一次，每次三钱。

以上出自《费伯雄医案》

李铎

　　程景祥室人，年六一。头晕自汗，能食心嘈而手心汗，昼夜不息。诸医进归脾养心敛汗大补之剂，干手雷同数月无效。医者谓汗多亡阳，病者虑昏冒汗脱，举室惊惶，日无宁晷。壬戌之冬，适余诣湾，请为诊治，按其脉如平人，视其形容如常，且能饮食，则非危证。审其汗出必心嘈，头昏而神气不乱，食肉饮一瓯则心嘈差可。按：手心汗，《宝鉴》云，津液自胃腑旁达于外则手足自汗，乃热聚胃腑逼而出者。又《素问》谓胃中热则消谷。参此二义则非真阳虚自汗无疑矣。余用二加龙牡汤加小麦、石斛、地黄之类，频服数十剂渐次而痊。

　　按：汗出不止多属气血两虚，而眩晕自汗原有营阴亏损、阳越不潜而致者，又当辨其能食、不能食及手心汗，昼夜不止者曷故也。使置此数端不究，徒执气虚血虚，概施呆方以治，业医亦觉大易矣。附癸亥春治一妇，经来腹痛，寒热而疟，医以表散破血行气药服之，寒热腹痛虽除，而头晕通身汗出不止，脉大而虚，此真是气血两虚之证，用黄芪（蜜炙）六钱、归身二钱、炒枣仁三钱、炒白芍二钱、炒甘草一钱、炙小麦三钱、龙胆肉十枚、南枣肉三个，水煎服一剂神效。

　　凡汗多不止谓之亡阳，又汗不得出亦谓之亡阳。如心痞胸烦，面青肉瞤者不治，色黄手足温者可治。

　　凡汗漏不止则真阳脱亡，故谓之亡阳，其身必冷，多成痹寒矣。

　　又：三阳实、三阴虚，汗不出；三阴实、三阳虚，汗不止。

　　游某，年三十余。夏月由远行还里，睡中盗汗，通身如浴，觉来方知淫透衣裤，色如栀染。服当归六黄、参芪四物、枣仁五味补虚敛汗之药，皆罔效。延余诊之，脉缓细右关缓涩，窃揆众医用药，与病无远，何至不应。心歉然未决，伏思盗汗本属阴虚，然亦有肾火动者，脾湿动者，肝热胆热而汗出者。此必由脾湿而动，故出黄汗。且久客初归，房劳伤肾势必有之。仿丹溪四制白术饮，余加茵陈为五制。以白术（五两，分五包）、黄芪、石斛、牡蛎、小麦、西茵陈各一两，各炒白术至黄色，只取白术为末，每三钱米饮汤下或红枣汤下，日服三四次，服尽而汗十止其七，继以补肾药十剂而全瘳。

　　甲子春治一人，年四十余。两月来睡而汗出，被褥尽透，榻上如人形，此为漏影证，乃元气虚损之极。用上党参四两、黄芪六两、附子四两、甘草四钱，煎浓汁服一剂，汗止十七，再剂竟全愈矣。

以上出自《医案偶存》

陈菊生

　　自汗，有心、肝、脾、肺、肾之分，又有阳虚、阴虚、亡阳、卫不固、外感风湿、内因痰火、阴盛格阳诸证。而世之遇自汗者，概作阳虚治，虽曰古法，未免执一不通。辛卯春，余客济南，陈巽卿观察自汗不止，来延余诊，脉象虚微，是为阳虚，势将汗脱，以十全大补汤加味，温补收涩而愈。夏，又患自汗，复延余诊，脉象细数，是为阴虚，与前此阳虚迥别。即以洋参石斛汤加味，清理滋养而愈。按：前后证，出自一人，而前为阳虚，后为阴虚，不同如此。然则春秋寒暑，天时犹有常也；南北高下，地宜犹有常也；贫富劳逸，人事犹有常也。即如春夏有时暴寒，秋冬有时忽温，西北有地向阳，东南有地背阴，贫贱有事快心，富贵有事劳力。天、地、人虽错综变化，犹可以常理测也，独至随时论证，随证论治，诚有可意会不可言传者。若胶柱而鼓瑟，毫厘之差，即千里之谬矣。

盗汗，有血虚证，有血热证，有少阳证，有阳明证，有酒客睡中多汗证。或因汗出合目后，并见谵语等情，遂以邪祟疑之，愚甚矣！丁亥，同里俞道生之母，来乞《易经》一部，据云，儿病月余，初起头痛，继而盗汗，延今，神昏谵语，目上视，食不进，尿器如新，无秽浊气，病势已危，昨延巫问之，巫言有鬼为祟，禳之不应，思有以镇之，并求治于余。余审是血虚所致，以十全大补汤去肉桂，加五味、麦冬为方。一剂，谵语平；二剂，盗汗止，调养旬余而愈。愈后，或问巫言有鬼，信否，余曰："鬼胡为乎来哉？人苟此心常存，临天帝，质神明，鬼将敬惮不惶，安得而祸福之？惟其人乞怜昏暮，蓄计阴私，无时不与鬼为缘，鬼于是侮之弄之，时而为福，时而为祸，若夫平人，病痛疴养，乃事之常，于鬼何与？而有时求神祷庙，亦足愈病者，盖病家藉此收心养性，较诸庸医误药，犹胜一筹也。此不服药为中医之说也。"

以上出自《诊余举隅录》

张乃修

张左。外风已解，内风暗动，睡卧心神昏乱稍定，而时易汗出。阳气不收，再和阴摄阳。

金石斛四钱　炒枣仁二钱　煅牡蛎四钱　川贝母二钱　茯神三钱　地骨皮二钱　生甘草三分　海蛤粉三钱　淮小麦五钱　糯稻根四钱

二诊：心神渐清，汗出亦止，然肢体无力，口渴欲饮，胃呆少纳。再和肝胃之阴。

金石斛四钱　白蒺藜三钱　黑豆衣三钱　茯苓三钱　池菊一钱五分　半夏曲二钱，炒　橘白一钱　生甘草三分　生熟谷芽各一钱

陈左。伏暑之后，湿邪久恋，熏蒸阳明，汗出不止，遗泄频来。亦属湿扰精宫耳。

地骨皮三钱，桂枝三分煎汁拌　赤茯苓　生米仁　建泽泻　滑石块　沉香曲　木猪苓　淡黄芩　川草薢　制半夏　川通草　上广皮　淮小麦一两五钱，煎汤代水

二诊：汗泄得减，时仍遗泄。湿热熏蒸于上，复扰于下也。

地骨皮三钱，桂枝同炒　猪苓二钱　生米仁四钱　泽泻一钱五分，盐水炒　川草薢二钱　黄柏一钱，盐水炒　砂仁七分　广皮一钱　大淡菜二只　浮小麦一两

张。向有肝气，腹时胀满。春升之际，更起呛咳，痰黏而稠，寐则涔涔汗出。脉数细弦。肝脏之气，逆犯太阴，肺为水之上源，恐水源失化，而入损门。

阿胶　东白芍　牡蛎　玉竹　生草　黛蛤散　川贝母　碧桃干　淮小麦　南枣　枇杷叶

二诊：养肝保肺，固表和阳，咳嗽减疏，盗汗大退。的是肝木冲突之余，木叩金鸣，阳不固摄。效方扩充。

肥玉竹　川贝母　生白芍　青蛤散　生甘草　阿胶　生地　牡蛎　南枣　淮小麦　炙枇杷叶

三诊：咳嗽盗汗俱减，脉仍细数。阴虚不复。效方进退，再期应手。

大生地　杭白芍　黛蛤散　肥玉竹　煅牡蛎　阿胶珠　川贝母　大麦冬　淮小麦　南枣枇杷叶蜜炙

以上出自《张聿青医案》

柳宝诒

周。营阴不足，内热盗汗，脉象左弦右浮。用养阴法，兼清肺胃。

生地　归身　白芍　青蒿梗　淡黄芩　南沙参　生甘草　绵芪　广陈皮　牡蛎　丹皮　浮小麦　红枣

二诊：盗汗未止，左脉弦细而数。阴虚热恋，再与清养彻热。

生地　白芍　青蒿梗　白薇　丹皮　生鳖甲　牡蛎　秦艽　茅根　浮小麦

三诊：阴热未清，故盗汗不止，晚热头晕。仍宜养阴清热为主。

生地　白芍　丹皮　白薇　青蒿子　生鳖甲　牡蛎　川百合　地骨皮　菊花炭　刺蒺藜　稽豆衣　枣仁　红枣

钟。湿热留于营阴，蒸菀不化。偶因感冒，寒热并作，汗多色黄，肢倦无力。病邪藏蕴已久，营气内馁，不能托邪，所以两年不愈。方拟清泄营中邪热。

茵陈　青蒿　淡黄芩　丹皮　白薇　泽泻　苡仁　赤茯苓　生熟神曲各　通草　姜汁炒竹茹

胡。热止而盗汗日作。从前邪恋日久，阴气受伤所致。当清养营阴。

生地　归身　白芍　丹皮　白薇　川石斛　北沙参　绵芪　砂仁　茯苓　泽泻　牡蛎　红枣

吴。阴伤不复，法当养肺。但中气不旺，盗汗不止，当培土生金，仿复脉加减。

生地　白芍　麦冬　阿胶蛤粉炒　丹皮　牡蛎　生甘草　于术　北沙参　白薇　川百合　款冬花　枇杷叶

章。病后营阴未复，稍涉劳动，即觉内热盗汗，舌红，皆阴血偏虚之象。方以滋养营血为主，参入清阴可也。

大生地　归身　白芍　丹参　丹皮　软白薇　生鳖甲　牡蛎　党参　砂仁　麦冬　新会皮　刺蒺藜　菟丝子　女贞子　甘杞子　煎汁沥清，文火慢熬，烊入阿胶，白蜜收膏。每晨空心开水送下。

以上出自《柳宝诒医案》

刘子维

某，久病，常有大热，自汗，盗汗，每一二日鼻血。

首乌五钱　沙参五钱　银花八钱　白术五钱　生白芍五钱　法夏二钱　生杜仲五钱　生地八钱　怀药五钱　生鹿角五钱　巴戟三钱　牡蛎五钱

五付。

李俊注：此火在上也。自汗属阳虚，然阳气耗散，则阴气消亡，是自汗不独阳虚也；盗汗属阴虚，然阴不平则阳不密，是盗汗不独阴虚也。热炽者，火在上而水不升也；鼻衄者，火在上而血离经也。

常有大热而夜不热，口不渴，足征病源不在肝肾，热不在阳明，盖心阴虚而心火不降也。夫心火不降，则上灼肺金，下消肾水，肝木之阴，尤难为继，其害在先天，而中央戊己全赖水火之交，成其生化之妙，不交则火中无水而土燥，水中无火而土湿，其害在后天甚矣，水火之不可偏也。

土之妙用在摄水火归中，以成其妙用，医家之妙用亦然，不可不知也。夫木火同气，旺则皆旺，木火旺，则金水衰，土遂燥而不生物，故用生地养阴，白芍平肝，银花、沙参清肺泻木火补金水，以和燥土。《阴阳应象大论篇》曰：阴在内，阳之守也。木火之气升，升有余则守不足，而阳易散，热炽血溢，自汗、盗汗皆此故也。故用首乌、怀药、牡蛎等分别敛足三阴之阴，以守未离之阳，而收耗散之气。人身木火之气皆生气也，生气升泄于上，则不生土于中，遂湿而不生物。生地能润燥即能滋湿，君有阙臣补之，故又用杜仲、巴戟补下焦不足之生气，合白术之苦温燥以和湿土，且生地沉阴之质，善用之则阴得其平而阳秘，否则，未有不反碍其阳者，故又佐以温运胃阳之半夏，及温通肾阳之鹿角，以济其偏，夫然后生机不滞，生发乃畅也。

惟火生土，惟土恶湿，火在上则不生土，而土湿乃必然之势也。凡下伤于湿，由湿逆而火不降，以致热甚于上者，生地宜慎用。若由心阴虚而火不降，以生湿者，则又非用生地补心阴，降心火，以治其生湿之源不可，此证其明征也。

五付服毕，又方：玄参五钱　白芍八钱　北沙参二两　五味三钱　寸冬三钱　黄芪五钱　官桂二钱　熟地五钱　怀药五钱　莲米八钱　白术五钱　苡仁五钱　香附二钱　生姜八钱

十付，服至七付好八九分，服毕痊愈。

李俊注：《素问·调经论篇》曰：阴虚生内热。夫汗多则热随汗泄，血溢则热随血溢，而犹常有大热者，盖血属于心，汗为心液，汗出血溢则心阴愈虚也。前为治其热炽，故偏凉血而用生地，今则血热已平而血虚亟宜补矣。惟血生于后天脾胃，又生于先天肝肾。生于后天脾胃者，参、术、芪补土生金，以生之也；生于先天肝肾者，熟地、玄参补水生金以生之也。上焦为阳，必藉于阴之化，而后清肃下降，故佐以味、麦；下焦为阴，必藉于阳之化而后氤氲上升，故佐以官桂。木为水升火降之机，然必真气下生，其效乃著，故以白芍平之；土为升降交会之地，然必真气内藏，其用乃神，故以莲米、怀药守之。若夫生姜则为参、芪之佐，输肺气于皮毛以固表；苡仁则为白术之佐，化湿邪于水土以利阴；香附则为诸药之使，利血气于三焦，以通气化者也。

热证之后，必有余热留滞不清，玄参能肃清阴虚火盛化热之气，及为热所结之气，以定五脏，故与熟地并用，且血虽生于气，而汁药亦不可废，此本方所以用玄参、熟地壮水滋阴，为参、芪、术补气生血之后盾也。夫自汗、盗汗者，阴不平于内，阳不密于外也，故宜治以敛固，

敛者，敛其脏阴于内；固者，固其表阳于外也。惟人身脏腑之气，无时不与外气相通，不通则内闭九窍，外壅肌肉而灾害至。《生气通天论篇》言之甚详。此本方之所以有五味、莲米、怀药之内敛，与参、芪、术之外固，而即有香附之内通与生姜之外通也。

《圣余医案诠解》

余听鸿

常熟旱北门外孙祠堂茶室妇，始因温邪未能透彻，延之四十余日。邀余诊之，脉细数郁于内，着骨始见，肌苦肉削，干燥灼热无汗，热亦不甚，耳聋舌强，言语涩謇不清，溲少，大便泄泻如酱色，舌色底绛而上有烟煤之色，眼白珠淡红，鼻干不欲饮，手足瘛疭。余曰：此乃温邪深入于里，汗未透彻，此证当战汗于骨髓之间，若不战汗，热不得泄，阴液烁尽亦死，若战汗不出亦死。且先以甘凉重剂养肺胃之阴，以作来日助其战汗之资，故先进生地、麦冬、元参、石斛、梨汁之类一剂，肌肤较润，泄泻亦稀。复诊，进以大剂复脉汤，加鸡蛋黄二枚调服，生地黄一两，阿胶三钱，麦冬六钱，生白芍三钱，炙甘草二钱，石斛六钱，生牡蛎一两，煎浓汁服。余曰：此药服下，令其安寐，不可扰乱，到天明时如能冷汗淋漓，手足厥冷，目反口张，遍体冷汗，切勿惊慌呼唤，倘战不透，亦死证也。若服此药汗不出，腹膨无汗，此正不胜邪，战汗不出，亦不治矣。日晡服下，至四鼓，果然遍体冷汗，脉静肢冷，目反不语。举家因余预嘱，故静以待之，直至日中，汗收神醒，热退泻止。后服甘凉养胃，存阴泄热，数剂而愈。所谓战汗者，热伏于少阴、厥阴肝肾之间，要从极底而出，故服大剂甘凉咸寒，使其下焦地气潮润，而雾气上腾为云，肺气滋润，天气下降为雨矣。若遇此等证，专于止泻发汗清热，必不能保全也。

《余听鸿医案》

陈莲舫

朱。两足软弱，盗汗神疲，不补则喘，补则胸膈壅滞。舌剥苔黄，种种。虚实参半，则攻补为难，拟两方调治。

木防己　北沙参　制丹参　生熟苡仁　淮牛膝　糯稻根　粉萆薢　生白芍　川杜仲　白茯苓　广陈皮

复方：西芪皮　全当归　黑料豆　川杜仲　桑寄生　红枣　黄防风　柔白薇　北沙参　焦米仁　枇杷叶

《莲舫秘旨》

王仲奇

心阳不敛，液难自守，乃外走而为汗，汗随热为开阖，热即心阳之动变也。头脑筋掣而痛，目珠内有泪痕，心病累脑有诸。以恬愉为务，无恚嗔之心，庶几有瘳。

生地黄　柏子仁杵　茯苓　生牡蛎先煎　金钗斛　野料豆　杭白芍炒　甘菊花　甘草炙　淮小麦　陈南枣

二诊：心之液为汗，心之体为火，凡阴阳之要，阳密乃固。阳强不能密，外走则为汗，上升则为头痛筋瘈。前用养心和阳，已获效验，应守原意，毋事更张可也。

生牡蛎_{先煎} 青龙齿_{煅，先煎} 生地黄 鳖甲_{炙，先煎} 柏子仁_杵 野茯苓 杭白芍_炒 金钗斛 野料豆 淮小麦 甘草_炙 陈南枣

《王仲奇医案》

赵继庭

年甫三旬，夜寐盗汗，抑或自汗，目昏视物不清，耳失聪和，头眩悸，脉息沉细而弱，无力少神。书云：自汗阳亏，盗汗阴弱，此之谓也。阴及阳，损怯之败证，难望完全，勉方应药是幸。

柏子仁_{三钱} 熟地黄_{二钱} 橘皮_{一钱半} 牡蛎粉_{三钱} 炒枣仁_{三钱} 淮山药_{三钱} 甘杞子_{三钱} 法半夏_{一钱半} 炙芪皮_{二钱} 炙麻黄根_{一钱} 茯苓_{三钱} 浮小麦_{三钱}

二诊：昨进补阴敛阳之品，盗汗虽未全止，而自汗亦少。既获效机，尚可挽回，仍宜原法进步。前方去半夏，加桂枝一钱。

《赵继庭医案》

贺季衡

赵男。每日则头额之汗涔涔而下，且寒暑无间，十余年如一日，刻增握笔、用心亦汗出如雨，自觉热气升腾，舌边破碎，脉弦细而滑。此阴不敛阳，阳越于上，胃中又有湿热故也。拟当归六黄汤出入。

大熟地_{四钱} 生黄芪_{五钱} 川黄柏_{一钱五分} 川黄连_{八分，酒炒} 大生地_{五钱} 大麦冬_{二钱} 生牡蛎_{一两，先煎} 淮牛膝_{一钱五分} 粉丹皮_{一钱五分} 云苓_{三钱} 冬桑叶_{一钱五分}

吴女。刺痧血出太多，气无所辅，腠理空疏，日夜出汗，脉细滑，舌心浮黄。亟为清养。

南沙参_{四钱} 生黄芪_{五钱} 淮牛膝_{一钱五分} 肥玉竹_{四钱} 炙甘草_{八分} 云苓_{三钱} 陈橘白_{一钱} 炒苡仁_{五钱} 大麦冬_{二钱} 炒谷芽_{四钱} 浮小麦_{四钱}

王男。猝然眩昏，嗣后则每夜盗汗如洗，脉滑数，舌苔浮腻。属在青年，乃火升阳不藏所致。

生石决_{六钱，先煎} 青蛤壳_{四钱，先煎} 杭菊炭_{二钱} 云神_{三钱} 川黄柏_{一钱五分} 炙甘草_{八分} 大麦冬_{二钱} 陈橘白_{一钱} 料豆衣_{三钱} 大白芍_{二钱} 淮小麦_{三钱}

孙男。阴气两亏，腠理不密，盗汗多，神疲，头眩，食少，形瘦，口渴，舌黄，脉细数左弦。最防再增呛咳。

大生地_{五钱} 当归_{二钱} 肥玉竹_{四钱} 淮牛膝_{一钱五分} 女贞子_{四钱} 云神_{四钱} 煅牡蛎_{八钱，先煎} 南沙参_{四钱} 炙甘草_{八分} 黄芪皮_{五钱} 白蒺藜_{四钱} 淮小麦_{四钱} 红枣_{五个}

以上出自《贺季衡医案》

赵文魁

董左，45 岁。

汗出多于午后，汗后形寒，脉象虚濡，按之若无，口干思饮，自觉乏力。养心阴护心阳，补益其气。

五味子三钱　西洋参三钱，另煎兑　防风二钱　黄芪五钱　白术三钱　麦门冬三钱　莲花头两枚　生牡蛎八钱

按：汗为心液，乃水谷精气所化。汗出之因，或为热邪蒸动，迫津外泄，即《内经》所谓"阳加于阴谓之汗"，或由卫气不固，腠理疏松，阴津外泄。本案侧重于后者，肺主气，外合皮毛，以布散卫气于体毛，使腠理固密，开合有度，不妄作汗。今肺气不足，则卫气不布，肌表疏松，腠理开泄，故身常汗出，汗后卫气益虚，故形寒畏冷。午后为一日中阳气最盛之时，阳热扰动，津不内守，故汗出多见于午后。汗为心液，汗出日久，心阴受损，脉道空虚，故脉象濡按之若无。阴虚不能潮于上，则口干思饮。气虚机体失养，则倦怠乏力。本证气阴双亏，故治当养心阴、护心阳、补气固表。

本方系由生脉散、玉屏风散和牡蛎散三方化裁而来。方中，五味子补心、肺、肾经，五味俱备，唯酸独胜，性温且润，上能收敛肺气而止咳喘，下能滋肾水以固下元，内可益气生津、宁心除烦，外可收卫气、肥腠理而止汗，故以为君，仿"肺欲收，急食酸以收之"之意。生牡蛎、莲花头，其味皆涩，本方用之，意在收涩止汗。汗出之因，在于肺虚卫气不固，汗出日久，则损伤阴津，终至气阴两亏，故用西洋参甘寒，补气养阴，清火生津。黄芪补脾益肺，实卫气而固表止汗。白术味甘苦而气温，入脾胃走中焦而补气血生化之源，且可固表止汗，乃培土生金法也。防风走表祛风，兼御风邪。麦门冬甘寒养阴，清热除烦。诸药相配，补中有散，散中有敛，温中有清，固表而不留其邪，祛邪而不伤正，气旺表实，津液充盛，则汗出可止。

《赵文魁医案选》

张山雷

傅左。瘦人多火，自汗频仍，间且盗汗，业已数载。热饮热食每致沾衣而头额尤甚，且冬令亦复如是，所以三冬之时衣服甚薄。按脉尚无偏胜之弊，但唇色太赤，目力有时昏昏，手心灼热，是阳升太过，心液不藏。自述素嗜杯中，每多过量，盖曲蘖轻浮太过，扰乱气血，有春夏而无秋冬，良非细故。况乎年甫弱冠，尚在气血未定之天，耗阴助阳，偏胜者必致偏伤。考隆冬大汗，罗谦甫、王孟英治案两条论之已极透彻。今虽见证犹远不至如罗、王两案之甚，然其理正同，履霜坚冰，不可不防微杜渐。若但就证论治，必以收涩敛汗为长，要知仅与涩敛决非根本之正法眼藏。即谓汗多津伤，法宜养液，然此是阳之有余，正本清源，尚不系阴之不足，盖头面多汗全是阳明热病，良以酒气剽悍，胃家首当其冲，则必以清阳明为主而佐以滋液潜阳。素闻尊翁本是法家，姑疏拙见以备采择。惟是受病有因，必须于病根上痛下针砭，则正在年富力强，自可永占弗药。善摄生自有保健之正当治法，而乞灵药石犹第二步也。雷门布鼓，请持呈尊翁以为何如。

生地180克　杞子90克　白芍90克　知母90克　沙参90克　地骨90克　丹皮60克　连翘60克　首乌120克　黄连24克　炙甘草18克　淮小麦90克　女贞子90克　枣仁90克　川柏30克　五味子18

克　枳椇子120克　焦栀子90克　玄参90克　大枣30枚　怀牛膝60克　茯神90克　黄芩90克　桑白皮90克

生地、红枣（饭上蒸熟）共杵膏，余药日晒干燥，勿见火，研细末和匀。

另用原枝金石斛120克，龙骨150克，牡蛎120克，玄武版120克，鳖甲60克，磁石45克，石膏180克。共煎浓汤以泛丸，清晨吞服9克。

《张山雷专辑》

邹趾痕

梁树声者，年二十八岁。光绪十八年壬辰旧历六月，患发热而渴，身疼体重，咽痛口苦，身无汗，小便赤而痛。愚诊之曰：暑病也。《素问·热论篇》曰："先夏至日为病温，后夏至日为病暑。"凡暑病不可发汗，因为受暑气之蒸发，汗出过多，骄阳盛暑伏于内，凄风冷雨袭于外，所以不可发汗者，汗即津液，受暑之后，津液先竭也，若又发汗，是益虚其虚，法宜清热润燥，滋阳明之干枯，导决渎之壅滞，水道下达，太阳上升，病乃可愈。方用竹叶石膏汤，加滑石、茯苓、黄柏、生地、花粉，每日因证之出入而加减以应之。服愚方至七日，忽发战汗。此次战汗，先无可觉之报信证，愚遂无法预知，是以对于病家，未有事前之警告。当战汗发时，病人觉得战栗牙磕，啬啬畏寒，病人疑病变坏，继而手足厥冷，目盲心恍惚，乃大惊曰："病变坏矣，死亡即在目前，庸医误我矣！"急延他医，冀一挽救，后医不知战汗，见愚方为仲景方，驳之曰："此病用此方，自然当用，但用之太早，所以误事。"于是方用苏梗、羌活、细辛、苍术、厚朴、槟榔、香附子、防风、甘草，外用生姜、葱白为引。纯是俗医伎俩，对于此病，无益有损。病人无知，认为救命之方，急刻遵方购服，服未半刻，病人头晕，身如云雾，倦极思睡，覆被而卧，即发热，热度渐高，大热如蒸，汗乃大出，源源而来，约二小时，热乃退汗乃止，衣裤尽湿，褥簟水流，诸病悉除，而全身快爽，胸胁宽舒，心安神悦，食量亦佳，遂极赞后医方之神奇。病人但知服后医方之效，不知乃服吾前七日方所得之战汗乎！有客自病人处来言其故，愚惊曰："此战汗也。此乃服愚方七日所得之功效，岂后医苏、羌、辛、苍香燥劫液之品，所能得此功效者哉！今既得汗，大病悉愈，不须服药，糜粥自养可矣，后医之方不可服也。"客曰："彼信后医如神明，今命勿服其方，安能邀其允许？"愚曰："诚若是也。病已愈而又入死途，吾窃为病人惜矣！"后三日，客又自病人处来，言病人自出汗后，快然无病，饮食亦佳，今忽不能食，呻吟床褥，自言不知病之所在，只觉心烦而已。因以趾痕后医之方不可服之言告之，病人不悦，曰："后医有效之方不可服，趾君七日无效之方又可服乎？"客无以应，则病人执迷不悟可见矣。愚曰："若是乎，彼病将复矣，复则必死也。"客曰："病复必轻，何以遂至于死？"愚曰："凡复病必较前病加剧，因为大病新愈，正气空虚，复病之邪必强，以强邪入虚体，势不可挡，虽有良医，亦难挽救。愚窃为病人危焉。"客曰："如趾君言后医之方不可服，已告之矣，无如彼置若罔闻，何也？"愚曰："彼聆君言置若罔闻者，彼未觉悟后医之害故耳。今则后医之害见矣，客与病人，既属肝胆相照之良友，目睹其受害濒危，又不一尽忠告，岂其可乎？"客曰："彼不听忠告，当如之何？"愚曰："此何事乎？君之友生死关头，在此一言，君不关心于友之死则已耳，倘关心焉，当尽切倔之诚，当加以危在眉睫之警告，虽犯颜受怨不计也。君自尽君交友之天职，友听之，友之福也，友不听，乃友自误，君亦无缺憾焉。"客乃矍然而惊，憬然而悟曰："向者某对于前后之医，孰是孰非，未有定见，是以对于病人，不敢力争，今聆趾君言，乃知后医果害吾友矣，吾岂可坐视其死乎？"客于是赴友人处，告之曰："君病将复矣，复则必死，君迷信后医服其方以至于此。前者君大汗出时，诸病除尽，饮食渐增者，乃是得战汗而病愈。此时若能停止服药，糜粥自养，早已复还健康，惟因继服后医方，受后医方之害，遂至于此，若再不觉悟，后悔何及？"病人曰："后医首剂大效，不知何以后来诸剂不效？"客晓之曰："首剂大效，非后医首剂之力，乃前医七日七剂之力，君自不察耳，今宜速辞后医，仍求前医，或可挽救。"病人乃大悟曰："微君言，何能知此！"于是复召愚诊，服愚方数剂，始将大险度过，复现心中懊忱，反复颠倒，又服栀子豉汤数剂，其头极痛，痛极乃鼻出血极多，于是心中懊忱、头痛皆由鼻出血而解矣，此即《伤寒论》"衄乃解"之例也。

　　四川重庆李问卿，年三十七岁。光绪十九年六月，患伤寒发热恶风，身疼腰痛，头痛干呕，服俗医方，病日增，胸满胁胀，默默不欲饮食，召愚诊视，愚察其证，纯为小柴胡汤证，以为易治之证，与小柴胡汤，服之无效。因知其证不善，乃详细诊察，乃知伏有太阴证在内，兼有腹满身重、难以转侧等证，为太阴与太阳俱病，即《素问》所谓"两感证"也。《素问·热论篇》曰："人之伤于寒也，则为病热，热虽甚不死。其两感于寒而病者，故不免于死。"愚于是语之曰："病深矣，非二三剂所能挽回。"继续诊视，用达太阴于太阳之法，拟方曰：柴胡五钱，黄芩四钱，白芍三钱，生石膏六钱，枳壳、厚朴、甘草各二钱，服二剂，病不减。前方加知母、蒌根各四钱，服二剂，病仍不减。前方加白芍六钱，生石膏八钱，再服三剂，遂发战汗。此次战汗，先无寒热之影响，愚不能预知，故不能先与病人说明。当战汗初发之时，先头闷眼花，四肢厥冷，心中烦乱。病人不知战汗，以为所服之方必有谬误，急请他医，他医亦不知是战汗，谬谓为羊毛疔攻心，且曰："险证也，不急救，有立亡之患。"用灯心火酒黄泥作丸，解开胸前纽扣，亮出胸乳膺胁，以泥丸在膺胸两胁，辊搓数十次，于是以泥丸示病人曰："丸之四周所黏之毛，皆系从胸胁取出，即羊毛疔之毛也。此毛取出，乃无险也。"病人自为可信，殊知彼医去后，半小时许，病人大吐血，血从口鼻涌出极多，昏晕不知人事，病人初丧偶，家无多人，只有一女两儿，大者十二岁，此外雇妇一，充炊爨，此时三孩齐声嚎哭，院邻闻哭声往观，恻然。知病人有一弟在下半城绵铺学贸，专人往下半城为该弟报信，该弟回见状，惊愕不知所可，求诊于愚，愚诊得脉微欲绝，面鬒黑，四肢厥冷，有凝结之血黏着于鼻孔嘴唇之间，僵卧床褥，呼吸已停，毫无知觉。愚曰："此战汗作时，身发大热，病人不耐烦热，掀被迎凉，致令热退汗回，此汗不得从毛窍而出，变而为血从口鼻涌出。盖战汗者，驱邪外出之汗也，汗出则邪除而病愈也。今则邪未除而血出，是为大逆，绝证也，无可挽救。"不与出方，兴辞欲去，该弟再三挽留，坚求开方，愚亦再三辞退，且语之曰："病已至此，纵开方无济于事。"该弟泪下如雨，致恭而言曰："家兄若死，鄙人年幼，子侄幼稚，鄙人处此，不知所措，千求万求，求赐一方，倘得复活，没世不忘。"愚曰："非可救不救也，实因无法挽救。今不获已，试救之。"乃援笔拟方曰：西洋参五钱，生白芍、生地黄、生地榆、生丹皮各六钱，生麦冬、生石膏、生蒌根各四钱，枳壳、桔梗、桃仁、红花各三钱，生大黄、甘草各二钱，总共五两七钱。嘱之曰："此时午后四小时耳，约计购药煎药时当在六小时，总之灌药入腹，越早越好。初服以一茶盅为宜，以后每一小时灌药三小勺，六小时灌药十八勺，药尽为度，但得药入腹中，或可有救。"辞而归。归甫一小时，该弟来舍，祈再往诊，至则告愚曰："病人口闭不开，药不得下咽，奈何？"愚曰："在近邻请一壮实有力者，不论男妇，令他上床，将病人扶起坐稳，用温热水将鼻孔嘴唇上黏着之血条洗去，用银箸将牙关撬开灌药，可也。"依愚法将牙关撬开，见舌上亦有凝结之血块，如指头大，取出用牙刷蘸水洗净，然后灌药入口，药在口不能下咽，旋从口角流出，愚曰："药不下咽，便不能挽救。"既而思之曰：必得病人有知觉，能自吞，乃可下咽入腹。命其弟试喊之，其弟乃高声喊"二哥"，喊了二三十声不应。其弟泪落如雨，哽咽不能成声，愚为之代喊问卿十余声，病人喉中有痰上冲声，愚曰："请你吞药。"一面命其弟速灌药入口，其弟灌药一勺，即吞下，继续灌之，顷刻将一茶盅药全灌入腹，愚命将病人放平安卧，覆被勿扰，以后之药，照愚所嘱，按钟点灌药勿误。临行谆嘱曰："愚初不肯出方者，以为药不下咽，出方亦无益也。今药既下咽入腹，便有可救之希望，以后按时灌药，慎勿错误，但得今夜不死，以后便可保不死矣。"明日其弟又来求诊，愚问病人有知觉否，答曰："无知觉，仍如昨日，不食，不大小便，不转侧，静卧而已。"愚揣测之而语之曰："倘昨日无药下咽，必不能延到今日，今日既然不死，则昨日之药得力不小也。今日不可不赓续援救。"遂往诊视，脉较昨日略呈显明，面色虽无变动，亦无败象，即此便见可救，用前方去地榆、枳壳，加生栀子五钱，阿胶、金樱膏各六钱。第三日仍无知觉，不食，不大小便，不转侧，用前方加芒硝二钱，莪术四钱。第四日病人喊要泄大便，该弟抱坐恭桶上，泻出血渣血块极多，泻毕扶卧床上，心悬腹饥思食。迎愚往诊，令食以薄粥，只许软饱，不可过饱，与以黄连阿胶鸡子黄汤。五日以后，清淡养阴，杳其可补者，乃稍稍加以补益中气之品，调养一月后乃愈。

论曰：此证之误，误在后医盲瞀，不知病理。明明战汗将作，诡说羊毛疔攻心，遂令病人袒胸亮胁。大凡战汗将作，覆被尚恐不及，乃令袒胸亮胁，致使热欲发而不得发，汗欲出而不得出，汗热壅闭于皮毛肌肉之里，变为血涌口鼻，病坏至此，十无一生，此愚所以再三不肯出方也。乃因其弟之请求诚恳，至于流涕，义不能却，有热于中，乃始效冯妇之攘臂下车，与之出方，自必与大力回生之方，此方之分量所以重至五两七钱也。然而病坏至此，虽有回生之大剂，终恐邪强正弱，难以挽救，不意竟能收起死回生之功，幸矣！愚之于病理方理，皆得其至真之理也。理之至者，实亦至焉，其今日之谓也。或问：此证既云战汗逆回，变为血涌口鼻，不知汗又怎能变血？愚曰：血即是汗，汗即是血，从皮毛而出则为汗，从口鼻涌出则为血。譬如水入海洋，则为浊浪，日热蒸海，化为雾露，升于天空，从空洒下则为雨，为清洁之饮料。《灵枢·营卫生会》曰："血之与气，异名同类。夺血者无汗，夺汗者无血，故人生有两死而无两生。"《伤寒论》曰："病人无汗而强发之，必动其血，或从口出，或从鼻出，是为下厥上竭，为难治。"此皆"血即是汗，汗即是血"之明训也。盖战汗者，以汗驱邪，邪与汗战斗，汗胜邪败，则汗出邪亦出，故病可愈。今战汗逆回，变为血涌口鼻，是汗败邪胜，则邪不可除，血塞空窍，令人九窍不通，名为重强，故为死证。今欲救之，必先逐其瘀血以通其窍，故愚方用桃仁、红花、大黄以逐之。又必生其新血，滋其枯燥，清其亢热，故又佐以生芍、冬、地、石膏、蒌根等药也。

胡因造者，四川重庆铜圆局之司机员也。光绪十四年，岁次戊子，胡君年二十八岁。是年清明、谷雨之交，天气酷热如暑，故君不堪其热，夜卧不覆被，习以为常。一夜睡梦方酣，气候大变，冷雨凄风，砭肌刺骨，胡君睡入黑甜，酣不知寒，直至冷透骨髓，大梦方觉，体痛寒战，头疼鼻塞，胸痞呕逆。服俗医方多剂，病益沉重，召愚诊视。愚曰：今年春行暑令，气候反常，系因戊子司岁，戊为火运太过，子为君火司天，二火值岁，火运太过，故气候先时而至，是以暑气行于春令也。胡君之病，先受亢热，后感阴寒，寒邪先入皮毛，继由皮毛透入筋骨，医当驱筋骨之热邪出于皮毛，再驱皮毛之邪，出于皮毛之外，而病解矣。表邪既解，然后清解暑邪，调和营卫，自必获愈。无如俗医不知此理，糊涂投方，以致热邪深伏于筋骨之间，寒邪外束于皮毛之表，闭束日久，虽欲作汗达表，不可得也。且幸热邪尚在筋骨，未入脏腑，法当调和阴阳，勿使筋骨之邪侵入脏腑，又当疏通经脉，因势利导，仍要领导筋骨之邪出于皮毛，驱逐皮毛之邪出于皮毛之外，乃为要义。于是为之拟方曰：黄芩、黄连、枳实、厚朴、生白芍、生地、麦冬、生龙骨、生牡蛎、柴胡、甘草，服方三剂，病不减轻，反觉周身骨节疼痛。愚曰：此乃骨节内伏藏之热邪将欲出皮毛之象，正好用方以领导之。方用柴胡、黄芩、生石膏、生栀子、生地、麦冬、知母、花粉、甘草，服四五剂，病人言身似恶寒，愚知战汗将作，语之曰：战汗发时，先作寒战，后发大热。发寒战之时，便当覆被卧，俟其发热渐增大热，然后出汗，俟其热自退，汗自止，则病愈矣。愚去后，入夜病人发寒冷战栗，遂覆被卧。夜将半，寒退热生，其热度极高时，体若燔炭，病人不耐受，掀被弃衣以求凉爽，虽又掀被弃衣，身热不减，病人又自起床大开窗牖，当窗而立，是夜细雨凄清，冷风飒飒，病人当之，大呼爽快，遂致战汗不能出于皮毛，战汗逆回，变为瘀血。其血充塞肠胃，壅闭九窍，倒卧床上，晕不知人。明日另延西医，西医用洗便器洗其大便，见瘀血充塞肛门，至于直肠，认为愚方所误，召愚至，西医问愚曰："直肠内皆有坏血，这是你医坏了的，你当认罪。"愚曰："此证战汗出了，病就愈了，病人服我之方，昨夜战汗发现，可见我的方不但不坏，并且昨夜就要出汗，所以病人昨夜身大热，此时病人若肯覆被一时，汗就出了，今日便是无病之人。此汗不得出，乃是病人当发大热之时，不肯覆被，反要开窗当风，冷风侵入周身，大热退回，汗焉得出？汗不得出，病因变坏，乃是病人自误，焉得加罪于我？"问之与病人同室之人，皆言昨夜开窗当风，大呼凉爽之情形，西医不能诘，或请救之，愚曰："有西医在，非愚所能救也。"辞而退。是夜子后二钟遂死。

　　四川重庆马需霖，年三十八岁，患伤寒病，服俗医方，病日深，邪由太阳传入阳明，化为热病。时谵语，发热不恶寒，请愚诊视。愚曰：热病也，即伤寒病也。《素问·热论篇》曰："今夫热病者，皆伤寒之类也。"《素问》既已明言之矣。而俗医无知，偏说《伤寒论》只医寒病，不能医热病温病，此庸非无知妇孺之盲谈乎？愚与竹叶石膏汤，加黄芩、生地、花粉、知母，服数剂，改用栀子豉汤加枳实、厚朴，又服七八剂，愚察知将作战汗，病人家无多人，只两夫妻，愚遂向其妻告以战汗发作之情形，及寒战时与大热大汗时，将息之步骤。其妻因每日要出外办事，恐家中病人无人看护，因思病人有母居乡，于是专信迎其母入城帮助。其母到他家时，正值病人战汗大出，汗涌如注，其母不知，认为大汗亡阳，恐命不保，急与揭被掀衣，取凉止汗。是时正值寒冷气候，冷气逼体，身热不得外泄，因而战汗逆回，遂至变坏，血从口鼻涌出，其妻外出未归，待其归时，始求救于愚，愚诊其无脉，无法挽救矣。

　　论曰：以梁树声、李问卿、马需霖三人之病观之，皆是误于无知，误于手续乖谬，由是知医之预告，皆不可靠，欲弭其弊，跻于至善，莫如由医选派看护二人，昼夜轮流监视，庶乎可耳。

　　四川重庆余银山，小贸糊口，贫苦人也。年二十九岁，患伤风发热、胸胁痞满、头痛鼻鸣证。因平日有病皆不服药，拖延日久，邪自深藏，藏则病不作，遂以为愈。邪藏日多，仍能支持，至此旧邪与新邪，合而为一，病势日深。服愚方十余剂，始现战汗，愚察其战汗将作，遂将战汗发作之情形，与夫汗出必愈、汗不出必死之危险，一一详告，并告以战汗发时之将息手续，又再谆谆叮嘱曰："无论如何，总以出汗为最要之目的，汗以驱邪，出汗多则邪出必多，热退汗止便是大邪除尽之表现，病乃得愈。"殊知贫人心理别有用意，注重省钱，因闻汗以驱邪、汗出多则邪出必多之言，认为汗出后，再加出汗为更善。又因当战汗发作，汗大出之后，果见大病全退，心安思食，益信汗出多邪出必多之说为极效，以为出汗越多越好，于是自用主张，再加厚被，再逼其汗。贫人的理想，以为如此办法，可免愈后余邪不尽之患，作愈后可免调理费之计划，不知战汗出后，精血大虚，哪堪再发其汗？他这个办法犯了无汗强发其汗之禁，必不免于死矣。圣经曰："病人无汗，而强发之，必动其血，或从口出，或从鼻出，是名下厥上竭，为难治。"请看经文便知余银山之病战汗之后就是无汗之时，再又覆被逼汗，就是无汗强发其汗，名为下焦之真火脱根而厥逆，上焦之精血脱根而匮竭。医圣尚云难治，我等后学断不能优于医圣，更有何法可以挽救？峻辞而去。次日病人口鼻涌血而死。

论曰：医圣明训战汗出后糜粥自养，所以养其津液也。又云病人无汗而强发之，必动其血，所以警戒强发无汗之汗也。圣经又云津液为汗，汗即血，所以明示津液即是汗，汗即是血。三者一而三，三而一者也。是故良医方保津液、保汗、保血之不暇，而病家往往倒行逆施，战汗当出而揭被掀衣，以回其汗，病本无汗而厚被重衾以强逼其汗，致使良医大功重成而忽败。嗟乎！病家无医病之能，而有厚被揭被之能。倘病家不擅用己能，而谨遵医之指导则善矣。

以上出自《圣方治验录》

沈绍九

一中年男子，阳虚痰湿，因感外邪，医用薄荷、羌活等发汗药治之，遂汗出不止，投以桂枝汤兼真武汤温阳治风，服后汗止病退。

汗为心液，心阴不足，导致低热盗汗，脉细数无力。治以酸甘敛阴，介类潜阳。

沙参五钱　玉竹三钱　鲜石斛五钱　茯神三钱　炒枣仁三钱　芍药三钱　浮小麦五钱　甘草一钱
龙骨四钱　煅牡蛎四钱

以上出自《沈绍九医话》

周镇

张景福之姊，年已廿九岁，尚未出阁，住慧山郊祠。干咳经年。庚申二月曾经吐血，止后，六月杪身热，七月内吐血两碗，止则呕吐，口苦，肢寒，热潮，不寐，服药无效。延至八月十七日肩舆来诊。脉细数软，苔色干黄，质绛。足寒如冰，背热烘灼一日数次，自盗汗出觉冷，渴饮数碗，而寐仅二小时，头痛，肢颤无力。阴虚阳亢不潜，兼有伏热内恋。拟青蒿梗、白薇、地骨、蒌皮、甜杏仁、青蛤散、秫米、珍珠母、夜交藤、冬虫夏草、淮小麦、鲜藕、金器。朱砂安神丸卧前灯心汤下。二剂。

十九日诊：夜寐可五小时，脘中撑胀有形，肢寒内热，筋惕头痛，不时火升，颧背烘热，汗冷较减。脉象细数，舌红苔薄。阴虚阳亢，显然如绘。续拟养胃生津，退热理气，安神镇阳。川石斛、木蝴蝶、甜杏仁、银柴胡、白薇、功劳子叶、夜交藤、秫米、淮小麦、杭白芍、炒枣仁、冬虫夏草、桂子，另珍珠母、赭石、金器先煎。朱砂安神丸临卧服。二剂。

廿一日诊：干咳、夜寐、内热均好转，口渴、溲热诸证有退无增。再拟养阴潜阳，退热固表。潼沙苑、杭白芍、白归身、枣仁、首乌、制料豆、细生地、山药、木樨子、石斛、甜杏仁、功劳子叶、冬虫夏草，另磁石、珍珠母、牡蛎、金器、浮小麦煎代水。朱砂安神丸临卧服。二剂。

廿三日诊：昨日天热，烘热火升，汗多较甚，四肢颤动，头晕，肢冷退而又加。脉细数，舌红。口或起疱，口渴减而未止。阴虚火炎，内有郁热，天气温和即有加病之证，真阴不足可知。川石斛、花粉、甜杏仁、归身、白芍、玉竹、天冬、生地、知母、木樨子、功劳子、龙骨、龟甲、鳖甲，另鲜藕、牡蛎、茅根、贝齿先煎。朱砂安神丸另服。二剂。

廿五日诊：烘热大减，汗定，火升未止，鼻燥未润。脉数未靖，舌红苔少。再前法出入。生地、白芍、玉竹、石斛、女贞、旱莲、丹皮炭、鲜沙参、花粉、天冬、山药、龟甲、龙骨、元参，另牡蛎、鳖甲、浮麦、鲜藕、茅根先煎。朱砂安神丸另服。

廿七日诊：昨日烘热较甚，肢冷又作，头痛汗出，少寐略增。脉数转静，苔红已润，鼻尚燥无涕。阴血之亏由于失血，津亏便燥，虚阳飞翔，不易宁静耳。鲜沙参、鲜石斛、天冬、黄肉、白芍、龟甲、鲜生地、细生地、丹皮炭、山药、茯神、火麻仁、龙骨、冬虫夏草、牡蛎、贝齿、金器、朱砂安神丸。三剂。

各恙均愈，惟鼻燥未有清涕。辍药五日，又有烘热。即服原方，竟愈。至辛酉怀妊来诊，方知勿药有喜。然体虚毓胎，恐禀赋不足也。

袁姓，绍兴。病经一年，五心潮热，寅卯盗汗，足跗烘热。他医直用清骨散、玉屏风、当归六黄汤。热微解，盗汗胃钝。更医，用砂仁、生姜温中。加病口渴唇碎。丙午秋月延诊，脉弦劲，舌红苔黄，疏清肝养胃，兼化伏热。稻根、石斛、地骨皮、黑山栀、知母、连翘、郁金、绿豆衣、花粉、莱菔缨、莲子青心、茅根。外以玉钥匙搽口，碎荷花、青蒿露代茶。服后，渴解便润。

复诊：用淮小麦、功劳、稽豆衣、青蒿、白薇、绿豆衣、扁豆衣、生谷芽、莲子青心、鲜藕等。服之热渐淡，胃渐馨。

三诊：蕴热大退，脉弦未柔，寐汗未止。用牡蛎、决明、麦冬、龙齿、霞天曲、菟丝饼、山药、玉竹、扁豆、谷芽、莲子青心。外用五倍子末、人乳涂脐，膏贴。热全止，汗全退，胃纳照常，无余病矣。然脉弦未柔，病已经年，当予调理膏方。如西洋参、天麦冬、玉竹、石斛、茯神、川贝、菟丝、首乌、生地、归身、白芍、绿萼梅、合欢皮、香附、玫瑰花、淮小麦、稽豆、枣仁、龙齿、牡蛎、鳖甲、磁石、决明、牛膝、元参、旱莲、南烛子、陈胶、龟板胶收膏服之。

冯左，夹城，工业。劳热之后，因劳复发身热，盗汗甚多，肢软乏力，胃呆不旺，脉濡软无力。余邪未撤，卫气已衰。拟白术、功劳子、青蒿子、麻黄根、地骨皮（桂枝汤炒）、秦艽、泽泻、萆薢、黄精、扁豆衣、谷麦芽、范志曲、资生丸，多剂方效。

怡昆子，禀赋不足。辛酉二月八日天热衣厚，感受温邪。初十日身热少寐，口渴，咽微胀，肢痛，溲红，鼻灼，畏寒。脉数，舌红苔薄。拟鲜竹叶二十片，连翘二钱，桑叶一钱，丹皮钱半，竹茹一钱，丝瓜络三钱，黄芩钱半，黑山栀二钱，薄荷四分，芦根尺许，忍冬花二钱。一剂，煎分二服。初服，恶心呕吐痰涎。下午服玉枢丹六厘，陈久香已走泄，服后呕止，夜餐未食。临卧服二煎，十分钟即汗多，头上为甚，稍去衣被亦不止，口渴欲饮。以浮麦一两，红枣二枚煎服，汗稍止。当其汗多时，鼻柱不暖，气冷，卫外之阳与肺气大亏。惟脉尚未靖，颈咽微痛。素本火体，风为阳邪，易于疏泄。雷氏有温邪汗多亡阴之说，《丛桂草堂医案》亦有元虚能放而不能收之证。当其汗涌时，昏倦无力起坐，视之心惊（其母素有盗汗，儿亦遗传，然每发于夏令）。十一日晨，拟养气液宁神，撤余热在阴分者。方为稆豆衣五钱，柏子霜二钱，辰茯神二钱，细生地五钱，淮小麦七钱，元参五钱，花粉二钱，玉竹三钱，地骨皮二钱，旱莲草三钱。各恙均已。稍为静养数日，即往学校，晚仍服药调理。廿九日晨，食冷年糕哺胎鸡蛋未熟透。十时许呕吐食物，继之以痰涎，又继之以胃汁，恶心不止，肢厥脉伏，钟鼓不闻。服辟瘟丹四厘，亦吐出。腹痛烦闷，瞬转便泄，面色㿠白，营卫俱痹。以三合济生丸五分服之，吐止，倦卧懒言。即延顾道源来按摩腹部，并推头面手指。面稍红活，脉伏渐起，肢渐暖。进广藿梗、陈皮、茯苓、萍乡白术、丝瓜络、蚕沙、采芸曲、扁豆衣、生薏仁。便泄如白泔，犹似煮化之鳔胶，溲红如血三四次。泄已，脾阴大伤，阴伤则口渴，卫虚汗又自出。急以生薏仁煮汤代茶，萍术、淮麦、玉竹、甘草、桃干、料豆、红枣煮饮。汗定，倦眠至日晡，人事方省，乃能言语，然惫不能起。疏固营卫、益中健运法。党参三钱，黄芪二钱，野于术三钱，茯苓三钱，玉竹三钱，薏仁三钱，淮麦五钱，扁豆三钱，鸡内金钱半，白芍三钱，黄精三钱，干桃、红枣等，急固其正。三月初一日晨，察其溲甚赤且浑，明其尚有伏热也。易拟黑山栀、白薇、薏仁、萆薢、丝瓜络、淮麦、扁豆衣、谷芽、白芍、采芸曲、鸡内金等。服后溲略淡，浑已减。初二晨口渴趋饮，颧红，内热未清。养胃津化热，如黑山栀、薏仁、白芍、小麦、石斛、扁豆、萆薢、花粉、竹茹、白薇等。溲即清，痿软无力者三日。初四日仍服固营卫、益中健运法去黄芪，调补而安。

以上出自《周小农医案》

张汝伟

夏左，年三十六，宁波。头汗淋漓，心烦闷热，日久不愈，前医进防风加术、玉屏风散等法，汗出益多。诊脉右关独数而洪，此由胃热内蕴，湿浊化火，挟心气而上逆，用苍术白虎加味。

制苍术一钱五分　生石膏四钱　白粳米一两，荷叶包　天花粉三钱　淮小麦三钱　光杏仁　山栀仁　远志肉　连翘心各三钱　益元散四钱，包

本证始末：此为南京路宝成银楼职员，患头汗已一月余，医治无效，始来余处诊，报以上方，一剂汗少，再剂汗止，冬令来开膏方。

方义说明：头为诸阳之会，脉来右关独数，可见病在阳明。心烦亦是他病之焦点，心主火生土，胃属土，土主湿，湿被火迫，而热气上腾，心乃烦而不宁。所以用白虎凉降其焰焰之势，而以苍术化其湿，远志、山栀仁、连翘心以清其热，米麦合用，阴阳得其平衡，所以见效如神。

《临证一得》

冉雪峰

汉口吕某之长子，已成年。患温病，延汉上名医范某诊治。多日热不退，至第十四日忽烦

乱如狂状，随即大汗淋漓，肢厥肤冷，昏顿不知人。延胡某会诊，方为理中地黄汤加减，温补脾肾，防其暴脱。范与吕商，谓此病已是生死关头，明系热证，何以突变寒证，明系邪实，何以突变正虚，疑窦至大，因亲至予处，邀往诊视一块。诊毕，吕问将脱乎？予称不会脱。范问尚可救乎？予曰可救。又问此病究为何患？予曰乃战汗。温邪久羁，与气血混为一家，清之不去，透之不出，七日来复，现十四日，为两七日，邪衰正复，邪正并争，方有此番遽变。惟此系病机转好而非转坏，若不战则邪终不除，病终不愈，战者正气伸张，体工抵御力强，驱邪外出。必前此于病程中方药治疗斡旋如法，乃有此最后转关之一着，否则内陷内攻，求其一战而不可得。古人云：正战时不必服药，则肢厥亦勿须讶矣。今病者脉重按不绝，出入息匀，决不至脱，如必防脱，备独参汤以待，然非至吸短呼长，汗出如油勿用。至夜半，得阴气之助，厥当回，汗出当止，再观邪去尽否商议治法。范击节称是，吕则犹半信半疑，但胡医方药不敢服，姑观其变。至夜半汗止，手足温，神识渐清，热退病除。后以竹叶石膏汤、外台十味煎等清养清补收功。此病我断为战汗，由温病战汗条得来；断为夜半厥回，由伤寒证象阳旦，夜半手足当温条得来；查脉息呼吸，知其非脱，由临证经验得来。于此可见伤寒原理可用于温病，温病治疗可通于伤寒，要在辨之明、处之当耳。

《冉雪峰医案》

施今墨

李某某，男，69 岁。七年前曾患夜间多汗，晨起床褥印有人形之湿迹，平素最易感冒，当时转战各地，亦未多加治疗。解放后在京任职，夜汗未现。四个月前，因感冒服阿司匹林，汗出甚多，此后每于晨间三四点钟时即出汗如洗，醒后遍身冰冷，不敢再睡。二个月来不能安眠，精神疲倦，苦恼异常。饮食、二便如常。舌苔薄白，舌胖有齿痕，六脉芤大，沉取无力。

辨证立法：阳气者卫外而为固。今阳虚不能卫外，汗液易泄，遂成多汗，拟补气固表为治。

处方：炙黄芪 30 克　野于术 10 克　炒防风 3 克　五味子 6 克　云茯苓 10 克　生牡蛎 12 克, 生龙骨 12 克同打先煎　五倍子 6 克　云茯神 10 克　熟枣仁 12 克　浮小麦 30 克　炙甘草 6 克

二诊：前方服四剂，服至第二剂汗即减少，四剂则汗止，夜汗即除，睡亦通宵安然，精神焕发，希予常服方，以资巩固。

处方：炙黄芪 30 克　米党参 10 克　野于术 10 克　炒防风 3 克　云苓皮 10 克　生牡蛎 12 克, 生龙骨 12 克同打先煎　浮小麦 30 克　怀山药 30 克　五倍子 6 克　乌梅肉 5 克　炙甘草 6 克　五味子 6 克　白薏仁 30 克　炒远志 6 克

另：龙骨、牡蛎各 60 克，五倍子、五味子各 15 克，研为细粉，擦身止汗。

《施今墨临床经验集》

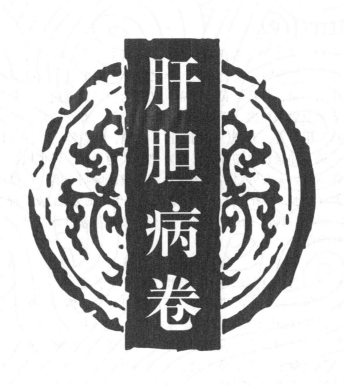

肝胆病卷

第五十六章　黄疸

郑重光

曹君仪，年六十四，体半肥，素阴虚。初病胁痛呕吐，寒热汗出，胸中噎塞，将成膈证。予以归、芍、川芎、二陈、香附、郁金等药，治之半年，胸中宽，遂咳嗽吐痰，转为虚劳。每因劳则寒热似疟，汗出热退，身目皆黄，尿赤，又变为瘅证。用逍遥散数剂，其黄即退，或一月一发，半月一发，渐至面额黧黑，爪甲枯粉，大便秘涩，此女劳瘅，又名黑瘅也。一医以瘅不必五分，均是湿热，用平胃、五苓，间用黄连、肉桂，病愈笃，仅存皮骨，已备终事。复求治于余，但女劳瘅一证，仲景言之甚详，必有寒热，久为黑瘅，皆主风药，东垣因之，亦以风药而加参、术，用皆不效。夫女劳之名，必属肾水亏虚，虚则土实，所以反见敦阜之色，此虚邪也，不必平土，但宜壮水，水壮则土不燥。虞天民苍生司命云："女劳瘅当作虚劳治之，正合治法。"遂以六味地黄汤加当归、芍药、秦艽、苡仁、麦冬养阴壮水之药，百剂寒热先除，瘅黄渐退。至七旬外，他疾而终。

王君圣翁前疟证愈后而经营劳碌过甚，自恃强壮，不善爱护，每遇过劳，或饮食不节，便发寒战，战后发热，腹胁大痛，或泻或不泻，汗出热退，身目俱黄，腹大如鼓。因前治疟，知其肾脏虚寒，以八味地黄料加倍桂、附，水叠为丸，日服不辍。病发则用逍遥散加秦艽、丹皮，数剂即退。如斯三四年，应酬如故。后年逾六十，正气渐衰，发频而黄不退，额黄渐黑，竟成女劳瘅矣。其时火治庵名噪甚，遂易彼治之，谓瘅不必分五，皆以湿热治之，重用茵陈为君，杂以五苓、平胃，治经二三年，治庵自病。又易医，亦以湿热治之，时重时轻，人则骨立，腹则胀大，年将望七，忽头大痛，此肾厥头痛而医者不行温补，反作风治。用桂枝、细辛、白芷疏风散气之剂，遂至三日而逝。前曹瘅证肾脏虚热，阳黄也；此瘅证肾脏虚寒，阴寒也，均属女劳瘅证。岂可瘅不必分五，混同湿热而治之乎？

以上出自《素圃医案》

王三尊

虎墩大使王尔玉，年将四十，患酒疸。饮食减少，形容瘦削。六脉沉小。彼云本系六阴脉，予谓无论本脉、病脉，皆当以补脾胃为主，而兼以清痰、理气、导湿热为治。但此药功缓，彼因上司远调河工，复延一医，纯用寒凉退疸之药。至家予往视，自谓黄已愈。予见形容羸瘦，精神短少，脾胃必更伤矣。未旬日，果一中而卒。

《医权初编》

陈念祖

一身面目俱黄，色暗如熏黄，已食如饥，倦怠嗜卧，短气，小便色黄，自利。乃脾胃湿热内郁，膀胱之气不化，渐成黄疸。证属虚候，以理中汤加味治之。

炒白术三钱　人参一钱　干姜八分　炙甘草八分　绵茵陈二钱　白茯苓三钱

始有寒热往来，复因食物不节，胃脘气滞生热，蒸变发黄，溺赤便秘，是名谷疸。若误下之，恐犯太阴，防有胀满之患。法当宣腑以清利湿热，方列于后：

绵茵陈三钱　杏仁二钱，去皮尖　白茯苓二钱　枳实八分　桔梗一钱　白蔻仁一钱　天花粉一钱

以上出自《南雅堂医案》

中神琴溪

富小路五条北伏见屋重兵卫，年三十，心中懊恼，水药入口辄吐，经日益剧。先生视之，眼中成黄，心下满，按之痛，乳下扇动紊乱不定。先生为言曰："此瘀热在里也，盖不日身当发黄色。"乃食盐三五匕，以白汤仰吞之，大吐冷水。更与茵陈蒿汤，身果发黄色，圊黑粪，仍服前方十有五日复常。

《生生堂治验》

黄凯钧

钱，二九，中焦痞痛，旋变黄疸，脉来弦数而涩。属肝火内郁，时当溽暑，湿土用事，湿热相蒸，脾气欠运，此证成矣，宜清疏并用。

川连八分　柴胡六分　山栀一钱五分　丹皮一钱五分　香附一钱五分　橘皮一钱　木通七分　茵陈一钱五分　泽泻一钱五分

六帖黄退，胸宽而愈。

《肘后偶钞》

吴篪

托，身目俱黄，胸腹痞满，食少便溏，脉沉迟细，此服大黄下药太过，虚其脾胃，亡其津液，渴饮水浆，脾土为阴湿所加，与邪热相会发黄，而为阴黄之证也。即用四君子加熟附、炮姜以燥湿祛寒，温中补土，可冀渐痊。

福，身体尽黄，寒热不食，食即头眩，心胸不安，脉浮迟涩，由于脾衰胃弱，湿热在里，饮食伤脾，谷气不消而成谷疸也。即服茵陈蒿汤自效。

以上出自《临证医案笔记》

何书田

积湿成疸，腹胀脉微，不易理治。

上川连　炒厚朴　黄芩　陈皮　海金沙　猪苓　真茅术　法半夏　青皮　茵陈　生苡仁　赤苓

湿郁伤土，气郁伤中，黄疸已成，不可忽视。

川黄连　焦茅术　广陈皮　泽泻　车前子　生冬术　黑山栀　赤茯苓　猪苓

以上出自《薛山草堂医案》

林佩琴

许。伤精发黄，头眩面浮，腰膝乏力，足心如烙，脉洪大而虚。用薛氏六味丸，君茯苓，去泽泻，加生地、牛膝（酒蒸熟）、莲子、薏仁，汤丸兼服，饭后用甘菊（炒）、黑山栀、嫩桑叶、钩藤泡汤，服数月而痊。

唐。童年面黄，能食目眩，发热不时，由湿甚生热，热蒸变黄，胃热谷消，此为谷疸。宜猪肚丸。入秋，食后胀眩便溏，脉虚小，热与湿搏，由太阴不运，少阳化风。主理脾阳，佐以息风。生白术、潞参、陈皮、薏仁、鸡内金、半夏曲（俱炒）、茵陈、赤苓、甘菊（炒）、天麻煨，服愈。

某。长夏暑湿外蒸，水谷内蕴，脾阳失运，头眩欲呕，面如熏黄，食入作胀，午后烦而溺赤，脉濡，左略大。先宜分清法，羚羊角、山栀、茵陈、赤茯、薏仁、制半夏、砂仁壳、滑石、石斛、车前子、灯心，三服诸证已减。改为厚朴（姜制）、枳壳（炒）、陈皮、大腹皮、薄荷、茵陈，二服胀除，黄未退，欲速。更医，用沉香、焦术等燥品，忽发颧疸，又用犀角、黄连，午前后潮热，用生地、知母，黄势更剧，面晦黑，寒热额汗，腹满呕泻，舌苔腻白，膈有黏涎。复商治，予谓此湿胜也。湿壅则生热，治宜渗湿。用四苓散加半夏曲、橘白、薏仁、煨姜，午前服泻减，呕沫犹是，暑湿交蒸，浊涎失降，脉见濡数，亦热从湿化象也。更用胃苓汤去白术，加制半夏、生薏仁、煨姜，其苍术（生用）锅巴汤煎，呕止泻少，惟烦热之起伏，随太阳之升沉，午未特甚，则湿去而热留也。因用黄芩、丹皮、山栀、赤苓、地骨皮、瓜蒌根汁，加六一散一钱冲服。泻热悉止，惟神倦嗜卧，卧觉口燥，津不上朝于肺。用参、麦入加味逍遥散内，扶元生津，兼散郁蒸，脉息乃平，惟左关较大。仿《石室秘录》，用白术五钱，茯苓三钱，薏仁一两，龙胆草、山栀、茵陈各一钱，潞参、黄芪各二钱，燥脾湿，培真元，佐泻火，后仍欲速效，误服前医滋阴之剂，遂成不治。

薛。脾虚伤湿，病发阴黄，数年面浮足肿，头眩唇白，便后血，与调补药稍愈。近便血虽止，溏而不爽，小水短数，腹大而硬，身热体倦，脉细小濡数。与补中升提佐以淡渗，腿足肿退，脉较有神。继与潞参、生术、赤苓、丹皮、黑山栀、茵陈、牡蛎、升麻。大便爽，热较轻，中脘偶痛。去丹、栀、升、术，加木香、陈皮、白芍，痛除。改用肾气汤去山萸、泽泻、附子，加炮姜，腹渐软，后因不慎于口，竟以胀终。

贡。劳伤元气，发黄，食减气少，目黄面晦。仿仲景法，以黄芪建中汤去桂、参，人参苓白术散治之，效。后服莲子、薏米、红枣等调理，此专调补脾元，不与诸疸例治，若一例茵陈、栀子涤除湿热，恐变成胀满矣。

石。阳黄乃从热化，瘀热在里，蒸动胆液，泄而为黄，明如橘子，今目黄面色亮，头眩，胸痞不渴，肢倦少力，手足心热，大肠结，遇劳则甚，脉右大左虚濡。虽系湿甚生热，然平人脉大为劳，且疸久不愈，乃劳力伤气之候。用补中参渗湿法，潞参、茯苓、薏米、于术各钱半，鸡内金、茵陈、针砂各二钱，山栀、甘菊、丹皮各一钱，炙草五分。数服眩痞除，食颇加，去甘菊、山栀，加黄芪、白芍（俱炒）二钱，莲子（炒）十粒。又数服，黄渐退。

以上出自《类证治裁》

方南薰

双溪舒育德先生，年四旬，病黄疸，服药无功，延至周身肿胀，昼夜不安，更医不可数计，而卒无效。适一人踵门，自谓能治，投以大下之剂，三日肿胀全消，索谢而去。此系车水放塘，误人性命不浅，景岳之言如此可怖也，而先生得以无恙者，由平日精神完固，虽斤斧亦不易摧耳。辛巳秋，余寓靖城，旧恙复作，迎余诊治。先生自言喜凉忌热，余弗之听，竟以桂附理中加苍术与服，八剂稍有应验。因请立案，余曰："先生面白唇淡，两眦全无红色，少腹膨胀，两足午后肿甚，明明阳气下陷，脾胃虚寒，肾阳衰惫，寒湿发黄之证，授以桂附理中汤。方有三善：一者脾中之阳气旺，而水饮不得上僭也；一者补火生土以制阴水，所谓虚则补其母也；一者桂附大热，蒸动关门，使膀胱气化，而胃中积水下消也。舍此温补一法，而欲用寒凉，奏效难矣。"定方后，余适归里，一医教朝服肾气丸，从阳以引阴，晚服砂半理中汤，从阴以引阳，百剂乃得全愈。因其用方服药，尚合法度，故并志之。

《尚友堂医案》

张大曦

疸证多种，黑者属肾，肾气过损者曰女劳黑疸。今肌肤舌质尽黑，手指映日俱暗。强壮之年，肾阳早已不举，体虽丰腴，腰软不耐久坐，脉弱神疲，纳减足冷，显属肾脏伤残太甚。尚谓北路风霜所致乎。昔有人患此，遍处医治，皆曰风毒，后遇顾西畴道破证名，宗湿热流入肾经主治，试以此证较之，证虽同而虚实又异矣。现届深冬，姑先治本。需春暖阳和，再商他法。

血余四两　猪油一斤，熬至发枯，取油盛贮，一切食物中可以用油者，俱用之

煎方：制附子七分　炒枸杞一钱五分　炒黄柏一钱　菟丝子一钱五分　茯苓三钱　牡蛎七钱　茵陈一钱五分　杜仲三钱　熟地六钱

再诊：前方已服二十余剂，肌肤之黑半化，其势渐转阴黄。形神大振，胃纳加餐，且可耐劳理事矣。春令虽交，和暖未回。再拟补养脾肾，耐性摄养为嘱。

人参一钱　沙苑三钱　山药三钱　杜仲三钱　熟地一两　茯苓三钱　白术一钱五分　茵陈一钱五分　杞子一钱五分　续断三钱　菟丝二钱　泽泻一钱五分

诒按：此方中亦当再添温润之药。

三诊：肤色花斑，证转阴黄，较之黑疸，浅一层矣。培植脾肾之药，已进四十余剂，形神色脉，俱属平善。节令将交惊蛰，春暖之气已和。治当开泄腠理，以涤肤斑。《内经》云：必先岁气，毋伐天和。《易》曰：待时而动，何不利之有。拟宗仲圣茵陈四逆法加减，三剂即停，接服丸药可耳。黑色退尽之时，当在夏初。

制附子五分　白术一钱五分　赤小豆三钱　麻黄五分　炒黄柏一钱　茵陈一钱五分　连皮苓五钱

诒按：此证即非冬时，亦当先以温煦脾肾为主，务使身中阳和之气渐渐煦动，然后投以此剂，方能奏效。接服丸方未见，拟八味丸去萸、桂，加术、柏。此病证情颇奥，治法亦奇。

《柳选四家医案》

何平子

肝气抑郁，内蕴暑湿，六脉模糊弦数，神色痿滞，证属黑疸，不易理治。

川连　小郁金　炒车前　江枳壳　广藿　茅术　块茯苓　泡炮姜　法半夏　炒大麦芽

《壶春丹房医案》

李铎

高彦卿上舍，年五旬，两手关尺脉俱沉，细濡无神，右关尤甚，证见疸黄，舌苔白滑，口淡，时呕清水，溺黄如油。以脉证合论，脾虚肾寒，胃阳衰冷，火土两败，谓之阴黄。然必挟湿而致，阅治湿利水之剂，已投不少，何无一效？是不明内外之因也。按：此病是水谷内因之湿，由脾阳衰惫，不能运化，停于中焦，渐侵于肌肉，溢于皮肤，而发黄矣。黄而甚者变黑，黑为阴象，阴主晦也。

五苓加姜、附、花椒。

又：近年得胸满气胀病，盖由平素多郁，郁久伤脾，脾失输化之职，以致中州之气，不得舒展旷达，则胀满生矣。此又为脾之先伤，昭然已著。据述，日前小水不利，登圊努挣，而大便同泻秽水。此又为肾关不固之明征也。按：肾开窍于二阴，二便之开阖，皆肾司其权也。治法当健中阳以暖土，补命火以强脾，庶几近理。凡一切疏散清利之剂，皆不宜也。

附片　炒姜　安桂　川椒　片夏　云苓　白蔻　川膝　车前　丁香

此方以一派辛刚大热补火为君，苓、半泻满祛湿为臣，少加车前、牛膝，利水而不走气，藉以下行也。

又：十八日复诊。脾脉较前颇有起色，余如原。连进辛热补火之法，已获小效，足征纯阴无阳之证，视其目黄稍退，面色黑亦略开，身黄尤见淡，小溲亦更清，斯病已得其大概矣。古人谓，阴黄一证，外不因于六淫，内不伤于饮食，惟寒惟湿。譬以卑监之土，须暴风日之阳。当推此义施治，必臻其效也。

阳附　焦术　干姜　安桂　白蔻　洋澄茄　茯苓　木瓜　川膝　车前　茵陈引

又：廿四日诊。叠进理阳化阴之法，面黑已退十六，足见阳回寒谷之象，为之一喜。但食一下咽，必呕酸冷水数口，嚼砂炒黑大豆香爽之品则止。是黑豆能入肾，炒黑香能舒脾益胃，此为胃阳衰极，戊癸少化火之机，命门无蒸变之权。爰议早进温胃强中丸，午夜服汤剂，理阳导湿，二方具后。

温胃丸方：附片　白椒　半夏　安桂　姜炭　茅术　广皮　蔻仁

水剂：原方去车前、木瓜、牛膝，加川椒，重用米仁一两二钱。

又：自廿四日，进补火导湿方，病减十七，益增其效。惟两腿、足、膝、骨骺至夜发热作痛。是下元衰弱，肾阴亦亏，然总由挟湿而致。兹改议早进八味丸两和阴阳，午夜仍从前案加减以进，从此再加意调摄，可无虑也。

阳附　焦术　安桂　炒姜　川膝　生米仁　木瓜

又：八味丸改用金匮肾气丸。

又：进前法及八味、肾气丸，大效可征，惟痛着右腿髀骨，肌肉麻木，不红不肿，抚摩至烧，尤痛着骨，入夜势笃。此邪留于阴，阻其流行之隧。是病在筋骨，古人湿风之流经入络，治宜辛香苦温，入络搜邪。

附子　安桂　归须　毛狗　牛膝　虎骨　羊藿　杜仲　生米仁　煅地龙

再论阳明虚不能束筋骨，则两腿股骨皆痛。按：阳明主润宗筋，宗筋主束骨而利关节也。又阳明脉下循腹里，下至气街中，以下髀关、伏兔，下膝膑中也。

又：黑疸愈而复作，因大怒气郁，饮食过饱，并饵冷物，阻其隧道，前已论及。此盖由营卫之气郁，则不能升布，乃至索然不运于周身，而周身之血亦瘀暗而变黑色，是必先调其营卫之气，营卫之气一运，其瘀暗黑气自退也。

附录：谢案，身面俱黄，面目尤甚，视色黎晦。据述先有胸胀，淹缠致疾。必由郁怒伤脾，饮食紊乱所致。诊脉沉濡，右关尤弱，此脾肾阳衰，火土之败也。且欲小便，而大便自遗，是肾关不固，舍益火生土之法，其何以治斯病？

疸病有阴有阳，此是阴疸。治初理阳导湿，继兼和阴宣络，其法备矣。若专治湿利水，宜乎不效。寿山

杨某，年四十，右脉缓细，腹满食减，发黄。证属阴疸，药宜温通，但舌腻口麻，是湿热壅于胃口之象。议先以辛平甘淡，调中分利。胃苓汤加茵陈主之。

又：调中分利，黄疸如原，脉仍缓细，饮食亦未见加，但胸膈稍宽，亟宜温通胃阳，以祛其湿。

附子　川干姜　白术　茯苓　猪苓　泽泻　肉桂　砂仁

又：理脾阳，俾中焦健运；通膀胱，而湿邪自除。依理必黄退加餐矣。原方加丁香、白蔻、陈皮、木瓜。

又：十六日之方，连进十剂，果见饮食渐旺，身面疸黄亦退十七，是为大效，惟口略干，此湿去之征。本方去丁、桂、砂仁、猪苓，再服十剂遂愈。

又附：治高成章上舍之妻阳黄证。前医用五苓散加附子无效，余诊得脉数有力，小溲短涩，以五苓，用桂枝，加栀子、茵陈，六剂而退。可见同一证也，不能辨别阴阳，虽有成方，此效彼不效也。

阳证阴证迥然各别，医者分别究治。寿山

以上出自《医案偶存》

潘名熊

酒肉连绵之会，适暑湿交蒸之时，稍不谨慎，最易犯此湿热疸证。拟方七味，连服数剂，便可痊愈。余尝医故交谢司马侄，年少患此，初起即进原方二剂，病已减半。间数日再进二剂，渐愈。惟目尚黄，只多饮乌龙茶（此茶芳香，能避暑湿秽浊之气），与薄味调养而痊（此证忌酒肉厚味）。

叶案治疸证，有云，不宜下，恐犯太阴变胀。不知亦问其证之宜与不宜耳。琴师左君逢源，患此证三月余，服药罔效，延余治。自述每三四日始一更衣，今已五日矣，能食，脉有力。余用茵陈蒿汤加芒硝治之，方用大黄三钱，茵陈四钱，栀子、芒硝各二钱，煎好冲入酒二杯服。服后大泻。明日硝减半，服再泻，病稍退。隔四日，仍苦便难，前方去硝。加桃仁三钱，服二帖，仍泻二次。继以薄味调养而收全功。

《评琴书屋医略》

徐守愚

剡西范村竺某，自来阴阳二黄，病因各殊而病名并立，兹按右脉沉数，苔黄便燥，似属阳黄。左脉微弱，皮肤黄而晦暗，又似阴黄。思黄瘅古人譬之盒酱，湿合热郁而成黄，热久则湿去而干。故《金匮》云：湿热久郁，阴血必耗，宜滋其阴。拙见以清热渗湿者治其阳，以祛寒燥湿者治其阴，亦寒热互用，阴阳相济之道也，而更以滋阴之法参乎其间，以滋阴者乃血分通治之方耳。

此与黄尚清室人之证参看。

茵陈三钱　赤苓三钱　川柏三钱　生山栀三钱　苍术二钱　桂枝二钱　知母三钱　血余三钱　生甘草一钱　生姜三钱　大枣三个

新昌梅渚黄尚清妇年近卅，病黄疸数月，医者用茵陈五苓、五皮饮等药，病日增剧。其夫君黄尚清素知医理，乃商治于余。诊毕问以何药施治？余曰："自来阴阳二黄，病名并立而病因各殊，分而治之绰然也。今尊阃皮肤黄而暗晦，固似阴黄；而口渴苔黄便燥，脉沉而数，又似阳黄。二病兼生，世所罕见，司命者正宜斟酌于其间矣。按黄瘅古人譬之盒酱，湿合热郁而成黄，热久则湿去而干。故《金匮》云：诸黄猪膏发煎主之。此黄疸血分通治之方也。尊阃之证，两黄交集于一身，拙见以清热利湿者治其阳，祛寒燥湿者治其阴。二法并行，亦寒热互用，阴阳相济之道也。而更以滋阴之法，参之所谓湿热久郁，阴血必耗，宜滋其阴。如是施治，斯无遗义。"尚清闻而称善。乃以茵陈、茯苓、川柏、生山栀、苍术、知母、桂枝、生甘草、生姜、大枣合为一方，连服三剂而病去大半，再以原方加血余炭，服四五剂而脱然，是知对证之药虽缓，而亦可以收速效耳。

方义：茵陈治湿热而退黄，为疸证之专药，其余茯苓渗湿，生山栀、川柏清热主以治阳黄，苍术燥湿，桂枝、生姜祛寒，主以治阴黄，而更以知母滋肾阴，甘草、大枣补脾阴，合成滋阴之用。然犹未尽至阴之妙也。至猪膏发煎则《金匮》所云滋阴者，真非思议所可及也。猪膏以大便只燥而不闭，故不用乱发，以血余炭代之。

以上出自《医案梦记》

黄堂

黄，湿热熏蒸为黄，已延两月，口甜不渴，舌浊溲赤。《金匮》总以利小便为要，又曾吐蛔，大便欲解不通，胃气逆行，殊非轻浅。

茵陈　黑栀　陈皮　猪苓　麦芽　川连　蒌仁　茯苓　半夏　矾　急流水煎。

二诊：二便得通，黄色稍退，皆属佳兆。舌苔浊不渴，究是湿热熏蒸为患，苦辛通泄奚疑。

茵陈　半夏　焦栀　陈皮　海金沙包　川连　草薢　茯苓　急流水煎。

《黄氏纪效新书》

魏树青

先严百泉公为秦邮赵双湖先生之入室弟子，医学精深，宅心仁厚，曾传治疸验方一则。凡湿郁发黄，湿邪弥漫三焦，胸脘闷塞难堪者，用加减宣清导浊汤治之，无不奏效。云：方用赤苓、猪苓、杏仁、苡仁、茵陈、滑石、寒水石。庚戌仲冬，丹徒李雨孙，患黄疸病，其见证与上述相同，延医与药无效，乃乞予为之诊治。予即用前方加川贝、郁金、通草、泽泻等味，以渗湿邪，兼利气分，服不过数帖，胸次已舒，小水畅利，黄亦尽退，旋身体强健如初。爰述此方，以补方书治法所未及，而为海内患斯病者之一助。

《清代名医医话精华》

徐镛

前营游击温公大勇夏月自浦口来松，途中冒暑。到署后请医调治，初用清暑利湿不效，改用参、术、归、地，转增脘痛。自后朝暮更医，金言误补留邪，治难有效。遂延余诊。余见其身面发黄，总是胃腑结聚不行所致。用连理汤辛开苦降法，授方不服。遂就诊于青浦医家，方用茵陈五苓散等，服之亦不效，遂以绝证为辞。归至署中，计无复出，始委命以听余焉。予仍用前法，服参些少，是夜即得安寝。改用理中汤调理半月而愈。后以礼貌之衰坚辞不往。升金山参将后，重发旧恙，遂成不治之证矣。

吴静山敬权孝廉令正钱夫人，时邪后遂发黄肿，日嗜干茶无度。苏太诸医皆用气血并补，久而不愈。延余诊之，脉两手俱洪数之甚，询得腹中攻痛无常，夜则身热如烙。此由阴液不充，瘀滞干黏所致。宿血不去，则肢体浮肿；新血不生，则肌肉消瘦。专用滋补之品，调养肾肝而愈。

以上出自《医学举要》

雷丰

东乡刘某，来舍就医，面目浮肿，肌肤隐黄，胸痞脘闷，时欲寒热，舌苔黄腻，脉来濡缓而滞。丰曰：此感时令之湿热也，必因连日务农，值此入霉之候，乍雨乍晴之天，湿热之邪，固所不免。病者曰然。丰用芳香化浊法，加白芷、茵陈、黄芩、神曲治之，服五帖，遂向愈矣。

徽商张某，神气疲倦，胸次不舒，饮食减少，做事不耐烦劳。前医谓脾亏，用六君子汤为主，未效。又疑阴虚，改用六味汤为主，服下更不相宜。来舍就诊，脉息沉小缓涩，舌苔微白，面目隐黄。丰曰：此属里湿之证，误用滋补，使气机闭塞，则湿酿热，热蒸为黄，黄疸将成之候。倘不敢用标药，蔓延日久，必难图也。即用增损胃苓法去猪苓，加秦艽、茵陈、楂肉、鸡金治之。服五剂胸脘得畅，黄色更明，惟小便不得通利，仍照原方去秦艽，加木通、桔梗。又服五剂之后，黄色渐退，小水亦长，改用调中补土之方，乃得全愈。

以上出自《时病论》

张乃修

华左，遍体面目俱黄，中脘痞满。湿热蕴遏。恐其由标及本。

西茵陈　制川朴　赤白苓　泽泻　青蒿　山栀　广橘皮　制半夏　木猪苓　上湘军二钱，好酒浸透后下

二诊：脘痞稍减，黄疸略退。药既应手，守前法再望转机。

茵陈二钱　冬术二钱，炒炭　泽泻二钱　砂仁七分　黑山栀二钱　上湘军二钱　橘皮一钱　猪苓一钱五分　川朴一钱　官桂五分　制半夏一钱五分　焦麦芽三钱

三诊：面目色黄稍退，而热退不清。还是湿热壅遏熏蒸之所致也。再淡以渗之，苦以泄之。

官桂五分，后入　豆豉三钱　黑山栀三钱　制半夏一钱五分　猪苓二钱　郁金一钱五分　茵陈三钱　冬术炭二钱　赤苓二钱　白苓二钱　杏仁二钱　泽泻一钱五分

四诊：黄疸已退。然形色瘦夺，脾土无不虚之理。当为兼顾。

野于术二钱，炒　广皮一钱　猪苓二钱　云苓四钱　茵陈二钱　泽泻二钱　焦麦仁四钱　官桂五分，后入　制半夏一钱五分　枳实一钱　竹茹一钱

五诊：黄疸大势虽退，而湿热未能尽撤，小溲未清，足跗带肿。还是湿热坠下。再培土而分利湿邪。

于术一钱五分　大腹皮二钱　川通草一钱　茯苓三钱　炒冬瓜皮一两　泽泻一钱五分　木猪苓二钱　焦苍术一钱　生米仁三钱　熟苡仁三钱　茵陈一钱五分

六诊：诸病向安，惟气色尚滞。宜鼓舞脾土，土旺自能胜湿也。

人参须五分　茵陈二钱　云茯苓四钱　猪苓一钱五分　制半夏一钱五分　野于术二钱　炮姜三分　焦苍术一钱　泽泻一钱五分　广皮一钱

七诊：补气运脾渗湿，证情又见起色。再为扩充。

人参须五分　苍术一钱　于术二钱　茵陈二钱　猪苓一钱五分　云茯苓三钱　炒冬瓜皮五钱　炮姜炭四分　泽泻一钱五分　生薏仁三钱　熟薏仁三钱　谷芽三钱

某左，湿热蕴遏为黄疸。

制半夏一钱五分　炒青蒿三钱　茵陈三钱　川朴一钱　上湘军三钱　赤苓二钱　白苓二钱　黑山栀三钱　广皮一钱　猪苓二钱　焦麦芽三钱　泽泻一钱五分

二诊：黄疸大退。再淡以渗湿，苦以泄热。

黑山栀　赤苓　白苓　猪苓　川朴　大腹皮　泽泻　枳壳　制半夏　麦芽　广皮　上湘军　茵陈

三诊：营卫不通，忽生寒热，欲知阴阳，当调营卫，欲调营卫，当祛其所以阻我营卫者。

制半夏　范志曲　赤苓　猪苓　郁金　焦麦芽　上广皮　绵茵陈　建泽泻　官桂五分

四诊：黄疸大退，湿热未清。

川朴　郁金　赤苓　猪苓　半夏曲　橘红　泽泻　茵陈　官桂　整砂仁　大腹皮　焦麦芽

以上出自《张聿青医案》

王旭高

黄。面黄无力，能食气急，脱力伤脾之证也。用张鸡峰伐木丸。

皂矾一两，泥土包固，置糠火中，煨一日夜，取出，候冷，矾色已红，去泥土净　川朴五钱　茅术一两，米泔浸，切，炒　制半夏一两　陈皮二两，盐水炒　茯苓一两　炙甘草五钱

共研细末，用大枣肉煮烂为丸。每服二钱，开水送。饮酒者酒下。此方颇效。

施。三疟止而复作，腹满平而又发。今目黄脉细，面黑溺少，防延黑疸。然疸而腹满者难治，姑与分消。

制附子　大腹皮　陈皮　麦芽　绵茵陈　赤苓　滑石　焦山栀　通草　瓜蒌皮

渊按：疸而腹满，前人未言其故。余谓肝脾脏气两伤，木土相克也，故难治。

又：面色黧黑，腹满足肿，脉沉而细。此脾肾之阳不化，水湿阻止于中，证势甚重。且与通阳燥湿。

四苓散加肉桂、川朴、陈皮、大腹皮、焦六曲、细辛、香橼皮、麦芽。

曹。脉形乍大乍小，面色暗晦不泽，似有一团阴气阻遏于中。苔黄而湿，腹满足肿，小便黄赤，又有湿遏热伏之形。色证合参，是属女劳黑疸。变为腹满，在法难医。姑拟泄肾热以去脾湿，仿《金匮》法。

冬瓜皮　桑白皮　地骨皮　生姜皮　黄柏　川朴　茵陈　陈大麦柴煎汤代水。

朱。湿热内走太阴，遍体发黄，肌肤粟起，小便黄赤。与茵陈栀子柏皮汤。

茵陈　连翘　赤苓　大黄　泽泻　黑山栀　黄柏　淡芩　通草

王。两目身体皆黄，小便自利色清。此属脾虚，非湿热也，名曰虚黄。

黄芪一两　白芍三两　茯苓二两　地肤子二两　酒浸服。

周。伏暑湿热为黄疸，腹微痛，小便利，身无汗。用麻黄连翘赤小豆汤表而汗之。

麻黄　连翘　杏仁　淡豆豉　茵陈草　赤苓　川朴　枳壳　通草　六神曲炒

赤小豆一两，煎汤代水。

以上出自《王旭高临证医案》

柳宝诒

康。脾虚湿郁，面色浮黄，近感新邪，兼增寒热，脉涩不畅，苔晦。当与和中泄浊。

桂枝　柴胡　白术　川朴　鸡内金　神曲　槟榔　淡黄芩　茯苓皮　青陈皮各　通草　茅根　姜

聂。腹痛目黄，内热溲赤，浊热内郁，兼挟积滞，此时邪兼谷疸证也。

茵陈　枳实　莱菔子炭　生熟神曲各　茯苓皮　鸡内金　豆卷　连翘　黑山栀　泽泻　通草

麦芽

沈。湿热壅遏，身目俱黄，内热脘闷，脉弦数，舌白底红。当清湿疏浊，以化郁热。

茵陈　茯苓皮　猪苓　川柏　黑栀皮　生苡仁　豆卷　神曲　滑石　通草　平胃散　荷梗

二诊：湿热郁结，一身尽黄，小溲长而黄不退，脘闷气窒。再与疏中化热。

茵陈　茅术　川朴　陈皮　茯苓皮　大豆卷　黑栀皮　炙柏皮　淡黄芩　六神曲　滑石　通草　香橼皮　荷梗

柯。湿邪郁于中焦，阳气不化，肌黄腹满，此与《金匮》所称阴黄而用四逆者不同。黄色偏淡，亦与平常黄疸可用清泄者有间。宜利湿药中兼以温化。

西茵陈　桂枝　本山术　茯苓皮　泽泻片　小川朴　广陈皮　川通草　大豆卷　香橼皮

顾。内热盗汗，肌黄色浮而萎。湿郁于内，将成黄疸，兼有食积，仿谷疸例治。

西茵陈　六曲炭　带皮苓　猪苓　泽泻　焦山栀　川柏酒炒　小川朴　大腹皮　砂仁　炙鸡金　莱菔炭　麦芽炭

郑。湿热蕴于太阴，发为黄疸。自夏徂秋，复有微邪外束，遂成疟疾。此太阴之湿热与新邪会于阳明而发。其伏热之外达于腑者，轻重迟速，原无一定，故疟发之期日，早晚疏密，亦不能一律也。治疟之成法，外则经络，内则募原，与此病之邪，多不相值。更以湿痰素盛之体，投药偏于香燥，缠绵日久，药与病交并于胃，纳谷日减，胃中津液几何？岂能堪此销铄乎！刻下神情困顿，面色浮黄而瘁，指尖微肿，目睛仍黄。湿热之郁伏脾中者，无外泄之路。浊热久壅，气机因之阻窒，稍进谷饮，脘气必窒闷不舒。就病论之，须从脾脏疏泄郁伏之邪，使其外达于胃，然后从胃腑逐渐清泄，乃为正治。而此证所难者，舌质光红，渐见痞腐白点。胃中津液，早已告竭。既承远道相招，不得不勉罄愚忱，借希万一。拟用参、麦、石斛以护胃阴；旋覆花、浮石、枳、贝以开通痰气；再用芩、连以泄湿热；必借鸡金以引之入脾，更以豆卷、茵陈，俾湿热由里透表；苓皮、栀子，使湿热由上趋下。养其津液，通其气机，疏其郁伏，开其出路，图治之法，大抵不越乎此。所虑病深气极，即使药能中病，而正气不克撑措，终有鞭长莫及之虑耳。鄙见如此，录候明政。

麦冬肉　台人参另煎冲　川石斛　旋覆花　海浮石　枳实　川贝母去心　黄芩　川连　炙鸡金　茯苓皮　黑栀仁　豆卷　茵陈

以上出自《柳宝诒医案》

黄述宁

吴，黄疸证，初服茵陈、苍术、赤苓、木通不效，改服茵陈栀子六黄汤，大小便通，目珠不变，询其自病以来无汗，因照原方去大黄，用茵陈、香薷、白术、黄芩、山栀、木通，加葱白二寸，桂枝六分，三服而目珠净白，黄色大减，此证始于风寒袭于肌表，初时经手之人，未曾解表，以致邪热留于经脉，故得桂枝、葱白，荣卫一和即解。

《黄澹翁医案》

刘子维

刘彭氏，周身、目珠发黄，小便及汗均黄色，心馁，神短少。

牛膝三钱　干姜三钱　云苓三钱　猪苓二钱　茵陈三钱　木通三钱　老连一钱　制附片五钱　木瓜三钱　银花三钱　杏仁三钱　白术一两　栀子五钱　紫苏一钱　三付。

李俊注：此黄疸也。《内经》有黄疸、胃疸二证。《金匮》黄疸篇有谷疸、酒疸、女劳疸共四证。黄汗证《金匮》列水气篇中，后世医书有牵入黄疸门内，共成五疸之名者，非也。医书又有所谓阴黄、阳黄、胆黄及伤寒发黄、瘀血发黄者，皆因其源流而各为之名，与《金匮》无异也。

《内经》以尿黄赤、安卧、脉小、不嗜食者为黄疸，即阴黄也；食已如饥者曰胃疸，即阳黄也。然安卧、脉小、不嗜食，固为阴象，而小便黄赤则为湿热，与《金匮》女劳疸之小便自利，毫无里热者，虽皆名之曰阴黄，而实则不同也。

《通评虚实论篇》曰：黄疸、暴痛、癫疾、厥狂，久逆之所生也。夫黄疸、暴痛、癫疾、厥狂之为病，其不类也明甚。而经皆谓为久逆之所生者，盖履霜之渐，其根深，其来远则一也。人身气化病者，无不逆，逆者，无不病。有因于外感与内伤之殊，外感则由邪有余而病而逆，内伤则由正不足而逆而病，黄疸则兼而有之。此《金匮》论黄所以偏重于内伤也。太阳阳明篇曰：伤于湿者，下先受之。夫邪在下而不逆，弗为害也。逆则上不得越，下不得泄，为害甚多，亦非必病黄也。惟久逆久淹而黄于内以及于外，甚则有黄积、黄涎，在腑在脏为之根，则害大矣。若不返逆为顺，仍驱湿邪从小便出，虽有智者，岂能倒裳而索领哉？

五行以水、火、土为三宝，火降于离，水升于坎，则共交于土，而成既济之功。然火炎上而水润下，其本性也，乃能反而行之者，则由于中土之斡旋，与人身阴阳水火之互根互宅也。阴中有阳，阳中有阴，火从阴化则降，水从阳化则升，非水火自能升降也。此证之心馁者，乃热甚于上而火不降；神少者，乃阳虚于下而水不升，水火既失其升降，则土固不能无咎也。医书无心馁之文，然《金匮》黄疸篇或曰心中懊恼而热，或曰心中如啖蒜状，或曰心胸不安皆湿邪上逆，心火不降所致，与心馁皆异名而同情也。《金匮》又曰：黄疸腹满、小便不利而赤，自汗出，此为表和里实，当下之。此证腹不满而有汗，是表和而里不实也，汗之下之均非其治也，明矣。

夫二土居中，必须不燥不湿，方能交媾水火，此证则偏于湿也。《藏气法时论篇》曰：脾苦湿，急食苦以燥之，故用干姜、白术温中燥土，以为治湿之本；火不下交，银花、栀、连清心肺以降之；水不上交，附子暖肾命以升之，水、火、土三者合一则妙用环生，而进阳退阴之基础建矣。凡上行之药，均能升阳，下行之药，均能降阴，猪苓、茯苓、木通等皆先升而后降，升则同姜、附、白术、紫苏等致清阳于天表，降则同银、杏、栀、连、茵陈、牛膝、木瓜等泄浊于地极，相辅而行，以成转逆为顺之初治者也。

《至真要大论篇》曰：湿淫于内，治以苦热，佐以酸淡。夫苦以燥湿，热以胜湿，淡以渗湿，皆有至理。而乃佐以酸收者，盖人身升降之斡旋，虽在中而其机则在木，湿邪久逆，肝必不平，土不及者，木必太过，若不有以制之，匪特为土之属，且大为升降之害，将何以转逆为顺，而驱湿邪出于小便哉？白芍平肝泻火，木瓜平肝去湿，故舍一而取一也。牛膝之力，上者使下，阻者使通，施之此证，与杏仁、木瓜等皆逆者治之以顺也，又木瓜下行而偏合，牛膝下行而偏开，二者并用，则有开有合，各尽其长而无碍矣。微用紫苏者，取其疏畅肺气，为杏仁之使也。

三付服毕又方：白术五钱　木通三钱　滑石八钱　干姜二钱　官桂三钱　针砂三钱　瓜壳二钱　花粉二钱　厚朴二钱　石斛五钱　陈皮三钱　葶苈二钱　白矾五钱

五付，服毕愈。

李俊注：前方进阳退阴，反逆为顺，未违从事征讨，故克服负隅之邪尚有所待。盖用药之道与用兵同，必能守而后能战，时未至则养勇，以须时至则突坚而进，庶可以奏凯旋也。今则水升火降，土运于中，可以进而战矣。惟胃为五脏六腑之海，乃黄疸之发源地；肺为水之标，乃黄涎之贮蓄所。故用针砂以攻黄于胃，葶苈以攻黄涎于肺，白矾则追涎劫汁、澄清污淖于极下之水腑，合之瓜、粉、陈、朴之清上和中，木通、滑石之利水滑窍，则上焦复其如雾，中焦化其精微，下焦行其决渎，九天之上，九地之下，无不降之湿浊矣。仍本前方之意，而用姜、术、官桂暖水土之阳，石斛敛脾胃之阴，以立于不败之地。夫然后有体有用，邪去而正不伤也。

白矾善治阴邪冲逆，又善吸已逆之污淖复返于下，凡久逆而成之癫疾、厥狂等病，无不宜之，匪特黄疸也。夫引火归元，莫如桂、附；补气归元，莫如参、芪；纳气归元，莫如一切酸涩之品。然皆属于无形而收有形之浊以归元，则未有如白矾之奇特者也。第燥急之性，毫无补益，惟湿热痰浊，因于久逆而不关外邪者为宜，否则未可轻试也。

《圣余医案诠解》

余听鸿

阴阳黄疸，虽云难分，然细心辨之，最易分别。阴黄色淡黄而泛青，脉细肢倦，口淡舌白，小溲虽黄，而色不甚赤。阳黄如橘子色，脉实身热，舌底稍绛，苔腻黄厚，汗黄溲赤。虽诸疸皆从湿热始，久则皆变为寒湿，阴黄亦热去湿存，阳微之意也。惟女劳疸治法看法俱异耳。又有肝气郁则脾土受制，肝火与脾湿，为热为疸，又非茵陈、姜、附、栀子、大黄可治，此又在调理法中矣。余同窗邹端生患黄疸日久，孟河诸前辈，始从湿热治之，进以黄柏、茵陈、四苓之类，不效。余适有事至孟河，诊之，脉细，色淡黄而青，舌白口淡，进以姜、附、茵陈、五苓合香燥之品，数剂而愈。此余未习医之时也。后有茶室伙，黄疸三年，亦以前法服三十剂而愈。有肝郁黄疸，忽然呕吐发热，遍体酸痛，热退则面目俱黄，此宜从疏肝理气、利湿健脾自愈，又不可用温热也。又有脾虚气弱，面目淡黄，用参、苓、白术等，服十余剂自愈。夫黄疸之证，始则湿热，而湿为阴邪，最易化寒，湿家又最忌发汗。余治黄疸数百人，用大黄、栀子者，百中仅有一二，用苦温淡渗芳香之品，虽误无妨。余每见误服栀、黄，即恶心泄泻而胃惫，苦误汗，即见气促汗多，因而偾事者多矣。治黄疸证，如欲汗欲下，当千斟万酌，方可一施耳。

《余听鸿医案》

方耕霞

马。黄而兼黑，所谓女劳疸也。仲景以硝石、矾石治之。但消石峻厉，于脾肾阳虚者未可浪施。姑与温通中下之阳，佐以化湿，冀不腹满，方能望愈。

制附子　于术　炮姜　茵陈　炙芪　猪茯苓　木香　泽泻　黄柏　陈皮　炙草

郁。湿邪蕴结，肺气抑遏，致膀胱气化不宣，遍体发黄，无汗溺赤，湿邪固可分利，但脘硬腹膨，中土欲败，窃思剑阁苦拒，阴平已非汉有矣。

茵陈五苓散加干姜、木瓜、蔻仁、麻黄、连翘、赤小豆。

以上出自《倚云轩医话医案集》

张锡纯

天津苏媪，年六十六岁，于仲春得黄疸证。

病因：事有怫意，怒动肝火，继又薄受外感，遂遍身发黄成疸证。

证候：周身黄色如橘，目睛黄尤甚，小便黄可染衣，大便色白而干，心中发热作渴，不思饮食。其脉左部弦长有力且甚硬，右部脉亦有力而微浮，舌苔薄而白无津液。

诊断：此乃肝中先有蕴热，又为外感所束，其热益甚，致胆管肿胀，不能输其胆汁于小肠，而溢于血中随血运遍周身，是以周身无处不黄。迨至随血运行之余，又随水饮渗出归于膀胱，是以小便亦黄。至于大便色白者，因胆汁不入小肠以化食，大便中既无胆汁之色也。《金匮》有硝石矾石散，原为治女劳疸之专方，愚恒借之以概治疸证皆效，而煎汤送服之药须随证变更。其原方原用大麦粥送服，而此证肝胆之脉太盛，当用泻肝胆之药煎汤送之。

处方：净火硝一两，研细　皂矾一两，研细　大麦面二两，焙熟，如无可代以小麦面　水和为丸，桐子大，每服二钱，日两次。此即硝石矾石散而变散为丸也。

汤药：生怀山药一两　生杭芍八钱　连翘三钱　滑石三钱　栀子二钱　茵陈二钱　甘草二钱

共煎汤一大盅，送服丸药一次，至第二次服丸药时，仍煎此汤药之渣送之。再者此证舌苔犹白，右脉犹浮，当于初次服药后迟一点钟，再服西药阿司匹林一片，俾周身得微汗以解其未罢之表证。

复诊：将药连服四剂，阿司匹林服一次已周身得汗，其心中已不若从前之渴热，能进饮食，大便已变黑色，小便黄色稍淡，周身之黄亦见退，脉象亦较前和缓。俾每日仍服丸药两次，每次服一钱五分，所送服之汤药方则稍为加减。

汤药：生怀山药一两　生杭芍六钱　生麦芽三钱　茵陈二钱　鲜茅根三钱，茅根无鲜者可代以鲜芦根　龙胆草二钱　甘草钱半

共煎汤，送服丸药如前。

效果：将药连服五剂，周身之黄已减三分之二，小便之黄亦日见清减，脉象已和平如常。遂俾停药勿服，日用生怀山药、生薏米等份轧细，煮作茶汤，调入鲜梨、鲜荸荠自然汁，当点心服之，阅两旬病遂全愈。

或问：黄疸之证，中法谓病发于脾，西法谓病发于胆。今此案全从病发于胆论治，将勿中法谓病发于脾者不可信欤？答曰：黄疸之证有发于脾者，有发于胆者，为黄疸之原因不同，是以仲圣治黄疸之方各异，即如硝石矾石散，原治病发于胆者也。其矾石若用皂矾，固为平肝胆要药，至硝石确系火硝，其味甚辛，辛者金味，与矾石并用更可相助为理也。且西人谓有因胆石成黄疸者，而硝石矾石散又善消胆石。有因钩虫成黄疸者，而硝石矾石散并善除钩虫，制方之妙诚不可令人思议也。不但此也，仲圣对于各种疸证多用茵陈，因最善入少阳之腑以清热、舒郁、消肿、透窍，原为少阳之主药。仲圣若不知黄疸之证兼发于胆，何以若斯喜用少阳之药乎？是以至明季南昌喻氏出，深窥仲圣用药之奥旨，于治钱小鲁酒疸一案，直谓胆之热汁溢于

外，以渐渗于经络则周身俱黄云云，不已显然揭明黄疸有发于胆经者乎？

王某，年三十二岁，于季秋得黄疸证。

病因：出外行军，夜宿帐中，勤苦兼受寒凉，如此月余，遂得黄疸证。

证候：周身黄色甚暗似兼灰色，饮食减少，肢体酸懒无力，大便一日恒两次似完谷不化，脉象沉细，左部更沉细欲无。

诊断：此脾胃肝胆两伤之病也，为勤苦寒凉过度，以致伤其脾胃，是以饮食减少完谷不化；伤其肝胆，是以胆汁凝结于胆管之中，不能输肠以化食，转由胆囊渗出，随血流行于周身而发黄。此宜用《金匮》硝石矾石散以化其胆管之凝结，而以健脾胃补肝胆之药煎汤送服。

处方：用硝石矾石散所制丸药，每服二钱，一日服两次，用后汤药送服。

汤药：生箭芪六钱　白术四钱，炒　桂枝尖三钱　生鸡内金二钱，黄色的捣　甘草二钱

共煎汤一大盅，送服丸药一次，至第二次服丸药时，仍煎此汤药之渣送之。

复诊：将药连服五剂，饮食增加，消化亦颇佳良，体力稍振，周身黄退弱半，脉象亦大有起色。俾仍服丸药一次服一钱五分，日两次，所送服之汤药宜略有加减。

汤药：生箭芪六钱　白术三钱，炒　当归三钱　生麦芽三钱　生鸡内金二钱，黄色的捣　甘草二钱

共煎汤一大盅，送服丸药一次，至第二次服丸药时，仍煎此汤药之渣送服。

效果：将药连服六剂，周身之黄已退十分之七，身形亦渐强壮，脉象已复其常。俾将丸药减去一次，将汤药中去白术，加生怀山药五钱，再服数剂以善其后。

天津范某某，年三十二岁，得黄疸证。

病因：连日朋友饮宴，饮酒过量，遂得斯证。

证候：周身面目俱黄，饮食懒进，时作呕吐，心中恒觉发热，小便黄甚，大便白而干涩，脉象左部弦而有力，右部滑而有力。

诊断：此因脾中蕴有湿热，不能助胃消食，转输其湿热于胃，以致胃气上逆（是以呕吐），胆火亦因之上逆（黄坤载谓，非胃气下降，则胆火不降），致胆管肿胀不能输其汁于小肠以化食，遂溢于血中而成黄疸矣。治此证者，宜降胃气，除脾湿，兼清肝胆之热则黄疸自愈。

处方：生赭石一两，轧细　生薏米八钱，捣细　茵陈三钱　栀子三钱　生麦芽三钱　竹茹三钱　木通二钱　槟榔二钱　甘草二钱

煎汤服。

效果：服药一剂，呕吐即止，可以进食，又服两剂，饮食如常，遂停药，静养旬日间黄疸皆退净。

以上出自《医学衷中参西录》

顾雨棠

张左，年二十，松江。面目俱黄，食减神疲，身微热，溺深赤，脉细涩，舌微白。此脾肾素虚，烟酒熏蒸，无形之热与内生之湿弥漫三焦所致。法用五苓。

桂枝　炒白术　片泽泻　猪苓　赤苓　陈皮

二诊：脾肾两虚体质，则健运失常，转输不易，内蕴之精华反被湿热熏蒸而暗耗。此时服

五苓而热止，胃开便亦稍润，则知液稍充而湿将尽矣。欲使其湿尽液充，必先使其营卫得谐为要。脉细弱少神，法当从脉不从证治。

蜜炙桂枝　枸杞　茯苓　青蒿　新会皮　九制首乌　洋参　川斛　谷芽　淡秋石

《顾雨棠先生医案》

也是山人

狄，三十一，湿热内聚，腹胀，爪目皆黄。此属黄疸。议用中下分消。

绵茵陈蒿一钱五分　大腹皮一钱五分　猪苓一钱五分　汉防己一钱五分　赤小豆一钱　泽泻一钱五分　海金沙二钱　赤苓三钱

又：前后分消，二便如血，爪目皆黄色略减，腹胀虽松，左少腹肝邪作痛，而有怯寒之象。此病伤未复，阳黄显著，后泄少阳、厥阴主之。

柴胡八分　制半夏一钱五分　川草薢二钱　金铃子二钱　黄芩一钱　汉防己一钱五分　延胡一钱　绵茵陈一钱五分　黑山栀一钱五分

《也是山人医案》

王仲奇

周。嘉善，二月廿四日。肠胃腑气失和，胆汁未能清静，面容黝黑，目白珠不清，眉毛堕落，腹乍痛，大便溏，时作嗳噫，坐久则胸脘以上觉热，卧起面浮，脉濡弦。少阳、阳明兼治可也。

于术钱半，炒　川黄柏一钱，炒　白鲜皮二钱　茯苓四钱　西茵陈二钱　蒲公英三钱　秦艽钱半　白蒺藜三钱　西滑石三钱，包　陈枳壳钱半，炒　旋覆花二钱，包　沉香曲钱半，炒

二诊：三月初四日。肠胃化糟粕、转味出入皆取决于胆，腑气失和，胆汁未能清静，腹乍痛，大便溏，时作嗳噫，便深黄而溺赤，面容皮肤皆见苍黑，且有渐深如黑疸之状，惟坐久胸脘以上觉热已减，目白珠较清，眉堕落亦定，卧起面浮较退。仍从少阳、阳明治可也。

于术钱半，炒　川黄柏一钱，炒　白鲜皮二钱　左牡蛎钱半，煅，先煎　泽泻钱半，炒　川草薢三钱　茯苓四钱　西茵陈二钱　左秦艽钱半　蒲公英三钱　萹蓄二钱　白蒺藜三钱

三诊：三月十九日。面容、肌肤苍黄渐淡，腹痛较减，嗳噫略平，溺赤稍清，便溏稍硬，腑气转化分泌有来复之兆，脉濡弦。仍从少阳、阳明治。

于术钱半，炒　川黄柏一钱，炒　川桂枝一钱　赤茯苓四钱　西茵陈二钱　蒲公英三钱　左秦艽钱半　白鲜皮二钱　肉果一钱，煨　陈六神曲三钱，炒　萹蓄二钱　西滑石三钱，包　通草一钱

四诊：四月十四日。面容、肌肤苍黄渐淡，目白珠较清，大便仍溏、色深黄或杂赭色、然有时较淡，胆汁尚未清静也，脘痛已减，近来又染时行咳嗽，卧起面浮，午后足肢微胀，脉弦而不劲。仍从少阳、阳明治，参以轻宣、豁痰、止咳。

西茵陈二钱　蒲公英三钱　白鲜皮二钱　左秦艽钱半　法半夏钱半　生苡仁二钱　萹蓄二钱　茯苓四钱　桑白皮钱半，炙　杏仁三钱，去皮、尖，杵　橘红衣一钱　川草薢三钱

五诊：五月十三日。腑气传化分泌尚未恢复常度，胆汁仍欠清静，大便或硬或溏，色则或黄或如栗壳，脘痛见瘥，面浮亦减，目黄亦淡，时仍嗳意，脉弦滑。仍从少阳、阳明治。

西茵陈二钱　蒲公英三钱　白鲜皮二钱　于术钱半，蒸　陈枳壳钱半，炒　左秦艽钱半　茯苓四钱　猪苓二钱　沉香曲钱半，炒　旋覆花二钱，包　刀豆子三钱　萹蓄二钱　佩兰三钱

六诊：六月十二日。梅雨潮湿，继以亢热气候，湿热郁蒸，水谷之湿不运，胆汁时静时不静，腹中欠适，舌苔厚腻，小溲或黄或赤，大便或硬或溏，目白珠晨起见清，旋又微黄。议丸方通调腑气、清利胆汁可也。

西茵陈两半　蒲公英二两　白鲜皮两半　于术一两，炒　陈枳壳八钱，炒　茯苓二两　左秦艽一两　佩兰两半　萹蓄一两　全当归两半　新会皮一两　沉香曲一两，炒　蛇含石制，一两　真钢针砂五钱，煅醋淬

上药研为细末，米饮法丸，每早空心以开水送下三钱。

葛右，带钩桥，七月廿五日。肠胃滞塞不通，脘腹作痛已经月余，大便秘结难解，日来胆汁壅遏妄行，呕恶吐逆，且曾见血，面容肌肤发黄，目珠黄绿，脉弦。治以通和。

法半夏钱半　全瓜蒌三钱　陈枳壳钱半，炒　茜根二钱，炒　西茵陈三钱　蒲公英三钱　茯苓三钱　玉苏子二钱　旋覆花二钱，包　泽兰三钱　陈六神曲三钱，炒　洗腹皮三钱

二诊：七月廿七日。肠胃传化失常，胆汁壅遏妄行，脘腹作痛已经月余，始初便秘，既而便泻，溺赤且黑，面目肌肤俱黄，惟痛与呕较愈，脉弦滞。仍以通和，务宜注意为妙。

西茵陈三钱　蒲公英三钱　茯苓三钱　泽兰三钱　川朴钱半，制　洗腹皮三钱　萹蓄二钱　车前草三钱　白豆蔻一钱　陈枳壳钱半，炒　陈六神曲三钱，炒　西滑石三钱

三诊：七月廿九日。肠胃腑气滞塞，胆汁壅遏妄行，始初脘腹作痛、便秘，既而便泻，溺赤且黑，肌肤发黄，目珠则绿，脉弦。叠进通和，黄已稍淡，惟延经月余，病势已深，未易疗治。

西茵陈三钱　蒲公英三钱　秦艽钱半　白鲜皮三钱　川朴钱半，制　萹蓄二钱　洗腹皮三钱　茯苓三钱　通草一钱　海金沙钱半，包　西滑石三钱，包　车前草三钱

四诊：八月四日。黄已渐退，溺也较淡，惟肠胃腑气未和，感寒即痛，经事三月不转，带下频仍，脉濡弦。守原意出入治，但须节食为要。

西茵陈三钱　蒲公英三钱　秦艽钱半　白鲜皮三钱　川朴钱半，制　茜根二钱，炒　刘寄奴钱半　茯苓三钱　洗腹皮三钱　萹蓄二钱　通草一钱　车前草三钱

五诊：八月九日。黄已渐退，腑气未和，小溲弗爽，大便微溏，感寒即腹痛，食甜则作呕，经事三月不转，脉弦。仍以运脾、舒肠，兼清少阳，但须节食为要。

西茵陈三钱　蒲公英三钱　秦艽钱半　白鲜皮三钱　茜根二钱，炒　刘寄奴钱半　泽兰三钱　茯苓三钱　缩砂仁钱半　萹蓄二钱　白豆蔻一钱　车前草三钱

张，闸北。食伤腑气滞塞，胆汁壅遏妄行，发为黄疸，已经一月，脘痛、腹胀、面、目、肢体尽黄，大便昨尚十余起，溏而不爽，脉弦。治以清和、分利，应机为幸。

西茵陈　蒲公英　秦艽　萹蓄　猪赤苓各　佩兰　通草　滑石包　洗腹皮　川朴制　陈枳壳炒　车前草

二诊：面、目、肌肤黄已减退，脘痛、腹胀减轻，大便仍然溏薄而不爽，溺短赤而痛，脉弦。仍以通和、分利。

西茵陈　蒲公英　秦艽　萹蓄　川朴制　陈枳壳炒　神曲炒　白豆蔻　佩兰　赤茯苓　白鲜皮　海金沙包　车前草

三诊：面、目、肌肤黄已减退，脘痛见瘥，腹胀如昔，肠间作鸣，便溏转硬而不爽，溺仍短赤而痛，脉濡弦。仍以通和、分利。

西茵陈　蒲公英　萹蓄　秦艽　川朴制　陈枳壳炒　条芩炒　白豆蔻　佩兰　赤茯苓　白鲜皮　海金沙包　车前草

四诊：面、目、肌肤黄已减退，便溏转硬，又秘而难解，腹胀，溺短赤，涩滞不利，脉濡弦。仍以通和、分利。

西茵陈　蒲公英　秦艽　萹蓄　川朴制　陈枳壳炒　佩兰　赤茯苓　杏仁去皮、尖，杵　瓜蒌仁杵　冬葵子　麻仁丸吞

五诊：面、目、肌肤黄已减退，日来又复腹胀痛、肠鸣，便泻日夜十余起，溲少而痛，脉弦。脾少健运，清阳不升，黄疸反复，胀满是虑，慎旃切切。

西茵陈　蒲公英　秦艽　赤茯苓　生于术　佩兰　肉果煨　吴萸泡　洗腹皮　陈枳壳炒　川朴制　白豆蔻

六诊：目黄渐退，面容仍然晦暗，又复伤于食，致腹胀且痛，肠鸣、便泻日夜多起弗爽，小溲涩少而痛，脉软弦。有脾惫之虞，幸勿疏忽。

西茵陈　蒲公英　秦艽　萹蓄　川朴制　佩兰　肉果煨　吴萸泡　赤茯苓　白豆蔻　洗腹衣　陈六神曲炒

七诊：目黄渐淡，面容晦暗略退，腹胀稍舒，痛未霍然，肠鸣，便泻日夜仍有多起，小溲依然涩少而痛，脉濡弦。守原意为之，不添枝节为幸。

西茵陈　蒲公英　秦艽　佩兰　川朴制　洗腹衣　瞿麦　萹蓄　赤茯苓　肉果煨　吴萸泡　车前草　五灵脂炒去砂石

朱君，方浜桥。食滞在腑，湿热郁蒸，胆汁壅遏，胃失降和，脘闷、腹胀、神疲、乏力，面、目、肌肤俱黄，小溲则赤，脉濡弦。证属黄疸，治以宣通、分利，毋使滋蔓。

西茵陈　蒲公英　秦艽　萹蓄　川朴制　陈枳壳炒　赤茯苓　白鲜皮　车前草　洗腹皮　佩兰　陈六神曲炒

二诊：面、目、肌肤黄已渐退，溲赤较淡，大便未畅，食下仍觉闷塞难受，头眩，肢酸，脉濡滑而弦。仍以通和、分利可矣。

西茵陈　蒲公英　秦艽　萹蓄　川朴制　佩兰　赤茯苓　猪苓　白鲜皮　白豆蔻　陈六神曲炒　车前草　通草

以上出自《王仲奇医案》

顾恕堂

黄某，黄疸，腹膨，溺黄，便泄，纳谷迟运，脾伤湿郁，虑其中满。

白术　川朴　木香　皮苓　草果　腹皮　内金　青皮　广藿　六曲　茵陈

又：腹膨虽减，口甜，舌白如渍粉，恶心，跗肿，脉濡弦，右部为甚。湿热混淆太阴，阳明转输失权，尚有中满一途，姑与调中理气法。

茅术　川柏　皮苓　枳实　槟榔　茵陈　白术　木香　蔻仁　通草　泽泻　香橼

《横山北墅医案》

曹沧洲

某右。脱力伤阳，阳气不能运经，肌肤发黄，四肢无力，舌白无华，口苦，脉弦濡，二便俱通，防延腹满，未可忽。

蔓荆子三钱　陈皮一钱，炙　白豆蔻七分，敲小粒后下　西茵陈一钱半　白蒺藜三钱，去刺　法半夏一钱半　生米仁四钱　川萆薢四钱　煨天麻七分　煅瓦楞粉一两，包　川断三钱，盐水炒　六曲三钱　炒谷芽四钱，绢包　桑枝一两，打

某左。积湿蒸热，面目发黄，便溏纳少，脉濡右微滑，蒸之左踹红肿，急需内外两治。

防己一钱半　西茵陈一钱半　六曲四钱　扁豆衣三钱　丹皮一钱半　猪苓一钱半　飞滑石四钱　五加皮三钱　忍冬藤四钱　泽泻三钱　陈皮一钱　生米仁四钱　桑枝五钱

某右。大便较干，目白黄，舌白，胃气呆钝，神倦嗜卧，脉濡小，溲赤，湿浊困中，清阳被蒙，专治中焦，以复升降之常。

川朴花　白杏仁　象贝　盐半夏　西茵陈　生米仁　六曲　炙鸡金　广木香　白蔻仁　车前子　炒谷芽

某右。能食烦倦，手足汗出，目微黄，常鼻衄，夫热则消谷，水谷留湿，湿胜生热，精微不主四布，故作烦倦，久则萎黄谷疸，当与猪肚丸。

猪肚丸。苍术易白术，重用苦参。

某左。心下痛年余，屡发，痛缓能食，渐渐目黄溺赤，此络脉中凝瘀蕴热，与水谷之气交蒸所致。若攻之过急，必变胀满，须忌温燥。议用河间金铃子散合无择谷芽枳实小柴胡汤。

金铃子　延胡　枳实　柴胡　半夏　黄芩　黑山栀　谷芽

以上出自《吴门曹氏三代医验集》

丁泽周

郭左。蕴湿内阻，与阳明浊气相并，胸闷纳少，遍体色黄。姑拟茵陈四苓加味。

西茵陈三钱　连皮苓四钱　猪苓二钱　福泽泻钱半　陈广皮一钱　制苍术八分　制小朴一钱　黑山栀二钱　清水豆卷四钱　炒谷麦芽各三钱　佩兰梗钱半　通草八分　佛手八分

郑左。黄疸渐愈，腹痛时作，阴囊肿胀，肝失疏泄，清气不升，仍宜泄肝扶土。

连皮苓四钱　西茵陈钱半　全瓜蒌四钱，切　金铃子二钱　紫丹参二钱　生白术二钱　川石斛三钱　陈橘核四钱　全当归二钱　西秦艽二钱　荔枝核五枚，炙　枸橘一枚，打

朱左。温热蕴于募原，脾胃为病，胸闷不思饮食，遍体发黄，小便短赤，宜茵陈四苓合平胃散加减。

西茵陈钱半　福泽泻钱半　制川朴一钱　黑山栀二钱　连皮苓四钱　陈广皮一钱　赤猪苓各三钱

制苍术八分　佩兰梗钱半　白通草八分　枳实炭五钱　甘露消毒丹四钱，包煎

陈左。呕恶已止，胸闷略舒，口干渴喜热饮，目黄身黄，小溲短赤，寒化为热，挟湿互阻中焦，脾胃为病。虑其增剧，再宜理脾和胃，芳香化湿。

连皮苓四钱　猪苓二钱　藿香梗钱半　福泽泻二钱　陈广皮一钱　佩兰梗钱半　仙半夏钱半　枳实炭一钱　绵茵陈钱半　白蔻壳八分　炒谷芽三钱　炒麦芽三钱　清水豆卷四钱　甘露消毒丹四钱，荷叶包刺孔

黄左。脾虚生湿，湿郁生虫，虫积腹痛，时作时止，食入之后更甚，目珠黄，小溲赤。宜理脾和胃，化湿杀虫。

连皮苓四钱　生白术二钱　猪苓二钱　福泽泻钱半　西茵陈二钱　陈广皮一钱　使君肉三钱　春砂壳八分　陈鹤虱三钱　白雷丸钱半　炒赤芍二钱　炒谷芽三钱　炒苡仁三钱

汪左。抑郁伤肝，肝木克脾，脾弱生湿，水湿泛滥，遍体浮肿，胸闷纳少，小溲短赤，肌肤姜黄，似兼阴疸之象。宜茵陈四苓散合滋肾通关。

西茵陈钱半　福泽泻钱半　汉防己二钱　冬瓜皮四钱　熟附片八分　陈广皮一钱　生白术三钱　连皮苓四钱　猪苓三钱　大腹皮二钱　炒谷麦芽各三钱　滋肾通关丸钱半，包煎

二诊：腿足浮肿，大腹胀满，肌肤色黄，纳少溲赤，脉象沉细，脾肾阳虚，水湿泛滥，浊阴上干阳位，证势非轻。再拟茵陈术附合五苓散加减。

西茵陈钱半　熟附块一钱　生白术钱半　川桂枝六分　福泽泻钱半　大腹皮钱半　汉防己三钱　生熟苡仁各三钱　连皮苓四钱　赤猪苓各三钱　陈广皮一钱　淡姜皮五分　冬瓜皮四钱　陈葫芦瓢四钱

罗左。脾土不运，蕴湿留恋，面浮足肿，小溲泽黄，脉象濡滑，宜健脾化湿。

生白术三钱　连皮苓四钱　猪苓二钱　福泽泻钱半　西茵陈钱半　陈广皮一钱　大腹皮二钱　汉防己三钱　生熟苡仁各三钱　冬瓜子皮各三钱　淡姜皮五分　杜赤豆一两

二诊：面浮足肿，临晚更甚，脉象左弦右濡，脾土虚弱，蕴湿留恋，再宜运脾化湿。

生白术三钱　连皮苓四钱　陈木瓜二钱　福泽泻钱半　西茵陈钱半　大腹皮二钱　川牛膝二钱　冬瓜子皮各二钱　汉防己二钱　淡姜衣五分　生熟苡仁各三钱

李右。脾阳不运，蕴湿内阻，纳谷减少，神疲肢倦，面色萎黄，脉象濡滑，舌苔灰腻，湿为阴邪，非温不化，今拟温运太阴。芳香化湿。

生白术二钱　连皮苓四钱　熟附片五分　陈广皮一钱　福泽泻钱半　春砂壳八分　炒谷麦芽各三钱　藿香梗钱半　佩兰梗钱半　清水豆卷四钱　佛手八分

二诊：蕴湿略化，谷食渐香，而泛泛作恶，神疲肢倦，舌苔灰腻，脉象濡滑。脾阳不运，胃有痰浊，仍宜温运中阳，芳香化湿。

生白术二钱　连皮苓四钱　熟附片七分　福泽泻钱半　陈广皮一钱　仙半夏二钱　炒谷麦芽各三钱　藿香梗钱半　佩兰梗钱半　春砂壳八分　陈香橼皮八分

陈左。脾阳不运，湿浊凝聚募原之间，腹胀如鼓，纳谷减少，目黄溲赤，证势沉重，姑拟

健运分消。

生白术三钱　福泽泻钱半　大腹皮二钱　连皮苓四钱　西茵陈钱半　猪苓二钱　陈广皮一钱　鸡金炭三钱　生熟苡仁各三钱　地枯萝三钱　冬瓜子皮各三钱　陈葫芦瓢四钱　炒香五谷虫三钱

臌胀丸八十一粒，每次服九粒，每日服三次。

二诊：添入小温中丸钱半，吞服。

以上出自《丁甘仁医案续编》

陈作仁

卢子敬，年四十八岁。

病名：寒湿阴黄。

原因：时值暑热，喜饮冷水，又常于阴凉处当风而卧，以致湿邪不得由汗而出，困于脾家，蓄蕴日久，致成斯疾。

症状：面目遍体暗黄如嫩绿，小便清白，大便溏泻，不热不渴，倦卧无神，常若离魂者。

诊断：左右六脉沉迟而缓，来去无神，察其平素所好，参合脉证，知系寒湿阴黄证也。

疗法：治宜温通，议以茵陈蒿加附子干姜汤主之。仍以茵陈蒿利湿为君，以附子、干姜回阳温中为臣，以薏苡仁扶土化湿为佐，以云茯苓利水除邪为使。

处方：茵陈蒿八钱　黑附片三钱　川干姜二钱　炒薏苡仁四钱　云茯苓四钱

效果：此方连进二剂，溏泻渐止，黄亦稍退，各证均有转机。仍照原方加焦于术三钱，杭白芍二钱，广陈皮钱半，六一散（包煎）四钱。又接进三剂，六日后各证全愈。

廉按：阴黄以茵陈四逆为主方，今去甘草而加苓、苡，亦独具匠心。

万方鼎，年六十四岁。

病名：湿热阳黄。

原因：此人好饮酒，数斤不醉，适至六月湿暑当令，又饮酒过量，致有黄疸重证。

症状：壮热不退，面目遍身色如老橘，口渴思饮，大小便秘，日渐沉重，卧床不起。

诊断：六脉沉实而数，舌苔黄燥，察其致病之由，参以脉证，知系湿热阳黄重证也。

疗法：阳黄证宜清解，因仿仲景茵陈蒿加大黄栀子汤主之。以茵陈蒿利湿清热为君，以大黄、厚朴通大便为臣，以栀子清心肾之热为佐，加木通利水道，使邪由前阴分走不至停滞为使。

处方：茵陈蒿一两　生锦纹三钱　真川朴钱半　炒黑山栀三钱　汉木通钱半

效果：此方连进二剂，二便均通，黄亦稍退，脉象亦较前柔和。仍照原方减去木通，加云茯苓三钱、六一散（包煎）四钱，续进二剂。至四日黄证已退过半，但年高气弱，不宜过于攻伐，因照原方减去大黄，加薏苡仁四钱。又接服四剂，未十日而黄证逐渐全愈矣。

廉按：法遵汉方加味，用药颇见斟酌。

以上出自《全国名医验案类编》

曹惕寅

浒墅关李右患黄疸病，或呕或恶，面目尽黄，便溏夹血，状甚淹缠，意颇焦灼。欲求掘除病根。以其旅次不能久居，急需返里，请为拟一长方。因思证情大都由胃腑湿热熏蒸，浊气不下。上泛作恶，呕恶至甚，乃致汲取胆液，泄越上侵，发为面目尽黄。然究其致病根源，良以脾土运化失职，便溏便血，皆见其端也。今病匝月矣。而治疸之法，有谓：疸久不愈则补脾。爰师其意，于当归白术汤中，佐以渗湿法。乃用当归、白术皮、茯苓、白芍、米仁、沉香曲、会皮、半夏、杜仲、川断、车前、泽泻等味研末，再以石斛、冬瓜皮、藕节炭、谷芽煎汤去渣，泛上末药为丸。嘱其每日用开水送吞三钱。未及一料，疸病痊愈。

《翠竹山房诊暇录稿》

贺季衡

赵男。黄疸甫经一旬，湿热尚在酝酿之候，如盦盦然。脘闷胃呆，夜分小有寒热，脉沉数右滑，舌心红剥，阴本不足。拟茵陈蒿汤加味。

绵茵陈五钱　黑山栀二钱　黄柏皮二钱　炒苡仁五钱　正滑石五钱　云苓三钱　泽泻二钱　炒枳壳一钱五分　炒茅术一钱五分　陈橘皮一钱五分　干荷叶一角

另：二妙丸，吞服。

二诊：用茵陈蒿汤加味，黄疸面部之黧黑较退，夜分之寒热亦止，胃纳未复，脘次未畅，脉沉数，舌红无苔。阴土本亏，余湿尚重也。守原意出入接进。

炒茅术一钱五分　新会皮一钱　泽泻二钱　黄柏皮二钱　云苓三钱　炒枳壳二钱　西茵陈五钱　炒苡仁五钱　炒建曲四钱　焦谷芽四钱　生栀子十四枚

三诊：迭进茵陈蒿汤加味，黄疸面部之黧黑既退，晦暗亦较有光，寒热亦止，惟脘次尚不畅，渴喜热饮，舌未起苔，脉沉数。积湿初化，中阳未运也。

炒茅术一钱五分　炒白术二钱　西茵陈五钱　陈橘皮一钱　泽泻二钱　赤苓四钱　川黄柏一钱五分　炒苡仁五钱　大砂仁八分　生栀子二钱　焦谷芽四钱　姜皮四分　赤小豆四钱

四诊：黄疸头额黄色渐退，而两颧仍黧黑，脘次已畅，胃纳渐复，左脉沉数，舌红边黄。阴土已亏，余湿未尽之候。当再化湿调中。

炒茅术一钱五分　炒白术二钱　西茵陈五钱　泽泻二钱　陈橘皮一钱　黄柏皮二钱,酒炒　料豆衣四钱　黑山栀二钱　赤苓四钱　当归一钱五分,酒炒　炒苡仁五钱　赤小豆四钱

五诊：经治后，黄疸之黧黑转黄，且有光，两目尚黄，便溏，或腹痛，胃呆善噫，脉细数，舌红。积湿亦日化，脾阳日复之候。守原意略增培调。

潞党参二钱　焦白术二钱　黄柏皮二钱　陈橘皮一钱　炒苡仁五钱　赤苓四钱　茵陈五钱　当归二钱　淮牛膝一钱五分　煨姜两片　红枣三个

六诊：黄疸面部黧黑转黄，腹痛便溏亦退，独胃纳未复，食不甘味，脉小数，舌红边白。积湿初化，脾气未运也。当再化湿调中。

潞党参三钱　炒茅术一钱五分　炒白术二钱　炒苡仁五钱　茵陈五钱　焦谷芽四钱　淮牛膝一钱五分　大砂仁八分　扁豆皮三钱　陈橘皮一钱　赤苓四钱　泽泻二钱　干荷叶一角　煨姜两片

何男。黄疸近月，面目黄，渐及遍体，脘闷，痰极多，呕恶，渴不喜饮，便结，溲浑赤，脉细弦鼓指，右关更数，舌苔黄腻。酒湿久困于中，如盦曲然，是为阳黄。拟仲景茵陈蒿汤主治。

上川朴八分　炒茅术一钱五分　西茵陈五钱　姜半夏一钱五分　陈皮一钱　川黄柏二钱　云苓三钱　泽泻三钱　黑山栀二钱　炒苡仁五钱　清宁丸五钱，包

另：二妙丸二两，二陈丸二两，和匀，每服三钱，开水下。

二诊：从仲景茵陈蒿汤立法，大腑已通，小水亦渐多，黏痰渐少，而脘次仍痞闷，呕恶气逆，间或作呃，切脉弦数已止，右手仍滑大，舌苔黄腻初宣，面目黄色渐透，阳明酒湿积热甫有化机。守原意更增姜连之苦辛，宣畅中宫陈腐。

上川朴一钱　炒茅术二钱　西茵陈五钱　泽泻二钱　姜川连八分　淡干姜六分　姜半夏一钱五分　新会皮一钱　正滑石五钱　云苓三钱　白蔻八分　佛手八分　生姜两片

张男。漫热多汗，比增脘闷痰多，渴不喜饮，舌苔黄腻，脉沉细而滑。湿浊久困于中，脾阳不运，延有黄疸之虑。

上川朴一钱　炒茅术一钱五分　姜川连五分　西茵陈五钱　泽泻二钱　正滑石五钱　生苡仁五钱　藿香一钱五分　姜半夏一钱五分　新会皮一钱　生姜两片

二诊：从未来之黄疸立法，表分漫热已退，脘闷未纾，痰多口腻，渴不喜饮，舌苔仍黄腻满布无隙，脉沉细不起，积湿未化可知。守原意接进。

炒茅术二钱　上川朴一钱　西茵陈五钱　泽泻二钱　姜半夏一钱五分　新会皮一钱　生军三钱，酒炒　云苓三钱　炒枳实一钱五分　生苡仁六钱　生姜两片　佛手八分

三诊：日来漫热已退，脘痞亦纾，腑通黄沫不多，口腻如故，痰多，渐作渴饮，脉沉细无力，舌苔黄腻垢布。本元日伤，防再生枝节。

上川朴一钱　炒茅术一钱五分　西茵陈五钱　泽泻二钱　新会皮一钱　生军三钱　炒枳壳二钱　姜半夏一钱五分　云苓三钱　炒苡仁五钱

四诊：进大黄茵陈汤，从未来之黄疸立法，大腑通行之黄沫甚多，热退脘纾，渐作渴饮，舌苔前已化，边绛尖红，脉沉细。积湿日化，胃阴亦日伤，防虚波迭出。

上川朴八分　新会皮一钱　炒茅术一钱五分　泽泻二钱　正滑石五钱　炒枳壳一钱五分　姜半夏一钱五分　西茵陈五钱　云苓三钱　焦谷芽四钱　炒苡仁五钱

五诊：迭进茵陈大黄汤加味，热退腑通，脘闷亦畅，渐作渴饮，舌苔前半已化，后半尚垢。余湿未清，不宜再生枝节。

姜川连六分　炒茅术一钱五分　姜半夏一钱五分　泽泻二钱　炒枳壳二钱　黑山栀二钱　炒苡仁五钱　炒谷芽四钱　云苓三钱　正滑石五钱　陈皮一钱　炒竹茹一钱五分

六诊：迭进茵陈大黄汤加味，热退腑通，脘闷亦畅，胃纳渐复，惟遍体痛。右畔头痛，脉细数，舌根尚腻。余湿未清，肝阳又适上扰也。尚宜慎重。

生石决五钱，先煎　陈皮一钱　杭菊炭二钱　淮牛膝一钱五分　云苓三钱　白蒺藜四钱　左秦艽一钱五分　炒竹茹一钱五分　炒谷芽四钱　炒苡仁五钱　丝瓜络一钱五分　荷叶一角

赵男。向日好饮，胃中湿热必重，久则阻仄脾运之流行，谷不磨而为胀，湿酝酿而发黄，面目尤甚，腹胀有形，脐平筋露，二便不利，脉滑数，舌红苔黄。已成疸胀，证属非轻，用古人茵陈大黄汤法。

西茵陈五钱　黑山栀二钱　川厚朴八分　川黄柏二钱　熟军四钱　泽泻二钱　正滑石五钱　炒茅术一钱五分　生苡仁五钱　连皮苓四钱　炒建曲四钱

二诊：昨用茵陈大黄法，腑虽通而不爽，小水较利，脘腹胀势如故，脐平筋露，脉沉数而细，舌苔浮黄。湿从火化，瘀热在腑，与胃中浊气相并，酝酿熏蒸如盦曲然。仍守原方主治。

川厚朴八分　西茵陈五钱　炒茅术一钱五分　制军四钱　黄柏二钱　大腹皮四钱　生苡仁五钱　新会皮一钱　泽泻二钱　炒枳壳二钱　生栀子二钱

三诊：昨又接进茵陈大黄汤，脘胀虽减，腹胀如故，腹鸣漉漉，未能畅泄，舌苔浮黄，脉沉细小数。酒湿化热，与胃中浊气相并，蒸变为黄，仍防疸胀。

生熟军各二钱　西茵陈五钱　川厚朴八分　茅术一钱五分　黄柏皮三钱　新会皮一钱　大腹皮四钱　正滑石五钱　泽泻二钱　炒枳壳二钱　炒六曲四钱　保和丸五钱，先下

四诊：送进茵陈大黄汤，所下黑污不多，腹中攻痛胀势未减，面目仍黄，脉沉数而细，舌红边黄。肠胃积蕴尚重，仍以通泄为事。

制军五钱　川厚朴八分　茅术一钱五分　茵陈五钱　泽泻二钱　炒枳壳三钱　新会皮一钱　生苡仁五钱　大腹皮四钱　黄柏皮三钱　炒谷芽四钱　枳椇子三钱

另：菩提丸十四粒，开水下。

五诊：送进茵陈大黄汤，夜来甫畅泄二次，脘腹胀势大软，面目黄色亦减，舌苔仍黄，脉沉数。肠腑余蕴尚重，久延仍防疸胀。

川厚朴八分　炒茅术一钱五分　西茵陈五钱　大腹皮四钱　生熟苡仁各三钱　泽泻二钱　木防己四钱　制军五钱　连皮苓五钱　炒六曲四钱　枳椇子三钱　赤小豆四钱

以上出自《贺季衡医案》

范文甫

黄裕兴。湿热黄疸，脉沉滑，苔白而腻，面色黄而灰，指甲亦黄。切忌油腻、生冷、水果，又当速治，缓则恐生变端。

桂枝9克　猪苓9克　茯苓9克　泽泻9克　生茅术9克　绵茵陈30克

林右。湿热黄疸，为日已久，根已深，不治必死。死中逃生，勉用峻剂。

豆豉9克　生大黄12克　枳壳9克　海金沙9克　黑山栀9克

二诊：泻下数次，黄疸稍有减退，乃是好象。

甘草3克　生大黄9克　黑山栀9克　枳壳9克　豆豉9克　胡连3克　鸡内金9克

三诊：黄退不少，病有动象。

柏子仁9克　陈皮3克　车前子9克　白芍9克　鸡内金9克　当归9克　茯苓9克　山栀9克　柴胡9克　胡连3克　甘草3克

按：《金匮要略》曰："酒黄疸，心中懊侬，或热痛，栀子大黄汤主之。"是案病情迁延，湿热内结，病根深而病势危。故急用《金匮》栀子大黄汤加海金沙，破结泄热，退黄除烦。三诊已瘥，乃用逍遥散加减，疏肝理气，清热化湿。

以上出自《范文甫专辑》

魏长春

李水林，年三十六岁，业泥水匠，民国二十二年十一月四日诊。

病名：寒湿。

原因：秋间涉水，行十余里，寒湿内伏化疟，乃服丸药截之，以致湿邪遏伏，病已三阅月，服药无效，来寓求治。

证候：寒热不已，面色萎黄，畏寒身倦乏力，微咳盗汗。

诊断：脉缓舌淡白，元神衰弱，寒湿遏伏证也。

疗法：用麻附五苓散，温太阳和太阴，参宣气之品。

处方：生麻黄一钱　厚附子一钱　北细辛五分　泽泻二钱　猪苓三钱　茅术三钱　桂枝一钱　带皮苓三钱　椒目一钱　陈皮一钱　防风三钱

次诊：十一月六日。脉缓，舌白无血色。面黄，胃思纳。再拟温化寒湿。

次方：生麻黄一钱　厚附子一钱　北细辛五分　防风二钱　五加皮三钱　大腹皮三钱　带皮苓五钱　桂枝一钱　生姜皮一钱　绵茵陈五钱　苦杏仁三钱

三诊：十一月八日。面黄渐退，腹满亦畅。脉缓舌淡白，治宜温煦气血。

三方：五加皮三钱　冬瓜皮三钱　大腹皮三钱　带皮苓四钱　桂枝一钱　生茅术三钱　生米仁八钱　赤芍三钱　杜红花三钱　香附三钱　当归三钱

四诊：十一月十八日。黄退身倦乏力。脉缓舌红苔薄，湿邪已化，当进温养。

四方：橘皮一钱　制半夏三钱　带皮苓四钱　桂枝一钱　炒白芍二钱　炙甘草一钱　吴茱萸一钱　香附三钱　枳壳一钱　米仁八钱　生姜一钱　杜红花三钱　当归三钱

效果：服后病愈，次年春季来寓，请诊补方，体已强健。

炳按：秋季涉大水，受湿化疟，舌白无血色，用麻附五苓散，温太阳，暖太阴，以散寒水之邪，为针锋之治。

周垂齐君，令媳陈氏，年二十二岁。民国十八年四月十日诊。

病名：黄疸。

原因：餐时忿怒抑郁，脾湿不行，胆汁外溢，遂成黄疸。

证候：目黄鲜明，遍体酸楚，肌肤黄色，胸腹胀痛，神倦力疲，胃呆溲黄。

诊断：脉弦，舌苔白。气郁脾湿不化，酿成黄疸。

疗法：用茵陈五苓散合左金丸，开郁渗湿。

处方：西茵陈八钱　茯苓四钱　泽泻三钱　桂枝一钱　猪苓四钱　白术三钱　左金丸一钱，吞

效果：服后黄色略退，胸脘不舒。拟茵陈五苓散合枳实栀豉汤加连翘，二剂。黄疸尽退，胸腹气畅，胃苏，心悸。用四物汤加茯神、甘草、枣仁、远志、茵陈、米仁。调理痊愈。

炳按：食饭时受气，遏郁蒸罨发黄，故胸腹胀痛，治以开郁退黄，渗湿利腑。

王嘉明夫人，年二十九岁。民国二十年十月二十七日诊。

病名：胸痹发黄。

原因：肠胃瘀热不行，胆汁外溢发黄。

证候：胸痹疼痛连背，便闭，呕吐酸苦水，面目黄色鲜明。

诊断：脉弦，舌苔黄。证系输胆管发生窒碍，胆汁混入血中所致。

疗法：清降肠胃肝胆郁热，用大柴胡合薤白瓜蒌汤治之。

炳按：仲景茵陈大黄汤，先煎茵陈取汁去渣，再入大黄煎取汁，分服，则黄皆从小便出，

而黄退。若与大黄同煎，则从大便泻下，而黄仍不退，可知茵陈为退黄主要药也。

处方：柴胡三钱　黄芩三钱　枳实二钱　制半夏三钱　生大黄三钱　生白芍五钱　薤白三钱　全瓜蒌五钱　生姜汁一小匙，冲

次诊：十月二十八日。脉弦，舌苔黄。便下一次。痛止胸满，咳逆寒热，面目黄亮。用栀豉五苓合茵陈蒿汤法。

次方：绵茵陈八钱　桂枝一钱　猪苓三钱　泽泻三钱　天花粉八钱　生茅术三钱　带皮苓四钱　生山栀三钱　淡豆豉八钱　生大黄三钱

三诊：十月二十九日。胸痹已差，口气秽臭，面黄退而睛仍黄，咳嗽，脉滑，舌红。用麻杏石甘汤合栀豉汤加味。

三方：麻黄一钱　苦杏仁四钱　生石膏八钱　炙甘草一钱　全瓜蒌五钱　射干二钱　绵茵陈八钱　淡豆豉八钱　生山栀三钱　连翘三钱

四诊：十一月二日。胸痹痛止，面目黄色悉退，多咳，脉缓，舌苔厚黏，洒淅寒热。用清降痰火法。

四方：麻黄一钱　苦杏仁四钱　生石膏八钱　炙甘草一钱　射干三钱　马兜铃二钱　礞石滚痰丸三钱，吞　紫菀三钱　款冬花三钱　西茵陈八钱

五诊：十一月九日。胸痹痛止，面目黄色悉退，脉缓，舌淡红。用调和肝胃方善后。

五方：橘皮一钱　制半夏三钱　茯苓四钱　炙甘草一钱　桂枝一钱　炒白芍三钱　当归三钱　川芎一钱　泽泻三钱　瓜蒌皮三钱　薤白三钱

效果：服药后，胸痹痊愈，黄色尽退，身健。

炳按：治黄疸无分阴阳，茵陈为必要主药。本案偏不重视，甚为失策。

水来顺，年三十一岁。业农，民国十九年九月八日诊。

病名：寒湿发黄（即仲景阴黄证）。

原因：操劳过度，脾元久虚，寒湿瘀留，乃发黄疸。

证候：面目悉黄，兼青暗色，身倦乏力，肢酸，胃强。

诊断：脉弱，舌淡，脾虚发黄。古名阴黄，即谚谓脱力黄胖也。

疗法：麻附五苓散，温化寒湿。

处方：麻黄一钱　厚附子一钱　北细辛八分　桂枝一钱　泽泻三钱　赤苓三钱　生茅术三钱　猪苓二钱

炳按：宜加茵陈一两二钱。

次诊：九月十日。脉软，舌淡，肢酸乏力，溲少，面目仍黄。再用辛温化湿法。

次方：麻黄一钱　桂枝一钱　苦杏仁三钱　炙甘草一钱　赤苓三钱　泽泻三钱　生米仁八钱　防己二钱　木瓜三钱

三诊：九月十二日。肢酸较差，目黄退而未尽。脉软，舌淡。用伐木退黄，桂枝汤和营，黄芪、柴、芩运枢，合成和解之剂。

三方：伐木丸三钱，吞　生黄芪五钱　桂枝尖二钱　炒白芍三钱　炙甘草二钱　生姜一钱　红枣四个　柴胡三钱　黄芩一钱

四诊：九月十四日。脉软，舌淡。肢倦乏力，目黄，寒湿略化，中气未强。投辛甘温，扶元化湿法。

四方：生黄芪五钱　桂枝尖二钱　炒白芍三钱　炙甘草二钱　泽泻二钱　苦参四钱　赤苓三钱　苍术三钱　猪苓二钱　防风二钱

五诊：九月十七日。目黄已退，精神稍振。脉缓，舌淡。用玉屏风合四逆散加味，扶元运枢渗湿法。

五方：生黄芪四钱　防风二钱　炒白术三钱　赤芍三钱　柴胡三钱　枳壳一钱　炙甘草一钱　泽泻三钱　米仁八钱　巴戟天三钱

效果：服后，黄疸退尽，身健停药。

炳按：此证即仲景名阴黄，治用茵陈附子汤。仲景治阴黄、阳黄，皆用茵陈为君。此案茵陈宜加也。

郑锡候君，年五十二岁。儒者，民国十九年八月十一日诊。

病名：湿热结痞发黄。

原因：酒家中气素虚，湿热蕴伏，成胀发黄。

证候：胸脘胀满，右胁痞块坚硬，常作寒热，面目肌肤悉黄，色兼青暗，胃呆，便闭溲黄。

诊断：脉象弦滑，舌质淡红，苔薄黄微白。酒家湿热内盛，胆液为湿所阻，渍于脾脏，浸淫肌肉，溢于皮肤，故色如熏黄也。

疗法：用大柴胡汤加减，活血消痞退黄。

处方：柴胡二钱　枳实三钱　生白芍五钱　制半夏三钱　醋炒大黄三钱　生姜一钱　生牡蛎八钱　桂枝尖一钱

次诊：八月十二日。昨下大便一次，刻按脉象软缓，舌质淡红，苔黄白薄腻。右胁痞块坚硬，胃呆，肌肤黄色。用当归四逆汤温运法。

次方：当归四钱　桂枝尖一钱　生白芍四钱　炙甘草一钱　细辛四分　通草一钱　吴茱萸一钱　茯苓三钱　桃仁三钱

炳按：宜加绵茵陈二两，煎汤代水煎药。服后小便利如黄柏汁，黄渐退。

三诊：八月十四日。脉象软缓，舌淡尖红，根苔黄腻。胃气稍苏，溲短，痞块略化。仍用温化法。

三方：全当归四钱　桂枝尖一钱　炒白芍三钱　川芎一钱　桃仁三钱　柴胡二钱　干姜一钱　生牡蛎八钱　吴茱萸一钱　茯苓四钱

四诊：八月十七日。脉缓，舌边尖红净，根苔黄薄。胃醒便畅，黄色退而未尽，痞块虽小仍坚。再拟温消积痞。

四方：当归三钱　白芍三钱　川芎一钱　桃仁三钱　杜红花三钱　桂枝尖一钱　吴茱萸一钱　茯苓四钱　香附三钱　炙鳖甲五钱

五诊：八月二十日。头痛，腹痞尚未尽消，溲色清白，大便日下，脉缓，舌淡苔化。用运气消痞法。

五方：广木香三分　阳春砂仁五分，冲　茯苓三钱　枳实一钱　炒白术三钱　炒白芍三钱　香附二钱　天花粉三钱　木瓜一钱　柴胡二钱　当归三钱

六诊：十月七日。脉软缓，舌淡红。口味觉淡，行动乏力，夜眠多溲，面目微兼黄色，痞化。用补气调血消滞法。

六方：广木香五分　阳春砂仁五分　青皮一钱　陈皮一钱　炮姜一钱　西党参三钱　厚附子一钱

炒白术三钱　白芍三钱　茯苓三钱　炙甘草一钱　吴茱萸五分　当归三钱

效果：服药，痞散黄退，病愈。

炳按：消痞块，可用金匮鳖甲煎丸，日服三钱，退黄利水，宜重加茵陈，兼开郁散结，使邪从大小便而出。

以上出自《慈溪魏氏验案类编初集》

汪逢春

查女士，十七岁，八月十九日诊。

面目黄浊，中脘烦杂，夜寐惊惕不安，腹部阵痛，大便干结，舌苔黄厚，两脉细弦而濡。湿热蕴少阳、阳明，留恋不化。拟以轻香泄化，安和胃气。

省头草钱五，后下　瓜蒌皮四钱，枳壳钱五同打　鹿衔草三钱　冬瓜子一两　朱茯神四钱　白蒺藜三钱，去刺　焦山栀钱五　枯子芩钱五　赤苓皮四钱　制半夏钱五，川连七分同炒　绿茵陈三钱　姜竹茹三钱　郁李仁三钱，酒浸透　建泻二钱香青蒿钱五

酒制大黄二分，白蔻仁二分，二味同研末，装胶管，匀两次，药送下。

二诊：八月二十二日。

面目黄浊渐退，中脘已舒，惊惕亦除，大便两次仍未畅利，小溲渐多，两脉细濡。拟再以温胆和中，分利化湿。

香青蒿钱五　制半夏二钱，川连七分同炒　朱茯神四钱　冬瓜子一两　绿茵陈三钱　姜竹茹三钱　鹿衔草三钱　方通草钱五　焦山栀钱五　枯子芩钱五　全瓜蒌五钱，小枳实钱五同打　新会皮钱五

酒制大黄二分，白蔻仁二分，二味同研，装胶管，匀两次，药送下。

三诊：八月二十五日。

面目发黄渐渐退净，大便通而不畅，神烦善怒，牙床攻动作痛，两脉细弦而滑。再以轻泄苦化，分利阳明。

香青蒿钱五　姜竹茹三钱　焦山栀二钱　滑石决五钱，布包　绿茵陈三钱　全瓜蒌五钱，小枳实钱五同打　郁李仁三钱，酒浸　生石决一两，先煎　粉丹皮钱五　新会皮一钱　真郁金二钱　小木通一钱

酒制大黄二分，研末，装小胶管，匀两次，药送下。

四诊：八月二十七日。

屡进温胆分化，目黄退净，二便赤调，神烦较减，牙痛不已，舌苔薄黄，两脉弦滑。拟再以泄化余邪。

香青蒿钱五　绿茵陈三钱　块滑石五钱，布包　姜竹茹三钱　粉丹皮钱五　全瓜蒌五钱，小枳实钱五同打　生石决一两，先煎　佛手花一钱　焦山栀钱五　真郁金二钱　赤芍药钱五　小川连一钱　冬瓜子皮各五钱　小木通一钱

《泊庐医案》

周镇

荣厚卿，河埆口。其令萱为表戚，壬子五月，感气挟湿，阻窒不通，凛热不扬，脘闷腹痛，呕吐烦懊，坐卧不宁。使来延诊。脉濡沉弦，苔白。自虞不起。盖以望七高年，痛剧有此顾虑

也。余拟栀、豉、薏仁、郁金、藿香、茯苓、陈皮、川朴、蔻仁、乌药、香附、吴萸汤炒川连、宋半夏。又玉枢丹、菖蒲、沉香、娑罗子，研服。另嘱用按摩针法。势稍定，来城复诊。略有转机，原方增损。痛呕均退，目白微黄，面带黄滞，溲混。气机虽展，湿热阻而未清。再疏豆卷、藿香、连翘、泽泻、西茵陈、黑山栀、薏仁、赤猪苓、蔻仁、郁金、滑石、淡芩、芦根。不数剂，目黄面滞愈，余蕴之邪均退。

华坤元，北桥。己未闰月，疟后早食荤，里热溲黄，肢软目黄。湿热熏蒸，恐其成疸。青蒿、秦艽、竹茹、黑山栀、薏仁、茵陈、黄柏、通草、茯苓、黄芩、桑枝、保和丸。服二剂后，便出青黄桃胶状，溲红陡退，目黄亦减。原方出入而瘳。

袁采山母，年七旬外，向有痰饮。丁巳八月气忿之后，忽觉右胁有形，周身面目俱黄，溲黄。脉数而弦，苔白。是肺胃痰饮。肺积名息贲，厥阴有火，胆汁入血为黄疸也。拟温胆汤去甘草，加旋覆、川楝、玄胡、黑山栀、茵陈、郁金、京三棱、蓬术等。五剂，黄退。续以原方增损为丸，并贴消痞膏药而痊。

殷瑞祥，年三十五岁。甲戌夏，在沪患黄疸，医经数旬不愈。恣食酒面，不禁房室，变成黑疸。来诊。脉软，苔白，面臂黑，目黄，溲黄。询知性急嗜饮，便或兼溏，间或泛酸，手掌风湿。拟于茵陈四苓中加归、芍、茜草、远志、鸡血藤胶、白鲜皮、花粉、秦艽、芪、术、血余出入，并以生姜、茵陈打融，以擦肌肤。嘱以金钱草洗净，猪肚同煮，加盐日食。惟面黧黑，用生半夏末醋调，涂额面，晨起皂角汤洗去。半月，黑疸大退。并与红血退黄丸：皂矾、针砂、百草霜、飞罗面、红花、乌枣肉为丸，每服钱许。既流动其瘀湿，复滋生其血液，以其劳于经营，气血不足也。拟丸以善后：红石柱参、黄芪、于术、二苓、远志、甘杞、桑枝、鸡内金、归、芍、黑豆、川芎、天冬、丹参、菟丝、小麦、鸡血藤膏、针砂、夜明砂、川断、狗脊、蛇床子、苎麻、天仙藤、络石藤、虎骨、茜草、血余、白鲜皮、秦艽、楂肉、麦芽、石韦、薏仁、百草霜、泽泻、蔻仁、僵蚕、葛花、枳椇子、瓜仁，研末，桑椹膏加开水泛丸如桐子，晒。早晚各服四钱。竟愈。

张济众作霖，小渲。丁巳馆于张舍贾第，冬夜，女佣淫奔，惊醒后阳道忽寂，嗣即患肤痒溲赤。戊午春，馆于沪，仅旬日，凛寒晡热，面目溲色均黄，痰吐色黄夹微血，他治未验。因癸丑肿胀之愈也，告假回籍，就诊于余。脉之数滑，苔则白腻，黄疸情形。觑其额，则黑较黄甚。初未知因惊及阳寂缘由。审其口甜而咳，多痰有血，予苇茎汤、泻白散，暨茵陈、蔻仁、滑石、通草、茹、连翘、豆卷、佩兰出入为方。数剂，额黄较退，夜热不清，痰血已止，溲黄依然。其令阃因作霖未述酿病之由，偕同面述委曲，则胆汁入血致黄，证情复杂，姑以温胆汤、连翘赤小豆汤、越鞠丸等。而病者素重道学，赧于就诊，转乞华医图治。连诊四次，时逾两旬，不应，则复来求治。阅华方，湿困脾阳，不出茵陈、防己、四苓、秦艽、桑皮、石韦、皂荚灰、香砂枳术丸之类。诊其脉较濡，暮分尚热，咳嗽痰腻，目黄溲赤。因疏温胆汤去甘草，加黄芩、山栀、冬瓜子皮、薏仁、茵陈、青蒿、地骨皮、赤苓神。另宗任养和法，用净轻粉四厘，和入为引。复诊：热已平定，掌尚灼，咳引音哑。方仍温胆汤去甘草，加芩、栀、紫菀、碧玉散、木通、桑皮、赤苓神、芦荟、枇杷叶，或复入金铃子散、小温中丸。掌灼、咳嗽、音哑、气逆、面黄、溲赤均退，额黑亦净。惟目之白晴尚有微黄，腹有微痛。拟丸方图治，着重胆汁入营，水火刑金。药为竹沥、半夏、橘、苓、枳、薏、黄柏、归尾、赤芍、白鲜皮、百部、芦荟、秦艽、泽泻、桑皮、淡芩、地骨、花粉、茵陈、栀仁、瓜瓣、枇杷叶，研细，水泛为丸。服后白晴之黄即除，腹痛不作，阳复举矣。

以上出自《周小农医案》

翟竹亭

邑西关庠生刘培棠之子，年三十余，四月患疫，请诊视，胃脉实而滞涩，心肺脉俱洪数。患者身目如金，知是土实肺燥，心火上炎，邪郁胃腑，因此发黄，投以茵陈汤，以攻阳明实邪，辰刻服下，午后泻下三便，宛如黑泥污水。至戌时，脉证均为稍减，次日照前方又服一帖，黄色虽无尽退，而神志清爽，饮食能进。后改柴胡养荣汤，服六帖自汗而愈。

茵陈汤

茵陈 15克　栀子 10克　大黄 12克　木通 6克　泽泻 10克　茯苓 12克　水煎服。

柴胡养荣汤

柴胡 12克　白芍 10克　当归 10克　黄芩 10克　玄参 12克　麦冬 12克　丹皮 6克　甘草 6克

兰阳县城内崔子明，年八龄，患黄病，身肿时作，腹疼，治黄之药服过无数，终不验。赴杞请余调治，诊得小儿之脉，均有细紧之象。又问腹疼时别有状况否？伊父云："大半饥时疼者为多，饱时轻减。"又问疼时有块凸起否？伊云："无块，惟长条如指许者有之。"余详此病状，似乎有虫。转念各书又无虫黄之名，偶忆景岳云："医之一道，运用存乎一心。"遂开白术 15克，炙甘草 10克，雷丸 12克，使君子 10克，鹤虱 10克，榧子 10克，芜荑 6克，楝根 6克，槟榔 6克，白薇 6克，黄芩 6克。早起煎成，令服半碗。至午时而腹疼加重，辗转不安。伊父恐惧，意欲解药，余曰："不可，此时正是兵与贼战也，再待片时，必有虫下。"至申时，小儿解下蛔虫约五十余条，长者六七寸。惟恐不净，三日后原方复投一帖，又下虫三四十条。小儿渐有虚馁之色，急服十全大补汤三帖，饮食日增，月余而复原状。虫黄之证，至今始知。

余友常伯石令正，患湿热发黄病。某医误认经病发黄，服调经调气之热药，数剂不验。迎余诊断，诊得脾脉滑数，肺脉亦然。此是母令子实之证。经曰治病必求其本。余用茵陈 15克，栀子 12克，黄柏 10克，黄芩 10克，槟榔 6克，枳实 6克，厚朴 6克，木通 6克，滑石 12克，泽泻 10克，神曲 10克，甘草 6克。水煎服。二帖见效，五帖痊愈。此是湿热发黄之实证也。

南马庄王青山妻，年三十余，妊娠五月，患黄病。诸医作湿热治之，所用之药，茵陈、栀子、木通、黄柏、黄芩、槟榔、枳实、滑石之类，服五六剂后，患者饮食渐减，胎气时动不安。迎余治之，诊得六脉虚细无力，似有散意。告伊曰："此是湿热发黄诚然也。所服之药，内无安胎之品，寒利太过，已伤胎元。顾此失彼，故胎动不安也。今治宜安胎为主，除黄为标，或可望愈。若再专务治黄，不惟黄不能愈，胎亦不保矣。"遂定一方，名曰安胎除黄汤。二帖有效，又三帖大效，共服八帖，胎安而黄除矣。

安胎除黄汤

　　茵陈 6 克　栀子 6 克　薏苡仁 10 克　陈皮 10 克　香附 15 克　当归身 10 克　川芎 12 克　白芍 12 克川断 10 克　杜仲 10 克　茯苓 10 克　山药 12 克　水煎服。

　　邑西南门内赵凤桐，年三十二，患黄疸证，半载不瘥，邀余治之。诊是脾脉洪滑有力，面色黄明，声音壮厉，小便赤黄微疼。此系湿热壅遏中焦，结而不通，所以发黄也。治宜攻其湿热之邪，利其脾胃之湿，未有不愈者。川大黄 15 克，茵陈 12 克，栀子 10 克，黄柏 10 克，黄芩 10 克，黄连 6 克，槟榔 10 克，枳实 12 克，滑石 15 克，甘草 10 克。水煎服。一帖病去二三，后去大黄，又服三帖痊愈。此是黄疸病之实证也。

　　邑南街有商人刘春明者，年二十余。患黄病年余，服除黄健脾利湿之药，不下百剂，毫无效验。病势危急，后事已备，合家不忍待亡。迎余往治，诊得肾脉微细无力。此证得于房劳太过，伤肾之故。古有"房劳疸"之名，即此证是也。当大补肾水，收复先天元气，以生脾土。土自能生金，肾水有源，不必治黄而黄自退矣。六味地黄汤加减，原方服三十帖而愈。

　　六味地黄汤加减

　　熟地 24 克　山药 18 克　山萸肉 12 克　丹皮 12 克　茯苓 10 克　泽泻 10 克　巴戟天 12 克　杞果 12 克芡实 15 克　油桂 6 克　附子 6 克　辽五味子 6 克　牛膝 10 克　水煎服。

　　边兴云之姑丈，年近五旬，患阴黄病，三年内百治不瘥。气色灰黄发暗，略有动作，短气不易接续。邀余治之，诊得脾肺脉虚细无力，肾脉濡弱。此证等于劳苦过度。古云："劳则伤肾"，又云："劳则伤脾"，此是先后两天并伤。若不从根本治起，专务除黄，惟恐愈治愈危。宜急固先天根本，再补后天之源，徐图渐愈可也。用先后两补汤，服五帖少效，又十帖全瘥。

　　先后两补汤

　　熟地 18 克　山药 15 克　茯苓 12 克　山萸肉 10 克　丹皮 10 克　泽泻 6 克　附子 10 克　油桂 6 克　炮姜 10 克　白术 10 克　炙黄芪 12 克　炙甘草 10 克　芡实 12 克　五味子 6 克　扁豆 10 克　陈皮 6 克　茯神10 克　水煎服。

　　邑北尹店马之才，年三十二，家赤贫。因出外作小贩，偶遇阴雨，连绵逾月不晴，困于店内，食不充饥，衣不避寒。后天晴归家，染病在床。但觉胸腹满闷，身重难移，饮食日减。小便色黄，身目如金，远看黄中似有灰黑之色。诊得脾胃脉，沉细无力，此乃饥饱劳役以伤脾土，乃阴黄之证。治宜温中健脾，兼利小水，似易可愈。遂开一方，名曰温中除黄汤。服三帖后，病去四五；更进四帖，诸证痊瘥。此证若作阳黄治之，愈否尚在两可。余认为阴者，因远看面有灰黑之色，脉色相合故也。

　　温中除黄汤

　　白术 15 克　炙甘草 10 克　肉桂 6 克　炮姜 10 克　茯苓 10 克　山药 10 克　苍术 6 克　陈皮 6 克　茵陈 10 克　砂仁 6 克　车前子 6 克　水煎服。

　　余友彭续亭，二十余岁，患阳黄之证。月余外身目黄如金，体重难移，小便之色如黄柏水，饮食大减，短气懒言，诊得脾经脉沉数兼滑。此因湿结于脾土之中，湿化为热，故土色外现也。短气者，湿滞气遏也。饮食减少者，脾土喜燥而恶湿，脾失转运之职，故食减也。治宜利湿退黄之品，指日可愈。用茵陈柏皮汤加减，服三帖而愈。

茵陈柏皮汤

茵陈15克　滑石12克　栀子12克　槟榔10克　黄柏10克　木通10克　泽泻10克　苍术6克　神曲10克　水煎服。

邑东郭庄孟生，年十六七，患阴黄年余，治之未愈，邀余诊疗。见患者骨瘦似柴，面如烟熏，声音低微，诊得脾脉极虚，细问所服药，皆系茵陈、栀子、黄柏、黑矾，大概除湿退黄利水之类。而病毫不见效，日有加增，何也？余曰："子之病阴黄也。所服药物，均治阳黄之品，于病相左，不重而何哉？治宜大健脾肾二经，先使元气充足，自能生血，血足自能华肉，无须治黄而黄自化于乌有矣。"遂用健脾补肾汤。服三帖黄虽未退，饮食日多。又服五帖，黄退三四。更进八帖，面色变为红活，神气复旧，病痊瘳矣。

健脾补肾汤

熟地12克　茯苓12克　白术12克　炙甘草10克　山药12克　薏苡仁12克　扁豆12克　芡实10克　炮姜6克　附子10克　油肉桂10克　广陈皮10克　升麻6克　柴胡12克　水煎服。

以上出自《湖岳村叟医案》

孔伯华

周男。五月十一日。湿热过盛，面部有发黄意，小溲仍浊，精力疲乏，舌苔白腻，脉弦滑数。治以清化湿热，从阴分导之。

生鳖甲钱半　滑石块五钱　谷芽三钱　稻芽三钱　知母三钱　嫩茵陈二钱　炒橘核五钱　生桑皮三钱　川黄柏三钱　栀子炭三钱　云茯苓四钱　大腹绒钱半　川黄连钱半　川牛膝三钱　车前子三钱，包　冬瓜皮两

二诊：五月十四日。连进前方药后，证象好转，但肝热脾困尚未消除，大肠有湿滞之象，眠食亦均未复，再依前方加减。

生石决明六钱，先煎　滑石块五钱　首乌藤两　知母三钱　生鳖甲钱半，先煎　云苓皮四钱　川黄柏三钱　炒稻芽三钱　炒谷芽三钱　嫩茵陈三钱　盐橘核五钱　大腹绒二钱　龙胆草钱　朱莲心钱半　车前子三钱，包　川牛膝三钱　鲜冬瓜皮两

《孔伯华医集》

章成之

陈男。两目发黄，较前大退，是病势向愈之先声。凡治黄不利大小便，非其治也。

生大黄3克　茵陈9克　玄明粉9克　芫蔚子9克　草决明9克　生米仁12克　泽泻9克　车前子12克

周幼。热虽退，肝脏部位触之仍痛。

生大黄3克　玄明粉9克　绵茵陈9克　生苍术9克　草决明12克　广郁金3克，研分2次吞　赤猪苓各9克　车前子9克

金男。病已五天，曾经战栗，而后发热。察其两目有充血状，小溲短赤。目赤者当下之，溲赤者当利之，予导赤散加味。

小生地15克　细木通4.5克　生草梢4.5克　绵茵陈15克　车前子18克　草决明12克　茺蔚子12克　嫩白薇12克　望江南9克　郁李仁9克　淡竹叶30片

二诊：药后热即退清，全身乏力，头目眩晕，两目充血，小溲短赤而痛。平素嗜酒，体质丰腴，湿热之蕴结久矣。

生苍术9克　川黄柏9克　淮牛膝9克　绵茵陈15克　山栀皮9克　细生地15克　冬青子9克　旱莲草9克　生草梢4.5克

三诊：黄疸症状具备，其主证有五：一者两目发黄，小溲短赤；二者肝区触痛；三者高热，脉数；四者呕哕频仍；五者夜寐烦躁，不可名状。

绵茵陈15克　黑山栀9克　净连翘9克　鲜生地90克，捣汁冲　嫩白薇9克　竹茹叶各9克　冬葵子9克　福泽泻9克　石韦9克　活芦根1尺

四诊：越宿热退神清，病势之变化，与昨判若霄壤。两目仍黄，小溲短赤。凉血淡渗之剂续进。

原方加猪苓9克，冬瓜子皮各15克。

五诊：心烦，呕吐，高热，脉数俱不再见，目之黄、溲之赤亦减。

绵茵陈15克　草决明9克　茺蔚子9克　广郁金4.5克　冬葵子9克　泽泻9克　赤猪苓各9克　车前子18克

张男。热两日不退，察其目白微黄，小溲浑赤，此湿热熏蒸于内，遇诱因发作，与湿热证不同。湿热证为天行时病，此则起于伤食嗜酒。

绵茵陈12克　青蒿9克　白薇12克　草决明9克　连翘12克　枳实9克　莱菔英9克　全瓜蒌12克　玄明粉9克

二诊：大便通利，而黄不退。食积从大便导之，其效速；酒积从小便利之，其效缓。

绵茵陈15克　赤猪苓各9克　泽泻9克　冬葵子9克　白薇12克　马鞭草12克　广郁金9克　连翘12克　地龙9克

三诊：诸证皆见轻减，热之所以不退，与平日体质有关。

绵茵陈9克　青蒿9克　白薇12克　连翘12克　黄柏4.5克　地龙9克　粉丹皮9克　赤猪苓各9克　泽泻9克　冬葵子9克　活芦根1尺

戴女。寒热罢，吐止，呕血亦不再作，而胃部按之仍痛，两目发黄，痛即因黄而来。

茵陈15克　黑栀子12克　生大黄6克　芒硝12克，分2次冲　广郁金2.4克，研分2次吞　黄柏9克　桃仁18克　芦根30克　竹叶12克

张男。神倦脉迟，旬日不更衣，目白黄，此当温泄之。

炮附块9克　绵茵陈12克　炮姜4.5克　生苍术9克　生锦纹9克　元明粉9克，分冲　泽泻9克　粉甘草6克

以上出自《章次公医案》

张汝伟

沈左，年三十四，吴兴。远涉江汉，途中饱受风寒水湿之邪，抵沪后，又恣啖油腻生冷之物。内蕴之邪化热，经肺胃而达，身热形寒，止作有时，状若疟象。面黄胸痞，便溏无汗。苔白，脉浮数而弦。宜先微表，兼化痰滞。

炒香豉　炒牛蒡　光杏仁　象贝母　连翘壳　云茯苓各三钱　冬桑叶　炒防风　炒枳壳　姜竹茹各钱半　粉前胡一钱　薄荷叶八分

二诊：投彻表化滞之方后，表热已退净，湿热下注于肠胃，腹痛，大便时溏时结，面更萎黄，目睛直视，苔厚腻，脉弦数。有湿郁化疸之象，防有剧变，姑用胃苓各半法，疏化湿热。

制川朴一钱　土炒穿术　佩兰梗　广郁金　丝瓜络各钱半　炙甘草三分　广藿梗　大腹皮　新会皮各三钱　广木香五分　云茯苓　炒苡仁各四钱

三诊：腹痛已止，大便不溏，苔转糙黄，面色仍晦滞，积滞未行，湿热仍甚，拟前法加入凉膈意，去大黄治之。

姜汁炒川连三分　玉枢丹一块，溶化冲入　制苍术一钱　仙半夏　山栀仁　光杏仁　象川贝　生熟米仁　冬瓜子皮各三钱　炒广皮　广藿梗各二钱

四诊：无变化，加绵茵陈三钱，白蔻仁（后下）五分，飞滑石三钱。

五诊：面黄晦已退，转为红活，目睛之黄亦退，大便则转成痢状，里急后重，有腻冻之物，大腹胀满，仍是湿热盘踞于肠胃，宜再泄化。

苍术皮　青陈皮　佩半叶各钱半　绵茵陈　茯苓皮　越鞠丸　炙鸡内金　地枯萝　大腹皮　木猪苓　福泽泻各三钱　春砂仁五分，后入

本证始末：此证共诊七次。五诊以后痢止，黄色退净，六七二诊之方是养胃轻疏之方。此证转变多端，先疟后黄，继又转痢，幸所投之方，应付不紊，故于半月之中即能复元，否则热不清而转湿温，疸不退而成臌胀，均易事也。

方义说明：以上五方均是见证处方，无甚深意，用药之理，阅者咸知，无需说明之必要，但此为复杂证，所主要者，须辨明层次，孰为主要，孰为次要耳，至以辨别之法，看当时案中之语，及所处之方，即可明了，特摘出之，以为读者研究。

《临证一得》

陆观虎

赵，女，21岁。

辨证：黄疸。

病因：湿热内蕴。

症状：眼黄、脸黄、溲黄，乳儿五月。月经四十余日未至。脉细弦而滑。舌质红，苔浮黄。

治法：清热化湿。

处方：佛手花3克　冬瓜皮9克　茵陈9克　白芍3克　桑寄生9克　栀子3克　陈皮9克　大贝母9克　龙胆草6克　佩兰6克　枯芩6克

方解：以佛手花、佩兰芳香化浊，顺气。白芍、桑寄生养阴清热，补肾以安胎。茵陈、龙胆草清肝胆，而去湿热。冬瓜皮、栀子去湿清热。枯芩、大贝母、陈皮清痰去热，兼宽胸膈。

王某某，男，58岁。

辨证：劳疸。

病因：肺肾虚弱成劳，湿痰蕴结成黄。

症状：面目发黄，溲黄，咳嗽，痰咯出不利，气短作喘，脸肢均肿。病已日久。脉细濡。舌质红，苔浮黄。

治法：清湿痰，利小便。

处方：西茵陈12克　冬瓜子皮各9克　茯苓皮9克　制半夏6克　炙苏子6克　海浮石9克　炒银杏9克　炒竹茹6克　枇杷叶6克　黛蛤散9克,包　泽泻6克　川通草3克

方解：茵陈为治黄疸主药，功能泻湿热。冬瓜皮、茯苓皮、泽泻、通草清湿热，利小便以消肿。冬瓜子、炙苏子、海浮石、炒银杏、炒竹茹、黛蛤散清热化痰、止咳下气定喘以止咳喘。

二诊：诸证均退，惟劳证依然，拟再进补，徐徐调摄。脉沉细。舌光红。

处方：用八味丸调理以善其后。

包某某，男，24岁。

辨证：酒疸。

病因：饮酒过度，伤及肝胆，湿热郁结。

症状：眼黄、溲黄、头晕，脘堵，得食不舒。脉细。舌质红，苔浮黄。

治法：清湿热，解酒伤。

处方：茵陈蒿9克　栀子9克　焦稻芽15克　山楂炭9克　扁豆衣15克　大枣3枚　焦苡仁12克　龙胆草6克　炒黄芩6克　泽泻6克　猪赤苓各6克　枳椇子6克　葛花6克

方解：茵陈蒿、栀子皮、龙胆草、炒黄芩、焦苡米、泽泻、猪赤苓清湿热，利小便。焦稻芽、山楂炭、扁豆衣、大枣健脾养胃，消食磨积。枳椇子、葛花解酒毒以治酒伤。

张某某，男，35岁。

辨证：谷疸。

病因：食伤脾胃。

症状：眼黄、面黄、溲黄、纳少，胸闷，腹鸣，四肢疼痛。脉细。舌质红，苔微白。

治法：消积渗湿。

处方：茵陈蒿9克　栀子皮9克　制半夏9克　陈皮丝6克　枳壳6克　山楂炭6克　丝瓜络6克　焦苡米12　泽泻6克　猪赤苓各9克　海金沙9克

方解：茵陈蒿泻脾胃湿热。栀子皮清三焦郁火。焦苡米、泽泻、猪苓淡渗利小便，除湿热行水。海金沙除湿热。制半夏和胃健脾，除湿止呕。丝瓜络通络化痰。陈皮丝消痰理气，燥湿。山楂炭行气消食磨积。江枳壳开胃健脾，宽肠胃，消食积。

二诊：眼黄、面黄、溲黄均退。胸闷泛恶，腹鸣已止。纳少，四肢痛减。脉细。舌质红，苔微黄。

处方：原方去丝瓜络、泽泻、海金沙。加焦稻芽9克消食化积；炒竹茹6克除热止呕凉血；云茯苓9克除湿泻热，宁心益气，利溲。

耿某某，男，39岁。

辨证：谷疸。

病因：食伤肠胃，兼以脾不胜湿，湿热相搏。

症状：眼黄，面黄，溲黄便稀七天，脘时不舒，得食作痛。脉细弦。舌质红，苔浮白。

治法：清积以化食伤，渗湿以利小便。

处方：云茯苓9克　焦苡米9克　苏梗9克　广木香3克　茵陈蒿6克　黑栀皮6克　扁豆衣6克　焦稻芽15克　淡姜炭3克　猪赤苓各6克　海金沙9克。

方解：茵陈蒿泻脾胃湿热，为治黄疸之主药。栀子清三焦郁火。云茯苓、焦苡米、猪赤苓淡渗利窍，除湿热行水。扁豆衣止渴止泻，除湿升清降浊。苏梗宽中顺气。海金沙清小肠膀胱血分湿热。木香行气止痛。焦稻芽下气和中，消食化积。淡姜炭祛寒守中止泻。

二诊：眼黄、面黄见退。溲黄便稀已减。左胁作痛，脘痛减轻。脉细弦。舌质红，苔微白。

处方：前方去扁豆衣、淡姜炭，加泽泻6克，通草3克。

方解：泽泻利湿行水止泻。通草引热下行利小便。

三诊：眼、脸、溲黄均退，便稀已止，腹胀左胁仍痛。脉细。舌质红，苔薄黄。

处方：前方去海金沙、苏梗，加青陈皮各6克，龙胆草6克。

方解：陈皮理气燥湿导滞。龙胆草益肝胆泻火，除下焦湿热。青皮消痰疏肝泻肺，治肝气郁积胁痛。

王某某，男，46岁。

辨证：黄疸（谷疸）。

病因：湿热久蕴，肝胆被灼，加以脾胃失调而致。

症状：头晕、溲黄、眼黄，脘堵，得食不化。脉细弦。舌黄，苔浮白。

治法：祛湿化食利溲。

处方：白蒺藜9克,去刺　栀子9克　焦六曲9克　杭甘菊9克　龙胆草6克　猪赤苓各9克　茵陈蒿9克　青陈皮各6克　泽泻6克　焦苡米12克　大枣3枚

方解：白蒺藜、杭甘菊熄肝火，清头目。栀子、龙胆草、茵陈蒿祛湿热以清肝胆火。焦六曲、青陈皮、大枣健脾胃，利气消积滞。猪赤苓、泽泻利水。

王某某，男，43岁。

辨证：黄疸（谷疸）。

病因：脾胃失调，胃热脾湿。

症状：肤黄、眼黄、溲黄，脘堵，纳食不化，口黏。脉细弦。舌质红，苔浮黄。

治法：清湿热，利小便，佐以健脾和胃。

处方：西茵陈9克　制半夏9克　红大枣3个　川通草6克　陈皮丝6克　土泽泻6克　焦苡米12克　栀子6克　云茯苓9克　海金沙9克　龙胆草6克　佩兰6克　焦稻芽6克

方解：本方以茵陈、栀子清湿热而消黄。大枣、陈皮、焦稻芽和胃健脾利气。半夏降逆燥湿。通草、泽泻、茯苓通利小便，而使湿热从小便出。苡仁化湿利脾。海金沙除膀胱血分湿热。佩兰芳香化浊。

曾某某，女，31岁。

辨证：黄疸。

病因：湿挟火热，郁而成黄。

症状：眼黄、肤黄，溲黄，大便不畅，色白。脉细弦。舌质红，苔浮黄。

治法：清湿热，利小便。

处方：茵陈蒿9克　粉草薢9克　土炒泽泻6克　栀子9克　青陈皮各3克　猪赤苓各6克　茯苓皮9克　龙胆草6克　火麻仁9克　五加皮9克　瓜蒌仁皮各12克　焦苡米12克　大枣3枚

方解：以茵陈蒿、栀子、龙胆草祛湿而清肝胆之火，以退黄。粉草薢、泽泻、猪赤苓、茯苓皮、五加皮分清降浊而利小便。青陈皮、大枣宽胸利气，健脾和胃。火麻仁、瓜蒌皮、瓜蒌仁宽胸膈，润燥利大便。焦苡米祛湿。

处方：茵陈9克　杭甘菊6克　制半夏9克　陈佩兰6克　陈皮丝6克　炒柴胡3克　忍冬藤9克　焦苡米12克　炒黄芩6克　煨草果6克　猪赤苓各9克

方解：以半夏、陈皮燥湿降逆，利气。佩兰、柴胡活血舒肝以理冷烧。茵陈、黄芩祛湿热而消黄疸。杭菊花、忍冬藤清头目解表，而活络止痛。苡米、草果、猪赤苓祛湿，健脾消胀，而止类疟。

以上出自《陆观虎医案》

黄某某，男，13岁。身目发黄，胸闷泛恶，胁肋胀痛，不思饮食，乏力，溲赤，大便不畅。某医院邀请会诊。诊其脉弦细，舌红苔薄黄腻，证系食伤脾胃，湿热郁蒸，乃成阳黄。治宜清热利湿，消导和胃。

茵陈蒿9克　栀子皮4.5克　鸡内金炭4.5克　丝瓜络6克　橘络3克　炒车前子9克　酒制青皮3克　瓜蒌炭9克　三剂。

二诊：面目皮肤黄染较前减退，诸证减轻，舌苔薄腻渐化，惟纳呆少食。再以前方加焦稻芽24克，连服六剂，黄疸消失，痊愈出院。

《津门医粹》

赵海仙

湿郁发黄，两目如金，脘腹胀大，二便秘结。此属里实，下之为宜。

绵茵陈二钱　赤苓三钱　炒山栀一钱五分　泽泻一钱五分　海金沙二钱　赤小豆三钱，打　姜黄三钱　大麦仁三钱

兼服千金退黄散一钱。

《寿石轩医案》

叶熙春

潘女，三十五岁。五月。留下。寒在太阳膀胱，湿在太阴脾土，寒湿内滞，而成阴黄之证。面目皮肤黄色晦暗，便溏溲少，骨节酸痛，脉象濡细，舌苔薄白。拟用温中利湿法。

炙桂枝3克　制茅术6克　猪苓9克　茯苓12克　制川朴5克　炙鸡内金12克　海金沙15克，包　秦艽6克　煨姜4片　红枣4克　炒泽泻9克　绵茵陈12克

二诊：前方服后，小溲增多，便溏转干，皮肤之黄见退，脉舌如前。仍宗原方出入。

炙桂枝 3 克　制茅术 6 克　茯苓 9 克　制川朴 6 克　煨草果霜 5 克　枣儿槟榔 9 克，杵　秦艽 6 克
五加皮 9 克　清水豆卷 12 克　绵茵陈 12 克

方男，三十五岁。五月。昌化。湿为重浊之邪，性本阴浊，宜于下渗，过服升散，湿蒸为热，上抑清阳，头胀如裹，身热，两目皮肤皆黄，小溲黄短，脉象濡滑，舌苔白腻。病属阳黄，拟苦辛淡渗法。

绵茵陈 15 克　制茅术 5 克　赤苓 15 克　猪苓 9 克　制川朴 5 克　建泽泻 9 克　大豆卷 12 克　生苡仁 12 克　晚蚕沙 12 克，包　海金沙 12 克，包　草决明 8 克　梗通草 6 克

二诊：前方服后，小溲增多，目黄见退，头胀亦轻，身热略减，惟胸脘未舒，肢疲无力，舌苔仍腻。再守原法。

制茅术 6 克　赤苓 15 克　猪苓 9 克　麸炒枳壳 2.4 克　炒建曲 9 克　炙鸡内金 6 克　晚蚕沙 15 克，包　海金沙 12 克，包　粉草薢 15 克　生苡仁 9 克　五灵脂 6 克，包　梗通草 6 克

三诊：湿热渐化，黄疸趋退，胸宇见舒，胃气转苏，宿恙痞块未消，不时小有寒热。此肝脾未调，内留湿浊犹未尽蠲也。

醋炒蓬术 5 克　制茅术 6 克　麸炒枳克 2.4 克　山楂炭 6 克　川楝子 6 克　小青皮 5 克　猪苓 6 克　生鳖甲 15 克　亳州草三七 6 克　晚蚕沙 15 克，包　建泽泻 6 克　大豆卷 12 克

陈男，二十八岁。八月。杭州。面目皮肤小溲皆黄，脘闷纳减，四肢酸重无力，舌苔薄黄，脉象濡滑。此湿蒸成黄之证，拟进渗利之剂。

绵茵陈 18 克　生茅术 5 克　猪苓 8 克　赤苓 12 克　五加皮 9 克　广郁金 5 克　炙鸡内金 12 克　大豆卷 12 克　白蒺藜 9 克　秦艽 6 克

二诊：黄疸稍退，溲黄转淡，饮食略增，神疲乏力，舌苔白腻。湿化未尽，继守前法。

绵茵陈 18 克　生茅术 6 克　制豨莶草 12 克　猪苓 6 克　赤苓 12 克　炒苡仁 12 克　炙鸡内金 12 克　广郁金 6 克　秦艽 6 克　五加皮 9 克　白蒺藜 9 克　飞滑石 12 克，包

三诊：黄疸已退，小溲渐清，胃气亦苏，苔腻转薄。再清余湿。

生茅术 5 克　炒苡仁 12 克　猪苓 6 克　广郁金 6 克　炙鸡内金 12 克　五加皮 9 克　白蒺藜 9 克　飞滑石 12 克，包　陈皮 5 克

楼男，五十七岁。八月。绍兴。黄疸一候，身热不退，面目全身悉黄，黄如橘色，胸宇塞闷，懊烦不安，纳食减退，不时漾漾欲呕，大便秘结，小溲黄赤而少，脉象弦滑而数，舌红苔黄。湿热熏蒸，热重于湿，治以清热利湿，宣化胃浊。

茵陈 15 克　姜汁炒黑栀 9 克　制大黄 2.4 克　赤苓 9 克　广郁金 6 克　制川朴 6 克　海金沙 15 克，包　佩兰 5 克　梗通草 3 克　新会皮 6 克　炒白薇 6 克　姜半夏 8 克　白蔻壳 3 克

二诊：前方服后，身热已退，胸闷略宽，全身小溲之黄减轻，泛恶亦差，能进薄粥一碗，而大便仍然不畅，脉见弦滑而数，苔薄黄。原法仍可续进。

茵陈 15 克　姜汁炒黑山栀 9 克　制大黄 2.4 克　制川朴 3 克　佩兰 6 克　广郁金 5 克　赤白苓各 9 克　猪苓 8 克　鸡内金 15 克　姜半夏 8 克　海金沙 9 克，包　炒枳实 5 克　蒲公英 9 克

三诊：身热已退，胸宇亦宽，全身黄色续退，纳食略增，大便已通，脉弦，苔白中黄。湿

热渐趋泄化，再守原法。

茵陈 15 克　黑山栀 9 克　制大黄 2.4 克　忍冬藤 9 克　夏枯草 12 克　淡竹叶 8 克　丝瓜络 9 克　蒲公英 9 克　猪赤苓各 9 克　梗通草 3 克　海金沙 9 克，包鸡金 9 克

四诊：全身之黄益消退，纳食亦增，脉弦苔白。再以利湿化浊。

茵陈 12 克　黑山栀 9 克　炒苡仁 12 克　广郁金 9 克　赤苓 12 克　蒲公英 9 克　制大黄 2.4 克　新会皮 5 克　制川朴 3 克　鸡内金 9 克　海金沙 9 克，包　淡竹叶 8 克　忍冬藤 9 克

五至七诊：处方增减不多，不载。黄疸悉退而愈。

施男，四十六岁。五月。杭州。初起形寒身热，继而面目肌肤尽黄，心烦懊恼，纳食减退，不时欲呕，小溲短少色黄，大便秘结，脉象弦滑而数，舌苔黄腻。湿热互蕴，郁蒸成黄，治拟清热化湿，茵陈蒿汤加味。

绵茵陈 15 克　黑栀 9 克　制大黄 9 克　制川柏 5 克　赤茯苓 12 克　广郁金 6 克　蒲公英 9 克　黄芩 6 克　鸡内金 9 克　炒枳实 5 克　海金沙 9 克，包

二诊：身热未退，黄疸如前，大便虽通，纳食仍然不佳，胸闷懊恼，小溲短赤，脉象弦数，苔黄腻。湿热之邪方盛，仍拟原法出入。

绵茵陈 15 克　黑栀 9 克　蒲公英 9 克　制川柏 6 克　粉猪苓 6 克　赤苓 12 克　制大黄 6 克　连翘 12 克　海金沙 9 克，包　鸡内金 9 克　广郁金 6 克

三诊：身热已除，黄疸渐退，纳食略增，胸闷如前，脉弦，苔黄腻。邪势得挫，乘胜再进。

绵茵陈 15 克　黑栀 9 克　猪苓 6 克　赤苓 12 克　炒枳实 5 克　制川朴 5 克　制大黄 6 克　广郁金 6 克　制苍术 5 克　陈皮 5 克　鸡内金 9 克

四诊：黄疸续退，小溲增多，而胸闷未宽，脉弦，舌苔薄黄。再拟清化湿浊继之。

绵茵陈 15 克　赤茯苓 12 克　粉猪苓 6 克　广郁金 6 克　制苍术 5 克　泽泻 6 克　黑山栀 9 克　制川朴 5 克　炙陈皮 5 克　制大黄 5 克　炒枳实 5 克

五诊：面目肌肤之黄，已退八九，纳食虽增，而饮后胸脘仍然胀闷，脉弦，苔白腻。余湿犹未尽化，再拟苦辛合淡渗法。

绵茵陈 12 克　赤苓 12 克　海金沙 12 克，包　猪苓 9 克　鸡内金 9 克　炒苡仁 12 克　制川朴 5 克　制苍术 5 克　广陈皮 5 克　泽泻 6 克　蒲公英 9 克

六诊至九诊：均以茵陈胃苓，与五诊处方增减不多（不载），服后黄疸尽退，诸证消失而愈。

以上出自《叶熙春专辑》

施今墨

姜某某，男，27 岁。半月前曾发热二日，旋即眼球皮肤发黄。在机关诊所治疗，发热虽退，黄疸未除，且现胸肋刺痛，呃逆不思食，小便深黄，大便干结。舌苔黄厚，脉弦数。

辨证立法：湿热蕴郁，胃肠结食不消，遂发黄疸，当以清热利湿并助消化为治。

处方：赤茯苓 12 克　厚朴花 6 克　北柴胡 5 克　赤小豆 20 克　代代花 6 克　杭白芍 10 克　酒黄芩 10 克　川郁金 10 克　薤白头 10 克　清半夏 10 克　焦内金 10 克　全瓜蒌 20 克　绿豆芽 30 克　炒枳壳 5 克　甘草梢 5 克

二诊：服四剂，大便通利，呃逆已止，黄疸稍退，食欲渐增，再遵前法增加药力。

处方：豆黄卷 30 克　赤小豆 30 克　茵陈蒿 30 克　酒黄芩 6 克　柴胡 5 克　广郁金 10 克　酒黄连 3 克　赤白芍 各 6 克　焦内金 10 克　建神曲 6 克　厚朴花 6 克　炒枳壳 5 克　半夏曲 6 克　玫瑰花 各 6 克　野于术 5 克　扁豆衣 12 克

三诊：前方连服七剂，黄疸全退，小便清长，大便通利，惟觉消化力弱，食欲尚未恢复正常。

处方：每日早晚各服曲麦枳术丸 10 克，连服十日。

《施今墨临床经验集》

第五十七章　臌胀

李用粹

皖城玉山王学师子舍，产后早服参、芪，致恶露不尽，兼因过于恚怒，变为臌胀，青筋环腹，神阙穴出。延予商治，左手脉皆弦劲，重按则涩，右手洪滑，此下焦积瘀，怒气伤肝，以致是证。夫蓄血之候，小腹必硬而手按畏痛，且水道清长；脾虚之证，大腹柔软而重按之不痛，必水道涩滞，以此辨之，则属虚、属实，判然明矣。王翁曰：是证为积瘀不行无疑矣，前治皆模糊脉理，泅投药石，所以益增胀痛，今聆详辨，洞如观火，请疏方为感，遂用归梢、赤芍、香附、青皮、泽兰、厚朴、枳实、肉桂、元胡等，加生姜，间投花椒仁丸，三服数日后，胀痛悉愈。

《旧德堂医案》

何书田

积劳内伤，吐瘀腹胀；两尺沉微，虚鼓之候也。舍补无策。

制附子　焦白术　炒白芍　炒怀膝　泽泻　车前　炮姜炭　炒熟地　五味子　茯苓皮
腹皮

复诊：证本营虚腹胀，用温补而胀势渐松，舍此又奚策耶？

制附子　炒熟地　萸肉　枸杞　炒怀膝　苓皮　炒白术　炒白芍　菟丝　炒山药　车前子
陈皮

丸方：制附子　炒白芍　枸杞子　白茯苓　建泽泻　炮姜炭　山萸肉　炒怀膝　炒白术
大腹皮　炒熟地　五味子　广陈皮　菟丝子

向有结痞，复兼劳伤吐血，吐后腹胀，服舟车丸而得松。现在又有腹胀之象，脉形细数。劳伤与臌胀兼病，不易治。

炒川连　炙鳖甲　川郁金　砂仁　茯苓皮　车前　炒川朴　焦白芍　炒枳壳　苡仁　大
腹皮

每朝服资生丸、金匮肾气丸各钱半，合服十朝。

复诊：投温通疏滞法，腹胀大松，脉形稍觉有力。可投补剂。

焦于术　炒白芍　牡丹皮　带皮苓　陈皮　砂仁　安南桂　山萸肉　福泽泻　大腹皮
车前

资生丸、肾气丸每朝仍各用一钱，合服。

泄痢脾伤，腹臌肢肿，六脉沉微。难治之候也。

制附子　炮姜　法半夏　宣木瓜　陈皮　苓皮　焦冬术　焦茅术　炒怀膝　川椒目　腹皮

车前

复诊：投温通燥湿之剂，腹胀稍松，足肿渐退。然脉象仍带沉弦，湿邪犹未尽也。

炒黄连　炒枳实　生苡仁　川郁金　赤茯苓　车前　生茅术　法半夏　炒怀膝　腹皮　冬瓜皮

火衰脾困，而致腹胀成鼓，不易治也。姑与真武法加味。

制附子　炒白术　菟丝子　陈皮　大腹皮　焦白芍　炮姜　法半夏　苓皮

脾虚积湿，兼以内热阴亏，神倦面黄，脉来七至。终恐延为臌胀，难愈也。

生白术　炒黄连　生苡仁　法半夏　建泽泻　制附子　炒黄柏　汉防己　白茯苓　冬瓜皮

复诊：照前方去附子、泽泻、半夏，加生鳖甲、秦艽肉、川萆薢、木通。

脾虚湿热为患，面黄浮肿，脉来虚数。将有肿满之虞，不可忽视。

生茅术　炒黄柏　法半夏　陈皮　建泽泻　生白术　生苡仁　五加皮　苓皮　制附子

时疾后，太阴蕴热未清，积久成臌，半由用药不合所致。现在喘咳鼻干，腹热如灼。舍清泻一法，其何以为计耶？

炒川连　炒黄芩　光杏仁　通草　新会皮　苓皮　地骨皮　牡丹皮　大腹皮　蒌皮　苡仁　泽泻

以上出自《簳山草堂医案》

林佩琴

张。黄疸积年不愈，近成单胀，腹坚满，食减便泻，乃气不化水。然神脉颓弱，难挽之疴。姑用牡蛎、薏仁、茯苓、车前子、茵陈、砂仁壳、益智仁、牛膝、桂心。腹软溺利。伊兄复请，终以沉疴辞之。

《类证治裁》

蒋宝素

曾经抑郁伤肝，近乃脾虚气馁，饮食迟于运化，二便带血频仍。现在腹满脐平，胸胁俱胀，呕吐，恶闻食臭，大便十日不行，脉来弦数无神。鼓胀危疴已著。至于或轻或重，乃剥复之象。所服诸方都是法程，病势良深，殊难奏效。勉拟附子理中加味，从乎中治。是否质诸明哲。

人参　制附子　冬白术　炙甘草　炮姜炭　当归身　陈橘红　小青皮

病原已载前方，第五进附子理中加味，不见燥热之象，阴霾不散可知。中满退而复进，剥极则复，复而又剥故也。小便如淋不痛，阳虚气化不及州都。大解鹜溏，火力不足，失其常度。人身清阳无时不升，浊阴无刻不降，升降循其常度，不觉其升降也。清阳当升不升，则气坠；浊阴当降不降，则气哽。总是命门真火阳和之气不足以腐熟胃中水谷之精微，驯致糟粕壅塞于中而不化，是以上为饮食难进，下为二便不爽，大腹如鼓，胁肋胀痛，时有太息、呻吟之状。

弦数之脉如前，诚为剥极之候。考前贤证治诸方，惟附子理中、金匮肾气最为合法。然三焦痞塞不开，金匮肾气难于过中达下，服附子理中又如水投石。深思釜底加薪，氤氲彻顶，槁禾经雨，生意归巅，孰非根蒂阳和之气使然也。谨拟二方合治，观其进退。

大熟地　怀山药　山萸肉　粉丹皮　建泽泻　赤茯苓　制附子　油肉桂　车前子　怀牛膝　人参　冬白术　炙甘草　炮姜炭

昨拟金匮肾气、附子理中二方合治，取其过中达下，益火之本，釜底添薪，冀有效机。而事乃有大谬，不然时值飘风，溽暑流行，邪乘虚入，遂至身热，汗出发背，沾衣，正气由此更虚。乃见痰嗽气急，喉间水鸡声，痰中间带粉红之色，继有鲜红之血，肺胃络伤所致。暑善归心，言乃心声，以故多言，间有谬误之语。经言因于暑，汗，烦则喘喝，静则多言。气虚身热，得之伤暑是矣。大法微者，逆之；盛者，从之。火亏，本证不受清暑寒凉之品，宜乎从治。仍非理中不可，且理中汤能治伤胃吐血，不可见血畏而不服。张景岳以理中汤去参、术，加归、地，用理真阴。即以二方合一，燮理阴阳，冀其命火内生，阳淫外散。谬蒙藻鉴，敢不尽心，是否有当，质诸明哲。

人参　冬白术　炙甘草　炮姜炭　大熟地　当归身

《问斋医案》

曹存心

营血本亏，肝火本旺，责在先天。乃后天脾气不健，肝木乘之。所进饮食，生痰生湿，贮之于胃，尚可从呕而出，相安无事；迟之又久，渗入膜外，气道不清，胀乃作焉。脾为生痰之源，胃为贮痰之器。若非运化中宫，兼透膜外，则病势有加无已，成为臌病，亦属易易。夫脾统血，肝藏血，病久血更衰少，不得不佐以和养。古人之燥湿互用，正为此等证设也。

归芍六君子汤去参、草，加白芥子、莱菔子、车前子、川朴、苏子、腹皮、竹油、雪羹。

诒按：用药虚实兼到，亲切不浮。

脾虚则湿热内郁，为臌。从去菀陈莝例治之。

廓清饮去芥，加苏叶、香附、冬术。

另小温中丸朝暮各钱半。

诒按：腹满由于脾之不运，其所以不能运者，痰也、湿也、浊也、气也、瘀也。故方中多用疏气化痰、清利湿热之品。

脘腹膨胀，二便失调，经络酸痛，四肢无力，脉形弦细，舌苔白腻而厚。此湿邪内郁，当用苦辛宣泄。

茅术　川芎　香附　黑栀　神曲　腹皮　川朴　赤苓　泽泻　蒌皮

诒按：此亦湿郁而化热者，故兼用栀、蒌清泄之品。

再诊：诸恙向安，肢体无力，健脾为主。

香砂六君子汤。

原注：此越鞠改方，而加胃苓之半。本方治湿郁，其眼在舌苔白腻而厚，在所必效，余每借以治黄疸亦效，挟痰头项痛亦效。

隐癖日久，散而为臌，所以左胁有形作痛，大腹渐满，便出红色垢积。更兼脘中因食而痛，久吐痰涎带瘀。元气益虚，竟有不克支持之象。收散两难，洵属棘手。

香橼皮　人中白　桃仁泥　鸡内金　炙鳖甲　射干　牡蛎　川贝母　陈皮　砂仁　雪羹

诒按：《别录》谓：射干治老血作痛。

再诊：大便之红积已除，胃中之痰涎仍泛，大腹之胀满如此，何堪磨耐。

前方去陈、贝，加瓦楞子、延胡、丹参、鲜藕。

原注：此癖散成臌，上下见血，分明有瘀，消瘀消癖，一定之理。无如此证元气大亏，不任攻消，又不可补，乃组织此化瘀化癖，不甚克伐之方。病虽减半，究属难痊。

以上出自《柳选四家医案》

费伯雄

某。脾湿成胀，脐突筋起，背平腰满，腹大如鼓，证极沉重。姑拟温运脾阳，和中化浊。

全当归　广木香　云茯苓　降香片　炮附子　佛手片　小厚朴　怀牛膝　新会皮　大丹参车前子　细青皮　苡仁　冬瓜子　冬瓜皮　川通草

《费伯雄医案》

徐守愚

新昌竹潭邳丁培芬乃室。肿胀自春至夏，日甚一日，不得起床者已月余矣。迩来更加午后潮热，一得饮食即饱闷莫容，按脉两手浮弱而涩，腹如抱瓮。此正喻氏所云："中州之地久窒四运之机，而清者不升，浊者不降，互相积聚，牢不可破。"固非寻常消肿宽胀之药所能愈。所以喻氏高出手眼，立治肿胀三法，三曰解散，意在开天户转地轴，使上下一气复天地运行之常，而闭塞可通。愚揣目下病情，舍此其无别法。淡附子一钱，桂枝三钱，麻黄二钱，细辛一钱，知母三钱，甘草一钱，生姜二钱，大枣四枚。次诊，三日中频服喻氏解散方，四剂而病减六七，是亦肿胀所最难得者。可知古人对证施治一定之法，仿而用之，其效如神。初未可以己意与乎其间也。原方再进二剂，继服理中汤加木香，执中央以运四旁，亦即喻氏三法中培养一法之义耳。

《医案梦记》

徐养恬

高年胃弱肝强，左胁癖胀痛，食减吐逆，脉弦硬，形瘦，便泄，虑其瘅胀。

金铃子　延胡　制半夏　茯苓　小青皮　鸡内金　白芍　炒枳实　左金丸

二诊：呕逆虽止，痛泄不已，脉沉伏，寒热尚重。舌黄枯燥，渴饮频多，津液元气被劫，最虑风动厥逆之变。

小川连　吴萸　炙甘草　白芍　法半夏　炒枳实　木瓜　白扁豆　赤苓　青葛　苦桔梗钩藤

《徐养恬方案》

魏树春

宁国李云门太守，患少腹胀大，肢体尽肿，两胁刺痛，吐瘀多至盈碗。凡理气行水之药，均遍尝不效。群医以此病难治，皆相率辞去。其幕僚赵君与予善，因荐予往诊。予思昔贤论肿胀之因，有气、血、寒、热、痰湿、虫积之不同。苦肿胀腹大，而又胁痛吐瘀者，其为血臌无疑，予即用归尾、桃红、乳没、旋覆、郁金之属，以通络消瘀。服两帖，瘀止痛平，仍依前法增损，再服十余帖，而肿胀尽消。夫医者临证，能辨明病因，则施治自可获效。如辨因不确，则药不中病，未见有能治愈者，如李太守血臌之类是也。

《清代名医医话精华》

杨毓斌

汪嫂，久病胀，治不验。

按：胀病之因最多。今四肢烦冤，自胸以下均胀。喜哕稍松，肠鸣切切，胃脘隐痛。此木郁贼土侮金，而为脾胃病也。冲脉附于肝而隶于胃，土木不和，冲气横逆，胸中故隐隐而痛，切切而鸣，非水病也。久病必入络，冲任伏邪于络。调疏土木，兼参奇经，从血中理气。

醋炒柴胡二钱　醋炒当归一钱五分　茜草八分　佩兰梗一钱五分　苏叶一钱　姜夏二钱　苦桔梗二钱　麦芽三钱　陈皮一钱　茯苓三钱　土炒白术一钱五分　生姜三片

《治验论案》

陈虬

上海某妇，以不得于其夫，有柏舟之慨，因病鼓胀，已三年矣。申江医者，称陈曲江、朱滋仁为最，二人所定之案，后医辄不敢翻。然二人医亦不甚分门户，唯此证则陈以为宜补，朱以为宜攻，但投剂初皆少效，旋即增胀。故因循三载，未得治法。予脉之，寸尺均见结涩，唯两关累累，如循薏苡，而面色晦滞，头低语迟，嗒然若丧。乃断之曰：病系积郁所致。初以气结而血凝，继以血瘀而气泛，于是鼓胀成矣。盖气血犹夫妇也，气以血为妻，今荣血既亏，无以涵摄卫气，而气亦遂如荡子不归。侨寓外宅，任情飘荡，故气外结而为鼓，法当于养血之中加以纳气之品。盖此气宜调不宜补，宜疏不宜攻，妄补妄攻，皆宋人之揠苗也。拟大剂逍遥散，倍当归，加丹皮治之，五剂而病减，十剂而胀愈过半。盖六月上旬事也，予旋以事至金陵，因命守服一月。逮七月初旬，客有自海上过金陵者，问之则已步履自如，洁妆赴席，嬉笑如常人矣。

《蛰庐诊录》

朱增藉

吾友李君秋实，其家嗣克生病鼓胀，延余治。诊之脉弱，值午中腹渐胀，日晡胀甚，次早又无恙。每日只辰食一顿，午食则胀不能堪，如是者累月。余以午后群阴用事，法宜扶阳。宗嘉言执中枢以运四旁，主附子理中汤。乃祖杰山公顾曰："是方已服数十剂，分两亦同，约服姜附各数斤而病更进，何与？"余曰："此方既已屡服，当为更之。"默以朱子阳生于子而极于午，阴生于午而极于子之理推之，则附子理中乃此证的方，何投而不应？又思赵养葵有云：坤土为坎水所生，艮土为离火所生，附子补坎水以生坤土，不能补离火以生艮土。此病值午而腹渐胀，必艮土失离火之生也。欲补艮土须四君，补离火须远志、枣仁。翼早遂改四君子汤加远志、枣仁。杰公云："今方与昨大异，其理何在？"余举朱子、赵氏之言以对。公喜曰："吾孙病痊矣！第理解深邃，非有道不能及此。"果四服而愈。

《疫证治例》

王旭高

何。内有湿热生疮，外受风寒浮肿。风湿相搏，证成疮臌。防加喘急。

防风　羌活　杏仁　大腹皮　橘红　赤苓　桔梗　荆芥　川朴　桑叶　通草

骆。疮之湿热与肝之气郁互结于里，近感风温，寒热咳嗽，骤然浮肿，证属疮臌。

苏梗　杏仁　川朴　桔梗　赤苓　泽泻　枳壳　橘红　大腹皮　茯苓　莱菔子　姜皮

又：湿夹热而生疮，风合湿而为肿。风从外入，故寒热而咳嗽；湿自内生，故腹满而气急。用仲景麻杏苡甘汤加味。

麻黄　杏仁　苡仁　甘草　川朴　滑石　连翘　淡芩　枳壳　莱菔子　元明粉　薄荷叶

共研粗末，滚汤泡服。

又：四肢面目肿退，而腹满未宽。在表之风寒虽解，在里之湿热未治。今拟宽中理湿。

赤苓　苡仁　陈皮　大腹皮　杏仁　泽泻　莱菔子　川朴　通草　枳壳　姜皮

廉。脾有湿热积气，渐渐腹满足肿，纳食则胀，证成气臌。

白茯苓　川朴　白术　苡仁　苏梗　五加皮　泽泻　陈皮　砂仁　通草

尤。疟止之后，腹胀足肿，湿热内归太阴，防成疟臌。但小便清利，是属脾虚。拟厚朴温中汤加味。

川朴　茯苓　陈皮　干姜　草豆蔻　木香　半夏　冬瓜皮　姜皮

陶。年甫十三，断无忧郁之理，而腹满如臌，微微内热，将及两月，其义何居？良以童心太甚，饥饱不调，冷热不节，向有胃寒呕酸之疾，今反不呕，腹渐胀大，饮食不纳，内热时生。是非劳碌伤脾而失运，寒饮停聚而腹胀也。脾虚故内热生，单单腹胀，名之单胀，然治法不同也。今以温利中州，稍佐苦泄，取柔中之刚，能平胃而和脾。

党参　茯苓　半夏　陈皮　白芍　川连吴萸炒　炮姜　泽泻　川朴　冬瓜皮

渊按：饮食不节伤脾胀，宜佐消导，如鸡金、谷虫之类。

某。痞块由大疟日久而结，多因水饮痰涎与气相搏而成。久则块散腹满，变为臌胀，所谓癖散成臌也。脉细如丝，重按至骨乃见弦象，是肝木乘脾也。口干，小便短少，是湿热不运也。匝月腹日加大，急宜疏通水道，泄木和中。

五苓散加川朴、姜汁炒川连、青皮、陈皮、大腹皮、木香、车前子、通草。

附：厚朴散

川朴三钱，姜汁炒　枳壳三钱，巴豆七粒合炒黄，去巴豆　木香三钱，晒干，研　青皮三钱，醋炒　陈皮三钱，盐水炒　甘遂三钱，面包煨　大戟三钱，水浸，晒干，炒　干姜三钱，炒黄

共为末。每服一钱，用砂仁、车前子泡汤调下。是治癖块散大成臌之妙剂。

渊按：此方诚妙。但可施正气不虚者。若久病及老年气血衰弱之人，恐目前稍松，转瞬而胀益甚，将不可治，用者宜审慎之。

张。痢后阳虚，水湿不化，腹满面浮足肿，而色青黄，脉来虚细。虑延臌胀重证。

川熟附　猪苓　茯苓　白术　党参　上肉桂　泽泻　陈皮　神曲　砂仁

又：温通脾肾之阳，疏利决渎之气，冀其胀消肿退。

熟附子　肉桂　白术　猪苓　泽泻　茯苓皮　冬瓜皮　川朴　陈皮　通草

渊按：两方治半虚半实，乃通阳泄水法。

秦。腹胀足肿，纳食则胀益甚。湿热挟气，填塞太阴，臌胀重证。

川朴　赤苓　大腹皮　青皮　泽泻　枳壳　黑丑　山楂炭　甘遂面包煨　通草　生姜

复：腹胀稍宽，足仍浮肿。运脾化湿，冀其渐平。

川朴　赤苓　大腹皮　川椒目　苍术　泽泻　陈皮　焦六曲　黑丑　通草　枳壳　生姜

渊按：二方乃湿热实胀治法。

三诊：腹满月余，得食则胀甚。两进攻消运脾之法，胃脘之胀已松，大腹之满未化，再议疏通消导。

旋覆花　五加皮　赤苓　泽泻　槟榔　黑丑　鸡内金　木香　通草　砂仁

陆。经停一载有余，肝气不时横逆，胸脘胁肋疼痛，呕吐酸水，大腹日满，青筋绽露，此属血臌。盖由肝气错乱于中，脾土受困，血海凝瘀，日积月大，状如怀子，而实非也。今病已极深，药力恐难见效。

川楝子　丹参　归尾　香附盐水炒　延胡索　五灵脂醋炒　陈皮　砂仁　红花　淡吴萸

孙。疮疥平面浮起，渐至腹满，胸闷气塞，小便不利，肿势日甚。水湿之气，一无出路，证成疮臌，防加气急。发汗而利小便，是两大法门。

麻黄　杏仁　白术　泽泻　茯苓　猪苓　葶苈子　川朴　通草　车前子　姜皮

又：肿势已平，小便通利。前方加减。

防风　白术　半夏　茯苓　陈皮　泽泻　杏仁　川朴　通草　葶苈子　车前子　葱白头　姜皮

沈。先泄泻而后目盲。服单方，目明而渐腹满，是脾虚木横。又服草药，寒性伤中，病成臌胀。其根已久，恐难骤效。

焦白术　冬瓜皮　川朴　茯苓　陈皮　焦六曲　大腹皮　泽泻　砂仁苡仁　陈香橼皮

以上出自《王旭高临证医案》

马文植

宜兴，许左。肝脾不和，湿浊滞于气分，少腹膨硬，气逆膜胸，甚则作呛，大便旬余一解，

兼带白垢。虑延成胀。当宜中利气，以化湿浊。

乌药一钱　丹参一钱五分　薤白头三钱　云苓二钱　炒莱菔子三钱　青皮一钱　苡米三钱　炒枳壳一钱　炒半夏曲一钱五分　炒小茴香八分　全瓜蒌三钱　香橼皮二钱　姜二片

复诊：气逆较平，少腹膨硬亦减，二便欠利，时常嗳逆，口鼻觉闻尿臊之味。乃浊阴凝聚下焦，阳不斡旋。宜温通达下，以泄浊阴。

熟附子一钱五分　杏仁二钱　青皮一钱　吴萸一钱五分　乌药一钱　炒枳壳一钱五分　法半夏一钱五分　炒小茴一钱　云苓三钱　降香一钱五分　姜二片

某。停饮吐水，水湿由脾而至胃，胃不降则便溲不行，水由内腑泛溢肌肤，腹膨足肿，脐突青筋。决水之后，消而复肿，又加喘急，谷少神疲，小便不利，证势极重。姑拟肃肺分消。

东洋参　半夏　黑丑　琥珀　茯苓　炒干姜　赤小豆　陈皮　泽泻　椒目　镑沉香　冬瓜皮

二诊：胸腹内胀较松，已能纳谷，小溲稍利，喘疾亦平，似有转机。宗前法进治，不再反复乃佳。

东洋参　茯苓　半夏　泽泻　陈皮　川萆薢　西琥珀　沉香　牛膝　赤小豆　椒目　冬瓜皮子　生姜皮　黑丑

三诊：胸腹腰胁胀势稍松，少腹依然膨硬，胁痛足酸，二便不畅，幸内腑胀松，饮食渐增。还宜分消主治。

归须　冬葵子　黑丑　郁李仁　防己　赤小豆　青皮　牛膝　延胡索　大腹皮　桃仁　江枳壳　陈瓢子

以上出自《马培之医案》

余听鸿

孟河有一人，面黄腹膨足肿，喜服药，每日服药一剂，方能安寐，无论寒热攻补之剂，服之皆宜。后孟河贾先生诊之，用茯苓八两，桂枝一两，煎汤十余碗，令其欲饮则饮，欲溲则溲，必一夜服尽。溲出如屋漏水，色兼红紫，而腹膨足肿俱消，再服异功散等健脾之剂，而病霍然。诸医不解，问之。贾先生曰：此药积也。问用苓、桂何意。贾先生曰：病积在腑，药为无形之积，当洗其肠胃，涤而去之，并非奇法也。此事费兰泉师亲目见之，故嘱余志之。

《余听鸿医案》

沈祖复

伍麟趾妇，产后病咳嗽，身软无力，医用肃肺去瘀等药，月余不效。先生诊之，脉细苔浊，少腹膨胀而急。曰："此湿热成臌。"用疏通分化之法，略见小效，仍觉腹痛。再用黑丑、沉香、木香、香橼皮、乌药、蔻仁等，四剂腹软，而不得便。又用川朴、大黄畅下燥粪，少腹大软。逾数日，因暑热内蕴，变为红痢。仍用大黄、黄芩、炙五谷虫、木香、银花炭等，两剂而痢止矣。此病变幻莫测，若专凭脉象，恐不足恃也。

《医验随笔》

陈莲舫

桂太太。臌胀复发，纳减而更少运，操劳气痹，郁火阴液受伤，咽干舌剥，肌灼，咳呛，心烦惊悸。营气不摄，经事反为超前，脉息带数，治以和养。

北沙参　旋覆花　大丹参　乌沉香　真獭肝　白茯苓　川贝母　白石英　生白芍　绿萼梅　代代花　广陈皮　丝瓜络鳖血炒

复方：吉林须　旋覆梗　川楝子　川石斛　柔白薇　川杜仲　川贝母　紫石英　生白芍　冬虫夏草　抱茯神　淮牛膝

杨湘泾，张。风水成臌，四肢浮肿，腹膨如箕，治以分导。

川桂枝　制川朴　大腹绒　焦米仁　黑车前　陈橼皮　光杏仁　焦建曲　连皮苓　炒泽泻　萹蓄草　广陈皮　丝瓜络巴霜炒

黄渡，秦。左部弦数较减，右部未和。脾胃气仍未调，清浊升降失司，脘腹膨满，两足浮肿，上少咯痰，下焦便难溺少。饮邪痰湿，势防泛滥。再拟建中，参以分化。

川桂枝　厚朴花　木防己　炒泽泻　淮牛膝　沉香屑　大白芍　法半夏　白茯苓　焦苡米　晚蚕沙　姜竹茹　姜衣

服药后口喉干燥，去桂枝，换生白术。如精神软弱，加吉林须。气急不顺，加伽楠香。如气喘怯力，加蛤蚧尾。十帖后，去桂枝。若加伽楠香，除去沉香屑。

方。单腹膨胀，肌肤内热，脉象细弦。治以分疏。

淡吴萸　川楝子　法半夏　陈橼皮　川石斛　焦建曲　生白芍　广陈皮　白茯苓　川杜仲

西塘，张。向有肝气，脾胃积痰蓄湿，随气入腹，大腹膨脐，肢浮面胖，两便亦失宣达，痰湿之邪，泛滥肌肤，脉息沉弦。治以温养。

川桂枝　焦茅术　川楝子　大腹皮　连皮苓　黑白丑　光杏仁　焦建曲　生白芍　陈橼皮　川椒目　炒泽泻

周庄，赵仁茂。肿胀复萌，大腹膨脐，联及两腰四肢，甚于左部，当脘结痞，咳呛气喘。诸恙又复如前，大势有增少减。素有咳呛旧根，痰饮为之泛滥。肺气失降，肾气上逆。

安肉桂　破故纸　法半夏　白茯苓　黑车前　厚朴花　姜皮　焦白术　煨肉果　广陈皮　木防己　炒泽泻　沉香曲　野赤豆

王。吐血中伤，腹膨成臌，两便不利，治以疏和。

炒香附　制川朴　川楝子　煨木香　陈橼皮　黑车前　淡吴萸　焦建曲　生白芍　大腹皮　广陈皮　荸荠干

朱。虚损断脊。腹膨如箕，疟后起因，难以调复。

银柴胡　香独活　小青皮　宣木瓜　五谷虫　焦米仁　炙鳖甲　桑寄生　黑料豆　粉草薢

鸡内金　广陈皮　丝瓜络

　　杨。疹瘰郁邪，着留气分，致大腹膨脝，拢动旧痞，恐成单腹，脉息细弦，舌糙。拟疏调气分之邪。

　　川桂枝　制川朴　川郁金　焦米仁　陈橼皮　黑车前　檀香　生白芍　焦建曲　川楝子粉草薢　广陈皮　炒泽泻　荸荠干

　　嘉兴，某。肝气侮中，脾胃中伤，痰湿皆化为水，大腹更膨，两足光亮，脉息细涩。拟以分导。

　　川桂枝　制川朴　带皮苓　粉草薢　台乌药　光杏仁　麸枳实　川椒目　炒泽泻　广陈皮随服控涎丸。

　　复方：安肉桂　制小朴　陈橼皮　连皮苓　黑车前　生白芍　生白术　焦建曲　广陈皮川椒目　家苏子　荸荠

以上出自《莲舫秘旨》

何长治

　　左。面浮肢肿，腹膨溲少，便溏。此脾虚健运失常，湿胜于中；肾虚关门不利，水生于下，脾肾两虚。法当通补兼施，以防肿满。

　　炒党参二钱　焦白术二钱　桂枝五分　猪苓三钱　泽泻二钱　赤苓三钱　神曲三钱　冬瓜皮三钱瓜蒌皮六分

　　朱右，二十五岁。丙子正月十二日未刻。劳倦食冷，腹痛且胀，作泻，脉细濡。肝脾交困，不节食恐延成鼓。

　　炒党参钱半　焦冬术钱半　煨益智钱半　炒枳实钱半　广木香四分　大腹绒二钱，洗　炮黑姜五分制附片六分　香附炭三钱　茯苓三钱　炒小茴香六分　广陈皮一钱　砂仁壳六分　官桂五分

　　左。腹胀发肿，又兼咳呛多痰，脉细数不静。关劳力、气阻、食滞。不节食必延鼓疾。

　　焦冬术钱半　炒枳壳钱半　煅瓦楞子三钱　建曲二钱　炒山栀钱半　炒青皮钱半　炒归尾钱半　款冬花钱半　山楂炭三钱　茯苓三钱　炒小茴香五分　冬瓜皮三钱　姜汁炒竹茹钱半

　　左。鼻血咳呛，又兼腹胀，脉来细数。衰年肝脾大伤，恐延成鼓疾。

　　焦冬术钱半　大腹绒钱半　鳖甲三钱　炒苡仁三钱　广陈皮八分　炒枳实钱半　大秦艽钱半　桑白皮钱半　川郁金钱半　香附炭三钱　冬虫夏草钱半

　　左。气郁食冷。腹胀痞痛，艰于小便，脉细涩。肝脾交困，不节食必延鼓疾。

　　焦冬术钱半　法半夏钱半　炮黑姜四分　香附炭三钱　炒小茴香五分　茯苓三钱　煨益智八分　炒枳壳钱半　大腹皮钱半　炒青皮钱半　炒麦芽三钱　官桂五分　姜汁炒竹茹钱半

左。向有痞积不发，近乃脘闷腹膨，周体浮肿；头痛，身足麻木，间发咳嗽；脉细数不和。系营虚气无所附，调理非易也。暂从肝脾和理，未知合否。

生芪　生归尾　生地　白芍　桑皮　腹皮洗　川芎　地骨皮　枳壳　麦芽　茯苓　青皮　鲜竹茹　荆芥

左。肝郁气阻，烦火上炽。痞积作胀且痛，脉细不应指。肝脾交困，恐不离乎鼓疾也。少食为妙。

焦冬术钱半　香附炭三钱　炒山栀钱半　茯苓三钱　炒小茴香五分　炮黑姜四分　炒归尾钱半　炒延胡索二钱　炒丹皮钱半　木香五分　炒青皮钱半　泡吴萸四分　姜汁炒竹茹钱半　肉桂五分，劈碎同煎

左。痞积，腹胀不减，兼有腹痛，小便不行，脉细不应指。肝脾交困，鼓疾有日深之势矣。

尖槟榔钱半　广木香五分　茯苓三钱　炒麦芽三钱　真建曲二钱　炒青皮钱半　炒苏子钱半　炮黑姜四分　大腹皮钱半　炒川楝子钱半　泡吴萸四分　乌药六分，磨冲　砂仁壳六分

施，二十八岁。丁丑正月二日申刻。有下血之根，近乃腹痛作胀，脉细涩。将成鼓疾矣。

炒党参钱半　焦冬术钱半　煨益智一钱　炒枳实钱半　广木香四分　泡吴萸四分　大腹绒钱半，洗　香附炭三钱　广陈皮一钱　茯苓三钱　炒小茴香六分　砂仁壳六分　炮黑姜四分

徐，五十二岁。乙亥五月初三日未刻。咳呛气逆，兼有腹胀作泻，脉细涩。肺脾交困，将成鼓疾矣。

潞党参钱半　焦冬术钱半　炒山萸肉钱半　广木香四分　炮黑姜五分　泡吴萸四分　山楂炭三钱　茯苓三钱　广陈皮一钱　煅牡蛎三钱　炙甘草四分　焦白芍钱半　砂仁壳六分　官桂五分

朱，二十四岁。丁丑三月十二日未刻。腹胀足肿，脉细涩。系劳力食冷所致，鼓疾已深矣。

炒党参钱半　焦白术钱半　煨益智钱半　广木香四分　炒枳实钱半　炮黑姜五分　大腹绒钱半，洗　泡吴萸四分　广陈皮一钱　山楂炭三钱　炒小茴香六分　砂仁壳六分　官桂五分

锦荣，庚辰九月初八日申刻。力伤食冷，腹胀足肿，脉弦细不应指。肝脾交困，鼓疾之重候也。少食为妙。

焦冬术钱半　煨益智钱半　炒枳实钱半　大腹绒钱半，洗　香附炭三钱　广木香四分　制附片五分　炮黑姜五分　炒青皮钱半　茯苓三钱　炒小茴香七分　砂仁末四分，冲

复诊：庚辰九月十一日午刻复。腹胀足肿略减，咳呛气逆多痰，脉细数无神。尚非安境也。

炒党参钱半　焦冬术钱半　炒苏子钱半　茯苓三钱　广木香四分　山楂炭三钱　煅瓦楞壳四钱，杵　炮黑姜四分　炒小茴香六分　大腹绒钱半，洗　香附炭三钱　炒青皮钱半　姜汁炒竹茹钱半　官桂四分

左。劳倦食冷，致腹痛下血，作胀，脉细软。脾阳衰，木郁气阻。鼓病之重候也。

炒党参三钱　炒萸肉钱半　广木香五分　槐花炭三钱　泡吴萸四分　炙草六分　焦冬术三钱　制附片五分　焦白芍钱半　炮黑姜五分　茯苓三钱　陈皮八分　炒艾绒八分　禹余粮三钱

左。腹胀足肿，两便不行，脉细不应指。肝脾交困，鼓疾有日深之势。少食为妙。

焦冬术钱半　广木香五分　茯苓三钱　炒小茴香五分　炮黑姜四分　炒麦芽三钱　炒枳壳钱半　制附片五分　尖槟榔钱半　香乌药一钱　香附炭三钱　炒青皮钱半　川椒目五分　砂仁壳六分

左。力伤，气屏，食冷。腹胀，偏体浮肿，脉细数。肝脾交困，鼓疾有日深之势矣。

生黄芪钱半　炒枳壳钱半　桑白皮钱半　茯苓皮三钱　炒小茴香三分　炒青皮钱半　青防风钱半　地骨皮钱半　炒苏子钱半　大腹皮钱半　山楂炭三钱　炮黑姜四分　白蔻壳六分　冬瓜皮三钱

左。劳力食冷。腹胀，泄泻交作，脉细涩。肝脾久困，鼓疾有日深之势矣。

焦冬术钱半　炒枳壳钱半　广木香五分　香附炭三钱　白茯苓三钱　煨益智钱半　炮黑姜四分　大腹皮钱半　制附片五分　炒小茴香五分　炒艾绒一钱　炒青皮钱半　砂仁壳六分

杨，八月十六日。脾虚失化，肝郁气阻。纳食不消，脉涩。恐成虚鼓之候，非易愈。

焦冬术钱半　煨木香五分　煨益智钱半　焦白芍钱半　鳖甲四钱　香附炭三钱　炒干姜七分　尖槟榔钱半　广陈皮钱半　制附片五分　砂仁末四分，冲

左。腹胀，得下紫血乃舒，脉细涩，脘闷腰痛。肝脾久伤，不节食，必延鼓疾。

焦冬术二钱　炒枳壳钱半　焦白芍钱半　泡吴萸四分　茯苓三钱　炙甘草四分　炒归尾钱半　广木香五分　炮黑姜四分　槐花炭三钱　炒川楝子钱半　炒青皮钱半　砂仁壳六分　酒炒枸橘李一枚，打

以上出自《何鸿舫医案》

金子久

三春木旺用事，木气激伤阳络，始患失血，继而腹胀，延绵以来，气血失畅，清浊欠分，浊气在上，腹大如鼓，脐亦凸，腰亦圆，满腹青筋突露，两足跗面俱肿，脉象左右沉滞而弦，舌苔薄白，口渴引饮，病属脏阴受耗，腑阳痹阻，经络肌肉壅滞。种种病源，根蒂牢固，草木功微，诚恐难图。录宣通气血之凝结，开导六腑之窒阻。

贡沉香　香橼皮　茯苓皮　猪苓　牛膝　车前子　软柴胡　升麻　当归　冬瓜皮　瑶桂　炒白芍　青皮

《金子久专辑》

丁泽周

夏先生。吐血便血起见，中土已伤，脾不健运，肝木来侮，清气下陷，浊气凝聚，大腹胀满如鼓，腹疼便溏，如痢不爽，纳少泛恶。脉象左濡弦右虚缓，舌光而干，渴不欲饮。阴阳两伤，已可概见，脉证参合，已入不治之条，勉拟温运中州，而化浊湿。

炒党参二钱　炮姜炭六分　生白术三钱　连皮苓四钱　陈广皮一钱　带壳砂仁八分　苦桔梗一钱　炒怀药三钱　范志曲三钱　陈葫芦瓢四钱　炒谷芽四钱　炒苡仁四钱

二诊：吐血便血之后，大腹胀满如鼓，腹痛便溏似痢，纳少泛恶，脉象虚弦，舌光无苔，

渴不欲饮。此乃脾肾阴阳两亏，肝木克土，清气下陷，浊气凝聚，证势甚重，再宜温运中都而化湿浊。

炒党参三钱　炮姜炭六分　生白术二钱　陈广皮一钱　连皮苓四钱　炒怀药三钱　大腹皮二钱　冬瓜子三钱　范志曲三钱　带壳砂仁八分　炒谷芽三钱　炒苡仁三钱　陈葫芦瓢四钱

胡左。呃逆已止，而腹胀如鼓，青筋显露，纳少形瘦，小溲短赤，脉虚弦无力，舌苔干腻微黄。脾肾阴阳两亏，肝木来侮，湿浊凝聚募原之间也。恙势尚在重途，未敢轻许无妨。宜健运分消，泄肝化湿，尚希明正。

南沙参三钱　连皮苓四钱　生白术二钱　新会皮钱半　大腹皮二钱　生泽泻钱半　仙半夏二钱　猪苓三钱　春砂壳八分　冬瓜子三钱　炒谷麦芽各三钱　炒苡仁三钱　陈葫芦瓢四钱　济生肾气丸八钱，包

二诊：单腹胀已久，青筋显露，脾虚木侮，湿浊凝聚募原之间，兼之吐血咳嗽，自汗频频，脉象芤弦而数。木郁化火，扰犯阳明之络，络损则血上溢也。前波未平，后波又起，恐正虚不能支持，致生变端。再宜引血归经，运脾柔肝，尽人力以冀天眷，尚希明正。

蛤粉炒阿胶二钱　侧柏炭三钱　左牡蛎三钱　花龙骨三钱　紫丹参二钱　茜草根二钱　怀牛膝二钱　连皮苓四钱　川贝母二钱　仙鹤草三钱　白茅花钱半　鲜竹茹二钱　鲜藕二两　葛氏十灰丸三钱

王右。脾阳不运，浊阴凝聚，大腹胀满，鼓之如鼓，纳谷减少。脉象濡迟，舌苔白腻。证势非轻，姑宜温运分消。

生白术三钱　连皮苓四钱　熟附块一钱　清炙甘草五分　淡干姜五分　陈广皮一钱　大腹皮二钱　福泽泻钱半　带壳砂仁八分　炒谷麦芽三钱　冬瓜子三钱　陈葫芦瓢四钱

谢右。脾阳不运，肝木来侵，厥气散逆。腹胀如鼓，青筋显露，谷纳减少，脉象濡细。证势沉重，姑仿塞因塞用之法。

吉林参须一钱　生白术三钱　连皮苓四钱　清炙草五分　陈广皮一钱　带壳砂仁八分　炒谷麦芽三钱　生熟苡仁三钱　冬瓜子皮三钱　陈葫芦瓢四钱　金匮肾气丸一两

钱先生。初起寒热，继则脐腹膜胀，右臂部疼痛，连及腿足，不能举动，舌苔腻黄，小溲短赤，腑行燥结，脉象濡滑而数。伏邪湿热挟滞互阻募原，肝气乘势横逆，太阴健运失常，阳明通降失司。痹痛由于风湿，书云：非风不痛，非湿不重也。经络之病，连及脏腑，证非轻浅。姑拟健运分消，化湿通络，冀望应手为幸，尚希明正。

清水豆卷四钱　嫩白薇钱半　郁李仁三钱　木防己三钱　茯苓皮四钱　通草八分　火麻仁四钱　肥知母钱半　枳实炭一钱　全瓜蒌四钱　西秦艽钱半　地枯萝三钱

以上出自《丁甘仁医案续编》

傅松元

汤俊臣者，新塘市之造酒司也。深秋腹痛，赤痢日必百数遍，少亦六十遍。至仲冬，其丈人徐炳者，与以鸦片烟少许，吞之，痛痢大减，但烟力既过，痛痢如前。自冬入春，昼夜常四十遍不稍减，烟乃渐增，日须吞三分。延至三月初，邀余治。见其形如骷髅，声如鬼叫，言语

不相续，胭肉俱脱，臂瘦如竹片，脉弱如丝而紧，腹大如五斗匏，皮坚急如鼓革，且脐突，青筋绊腹。自云不食已三日，痢仍一周四十下。余问是否不能食，抑不敢食耶？答云："食难下咽，故不食，非不敢也。"问其烟炮吞否？答云："日四五吞，须三分。"余曰："来太晚矣，余未得吕祖之葫芦，尔欲求生，我无仙术。"病者唏嘘欲绝而言曰："自知难生，请先生来，为我决一死，我生一日，痛苦万状，欲求速死耳，不望生也。"余曰："若求生，不在今日，明日未申之际，不救死，亦难生矣。"病者云："我上年本欲请君治，亲友皆言君常用重剂，故不敢。我屡言彼等屡阻，直至今日，始不再阻，我亦自知无及矣，方亦不必开，开亦不肯与我服。"其家人云："先生若能开方，岂有不与服之理？"余曰："若开方与服，今夜即死如何？"其家人不应。病者苦求书方，欲速死也。余书和中理气一方，且书且云："欲服是方，以此不得再吞烟炮尔能否？"病者云诺。余曰："果能，明晨再商。"第二日早，来请复诊，云昨夜不吞烟炮，竟未死，请往再诊。余至，复书大承气汤，送下控涎丹一钱五分，嘱伊午刻服，须切记未申之际，勿再吞烟炮。病者点头应。第三日早又来请云："先生今日再诊，谅可愈矣。"余至其家，前昨两日，观方脉者不下五六十人，今何仅二三人而已？病者云："昨午服药一时许，腹中大动如雷，至未申时，连下四十遍，但不如往日之滞而难出，竟如倾盆之倒泻，时大痛大汗，竟至不闻、不见、不识、不知。其家人见此光景，扶卧床上，腹已瘪，气如绝，皆以为已死。至二鼓时，病者手动，如欲求食。遂与稀粥两碗，食后仍卧如尸。至四更又食两碗，天明又食两碗，刻始能言，又欲食。余即为之方脉，病者竟能作谢云："先生之乎，高矣，我之志，亦坚矣，几为内人所误，烟炮到口者三，皆吐之。"旋张目四顾云："今骂先生之人，皆不在此。"余问其故，乃知昨晚转机之时，惨声竭叫，听者皆骂傅松元之大刀杀人也。余曰："吁，病至危极待死，我未见小帚能救得人者。"于是为之调养十余日，至两月后复原，余之傅大刀，于此轰传。

甘草司陈蕙亭，明于医。其子七岁，始由疟疾，而生痞满，变为水臌，囊胀如一升大，形如猪脬裹水浆也，自治，病日进，以手版使家丁邀余治。陈公告以小儿病延二月，行将不救，今请吾兄一决。余曰："凡臌有五恶，脐突，青筋绊腹，腰直，阳缩，缺盆平，五者俱见，不救也。今五恶见其四，独缺盆未平，虽喘息气粗，尚能片刻仰卧，脉沉舌白，疟发未止，略可进食，然证已剧矣，请父台毋姑息，不识治下能效力否？"为之用草果、厚朴、葶苈、大戟、芫花、槟榔、车前、通草、大麦芒、陈香橼一方，嘱服二剂。陈公见此方药未免心寒，云可改轻些否？余曰："父台，是明理人也，药虽峻，有病当之。经不云乎，有故无殒，亦无殒也，治下故先言毋姑息，盖为此也。"服二剂肿虽略退，疟仍不止，以前方改去通草、香橼、葶苈，加附子、干姜、威灵仙，再二剂，而疟止囊缩，腰下至足，肿尚未退。以前方去草果、芫花、威灵仙、大麦芒，加白术、牛膝、防己、木瓜，又二剂。阅半月，其家丁率其子踵门叩谢云："第三方又服三剂而愈。今请为一诊，可不药否？"余诊其脉已平和，饮食如常。病虽除去，惟鸡与蟹须忌食三月，可无后患。

浦南人马姓，船户也。邀余治，云已三日不食。见其面色如尘土，目颐微肿，余问其腹胀否？马启衣相示，腹坚大而青筋绊绕。切其脉细弦，观其舌熟白连唇，闻其声又带哀嘶，知其不快。余曰："治太晚矣。"马含泪云："我被小周先生误至于此。我始病，寒热日作，人皆曰岳子也，初以捉岳法变间日岳。乃服单方，继而又服签方，皆不止，后致胸痞食减。而周先生云，易治也。服周方二剂，又不应。再请来诊，则云再服二剂可愈矣，服下仍不应。再请来诊，周云再服二剂，料必应乎，岂知不然，而腹大且硬。前日又请伊来，示以腹，周云，今变臌胀矣。

今为尔用泻胀法，谅必治。又三日，不但不泻，而反不能食，寒热仍未止。今先生来，为我决一生死，若果不救，我欲死于乡土，不识能到家否？"余曰："且为用一方，服二剂，如不应，回家可也，五日内必不死。但服药须按时刻，为之定二剂，服四半碗，依钟点进之。"方用龟血柴胡、乌梅肉各六分，附子、干姜、草果、厚朴各一钱，半夏、陈皮各钱半，尖槟三钱，甜茶八分，煎汤，送下控涎丹六分，分二次服。第三日复来邀，余至。马云："服先生方，寒热止矣，腹胀宽矣。但先生之药不独泻而且吐，吐后必泻二次，今小便亦通，昨食粥二顿，今食饭一碗，但无可口之菜，望先生为我思之。"余则先视其腹，青筋已退，腹中左下俱软，唇色转淡红色，脉细而不弦。余曰："病已退，肝尚胀大，胃气虽开，食须忌生冷寒凝之物，荤菜切忌，鸡、蟹并水果、芋芳、粉条、鸡蛋皆不可食，余皆无妨，然宜香脆辛辣，使脾胃能受者为佳。"立方用干姜、益智、厚朴、尖槟、焦潞党、生于术、茯苓、半夏、陈皮、砂仁等，嘱服三剂。痞块渐小，谷食渐增，神气亦渐旺。马云："无先生，则我在黄泉作客矣。"由是再为之开六君子汤加益智、炮姜、厚朴，三剂而块渐除。

道三易者，姓汤，泰州库司也。因亏空出亡，至刘河，以星卜糊口，得钱则饮酒。六七年后，忽起酒肿，自以粗知医学，时用方药，一月后不应，央其同乡吴玉斋来邀。余至其寓，见其仰卧于床，浑身肿胀，卧则不能起，两人转其身而扶之立，立则不能坐。缘自手至足，无处不肿，四肢不能屈伸，如革人而中实以气者然，略动则喘促不休。切其脉，模糊无形。余曰："病至于此，可谓剧矣。今二便不通，只可泻利，但缓则不济耳。"为之用甘遂、大戟、葶苈、芫花、五倍、牵牛、葛根、椒目，每味一钱，惟五倍二钱，葛根四钱，为细末，分八服开水下。一服，头面肿退；二服，头肩肿退，两臂能屈伸；三服，胸间之肿亦退；四服，大腹退；五服，小腹亦退；六服，两大股退。至七日，玉斋又来邀至其寓，大欢喜而笑谢云："先生名不虚矣。"乃切其脉细弱，身体已大活动，惟两胫下未退。问其药尽乎？云未也。汤云："请先生为我换一方。"余曰："病未退尽，药未服完，何必换方？"汤云："《内经》云，大毒治病，十去其六；常毒治病，十去其七；小毒治病，十去其八；即无毒治病，亦不过十去其九。今病十去其九，泻药可止也。"余曰："不然，若病根不去，后必再发，前药无济矣。"余坚持不与换方，嘱其服尽。汤乃勉从。服第七服，胫肿已退，踝下足跗未退也，余一服弃之。未几，于其卖卜处相晤，具言服七弃一，而足跗入夜仍肿，早起始退尽。余嘱其从此戒酒，可免后患。汤不肯，云："人无酒则不欢。"后二年，仍以酒臌亡。

以上出自《医案摘奇》

孔继菼

俞太学蔚南，嗜酒无节，病者屡矣。丁巳正月，病大剧，四末清脱，骨锋棱棱，惟腹大如瓮，坚如石，青筋暴露，脐突指许，行卧皆废，坐则仰，稍一俯首，水从口出。延予往治，谢不能。会予赴姻亲召，其居近于俞。蔚南兄苍南来拜，次日，不得已往，遂延诊，并请病案。乃书曰：此痰饮内停，肿胀证也。肿胀之脉宜坚大，痰饮之脉宜滑大，是脉证相同，犹为宜治。今脉细而带数，邪实正虚，药将难任，一逆也。通身俱肿，痰水四溢，是诸经分受其病，受害犹浅。今单一腹胀，脾家独受，后天根本先拔，谷养谁为转运？二逆也。具此二逆，兼之络青脐突，生死实难预定。欲于死中求生，非攻补兼施不可。夫湿气停结于内，清者为饮，浊者为痰，脏腑既满，溢于皮肤，不攻，病何由去？然脾虚不能制水，肾虚不能行水，肺热气虚，又不能布水，而后停留为肿胀，虚而攻之，是为虚虚，虽欲无危，不可得也。经曰：治水不利小便，非其治也。又曰：开鬼门，洁净腑。今元腑未闭，每晨见汗，无俟复开。惟小便一支，正是邪之去路。当此之时，清肺金，培脾土，疏肾气，利小便，频补之后，兼用一攻，使清肃下行，脾阳不败，肾阴无亏，缓缓调之，庶几侥幸于万一乎？案既立，苍南以为允当，遂请疏方，兼订异日之约。曰：舍弟之病，兰馥赵君系至戚，自不得辞，但得大兄间来一视，互相参酌，足矣。予慨诺。自是两往。约一月余，大抵五六补后，攻下一次，病遂大减，膜胀全无，饮食倍进，小便亦渐多，腹之坚处皆软，高处渐平。每进补药，腹中辄汩汩响动。苍南喜曰：白术、枳实，今日始能当家矣。盖每剂有白术二两、枳实一两故也。会予北归，有郝姓者，素不识，诣俞送贴脐方，言不吐不下，三日可全消。蔚南信之，询其方，生麝、蓖麻子也。赵君极言不可，苍南亦力止之，而内室协赞，已偷贴矣。贴后，赵君进诊，骇问脉何以变，蔚南犹不吐。甫二日，病大坏，胀复作，饮食不进，腹膜坚如前，兼之面目俱肿，鼻中流血，小便癃闭。急延予治，而脉已不可为矣。苍南悔恨，谓予曰：二物之为害，如此其烈乎？予曰：蓖麻收敛太峻，毒能伤人，然其害不过吸引邪气，聚而难出耳，为祸犹浅；麝香飞扬走窜，透筋入骨，脏腑经络，何所不至。令弟元气本虚，麝香循脐而入，五脏六腑之真气，俱被攻乱。夫气者，本乎阳而亲上，故胸高而肿，鼻中出血也。今即收拾乱气，引使归元，耗散之余，岂能如归？且麝香余毒在骨，势必作热，热与湿搏，气复不顺，将来变证纷纭，正难料也。苍南强恳再治，气竟复降，腹亦微软，日食虽少，小便渐顺，然自是殊不受补矣。强调二十余日，遂辞归。而蔚南之病，亦无万分之一矣。

《孔氏医案》

周镇

陈左，扬名乡。丁巳四月诊：凛寒身热匝月，大腹胀满如鼓，体瘦殊甚。脉细数，舌黄质红。枢机阻塞，邪湿不化。初拟豆豉、山栀、郁金、通草、滑石、竹茹、枳实、薏苡、连翘、大腹皮、佩兰、野蔷薇花及玉枢丹。二剂。寒热大退，惟腹胀如鼓，青筋绽露。知厥气横逆，木火入络。无如瘦弱不能攻导，只能清通。金铃子、玄胡、莪术、香附、乌药、大腹皮、连皮苓、香橼、橘叶核、枫果、青皮、泽泻、车前子。另小温中丸。三剂，腹胀即退，嗣即勿药。

叶懋吉次子，年弱冠，住堰桥叶巷。烈日中往校，伏热蕴结。甲戌秋，先患痛痹，由西医针治。至乙亥春，又患肺炎，咳嗽痰黑，仍由西医针治。季春候转肝胀，胸右垒起，腹大如鼓，溲赤而少。乡医循寒水例，用湿燥药十余剂，不减。邀余往诊。脉弦数，舌尖红，按腹坚大如覆釜，灼热。决其肝热而胀，宗王梦隐、张伯龙二贤治法。用金铃子、丹皮、黑山栀、知母、蛤壳、石决明、连翘、海金沙、通草、炙干蟾。小温中丸三钱、苦参子四十粒去壳去碎，用冰糖汤分二次送。遂解大便如垢黑、酱黄、腻白，中夹瘀红数色，秽浊异常。翌日复诊：按腹稍柔，灼热微减，脉之弦数依然。增损原方，并加龙胆草、胡连，小温中丸减用一钱，苦参子减用三十粒。并加羚羊类，血珀，鸡内金，研末，开水送服。胀势即减。后持效方与他医商善后，闻亦告痊。

丁道人，年四十余，住西袁巷。丁丑九月二日诊：嗜酒伤中，食少，腹胀成鼓，小溲短少。脾虚湿袭，宜健脾运水，诫勿猛攻，以原因在脾虚耳（针科与服商陆、苦葫芦、舟车丸，胃更坏云）。冬白术二钱，制小朴一钱半，大腹皮三钱，车前子五钱，茯猪苓各三钱，青陈皮各一钱，海桐皮三钱，紫荆皮四钱，葛花一钱，生姜皮一钱，炙桑皮四钱，麦芽四钱，陈香薷八分。另陈麦秸二两，菵草二两，葱须十枚，煎汤代水。另鸡内金六钱炙研末，茅根二两煎汤调服。三剂。七日复诊：中虚湿热之鼓胀，服药后腹胀减，小溲亦多，只囊肿。素有疝气，宜为参入疏肝。频咳亦湿气上袭之征。冬白术三钱，制小朴一钱，金铃子四钱，肉桂子一钱，茯猪苓三钱，泽泻二钱，青陈皮各钱半，广木香一钱，淡昆布钱半，大腹皮二钱，车前子八钱，白前三钱，紫菀四钱，地肤子四钱，葛花钱半。另陈麦秸三两、野苎麻根叶三两，菵草三两，葱须十枚，煎汤代水。中满分消丸三钱，开水送服。另鸡内金六钱，大麦芽三钱，研末，分三次，茅根汤送服。三剂。十二日诊：酒湿挟疝成鼓，以不忌口，睾肿茎曲，疝气攻撑，冲心堪虑。因气撑膀胱被压，溲更少也。冬白术三钱，制小朴一钱，茯猪苓各三钱，泽泻三钱，橘核四钱，玄胡索四钱，淡昆布二钱，单桃仁七粒，肉桂子八分，小青皮三钱，大腹皮三钱，车前子八钱，甜葶苈一钱，楂肉三钱，赤砂糖三钱，炒炭。另陈麦秸三两，野苎麻叶三两，葱须七枚，煎汤代水。小温中丸四钱，开水送。另远志肉四钱，荔核一钱，蝼蛄三枚去头，研末，茅根汤调。三剂。十五日诊：疝气减半，溲已觉多，睾囊蜕皮，茎仍曲垂。势虽略松，仍在险途。冬白术二钱，制川朴一钱，青陈皮各钱半，胡芦巴四钱，乌药三钱，荔橘核各三钱，五加皮四钱，大腹皮三钱，肉桂子一钱，连皮苓四钱，生姜皮一钱，车前子八钱，泽泻二钱，淡昆布三钱，炒小茴五分。另麦秸三两，葱须七枚，煎汤代水。另远志五钱，蝼蛄三枚去头，黑丑六分，研末，分二服。禹余粮丸四钱，小温中丸四钱，苦参子五十粒，二次服。外贴膏药，甘遂三分，大戟三分，蝼蛄四枚去头，车前子一钱，黑白丑五分，芫花五分，研末，放脐上，以膏药掩贴。廿一日诊：下水如黄脓甚畅，自觉皮肤如针刺，肿胀减十之八，疝气亦退，囊蜕，茎已得伸，尚有气逆。脉转濡小，苔微腻，刻交秋分，药兼扶脾抑肝。生于术三钱，制附片钱半，连皮苓六钱，煨木香钱半，开口川椒十六粒，车前子六钱，炒小茴六分，补骨脂五钱，鸡内金六钱，胡芦巴五钱，麦芽五钱，泽泻三钱，远志一钱，肉桂末五分，沉香末三分，冲服。禹余粮丸四钱吞。三剂。廿二日诊：肿胀大消，只大腹尚有窒满，小溲已长，便薄三次，疝气已轻，囊蜕，茎已舒直。必得腹部复常，不致反复，为全愈。生冬术三钱，制小朴一钱，远志三钱，甘松钱半，大腹皮三钱，广木香一钱，官桂六分，制附片钱半，胡芦巴五钱，车前子六钱，椒目十六粒，麦芽五钱，鸡内金六钱，白芍七钱，巴戟四钱。禹余粮丸四钱吞服。三剂。十月十日诊：小溲甚多，而茎又曲。便解尚畅，大腹尚胀，兼有疝瘕，气聚脐腹。再和中祛水，敛汗消瘕。冬白术三钱，橘皮一钱，橘核三钱，玄胡三钱，两头尖五钱，炒小茴五分，胡芦巴三钱，白芍五钱，茯猪苓三钱，车前子六钱，金铃炭三钱，陈香橼四钱，京三棱三钱，莪术二钱，淡昆布三钱，鸡内金四钱，远志五钱，水红花子一钱，蔻仁三分，研末，茅根汤调服。十六日诊：胀势又减，尚剩二成，手按不柔，茎垂已伸，蜕皮，自觉气结于脐下。肝木不敛，切勿气忿为嘱。陈香橼四钱，金铃子（茴香汤炒）三钱，巴戟四钱，白芍八钱，川断五钱，狗脊五钱，莪术三钱，制香附三钱，乌药三钱，麦芽四钱，远志一钱，车前子七钱，赤白苓三钱，山萸肉四钱，鸡内金五钱。禹余粮丸一两，分早晚二服。五剂，即痊。

以上出自《周小农医案》

翟竹亭

　　邑北李庄李子贞妻，年三十，患水臌证三月有余，就诊于余。肺脉浮数，脾胃脉缓滑。此证因脾胃受湿，肺脏受风，风湿交加，所以头面肿如瓢，四肢肚腹无一不肿。治宜利水祛风，遂用风湿两彻汤。赤茯苓15克，滑石12克，木通6克，泽泻10克，薏苡仁12克，白术12克，栀子6克，炙麻黄7.5克，川羌活10克，白芷10克，荆芥10克，紫苏10克，柴胡10克，秦艽10克，升麻6克，甘草6克。水煎服。一剂轻，二剂痊愈。

　　邑东五里前营村黄某，年二十三岁，患水臌证，两月有余。请余治疗，脾脉极细无力，此少年当忌之脉，恐非吉兆。看服过药方，尽是大攻大伐之剂，病势甚至，余辞不治。伊母泣诉曰："吾夫去世，儿方周岁，我寡居二十余载，儿才成立，倘有不测，何以为生，祈先生怜念，勉书一方。"言罢涕泣不止，余见此情景，无可奈何，告伊母曰："我非有回生金丹，但尽心而已。"遂用金匮肾气汤加减，服十帖病去六七，前后共服二十余剂，竟获全安。此证虽愈，想是此妇守节之报，余何敢居功。

　　邑西七里岗，刘清林母，年近七旬。患水臌月余，医药无效，请余治时，周身肿胀，形容憔枯。又兼素有痨病，补则胸腹极满，下则元气不支，实属两难。筹思再三，制一攻补兼施之方。白术30克，山药30克，芫花12克，甘遂10克，车前子30克，泽泻10克，红枣500克。用水7碗与药同煮，水尽为度。令其每日早晚各食10枚，枣尽而病愈。

　　东郭外农人边兴才，年三十余，患水臌证腹如抱瓮。就诊于余，肝脉弦数，脾脉虚弱，此证因郁怒伤肝，肝克脾土，脾土受伤，失其转运，肝失其疏泄，肝肾同源，肾气虚而不化水，于是水势壅留腹中，而臌证成矣。余用肾气汤加减，服六帖病去一半。伊信巫言，竟不服药，又月余，迎余再诊，辞不治，逾三日果殁。

　　本城大士阁街，庞良才祖母，年近八旬，患虫臌年余，腹大如孕妇将产，每日疼痛非常，屡次延医调治，绝无功效。及迎余时，已濒于危，余认为气臌，用流气饮服之不效，越二日而殁，遂即合殓。第二日封口时，但见亡人从鼻口涌出蛔虫甚多，衣服被虫盖，见者无不寒心，此伊子亲对余言。余认为气臌，至今仍觉抱愧，望同道君子，倘遇斯证，详细诊断，以重生命，勿效余之误认也。

　　巴庠生王楚才之侄，年五十，患水臌证，家贫甚，就诊于余。肺脾肾三部脉皆虚细无力，此因饥饱劳役亏损而成，非先攻后补不可。先用十枣汤攻水后，用肾气汤补虚，服二十帖渐获平复。逾年前证又发，复迎余治，病势脉伏更不如前，辞不治。楚才苦求勉为之治，余想一方。十枣汤合肾气汤煮红枣令食，每日数次，泻水甚多，共食枣一斤余，诸证如失。

　　邑北十二里寨，贾世道年三十余，腊月患水臌证，将近两月。迎余治疗，但见周身痛肿，肾囊肿如斗，腹皮欲裂，小便极涩，饮食减少，脾胃二脉虚细，肾脉劲弦。按病状脉象合论，二者俱在不治之例。余辞欲去，伊妻跪下涕泣告余曰："吾家上有七旬老母，下有三子，长者十二岁，次者八岁，小者在抱。家无隔宿之粮，栖于土室之中。倘吾夫去世，合家零落矣。"余闻此言，忽动恻隐之心，谓伊曰："此是水臌证，极难调理，至少服药需数十帖，或可望愈。"伊妻恳其堂兄，其堂兄慨然允诺曰："请先生费心调治，至于药资，鄙人担任。"余用仲景十枣汤，甘遂 10 克，大戟 6 克，芫花 1.5 克，红枣 10 个。早晨服下，至午水下倾盆。后用金匮肾气汤少为加减，服三十八帖而痊。

加减金匮肾气汤

熟地 24 克　山药 15 克　茯苓 10　丹皮 7.5 克　泽泻 7.5 克　车前子 10 克　制附子 10 克　牛膝 10 克　杞果 12 克　肉桂 6 克　炮姜 7.5 克　白术 18 克　破故纸 10 克　巴戟天 10 克　砂仁 6 克　茯苓皮 10 克　炙甘草 6 克　水煎服。

邑南十二里杨大庄，李清河之妻，年三十九岁，患水臌证，业已三月。迎余往诊，肺脉沉滑，胃脉沉滞，肝脉弦急。腹肿如抱瓮，腿肿似冬瓜。按之如泥，窝而不起。此证得之郁怒伤肝，木旺克土，土伤肺弱，因此肺气不能下降为膀胱。经云："膀胱者，州都之官，津液藏焉，气化则能出矣。"今气不能化水，留于腹中而臌证成矣。治宜平肝补脾，渗湿攻水。方用白术 10 克，茯苓 18 克，茯苓皮 12 克，冬瓜皮 10 克，葶苈子 10 克，甘遂 6 克，醋炒芫花 4.5 克，大戟 4.5 克，扁豆 15 克，薏苡仁 15 克，芡实 12 克。水煎服。连服三帖，病去六七。经云"大毒治病衰其半而止"，后改八珍、十全大补汤略为加减，二十余帖而愈。

以上出自《湖岳村叟医案》

王绍荫

孔某某，男，54 岁。患者因肝硬化腹水住入天津第三医院内科，经治疗月余，无明显好转，遂邀王氏会诊。患者腹胀如鼓，青筋显露，小便不利，下肢浮肿，按之没指，食少纳呆，神疲乏力，面色萎黄，肌肤干燥，形体消瘦，脉弦促，舌苔白腻。证属脾失健运，水湿停滞，先以健脾扶正为主。

木香 6 克　砂仁 6 克　陈皮 10 克　半夏 6 克　党参 10 克　云苓 10 克　焦术 10 克　甘草 3 克　炒苡米 30 克　生山药 30 克

二诊：服上药十剂，食欲增加，精神亦有好转，正气有所恢复，拟峻下逐水剂。

甘遂 3 克，研细末冲服　大戟 3 克　白芥子 10 克　大枣 12 枚　水煎服。

三诊：服上药患者自觉腹部坠痛感，并多矢气，大便日二十余次，稀黑便，伴腹痛，小便亦通利，腹部肿胀明显减退，饮食增加。服第 4 剂后，腹部肿胀基本消退，下肢稍有浮肿，食欲增加，稍感两胁胀满，脉虚苔少。邪虽去，正气虚，拟健脾理气剂。

木香 6 克　砂仁 6 克　党参 10 克　云苓 10 克　焦术 10 克　甘草 3 克　陈皮 10 克　半夏 6 克　香附 10 克　郁金 6 克　沉香 10 克　枳壳 10 克

服上药五剂，精神逐渐好转，肿胀消除，活动自如，脉促苔少，遂以人参健脾丸，沉香舒郁丸善后。

《津门医粹》

冉雪峰

冯姓小孩，年十二，患水气病，住某医院治疗四阅月，曾放腹水二次，病机日趋严重，延予商诊。近察腹大如鼓，腹和腿、脚肿带光亮，若有大量水汁流出者然。阴囊似水球，阴茎变形，小便点滴旁流，脉位遮蔽，隐晦难察，两鼻孔赤，时涕中和唾中微杂血液，因水道阻碍气道，气道阻碍血道故也。拟方：苡仁四钱，茯苓六钱，猪苓三钱，蒜条桂四分（冲服），大腹皮三钱，厚朴一钱五分，蒲黄三钱，白茅根四钱，莱菔子八钱（研）。三剂平平。又三剂，小便略利，肿不为衰，前方或加葶苈、椒目，或加海藻、昆布。十日，且进且却，效力不大。因思仲景疗水，不稍姑息，胸满惊骇不得卧，不卒死，一百日或一岁仍主十枣汤。可见有是病用是药，用是药方能治是病。因于原方（无复加葶苈、椒目、昆布、海藻）加黑白牵牛（头末）七分至一钱，腹泻减去，不泻续服，或改加千金水道散（甘遂、葶苈、白芷三药），服如前法。二加药前后轮换，屈伸相成而利之，往来相摩而荡之，两星期，肿胀消十之七八。以五苓散减桂，加蒲黄、茅根、泽兰、青木香之属，又两星期，全愈。愈后形态，前后若两人。此病得愈，经验在于治疗之部署，前后之瞻顾，主药之轮换出入。

《冉雪峰医案》

陆观虎

于某某，女，49 岁。

辨证：臌胀。

病因：气血郁滞。

症状：腹胀硬而大，左手作肿，胸脘发闷作痛。脉细濡。舌质红，苔浮白微黄而腻。

治法：疏气开郁。

处方：冬瓜皮 9 克　沉香曲 6 克　车前子 9 克　茯苓皮 6 克　春砂花 3 克　大腹皮 9 克　苏梗 6 克　陈香橼 6 克　川通草 3 克　木香 3 克　鸡内金 6 克

方解：冬瓜皮、大腹皮消胀利水。沉香曲降气开郁。车前子、茯苓皮、川通草利水消胀。春砂花、广木香、苏梗行气调中，开胸止闷痛。陈香橼舒气开胃平肝。鸡内金健脾胃消积滞。

二诊：腹仍胀大而痛，左手肿消，胸闷痛减。脉细弦。舌质红，苔浮黄微白。

处方：前方去沉香曲、春砂花、陈香橼、鸡内金，加陈皮 6 克、归身 6 克、白芍 6 克、香附 6 克。

方解：陈皮理气开胃。归身养血活血。白芍柔肝止痛，敛阴养血，治腹痛。香附解郁开胸疏气。

三诊：脘腹胀大见小，痛减，胸闷痛止。脉细。舌质红，苔浮黄微白。

处方：二诊方去通草、鸡内金，加赤小豆 12 克、猪赤苓各 9 克。

方解：赤小豆健脾祛湿，猪赤苓利尿渗湿，消肿除满。

金某某，女，47 岁。

辨证：臌胀。

病因：脾虚，心肾不交。

症状：腹胀大，心跳自汗，夜眠不安。发冷乏力，腰痛，口干溲短。脉细涩。舌质红，苔浮白。

治法：养心，健脾，益肾。

处方：茯神9克　石斛6克　夜交藤9克　远志6克　杜仲9克　枣仁6克　扁豆衣9克　文竹6克　通草3克　冬瓜皮9克　茯苓皮9克

方解：以茯神、远志益养心肾。夜交藤、枣仁养心安神。杜仲、石斛养阴滋肾。通草、文竹、冬瓜皮、茯苓皮、扁豆衣健脾消胀，利水通溲。

二诊：腹胀大见消，夜眠见安，心跳已减，力增，自汗发冷，打嗝，溲少大便不畅，耳鸣腰痛。脉细弦。舌质红，苔浮白。

处方：原方去扁豆衣、文竹，加磁石（包）9克、石决明12克。

方解：加磁石、生石决明镇肝益肾，聪耳。

三诊：腹胀大见消，耳鸣腰痛、心跳均减，夜眠见安，自汗发凉，便燥溲通。脉细弦。舌质红，苔浮白微黄。

处方：原方去石斛、川通草、茯苓皮，加左牡蛎（煅包）12克、糯稻根须（洗）9克、女贞子9克。

方解：再以原方育阴补肾，安神分利。熟女贞益肾壮腰膝，左牡蛎、糯稻根须固涩止汗。

四诊：腹胀大已消，耳鸣、腰酸均减，心跳已正，夜眠已安，自汗冷退。脘堵、便燥。脉细弦。舌质红，苔浮白。

处方：原方去糯稻根须、云磁石、冬瓜皮，加大枣9克、浮小麦9克、猪赤苓各6克。

方解：原方加大枣补脾，浮小麦止汗，猪赤苓健脾消胀利水。

李某某，女，43岁。

辨证：臌胀。

病因：肝郁气滞，脾虚失运。

症状：脐腹胀满，胸痛便燥，患经月余。脉细弦。舌质红，苔微白。

治法：疏肝理脾。

处方：猪赤苓各6克　通草3克　冬瓜皮9克　鸡内金6克　代代花3克　茯苓皮9克　焦麦芽3克　佛手花3克　香橼皮6克　沉香曲6克　大腹皮9克

方解：猪赤苓、通草、冬瓜皮、茯苓皮健脾利水。鸡内金、焦麦芽健脾胃，消食积。香橼皮、沉香曲宽中解郁顺气。大腹皮消胀利水。代代花、佛手花平肝理气，开郁。

二诊：脐腹仍肿胀，便燥，胸胀满，唇腐。脉细弦。舌质红，苔薄白。

治法：猪赤苓各6克　通草3克　冬瓜皮9克　鸡内金6克　代代花3克　茯苓皮9克　焦麦芽3克　佛手花3克　香橼皮6克　沉香曲6克　大腹皮9克

方解：猪赤苓、通草、冬瓜皮、茯苓皮健脾利水。鸡内金、焦麦芽健脾胃，消食积。香橼皮、沉香曲宽中解郁顺气。大腹皮消胀利水。代代花、佛手花平肝理气，开郁。

三诊：脐腹仍胀满，便燥，胸时痛，唇腐。脉细弦。舌红，苔薄白。

处方：原方加广皮炭6克、木香3克、金银花6克、苏梗6克、枳壳6克，去鸡内金、沉香曲、猪赤苓、代代花、佛手花。

方解：广皮炭、木香、苏梗理气和中。枳壳调气止痛开郁。金银花清热解毒，以化唇腐。

四诊：脐腹肿胀见消，胸痛已减，唇腐已退。脉细弦。舌质红，苔薄黄。

处方：原方加荷梗6克、土泽泻6克、广郁金6克、扁豆衣6克，去冬瓜皮、茯苓皮、金银花、香橼皮。

方解：荷梗通气。大泽泻、扁豆衣健脾利湿。广郁金开郁，宽胸止痛。

五诊：腹胀满已消，胸痛亦止，惟眼白略黄，便燥。脉细。舌质红，苔微黄。

处方：按四诊方加茵陈9克、六一散（包）9克、栀子皮6克、云茯苓6克、瓜蒌皮仁各9克、细青皮3克。

方解：去荷梗、泽泻、焦稻芽、大腹皮、江枳壳、云茯苓健脾以利水。茵陈、栀子皮、六一散清热利湿，化郁以清目黄。瓜蒌皮仁宽中润肺利便。青皮理气快膈。

以上出自《陆观虎医案》

赵海仙

肝脾不和，湿痰内困，脐右及右胁有形，少腹膨胀，脘中吞酸嘈杂。非温饮不解。脉象弦细。起于戒烟后，气血不能运行湿痰故也。久延有土败木贼之虞。

云茯苓三钱　鸡谷袋五具　制于术七分　宣木瓜一钱五分　干蟾皮一钱五分　制半夏三钱　汉防己一钱　砂仁壳一钱五分　福橘皮八分　大腹皮一钱五分，水洗　白蔻衣一钱五分　冬瓜子三钱

次方：

野于术一钱　细枳实八分　橘皮七分　鸡谷袋五具　姜汁制半夏一钱五分　省头草三钱　砂仁八分，研　荷叶三钱

膏方：

太子参一两　干蟾皮七具　橘皮络各六钱　法半夏一两五钱　鸡谷袋二十具　野黄芝一两　于术一两，枳实水炒　附片四钱　省头草一两五钱　茯苓二两　防己一两五钱　干姜四钱　荷叶八钱

上药熬取原汁。用南枣三十三枚，煮烂，同渣再熬，去渣滓。再兑入药汁熬成膏。每早服三钱，开水和服。肝木侮土，湿痰困中，脘腹膨胀而大，食入不运。久延防成胀病。

天仙藤一钱五分　鸡内金三具　赤茯苓二钱　砂仁壳一钱五分　老苏茎七分　制半夏二钱　汉防己八分　川朴花八分　通络散（即九制于术散）二分　黄玉金一钱五分　福橘皮络各八分　淡姜渣五分，炒　省头草一钱五分

复诊：加白蔻衣一钱五分。

橘半枳术丸一钱五分、琥珀外台丸二分五厘，合付开水下。

《寿石轩医案》

叶熙春

冯，男，三十岁。五月。杭州。起由饮食所伤，气机阻塞，血不畅行，水血相混，腹胀如鼓，青筋显露，并有寒热，纳食不佳，小溲短少，脉来弦涩。肝脾同病，治以理气行瘀。

鳖血炒柴胡3克　醋炙地鳖虫12克　生鳖甲15克　醋炒蓬术6克　五灵脂9克，包　山楂炭6克　晚蚕沙12克，包　炙青皮5克　大腹皮6克　炒桃仁5克，杵　生赤芍6克　镇坎散6克，吞

二诊：肝气乘脾，气滞血瘀，腹笥胀大。前用攻瘀之剂，腹胀略消，小溲增多，脉弦苔白。

前方既效，循序而进，可望转机。

麸炒枳实6克　炒蓬术5克　炒江西术3克　泽泻6克　醋炒地鳖虫12克　炙陈皮6克　醋炙鳖甲12克　桃仁6克，杵　梗通草9克　五灵脂8克，包　山楂肉6克　镇坎散6克，吞

按：先起伤于饮食，脾气已虚；又因情志抑郁，肝失调达。脾虚运化失职，浊气蕴滞，肝郁气机不利，瘀阻隧道，水气内聚，乃成臌胀。故以桃仁、蓬术、五灵脂、地鳖虫活血破瘀，柴胡、枳实、楂肉疏肝导滞，镇坎散行气消水，方药妥帖，服后即见转机。但病情错综复杂，非数十剂而能起色。奈三诊后处方业已散佚，难窥全豹，深为可惜。

陈，男，四十岁。四月。广德。肝脾失于疏和，气滞不畅行，浊阴凝聚，渐致腹笥膨胀，按之甚坚，小溲不利，而成膨胀重证，脉象迟细。当用温通。

官桂5克　川椒目3克　制厚朴5克　煨草果5克　姜半夏8克　炒晒术6克　麸炒枳实4克　生山楂9克　花槟榔9克　地骷髅15克　冬葵子6克　红枣4只

二诊：蓄水未消，腹胀如故，浊阴上泛而欲呕吐，脉象如前，仍守原法。

熟附块9克　川椒目3克　淡干姜6克　桂枝木3克　淡吴萸1.5克　制川朴6克　京小葫芦15克　虫笋15克　冬葵子9克　地骷髅15克　镇坎散6克，另吞

三诊：两进温通利水，中阳稍振，浊阴不泛，呕恶已除，腹部之胀略宽，形寒脉细。再拟温肾助阳继之。

熟附块9克　桂枝木3克　炮姜5克　淡吴萸1.5克　茯苓12克　川椒目3克　制巴戟6克　炒胡芦巴12克　京小葫芦12克　虫笋15克　炒车前子9克　冬瓜皮15克　红枣4只　镇坎散6克，分吞

四诊：小便增多，腹胀膨膹不若前甚，而脉象沉细如故。真阳未复，尚宜缓缓图功。

桂心1.8克，研细，泛丸，吞　熟附块9克　炮姜5克　淡吴萸1.5克　茯苓12克　制巴戟9克　炒胡芦巴15克　平地木9克　京小葫芦15克　炒车前子9克　冬葵子9克　镇坎散6克，分吞

王，男，四十二岁。五月。吴江。久居湿地，太阴受困，脾湿有余，无阳以化，浊阴凝聚而成膨胀，腹大如瓮，肌肉消瘦，渴不喜饮，胃纳不佳，脉象弦细，舌苔白腻。湿阻气滞，清浊相混，治拟温中行气。

制苍术5克　赤苓12克　粹针砂30克，先煎　丹参9克　制香附6克　焦神曲6克　炙陈香橼皮6克　炒川连2.4克　炒椒目5克　姜半夏8克　大腹绒9克

二诊：用小温中丸加减，小溲增多，腹胀略宽，胃纳转佳。脾阳有鼓动之渐，气机有斡旋之意，原法既效，大意毋庸更改。

粹针砂30克，先煎　赤苓9克　姜半夏8克　猪苓6克　制香附6克　丹参9克　桂枝木3克　青皮6克　大腹绒9克　陈香橼皮6克　制苍术6克

三诊：腹胀逐渐见宽，胃气已苏，纳食亦有馨味。太阴湿困已久，再拟扶脾理气。

米炒于术5克　粹针砂30克，先煎　陈香橼皮5克　茯苓12克　麸炒枳实3克　焦神曲6克　炒丹参9克　桂枝2.4克　制香附6克　平地木15克　大腹皮9克

以上出自《叶熙春专辑》

第五十八章　痉病

胡慎柔

金坛孝廉蔡长卿令堂，年六十余。六脉俱数八至，按之中沉则滑而实，惟肝肾二脉洪大而虚。经曰：数则为热，滑则气有余而血不足。外证则唇欠目奔，手搐身摇，面色红白不时，遍身热火攻刺，自言心中昏闷，四肢浮肿硬坚，此皆风火摇动之象，阴虚阳亢之证。正经所谓：热胜则肿，风胜则动也。宜滋阴抑阳，用四物汤以养血为君，加山药以扶中气为臣，佐山萸以助阴养肝，使黑柏二分以引经，陈皮理胃气为偾佐。服二剂，诊之，数脉退去一至。又服四剂，又退一至，而昔日之虚洪，稍收敛有神矣。外证四脚肿硬渐平，攻刺亦无，心中不言昏闷。又四剂，前之硬滑，俱已空软，数亦更减，然真阳未复，邪火未尽退也。以六味丸料四两作一剂，顿服之，肾经洪大脉全敛而火退矣。复因夜间取凉太过，至下午觉身寒，唇昏紫黑，此邪火退而阴阳俱虚，急用人参三钱，白术一钱，甘草三分，白茯二钱，当归二钱，附子一钱八分，官桂二分。服至一茶盏，觉身大热，口干，时索水饮，发热，此真气虚不相合，和降不下故也。至初更诊之，六脉俱细急短数，略无和气，余其危之。至明日再诊，则有神气，尚有六至余，此阴阳未全克复，元气未充耳。教以朝服六味一钱五分，间日服补中汤，数十剂而愈。

《慎柔五书》

李用粹

龚姓妇，产后，发痉口歪不语，角弓反张，时或稍愈，顷之复作。诸医皆用风治。予曰：肝为藏血之乡，风水之司也。肝气为风，肝血为水，流则风息而筋脉自舒。古人云：治风先治血，信有言矣。况产后气衰于表，血衰于里，气衰则腠理疏，而外风易袭，血耗则肝木枯，而内风扇动，故血不养筋则角弓反张，风淫胃脉则唇口引动，当用滋润之品，内养肝血直补其虚，少佐驱风之剂，使同气相求得以易入。用四物去芍药，加羌活、防风、独活、钩钩、酒炒荆芥，两剂而愈。若用辛散则风能燥血，辛走阳气，适滋其困矣。

《旧德堂医案》

郑重光

卞宅内眷屈氏，五年前便血，因医过用黄连、乌梅苦寒凉药，血去肝虚，苦寒伤肝。肝主筋，遂手足拘挛，项背强痛，两胁结块，手不能曲于后，足不能履于地，坐卧于床者四年。饮食衰少，形骸骨立，幸经水犹通，天真未绝耳。因往屈宅，便令诊之。脉弦细紧，答以肝经虚冷，须服温经热药，用桂枝、细辛、当归、赤芍、半夏、茯苓、附子、吴萸、甘草立方，令其自制药服。彼畏药辛热，反多谤议，弃置不用。一年后又往屈宅，别诊他病，再主诊之，病益甚，予曰："仍是前方，如放心百剂，或效，然不可必也。"因诸医遍治不效，不得已，以余方自制，姑试服之，十数剂颇安，两手和柔。来又求诊，更加干姜。往诊十余次，皆前药加减，或官桂，或桂枝、附子，每剂钱半，姜亦如之，惟立药方，彼自制药，坚服半年，手即能举，足亦可步，胁块皆消，周身筋舒，竟为全人。屈宅本籍关东，崇敬时道，因不相信，故不用药，惟立方也。

《素圃医案》

任贤斗

朱宗怀之妻，手足转筋，病已两月。诊脉细微，必是气虚，问彼身体毫无他病，饮食亦强，举动轻捷，却非气虚之证，细问转筋昼夜何如？彼云日间颇轻，夜间难抵，此必血虚有火，夜间阳伏内，火得助故转筋更甚，举动轻快亦阳壮之象，脉之细小必是常脉，不足凭也。宜舍脉从证，用滋阴清火之法，与四物汤加知、柏、玄参十余剂而安。然此等痉病却少，惟气虚者最多。

李子，二岁时外感发热，次日更甚，即口眼牵扯，手足搐搦，眼翻，气急痰响，脉数有力。即用元宵火醒之，随进二柴胡，日服三剂，热退神爽，此即伤寒证也。在大人乃郁而成热，纵使失治，不过传经，若小儿之气血不充，筋骨脆嫩，外感寒邪，弱不能堪，即外闭内滞，痰塞大包，以致搐搦。灯火能拔邪从外出，宜即退热，不退者，乃邪重也，二柴胡乃表里兼治之剂，方中柴、细、羌、芷、生姜发散外邪，陈、厚疏通内滞，外邪散则肌表通畅，内滞开则大包豁然，而搐搦必愈。若夏禹铸之，天保采薇汤攻外之表邪，疏内之里滞，与二柴胡意同，惜乎药味过多，不及二柴胡之精也。经治小儿此证最多，皆用此方而愈，间有外寒伏内热者，证则唇焦齿枯，面色壮赤，口气蒸手，乃用败毒散加花粉、石膏治之，愈者亦多。

二柴胡饮

柴胡　陈皮　半夏　细辛　厚朴

天保采薇汤

羌活　独活　柴胡　全胡　陈皮　茯苓　半夏　枳壳　葛根　苍术　川芎　赤芍　升麻

败毒散

桔梗　柴胡　茯苓　枳壳　前胡　羌活　独活　川芎　甘草

以上出自《瞻山医案》

北山友松

远藤氏四旬，十年前，患疟三载。后右手战，左右有时不便，四肢冷或足热，项太阳筋强，两胁筋强，或筑，左胸鸠尾及脐边动气。一或用气，则目眩身摇，遇食则泻，上气，头痛。遇冬腰冷，久坐则足痹，不知脱履，时患浊淋。

初用方：人参养胃汤，加黄柏（酒炒）、青皮、鳖甲。

次用方：沉香天麻汤，加青皮、槟榔子、茯苓、黄柏、车前子。

次用方：半夏白术天麻汤，加青皮、羌活。

次用方：人参败毒散，去人参，加木瓜、薏苡仁、黄芩、黄柏。

次用方：前剂去木瓜、黄柏、薏苡仁，加黄连、芍药。

次用方：羌活、独活各一钱，藁本、防风、甘草、川芎各五分，蔓荆子三分，附子五分。

终用方：羌活、威灵仙、黄芩、甘草、酒香附、桔梗、当归、皂角刺、防风。

《北山医案》

陈念祖

险证猝发，两手脉已沉伏，牙关紧闭，手足瘛疭，神识已昏。此为闷疫，乃热毒炽盛，逼乱神明，势欲内闭。应急事转关法，必俟神清脉回庶望转机。

犀角尖八分，磨冲　鲜生地五钱　金银花三钱　石菖蒲一钱　黄郁金二钱　香豉三钱，炒　益元散三钱，荷叶包　金汁一杯，冲　粉丹皮二钱

地浆水煎服，并灌紫雪丹八分。

药后势略松解，神识稍清。惟壮热不退，烦躁尤甚，口中大渴引饮，四肢仍未温和，冷汗时出，舌苔腻滞而黄，脉形沉细。乃转关后热邪外泄，燥火用事，致有种种见证。拟仿河间法，主以甘露饮。

生石膏八钱　飞滑石四钱　白茯苓三钱　猪苓二钱　晚蚕沙五钱　桂枝七分

水同煎服。

病机已转，邪势未退，是以身常恶热，口渴喜饮，胸腹痞胀，四肢冷而不和。急宜清热泄邪以杜反复之变。

川连六分，吴萸黄拌炒　石菖蒲八分　仙半夏一钱　枳实一钱，炒焦　淡竹茹一两　淡黄芩八分，酒炒　苏叶四分　枇杷叶二钱　鲜水芦根五钱

病由惊恐而得，经年未痊，脉芤兼滑，手足抽掣，不耐烦劳。由心营不足，痰涎乘虚袭入，拟以补心温胆两法参治。

人参一钱五分　元参一钱五分　丹参一钱五分　五味子七分　天门冬一钱　麦门冬一钱　白茯苓二钱　白茯神二钱　酸枣仁一钱五分　远志一钱五分　当归身二钱　淡竹茹三钱　制半夏三钱　桔梗一钱　生地三钱　枳壳八分　柏子仁一钱　炙甘草八分　橘红八分　石菖蒲一钱

以上出自《南雅堂医案》

瑞昌王孙毅斋年五十二，素乐酒色。癸酉九月初，夜起小解，忽倒地，昏不知人，若中风状，自闭气粗，手足厥冷，身体强硬，牙关紧闭。诸医有以为中风者，有以为中气中痰者，用乌药顺气散等药，俱不效。又有作阴治者，用附子理中汤，愈加痰响。五月后，召予诊治。六脉沉细紧滑，愈按愈有力，其兄宏道问曰："此何病？"予曰："寒湿相搏，痉证也。痉属膀胱，当用羌活胜湿汤主之。"先用稀涎散一匕吐痰一二碗，昏愦即醒，随进胜湿汤，六剂痉愈。以八味丸调理一月，精气复常。

《陈修园医案》

程文囿

洪大登为人厮役，体虚多劳。初病颊车紧痛，服疏风药二剂，卧不能起，口不能张。日饮

米汁，仅以茶瓶嘴灌入，四肢挛急，每小便须两人抬起，痛甚汗淋。诊脉细濡，两尺尤弱。有从外感起见，仍欲用风药者。予曰："此痉病也，气血大亏，服此即不救。"拟用大剂补元煎，旬余未效。病家亟请更方，予曰："毋庸，药力未到耳。"原方令守服二十剂，渐能掉动，服至两月，始出户庭。

《杏轩医案》

王九峰

厥阴绕咽，少阴循喉咙，夹舌本。舌短牙关紧急，角弓反张，抽搐，足指动摇，少腹气胀，冲至胸腹，冲脉为病，是其明征。本质亏虚，其中湿热气郁，郁化风阳。前方甚妥，拟归芍异功加减，下病治上，取阳明之法。

白芍　冬瓜皮　当归　白术　甘草　黄柏　茯苓　鹿角霜　橘核　知母　荔枝核

复诊：抽搐已缓，夜烦口干，惊则胀痛，头项舌强不伸，牙关紧急，六日不更衣，脉弦，两尺沉而不静，伏湿伏热化风上郁，肝肾下虚，再从原方加减。

冬术　当归　云苓　荔枝核　茯苓　甘草

《王九峰医案》

王孟英

王燮庵乃郎痉病，角弓反张，儿医不能治。王自用当归四逆汤，一服汗解，亦可谓善读仲景圣书矣。然此必太阳风寒之邪，因血分不足而内犯厥阴，故宜此方，非凡痉皆宜此方也。

《归砚录》

韩组林，年虽七十，饮啖兼人，而平时喜服药。医以其老，辄用桂、附、参、茸等药，以期可享遐龄。讵料初八日晚膳尚健饭，三更睡醒，倏寒栗发颤，俄而四肢瘛疭，越日云亡。得非即世人所谓子午证耶？孟英曰：此老系阳旺之体，肥甘过度，痰火日增，年至古稀，真阴日耗，而久服此等助火灼阴之药，以致风从火出，立拔根荄。与儿科所云"急惊风"证，殆无异焉。

《王氏医案》

林佩琴

服侄。少阴伏邪，夏至后发协热下利，口干脉数，舌绛目红，谵烦躁扰。服蔗梨西瓜等汁，转益狂躁，神昏不寐，证由心营受烁，势必液涸成痉。先用鲜菖蒲根汤下至宝丹开窍涤痰，二服神识略清，但指臂动掣，胫膝不温，痉厥已露，宵分齿噤口喎，摇头直视。此火风入筋劫烁血液，热深厥深之象。急救营液以熄火风。用阿胶（水化）、生地、犀角汁、麦冬、钩藤、木瓜、山栀、石斛、生藕汁煎，日再服，证定脉数减。去犀角，加生龟甲、龙胆草专退肝胆风热，渐平。同时一侄孙，证同脉更沉数，饮以腊雪汤、西瓜汁，暂定。逾时辄复躁扰谵妄，服至宝丹稍静。予一见其舌干薄，齿如灰糕，决其肾水枯竭，勉用方。诸水煎生地、犀角、生龟甲、元参、石斛等，热势辄定，然卒不救。可知温热证由伏邪内发者，多死于阴虚水涸之体也。

《类证治裁》

方南薰

　　适一老妪惯截惊搐，被其乱推乱火，竟至两目上视，手足逆冷，腹软如绵，气弱神昏之极。先生复迎余至，观其证近慢脾，非参术不能益气固脱，非姜附不能散逆回阳，旁有阻之者，谓与时令不和。余以为有是病必有是药，随用附子理中汤煎成，半服后仅存奄奄一息，举室号然。余谓其病重药轻，先生亦笃信余言，命将原剂续进，比天明，热渴顿解，吐泻俱停，神气清爽，顾盼如常，改用大补元煎调治数日而愈。

《尚友堂医案》

抱灵居士

　　邬大儒，五更迎娶，受寒欲呕，以藿香正气散加干姜，发痉，肢冷气逼，面青唇红，脉迟弦，咬牙。予推三关、拿老龙穴，牙开；以乌药顺气丸不应；以苏藿香丸加薄荷、姜汁调服而醒。次日问知，先两日心中懊恼，便秘溺赤，脉浮洪，以如圣饮去干姜，加木通、半夏、桔梗一剂而愈。次年又发，以牛黄丸不应；以乌药顺气丸去干姜一剂而醒。后屡发皆验。

《李氏医案》

曹存心

　　唯亭吴。病经旬日，恶寒身热而起，本多头痛，现尚体痛，红疹虽发，未能透达，少汗多烦，牙关紧闭，舌强难言，苔色灰白，唇干齿燥，胸闷脘痞，小便长，转矢气。曾经厥逆，至今气塞。诊得脉象皆数，右寸关部弦而且滑。此系燥风外感，引动伏邪，已经化火，且兼痰食中结，互相为患也。结而不开，往往津液暗伤，变为实在痉厥矣。速以凉膈法，清其无形之邪火，导其有余之痰食，以使三焦通利为要。

　　凉膈汤，川郁金。

《延陵弟子纪要》

费伯雄

　　某。风痰上升，筋脉牵掣。宜柔肝息风，兼化痰通络。

　　生石决八钱　紫丹参三钱　麦门冬一钱五分　云茯神三钱　炙僵蚕一钱五分　甘菊花二钱　明天麻八分　象贝母二钱　天竺黄六分　制半夏一钱　陈橘红五分　左秦艽一钱　双钩藤二钱

《费伯雄医案》

徐麟

　　崇仁镇史永三茶食店主妇，年卅余。青年守节，惜无子媳，凡一切家务尽行自主，平素多劳多愁。虽有一女，伶俐异常，即或知母甘苦，总属闺秀，初秋偶感时邪，调医非法，一身之寒热难得稍瘥。延余诊时，六脉弦细，寒热往来无时，舌白脘闷，胃闭便溏，小便数。凡起居饮食与乎登厕大解，须要叩头三四，方能安定。初见者几为之答拜焉。余亦沉思良久，始悟病情其所以寒热之不休者，由木郁土陷，营卫不和也。舌白脘闷者，由戊土不右降而上逆，则下焦坎腑之水不能温暖，火失所生则心阳无光，浊阴上干，舌白脘闷，是其分也。胃闭便溏者为戊土上逆，己土下陷也。小溲短数者，木郁生火，肺金受刑，渴而小便不利者，热在上焦气分也。肝主筋又主急也，乙木不达筋急而拘挛。太阳膀胱为寒水之腑，又主周身之筋，而脉行于背，水亏火旺则有时筋脉拘挛而背折项倾，如叩头答拜在所不免也。证虽罕有，理惟一致。余拟羚羊、桑叶、丹皮，清少阳气血；居术、炙草，守脾而升陷；香附、谷芽，疏肝而开郁；木瓜、萸肉泻肝之刚以舒筋；桂枝化太阳而开膀胱；薏仁燥土清金而泄经络之风湿，以柔筋。如是则经脉调达，营卫舒畅，何患寒热之不除，项背倾折之不愈哉？史君汀帆系妇之夫兄，即余先君之执友也，见余论证有理，命病者速速进药，留余五日，用原方接服六剂，不旬日而脱然。可知病有千变万化，总不外阴阳寒热、五行生克而已矣。

崇仁镇裘萃山，一生无病，体质弥刚，年逾五旬，犹少壮行为，素以健男自恃。九月初偶感时邪，寒热交作，就地同道以疟法施治不效。且加筋脉拘挛，四肢抽掣，神识昏迷，舌苔色绛而燥，胸闷饮食不进。诊脉之际，忽然手腕抽屈，令其仰掌，筋抽指牵，或十指拘缩，或两手握固，不得终诊。凡一诊脉必如是者三四番，余初见之骇亦甚，熟思之而醒悟。以脉弦急知其肝胆之火上冲，肺为火刑则金气不能下降，胃液被劫，所以舌色绛红干燥，即语言亦艰涩不清；己土焦枯，木无所畏，转而侮脾，脾津不能上布于肺，木无从制，肝属木而位巽，巽主风，风动火发，四肢筋脉抽掣，其势然也；胸闷不舒，火炎升发，灼烁胸中，肺胃之津液因以渐枯也；肝木肆无忌惮，胆热随之猖獗，心火莹莹，独燎宫禁，肾水虚损，神亦难清，是时非第病者颠倒恐惧，而医者似难下手。余思壮水制火，虽曰王道，此际却嫌迂阔，遂用羚羊片三钱、冬桑叶二钱、丹皮一钱五分、栀子二钱、黄芩一钱，以直折肝胆之气热；元参、麦冬、生地、知母清金保肺以滋肾水；重用苡仁二两、白芍三钱滋肝熄风以开胃肠。日服二剂，至次日诸证稍瘥，再服五剂，手足之筋方定，舌亦有津，神识清醒，胃口亦觉知味，余即返城，嘱将原方日服一剂，越五日再诊。药服五剂，不过未能起床，萃山禀性最急，意在立愈，商治本镇裘小山。而小山初以余方为未善，见余方日服日佳，无隙可议，以羚羊连服十剂，阻以勿再。将余原方去羚羊，加川连、石斛，药才一剂入口，手指又抽筋，仍牵缩，再剂而诸证复发，胃口粒米不进。病家吓得魂飞不宁，速延余治。余以前方加东参、五味子，去元参、黄芩，余俱照旧，服之酣卧。觉来便索米饮，次日诸证悉除。留治四日，连进原方五剂，先后共计用羚羊五两，米仁三十两，并不用黄连、石膏等味泻火，又不用芪术补虚，竟仗一味羚羊辅佐成功。用至十五剂，不能稍离，离则立变。闻者莫不奇异，同道亦皆哑然，始悔从前谤余之过，余乃不以为意，嗣后各成相识。此等病证，余虽二世业此，萃山之外，未尝遇焉。卷内孙慎言之证，证虽不同，而用药分两之轻重彼此相仿。伊旬日之间，石膏、大黄用去数斤，泻出恶物积粪数斗。证不谓奇而药亦寻常，要之初方品味服至病愈，不能移易，易之病变。仍照初方一味不改，病仍渐愈，奇哉可知，对证之药一方可以定全局也。

萃山病后精神倍常，操作更勒，可谓老当益壮者即其人矣。渠戚族咸以为喜，而萃山并怡然自乐，不知年六十气血虚衰，越四年忽尔恶寒身热，恍若疟疾，气急息粗，饮食减少，鸦片亦难下咽。萃山频遣人来邀余，适他出，迨余到渠家，已九昼夜不能就枕，坐则臀痛如被杖，立则喘急腨如裂，眠则痰涎壅盛，直有就可终日之势，全凭眷属扶持，两人手抬其两膝股，两人手挟其两腋下，又左右两人不停按摩，即烟泡茶水，咽吞亦当向其隙便。余兀立良久，诊得六脉滑大，舌光如镜，兼且干燥，神倦头垂。萃山闻余至，遂开目低声语余曰："病危已极，先生将何以活我？"言未已，见其潸然泪出。余曰："证比从前不同，法当大费踌躇焉。"退而静思，迟之又久，始得治法。遂用：京胆星、姜夏、桂枝、茯苓、橘红、杏仁、羚羊、桑叶、丹皮、五味子、干姜、炙草、大枣，嘱速进此药一剂，约更阑就可稍瘥，余亦安眠。次日起而复诊，伊妻趋余前而相告曰："昨夜三更吃鸦片二三口后即安卧。喉间痰声如曳锯，俄而睡去，浑身冷汗，直淋，五更，汗收身冷，声息俱无，呼之不应，撼之不动。窃疑长睡不醒，阖家含泪坐守，专望先生速去一诊，以决其是生焉，是死焉。"随入卧处，仅见萃山不语，如尸，身冷如水，诊脉大有生机。余曰："无忧，兹之熟睡不动者，因从前八九夜不眠，虽有人抬，总属难堪，今病脱然，元已惫竭，身入黑甜乡中，安能醒转？再用原方煎成，待其自醒时与服，勿重声唤叫。"讵料病者闭目张口，竟卧至日晨时，方得朦胧半醒。即命进药，药后仍然酣卧。如此三日，方能自道病中苦况："九日间不啻活陷地狱，今得先生二次救我，恩同再造，以后劳心劳力我将一切谢绝矣。杜门静养，以乐残年。"余嘱原方再进三剂，每日药外吃金刚别直参三钱。一月之久，庶可复元，余亦欣然返嵊。此谓萃山八年二病，病则令医者几几束手，故并识之，以示医生之不易为也。

以上出自《医案梦记附案》

张畹香

伏邪八日已有汗，舌黄口渴唇焦，今则有昏语，胸中痛，动则欲呕，是属上焦心肺，现在走心，兼有肝气，须防呕蛔与痉。

羚羊角二钱，先煎　鲜生地八钱　麦冬三钱　连翘三钱　金银花三钱　石菖蒲一钱半　川连八分，姜汁炒　归尾三钱　益元散三钱　川楝子三钱　酒元胡一钱半　陈皮八分　竹肉一丸

诸筋抽痛，足底作痒，头风作痛，右寸大，余均虚。当属肝血虚风。

大生地六钱　归身三钱　川续断三钱　炒刺蒺藜三钱　冬桑叶一钱半　炒旱莲草一钱半　茯苓三钱　怀山药三钱　炒白芍二钱　麦冬三钱　生牡蛎五钱

以上出自《张畹香医案》

杨毓斌

女弟子陶宜人。脚气冲心，掣痛作呕，最为恶候。今复身振头摇不止，面纯青。成法无可循。

按：此为乙癸同病，水不涵木，木气失养生风。仿经训治风先治血意，柔润熄风，兼镇摄法。

三角胡麻五钱　新嫩桑枝五钱　醋炒全当归四钱　土炒白芍四钱　甘草节一钱　木瓜三钱　生芪皮三钱　白蒺藜一钱五分　槟榔二钱　生枇杷叶三钱　石决明五钱

诸证渐平，脉见弦数。

前方去蒺藜，加甘菊花一钱五分，牡蛎三钱，新荷梗五寸。

证愈，入夜不宁，制丸方，服之瘳。

黄芪　归身　白芍　草节　薇茯神　夜交藤　首乌　肥玉竹　煅龙骨　白薇　橘络　白术　谷芽

太恭人家慈。晚膳后逾时，忽唇舌抖战，上下牙床鼓击不止，周身抽痛。斌旁侍，骇极，奉命拟方。

按：此为肝脾血亏，虚风扇动。仓皇进药，两服而安。

炙黄芪三钱　醋炒当归二钱　桂枝水炒白芍三钱　炙甘草二钱　牡蛎三钱　首乌藤五钱　僵蚕二钱　钩藤三钱　黑大枣三枚

以上出自《治验论案》

孙御千

祝肇文之妻，王巷徐东旭孙女也。四月归家，患时证发斑，太叔岳宗圣，知医调治，先用荆、防风、栀、豉，继进犀、羚、膏、连、生地诸凉剂，二候不退，肇文作札致族兄登士，请予往视，至已二鼓矣。进诊面光亮，目赤神思愦愦，手频欲缩去，舌赤齿燥，问之微微有声。余知其痉厥将至，曰："今已更深，且不服药"。明早进视，已口噤目定龂齿，两手牵搐不定，身僵无汗，面赤如妆，脉弦大搏如指数，右洪大，刚痉之证悉具，此邪未发泄，凉剂遏制太多耳。为用葛根、花粉、白芷、防风、僵蚕、犀角、羚羊角、牛黄、蚌水、钩藤、竹沥宣达阳明经分之邪，祛痰开窍，以息内风相火。服一剂，至夜半得汗遂苏。天明予欲归，时复又微厥，肇文甚恐，予曰："无妨，再服一剂，自然减可。"至第二日到彼，诊脉数小而不能鼓指，虚汗津津，已现虚象，即用生地、麦冬、阿胶、白芍、炙草、玉竹、牡蛎、茯神，令服三剂，登士见方，疑补太骤，予以病久体虚液亏为虑，决不复痉，竟加枣仁、当归，补其营阴而安。

《龙砂八家医案》

学山公

方裕远政，寒热如疟，柳仁和以解肌清热之法治之，数剂后，神昏口噤，手足拘挛。有蔡松涛者，江宁人也，近居吾乡，新与方结为秦晋，迎归调治，见热危急，束手无策，遂辞去。于是遣使相招，进诊时，力持其手，乃可切脉。观松涛所定药案，议论似是，用药实非，犹以一杯水救一车薪之火也，安能起一生于九死哉？即索笔纸，立书数行，大约谓风寒湿三气，杂合难解，正虚邪盛，以致此极。当遵太阳刚痉法，用桂枝、天麻、钩钩、秦艽、木瓜通其经络，茯神、菖蒲、半夏、甘草、丹皮开其心神，频频灌下。半日人事稍清，三宿手足亦舒。见胃虚神困，加人参、归身，平调剂。裕远以为无事，不复医治。半月后神呆气滞，语言恍惚，就商于予，为用清心消痰之药，遂获愈。

《龙砂八家医案》

朱增藉

　　吾友谢君芝圃执醮事，劳神感风。归家忽心神瞀乱，颈项强，手足挛急，时口噤，时举动语言多妄，若鬼凭之，遍求符篆不应。月余延余诊之。脉浮弦，舌苔白滑，病作时浑身发热。其父仪堂公谓余曰："此必因前用心不虔，邪祟临身，今延君诊，未知脉可否？如可再禳。"余曰："非祟也，乃痉病也。能屏符术遵余治，数剂可瘳。"公喜促方。余以脉浮弦，舌白滑，手足挛急，项强口噤，作时发热，知风邪尚在经腧。神明瞀乱，举动多妄，因劳伤心神故尔。用天保采薇汤疏散风邪，重加人参匡扶正气。一服小愈，五六服而病如失。

　　天保采薇汤

　　羌活　前胡　半夏　陈皮　柴胡　赤芍　白茯　川芎　枳壳　厚朴　桔梗　苍术　升麻　葛根　藿香　独活　甘草

《疫证治例》

张乃修

　　林右。营血亏，肝木失养，风阳大动，窜入经络，遍身酸楚。兹当风木司令，阳气弛张，叠次痉厥，厥回而神识昏迷，脉细涩如丝，深有阴阳相决之虞，未可视为惯常也。拟护神潜阳法。备请商定。

　　块辰砂三钱，绢包　茯神三钱　煅龙骨三钱　龟甲心五钱，刮白先煎　丹皮二钱　秦艽一钱五分　女贞子三钱　稽豆衣四钱　炒远志四分　濂珠四分　川贝四分　真金箔一张，三味研末先调服

　　二诊：痉厥已定，神情亦清，然心中悸荡，音低气怯，虚损之极，聊为敷治而已。

　　人参须一钱，另煎冲　块辰砂三钱，包　茯神三钱　煅牡蛎四钱　煅龙骨三钱　稽豆衣四钱　橘红一钱五分　潼沙苑三钱，盐水炒　女贞子三钱　金器一件

　　三诊：痉厥之后，身发白疹，是病久中虚之极也。屡次发热，脉象虚微，阴不足而阳有余。当气阴兼顾。

　　台参须一钱，冲　女贞子三钱，炒　煅牡蛎四钱　小黑豆衣四钱　炒枣仁二钱　朱茯神三钱　煅龙骨三钱　龟甲心四钱，炙先煎　潼沙苑三钱，炒　炙龟甲四钱

　　某。酒性既升且热，醉酒太过，复当君火行令之时，心火肝阳，为之鼓动，致火风热尽行内闭，神昏口噤不语，甚则搐搦发痉。虽痉定而仍昏闭不省，手足扬掷，目赤颧红便闭。脉数弦大。火风热内炽，此厥证也，急险之至。急应泄热降火，兼通络窍。

　　羚羊片　元参　连翘　川贝　石菖蒲　丹皮　磨犀尖　麦冬　生甘草　金汁　上濂珠三分　上西黄四厘　西血珀三分，二味研磨蜜水调服

　　二诊：痉定而阴必伤。用潜阳法。

　　龟板　石决明　女贞子　大白芍　粉丹皮　方诸水

　　三诊：厥阳已平，宜和中清养，以固徐复。

北沙参　炒党参　橘红　茯苓　左牡蛎盐水炒　白蒺藜　金石斛　法半夏　生谷芽

四诊：昏厥既平以后，阴分无不耗损，再咸以育阴降热。

黑玄参　丹皮　白蒺藜　龟甲心　左牡蛎盐水炒　茯苓神　橘红　法半夏　大淡菜

以上出自《张聿青医案》

王旭高

钱。肝苦急，急食甘以缓之。

生甘草一斤，研末　红枣一斤

煮烂，去皮核，与甘草打和为丸。每服三钱，开水送下。此人并无表证，又不内热，一月数十痉，服此二料即愈。

顾。血不养筋，筋脉牵掣，昼日则安，暮夜则发，不能安卧，病在阴经。宜养血以和经脉。

大生地　党参　黄芪　川芎　茯苓　柏子仁　当归　白芍　枣仁　桑枝

陈。呕恶数日，止而发痉，每日必三五次。此肝逆犯胃，聚液成痰，内风阳气弛张，痰亦从之为患。拟以和胃熄风。

羚羊角　钩钩　半夏　陈皮　黑山栀　石决明　池菊花　元参　竹茹

又：痉厥日数发，口噤不能言，而心中了了，病不在心而在肝。夫心为君主，肝为将军。当其气火风相扇之际，一如将在外，君命有所不受，则君主虽明，安能遏禁其强暴哉！况胃为心子，胃家之痰与肝家之风相助为虐，舌红肿痛，一派炎炎之势莫遏。欲化胃痰，先清肝火。

羚羊角　大生地　犀角　茯苓　生山栀　天竺黄　石决明　元参　钩钩　金箔　枣仁川连炒　竹油冲服　姜汁冲服

以上出自《王旭高临证医案》

姚龙光

赵少希，余至好也。其太夫人贤德知大体，治家勤谨，夏间忽患温证，一发寒热则抽掣难堪，通身疼痛，头痛如锥，心中烦躁，不饥不渴，不便，舌本深紫，无苔，右脉弦数无力，左脉弦数有力。余曰：邪之中人，乘虚而入，如水之就下也，此证由阴虚之体，受时令温邪，深入阴之四分，故一发则心肝两脏为邪所伤，因见烦躁抽掣，寒热往来，脉象弦数等脉证，《温热经纬》中论此证最为详明，余因按法施治，用鲜生地五钱，麦冬二钱，元参心三钱，青蒿三钱，赤茯苓一钱半，银花二钱，连翘三钱，山栀仁三钱，酒炒白芍三钱，甘草五分，竹叶卷心者八片，莲子心八分，连进四帖，寒热抽掣身痛俱止，舌苔渐生，惟懊憹心跳，体软，咳嗽痰多，脉象柔和，是阴分温邪已退，见脾虚痰泛之象，适吾发旧患，不能出门，乃请吾乡推许之王某名医继吾诊治，见吾前方，颇不满意，云时气之病，焉有开首便养阴而用血分药者（此等名医均守常套以试病，不知辨脉证以立方，所恃者，《汤头歌》《脉诀》而已），改用凉膈散去硝黄，连服四帖，愈觉疲困。值少翁由店回来，因邀余往，诊其脉仍如前，余曰不妨，此脾虚较前稍甚耳。用六君子汤加厚朴八分，缓以调理，不难全愈。

《崇实堂医案》

柳宝诒

郭。肝火为湿痰所搏，化为内风。腹震肢痉，左半头晕，皆风木之象。而口中甜腻，湿浊内阻，此非滋腻之药可治。仿温胆法，佐以清木熄风。

盐半夏　茯苓　广陈皮　川连　生枳实　左牡蛎　羚羊角　刺蒺藜　白芍　丹皮　黑山栀　佩兰叶　生熟苡仁各　竹二青姜汁炒

二诊：屡进镇肝和胃之法，肝风未定。口中甜腻，湿浊内遏，则风木无疏达之机，亦将郁而化风。拟方以泄浊为主。

制半夏　新会皮　细川连　茯苓　枳实　神曲　刺蒺藜　首乌藤　杭甘菊炭　淡黄芩　通草　苡仁　佩兰叶　竹二青

三诊：甜腻稍减，而腹震肢痉头晕，肝风内旋，仍然不静。仿和阳镇摄之法，佐以清胃泄浊。

羚羊角　石决明　杭菊炭　灵磁石　左牡蛎　半夏　茯苓　丹皮　白芍　黑山栀　白薇　竹茹

丁。痉病重则痫，每发甚于寅时，醒则吐痰，脉象细数而弦。病由阴气不充，肝木失养，因而化火生风，挟痰浊而上窜，扰及两厥阴之脏。当养阴泄肝以治其本，清火化痰以治其标。病属脏阴受伤，难图速效。

羚羊角尖磨冲　细生地　东白芍　龙齿生打，先煎　左牡蛎盐水煅，先煎　丹参　元参　核桃仁　刺蒺藜　陈胆星　远志肉炭　鲜竹二青

另：磁朱丸五钱，孔圣枕中丹一两，白金丸五钱，和匀，分五服，临卧灯心汤送下。

以上出自《柳宝诒医案》

余听鸿

常熟百岁坊戴姓女凤凤，约十八九岁，在灵公殿前曾府为使女。时正酷暑，饮井水两碗后觉胸中痞闷，明晨忽腹中气上冲痛，痛则痉厥，目珠上反，角弓反张，四肢抽搐，时厥时苏，一日夜五十余次。前医作热厥，服以凉药，昏痉抽搐更甚。因贫不能服药，束手待毙。余曰：药资余不吝，然生死不能保也。病家曰：生死由天，求君救之。余心恻然。即进以至宝丹一粒，苏合香丸一粒，研细，菖蒲汁调服。再用针刺风池两穴，期门两穴，虎口两穴，肺俞两穴。无效而痉厥更甚。余细思终夜恍然悟曰：热时饮冷，阳气内伏，阴寒阻格于上，阳欲升而不能，阴欲散而不得，阴阳之气逆乱于中，犯脾胃则为吐泻，犯肝胆则为痉厥。仲景肝胆同体，每以温凉并用。昏厥痉者，皆阴阳之气逆乱于中者多，用药亦须温凉驳杂，方克有济。此证在厥阴之表，少阳之里，着笔当在厥阴、少阳二经，即拟桂枝一钱，羚羊二钱，干姜五分，川连四分，吴萸四分，钩藤三钱，木瓜二钱，天麻一钱，僵蚕三钱，竹沥一两，石决一两，姜汁五分。煎好缓缓服尽，气平痛止，即能安寐，痉厥抽搐俱平，后服调肝脾药二十余剂而痊。余贴药资三

千余文，愈此危证，亦生平一快事也。

常熟大东门外余义大店伙，余姓，年五十余。因暑天到浒浦，舟中受热受风，是晚回店，发热极盛。至晨，脉伏肢厥，二便皆秘，遍体无汗，项背几几，体寒。邀余诊之，曰：风袭太阳之表，暑湿热郁于里，急宜开表通阳，迟则恐成刚痉。叶天士曰：通阳莫如通小便。使膀胱一开，一身之阳气皆通。即进以五苓散，每服五钱，煎沸汤一大碗饮之。饮两次，小溲通畅，而汗出脉起厥回，体转热矣。此证虽轻，如作热深厥亦深，投以沉寒凉药，危矣。故志之以示后学。

以上出自《余听鸿医案》

袁焯

朱姓妇年五十一岁，素有脑病，发则猝然昏倒，口噤不语，惟心内尚觉了然，移时始苏，其家本住盐城，因其子在此经商，遂常往来。壬子九月，其媳分娩三朝日，贺客盈庭，稍形劳碌，始觉头晕口燥，旋即昏倒，口噤不能言语，两手指痉挛，口眼歪斜，至次日清晨仍未苏醒，其戚李某延予治之，已全不省人事。面色晦惨，几类死人，身不发热，手指微凉，脉息小数，因其手指痉搐不柔，诊脉殊多困难，以筋启齿视舌，则光而微现白色薄苔，盖血液亏耗，脑力素衰，复因劳役动火，因而发为痉厥也。乃以增液汤加羚羊角、贝母、石菖蒲、西洋参、白芍、花粉、橘皮为煎剂，并以至宝丹一粒研碎和入，徐徐灌之。午后七时复诊，则药已灌下多时，而病人亦稍能言语，口亦能张，视其舌色，则红赤而光，微有白苔数点，面色亦转活润，但手指尚痉挛如故，大便溏泻，脉息与前无异，口干欲饮茶，是药已大见功效。乃于前方去至宝丹、石菖蒲、羚羊角，加枸杞子、竹茹、枣仁、柏子仁，接服三日，痉挛全止，能饮食起坐矣。今年六月，来予医院诊病，则貌颇丰润，精力亦佳，予几不相识矣。

《丛桂草堂医案》

费承祖

湖北万欣陶观察之夫人，平时心悸头眩，腰酸腿麻。每发战栗，床皆震动，虽复重衾不暖，温补年余，病势反增，就治于余。诊得六脉沉细，左关带弦，是阴虚于下，阳升于上，灼津耗气，津亏气弱，不能卫外而砥中。非峻补真阴，苦以坚之，介以潜之，断难获效。

大生地四钱　明天冬二钱　大麦冬三钱　大白芍一钱五分　川黄柏一钱　川石斛三钱　败龟板四钱
左牡蛎四钱

进两剂颇安。即照方连服三十剂，病乃霍然。观察曰，前进温补阳气而危，今服育阴潜阳而愈。证固奇，而治法更奇。

《费绳甫医话医案》

吴鞠通

己卯七月，某氏。其人本有肝风头痛，病根少阳郁勃，真水不能上济可知；又现伏暑内发，新凉外加，金来克木，木愈病矣。少阳所致为瘰疬，理固然也。勉与清胆络兼清心包。

犀角三钱　羚羊角三钱　茶菊花三钱　丹皮五钱　细生地五钱　钩藤钩二钱　桑叶三钱　苦桔梗二钱　鲜荷叶一枚，去蒂　甘草一钱五分　煮三杯，分三次服。间服紫雪丹一二钱。

又：此证肝风无疑，昨服柔肝清热之剂而烧退，是外邪已解，现在六脉弦细，手足发凉，似有厥意？治法熄风之中，似宜添入开心包之络为是，倘一二天不醒，便难挽回矣。

细生地五钱　沙参二钱　生牡蛎三钱　羚羊角三钱　丹皮五钱　刺蒺藜二钱　生鳖甲三钱　阿胶二钱　石菖蒲一钱　茶菊花三钱　甘草一钱　嫩桑枝廿寸　煮三杯，分三次服，间服紫雪丹、牛黄丸。

又：用玉女煎加犀角、丹皮。

又：用玉女煎加犀角、丹皮、连翘、银花，重用石膏、知母。

又：少阳头痛甚急，外因亦未尽解。

生石膏一两　连翘连心三钱　茶菊花三钱　细生地五钱　银花三钱　冬桑叶三钱　左牡蛎五钱　麦冬五钱，不去心　钩藤钩三钱　羚羊三钱　丹皮五钱　生甘草二钱　炒知母二钱　天冬二钱　煮三怀，分三次服。间服紫雪丹三分。

《吴鞠通医案》

萧伯章

周某，年三十。云患风证，发作无时，屡医不效，出方阅之皆普通去风药。据述风作时，手足瘛疭，面皮震动，头晕眼花，猛不可当。风息则但觉口苦头晕，手足顽麻而已。审其面色如醉，舌苔黄厚不甚燥，尖露红点，切脉弦数。即授金匮风引汤，以便泄风止为度。阅半月，以书来云，服药二剂，即便泄风止，后屡发暂轻。药比有效，惟病根深锢，不时发作，恐非佐象，恳再赐方善后。余乃疏黄连阿胶汤予之，服十剂，不复作矣。

《通园医案》

金子久

无痰不作眩，无风不作痉。头晕由来七日，痉厥发现昨日，大便不下已将一周，神气乍清乍昏，语言忽乱忽静，寐不宁恬，转侧似难衽席，身不甚热，痉时频多汗泄，左脉弦动，尺部尚见敛静，右脉柔软，关部略形滑实，舌质净白，并无干燥，病由六淫之暑湿外袭，益以七情之气火内起，饮食由此积滞，逐渐陈腐酿痰，阻遏升降之机，脘宇为之懊侬，真阴未免先虚，真阳易于鼓动，如再肝风痉厥，防有真气逆乱。与艺城、远乎先生互相酌议，方法先以潜阳通腑为第一要务，录方再请政服。

鲜生地　风化硝　瓜蒌仁　川贝母　真滁菊　白金丸　冬桑叶　茯神木　陈胆星　新会皮　石决明　石菖蒲

二诊：风痰内阻外窜，发现似痉似痫，牵及全体络脉，角弓反张，离坎失济，水下火上，变幻独语，遂使损及精神，几有妄见鬼神。幸至寐寝通宵安谧。精神得以相交，语言亦不错乱，时觉脘宇嘈杂，时或头目眩晕，身体并不灼热，舌苔亦见润泽，左脉弦而俱细，右脉沉而带滑，外感之湿暑者少，内伤之神志者多。大便不下，小便滴少，半由风胜则肠燥，半由垢留则肠阻，湿痰气火难免蕴蓄，治法潜阳熄风，参用豁痰利窍，录方仍请艺城、远乎先生酌政。

鲜生地　石决明　川郁金　瓜蒌仁　粉丹皮　石菖蒲　真滁菊　陈胆星　茯神　远志　濂珠粉

三诊：风痉痰痫两日不见复至，据此一端，足见峰回路转。第其大便仍未见下，中脘嘈杂，时作时辍，身热如潮，或起或平，种种皆由肝阳炽升，头晕肢掣肢掉，无非风阳上乘清窍。风为百病之长，善行数变，窜经入络，在所不免。腑气一日不通，浊气一日不下，浊既不降，清又不升，阳明胃火独受迷雾，不饥不食理所当然。卧欠安恬，事有必至，左脉弦而不张，右脉细而不数，舌质薄灰，口不恣饮，六淫之邪颇少，七情之火殊多，治法潜亢阳之上升，参用润六腑之下降，藉此廓清浊痰，或冀神气清爽。

鲜生地　丹皮　石菖蒲　茯神　石决明　瓜蒌仁　真滁菊　川贝　陈胆星　远志　新会皮濂珠粉

四诊：过嗜酒体，令肝胆之相火扇动风阳，恣食麦曲，阻肠胃之通降徒酿痰热。风为百病之长，痰为五谷之变，所以风痰两字最能变幻多端。经络有时伤然而动，神识有时寂然而昧，风乘清窍，头目或重或胀或痛或眩，痰阻气窍，脘宇乍嘈乍悸，乍咳乍吐。最关系者大便不通，浊气由此上干，清阳愈形窒碍。目前所持，似痉似痫经已三日不复发现，精神形虽狼狈，元阳决无脱暴，时在炎暑蒸腾，元阳为暑迫伤，肢软神倦，固不待言，据云脉象素见六阴，顷诊脉息与昔相符。舌质仍形薄白罩灰，扪之并不干燥无液，治法潜上亢之阳，以利清窍，参用润下焦之腑，以导浊气。

真滁菊　瓜蒌仁　濂珠粉　橘红　石菖蒲　竹茹　桑叶　陈胆星　明天麻　钩钩　茯神石决明

五诊：昨晚又发痉厥，顷见身体瘛疭，中医谓之肝风，西医谓之脑炎。风为百病之长，脑为一身之束，风起于肝，善行数变，脑位于头，能系诸经，人之神经思想无不出之于脑，人之知觉行动皆不越乎魂魄。见证知觉少灵，手指把握无力，头目昏蒙或重或胀，脊背反张时作时休，大便旬余未得其下，胃口累日勺米不进，左脉仍形弦细，右脉依然沉细，舌苔中间渐灰，根亦并不过腻。有形之痰浊阻填于内，无形之风阳走窜于外，一身经络悉受其伤，治法潜风阳之亢，以和肝脑，参用涤痰火之焰，以清肺络。

真滁菊　川贝母　真西珀　陈胆星　淡竹叶　茯神　石决明　桑叶　明天麻　瓜蒌仁　濂珠粉　钩钩

六诊：停厥三日，前昨又厥矣，颈项反张，此厥而兼痉。昨日之厥，喉有哕气，此厥而兼痫，痰与厥属风阳，流走经络，厥与痫属痰壅火，填机窍，口有血涎，唾有血痰，身体颤动，手足抽掣，头胀目眩，大便窒塞，小便短少，左脉弦多动少，右脉有沉无浮，舌苔状如烟熏，根底稍有润白。火阳毕集于上，风痰气火随之，一身经络受伤，精神为之狼狈。治法清营分之热，以潜亢阳，参用润气分之燥，以涤痰火，录方于下，仍请艺城、远乎先生政之。

香犀角　鲜生地　丹皮　生桃仁　赤芍　濂珠粉　真滁菊　瓜蒌仁　茯神　石决明　橘红川贝母

七诊：诸风掉眩皆属于肝，脑中之系亦属于肝，头为六阳之交会，脑为一身为总司。头目每多眩晕，身体不能自主，此肝阳之病状，即脑膜之发炎。消烁津液，莫如风火，风胜则燥，火胜则干，大便秘结，此其常也。风火无形，善行脉络，手指为之抽掣，痰浊有质，易填机窍，神志之昏昧。气火自腾，营血日沸，每发痉厥，必吐血沫。六部脉象左胜于右，中间舌苔黑如烟熏，口觉苦腻，喜嗜汤饮，羚羊性灵，务使通神而潜其肝，珠母色亮，藉以制阳而守其心。

羚羊角　石决明　丹皮　茯神　白荷花　濂珠粉　桑叶　犀角头　真滁菊　橘红　蝉衣　鲜生地　真金箔　瓜蒌仁

八诊：头为阳之会，脑为肝之属，头痛头胀头晕目眩，皆不出乎肝阳脑炎。心者神之舍也，肝者魂之藏也，身体瘛疭而不自主，心神失镇摄之司，寐窹飘渺而不安恬，肝魂失归藏之职。气与血逆乱而行，痉与痫相牵而来，气腾血沸，络中必有留瘀，痉发痫剧，窍中必有蓄痰。瘀凝痰阻，风动火旋，神迷昏荡，无所不至。津液枯燥，肠痹便结，舌苔灰腻，口觉苦燥。左脉弦细，右脉沉细，潜阳育阴，以平气血之逆乱，涤痰熄火，以杜痉痫之剧烈。

鲜生地　瓜蒌仁　建兰叶　茯神　羚羊角　鸣蝉　橘红　石决明　真滁菊　濂珠粉　粉丹皮　犀角尖　荷叶

九诊：清阳出上窍，浊阴出下窍，头面七窍清阳居多，为天之气，下部二窍浊阴居多，为地之气。天气下降则清明，地气上升则晦寒。上焦不行，如天之雨露少施，沟渎皆为干燥，大便秘结，宜其来也；下脘不通，似地之云雾多升，窍络皆为蒙蔽，头目眩晕，此明征也。痉厥痫厥属痰，身动肢动伤络，舌苔灰腻较减，左脉弦势亦减，清上焦之燥以潜亢阳而利清窍，润下焦之燥以熄风火而宣浊窍。

犀角尖　生地汁　火麻仁　人乳　柏子仁　石决明　瓜蒌仁　郁李肉　梨子汁　桃仁　鲜藕汁

十诊：人之动属阳，人之静属阴，窹则属动，寐则属阴。头旋头胀，身掣自动，作于窹时，休于寐时，阳动之变牢不可破，内风乘阳鼓动，痰火胜于中脘，脘宇为之嘈杂。清阳居上，即头目七窍是也，浊阴居下，即前后二阴是也，清窍迷雾，浊窍室阻，上有巅痛，下乃便结。清浊倒置，风痰胶滞，发肿发痫，或作或辍。左脉弦细，舌苔灰腻，治法清上窍以潜亢阳之盛，参用润下焦以涤垢滞之邪。

生地汁　瓜蒌仁　藕汁　甘蔗汁　人乳汁　生梨子　巨胜子　濂珠粉　桃仁　郁李仁　海松子　淮山药

十一诊：昨夜大便所下甚多，肠中积垢廓然而清。惟下后阴分愈伤而上焦阳火愈亢，头旋头晕概未除去，痉厥痫厥虽不复见，身体肢动尚觉如前。此肝阳狂澜虽倒，而未能安似磐石。掣动属阳，风从阳化，眩晕属火，风随火升，种种变幻情况，不越风阳痰火，损伤脑府在所不免。左脉虚弦，右脉沉细，治法甘缓其急，参用介潜其阳。

淮小麦　左牡蛎　冬桑叶　石决明　淮牛膝　滁菊　巨胜子　粉丹皮　淡甘草　丝瓜络　生鳖甲　剖麦冬　肥知母

十二诊：厥者，自下而上之病也；痉者，筋掣络动之状也。自下而上，由肝而出，筋掣络动，由阳而化，现在症状不复，痉亦不见，头旋头痛、身动肢动顷息。呕吐浊痰绿水，定是中乏砥柱。胆气乘虚阳冒于上，清窍多蔽，头目皆欠清明；风趋于络，筋络多碍，身体不能自主。脑起头巅，巅疾则脑受伤，络附于身，络动则身不宁。左脉弦细，重按似欠流利，右脉沉重，重按亦欠振作。以脉参证，虚多实少，内风之虚阳为之鼓动，诚恐又有一番之剧烈。治法育阴潜阳、熄风利络之余，别无良策。录方仍候艺城、远乎先生察核脉证，酌政施行。

紫丹参　茯苓　淡竹叶　丹皮　代赭石　真滁菊　冬桑叶　牡蛎　淮牛膝　白芍　青龙齿　石决明

丁泽周

费左。身热不退，头项强痛，角弓反张，神昏谵语，渴喜冷饮，脉象弦数，苔薄腻，舌红。前医叠投表散之剂，汗出太多，高年气阴本亏，重汗乏阴，以致阴虚不能敛阳，二元不入于阳，若见风动呃逆，则无望矣！急与桂枝羚羊，未识能转危为安否。

粉葛根一钱五分　朱茯神三钱　生石决四钱　川桂枝三分　羚羊片五分　鲜石菖蒲一钱　嫩钩尖三钱　天花粉三钱　天竺黄一钱五分　鲜竹叶三十张　活芦根一尺，去节

二诊：头项强痛轻减，身热亦略退，神志平静，渴喜多饮，脉细数，苔腻舌红。阴亏于下，阳浮于上。前方既见效机，仍守原意出入。

粉葛根一钱五分　朱茯神三钱　生石决五钱　羚羊角五分　石菖蒲八分　嫩钩尖三钱　天花粉三钱　天竺黄一钱五分　川贝母三钱　鲜竹叶三十张　朱灯心二扎

《丁甘仁医案》

周镇

严横林妻，年约三十岁，住仓浜草蓬。

病名：暑邪入营痉厥。

原因：天暑屋向西晒，感受热邪，床边置行灶，其热尤盛，乃因经来不畅，自服红花煮酒，邪即入于营分，由冲波及藏血之肝经，痉厥陡作。

症状：先腹痛，呕吐血沫，两手搐搦，口噤目斜，不省人事，遗尿不知。

诊断：脉沉弦劲伏，舌不得见，此暑热因酒引入冲脉，其血上冒，引动肝风而发痉厥也。

疗法：清热息风，和营散瘀，以急救之。

处方：粉丹皮三钱　青蛤散五钱，包煎　石决明一两，生打　双钩钩五钱　丹参三钱　益元散五钱，鲜荷叶包　明天麻钱半　金银花三钱　生玳瑁钱半　鲜竹茹钱半　鳔胶三钱，蛤粉拌炒　茜草钱半　光桃仁三钱　童便一杯，冲

另用西血珀五分，上西黄三厘，羚羊尖七厘，参三七三分，研细如霜，开水化下。

效果：嘱用乌梅揩齿，口开。灌药后，口不开，横林用火刀，凿去一齿，药方灌入。一剂而醒，诸证顿失。再剂经行，数日旋愈。

廉按：妇人痉厥，多由血热上冲，冲激知觉神经则发厥，冲激运动神经则发痉。方用清热息风，和营散瘀，的是正当疗法。宜其一剂神醒，再剂经行，血热下泄而瘳。

殷寿根妻，年近而立，住上俞巷。

病名：伏热痉厥。

原因：先因其夫足蹩，情志抑郁。继因感受首夏天时暴热，引动伏邪，挟素有之肝郁，一起即痉且厥。至明日，乡愚以为鬼所祟，先延巫禳，继请余诊。

症状：先发大寒，覆厚被二副，热不外扬，而从内窜，两手瘈动，呻吟烦躁，大叫呼热，随即口噤，昏厥不省，已一日夜矣。

诊断：据初病时，脉躁疾异常，兹则肢痉强直，脉右数左伏，口噤，以竹箸抉齿，视苔白，知其气闭，邪陷厥阴也。

疗法：初以卧龙丹吹鼻，不嚏。继以逼迫瓶射薄荷精，并以大指掐右手背威灵穴，目睁，得嚏七八次，顿觉汗出遍体，苏来连声难过，口渴呼饮。再诊左脉已起，药拟清热解郁，化痰息风。

处方：泡射干一钱　广郁金三钱，生打　淡豆豉三钱　黑山栀三钱　丹皮三钱　双钩钩五钱　珍珠母一两，生打　石决明八钱，生打　淡竹茹二钱　竺黄钱半　青连翘三钱　济银花三钱　滁菊花三钱　九节石草蒲七分

先用茅根一两，薄荷一钱，化服至宝丹一丸，后服汤药。

效果：服药后，神清痉定，惟胸脘窒闷，续与清热调气即愈。

廉按：伏热而兼挟外感者，则以新邪引动伏气为病。若伏热而兼内伤者，则因内伤而留滞伏热，不得爽达。治之不得其法，每有因此淹缠，致成坏证者。即如平时有气郁之病，则肝气不畅，络气郁滞，热邪窜入肝络，即有胸板胁刺咳逆等证。邪郁不达，久而化火，即蒙冒厥阴，而有昏痉之变。此案伏热痉厥，即邪窜厥阴之明证。盖足厥阴肝脉，上达巅顶，巅顶即神经中枢，伏热挟肝火刺激神经，故一起即痉且厥。法用逼迫瓶射薄荷精，大指掐右手背威灵穴，却为开闭醒厥之要诀。方用清热解郁，化痰熄风，固属正治，妙在至宝丹，用异类灵动之品，直清神经，故服后神清痉定，速奏肤功。此等内外并治，后学当注意之。

以上出自《全国名医验案类编》

王经邦

蒋善桢妻，年三十余，住宁海东路岳井街。

病名：暑风刚痉。

原因：七月初旬，由于外冒暑风，内挟酒湿，更兼胎孕数月，又生腋下疽。

症状：四肢拘挛，角弓反张，咽喉刺痛，言语不明。

诊断：脉弦紧数，《金匮》所谓"痉脉按之紧，如弦直上直下"是也。此与《素问》"诸暴强直，皆属于风；诸痉项强，皆属于湿"适相符合。

疗法：以防风、天麻、钩藤祛风为君，海桐、白薇舒筋治厥为臣，佐川贝、桔梗、射干、甘草以治咽痛，黄芩、白术以保胎孕，合之为发散，化痰清热，以消腋疽。

处方：北防风一钱　明天麻钱半　双钩藤三钱　海桐皮二钱　东白薇钱半　川贝母二钱　北桔梗二钱　射干根二钱　淡黄芩二钱　台冬术二钱　生甘草一钱

效果：一剂四肢舒展，二剂腋疽渐消，后以健脾保胎药数剂而全愈。

廉按：断证则学有根柢，选药则双方周到，成如容易却艰辛，堪以移赠斯案。

《全国名医验案类编》

傅松元

包家妇，新遭回禄，惊急气苦，两忽害病，病六七日。适余出诊，路遇乡人云："包家妇病，延医四人，皆不识为何病，治亦罔效，先生能知其病乎？"余曰："我非包家来，包家何人病乎？"乡人曰："阿才之妇也。曾请张、徐、朱、郑四医，都不识病名，所以服药亦无效。"余因谓乡人曰："尔引余往诊乎？"乡人曰："先生若能愈其病，即大功德。"遂导余入其宅，见其

妇身强手曲，头足不能动，壮热妄言，唇焦舌黑，脉弦滑。余思曰："此火郁伤暑，又受风邪而致。"乃问其左右曰："此人曾当风露卧否？"答云："其家失火后，露宿三天。"余曰："是矣，此病名痉证也。"为其立方，用石膏、麻黄、桂枝、光杏、生军、芒硝、翘仁、枳实、防风九味，服一剂，试观其变。时在初夏，余并赠以药资，左右皆谢。明日复诊，其家人曰："昨服药后大便连行二次，大汗一身，即神静而寐，一觉后，身热已退，神识已清，惟手足头颈，虽能略动，而转侧须人，不思谷食。诊其脉，缓滑不数，苔黑已化，渴饮未止。乃书石膏、花粉、桂枝、防风、黄芩、连翘、厚朴、丹皮、青蒿。二剂而愈，费钱不过二百，而大病霍然矣。

《医案摘奇》

赵文魁

甄左，73 岁。

血虚络脉失养，瘛疭时或发作，动则头晕目眩，脉象细弦小滑。全属真阴不足，血虚失养。养真阴兼潜虚阳。

炙鳖甲三钱　木瓜三钱　茯苓三钱　炒山栀二钱　熟地黄四钱　当归三钱　生牡蛎三钱　五味子二钱　鲜荷叶一张

按：此为水不涵木，虚风内动之候。肝为风木之脏，赖肾水以滋养。肾为寒水之脏，藏精生髓。今患者年逾古稀，肾气已衰，真阴亏损，髓海失充，加之阴虚不能制阳，虚阳上浮，旋扰清空，故动则头晕目眩。肾水亏虚，不能涵养肝木，肝血亦亏，络脉失养，筋脉拘急，则手足蠕动，甚或瘛疭时作。脉细为阴血不足，弦主肝阳偏旺，滑主有热。舌象多见光红无苔或龟裂。

本证与热盛动风虽均为肝火内动，但病机有虚实之别，症状有缓急之异。热盛动风多见于热性病的极期阶段，为"热极生风"，其证属实，多伴有壮热，肢厥，脉象弦滑而数，且手足抽搐频繁有力；本证多见于大病后期或年高体弱之人，为"血虚生风"，其证属虚，故呈现一派虚象，乃血虚不能养筋之故，两者不难鉴别。虽有浮阳在上，也是阴不守阳，阳气独发。故治当滋养阴血，潜阳熄风。

方中当归甘辛而温，入肝经以补肝血之不足。熟地黄甘温入肝肾，养血滋阴，补精益髓。张介宾云："阴虚而神散者，非熟地之守，不足以聚之；阴虚而火升者，非熟地之重，不足以降之；阴虚而躁动，非熟地之静，不足以镇之；阴虚而刚急者，非熟地之甘，不足以缓之。"（《景岳全书·本草正》）炙鳖甲、生牡蛎并用，取其介类有情之重镇，味咸入阴和阳，以潜纳虚阳之浮升。木瓜酸温，入肝经以柔肝舒筋活络。五味子酸甘温，滋肾生津，收敛浮阳。炒山栀苦寒，清泻肝经有余之热。茯苓甘淡而平，滋补厚味中用之，使滋而不腻。《名医别录》说它可"开胸府，调脏气，伐肾邪，长阴，益气力，保神守中"。用鲜荷叶之妙，在于清透上焦浮游之热，宣透络中痹郁之邪。本方酸苦甘咸并用，寒温补泻齐施，使真阴盈满，龙火蛰伏，气血流畅，筋脉得养，则肝风可止。

穆右，59 岁。

操持过劳，五志气火交并于上，头晕目眩，下肢无力，每遇恼怒则抽搐必作，血虚经络失养之过耳。柔肝熄风，少佐潜阳，静摄休养，防其厥变。

熟地黄四钱　白芍三钱　钩藤三钱　沙苑子三钱　丹皮三钱　宣木瓜三钱　枸杞子三钱　菊花三钱　生牡蛎八钱

按：痉证是以四肢抽搐、项背强急，甚至角弓反张为主要表现的病证。《内经》曾以外邪立论，认为风寒湿邪，侵袭人体，壅阻经络而成，而后世又提出内伤至痉的理论，《景岳全书·痉证》篇说："凡属阴虚血少之辈，不能养营筋脉，以致搐挛僵仆者，皆是此证。"本病案患者操劳过度，素体气血不足，不能上奉于脑，不濡筋脉，加之五志气火交并于上，故头眩目晕，下肢无力。每遇精神激刺，气血上壅，不能荣筋，则抽搐必作。故以柔肝熄风，少佐潜阳，急则治其标；静摄休养，以复元神，且防其痉厥之变。

药用熟地黄养血滋阴，补益精髓。《珍珠囊》言其"主补血气，滋肾水，益真阴。"用白芍阴柔收敛之品，养血敛阴，柔肝平肝。用枸杞子滋补肝肾，填充下元。三药相合，养血养阴，壮身之根本。用丹皮清化郁热，泄相火之翻腾，与上药共配，有补有泄，交通阴阳。用钩藤平肝潜阳，熄平止痉。用菊花疏风泄热，平肝阳之亢逆。沙苑子滋补肝肾，养血益精，药用种子能下降，潜肝阳下行。用生牡蛎咸寒重镇之品，镇肝潜阳，熄风止痉。用木瓜柔肝缓急，舒筋活络。上药共配，益精血、补肝肾以治其本，平肝阳、熄风动而止痉厥。

以上出自《赵文魁医案选》

范文甫

周小孩。脉沉数无伦次，发热项强，口噤龂齿，舌黑而焦，二目天吊，腹满便秘，此刚痉，热甚发痉也。邪热内闭所致。

生大黄9克　元明粉9克　桂枝6克　甘草3克　生白芍9克　葛根9克

二诊：昨日泻下后，已好不少。再稍稍下之，以泻其余热。

生大黄6克　元明粉6克　生地12克　元参9克　麦冬9克

三诊：将愈。

元参9克　麦冬9克　生地12克

闲谛和尚。属于刚痉，而尚不虚，服寒凉以致肢木脚肿，邪在血分，而气不能以达之也。

葛根6克　麻黄6克　桂枝6克　芍药6克　甘草6克　生姜6克　红枣11枚

二诊：邪虽稍解，结痰未除，气不归道，缓图之。

厚附子6克　桂枝6克　生白芍6克　炙甘草6克　生姜6克　红枣8枚　桃仁4钱

三诊：脉浮部得体，沉部滞，知上中焦无病，病在下焦。下焦以下为快，其舌胀大，元虚显然，下之过猛，连后墙敲倒矣，姑缓之。

黑芝麻24克　炒麻仁24克　淡苁蓉12克　柴胡6克　生白芍6克　葛根6克　姜半夏6克　芫蔚子9克　生姜3克　红枣6枚

四诊：热已得净，元气稍复，可去其顽涎。控涎丹1.8克，开水下。

裘小孩。风邪外来，而津伤于内，自汗出，面赤头摇，转为柔痉。项背强直，目直视，头仰，是其据也。脉见沉迟，乃风寒所致，沉本痉脉，迟则为寒。亦在太阳经，与伤寒相似，其实不同。方用桂枝汤调和营卫，以祛风寒之邪，加瓜蒌根清气分之热，而大调太阳之经气，经气流通则风邪自解矣。

桂枝4.5克　生白芍9克　炙甘草3克　花粉9克　生姜3克　红枣12枚

以上出自《范文甫专辑》

魏长春

赵有惠，年二十三岁。住宁波城内，业商。五月十日诊。

病名：痉后昏眩。

原因：痉病经西医治疗，用抽髓法差后，脑中余热未尽，转为昏眩，医治不效。来慈诊治。

证候：昏眩不能安坐，面白形萎烦热。

诊断：脉弦舌红，痉病后，脑髓被热灼伤，实中夹虚证也。

疗法：潜阳清脑熄风法。

处方：生龟板八钱　生鳖甲八钱　鲜首乌三钱　钩藤三钱　白菊花三钱　天花粉三钱　大生地八钱　生白芍三钱　生石决明八钱　川楝子三钱　淮牛膝四钱

次诊：五月二十二日。脉弦舌赤，头眩烦热，宗张氏介类潜阳清热法。

次方：水芦根一两　原麦冬三钱　知母三钱　鲜茅根四钱　生白芍三钱　石决明八钱　白菊花三钱　淮牛膝五钱　珍珠母三钱　鲜首乌三钱

三诊：五月二十五日。舌润脉软，足膝乏力。头眩渐愈，已能安坐。用滋阴潜阳善后。

三方：生龟板八钱　生牡蛎八钱　磁石八钱　酸枣仁三钱　远志二钱　制首乌三钱　淮牛膝五钱　生白芍四钱　鲜茅根四钱　健步虎潜丸五钱

效果：服后眩止，身强停药。

炳按：痉后昏眩证最多，上列方法甚善，可谓与病情针锋相对，此法可传。

苏阿泉之妻，年三十一岁。住市心口，立大蛋行内。三月十三日诊。

病名：寒痉。

原因：元气素亏。频出盗汗，日久营虚，卫阳不固。

证候：胸满气促，胁痛口干，颈项强硬，头痛寒热。

诊断：脉象沉涩，舌淡苔白。伤寒柔痉证也。

疗法：用当归四逆，加吴茱萸生姜汤，合瓜蒌桂枝汤主之。

处方：当归五钱　桂枝一钱　生白芍四钱　炙甘草一钱　生姜一钱　红枣四个　细辛三分　通草一钱　吴茱萸八分　天花粉三钱

次诊：三月十四日。脉象沉涩未起，舌淡苔薄，头项强痛，咳引胁疼，气促，用旋覆代赭汤，合桂枝加瓜蒌汤主之。

次方：旋覆花三钱,包煎　代赭石四钱　西党参三钱　炙甘草一钱　制半夏三钱　生姜一钱　红枣四个　生白芍四钱　桂枝一钱　天花粉三钱　茯苓三钱

三诊：四月七日。服前药病差，停药二旬。今来寓门诊，按脉软缓，舌淡失荣，经事已来，行而不多。胸满腰酸，用调和荣卫法。

三方：当归三钱　炒白芍一钱　川芎一钱　阳春砂五分,冲　秦艽二钱　丹参三钱　杜仲三钱　橘皮一钱　香附二钱　生黄芪三钱　防风一钱

效果：服后病愈身健。

炳按：伤寒太阳柔痉，必有颈项强硬现证，可用此法，若液涸动风，冲脑转痉，当从前案参考选用，此例为柔痉而设，有是证可用是方也。

李阿二之妻，年二十五岁。温州人，住邑庙前。五月八日诊。

病名：痉证（即西医脑脊髓膜炎也）。

原因：天时不正，感受疫气。

证候：头热项强，目瞪色赤上视，两手拘挛，口噤遗尿，神昏痉厥。

诊断：脉洪数，舌绛。由口鼻吸受疫气，热极冲脑，证有传染性，故名疫痉。

疗法：用芳香开窍，辛凉透热法。

处方：局方紫雪丹五分冬雪水灌服。

次诊：五月九日。服药后，神清厥醒，身热脉数，舌细苔白腐，用清温解毒法。

次方：淡豆豉三钱　焦山栀三钱　黄郁金二钱　银花三钱　益元散四钱　紫金锭二块，研化服　连翘三钱

效果：服药后，余邪肃清。热退病愈。

炳按：此证重在清脑热，镇心神，轻则紫金锭，重则紫雪丹，甚则安宫牛黄丸，先平脑热，定心神，药则清热解毒、活血通络为主要，其余兼证，随病加减可也。

以上出自《慈溪魏氏验案类编初集》

刘云湖

病者：武昌督府堤，裴姓，即族侄彬如（即孝移次子）之岳家也，其岳母年近七旬。

病因：先有内风之疾，愚因事赴汉，同彬如税于裴家，招待甚殷，因止宿焉，夜阑闻呼吼声，手足扬舞声，起而静听之，乃病人之发作声也。

证候：不逾时彬如来请云，敝叔岳母年近古稀，迩来得患新恙，发时手足蠕动搅舞，头乱摇，痰涎流涌，吼声不绝，人事昏迷，必数人围绕，牢握其手腕，历一小时始苏，一日两次如此，已延武汉名医杨小阶、叶小秋等诊过数次，皆无效。

诊断：左寸细数，左关弦急，右寸浮空，右关沉弱，两尺微沉，此肝风内动证也。

疗法：与镇肝熄风。

处方：血龟板六钱　熟地　冬术　山萸肉　鹿茸片各三钱　杭芍　淮膝生　牡蛎各二钱　明麻炙草各一钱五分　伽楠沉一分　红枣四枚

效果：即令煎服，次晨愚买轮返梓，两月后接彬如回函云，服五剂全安，特修函致谢云。

理论：此肝阴不足，发为疏泄之证也，《内经》云：诸风眩掉，皆属于肝。肝主风脏，最易疏泄，肝虚则疏泄有权，而内风即起矣，薛生白云阳化内风，即是此意，夫肝何故主于疏泄，此中有两种原因，一因年过古稀，神经运用过度，如树木之老而且枯，即有动摇之患。一因肾水亏竭，不能濡润肝木，木无水润，枯竭旋生，是以有疏泄之权。古人称肝为刚脏，内寄相火，不得濡润，即起内风变化。此证左寸细数，血液素亏。右寸沉弱，气不宣运。左关弦急，风势弛张。右关沉微，脾土卑监，故有木来克土之虞也。今见痰涎壅聚，风急津无所主，手足动搅，经脉无营养之料，故发生挛急。头为诸阳之会，无血液以上濡，是以头窍皆空，风邪乘隙而入，

故头乱摇，亦气阻血虚之故。胸部为清明之府，土无健运之职，肺乏清肃之令，风势弛张，每争衡于胸臆间，清明无所主宰，故痰涎直涌，人事因而昏迷。夫人身健运之阳气，必得真阴以养之，庶能生烈日于当空，扫群阴于四塞也。今清者不升，浊者下降，所以有天地不交之否象也。

方论：古称风为阳邪，风善行而数变，肝为风脏，不有相当之镇定，必尽量的疏泄。叶香岩云，肝为刚脏，宜柔药以和之。肝风不熄，宜气重镇之，介类以潜之，酸味以收之，浮阳内风，勿令鼓动。故此方以熟地为君，仿六味汤之遗意，实以柔养肝木。用茸片以充头阳，稍佐天麻以熄肝风，芍、地滋水而润木，萸、术奠土而温肝，其得力者，即牡蛎、牛膝、沉香，大施镇定。兼龟板以疏络潜阳，风既定而土得运，自无头摇肢瘈之虞。

或问：既云肝为阳邪，又云肝脏内寄相火，则为阳为火，治法宜用清泄，不用温补明矣，方中用鹿茸片、山萸肉，非有近于温补乎。答曰：肝为人身立命之本，体温由此发源，所云阳者，即体温也，人身之真元也。所云相火者，即人身机能发动之枢纽也。古称肝为将军之官，谋虑出焉，既云谋虑，必有感觉之可能。又云相火，足以辅佐君火而用事，是心与脑与肝，合为一体而用事也。称为阳为风为相火者，亦取灵敏之动作，非实有其火热之证。今肝风既动，头摇手足乱搅，肝主筋，肝阴不足，血不荣筋，故筋脉自动惕，非火之使然。且肝风既动，肝血不藏，真元自当缺乏。头部及四肢，无真阳以慎实，故头摇而肢瘈也。凡人病至垂危，多见头摇肢瘈，皆肝气欲绝之候。即此可知肝虚风动之利害也。茸片大补真阳，以鹿之角，补人之脑，以头补头，真元立可上达。山萸大温肝体，敛耗散之气，回固有之真，自然全身得灵活也。

《临床实验录》

周镇

冯童，夹城里。素体羸瘦。戊午六月诊：身热甚炽，肢痉，气升鼻动，神糊，纤毫无汗。脉细伏，舌红。按腹坚痛。询悉病前与他孩池中冷浴，出即寒战，渐致身热，饭食亦未节。论所见凶象，已属棘手，然治病必求其本，清暑宜兼撤其表寒也。栀、豉、枳实、辰滑石、香薷、郁金、晚蚕沙、生薏仁、通草、兜铃、枇杷叶、荷叶梗、浮萍草。另用太乙丹、菖蒲研冲。外治法：苍术、薄荷、桑叶、浮萍、艾叶、葱、姜，煎沸，手中蘸揩胸背四肢等处。避风进药，遂得畅汗。复诊：手痉鼻扇神昏均退，脉数转爽，热势退轻。原方加减。外用栀子仁、莱菔子、皮硝、白酒糟、飞罗面、鸡子白、葱须，捣敷脐上。便亦即解，热退而愈。

《周小农医案》

刘民叔

一九五三年四月四日上午九时，有住在上海市新成区成都北路四十七街四号张富才之妻李爱媚女士，抱其幼子张济新前来求夫子诊治，夫子诊其脉瞥瞥如羹上肥，曰：此"柔痉"也。惟病久阳微，虚羸少气，且已昏迷不省人事，危险万分，当先从保元为入手之调治。

初诊：一九五三年四月四日。方用：黄附块四钱　潞党参三钱　黄芪三钱　茯神三钱　酸枣仁二钱　生白术三钱　安南肉桂八分　广陈皮二钱　甘草一钱二诊：六日。方用：黄附块四钱　潞党参三钱　黄芪三钱　茯神三钱　酸枣仁二钱　露蜂房一钱　蛇蜕二钱　蚱蝉二钱　干地黄三钱　甘草一钱

三诊：八日。方用：黄附块四钱　潞党参三钱　茯神三钱　露蜂房一钱　蛇蜕二钱　蚱蝉二钱　淡全蝎一钱　白僵蚕二钱　干地黄三钱　甘草一钱

四诊：十一日。方用：黄附块四钱　潞党参三钱　茯神三钱　露蜂房二钱　蛇蜕二钱　蚱蝉二钱　淡全蝎二钱　白僵蚕二钱　干地黄三钱　龙胆草一钱　元参三钱

五诊：十三日。方用：黄附块四钱　潞党参三钱　露蜂房二钱　蛇蜕二钱　蚱蝉二钱　蝉花二钱　淡全蝎二钱　龙胆草一钱　元参三钱　人参叶三钱　决明子四钱

六诊：十五日。方用：黄附块四钱　潞党参三钱　露蜂房二钱　蛇蜕二钱　蝉花二钱　干地黄四钱　龙胆草一钱　人参叶三钱　决明子四钱　蒙花二钱　蕤核三钱

七诊：十七日。方用：黄附块四钱　潞党参三钱　露蜂房二钱　蛇蜕二钱　蝉花二钱　干地黄四钱　龙胆草一钱　人参叶三钱　决明子三钱　蒙花二钱

八诊：十八日。方用：黄附块四钱　潞党参三钱　当归头三钱　蛇蜕二钱　蝉花三钱　干地黄六钱　龙胆草二钱　人参叶三钱　云母石五钱　冬虫夏草一钱　决明子三钱

九诊：二十一日。方用：黄附块四钱　潞党参三钱　当归头三钱　蚱蝉二钱　蝉花二钱　干地黄五钱　龙胆草二钱　人参叶四钱　苦参二钱　白蔹二钱　冬虫夏草一钱

十诊：二十三日。方用：黄附块四钱　潞党参三钱　蝉花二钱　干地黄五钱　枸杞二钱　龙胆草二钱　人参叶四钱　苦参二钱　白蔹二钱　冬虫夏草一钱　千年白一钱

十一诊：二十五日。方用：黄附块四钱　潞党参三钱　干地黄五钱　枸杞二钱　龙胆草二钱　人参叶三钱　冬虫夏草一钱　石钟乳四钱　菖蒲一钱　通草一钱　黄马铃一钱

十二诊：二十七日。方用：黄附块四钱　潞党参三钱　干地黄四钱　枸杞二钱　桑椹二钱　茯苓三钱　龙胆草一钱　冬虫夏草一钱　金丝草二钱　人参叶三钱

《鲁楼医案》

孔伯华

福男，三月初二日。春分节后，胃气较差，而醒化中焦尚未得效，渐致血液下行，阴分大伤，经络失养，抽搐又复增重，脉弦硬而数大，再以滋填益气之品治之。

鲜茅根两　炙生麻半分　磁朱丸五钱　花旗参钱半　陈皮二钱　铁皮石斛五钱　大蓟三钱　小蓟三钱　枳壳钱半　生龙齿六钱　生牡蛎八钱　川柴胡分　桑寄生五钱　谷芽四钱　血余炭三钱　川草薢三钱　莲子三钱，朱拌　寸冬三钱，朱拌　生地四钱　盐芡实三钱　金毛狗脊三钱　藕两　北五味子五分

羚羊一分，珍珠粉二分，此二药分装胶囊吞服。

傅男，四月十一日。旧有肝热抽搐之患，多食则复，近则复发较甚，脉象弦数，宜清芳柔肝豁痰。

石决明一两　旋覆花三钱　青竹茹八钱　知母三钱　龙胆草二钱　川郁金三钱　代赭石三钱　焦六曲二钱　莲子心钱半　广陈皮钱半　桑寄生二钱　天竺黄二钱　豨莶草四钱　枳壳钱半　九菖蒲三钱　十香返魂丹一丸（分四角）　苏合香丸一粒（分和化）

以上出自《孔伯华医集》

第五十九章　胁痛

程从周

殷在兹文学年三十余，得胁痛之证。医以养血治之，而痛益剧，饮食减少，肌肤渐瘦。献岁汪善卷考廉邀余过诊，六脉沉而俱弦，约五至，面白而汲青。余曰："据色脉乃属肝木有余，脾气郁结。"问曾患疟否，云："去年夏秋之间曾染此疾，疟后亦未复元。"在兹为人深沉，喜静，怒而不发，今气郁亦其宜焉？余乃用柴胡、陈皮、青皮、白芥子、香附、枳壳、黄芩、桔梗之类，一剂知，数剂愈。

郑于房尊堂年六十岁，体气羸弱，茹素而饮食少。四月间得胁痛证，时或胃脘亦痛。初医用疏气化滞之药过多，不惟胁痛未除，因而牵引脊背腰胯，痛楚异常，夜甚于昼，目不交睫者数夜矣。乃邀予视之，六脉极其缓弱，惟肝部弦急如线，知其为中气不足，血虚之候也。壮者气行则愈，今气弱不能运动，故尔凝滞作痛，正乃痛则不通之故。然此有实有虚，况夜甚于昼，非血虚而何？正当温补，而反克伐，所谓诛罚无过，虽欲不痛，其可得耶？乃用参、芪、苓、术、甘草、茯苓之类，重加白芍、当归，少用玄胡、青皮为佐，一剂而痛微，数剂而痊愈矣。

以上出自《程茂先医案》

任贤斗

吉齐于之妻，妊娠已有五六月，忽病左胁痛甚，紧按略减，面色惨淡，脉六至且大，其色淡是阳虚，喜按亦属气虚，与六气煎三剂，无效。细思病属阳虚无疑，补阳何致无功？复思脉数固属阳虚，阳虚不致脉大，脉大者，阴亦虚也。然火甚者脉亦洪大，若是火证，必口渴躁烦，痛而拒按，此证口不渴又喜按，非火证也。喜按者本属阳虚，脉大必是阴虚，此乃阴阳俱虚之证，治宜阴阳并补，与六气煎合小营煎，外加附片，服一剂，病略见减，三剂而大安。
六气煎
黄芪　肉桂　人参　白术　当归　甘草
小营煎
熟地　当归　枸杞　白芍　淮山　甘草

《瞻山医案》

北山友松

高柳氏患心腹胸胁痛楚，面白唇红。
初用方：蒲黄　五灵脂各一钱　木通　赤芍药各五分　黄连一钱二分　附子二分
次用方：椒梅汤对七味清脾汤，加紫苏、白茯苓。

次用方：当归　茯苓　陈皮各一钱　白芍药　酒黄连　山栀子　酒香附各八分　青皮　川芎　半夏　厚朴　柴胡各七分　吴茱萸　甘草各四分

次用方：推气散，加厚朴、沉香、木香。

次用方：黄连　吴茱萸　木香　沉香　延胡索　香附子　桂心　姜黄砂仁

终用方：当归　茯苓　青皮　陈皮各一钱　白芍药　黄连　香附子　山栀子各八分　川芎六分　半夏　厚朴　柴胡各七分　甘草　吴茱萸各四分

《北山医案》

程文囿

蔚兄来诊云："病初右胁刺痛，皮肤如烙，渐致大便闭结，坐卧不安，每便努挣，痛剧难耐。理气清火，养血润肠，药皆不应。"切脉弦急欠柔。谓曰："易治耳，一剂可愈。"蔚兄云："吾病日久，诸药无灵，何言易治？"予曰："此乃燥证。肺苦燥，其脉行于右，与大肠相表里。方书论胁痛，以左属肝，右属肺，今痛在右胁，而便闭结，肺病显然。但肝虽位于左而其脉萦于两胁，《内经》言：'邪在肝则两胁中痛。'今痛虽在右胁，不得谓其专属肺病已也。夫金制木，忧伤肺，金失其刚，转而为柔，致令木失其柔，转而为刚，辛香益助其刚，苦寒愈资其燥，润肠养血，缓不济急。"订方用瓜蒌一枚，甘草二钱，红花五分。蔚兄见方称奇，乃询所以。予曰："方出《赤水玄珠》。夫瓜蒌柔而润下，能治插胁之痛，合之甘草，缓中濡燥。稍入红花，流通血脉，肝柔肺润，效可必矣。"服药便道痛减，能以安卧，随服复渣，微溏两次，其痛如失。

《杏轩医案》

黄凯钧

张，二五，木郁为热而胁痛，湿蕴则肌黄并见矣。

柴胡　薄荷　丹皮　黑栀　延胡索　旋覆花　归须　桃仁　新绛　青葱管

久涌必入络脉，今三服既得减去什七，治黄新病要紧，纳少嗜卧，因脾气欠运，疸证之常，此恙若平一二分，痛不治而瓦解矣。

柴胡　薄荷　夏枯草　川连　山栀　香附　广皮　木通　茵陈

周，四二，肝阳犯胃，胁痛呕吐。

川楝肉　归须　生白芍　橘白　半夏　山栀　茯苓　炙草　老姜渣

三服痛止呕除，午后觉脘中嘈杂，六脉细软，胃土久受木侮，气虚不能健运，阳明以通为补，以降为顺，所以补中须佐清降。

人参　蒸于术　茯苓　半夏　枳壳　橘皮　归身　白芍　炙草

以上出自《肘后偶钞》

吴篪

徐晴圃中丞，住闽藩时，如君抵暑，即胁肋痛胀，寒热骨蒸，烦渴吐酸。诊脉虚弦数，此系血虚肝燥，经脉阻滞，气逆不调，火郁肝经，非受客邪也。凡胁痛之病，本属肝胆二经，以二经之脉皆循胁肋故也。宜进八味逍遥散，加白芥子、乌药以抑肝气，兼以调经养血。遂服三帖甚效。继用小营煎（当归、芍药、枸杞、炙甘草、熟地、山药）加制香附、枣仁、茯神，服数帖而安。

道长姚子方，缘酗嗜火酒，能饮三斛。患胁肋疼痛，气逆眩晕，口苦耳鸣，胸膈胀满。诊脉洪弦数，皆由纵饮无度，口腹不慎，湿热之邪壅滞中焦，气逆不解，延及少阳、厥阴，以致肝胆火盛。盖胁者肝胆之部，肝火盛，故作痛也。即用龙胆泻肝汤七剂，痛减过半。易用五苓散及葛花解醒汤（葛花、豆蔻、砂仁、木香、青皮、陈皮、人参、白术、茯苓、神曲、干姜、猪苓、泽泻）以补脾利湿。用药月余，诸证悉瘳。

英氏体质素弱，月信杳然，左胁疼痛，久而结成痞块，发则痛如刀刺，不能转侧俯仰。诊脉虚软无神，乃营卫不足，八脉空竭，气血亏损所致。即用人参养荣汤大补气血；外用熨痞诸法，可冀渐效。若再投辛燥、泄气、耗血之药，恐病势日增也。

以上出自《临证医案笔记》

王孟英

单小园巡检，患右胁痛，医予温运药，病益甚，至于音喑不能出声，仰卧不能反侧，坐起则气逆如奔，便溺不行，汤饮不进者，已三日矣。孟英诊其脉沉而弦。与旋覆、赭石、薤白、蒌仁、（黄）连、（法）夏、竹茹、贝（母）、枳实、紫菀，加雪羹，服之，一剂知，数剂愈。

《王氏医案》

林佩琴

张。胁痛胀，少腹肿硬，误服攻荡劫剂，胀剧，气注睾丸，脉沉小，右弦涩，乃肝失疏泄，气郁留浊。治先理肝以泄浊。厚朴七分，小茴香、青皮各钱二分，枳壳钱半，茯苓、橘核各二钱，大腹皮三钱，延胡八分，椒目廿粒，车前子三分。四服胁痛疝坠俱止。但腹右硬痛不任偏卧，食不加胀，二便如常，按脉论证，单胀何疑。然病因脏损，治在通摄兼施。厚朴五分，枳壳钱半，牡蛎、茯苓各三钱，归须、橘核各二钱，牛膝一钱，桂心三分。四服证平。后仿肾气丸，用牛膝、车前、桂心、茯苓、山药、当归、牡蛎、白芍、萸肉，蜜丸。愈。

陈。胁胀胸痛呕吐，肝气上升，阳明当其冲，必犯脘倾液而出。脉左迟虚，右弦小，阴疟宿恙未愈。治在益胃和肝，勿使疟厥。白芍、茯苓各二钱，制厚朴六分，制半夏钱半，橘白、枳壳各一钱，砂仁连壳八分，乌梅二枚，煨姜二片。数服胀痛若失，阴疟亦瘳。

本。胁左隐痛，胸间动气，头晕肢麻，寐即舌干似辣，子夜自汗，清晨咳痰，便泻觉爽。肝阳挟风火上冒，侵犯脾土使然。秋深左关脉弦长牢实，医谓金弱木强，非时脉见，来春木必侮土，膈逆可忧，遂用滋肾镇肝，数十剂脉证未退。更医进胃爱丸，服后痰较少而泄气多，且皆健脾药，不能制肝阳，历冬并右脉亦弦劲，胸脘引痛。予谓前证自是肝阳肆横，但肝为刚脏，不任克制，专用滋清，恐又致痛为胀。若仿《内经》治肝以酸泻之法，自然柔伏矣。因用白芍、木瓜、乌梅、萸肉、五味、金橘、枣仁等，加牡蛎（醋煅）、橘络、木香、茯神、芝麻、小麦、桑枝膏为丸。服后左关渐软，不见弦长矣。且示以静摄戒怒节劳，右脉亦和，诸证渐除。

王。高年胸胁气阻痛，脉虚弦。用苦咸酸以泄降。厚朴（姜汁制）五分，枳壳、旋覆花各钱半，牡蛎粉（醋煅）二钱，白芍（炒）三钱，木瓜八分，降香末二钱。三服肝逆已平，尚未嗜食，用甘凉以调胃阴。石斛二钱，麦冬钱半，甘草五分，茯苓、白芍、当归各二钱，小麦一撮，红枣五枚。五服全安。

沈氏。气攻肋胁左右，上入乳际，痛引胸背，子夜特甚。思人身气血，于子丑时注肝胆，子时注胆，丑时注肝。今肝阳上升，诸气皆逆，势必营卫失度，瘀浊不降，呕逆便艰，有自来矣，用微苦微辛以泄降。杏仁、当归须、青皮（醋炒）、延胡、郁金、枳壳（炒）、瓜蒌、广木香（汁冲），二服随定。

某氏。左胁痛，卧必偏右，咳则气急，痰带血丝，证由五志怫抑，损伤营络。仿《内经》肝苦急，急食甘以缓之。潞参、茯苓、甜杏仁、白芍、杞子、枣仁、川贝母（俱炒）、桑皮（蜜炙）、金橘皮、炙草、红枣，煎服效。

堂弟。右胁久痛，牵引背膊，呼吸不利，咳则痛甚，坐必体伛，食入稍安，右脉浮弦。此操劳所伤，损动肺络，当春木旺，痛难遽止。夫诸气膹郁，皆属于肺。然痛久则入络，姑用苦辛宣通。老韭根、当归须、郁金、杏仁、川贝母、陈皮、佛手柑，二服痛减。按其胁仍觉痞硬，仿咸以软坚。用旋覆花、牡蛎粉、白芍、金橘皮、延胡、当归、降香，二服，转用甘缓理虚，以参、苓、归、芍、陈、贝、甘草，痛缓。其亲戚一医以为肝肾阴虚，用熟地滋腻，竟成单胀矣。

郭。去秋胁痛痰血，见证于肝，不足于肾，入春医用通摄奇经，未效。改用桂心、蒺藜等药平肝，不知肝为刚脏，药忌刚燥，痛宜益加矣。延至夏初，木火相乘，体羸食减，日晡寒热，咳嗽气促，口干舌腻，坐则胁背牵引刺痛，脉来弦数无神。证由情志不遂，肝胆寄居之相火，上侮肺金，以至痰红气急，日就羸怯，此以水涵木之法，急宜进商也。阿胶、麦冬、白芍、贝母各二钱，五味子五分，石斛、黑豆皮各三钱，丹皮钱半，二服寒热止，嗽痛减，食加餐矣。又令晨服燕窝汤，晚服生脉散，证有起色。

以上出自《类证治裁》

曹存心

气结于左，自下而盘之于上，胀而且疼，发则有形，解则无迹，甚则脉形弦数，口舌干燥，更属气有余便是火之见证，急须化肝。

化肝煎。

诒按：凡肝气上逆者，多挟木火为病，故化肝煎为要方。

肝居人左，左胁不时攻痛，甚则厥逆，左关沉小带弦，是肝气郁而不升也；右脉弦滑，舌苔薄白，喜饮热汤，又有湿痰内阻。当兼治之。

推气散合二陈汤。

诒按：用推气散以疏肝郁，合二陈汤以治湿痰，竟如两扇题作法。

以上出自《柳选四家医案》

西汇，王。营行脉中，卫行脉外。脉为血脉，血脉盛则营卫流行，血脉衰则营卫阻塞。流行者，通也。通则不痛。阻塞者，不通也。不通则痛。痛之为日已久，病必在络，不独气之为患可知。然则通其络，破其气，以使营卫渐和，不至有窒凝之弊，岂非快事？而不知五脏内亏，气血不充，阴阳之道路欠已难宜。急急补之，还恐精神不旺，气滞血凝而痛，焉能受得攻方？夫营即血，卫即气。气者，肺所主也，其用在右。右胁部痛，肺之治节不出，相傅无权。必得培土生金，补火生土，则真火上腾，肺气自旺。旺事则燥金当令，金不自病矣。

制香附、附子理中汤、归须、白芍、良姜，取旋覆花、青葱、新绛、瓦楞子煎汤代水。

次诊：火土合德，肺金自旺，右胁部痛所以向安也。夫肺为五脏华盖，其用在右。隔一隔二以补其体，以使其体用兼全，痛固不作。但秋刑宫也，肃杀令行，宜旺而不宜衰，宜通而不宜寒。肺若独虚，一交秋令，痛自除矣，何反秋深而更痛耶？细察病情，起由血后大补肺金。右胁便痛，显系肺络之中，必有一点瘀血阻其清肃，所以当通而反不通，漫无止期。不独壮年时形寒饮冷，伤肺而已。仍宜培补，佐以宣通，以使肺金日旺，瘀积消磨为要。

照原方加九香虫、陈皮、延胡索、薤白。

三诊：胁部不疼，背脊生胀，两腿作酸，无一而非三阴之界也。三阴之阴气内旺，阳气必衰，衰则浊阴用事，为胀为酸，以昭火土不能合德，气息自短，脉形软弱，嗽痰少寐，浊阴之气已加阳位，无怪乎中下二焦自病矣。若非温通阳气，窃恐白露横江宿疾复发。

附子理中 当归 白芍药 新会皮 金毛脊 薤白 九香虫 五加皮

四诊：温通后痛已不作，诸恙大愈，药之力耶、魔之退耶？姑置勿论。且论脉为血脉，五至为平，六至为数，三至为迟。诊得脉来四至，既不为数，亦难为迟，使以平脉断之，似未熨帖，何也？盖以未至太息不见五志者，亦属迟脉，则为寒，又属阳虚。若不以阳和之品日进一日，还恐其真火难生，浊阴窃发。

附子理中汤 河车 当归身 白芍 九香 鹿角霜 金毛脊 陈皮 五加皮 仍取肝著汤、瓦楞子煎汤代水。

五诊：脉已五至，气血之平也。可知平则营卫调和，阴阳和谐，以免亢则为害之机，且有承则乃制之力焉。然皆药力之偏见，长也而不和，久而久之，药力又增气火。火宜少不宜壮，壮火食气，少火生气耳。

干河车 当归 白芍药 于术 鹿角霜 杜仲 九香虫 陈皮 潞党参 麋茸 大茴香炙草 菟丝子 取肝著汤、瓦楞子煎汤代水。

六诊：风邪从阳而亲上，上之为言肺也。肺为五脏华盖，燥风往往先伤。咳逆不爽，所谓秋伤于燥，上逆为咳是也。然观其咳逆之状，薄痰外出，咳则稍安，竟有嗽意。嗽属脾，咳属肺，咳而兼嗽，肺风引动脾湿不言而喻。

川桂枝　茯苓　炙甘草　于术　白杏仁　前胡　杜苏子　桑皮　金沸草　桔梗

七诊：风痰咳嗽已除大半，脘胁之旧痛复发，加以背胀腿酸。背为阳，腿为阴，阳部尚病，何况乎阴？前此肝胃两经，未有不同患此难也。究其由来，浊阴用事，阳气不宣。温养一法，宜继于辛散之后。

云茯苓　桂枝　野于术　炙草　金沸草　麦冬　鹿角霜　木瓜　金毛脊　当归　取肝著汤、瓦楞子煎汤代水。

十诊：营卫者，阴阳之道路也。营为阴，卫为阳。卫之为言，护卫也，全在阳气以舒之。兹仍阳气久虚，护卫失职，凉风暴感，外从皮毛渐渐入于卫。以致形寒，脉紧，苔白，背仍胀腿甚酸，脘胁苦痛亦不肯罢。急须解表，以使凉风外达，不使郁久发热为要。

川桂枝　白芍药　炙甘草　厚朴　白杏仁　葱白　缩砂仁　当归　瓦楞子　橘红

十一诊：营行脉中，卫行脉外，既得桂枝汤一调营卫，则脉之中外自得和谐，病有向安之处矣。然时病时安，还在正气之盛衰无定。所以新感之凉风，久积之阴寒，未能一时化尽。推其原，究其属，阳气内亏，不通敷布使然也。

川桂枝　白芍　炙甘草　防风　绵黄芪　当归　云茯苓　干姜　白杏仁　陈皮　瓦楞子

十二诊：鼻为肺窍，肺寒则鼻流清涕，肺热则流浊涕。兹乃清滋转浊，肺之所感风寒已经化热，表邪解矣。不过尚有余邪留落于鼻间而已，姑置勿论。就胁痛复作，作于霜降始寒。寒则气凝，凝则阳气郁，郁则营卫不通，不通则痛，良有以也。因思秋分一节，大剂温通，其痛本愈，何不复之。

鹿角霜　当归　白芍药　陈皮　炙甘草　干姜　云茯苓

十三诊：天降繁霜，归之于燥，政金令大行矣。行则肝木受戕，气从内郁，血亦内凝。凝滞则痛，郁开则缓。所以痛无定所，总不外乎肝之部分，随气之开阖而盛衰也。现在手足心热，不比归时苦冷，想是真阳暂通，肝气下郁。经云木郁达之，逍遥一法，未始不可权行。

逍遥散另取白芥子、水红花子、葱白、麸皮四味，炒热熨之。

十四诊：逍遥之下，胁上之疼暂止一夜，今又移入下胁，且中脘连及背胀。显系肝郁暂开，而其浊阴之气归并中宫，中宫之阳气，前不能通，后不能运，所以脉反弦也。斩关直入，开通阳气，驱逐浊阴，非雄烈之品不足以有为。

制川附　于术　潞党参　干姜　九香虫　炙草　白芍药　当归　新会皮　另獭肝五分开水磨服。

《延陵弟子纪要》

费伯雄

某。血虚气旺，阻塞中宫，散走两胁，络痛难忍，坐卧不安，六脉沉涩。用温通理气平肝。

杜苏梗二钱　炒当归二钱　橘络一钱半　九香虫一钱　桂枝一分　老山朴六分　川楝子三钱，炒　川连吴萸三分，二分拌炒　公丁香二只　炒赤芍一钱　乌药一钱半　木香五分　川郁金二钱　白檀香一分　佛手花五分

某。荣血不足，肝气太旺，犯胃克脾，胸闷不舒，胁肋作痛。宜养血柔肝，健脾和胃。

全当归二钱　大白芍一钱　炙甘草五分　茯苓二钱　川郁金二钱　青皮一钱　乌药一钱半　白蒺藜

三钱　小川朴一钱　大砂仁一钱　玫瑰花五分　沉香四分　新绛四分

以上出自《孟河四家医案》

徐守愚

　　剡西王胜堂仁仲中吕月汀，痰嗽多年。兼之心多蕴结，余尝虑而向渠曰："仲不病则已，病则令人莫测，其情，医药有难遽疗者。乃迩来家务琐屑，时闻诟谇之声。谚云：'神仙难断家间事。'局中人其何以堪耶？"嗣是不逮一月，忽然右胁大痛，牵连及腰，痰涎壅塞，嗽则更觉痛甚，且饮食稀少，肌肉黄瘦，坐卧无力，渐即于危矣。时师聚讼纷纷，曰虚、曰寒、曰痰饮。施治六七日，药无一效，乃邀余诊视，脉左关沉弦短数，右关沉弦滑大，且按久不衰，舌苔厚白而不干燥，口亦不渴。凝思良久，始得病情时张芝庭亦在同座，乃至诘曰："月汀之病属内伤乎？属外感乎？"余曰："外感脉当浮，身亦当热。今脉沉而身不热，其无外感可知。""然而右胁痛至于斯，其故何欤？"余据理论之曰："证因七情郁结，以致肝经气血滞而不行，所谓痛则不通也。病根起于左，而痛处见于右，所谓肝纵行乘脾也。舍金匮半夏厚朴汤合旋覆花汤，其无别法。"芝庭曰："论证极是，而用方之义，请明以告我。"余曰："半夏厚朴汤后人名四七汤，以四味药能治七情气。旋覆花汤，《金匮》积聚证主以治肝著。二方药皆行气，独新绛入血分而活络，即协诸气药共济以奏功也。余移之治此证，以其由气滞，亦由血凝。而气为血帅，气行则血行。古云，止痛须理气，意在斯乎？"芝庭又问；"此后将用何剂？"余曰："证固非一法可以了事者，姑先服此方，自有好音。"乃接服二剂，痛果大减，次日用温胆汤加木瓜、生谷芽。以肝与胆相表里，治肝兼治胆，医理当如是也。时余经手证多，不能久留，嘱月汀权请竺葵庄先生参理，旋即返城。越二日余复至，询用何药？葵庄曰："舌苔厚白如此，湿热无疑也。方以利湿清热为主，治似不错，奈药频进而痛如故，何也？"余曰："月汀久嗽多痰，脾胃之湿其素所蓄积者然也。今木郁不伸，胁乃作痛，在气在血自可分头施治。况脉弦而沉，身不发热，苔虽厚白，亦因痰湿内蕴所至致，而外感何有也？"葵庄曰："然！"乃酌用和胃二陈汤，祛寒除湿，加桂枝、白芍以和营止痛，再服半夏厚朴汤合旋覆花汤。一方如是，调治数日而胁痛十愈七八，脉亦渐平。葵庄别去，余独留渠家，不意胁痛甫愈，而少腹旋即疼痛，正一波甫平而一波又起者矣。治法仍上，昼服和胃二陈汤，加桂枝、白芍方一剂；入夜服二加龙骨汤一剂。而少腹疼止，嘱五日后服天雄散四剂。自是余亦脱手而还。不及十日，月汀能来寓就诊，仍以芪附、术附、参附三方合用，加茯苓、木瓜服十剂而全愈。

　　二加龙骨汤：桂枝一钱　酒芍二钱　炙草一钱　生龙骨四钱　生牡蛎四钱　白薇一钱　附子

　　天雄散方：天雄（即附子独棵者）　白术二钱　牡蛎三钱　桂枝一钱

《医案梦记》

徐镛

　　前营游击舒公，初夏病感寒热颇轻，但右胁以下掣痛不安，头痛亦在右边，大便不实。医以为类伤寒证，用辛温解表不效。余按其脉隐伏不彰，舌上灰色，苔厚而湿润欲滴。初疑湿胜于热，用吴氏达原饮；继疑寒热互结，用进退黄连汤，但有二三分效验。舒公深信不疑，然必终奏全效。余心始安，沉思良久，头痛、胁痛俱在右边，此热气郁遏阳明，故脉象不彰。遂拣去温药，专用三黄、石膏，坚服二十余剂而愈。

《医学举要》

汪廷元

金养泉先生与予家世交，素留心岐黄。由词馆御史巡漕瓜步二公郎病胁痛，牵引腰背，痛而微胀，手足微厥，食入减少。延予三汉河公馆。脉之弦缓。所谓肝脉不足，令人腰背引痛也。且胃气本弱，木动土虚，故四末不温，而不嗜食也。以当归、白芍养血，白术、茯苓益土，肉桂以温经制木，陈皮、炙草以调气和中，饮之良愈。

《广陵医案摘录》

张乃修

阙左。烟体痰浊素盛，痰湿下注，发为泻痢，痢止而痰湿不行，升降开合之机，皆为之阻，以致右胁作痛，痛势甚剧，按之坚硬有形，中脘板滞，不时呃忒，气坠欲便，而登圊又不果行。苔白罩霉，脉形濡细，此痰湿气三者互聚，脾肺之道路阻隔不通，以致流行之气欲升不能，欲降不得，所以痛甚不止矣。气浊既阻，中阳安能旋运，挟浊上逆，此呃之所由来也。在法当控逐痰涎，使之宣畅。然脉见濡细，正气已虚，病实正虚，深恐呃甚发厥，而致汗脱。拟疏通痰气，旋运中阳，以希万一。即请明哲商进。

生香附二钱, 研　真新绛七分　公丁香三分　橘红一钱　橘络一钱五分　磨刀豆子四分冲　姜汁拌炒竹茹一钱五分　炒枳壳一钱　旋覆花三钱, 包　磨郁金七分, 冲　青葱管三茎

改方：服一剂后痛势大减，去郁金。加苏子三钱，炒白芥子一钱，乳没各二分，黑白丑各三分，六味研极细末，米饮为丸如绿豆大，烘干，开水先服。其内香附，旋覆花用一钱五分。

原注：服药后右胁不痛，但便泄不止，改用连理汤出入。

钟左。右胁作痛。脉象沉弦。饮悬胁下，脾肺之络在右也。

广郁金　赤白苓　广皮　旋覆花　生香附　制半夏　炒苏子　枳壳　真新绛　青葱管

二诊：胁下之痛，仍然未定。左脉弦大，右关带滑。气湿郁阻不宣。再为宣通。

制半夏　制香附　杭白芍　川草薢　川芎　橘皮络　旋覆花　真新绛　广郁金　葱管　醋炒柴胡

以上出自《张聿青医案》

王旭高

某。肝胃不和，腰胁胸背相引而痛。舌光无苔，营阴内亏。大便溏薄，脾气亦弱，并无呕吐痰涎酸水等证。宜辛温通阳，酸甘化阴。

陈皮　茯苓　苏梗　吴茱萸　沙苑子　枸杞子　薤白头　白芍　橘饼

渊按：脾肾虚寒宜甘温，营阴内虚宜柔缓，故不用姜、附刚燥之药。

《王旭高临证医案》

柳宝诒

方。肺胃络脉之气，升逆不降。两胁牵掣板痛，动作则愈甚，此属营络之病，仅与调气，尚无效也。

旋覆花红花同包　归须　橘络　细苏梗　桑白皮　广郁金　桃仁去皮尖　瓜蒌皮酒炒　丹参　枳实　紫菀蜜炙　枇杷叶

尤。右胁因伤瘀阻，血络不能，呼吸掣痛。当和血络，勿令久瘀为要。

旋覆花红花同包　粉前胡　桑白皮　紫丹参　广郁金　归须　橘络　南沙参　青蒿　香瓜子　紫菀茸　参三七磨　鲜藕煎汤代水

姜。阴虚不能涵木，木火升动，肺金受克，咳呛气逆，左胁板痛，悉由乎此。四肢不温，乃阳气内厥，阴气不承，阳气愈亢，则四肢愈清。脉象细数不静，亦属阳气不藏，营阴被烁之象。前方熄肝和络，五大剂后，偏卧咳呛略减，余证仍然。兹拟滋养营阴，镇摄阳光。虽不专治肺肝，而阴气充，则肝自柔；阳气藏，则肺受荫，所谓治病必求其本也。录方拟与三才固本法，相间服之。

大生地　东白芍　白石英　左牡蛎　刺蒺藜　马料豆　炒丹皮　长牛膝秋石化水拌收　淡天冬　清阿胶黛蛤散拌炒　功劳子　元武板　鲜藕煎汤代水

刘。胆火循经而上，耳后振动作痛，引及左胁。法当疏泄木火。

羚羊角　蒺藜　牡蛎　甘菊花　黑山栀　丹皮　白芍　郁金　象贝　首乌藤　丝瓜络　薄荷

二诊：左脉弦搏，右脉动数。左胁震动作痛，上引耳后。肝胆之火，内郁不化。法当疏泄清降。

川连　黑山栀　丹皮　生甘草　薄荷　牡蛎盐水炒　磁石　羚羊角　刺蒺藜　夜交藤　金器　竹二青

以上出自《柳宝诒医案》

凌奂

刘（太和坊正月），巢氏《病源》云：胁痛左属蓄血，右属痰饮。见证右肋引痛，气逆痰稠，明是痰阻其气，络不主宣使然。脉右弦，左小弦数，治宜泄木和中。

旋覆花　全瓜蒌　宋半夏　赤苓　新绛　川郁盆　炒白蒺　玫瑰花　青葱管　新会　橘络　丝瓜络　姜汁炒竹茹

某，悬饮内在胁间，按之漉漉有声，宜三子养亲汤。

以上出自《凌临灵方》

张锡纯

天津齐某某，年五旬，得胁下作疼，兼胃口疼病。

病因：素有肝气不顺病，继因设买卖赔累，激动肝气，遂致胁下作疼，久之胃口亦疼。

证候：其初次觉疼恒在申酉时，且不至每日疼，后浸至每日觉疼，又浸至无时不疼。屡次延医服药，过用开破之品伤及脾胃，饮食不能消化，至疼剧时恒连胃中亦疼。其脉左部沉弦微硬，右部则弦而无力，一息近五至。

诊断：其左脉弦硬而沉者，肝经血虚火盛而肝气又郁结也。其右脉弦而无力者，土为木伤，脾胃失其蠕动健运也。其胁疼之起点在申酉时者，因肝属木，申酉属金，木遇金时其气化益遇抑不舒也。《内经》谓："厥阴不治，求之阳明。"夫厥阴为肝，阳明为胃，遵《内经》之微旨以治此证，果能健补脾胃，俾中焦之气化运行无滞，再少佐以理肝之品，则胃疼可愈，而胁下之疼亦即随之而愈矣。

处方：生怀山药一两　大甘枸杞六钱　玄参五钱　寸麦冬四钱，带心　于白术三钱　生杭芍三钱　生麦芽三钱　桂枝尖二钱　龙胆草二钱　生鸡内金二钱，黄色的捣　厚朴钱半　甘草钱半

共煎汤一大盅，温服。

复诊：将药连服四剂，胃中已不作疼，胁下之疼亦大轻减，且不至每日作疼，即有疼时亦须臾自愈。脉象亦见和缓，遂即原方略为加减俾再服之。

处方：生怀山药一两　大甘枸杞六钱　玄参四钱　寸麦冬四钱，带心　于白术三钱　生杭芍三钱　当归三钱　桂枝尖二钱　龙胆草二钱　生鸡内金二钱，黄色的捣　醋香附钱半　甘草钱半　生姜二钱

共煎汤一大盅，温服。

效果：将药连服五剂，胁下之疼霍然全愈，肝脉亦和平如常矣。遂停服汤药，俾日用生怀山药细末两许，水调煮作茶汤，调以蔗糖令适口，以之送服生鸡内金细末二分许，以善其后。

或问：理肝之药莫如柴胡，其善舒肝气之郁结也。今治胁疼两方中皆用桂枝而不用柴胡，将毋另有取义？答曰：桂枝与柴胡虽皆善理肝，而其性实有不同之处。如此证之疼肇于胁下，是肝气郁结而不舒畅也，继之因胁疼累及胃中亦疼，是又肝木之横恣而其所能胜也。柴胡能舒肝气之郁，而不能平肝木之横恣，桂枝其气温升（温升为木气），能舒肝气之郁结则胁疼可愈，其味辛辣（辛辣为金味），更能平肝木横恣则胃疼亦可愈也。惟其性偏于温，与肝血虚损有热者不宜，故特加龙胆草以调剂之，俾其性归和平而后用之，有益无损也。不但此也，拙拟两方之要旨，不外升肝降胃，而桂枝之妙用，不但为升肝要药，实又为降胃要药。金匮桂枝加桂汤，治肾邪奔豚上干直透中焦，而方中以桂枝为主药，是其能降胃之明征也。再上溯《神农本草经》，谓桂枝主上气咳逆及吐吸（吸不归根即吐出，即后世所谓喘也），是桂枝原善降肺气，然必胃气息息下行，肺气始能下达无碍。细绎经旨，则桂枝降胃之功用，更可借善治上气咳逆吐吸而益显也。盖肝升胃降，原人身气化升降之常，顺人身自然之气化而调养之，则有病者自然无病，此两方之中所以不用柴胡皆用桂枝也。

邻村李姓妇，年近四旬，得胁下疼证。

病因：平素肝气不舒，继因暴怒，胁下陡然作疼。

证候：两胁下掀疼甚剧，呻吟不止，其左胁之疼尤甚，请人以手按之则其疼稍愈，心中时觉发热，恶心欲作呕吐，脉左右两部皆弦硬。

诊断：此肝气胆火相助横恣，欲上升而不能透膈，郁于胁下而作疼也。当平其肝气、泻其胆火，其疼自愈。

处方：川楝子八钱，捣碎　生杭芍四钱　生明没药四钱　生麦芽三钱　三棱三钱　莪术三钱　茵陈

二钱　龙胆草二钱　连翘三钱

磨取生铁锈浓水，煎药取汤一大盅，温服。

方解：方中川楝、芍药、龙胆，引气火下降者也。茵陈、生麦芽，引气火上散者也。三棱、莪术，开气火之凝结。连翘、没药，消气火之弥漫。用铁锈水煎药者，借金之余气，以镇肝胆之木也。

效果：煎服一剂后其疼顿止，而仍觉气分不舒，遂将川楝、三棱、莪术各减半，再加柴胡二钱，一剂全愈。

天津陈某某，年六旬，得胁下作疼证。

病因：因操劳过度，遂得胁下作疼病。

证候：其疼或在左胁或在右胁，或有时两胁皆疼，医都治以平肝、舒肝、柔肝之法皆不效。迁延年余，病势浸增，疼剧之时，觉精神昏愦。其脉左部微细，按之即无，右脉似近和平，其搏动之力略失于弱。

诊断：人之肝居胁下，其性属木，原喜条达，此因肝气虚弱不能条达，故郁于胁下作疼也。其疼或在左或在右者，《难经》云：肝之为脏其治在左，其藏在右胁右肾之前并胃，著于胃之第九椎（《医宗金鉴》刺灸篇曾引此数语，今本《难经》不知被何人删去）。所谓藏者，肝脏所居之地也；谓治者，肝气所行之地也。是知肝虽居右而其气化实先行于左。其疼在左者，肝气郁于所行之地也；其疼在右者，肝气郁于所居之地也；其疼剧时精神昏愦者，因肝经之病原与神经有涉也（肝主筋，脑髓神经为灰白色之筋，是以肝经之病与神经有涉）。治此证者，当以补助肝气为主，而以升肝化郁之药辅之。

处方：生箭芪五钱　生杭芍四钱　玄参四钱　滴乳香三钱，炒　明没药三钱，不炒　生麦芽三钱　当归三钱　川芎二钱　甘草钱半

共煎汤一大盅，温服。

方解：方书有谓肝虚无补法者，此非见道之言也。黄芪为补肝之主药，何则？黄芪之性温而能升，而脏腑之中秉温升之性者肝木也，是以各脏腑气虚，黄芪皆能补之。而以补肝经之气虚，实更有同气相求之妙，是以方中用之为主药。然因其性颇温，重用之虽善补肝气，恐并能助肝火，故以芍药、玄参之滋阴凉润者济之。用乳香、没药者以之融化肝气之郁也。用麦芽、芎䓖者以之升达肝气之郁也。究之，无论融化升达，皆通行其经络使之通则不痛也。用当归者以肝为藏血之脏，既补其气，又欲补其血也。且当归味甘多液，固善生血，而性温味又兼辛，实又能调和气分也。用甘草者以其能缓肝之急，而甘草与芍药并用，原又善治腹疼，当亦可善治胁疼也。

再诊：将药连服四剂，胁疼已愈强半，偶有疼时亦不甚剧。脉象左部重按有根，右部亦较前有力，惟从前因胁疼食量减少，至此仍未增加，拟即原方再加健胃消食之品。

处方：生箭芪四钱　生杭芍四钱　玄参四钱　于白术三钱　滴乳香三钱，炒　明没药三钱，不炒　生麦芽三钱　当归三钱　生鸡内金二钱，黄色的捣　川芎二钱　甘草钱半

共煎汤一大盅，温服。

三诊：将药连服四剂，胁下已不作疼，饮食亦较前增加，脉象左右皆调和无病，惟自觉两腿筋骨软弱，此因病久使然也。拟再治以舒肝健胃、强壮筋骨之剂。

处方：生箭芪四钱　生怀山药四钱　天花粉四钱　胡桃仁四钱　于白术三钱　生明没药三钱　当

归三钱　生麦芽三钱　寸麦冬三钱　生鸡内金二钱，黄色的捣　真鹿角胶三钱

药共十一味，将前十味煎汤一大盅，再将鹿角胶另有水炖化和匀，温服。

效果：将药连服十剂，身体浸觉健壮，遂停服汤药，俾用生怀山药细末七八钱，或至一两，凉水调和煮作茶汤，调以蔗糖令其适口，当点心服之。服后再嚼服熟胡桃仁二三钱，如此调养，宿病可以永愈。

以上出自《医学衷中参西录》

邵兰荪

肝块作痛，脘中嘈杂，脉左弦右涩，癸涩带注，腰酸背掣，姑宜养血平肝。

生地三钱　川楝子一钱五分　生牡蛎四钱　炒小胡麻三钱　归身二钱　延胡二钱　九香虫一钱　玫瑰花五朵　炒白芍一钱五分　木蝴蝶四分　川断三钱　五帖。

《邵氏医案》

何长治

左。肝主筋，肾主骨，阳明主肌肉，两胁作痛，血不荣经也。痛则寒热，腹膨食滞，营虚易感风邪，湿热乘之而为患也。法当祛风和血，以觇进止。

当归身二钱　制首乌三钱　粉萆薢钱半　牛膝三钱　茯苓三钱　米仁三钱　白术二钱　枳壳钱半　广皮八分　桑枝八钱，酒炒

《何鸿舫医案》

陈莲舫

董。肾关不固，虚热挟湿，肝肺升降不调，左胁时痛，痛甚则形黄气怯。邪从外泄，足部发癣。脉息弦数。治以和养。

北沙参　黑料豆　旋覆花　白茯苓　生白芍　杭菊花　川石斛　白莲须　桑寄生　白苡米　姜竹茹　广陈皮　枇杷叶

《莲舫秘旨》

费承祖

松江朱君明昌，病胸胁作痛。服辛通药，其痛更甚，溲浊带血，茎中刺痛。西药治之，时减时增，反加呛咳吐血，就余诊治。脉象滑大而数。痰热阻气灼阴，阴液宣布无权，气机流行失职。

北沙参四钱　川石斛三钱　瓜蒌皮三钱　甜杏仁三钱　京玄参一钱　女贞子三钱　生白芍一钱五分　金铃子一钱五分　冬瓜子四钱　生熟谷芽各四钱　云茯神二钱　银杏肉十粒，去皮壳　莲子心五分

服六剂而安。

上海吕润泉，右胁肋作痛异常，坐卧不安，已经匝月，就余治之。诊脉细弦。此肺阴虚而

痰火盛也。

西洋参一钱　麦冬二钱　白芍一钱五分　甘草五分　酒炒黄连二分　吴茱萸一分　瓜蒌皮三钱　川石斛三钱　杏仁三钱　竹茹一钱　广皮五分

两剂而安。

金坛冯振清，右胁作痛，牵引胸腹，即大便频行，咳嗽口干。余诊其脉，右寸弦结。此肺郁不舒，经所谓肺心痛者是也。

嫩桔梗一钱　粉甘草五分　大白芍一钱五分　南沙参四钱　甜杏仁三钱　薄橘红五分　冬瓜子四钱

一剂知，二剂已。

以上出自《费绳甫医话医案》

吴鞠通

庚寅六月廿九日，恒妇，十九岁。肝郁兼受燥金，胁痛二三年之久，与血相搏，发时痛不可忍，呕吐不食，行经不能按月，色黑且少，渐至经止不行，少腹痛胀。汤药先宣肝络，兼之和胃，再以丸药缓通阴络。

新绛纱三钱　桃仁三钱　川椒炭三钱　旋覆花三钱，包　归须三钱　苏子霜三钱　姜半夏五钱　青皮二钱　广橘皮三钱　降香末三钱　生姜五钱　煮三杯，分三次服。十四帖。外以化癥回生丹，每日清晨服一钱，开水调服。

七月十四日：诸证俱减，照原方再服七帖，分十四日服。每日仍服化癥回生丹一钱。

廿八日：痛止胀除，饮食大进，惟经仍未行，六脉弦细，右更短紧，与建中合二陈汤以复其阳。

姜半夏四钱　桂枝四钱　生姜三大片　广橘皮三钱　白芍二钱，炒　大枣二枚，去核　炙甘草三钱　胶饴一两，去渣后化入　煮二杯，分二次服。每日服化癥回生丹一钱。

八月十七：服前方十数帖，兼服化癥回生丹十数丸。一切俱佳，经亦大行。

《吴鞠通医案》

曹沧洲

某右。肝肾素薄，近日左胁痛，日有三次，脉软弦。肾不摄肝，未易速效。

北沙参一钱半　橘白一钱　清河胶一钱半　真水獭肝四钱，敲细吞服　白芍一钱半　盐半夏一钱半　茯苓四钱　绿萼梅一钱　煅瓦楞粉一两　粉甘草四分　路路通一钱半

某左。肝肺络气失宣，右胁肋作痛，甚则上及咽喉，下及足膝，脉弦。为日已多，未易解散。

旋覆花一钱半，绢包　瓜蒌皮三钱，切　竹茹二钱　赤芍三钱　煅瓦楞粉一两　白杏仁四钱，去尖　橘络一钱　白蒺藜四钱，去刺　台乌药一钱半　象贝四钱，去尖　丝瓜络三钱　豨莶草一钱半　枇杷露一两，温服

以上出自《吴门曹氏三代医验集》

曹南笙

某右。诊脉动而虚，左部小弱，左胁疼痛，痛势上行，得食稍安，此皆操持太甚，损及营络，五志之阳，动扰不息，嗌干，舌燥，心悸，久痛津液致伤也。证固属虚，但参、术、归、芪补方未能治及络病，《内经》肝病不越三法：散以理肝，酸泄以体肝，甘缓以益肝。盖肝为刚脏，必柔以济之，自臻效验耳。

桃仁　柏子仁　新绛　归尾　橘红　琥珀

痛缓时用丸方：真阿胶　小生地　枸杞子　柏子仁　天冬　刺蒺藜　茯神　黄菊花

某左。痛在胸胁，游走不一，渐至痰多，手足少力，初病两年，寝食如常，今夏病甚，此非脏腑之病，乃由经脉继及络脉。大凡经主气、络主血，久病血瘀，治法不分经络，但忽寒忽热，宜其无效，试服新绛一方小效，乃络方耳。议通少阳、阳明之络，以冀通则不痛。

归须　桃仁　泽兰叶　柏子仁　香附汁　丹皮　穿山甲　乳香　没药水泛丸

以上出自《吴门曹氏三代医验集》

丁泽周

张右。胸脘痛有年，屡次举发，今痛引胁肋，气升泛恶，夜不安寐，苔薄黄，脉左弦右涩。良由血虚不能养肝，肝气横逆，犯胃克脾，通降失司，胃不和则卧不安。肝为刚脏，非柔不克，胃以通为补，今拟柔肝通胃而理气机。

生白芍三钱　金铃子二钱　左金丸八分，包　朱茯神三钱　仙半夏一钱五分　北秫米三钱，包　旋覆花一钱五分，包　真新绛八分　炙乌梅五分　煅瓦楞四钱　川贝母二钱　姜水炒竹茹一钱五分

二诊：胸胁痛略减，而心悸不寐，头眩泛恶，内热口燥，不思纳谷，腑行燥结，脉弦细而数，舌边红苔黄。气有余便是火，火内炽则阴伤，厥阳升腾无制，胃气逆而不降也。肝为刚脏，济之以柔，胃为燥土，得阴始和。今拟养阴柔肝，清燥通胃。

川石斛三钱　生白芍二钱　金铃子二钱　左金丸七分，包　川贝母二钱　朱茯神三钱　黑山栀二钱　乌梅肉五分　珍珠母六钱　青龙齿三钱　煅瓦楞四钱　全瓜蒌三钱，切　荸荠二两，洗打

《丁甘仁医案》

吴右。肝气入络，湿痰交阻，脾胃不和，胁肋牵痛，舌苔薄腻，脉象弦小而数。宜泄肝理气，和中化饮。

当归须二钱半　大白芍二钱　旋覆花钱半，包　真新绛八分　云茯苓三钱　仙半夏二钱　陈广皮一钱　金铃子三钱　延胡索一钱　紫降香四分　炒谷芽三钱　制香附二钱　春砂壳八分　川郁金钱半

王左。脾肾阴阳两亏，肝气入络，左胁牵痛，连及胸脘，纳少形瘦，脉象弦细而涩，舌苔薄腻而黄。病情夹杂，非易图功。宜培养脾肾，理气通络。

炒怀药三钱　旋覆花包，钱半　真新绛八分　川郁金钱半　云茯苓三钱　大白芍二钱　炒谷麦芽各三钱　冬瓜子三钱　生熟苡仁各三钱　丝瓜络二钱

以上出自《丁甘仁医案续编》

曹惕寅

邓君之夫人胁痛。气逆撑攻，曾经某医付以旋覆花、赭石、瓦楞、左金丸、橘白、半夏、鸡金、佛手、绿梅瓣、谷芽。煎药一盅，其夫促伊速服。遂一气饮尽，讵知药甫下咽，胸腹即饱胀如鼓，痛剧致厥。金谓药不对证，邀余往。及诊不为处方，惟告以此乃服药过猛，痰气骤经压迫所致，稍缓得矢气便愈。并嘱其嗣后凡服降气之药，宜宗多顿少吃之法。遂依法仍服前方，毫无苦楚，此乃医者所宜预告者也。余如润肺利溲导滞助运诸剂，俱宜分次缓服。又如眼科药宜食后服，通便药宜食前服，表药宜少煎，补药宜久煎，疟药须于病前服之。斯于医者药力，病情出入攸关非浅也。

《翠竹山房诊暇录稿》

赵文魁

孙右，59岁。

血虚营阴不足，肝木失其涵养，络脉不和，胸胁胀痛，自觉气短乏力，面色萎黄不华，胁肋疼痛，按之则舒。养血柔肝，和络安神。

熟地黄八钱　炙鳖甲三钱　法半夏三钱　何首乌三钱　茯神三钱　木瓜三钱　沙苑子三钱　清阿胶三钱，烊化　赤白芍各三钱

按：胁痛一证与肝、胆、肾三脏的关系密切。《景岳全书·胁痛》从临床实际出发，根据病因的不同，分为外感与内伤两类，并提出以内伤者为多见。归纳内伤胁痛的发病原因，包括肝火内郁、郁结伤肝、痰饮停伏、外伤血瘀及肝肾亏损等。本案盖属血虚营阴不足，阴血亏虚，肝络失和，疏泄不利，故胁肋疼痛，按之则舒。究其病因，大抵由于久病体虚，或劳欲过度，精血亏损，肝肾不足，血虚不能养肝，肾虚不能藏精，络脉失其濡养而致胁痛，精血虚少，不能上荣于面，故面色萎黄不华。血虚不能充养全身，故自觉气短乏力。治当养血柔肝以治其本，和络安神，兼缓疼痛。

药用熟地黄养血滋阴，补精育髓，常用于阴亏血少之证，如眩晕、心悸、潮热、盗汗等。用白芍养血敛阴，柔肝止痛，加赤芍活血化瘀，通络止痛，二药配合有敛有行，和肝而胁痛可止。用何首乌补益精血，滋补肝肾。用清阿胶补血滋阴，润燥生津。以上四药，养血滋阴以扶助正气。用鳖甲滋阴潜阳，善入络脉，止胁腹虚痛。用法半夏燥湿化痰，与茯神相配健脾化湿，清心安神。用沙苑子滋肾阴，潜肝阳，补肾固精，治虚劳腰胁痛。用木瓜柔筋活络，缓急止痛。从本方看，一则滋养阴血，二则健脾化痰，三则舒筋活络止其痛。故正复则邪退，邪去则正安。

孙右，31岁。

久病之后，正气早衰，血虚络脉失养，四体麻木时作，左侧胁肋隐约微痛，得按则舒，过劳即重，心悸怔忡，夜寐不宁。养血柔筋以治其本，和络安神求其寐安。

熟地黄三钱，砂仁五分与熟地同拌炒　当归三钱　炙鳖甲三钱　首乌藤五钱　旱莲草三钱　女贞子三钱　杭芍三钱　沙苑子三钱　木瓜三钱

按：本病案与上一案病机、症状皆有相似之处，但此与上案临床表现更为突出。久病之后，体虚羸弱，肝失所养，诸证俱见。肝主藏血，是指肝脏具有贮藏血液和调节血量的功能，在生

理状态下，人体各部分的血液流量，常随着人体的活动情况、情绪变化以及外界因素的影响而有所改变，当人在劳动、工作或情绪激动时，机体各部分的需血量增加，循环血量也须相应增加，这时，肝脏就把贮藏的血液排出，以供机体活动需要。而当人在休息及情绪安定时，全身活动量减少，机体所需血量亦减少，部分血液便贮藏于肝脏。《素问·五脏生成篇》说："故人卧血归于肝，肝受血而能视，足受血而能步，掌受血而能握，指受血而能摄。"而在病理情况下，肝血不足（肝血虚）则出现各种异常表现，如不能濡养于筋，则筋肉拘急，屈伸不利；络脉失养，则四肢麻木时作。肝脉布胁肋，肝失所养，则左侧胁肋隐约微痛，得按则舒。过劳则耗血伤气，故病重。血虚不能养心，故心悸怔忡，夜寐不宁。故养血柔筋以缓疼痛，和络安神求其寐安。

药用熟地黄养血滋阴，补精益髓；白芍养血敛阴，柔肝止痛；当归补血活血止痛，三药相配成四物汤去川芎之义，治血虚诸证，多依此化裁。肝血亏虚，络脉失养，故胁肋隐痛，精血充足，经脉调畅，则病自去。用旱莲草滋阴益肾，凉止清热，配女贞子补益肝肾，清其虚，二药相合，成二至丸之义，用于肝肾不足，骨蒸劳热，腰膝酸软等证。鳖甲咸寒，滋阴退蒸，沉降潜阳。用何首乌补肝肾，益精血，治疗血虚阴亏，心悸失眠，头晕耳鸣，常常选用。沙苑子补肾固精，肾虚腰痛，单用本品也常获效。用木瓜舒肝柔筋，祛湿化浊，常用于筋脉拘急，腰腿痹痛。以上诸药，既有四物汤、二至丸等药填补肝肾精血，又有鳖甲、沙苑子、木瓜等味舒肝通络，可望阴阳调和而病愈。

正月初六日，赵文魁请得端康皇贵妃脉息：左寸关弦而近数，右寸关沉滑。肝气郁滞，湿饮欠调，以致流窜作疼，牵及腰际。今拟清肝活络拈痛之法调理。

青皮子三钱，研　玄胡三钱，炙　赤芍三钱　姜朴三钱　腹皮子四钱　牛膝三钱　防己三钱　法夏三钱　橘红络各三钱　枳壳三钱　酒军二钱　木通二钱

引用赤苓四钱，茅术（炒）三钱，胆草三钱。

正月初七日，赵文魁请得端康皇贵妃脉息：左关沉弦，右关沉滑。肝气舒畅，惟脉络尚欠协和。今拟清肝活络舒化之法调理。

青皮子三钱，研　羚羊角一钱，先煎　瓜蒌八钱，捣　胆草二钱　橘红络各三钱　钩藤四钱　黄芩三钱　炒栀三钱　淮牛膝三钱　枳壳三钱　军炭二钱　防己三钱

引用天仙藤三钱，丝瓜络一钱。

正月十二日，赵文魁请得端康皇贵妃脉息：左寸关弦而近数，右寸关沉滑。肝热气滞，胃蓄湿饮，以致中气欠畅，左胁作痛。今拟清肝调气化饮之法调理。

青皮子三钱，研　元胡四钱，炙　沉香六分，煎　姜朴三钱　溏瓜蒌六钱　黄芩三钱　羚羊角一钱五分，先煎　川连二钱，研　炒枳壳三钱　橘红三钱　酒军二钱

引用焦楂四钱，杭白芍四钱。

正月十三日，赵文魁请得端康皇贵妃脉息：左关沉弦，右关沉滑。诸证均愈，惟肝气尚欠调和。今拟和肝调气舒化之法调理。

青皮子三钱　姜朴三钱　沉香六分　元胡四钱，炙　腹皮子四钱　酒芩四钱　生栀四钱，研　羚羊角

一钱，先煎　　杭白芍四钱　　石斛三钱　　花粉三钱

引用橘红三钱，熟军一钱五分。

按：本案为肝气不舒，肝阳上亢，气滞不行，湿饮内生，停聚于胃，饮热互结之证。皇家之室，多逸少动，气机运行迟缓，加之终日无所事事，必多愁善感，肝气不调。肝气不调，气郁不行，"气有余便是火"，遂致肝阳内结。肝失疏泄，脾土必壅，运化失健，复因恣食肥甘，每易致湿邪内停，且肝气不利则三焦水道亦失通畅，焉能不生饮乎？初诊（正月初六日）脉见弦滑，说明内有蓄饮，脉数提示内有郁热，病偏在中上二焦，故病脉见于寸关。肝气郁滞，胸中大气不舒则胸闷；肝阳上扰于心神则心烦急躁；湿饮阻滞经络，肝阳内动，则伤筋抽痛。治宜清肝调气，化饮活络。故用胆草、羚羊角、钩藤，清泻肝热；青皮、枳壳，调理气机，气能化湿，气化则湿化；姜朴行气化湿，瓜蒌宽胸利气；黄芩、栀子，清热祛湿，泻火除烦；郁李仁渗湿利水，导湿邪下行；橘红络燥湿通络止痛；焦楂、锦纹，泻脾土之壅滞，以绝湿饮滋生之源。药后肝气舒畅，肝阳结热渐减，惟脉络尚有邪阻，失于协和，故二诊（正月初七日）仍用前法，加入牛膝、防己、天仙藤、丝瓜络，增强祛湿通络活瘀止痛之力。三诊（正月十二日）胆热气滞明显，中气不畅，左胁作疼，故除用羚羊角清泻肝热，黄芩、黄连清热燥湿，青皮、枳壳、橘红理气调中通络，姜朴行气化湿，瓜蒌宽胸利气，大黄、焦楂变理中焦外，又配入白芍柔肝缓急止痛，补脾之体，泻肝之用，元胡活血利气止痛，沉香降气止痛。药中病所，故服后诸证均愈，只是肝气略有不调，故四诊（正月十三日）采用和肝调气舒化之法调理，药用白芍补肝之阴，青皮舒肝之气，羚羊角、栀子清肝之热，元胡活肝之瘀，姜朴、沉香、大腹皮、橘红以行气燥湿，黄芩清热燥湿，熟军导腑热下行以畅中焦，石斛、花粉滋养胃阴以制约他药之燥烈。诸药合用，配伍精当，不失为调理肝脾之良方也。

正月十三日申刻，赵文魁请得端康皇贵妃脉息：左关弦而近数，右寸关缓滑。胆热气滞，微感浮风，以致胸满胁痛，肢倦神疲。今拟清解调肝舒化之法调理。

淡豆豉三钱　　薄荷二钱　　防风一钱五分　　连翘三钱　　香白芷二钱　　瓜蒌八钱　　元胡四钱，炙　　橘红三钱　　腹皮子四钱　　枳壳三钱　　军炭一钱五分

引用沉香面（煎）八分，醋柴八分。

按：本案为肝郁气滞，饮热内停，复感风邪之证。素有饮邪结热内伏，加之情怀不畅，意愿不遂，每使气机周流迟缓，营卫不布，若再因起居不慎，虚邪贼风便可乘机侵入，内外相引，病乃仍矣。肺居胸中，主一身之气，外合皮毛，上通于口鼻，风邪从口鼻皮毛而入，必内舍于肺，致肺失宣降，气机膹郁，故胸满不舒，还可见咳嗽、鼻塞、流涕等。气机不行，营卫不布，故肢倦神疲。肝之经脉布胁肋，肝气不调，脉络不通则胁肋疼痛。脉弦主肝郁，脉滑数主内有饮热。综观全局，本证为浮风为标，饮热为本，以气滞不行为主要表现。《内经》云："风浮于内，治以辛凉，佐以苦甘。"故治当辛凉清解，祛除外风为主，佐以苦甘泄热，调肝理气化饮，标本兼顾。

方中薄荷气味辛凉，功专入肝与肺，能消散风热，清利头目。淡豆豉辛苦而寒，具疏散宣透之性，既能透散表邪，又能宣散郁热，散风邪，宣肺气而除胸满。柴胡味苦性平，专入肝胆，芳香疏泄，既能疏散风邪而退身热，又能疏肝解郁而止胁痛。防风、白芷性味辛温，疏散风寒。辛温与辛凉同用，旨在祛除浮风，无论风挟热挟凉均宜。连翘味苦微寒，苦能泻火，寒能胜热，轻清上浮，入心经擅清心火而散上焦之热，又入小肠清泻火腑，导热下行，兼能利尿。《本草求

真》云："连翘味苦微寒，质轻而浮，书虽载泻六经郁火，然真轻清气浮，实为泻心要剂，心为火主，心清则诸脏之火皆清矣。"瓜蒌甘寒润降，能上清肺胃之热而涤痰导滞，下润大肠以通便，且能利气宽胸，散结消肿，《本草纲目》谓其"能降上焦之火，使痰气下降也。"橘红行气宽中，燥湿化痰蠲饮。枳壳宽胸下气，消胀除满。大腹皮下气宽中，利水化饮。大腹子即槟榔，能行气消积，利水化湿。《本草求真》谓"槟榔性苦沉重，能泄有形之积滞。腹皮其性轻浮，能散无形之积滞，故痞满膨胀，水气浮肿，脚气壅逆者宜之。惟虚胀禁用，以其能泄真气也。"沉香理气止痛。大黄炒炭，功擅凉血化瘀。元胡理气化瘀止痛。诸药相配，外散浮风，内蠲水饮，又能调气清热，可谓辨证精细，用药贴切。

正月十四日，赵文魁等请得端康皇贵妃脉息：左关弦而近数，右关滑数。浮风渐解，惟肝气欠舒，湿饮输化未净。今议用和解舒肝化饮之法调理。

醋柴胡一钱五分 薄荷二钱 防风二钱 粉葛三钱 青皮子三钱，研 瓜蒌六钱，捣 沉香一钱，煎 姜朴三钱 炒枳壳四钱 羚羊角一钱，五分先煎 酒芩三钱 酒军二钱

引用橘红三钱。

按：昨日之方，药证相符，故服后浮风渐解，胸满咳嗽、寒热头痛等证渐消。今左关脉弦近数，左关为肝经，弦又为肝脉，可知肝气郁不舒，数为热象，肝体阴而用阳，肝气郁则肝阳必亢，故脉近数。右关候中焦脾胃，滑为痰饮内停，数主热邪偏胜，说明饮热互结，停蓄于中焦。故治疗当用和解调肝化饮之法。

方中柴胡、薄荷、防风均入肝经，既能疏散外风，不使风邪残留，又能疏肝解郁，清散肝经之郁热。葛根辛甘性平，轻扬外散，鼓舞胃气上行，《本草纲目》谓其能"散郁火"。青皮辛苦而温，主入肝胆二经，其气峻烈，沉降下行，疏肝胆，破气滞，散结消坚止痛。枳壳、厚朴，偏走脾胃，行气宽中，燥湿化痰。沉香辛苦性温，入脾、胃、肾三经，行气止痛。《本草通玄》谓其"温而不燥，行而不泄，扶脾而运走不倦，达肾而导火归源，有降逆之功，而无破气之害。"诚为理气之佳品。橘红行气宽中，燥湿化痰。瓜蒌宽胸理气，清热化痰。黄芩清热燥湿，泻肺中实火。羚羊角咸寒，主泻肝火，兼清心肺。酒军苦寒，走而不守，既泻心肝之火，又荡胃肠之热，尚可通利血脉。与昨日方相较，本方理气清肝之力尤胜，气能化饮，气行则饮消。气行饮消郁解则热邪易祛。热清不能灼津，则痰涎亦无从生矣。

正月十六日，赵文魁等请得端康皇贵妃脉息：左关弦而近数，右关滑数。诸证渐愈，惟肝胃饮热未清。今议用和胃清热化饮之法调理。

杭白芍四钱 醋柴一钱五分 大生地四钱 薄荷一钱五分 生栀仁四钱，研 羚羊角一钱，先煎 黄黄连二钱，研 瓜蒌六钱，捣 腹皮子各二钱 青皮三钱，研 酒黄芩四钱 酒军二钱

引用橘红三钱。

按：服上次药后，浮风尽散，诸证渐愈。然胃中蓄饮结热迁延日久，难以速去，肝气仍郁，故脉仍弦数。治当用调肝和胃，清热化饮之法，祛除肝胃饮热之痼疾。

肝者体阴而用阳，肝阴易亏，肝阳易亢，肝气易郁，故以白芍、生地之甘寒，滋阴养血，补肝之急。以柴胡、薄荷之辛凉，疏肝之郁，缓肝之热。青皮理肝之气，羚羊角泻肝之火。黄黄连清肝和胃，降逆燥湿化饮。酒黄芩清肺燥湿。酒军导饮热下出。栀子苦寒，既升且降，宣散心肺郁热而除烦满，导三焦之火下行而利水气。橘红行气宽中，燥湿化痰。瓜蒌宽胸利气，

清热化痰。腹皮子行气导滞，利水祛饮。本方组合严密，根据肝郁饮热而设，对皇贵妃之类好逸少动，多食肥甘，且又情怀不遂者，甚为常备之法。

正月三十日，赵文魁请得端康皇贵妃脉息：左关沉而微弦，右寸关滑而近数。表感已解，惟尚有头闷肢倦。今拟清解调中活络之法调理。

南薄荷二钱　白芷三钱　防风一钱五分　淡豉三钱　杭菊花三钱　枯芩三钱　炒栀三钱　瓜蒌六钱　橘红络各三钱　姜朴三钱　枳壳三钱

引用淮牛膝三钱，天仙藤三钱。

按：素体肝胃不和，气血欠畅，感邪之后极易滞于络脉，而使络脉不和，故表感虽解，而尚有头闷、肢倦等络脉不和之证。治当以清肝和胃治其本，疏风活络治其标。方中薄荷、白芷、防风、淡豉、菊花外疏风邪，内调肝胃；瓜蒌、橘红、姜朴、枳壳理气和胃化饮；橘络以络通络，能和脉络；枯芩、炒栀清降肝热，内热得清，则外风也易解。牛膝酸苦而平，《本草备要》认为其"能引诸药下行"，《本草经疏》称其"走而能补，性善下行"；天仙藤苦温，《本草求真》称其"苦主于疏泄，性温得以通活，故能活血通络，而使水无不利，无风不除，血无不活"。二药为引，旨在活血疏风通络，使气血调畅，脉络自和，而头闷、肢倦之证自除。

二月初三日戌刻，赵文魁请得端康皇贵妃脉息：左关弦数，右寸关沉滑。肝肺有热，熏蒸上焦。今拟清上调中化饮之法调理。

甘菊花三钱　薄荷一钱五分　苏叶一钱五分　白芷二钱　生栀仁三钱　黄芩三钱　知母三钱　川柏三钱　腹皮子四钱　枳壳三钱　酒军一钱五分　橘红三钱

引用冬桑叶一两，熬汤煎药。

按：肝经气热或横逆犯胃，或上灼肺金。今肝热上薄于肺，使肺气失于宣肃，营卫之气失于调和，再内热盛，也易外受风邪。故方用菊花、薄荷、苏叶、白芷疏风宣肺，且风药疏泄又能调肝气；腹皮子、枳壳、橘红理气和胃化痰，腑气通则肺气自能肃降，也利于肝气的条达；生栀仁、黄芩、知母、川柏、酒军清热泻火，使肝经火热从下而解，不致上犯。引用冬桑叶苦甘而寒，能清肺肝之热，又能养肝之阴血，作为本方之引药，而清泄肺肝之热甚妙。

二月初四日，赵文魁等请得端康皇贵妃脉息：左关弦数，右寸关沉滑。肝肺结热未清，湿饮未化。今议用清上调中化湿之法调理。

甘菊花三钱　薄荷二钱　辛夷三钱，后下　防风三钱　溏瓜蒌六钱　姜朴三钱　黄芩四钱　枳壳三钱　腹皮子各二钱　姜连二钱，研　酒军一钱五分　橘红三钱

引用冬桑叶一两，熬汤煎药。

按：本案与前案证情相近，肝肺热结，湿饮未化，治当以清肝宣肺，和胃化饮法，故用药也是续前方进退，旨在疏风调肝，清热宣肺，和胃以化湿饮。

张右，45岁。

素禀阴分不足，形体日渐消瘦，性情急躁，五心灼热，夜寐不宁，胸肋窜痛，嗳噫时作，两手脉象弦细且急，舌红干裂。血虚阴伤，肝失涵养，木郁不能调达，虚热化火。疏调木郁，滋养阴分。

柴胡七分　苏梗二钱　郁金一钱　白芍三钱　半夏三钱　旋覆花二钱　生地黄四钱　生牡蛎三钱

按：胁痛是以一侧或两侧胁肋疼痛为主要表现的病证，疼痛性质有胀痛、窜痛、刺痛、隐痛等，疼痛部位有时延及胸胁或胁腹，是临床上比较多见的一种自觉症状。《灵枢·五邪》说："邪在肝，则两胁中痛"，指出了胁痛的发生主要是由于肝脏病变所致。《医述》引《会心录》，在总结前人经验的基础上，指出："胁痛一证，不徒责在肝、胆，而他经亦累及之，有寒热虚实之不同，痰积瘀血之各异。"本案患者素禀阴分不足，形体消瘦，既有血虚阴伤之本，又有木郁不达，虚火内灼之标，故见性情急躁，五心灼热，夜寐不安等阴虚火旺之证。肝郁不舒，气失疏泄，则胸胁窜痛，嗳噫时作。弦脉主郁，细为阴伤，郁而化火则脉象弦细且急。舌红干裂为血虚阴伤之象。治宜疏调木郁，畅达气机，滋养阴分，以复本元。

柴胡性味辛苦微寒，为疏肝解郁之要药，能调达肝气而疏调肝郁气滞，可治胸胁胀痛之证。白芍酸苦微寒，养血敛阴，柔肝止痛，与柴胡相配，一散一收，调畅肝郁。郁金本为活血化瘀之品，功善活血止痛，又能行气解郁，乃血中之气药，故肝气郁滞日久血瘀内阻所致的胸腹胁肋胀痛每多选用之，更与白芍相配，加强解郁止痛之力。苏梗能宽胸利膈，降逆止呕，用于胸腹气滞，胁腹胀痛等证，助柴胡疏达气郁，调理气机。旋覆花消痰行水，降气止呕，配苏梗、半夏，止嗳逆呕恶，旋覆花又善理气止痛，如与新绛、葱白相配成旋覆花汤，治瘀血停着之胁痛不止，本案用旋覆花既可配苏、夏止呕，又可配白芍、郁金以治胁痛。生牡蛎消痰散结，重镇启开幽门之闭。生地黄滋阴养血，配白芍增强补血之功。本方用药精炼，配伍严谨。为了更加明确其配伍关系，特总结如下：

第一组药：疏肝解郁止痛。其中柴胡配白芍，疏肝解郁；白芍配郁金，理气活血，解郁止痛；白芍、郁金配旋覆花，理气血，止胁痛；柴胡配苏梗，加强柴胡疏解肝郁之力；柴胡、苏梗、白芍、郁金、旋覆花相配，相互协同，疏肝解郁，理气活血，止胸胁痛。

第二组药：顺气降逆止呕。其中苏梗配半夏，降气止呕；苏梗、半夏配生牡蛎，理气降逆，重镇开关止噫；苏梗、半夏、生牡蛎与旋覆花相配，升降浮沉，顺脾胃之性，调中州之枢而呕恶自止。

第三组药：用生地黄与白芍相配，滋阴养血，兼护其本，药味虽少，但不能缺，可谓面面俱到矣。

施右，60岁。

胁下肋间络脉瘀滞，时或发为疼痛。病由肝气郁结而起，病延两年有余，仍须用王清任通络逐瘀方法。

紫苏梗二钱　紫降香一钱半　炙元胡一钱　金铃子二钱　藕节三钱　炒僵蚕三钱　真新绛屑一钱半
炙鳖甲三钱　炙香附三钱　当归尾一钱半

按：肝居胁下，其经脉布于两胁，胆附于肝，其脉也循于胁，故胁痛之病，主要责于肝胆。肝主疏泄，性喜条达，若情怀不遂，肝失条达冲和之性，气机郁结，脉络阻滞，气不得通，则胁肋胀痛，气行时易时艰，故疼痛休作交错。气为血之帅，气行则血行，气止则血瘀，且肝又为藏血之脏，病程迁延，久治不愈，气病必及于血，病入血络，瘀滞不通，则痛势加重，固定不移，如割如刺，甚至形成癥瘕积聚，即叶天士所谓"久病在络，气血皆窒"（《临证指南医案·胁痛》）。治疗自当行气血、通络脉、逐瘀滞以止疼痛，宗王清任法。

方中紫苏梗理气和中；炙香附疏肝解郁，行气止痛，二者合用，以疏通气分之郁闭。金铃子苦寒性降，入肝胃，疏泄肝热，行气止痛；元胡辛苦气温，苦能导郁而通经，辛能行散而宣滞，既能入肝经走血分，又能入脾肺走气分，有"行血中气滞，气中血滞"之功，为活血利血止痛之要药，二者相配即金铃子散，可使止痛之力倍增。藕节、当归尾、新绛，活瘀通络止痛，疏通血分之瘀滞。降香气香辛散，温通行滞，有活血散瘀、止血定痛之功。僵蚕、鳖甲，其味皆咸，能软坚散结，消癥破积。综观全方，以通散为主，气血并治，其功专而力宏，纵是陈年痼疾，亦能克也。

以上出自《赵文魁医案选》

魏长春

袁阿毛之妻，年三十六岁。住三河口。一月四日诊。

病名：肝郁夹瘀痛。

原因：产后恶露未尽，复因抑郁气滞，瘀血积聚，胁腹掣痛。

证候：胁肋疼痛，牵动乳下虚里，面色青白，神疲胃呆。

诊断：脉象弦细，舌红苔黄。血液瘀滞，夹气作痛，虚中夹实证也。

疗法：用新绛旋覆花汤加减，活血通瘀，疏气止痛。

处方：新绛二钱　旋覆花三钱，包煎　全瓜蒌四钱　当归尾三钱　丹参三钱　乳香二钱　没药二钱　川楝子三钱　生白芍四钱　广郁金三钱　桃仁二钱

次诊：一月七日。脉象轻缓，舌红苔薄。胸痹满痛，经络掣痛，大便通畅，属血海瘀滞未化，续用通导法。

次方：杜红花五钱　桃仁五钱　归尾三钱　赤芍五钱　柴胡一钱　玄参三钱　桂枝八分　淮牛膝三钱　枳壳一钱　炙甘草一钱　丹参二钱

三诊：一月九日。脉缓，舌红苔薄，咳嗽腹痛，小溲频数。瘀积未化，仍宜疏浚血海。

三方：参三七一钱，研吞　杜红花三钱　桃仁五钱　丹参三钱　车前子三钱　泽兰三钱　川楝子三钱　玄胡索三钱　枳实一钱　柴胡一钱　赤芍三钱　苦杏仁三钱

四诊：一月十一日。脉象软缓，舌淡红。腹痛未已，仿建中合调经散治之。

四方：生黄芪五钱　西党参三钱　桂枝一钱　生白芍五钱　炙甘草一钱　生姜一钱　红枣四个　乳香三钱　没药三钱　甘松三钱　丹参三钱

五诊：一月十五日。脉缓，舌红苔薄，寒热往来，胁肋疼痛，经水延期。血海气机未调，用四逆散加味。

五方：川柴胡一钱　生白芍三钱　炙甘草一钱　枳壳一钱　丹参三钱　杜红花三钱　茯苓四钱　淮牛膝三钱　苏叶一钱　当归须三钱

六诊：二月十八日。经水来后，胁肋痛止，停药一月。昨因忿怒气郁，腹痛复发，脉象迟软，舌红苔薄。治宜活血疏气。

六方：杜红花五钱　桃仁三钱　当归三钱　赤芍三钱　川芎一钱　茯苓三钱　熟地六钱　苏叶一钱　香附二钱　桂枝一钱　吴茱萸一钱

七诊：二月二十日。服药之后，腹痛已止，腰背酸楚，脉象弦软，舌淡薄黄，脘宇嘈杂。仍宜活血疏气。

七方：桃仁三钱　杜红花五钱　归尾三钱　赤芍二钱　川柴胡一钱　川芎一钱　佛手一钱　青皮三

钱　枳壳一钱　丹参三钱

效果：服后酸痛蠲除，精神恢复，病愈。

炳按：肝郁络瘀作痛，去瘀通络，凝塞不通则痛，故以通治痛也。

翁香山君夫人，年六十六岁。住沈家弄。四月七日诊。

病名：虚寒胁痛。

原因：素有痰饮，阳气衰弱，感寒成病。

证候：胁肋掣痛，指甲色现青暗，头痛自汗，便闭，吐酸苦水。

诊断：脉象沉迟，舌淡红。阳衰血寒证也。

疗法：用当归四逆汤加味，温养肝血，佐以半硫丸，温通寒闭。

处方：吴茱萸三钱　桂枝一钱　生白芍二钱　炙甘草一钱　生姜一钱　北细辛三分　通草一钱　当归三钱　红枣四个　半硫丸二钱，分吞

次诊：四月八日。汗敛，胁肋痛止，转为腹痛，指甲色仍青暗，胃呆便闭，脉沉，舌淡。用四逆、真武合半硫丸加味，温散寒邪。

次方：厚附子三钱　干姜三钱　炙甘草二钱　半硫丸三钱，吞　吴茱萸三钱　茯苓四钱　白术三钱　生白芍三钱

三诊：四月十日。大便已解，腹痛未愈，胃醒思纳，脉沉软，舌淡红。用四逆、真武、二陈合剂，温散寒邪，宣化痰湿。

三方：厚附子三钱　干姜三钱　炙甘草一钱　炒白芍三钱　茯苓三钱　白术三钱　陈皮一钱　制半夏三钱　益智仁三钱

效果：阳回寒散，病愈身健。

炳按：虚寒胁痛，寒气冷饮，结于胁肋，故当温通以达阳气，而散冷饮停寒，驱逐其源。

丁小宝，年三十五岁，住郧岭脚。

病名：伤寒胁痛。

原因：伤寒化热挟痰内蒸，流注入胁。

证候：胁痛咳痰胶黏，便闭，形寒身热自汗。

诊断：脉数舌红，邪热炼液成痰，入于胁膜发炎，因而作痛也。

疗法：用大柴胡汤法，清下少阳、阳明。

处方：柴胡三钱　全瓜蒌四钱　生大黄三钱　元明粉三钱　生甘草一钱　生白芍三钱　枳实一钱　天花粉五钱

次诊：九月十二日。胁痛已止，大便亦解，身热获退，头眩胸满。脉软，舌苔薄黄。浊痰未化，拟清肝肺络热。

次方：鲜沙参四钱　苦杏仁三钱　生米仁四钱　天花粉四钱　鲜生地四钱　泽泻三钱　白芍三钱　炙甘草一钱　制半夏三钱

效果：服药后，痰润胃苏，而病痊矣。

炳按：是证多湿热瘀痰袭络，宜加辛润通络之品，如旋覆花、橘络、桃仁、归尾、青葱管，辛通之法，则效更速。

李国生，年四十六岁。住德星桥。五月三日诊。

病名：温热胁痛。

原因：痰热内蕴，又感温邪，病起九日，杂进表散化痰之剂不效，证属肺与胁膜之间，热痰蕴伏，内炎作痛。

证候：头痛恶寒，发热无汗，而口不渴，胸胁掣痛咳吐白痰胶韧，气促不得安卧，便闭溲赤。

诊断：脉数舌红，热邪熏灼于肺，炼液成痰，阻窒肺隧，肺络不通，则胸胁刺痛，热郁日久，故痰胶而韧也。

疗法：用清化肝肺络热兼降痰火。

处方：炙麻黄一钱　苦杏仁三钱　生石膏八钱　炙甘草一钱　前胡一钱　牛蒡子三钱　全瓜蒌五钱　天花粉三钱　桑白皮三钱　郁李仁肉三钱　紫菀三钱　元明粉三钱

次诊：五月四日。便解痛止气平，时有谵语，咳痰黄厚，热汗自出，用泻白散法。

次方：桑白皮三钱　地骨皮三钱　苦杏仁三钱　生米仁八钱　天花粉三钱　川贝钱半　牛蒡子三钱　益元散五钱　朱茯神三钱　瓜蒌皮三钱　黄芩三钱　鲜石菖蒲一钱

三诊：五月五日。热退神清气平，腹痛便溏，咳嗽痰黄。脉缓，舌红苔薄。用温胆汤加味，清化痰温。

三方：橘皮一钱　制半夏三钱　茯苓四钱　炙甘草一钱　枳壳一钱　竹茹三钱　苦杏仁三钱　全瓜蒌五钱　川贝二钱　黄芩三钱　天花粉三钱　炒白芍三钱

四诊：五月七日。脉缓，舌红润。热退痛止气平，咳嗽未已，胃气微苏，用化痰润燥法。

四方：玄参五钱　生甘草一钱　苦杏仁三钱　生米仁八钱　冬瓜子三钱　牛蒡子三钱　马兜铃三钱　射干三钱　黄芩三钱　原麦冬三钱　制半夏三钱

效果：服后咳止病愈。

炳按：凡咳嗽胁痛，必有宿痰袭络，非麻黄、炙草所能达，宜旋覆花、橘络、竹茹、归尾、桃仁、青葱管、瓜蒌皮、川贝等，寒痰加白芥子五分，则结痰能搜涤出胃肠从吐下而出之。

以上出自《慈溪魏氏验案编初集》

邓云章

刘某某，男，34岁。

几年来经常肝区隐痛，疲乏无力，胃纳差，腹胀多气，口中黏腻，恶心嗳气，吞酸，遇劳重，面色晦暗，颈部有蜘蛛痣，巩膜无黄染。舌苔微黄，舌质暗，脉弦涩。辨证为肝脾不和。拟疏肝理气，健脾和胃。方用柴芍六君子汤加减。

柴胡三钱　白芍四钱　丹参三钱　白术三钱　云苓四钱　白蔻仁二钱　广皮二钱　茵陈四钱　生草二钱

患者连服二十余剂症状逐渐消失而告愈。

雷某某，男，46岁。

肝病日久，胸胁胀痛，游窜不定，口干口苦，恶食油腻，腹胀嗳气，矢气较多，食欲不振，头晕躁烦。舌苔薄黄，舌边红，脉弦。乃肝气郁滞，气机壅阻，郁而不解，肝郁侮脾所致。拟疏肝理气，健脾和胃。方用加味逍遥散。

当归三钱　白芍五钱　白术三钱　云苓五钱　青皮三钱　丹皮三钱　山栀三钱　郁金三钱　川楝四钱　生草二钱　丹皮四钱　薄荷二钱　柴胡三钱　六剂，水煎服。

服六剂后，诸证减轻。而自觉食少，胃满，拟前方去山栀、丹皮，加六曲、麦芽各五钱，连服六剂病愈。

张某某，男，57岁，干部。

患肝病多年，面黄肌瘦，腰酸乏力，劳累则肝区痛，少寐多梦，头晕目眩，心悸气短，目涩眼干，纳少，精神疲倦。脉弦细而弱，舌苔白腻。系肾阳不足，水不涵木，木水两衰之故。拟滋补肝肾，方用加味地黄汤。

熟地五钱　山药四钱　山萸三钱　黄柏二钱　茯苓五钱　泽泻二钱　丹皮三钱　知母三钱　龟板四钱　四剂。

服四剂后诸证减轻，食欲减退，脘腹痞满，精神疲倦，睡眠多梦。脉弦而弱，舌苔厚腻。属脾肾阳虚之证。方用人参归脾汤加减。

党参三钱　白术二钱　炙芪五钱　当归三钱　茯神四钱　远志二钱　枣仁五钱　广木香五分　元肉五钱　炙草二钱　生姜三片　大枣三枚　连服十剂告愈。

以上出自《宝鸡市老中医经验选编》

周镇

都根泉，小渲米贩，操舟沪杭。乙卯四月育蚕时，负重量之桑叶回，见其室人为非，气闪动肝，腰胁大痛。来诊时在舟，不能转侧。以外伤腰痛为剧，嘱转就邵君涵培。治用手法伤膏，内服之药理气活血为主。越日其父来城云，伤痛减，内病重，邀余下乡诊视。脉弦数疾，苔白，气喘无片刻之停，仰坐不卧，饮食不进。询悉肝气极重，腰疼虽减，胸胁犹痛。降气宣络，清肝行血为治。如旋覆、赭石、半夏、新绛、葱管、橘络、生香附、归须、丹皮、金铃子、玄胡等。另以伽楠香、琥珀、乳香、没药，研末调服。二剂，气喘渐定。调理至秋令，犹有微觉腰痛，多行气逆，不能到外作贩，即复来诊。其形清瘦，脉虚无力，审知欲事素勤，肾气内亏。宜治内损而理气郁。以当归、赤白芍、抚芎、黄肉、生地、首乌、玉竹、补骨脂、丹皮、合欢皮、杜仲、牛膝、狗脊、骨碎补、五味子、蛤蚧，以炼蜜及鸡血藤胶烊化为丸。服一料，短气腰楚均告退矣。

陈左，工业，甬人。丁未秋患胁痛，按之有声，大似饮邪。脉弦左涩，气痹络瘀之征。当用旋覆、茯苓、橘络、新绛、玄胡、当归须、赤芍、麸炒枳壳、生香附、路路通、青葱管。遂便瘀血甚多，胁痛大减。复诊细询之，亦并未有外伤，病成于不自觉云。原方增损而痊。

以上出自《周小农医案》

孔伯华

吕妇，九月二十八日。水不涵木，气机横逆，膈下痛楚，左胁尤甚，舌苔白腻，脾家兼有湿邪，六脉弦滑，左关独盛。治当滋水抑肝，化气渗湿之品。

生牡蛎三钱，先煎　旋覆花二钱，布包　生赭石二钱　台乌药二钱　生桑皮三钱　桑寄生五钱　黛蛤粉六钱，布包先煎　川楝子钱半　云苓皮三钱　炒秫米三钱　川厚朴七分　醋青皮钱半　白蒺藜四钱　知母三钱　藕两

《孔伯华医集》

丁叔度

患者某某，男，50余岁。患右胁急痛，痛不能忍，西医屡治无效。见患者愁容满面，舌苔薄黄，右胁痛难禁，致碍寝食，小溲淡黄混冲，胃脘痞硬拒按，脉洪大弦长。乃为立一清肝开郁、化湿涤滞方。

处方：柴胡18克　木香6克　佩兰9克　厚朴9克　白豆蔻9克　元胡9克　砂仁1.5克　黄连9克　酒军15克　元明粉6克，单包冲服

外用方：生鸦片、麝香、烧酒合调涂痛处，外敷金不换膏。

患者服药一剂而痛减大半。第二日复诊又按原方减元明粉。第三日又诊，病人右胁已不痛，胃脘按之亦不硬。后又据上方加当归、党参，减酒军、元明粉，配制一丸药方，观察三个月未复发。

《津门医粹》

章成之

柴男。面垢，苔腻，目充血，右肋骨弓下及心窝部疼痛，按之亦然，病历旬余，二便皆少。不通便利溲，则热与呕皆不能止。

春柴胡9克　黑山栀9克　绵茵陈15克　淡黄芩9克　生锦纹6克　郁李仁12克　元明粉15克，冲　赤苓9克　制半夏9克

二诊：得大便，自觉爽适不少，肝脏部分触之亦不如昨日之痛。

绵茵陈12克　梗通草6克　嫩白薇12克　元明粉9克　车前子12克，包　郁李仁9克　冬瓜子9克　生苡仁12克

《章次公医案》

张汝伟

贝申年，年廿六，嘉定，嘉丰纱厂。嗜酒伤脾，郁怒伤肝，肝脾不和，气乃郁结。胁属肝之分野，右胁刺痛，已经年余，时发时止，经治少效。脉来右关滑数，左部沉弦，苔则薄白质绛。治宜养肝阴，理气滞，以和荣卫。

醋炒柴胡　台乌药各一钱　小青皮　佩兰梗　姜竹茹　广郁金　川楝子各钱半　鸡距子　云茯苓　炒白芍　枳术丸包，各三钱

二诊：胁痛略减，脘中之气，已觉条畅。惟苔见橙黄，可怕。脉仍弦滑不柔。再予清热疏肝，和胃理气。

姜汁炒川连八分　粉葛花　广橘络　香橼皮各钱半　鸡距子　醋炒半夏　焦楂灰　路路通　生白芍各三钱　淡天冬二钱　玫瑰花三朵

三诊：胁痛已除七八，数年来，胁中似有结块，行路时，常欲伛偻乃身者，一旦豁然而空，已能挺胸而直。苔之橙黄色亦退，转为薄白，脉弦滑亦除。拟再养肝疏气，服三四剂可愈，无须多药。

生香附二钱　佩兰梗　青陈皮　广郁金　丝瓜络　炙竹茹　白乌药各钱半　云茯苓　枳术丸包　冬瓜子　南沙参各三钱

本证始末：此证共诊三次，服药九剂，三年宿恙，一旦霍然。一月之后，同厂人又来诊治，申明贝君介绍，嘱代申谢云。

方义说明：见证用药之方义，在案语已见明确。惟如第一方，柴胡之必用醋炒者，取其升中寓敛，直入肝之本位。第二方之用川连，清心热，心主火，黄色属土，火能生土，子母相得，而黄色除矣。三诊，理气解郁，用沙参以养肺，转以金能制木之意，而肝不至再鸱张。用药《金匮》隔二隔三之义，而变通之也。

《临证一得》

赵海仙

血不养肝，肝热过旺，客岁滑胎两次。肝邪入居，右胁引痛。胆虚蕴痰，致成惊痫，又形呛咳。脉象虚数。近居经三月。拟方预调之。

银蝴蝶三钱　云茯苓三钱　炙甘草五分　净归身一钱五分, 酒炒　杭白芍二钱　苦桔梗一钱五分　黄玉金一钱五分　紫菀茸三钱, 蜜炙　醋炒柴胡六分　川贝母二钱, 去心　榧子仁七枚　枇杷花一钱五分, 蜜炙

十五帖，三日一帖。

又：复方：抱木茯神三钱　粉丹皮一钱, 盐炒　半夏粉一钱　左牡蛎四钱　香苏梗七分　黄玉金一钱五分　瓜蒌霜八分, 去油　橘皮络各七分, 盐炒　络石藤六分　川贝母三钱, 去心　春梅叶七片

六帖，三日一帖。

肝木乘脾，饮邪入络，脘胁少腹窜痛，食少神疲；木火凌金，咳逆频仍。脉象弦细而数。人虚证实，攻补两难。再延防成杂劳。

紫菀茸三钱, 蜜炙　云茯苓三钱　橘皮络各八分　旋覆花二分五厘, 布包　汉防己八分　川贝母三钱, 去心　通络散（即九制于术散）一分五厘　黄玉金一钱五分　丝瓜络一钱五分　银蝴蝶一钱　香苏茎六分　降香屑二分五厘

琥珀茯苓丸三分，术半枳术丸一钱五分。

脾阳素虚，曾患痰饮，已属痼疾。入秋以来，暑湿内动，新凉外加，致成滞下，延及两月有余。脾胃正阴皆伤。辰下肝气横逆，左胁作痛，间阻作哕。脉象右细濡无神，左虚弦无力。朝暮立冬，防其痛久伤胃，有碍饮食。拟宣通气分，以冀止痛、止哕为吉。

云茯苓四钱　肉桂子五分　黄玉金一钱五分　白蔻衣一钱　白蒺藜二钱　苏茎八分　生熟谷芽各一钱五分　橘络五分　旋覆花五分, 布包　姜汁半夏二钱　砂仁壳七分

以上出自《寿石轩医案》

叶熙春

郑，女，三十六岁。三月。杭州。肝既失疏，脾乏健运，右胁下不时作痛，左胁下有痞胀疼，脘闷，食入不舒，大便欠调，舌苔薄腻，脉象弦滞。当用两调肝脾之法。

炒晒术8克　麸炒枳实5克　醋炒蓬术6克　广郁金8克　炙鸡内金12克　岩柏12克　青陈皮各5克　炒川楝子9克　炒娑罗子9克　夏枯草9克　荷包草24克　金匮鳖甲煎丸9克，包煎

二诊：两胁胀痛减轻，脘闷不若前甚，纳食略增，脉舌如前。病起日久。治当缓图。

盐水炒金铃子9克　麸炒枳实5克　醋炒玄胡6克　岩柏12克　大青叶12克　荷包草24克　赤白芍各5克　制宣木瓜5克　青木香5克　生粉草5克　马兰头根12克　金匮鳖甲煎丸9克，分吞

茹，男，四十七岁。七月。郁怒伤肝，肝失疏泄，始则胸脘满闷，继而右胁下胀疼，按之则痛更甚，为时已近二月。近来食欲不振，精神倦懈，便秘尿少，肢冷，足筋抽掣，步履无力，舌苔中白边绛，脉弦。先以疏肝理气，温阳通络。

制玄胡6克　盐水炒川楝子9克　青陈皮各5克　绿萼梅5克　炒白芍6克　豆蔻花6克　四制香附9克　娑罗子9克　全瓜蒌12克　桂枝尖2.1克　制木瓜6克

二诊：前方连服五剂，胸满与右胁下胀痛稍得轻减，但按之仍痛。大便虽下不多，肢冷足筋抽掣已瘥，舌脉如前。再予逍遥散加减。

柴胡6克　归须6克　炒晒术5克　云茯苓9克　炙甘草1.2克　绿萼梅6克，拌炒白芍6克　青陈皮各5克　黄郁金6克　薄荷梗1.2克　佛手柑6克　瓜蒌皮12克　川芎1.2克

三诊：前方连服十剂，胸闷已宽，右胁下胀疼已十去七八，按之亦不压痛，食欲见增，脉来弦缓，搏动比较有力，舌净如常。原法佐以和中益气之味。

柴胡5克　全当归9克　米炒西潞参9克　枳壳3克，拌炒晒术6克　云茯苓9克　炙甘草1.8克　黄郁金6克　绿萼梅5克，拌炒白芍6克　丹参9克　广陈皮6克　四制香附6克

吴，男，二十九岁。七月。杭州。黄疸退后，两胁持续胀痛，业近匝月。迩且口苦咽干，纳减寐劣，头痛目糊，小溲黄少，苔黄，脉来弦滑。证属湿热久蕴，肝郁气滞，先以清热渗湿，疏肝理气。

茵陈15克　广郁金9克　姜汁炒黑栀9克　柴胡5克　炒白芍6克　粉丹皮5克　淡竹叶9克　清水豆卷15克　扁石斛9克，劈，先煎　益元散9克，荷叶包　青陈皮各5克　制玄胡9克　盐水炒川楝子9克

二诊：两胁胀痛见差，口苦咽干亦减，头疼，小溲尚黄，纳食未增。再步原法出入。

前方去益元散、黑山栀，加香谷芽16克，鲜藿香9克，泽泻9克。

三诊：湿热渐化，小溲转清，胁部痛胀续有减轻，口不苦干，纳谷略增，而寐况欠酣，苔薄白，脉小弦。再以疏肝和血继之。

鳖血炒柴胡5克　炒当归9克　炒丹参12克　炒白芍6克　甘草2.4克　制木瓜8克　广郁金8克　青陈皮各5克　绿萼梅3克　辰茯神9克　薄荷梗5克　枳实2.4克　炒竹茹9克　夜交藤12克

四诊：两胁痛胀已除，纳食复常，惟稍劳尚感乏力，寐多梦扰。续予前方去薄荷梗、枳实、

炒竹茹，加炒枣仁 12 克，潼蒺藜 9 克，甘杞子 9 克，连服二十余剂而安。

以上出自《叶熙春专辑》

施今墨

李某某，男，43 岁。

曾于 1938 年右肋间发生刺痛，以后又患过肠伤寒、回归热、恶性疟疾等病。1943 年右肋骨间逐渐形成如鸡蛋大之肿块，西医诊断为良性肿瘤。当年已行手术剥除，但长期发觉肝区压痛。于 1950 年经某医院诊断为肝硬化。麝香草酚浊度试验 20 单位。1953 年转回北京，由铁路医院诊断亦为肝硬化兼慢性胆囊炎。经治疗未见好转，肝区压痛日渐增剧，近来每日发寒热如疟疾状。舌苔薄白，脉象弦数。

辨证立法：病历复杂，诊断不一，肠伤寒、回归热、恶性疟疾等，均可损及肝脏，肝功异常是其一证，就主诉而论，右胁痛，逐日增剧，亦为肝之范围，寒热如疟，均在日晡，加之脉弦而数，是属肝郁日久，邪实正虚，寒热互结。拟疏达养阴清热保肝，随证施治，以应变化。

处方：赤白芍各 6 克　酒黄芩 6 克　米党参 10 克　醋柴胡 6 克　酒黄连 3 克　川郁金 10 克　冬瓜子 30 克　炙黄芪 15 克　白杏仁 6 克　车前子 10 克　晚蚕沙 10 克，炒皂角子 10 克同布包　代赭石 15 克，旋覆花 6 克同布包　车前草 10 克　清半夏 6 克　当归身 6 克　苦桔梗 5 克　炙草梢 3 克

二诊：服药五剂，仍发寒热如疟疾，每日发作七八小时。舌苔边白中黄而厚。

处方：川桂枝 5 克　车前草 12 克　白芦根 15 克　醋柴胡 5 克　旱莲草 12 克　白茅根 15 克　煨草果 5 克　赤白芍各 10 克　黄常山 5 克　野党参 10 克　生石膏 12 克　炒建曲 10 克　肥知母 6 克，米炒　炙草梢 6 克　清半夏 10 克　何首乌 10 克　生鳖甲 15 克　酒黄芩 6 克　酒黄柏 6 克

三诊：服前药一剂即不发冷，体温下降至 37℃。连服三剂后，寒热全无，体温正常，颜面苍黄无神，有时鼻衄。

处方：鲜生地 15 克　生龙齿 10 克　草决明 10 克　鲜茅根 15 克　生牡蛎 10 克　石决明 20 克　苍耳子 6 克　苦桔梗 5 克　南白薇 6 克　白蒺藜 12 克　川郁金 10 克　炒杏仁 6 克　厚朴花 6 克　陈橘红 5 克　朱茯神 10 克　玫瑰花 6 克　陈橘络 5 克　朱寸冬 10 克　野于术 5 克　炒枳壳 5 克　酒黄连 3 克　酒黄芩 10 克

四诊：服药八剂，神气好转，鼻衄已愈，睡眠梦多。

处方：川桂枝 3 克　生牡蛎 10 克，生龙骨 10 克同布包先煎　代赭石 10 克，旋覆花 6 克同布包　杭白芍 10 克　冬瓜子 30 克，打　南白薇 10 克　白蒺藜 12 克　酸枣仁 12 克，生炒各半　炒远志 10 克　米党参 10 克　炙黄芪 15 克　酒丹参 15 克　酒当归 6 克　广皮炭 6 克　佩兰叶 10 克

五诊：又服十剂，病情稳定，预防肝胆炎复发，改为常方。

处方：北柴胡 5 克　酒黄芩 10 克　炒皂角子 10 克，晚蚕沙 10 克同布包　赤白芍各 6 克　酒黄连 5 克　火麻仁 15 克　广郁金 10 克　炙草梢 3 克　车前草 12 克　冬瓜子 25 克　旱莲草 12 克　冬葵子 12 克　滑石块 25 克，瓦楞子 30 克同打先煎　桃杏仁各 6 克　盐黄柏 6 克　代赭石 15 克，旋覆花 6 克同布包先煎　炒枳壳 5 克　盐知母 6 克　建神曲 6 克　紫厚朴 5 克　半夏曲 6 克

六诊：前方每周服三剂，连用半年，全身症状消减，惟肝部压痛如旧。暂用利胆道，化坚结，通大便兼以安眠。

处方：生牡蛎 15 克，瓦楞子 30 克同打先煎　代赭石 15 克，旋覆花 6 克同布包　晚蚕沙 10 克，炒焦皂角子 10

克同布包　火麻仁 15 克　酒黄连 5 克　醋柴胡 5 克　郁李仁 10 克　酒黄芩 10 克　杭白芍 10 克　桃杏仁各 6 克　朱茯神 6 克　生栀仁 6 克　北秫米 12 克，布包　朱寸冬 6 克　生枣仁 12 克　紫石英 12 克　鲜生地 10 克　炒枳壳 6 克　紫贝齿 12 克　鲜石斛 10 克　川郁金 10 克　磁朱丸 6 克，布包

另加：当归龙荟丸 10 克每晚服 1 次。

七诊：服药十数剂，大便正常，睡眠好，肝部压痛如旧，长期有轻度黄疸证，兼腰痛。

处方：生牡蛎 15 克，布包先煎　海浮石 10 克　川杜仲 6 克　瓦楞子 30 克，布包先煎　滑石块 18 克　川续断 6 克　茵陈蒿 10 克　北柴胡 5 克　川郁金 10 克　炒栀子 6 克　赤白芍各 6 克　荆三棱 6 克　酒川芎 5 克　炒枳壳 5 克　淡苁蓉 18 克　龙胆草 6 克　甘草梢 3 克

八诊：自 1953 年就诊以来，迄今已近五年，服药百余剂，病势趋向好转，此后每觉症状加重，患者自选二诊及七诊方交替服用，诸证即见减轻，惟肝区压痛逐渐增重，如大石重压之感，肝脏内部跳动如化脓状，在睡眠时不敢右侧卧压，右上肢发麻。

处方：川桂皮 3 克　海浮石 10 克，醋煅包煎　桃杏仁各 10 克　醋柴胡 3 克　瓦楞子 25 克　赤白芍各 6 克　云茯苓 10 克　荆三棱 6 克　牡丹皮 10 克　法半夏 10 克　蓬莪术 6 克　龙胆草 6 克　化橘红 6 克　生鳖甲 15 克　绵茵陈 25 克　米党参 18 克　制乳香 6 克　水红花子 15 克　炙甘草 6 克　鲜生姜 3 片　大红枣 3 枚

服上药十余剂后，右肋部压痛逐渐减轻，一日晨起大便时，便内混有长约寸余黄绿青三种颜色的条状物。又于十月八日中午大便时混有手掌大之圆形灰色囊状物两个半块。此物排下以后，右肋部发空，原叩诊时之浊音界已恢复正常范围，疼痛区域亦大为缩小，相隔三四天后进行灌肠，又便下一部分灰色破碎的黏膜。此后肝区压痛完全消失，再经医院检查肝功能，麝香草酚试验为 4 个单位，恢复正常。本案究属何病，迄未确诊。临床经过如此，仅录全案以供参考。

《施今墨临床经验集》

第六十章 眩晕

胡慎柔

一少年，忽不思食，恶心，偶逢文期，强作文一日，晚即头晕作呕。余脉之，二寸洪缓，以为劳碌而动心火，遂以加味逍遥散二剂，呕不食，病亦不减。其年正、二、三、四月淫雨，此湿胜而然也，以太无神术散一剂，即不呕恶，第头晕未除，二寸脉犹如故，其脉状有焰焰欲发之意，用前剂加紫苏、防风取微汗。头晕除，脉亦退，第不思食耳，六君子一剂，饮食如常。

《慎柔五书》

秦昌遇

一人脉俱浮大，独左关弦数，眩晕旋转，目瞑不能开，兀兀欲吐，稍食即呕，挟食，痰涎若水。此病在足厥阴肝经。法脉曰浮为风，弦数者，火起于肝。《原病式》曰：诸风掉眩，皆属于肝木。盖厥阴之络上入颅颡，连目系，出额。营卫衰微，虚风内作，致目系急而瞑不开，开而旋转也。欲吐，肝移热于胆，则苦汁上溢。治宜滋阴降火，兼带益肝之剂。用小柴胡去甘草，加白芍、天麻、山栀、藿香、石斛、白术。

一人两尺脉平，右关脉滑而力强，余部见缓。乃由气分不足，脾湿动而生痰，痰生热，热生风，以致头晕而耳重听也。患于左者属血虚也。方论云：眩晕者，火动其痰；耳鸣者，水虚火实。治须益阴血，导湿痰为主。二陈去甘草，加贝母、当归、红花、石斛、天麻、甘菊、秦艽、知母、生姜。

以上出自《秦景明先生医案》

程从周

张汉槎年三十六岁，面黄而癯弱。三月初旬。于酒肆间偶然晕去，随即扶归，既而苏醒如常，恬不在意。半月或十日，复晕一次，发时忽不知人，身冷汗多，醒来又觉无事，但举动无力，不敢出门。延至四月中旬其病更重，二三日一发，或一日一发，甚至一日两发。发时，自头上冷起，手足如冰，心内掣跳，耳无所闻，目无所见，肾囊冷若铁石，自汗沾衣。医以为痰为火，叠用芩、连、栀、柏，服之愈重，而气息奄奄，所存无几。乃兄星槎见事急，而托汪定远薄暮邀予过诊。见其面色㿠白而青黄，六脉浮大而搏指，人事昏沉，足冷过膝，短气如哮，汗湿如雨。适案头有药一盏，试取而嗅之，知其为苦寒之剂，予曰："误矣！"速用参、芪、归、术为君，干姜、桂、附为臣，枣仁、五味、茯苓、甘草为佐，连进二剂，其夜遂安，而证亦渐减。惟满头冷甚，长用艾棉包裹，不能暂离，予曰："头为诸阳之首。"又曰："脑为髓之海，此阳虚之极矣。"再以前方少入藁本引经，重加桂、附。数剂之后，头亦回温，而肾囊不冷。如斯出入加减，服至五十余剂，方得痊愈。噫！江北之人原畏参、芪如畏蛇蝎，而俗医本无定见，不识实虚，每见用参，因而媒孽其短，从中诋毁，迎合主人，且病家耳食者多，谁能剖析贤愚？甘受虚虚之祸。如斯之类为害匪轻，今观此证几危，良可太息。

　　夏文台令正年四十余，面色黄白。九月间清晨如厕，忽然倒仆，即时扶持就榻，面壁蜷卧。懒语，眩晕难当，身如飘羽，邀予诊之。六脉沉缓无力，不及四至，且不禁寻按，余曰："据脉乃属气虚卒倒，但丹溪云：无痰不作晕。此必气血虚而挟痰也。"其夫直告夜来曾有内事，恐是阴证，余曰："脉须沉濡，手却温和，腹中无故，非阴寒可知。"乃仿补中益气汤，倍加参芪，加半夏七分、川芎七分、天麻五分，煎服二剂，眩晕之证已去。忽增胸膈胀闷，其夫趋告予曰："服药如此，恐不宜于参芪耶？"予曰："脉证相当，须独参汤亦在不禁。此必因小愈过食而然。若果不宜于参芪，则服前药眩晕之证不当愈矣。"彼熟思曰："因忌口无菜，多食熟萝卜，得非此邪。"余曰："夫萝卜之味，甘多辛少。"又曰："甘能作胀，况患者脾气素弱，今复多食，未免不能运化精微，宜乎滞而胀闷。"乃令仍守前方，每剂加香附一钱、砂仁五分，煎服两剂而瘳。吁！病者多食熟萝卜，于小愈犹自变证蜂起，况他腥腻之物，在患者可不慎软？

以上出自《程茂先医案》

李用粹

　　庠生范啸凡令正，向患头眩证，六脉浮滑。服消痰顺气之药，略无效验。予曰：无痰不眩，此虽古语，然痰之标在脾而其本属肾。《素问》曰：头痛巅疾，下虚上实，此之谓也。夫肝为乙木之本，肾为癸水之源，肾阴不充，肝火便发，上动于巅，而眩作也。治法以扶脾为主，脾安则木自和，而肺金有养。金为水母，而子亦不虚，何眩晕之有？早用六君子汤加山萸、天麻，卧时服肾气丸加人参、天麻、鹿茸，服之而瘥。

《旧德堂医案》

任贤斗

　　喻序九，年近三十，素业儒，体常健，忽然头晕，经数医，服药无效。察其饮食如常，脉亦平和，颜色俱好，莫识其病源，问前所服何药，彼云是补中益气、归脾、四物之类，余思若气虚头晕，前药必能取效，不效，非气虚可知。况又无痰饮可凭，又无火证可据。此晕因何而作耶？因问身体如何，彼云身体如常，惟灯下看书，略读片时便认字不真，满纸皆是红色，外无他证。余想日间读书无恙，是外亮甚大，目之用力有限，故无恙也，夜间灯亮甚小，目之用力有倍于日间者，故略看片时两目即昏花也。《内经》有云：内脏气虚者，则邪鬼外干。如肺虚者外见白鬼，肾虚者外见黑鬼之类，由此推之，此夜间读书满纸通红者，必是水中之阳虚而火光露于外也。然亦不敢直指，乃语之曰：此证却难的审，今主服补阴中之阳五剂，有效方许多服，倘五剂无效，宜另请医疗，乃与理阴煎加桂、附，果服五剂大效，二十余剂则看书黑白分明，头晕如失。

　　理阴煎

　　熟地　当归　干姜　甘草　或加附、桂。

厉维英之妻，年三十余岁，病眩晕。前医用半夏天麻白术汤及补中益气汤，旬日无效，方迎余诊。诊其脉四至平和，面色惨淡，精神疲倦，每日眩晕，三五次不等，醒时亦曛曛不快，晕时先恶心，身上出汗，即眩晕，将醒时吐痰几口。此中气不足，致痰停中州之证。夫中气既虚，不宜消耗，寒痰停滞，大忌寒凉，前所服半夏天麻白术汤内有神曲、麦芽、苍术、陈皮以耗气，色淡神疲之气虚人岂能堪此耗散乎？又有猪苓、泽泻、黄柏之寒凉，恶心吐痰之中寒证，雪上可再加之以霜乎？即补中益气汤亦有升麻之凉散，陈皮之降气，二方治十余日不效者，皆此数味夺温补之功，自相矛盾之咎也。余仍用半夏天麻白术汤，减去耗气寒凉数味，加附片、砂仁、云苓，日进二剂，恶心即减半，晕亦略减，五六日全安，惟饮食尚未复原，然后解进养中煎加附片，黄芪十余剂全安。夫同是一方，后效前不效者何也？总在求病得其本，加减得其宜也。故先哲有云，一味误投，众善俱弃，即此一证之治可鉴也。余经治眩晕，惟虚寒证甚多，皆用此方及附子理中汤，或养中煎加附片，愈者不可胜记。间有痰凝气滞于中者，乃用姜附六君子汤，略投陈皮以利气，气顺仍减去陈皮，虑其夺补气之功也。半夏天麻白术汤乃健脾燥湿之剂，治中虚眩晕所最宜者，然温补之中杂投寒凉消耗，此古人立方之不善者，自相掣肘，焉能去病。后之用此方者，余前所减之药，一味不可更换。

养中煎

人参　山药　白扁豆　甘草　茯苓　干姜

朱姓一妇，年近六旬，病眩晕。视物旋转，眼光乍黑，头似散大，脉四至濡弱，又吃饭时，吞之下咽，胸中有一线痛至胃口。夫眼光乍黑乃阳虚也，视物旋转者乃气虚不能主持也，头似散大者即阳虚而神不能固也。此妇尚幸下焦阳气有根，故旋晕旋爽，若下焦阳衰，即成非风卒倒之危候矣。食下一线痛者，因胃中气虚，接纳不畅，涩滞而痛也。乃用温胃饮加蜜芪、附片，气涩咽滞乃倍加当归以利之，十余剂全愈。此后凡诊食下作一线痛者，皆用此方，愈者甚多。

温胃饮

人参　白术　扁豆　陈皮　干姜　当归　甘草

以上出自《瞻山医案》

陈念祖

望六之年，肾阴既亏，无以涵养木气。肝阳内风，勃然泛行于上，眩晕乃生。经云：下虚上实为厥，乃欲仆之萌芽也。非外来六气所感，由平素操劳太过，思索于内，五中烦动，遂令精血脂液暗受耗损。诊得脉左尺空弦，面容浮红光亮，偶一用力，汗津津外泄，立起便觉足跗骨痿。察诸色脉，症状显然。阅所服诸方，均未参及内典，奚望有济于事？当观刘河间《内经奥旨》：凡上实下虚，耳鸣足痿，便溺窍阻等证，每以浊药清投，名曰饮子。今师其法以治之。

大熟地三钱　肉苁蓉二钱　远志一钱　山萸肉一钱　川石斛一钱　淮牛膝一钱　五味子八分　麦冬一钱

素有肝风眩晕，复感新凉，患疟愈后，常患周身筋脉掣痛，甚则发厥。是血虚不能养木，筋脉失养，虚风乘机走入经络，致有种种见证。宜育阴熄风为主。

煨天麻一钱五分　炒白芍一钱　当归身一钱　枣仁二钱　制半夏一钱　白茯苓二钱　石决明三钱

制首乌一钱　白蒺藜一钱　羚羊角五分　竹沥半盏　姜汁一匙

以上出自《南雅堂医案》

程文囿

　　病起偶然眩仆，医谓急虚身中，猛进甘温峻补，转增胸胀呕吐，不饥不便。有时浮阳上腾，面赤唇口干燥。然脉尚和平，寝尚安稳，言语尚觉明白，求其所因，良由肾元下虚，水不生木，肝风鸱张，以致发时状如中厥。经谓：诸风掉眩，皆属于肝。温补药重，激动肝阳，其胸胀呕吐，不饥不便者，无非肝风扰胃，阻胃之降而然。使果真阳飞越，雷龙不藏，则脉必浮大无根，证必烦躁，无暂安时。且前服温补诸方，岂有不效，而反病增之理。所定制肝安胃，尚有商者。盖肝阳冲逆，非介不足潜其威；木火沸腾，舍酸无可敛其焰。拟于方内加牡蛎、乌梅二味，更觉相宜。痰涎频吐，胃液必伤，再加石斛、蔗汁，益阴保液，尤为符合。

　　予童时见族中一妇人，头额常系一带，行动需人扶掖，云无他病，惟头目昏眩，饮食倍增，形体加胖，稍饥心内即觉难过，医治无效，只得屏药，越数年疾自愈，形体退瘦，饮食起居如常。其致病之由，及所服方药，均不可考。后堂弟媳，年二旬余，因遭回禄，忧郁成疾，见证与族妇仿佛。予知其疾由郁而起，初投逍遥达郁，继加丹栀清火，更进地黄、阿胶滋水生木，白芍、菊花平肝熄风，磁石、牡蛎镇逆潜阳等法，俱不应。他医以为无痰不作眩，药用豁痰，又以为无虚不作眩，药用补虚，亦皆无验，遂不服药，四旬外，病自瘳。予生平所见眩晕之疾，未有甚于此二证者，且病中诸治不应，后皆不药自痊，事亦奇矣。细求其故，盖病关情志，是以草木无灵。由此观之，凡情志内伤致病，皆可类推。

以上出自《杏轩医案》

王九峰

　　上虚曰眩，下虚曰晕。曲运神机，劳伤乎心，心神过用，暗吸肾阴，阴耗于下，阳升于上。肝为风木之脏，虚则生风。尽力谋虑，劳伤乎肝，亦耗真阴。欲安风木，先补癸水，太腻不利于脾。脾喜煦和，阴从阳长，血随气生。补命肾，健中阳。心肾交通，胃和脾健，木附土安，诸虚可复。不必见病医病，非徒无益，反生偏弊。今年天符岁会，太阴湿土太盛，益肾养荣，再用福橘制熟地平补三阴，兼和阳明之气。阴阳配合，气血调和，云蒸雨施，还成坎离既济之义。鄙见如斯，质之明哲。

　　砂仁炒熟地　党参　枣仁　枸杞子　冬术米水浸切片芝麻拌蒸米炒　生木香　血燕根　抱茯神人乳蒸　远志　肉甘草水浸一日晒干　淡菜炙草　沙苑子盐水炒，为末用　桂圆肉、杞子、甘菊花、大枣肉熬胶和丸，每早开水送。

　　再拟百补斑龙丸合二仙膏，血肉有情，培养二气，调和于五脏，洒陈于六腑。饮入于阴，长气于阳，揆度有常，生生不息，是其王道穷源求本之治。

　　柏子霜　菟丝饼　紫河车　福橘　制熟地　木香　血燕根　鹿茸　楂肉　北沙参　橘红大鹿尾　真沙苑子　龟板　鹿角　枸杞子　桂圆肉　西党参　女贞子　旱莲草　熬膏为丸。

《王九峰医案》

吴簏

广晓楼任南就织造时，余因公赴省往谒，伊云正患眩晕，所服风药、痰药、血药，不愈。予曰：脉虚细数，由于真阴肝肾不足，不能滋养营卫，且阴虚劳伤过度，则气随精去，以致精髓内亏而为头昏虚晕之疾。宜用六味地黄汤加枸杞、龟板、人参，服数帖甚效。嗣以八仙长寿丸加人参、鹿茸、蔡胶、枸杞、归、芍，服之乃安。

《临证医案笔记》

何书田

真水枯耗，虚阳上浮，不时眩晕欲倒，六脉空豁，殊可惧也。

大熟地　炒萸肉　白茯神　麦冬肉　炒知母咸水拌　炙龟板　柏子霜　生枣仁　料豆皮　大贡菜

复诊：照前方去知母，加党参、女贞（此方年廿五岁服，前方十余剂大效）。

肝阴内亏，虚风扇扰，头眩神倦，脉来弦大。交春防其猝中，法当滋养营阴，兼熄内风为治。

制首乌　生云芪　枸杞　女贞子　煨天麻　茯神　炙龟板　炒白芍　甘菊　料豆衣　钩藤

复诊：膏滋方　西党参　大熟地　枸杞　炒白芍　萸肉　茯神　炙西芪　炙龟板　甘菊女贞子　五味　枣仁

阿胶三两，炼蜜八两，烊化收膏。

水不涵木，则肝风扇动；水不制火，则心阳独亢，以致眩晕欲倒。经云：诸风掉眩，皆属于肝。然病之标则在肝心二经，而病之本则在乎肾。先宜平肝宁心，继当滋养真阴。

中生地　羚角片　白茯神　远志肉　甘菊花　炙龟板　麦冬肉　酸枣仁　柏子霜

复诊：向患遗泄，真阴亏则水不制火，火升则肝阳引之而动，眩晕气冲，势所必至。按脉，弦中带豁，其为真阴枯竭，已属显见。舍滋补法，别无良策。

炒熟地　麦冬肉　柏子霜　白茯神　远志　炙龟板　炙五味　炒枣仁　龙眼肉　金箔

肝阴两亏，头晕，身不自主，当以滋肝熄风为主。

制首乌　石决明　牡丹皮　煨天麻　茯神　炙龟板　女贞子　炒白芍　甘菊花　钩藤

水不涵肝，肝风上扇，以致头眩作胀，六脉沉细。虚弱之象，未易全愈，慎勿过劳是嘱。

大熟地　炙龟板　枸杞子　炙西芪　鹿角霜　炒白芍　制附子　柏子霜　炒萸肉　五味子白茯苓　甘菊花

肝阴内损，头晕眼昏，脉形沉软。此由水不涵肝所致，法当滋养。

生西芪　炒归身　女贞子　秦艽肉　甘菊花　制首乌　炒白芍　料豆皮　白茯苓　煨天麻

此虚风眩晕也。类中之根，当从肝肾调治。

制首乌　炒归身　女贞子　蒺藜　秦艽　黑芝麻　炒阿胶　炒白芍　料豆皮　池菊　桑枝

营液内亏，肝阳扰动，所以头眩时作，肢体酸楚。当滋养营阴为主。
制首乌　原生地　秦艽肉　女贞子　石决明　生鳖甲　炒归身　麦冬肉　粉丹皮　广橘白
丸方照前方加炒白芍、料豆皮、白茯苓，蜜泛丸。

真阴内亏，水不涵肝，以致虚阳上扰，头眩不已。脉弦大不摄，尤非所宜。夏令火旺，防其加剧。
羚角片　牡丹皮　白茯神　煨天麻　甘菊　石决明　冬桑叶　广橘白　白蒺藜　钩藤
复诊：以滋水涵木为主。
制首乌　炒阿胶　石决明　白茯神　冬桑叶　炙龟板　炒白芍　料豆皮　甘菊花　黑芝麻

操烦太重，肝阳上炎，不时头眩心跳，脉弦细而数。病关三阴不足，节劳静养为妙。
制首乌　女贞子　煨天麻　橘白　远志肉　炙龟板　甘菊花　柏子仁　茯神　酸枣仁

耳鸣头晕，胃气日减。由肝阴不足，下焦真火微也。先用和脾启胃法。
西党参　菟丝子　煨益智　炒归身　新会皮　法半夏　白茯神　川石斛　炒白芍　炒谷芽

风湿入络，猝然头晕，又兼产后络痹目昏，此重候也。
大熟地　枸杞子　川断肉　石决明　白蒺藜　炒归身　法半夏　宣木瓜　霜桑叶　甘菊花

肝风挟痰，头眩欲倒，甚则呕吐，脉弦而迟。未宜进补，以平肝阳兼化痰滞。
羚角片　煨天麻　甘菊花　广陈皮　瓜蒌皮　石决明　白蒺藜　黑山栀　法半夏　炒竹茹

肝胆火郁成痰，头眩作吐，脉弦而细，当用温胆法加减。
川黄连姜汁炒　炒枳实　甘菊花　陈皮　石决明　黑山栀姜汁炒　瓜蒌仁　白蒺藜　竹茹　姜汁制半夏

少寐头晕，阳不交阴，六脉紧数，无疑肝火挟痰，防其类中。
制首乌　羚角片　川郁金　白茯神　法半夏　麦冬肉　石决明　白蒺藜　酸枣仁　广橘白
丸方：制首乌　石决明　胆星　法半夏　茯神　牛膝　麦冬肉　制于术　菖蒲　酸枣仁
橘白　钩藤　竹茹　水泛丸。

湿体痰盛，肢麻血虚，头眩，目光不明，久防中风之证。
制首乌　生于术　法半夏　广陈皮　甘菊　石决明　焦茅术　白茯苓　白蒺藜　秦艽
复诊：照前方去首乌、茅术、秦艽，加炒苏子、瓜蒌仁。

向有肝风之患，现今木令阳升，虚风内扰，头晕耳鸣，目光闪影，左关及寸俱弦，均属痰火与肝阳交炽之象。只宜清凉平息为治。

鲜首乌　羚角片　茯神　池菊　白蒺藜　橘白　炒归身　石决明　菱皮　料豆　石菖蒲

肝阳犯胃，头眩呕吐，兼之骨节酸痛，六脉弦细而数。不宜进补，只可清降木火。

羚羊片　石决明　川断肉　法半夏　广藿香　炒白芍　黑山栀　白蒺藜　广陈皮　姜汁炒竹茹

屈曲之火内炽，心烦头晕，少寐，膈胀，左脉紧大。以安神苦泄主之。

炒黄连　炒白芍　法半夏　白茯神　鲜橘叶　黑山栀　石决明　川郁金　酸枣仁　炒竹茹

以上出自《薛山草堂医案》

王孟英

李甫华令正，患头震。孟英脉之，弦滑，乃肝经郁怒火升也。投当归龙荟丸而瘥。然不能惩忿，其病屡发之后，更兼溺闭，腹胀，喘汗欲绝。亟邀孟英视之，脉甚弦涩，口苦苔黄，舌色紫暗，讯虽不愆，内有瘀滞也。以雪羹加金铃、旋覆、栀子、滑石、桃仁、茺蔚、车前子、木通，仍吞龙荟丸，外以田赢、大蒜、车前草捣贴脐下，服后果先下黑血，溲即随通。继而更衣，粪色亦黑，遂愈。

胡秋谷令媛，年甫笄，往岁患眩晕，孟英切其脉滑，作痰治，服一二剂，未愈。更医谓"虚"，进以补药，颇效，渠信为然。今冬复病，径服补药，半年后，眠食皆废，闻声惊惕，寒战自汗，肢冷如冰。以为久虚欲脱，乞援于孟英。脉极细数，目赤便秘，胸下痞塞如柈，力辨其非虚证。盖痰饮为患，乍补每若相安，惟具只眼者，始不为病所欺也。投以旋（覆）、赭（石）、（竹）茹、贝（母）、蛤壳、花粉、桑（叶）、栀（子）、瓜（蒌）、薤（白）、（黄）连、枳（实）等药，数服即安，而晕不能止，乃去赭（石）、薤（白）、（瓜）蒌、枳（实），加元参、菊花、"二至"、"三甲"之类，服匝月，始能起榻。

曾稼梅令媛，患眩晕，脘痛，筋掣，吐酸，渴饮，不饥咽中如有炙脔。朱某与温胃药，病日剧。孟英诊脉，弦滑，投（竹）茹、贝（母）、（吴茱）黄、（黄）连、旋（覆）、赭（石）、栀（子）、楝（实）、枳（实）、郁（金）、雪羹之药，十余剂始愈。

比丘尼心能，体厚蹒跚。偶患眩悸，医以为虚。久服温补，渐至发肿不饥。仲夏，延孟英视之，脉甚弦滑，舌色光绛。主清痰热，尽撤补药，彼不之信，仍服八味等方。至季夏再屈孟英诊之，脉数七至，眠食尽废，不可救药矣。果及秋而荼毗。

王雪山令媳，患心悸眩晕。广服补剂，初若甚效，继乃日剧，时时汗出，肢冷息微，气逆欲脱，灌以参汤，稍有把握。延逾半载，大弗资。庄之阶舍人，令延孟英诊视，脉沉弦且滑，舌绛而有黄腻之苔，口苦溲热，汛事仍行。病属痰热镠镯，误补则气机壅塞，与大剂清热涤痰药，吞当归龙荟丸，服之渐以向安。仲夏即受孕，次年二月诞一子，惜其娠后停药，去痰未尽，娩后复患悸晕不眠，气短不饥，或作产后血虚治不效，仍请孟英视之。脉极滑数，曰：病根未刈也。与蠲痰清气法，果应。

一老广文，俸满来省验看，患眩晕。医谓"上虚"，进以参、芪等药，因而不食不便，烦躁气逆。孟英诊曰："下虚"之证，误补其上，气分实而不降，先当治药，然后疗病。与（山）栀、（豆）豉、（黄）芩、桔（梗）、枳（实）、橘（红）、（紫）菀、贝（母），一剂粥进便行，嗣用滋阴熄风法而愈。

湖墅，张春桥，素禀不坚，头眩脑鸣，频服温补药，甚觉畏冷。人皆谓其体偏于寒也。

辛丑春，始请孟英诊之，脉甚数。曰：阴亏也。温补非宜。改服滋水培元之剂，颇为有效。夏间，或劝以灸火，云："可以除百病"，盖未知灼艾之可以除百病者，谓可除寒湿凝滞、阳气不能宣通之证，非谓内伤、外感一切之病皆可以灸除之也。故仲景有"微数之脉，慎不可灸"之训，正以艾火大能伤阴也。

灸后数日，即寒少热多，宛如疟疾，医者以为"脾寒"病，投以温散，日以滋甚。春桥知药治未符，坚不肯服，乃父与之询其故，漫曰：要儿服药，须延王先生诊治。与之遂邀孟英治之，切其脉，滑数倍加，曰：阴虚之体，内热自生，灸之以艾，火气内攻。当时溽暑，天热外烁，三者交加，阴何以堪？再投温散，如火益热，当从"瘅疟"治。专以甘寒熄热，则阴津不致枯涸，而寒热可不攻自去。所谓"治病必求其本"也。竟不用一分表散药而治愈。

以上出自《王氏医案》

林佩琴

姜。弱冠劳力伤阳，神疲头眩，发热口苦，食减呕浊，两寸脉数，厥气上冒，有风翔浪涌之势，治以镇阳泄浊。牡蛎、白芍、茯神、橘红、制半夏、吴茱萸、甘菊炭、金器同煎，二服浊降呕止，脉仍小数，头目不清。缘春温胆火上升，仿叶氏泄胆热法。丹皮、嫩桑叶、荷叶边、钩藤、白芍（生）、山栀、生地炭，数服眩除热减，去桑叶、生地炭，加玉竹、茯神、杞子（焙）、山药、熟地（俱炒）、潞参、莲、枣，脉平。

肖。冒雨后湿郁成热，蒸而为黄，宿恙又经操劳，屡次失血，当春虚阳升动，咳而头眩，口干目黄，怔忡失寐。治先清泄火风。生地、石斛、山栀心、茯神、丹皮、羚羊角、杏仁、钩藤、甘菊（炒）。四服头目清，怔忡息，食进寐稳矣，但神疲力倦。去生地，加参、芍、莲、枣以扶脾元，数服更适。后去羚羊角、杏仁、钩藤、甘菊，加茵陈、松罗茶叶，黄渐退。

本。寐醒舌干辣，华池津不上朝，头眩耳鸣，肢麻胁痛，肝风内震，腹满肠鸣，晨泻不爽，木气直犯中宫矣。左关浮弦，右浮滑，痰嗽不利，太阴受戕，有年，须防类中。晨服方，运脾阳以利湿。生白术、茯苓、半夏（青盐制）、炙草、薏米（炒）、砂仁、益智仁（煨）、山药（炒）、小麦。晚服方，养肝阴以熄风。阿胶（水化）、杞子、茯神、麦冬、石斛、白芍、桑枝、甘菊（炒）、黑芝麻、牡蛎粉。寐后，用柿霜二匙含舌下，以生廉泉之津。服效。

沈氏。当夏郁怒不寐，五更起坐，倏然头摇手战，目闭耳鸣，晕绝身冷。此怒动肝阳，内风挟痰火上冒也。急煎淡青盐汤以降风火，一啜即醒。用牡蛎、钩藤、山枝、桑叶、白芍、茯神、菊花（炒），二服神志已清。转方用熟地黄（炒）、杞子（焙）、石斛、枣仁（炒）、龟板（炙）、牡蛎粉、磁石，镇补肝阴而安。

本。头眩口苦，胆气泄也。胁痛入脘，肝气逆也。便不通爽，腑气结也。清胆热，降肝逆，以和腑气。用嫩桑叶、粉丹皮、生枣仁以泻少阳，枳壳、金橘皮、降香末以治厥阴，苏梗、郁李仁、谷芽以和阳明，白芍、木瓜缓中泻水为统治。服效。

肖。劳力先曾失血数次，近日头眩耳鸣目昏，心悸脘闷，两尺浮大弦劲。相火易炎，龙雷失制，痰随火乘，上干清窍，所谓无痰不作眩悸也。养阴潜阳。淡菜、牡蛎、熟地炭、石斛、甘菊、白芍、贝母、茯神，数服得效后，宜服六味丸。

许氏。中年经行太多，目眩头晕。用摄阴和阳。熟地、白芍、甘菊（俱炒）各二钱，当归（醋炒）八分，丹皮、牡蛎粉各钱半，甘草（炙黑）一钱，嫩桑叶三钱，红枣三枚，二服愈。

堂兄。寤后舌辣，津不上朝，头眩肢麻，阳升风动。主和阳熄风，佐酸味以生津。鲜生地、玉竹、石斛、白芍、五味、花粉、乌梅、甘菊炭、牡蛎粉、桑枝、黑芝麻，常服效。

王。伏暑病后失调，脉虚疾，头晕热渴而烦。虚风上巅，议苦辛泄热，佐以甘润。山栀、甘菊、丹皮、麦冬、钗斛、天麻（煨）、党参、花粉、甘草、嫩桑叶，二服而愈。

室人。烦劳伤阳，无寐耳鸣，头晕欲呕，伏枕稍定。虚阳上巅，风动痰升，眩呕乃作。宜潜阳熄风。牡蛎（煅研）、白芍、五味、甘菊炭、天麻（煨），半夏（青盐炒），生地（炒），茯神、枣仁、桑叶，二服随愈。

丰氏。眩晕痞呕，多酸苦浊沫，肝木乘土，胃虚食减，瘀浊不降，得虚风翔，则倾溢而出，厥阳上冒，清窍为蒙，故眩晕时作。诊脉涩小数，两寸尤甚。先用降浊熄风。瓜蒌霜、苏子、半夏、茯苓、杏仁、天麻、甘菊炭、钩藤、橘皮，诸证平，思纳食矣。又照原方去苏子、杏仁、钩藤。加茯神、莲子、钗石斛、荷叶煎汤，十数服而安。

褚氏。高年头晕，冬初因怒猝发，先怔忡而眩仆，汗多如洗，夜不能寐，左寸关脉浮大无伦。此胆气郁勃，扇动君火，虚阳化风，上冒巅顶所致。用丹皮、山栀各钱半，甘菊、白芍（俱炒）各三钱，钩藤、茯神各三钱，柏子仁、枣仁（生研）各八分，桑叶二钱，浮小麦二两，南枣四枚。二服悸眩平，汗止熟寐矣。随用熟地、潞参、五味、茯神、麦冬、莲子、白芍，数服全愈。凡营液虚，胆火上升蒙窍，须丹、栀、钩藤、桑叶以泄热，炒菊、芍以熄风和阳，再加茯神、枣仁、柏子仁、小麦以安神凉心，风静汗止，必收敛营液为宜。

以上出自《类证治裁》

蒋宝素

经以上虚则眩。汗为心液。五志过极,皆从火化。心神过用,虑竭将来,追穷已往,驯致肝肾阴亏,龙雷火起,汗眩交并,如驾风云。高卧不能动摇,动则天旋地转,甚则心烦虑乱,不知所从。似类中而近煎厥,难期速效。当以缓图,假以岁月,辅以药饵,方克有济。

大生地　怀山药　山萸肉　赤茯苓　建泽泻　川黄连　羚羊角　淡竹沥　生姜汁

服药四剂,汗眩虽减,心更烦乱,脉仍细软。经以上气不足,脑为之不满,耳为之苦鸣,头为之苦倾,目为之眩。上不足者,必由于下。心烦乱者,必因肾虚。证本深思远虑,扰动五志之阳,化作龙雷之火,消烁脏阴营液。经旨有煎厥证名,近于此也。上病下取,滋苗灌根,实下为主。

大熟地　怀山药　山萸肉　云茯苓　人参　鹿茸　玄武板　大麦冬　五味子　生牡蛎　淡竹沥

实下之剂,又服四剂,汗眩渐平,心烦较定。然脏阴营液久亏难复。所谓阴者,即五脏六腑清淳之精,非独足少阴肾水之阴也。阴之受伤,由阳气先伤。所谓阳者,即五脏六腑五五二十五阳太和之气,非独手少阴心火之阳也。阳邪之至,害必归阴。五脏之伤,穷必及肾。火有君相,天一生水,坎离本不相离,水火同居一窟。心君百凡俱动,肾相翕然而起,煎熬阴液,昼夜不息,甚于欲火。补阴必得五脏六腑之精充,潜阳必得二十五阳太和之气固,岂独心肾为然哉。无阳则阴无以生,无阴则阳无以化。阳生阴长,阴从阳化。又当以化源为主。然脏腑各有化源,又非独脾肾为然也。用此观之,阴阳、水火、脏腑、气血,未易分途治也。爰以六味、三才、生脉、二仙、二至,合为偶方主治。

大生地　牡丹皮　建泽泻　怀山药　山萸肉　云茯苓　天门冬　人参　五味子　麦门冬　玄武板　紫鹿茸　女贞子　旱莲草

水叠丸。早晚各服三钱,淡盐汤下。

《问斋医案》

张大曦

眩晕多年,每发于湿蒸之令。今年初夏,潮湿过重,发亦频频。诊脉濡细,舌苔腻白。考古法眩晕一证,概从《内经》"诸风掉眩,皆属于肝"之论。大旨不外乎风阳上旋,更辨别挟火挟痰以治之。今按脉证,乃湿郁上泛,挟浊痰腻隔所致。因前人未经论及,而临证亦罕见也。拟辛香运中,以化湿化痰主之。

制厚朴一钱　煨草果四分　炒苏子一钱五分　旋覆花一钱五分　茅术一钱　制半夏一钱五分　陈皮一钱　白芥子七分　椒目五分　赤苓三钱

诒按:所论病机极合。方中尚宜参入清泄肝阳之品,如白芍、蒺藜之类方稳,苏子似不必用。

又按:黄坤载《四圣心源》中,论此等证最详。每以木燥土湿为言,勿谓前人未及也。

再诊:眩晕不复作,舌白依然,脉濡便溏,脘中较爽。信系体肥多湿,嗜酒多湿,卧于地坑之上亦感湿,好饮冷茶亦停湿。倘泥于古法而投滋降,不亦远乎。再拟昨方加减,仍守太阴、阳明主治。

茅术一钱　煨草果五分　制半夏一钱五分　土炒白术一钱五分　佩兰叶一钱五分　制厚朴一钱　旋覆花一钱五分　藿梗一钱五分　陈皮一钱　通草一钱

诒按：眩晕由于湿痰壅遏者，亦所时有。然其中必有木火内郁，为痰浊所蔽。治当于疏化湿痰之中，仍参清泄之品乃合。

《柳选四家医案》

何平子

肝肾不足，内热头晕。以培水柔肝调理。

元生地　女贞子　麦冬　决明　地骨皮　制首乌　粉丹皮　山药　桑叶　茯神

丸方：

西党参　生地　丹皮　决明　龟板　麦冬　茯神　女贞子　玉竹　泽泻

元海空虚，耳鸣头晕，晕甚呕逆，继则自汗，脉滑无力。乃中虚阳不敛阴，须重剂填补。

炙黄芪　麦冬肉　枣仁　淮牛膝　煅牡蛎　大熟地　茯神　五味　炒白芍　竹沥二瓢

以上出自《壶春丹房医案》

费伯雄

某。营血大亏，肝风内动，不时呛咳，头目作眩。宜养阴调营，熄风化痰。

南沙参　白苏子　女贞子　甜杏仁　潼蒺藜　石决明　化橘红　白蒺藜　云茯苓　苡仁　当归身　象贝母　桑白皮

某。肝为风木之脏，藉肾水以滋之。今肾水不足，不能养肝，肝阳上升，头目眩晕，肢体摇颤，如登云雾，如坐舟中，甚则跌仆。宜壮水柔肝，介类潜阳。

细生地四钱　牡丹皮二钱　生白芍一钱五分　生石决八钱　菊花二钱　桑叶二钱　川石斛三钱　明天麻八分　灵磁石五钱，整块入煎

某。痰气阻塞，头目眩晕。

制半夏一钱　化橘红一钱　甘菊花二钱　象贝母三钱　杏仁泥三钱　石决明五钱　桑叶屑一钱　当归二钱　云茯苓三钱　川郁金二钱　沉香五分　佛手七分　芝麻一撮

某。经云：诸风掉眩，皆属于肝。以肝为风木之脏也。肾阴久亏，不能养肝，肝虚生风，脾虚生湿，湿郁生痰，肝风挟痰上扰，头眩且痛，时时呕吐，脉来弦滑。宜滋肾柔肝、化痰镇逆之法。

菊花二钱　天麻八分　细生地三钱　生白芍一钱五分　生石决八钱，打，先煎　半夏曲一钱五分　旋覆花一钱五分，包　代赭石三钱，煅　桑叶一钱五分　料豆衣三钱　丹皮二钱　薄橘红一钱五分　茯苓二钱　姜汁炒竹茹一钱五分

某。肝者将军之官，其体阴，其用阳，故为刚脏。水不涵木，肝阳上升，头眩心悸，有时怔忡，实为肝病。宜滋肾柔肝，息风化痰之治。

炙生地　青龙齿　制半夏　杭菊花　嫩桑枝　柏子仁　大丹参　杭白芍　石决明　红枣潼蒺藜　白蒺藜　当归身　云茯神　陈橘红　金橘脯

以上出自《费伯雄医案》

李铎

吴屏翰，年二十二。午后凛凛恶寒，四肢麻痹，头目眩晕，眼胞色青，且眶时痛，口苦舌苔带黄，嗽痰稠黏，左脉沉弦，右迟缓。病已兼旬，显非外感，乃厥阴风木上郁所致。《内经》曰：诸风掉眩，皆属肝木。盖因肝失疏宣，内风仍炽，法宜疏肝宣畅，仿木郁达之之旨。

柴胡　桂枝　白芍　菊花　半夏　广皮　茯苓　天麻　钩藤　炙草

阳抑不透为郁，肝属木，木喜条达，治得此旨，斯无不奏效。

文学余某，年六旬。头晕目眩，耳鸣作呃，由来日久。近则右耳气塞失聪，医者混用补肾补气诸方无效，复诊谓脉见歇至，病者心慌，始延余诊。脉右大于左，皆弦滑，并无停至之象，殆前医诳言欺人欤。此证实系肝风鸱张上犯头目，非虚晕显然。按胆脉络于耳，肝脉亦附于耳，肾开窍于耳，其耳鸣作呃，气塞失聪，皆肝胆风火上冒，亦非肾虚耳鸣可知。又目常赤，神志不适，夜寐不安，亦由肝火扰乱也。议镇肝熄风宣窍法。

当归　芦荟　生牡蛎　白芍　石斛　龟板　夏枯草　菊花　沙参　菖蒲

每晨吞当归龙荟丸一钱五分。

此方服一剂即闻人言语，服至数剂诸证皆减，可称捷效。

车姓妇，年二十六。风虚头眩，如在乌风洞中，十三天不能起立，不知食味，脉沉微附骨，面色㿠白如纸，唇淡舌白，皆阳虚之象。日进归、芪、地、枸补血之剂，头愈重，胃日减，余用白术附子汤，以附子暖其水脏，白术、甘草暖其土脏，水土暖则阴浊之气尽趋于下，而诸证自愈也。

临江府教谕，艾至堂广文，五月二十二日诊。左寸虚微，肝肾脉按之如丝，右寸独豁大，右尺亦衰。所喜胃脉和缓，然皆右大于左，于男子脉为逆，长夏之际，脉象偏衰，是阴阳有不协和之机。按：肺主气，肾纳气，肾为气之本，肺为气之主。凡喘气上冲，不能接续，是肾气不归元也。据病原，自交春以来，常有眩晕厥逆不适，延至夏至节前加剧，神气散越，昏冒言微，汗出烦躁，手厥逆，足心热，医进熟地、归、萸阴柔之剂，更加不寐，辄自重进桂、附理阳之属，渐次就愈。按：夏至一阴生，望六之年，真阳衰乏，阴盛于夏，其为阳不胜阴，昭然可征矣，今病虽愈而脉象未平，且气弱神疲，语言犹气不足，喜静默而怯动，寐不安神，每交午正阳旺之候，必发焦烦，以及亥子交界之时依然烦躁不适，其阴阳枢纽，两不相接，阳气飞越，阴不能吸，又为明征焉。又自述丹田觉如空谷，此系玉堂关下穴精气所聚之乡。精者，人生之本也，是故精满则气壮，气壮则神旺，神旺则身健，身健则病少。今精、气、神三者皆亏，骤难填复，加以气主之脉独大，仲景云：大则病进，恐将来难免反复之虞，目前徐先生所进之方，即属妥洽，毋庸疑议，鄙见欲具一善后之法，早为防御，议大补元汤，当佐以镇摄下焦，填补精髓，协和阴阳，为王道之治，拟呈高明政之。

病虽在上，根起于下，善后之方宜备，兄于斯道可谓三折肱矣。

以上出自《医案偶存》

陈菊生

《内经》论头眩多属于木，以木能生风，风主运动，故时目旋而头眩也。其证有阴阳、虚实之分。乙未春，余寓上海，有程姓闺媛，早起必头眩欲呕，甚至呕吐酸水，饮食不进，患已多年，医药罔效，曾请治于西人，饮以药水，似效又不甚效，来延余诊。脉象左部弦数，知是肝阴不足，与以益阴汤加味，投剂辄效。丙申冬，余至天津，陈特夫人令室，病经二年，转重转剧，头晕目干，胸胁攻痛，心中荡漾，不自主持，来延余诊。脉象洪数，知是肝阳有余，用羚羊清血汤法，出入加减，调治而愈。乙未冬，余客上海，钱君昕伯病偏中风，言謇足痿，神疲食减，医治两月，忽患头眩甚重，卧不能转，稍动即旋，来延余诊，脉左三部虚细，右关尺数大，左象为阴虚，右象为阳盛，遂用羚芍地黄汤以益其阴，参连和中汤以治其阳。二剂，头眩若失，起坐自如。此三证也，或为不足，或为有余，或为不足中又有余邪未净。要皆风木为患，治法故大同小异。然更有太阳漏汗不止而头眩，阳明风病善食而头眩，汗吐下后气虚而头眩，素因怯弱血少而头眩，火载痰上而头眩，正气虚脱而头眩，妇人经水适来而头眩，易病真元耗脱而头眩。寒热虚实，各自不同，未可以一法尽矣。

《诊余举隅录》

张乃修

陈右。营血不足，肝气有余。中气痞阻，眩晕耳鸣，心悸少寐。宜养血熄肝。

制香附　金铃子　白归身　杭白芍　清阿胶　炒枣仁　朱茯神　煅决明　白蒺藜　煨天麻　甘菊花

二诊：向有肝厥，肝气化火，劫烁阴津，致营液不能营养，遍身筋骨作痛，眩晕心悸耳鸣，颧红火升，热熏胸中，胸次窒闷，肾水不能上潮于心，时常倦睡，脉细弦，尺涩。宜滋肾之液，以熄风木。

阿胶珠　生地　天冬　黑豆衣　元参　白芍　女贞子　朱茯神　生牡蛎　白归身　淮小麦

三诊：《生气通天论篇》曰：阳气者精则养神，柔则养筋。又曰：阳气者，烦劳则张，精绝，辟积于夏，使人煎厥。《内经》极言阳火内燃，气血煎熬，阴不含抱，阳火独炎，一时阴阳几离，遂为煎厥，经义如此，原属大概。今诊脉象细弦，左尺小涩，右尺不藏。病起于数年前，屡屡发厥，旋即经事迟行，甚至一年之中仅来两次，其阳气之吸灼，阴液之消耗，略见一斑。兹则肩背腰膂股膊皆痛，火时上升，心悸耳鸣头晕。据述操持烦劳，甚于平人。显由烦劳激动阳气，壮火食气，遂致阳明络空，风阳乘虚入络，营血不能荣养筋络，是失其柔则养筋之常也。心为阳，心之神为阳中之阳，然神机转运，则神气灵明，神机不运，则神气蒙昧，所以离必中虚，其足以转运阳神者，阴津而已矣，今风阳亢盛，阴津日亏，虽有阳神，而机枢不运，所以迷沉善寐，是失其精则养神之常也。舌苔或黄或白，或厚腻异常，有似阴虚之中，复夹湿邪为患。殊不知人必有胃，胃必有浊，浊随虚火升浮，舌苔自然变异，从可知浊乃假浊，虚乃真虚也。治之之法，惟有甘以益胃，滋肾祛热，以熄风木，然必安静勿劳，方能奏功，不可不知。

大生地六两　白归身二两，酒炒　木瓜皮一两五钱，炒　杭白芍二两，酒炒　大熟地四两　黑元参三两　朱茯神三两　黑豆衣三两　肥玉竹三两　大天冬三两　金石斛四两，劈开　潼沙苑二两，秋石水炒　女贞子三两，酒蒸　大麦冬三两　西洋参三两　野于术一两，人乳拌蒸　甘杞子三两，秋石水炒　柏子仁三两，去油　厚杜仲三两，秋石水炒　小兼条参八钱，秋石水煎冲入　生熟甘草各七钱　粉丹皮二两　生牡蛎八两　陈阿胶四两，熔化冲　龟板胶四两，熔化冲

上药煎三次，去渣，再煎极浓，以熔化二胶兼条参汤冲入收膏，每晨服七八钱，渐加至一两余，开水冲化。

凌右。便血之后，血虚不复，肝阳上僭。眩晕心悸，面浮肢肿，带下连绵，经事涩少。一派内亏见证。拟养肝熄肝，兼摄奇脉。

生地　牡蛎　山药　桑螵蛸　潼沙苑　阿胶　于术　茯神　黑豆衣　湖莲肉

二诊：经来稍畅，胃亦略起，然仍眩晕心悸，面浮肢肿。血虚木旺阳升，效方踵进。

全当归一钱五分　紫丹参一钱五分　池菊花一钱五分　桑螵蛸三钱　黑豆衣三钱　煅牡蛎三钱　阿胶珠三钱　潼沙苑三钱　湖莲肉三钱

杨左。阴分久虚，下虚上实，风阳上逆，腹中极热，眩晕火升，精水不固。脉象细弦，尺部带涩，水亏木旺。宜介类潜伏阳气。

元武板一两，先煎　生牡蛎六钱　阿胶珠三钱　生甘草五分　大生地四钱　生白芍三钱　黑元参三钱　大淡菜二只

二诊：阳升不寐，风阳鼓动则心悸。火之不降，由于水之不升，水之不升，由于水之不足。

生鳖甲五钱　生龟板一两　生山药三钱　块辰砂三钱　茯苓三钱　生牡蛎七钱　生白芍三钱　粉丹皮三钱　大淡菜二只　金器一件

杨左。白疹已化，热亦渐轻，而四肢欠温，痰多频咳，有时自觉热冲至巅，则头昏眩晕。脉象沉弦。良由痰饮内阻，阳气不克宣通，所谓无痰不作眩也。拟化痰以通阳气。

制半夏一钱五分　橘红一钱　炒苏子三钱　白蒺藜三钱，去刺　僵蚕二钱　白茯苓三钱　制南星四分　川桂枝四分　煨天麻一钱五分　煨姜二片

二诊：头晕恶寒已退，痰多欲咳。的是痰饮内动，阳气郁阻。再化痰降气。

于术二钱　川桂枝三分　补骨脂一钱，盐水炒　干姜三分　炙草二分　橘红一钱　白茯苓三钱　制半夏一钱五分　五加皮二钱

三诊：昨吐痰涎甚多，饮邪上犯也。今吐痰尚作恶心，胃气已经虚馁，况吐出带黑，拟四逆法。

台参须八分，另煎冲　上广皮一钱　生熟薏仁各二钱　茯苓三钱　制半夏一钱五分　熟附片五分　淡干姜五分　竹茹一钱，姜汁炒　生熟谷芽各一钱五分

四诊：投附子四逆，呕吐已止，痰亦渐少，咳嗽较定，而咽中觉燥，舌仍淡白。本质阴亏，未便温燥过节。拟六君以治脾胃为主。

台参须八分　制半夏一钱五分　炒于术一钱五分　上广皮一钱　生熟草各一分　竹茹一钱，姜汁炒

佩兰叶一钱五分　白茯苓三钱　生熟谷芽各一钱五分

五诊：祛痰补气，咳嗽痰多俱减，咽燥转润。的是寒饮内阻，脾胃气虚，药向效边求。

台参须一钱　制半夏一钱五分　炒陈皮一钱　姜汁炒竹茹一钱　炒于术二钱　生熟草各二分　云茯苓三钱　生熟谷芽各一钱　玫瑰花二朵　真武丸三钱，先服

六诊：痰多咳逆气喘。脉象沉弦，左部细弱。脾、胃、肾皆虚，气不收摄。拟摄纳阳气。

台参须　补骨脂　厚杜仲　云茯苓　车前子　菟丝子　怀牛膝　济生肾气丸

七诊：温摄脾肾，气喘已平，痰亦渐少。可见脾虚不运则生痰，肾虚不纳则气逆。药既应手，宜再扩充。

台参须一钱　炒于术一钱五分　牛膝盐水炒，三钱　车前子三钱　上广皮一钱　制半夏一钱五分　沙苑三钱，盐水炒　菟丝子三钱，盐水炒　茯苓三钱　巴戟肉三钱　杜仲三钱　补骨脂三钱，盐水炒

八诊：气喘已平，每至戌后阴分，痰辄上逆。再以温药和之。

台参须一钱　茯苓三钱　炒于术二钱　桂枝四分　炙甘草二分　制半夏一钱五分　杜仲三钱　巴戟肉三钱　橘红一钱　菟丝子三钱，盐水炒　济生肾气丸三钱

丸方：脾虚则生湿，气虚则生痰，痰饮内踞，为喘、为咳、为眩晕。温脾所以燥湿化痰，而脾土之阳，化生于命火。历投温补脾肾，颇形康胜。此次喘发甚重，守前意进退施治，渐得平定。惟衰年气血皆亏，阴腻之药，必助寒饮，惟血肉有情之品，斯温不涉燥，柔不涉腻。

炙上芪四两　煨天麻一两　巴戟天三两　白茯苓三两　炙甘草八钱　奎党参六两　炒山药三两　广郁金三两　川桂枝八钱　炒于术三两　甘杞子三两　厚杜仲三两　炒萸肉二两　制半夏二两　广橘红一两　泽泻一两五钱　肥玉竹二两　补骨脂二两，盐水炒　白蒺藜二两，去刺炒　菟丝子二两，盐水炒　蜜炙淡干姜六钱　炒霞天曲一两　胡桃肉十二枚，打碎

上药各炒研为末，用鲜河车一具，漂净酒煮打烂，捣药糊丸，每日三钱。

茅右。脉细濡而右关带滑。叠进育阴潜阳，昏晕依然不定，有时泪泪作酸。良以清津为阳气所炼，渐欲成痰，致浊阴清位，所以昏晕不能定也。再以退为进。

制半夏　晚蚕沙　云茯苓　杭菊　广橘红　煨天麻　白蒺藜　白金丸三分

二诊：阳气浮越在上，时时昏冒。在上之阳气日浮，在下之阳气日乏，所以叠进潜阳，而病不少退。拟金匮附子汤以导阳气下行。

台参须一钱，另煎　野于术一钱五分　云茯苓三钱　熟附片四分　煨牡蛎四钱　杭白芍一钱五分，酒炒　白蒺藜三钱　老生姜二片

程右。肝阳上升不熄，眩晕目昏，四肢作酸。脉弦而滑。此肝风与湿相合，风主动摇，所以身如舟行也。

于术炭　茯苓　桂枝　炙甘草　煨天麻　蜜炙　干姜　泽泻　二炒丸

二诊：足膝软弱稍退，而寐不能酣，合眼光明异景叠呈。此阳气乘于阴位，前法再进一层。

朱茯神三钱　白蒺藜三钱　菊花一钱五分　秦艽一钱五分　川桂枝四分　煨天麻一钱五分　制半夏一钱五分　焦秫米二钱，包　二妙丸二钱

叶右。但寒不热，渐致腹满作痛，头昏目眩，饮食少思，脉弱而弦。气滞于下，阳升于上。宜调气熄肝。

醋炒香附二钱　当归二钱　金铃子一钱五分　白蒺藜三钱　酒炒白芍一钱五分　钩滕三钱　半夏曲一钱五分　干橘叶一钱　甘菊花一钱五分　佛手花七分　生熟谷芽各一钱

二诊：眩晕少减，食入仍满。再和谐肝脾。

制香附二钱　广陈皮二钱　朱茯神三钱　冬白芍一钱五分　缩砂仁五分，后入　炒枳壳一钱　炒枣仁三钱，研　香橼皮一钱　金铃子一钱五分　沉香曲二钱，炒　焦麦芽二钱

康右。木郁生火，肝火散越。内热日久不退，咽中热冲，头目昏晕。脉弦大而数，舌红无苔，满布裂纹。肝火灼烁，阴津日耗，水源有必尽之势。草木无情，恐难回情志之病。拟黄连阿胶汤以救厥少二阴之阴，而泻厥少二阴之火。

清阿胶二钱，熔冲　川连五分，鸡子黄拌抄　生白芍三钱　地骨皮二钱　大生地五钱　丹皮二钱　女贞子三钱，酒炒　川石斛四钱　萱花三钱

二诊：内热稍轻，而咽喉胸膈仍觉干燥难忍。舌红无苔，裂纹满布。心火劫烁，阴津消耗。唯有涵育阴津，为抗御之计。

大生地四钱　阿胶三钱　煨石膏三钱　石决明五钱　黑豆衣三钱　大麦冬三钱　花粉二钱　炒知母二钱　双钩钩三钱

三诊：内热大减，而仍头目昏晕，舌燥咽干，气火内烁，阴津消耗。再和阴泄热。

大生地五钱　生甘草五分　粉丹皮二钱　阿胶三钱　大麦冬三钱　白芍三钱　地骨皮二钱　钩钩三钱　石决明五钱　川雅连三分，鸡子黄拌抄

四诊：咽喉胸膈燥痛稍减，神情稍振。然仍口渴无津。厥少二阴之火，劫烁胃阴，再救阳泄热。

西洋参二钱　青盐半夏一钱五分　生甘草五分　花粉二钱　大麦冬三钱　煨石膏五钱　黑豆衣三钱　池菊一钱五分　川石斛四钱　女贞子三钱，酒蒸

五诊：咽喉胸膈燥痛大减。然耳窍闭塞，眼目昏花，大便不行。少阳郁勃之火，上升不靖。甘养之中，再参清泄。

西洋参一钱五分　花粉二钱　丹皮二钱　黑山栀三钱　黑豆衣三钱　大麦冬三钱　桑叶一钱五分　池菊二钱　更衣丸一钱，开水先送下

六诊：胸膈燥痛递减。目昏耳闭，还是郁勃之升。再泄少阳而和胃阴。

西洋参　麦冬　黑山栀　黑豆衣　桑叶　南花粉　淡芩　川石斛　池菊花　丹皮

七诊：肝木偏亢，上升为风为火，下行则为郁为气，所以舌红俱淡，燥渴俱减，而胀满气逆也。疏其有余之气，养其不足之阴。

金铃子二钱　沉香二分，乳汁磨冲　白芍三钱　川石斛三钱　大天冬三钱　香附二钱，蜜水炒　干橘叶一钱五分　煨磁石三钱　阿胶珠二钱

严左。体丰湿痰素盛，熬夜劳神，阳不收藏，致肝阳挟痰上升。头昏眩晕，恶心欲呕，胸闷不舒，脉象糊滑，关部带弦，舌苔浊腻。痰火交炽，恐风旋不熄，而致发痉。

制半夏三钱　枳实一钱　煨天麻一钱五分　白茯苓三钱　制南星七分　橘皮一钱　炒竹茹一钱　白蒺藜三钱　白僵蚕一钱五分　白金丸一钱，开水送下

二诊：化痰熄肝，眩晕恶心已定，热亦退楚。前法入出，以清邪薮。

制半夏二钱　茯苓三钱　煨天麻一钱五分　牛膝三钱　白蒺藜三钱　陈胆星七分　上广皮一钱　炒

竹茹一钱五分　蛤壳五钱　大地栗三枚

以上出自《张聿青医案》

王旭高

蒋。酒客中虚嘈杂，木胜风动，头旋掉眩，兼以手振，此内风挟痰为患。须戒酒节欲为要。

天麻　冬术　茯苓　杞子　沙苑子　钩钩　制首乌　当归　白芍　半夏　石决明　池菊

章。经曰：上虚则眩。丹溪云：无痰不作眩。病机论曰：诸风掉眩，皆属于肝。是眩晕不出虚、风与痰三者为患。健忘筋惕，虚与肝之病也。吐痰干腻，津液所化也。从三者治之，虽不中，不远矣。

生洋参　天麻　天竺黄　川贝　茯神　制南星　石决明　牡蛎　甘菊花　牛膝　女贞子嫩钩钩

又：眩晕虚风兼夹痰，前方布置已成斑。病来心悸宗筋缩，养血清肝理必参。

生洋参　天竺黄　天麻　川贝　嫩钩钩　羚羊角　石决明　菖蒲　茯神　大补阴丸

施。久遗下虚，肾水不足，肝风暗动，上升则头痛眩晕，乘中则或吐或泻。近来夜寐出汗，左目锐眦赤肿，少阳木火上盛也。法以上熄风阳，下滋肾水，中和脾胃，外实腠理，用汤丸并进。磁朱六味丸淡盐汤送下。

石决明　怀药　白芍　元参　牡蛎　沙苑子　茯神　党参　芡实　红枣　浮麦

王。血虚肝风上逆，痰涎走络。头眩心跳，干咳痰少，右肩臂不能举，足热无力。养阴以熄风阳，化痰以调脾胃。

党参元米炒　生地海浮石同拌　半夏　决明沙苑盐水炒　茯神　枣仁　蛤壳　茯苓　陈皮　嫩钩竹二青

又：治风先治血，血行风自灭。治痰先化气，气化痰自失。

生地　茯神　嫩钩　陈皮　沙苑　决明　蛤壳　枣仁　竹茹

宋。营血内亏，不能涵木，加以恼怒，肝风暗动，不时头昏脚软，防其跌仆。今宜养血熄风。

党参　当归　白芍　川贝　陈皮　茯神　枣仁　香附　橘叶　砂仁　石决明　刺蒺藜

渊按：营虚由脾不化，心不生。党参、当归补脾以生营，砂仁、橘叶快脾以疏肝，余亦清金制木，利气养营者也。

以上出自《王旭高临证医案》

柳宝诒

孔。胃气上逆，得谷则眩，以谷能助湿增热故也。右寸关及左关浮数，不特肝木克土，并肺气亦逆矣。舌根苔浊，前半光红，胃阴渐耗。宜润降不宜香燥。

北沙参　炒麦冬　制半夏　细川连　江枳实　紫菀茸　瓜蒌皮　刺蒺藜　广郁金　薏苡仁姜汁炒　白茯苓　旋覆花　竹二青　枇杷叶

沈。向患肝木不滋，风阳扰越，颧赤头晕，舌根辣痛，风火上窜于清窍也；近复右肩臂痛楚不定，木火横扰，血不养筋也。总属营阴不足，以致木燥生风。调治之法，以养血清肝，熄风和络之意，但王道不在近功耳。

大生地　东白芍　夜交藤　羚羊角　石决明　左秦艽酒炒　当归须　甘菊花炭　广橘络　丝瓜络　刺蒺藜　钩藤　竹沥和入姜汁冲

薛。眩晕内热，气促胸板。络气阻塞不降，营阴渐损。当和络泄肝，清阴化热。

旋覆花　郁金　归须　橘络　粉丹皮　黑山栀　羚羊角　蒺藜　天麻　菊花　石决明　夜交藤　东白芍　竹茹

田。搅痛眩晕，乃肝木犯胃之象，而脉形涩数，木火偏甚。当与清肝和胃。

刺蒺藜　稽豆衣　甘菊花　白芍　黑山栀　丹皮　洋参　川连吴萸炒　半夏　陈皮　陈木瓜　生甘草　陈佛手

二诊：风木内克，胃气不降。头晕绞痛，脉弦细带数。当清泄木火，和肝安胃。

川连　枳实　沙参　白芍　石斛　半夏　茯苓　陈广皮　石决明　蒺藜　甘菊花　生姜　竹茹

金。眩晕未止，肝阳不静。再与清泄肝火。

丹皮　黑山栀　白芍　明天麻　羚羊角　石决明　半夏　茯苓　枳实　刺蒺藜　杭菊炭　稽豆衣　麦冬　竹二青

陈。老年血不养肝，风阳浮扰，头眩肢疼。兼患气机不畅，痰气阻室。刻当暑令，不便滋腻。先拟清泄肝风、疏化痰气之法。

羚羊角　刺蒺藜　钩藤　菊花　制首乌　归身　白芍　郁金　橘红　川贝　杏仁　旋覆花

苏。向质阴虚木燥，今年春夏，木火偏胜，因致眩晕耳鸣，风阳浮越。近日潮热往来，不时鸣晕少寐，即属肝火升动之象。观其食不变味，则热之不由乎外感可知。所难者，肺胃中向多痰湿，脾土久已受困，今为木火所蒸灼，上逆而为咳嗽气促。其面色浮晦，指尖微肿，是脾土之清气不升，肺胃之痰浊不降。此时若与滋腻养阴，则助其痰浊，若进温燥，又恐助肝火。况舌质光滑少津，苔剥而浮。胃气既为痰浊所蒙，胃液亦为肝火所烁，后天生气渐被戕伐矣。脉虚数左关独浮，其为阴虚肝旺，自无疑义。拟用潜熄肝阳，清化肺胃之法。望其胃阴与中气渐能振作，方可着手，录方候政。

东白芍生切　粉丹皮炒　左牡蛎盐水煅　滁菊花　白薇　霍石斛先煎　生于术　白苡米　青盐半夏　川贝去心　川百合　磁朱丸先煎　鲜竹二青

杜。眩晕耳鸣之证，大抵因肝阳浮越，胃中痰浊上犯所致。清泄肝火，疏化痰浊，是属不易之法。凡体素阴亏者，当滋血以养肝；胃气不充者，当扶土以御木，此须临诊决之。刻下悬拟之方，姑与清泄风阳、扶胃化痰之法。候胃气清和，纳谷增旺，再图培本耳。

东白芍　青龙骨　石决明　刺蒺藜　滁菊炭　灵磁石醋煅　粉丹皮　黑山栀　青盐半夏　橘红　小麦冬去心　首乌藤　竹二青

加减：鸣眩发甚，加羚羊尖。

二诊：少阳之脉，营耳后，贯耳中。风木随经上越则耳鸣，甚则闭聪而重听，此与肾虚耳聋有间。年正及笄，疾起于骤，脉象浮软而数。揆此病证，从少阳求治为是。

小生地　粉归身炒　东白芍　粉丹皮　焦山栀　夏枯草　刺蒺藜　羚羊角　石决明炒　滁菊花　石菖蒲　夜交藤　苦丁茶　竹二青

申。眩晕耳鸣，头中烘热，木火上升，肝阳旋扰；惟舌苔中心黄腻，脉象弦滑，邪火上壅，兼有痰热上浮之象。于清泄肝火中，当兼和胃。

羚羊角　刺蒺藜　甘菊花　牡蛎　黑山栀　丹皮　制半夏　广陈皮　细川连　枳实　白芍　茯苓　生甘草　竹二青

二诊：用清肝化痰之剂，风阳较定；惟脉象弦搏上壅，未能柔和。拟以前方增损，参入清胃之品，亦培土御木之意。

北沙参　于术　羚羊角　左牡蛎　白芍　丹皮　刺蒺藜　夜交藤　制半夏　陈皮　茯苓　苡仁　细川连　竹二青

三诊：风阳稍定，胃气未清，时有嘈绞之象，左脉浮数，右脉仍弦，苔腻渐黄，肝火与痰浊，阻结中焦。再与和胃清肝。

石斛　麦冬　半夏　苡仁　茯神　橘红　枳实　川连　黑山栀　丹皮　牡蛎　甘菊花

四诊：肝火初平，胃浊未清。养肝清胃，两意兼用。

党参　于术　川石斛　麦冬肉　细川连　枳实　归身　白芍　半夏　刺蒺藜　石决明盐水炒　甘菊花　黑山栀　牛膝　炙甘草　煎汁和蜜收膏。

张。头眩眼花，目有妄见。肝火妄动，兼挟痰浊，蒙扰心胞也。肝气上逆于肺，则喉梗；下注少腹，则块痛。病深及脏，奏效甚难。拟先从肝经疏泄。

羚羊角　青龙齿　左牡蛎　胆星　郁金　菖蒲　细川连盐水炒　太子参　旋覆花包　远志肉炒　粉前胡　金铃子肉酒炒　金器　灯心

另：保赤丹一粒化服。

史。木火为病，头晕耳鸣，时觉口鼻俱燥，心胸烦绞。用清泄法。

羚羊角　蒺藜　牡蛎　白芍　生地　丹皮　黑山栀　茯神　麦冬　稽豆衣　鲜首乌　竹二青

穆。邪机伏于经络，因经气衰弱，不能托邪外出。内热无汗，肢体软弱，两足尤甚，脉象右硬左数，按之俱弦，舌苔浮腻底红。气液两亏，伏邪留恋。但头晕颇甚，少阳风火内旋，未便遽投升散。姑拟通经和络，先以疏达为主。

豆豉卷各　长牛膝桂枝煎汁，拌炒　归须　橘络　白薇　秦艽酒炒　黑山栀　丹皮炭　杭菊花

刺蒺藜　淡黄芩酒炒　茅根肉　桑枝酒炒

洪。经络之气稍松，而眩晕又作。痰气不阻于络，即犯于胃。用药以化痰为主，仍带熄风通络之意。

姜半夏　刺蒺藜　白茯苓　煨天麻　橘络　杭菊花　炙僵蚕　象贝母　白芥子　参须　瓦楞子壳　竹茹姜汁炒

另：指迷茯苓丸。

陆。肝火为痰浊所遏，不得疏越，下注于肾，则为遗泄，内窜于络，为痉震；上升于巅，则为昏眩。凡颧红足冷，神烦惊悸，少寐多汗，皆肝火不靖之证。惟体丰多湿，痰浊中阻，若竞与滋补，诚恐助湿生痰，转滋流弊。古方如温胆汤之泄浊，封髓丹之固肾，许学士镇摄之方，黄玉楸清风之论，皆与此证病机相合。兹仿其意立方，然须息虑静养，多服久服，非旦夕所能奏效也。

台参　羚羊角　龙齿　茯苓神各　牡蛎　丹皮炒　黑山栀　橘红盐水炒　法半夏　白芍　刺蒺藜　白苡仁姜汁炒　夜交藤　竹二青

别：封髓丹二钱，磁朱丸一钱，和匀，用莲子汤临卧送服。

二诊：贵恙皆因木火郁遏，湿痰蒙壅而起。肝木当滋，而虑其助浊；湿痰易去，而怕其伤阴。斟酌于二者之间，只可培脾和胃，以治痰之原；养液柔肝，以制火之动。昨拟煎方，可随证加减。此外，再拟丸方一则，以为平复调摄之用。

党参　于术土炒　苡仁姜汁炒　炙甘草　法半夏　白芍　橘红盐水炒　茯苓　砂仁　大生地炙松　西洋参元米拌蒸炒黄　池菊　丹皮炒　龙骨煅　麦冬　刺蒺藜　牡蛎盐水炒　磁石煅　辰砂　黑山栀

上药为末，用竹沥、姜汁和蜜水泛丸。每空心、临卧，淡盐汤送下三钱。

吴。去秋疟邪，经截而止。余热留于胆腑，木火上升，痰涎随之上蒙。每当眩晕之候，酣睡肢汗，此木邪乘土也。脉象细弦不畅，亦痰阻气窒之象。以清泄胆火为主，佐以和脾化痰。

羚羊尖　法半夏　茯苓神各　化橘红盐水润　江枳实　瓦楞子盐水煅　夜交藤　陈胆星　炒丹皮　广郁金　姜川连　黑山栀姜汁炒　姜竹茹

以上出自《柳宝诒医案》

马文植

泰兴，章右。肾水不足，加以操劳，心火肝阳上升。头眩耳鸣，惺忪目花，口鼻火生。拟滋水以潜阳光。

北沙参　天麦冬　丹皮　菊花炭　川斛　石决　玄参　淮山药　黑料豆　合欢皮

复诊：一水而以济五火，肾是也。烦劳伤阴，心火肝阳浮越于上，以致眩晕耳鸣惺忪，咽干作呛，口鼻火生。进滋水制阳，脉数较静，阴气稍复，阳火较敛。宗前法治。

大生地　北沙参　杏仁　玄参　丹皮　石斛　黑料豆　菊花炭　女贞　牡蛎　黑芝麻　天麦冬　象贝

膏滋方：加阿胶、茯神、龙齿、石决、毛燕，冰糖收膏。

某。左脉虚细而弦，是营亏而肝气胜也；右部亦弦而带滑，肝木反应于脾，是木乘土位也。且男以肾为先天，女以肝为先天，良以肝为血海，又当冲脉，故尤为妇科所重。平昔操劳，营血因之耗散，六经怫郁，肝木所以怒张。头眩，通体倦惰，肢节酸痛，胁肋不舒，饮食减少，实由于此。惟抱恙半载，虚体夹风，未易骤解。先拟调营柔肝，兼和脾胃，俾风木渐定，再进补剂。

归身二钱　酒炒白芍一钱五分　茯神二钱　丹参二钱　柏子仁三钱　天麻八分　菊花二钱　郁金一钱　橘红五分　合欢皮三钱　石决五钱　橘饼一钱　桑枝三钱　玫瑰花五分

复诊：前投调荣柔肝，兼和脾胃，一夜安眠，胸中亦舒，颇为得效。宜继以荣卫并调，息风解郁法。

党参三钱　茯神二钱　冬术一钱　归身二钱　郁金二枚，杵碎　白芍一钱　牡蛎四钱　玫瑰花五钱　明天麻一钱　龙齿二钱　菊花二钱　广陈皮一钱　砂仁一钱　橘饼三钱　桑枝三钱

以上出自《马培之医案》

刘子维

某，眩晕一天，头部不清，耳目口鼻等处均有热象，于坐卧时骤然起立，必眩晕，脉左寸溢。因受意外之辱，忿恚而成。

制首乌四钱　生白芍三钱　茯苓三钱　银花三钱　花粉二钱　粉葛二钱　生甘草二钱

一付愈。

李俊注：此肝不平也。《至真要大论篇》曰：诸风掉眩，皆属于肝。《六元正纪大论篇》曰：木郁之发，耳鸣眩转，此证是已。盖忿恚则火起于肝，而肝阴伤，肝阴伤则肝阳无所附，而升于巅顶，故左寸脉溢，头目不清而眩晕也；耳目口鼻等处有热象者，均火在上所致甚矣，肝气不平之为害也。

肝阴伤，制首乌补而敛之；肝阳升，白芍平而降之。耳目口鼻有热象，清以银花、花粉，散以粉葛，至茯苓、甘草则通窍和中也。

白芍平肝，首乌补肝，则火降而水升；甘、葛起阴气，鼓胃气则水升而火降；茯苓则升清以通上窍，降浊以通下窍。病由气乱而非气虚，故调而不补，药味虽多，而理法至清，宜细玩之。

《圣余医案诠解》

方耕霞

华。木无土载，故动摇眩晕。宜疏土中之木，非熄风柔肝所能愈。

六君子汤加天麻、吴萸、柴胡、香橼、砂仁、生姜。

二诊：培土疏木，乃求本推原之治。以呕吐眩晕，是土虚不克承载，故木体动摇也。

四君子汤加归身、茱萸、益智仁、川芎、天麻、菊花、煨姜、玫瑰花。

三诊：疏木熄风，温中培土，已合病情。仍宗其意。

党参　白术　半夏　茯苓　陈皮　炙甘草　川芎　白芍　干姜　益智仁　潼蒺藜　天麻　干姜　红枣

杜。肝虚易逆，胃寒失降，呕酸多年，暗风大旋，先从温胃平肝。

吴萸　白芍　肉桂　半夏　白术　茯苓　归身　槟榔　干姜

诸。血不养肝，肝火肝风上冒，脉弦而急，眩晕恶心。夫血主濡之，气主煦之。宗之立方，谅能应手。

吴萸炒白芍　归身　天麻　姜半夏　白术　决明　佛手　大熟地　杭菊　黑栀　稆豆衣　钩钩

贺。气分略和，眩晕又发，此非中气之虚，肝邪之逆也。

小茴炒当归　半夏　石决明　黄菊　香附

以上出自《倚云轩医话医案集》

陈莲舫

嘉兴，某。肝肾阴亏，脾家挟湿，两目羞明，头眩心悸，左脉细弦，右滑。久防内痰挟风，有怔忡偏遂之势。

制首乌　吉林须　抱茯神　炒归身　白蒺藜　生白芍　甘枸杞　川石斛　苍龙齿　黑料豆　潼蒺藜　白苡米

李。操劳过度，肝阳不潜，头蒙眩晕，厥阴冲犯，阳明先当其要，纳减作胀，漾漾欲吐，脉息细弦。治以和养。

白蒺藜　杭菊花　制洋参　抱茯神　酸枣仁　生白芍　姜竹茹　潼蒺藜　佛手花　枸杞子　苍龙齿　夜交藤　广陈皮

上海，瞿云孙兄。心悸，头蒙，旧根复发。诊脉弦大，两关尤甚。肝阳化风，脾滞生痰，风与痰用事，恐眩晕愈甚，呕逆频来，治以熄风调中。

梧桐花　杭甘菊　厚朴花　法半夏　抱茯神　制丹参　白木耳　石决明　嫩双钩　夜交藤　陈秫米　苍龙齿　生白芍　沉香屑　竹茹

练塘，诗盟兄。气痹液亏，肝阳内炽，头目眩晕，甚则漾漾欲吐，食减少化，脉右弦滑，左细，关部最弦。属肝失所养，中焦郁湿积痰，尊年伤阴耗阳，变成关格。

白蒺藜　法半夏　寸麦冬　川石斛　抱茯神　桑麻丸　潼蒺藜　生白芍　生当归　大丹参　远志肉　白木耳

高。肝阳化风，头眩作痛，胃中呕逆，脉象沉弦。治以和养。

白蒺藜　杭甘菊　抱茯神　生白芍　黑料豆　半夏　潼蒺藜　川郁金　煅龙齿　制丹参　姜竹茹　陈皮

以上出自《莲舫秘旨》

何长治

左。劳心水亏，不能涵木，致浮火上升。头晕耳蒙，舌黑虽退，干而失润，脉仍细数。此劳思伤神之体，调理非易也。

生黄芪二钱　炒山栀钱半　甘菊花钱半　肥玉竹三钱　辰茯神三钱　沙蒺藜二钱　中生地三钱　秦艽钱半　肥知母钱半　远志钱半　广橘红八分　生甘草四分　石菖蒲八分　盐水炒竹茹钱半　犀角尖三分，另煎

左。经云：诸风掉眩，皆属于肝。夫肝为风木之脏，失其所养，则风行木动，以致头胀作眩，胸次痞闷，理固然也。况脉来弦动，显是肝阳湿痰为病。拟方先宜柔肝化痰，以循次序耳。

石决明三钱　何首乌三钱　钩藤钱半　川石斛三钱　酒炒白芍钱半　杭菊花钱半　橘红六分　木香四分　杏仁霜三钱　砂仁壳六分

左。头晕胸闷，又增遗泄。此水亏木失所涵，湿痰为役也。

砂仁炒熟地三钱　茯神三钱　陈皮八分　牡蛎三钱　山药三钱　川柏钱半　稽豆衣三钱　莲肉三钱　半夏二钱

左。眩晕汗出，发胀，脉左寸动，右尺虚。根蒂不固矣，防其增剧。

霜桑叶钱半　制首乌三钱　辰茯神三钱　嫩钩藤三钱　沙苑子钱半　怀牛膝三钱　广陈皮八分　稽豆衣钱半　石决明三钱

王仲奇

何，北四川路。肾亏，肝少濡养，阳易浮动，清空失空，头脑眩晕，目系少神，口角流涎，左手肢颤振，大便恒溏，脉弦滑。治当两顾。但老年慎防厥中。

左牡蛎煅，先煎　白蒺藜　金钗斛　茯神　法半夏　明天麻　野料豆　冬青子　豨莶草制　补骨脂炒　巴戟天　肉果煨

二诊：头脑眩晕已瘥，左手肢颤振亦减，便溏转硬，脉弦滑而濡。证药相安，仍守原意。

左牡蛎煅，先煎　金钗斛　茯神　灵磁石制，先煎　白蒺藜　甘菊花　龙齿煅，先煎　甘甘枸杞炒　豨莶草制　鹿衔草　补骨脂炒　巴戟天

朱右，义袋角，七月十九日。情志不遂则多郁，郁则肝阳易动，头眩，耳鸣，目花闪发，心胸烦闷，悒悒不乐，甚至颧颊微赤，夜寐或惊惕而不安，脉濡带弦。治以清肝宣郁，养心安神。

龙齿三钱，煅，先煎　紫贝齿三钱，煅，先煎　茯神三钱　丹参二钱　香白薇二钱，炒　甘菊花钱半　白蒺藜三钱　夜合花三钱　丹皮钱半，炒　甘草一钱　淮小麦四钱　陈南枣三枚

二诊：七月廿八日。精神疲茶，静默懒言，悒悒寡欢。前以宣气养血，形色较强，精神稍振，带频未减，卧已安逸，头目清窍见爽，脉弦濡。守原意为之。

龙齿三钱，煅，先煎　甘甘枸杞二钱，炒　丹参二钱　茯神三钱　白芍二钱，炒　金钗斛二钱　绿萼

梅八分 橘络一钱 香白薇二钱，炒 甘菊花钱半 益智仁一钱

三诊：八月初六日。头脑已较清爽，精神渐振，颇有兴致乐趣，卧亦安稳，惟带下频仍，腰酸，口舌觉燥，胃纳未强，脉濡。守原意为之。

龙齿三钱，煅，先煎 白芍二钱，炒 丹参二钱 茯苓三钱 潼沙苑二钱 金钗斛二钱 香白薇二钱，炒 甘甘枸杞二钱，炒 无花果二钱 苏芡实三钱 淮山药三钱 益智仁八分

余右。血虚阳动少藏，头脑眩晕，心悸荡漾，肢麻忽凉，身卧床中亦觉摇动不宁，胸宇微闷，卧或惊惕，脉弦数。阳升过甚，内风欲沸，须防厥中也。

生牡蛎三钱，先煎 青龙齿三钱，煅，先煎 石决明四钱，煅，先煎 野茯神三钱 当归二钱，蒸 远志肉一钱，炙 白蒺藜三钱 柏子仁霜三钱 白芍二钱 甘菊花钱半 女贞子三钱 桑寄生二钱 金钗斛二钱

二诊：心悸荡漾较安，身体摇动亦宁，头脑仍痛而眩，左手微麻，行动犹欠稳健，舌尖微痛，脉弦数。仍以清肝荣络，用防厥中。

生牡蛎三钱，先煎 青龙齿三钱，煅，先煎 石决明四钱，煅，先煎 柏子仁霜三钱 杭白芍二钱 甘菊花钱半 金钗斛二钱 白蒺藜三钱 茯神三钱 霜桑叶钱半 玄参二钱 野料豆三钱 粉丹皮钱半，炒 甘草一钱，炙

三诊：心悸荡漾、身体摇动均已见安，惟头脑痛、左手微麻如前未已，日前稍有鼻衄，今胸闷微痛，欲咳作呕，脉弦。治以轻剂宣和。

霜桑叶钱半 杏仁二钱，去皮尖杵 粉丹皮钱半，炒 甘菊花钱半 橘络八分 茯苓三钱 石菖蒲四分 瓜蒌衣二钱 川郁金钱半 绿萼梅六分 夏枯草二钱 枇杷叶二钱，去毛布包

以上出自《王仲奇医案》

王堉

祁寿阳相国，予告京居。素有头晕疾，每发则呕逆旋转欲跌。延医数辈，皆以为虚，参芪之类，久不离口，而病终不去。见天阴则转甚。一日雨后无事，邀余闲谈，并求一诊，见其左寸独虚，右三部俱滑而缓，并见弦象。乃曰：老师劳心过度，脾湿停痰，且时泻时止，身体重困，非燥湿祛痰不可，而古人云治痰不理脾胃，非其治也，非健脾不可。脾健则痰消，痰消则晕止，相因之势也。乃进以香砂六君子加益智、泽泻之类。五服而晕全除矣。继相国邀晚餐，席间告同乡云：头晕属痰，此语未经人道。润园为此语，吾始不信，服其药，竟去宿恙，非深明脉理，何能见及于此。余谢不敏。

《醉花窗医案》

顾恕堂

周某，肝胆痰火竞扰，眩晕心悸，神迷如醉，脉小滑，筋惕肉瞤，甚则四肢搐搦，舌白苔黏，火升烘热。拟加味温胆法和之。

羚角 钩钩 橘白 菖蒲 枣仁 石决 半夏 龙齿 磁石 竹茹

又：痰、火、风三者之扰悉除，温胆加味仍再守之。

十味温胆汤。

《横山北墅医案》

曹沧洲

某右。阴不涵阳，阳升作晕烘热，阳有余便是火，火降则畏寒，胸闷纳少，少寐，舌黄，咽干口燥，带下，脉软弦数。病杂宜治所急。

细生地四钱　石决明一两，盐水煅　朱茯神四钱　夜合花三钱　归身一钱半，炒　灵磁石四钱，生　鳖甲心五钱，水炙　煅瓦楞粉一两　白芍一钱半　酸枣仁一钱半，上川连三分同炒　左牡蛎七钱，盐水煅　广郁金一钱，切　生熟谷芽五钱，绢包

某右。下摄不足，肝升有余，曩明大病之后，至今不能复原，动即头旋目花耳鸣，舌黄，脉软弦。宜标本两治。

鳖甲心四钱，火炙　灵磁石三钱，生　茯苓四钱　川断二钱，盐水炒　制首乌四钱　橘白一钱　川贝三钱，去尖　沙苑子三钱，盐水炒　石决明一两，盐水煅　制半夏一钱半　川石斛四钱　炒谷芽五钱，包

某右。头晕胸闷，嗳不出，得食腹痛，舌白，二便俱通。宜肝脾两治。

石决明一两　广郁金一钱半　旋覆花一钱半，包　沉香曲三钱　灵磁石三钱，生　枳壳一钱半　煅瓦楞粉一两　大腹皮三钱，洗　白蒺藜四钱　陈佛手一钱　鸡内金三钱，炙去垢　绿萼梅一钱，去蒂　炒谷芽五钱，绢包

某右。正升之气自肝而出，肝为刚脏，必得肾水以濡之，血液以养之，血脱气浮，肝木得以独亢，由是头旋耳鸣目花，火升之患坐则心荡，食后不运，脉细软。宜守前法进步。

石决明一两，煅　橘白一两　炙鸡金三钱，去垢　杜仲三钱，盐水炒　灵磁石三钱，生　盐半夏二钱　大腹皮三钱，洗　川断三钱，盐水炒　赤芍三钱　炒香枣仁一钱　资生丸四钱，绢包　藕节五钱　生谷芽五钱，绢包　震灵丹三钱，绢包

以上出自《吴门曹氏三代医验集》

陈良夫

汪女。初诊：人之阴有三，肺胃之阴津液也，心脾之阴血脉也，肝肾之阴真精也。经有云：阴精所奉其人寿。先哲云：人之气阴，依胃为养。今眩晕耳鸣，纳少脘痞，筋惕咽疼，或寐熟汗泄，脉来细弱，舌苔中黄，其为阴液大亏，虚火化风旋扰，逼液外泄可知。考经有云：少阴之脉，上循喉咙。肝为风火之脏，当以滋养下元，参以理胃，冀其阴液来复，庶肝经之气火亦不治而愈矣。

西洋参　郁金　谷芽　鳖甲　牡蛎　沙参　川石斛　辰茯神　石决明　钩藤　冬青　潼蒺藜

二诊：古称下焦之病多属精血两亏。又云心脾之阴血脉也，肝肾之阴真精也。血脉亏则心悸而寐不能安，真精亏则阳升而眩晕耳鸣，纳少腹胀，脉细苔薄。证脉合参，总属阴不涵阳，

阳易升浮，古人谓阳欲上浮，阴下涵之则不浮，阴欲下脱，阳上吸之则不脱。计唯以养阴制阳主治，惟肝郁未舒，佐以解郁尤为至要焉。

西洋参　灵磁石　辰茯神　牡蛎　丹参　潼蒺藜　金石斛　女贞子　龙齿　郁金　佛手谷芽

三诊：津、精、汗、血、液，诸般灵物皆属阴。薛立斋云：妇人以心脾为立命之源。汗为心之液，而《内经》论汗则分脏言之，寐中汗泄责之心病，醉饱汗泄责之脾病。前进养阴制阳法，诸觉妥适，而昨因食蟹，腹中渐觉膜胀，至夜寐少，自汗淋漓，脉来六部细弱，苔色边黄，脾气先滞而心肝之阳陡然升逆，故液失所守，诸疴蜂起也。仍宜前法参以和中治之。

西洋参　煅龙齿　煅牡蛎　女贞子　辰茯神　干瘰桃　石斛　熟枣仁　浮小麦　山楂肉制丹参　谷芽

叶男。人之阴阳本互为其根，阳欲上浮有阴以涵之则不浮，阴欲下脱有阳以吸之则不脱，此自然之理也。肝为刚脏，体阴而用阳，其脉环绕少腹挟胃贯膈，其支者上至巅顶。气与火皆从肝出，攻冲于胸胁者多属气，升浮于头面者多属火，且肝与肾为子母之脏，肾水内亏则肝木失于灌溉，于是肝火升而肝阳亦浮矣。前进益气存阴以平气火之法，察视神气虽尚可恃，而仍有眩晕，口燥咽干，颈面不时烘热，此即肝阳上越之征；纳少、嗳气正是肝气内郁之象。舌苔干糙中有灰色，舌底略绛，阴液亏于下，虚阳浮于上，显然无疑。脉象左关弦大，两尺细小，其肝肾俱病可知也。想内伤之证重在于脉，《内经》谓独大者病，独小者亦病，凭脉论证，不得不注重肝肾。目前治法，拙拟滋养肾阴以安肝木，俾得阴阳相恋，庶无虚脱之变。

吉林参须　生地炭　辰茯神　知母　杞子　郁金　西洋参　制冬青　白芍　煅牡蛎　代代花

金女。初诊：心与肝为子母之脏，心火欲其降，肝气欲其平。若营血内乏则心肝两脏均失营养，于是虚火，虚风为之翔越，或走窜经脉而为肉瞤筋惕，或冲扰少阴而为心悸寐少；甚或气郁于内为嗳为矢，火升及巅为眩为晕。症状之倏往倏来，时缓时甚，总不外乎气郁化火，火甚生风二语可以扼要。按脉六部均细，左手弦滑。考脉经，细为阴血之不足，弦滑为风火之未静，舌红，苔薄淡黄，拙拟平肝理气，清火熄风，参益阴为治。

炒白芍　佛手片　广郁金　制丹参　合欢皮　潼蒺藜　辰茯神　山栀　煅石决　野稆豆甘杞子　霍石斛

二诊：风与火皆属阳邪，营与血悉为阴属。阳欲其秘，阴欲其平。肝病虽多，气、火、风三者而已。进清熄润养，佐以舒郁之剂，头晕、失眠渐得安宁，心悸、惊惕虽减未净，腹胀纳少、频频嗳气，且有泛泛之状，脉细滑，苔薄糙，木气内郁，脾胃之升降有乖，营血内乏，肝火之旋扰未降。拟和中疏木，清火益阴，从标本两顾之。

生白芍　炒枳壳　广郁金　炒橘皮　代代花　炒谷芽　煅石决　山栀　霍石斛　女贞子潼蒺藜　酸枣仁

蒋女。初诊：郁则为肝气，发则为肝火，盛则为肝风，一定之理也。头眩耳鸣，乳头抽痛，舌红苔糙，此属肝火之窜越，但脉来沉涩，木气之郁滞尚盛矣。目前征象补剂难投，只宜舒郁清肝主治。

炒白芍　制女贞　炒川芎　广郁金　稆豆衣　川楝子　佛手片　橘络　小青皮　钩藤　煅

石决　山栀

二诊：气有余便是火，火盛则生风。头眩耳鸣，遍体筋搐，乳头抽痛，脉沉弦，苔薄黄。木气化火，火复化风而走窜。宜以清熄疏达为治。

炒白芍　潼蒺藜　广郁金　夜交藤　滁菊花　稽豆衣　大秦艽　橘络　煨天麻　钩藤　生石决　山栀

三诊：肝为风火之脏，赖血液以濡之。火盛则生风，血虚亦生风。乳头抽痛已止，筋脉仍有抽搐，头眩耳鸣，皆风阳窜越之征，亦即血不营肝之候。脉沉细弦，苔薄糙。治宜养之、熄之。

生熟地　女贞子　潼蒺藜　甘杞子　阿胶珠　淮牛膝　稽豆衣　炒白芍　滁菊花　钩藤　橘络

朱妻。血为阴属，所以营养百脉者也。心主血而不能藏，夜则复归于肝，肝藏血而不能主，昼则听命于心。心肝两经，全赖营血以涵之也。血虚则络燥，络燥则生风，且心寄君火，肝寄相火，血分既虚，心肝失养，君相之火亦易化风浮越，昔人是以有风从火出，火自风生之说也。平素经事淋漓，且有带下，或为耳鸣，或为心悸，自汗多而四肢欠暖，甚则气升及脘，即觉气怯，眩晕随之，偶或便下艰涩，尤形不适，入夜未能安寐，目视时或带花，脉来细滑而弦，舌淡红，苔中脱，边部薄黄。种种现象，良由阴血内亏，风阳偏旺。或冲扰于神明则为寐少；或升浮于巅顶则为耳鸣；其汗多而目瞀者，亦属心肝阳亢之征，盖汗为心之液，目者肝之窍，心肝之火有升无降，逼液为汗，上蒸其窍。丹溪谓气有余便是火，时觉气逆，非气之逆，实火之浮也。总之气宜降不宜升，升则为火而风动，火降则风定而气亦平，有时便下通畅，便觉舒适者，此即风静火降之征也。况心主血，肝藏血，心与肝为子母之脏，赖阴血以护之，经事过多，血从外泄，若久耗而不复，便有晕厥昏痉之变。目前证象，欲冀风火之渐熄，须求阴液之内充，爰拟滋养为主，清熄为佐，能得阴血滋生，风阳递熄，庶可日臻佳境。

盐水炒生地　蛤粉炒上清胶　甘杞子　奎白芍　制女贞　潼蒺藜　辰茯神　川连　炒枣仁　白薇　煅牡蛎　生石决

另用西洋参、枫斗石斛煎汤代茶。

以上出自《陈良夫专辑》

萧伯章

江西黄君在中，初患外感，诸医杂治，屡变不痊。延诊时云：刻下最苦者，头晕痛，猛不可当，心烦，口苦，手足不时热而麻木已半月矣，大便时硬时溏，小便黄而涩，舌色红而苔黄，脉弦数，与风引汤两帖，疾如失，后以误用他医方，疾复发，但比前较为轻减，复延诊，仍用风引汤愈之，改进甘寒养阴，十余剂而瘥。

《遁园医案》

方公溥

王女。十二月五日诊：肝风内动，头脑眩晕，心悸频频，神疲乏力，两脚浮肿，胃脘近见胀闷，法当熄风安脑和中。

白芍药 9 克　白当归 9 克　嫩钩尖 9 克　炒天虫 9 克　新会皮 4.5 克　制香附 12 克　左牡蛎 18 克　朱茯神 12 克　炒竹茹 9 克　炒麦芽 10.5 克　川天麻 9 克　黑芝麻 12 克　花龙骨 18 克，打

十二月九日复诊：进熄风安脑和中法，头昏眩晕已见好转，心悸亦轻。药既奏效，仍从前法扩充。

处方同前，除龙骨、牡蛎，加代赭石（打）12 克，肥葳蕤 9 克。

周女。十二月十七日诊：头脑眩晕，两耳作鸣，肝胃失调，嗳逆，纳呆，脉象弦滑。法当平肝息风。

嫩钩尖 9 克　炒天虫 9 克　炒竹茹 9 克　新会皮 4.5 克　代赭石 12 克　川天麻 9 克　生甘草 3 克　滁菊花 9 克　白芍药 9 克　炒麦芽 9 克　宋半夏 9 克　云茯苓 9 克　炒枳实 4.5 克

十二月二十四日复诊：头眩、呕逆已平，胃纳亦见增进，耳鸣仍甚，再从前法出入。

处方同前，除生草、枳实、茯苓、半夏。加生牡蛎（打）24 克，石决明（打）15 克，灵磁石（打）15 克，淮牛膝 9 克。

王女。六月二日诊：血虚风动，易于上冲，头晕掉眩，筋惕肉瞤，证势已深。亟宜补益心脾，参平肝之品。

白芍药 9 克　朱茯神 9 克　淡远志 6 克　淮牛膝 9 克　双钩藤 9 克　生甘草 3 克　花龙骨 24 克　生牡蛎 24 克　柏子仁 9 克　黑芝麻 12 克　盐水炒全当归 9 克　制首乌 9 克

六月六日复诊：气冲较平，眩晕略安，筋惕肉瞤，减而未痊，再进一步养营镇纳。

处方同前，除远志、黑芝麻。加竹沥半夏 6 克，石决明 12 克。

以上出自《方公溥医案》

金子久

初起头晕，仅一二即愈，续而头晕，至四五日方止，自愈以来，已有半年，阳未获潜，脏阴未获充之，肝家之风随阳而动，脾家之痰乘气而聚，风能消烁，形为之瘦，痰能凝聚，食为之停，面有冒热，阳动无疑，腰间疼痛，阴虚可知，前半舌苔薄灰，后半舌薄黄，左手脉象柔细，右手脉象更细。育阴潜阳以熄风，宽脾和胃以搜痰。

龟板　牡蛎　菊花　牛膝　云茯苓　橘红　鳖甲　羚羊角　杞子　半夏　姜竹茹　桑叶

体质魁肥，阳明脉络空虚，血分亏弱，厥阴风木鼓动，乘于巅为头晕，甚而昏厥，动于络为筋惕，甚而瘛疭，心悸胆怯，遂使旦夕不寐，思虑疑惧，致令善怒无常，脉弦而滑，舌薄而白。平时湿痰用事，近来风阳炽盛。宜先熄风，后涤痰。

生铁落　西琥珀　白芍　淮小麦　枣仁　橘红络　清炙草　南枣　羚羊角　远志　石决明　真金箔四片，另调

以上出自《金子久专辑》

丁泽周

陆左。经云：诸风掉眩，皆属于肝。肝阴不足，肝阳上扰，头疼眩晕，心悸筋惕，屡屡举

发，脉象细弱。再宜滋肾阴而柔肝木，和胃气而安心神。

阿胶珠二钱　生白芍二钱　左牡蛎四钱　青龙齿三钱　朱茯苓三钱　炒枣仁三钱　柏子仁三钱　炒杭菊钱半　煨天麻八分　潼蒺藜三钱　黑芝麻三钱　磁朱丸三钱，包

盛右。松江。营血亏耗，肝阳上升，头痛眩晕，心悸咳嗽，胁痛腰痛，带下绵绵。宜养血柔肝，清肺束带。

生白芍二钱　黑穞豆衣三钱　生石决六钱　南沙参三钱　抱茯神三钱　怀山药三钱　川象贝各二钱　瓜蒌皮三钱　厚杜仲三钱　乌贼骨三钱　橘白络各一钱　嫩钩钩三钱，后入　黑芝麻三钱

张左。头眩眼花，纳少泛恶，唇舌麻木，脉象弦滑。肾水本亏，肝阳上扰清空，湿痰中阻，胃失降和。宜柔肝潜阳，和胃化痰。

生白芍二钱　黑穞豆衣三钱　炒杭菊钱半　生石决八钱　朱茯神三钱　煨天麻八分　潼蒺藜三钱　炒竹茹钱半　焦谷芽三钱　仙半夏钱半　薄荷炭八分　槐花炭二钱

黄左。肾阴不足，肝阳上升，湿痰阻于中焦，肺气失于下降。初起头眩跌仆，继则神识时明时昧，入夜气逆，难于平卧，脉象弦细而滑。恙根已深，非易速瘳。姑拟益肾柔肝，清神涤痰。

左牡蛎四钱　炙远志一钱　青龙齿三钱　竹沥半夏二钱　朱茯神三钱　陈胆星八分　甘杞子三钱　枳实炭一钱　川象贝各二钱　天竺黄钱半　嫩钩钩三钱，后入　九节菖蒲八分

另用白金丸三分吞服。

张左。水亏不能涵木，肝阳上扰清空，头眩眼花，心悸少寐，脉象虚弦。肝为刚脏，非柔养不克。

生白芍二钱　黑穞豆衣三钱　左牡蛎四钱　青龙齿三钱　朱茯神三钱　生枣仁四钱　煨天麻八分　炒杭菊钱半　潼蒺藜三钱　熟女贞三钱　川石斛三钱　炒竹茹钱半　嫩钩钩三钱，后入　琥珀多寐丸钱半，吞服

冯右。肝阳上升，湿滞未楚，脾胃不和，心悸头眩，胸闷纳少，午后潮热，舌苔薄腻，脉象弦小而滑。宜清泄风阳，和中化湿。

霜桑叶三钱　黑穞豆衣三钱　炒谷麦芽各三钱　甘菊花三钱　朱茯神三钱　全瓜蒌四钱，切　佩兰梗钱半　薄荷炭八分　枳实炭一钱　紫贝齿三钱　广橘白一钱　嫩钩钩三钱，后入　荷叶边一圈

黄左。肾阴不足，肝阳上扰清空，头眩眼花，心悸少寐。宜养阴柔肝，和胃安神。

生白芍三钱　黑穞豆衣三钱　青龙齿三钱　左牡蛎四钱　朱茯神三钱　炙远志一钱　炒枣仁三钱　潼蒺藜三钱　熟女贞三钱　炒杭菊二钱半　甘杞子三钱　嫩钩钩三钱，后入　黑芝麻三钱

二诊：肝阳渐平，头眩眼花较前轻减。惟营血亏虚，难以骤复。再宜养血柔肝，和胃安神。

生白芍二钱　黑穞豆衣三钱　生石决四钱　左牡蛎四钱　朱茯神三钱　炒枣仁三钱　炒杭菊钱半　煨天麻八分　薄荷炭八分　潼蒺藜三钱　广橘白一钱　生熟谷芽各三钱　嫩钩钩三钱，后入　荷叶边一圈

以上出自《丁甘仁医案续编》

张锡纯

尉之凤，年二十余，住安东。

病名：热冲头脑。

原因：时觉有热起自下焦，上冲脑部。

证候：头巅有似肿胀，时作眩晕，心中亦时发热，大便干燥，小便黄涩，饮食照常，身体亦不软弱。

诊断：脉象洪实，其脑部为热冲激，伏有外感热邪，下陷于奇经冲脉中，其热不从外发，随奇经之冲脉，由胃而上升巅顶也。

疗法：因其身体不弱，俾日用生石膏细末四两，煮水当茶饮之，若觉凉时，即停服。

次诊：据述服石膏六七斤，上冲之热见轻，而大便微溏，因停药不服。诊其脉仍然有力，问其心中仍然发热，大便自停药后，即不溏矣。为开白虎加人参汤，方中生石膏重用三两，以生淮山药代粳米。

处方：生石膏三两，捣细　肥知母一两　野台参六钱　生山药六钱，生打　粉甘草三钱

效果：连服六七剂，上冲之热大减，因出院还家，嘱其至家按原方服五六剂，病当除根矣。

廉按：《内经》谓胃为十二经之海，其清气上注于目，其悍气上冲于头，循咽喉，上走空窍，循眼系，入络脑。此案热冲脑部，由胃挟冲脉伏热，上走空窍使然。初方重用石膏，清胃热以镇冲气。接方人参白虎汤加减，既降实火，又清虚热，功用较一味石膏，尤为周到，病当除根，信非虚语。凡能用仲景方法者，无不皆然。所惜者，病家不明医理，往往以对证之经方，疑而生畏，不敢信用，因循贻误，虽有良医，亦莫如之何也矣。

《全国名医验案类编》

陈在山

某妇，二十三。病肝郁火盛，项后似有抽搐之意，头眩目昏，心火燃炽，脉无定数，仅防癫狂之患，以舒通少阴、厥阴二经之气为主。

茯神　生地　枣仁生　川芎　郁金　白芍　寸冬　节蒲　薄荷　柴胡醋　菊花　甘草　丹参　钩藤　枳壳　灯心

服此方六剂，病觉全愈，止药静养为佳，不必再求医药矣。

天气和缓，常服天王补心丹可也。

《云深处医案》

贺季衡

舒男。心肾两亏，水不涵木，虚阳无制，气火暴升，由腰股而少腹，由少腹而两胁，奔驰于上，则面烘头眩，肢冷不和，失气则退，囊胯久冷，间或滑泄，切脉沉细而滑，舌红无苔。当滋水潜阳，导龙归海。

大熟地五钱，盐水炒　净萸肉二钱，盐水炒　小茴香七分，盐水炒　潼白蒺藜各三钱　大白芍二钱　云

苓三钱　淮牛膝一钱五分，盐水炒　川杜仲四钱　煅牡蛎六钱，先煎　上肉桂四分　灵磁石四钱，先煎

《贺季衡医案》

赵文魁

胡右，65 岁。

肝阳上逆，冲犯清明，头晕耳鸣，心悸不安，甚则呕逆，四肢发麻，脉弦且细，沉取有力。平肝降逆，摄纳心神。

白蒺藜三钱　法半夏三钱　生石决明一两　朱茯神四钱　菊花三钱　白芍三钱　晚蚕沙三钱　生牡蛎一两

按：所谓肝阳上逆，系指由肝阴不足所致肝阳升动太过，亢而为害所出现的证候（多属本虚标实）。因其本病阴虚，标病阳亢，所以病理上又称阴虚阳亢。其特点是阳亢于上，出现上盛的症状，阴虚于下而见下虚的病候，病理上虽属上盛下虚证，其实质是肝本身阴阳失调。可以从阳亢开始，"阳盛则阴病"导致阴虚，初期表现为实证，后期则为虚实错杂；亦可以从阴虚开始，渐至阳无所制而升动，则为本虚标实证。如本病案，以证测之，是从阳亢开始导致阴虚。肝肾阴虚不能制阳，阳亢于上，清窍被扰则头晕耳鸣；阴虚阳亢而精血不足，心失所养，故心悸不安；阳亢欲于化风，冲逆于胃，则呕逆；阴虚阳亢，气血周流不畅，则四肢发麻；脉弦主郁，细为阴伤，沉取有力。证乃阳亢化风内扰，故平肝降逆以制其阳亢，摄纳心神求其寐安。

药用白蒺藜苦平之品，平肝疏肝，用于肝阳上亢所致的头痛、眩晕；用菊花疏风清热，清利头目，泄肝经风热、实火；用晚蚕沙平肝除浊，泄化滞气，三药相配降肝之逆。用半夏燥湿化痰，降胃止呕；用茯神化湿健脾，兼以安神，二药相合，和胃降逆，化痰安神。根据上述两组药物可以看出，在脏腑上常常是肝脾共调，在病邪上往往风痰同治，而根据临床表现再有所侧重。加白芍和肝柔肝，使其疏泄条达。用生石决明咸寒之品，平肝潜阳，用生牡蛎咸寒散结，重镇潜阳，治疗肝阳上亢之眩晕。浮阳下潜，阴精谧藏，则诸证可除。

许右，67 岁。

阴虚则阳亢，亢则化火，心烦失眠。六脉细数，细为血少，数乃阴伤。头眩目花，舌红光绛，全属忧思抑郁引起肝脾两伤。木喜调达，土当疏泄，肝得血而能养，脾欲调而运化。清肝养阴，和血通络。

生地黄三钱　白芍三钱　清阿胶三钱，烊化　炙鳖甲四钱　钩藤三钱　当归身三钱　炙甘草一钱　木瓜三钱　生牡蛎八钱

按：本病案应与上一案结合起来看，上案提到"肝阳上亢"证，其来源有两个方面：一为由阳盛致阴虚的阳亢；一为由阴虚而致阳盛的阳亢证。本案为阴虚导致阴不制阳而成的阳亢证。肝阳上亢，扰动心神，则心烦失眠。阴虚血少，虚热内生，则六脉细数。阴虚阳亢，髓海空虚，则头眩目花。肝肾阴虚，营分郁热，则舌红光绛。阴虚阳亢的成因非常复杂，一般而言，先天不足、肾阴虚多影响肝阴不足（肝肾同源）；后天失养，阴精耗伤，或因饮食不节，恣嗜辛辣、肥甘化热伤阴；或因情志刺激，忧思抑郁，久而化火伤阴，阴虚不制其阳，升动太过。本案素有情志不遂，郁久化火，损伤脾阴，又逢年老阴衰，故肝脾阴衰，以致阳盛亢逆，故以清肝养

阴活络为法。

药用生地甘苦之品，清热凉血，养阴生津；用白芍柔肝养血；当归补血和血为主，上药共合，成四物汤之义，是为补血之剂，不仅血虚之证可用其补血，即血滞之证亦可加减运用，于虚热之证亦可化裁。用阿胶育阴养血，此血肉有情之品，滋阴润燥，清心除烦；鳖甲咸寒滋阴，入于阴分而清阴分虚热，二药相配，清虚热，滋真阴，降相火游动。用钩藤平肝潜阳熄风；用生牡蛎重镇潜阳，平肝阳之亢逆；用木瓜缓肝急，疏通筋脉，三药相配，平肝降逆。用炙甘草调和诸药，缓和药性。从上药可看出，组方一则养血育阴补其不足，一则镇肝潜阳制其有余，故稍加炙甘草从中调和之。

二月初七日，赵文魁请得端康皇贵妃脉息：左关沉弦，右寸关沉而近数。肝经有热，胃蓄湿饮，以致头晕肢倦，中气欠调。今拟清上调中化饮之法调理。

冬桑叶三钱　薄荷二钱　防风一钱五分　胆草三钱　大瓜蒌六钱　酒芩三钱　炒栀三钱　橘红三钱
炒枳壳三钱　酒军三钱　姜朴三钱

引用羚羊角面六分，先煎。

按：肝经有热，气机郁滞，胃蓄湿饮，中气欠调，故有头晕肢倦之证，治当以清上调肝和胃化饮。方中桑叶、薄荷、防风疏风泄热治于上，但风药疏泄之性也利于调畅气机；瓜蒌、橘红、枳壳、姜朴理气和胃治于中，气调胃和则饮湿自除；胆草、酒芩、炒栀、酒军清肝热，化郁滞以调气；引用羚羊角面入肝经，清肝热，平肝阳而定晕，用为引药，重在清肝热，平胆火，使肝经阳热之气不至于上扰为晕。

十月十八日酉刻，赵文魁请得端康皇贵太妃脉息：左寸关弦而近数，右寸关浮滑。肝肺结热，外薄浮风，以致头晕肢倦，胸闷作嗽。今拟清解调肝理肺之法调理。

苏子叶四钱　杏仁三钱，炒　薄荷二钱　防风二钱　炙桑皮三钱　前胡三钱　橘红三钱　酒芩四钱
生石膏六钱　知母三钱　枳壳三钱　酒军一钱五分

引用鲜青果七个，打。

六月初八日，赵文魁请得端康皇贵妃脉息：左寸关弦而近数，右寸关浮滑。内蓄饮热，外受暑邪，以致头晕肢倦，口渴引饮。今拟清暑调中化饮之法调理。

粉葛根二钱　薄荷一钱五分　防风一钱五分　苏梗一钱五分　生石膏六钱　知母三钱　川连二钱，研
橘红三钱　腹皮子四钱　枳壳三钱　酒军二钱　枯芩四钱

引用滑石块六钱，灯心竹叶水煎药。

按：旧有饮热内蓄，又外感暑邪，内外交困，故有头晕肢倦、口渴引饮等证。新病为急，故当以化暑清热为主。方中葛根、薄荷、防风、苏梗辛散调气治暑于外，石膏、知母苦寒清暑热于内；佐以川连、黄芩、酒军、橘红、腹皮子、枳壳清化饮热，使新邪旧疾不致相互为患，则外邪易祛。引用滑石、灯心竹叶水清心利小便，为治暑之妙法。

十月二十五日戌刻，赵文魁请得端康皇贵太妃脉息：左寸关浮滑，右寸关滑数。肺胃蓄有饮热，复感浮风，以致风热搏结，停于中脘，是以头晕身热，胸满欲呕。今拟清解理肺化饮之法调理。

南薄荷二钱　　苏叶二钱　　荆芥二钱　　防风二钱　　生石膏六钱　　花粉三钱　　焦楂四钱　　酒军二钱　　姜连二钱，研　陈皮三钱　　炒枳壳三钱

引用酒芩三钱、竹茹二钱。

按：肺胃饮热未解，复感浮风，饮热挟浮风上泛，而致头晕身热，胸满欲呕。今拟清解理肺之法为治，乃是急则治标之法。方中薄荷、苏叶、荆芥、防风疏风调卫，生石膏、花粉、姜连清泄肺胃饮热；陈皮、枳壳理气化饮；焦楂、酒军和胃理血以泄伏热，引用酒芩、竹茹清泄肺之热，兼化痰浊，使全方之力重在调肺胃为主。

十月二十六日，赵文魁请得端康皇贵太妃脉息：左关稍弦，右寸关滑而近数。浮风已解，蕴热较轻，惟头晕肢倦，胸闷腿疼。今拟清上调中活络之法调理。

南薄荷二钱　　苏梗二钱　　甘菊三钱　　桑叶三钱　　大瓜蒌六钱　　黄连一钱五分，研　杏仁三钱，研　酒芩三钱　　橘红络各三钱　　牛膝三钱　　槟榔三钱，焦　炒栀三钱

引用焦三仙各三钱。

以上出自《赵文魁医案选》

范文甫

保根。耳如蝉鸣，头目眩晕，舌淡红，脉弦细，水亏火旺。脑为髓之海，髓海不足，则脑转耳鸣矣。

杞子9克　　菊花9克　　熟地15克　　山药15克　　茯苓9克　　泽泻9克　　丹皮9克　　钩藤9克　　萸肉6克　　石决明30克

二诊：见效。肝肾亏损，肝阳上亢。

杞子9克　　菊花9克　　熟地15克　　山药15克　　石决明30克　　萸肉6克　　泽泻9克　　茯苓9克

丁右。苦眩晕，恶心欲吐，舌淡，脉弦细，头晕六味全方。

茯苓15克　　怀山药15克　　萸肉12克　　川芎6克　　西党参12克　　黄菊花6克

二诊：见瘥。六君子汤全方。

杨师母。苦眩晕，阳见于面，目不能开，开即眩晕，脉弦而硬，舌质红绛。此火郁于上之候。大小便亦闭，当泻其火，潜其阳。

生大黄9克　　元明粉9克　　炙甘草3克　　小生地24克　　元参12克　　炙龟板9克

二诊：大小便已通，余火尚未净。

原方再服一剂。

三诊：川芎6克　　菊花9克　　党参12克　　萸肉6克　　山药15克　　茯苓9克

沈右。眩晕耳鸣，烦热口苦，面潮红，舌干而红，脉弦细数。阴虚生内热，宜缓治之。

鲜小生地各30克　　生牡蛎30克　　炙鳖甲9克　　麦冬18克　　元参9克　　炒枣仁9克　　生石膏30克　　知母9克　　甘草3克

按：肝阴不足，阴虚生内热，虚阳上扰清空，见眩晕耳鸣，面潮红，舌干而红，脉细数等，

皆为阴虚火旺之象。方用玉女煎加减，滋养肝阴，清热泻火。

以上出自《范文甫专辑》

沈绍九

中年妇人，阴虚素质，经常头晕，因手臂疼痛前医按风湿治疗，用祛风除湿之药，更伤其阴，病情日渐增重。病者形体消瘦，头晕，脉细微数，舌质微赤而干，少苔。此臂痛乃阴虚筋失所养之故，当养血益胃，因阳明主润宗筋也。方用：杭菊花、玉竹、麦冬、旱莲草、秦当归、鲜藕、甘草、白芍、夜交藤。再诊：臂痛头晕均减，改方以沙参、丹参、白芍、玉竹、石斛、夜交藤、茯神、牡蛎、甘草、桑寄生、潼蒺藜、生地炭等调理而愈。

《沈绍九医话》

冯盛卿

吴某某，46岁，已婚，症状表现头目掉眩，胸胁不适，腰痛失眠。脉弦，舌苔黄。证属肾阴不足，肝阳偏亢。治疗先用天麻钩藤饮加减，配合龙胆泻肝汤加味，后以杞菊地黄丸化裁，调理月余而安。

《宝鸡市老中医经验选编》

刘云湖

病者：家之普极贫，其母年近六十。

病因：病头痛兼心气痛，自六月起至九月，日形沉重，卧不能起。

证候：起即晕眩呕恶，身瘦懒言。

诊断：愚诊左寸关细数无力，右脉空豁，乃谓之曰；此土亏木邪来侮，内风飘动。

疗法：与镇肝熄风，滋水润木。

处方：熟地四钱，淮山药、天麻、山萸肉（去净核）各三钱，云苓、麦冬、元参各二钱，黄芩一钱五分，鹿角片、生龙骨、生牡蛎各一钱五分，甘草一钱，红枣三枚。

效果：一服而晕眩定，右耳出脓，头痛即止，次加东洋参、甜冬术各三钱，去黄芩，服三剂全安。

理论：（释名曰）眩，悬也，目视动乱如摇物摇摇然不定也。张景岳曰：眩晕一证，虚者居其八九，而兼火兼痰者不过十中一二耳。原其所由，则有劳倦过度而晕者，有饥饱失时而晕者，有呕吐伤上而晕者，有泄泻伤下而晕者，有大汗亡阳而晕者，有眩目惊心而晕者，有焦思不释而晕者，有被殴辱气夺而晕者，有悲哀痛楚大叫大呼而晕者，此皆伤其阳中之阳也。又有吐血、衄血、便血而晕者，有痛脓大溃而晕者，有被金石所伤失血痛极而晕者，有纵欲气随精去而晕者，有妇女崩淋产后去血而晕者，此皆伤阴中之阳也。再若大醉之后，湿热相乘而晕者，伤其阴也。有火怒之后木肆其强而晕者，伤其气也。有痰饮留中治节不行而晕者，脾之弱也。此亦有余之不足也。至若年老精衰，劳倦日积，而忽患不眠，忽若眩晕者，此营卫两虚之致然也。由此察之，虚实可辨矣（录《景岳全书》）。

之普之母年已近六旬矣，况又贫极，其虚固不问而知也。病头痛与心痛，自六月至九月卧不能起，可知是阳虚已极，所谓阳者，即大气也，大气积于心胸，充于头脑，今大气虚，心与脑均感不足，所以痛也，再卧床三月，神经失其运动，大气亦不流通，则肝风内起而为摇动，所以眩晕也。左寸关细数无力，右脉空豁，一诊而知，何事多求。或问：既大气不足，又云肝风内动，究竟属大气不足乎，抑肝风内动乎。二者不可混称，请分析其义。答曰：大气不足是其病之本，肝风内动是为病之标。假令大气充足，风自何来？惟其不足，故虚风内起。譬如盛水之器，满则不荡半则易荡也。空气中极热之地，必有大风，以空气极薄故也。称肝风者，以肝为神经系统，肝又主疏泄，故肝虚则易生风也。

方论：此方以六味丸为加减，六味丸滋水润木之剂也，其治眩晕之得力者，重在山萸肉以养肝，加天麻以定风，鹿角以补头脑，龙牡以镇摄虚风，水定木平，而风自熄，再加参、术以补脾肺，使土旺金强，而木有制，肝风亦自可平矣。

《临床实验录》

周镇

萱庭向有肝风眩晕。始于中年血崩损营，滋潜育濡，直至花甲时眩晕仍作。忆辛亥四月下旬，午餐后谈及外戚某事，忿怒气火上冲，昏眩欲呕，倒卧椅中，四肢冷麻，遍身自汗，黏腻湿透衣衫，面色顿变，目不见物，耳不闻声，肌体强直，指甲青白，是厥气兼肝阳上僭。严君欲投痧药止之。顾道源推拿亦云气闭，针中脘及合谷穴，神识未清。继于脐下气海一针，神省能言，肢转温，肤软汗止。内服旋覆、川贝母、半夏、郁金、赭石、牡蛎、珍珠母、枣仁、天麻、白芍、茯苓、磁石等，一剂未受，重购复煎以进，未呕，弃二煎，复撮三剂。服后稍能起坐，眩晕未定，晚仍少寐。翌晨脉之，弦大未敛。苔白干。早晨投平肝降胃运食，如天麻、石决明、旋、赭、香橼、香附、连皮苓、橘叶、远志、鸡内金、谷芽。晚进滋肾潜肝安神，如熟地、五味、杞子、天麻、磁石、龟甲、鳖甲、牡蛎、龙齿、远志、珍珠母、枣仁、白芍。服后眩大定，得寐。续拟善后方：熟地、五味、山萸肉、苁蓉、龟甲、茯苓神、柏子仁、杞子、白芍、牡蛎、龙齿、首乌、阿胶、料豆等，数剂而康。

华左，阴虚肝旺，耳鸣多梦，习为常事。春仲晨起颠仆，肢软足痿无力，片刻眩定。脉虚弦，苔滑。生地、元参、丹皮、鳖甲、龟板、白芍、五味、地骨、川断、决明、龙骨、牡蛎、磁石、天麻等，毓阴镇阳。眩晕定，气自脐下冲上，肝旺冲气不纳，势仍鸱张，更用熟地、元参、牛膝、归身、白芍、五味、紫石英、萸肉、龟甲、沉香、胡桃肉、左牡蛎、淡菜诸品。冲气不作，足软无力，仍用滋养肝肾之药煎膏，服之而愈。

周梅坡，向在某银行任经理。甲寅二月来延余诊，仍晕眩之证。前医熄风镇肝，方已数纸。最后用大定风珠意，犹不能离枕。余因诊脉，弦中带滑，盛在右部。苔中腻，曰兼有恶心。是明有痰浊留膈。而梅坡系有力之家，已投育阴，病久不便独异。初用抽去滋补，转用熄风，复入化痰之品。复诊：病情相安。竟用清气化痰丸。主家亦知医，有无所适从之概。缘疏滋补者乃七十余之老者，彼此相较，离题太远。嗣即停药，但以食疗，不一月而起床。果然挟痰之证。痰能作眩，岂欺人哉！噫，在云遮雾掩之际，多人不易察出也。

华左，己未夏，病眩晕欲仆，屡治不痊。继诊其脉浮弦不实，审系接内时得外人惊讯而致阳忽寂。进育阴潜阳。龙、牡、珠母、白芍、紫石英、玉竹、萸肉、干地、稽豆、牛膝、龟甲、胡桃肉。眩晕减而阳仍寂，后遵履素氏温纳浮阳法。参、地、茯苓、五味、枣仁、巴戟、远志、二冬、杞子、菟丝、锁阳、山药、鹿角胶等出入，多剂乃痊。

谢蕙卿之室，向有血崩，肝阳易僭。丁巳冬诊：眩晕畏风，头痛，带下腰楚，少寐，火升颧红，兼证痰多白腻。脉细濡，苔白。初疏驱风化痰之法，甚宜。继思上实下虚，不耐劳勚，与匮药丸方，服之眩晕不甚作矣。大生地、山萸肉、杞子、山药、磁石、龟板、丹皮、滁菊、龙骨、杜仲，研，以阿胶化水泛丸如火麻仁大，晒干。复加台参须、天麻、远志、于术、茯苓神、半夏、泽泻，取末，用新会皮、夜交藤煎汤，泛于前丸，令大如绿豆为度。每晨空腹盐汤下三钱。

袁姥，年五十余，沪南。庚子诊。因上年血崩之后，每眩晕头痛，寅卯少寐，便艰带红，牙酸微痛，暮分腿胫烘灼，黎明掌心微汗方敛，腰酸体软，兼有燥咳，痰味觉咸，清肺摄纳方效。是血虚阳僭，肺阴不足，心肾不交。首乌、山萸、熟地、当归、白芍、杞子、龙齿、百合、枣仁、茯神、甘菊、牡蛎、天麻、菟丝、苁蓉、女贞、香附、乌贼骨、潞党、沙参、麦冬、杜仲、川断、阿胶、龟板胶煎收膏。服一料，足胫夜热、腰酸、便红均愈，惟眩晕头痛，越数月举发，仍以滋养取效。

孙明琛妻，大孙巷。疟后风痰留恋，外风引动内风，头晕宿恙又发，咳嗽，痰韧色白，气逆自下而上，自觉虚甚，不寐，口腻味酸。脉虚数，苔白。肝阳挟痰不降，肺气不肃。证情虚而挟实，清肺潜肝、安神化痰为法。粉北沙参、冬甜瓜子、光甜杏仁、象川贝母、青蛤散、旋覆、赭石、紫石英、磁石、天麻、薏仁、潼白蒺藜、青盐半夏、秫米、苇茎、金器、青铅。另濂珠、血珀、伽楠香、辰砂，研末，灯心汤下，庚申九月二十八日方。复诊：投剂之后，得寐二时许，头晕略减，咳嗽痰声，气逆由脐而上，不时火升自汗。苔腻，前半苔蜕皮碎红痛，未蜕者色灰，脉细软无力。阴虚阳浮，痰浊招恋，疟后虚热不清，小溲尚黄。证情夹杂，犹恐精神不能潜守，余热蒸痰昏迷。再清上潜下、安神涤痰为法。冬甜瓜子、瓜蒌皮、蛤粉、决明、紫菀、光甜杏仁、南北沙参、旋覆、白芍、牛膝炭、冬虫夏草、淮小麦、鲜首乌。另磁石、紫石英、金器、芦根、灯心，先煎代水。猴枣、川贝母、濂珠、伽楠香四味研，竹沥温调。二十九日方。三诊：大便秘而已通，寐亦较久，惟昏晕时作，不肯多言，胸中懊恼，咳痰不爽，气短火升，自汗略止，溲色仍黄。脉虚软无力，苔始前半红痛。阴虚阳浮，烁津蒸痰，下虚上实。再益阴潜阳、安神化痰为法。天麻、潼白蒺藜、钩藤、滁菊、象川贝母、竹茹、竹黄、蛤粉、蒌皮、珠母、杞子、牛膝、北沙参、功劳子叶、阿胶。另龟甲、鳖甲、牡蛎、关蛇、地栗、苇茎、金器，煎汤代水。另濂珠、蛤蚧尾、猴枣、血珀，研末，竹沥调服。十月初一日方。四诊：昏晕大定，心中懊烦亦退，夜寐较安，咳嗽气短均减；惟头晕，鼻气灼热，舌上亦觉灼然，火升已平，溲色尚黄。脉象虚软，左较有力，舌根浊中蜕，色红有刺。外觉形寒，阴虚风阳销铄，津液被伤，多汗表疏。再拟清养。金川石斛、北沙参、天冬、首乌、杞子、天麻、滁菊、潼白蒺藜、阿胶、归身、牛膝、象川贝母、蛤粉。初三日方。五诊：头昏未泯，舌上火出，夜寐已酣，因咳即醒，日间则否，溲色带黄。脉象虚软，左较有著，苔已全蜕，舌红。阴虚阳气销铄，诸证未能尽熄。再拟育气阴，潜阳安神，以摄卫气。霍石斛、西洋参、天麻、杞子、潼白蒺藜、滁菊、二冬、白芍、首乌、茯神、枣仁、萸肉、淮麦、冬虫夏草。另三甲、龙齿、胡桃，煎汤代水。初六日方。二剂。六诊：服前药稍能起坐，饮食两碗，畏药而辍五日。十三日小雪，头晕复起，肢麻异常，心中难以名状，怕烦畏寒。脉虚软无神，苔剥灼然。良由阴血大亏，虚阳未泯，扰于心神则难过，恐虚中生波。生地、苁蓉、白芍、杞子、西洋参、制首乌、二冬、归身、天麻、蒺藜、萸肉、丹皮、五味、冬虫夏草、阿胶。另三甲、龙齿、贡淡菜，煎代水。十四日方。七诊：头晕火升，肢麻，虚烦退而未止。脉虚弦，重按杳然，舌上灼痛。阳升铄阴，尚防留恋，不易复原。霍石斛、二冬、玉竹、生地、白芍、归身、西洋参、首乌、杞子、桑寄生、枣仁、阿胶、天麻、蒺藜。另珠黄散掺于舌剥处。十六日方。此后就西医治，三反四复。最后有人知为肝阳，静养食疗竟愈。

以上出自《周小农医案》

陆正斋

张奶奶，住利民区。

头晕，心悸，胸闷不舒。

云茯神9克　老苏梗4.5克　薏苡仁9克　象贝母1.5克　橘皮3克　郁金4.5克　半夏9克　刺蒺藜4.5克　炙远志4.5克　朱灯心0.3克

按：眩晕一证，滋肾清肝，熄风潜阳，固为正法，亦有夹痰饮为患变生眩晕诸证，不仅从风论治。又心为火脏，火气之上，水气承之。若停饮水气乘心则心悸；阻遏气机则胸闷不舒。本案针对主要病机，化痰消饮为先，佐以理气开郁之品，每收缓晕止眩之效，而心神以宁，胸闷可除矣。

陈某某，女。

5月14日诊：头晕，脘痛，肢麻震颤，步履艰难，动作不便，晨起面浮，晚卧足肿。

夜交藤10克　宣木瓜5.4克　甘菊花5.4克　带皮苓12克　橘皮络各3.6克　苡仁12克　左牡蛎12克，杵先煎　泽泻8克　双钩藤10克　嫩桑枝15克　丝瓜络4.5克　金橘脯2枚

按：肝阳偏亢，虚风扰动，风湿注络之证，方主平肝熄风，渗湿通络。

韩左。

5月27日诊：风阳挟痰上犯清空之窍，头眩晕，四肢疲倦无力。

半夏曲4.5克　煨天麻3克　双钩藤10克，后下　石决明12克，生杵　西洋参10克　天生术6克，干切　茯苓10克　炙甘草1.5克　广橘皮3.6克　炒枳壳3.6克　冬桑叶4.5克，蜜炙　黑芝麻10克

按：风阳挟痰上扰，非一般风痰可比，故以半夏白术天麻汤加石决明、洋参、桑叶、芝麻等清肝滋肾，扶正潜阳。

印某某。

12月15日诊：头晕失眠，双目干涩，口燥咽干，内热溲黄，大便燥结。滋阴清肝。

米炒沙参9克　川石斛9克　鲜生地12克　茯神9克　知母4.5克　桑菊各4.5克　熟枣仁9克　丹

皮 4.5 克　夏枯草 5.5 克　朱灯心 0.3 克

12 月 17 日诊：肝肾同治。

麦冬 9 克　熟地黄 9 克　丹皮 4.5 克　五味子 1.5 克　泽泻 4.5 克　牡蛎 19 克　茯神 9 克　淮山药 9
克　山萸肉 9 克　车前子 4.5 克

按：本例患者为阴虚阳亢，初诊方取增液汤合酸枣仁汤去川芎，加桑叶、菊花、丹皮、夏枯草、石斛，旨在滋阴清肝。二诊方转肝肾同治，重在滋养以治其本。

吴洪章，男，25 岁，食品公司。

头晕，右腿痛。

冬桑叶 7.5 克　菊花 7.5 克　丹皮 7.5 克　橘白 3 克　苦杏仁 6 克　炒山栀 7.5 克　鲜石斛 10 克　通
草 2.4 克　象贝母 6 克　赤茯苓 10 克　灯心 0.6 克　丝瓜络 7.5 克

按：此方为风阳挟痰上干清窍，横窜络道之证而设也。

朱长吉，男，25 岁，食品公司。

11 月 6 日诊：头晕，食欲不振。

煨天麻 4.5 克　橘皮 3 克　法半夏 6 克　云茯苓 9 克　菊花 4.5 克　夏枯草 4.5 克　山栀 4.5 克　丹
皮 4.5 克　生甘草 1.5 克　苦丁茶 9 克

11 月 9 日复诊：原方减半夏、橘皮、茯苓，加白蒺藜 9 克，黄芩 4.5 克，钩藤 9 克。

按：初诊取半夏白术天麻法，去白术、大枣之甘壅，而加清热平肝之品。复诊则纯乎从肝论治，按语虽佚，其方加减尚存，不难揣知。

王某某，女，34 岁，住利民区。

头晕目眩，心悸，口苦，胃脘痛。

云茯神 5 克　菊花 5 克　炒山栀 3 克　制香附 3 克　嫩白薇 5 克　双钩藤 5 克　丹皮 5 克　夏枯草 5
克　稽豆衣 5 克　橘白 3 克　丝瓜络 5 克　佛手 2 克　金橘叶 5 片

按：法取清肝凉血，宁心益营，抑木和中。

曹某某，男，32 岁，住食品公司。

9 月 10 日一诊：头晕失眠。

池菊 4.5 克　山栀 4.5 克　橘皮 3 克　益元散 9 克，包　丹皮 4.5 克　清水半夏 4.5 克　茯神 9 克　白
薇 4.5 克　枳壳 4 克　白蒺藜 9 克　夏枯草 4.5 克　鲜石斛 9 克　淡竹茹 9 克　秫秫米 9 克

9 月 11 日二诊：头晕失眠减轻，食欲不振。

佩兰 4.5 克　茯苓神各 9 克　江枳壳 4 克　橘皮白各 3 克　苡仁 9 克　桑菊各 4.5 克　制半夏 6 克
冬瓜子 9 克　白蒺藜 9 克　藿香 4.5 克　谷芽 9 克　淡竹茹 9 克

9 月 21 日三诊：头晕减轻，食欲增加，惟大便四日未行，面黄，血虚所致。

白薇 4.5 克　当归身 9 克　炒白芍 6 克　忍冬藤 6 克　橘白 4.5 克　茯苓 9 克　炙甘草 1.8 克　佩兰
4.5 克　苡仁 9 克　冬瓜子 9 克　谷芽 9 克　金橘脯 1 枚

按：本例初诊用清肝之剂加清利头目之品，可知头晕失眠由肝经有热而致。二诊减清肝之品，加芳香化浊、和胃消导之药，旨在开胃进食。药后纳食虽增，唯大便四日未行，面黄，乃

属血虚便秘，不宜攻下，投予养血润肠、疏理气机之剂可也。

王昌太，男，51 岁，住隆政乡。

11 月 15 日诊：滋肾潜阳以治头晕。

熟地黄 15 克　玄武板 18 克　生鳖甲 18 克　石决明 15 克　川杜仲 18 克　云茯神 6 克　建泽泻 4.5 克　车前子 4.5 克，包

按：滋水涵木，平肝潜阳，取法于古，而制方用药颇为精要。

史某某。

11 月 16 日诊：头晕目眩。潜阳熄风，涤痰清肝。

生牡蛎 30 克　石决明 30 克　丹皮 5.4 克　炒山栀 5.4 克　半夏曲 5.4 克　嫩白薇 5.4 克　川贝母 4.2 克　广皮白 4.5 克　藕节 4 个　朱灯心 0.5 克

按：本案除潜阳之外，取丹皮、山栀、白薇以清肝泻火，盖肝为风木之脏，主藏血，又木易化火，故凉血、散血则肝热易清而风阳无援，势必孤矣。

曹某某，男。

8 月 17 日诊：头晕，吐痰水，遗泄。风扰于上，饮停于中，阴虚于下也。

生牡蛎 18 克，杵先煎　广陈皮 4.5 克　益智仁 4.5 克　福泽泻 4.5 克　茯神 6 克　煨天麻 3 克　制半夏 4.5 克　砂仁 1.8 克　炙甘草 1.5 克　芡实粉 9 克　莲须 3 克　秫秫米 9 克

按：本案病机高度概括，紧扣头晕、吐痰水、遗泄，直取半夏白术天麻合半夏秫米祛风化痰，和胃止眩。益以牡蛎、泽泻，咸寒滋阴渗湿，平肝潜阳，并以砂仁易白术增强益智仁、芡实、莲须固涩止遗之力。

以上出自《陆正斋医疗经验》

孔伯华

阎男，七月初八日。过于疲劳，已伤阴分，每遇用脑，则头部晕痛，牵及脊背亦作痛楚，夜寐亦差，大便较秘，舌苔白腻，脉弦滑两关为盛。亟宜镇肝抑化，兼之育阴，交通心肾。

生牡蛎 四钱，布包先煎　杜仲炭 三钱　生石决明 两半，先煎　盐知母 三钱　盐黄柏 三钱　夜交藤 二两　真玳瑁 三钱，布包先煎　旋覆花 四钱，布包　代赭石 三钱　川牛膝 三钱　辛夷花 三钱　合欢花 三钱　灵磁石 四钱，辰砂一钱同先煎　青竹茹 六钱　桑寄生 八钱　滑石块 四钱　莲子心 二钱，朱拌　鲜荷叶 个　藕 两

十香返魂丹一粒（分和入）。

二诊：七月十一日。服药后睡眠较好，便溏，头仍晕沉，脊背压重痛稍减，加威灵仙二钱、杏仁泥三钱。

董妇，九月初三日。小产后伤及阴分，肝阳失潜，遂发头晕、心悸，身作战抖麻窜，失眠疲倦无力，取脉弦滑。亟宜以敛阳育阴以消息之。

生鳖甲 钱半，先煎　真玳瑁 三钱，包，先煎　珍珠母 八钱，生，先煎　合欢皮 四钱　盐川柏 三钱　川芎 一钱　炒远志 一钱　血竭花 五分　旋覆花 二钱，布包　夜交藤 钱半　朱莲心 三钱　青竹茹 四钱　藕 两　桑

寄生八钱　生赭石二钱　朱茯神二钱　全当归二钱　焦枣仁二钱

二诊：连晋前方药，诸证见轻。再按前方去血竭花、川芎、全当归，加生龙齿四钱，生牡蛎六钱，焦稻芽四钱，石决明一两，栝楼八钱，首乌藤二两及苏合香丸一粒。

卢妇，十一月十一日。肝热上犯，气机郁阻，以致头晕胸闷，两胁亦觉胀满，兼因湿中，腰部浮肿，脉沉弦滑。法宜清柔和化。

生石决明八钱，先煎　旋覆花四钱，布包　代赭石三钱　枳实三钱　生知母三钱　生黄柏三钱　桑寄生六钱　小青皮三钱　乌药三钱　滑石块四钱　川楝子三钱，打　辛夷三钱　牛膝三钱　冬瓜皮两　炒龙胆草三钱　鲜荷叶一个　藕两　栝楼两　元明粉钱　苏合香丸一粒，分化

二诊：十一月十三日。连晋前方药，头晕减，胀满未消，脉沉弦。再依前方加减，石决明改两，牛膝改四钱，加焦稻芽四钱，大腹绒钱五分。

三诊：十一月十六日。药后证均见轻，腰部浮肿亦消，再变通前方。大腹绒改三钱，加厚朴花、杜仲各二钱，橘核四钱，荷叶改二个。

以上出自《孔伯华医集》

王绍荫

何某某，男，60岁。1963年7月8日初诊。患者眩晕三年余，血压波动于（180～200）/（100～120）毫米汞柱之间，久治不效来诊。患者头晕耳鸣，足软乏力，两手麻木，烦躁不安，夜间少寐，口苦咽干，食欲欠佳，小便黄而红，舌红苔黄，脉弦滑有力。乃肝阳上亢眩晕，拟平肝潜阳剂。

薄荷6克　钩藤10克　珍珠母24克　生牡蛎15克　夏枯草15克　云苓10克　半夏6克　橘红10克　炒枣仁15克

此方加减服用20余剂，眩晕已除，余证若失，血压（120～140）/（90～100）毫米汞柱，随访半年，来复发。

崔某，女，32岁，1965年初诊。患者眩晕二年余，血压偏高，血色素低，伴心悸，西医诊为：高血压、贫血。患者于1963年1月小产，当时出血较多，血色素仅7克，经治疗后，贫血好转，血色素升到11克；但常觉眩晕，血压常波动在（140～160）/（90～110）毫米汞柱之间，经中西药物治疗，病情不见好转，患者除眩晕外，伴有心悸少寐，体倦无力，食少，时烦躁不安，面色㿠白，唇淡，舌淡少苔，脉弦缓无力。乃属血虚眩晕，治以补血柔肝法。

当归30克　川芎6克　白芍15克　熟地10克　首乌30克　珍珠母24克

服药五剂，仍食少，原方加砂仁6克，生山药30克，连服20余剂，头晕除，血压120/90毫米汞柱，血色素升至14克。随访一年，未复发。

以上出自《津门医粹》

章成之

仇男。主证在头眩。头为脑府，《说文解字》：脑字从囟。可见古人已知思想伎巧在脑。不

用则迟钝。多用亦迟钝；眩者，迟钝之端倪也。

枸杞子 9 克　山萸肉 9 克　酸枣仁 9 克　远志肉 4.5 克　熟地 15 克　阿胶珠 12 克　玄武板 24 克，先煎　冬青子 9 克　麦门冬 9 克　粉草 3 克

孔女。头昏数日，昨曾因昏而跌仆，其容惨白，面色萎黄，其脉软弱。当是急性脑贫血。

山萸肉 9.0 克　潞党参 9.0 克　生黄芪 9.0 克　黑大豆 30.0 克　杭芍 9.0 克　酸枣仁 9.0 克　潼沙苑 9.0 克　炙草 3.0 克　肉桂末 1.0 克，分 2 次冲入　明天麻 2.4 克

另：十全大补膏 30.0 克，早晚各一次，每服一茶匙。

吴女。因头晕而呕吐，其病在肝不在胃。眩晕有虚实之分，今右脉虚细，面色不华，是虚象也。

生熟地各 15.0 克　杭白芍 9.0 克　冬青子 9.0 克　枸杞子 9.0 克　菟丝子 9.0 克　桑椹子 9.0 克　淮山药 9.0 克　云苓 9.0 克　桑麻丸 9.0 克，分 2 次吞

另：党参膏 180.0 克，早晚各服一食匙。

王老太。头晕不时发作，晕之甚者，天地为之旋转，且呕吐不休。近来其发更频，脉弦细，舌质红，大便燥结，数日一行，血压略高。

明天麻 3.0 克　白芍 9.0 克　稽豆衣 12.0 克　干地黄 12.0 克　沙苑 9.0 克　黑芝麻 12.0 克　霜桑叶 9.0 克　首乌 9.0 克　六味地黄丸 30.0 克，分 10 天吞服

仇男。目眩肢软，食欲呆滞，胸中梗梗然不舒，时有忧郁恐惧，夜寐亦不宁贴。凡此种种，皆神经衰弱之证候。

明天麻 9.0 克　山萸肉 9.0 克　抱木神 9.0 克　半夏 9.0 克　稽豆衣 12.0 克　潼沙苑 9.0 克　炒枣仁 9.0 克　北秫米 15.0 克

施男。胃与脑其神经之联系至密，今头眩、胸闷欲呕，乃脑弱而影响及胃者。

天麻 6.0 克　菊花 9.0 克　稽豆衣 12.0 克　左金丸 3.0 克　煅石决明 18.0 克　云茯神 12.0 克　苏子 9.0 克，包　旋覆花 9.0 克，包　沙苑 9.0 克

以上出自《章次公医案》

王文选

何某某，男，45 岁，农民。1957 年 8 月 13 日初诊。

患者先因头昏气短，劳累即重。曾服肾气丸不效，又服补中益气之剂，亦未见效。遂来就诊，除头昏又添眩晕为主证，尚有气短、气喘、腰酸痛，伴有失眠，体倦身重，头沉重如压等证象，脉缓舌腻。病于肝、脾、肾三脏，气机不畅，湿郁于中。用先理中焦之脾，升清降浊，协以平肝。

处方：沙参 6 克　升麻 1.5 克　柴胡 3 克　苡米 4.5 克　茯苓 4.5 克　桔梗 4.5 克　白芷 3 克　细辛 3 克　山栀 3 克　青皮 4.5 克　香附 3 克　川林 4.5 克　甘草 1.5 克　苏叶 3 克

8 月 16 日二诊：服药 3 剂，头昏眩大减，全身爽快，舌转淡。继以滋养肝肾，佐以熄风，

隔日 1 剂，连服 20 多日遂痊愈。处下方，冲服六味地黄丸，日 2 次，每次 9 克。

方药：桑寄生 4.5 克　细辛 3 克　五味 1.5 克　苏子 2 克　干姜 3 克　焦杜仲 6 克　天麻 4.5 克　钩丁 3 克　茯神 4.5 克　水煎服。

郭某某，男，30 岁，干部。1957 年 7 月 9 日初诊。

头昏眩晕两月，时轻时重，甚则头重脚轻，势欲颠倒，不能行走，卧睡片刻即解，恶心呕吐。某处以肾虚服药数剂，效果不显。五天前饮酒生气，病情加重。睡时天旋地转，不能工作，伴以胸闷痛，四肢发软，脉象见弦，舌苔滑，体质丰满，素日健康。此属肝气不平，风热侵入阳经，故非用治肾虚之法治愈。近又酗酒，怒气，致肝益旺，脾失运化，故以疏肝、清火、祛风、解三阳经治之。

处方：柴胡 3 克　沙参 6 克　苏叶 3 克　桔梗 4.5 克　山栀 3 克　羌活 3 克　白芷 3 克　枳壳 3 克　茯苓 6 克　甘草 1.5 克

二剂，水煎空心服。

7 月 12 日二诊：眩晕未减，再依上方配入调肝脾之品。

方药：山药 9 克　枸杞 4.5 克　白术 3 克　茯苓 4.5 克　柴胡 3 克　沙参 4.5 克　山栀 3 克　羌活 1.5 克　细辛 3 克　远志 4.5 克　甘草 1.5 克　白芷 3 克　天麻 3 克

三剂，水煎服。

7 月 14 日三诊：各证均减，继以调补心脾，佐以疏肝清热之剂。归脾汤加减，间日服 1 剂，服 1 月痊愈。

方药：黄芪 4.5 克　沙参 4.5 克　白术 4.5 克　当归 3 克　茯神 3 克　远志 4.5 克　枣仁 3 克　柴胡 2 克　香附 3 克　连翘 3 克　山栀 3 克　知母 3 克　细辛 3 克　甘草 1.5 克　苏叶 1.5 克

刘某某，男 28 岁，干部。1957 年 7 月 12 日初诊。

患者头昏耳鸣，时而眩晕，时作时止，半年有余。西医诊断为梅尼埃病，投治中西药，治疗时有效，停药复发。近来自觉面颊麻木，重听，日益体疲，频频恶心，胃纳差，面色不泽，脉象沉紧，舌质红，苔白淡。此证属足太阴不足，三阳经气不通，风热缘督脉上行入脑，干扰脑海。治疗先疏太阳、少阳为主，兼理阳明、太阴。

处方：柴胡 3 克　沙参 3 克　羌活 3 克　细辛 3 克　白术 4.5 克　茯苓 4.5 克　远志 4.5 克　连翘 3 克　山栀 3 克　甘草 1.5 克　山药 6 克　白芷 3 克　葛根 3 克

7 月 15 日二诊：服药三剂，症状略轻，再服上方二剂。

7 月 18 日三诊：头昏已止，耳鸣大减，脉象转浮，舌苔滑腻而微燥，口干，胃纳尚可。风热之势虽渐平，惟恐其肝肾之相火妄动，病又复发。故加知、柏，断断续续，服至 1 个月痊愈。随访半年，未曾复发。

方药：白术 4.5 克　茯苓 3 克　柴胡 1.5 克　山栀 3 克　知母 3 克　酒柏 3 克　羌活 4.5 克　细辛 3 克　远志 4.5 克　香附 3 克　厚朴 6 克　甘草 1.5 克

水煎食后服。

以上出自《中医医案医话集锦》

陆观虎

李某某，女，60 岁。

辨证：眩晕。

病因：肝阴虚，虚火上炎。

证候：头晕躁急而怒，纳食不化，便燥，右臂不利。脉细。舌红，苔黄。

治法：平肝润燥。

处方：白蒺藜9克　丝瓜络6克　火麻仁9克　杭甘菊6克　全瓜蒌30克　半夏曲9克　陈皮6克　焦稻芽9克　焦建曲9克　石决明12克　桑枝9克

方解：白蒺藜、杭甘菊、石决明平肝散风潜阳以止头晕。桑枝、丝瓜络散风通络以治右臂不利。半夏曲、陈皮宽中理气化痰。全瓜蒌、火麻仁宽胸通便润燥。焦稻芽、焦建曲开胃消食，导滞以顺大便。

二诊：头晕稍轻作痛，纳食见化，大便已顺，右臂见利。脉细弦。舌质红，苔微黄。

处方：前方去瓜蒌、火麻仁、半夏曲、陈皮，加宣木瓜6克，杭芍6克，苏梗6克，木香3克，大腹皮9克。

方解：杭芍、宣木瓜敛阴和血平肝疏筋。大腹皮消胀利水。苏梗、木香和中理气解郁。

黄某某，男，20岁。

辨证：眩晕。

病因：阴虚水亏，肝火上升。

证候：头晕，口干，便干，腹痛。脉细。舌质红，苔薄黄。

治法：育阴潜阳。

处方：白蒺藜9克　山楂炭6克　大腹皮9克　杭甘菊9克　焦六曲9克　扁豆衣9克　鲜石斛6克　石决明12克　益元散9克，包　焦稻芽9克　天花粉9克　鲜荷叶1角

方解：白蒺藜、杭甘菊、生石决明平肝散风，潜阳以祛头晕。焦稻芽、山楂炭、神曲和胃消食导滞。鲜石斛、天花粉育阴清热生津，以润口干而通大便。益元散、鲜荷叶升清宁心，祛热利小便。大腹皮、扁豆衣消胀利水，健脾除湿。

高某某，男，47岁。

辨证：眩晕。

病因：心肾两虚，水不涵木，肝阳上亢。

证候：眩晕躁急，纳少，大便两三天一次。脉虚。舌质红，苔浮黄。

治法：育阴潜阳。

处方：潼白蒺藜各6克　云茯神12克　白薇9克　杭甘菊6克　远志肉3克　黑豆衣12克　焦稻芽9克　女贞子15克　石决明12克　山楂炭6克　焦建曲6克

方解：潼蒺藜、白薇、黑豆衣、女贞子平肝育阴滋水。茯神、远志养心安神定志。白蒺藜、杭菊清热散风。生石决明平肝潜阳。焦稻芽、焦建曲、山楂炭和中开胃，导滞通便。

郭某某，女，35岁。

辨证：眩晕。

病因：心阴不足，脾虚不运，火郁上焦。

证候：头晕心悸，纳少，便燥十余天未下。脉细数。舌质红尖边绛，苔微黄。

治法：养心健脾，润燥开郁。

处方：云茯神9克　焦稻芽9克　炒赤芍6克　远志肉6克　山楂炭9克　焦建曲9克　杭甘菊6克　郁李仁9克　全瓜蒌30克　藕节5个　炒枣仁6克

方解：茯神、远志、枣仁养心气安神以止心悸。焦稻芽、建曲、山楂炭健脾开胃导滞。全瓜蒌、郁李仁宽胸润燥以通大便。赤芍、藕节、杭甘菊清热活血，开郁散风以止头晕。

二诊：头晕已减，心悸亦减，大便已下，髋骨作痛。脉细。舌质红，苔浮黄。

处方：前方去焦建曲、山楂炭、郁李仁、全瓜蒌，加丝瓜络6克，陈皮6克，扁豆衣9克，佛手3克。

方解：丝瓜络、佛手平肝疏络利气。陈皮、扁豆衣宽中和胃，化痰健脾利水。

王某某，男，44岁。

辨证：眩晕。

病因：肝阳上亢，痰火郁结。

证候：头晕，耳鸣，脘堵纳少便燥，脉细弦。舌质红边绛，苔黄。

治法：和肝胃化郁结。

处方：白蒺藜9克　杭甘菊6克　制半夏6克　陈皮6克　焦苡米9克　焦稻芽9克　山楂炭6克　焦健曲6克　石决明9克　代代花3克　佛手花3克

方解：白蒺藜、杭甘菊平肝散风以清头晕。代代花、佛手花宽胸理气。半夏、陈皮、焦苡米利湿化痰。焦稻芽、焦建曲、山楂炭健脾胃，导滞消积和胃。生石决镇肝清火以聪耳。

二诊：头晕耳鸣未减，脘堵转痛纳增。脉细弦。舌红，苔黄。

处方：按前方去代代花、佛手花、焦建曲，加苏梗6克，木香3克，云磁石9克。

方解：苏梗和中开胃。广木香理气解郁以止脘痛。云磁石平肝聪耳以止耳鸣。

三诊：头晕耳鸣已减，脘胀有块但痛止。脉细弦。舌质红而裂。

处方：按二诊方去制半夏、陈皮、焦苡米，加生牡蛎9克，肥知母6克，川通草3克。

方解：生牡蛎软坚化痰清热。肥知母泻火润燥清热。川通草通气利溲，引热下行。

四诊：头晕大减，耳鸣已聪，仍脘胀有块。脉细弦。舌质红，苔微黄。

处方：按三诊方去苏梗、木香、焦山楂，加香橼皮6克，上川连3克，大腹皮9克。

方解：上川连清心泻火。香橼皮宽胸顺气。大腹皮消胀利水。

贾某某，男，51岁。

辨证：头晕。

病因：下元阴虚，血热上冲。

证候：头晕发胀，左手臂麻木。脉细尺虚。舌红，苔白。

治法：滋阴凉血平肝，舒筋活络。

处方：白蒺藜9克　大贝母9克　嫩桑枝30克　炒赤芍6克　宣木瓜9克　鲜生地9克　石决明12克　珍珠母12克　焦苡米12克　猪赤苓各6克

方解：白蒺藜、石决明、杭甘菊平肝泻火，清头目以治头晕。炒赤芍凉血活血泻肝火。鲜生地滋阴凉血。大贝母润肺化痰散结。珍珠母育阳潜阳。桑枝、木瓜舒筋活络，行水祛风。焦苡米益胃健脾以健生化之源。猪苓、赤苓入肾利尿清热。

章某某，男，62 岁。

辨证：头晕。

病因：水涸火升，外感风邪。

证候：头晕泛恶，心烦气闷，全身不舒，口干便燥。脉尺虚而数。舌质红，苔微黄。

治法：散风清热，育阴潜阳。

处方：潼白蒺藜各9克　忍冬藤9克　代代花3克　冬桑叶6克　杭甘菊9克

炒青蒿6克　大麦冬9克　鲜石斛6克　天花粉9克　炒竹茹6克　苏薄荷3克

方解：冬桑叶、白蒺藜、杭甘菊、薄荷清热散风，解表降火以止头晕。潼蒺藜补肾养阴。鲜石斛、麦冬、炒青蒿益精强阴，生津除热，和天花粉共奏降火润燥，解渴祛风。炒竹茹开郁清燥，化痰止逆。代代花顺气平肝开郁以止气闷。

刘某某，男，54 岁。

辨证：头晕。

病因：风湿热蕴结上蒸。

证候：头晕作响，纳少，便燥，腰背膀酸痛。脉细弦。舌质红，苔白。

治法：散风清热化湿。

处方：白蒺藜9克　丝瓜络6克　猪赤苓各9克　杭甘菊9克　石决明12克　泽泻6克　焦稻芽15克　焦苡米12克　全瓜蒌18克　秦艽6克　防己　防风各6克

方解：白蒺藜、杭甘菊、石决明清热散风平肝以止头晕。丝瓜络通经络行血脉。猪赤苓、泽泻、焦苡米利湿清热。焦稻芽健脾胃，祛湿热。全瓜蒌祛痰利肠，润便燥。秦艽、防风、防己散风祛热，养血舒筋，行气胜湿，治头晕，止背膀周身疼痛。

吴某某，女，41 岁。

辨证：头晕。

病因：肝火炽盛，暑风郁结。

证候：头晕不清，发热，乏力。脉弦数。舌红，苔黄。

治法：清暑祛风，平肝泻火。

处方：白蒺藜9克　丝瓜络6克　炒栀子6克　杭甘菊6克　赤芍12克　忍冬藤6克　陈皮6克　通草3克　粉丹皮6克　鲜佩兰6克　益元散9克，鲜荷叶包

方解：白蒺藜散风清热以止头晕，赤芍、丹皮、栀子、通草泻伏火，利水凉血，行血中之滞，引热下行而通小便。益元散芳香化浊清暑宁心，以祛暑风。忍冬藤凉血解毒，疗风养血。陈皮调中快膈导滞顺气。

李某某，女，54 岁。

辨证：头晕。

病因：肝火炽盛，上冲于头。

证候：头晕，喉堵，气迫作窜。脉左关实。舌质红，苔微白。

治法：平肝泻火，潜阳熄风。

处方：白蒺藜9克　杭白芍9克　珍珠母12克　杭甘菊9克　紫贝齿15克　代代花3克　冬桑叶6克　丝瓜络9克　佛手花3克　云磁石9克　钩藤钩3克

方解：白蒺藜平肝泻火。杭甘菊、冬桑叶、钩藤钩清热熄风。珍珠母、紫贝齿、磁石潜阳熄风，降逆镇肝。杭白芍、代代花、佛手花敛阴和血顺气开郁。丝瓜络除风化痰。

张某某，男，62岁。

辨证：头晕。

病因：素时嗜酒，酒毒伤肝，外感暑风。

证候：头晕发热，头摇，手抖，乏力。脉浮数。舌质红，苔微黄。

治法：祛暑热，平肝风，解酒毒。

处方：钩藤钩9克　葛花6克　白蒺藜6克　丝瓜络6克　枳椇子9克　杭甘菊6克　陈皮6克　扁豆衣9克　石决明9克　鲜佩兰叶6克　益元散鲜荷叶包

方解：钩藤钩、白蒺藜、杭甘菊、生石决明平肝熄风除热以治头晕、发热、头摇、手抖。佩兰叶、扁豆衣、益元散、鲜荷叶芳香化浊扶脾利湿，清暑祛热。葛花、枳椇子醒酒解毒。丝瓜络、陈皮开胃和中化痰除风。

高某某，女，37岁。

辨证：头晕。

病因：肝火炽盛，上冲于头。

证候：头晕、时热、腰酸身困。怀孕五月有余。脉滑数。舌质红，苔微黄。

治法：平肝火，固胎元。

处方：炒黄连6克　淡子芩6克　桑寄生9克　杭白芍9克　阿胶珠6克　苎麻根7个　杭甘菊6克　蕲艾炭3克　代代花3克　于白术6克　保胎丸9克，吞服

方解：吴茱萸、黄连、杭白芍（戊己丸）、子芩泻肝火和胃解郁。杭甘菊制火以解头晕。桑寄生、苎麻根、阿胶珠、蕲艾炭补肾养血以固胎元。保胎丸补气养血、安胎和胃以强腰膝。白术、代代花补脾和中以强壮脾胃。

郭某某，男，58岁。

辨证：头晕。

病因：湿痰蕴蒸。

证候：头晕有痰。脉细数。舌质红，苔黄腻。

治法：散风清热，渗湿化痰。

处方：白蒺藜9克　大贝母6克　猪赤苓各6克　杭甘菊6克　炒赤芍9克　黛蛤散9克，包　云茯苓6克　石决明15克　炒栀子6克　焦苡米12克　川通草3克

方解：白蒺藜、杭甘菊、石决明清热平肝，散风以止肝阳上越。炒栀子清三焦郁火。炒赤芍泻肝火，散恶血。云茯苓、猪赤苓、焦苡米健脾除湿。川通草利小便引热下行。大贝母、黛蛤散泻火散郁，清热化痰散结。

以上出自《陆观虎医案》

赵海仙

书云：无风不晕，无痰不眩。又云：昔瘦今肥，责之于痰。又云：痰饮凌心则心悸，上升则头眩。前述诸证，贵恙具见。探其源，则由惊恐伤胆，抑郁伤肝，思虑伤脾。故胆虚善怯，肝旺善怒，脾弱难运，津液不归正化，遂变蒸而为痰饮。饮入经络，则筋惕肉瞤。扰心肾，则梦惊神恍，间有遗滑，多疑不决。多食善饥，均痰热熏灼之为患耳。脉象沉弦且滑。久则有类中之虞。速当镇静精神，清心寡欲，庶与药饵兼功。

八楞麻五分 瓜蒌霜一钱 茯苓神各三钱 苦竹根一钱五分 珍珠母三具，盐水煮 首乌藤三钱 广橘皮络各一钱 甘菊炭七分 明天麻一钱，去油 汉防己五分 合欢皮五分 秫秫米三钱 白蒺藜三钱，去刺 法半夏一钱五分 涤饮散五分

《寿石轩医案》

叶熙春

陈，男，六十岁，二月。武康。肝胆风火上僭，头部两侧晕胀掣痛，痛连两目，视物不清，右胁胀疼，脉象弦数，舌质边绛，苔黄。当清肝胆风火。

羚羊角1.2克，先煎 杭菊6克 决明子9克 生白芍5克 青葙子9克，包 黑山栀9克 明天麻6克 夏枯草9克 制女贞子9克 蔓荆子9克 生石决明24克，杵先煎

二诊：泄肝清胆法服后，头晕胁痛均减，而颞部之痛未除，两目视物不明，脉弦。拟再养阴、清肝、熄风。

大生地18克 甘菊6克 石蟹15克，先煎 青葙子9克，包 粉丹皮5克 赤白芍各5克 黑山栀9克 夏枯草9克 明天麻6克 制女贞子9克 晚蚕沙12克，包 石斛夜光丸8克，分吞

按：肝脉布于胁肋，上达巅顶，开窍于目。头痛及目，视物不明，为风火内炽，上扰清空所致，故以凉肝清热，以泄内风内火。肝木升逆，必耗肾水，次方养阴清肝，即属斯意。

朱，男，四十八岁。十一月。上海。《内经》云：阴平阳秘，精神乃治。阴者阳之守，阳者阴之使，无阳则阴无以生，无阴则阳无以长，两者锱铢相称，不可稍偏，偏即为病。阴虚阳越无制，故头目眩晕，心悸寐劣。肾乃真阴之所，脑为髓之海，髓不充盛，致记忆健忘，腰脊酸楚。目者肝之窍，肝阴不足，则目睛干痛。舌苔薄白，脉象弦细而数。证属肝肾阴亏，营血不足。乘斯冬令，当以滋阴潜阳，平补气血之味，易汤为膏，缓缓进服，以培其本。

盐水炒大生地150克 熟地150克 砂仁9克，拌炒沙苑 蒺藜90克 燕根30克，包煎 制远志45克 宋半夏60克 滁菊30克，炒 女贞子90克 夜交藤90克 炒竹茹60克 黄肉60克 茯神90克 盐水炒橘红45克 生珍珠母240克 盐水炒桑椹子90克 原支怀药90克，打 川柏45克 炙当归90克 生益智仁60克 青龙齿90克 甘草梢30克 福泽泻45克 炒枣仁90克，杵 杭白芍60克 制首乌90克 新会皮45克 生川杜仲90克 丹皮45克 麦冬90克 制川断90克 米炒上潞参120克 炒香晒白术60克 盐水炒杞子90克 莲子红枣 龙眼肉各120克 驴皮胶120克，先炖烊，收膏入 冰糖500克，收膏入

以上出自《叶熙春专辑》

施今墨

朱某某，男，42 岁。久患失眠，极不耐劳，头晕头痛，记忆力减退。患胃病亦有年余，食欲不振，消化不良，恶心口干，在铁路医院检查诊断为神经官能证。血压 80/60 毫米汞柱。脉象：指下不满，按时且见滞涩。

辨证立法：患者就诊时，体弱神疲，面白少华，营养不良之象。营出中焦，纳食既少，消化又复不良，饮食精微，无从转化，营血无源，消耗日甚。心主血，血既不足，心气亏耗，血不上荣，血压低于正常，致头晕而痛，脑失营养，遂有失眠而记忆力则必减退。阴分已亏，自生虚热，口干者职是之故。先应治胃，待消化力强，营养得能输布，血气旺盛，诸证可痊。拟和胃强心安神法。

处方：厚朴花 4.5 克　玫瑰花 4.5 克　半夏曲 6 克　建神曲 6 克　砂仁壳 4.5 克　豆蔻壳 4.5 克　朱茯神 10 克　朱寸冬 10 克　炒枳壳 4.5 克　炒远志 6 克　生枣仁 10 克　熟枣仁 10 克　白蒺藜 10 克　东白薇 6 克　金石斛 10 克　鲜石斛 10 克　漂白术 4.5 克

二诊：服药 10 剂，纳食消化均见好转，已不恶心，睡眠比前好转。但仍体倦神疲，头时晕痛。拟调气血，和脾胃，补肾强心法。

处方：野党参 10 克　酒川芎 4.5 克　生牡蛎 12 克，龙骨 12 克，同布包先煎　炙黄芪 15 克　焙内金 10 克　漂白术 6 克　厚朴花 4.5 克　玫瑰花 4.5 克　白蒺藜 10 克　酒当归 6 克　炒枳壳 4.5 克　鹿角胶 10 克，另烊兑服

三诊：前方连服 20 剂，诸证均有好转，睡眠较前安稳，精神日益旺健。因公出差 4 个月未能服药，前证又有复现之势。头晕痛，腰酸楚，自觉思想不易集中，睡眠亦较前差，纳食不佳，消化力弱，仍遵原法加重补肾药力治之。

处方：川桂枝 6 克　杭白芍 12 克　生牡蛎 12 克，龙骨 12 克同布包，先煎　酒川芎 4.5 克　朱茯神 10 克　朱寸冬 10 克　川续断 10 克　川杜仲 10 克　白蒺藜 10 克　淡苁蓉 18 克　山萸肉 12 克　香白芷 4.5 克　焙内金 10 克　炒枳实 6 克　炙草节 6 克　沙蒺藜 10 克　漂白术 10 克

四诊：服药 10 剂，纳食渐佳，消化也好转，大便每日 1 次，头仍晕痛，腰背酸楚，血压 88/60 毫米汞柱，守原法治之。

处方：野党参 10 克　炙黄芪 18 克　云茯神 10 克　云茯苓 10 克　川桂枝 4.5 克　漂白术 10 克　酒当归 12 克　肉苁蓉 18 克　杭白芍 10 克　金狗脊 15 克　炙草节 6 克　川杜仲 10 克　酒川芎 4.5 克　川续断 10 克

五诊：服前方 10 剂，诸证减轻，但读书时间稍久，仍觉头晕，睡眠可达六七小时，亦较前安稳，饮食二便均甚正常。血压 100/70 毫米汞柱，血压有恢复正常之势。症状亦见减轻，拟将上方将剂量加 1 倍，配为蜜丸，每丸重 10 克，早晚各 1 丸，白开水送服。

陈某某，女，38 岁。病已匝年，主要症状为头时晕痛，失眠，精神不振，心烦怕吵。屡经治疗，时轻时重，经北京医院检查血压 190/120 毫米汞柱。近日来上述诸病证均感加甚，又有恶心，易于出汗，月经量少。脉弦上溢鱼际，尺弱。

辨证立法：情志郁结，气血阻抑，血充于上，盈亏失调，肝阳上亢，致有头晕头痛，失眠等证。病久不愈，正气已亏，体倦乏力，精神不振，血少则心烦，月经量少，阴病则喜静。先拟上病治下，移盈补亏之法治之。俟血压有下降之势，再拟补血强心，使之阴平阳秘，斯病

可痊。

处方：紫石英 18 克　灵磁石 18 克，打，先煎　旋覆花 6 克，代赭石 15 克同布包　炒远志 6 克　蟹化石 30 克，打碎先煎　云苓神各 10 克　白蒺藜 12 克　川牛膝 15 克　熟枣仁 12 克　半夏曲 12 克　玫瑰花 4.5 克　厚朴花 4.5 克　东白薇 6 克　谷麦芽各 10 克

二诊：前方连服 9 剂，血压 172/110 毫米汞柱，较诸前时已有下降之势，症状均有所减轻，病属慢性，拟服丸药，以观其效。仍按原方，将剂量加 1 倍，研细末，为蜜丸，每丸重 10 克，早晚各服 1 丸，白开水送服。

三诊：服丸药 1 个月，情况甚好，诸证大为减轻。睡眠可达五六小时，精神甚佳，已不心烦，据检血压 160/100 毫米汞柱。

处方：夏枯草 10 克　生龙骨 12 克　生牡蛎 12 克　蟹化石 24 克，打碎先煎　灵磁石 18 克，紫石英同打布包，18 克　云苓神各 10 克　白蒺藜 12 克　炒远志 10 克　鹿角霜 20 克　橘红络各 4.5 克

四诊：前方连服 20 剂，除觉乏力口干之处，诸证若失。血压为 140/100 毫米汞柱。病邪已退，正气未复，拟用强心补血巩固疗效。

处方：夏枯草 10 克　白蒺藜 12 克　蟹化石 30 克，打碎先煎　朱寸冬 10 克　朱茯神 10 克　远志肉 10 克　金石斛 6 克　鲜石斛 6 克　黄菊花 10 克　东白薇 6 克　大生地 6 克　鲜生地 6 克　西洋参 4.5 克，另炖兑服　陈阿胶 10 克，另烊兑服　鹿角胶 6 克，另烊兑服

五诊：前方连服 20 剂，检查血压 130/90 毫米汞柱，已趋正常，仍将上方去鲜石斛、鲜生地，加龟胶 20 克，除三胶另兑服外，其余诸药共研细末，炼蜜为丸，每丸重 10 克，早晚各服 1 丸，白开水送服。

张某某，女，54 岁。平时喜进膏腴，体态素丰。年及五旬时，经水闭止，逐渐发现头晕、耳鸣、心跳、气促。经医院检查血压为（180～100）/（210～120）毫米汞柱。三年来屡经治疗，时轻时重，血压迄未降至正常。近数月来，除上述症状外，又添鼻衄，有时周身窜痛，胸间堵闷，性情急躁，饮食减退，大便干结数日一行。舌苔黄垢，脉象寸关弦数有力。

辨证立法：喜食膏脂，体质丰满，腑实生热，热甚生火，迫血上行，遂有头晕耳鸣诸证。上焦郁热甚久，邪寻出路，致生鼻衄。肝热气实，急躁、胸闷，又以更年期之后，益使症状明显。脉象弦数，舌苔黄垢，均属腑实火盛之象。理应苦寒折逆，清火泻实之法。

处方：条黄芩 6 克　川黄连 3 克　生石膏 18 克　酒川军 4.5 克　鲜生地 10 克　大生地 6 克　山栀子 6 克　龙胆草 4.5 克　旋覆花 6 克，代赭石 12 克同布包　东白薇 6 克　怀牛膝 12 克　白蒺藜 10 克　沙蒺藜 10 克　代代花 4.5 克　厚朴花 4.5 克川郁金 6 克

二诊：前方连服 3 剂，大便已通畅，鼻衄未发，头晕、胸闷均已减轻，耳鸣心跳仍存。血压 180/110 毫米汞柱，仍照前法略作调整。

处方：酒黄芩 6 克　灵磁石 24 克，紫石英 24 克同打布包，先煎　旋覆花 6 克，代赭石 12 克同布包　大生地 6 克　鲜生地 6 克　炒山栀 6 克　酒黄连 3 克　龙胆草 4.5 克，酒炒　怀牛膝 12 克　白茅根 18 克　东白薇 6 克　沙蒺藜 10 克　厚朴花 6 克　佛手花 6 克　炒远志 6 克　黄菊花 10 克

三诊：前方连服 7 剂。鼻衄未发，头晕耳鸣均甚见轻，食欲渐开，胸间不闷，大便亦不干结。据检血压 150/100 毫米汞柱。患者即将返乡要求常服方。

处方：前方去白薇、白蒺藜、厚朴花、佛手花，加蝉衣 4.5 克，菖蒲 4.5 克。

《施今墨临床经验集》

第六十一章 头痛

胡慎柔

一贵介，年三旬。先因齿痛，用石膏三钱煎服，顷即满头皆肿痛，牙根上腭肿势尤甚，俟天明稍退，盖得阳气故也。诊之，左关细洪，右关涩，左尺亦涩。余谓：须纳气下达，方得脉和，定方名羌活散火汤，羌活（酒炒）五分，防风三分，酒连一分，酒芩二分，白茯苓一钱，人参二钱，甘草五分，半夏一钱，破故纸一钱，枸杞子一钱。二剂，细涩脉即粗大，是阳气下行矣，头痛稍止，可见前头痛是下焦无阳，阴火上冲。服之八剂，头痛全止，齿根肿犹未退，脉则益和。余曰：将愈矣，此阳气已至羔所。果四五日出脓少许而瘥。

一老妇患头痛二月，诸治罔效。余治以通经络和气血之剂，十余帖。晚上吐血二碗许，其家惶恐奔告，余谓：其证明日当愈。已而果然。

以上出自《慎柔五书》

程从周

朱怀川乃甥年二十余岁，苍黑而修长，平素作劳，时有外遇，间常忍饥做事。今三月初旬，云风寒头痛，未愈。清明日，复又出游，或未忌口，其日大风，不无受寒，归来头痛更甚，昼夜喊叫，以手摩捏稍定，否则又重痛如锥刺。医作感寒头痛，乃用羌防解表之类，痛愈甚。及邀予过诊，六脉极其微细，且中多涩滞，而身又清凉，予曰："此劳倦内伤，兼受阴寒之证，法宜温补。"或曰："头痛不分昼夜，已是风寒。"予曰："风寒头痛岂有身不发热之理，据脉又系中虚，全无表证，口渴不饮，舌润无苔。"乃用补中汤加姜附，两剂头痛随止。因食鸭蛋一枚，其夜胃气又疼，不能伏枕。次早观之，而胀仍缓弱，予曰："无非寒气之所使也。若非阴寒，则服前药而头痛不能止矣。"于是，仍用前方再加吴茱萸、山楂、玄胡索。一剂痛除，数剂痊愈。

方汲素二令爱年二十余岁，五月间，患发热头疼。且恶寒肌粟，纯似感寒之证，大便结燥。汲素初用解表，次用通利。俱罔效。因其有白门之行，更医，见身热不退，头痛未除，复用九味羌活汤表之，而痛益甚，烦乱不安。及邀予视之，六脉数而无力，右大于左，且散乱，独右尺浮大而虚，离出本经部位。面色萎黄而带青，口不作渴，予曰："此大虚证也。法当补中。"乃用参、芪、归、术补养之剂。热稍退，或时恶寒，独头痛不止，六脉中惟右尺独大，而虚浮如菽。予悟之曰："此命门火衰，真阳不足之故，必兼有带下之疾益虚基阳。"询之果然，乃以补中药内加大附子五分、黑干姜五分，数剂之间，头痛顿除。三十剂后，方得痊愈。

巴养浩年近四旬，形色肥白，患头痛半年余，午后觉重，至鸡鸣少愈。初医用四物祛痰之剂，不效。又医用茶调散、清空膏之类，亦不效。乃邀余诊视，六脉濡而迟缓，余曰："此气虚头痛也。医乃用血药，病何可安？"或曰："曾闻阳虚气病，昼重夜轻；血病阴虚，昼轻夜重。今患者午后觉重，鸡鸣少愈，岂非血病乎？"余曰："难执定论，当以脉推。既为血病，前药何以不效？盖鸡鸣至平旦，阴中之阳也，平旦至日中，阳中之阳也。日中至日晡，阳中之阴也。今鸡鸣少愈者，盖一阳初动之时，其气得令，故少愈。午后阳气潜藏，故又觉重，非阳虚而何？"又曰："肥白人气虚，脉缓弱气虚，今以形色脉证相参，病属气虚必矣！"乃以顺气和中汤加川芎、倍参芪，加贝母。服五剂后，微觉稍减。乃令固守前方，服至三十余剂，方得痊愈。

以上出自《程茂先医案》

郑重光

王东木孝廉，素有寒痰饮征。暑月头痛，医作火治，投以石膏、栀、芩而痛甚。自以为轻剂，益加大剂，则头痛如破，以冷水渍布，覆于巅顶，渴欲冷饮，入口即吐，阴躁卧地。因便请诊，脉已七至，细疾无论，赤身犹畏热甚，而实身冷多汗。余曰："此阴盛格阳，若不急温，则一战而脱。"急进大剂四逆汤加吴茱萸、半夏，连投三碗，孙医后至，亦同前药，但加人参。少刻寒战索被，覆以厚棉，幸先投药，少刻回阳。次日阴躁虽愈而头疼不止，至巳午时头痛，痛即呕哕不能食，因而废食者连旬。余以头风治疗，用当归四逆汤加附子、生姜、半夏、天麻，恐头风损目，故用归、芍以滋肝也。京口医家，犹云误用辛热，及彼复投大剂石膏，则痛而厥。又易医以湿痰处治，用苍术、五苓、吴萸、半夏，而痛不止，渐至患目。经云：因于湿，首如裹而不痛。痰厥头痛则不患目。其家以余言不谬，复召余治，易用清肝、滋血，辛平之剂，头痛、目患渐愈。王兄自检眼科补肝丸方，以夏枯草、香附、甘草三味为丸，日服不辍，遂头目两证痊愈。其方虽名补肝，实清肝也，乃知治病宗经，必不至于大谬。

《素圃医案》

周南

长谷川圆助，三十岁。三年前游京师染毒病，恶寒。去冬头疼至春，目眶、耳中锥痛，左头角痛且肿。牙宣齿疼，申时则重，至寅乃轻。脉弦急。此三阳毒聚于头，为寒所郁，故独甚于阴分也，宜祛风清火以发之。方以羌活、藁本以治太阳；柴胡以治少阳；甘菊、薄荷以佐之；葛根以治阳明；桑皮、桔梗以清肺；生地以滋阴；山栀引火屈曲下行；半夏消痰，治厥痛；甘草以和中。风散火降而痛或可已。三剂即效，改用逍遥散加滋阴降火，二十剂而痛止，但肿恐成结毒，更以内托消毒，继之而肿亦平复。

西川传兵卫，四十五岁。患头疼，两肩重，腰冷，小便淋涩。诊之左脉滑大，右脉沉滑，而皆急疾。此非外感之头疼、腰冷者，此头疼者，肝胆气逆也；肩重者，脾胃有痰也；腰冷淋沥者，肾与膀胱虚也。上、中、下三焦俱病，治之当分先后之不同。头痛为急，治先平头。方以温胆汤加柴胡、薄荷，治头痛即兼以消痰，三剂而痛顿止。次以二陈汤加苍术、杜仲，治脾胃即以利腰脊，亦三剂而肩背轻。复诊其脉，滑疾之状皆除，惟淋未愈，宜利小便。以五淋散加菟丝子、杜仲，略用官桂以鼓膀胱之气，重用茯苓、泽泻以伐肾邪之有余。又三剂而痊愈。可见此证之腰冷淋沥非虚寒，亦非实火，脉滑而疾则非寒矣，淋而不痛则非火矣，惟肝木风动，脾湿生痰。故以疏木者治上，燥土者治中，利水者治下。经曰：在上者因而越之，在下者因而竭之。又曰：标本不得，不能服邪。此之谓也。

吉田兵左卫门，年已望五。素耽曲蘖，初秋病醒，不能进食；头痛，自迎香穴及两太阳、囟门、巅顶酸痛不可名状；左耳鸣如捣杵声，右耳胀塞，鼻多衄血；脉滑大。此酒酷烈之气充斥于上，经络受伤故也。服药罔效。两月奄奄不食，消瘦，竟为不起。夫酒入胃，即通过胆，胆遗热于脑，脑络诸阳，酒气灌渗于诸经，郁而不散，清阳之气为其所乱，是以其痛万状也。湿热伤胃，所以不食，熏蒸于肺，扰动经血，所以鼻衄。治之概用苦寒，徒伤中气无益也。必以甘凉纯粹之品，为脾胃所悦者入胃，以和中气，以行少阳阳明之经，解郁清火，自然相宜。方以葛根为君，入阳明，解肌散火且消酒毒；麦冬、白芍药为臣，入太阴，清金补土，即以泻火；柴胡、甘菊、藁本为佐使，入脑，祛风熄火以定痛。湿热之蒸郁已久，金气乍动，降令难行，必得主秋冬之封蛰者行乎其中，以转气机，其效自捷。故以黄柏酒炒，柏假酒以上行，火得柏而下降也。连进三剂，头疼大减，胃开食进，身亦爽快，但鼻衄不止，用犀角地黄汤四服即止。乃易六味地黄汤调理愈。

森田权左卫门，年四十五岁。十年以来患舌本胀硬，以及肩髃、肩胛并前胸胀痛，有时上行头角，搬重、牵引而痛。头角痛久，虽不伤身，痛楚甚，无可奈。诊其脉，两寸关滑大，两尺弱，此上盛下虚之脉。痰火上逆于经络为患。治宜遵《内经》火郁发之之义，而兼消痰之药，使在经之郁火有所开泄，在络之痰气无所阻滞，庶胀痛可消。方以柴胡、钩藤、甘菊、薄荷以散少阳之风火；以桔梗、桑皮以清太阴之金气；以广皮、半夏、芥子以消痰；山栀引诸经之火屈曲下行；更加竹茹以引药入胆。大其剂作汤而频频热服。三剂霍然，又二剂而脉亦和平。意停药四五十日其病不复作矣。十年之郁火而熄于五剂之间，不亦快哉。

以上出自《其慎集》

任贤斗

喻廉敬，头痛二月，迎余诊，云去年九月痛起，只有钱大，间有蛋大，或前后左右痛无定处，屡服治头痛之药，毫无寸效，每日饭后咳出痰涎数十口，并有酸味。余曰：此头痛乃病标耳，不必治头痛，病本乃脾胃虚弱，以致气滞痰凝于中，阻遏清阳，不能上升之故也。治宜培补中州，开发滞逆，使滞解阳生，头必愈矣。与姜附六君子汤加荜茇，服二剂病减半，十剂大安。因前误治日久，损亏过甚，间反复，余嘱将原方再服数剂，病根全拔。

《瞻山医案》

北山友松

一壮男四年前，正月停食已前头苦痛如钉，眩晕至今。腹内不和，心下攻筑，或泻利，或耳鸣。

半夏白术天麻汤加青皮。

又用：交感汤加甘草。

宇藤氏性急，左胁冲动攻筑，或头痛目眩，或吐痰鼻塞，夜不安眠。自正月初旬，遍身似伤风，然后吐痰，盗汗，头痛，目眩，晡热，数证往复，脉滑而无力带弦。

初用方：天南星　甘草　柴胡　白芷　牙皂　黄连　枳实　瓜蒌仁　川芎　赤芍药　苏子　香附子　贝母　天麻　白芍药　前胡　桂心　黄芪　茯苓　人参　细辛　当归　麦门冬　陈皮　甘草各一两　生半夏七钱半

终用方：当归六黄汤。

岸本氏患棱骨痛，五六年。或咽干，龈肿，头痛，面目肿，右脉滑。

升麻　白芷　苍术　薄荷　黄芩　甘草　防风　半夏　羌活　天南星

冈村氏，壮岁患头痛。不食，吞酸上气，或胸痛，四肢冷，耳右聋左鸣，目昏，足膝麻痹，或舌强咽干，眩晕吐痰，健忘遗精，或小便溷浊。脉上部弱数，下部似滑。

初用方：益气聪明汤对六君子汤，加天麻、天南星、石菖、独活。

终用方：通明利气汤。

以上出自《北山医案》

陈念祖

头痛暴发，双目红赤，脑如破裂。是邪已入脑，即所谓真头痛是也。证系至险至危，法本不治，幸手足虽寒，尚未至节，速用三路解救法冀可挽回于万一：急灸百会穴三壮，随吞黑锡丹三钱，再进汤药一剂。方列于后：

川芎八钱　辛夷二钱五分　细辛八分　当归身八钱　蔓荆子二钱

服药后覆被安卧，得微汗乃吉。

自称每逢春令头痛频发，烦闷增，恶风寒，不思饮食。盖元气素弱，真阳不足，春气发生之际不能随之上舒，故痛闷殊甚。病由内伤所致，非挟有表邪，若徒事发散，是谓虚虚。宜补其元阳，庶清浊有升降之机，风恙不难渐平，方列于后。

炙黄芪三钱　白术三钱，黄土微炒　人参二钱　当归身二钱　炒白芍三钱　川芎一钱　天花粉一钱　柴胡一钱　蔓荆子一钱　陈皮五分　炙甘草五分

水煎服。

素患头痛，时发时止，且痛多在于左。此系郁气不宣，风邪袭于少阳之经。遇忧怒劳役则痛愈剧，加以风寒外邪，痛更难忍。久痛不愈，必至坏目。经云：火郁发之，木气舒则其恙自平。病发时进一剂，次日即用八珍汤二服，免正虚邪复，趁机而入，斯为善后之策。方列于下：

炒白芍三钱　川芎四钱　制香附一钱　白芥子一钱五分　柴胡八分　郁李仁八分　白芷五分　甘草八分

少年斫丧太过，一遇寒热劳役头痛便发，岑岑欲仆。由下元亏损，水不能养木则木气燥烈，龙雷之火时时冲击，上升巅顶，是以头痛而晕。宜峻补肾中之水，稍用补火之品佐之，患始可

平。先进二剂，病减，再进五剂，方列后：

　　干地黄五钱　山茱萸三钱　白茯苓二钱　怀山药三钱　粉丹皮二钱　泽泻二钱　肉桂五分　川芎八分

以上出自《南雅堂医案》

中神琴溪

一男子，久患头痛，立则晕倒。医以为霉毒，与弓黄汤，及轻粉、巴豆之类攻之，数百日。先生诊之，从心下至小腹拘挛如绳约之，乃与小建中汤百余帖，愈之。

《生生堂治验》

程文囿

郑妇年近三旬，质亏多郁，证患头痛，上及巅顶，下连齿颊，医称太阳风邪，药用羌、防、芎、芷，痛剧而厥，呕吐不食，经脉动惕。予曰："此肝风也。经云：'诸风掉眩，皆属于肝'。下虚上实，为厥巅疾，究由水虚不能涵木，怒木生风，勃勃欲功，误投温攻，益助其威，鼓舞鸱张，渐变痉厥，诚可虑耳。"方用地黄汤，加菊花、钩藤、白芍、甘草，数服稍应。思阳但上冒，阴不下吸，熄风务用咸寒，潜阳必须介类。方加阿胶、鸡子黄、牡蛎、龟板，取用磁石为引，使其吸引肝肾之气归原，服之病释。

《杏轩医案》

李炳

周生者，病头痛。翁珍之曰："是有鬼气乘之。"或疑其言之奇。未几，目果见鬼物。翁曰："鬼附于肝，不能自去。驱鬼必以风。"用羌活、川芎、细辛、防风、荆芥、升麻、甘松，一切升阳发散之品，为末，服之而愈。

《李翁医记》

齐秉慧

余治一人，遇怒则少阳两侧头痛。先用小柴胡汤加茯苓、山栀二服而效。继用六味地黄丸壮水之主，以镇阳光，而不再发。

又治谭侍御，每头痛必吐清水，不拘冬夏，吃姜便止。余曰："此中气虚寒。"用六君子汤加当归、芪、术、木香、炮姜而安。

又治商姓者，遇劳则头痛。余曰："脾阴下陷，虚阳不能上升。"遂与补中益气汤加蔓荆子而痊。

《齐有堂医案》

顾金寿

戴。脉象沉弱，两太阳缓痛，时发时止，当午更胜，微寒微热，食减足软。此由脾胃亏损，前曾有失血之证，气分未能复原。当此土火气交之中，最宜小心调理，拟薛氏补中法。

炙黄芪一钱五分　西党参三钱　蒸冬术一钱　炙甘草五分　归身一钱五分　柴胡三分，蜜水炒　茯苓二钱　炒白芍一钱　炒桑枝一钱五分　大枣二枚　生姜一小片

又：右脉渐和，左脉似弱，午后头胀，左足尚软，其为阴虚湿胜可知，再用四物合茶调法。

大熟地五钱，砂仁炒　归身三钱　大白芍一钱五分　川芎五分，酒炒　甘枸杞二钱　黄菊花一钱　牛膝一钱五分　炒薏米五钱　酒炒桑枝三钱

又：照前方加制半夏一钱五分，陈皮一钱。

丸方，遗失。

问：治此证者，多用表散，今独以补剂收功，何其异也。曰：此即内伤外感之辨矣。东垣云：外感头痛无休，内伤头痛时止时发。此人曾经失血，中虚已不待言，且微寒微热，食减脚软，又属脾虚湿甚之象。薛氏补中法，既能益气升阳，又可健脾利湿，服之而效，中病故也。余岂好与时医立异哉。

《吴门治验录》

李文荣

田展初五兄，予至好也。嘉庆十四年，伊远馆吴门，其内染时邪之证。医者皆用伤寒药，发散升提太过，其热不减。又皆竟用寒凉，如黄芩、黄连、山栀、石膏之类，连进多剂，热仍不减，面转通红，头皮作痛，手不能近，近则痛甚。病势沉重，医皆曰已传里，无法可治。又换某时医，于前药中加犀角、羚羊角，谓只此扳剂，再不应，即不治。适其内兄李进之亦予至好，知予素解岐黄，邀余一诊，以决生死。予诊其脉，上部浮大而空，两尺沉细欲绝，虽气微弱不欲言语，而心尚明了，并不昏迷。询其欲饮否？曰："不欲。"询其二便，大便少而稀溏，小便清白，少腹有痛意。予急曰："此戴阳证也！此素本阴亏，不能潜阳。今时邪误作伤寒论治，湿散太过，虚阳上浮，治宜引火归元。医者见其烦躁，不知其为龙雷上升，侵犯清虚之府所致；反以为热邪传里，肆用寒凉，即用回归，路已阻，再用寒药，不独腹痛自利，证必加重，而无根之阳将一汗而亡，奈何！"于是竟用真武汤，劝其速进。病者知用附子，断不肯服。以为："我烦热如此，如何还服此热药？"伊兄劝以："汝服凉药已多，而转火炎于上，兹方称引火归元，或当有效。今已危急，何不试之？"劝之再三，勉进半剂。本已十日不寐，进药后不觉安睡。两时许始痊，头皮不痛，面赤全退，腹痛亦止，心中不烦。乃复索药，尽剂。次日延予复诊，其病若失。细询平日本有上红之恙。生育亦多，其阴本亏，故阴中之阳易动也。改用附子理阴煎，服一剂，又专用理阴煎，服三剂。后以八珍加减调理痊愈。半月后，展初自吴门归，向予申谢，且言幸伊不在家，其妻得生，否则必死。予问何故？展初曰："如此热象，群医皆用寒凉，而子独用大热，且子不悬壶，我岂能相信哉！"予曰："然则足下亦不必谢予也，是有命焉，不可强而致也！"

《仿寓意草》

吴篪

京师龙泉寺丛林，余常往养静，每见往来僧人患头痛，苦者甚众，皆缘游方奔走，脱帽露

顶，衣服单薄，感受风寒致成痼疾。因众僧医药不便，开经验简易方，配成致送，令病者外治，一方不效，再易试之。嗣据知客僧云：诸方用之无不见效。

附：外治头痛简易方。

硝石散：治风邪犯脑，患头痛不可忍，不问年岁。

硝石　人中白_{等份}　冰片_{少许}

上为细末，用一字吹入鼻中。

治偏正头痛：有生萝卜汁加冰片少许，仰卧注两鼻孔，数年之患，一注而愈。

治头痛方：用大蒜一颗，去皮研取汁，令病人仰卧以铜箸点少许滴鼻中，急令搐入脑眼中，泪出而瘥。

透顶散：治偏正头风夹脑风并一切头风，不问年深近日。

细辛_{表白者三茎}　瓜蒂_{七个}　丁香_{三粒}　糯米_{七粒}　脑子　麝香_{各一豆许}

将脑麝另研极细，却将前四味亦另研细末，然后并研令匀，用瓷罐盛之，谨闭罐口，用时随左右搐之一大豆许，良久出涎则安。

治八般头风方：

草乌尖　细辛_{等份}　黄丹_{少许}

上为细末，用苇管搐入鼻中。

治偏头风方：

蓖麻子_{五钱，去壳}　大枣_{十五枚，去核}

共捣研如泥，涂棉纸上，用箸一只卷之，去箸纳鼻中，良久，取下，清涕叩止。

止痛太阳丹：

天南星　川芎_{等份}

上为末，同连须葱白捣烂作饼，贴太阳痛处。

秘方贴头风热病：

大黄　朴硝_{等份}

上为末，用井底泥捏作饼，贴两太阳穴，头风皆属寒，此独为热，不可不备。

治偏脑疼：将新瓦片打作圆片五六块，要茶盅口大小，在炭火内烧红，淬在陈醋内一两次，用绢包裹熨太阳穴，片冷再换第二块，五六片熨完，用帕扎住，避风雨三日，永不再发。

如圣散：治眼目偏痛、头风。

麻黄_{八钱，烧灰}　盆硝_{二钱半}　麝香　脑子_{各少许}

上为细末搐之。

上清散：治头痛、眉骨痛、眼痛不可忍者。

川芎　郁金　芍药　荆芥穗　芒硝_{各五钱}　片脑_{五分}　薄荷叶_{一钱}

上为细末，每用一字鼻内搐之，一方有乳香、没药各五分。

治头内如虫蛀响，此名天白蚁。用茶子末吹鼻中，此奇病不可不知。

蒋，久病头痛，发则恶心呕吐，胸满胁胀，气粗多痰。诊脉浮数滑。系酒食过度，痰滞膈中，风痰相结，上冲于头致成痰厥头痛。当服二陈汤加川芎、桂枝、蔓荆子，服数帖小效，更以半夏白术天麻汤而愈。

马东江大尹时疫病后，忽患头风，时发时止，如偶然触怒，则两太阳亦作痛。诊脉浮弦数。此内挟痰涎风火，郁遏经络，气血壅滞所致。遂用二陈汤加柴胡、川芎、当归、炒山栀、石菖蒲，以开郁、涤痰、疏散而愈。

长灿垣明府述久患头痛，风药、血药、痰药遍尝无效。余曰：方书多分头痛、头风为二门，然其痛一也。浅而近者名头痛，深而远者名头风。今按脉浮弦，此远年头风也，宜服芎犀丸。原文云：治偏正头风，鼻流臭涕，服他药不效者，服此决效。嗣知其连服三料，竟不复发。

川芎　朱砂水飞　石膏研　麦冬各四两　人参　茯苓　甘草炙　细辛各四两　镑犀角　栀子各一两　片脑五钱　阿胶两半，炒

上为末，蜜丸弹子大，每服一丸，食后茶送。

以上出自《临证医案笔记》

何书田

少阳阳明郁火内炽，头额作痛，脉不见弦。尚未大害。
薄荷　羚羊角　山栀　甘菊花　生草　桑叶　石膏　枣仁　蔓荆子　橘红

偏风头痛，肝阳内扰也。久必损目，且防延及右边。以养肝熄风主治。
制首乌　羚羊角　蒺藜　牡丹皮　桑叶　钩藤　炒白芍　石决明　菊花　蔓荆子　荷叶

虚风头痛，连及脑骨，非外因浅证可比也。治在肝阴。
制首乌　炒阿胶　枸杞子　粉丹皮　甘菊花　炙龟板　炒白芍　料豆皮　冬桑叶　干荷叶

虚风头痛，且心跳头晕，不易脱根，防目光损坏。
制首乌　炒白芍　石决明　桑叶　料豆皮　茯苓　炙龟板　羚羊角　甘菊花　丹皮　白蒺藜

偏头痛，乃少阳风动为患，防损右目。治以清中兼散为主。
羚角片　石决明　荆芥　蒺藜　黑山栀　钩藤　冬桑叶　秦艽肉　甘菊　橘白　蔓荆子

产后营虚，肝失所养，则头痛眩晕，一时不能霍然，法宜滋养营阴。
炒阿胶　炙鳖甲　炒白芍　甘菊花　白蒺藜　制首乌　炒归身　秦艽肉　料豆皮

以上出自《簳山草堂医案》

林佩琴

张氏女。患头痛，每发须吐尽痰沫，痛乃止，诊其脉沉缓，知为太阴痰厥头痛。仿东垣半夏天麻白术汤加减，愈。按：太阴头痛，必有痰也，苍术半夏汤主之。少阴头痛脉沉细，足寒而气逆，麻黄附子细辛汤主之。太阴、少阴二经虽不上头，然痰与气逆壅于膈间，则气不畅而

头为痛也。

沃。烦劳伤阳，阳气化风上巅，两太阳刺痛，耳鸣口干，寒热不寐，自汗便泻，下元疲乏，脉模糊。治先熄风镇阳。甘菊（炒）、荷叶、磁石、牡蛎粉、茯神、甘杞子（焙）、熟地炭、白芍、五味（炒）。

数服诸证向安。惟不嗜味微嗽，加甜杏仁、潞参、莲、枣，以补脾肺，原方去前四味，嗣用丸方牡蛎粉、淡菜、首乌、熟地、杞子、牛膝（酒蒸）、五味（焙）、阿胶（水化），和炼蜜丸。以滋填下元，匝月而愈。

薛。憎寒发热头痛，脑如雷鸣，一夕顶发块磊甚多，延及项后，都成疙瘩。俗医以为外证，用敷药罔效。诊其脉浮大，审知为雷头风，按东垣先生论此症状，类伤寒，病在三阳，不可过用寒凉重剂，诛伐无过，故刘河间立清震汤治之。用升麻三钱、苍术（米泔浸，炒）四钱、青荷叶一枝、薄荷三钱，如法，二服立消。此痰火上升，故成结核肿痛。用苍术除湿痰，薄荷散风火，升麻、荷叶引入巅顶，升发阳气，自得汗而肿消。

侄。头右偏痛，右上牙龈迄耳根紧掣，右鼻亦窒。一医用大黄、滑石，失之沉降。一医用柴胡、升麻，失之升提。予谓火郁生风，宜清凉发散，用辛以散风，苦以降火，参气味主治。内用羚羊角、山栀、甘菊（炒）、连翘、天麻（煨）、桔梗、丹皮、薄荷、钩藤、青荷蒂。外用细辛、白芷、羌活、川芎、当归、苏叶，煎汤熏洗。日数次，汗泄鼻通，紧痛顿减。后于内服原方去连翘，加知母（为其便燥），数服而平。此证多由少阳风火郁遏所致，其脉或左弦右沉，至阳升巅顶，两寸必较浮大，此其验也。

以上出自《类证治裁》

方南薰

靖邑程革，头痛如劈，风府、太阳等处筋脉涌起，形粗如指，满脑声鸣，需人重按，诊得脉滑有力。用皂角、生半夏、生白矾各五分碾为细末，姜汁调服。以鸭翎扫喉中，大吐胶痰数碗，遂不复发。此痰厥头痛，病在上焦，可用吐法治愈者。

进贤饶联芳先生室人，年三十有二，经信忽停，将近一载，诸疾丛生。未几，周身发疹，如斑如曲，瘙痒不安；未几，左侧头痛，高块肿起；又未几，左边齿痛，噬嗑维艰，医治数月无效。因先生肄业书院，诣省就医，访治于余，诊得六脉迟弱，余曰："尊阃之病，初由热入血室，血海停瘀，肝无所养，血虚生风，上攻脾肺，发为斑疹，头齿俱痛，若早用通经养血，清热解表，数剂可愈。失此不治，延至太阴脾虚生痰，咳嗽气喘，面黄舌白，少阴肢冷，午后恶寒，食少困倦，形骸骨立，厥阴地气加天，头痛如劈，痛甚伤气，肿处成坑，神魂失守，妄有见闻，此时宜舍斑疹为末，务遂投附子理中合吴茱萸汤，驱阴回阳，建立中气。"三服而头痛减，手足温，寒痰出而胸膈宽，顿思饮食。先生喜曰："如此沉疴，服药三剂，病已十去其六，成功在指日间耳。"余曰："未也。此证病久气弱，元神损极，今用温补，虽免于脱，而阴斑内陷，必极力排托，使气血充盈，方能掘其病根，须待冬尽春回，庶几如愿相偿。"先生深信勿疑，授以阴阳平补之药，奉为灵丹，不时啜服，间或迎候脉息，总不易方。调治半载，斑消陷起，发落重生，先生每过从，辄称谢不置，又复逢人说项云。

以上出自《尚友堂医案》

抱灵居士

予母，夜胃痛，间日振战，恶寒，吐清涎，脉洪滑长，以小青龙汤去麻、味一剂，呕痰，失尿，发热，太阳额痛；以藿香正气散，呕吐，舌现两路黄厚苔，口和、目胀，脉左浮滑，右细弦，此少阳阳明在经之邪热也；以柴葛解肌汤加法夏二剂，头热痛减，呃止，耳前后额角起疙瘩肿痛，此雷头风也；以清震汤葛根、赤芍、荆芥、苍术、荷叶、黄芩、薄荷、甘草，去升、麻一剂，热退，疙瘩痛；以前方加石膏、陈皮、翘、牛一剂，作痒、饱呃；以苍、荷二味而愈。

《李氏医案》

曹存心

头痛取少阳、阳明主治，是为正法。即有前后之别，不过分手足而已。

石膏　竹叶　生地　知母　甘菊　丹皮　黑栀　橘红　赤苓　桑叶　蔓荆子　天麻

诒按：此头痛之偏于风火者，故用药专重清泄一面。

高巅之上，惟风可到，到则百会肿疼且热。良以阴虚之体，阴中阳气每易随之上越耳。

生地　归身　白芍　羚羊角　石决明　煨天麻　甘菊　黑栀　丹皮　刺蒺藜

诒按：此阴虚而风阳上越者，故用药以滋熄为主。

脉弦数大，苔厚中黄，头痛及旁。阳明湿热，挟胆经风阳上逆也。

大川芎汤（川芎、天麻）合茶酒调散（芷、草、羌、荆、芎、辛、防、薄）。

二陈汤，加首乌、归身、白芍。

诒按：此亦少阳、阳明两经之病。但风阳既已上逆，似当参用清熄之意，乃合芎、辛、羌、芷，未免偏于升动矣。

以上出自《柳选四家医案》

何平子

水源不足，木水上乘，以致头痛呕恶，咽间不润。以培水息风调治。

熟首乌三钱　女贞子二钱　炒白芍二钱　石决明四钱　半夏曲钱半　甘菊花一钱　料豆衣三钱　麦冬二钱　茯苓二钱　鲜竹茹二钱

丸方：熟地四两　北沙参二两　女贞子二两　茯神二两　石决明三两　丹皮一两五钱　冬桑叶二两　甘菊一两　竹茹四两　麦冬二两　白芍药一两五钱　白蒺藜二两　芦根汤法丸。

《壶春丹房医案》

费伯雄

某。内热头痛，久而不愈，此肾阳久亏，肝热生风候也。宜滋肾柔肝法。

南沙参四钱　潼白蒺藜各三钱　羚羊片一钱，先煎　怀牛膝二钱　天麦冬各二钱，青黛拌　女贞二钱　淮山药三钱　丹皮二钱　生龟板四钱，打　茯苓二钱　莲子十枚

某。血虚肝风内动，头痛不止。

明天麻八分，煨　杭菊花二钱　钩藤三钱，后入　酒炒白芍二钱　丹皮二钱　当归二钱　桑叶二钱　料豆衣三钱　刺蒺藜三钱　黑芝麻一撮　蝎尾二条

某。右偏风头痛，木火上升，先从牙龈起，继以头胀而疼。当从少阳、阳明合治。

刺蒺藜三钱　嫩钩钩三钱，后下　荷叶边三钱　炙生地三钱　蔓荆子三钱　黄菊花二钱　杞子三钱　桑叶一钱　丹皮二钱　川石斛三钱　山栀三钱

某。肝阳上升，肺胃不和，不时呛咳，头角作痛。姑拟柔肝熄风，兼清肺胃。

羚羊角　杭菊花　象贝母　桑白皮　潼沙苑　南沙参　云茯苓　苡仁　全当归　生石决　大丹参　霜桑叶　白蒺藜

以上出自《费伯雄医案》

李铎

黄氏，年三十，巅胀，头面清空筋掣不和，偏左，目红赤而痛。乃肝胆风火上郁，治宜清散。

羚角　柴胡　赤芍　薄荷　菊花　连翘　胆草　焦栀　荷叶蒂

又川芎散三钱茶清调服，三次愈。

吴，头痛偏左，形寒内热，舌干口燥，四肢麻木。是厥阴风火上逆，用辛凉清散法。

薄荷　防风　柴胡　炒芩　蔓荆　炒连　连翘　菊花　桑叶　甘草　引加陈细茶水煎服。

又：连进清散，头痛渐减，四肢麻木已解，木已条达之征，惟眩晕、冷泪、心嘈。都是肝风内动，法宜熄肝风滋肾液。

菊花炭　炒枸杞　生地　白芍　石决　茯神　柏子仁　桑叶　钩藤

李，五九，初起右边头痛，继而眉棱骨痛，渐至眼眶俱痛。医者治风治痰治火俱不应，病延半月之久。余用选奇汤二剂而痛减，随以白芷、酒炒黄芩各三钱为末，清茶调下二钱，服三次而痛止。

选奇汤：治风火相扇眉棱骨痛。

羌活钱半　防风一钱　黄芩钱半，酒炒　甘草一钱，炙　生姜一片

水煎去渣食后稍热缓缓呷之。

按：诸痛本属风热与痰，而治风治痰治火皆不应何也？阅诸方皆荟萃驳杂，不能专入其经，

是以罔效。而余所用二法，仍是治风热与痰，何以效如影响，因其方捷，其力专，是以应手取效也。

乙巳治一人，头额痛如刀劈，极苦难当，诸药不效。余谓此阳明中风头痛。用葛根葱白汤大剂，一剂痛减，二剂霍然。

按：阳明经行于头面额，其邪传阳明而痛也。壬戌治家贺东弟妇唐氏，额及眉棱骨痛，大声疾呼痛极欲死，医以治头痛诸方，愈痛愈甚。余以前方加石膏二剂而痊。

姜某，脑鸣头痛，发时脑中戞戞有声，年来服药罔效，予谓此是太阳病。以太阳脉络于脑，太阳本属寒水之经，因风邪内客而致巅顶。法当按经施治，用麻黄、桂枝、川附、细辛、生姜数服而愈，永不复发。

铎按：头痛证类甚多，要在审其部位及看兼证。若部位不明，兼证不察，不无混施。倘但以寻常羌、防、芎、芷治头之药塞责，非仁术也。

丁二，形壮气实患偏头风，目赤眩晕，大便燥，用三化汤下之而愈。

喻某，年五十，体肥，素禀脾胃虚弱，常苦头痛，呕吐痰水，服橘、附、生姜有效。此番头痛如裂，身重如山，四肢厥冷，眼黑头旋，静卧床榻，起枕则如在风云中，服前方不应，医投附子理中亦无效。余诊得脉浮滑，此真厥阴太阴痰厥头痛，实易除之病。按古方半夏白术天麻汤服十余剂而愈。

按：头痛有正头痛，偏头痛，风寒头痛，湿热头痛，厥逆头痛，痰厥头痛，热厥头痛，湿厥头痛，气厥头痛，醉后头痛，真头痛，治之者宜辨别耳。

刘寿，十八，疫证经旬，大热烦渴，头痛而重。诸医作太阳伤寒表证，用附子、独活、蔓荆、羌、防辛散不效，又以柴、芩、连、薄之属，头愈痛，汗出心烦，呕吐不纳。诊脉沉，右浮大。余用竹叶石膏重剂，一服热退，畏风，头痛如裂，极苦难忍，耳中响如雷鸣。余曰：此雷头风也。与清震汤加马勃、牛子，一剂痛减六七，而热痰黏滞，仍用原方加川贝、蒌霜而瘳。

雷头风证不可过用寒药，清震汤宜之。寿山

清震汤

升麻　苍术　荷叶　僵蚕　连翘

以上出自《医案偶存》

凤实夫

沈右。巅顶头痛，左目失明，痛甚则厥，经事频冲，证患五六载，发而皆中节，而春季更甚焉。兹发正在春分，其势尤剧。脉象虚弦而数，胃纳不思，左胁下痞癖攻逆，下半身畏冷异常。脏阴大伤，虚阳无制，倘厥逆再勤必致脱也。拟以柔肝法并参补纳意。

上肉桂五分　乌梅肉三分，炒　煅磁石四钱　大熟地一两　龙胆草三分　炙鳖甲七钱　青铅一枚

复诊：证情俱减，胃纳稍加，脉尚虚弦，癖犹攻逆。厥脱之险虽缓，补纳之法尚急。

肉桂五分　乌梅肉三分，炒　煅磁石四钱　熟地一两　淡萸肉三分　炙鳖甲七钱　青铅一枚

《凤氏医案》

魏树青

予婿洪静山，秋间燥邪上扰，清窍为之不利，头痛耳鸣，目赤口苦，彼以微疾，不敢来渎予，先延他医诊治，服清肝熄风药不应。乃乞予为调理。予用吴氏治燥邪化火、清窍不利之翘荷汤，加菊花、夏枯草、苦丁茶，服二帖，其病即痊。此昔人所谓治病必先葳气，无伐天和者也。

六合洋货业刘某，病头痛数年，前医或清肝熄风，或养阴滋肾，均不应。其岳父柳某素信予，促其来兴就诊，予疑其诸法备尝，何以不效？乃询以曾患花柳证未？伊云："未病前一月，曾在秦邮宿一妓，此妓系患梅毒新愈者。"予曰："病根基于此也。"即用金鉴结寿紫金丹，加银花、粉草、苡仁、木瓜、滴乳石煎服，以败毒止痛，服后痛即大减，后为拟一丸，令其回里调养，伊叩谢而去。

以上出自《清代名医医话精华》

温载之

钟表匠某姓患头痛，常以帕缠头，发时气火上冲，痛而欲死。外敷凉药，内服清火顺气之品，可以暂安。旋愈旋发，绵延数年。因与友人修理钟表，病发，托其转求诊治。见其痛楚难堪，头面发红。但六脉沉细，左关伏而不见。乃厥阴肝经真阳不足，虚火上泛。用清热顺气，只可暂救燃眉，不能治其根本，是以时发时愈。遂用吴茱萸汤以补肝阳。两剂而愈。迄今数年，并未再发。假寒假热，实难分辨，但治病必求其本，乃可除根耳。

《温病浅说温氏医案》

陈菊生

面为阳明部分，而阳维脉起于诸阳之会，皆存于面，故面痛多属于火。惟火有虚火，有实火，实者可清，虚者不可清。乙未，余客上海，有张姓妾，小产后，两眼中间常有一星作痛，病已经年，问之诸医，莫名所以然。余切其脉，细弱而迟，知是平素血亏，血亏则气亏，气亏即火亏，遂合当归补血汤、胶艾汤加吴萸、牛膝、肉桂为方，温补而愈。考《内经》察色篇，以两眼之间属心。经又云：心之合脉也。又云：诸脉皆属于目。西医亦云：心体跳动不休，周身血脉应之而动。可知脉为心血贯注之所，目又为血脉交会之所。今两眼间作痛，其为心中血虚无疑，何则？经云：诸痛皆属于心。又云：诸痛皆属于热。又云：心主血，心恶热。夫热，阳也；血，阴也。阴非阳不生，阴非阳不守，阴耗则阳气独胜，无所依附，势必循脉上浮，凑于两眼之间，安得不痛？余以补血为君，补气为臣，补火为佐，引热下行为使，病果应手而效。在麻衣相法，指两眼中央为山根，吾将以山根痛名之，附于眉棱痛、眼眶痛之后云。

头痛一证，在伤寒门，有直中、传经之别；而传经中，又有太阳、少阳、阳明、太阴、少阴、厥阴之分。至于杂证，更有偏头风、雷头风、气虚、血虚、痰厥、肾厥、客寒犯脑、邪火上冲、破脑伤风、大头天行之异。所病在头，而所因不尽属于头。辛卯春，济南有王姬患头痛甚剧，人用荆芥、防风、藁本，是头痛治头之见也，痛势愈酷，且夕呻吟。余切其脉，数而弦，知是阴不胜阳，阳亢无制，上凑至巅，迫而为痛，前用风药，犹火焚而复扇之耳。风助火势，火借风威，痛故不可忽。治当滋水熄木，以清下法折之。冬地三黄汤加元参、羚羊角一剂，大便润，痛即平，又合生料六味丸意，加减治之而愈。后余入都，闻有一人病火冲头痛颇重，延西医治之，用猪脬，盛冰于中，头痛前后左右各悬其一，彼以为邪火上冲，用寒冰遏之，则火衰则痛可平。不知寒从外逼，火将内攻，证之轻者，不过多延时日，或可无虞；若遇重证，尤恐火气攻心，挽回莫及。在西人以寒治热，较俗工以风助火，已胜一筹，然何如用清下法折之，一服即平为愈乎！

《诊余举隅录》

张乃修

邵右。头偏作痛，心悸怔忡不寐，时觉恶热。阳升太过，致心火不能下行，拟宁神和阳。

炒枣仁二钱　茯神三钱　粉丹皮一钱五分　酒炒杭白芍一钱五分　石决明五钱　黑豆衣三钱　柏子仁三钱　龙齿三钱　炒知母一钱五分　金铃子一钱五分　天王补心丹三钱，先服

二诊：寐得稍安，轰热亦减，然仍头痛作痛。左关脉大。还是阴涵不足，阳升有余。前法再参和阴。

生龟板四钱　酸枣仁三钱　川连二分，煎汁炒研　酒蒸女贞子三钱　酒炒白芍一钱五分　醋煅珍珠母四钱　滁菊花一钱五分　煅龙齿三钱　黑豆衣三钱　丹皮二钱　辰灯心三尺

三诊：略能就寐，而热气时从上冲。脉象细弦。阴分不足，阳气不潜，前法再进一筹。

阿胶珠三钱　茯神三钱　煅龙齿三钱　酒炒白芍一钱五分　酸枣仁二钱　川连三分，煎汁炒　夜交藤四钱　酒炒女贞子三钱　醋煅珍珠母四钱　辰灯心三尺　濂珠粉二分，先服

右。喉痧之后，风火未清，风气通肝，以致火风游行经络，头痛如破，甚则随地结块，所谓热甚则肿也。

川芎　羚羊片　丹皮　蔓荆子　秦艽　山栀　白僵蚕　防风　香白芷　菊花

二诊：头痛减而少腹有气上冲，直抵咽喉，寤难成寐。脉洪大稍敛，而关脉仍弦。肝火风未能尽平，厥气从而附和，前法再参调气。

白芷　白芍　丹皮　藁本　金铃子　鲜菊花　山栀　当归　香附　青皮　枇杷叶

钱右。向有胃痛，不时举发，偏左腹中硬，头痛右甚，甚则引及目痛。脉形尺涩。肝火风上旋。宜清以泄之。

冬桑叶一钱　黑山栀三钱　池菊花一钱五分　白芍一钱五分，酒炒　粉丹皮二钱　细生地四钱　青葙子三钱，酒炒　蔓荆子一钱　肥玉竹三钱　荷叶边三钱

二诊：脉弛尺涩。偏右头痛，引及目珠，稍涉辛劳，咽中燥。肝火风不熄。养不足之阴，泄独胜之热。

细生地四钱　杭白芍一钱五分，酒炒　池菊花二钱　丹皮二钱　蔓荆子一钱五分　青葙子二钱，酒炒　淡芩一钱五分，酒炒　玉竹三钱　黑山栀三钱　野黑豆三钱　荷叶边三钱

邵右。头晕渐致作痛，痛引耳后，恶心欲吐。两关脉弦。少阳阳明不降也。

柴胡四分　炒竹茹一钱　法半夏一钱五分　酒炒白芍一钱五分　丹皮一钱　黑山栀二钱　白茯苓三钱　川芎五分　蔓荆子八分

二诊：头痛大减，耳后作胀，的是甲木之升腾有余。

桑叶一钱五分　黑山栀三钱　白蒺藜三钱　滁菊花一钱五分　钩钩三钱　丹皮一钱五分　蔓荆子一钱　石决明三钱　连翘壳三钱　干荷叶三钱

张左。头痛眩晕。苔白厚腻，脉濡缓微滑。肝阳挟痰上腾。拟熄肝化痰。

制半夏一钱五分　白蒺藜三钱　炒竹茹一钱五分　煨天麻一钱五分　甘菊花二钱　薄橘红一钱　净钩钩三钱　石决明四钱　茯苓三钱　白金丸七分，分二次服下

二诊：化痰泄热，眩晕稍减未止。脉象细弦。经云：头痛巅疾，下虚上实。原因肾水内亏，阳气上冒。再拟育阴潜阳法。

龟板六钱，先煎　牡蛎八钱　白菊花一钱五分　白蒺藜三钱　杞子三钱　生地四钱　黑豆衣三钱　粉丹皮二钱　煨天麻一钱五分

以上出自《张聿青医案》

王旭高

张。头痛巅疾，下虚上实，过在足少阳、厥阴，甚则入肾，晌蒙昭尤。此段经文明指肝胆风阳上盛，久痛不已，必伤少阴肾阴。肾阴一衰，故目眩眬无所见，而腰痛复起也。前方清镇无效，今以育阴、潜阳、镇逆法。

生地　龟板　杜仲盐水炒　牡蛎　茯神　枣仁　磁石　阿胶蛤粉炒　女贞盐水炒　沙苑盐水炒　石决明

渊按：此厥阴头痛也。三阴经皆至颈而还，惟厥阴上额交巅。甚则入肾者，木燥水必亏，乙癸同源也。

潘。情怀郁勃，肝胆风阳上升，右目昏蒙，左半头痛，心嘈不寐，饥而善食，内风焮旋不熄，痛势倏忽无定，营液消耗，虑其痉厥。法以滋营养液，清熄风阳。务宜畅怀，庶克臻效。

大生地　元精石　阿胶　天冬　池菊　羚羊角　石决明　女贞子　白芍　钩钩

复：服滋阴和阳法，风阳稍熄。第舌心无苔，心嘈善饥，究属营阴消烁，胃虚求助于食。议滋柔甘缓。

大生地　石决明　麦冬　阿胶　白芍　大麻仁　女贞子　橘饼　洋参　茯神

渊按：舌心无苔，胃阴虚也。加炙草守中壮水更妙。

苏。肝阴久亏，风阳上扰不熄，头项目珠皆痛，痛则心嘈难过，漾漾如呕，多烦少寐，大便燥结。高年当春分节阳升勃勃之际，自宜育阴熄风，镇逆宁神。

生地　茯神　阿胶　沙参　鲜首乌　麻仁　沙苑子　枣仁　甘菊　石决明　炙甘草　麦冬
金器先煎

又：耳目昏花，初起多由风热，次则因于肝火，久则必致阴虚。此证已及半年，其为阴虚阳亢无疑。毓阴以和阳，壮水以制火，是定法也。

大生地　麦冬　丹皮　磁石　茯神　石决明　焦栀　元参　枣仁　沙苑子　北沙参
另磁朱丸二钱，每朝盐花汤送下。

钦差。军事倥偬，劳心劳力，眠食无暇，感冒风邪，引动内风，犯胃凌上，半边头痛，呕吐黄水。拟去外风以熄内风，兼和胃气而化痰湿。录方呈电。

荆芥　秦艽　防风　天麻　石决明　陈皮　茯苓　白芷　甘菊　钩钩　半夏　竹茹　白蔻仁

陈。脉诊左关独弦滑，风阳挟痰上扰阳明，头额偏左连及腮齿皆痛。拟熄风阳，兼清痰火。
羚羊角　制僵蚕　桑叶　丹皮　嫩钩钩　甘菊花　石决明　鲜银花藤　刺蒺藜
另：细辛三分，荆芥钱半，生石膏五钱，共研粗末，泡汤漱口。另：乳香一钱，没药一钱，生南星一钱，生半夏一钱，僵蚕一钱，冰片三分，共研细末，和入陈酒干面调敷。

苏。肝风上升于巅顶，原属阴亏；痰浊弥满于中宫，多因脾弱。目痛头疼，心嘈便结，阴亏阳亢之征；舌苔浊厚，纳少恶心，胃虚浊泛之象。高年久病，图治实难，勉拟一方备参。
人参　半夏　天麻　橘皮　元明粉　茯神　沙苑盐水炒　磁石　黄柏　元精石　干姜
又：头痛减而得寐，苔薄白而带灰。火降则神安，湿化则燥显。前方加减，再望转机。
前方去干姜、黄柏，加知母、北沙参、姜竹茹。
又：头痛虽减，风阳犹未全平。舌苔灰白，痰浊仍未全化。心跳若饥，营阴亏而有火。闻喧欲晕，阳上亢而下虚。拟养营阴以降火，和胃气而化痰，参以镇逆，佐以宁神。
制洋参　牡蛎　茯神　沙苑　石决明　大生地　半夏　陈皮　杏仁　元精石　竹茹

诸。外风引动内风，头两边及巅顶俱痛。咳嗽，舌苔白，身热，能食知味，病在上焦。古方治头痛都用风药，以高巅之上惟风可到也。
荆芥一钱　川芎八分，酒炒　杏仁三钱　防风钱半　甘菊花一钱　淡芩钱半，酒炒　枳壳一钱　羌活钱半　藁本一钱
上药研粗末，外加松萝茶叶三钱，分三服，开水泡服。另细辛三分，雄黄一分，研末，搐鼻取嚏。
渊按：古方清空膏，一派升散，全无意义，可用之证甚少。

薛。头风痛偏于右，发则连及牙龈，甚则呕吐痰涎。肝风袭于脾胃，寒痰流入筋络。温补泄化为法。
竹茹　白附子　黄芪　羌活　刺蒺藜　半夏　吴萸　制僵蚕　钩钩
渊按：头痛牙痛，属热者多，而亦有寒痰流络用温散者。

以上出自《王旭高临证医案》

柳宝诒

沈。阳明胃气，挟风火而上逆，头痛不纳。当清胃泄邪。

制半夏　刺蒺藜　明天麻　蔓荆子　川芎炭　陈广皮　云茯苓　黑山栀　杭菊花　枳实　苦丁茶　竹叶

郭。气厥暂平。木火上窜，则头痛目眩；入络，则肢麻肤疹。宜熄肝和气为主。

滁菊炭　石决明　刺蒺藜　夜交藤　黑山栀　郁金　白芍　丹皮　桑叶皮各　陈佛手

以上出自《柳宝诒医案》

马文植

福建，黄左。脾肾不足，心气亦虚，内风萌动，上扰清空，头额肩臂走窜作痛，精神疲困，欠寐，魂梦不安。拟育阴柔肝，兼养心肾。

北沙参二钱　当归一钱五分　生地三钱　丹参一钱五分　柏子仁二钱　炒白芍一钱五分　黑料豆三钱　煅牡蛎三钱　乌芝麻三钱　夜交藤三钱　杭菊花八分　干荷叶二钱　红枣三枚　蚕沙二钱

复诊：肝为风木之脏，需肾水以济之，血液以濡之。血少肝虚，内风萌动，上扰阳明，头额昏痛，下午尤甚，肩臂筋脉不得自如，动则作痛，络脉不荣，精神疲困。拟滋水柔肝。

生地三钱　当归一钱　黑料豆三钱　炒白芍一钱五分　天麻三钱　柏子仁二钱　阿胶一钱五分　甘菊八分　白蒺藜二钱，鸡子黄炒　煅龙齿二钱　丹皮一钱五分　干荷叶二钱　乌芝麻三钱　煅磁石二钱

《马培之医案》

沈祖复

惜谷局王晓峰先生年六十余矣，自少茹素，荤味未尝下箸。时时头痛不止，服桑叶、钩藤等药无效。先生曰："此因不茹荤而五脏滋液枯槁，肝肾之阴不足，非用阿胶、龟胶等血肉有情之品不可。"王君曰："茹素已六十年，余不愿以荤味污我腹内清净之腑也。"嗣后头痛愈甚，先生劝之曰："入药不为荤，何迂执乃尔？"后仍照前方服之，数日而痛止。

《医验随笔》

方耕霞

居。古人治肝之法，曰辛散，曰甘缓，曰凉降，曰濡养。今则齿痛头痛，痰嗽少寐，固非辛散甘缓之法所宜。且左关尺偏弦，可知肝阴不足，肝火独旺，子虚而盗母气矣。拟凉降以治标，濡养以治本，斯能平炎上之火而滋不足之阴。但须怡养情志，草木方能见功。

羚羊　磁石　柏子仁　生地　决明　菊花　丹皮　白芍　吴萸　桑叶　钩钩

某。头痛少寐已涉一年，所虑吐血，由肝胆虚热乘春阳之气上升而作，不加咳嗽，尚属可治。

羚羊 丹皮 黑栀 龙齿 半夏 陈皮 丝瓜络 鲜首乌 薄荷叶 川连 炒枣仁 竹茹

张。肝虚则风动木摇，头痛经脉抽掣，脾虚则脘胀纳少便溏。论治于两者之间，仲圣谓见肝之病，当先实脾。诚以地脉阳回，柯条自畅，宗之立方，庶几得其纲领。

党参 于术 炙草 肉桂 吴黄 炒香附 归炭 枣仁 远志 茯苓 龙眼肉

席。头痛发时必兼恶心，此厥阴之邪夹中焦痰气上逆也。从温降化痰。

党参 于术 吴黄 陈皮 半夏 砂仁 白蒺藜 旋覆花 煨姜

再诊：崇土御木，乃中虚肝逆头痛治法。但酒客湿甚，甘味宜除，辛味宜减。

吴黄 泽泻 茯苓 砂仁 半夏 陈皮 木香 旋覆 鸡距子 生姜

以上出自《倚云轩医话医案集》

凌奂

王（潞村，年五十六岁，十一月廿六日）。血虚生风，半片头痛，痛甚损目，目起翳障，潮热口苦，心悸眩晕，眠食欠安，脉小弦数，治宜育阴潜阳。

西洋参 甘菊蕊 丹皮 玫瑰花 制首乌 归身 石决明 冬桑叶炒 蔓荆 东白芍 朱茯神

外风宜以后川芎茶调散法。

诸风掉眩痰多，宜痫厥方治之。

《凌临灵方》

张锡纯

天津李姓，得头疼证，日久不愈。

病因：其人素羸弱，因商务操劳遇事又多不顺，心肝之火常常妄动，遂致头疼。

证候：头疼不起床者已逾两月，每日头午犹轻，过午则加重，夜间疼不能寐，鸡鸣后疼又渐轻可以少睡，心中时或觉热，饮食懒进。脉搏五至，左部弦长，关脉犹弦而兼硬，右脉则稍和平。

诊断：即此脉象论之，显系肝胆之热上冲脑部作疼也。宜用药清肝火、养肝阴、镇肝逆，且兼用升清降浊之药理其脑部。

处方：生杭芍八钱 柏子仁六钱 玄参六钱 生龟板六钱,轧细 龙胆草三钱 川芎钱半 甘菊花一钱 甘草三钱 共煎汤一大盅，温服。

效果：服药一剂，病愈十之七八，脉象亦较前和平，遂将龙胆草减去一钱，又服两剂全愈。

或问：川芎为升提气分之品，今其头疼既因肝胆之热冲，复用川芎以升提之，其热不益上冲乎？何以服之有效也？答曰：川芎升清气者也，清气即轻气也。按化学之理，无论何种气，若以轻气之中必然下降，人之脏腑原有轻气，川芎能升轻气上至脑中，则脑中热浊之气自然下降，是以其疼可愈也。

天津李某某，年过三旬，得脑充血头疼证。

病因：禀性褊急，家务劳心，常起暗火，因得斯证。

证候：其头疼或左或右，或左右皆疼，剧时至作呻吟。心中常常发热，时或烦躁，间有眩晕之时，其大便燥结非服通下药不行。其脉左右皆弦硬而长，重诊甚实，经中西医诊治二年，毫无功效。

诊断：其左脉弦硬而长者，肝胆之火上升也；其右脉弦硬而长者，胃气不降而逆行，又兼冲气上冲也。究之，左右脉皆弦硬，实亦阴分有亏损也。因其脏腑之气化有升无降，则血随气升者过多，遂至充塞于脑部，排挤其脑中之血管而作疼，此《内经》所谓血之与气，并走于上之厥证也。亦即西人所谓脑充血之证也。其大便燥结不行者，因胃气不降，失其传送之职也。其心中发烦躁者，因肝胃之火上升也。其头部间或眩晕者，因脑部充血过甚，有碍于神经也。此宜清其脏腑之热，滋其脏腑之阴，更降其脏腑之气，以引脑部所充之血下行，方能治愈。

处方：生赭石两半，轧细　怀牛膝一两　生怀山药六钱　生怀地黄六钱　天冬六钱　玄参五钱　生杭芍五钱　生龙齿五钱，捣碎　生石决明五钱，捣碎　茵陈钱半　甘草钱半　共煎汤一大盅，温服。

方解：赭石能降胃平肝镇安冲气。其下行之力，又善通大便燥结而毫无开破之弊。方中重用两半者，因此证大便燥结过甚，非服药不能通下也。盖大便不通，是以胃气不下降，而肝火之上升，冲气之上冲，又多因胃气不降而增剧。是治此证者，当以通其大便为要务，迨服药至大便自然通顺时，则病愈过半矣。牛膝为治腿疾要药，以其能引气血下行也。而《名医别录》及《千金翼方》，皆谓其除脑中痛，盖以其能引气血下行，即可轻减脑中之充血也。愚生平治此等证必此二药并用，而又皆重用之。用玄参、天冬、芍药者，取其既善退热兼能滋阴者。用龙齿、石决明者，以其皆为肝家之药，其性皆能敛戢肝火，镇熄肝风，以缓其上升之势也。用山药、甘草者，以二药皆善和胃，能调和金石之药与胃相宜，犹白虎汤用甘草、粳米之义，而山药且善滋阴，甘草亦善缓肝也。用茵陈者，因肝为将军之官，其性刚果，且中寄相火，若但用药平之镇之，恒至起反动之力，茵陈最能将顺肝木之性，且又善泻肝热，李氏《本草纲目》谓善治头痛，是不但将顺肝木之性使不至反动，且又为清凉脑部之要药也。诸药汇集为方，久服之自有殊效。

复诊：将药连服二十余剂，其中随时略有加减，头已不疼，惟夜失眠时则仍疼，心中发热、烦躁皆无，亦不复作眩晕，大便届时自行，无须再服通药，脉象较前和平而仍有弦硬之意，此宜注意滋其真阴以除病根。

处方：生赭石一两，轧细　怀牛膝八钱　生怀山药八钱　生怀地黄八钱　玄参六钱　大甘枸杞六钱　净萸肉五钱　生杭芍四钱　柏子仁四钱　生麦芽三钱　甘草二钱

共煎汤一大盅，温服。方中用麦芽者，借以宣通诸药之滞腻也。且麦芽生用原善调和肝气，亦犹前方用茵陈之义也。

效果：将药又连服二十余剂，亦随时略有加减，病遂全愈，脉象亦和平如常矣。

京都谈某某，年五十二岁，得脑充血头疼证。

病因：因劳心过度，遂得脑充血头疼证。

证候：脏腑之间恒觉有气上冲，头即作疼，甚或至于眩晕，其夜间头疼益甚，恒至疼不能寐。医治二年无效，浸至言语謇涩，肢体渐觉不利，饮食停滞胃口不下行，心中时常发热，大便干燥。其脉左右皆弦硬，关前有力，两尺重按不实。

诊断：弦为肝脉，至弦硬有力无论见于何部，皆系有肝火过升之弊。因肝火过升，恒引动冲气、胃气相并上升，是以其脏腑之间恒觉有气上冲也。人之血随气行，气上升不已，血即随

之上升不已，以致脑中血管充血过甚，是以作疼。其夜间疼益剧者，因其脉上盛下虚，阴分原不充足，是以夜则加剧，其偶作眩晕亦职此也。至其心常发热，肝火炽，其心火亦炽也。其饮食不下行，大便多干燥者，又皆因其冲气挟胃气上升，胃即不能传送饮食以速达于大肠也。其言语肢体謇涩不利者，因脑中血管充血过甚，有妨碍于司运动之神经也。此宜治以镇肝、降胃、安冲之剂，而以引血下行兼清热滋阴之药辅之。又须知肝为将军之官，中藏相火，强镇之恒起其反动力，又宜兼用舒肝之药，将顺其性之作引也。

处方：生赭石一两，轧细　生怀地黄一两　怀牛膝六钱　大甘枸杞六钱　生龙骨六钱，捣碎　生牡蛎六钱，捣碎　净萸肉五钱　生杭芍五钱　茵陈二钱　甘草二钱　共煎汤一大盅，温服。

复诊：将药连服四剂，头疼已愈强半，夜间可睡四五点钟，诸病亦皆见愈，脉象之弦硬已减，两尺重诊有根。拟即原方略为加减俾再服之。

处方：生赭石一两，轧细　生怀地黄一两　生怀山药八钱　怀牛膝六钱　生龙骨六钱，捣碎　生牡蛎六钱，捣碎　净萸肉五钱　生杭芍五钱　生鸡内金钱半，黄色的捣　茵陈钱半　甘草二钱　共煎汤一大盅，温服。

三诊：将药连服五剂，头已不疼，能彻夜安睡，诸病皆愈。惟办事，略觉操劳过度，头仍作疼，脉象犹微有弦硬之意，其心中仍间有觉热之时。拟再治以滋阴清热之剂。

处方：生怀山药一两　生怀地黄八钱　玄参四钱　北沙参四钱　生杭芍四钱　净萸肉四钱　生珍珠母四钱，捣碎　生石决明四钱，捣碎　生赭石四钱，轧细　怀牛膝三钱　生鸡内金钱半，黄色的捣　甘草二钱　共煎汤一大盅，温饮下。

效果：将药连服六剂，至经理事务时，头亦不疼，脉象已和平如常。遂停服药汤，俾日用生山药细末，煮作茶汤调以白糖令适口，送服生赭石细末钱许，当点心服之以善其后。

天津于某某，年二十二岁，得脑充血头疼证。

病因：其月信素日短少，不调，大便燥结，非服降药不下行，以至脏腑气化有升无降，因成斯证。

证候：头疼甚剧，恒至夜不能眠，心中常觉发热，偶动肝火即发眩晕，胃中饮食恒停滞不消，大便六七日不行，必须服通下药始行。其脉弦细有力而长，左右皆然，每分钟八十至，延医诊治历久无效。

诊断：此因阴分亏损，下焦气化不能固摄，冲气遂挟胃气上逆，而肝脏亦因阴分亏损水不滋木，致所寄之相火妄动，恒助肝气上冲。由斯脏腑之气化有升无降，而自心注脑之血为上升之气化所迫，遂至充塞于脑中血管而作疼作晕也。其饮食不消、大便不行者，因冲胃之气皆逆也；其月信不调且短少者，因冲为血海，肝为冲任行气，脾胃又为生血之源，诸经皆失其常司，是以月信不调且少也。《内经》谓："血菀（同郁）于上，使人薄厥"，言为上升之气血猖薄而厥也。此证不急治则薄厥将成，宜急治以降胃、镇冲、平肝之剂，再以滋补真阴之药辅之，庶可转上升之气血下行，不成薄厥也。

处方：生赭石一两，轧细　怀牛膝一两　生怀地黄一两　大甘枸杞八钱　生怀山药六钱　生杭芍五钱　生龙齿五钱，捣碎　生石决明五钱，捣碎　天冬五钱　生鸡内金一钱，黄色的捣　苏子一钱，炒，捣茵陈钱半　甘草钱半　共煎汤一大盅，温服。

复诊：将药连服四剂，诸病皆见轻，脉象亦稍见柔和。惟大便六日仍未通行，因思此证必先使其大便如常，则病始可愈，拟将赭石加重，再将余药略为加减以通其大便。

处方：生赭石两半，轧细　怀牛膝一两　天冬一两　黑芝麻八钱，炒捣　大甘枸杞八钱　生杭芍五钱　生龙齿五钱，捣碎　生石决明五钱，捣碎　苏子三钱，炒捣　生鸡内金钱半，黄色的捣　甘草钱半　净柿霜五钱

药共十二味，将前十一味煎汤一大盅，入柿霜融化温服。

三诊：将药连服五剂，大便间日一行，诸证皆愈十之八九，月信适来，仍不甚多，脉象仍有弦硬之意，知其真阴犹未充足也。当即原方略为加减，再加滋阴生血之品。

处方：生赭石一两，轧细　怀牛膝八钱　大甘枸杞八钱　龙眼肉六钱　生怀地黄六钱　当归五钱　玄参四钱　沙参四钱　生怀山药四钱　生杭芍四钱　生鸡内金一钱，黄色的捣　甘草二钱　生姜三钱　大枣三枚，掰开　共煎汤一大盅，温服。

效果：将药连服四剂后，心中已分毫不觉热，脉象亦大见和平，大便日行一次，遂去方中玄参、沙参，生赭石改用八钱，生怀山药改用六钱，俾多服数剂以善其后。

天津崔某某，年三十八岁，得脑充血兼两腿痿弱证。

病因：出门采买木料，数日始归，劳心劳力过度，遂得斯证。

证候：其初常觉头疼，时或眩晕，心中发热，饮食停滞，大便燥结，延医治疗无效。一日早起下床，觉痿弱无力，痿坐于地，人扶起坐床沿休息移时，自扶杖起立，犹可徐步，然时恐颠仆。其脉左部弦而甚硬，右部弦硬且长。

诊断：其左脉弦硬者，肝气挟火上升也。右脉弦硬且长者，胃气上逆更兼冲气上冲也。因其脏腑间之气化有升无降，是以血随气升充塞于脑部作疼作眩晕。其脑部充血过甚，或自微细血管溢血于外，或隔血管之壁，些些渗血于外，其所出之血，若着于司运动之神经，其重者可使肢体痿废，其轻者亦可使肢体软弱无力，若此证之忽然痿坐于地者是也。至其心中之发热，饮食之停滞，大便之燥结，亦皆其气化有升无降之故，此宜平肝、清热、降胃、安冲，不使脏腑之气化过升，且导引其脑中过充之血使之下行，则诸证自愈矣。

处方：生赭石一两，轧细　怀牛膝一两　生怀地黄一两　生珍珠母六钱，捣碎　生石决明六钱，捣碎　生杭芍五钱　当归四钱　龙胆草二钱　茵陈钱半　甘草钱半　共煎汤一大盅，温服。

复诊：将药连服七剂，诸病皆大见愈，脉象亦大见缓和，惟其步履之间仍须用杖，未能复常，心中仍间有发热之时。拟即原方略为加减，再佐以通活血脉之品。

处方：生赭石一两，轧细　怀牛膝一两　生怀地黄一两　生杭芍五钱　生珍珠母四钱，捣碎　生石决明四钱，捣碎　丹参四钱　生麦芽三钱　土鳖虫五个　甘草一钱　共煎汤一大盅温服。

效果：将药连服八剂，步履复常，病遂全愈。

以上出自《医学衷中参西录》

巢渭芳

某右，三十四岁。风邪久郁，又以孀居，内风上僭，头痛偏左角，肌肉高凸，不能安寐，日夜啼号，面浮且黄，舌苔灰白。散补不效，改以走窜蠕动之品，使其直透病所。僵蚕、炙甲片、生苍术、羌活、升麻、防风、当归、黑山栀、生草、白芷、藁本、炙黑全虫二只，效。

（原按：此妇居于山垭）

《巢渭芳医话》

陈莲舫

苏州黎尔氏观察大人。先起痔患，肝营肾液受伤，肝乃主筋，肾乃主骨，以致手足偏枯，弛软无力。肝液愈伤，遂为肝阳化风，头蒙作痛。凡肾不涵肝，厥阴每为冲犯，乘胃为胀满，侮脾为便溏。中焦满闷，纳少痰多。脉右手浮弦，左寸软，关大。显系气与阴越亏，痰与风益为用事。心气素为不足，拟调中化痰和阴。以熄风先调中州，徐治经隧风疾。

梧桐花　台参须　厚朴花　石决明　白蒺藜　抱茯神　姜竹茹　法半夏　真獭肝　生白芍　桑麻丸　潼蒺藜　远志肉　荷叶边

初复：复脉右得濡软，左关肝脉仍见弦而不敛。由于水亏木旺，肝木侮中，食后懊憹，每每夹杂痰水随食吐出。头痛与之俱来，清空蒙重，痛亦随发。以脉合证，现在证情中焦升降为急务。清失其升，则浊失其降。以致大便艰燥，溺亦不多，似上格下关之象。考《内经》治痿躄诸条，亦以阳明为重。阳明者，胃与大肠也。为保护阴液起见，再拟调气养液，当冀弋获，候政。

法半夏　真虎肚　生当归　石决明　白蒺藜　抱茯神　白木耳　广陈皮　戌腹粮　生白芍　桑麻丸　潼蒺藜　柏子仁　姜竹茹　伽楠香

二复：阴耗阳结，每成关格。关格则大便不甚通利，极则得食格格艰化。以致水谷囤积中宫，吞酸吐沫，食亦不变而出。阴失滋长为耗，阳失运动为结。为结为耗，则阳明机关益不肯复。手足弛软，似风似痱，连月不复。现在调治，以肝气冲动为最急。冀其便通呕减，头风不致蒙痛。再拟润液而不为滋腻，调气而不为辛烈，尚属稳妥，候政。

法半夏　真虎肚　生当归　石决明　焦建曲　抱茯神　姜竹茹　广陈皮　煨益智　生首乌　乌芝麻　乌沉香　远志肉　人乳

《莲舫秘旨》

邵兰荪

安昌王。风热目涩，头痛胃馁，脉浮弦，呛咳，便结，舌微黄。宜清疏为妥。

桑叶三钱　蔓荆子三钱　天麻八分　生石决明六钱　甘菊花二钱　刺蒺藜三钱　杏仁二钱　丹皮二钱　薏仁钱半　青葙子三钱　谷精珠三钱

清煎四帖。

又：风热未净，脉弦濡，头疼已减，目涩胃馁。仍遵前法为安。十二月十二日。

桑叶三钱　钗斛三钱　煨天麻八分　蔓荆子三钱　甘菊一钱　生石决明六钱　刺蒺藜三钱　谷芽四钱　薏仁钱半　蝎梢二钱　谷精珠三钱

清煎四帖。

又：胃气尚馁，脉虚细，舌微黄，夜寐少安。姑宜养胃凝神。

钗斛三钱　炒枣仁三钱　谷芽四钱　远志八分　夜交藤三钱　茯神四钱　石决明六钱　丹皮二钱　薏仁钱半　丹参三钱　刺蒺藜三钱

清煎四帖。

史介生评：局方蝉花散为治肝经郁热，风毒上攻，以致眼目涩痛之良剂。今此人头疼咳嗽，是属风热郁于肺经，故加杏仁以止咳，薏仁以退赤，洵是对证发药。惟初诊之方，系以蝉花散脱胎，则蝉衣不必减去，俾风热容易退净。次诊又加蝎梢，尤能善祛肝经蕴热，亦为佳妙。三诊则肝热虽退，胃液未复，致肝不藏魂而夜寐少安，故以养胃柔肝、安神退热以善后。

《邵兰荪医案》

何长治

左。头痛久，近发较甚，心跳耳鸣，艰于安寐，脉细无力。当从滋化。忌生冷，少食为妙。

生黄芪钱半　甘菊花钱半　煨天麻八分　秦艽钱半　生草四分　炒山栀钱半　制首乌二钱　蔓荆子钱半　辰茯神三钱　远志钱半　橘红八分　香白芷四分　水炒竹茹钱半

左。劳倦，虚热头痛，脉芤。当从柔养，节力是要。

制首乌三钱　生鳖甲三钱　秦艽钱半　远志钱半　酸枣仁三钱　生草四分　生黄芪二钱　白蒺藜二钱　生地三钱　茯神三钱　广陈皮八分　白蔻壳六分　荷蒂二枚

左。营虚，头痛腰痛，脉弱。当用滋化。

生归身钱半　生黄芪二钱　枸杞子三钱　川芎八分　远志钱半　生草四分　制首乌三钱　秦艽钱半　焦白芍钱半　茯苓三钱　广皮八分　细桑枝四钱

以上出自《何鸿舫医案》

王仲奇

徐右，海盐。肝脏偏亢，血少濡养，心神失宁，宗脉弗静，头眩胀痛，皮若绷急，脉络不时惕动，心悸少寐，肢指作麻，脉濡弦。治以养血荣络，防动内风。

龙齿煅，先煎　茯神　柏子仁　远志肉炙　白蒺藜　甘菊花　明天麻　香白薇炒　夏枯草　野料豆　冬青子　桑寄生

二诊：夜寐较安，头眩胀痛、皮若绷急亦减，心悸肢麻未已，筋脉仍不时惕动，日来觉腹胀、便难，脉软弦。从阳明、厥阴治，防动内风。

夏枯草　苦丁茶　白蒺藜　金钗斛　全当归　白芍炒　柏子仁　明天麻　远志肉炙　龙齿煅，先煎　茯神　杏仁去皮尖杵　火麻仁杵

徐右，张家花园。望六年岁，天癸未止，奇恒失藏，始由足肢疼痛，既而痛在手臂，继及肩髃，从耳后上至头脑巅顶，头项回顾则觉牵强，臂臑作酸，卧着则肢指作麻，脉弦滑。姑以柔肝、清脑、荣络。

明天麻　藁本　白蒺藜　蔓荆子　双钩藤　金钗斛　仙鹤草　鹿衔草　海桐皮　白茄根　鸡血藤　十大功劳　路路通去刺

二诊：头脑巅顶作痛、脑后头项酸胀均已见减，回顾牵强略舒，臂臑、肢指作酸略瘥，但仍作麻，脉濡滑而弦。守原意为之。

明天麻　蔓荆子　白蒺藜　藁本　仙鹤草　十大功劳　鹿衔草　鸡血藤　鬼箭羽　海桐皮　晚蚕沙　白茄根　桑枝

三诊：头脑巅顶掣痛、脑后肩项酸胀、臂膊肢指酸麻均愈，回顾牵强亦舒，脉弦滑而濡。仍守原意出入之。

　　左秦艽　白蒺藜　威灵仙　鬼箭羽　蔓荆子　藁本　全当归　鸡血藤　仙鹤草　鹿衔草　桑枝　白茄根　路路通_{去刺}

以上出自《王仲奇医案》

王堉

　　里中王云集夫妇，习天主教，精于技艺，大而土木之工，小而钟表之细，以致裁衣治膳、骑射技击之术无不通，亦无不精也。而清贫如洗，夫妇诵经奉佛，意气淡泊，乡党皆敬之。壬戌春，得脑后疼，起卧不敢转侧，动则如针刺。请王槐堂茂才治之，以为风也，散之不效，乃邀余治。诊其六脉浮滑，两俱出鱼际者半寸。告曰：此痰厥头痛，非外感也。甚则为刚痉，必至角弓反张，身体强直；缓则半身不遂，口眼歪斜，实大证也。止头痛，极易事，但此痛须服药数十付，乃除根。不然疼虽止，将复发。王以贫辞，乃曰：但能止头痛则举动自如，余听之可也。乃示以东垣通气太阳汤二服，痛果减，遣人告余，拟余易方，余曰：方无可易，但服至五六付，痛全止矣。王遵之，痛遂已。其妻劝其再治，其夫苦无药资，遂止。余近闻其手足迟重，饮食不思，且皮肤疼痛不自觉。噫！贫人获此大病，若跌仆而痰壅以死，犹为了当，不然恐沉绵床褥，累月经年，其罪状有不可以言语者，伤哉贫也！

　　同谱王丹文之母，夏月染疫证，留连数月。屡易医，病渐去，而苦发热头痛，胸中烦扰。而性情反复，忽而不服药，亲邻力劝之而不肯也。一日头痛甚，丹文专车迎余，因视其病，以同谱故侄呼余，余亦伯母呼之。再三开导，乃许服药。诊脉则沉数，而肝部涩，左寸微。告丹文曰：此血虚肝郁也。专滋阴以润血，热当已，且"乙癸同源"，血润则肝亦舒，头痛亦当止，乃开归芍地黄汤，加薄荷、山栀以清之。二日后，丹文来，问之，则身凉而头痛止矣。又不服药，余以其病无碍听之。

　　又有杨姓名清礼者，鞋贾也。家颇居积，性好符咒，逢人辄谈丁甲，并以法水治病，时有小效，而其实胸中龌龊，块然痴物也。与其弟同居，弟性好挥霍，然善理财，以故日用应酬诸费能源源接济无缺，兄则不能沾手。辛酉冬，其弟应武童子试赴府，礼忽大病，头痛如裂，身热如火。急请余治。灯下诊之，肝滑而数。告曰：此必有大不遂事，以致肝郁头痛，平肝痛自止。然何忽至此，暗询之乃知狎邪之费，内外交迫也。乃处以左金丸，三更后颇可。适其弟入武库。报马络绎。礼不顾严寒，单衣而出，又召外感，次日病益甚。又请余治，余不耐与此辈交，峻绝之。杨日日易医，且医者日数人，而病转甚。将近狂。其弟问余，余曰：此系心病，非药石可疗。置而不问，过年当自已也。其弟笑颔之。除夕果减，元旦后日愈矣。知者见余无不服。余言观此二病，知此等证候，虽华扁亦无可如何也。不失人情之论，不益信哉。

　　先生之弟妇，患头痛发呕，饮食不思。时瘟疫盛行，疑为时证。余偶到塾，其侄兰芬兄言其状，并邀之治。问身觉憎寒壮热乎？曰否。问身痛鼻塞乎？曰否。然则非时证。诊其脉，则左关弦滑，余俱细弱。告兰芬曰：此脾虚肝郁也，作时证治，必散之，虚而散，则大误矣。兰芬请一方，因以逍遥散进。余过而忘之，越数日，见兰芬，告余曰，药才二服，病全除矣。

以上出自《醉花窗医案》

王苏民

菊月二十一日，诊脉右部弦浮而涩，头眩微痛，胸脘不舒，舌苔糙腻。痰多气滞，内有伏邪未透，拟以和表疏里。

带叶苏梗一钱　象川贝二钱，去心　制半夏三钱　淡豆豉三钱　石决明六钱　姜汁炒淡竹茹二钱　川厚朴一钱　杭菊花三钱　广橘络二钱　广橘皮一钱　刺蒺藜三钱，去刺　杏仁泥三钱，去皮尖

菊月二十三日，头痛腿酸，运辄较重，脉象左部弦细，右寸浮滑，胸脘嘈杂不宽，咳嗽痰多。拟以标本兼治。

前胡一钱五分　川浙贝二钱，去心　川芎六分　金铃子一钱五分　甘菊花三钱　细青皮一钱　全瓜蒌三钱　法半夏三钱　杏仁三钱，去皮尖　明天麻一钱　川牛膝一钱五分，盐炒　左牡蛎六钱　川郁金二钱　姜汁炒竹茹二钱

菊月二十四日，昨方标本兼治，头痛已减，暮热亦除，惟大便秘结，胃口不佳，脉象浮滑。余邪未清，拟以前方清息之。

杭菊花三钱　全瓜蒌四钱　明天麻一钱　川郁金二钱　江枳壳六钱　大麦芽三钱　川芎四分　左牡蛎六钱　杏仁泥三钱，去皮尖、双仁　细青皮一钱　象贝母三钱　制厚朴一钱　牡丹皮二钱　竹茹二钱，姜汁炒

菊月二十五日，开胃和肝，化痰舒气。

川浙贝各二钱　川秦艽一钱五分　金铃子二钱　大麦芽三钱　刺蒺藜三钱　炒菊花二钱　炒淡竹茹二钱　薄橘红一钱　白杏仁三钱，去皮尖　川郁金一钱五分　山楂核二钱　真降香屑八分

菊月二十七日，和肝胃，养气力，化痰润燥为法。

法半夏一钱　川郁金二钱　潼沙苑三钱，盐水炒　薄橘红一钱五分　川牛膝二钱　广木香六分　老苏梗八分　炒菊花二钱　瓜蒌仁三钱　川楝子二钱　白归身三钱，土炒　大麦芽三钱　川浙贝各二钱　竹茹二钱，炒

《王苏民先生脉案》

吴鞠通

乙丑三月初八日，赵氏，五十五岁。六脉弦而迟，巅顶痛甚，下连太阳，阳虚内风眩动之故。

桂枝六钱　生黄芪六钱　生姜五钱　白芍三钱　全当归二钱　大枣三枚，去核　炙甘草三钱　川芎一钱　胶饴五钱，化入

辛甘为阳，一法也；辛甘化风，二法也；兼补肝经之正，三法也。服二帖。

初十日：阳虚头痛愈后，用芪建中。

桂枝四钱　生绵芪五钱　生姜三片　白芍六钱　大枣三枚，去核　炙甘草三钱　胶饴五钱，化入

季。少阳头痛，本有损一目之弊，无奈盲医不识，混用辛温，反助少阳之火，甚至有用附子之雄烈者，无怪乎医者盲，致令病者亦盲矣。况此病由于伏暑发疟，疟久不愈，抑郁不舒而

起，肝之郁勃难伸，肝愈郁而胆愈热矣。现在仍然少阳头痛未罢，议仍从少阳胆络论治。

刺蒺藜五钱　麦冬五钱，不去心　茶菊花三钱　羚羊角三钱　苦桔梗三钱　钩藤钩三钱　丹皮三钱　青葙子二钱　苦丁茶一钱　麻仁三钱　生甘草一钱五分　桑叶三钱

乙丑十月廿二日，陈，三十五岁。少阳风动，又袭外风为病，头偏左痛，左脉浮弦而数，大于右脉一倍，最有损一目之弊。议急清胆络之热，用辛甘化风方法。

羚羊角三钱　丹皮五钱　青葙子二钱　苦桔梗三钱　茶菊花三钱　钩藤钩二钱　薄荷二钱　刺蒺藜二钱　生甘草一钱　桑叶三钱　水五杯，煮取两杯，分二次服，渣再煮一杯服。二帖。

廿五日：于前方内减薄荷一钱四分，加木贼草一钱五分、蕤仁三钱。头痛眼蒙甚，日三帖；少轻，日二帖。

十一月初八日：于前方内加蕤仁、白茅根、麦冬。

乙酉四月二八日，章，四十三岁。衄血之因，由于热行清道。法当以清轻之品，清清道之热，无奈所用皆重药，至头偏左痛，乃少阳胆络之热，最有损一目之患，岂熟地、桂、附、鹿茸所可用？悖谬极矣！无怪乎深痼难拔也。勉与清少阳胆络法，当用羚羊角散，以无羚羊故不用。

苦梗一两　桑叶一两　连翘八钱，连心　银花八钱　丹皮八钱　薄荷二钱　茶菊花一两　钩藤钩六钱　白蒺藜四钱　苦丁茶三钱　甘草四钱　共为极细末，每服二钱，日三次。每服白扁豆花汤调，外以豆浆一担，熬至碗许，摊贴马刀患处，以化净为度（必须盐卤点之做豆腐水，并非可吃之豆腐浆）。

廿七日：复诊证见小效，脉尚仍旧，照前清少阳胆络方，再服二三帖，俟大效后再议。如此时无扁豆花为引，改用鲜荷叶边煎汤为引亦可。

五月初二日：少阳络热，误用峻补阳气，以致头目左畔麻木发痒，耳后痛肿，发为马刀。现在六脉沉洪而数，头目中风火相扇。前用羚羊角散法，虽见小效，而不能大愈，议加一煎方，暂清脑户之风热，其散方仍用勿停。

苦桔梗三钱　生黄芩三钱　茶菊花三钱　侧柏叶炭三钱　炒苍耳子一钱五分　连翘三钱，连心　桑叶三钱　辛夷一钱五分　鲜荷叶一张，去蒂　黑山栀五枚　大便溏去山栀。

六月初五日：细阅病状，由少阳移热于阳明。生石膏一两　知母三阳　葛根三钱

十二日：偏头痛系少阳胆络病，医者误以为虚，而用鹿茸等峻补其阳，以致将少阳之热移于阳明部分，顶肿牙痛，半边头脸肿痛，目白睛血赤，且闭不得开，如温毒状，舌苔红黄，六脉沉数有力。议与代赈普济散，急急两清少阳阳明之热毒。

代赈普济散十包，每包五钱，用鲜芦根煎汤，水二杯，煮成一杯，去渣，先服半杯，其下半杯含化，得稀涎即吐之；一时许，再煎一包，服如上法。

十六日：舌黄更甚，脉犹数，肿未全消，目白睛赤缕自下而上，其名曰倒垂帘，治以阳明；不比自上而下者，治在太阳也。

代赈普济散，每日服五包，咽下大半，嗽吐小半，每包加生石膏三钱，煎成一小碗，服二日。外以连心麦冬一两，分二次煎代茶。

十八日：今日偏头痛甚，且清少阳之络，其消肿之普济散加石膏，午前服一包，余时服此方：

羚羊角一钱　连翘一钱　刺蒺藜六分　凌霄花一钱　钩藤钩六分　茶菊花一钱　银花一钱　苦桔梗八分　冬霜叶一钱　生甘草四分　犀角八分　丹皮一钱　两杯半水，煎一杯，顿服之，日三帖。

二十日：大便结，加元参二钱，溏则去之。

廿三日：经谓脉有独大独小、独浮独沉，斯病之所在也。兹左关独大独浮，胆阳太旺，清胆络之热，已服过数十帖之多，而胆脉尚如是之旺，络药轻清上浮，服至何日得了？议胆无出路，借小肠以为出路。小肠火腑，非苦不通，暂与极苦下夺法，然此等药可暂而不可久，恐化燥也。

洋芦荟二钱　麦冬五钱，连心　川连二钱　胡黄连二钱　龙胆草三钱　丹皮五钱　秋石一钱

廿六日：前方服二帖，左关独大独浮之脉已平，续服羚羊角散一天，代赈普济散一天，目之赤缕人退。其耳前后之马刀坚硬未消，仍服代赈普济散日四五次。

七月初一日：脉沉数，马刀之坚结未化，少阳阳明经脉受毒之处，犹然牵扯板滞。议外面改用水仙膏敷患处，每日早服羚羊角散一帖已，午后服代赈普济散四包。

初九日：服前药，喉咙较前甚为清亮，舌苔之黄浊去其大半，脉渐小仍数，里证日轻，是大佳处。外证以水仙膏拔出黄疮若许，毒气尚未化透，仍须急急再敷，务期拔尽方妙。至于见功迟缓，乃前人误用峻补之累，速速解此重围，非旦晚可了，只好宁耐性情，宽限令其自化，太紧恐致过刚则折之虞。前羚羊角散每日午前服一帖；午后服代赈普济散四包，分四次，再以二三包煎汤漱口，以护牙齿。

十四日：数日大便不爽，左脉关部复浮，疮口痛甚，再用极苦以泻小肠，加芳香活络定痛。

生大黄三钱，酒炒黑　龙胆草三钱　乳香三钱　归尾三钱　没药二钱　洋芦荟二钱　胡黄连三钱　银花五钱　川连二钱　秋石三钱　煮三小杯，分三次服。得快大便一次即止。

十八日：马刀虽溃，少阳阳明之热毒未除，两手关脉独浮，胆气太旺。与清少阳阳明络热之中，兼疏肝郁软坚化核。

苦桔梗三钱　金银花三钱　夏枯草三钱　生香附三钱　连翘三钱　冬霜叶三钱　凌霄花三钱　茶菊花三钱　粉丹皮五钱　海藻二钱

廿五日：马刀以误补太重而成，为日已久，一时未能化净，以畏疼停止水仙膏之故。舌上白苔浮面微黄，其毒尚重，现在胃口稍减，水来克土之故。于前方加宣肝郁。

银花三钱　丹皮炭三钱　香附二钱　桑叶三钱　连翘三钱　茶菊花三钱　苦梗二钱　广郁金二钱
仍以代赈普济散漱口勿咽。

廿八日：肝郁误补，结成马刀，目几坏。现在马刀已平其半，目亦渐愈，脉之数者已平，惟左关独浮。其性甚急，肝郁总未能降，胃不甚开，胸中饭后觉痞，舌白滑微黄，皆木旺克土之故。其败毒清热之凉剂暂时停止，且与两和肝胃。

新绛纱三钱　姜半夏三钱　粉丹皮三钱　广皮炭二钱　归横须二钱　旋覆花三钱，包煎　广郁金二钱　降香末一钱五分　苏子霜一钱五分

八月初三日：少阳相火，误补成马刀，原应用凉络，奈连日白苔太重，胃不和，暂与和胃。现在舌苔虽化，纳食不旺而呕，未可用凉，恐伤胃也。于前方减其制。

新绛纱三钱　半夏五钱　黄芩炭二钱　广郁金二钱　生姜汁三匙　旋覆花三钱，包煎　丹皮三钱　仍用代赈普济散漱口。

初六日：于前方内去黄芩，加香附三钱、广皮炭二钱。

初八日：肝移热于脑，下为鼻渊，则鼻塞不通，甚则衄血。议清脑户之热，以开鼻塞，兼

宣少阳络气，外有马刀故也。

银花二钱　苍耳子四钱，炒　辛夷四钱，炒去毛　连翘二钱　茶菊花三钱　桑叶三钱

又：于前方内加旋覆花（包煎）三钱、广郁金二钱疏肝郁，加姜半夏二钱止呕。

十三日：马刀已出大脓，左胁肝郁作痛，痛则大便日下六七次，其色间黄间黑，时欲呕，有大瘕泄之象。与两和肝胃。

新绛纱三钱　炒黄芩二钱　降香末三钱　香附三钱　归须二钱　姜汁三匙　旋覆花三钱，包煎　广郁金二钱　焦白芍三钱　姜半夏四钱　广皮炭三钱

十九日：外证未除，内又受伏暑成痢，舌白，苔黄滑，小便不畅，大便五七次，有黑有白，便又不多，非积滞而何？不惟此也，时而呕水与痰，胃又不和。内外夹攻，何以克当？勉与四苓合芩芍汤法。

云苓皮五钱　猪苓三钱　炒黄芩二钱　泽泻三钱　姜半夏五钱　红曲二钱　炒白芍三钱　炒广皮三钱　姜炒川连一钱五分　广木香二钱　降香末二钱

廿四日：病由胆而入肝，客邪已退，所见皆肝胆病，外而经络，内而脏腑，无所不病。初诊时即云深瘤难拔，皆误用大热纯阳之累，所谓虽有善者亦无如之何矣！再勉与泻小肠以泻胆火法。

龙胆草三钱　连翘三钱　茶菊花三钱　真雅连一钱五分　炒黄芩三钱　姜半夏三钱　竹茹三钱　冬霜叶三钱　乌梅三钱，去核

廿六日：脉少大而动，即于前方内加苦桔梗三钱、金银花三钱、云苓皮三钱。

廿九日：脉仍数，肝胆俱病，不能纯治一边。

金银花三钱　姜半夏三钱　川连五分　黄芩六分　连翘三钱　茶菊花三钱　冬霜叶三钱　乌梅三钱　云苓三钱　麦冬五钱，连心

九月十二日：前方服十一帖，胃口大开，舌苔化尽，肝气亦渐和，惟马刀之核未消尽，鼻犹塞，唇犹强，变衄为鼽，脉弦数，大便黑。议于原方内去护土之刚药，加入脑户之络药，盖由风热蟠聚于脑户，故鼻塞而衄或鼽，误补而邪不得出也。

连翘心三钱　银花三钱　乌梅三钱　苍耳子三钱，炒　麦冬五钱　苦桔梗三钱　辛夷三钱　川连二钱　茶菊花三钱　桑叶三钱　龙胆草一钱　黄芩二钱　人中黄一钱五分

廿八日：阅来札，前方服七帖，肺胃之火太甚，议于原方内加生石膏一两、杏仁二钱，开天气以通鼻窍，清阳明以定牙痛，如二三帖不知，酌加石膏，渐至二两，再敷水仙膏以消核之未尽。

廿九日：右脉洪大而数，渴欲饮水，牙床肿甚，阳明热也。于前方内加：石膏一两（共二两），银花二钱，桑叶二钱（共五钱）。如服三五帖后肿不消，加石膏至四两。

癸亥正月廿八日，章氏，七十二岁。老年上虚下盛，又当厥阴司天之年，厥阴主令之候，以故少阳风动，头偏右痛，目系引急，最有坏眼之虑，刻下且与清上。

羚羊角三钱　连翘一钱　刺蒺藜二钱　茶菊花二钱　桑叶二钱　生甘草八分　苦桔梗一钱五分　薄荷八分　煮二杯，分二次服。日二帖，服二日。

三十日：少阳头痛已止，现在胸痞胁胀，肝胃不和，肢痛腰痛。议两和肝胃之中，兼与宣行经络。

桂枝尖二钱　半夏五钱　制香附二钱　杏仁泥三钱　广皮一钱五分　生姜汁三匙　广郁金二钱　青

皮一钱　煮三杯，分三次服。二帖。

二月初二日：因食冷物昼寐，中焦停滞，腹不和，泄泻，与开太阳阖阳明法。

桂枝五钱　茯苓块五钱　肉果一钱五分，煨　半夏三钱　生茅术三钱　炮姜一钱五分　猪苓三钱　藿香梗三钱　广皮一钱五分　泽泻三钱　广木香一钱五分　头煎两茶杯，二煎一茶杯，分三次服。

初四日：诸证向安，惟余晨泄，左手脉紧，宜补肾阳。

茯苓块五钱　补骨脂三钱　莲子连皮五分，去心　生于术三钱　煨肉果三钱　芡实三钱　菟丝子二钱五味子一钱　水五碗，煮成两碗，分二次服；渣再煮一碗，明早服。

初七日：即于前方内去菟丝子，加牡蛎粉三钱。

初十日：太阳微风，以桂枝法小和之。

桂枝二钱　茯苓块三钱　生姜二片　炒白芍二钱　大枣一枚，去核　广皮二钱　炙甘草八分　煮二杯，分二次服。

十一日：右目涩小，酉刻后眼前如有黑雾。议松肝络、熄肝风、益肝阴法。

何首乌三钱　沙参三钱　茶菊花一钱五分　沙蒺藜二钱　桔梗一钱五分　生甘草八分　青葙子二钱煮二杯，分二次服。三帖后了然如故。

以上出自《吴鞠通医案》

曹沧洲

某右。初诊：咳嗽子夜为剧，项旁膀胱络作痛，大便不流利。此肾气内乏，不能滋摄肝肺所致。其额间颧颊俱痛，又属血虚风扰。标本同病，升降失调，拟培本而不滞外风、祛风而不涉本元，方与调理有裨。

南沙参四钱　川贝三钱　白蒺藜四钱　黑芝麻五钱　桑枝五钱　白杏仁三钱　海蛤粉一两　瓜蒌仁四钱　首乌藤四钱　川断三钱　谷芽五钱

二诊：夜卧合目，气即上逆，咽痒阵咳不止，至一点钟后方得熟睡，项筋痛连太阳，腑垢所下，干细而少，此皆肝肾两虚之见端也，法当求本，药石之外，尤宜慎护起居。

炒松生地七钱　粉甘草五钱　天冬一钱半　海蛤粉一钱半　甜杏仁三钱，去尖皮杵　生白芍三钱　川贝三钱　柏子仁三钱，杵去油　丝瓜络一钱半，鸭血拌炒

午后五点钟左右服。

某右。肾虚肝升，发热头痛不已，筋络抽掣，舌黄脉软，此非轻证，勿忽。

冬桑叶一钱半　鳖甲心四钱，水炙　灵磁石四钱，生　朱茯神三钱　丹皮一钱半　石决明一两，盐水煅赤芍三钱　盐半夏一钱半　青蒿子一钱　白蒺藜四钱，去刺　川石斛四钱　橘白一钱　首乌藤四钱

以上出自《吴门曹氏三代医验集》

萧伯章

潘某，初患头痛，往来寒热，余以小柴胡汤愈之，已逾旬矣。后复得疾，诸医杂治益剧。延诊时云：胸中痞满，欲呕不吐，大便溏泄，腹中水奔作响，脉之紧而数。正疏生姜泻心汤，旁有少年谓黄连、黄芩凉药，干姜、生姜热药，人参补药，何一方混杂乃尔？余曰：方出《伤

寒》，仲景明言胃中不和，心下痞硬，干噫食臭，腹中雷鸣下利者，生姜泻心汤主之。吾乃照录原方，毫无加减，既患寒热昏杂之证，必用寒热错杂之药。其人语塞而退。已而一剂知，二剂愈，阅日复延诊，其人从旁笑谢曰：日前轻慢乞恕，今乃知古方之不可思议也。余笑颔之而去。

《逋园医案》

金子久

水不足以制火，阴不足以恋阳，火沸阳升，掉头手振，心不交肾，坎不济离，怔忡不宁，寐寝不安，肝胆阳动，化火化风，循经入络，清窍蒙蔽，头痛筋掣，前连太阳，后达脑际，肝既偏亢，脾为受侮，中焦通降失权，纳谷为减，更衣为滞，所进式微，精液不获化气化血，留恋中宫，酝湿酿热，真阴日虚，浮阳日亢，阴虚则内热易生，阳盛则外热易炽。脉象细弦而数，两尺亦欠藏蛰，治当举其要纲，毋遑病杂缕治。

鳖甲　石决明　龟板　丹参　牛膝　桑叶　龙齿　西洋参　左牡蛎　白芍　橘络　滁菊

《金子久专辑》

徐渡渔

先天少阴水亏，不涵后天肝木，木火上升旋扰，常欲头痛，起在童时。今当天癸初至之年，尚未充发，所以病后不复元真，惟与填补先天真水，以涵后天肝木。古人钱仲阳专以六味汤调治幼科。此病虚先天，非开情窦而斫丧者，当从钱氏法治之（中虚湿固）。

五皮合五苓散治之。

《徐渡渔先生医案》

丁泽周

朱六少奶。肝阳升腾之势渐平，头痛眩晕亦减，纳谷减少，脉弦细。荣血亏耗，难于骤复。再拟养血柔肝，和胃畅中。

生白芍三钱　稽豆衣三钱　炒杭菊一钱五分　生石决六钱　朱茯神三钱　炒枣仁三钱　薄荷炭八分　桑椹子三钱　煨天麻八分　苍耳子一钱五分　广橘白一钱　嫩钩钩三钱　黑芝麻三钱　生熟谷芽各三钱

二诊：头痛眩晕已见减轻，子丑之时，头痛又发，脉弦。皆由荣血亏耗，肝阳易升。再宜柔肝潜阳，和胃安神。

生白芍三钱　稽豆衣三钱　炒杭菊一钱五分　生牡蛎四钱　朱茯神三钱　炒枣仁三钱　薄荷炭八分　广橘白一钱　潼蒺藜三钱　桑椹子三钱　苍耳子一钱五分　嫩钩钩三钱　黑芝麻三钱　生熟谷芽各三钱

三诊：子丑时头痛胸闷脘疼，逾时而止，纳谷减少，脉象弦细。子丑肝胆旺时，肝阳上扰清空，气阻于中，胃失降和。再宜柔肝潜阳，和胃畅中。

生白芍三钱　稽豆衣三钱　炒杭菊一钱五分　甘杞子三钱　生牡蛎四钱　朱茯神三钱　炒枣仁三钱　嫩钩钩三钱　潼蒺藜一钱五分　白蒺藜一钱五分　橘白一钱　生谷芽三钱　黑芝麻三钱　荷叶边一角

《丁甘仁晚年出诊医案》

王经邦

陈训臣，年六十八岁。

病名：湿热头痛。

原因：由于湿热上盛，暴风袭脑。

证候：头重压下如山，痛不可忍。

诊断：脉浮紧数，浮紧虽属冷风，而数为湿热上蒸之候。

疗法：发汗透邪，用清空膏合川芎茶调散意。

处方：北柴胡一钱　淡枯芩一钱　小川连七分　川羌活二钱　北防风一钱　小川芎二钱　生甘草七分　雨前茶叶二钱

效果：煎服一剂，头痛如失，如脱重帽。

廉按：证属外风，与湿热相合，故方用清散，从表里两解之法。

郑姓，年五十二岁，业商，住象山石浦。

病名：脑风头痛。

原因：由于风邪入脑。

证候：头连巅痛，经十阅月，百方无效。

诊断：脉浮缓而大，脉证合参，断为脑风头痛。

疗法：苍耳治头风为君，佐藁本以治顶痛。

处方：苍耳子二钱　川藁本一钱

效果：服一剂，明日发厥，正不胜邪，人谓升散药之咎，殊不知苏后，其病遂失。

廉按：经谓"风气循风府而上，则为脑风。风从外入，令人振寒汗出头痛，治在风府"。此案头连巅痛，确是脑风头痛，方用苍耳能使清阳之气上升巅顶为君，藁本专治巅顶痛为佐，药虽简单，却合病机，宜其一击而中，病邪即退。

以上出自《全国名医验案类编》

熊鼎成

杨鹤鸣，年四十二岁，教员，住湖北。

病名：偏头风。

原因：向无习惯性头痛，因染梅毒，曾注射新洒尔沸散（即新六零六），病愈后，偶以饮食不节，发生本病。

证候：未病前胃肠时患秘结，一日午席未终，头部左半边发生剧痛，牵及上下臼牙亦痛，面呈苍白色，夜间痛楚尤甚，不能片刻安神，呻吟不已，症状险恶。

诊断：脉浮弦而急数，弦为风，数为热，风搏，故疼痛剧烈。梅毒亦能发生偏头痛，病者虽曾用注射济疗治，必系余毒未清。又凡西药之有毒者，疗病虽得奇功，每发生副作用。病者头痛，以注射洒尔沸散后而发，此亦一重大原因。总之病名偏头风，脉又弦数可征，无论其病因如何，必主肝经风火为殃无疑。肝属木，为风脏，位东方，故风病多发于左也。

疗法：天麻为头风圣药，寻常偏头痛，佐以白芷、川芎等味，治之立应。此证有上种种原因，加以胃肠秘结，益足以使头痛加剧，故虽用前药，而病仍不解。风火交扇，势将燎原莫制，非厉行平肝泻火，病必危殆。方宜加入蕲蛇、蚯蚓强有力之追风药，并重用硝黄，清其肠胃自愈。

处方：明天麻三钱　香白芷四钱　川芎三钱　蕲蛇钱半　白颈蚯蚓钱半　生锦纹三钱　芒硝三钱

效果：服药一剂，未十分钟，头痛立止，二剂后全愈，并未再发。凡遇此证病轻慢性者，去大黄、芒硝，新病用此，药到病除，真神方也。若缠绵日久，风毒深入脑髓神经，非多服不为功，患此者宜豫为之加意焉。

廉按：发明病理，衷中参西，方亦极有力量，宜乎两剂奏功也。

以上出自《全国名医验案类编》

曹惕寅

何君汉生性至豪爽，无怍伪态，惟肝木素亢，语多质直，加以心营久亏，疑虑过多，乃致阳气升多降少，头痛如劈，遂服西药以平其脑。孰知忽于春间晨起，头痛至甚，大汗如雨，竟致昏厥。来邀余诊，见其状果甚危迫，即以羚角、石决、丹皮、甘菊、磁石、天麻、竹沥、半夏等使煎服之，渐见苏醒。病虽得缓，而终不能痊愈。缘告以摄养法，宜从静字入手，静则阴生，劳则阳张。伊颇信之，病即霍然。可知摄养非无助于药力也。

胡统领之太夫人年近七旬，形貌丰伟，一望而知为多湿多痰之躯。来诊述病，为头痛，为呕恶，为两腿流火，痛不成寐，而又不愿服药，亦讳疾忌医之流耳。爰为分治之，头部以川芎茶调散三钱、桑叶二两煎汤焗之。呕恶、痰咳以萝卜汁一碗入生姜汁七滴徐服。腿部流火以余制化湿清热之药粉菜油调敷之。分头应付，竟越宿而瘥。

以上出自《翠竹山房诊暇录稿》

孔继菼

王姓某，儒家子也。诣予求诊，再返而后遇。视其形色，殊无病状。问何病？曰头痛。自额及巅，迄脑后，尽在皮里骨外血脉之中。每疼则条条鼓起，坐卧行立，无适而可。至其疼中之情状，口亦不能述也，惟极力揉按，或连击以掌，使鼓处渐散，少觉可耐。予曰：常如此乎？此外尚有他证否？曰：不能常疼，时发时止，此外却无他证。诊其脉，浮而弦，沉取亦不见病。予笑曰：小证也。谁治不可，乃远路往返？骇曰：先生何言之易？某之困于此证久矣，始病治疗年余，形神俱惫。其后大补，乃得愈。再病亦逾年，屡泻屡补乃渐瘥。今复病，距初病十余年矣，再痊再犯，病根总不能拔。曩服诸方俱在，近又经阅三先生。一补肝，一泻火，一兼泻火开痰。以族叔某公谆谆指示，非先生不辨此证，故来就质。其实已服多药矣，先生何言之易？予曰：信然乎？王乃出方，果如所言。予曰：异哉？此故真不可解，何居乎舍浅而就深也？夫天下之可以用补，可以用泻者，其证之不止现于一头，其头必不止现为一疼。以头疼而用补泻，则其他之可补可泻者，自必纷纭错呈，周身俱现，宁仅额巅脑后，区区数寸之地云乎哉？异哉！参、术、归、地、大黄诸药，为一皮里骨外之头疼而用，则未知其所谓补泻者，止及于头之外壳乎？抑先及于脏腑之气血乎？止及于头之外壳，而不复更及于脏腑乎？抑先及于脏腑，而未必遽及于头之外壳乎？此其故真不可解。虽然，曩年之事，亦难悬揣。君既以补得愈，则尔时或为久药所伤，或有他证并见，均未可知。止今现在之证，则明明一头疼也。而其头疼又散在额巅脑后，额巅脑后之疼，又尽在皮里骨外，何彼三先生者，不求其浅，而求其深，而汲汲于补肝、泻肺火、开痰之为也。夫为头疼而补肝，是血虚头疼之治也。血虚头疼，脉必虚大，其证必兼眩晕，动则甚，而静则轻。今之为疼，喜揉喜击。若使血虚，脑髓先已不充，其堪当此震撼乎？此殆误于以补得愈之说，而未思此证之属何因也。为头疼而泻火，与为头疼而开痰，是热厥头疼、痰厥头疼之治也。热厥头疼，脉必洪数，其证必兼烦渴，或并见面赤、口苦、喉痛、便少等。痰厥头疼，其证必兼呕吐，或并见胸满、膈胀、胁痛、气逆等证。今之疼，又无此也，何所见而为火？火既炎于头上，胡为乎又郁于皮里？何所见而为痰？痰既溢于经隧，岂能高居乎顶巅？此又证于用补之无功，而转用泻法以变其局也。危哉！此一小证，何舛乱至此？以予平心而论，诸方中惟曩年一二方颇为得解，而又不尽中窍。其一用清散之剂，知散风而不知散寒，不过数味清凉，已锢外邪出表之路。其一用温散之剂，知治头而不知分经，但欲仰射高巅之鸟，偏漏鸟巢专据之枝。此二法不中，而后来治者遂舍途问径，不复从风寒起见矣。此君之病本所卒不能拔也。吾为君酌治法，并立一脉案，以质之众高明。不过见证治证，未免见笑大言。然分经用药，期于数剂收功。倘不愈，再来易方，未为晚也。遂立案曰：六脉浮弦，此太阳风寒证也。经曰：足太阳之经，起目内眦，上额，交巅。其支者，从巅下耳上角。其直者，从巅络脑，旋出下项，循肩膊，故风池、风府、太阳两穴，俱在脑后发际。此处风寒易入，而太阳为诸阳之表，总领营卫。凡外邪之袭人，又必先中于太阳经，故此一经也，中风必先责之，《伤寒》亦首详之。今之疼，太阳经病也。项背、腰脊、脊尻、腘腨，皆太阳经所行，胡为乎为病，病只中于头也？中于头，胡以不周于身？风性阳而亲上，而寒复锢之，故聚于高而不复下行。何以知其为风？以脉浮而病有作止，风之象也。何以知其为寒？以脉弦而病发则疼，寒之征也。然则此病也，只从太阳一经驱出风寒，便可痊愈。虽久病似痹，仍一直捷无碍之小证，多费周折毋庸也。遂以桂枝、防风、羌活、藁本为主治，并用附子以开结，加黄芪以托里，而少用川芎、红花引入支络，务使搜尽余邪，不留锱铢，未知其果效否也。然期三日不效来易方，今已数十日矣。

《孔氏医案》

贺季衡

马男。头巅痛，按之炙手，额际如覆物，耳轰鼻衄，腹痛、呛咳亦退，惟动则眩晕，脉弦细，右手数，舌根仍黄。木火初潜，虚阳未敛耳。守原意更谋进步。

大生地六钱，炙　生牡蛎一两，先煎　杭菊炭一钱五分　明天麻五分　大白芍二钱　乌梅炭五分　清阿胶二钱，鸡子黄拌炒　乌元参四钱　白蒺藜三钱，盐水炒　云苓三钱　川黄柏一钱，酒炒　灵磁石四钱，煅，先煎

二诊：经治来，头巅久痛，按之炙手如燎者大平，呛咳、鼻衄及腹痛亦退；惟仍眩晕，右太阳跳动，额际如覆物，脉弦细，舌根尚黄。木火虚阳甫有就范之机，守原意更进一步。

大生地五钱，炙　生牡蛎一两，先煎　杭菊炭二钱　大白芍二钱　清阿胶二钱，鸡子黄拌炒　乌元参四钱　白蒺藜四钱，盐水炒　苦丁茶二钱　生石决一两，先煎　明天麻八分　灵磁石四钱，煅，先煎　荷叶一角

另：军末二钱　川黄柏一钱　黄丹一钱　生明矾五分

共研细末，用鸡子清调做成饼，贴于太阳穴。

三诊：右太阳穴跳动、头巅久痛、按之炙手者俱退；惟仍不时眩晕，日来又增呛咳，痰难出，曾经鼻衄，脉弦细，舌心尚黄。木火虚阳甫有就范之机，肺胃之痰热未清。守原意更多肃化。

北沙参四钱　大杏仁三钱　生石决一两，先煎　白蒺藜四钱　杭菊炭二钱　大白芍二钱　冬桑叶一钱五分　川贝母一钱五分　青蛤壳五钱，先煎　旋覆花一钱五分，包　苦丁茶二钱　枇杷叶三钱，去毛炙

膏方：滋水为抑木之本，育阴为潜阳之源。

北沙参四两　大生地五两　黑料豆四两　粉丹皮二两　甘杞子二两，盐水炒　淡天冬三两　生牡蛎八两　陈橘白一两　女贞子四两　肥玉竹五两　乌元参四两　白蒺藜三两，盐水炒　杭菊花二两　大白芍二两　云苓三两　旱莲草四两　灵磁石四两

上味煎取浓汁，文火熬糊，入清阿胶二两烊化，再入白蜜十两收膏。

朱男。右眉棱骨久痛，来去如电光之迅速，右牙关开阖则牵引，不能饮咽，脉弦细，舌红苔白。水亏木旺，风阳上扰，窜入脉络而来，业经已久。先以滋水潜阳，熄风解痉。

大生地五钱　生石决一两，先煎　杭菊炭二钱　白蒺藜四钱　甘杞子二钱　炒姜蚕二钱　粉丹皮二钱　明天麻一钱五分　大白芍二钱　生牡蛎一两，先煎　灵磁石四钱，煅，先煎

另：杞菊地黄丸三两，每服三钱，开水下。

二诊：右眉棱骨久痛，来去如电之迅速者已退，牙关开阖及饮咽亦利，多言亦无妨，脉之弦象亦折，舌白转黄。风阳初潜，当再滋水抑木，更谋进步。

大生地六钱　生牡蛎一两，先煎　甘杞子二钱，盐水炒　杭菊炭二钱　明天麻一钱五分　大白芍二钱　清阿胶二钱　料豆衣四钱　白蒺藜四钱，盐水炒　肥玉竹五钱　云苓三钱　灵磁石四钱，煅，先煎

三诊：右眉棱骨痛，来去如电，及牙关开合牵引，不得饮咽者俱退，惟右额及发际尚有余痛，久而不清，脉弦细而滑，舌苔腐白。风阳日潜，痰浊未清也。

大生地六钱　竹沥半夏一钱五分　甘杞子二钱，盐水炒　杭菊炭二钱　白蒺藜四钱，盐水炒　生牡蛎八钱，先前　明天麻一钱五分　炒姜蚕二钱　净橘络八分　云苓三钱　灵磁石四钱，煅，先煎　荷蒂四个

林男。始而左耳流脓，继之右畔头痛如刺，寒热迭作，得汗则解。今右手足掣痛，按之灼手，无以屈伸，兼之阳缩，溲时马口痛，不时呃逆，脉弦滑细数，舌红苔黄。肝家气火挟湿热壅遏脉络，经气无以流行。此为仅见之候。

龙胆草一钱五分　旋覆花一钱五分，包　黑山栀二钱　海桐皮三钱　云苓神各二钱　淮牛膝二钱　忍冬藤四钱　双钩藤三钱　大白芍二钱　桂枝三分，拌炒　粉丹皮一钱五分　丝瓜络二钱，炙　地龙一钱五分

另：以生地龙敷腿部。

二诊：昨为泄肝火、清络热，热退呃止，阳缩亦减，右足之掣痛亦折其半，惟尚未能移动，脉之弦象化为小滑，舌黄亦脱，舌根尚黄腻。可见肝家之气火就平，络中之湿热尚留结未去也。

细生地六钱　汉防己三钱，酒炒　淮牛膝二钱　宣木瓜一钱五分　忍冬藤四钱　海桐皮三钱　赤白芍二钱　双钩藤三钱　西秦艽二钱　炙地龙一钱五分

三诊：进泄肝火清络热一法，寒热及呃逆、阳缩虽退，而右腿痛势复甚于昨，筋脉无以移动，脉复弦数，舌红根黄。肝火及湿热窜入血分而乘脉络，不通则痛也。守原意加进。

细生地八钱　汉防己三钱　川黄柏二钱　忍冬藤四钱　宣木瓜二钱　海桐皮三钱　淮牛膝二钱　西秦艽一钱五分　白茄根一钱五分　京赤芍二钱　丝瓜络二钱，炙　炙地龙一钱五分

另：小金丹一粒，陈酒化开，开水过口。

四诊：今日大腑畅行两次，纯属黑污，阳缩及呃逆俱退，惟右腿仍肿痛，不得移动，时若火燎，筋掣而搐，左脉仍弦数。风阳湿火交乘脉络见端，势难一击即溃也。

龙胆草一钱五分，酒炒　京赤芍二钱　淮牛膝二钱　海桐皮三钱　粉丹皮一钱五分　甘草节一钱　忍冬藤四钱　宣木瓜一钱五分　汉防己三钱，酒炒　丝瓜络二钱，炙　川黄柏一钱五分　桑枝五钱　炙地龙一钱五分

五诊：今日大腑又畅行两次，仍属黑污，阳缩、呃逆先退，右腿肿痛亦日减，筋掣亦平，而又忽热忽退，多汗，咳不爽，音嘶不亮，气逆如喘，脉虚数而滑，舌苔砂白。络中湿火初解，中宫痰热又来阻仄肺气之宣行，枝枝节节，殊难着手也。

旋覆花一钱五分，包　丝瓜络三钱，炙　法半夏一钱五分　白苏子二钱，炒　海桐皮三钱　象贝母三钱　净橘络一钱　忍冬藤四钱　瓜蒌皮四钱　炒竹茹一钱五分　枇杷叶三钱，去毛炙

黄男。水不涵木，肝家气火化为风阳，盘旋于上已久，左半头痛，波及颊车牙关，舌底腐肿，脉弦细，舌黄。当滋水抑木，以潜风阳。

大生地六钱　大麦冬二钱　云苓三钱　清阿胶二钱　杭菊炭二钱　乌玄参四钱　黑山栀二钱　双钩藤四钱　生石决一两，先煎　料豆衣四钱　生竹茹一钱五分　灯心十茎

二诊：舌下腐肿已退，而左半头仍痛，清晨尤甚，颊车或强紧，舌红苔黄，脉弦细。风阳初潜，水源未充。原法出入。

大生地六钱　乌玄参四钱　大麦冬二钱　炒姜蚕二钱　白桔梗一钱五分　大白芍二钱　杭菊炭二钱　生牡蛎一两，先煎　清阿胶二钱　淮牛膝一钱五分，盐水炒　灵磁石四钱，先煎

严女。水头风三年，不时头痛如破，呕吐食物酸水，倾囊而出，其痛甫减，胸膺自觉火燎，月事如常，脉弦滑右细，舌苔浮黄。痰浊久羁于胃，肝家气火内迫而升腾所致。速效难求。

左金丸八分，入煎　大白芍二钱　生石决一两，先煎　旋覆花一钱五分，包　白蒺藜四钱　杭菊炭二钱　炙乌梅一钱　云苓三钱　法半夏一钱五分　川楝子一钱五分，醋炒　姜竹茹一钱五分　荷蒂四个

陶男。水头风屡发，发时仍或呕吐黄水，劳则尤甚，脉弦细，舌红。水亏木旺，肝阳上升，克脾犯胃，加有宿痰而来。

生石决六钱，先煎　法半夏一钱五分　川郁金二钱，矾水炒　大白芍二钱　明天麻一钱五分　云苓三钱　刺蒺藜四钱　炒僵蚕二钱　蔓荆子三钱　料豆衣三钱　姜竹茹一钱五分　荷蒂四个

另：清气化痰丸二两，二陈丸一两，和匀，每服三钱开水下。

洪女。水头风十余年，每月必发一二次，呕吐酸苦黄水痰涎，印堂空痛尤甚，便结不通，饮食不化精微而化痰水，脉弦滑，舌苔黄腻。水亏木旺是其本，铲根最难。

左金丸八分　姜半夏一钱五分　刺蒺藜四钱　旋覆花一钱五分，包　炒枳实一钱五分　炒僵蚕一钱五分　陈橘皮一钱　大川芎一钱五分　杭菊炭二钱　云苓三钱　黄郁金二钱　姜竹茹一钱五分　苦丁茶二钱

二诊：从水头风立法，以丸代煎，为治本计。

南沙参二两　炒僵蚕一两五钱　苦丁茶二两　姜半夏一两五钱　新会皮一两　白蒺藜二两　大白芍二两，吴萸二钱拌炒　甘杞子二两，盐水炒　杭菊炭二两　云苓二两　大川芎一两　料豆衣二两　灵磁石二两　黄郁金二两

共为末，姜竹茹二两，旋覆花一两五钱，煎汤，加蜜水法丸。

另：吴萸二钱　黄柏一钱　生明矾一钱　东丹三钱　白芷二钱

共为末，鸡子清调成饼，贴于印堂处。

姜女。雷头风已久，头痛左半尤甚，发际额上高突累累，两目赤肿，口碎舌红，脉细弦。外风引动内风，法当清降疏泄。

生石决三钱，先煎　冬桑叶一钱五分　乌玄参四钱　蔓荆子三钱　白蒺藜四钱　羌活一钱　杭菊花二钱　香白芷一钱　大白芍二钱　薄荷炭一钱　苦丁茶二两　荷蒂四个

二诊：雷头风减而复剧，发际及额上高突累累，两目赤肿，口碎舌红，月事后期，脉弦细。血虚肝旺，风阳上升所致。速效难求。

生石决一两，先煎　冬桑叶一钱五分　杭菊炭一钱五分　白蒺藜四钱　大川芎一钱　京赤芍二钱　香白芷一钱　薄荷炭一钱　粉丹皮一钱五分　大生地五钱　乌玄参四钱　荷蒂四个　苦丁茶二钱

另：八味逍遥丸一两，四物丸一两，和匀，每服三钱，开水下。

三诊：雷头风举发已止，月事未调，白带多，腰痛，口碎。冲带已亏，拟膏方图之。

大生地五两　白归身三两　大白芍二两　大川芎一两　潼白蒺藜各三两　女贞子四两　肥玉竹四两　大丹参二两　川断肉三两　杭菊炭二两　甘杞子二两，盐水炒　煅牡蛎五两　云神四两　乌贼骨三两，炙　金香附二两

上味煎汁熬糊，入清阿胶一两五钱烊化，再入白蜜十两收膏。

王女。雷头风一月，头痛如故，发际作痒，疙瘩累累，呕恶胸痞，曾经寒热，脉沉迟不起，舌红边黄。贼风挟湿，久羁清窍所致。

冬桑叶一钱五分　藁本一钱五分　蔓荆子三钱　刺蒺藜四钱　大川芎一钱　西羌活一钱　炙甘草五分　白桔梗一钱五分　当归二钱　青防风一钱五分　苦丁茶二钱　荷蒂四个

二诊：雷头风，痛势大减，发际疙瘩亦就平，蒂丁尚坠胀，脘痞呕恶，脉沉迟。风湿初退，气火未平耳。

当归二钱　大川芎一钱五分　刺蒺藜四钱　西羌活一钱　杭菊花二钱　白桔梗一钱五分　炙甘草五分　藁本一钱五分　乌玄参四钱　冬桑叶一钱五分　荷蒂四个　苦丁茶二钱

以上出自《贺季衡医案》

赵文魁

七月初二日，赵文魁请得端康皇贵妃脉息：左寸关弦而近数，右关沉滑。肝经有热，气逆不调，以致头疼胸闷，食后身倦。今拟清上调肝醒脾之法调理。

酒胆草一钱　青皮三钱　姜朴三钱　沉香四分，煎　焦槟榔三钱　瓜蒌六钱　楂炭六钱　枯芩三钱　炒枳壳三钱　酒军一钱五分　新会皮三钱

引用羚羊角面六分，先煎，钩藤三钱。

七月初三日，赵文魁请得端康皇贵妃脉息：左关沉弦，右关沉滑。气分较郁，惟肝热尚欠清和。今拟清上调肝醒脾之法调理。

杭白菊四钱　抚芎一钱五分　醋柴八分　胆草三钱　威灵仙一钱五分　薄荷一钱五分　枯芩四钱　炒栀三钱　炒枳壳三钱　姜朴三钱　萸连一钱五分，研　钩藤三钱

引用羚羊角面六分，先煎，焦三仙各三钱。

七月初四日，赵文魁请得端康皇贵妃脉息：左关沉弦，右关沉滑。肝热未清，以致头项强痛。今拟清上和肝舒化之法调理。

杭白芍四钱　抚芎一钱五分　薄荷一钱五分　甘菊三钱　酒胆草三钱　炒栀三钱　枯芩三钱　丹皮三钱　炒枳壳三钱　熟军一钱五分　钩藤三钱　橘络三钱

引用羚羊角面六分，先煎，鲜桑叶十片。

七月初七日，赵文魁请得端康皇贵妃脉息：左关弦数，右寸关滑而近数。肝阳未静，筋脉欠和，以致项间抽疼，心中颇觉不适，胸闷腹胀，谷食不香。今拟用清肝和脉醒脾之法调理。

龙胆草三钱　赤芍三钱　条黄芩三钱　生栀三钱　瓜蒌根六钱　连翘三钱　南薄荷二钱　木香一钱五分　青皮子三钱，研　酒军一钱五分　炒枳壳三钱　焦三仙各三钱

引用羚羊角面六分，先煎。

按：肝阳内动，饮热内蓄，气道不利，筋脉欠和，以致有项间抽疼、心中颇觉不适、胸闷腹胀、纳谷欠香等证，法当清肝热，镇肝阳，醒脾化饮以和脉络。方中胆草、条芩、生栀清肝热；赤芍、酒军理肝血，和肝阳；瓜蒌根、连翘清热散结和脉络；薄荷、青皮、木香、枳壳理肝醒脾化饮；焦三仙消食和胃。引用羚羊角面镇肝阳，清肝热，引药入肝，旨在调肝为主。

闰五月初六日酉刻，赵文魁请得端康皇贵妃脉息：左寸关弦数，右寸关浮滑。肝热留饮，偶感暑邪，以致头疼肢倦，胸膈满闷。今拟清暑调肝化饮之法调理。

粉葛根二钱　薄荷二钱　白芷二钱　新会皮三钱　青皮子三钱，研　姜朴三钱　姜连一钱五分，研　瓜蒌六钱　炒枳壳三钱　酒军一钱五分　木通二钱　泽泻三钱

引用灯心竹叶水煎药。

按：素体肝热停留，又感暑邪，标本同病，以致出现头疼肢倦、胸膈满闷之证，治以外解暑邪，内治肝热留饮。方中葛根、薄荷、白芷疏风解暑燥于外；新会皮、青皮、姜朴、枳壳调气化饮和肝胃；姜连、瓜蒌、酒军清热化饮以除饮热；木通、泽泻淡渗利尿，既可化饮，又可解暑热；灯心、竹叶归心肺经，能清心解暑，导暑热之邪从小便而解，用之为引，旨在清心利尿以解暑邪。

以上出自《赵文魁医案选》

张山雷

祝右。二诊：阴虚阳浮，肝木上恣，头痛且咳，甚至咽关梗痛。右手脉甚弦，且搏大有力，舌腻渐化。授毓阴和肝，胃纳渐知，夜眠亦靖，仍踵前意。

大白芍6克　山萸肉6克　生石决明15克　枣仁泥9克　杜兜铃4.5克　路路通6克，去刺　甘杞

子6克　苏薄荷1.2克　生鸡金4.5克　宋半夏4.5克　炒竹茹4.5克

三诊：真阴大亏，肝木凌厉，头巅烘热，胸中懊憹，腹笥䐜胀。脉弦大搏指，舌已不腻。仍需毓阴涵阳，和肝助运。

大白芍6克　决明子12克　山萸肉6克　辰茯神9克　枣仁泥12克　甘杞子9克　生鸡金6克　炒沉香曲4.5克　生鳖甲12克　玳瑁片9克　炒竹茹4.5克　象贝母9克　法制香附4.5克

马左。头痛起于碰磕，于今三年，总是阴不涵阳，肝阳上扰。脉左小是阴虚明征，右滑乃肝木侮土，舌尚不腻。当此长夏，胃纳不多，不可骤补，先以清养柔肝潜阳。

白芍6克　丝瓜络4.5克　萸肉6克　白芷1.2克　延胡4.5克　藿梗4.5克　佩兰叶4.5克　女贞9克　甘杞子6克　广皮6克　朴花1.2克　苡仁9克　生牡蛎12克　生石决24克，先煎

二诊：进剂脑后之牵痛已解，而左半头角胀痛发痒，但在肌肉络脉之间，非如从前之痛在内部。自述烦恼、动怒其恙即剧，病是肝阳内动，尚复何疑？前方当无不应之理，但病延三载，原非旦夕可以全瘳。仍踵前意，总以潜阳毓阴，则内风自熄。且有谆嘱者，不可误服辛升风药，尤为至要。

元地9克　萸肉9克　白芍6克　延胡9克　决明子12克　象贝9克　女贞9克　旱莲草9克　甘杞子6克　沙苑蒺藜9克　柏皮6克　新会皮3克　菖蒲0.9克　枣仁12克　鳖甲12克　牡蛎15克　石决明24克　玳瑁9克

姜左。头痛偏左，甚至上巅引目，夜不安寐，烘热上腾，肝阳何疑？舌中反光，右畔黄浊厚腻，明是挟痰。脉反沉而小弦。自述久服全鹿丸数料，则热蕴不疏。前授潜阳无效，姑参疏泄，再觇进退。

生白芍9克　明天麻9克　制半夏4.5克　煅礞石4.5克　炒柴胡1.2克　生延胡6克　当归尾6克　桃仁泥4.5克　生远志6克　生打代赭石6克　枣仁泥9克　生打磁石6克

潘右。头痛偏右，脉细异常，舌白腻，是痰厥。

天麻12克　半夏6克　牡蛎12克　郁金4.5克　旋覆花9克，包　夜交藤9克　杭菊9克　菖蒲4.5克　姜皮6克　薤白4.5克　细辛0.9克

徐左。痰热内聚，上扰阳明少阳两经，颏下胀痛，头痛胸满，脉左弦涩，舌腻口燥而嗜饮，大便不行。法宜清泄抑降。

霜桑叶6克　象贝母9克　杏仁泥12克　宋半夏6克　丝瓜络4.5克　香射干4.5克　怀牛膝6克　瓜蒌皮4.5克　炒枳壳1.8克　胆南星2.4克　天竺黄4.5克　九节菖蒲1.8克　焦山栀9克　陈皮4.5克

何左。鼻渊头痛，延已许久，眩晕仍频，脉反不大。此真阴已薄，肝胆阳浮，舌尚不腻，此宜柔肝清肃。

生桑白皮9克　象贝母9克　淡子芩4.5克　辛夷花3克　怀牛膝6克　大白芍6克　山萸肉6克　丝瓜络4.5克　丹皮3克　决明子12克　女贞子12克　生打代赭石9克　生石决明24克　生牡蛎24克，三味先煎

童左。下元阴虚，动气上冲，头痛脚凉。脉来两尺垂长，而右寸关甚细，证颇不善。病延四月，调治未免周章，姑先潜阳和阴，摄纳动气。

大元地9克　炒山萸肉6克　旋覆花9克　代赭石9克　生打厚牡蛎9克　炙桑螵蛸4.5克　炒车前6克　炒川柏4.5克　甘杞子4.5克　大白芍6克　金铃子6克　黄杭菊4.5克　灵磁石6克

以上出自《张山雷专辑》

沈绍九

头痛，咳嗽，目红口苦，脉浮而数。数则为热，浮则为风，风热客于上焦，予辛散苦降。

薄荷一钱五分　桑叶三钱　杭菊花三钱　苦杏仁二钱　川贝母一钱五分，分三次冲服　竹茹三钱　苦丁茶三钱　甘草一钱　荷叶一片

《沈绍九医话》

曹颖甫

若华。忽病头痛，干呕，服吴茱萸汤，痛益甚，眠则稍轻，坐则满头剧痛，咳嗽引腹中痛，按之则益不可忍，身无热，脉微弱，但恶见火光，口中燥，不类阳明腑实症状。盖病不专系肠中，而所重在脑，此张隐庵所谓阳明悍热之气上循入脑之证也。按：即西医所谓脑膜炎之类。及其身无热，脉微弱之时，而急下之，所谓釜底抽薪也。若身有大热，脉大而实，然后论治，晚矣。

生川军三钱　芒硝三钱　枳实四钱　厚朴一钱

按：若华女士服本方后约三小时，即下，所下非燥矢，盖水浊也，而恙乃悉除，不须再诊。

《经方实验录》

刘云湖

病者：前感化院院长龙飞，年三十余。

病因：脑痛多日。

证候：近来劳动则发，发即痛极而沉闷，惟静卧片刻复旧，据述素常咳嗽稠绿之痰，心中懊忱。

诊断：脉沉缓有力，此肝肾受有风湿之邪也。

疗法：以熄肝风敛肾气为主治。

处方：苦杏仁、黄芩各二钱，大独活、北五味、法半、生牡蛎各一钱五分，明麻、辛夷花、炙草各一钱，北细辛二分。

效果：二剂而安。

理论：脑痛多日，是为慢性病者，劳动则发，发即痛极而沉闷，其属于过劳可知。心中懊忱，脉沉缓有力，此肝阳不宣。咳嗽稠绿之痰，是肝肾受有风湿之邪，故痰稠而绿，以肝为青色也。肾气不敛，故干咳喉疼，以肾脉络喉也。且肝肾俱能影响神经。经谓"诸风掉眩，皆属于肝"，头顶痛是肝风掉眩之故。肾为督脉之主，湿邪缘督脉而上，波及神经，是亦肾主之

病也。

方论：此方为镇脑熄风治咳除痰之剂。明麻、独活、牡蛎、辛夷、细辛，镇脑熄风药也。黄芩、半夏为泻心汤，泻胸膈之痰郁，合五味、细辛，又可称为小青龙汤，泻肺肾之水毒。使稠绿之痰，消化于无形。痰化风熄，而脑痛自愈矣。

病者：武昌胡某，年三十余，住武胜门外一马路，以小贸营生。

病因：因感时寒。

证候：患头前额痛甚，恶寒微热呕逆，身骨节疼痛。先服头痛套方及发散药均不效。

诊断：脉沉而缓，此胃中有寒，上发为阳明经病也。

疗法：与理中汤加葛根。

处方：法半夏、云苓各三钱，桂枝、附片、干姜、甘葛各二钱，苍术、白术、砂仁各一钱五分，粉草一分，生姜大片。

效果：一剂而愈。

理论：此胃中有寒而发为阳明头痛证也。何以知为胃中有寒，凡病在内者必有表现于外，胃为足阳明，阳明经脉营于面额。今头前额痛，故知为阳明。病脉沉缓，故知为内有寒也。

方论：此加味理中汤也。姜附大温其中，半夏、二术、砂仁和其脾胃，桂枝、生姜以发表散寒，葛根之导引以入阳明经脉也。

病者：医专三上学生张显渠，黄冈人，年二十。

病因：读书用心过度。

证候：患头闷空痛，每读书坐十分钟之久，即不能耐，必出往空气清新之地，运其呼吸，游爽片时始快，发现鼻衄，期年以来，百治不效。

诊断：乃问于愚，愚曰此乃血虚之证。头脑延髓为神经中枢，无血以营养，故空闷而痛，且读学不能耐久也。

疗法：为开当归补血汤加味。

处方：正黄芪五钱，当归二钱，明麻一钱五分，防风、橘络、甘草各一钱。

效果：一药而愈，但愈后微觉烦不能寐，脑后督脉觉气不贯串。

接方：枣仁、炙远志各二钱，鹿角片一钱五分。

效果：一剂大效，彼连服五剂，头复痛闷，又问于愚。愚曰：凡药治病之物，非当餐之品，药能治病，中病即止，值此春阳天气，多服厚味，益增胀满，况年壮气血方刚，岂能多服补剂乎？张自后停药不服，头亦不闷不痛，读书亦能耐久。

理论：人之大脑为神经中枢，凡读书应事思想，无不藉脑力为主宰。脑之灌溉，全赖血液以上应。今衄血过多，脑神经失其灌溉作用，头脑空虚，所以闷痛而不能久坐也。脑得空气清新之地，以呼出碳气，吸入氧气，俾循环血液，易于上应，而神经始能复其原状，此盖由衄血过多之一大原因也。

方论：此方为加味当归补血汤，以芪归补其血液，血液得芪归之补而充足。再以防风鼓之上行，黄芪畏防风，黄芪得防风而力愈大，以相畏而相使也。头痛以天麻定之，橘络疏之，使脑神经无处不得血液之助。其后微烦不能寐者，因壮年本气血有余之躯，偶衄血是一时之失，今过服补剂，而血液有余，又不免反为壅滞，所以又有督脉不能贯串之虑。再以远志、枣仁调和心血，使不能偏于上注。以鹿角疏通督脉，庶督脉之气亦流利也，鹿角走督脉，因鹿睡必以首反顾其尾，故其角专走督脉也。

以上出自《临床实验录》

汪逢春

王先生，三十二岁，九月十八日。

后脑阵阵掣痛，以手按摩后项则舒，舌苔白腻根厚，两脉细弦滑，胸膺掣痛，四肢筋络拘而不舒。病属肝气抑郁、肠胃有滞。拟以疏肝和络，佐以通导之味。

白蒺藜三钱　旋覆花二钱，布包　焦山栀钱五　小枳实二钱，麸炒　明天麻三钱　三角胡麻三钱，同炒　逍遥丸五钱，布包　香橼皮钱五　海桐皮三钱　西秦艽三钱　鲜枇杷叶三钱，布包　苍耳子三钱　络石藤五钱　海风藤五钱　丝瓜络五钱　桑枝一两　赤芍二钱

酒军二分，研细末，以小胶管装，匀两次，药送下。

二诊：九月二十日。

药后大便滞下两次，后脑掣痛已舒，四肢筋络未合，胸膺痞闷，舌苔渐化，两脉细滑。余滞未消，气不调顺，再以前法损益。

白蒺藜三钱，去刺　瓜蒌皮五钱，枳壳一钱同炒　海藻三钱　海风藤五钱　旋覆花二钱，布包　赤芍二钱　真郁金三钱　络石藤五钱　逍遥丸五钱，布包　香橼皮钱五　丝瓜络五钱，桑枝一两同炒　海桐皮三钱　苍耳子三钱　西秦艽三钱

《泊庐医案》

周镇

张姓，无锡县署当差。丁巳闰月十二日诊：右偏头风，筋痛掣引，暮卧盗汗，是春风外袭。春气在首，风淫则疏泄，必先驱外风也。蔓荆子、制僵蚕、蝉衣、钩钩、防风、菊花、丹皮、白蒺藜、枫果、忍冬藤、首乌藤、荷叶、丝瓜络。另霜桑叶研末，糯米汤卧前服。二剂。头掣痛减，汗稀，风邪外因显然。复用蔓荆、僵蚕、钩钩、桑皮、蝉衣、银花、山栀仁、羌活、丝瓜络、甘菊、丹皮、白蒺藜、苦丁茶、干荷叶。仍用桑叶炒研，糯米汤调。二剂。三诊：头风已止，惟按其筋尚微痛。暮汗已止。养血潜阳是议。潼白蒺藜、玉竹、杞子、滁菊、首乌、桑寄生、女贞、旱莲、蝉衣、穞豆、三角胡麻、左牡蛎、蔓荆。五剂。嘱服杞菊地黄丸。后据王兰远君示：复发，小便肿，身发痱疮。就邓君治，以清散而定。头发剥秃，风邪之伤也。

张浩培，十余岁。游阳山归，寐中如瞪视，撝搦不识人，来城就诊。余见其太阳青筋绽露，人亦瘦长，因拟丸方嘱其长服，竟不再发。案：上春劳力游阳山，归病梦中瞪视，撝搦，已发四秋。肝者罢极之本，原因肝少血涵，宜为培本补肝，必先滋肾。述知病前不甚暖，亦阳不下潜之征。大生地、萸肉、丹皮、白芍、山药、牛膝、远志、龟板胶、茯神、枣仁、小麦、阿胶、杞子、于术、黄芪、牡蛎、麦冬、鳖甲、川断、芡实、鳔胶、甘草，研末，用猪脊髓挑去血筋，洗蒸捣丸，每早晚各服三钱。

程筱堂室，皖籍。丙辰夏月诊：素体血虚，向有偏头痛，此时感气复发。目红畏热，睛布翳糊，形神消瘦。脉象弦数。阴虚肝热生风。即疏蔓荆、钩钩、甘菊、蝉衣、僵蚕、当归尾、丹皮、川楝、蒺藜、夏枯草、赤芍、香附、珍珠母。另磨羚羊角汁五分。一剂红退，翳亦陡撤。

《周小农医案》

翟竹亭

余友栗守道患头疼，脑如破，项如拔，头肿似斗，他医作脑发炎治之，一日连射三针，殊少效。中医作风寒治之，大概川羌活、藁本、细辛、荆、防之类，服二剂其疼转剧，日夜无宁刻，二目又起云翳，对面失明，目疼。迎余往，诊得心肝二脉洪数且实，经曰"肝开窍于目"，木为火之母，火盛者肿，是木火通明之象，作风寒治之，正是风助火势，火借风威，助纣为虐，无怪乎病之加重也。宜凉肝泻心更兼走空窍之药，服一帖头疼愈，二目已轻，二三帖后，改治眼退云翳之药，渐渐见功，服药十余帖，二目复明如旧。方开于后。

当归15克　生地30克　白芍30克　菊花60克　玄参60克　龙胆草10克　胡黄连6克　丹皮24克　黄连6克　黄芩15克　木通10克　连翘30克　芥穗10克　金银花30克　桔梗15克　薄荷叶15克　甘草10克　水煎服。

邑东南新庄王姓妇，年五十余，患偏头疼十日外，左边一目被云翳蒙完，头疼更甚，昼夜恸哭不已，意欲自缢，被家人救活。某医误作风寒入脑户治之，犹如火上加油。后迎余治疗。详细诊视，此证与栗守道病大同小异，惟多郁怒伤肝一证，遂用疏肝开郁、泻心火之药，一帖头疼去其半，三服后头疼痊愈。后改治眼之药，服八帖眼亦复明如初。方开于后。

小柴胡60克　白芍30克　玄参60克　杭菊花60克　龙胆草10克　栀子15克　丹皮15克　胡黄连6克　木通6克　甘草10克　水煎服。

邑西七里岗胡姓，年六十余。头疼如碎，呕吐不止，二目数日失明，眼科专家百治罔效，伊转托栗守道先生恳求余治。伊云："自知二目难愈，但望头疼稍止，苟且得活，迁延余生足矣。"余曰："此证无须诊脉，余对此病，颇有阅历。此因肝火上冲，脑户受风，风火混合，狐假虎威故作祟，甚恶也。倘误用羌、荆、防、天麻之类，无不加重，治宜甘寒凉润之品，无不立验。"余用玄参60克，白芍15克，麦冬30克，白菊花90克，芥穗10克，辛夷6克，生地30克，龙胆草6克，胡黄连6克，知母18克。水煎服。服一帖而头疼轻，四帖痊愈，目能见物后，又服退云翳之药，十余帖病已痊愈。以上三证，类于此者甚多，无须再书，一隅反三，不一而足。

南门韦姓，患头疼证，每日卯时其疼如碎，误作太阳寒证治之，令发大汗，不但不轻，反而沉重。迎余往诊，肝脉弦数，此因怒动肝火，火性炎上，直冲巅顶。古云"火盛者疼"。治宜疏肝清热，头疼自止。遂用小柴胡21克，清半夏10克，青皮10克，香附15克，白芍12克，当归10克，龙胆草10克，胡黄连10克，生地12克，栀子10克，丹皮10克。服一帖，病去二三，四帖痊愈。

本城人李书林，作小贩贸易，头疼欲死，百治无效，请余诊治。肺脾二部脉极细无力，此上焦元气不足令人头疼。倘不明此，误作他证治之，其病必重。治以大补元气，头疼自愈。遂用党参15克，当归10克，川芎10克，白芍18克，熟地18克，炙黄芪15克，炮姜6克，肉桂10克，白芷6克，附子10克，升麻6克，柴胡10克，陈皮10克。服一帖稍效，四帖痊愈。

西门吕姓妇，年近七十。患脑中风，头疼殊甚，某医误作上焦火热治之，大概服药俱属芩、连、栀、柏之类，三剂无效，请余诊治。诊得两寸脉浮紧，此属上焦中风寒之故。遂用羌活10克，防风10克，荆芥6克，白芷10克，细辛3克，苍耳6克，川芎10克，蔓荆子6克，辛夷6克，干姜6克，独活10克，甘草6克。水煎服。一帖而疼稍止，三帖头疼如失。

余表兄年五十余，每逢冬令，感冒风寒，头疼极重，屡治不愈。余用蚕沙一碗，防风12克，辛夷10克，天麻10克，生附子10克，川芎10，生姜30克，葱白6条。以上共八味，于锅内炒热，用布包好，令患者以头枕上，左右换易，令出汗避风。如此熨之，每日三次，共五天，由此而终身再不发。此等亦古人外治之一端也。

邑东官庄梅姓妇，产后出房太早，患头疼，半年治不瘳。迎余往治，诊得六脉皆虚细无力，此因新产，气血双亏，风寒乘虚侵入脑户，正气不能托送。宜用十全大补汤。气血充足，风寒不能停留，自然解散，有何头疼不愈也。共服十二帖而愈，永不再发。

余姑母素有劳疾，年六十有二，身体虚弱，患偏头疼证，春夏无恙，每逢秋深冬春之际，必发作，轻者疼十余日自已。重者其疼如破，日夜哭泣，饮食不进，屡治不愈。余无奈为之针列缺、合谷、曲池三穴，各六余壮，终身不发矣。

以上出自《湖岳村叟医案》

刘民叔

李贤才君，年五十五岁，为江西省丰城县人。与乃兄量才经营丽华瓷业股份有限公司于上海市老闸区南京东路四百四十一号。家住武进路，联合诊所诊断为血压过高，高压记录为200毫米汞柱，令服"脉通片"。嗣后血压有增无减，乃投黄家路八十三号南市南洋医院诊治，斯时高压记录竟高达220毫米汞柱。该院医师除令继续服用"脉通片"之外，并用针药"安度同"，隔日皮下注射一针。经过十天，头痛依旧。由钧祥、钜祥两倅于三月二十五日，陪同到医师处诊治。

初诊：一九五三年三月二十五日。脉至如湍，头痛失眠，气血有升无降，上实下虚，防其暴厥。暴厥者，不知与人言。方用：云母石一两　代赭石一两　菊花一两　天麻二钱　桑叶二钱　蚱蝉三钱　蚯蚓二钱　胆南星一钱　龙胆草一钱

二诊：二十七日。颇能眠，头痛眩胀均已减轻。口仍苦，鼻仍糜。方用：云母石一两　代赭石一两　菊花一两　桑叶二钱　蚱蝉三钱　蚯蚓二钱　蜂房二钱

三诊：二十九日。方用：云母石一两　代赭石一两　陈铁落一两　菊花五钱　桑叶三钱　蚱蝉三钱　蜂房二钱　制军二钱　胆南星一钱　龙胆草一钱

四诊：三十一日。气血已降，头脑清宁，睡眠安。鼾声作。方用：云母石一两　代赭石一两

陈铁落一两　菊花五钱　桑叶三钱　蚱蝉三钱　蟋蟀一钱　白薇三钱　制军二钱　胆南星一钱　龙胆草一钱

　　五诊：四月二日。方用：云母石一两　代赭石一两　陈铁落一两　菊花五钱　桑叶二钱　蚱蝉三钱　蜂房二钱　制军一钱　胆南星一钱　龙胆草一钱

《鲁楼医案》

陆正斋

　　何广明，男，39岁。

　　4月1日诊：下午头疼发热，肢倦无力，呼吸困难，脘痛，怔忡，食欲不振。

　　苏荷尖7.5克　蔓荆子10克　冬桑叶10克　甘菊花10克　夏枯草6克　川芎2.5克　炙僵蚕7.5克　白蒺藜10克　荆芥穗4.5克　香白芷2克　淡黄芩7.5克　苦丁茶10克　枯荷蒂2个

　　4月4日二诊：头疼发热消退，自觉脘微痛，心悸，食欲增加。

　　桑菊各10克　云茯苓10克　白蒺藜10克　夏枯草6克　炙僵蚕7.5克　淡子芩7.5克　苏荷1.5克　甘草2.4克　广皮白3克　朱灯心0.3克　苦丁茶7.5克

　　韩忠宽，男，18岁，住中坝区。

　　3月11日诊：头痛。清化肝肺风热。

　　苏荷2.4克　桑叶4克　菊花4.5克　干石斛9克　生甘草1.5克　金银花9克　粉丹皮4.5克　夏枯草4.5克　龙胆草4.5克　荸荠12克

　　马某某，女。

　　6月26日诊：肝阳郁勃上升，左半头痛，甚则犯胃，干呕胁疼。证非轻渺，拟方抑木和中。

　　石决明24克，杵，先煎　清半夏5.4克　姜汁炒山栀2.4克　左金丸5.4克，杵，入煎　广皮白4.5克　丹皮5.4克　炒白芍10克　醋炒金铃子5.4克　姜汁炒竹茹5.4克　金器1件

　　6月28日诊：先由两胁疼痛，继则引动左半头痛，卧即干呕，苔白腻，服前方后呕止，头痛减，惟夜间仍甚。予清肝火，涤痰热。

　　羚角汁0.9克，和服　粉甘草1.8克　朱茯神10克　湖丹皮4.5克　江枳壳4.5克　海蜇皮18克　石决明4.5克　炒山栀7.5克　清水半夏5.4克　广皮白4.5克　竹茹9克，姜汁炒　荸荠5个

　　崔某某，女。

　　5月30日诊：风阳上扰，痰滞中焦。午前头痛如劈，烦扰不安，脉滑数，胸闷不舒。经云"平旦至日中为阳中之阳"，又云"厥阴之脉上贯巅顶"。风阳鼓动上升，显然可见。治以潜阳熄风，佐以涤痰清火乃幸。

　　羚角汁1.5克，和服　生鳖甲30克，杵，先煎　石决明30克，杵，先煎　橘皮4.5克　朱茯神30克　左牡蛎12克　焦山栀10克　嫩黄芩10克　湖丹皮6克　清水半夏6克　竹茹10克，去屑　荸荠5个　海蜇皮18克

　　史某某，女，肝厥头痛。

阿胶 9 克，杵，先煎　　川贝母 6 克　　广皮白 3 克　　生牡蛎 30 克，杵，先煎　　朱茯神 9 克　　广郁金 3 克　　生鳖甲 30 克，杵，先煎　　嫩白薇 4.5 克　　旋覆花 4.5 克，包　　玄武板 30 克，杵，先煎　　当归龙荟丸 3 克，杵碎入煎

潘某某，女。

10 月 16 日诊：血虚不能劳筋，风阳旋扰，头痛，身痹痛。

荆芥穗 3 克　　当归身 5.4 克　　炒白芍 8 克　　石决明 12 克，杵，先煎　　稽豆衣 8 克　　橘皮络各 3.6 克　　软白薇 5.4 克　　甘菊花 4.5 克　　桑叶 5.4 克　　双钩藤 12 克，后下　　丝瓜络 4.5 克　　朱灯心 0.6 克　　金橘饼 1 枚

10 月 18 日诊：养血平肝和络。

原方去荆芥、灯心，加苡仁 12 克。

10 月 20 日诊：营阴虚于下，风阳扰于上，午后头痛，内热，身疼，时发时止已延多日矣。

石决明 14 克，杵，先煎　　炒白芍 10 克　　川雅连 0.6 克　　软白薇 5.4 克　　粉丹皮 5.4 克　　双钩藤 12 克，后下　　黄芩 5.4 克　　熟地 12 克　　广皮白 3.6 克　　甘菊花 5.2 克　　炒山栀 5.4 克　　荸荠 4 个　　海蜇皮 12 克

10 且 24 日诊：养血滋肾，平肝熄风。

熟地黄 12 克　　炒白芍 12 克　　石决明 20 克，杵，先煎　　旱莲草 12 克　　软白薇 5.4 克　　甘菊炭 5.4 克　　炒山栀 5.4 克　　湖丹皮 4.5 克　　双钩藤 5.4 克，后下　　女贞子 12 克　　霜桑叶 5.4 克　　黑芝麻 10 克

10 月 26 日诊：滋养肝肾。

原方加鳖甲、当归、牡蛎、藕肉、秋石，去白薇、甘菊、山栀、钩藤、桑叶、芝麻。

10 月 29 日诊：介类潜阳，酸甘化阴。

元武板 18 克，杵，先煎　　生鳖甲 18 克，先煎　　左牡蛎 18 克，先煎　　广皮白 3 克　　大熟地 12 克　　炒白芍 12 克　　川连 3 克　　当归身 5.4 克　　女贞子 9 克　　朱茯神 12 克　　阿胶 5.4 克　　藕汁 1 酒盅

10 月 31 日诊：原方加盐水炒黄柏 3 克、鸡子黄 1 枚（布包悬煎），减茯神，另服膏方。

膏方：阿胶 30 克、龟板胶 30 克、鳖甲胶 30 克。上三味收膏时加入。

大生地 120 克　　大熟地 150 克　　生牡蛎 120 克　　珍珠母 120 克　　生白芍 30 克　　黑芝麻 120 克，研　　大麦冬 30 克　　女贞子 60 克　　云茯苓 30 克　　甘菊花 60 克　　旱莲草 60 克

上药拣选上品，用天水文火煎，滤 33 次去渣收膏，瓷器贮存，每晚开水冲服 15 克。

以上出自《陆正斋医疗经验》

章成之

赵男。头痛已数十年，初起时每星期发作一次，痛 3～5 小时。最近三四年来，几乎每天头痛。瞳孔散大，痛在眉部，久治无效。此血虚生风之象，俗称头风病。

川芎 9 克　　当归 12 克　　僵蚕 9 克　　蚤休 9 克　　细辛 4.5 克　　丹皮 12 克　　全蝎 3 克　　甘松 4.5 克　　甘草 4.5 克　　小金丹 2 粒，分 2 次吞

二诊：头痛已不是每天发作，痛势大见轻减。改以散剂常服，可望根治。

当归 30 克　　川芎 30 克　　僵蚕 60 克　　炙全蝎 18 克　　甘松 30 克　　枸杞 60 克　　党参 60 克　　蚤休 30 克　　天麻 30 克

共研细末，每服 1.5 克，一日三次。

王女。头痛达十年之久，作辍无常，痛剧则呕吐频作，彻夜不寐，痛苦不可名状。治风当先治血，古有名训，但追风通络之品，仍不可少。

炮附块 30 克　全当归 30 克　大川芎 18 克　甘枸杞 18 克　明天麻 18 克　藁本 18 克　大蜈蚣 10 条　炙全蝎 18 克　制半夏 18 克　绵黄芪 30 克　炒枣仁 18 克　茯苓 18 克　生白术 18 克

上药共研细末，一日三次，每次 3 克，饭后服。

原注：此方仅服两料，即告痊愈。后以他病来诊，知其痛已三年未发。

沈男。头痛而眩，其人体格素丰，面色潮红，按其脉硬，此非虚证。

明天麻 9 克　京赤芍 9 克　稆豆衣 12 克　粉丹皮 9 克　怀牛膝 9 克　茺蔚子 9 克　夏枯草 9 克　龙胆草 9 克　钩藤 9 克　生西瓜子 30 克，打

周男。夙有肺结核病史，今忽头痛如劈，呕吐频频，呻吟欲死。家人惶急，送去某医院急诊，疑为结核性脑膜炎，嘱入院抽脊髓液，以明确诊断，确定治法。病家迫不及待，抬来就诊。察其身无热，项不强、神不糊，知其肢冷、脉弦细，乃痛极所致。允为疏方如下：

制川乌 4.5 克　潞党参 9 克　明天麻 6 克　全当归 9 克　白芍 9 克　清炙草 3 克　炙全蝎 3 克，研分 3 次吞

另：炙蜈蚣 1 大条，冰片 0.6 克，共研极细末。每三小时搐鼻一次。用后即连连作嚏，移时头痛大减，呕吐渐定。

次日复诊，原方加川芎 6 克，仍用搐鼻法，两日后其病霍然若失。

李男。头痛如劈，得汗则稍瘥，可见是充血性。

羌活 4.5 克　蔓荆子 9 克　紫苏叶 6 克　葱头 5 枚　川芎 4.5 克　藁本 9 克　荆芥穗 6 克　淡豆豉 9 克　枳实导滞丸 9 克，分 2 次吞

龚男。头部剧痛，两目充血，四日仅一更衣，诱导之。

杭菊花 9 克　冬葵子 9 克　刺蒺藜 9 克　郁李仁 9 克　草决明 9 克　芦荟 3 克　茺蔚子 9 克　赤苓 9 克

二诊：下之头疼稍轻，未能根除，上膈微闷隐疼。欲除头痛，先调整其消化系。

木瓜 9 克　佩兰梗 9 克　甘松 9 克　广玉金 9 克　生枳实 9 克　小青皮 6 克　杭白芍 6 克　炙僵蚕 9 克　刺蒺藜 9 克

苏男。操劳所以头痛加剧，盖增加其郁血故也。消除郁血，可用疏散。

荆防各 6 克　苍耳子 9 克　汉防己 12 克　香白芷 9 克　蔓荆子 9 克　川芎 6 克　秦艽 6 克　生姜 2 片

另：细辛 3 克、羌活 6 克、苏叶 9 克，外熏用。

以上出自《章次公医案》

张汝伟

劳兴富，年二十三，武进，住蒙自东路一百四十号。肾气先虚，风邪后袭，侵入风府，以及于

脑。头痛，后脑及额，相引而痛，甚剧之时，竟至晕倒，延经二月有余，诸治无效。今则神消骨立，生气全无。此谓脑风，因肾虚所致。宜疏风透发之中，佐以育阴滋肾之品，庶乎有效。

羌独活　炒防风　西秦艽　冬桑叶　姜竹茹各钱半　藁本二钱　炒川芎　明天麻各一钱　杭菊花　桑寄生　潼沙苑各三钱

二诊：进疏风透邪育阴滋肾之品，头痛大减，已愈六七，惟后脑仍牵掣，齿龈亦痛，可知风邪之在肾而化热，病已多月。宜从本治。用杞菊地黄法，加减调之。

细生地　山萸肉　潼沙苑　甘枸杞　蔓荆子　滁菊花　首乌藤　桑寄生各三钱　炒川芎八分　淡竹叶一钱　荷叶边一圈

本证始末：此证共诊三次，第二次方服六剂后，再诊头痛齿痛已无，面色精神较好，继常服杞菊地黄丸五六两，全愈。

方义说明：第一方是以羌独活并用，上下交相搜风，防风、藁本疏散太阳、阳明之风，所以屡治不效者，只治其标，未顾其本。方中加入沙苑、桑寄滋阴润下，桑叶、菊花养肝熄风，天麻、川芎镇中有静，所以见效。第二方重以固本，如山萸、枸杞、生地、首乌皆是治本之法。所以标本虚实，孰轻孰重，为治病不二法门。

《临证一得》

冉雪峰

苏联外宾某女士，为北京俄语学院教师，数年前时或感觉头痛，多在颠顶及两侧，膝跟等关节亦感不适，近年发现高血压，头痛增剧，耳鸣，心悸，不安寐，甲状腺肿大。初来我院时，血压150/94毫米汞柱，为拟简明医案：头痛不安寐，血压较高，脉微带劲数，清脑清心，益阴敛阳，镇静神经，柔畅经隧。处方：软白薇、苦百合各三钱，鲜生地八钱，云茯苓四钱，酸枣仁三钱，石决明五钱，青龙齿三钱，炒山栀二钱五分，青木香、宣木瓜各三钱，甘草一钱，随病机出入加减。二星期小效，血压137/94毫米汞柱。四星期效著，血压130/88毫米汞柱，病机渐缓，而偶加外感，头晕肢倦咳逆，愠愠不舒，因于清脑清心降压中佐以和表，标本兼治。处方：软白薇三钱，竹柴胡一钱五分，全瓜蒌四钱，大浙贝三钱，云茯神四钱，酸枣仁三钱，青龙齿、左牡蛎各三钱，小青皮一钱五分，甘草一钱，一星期外邪方去，二星期外邪方净，兼外邪时，血压略高，外邪净时，仍复原状。因病者不惯汤药，时或呕吐（旧有此状），改用丸剂，并助以针疗。处方：杞菊地黄丸四钱，日二服，朱砂安神丸二钱，夜一服。越一月血压130/88毫米汞柱，一般良好，病已向愈。又一月，最后诊察，血压130/84毫米汞柱，头痛渐减，已能安寐，血压接近正常，脉象平缓，甲状腺肿虽未大消，亦未进步。为拟缓调丸剂收功：知柏地黄丸一斤，有余热时用；归脾丸一斤，愈后调养用。查此病血压不很高，病亦不重，脉象证象，明白显豁，亦无疑义，只以病历年久，治疗中新加感冒，旧发呕吐，夹杂羁延，迟迟才愈。汤剂不惯，则改以丸药，丸药力薄，则助以针疗。多方以求，卒获全愈。可见中医各种方法治病，各有价值。

《冉雪峰医案》

陆观虎

刘某某，男，28岁。

辨证：头痛。

病因：湿热上蒸。

证候：头顶痛，项筋发硬，鼻部红肿，羌经月余。脉滑数。舌质红，苔黄腻。

治法：清热解毒，化湿利水。

处方：白蒺藜9克　大贝母9克　猪赤苓各6克　杭甘菊6克　炒赤芍6克　泽泻6克　冬瓜皮9克　蒲公英9克　制乳香15克　制没药15克　制川芎6克　制僵蚕6克

方解：白蒺藜、杭甘菊、川芎清上焦，散头风。猪赤苓、泽泻、冬瓜皮清热利湿。蒲公英、僵蚕、贝母清热解毒。乳香、没药、赤芍活血止痛。

二诊：服药三剂证减不著，脉舌如前。仍遵前法。

处方：连翘6克　蒲公英6克　制乳没各3克　净银花6克　丝瓜络6克　绿豆衣12克　白蒺藜9克　炒赤芍6克　猪赤苓各6克　杭甘菊6克　大贝母6克　制僵蚕6克　夏枯草9克

方解：方中去泽泻、冬瓜皮、川芎。连翘、蒲公英、净银花、白蒺藜、杭甘菊清热散风解毒。夏枯草、炒赤芍清肝火，散郁结消肿。绿豆衣、猪赤苓化湿利水清热。贝母、丝瓜络、僵蚕去痰热达上焦消肿。乳香、没药活血祛瘀，行气止痛。

吴某某，男，48岁。

辨证：头痛。

病因：湿热上蒸，又微感风邪。

证候：头痛纳呆，身酸痛羌经五天。脉滑数。舌质红，苔黄腻。

治法：清热利湿疏风。

处方：冬桑叶6克　焦苡米9克　丝瓜络6克，炙　白蒺藜9克　山楂炭6克　杭甘菊6克　建曲炭9克　陈皮丝6克　焦稻芽9克　苏薄荷3克，后下

方解：本方为清热利湿之剂。杭甘菊、白蒺藜、冬桑叶、苏薄荷清头风。焦苡米、猪赤苓化湿。陈皮丝、焦稻芽、山楂健脾胃以运湿，利小便而导湿热下泻。丝瓜络通络止痛。

李某某，男，41岁。

辨证：头痛。

病因：湿热上蒸，兼以伤风。

证候：头痛，流涕，打喷嚏，目内陷感，便燥。脉浮数。舌红，苔白。

治法：清热、利湿、疏风。

处方：冬桑叶9克　大贝母6克，去心　猪赤苓各6克　白蒺藜9克　炒赤芍9克　全瓜蒌各9克　杭甘菊6克　炒栀子9克　陈皮丝6克　焦苡米12克　鲜佩兰6克，后下

方解：焦苡米、猪赤苓清湿热利小便。大贝母清热化痰。瓜蒌仁皮清大肠燥热，润便。鲜佩兰芳香化浊祛暑，开胃和中。炒栀子清三焦之热。炒赤芍活血清热，散瘀止痛。白蒺藜、桑叶、菊花解表而止头痛。

李某某，女，48岁。

辨证：头痛。

病因：素蕴湿热，兼有肝郁。

证候：头痛如裹，身困酸肢痛，后背作痛，腿胀，纳少。脉细弦。舌质红，苔薄黄。

治法：开郁利湿。

处方：白蒺藜9克　炒白芍9克　左牡蛎9克，煅，包　杭甘菊6克　丝瓜络6克，炙　青陈皮各3克　冬瓜子9克　石决明12克　川通草3克　茯苓皮9克　左金丸9克，冲服

方解：白蒺藜、杭甘菊、石决明清头风止头痛。左牡蛎和血止痛。茯苓皮、冬瓜皮、通草清利湿热。青陈皮舒肝行气和中。左金丸泻肝胆之热。丝瓜络舒筋活络。

金某某，男，24岁。

辨证：头痛。

病因：风火上炎。

证候：头晕痛，手心发热，腹胀，唇红发燥，口黏起沫。脉细弦。舌红，苔黄。

治法：清火祛风。

处方：连翘9克　大贝母6克　净银花6克　炒赤芍6克　蒲公英9克　白蒺藜9克　炒青蒿6克　大腹皮9克　杭甘菊6克　金灯笼3克　益元散9克，包

方解：本方为清火祛风之剂。连翘、银花清热解毒。蒺藜、菊花清上焦止头痛。大贝母、炒赤芍退热。大腹皮、炒青蒿、益元散祛暑热利小便，消腹胀。金灯笼清热利咽喉。

颜某某，男，45岁。

辨证：头痛。

病因：风火上炎。

证候：头痛偏右，牵及颈肩，牙龈胀痛。脉浮数。舌质红，苔浮黄。

治法：散风清火。

处方：白蒺藜9克，去刺炒　茅根9克　通草3克　杭甘菊6克　丝瓜络6克　丹皮8克　连翘9克　赤芍6克　石决明12克　忍冬花9克　大贝母6克

方解：连翘、白蒺藜、忍冬花、杭甘菊清热解毒。赤芍活血止痛。丹皮清营中之热。茅根凉血。大贝母散结化痰。石决明凉肝。丝瓜络舒郁活络止痛。

李某某，女，34岁。

辨证：头痛。

病因：气血不足。

证候：右侧偏头痛，腹胀。哺乳二年，月水未见。骨节不舒，形瘦。脉细迟。舌质红而光。

治法：养血理气。

处方：当归身6克　杭白芍9克，炒　桑寄生9克　制川芎6克　淡子芩6克　代代花3克　大生地6克，砂仁末拌　陈皮丝6克　佛手3克　大腹皮6克　石决明9克，煅，包

方解：当归身、杭白芍、川芎、生地养血调经。淡子芩、石决明除肝风解内热以止头痛。陈皮、代代花、佛手、大腹皮理气消胀。桑寄生坚肾助筋骨。

刘某某，女，40岁。

辨证：头痛。

病因：素体心脾两虚，肺胃不和，兼有暑热。

证候：右侧偏头痛，咳嗽心悸，大便稀，夜间发热，已一月余。脉细濡。舌质红，苔微黄。

治法：清肺和胃，祛暑。

处方：炒黄连6克　佩兰叶6克　广陈皮6克　白蒺藜6克　炒枣仁6克　枇杷叶9克　苦参6克　大贝母6克　杭菊6克　冬瓜子9克　益元散9克，包

方解：白蒺藜、杭甘菊清肝风以止头痛。苦参、炒黄连、佩兰、陈皮化寒火，和肠胃。冬瓜子、大贝母、枇杷叶化痰宣肺，止咳嗽。枣仁宁心醒脾止泻。益元散清暑热宁心神。

二诊：偏右头痛大减，大便一次，稍软，咳嗽已止，心悸已轻，夜热亦退，觉乏困。脉细。舌质红，苔薄黄。

处方：按前方去佩兰叶、白蒺藜、冬瓜子、大贝母、枇杷叶，加远志肉3克、扁豆衣9克、云茯神6克、荷梗6克、焦苡米9克。

方解：扁豆衣、荷梗清暑，和焦苡米健脾和胃、补中益气、升清降浊以止便稀。茯神、远志安神益志，以疗心悸。

张某某，男，26岁。

辨证：心痛。

病因：心肾不交，阴虚肝旺，血热上冲。

证候：头巅作痛，心悸气短失眠。脉细数。舌质红，苔薄黄。

治法：宁心益肾，镇肝潜阳。

处方：朱茯神15克　熟女贞子9克　左牡蛎9克　远志肉6克，炙　炒枣仁9克　净银花6克　鲜生地6克　石决明12克　川黄柏6克　粉丹皮6克，水炒　鲜茅根30克

方解：朱茯神、远志肉、炒枣仁养心安神。石决明、左牡蛎镇肝熄风。黄柏滋水清热。鲜生地、粉丹皮、鲜茅根清血热。熟女贞子养肝肾。

刘某某，女，16岁。

辨证：头痛。

病因：素体血亏，虚热上越。

证候：头痛，入夜发热，纳少脘痛，发闷已一月。月水越岁未见。脉细数。舌质红，苔浮黄。

治法：养血清热。

处方：柔白薇6克　杭白芍6克　酒延胡6克，炒　青蒿6克　制川芎3克　益母草9克　当归身6克　陈皮丝6克　粉丹皮6克　月季花7朵

方解：当归、杭芍、川芎养血。元胡、益母草调经。丹皮、月季花活血凉血。陈皮丝和胃理气。白薇、青蒿清虚火凉血。代代花平肝开郁。

以上出自《陆观虎医案》

李某某，男，33岁。右侧头痛，痛势剧烈，心悸气短，烦闷失眠，病愈一年半之久，屡治罔效。病由情志过激，三昼夜不寐而起，体胖，脉细数。治以除湿化痰，理肝和胃。

云茯苓9克　焦薏米12克　杭甘菊9克　川连4.5克，同炒制　半夏9克　新会皮4.5克　北秫米9

克　夜交藤 9 克　生枣仁 9 克　合欢皮 9 克　杭白芍 9 克　猪赤苓各 9 克　代代花 1.5 克　朱通草 1.5 克
七剂。

二诊：头痛大为好转，余证亦减，舌红苔微黄，脉细弦。气水渐化，肝胃渐和，仍以上法加减续治。

白蒺藜 9 克　潼蒺藜 9 克　杭甘菊 9 克　炙首乌 9 克　朱茯神 9 克　生石决明 12 克　枣仁 9 克　川连 2 克　炙半夏 6 克　合欢皮 9 克　远志肉 4.5 克　焦薏米 9 克　蔓荆子 9 克　代代花 1.5 克　朱通草 1.5 克　七剂。

上方继服七剂，头痛完全消失，诸恙悉除。

《津门医粹》

叶熙春

陈，男，五十五岁。三月。昌化。肝胆风阳上越，头部筋掣作痛，甚至眩晕耳鸣，目睛干燥，右胁胀疼。风火相扇，有耗津液，口苦舌干，渴喜饮水，胃纳尚佳，二便如常，舌尖绛，苔中黄，脉来弦劲。凉肝滋肾，潜阳熄风。

羚羊角 3 克，另煎 3 小时，冲　细生地 15 克　甘菊 8 克　赤白芍各 5 克　明天麻 6 克　马蹄决明 12 克
夏枯草 8 克　八月札 9 克　川石斛 12 克　生石决明 21 克，杵，先煎　珍珠母 30 克，杵，先煎

二诊：前药服后，头痛、眩晕、耳鸣、胁痛、渴饮俱减，脉弦。再当育阴潜阳，以疏木郁。

细生地 18 克　制女贞子 9 克　赤白芍各 5 克　甘菊 6 克　决明子 12 克　明天麻 6 克　夜交藤 12 克
川石斛 12 克　盐水炒金铃子 9 克　生甘草 5 克　生石决明 21 克，杵，先煎　生灵磁石 30 克，杵，先煎
桑椹膏 30 克，另冲服

《叶熙春专辑》

施今墨

邢某某，男，19 岁。性情粗暴，极易发怒，在高小读书时用脑过度，入中学后，功课愈繁，急躁易怒更甚，与同学多不能合，时感头昏后头痛，一年前曾在北大医院治疗月余已见好。最近两月以来，后头痛又作。曾去协和医院精神科检查未确诊断。现证为晚间睡前后头痛最甚，急躁忧虑，情绪不佳，容易发怒，头发脱落，不能读书，稍一用脑即头痛不适，睡眠多梦，饮食二便尚好。舌苔黄，脉象弦疾。

辨证立法：《内经》论肝云："其志为怒，怒伤肝"，又云："肝气虚则恐，实则怒"。平素急躁善怒，肝气实之象，实则阳亢，致有头痛。肝藏血，发为血之余，肝血不足故有脱发之证。拟用苦寒泻肝、潜阳制亢及养血法。

处方：龙胆草 5 克　黄菊花 10 克　苦丁茶 5 克　酒川芎 5 克，酒炒　东白薇 5 克　白蒺藜 12 克　生龙骨 10 克　草决明 10 克　生熟地各 6 克　生牡蛎 10 克　石决明 20 克　北细辛 3 克　白僵蚕 5 克　鹿角胶 6 克　黑芝麻 20 克　霜桑叶 10 克　三角胡麻 12 克

二诊：服药三剂，效果未显，只是头痛部位有下移至颈部之势，再宗前法加羌活 3 克，独活 1.5 克，蔓荆子 5 克，茺蔚子 6 克，去三角胡麻、苦丁茶。

三诊：前方先服四剂，已然见效，头颈疼痛有所减轻，曾电询可否再服。嘱其效不更方，

再服四剂。前方共服八剂，深感数月以来，未有如是之舒畅，后头痛已大减，但未全止，小便黄，大便干，腰觉酸楚。脉稍弦已不疾，尺脉沉而无力。

处方：龙胆草5克，酒炒　黄菊花10克　蔓荆子3克，炒　酒黄芩6克　酒黄柏6克　酒川芎5克　白蒺藜15克　川杜仲10克　沙蒺藜10克　川续断10克　晚蚕沙10克，炒皂角子10克同布包　北细辛3克　生龙骨10克，先煎　生熟地各10克　生牡蛎10克

四诊：前方仍服八剂，头痛已愈，但有时头昏，睡眠仍多梦，已能看书，自觉精神畅快，偶然尚发急躁。于三诊方中，加天麻5克，再服八剂。

五诊：服药后诸证逐渐消失，目前只觉全身乏力，拟服丸药收功。

处方：四诊原方，将剂量加两倍，共为细末，炼蜜为丸，每丸重10克，早晚各服1丸，白开水送服。

傅某某，女，22岁。病已年余，始于用脑过度，头痛而胀，尤以头后为甚。心跳气短，急躁易怒，大便数日一解，全身乏力，月经不调，量少色淡。面色贫血，舌苔薄白，脉象沉软。

辨证立法：月经不调，量少色淡，是属血亏，真血虚耗，心失主辅，故有心跳气短。血不养肝，则急躁易怒，头痛而胀。大便数日一解，非属热结，乃属肠枯不润，气虚不达之象。治以养血助心舒肝活络之法。

处方：柏子仁10克　炒远志10克　油当归10克　壳砂仁5克　生熟地各6克　紫贝齿10克，紫石英10克同布包，先煎　北细辛1.5克　何首乌12克　炙黄芪10克　鹿角胶6克，另烊兑服　白蒺藜15克　火麻仁15克　酒川芎5克　蔓荆子5克　黄菊花10克　杭白芍10克　醋柴胡5克　炙甘草3克

二诊：服药三剂，头胀痛减轻，精神稍好，用脑多时即烦急易怒，心跳气短，大便已解但不畅，前方去黄芪，加白薇6克。

三诊：去年连诊二次，服药有效，但因出差，年余始返北京。现仍头痛发胀，性情急，厌烦嚣喜独处，恶音声。大便不畅，食欲不振。

处方：生龙骨10克　朱茯神10克　紫贝齿10克，紫石英10克同布包，先煎　生牡蛎10克　朱寸冬6克　厚朴花5克　月季花6克　旋覆花5克，代赭石10克同布包　玫瑰花5克　代代花6克　火麻仁10克　炙甘草3克

四诊：前方服五剂，除食欲增加之外，效不甚显，余证如旧，又增睡眠不佳，每夜只能睡四五个小时。

处方：醋柴胡5克　生赭石10克，旋覆花6克同布包　生牡蛎10克，生龙骨10克同布包，先煎　杭白芍10克　油当归10克　酒川芎5克　火麻仁12克　炙甘草3克　春砂仁5克　北细辛1.5克　生熟地各6克　青皮炭5克　陈广皮5克　全瓜蒌18克　薤白头10克　磁朱丸6克，秫米12克同布包

五诊：服药六剂，睡眠好转，心神安宁，不甚烦急，大便通畅，食欲增加，惟头痛未减。

处方：白蒺藜12克　黄菊花10克　香白芷3克　云茯苓10克　陈橘红5克　生牡蛎10克，生龙骨10克同布包，先煎　云茯神10克　陈橘络5克　酒川芎5克　冬桑叶6克　炒远志6克

六诊：前方服药八剂，头痛见好，又因出差一个多月，未能继续治疗，头痛又复如前，大便也不通畅，四肢酸麻。

处方：冬桑叶6克　生牡蛎12克，生龙骨12克同布包，先煎　紫贝齿10克，紫石英10克同布包，先煎　桑寄生18克　沙蒺藜10克　朱茯神10克　炒远志6克　白蒺藜10克　朱寸冬10克　酒川芎5克　油当归10克　火麻仁15克　酒军炭3克

七诊：连服十剂，症状都已减轻，除过劳时头痛心跳之外，一切接近正常。

处方：六诊处方之剂量加两倍，再加柏子仁、酸枣仁各 30 克，共为细末，炼蜜为丸，每丸重 10 克，早晚各服 1 丸，白开水送服。

　　祝某某，男，42 岁。解放前经商，生活无保障，思虑焦急，日久则生胃病，最怕寒凉。继而头痛，自觉如戴重盔之沉闷，屡经检查均为神经衰弱。服镇静剂，初则有效，后即失去作用。解放后生活无虑，夙疾未除，又添加左鼻孔阻塞不适。舌质淡，苔薄白，脉象沉缓。

辨证立法：思伤脾，脾胃相表里，胃为阳腑，最畏寒凉，遇冷则发病，胃寒可知。寒气冲逆则头痛沉重，鼻塞亦为不通之象。拟温散辛通开郁法主治。

处方：吴茱萸6克　蔓荆子6克　苦桔梗5克　清半夏6克，黄连水炒　白僵蚕5克，炒　白蒺藜12克　生姜渣10克　辛夷花5克　北细辛3克　酒当归6克　酒川芎5克　生熟地各10克

二诊：服药四剂，头痛变为隔日发作一次，鼻塞时通时阻，服药感觉舒服，睡眠好，食量增。前方加白杏仁6克以通肺气，米党参10克以振脾阳。

三诊：连服五剂，诸证均减，已无沉闷之感，头又抽痛，前方加全蝎5克。

四诊：前方连服四剂，头痛未作，鼻塞已通，前方加白附子6克，仿牵正散意以治抽痛，巩固疗效，嘱每周服二剂。

　　刘某某，女，30 岁。睡卧当风，恶寒发热已二日，头痛如裂，周身酸楚，恶心呕吐，不思饮食。舌苔薄白，六脉浮紧。

辨证立法：风从上受，骤发头痛，病之初起，邪在太阳，即用祛风解表法为治。

处方：杭白芍10克，桂枝3克同炒　蔓荆子6克，炒　川羌活3克　白僵蚕4.5克　薄荷梗4.5克　酒川芎4.5克　白蒺藜12克　嫩桑枝24克　香白芷4.5克　冬桑叶10克　龙胆草4.5克　炙甘草3克　淡吴萸4.5克，川连水炒　大红枣3枚　鲜生姜3片

二诊：药服四剂，寒热已退，头痛大减，呕吐亦止，仍觉周身酸楚，大便四日未下。

处方：杭白芍10克，桂枝3克同炒　嫩桑枝18克　酒川芎4.5克　桑寄生18克　香白芷4.5克　蔓荆子6克　晚蚕沙10克，炒皂角子10克同布包　明天麻4.5克　薄荷梗4.5克　火麻仁15克　炒枳壳4.5克　炙甘草3克　佩兰叶10克

　　余某某，女，26 岁。病已两月，初起为头晕，身倦无力，嗣后转为头痛，多在枕部，连及右太阳穴、右眼，逐渐加剧。入院检查，诊断为结核性脑膜炎。最近一周，寒热交作，神志不清，时作谵语，手抖战，恶心、呕吐、不思食，咳嗽有绿色痰，大便干结。舌苔黄腻，脉细数。

辨证立法：头为诸阳之会，后脑连及目痛者，病在太阳，偏头痛则病在少阳。风从上受，伤及两经由表入里，遂有寒热。引动肝胆火炽，风助火势，病情日益加重，竟致神志不清，谵语时作。当泻肝胆之火以缓其急。

处方：龙胆草5克　姜竹茹6克　白蒺藜12克　生龙骨12克　化橘红5克　生牡蛎12克　广橘络5克　代赭石10克，旋覆花6克同布包　酒当归3克　黄菊花10克　白茅根12克　白芦根12克　怀牛膝10克

二诊：前方服四剂，寒热减，神志较前清楚，已能自己翻身转动，大便仍未下，头痛如故，腹胀不适。

处方：龙胆草 5 克　鲜生地 6 克　酒川芎 5 克　代赭石 10 克, 旋覆花 6 克同布包　鲜石斛 6 克　白蒺藜 12 克　酒当归 6 克　东白薇 6 克　节菖蒲 5 克　生龙骨 12 克, 生牡蛎 12 克同布包　火麻仁 15 克　炒焦皂角子 10 克, 晚蚕沙 10 克同布包　莱菔子 5 克　莱菔英 5 克

三诊：药服三剂，寒热已退，神志更现清楚，不作谵语，头痛、目疼减轻，唯大便仍未解，腹胀痛。嘱服中药外，可予灌肠，前方再服三剂。

四诊：服药及灌肠后，大便已下，神志清楚，手抖战已止，头痛目疼大为减轻，食欲渐增。

处方：草决明 10 克　石决明 20 克　生牡蛎 12 克, 生龙骨 12 克同布包　代赭石 10 克, 旋覆花 6 克同布包　龙胆草 5 克　夏枯草 10 克　白蒺藜 12 克　化橘红 5 克　桃杏仁各 6 克　晚蚕沙 10 克, 炒焦皂角子 10 克同布包　广橘络 5 克　炒枳壳 5 克　炒枳实 5 克　鲜生地 10 克　酒川芎 5 克　怀牛膝 10 克　鲜茅根 10 克　清半夏 6 克

五诊：前方服十剂，病情日见好转，头痛目疼已不显著，有时只觉如窜走样轻痛，大便每日一次，渐能下地行走。

前方去鲜生地、鲜茅根，再服十剂。

杨某某，女，54 岁。生育九胎，曾患肺结核，身体瘦弱，易受外感。平时多汗，心慌，四肢冷感。一周前来京途中又受感冒，经服中药发汗过多，身如水洗，自觉口鼻发凉，四肢寒冷。近日又感朝冷暮热，时时汗出，头痛如裂，大便溏稀。舌苔白，六脉紧。

辨证立法：平素体弱多汗，肢冷，已见阳虚之象，近期感寒，服发汗药后，大汗淋漓，阳虚更甚，遂致头痛如裂，急拟理中扶阳为治。

处方：川附片 15 克　淡干姜 6 克　米党参 20 克　云茯苓 10 克　云茯神 10 克　野于术 10 克　当归身 6 克　桑螵蛸 10 克　炙甘草 10 克　大红枣 5 枚　煨生姜 2 片

二诊：连服五剂，除大便仍溏之外，诸证悉退。

处方：每日早服附子理中丸 1 丸，晚服参茸卫生丸 1 丸。连服十日。

林某某，女，28 岁。低烧 36.6 ~ 37.4℃ 已两个多月，上月十三日突然昏厥一次。全身抽搐四肢冰冷，经急救后缓解。神志清楚，全身乏力，不能起床。头痛连及颈椎，行动需人扶持，时欲跌倒。月经两三个月一次。食欲不振，睡眠不实，二便尚属正常。经开封市人民医院及河南医学院会诊，诊断为结核性脑膜炎证并有局灶性肺结核。薄有白苔，舌质淡，六脉细数微弦。

辨证立法：阴虚之火，上扰神明，头晕而痛。肝主筋，血不养肝则令全身乏力、抽搐。当拟敛阴潜阳、滋补心肾之剂。

处方：生龙骨 12 克　草决明 10 克　沙蒺藜 10 克　生牡蛎 12 克　石决明 10 克　白蒺藜 10 克　北柴胡 5 克　冬桑叶 10 克　朱茯神 10 克　赤白芍各 6 克　桑寄生 15 克　朱寸冬 10 克　川杜仲 10 克　砂仁 3 克　生熟地 10 克　川续断 10 克　细辛 3 克　东白薇 10 克　酒川芎 5 克　双钩藤 12 克　鹿角胶 6 克, 另烊兑服

二诊：连服二十二剂，低烧全退，精神旺健，四肢自觉有力，行动不需扶持，头痛大减，时感昏晕，间或头顶跳动，食睡均好。

处方：草决明 10 克　东白薇 6 克　石决明 20 克　紫贝齿 12 克, 紫石英 12 克同布包, 先煎　香白芷 5 克　制蝎尾 3 克　酒川芎 5 在　北藁本 5 克　川杜仲 10 克　沙蒺藜 10 克　北细辛 3 克　川续断 10 克　白蒺

藜 10 克　春砂仁 3 克　生熟地各 10 克　鹿角胶 10 克　滁菊花 10 克　密蒙花 10 克　明天麻 5 克　炙甘草 3 克

三诊：前方服十六剂，除头有时稍晕外，已无其他症状，拟用丸方收功。

处方：每日早服神经衰弱丸 30 粒，晚服河车大造丸 1 丸。连服一个月。

以上出自《施今墨临床经验集》

第六十二章　中风

秦昌遇

一人年近五旬，患中风，耳聋，鼻塞，二便不通，四肢不遂而厥，语言不出。一有所言，便说亡人。本家先灌牛黄将一钱。时医数人诊视曰：脱阳者见鬼，脱阴者目盲。今口说亡人，目无所见，是见鬼与目盲也。又洁古曰：中腑者着四肢，中脏者滞九窍。今手足不遂，上下秘寒，是脏腑兼中也。且六脉弦数无伦，《脉诀》曰：中风之脉迟浮，吉。急实大数，三魂孤，脉证俱危如何如何。病家急求用药，诸医同议，人参、熟地、附子、肉桂。未及服而予诊曰："脉浮而缓固好，若急数，中风所忌。然中按尚觉和缓，是有胃气，非真为中脏之必危者。但所畏者，两尺重按觉空耳。然阴阳兼补，诚治本之法，但当上下闭塞之时，补剂骤难奏绩。不若先通其二便，便浊阴下降则清阳上升，而后用补。《内经》曰：病发而不足，本而标之是也。"不信。连服前剂不应。予投神佑丸数十颗，抉开其口纳之，灌以淡姜汤。即灸白会，使阳气上升，灸关元，不使阳气下陷。至二壮，目能开，眉频蹙。予问其痛否，即能点头，四肢稍动。至七壮将毕，腹中似雷鸣，扶起便桶，两便俱通，秽垢极多。少顷，又泻一行，觉有运意。以前药倍人参徐灌之。少顷亦苏。自此二日，人事渐省，但手足振掉，左半体不遂，于大补气血中稍佐以祛风、顺气、清痰之品，如秦艽、全蝎、僵蚕、乌药、南星、半夏曲之类，加减调理，年余乃瘥。

三化神佑丸：甘遂煨　大戟拌湿炒　芫花炒，各五钱　轻粉一钱　大黄二两　黑丑二两　滴水丸如绿豆大小，可多服数粒，已极。

一男子六脉沉滑而短疾，口眼歪邪，半身不遂，舌强不能言，浑似中风，实中酒毒而然，断不可作风证治，而汗之也。须用甘蔗汁日饮二三碗，至旬余悉瘥，盖以蔗汁能解酒毒也。夫清阳在上，浊阴在下，天冠地覆，无暴仆也。今六脉沉滑，则浊邪壅上，清阳倒置，故令暴仆。所以痰涎壅上，凡多气壅而然也。经曰：病发而不足，标而本之，用二陈汤加牙皂、枯矾末调灌，此利窍稀涎，先治其标也。随用疏风补虚之剂方奏功。

一人形体魁伟，中满吐痰，劳则头晕，所服皆清痰理气之剂。不知中满者系脾气亏损也，痰盛者脾气不运也，头晕者脾气不能升也，指麻者脾气不能固也。宜以补中益气加半夏、茯苓以补脾土，用八味丸以补母气，依此服之，病去十五。按：前证者乃中风之端倪也。预防之理宜养气血、节饮食、戒七情、远房帷。如不守禁忌，仍服清痰理气之剂适所以招风取中也。

一六旬妇，身体壮盛，正月间忽得中风，卒倒不省人事，口噤不能言语，喉如曳锯，手足不遂。一友投牛黄丸二三颗不效，急煎小续命汤灌之，亦不效。予诊，六脉浮洪而滑，右手为甚。此因平日奉养极厚。《内经》曰：凡消瘅、击仆、偏枯、厥痿、气满发逆，甘肥贵人，属膏粱之病。又经曰：土太过，令人肢体不举。宜其手足不遂也。即丹溪所谓湿土生痰，痰生热，热生风也。当先涌泻之。乃以稀涎散莩汁调灌之，涌出痰涎数碗。少顷，又以三化汤灌之（厚朴、大黄、枳实、羌活）。至晚泻二三行，喉声顿止，口亦能言，但人事不大省。知上下之障塞已通，中宫之积滞未去也。用加减消导二陈汤主之。即二陈汤加枳实、黄连、莱菔子、木香、白蔻仁，每日二服。数日后，人事渐省，腹中知饥，仍进薄粥。但大便犹秘结，每日以润字五分白汤点姜汁送下。自此旬日，手足能运动而有时拘挛，大便已通而有时干燥，此吐泻后血耗无以荣筋，津衰无以润燥。用四物汤加秦艽、黄芩、甘草，数日而愈。

一人五旬，中风卒倒，牙关紧闭，戴眼上视，手掣而四肢振掉，以稀涎散吹之鼻中，吐出稠痰数碗。继投续命汤二剂，反觉口开手撒，眼合遗尿，四肢厥逆，人事昏沉，身体热，痰声响。予诊，六脉洪数滑而歇止。用导痰汤合四物以养血，佐以牙皂、竹沥，二剂而痰喘渐轻，六剂而人事清爽。后用参、术、归、芍，大补血气而安。

一男子体肥白，两手脉沉滑而缓，惟右独甚。筋脉坦纵，气血涣散而肢体痿堕弛缓，亦惟右为然，且声音不能言。叔和云：滑为痰。又曰：一手独滑，半身不遂。东垣曰：足阳明虚则沉缓无力。愚意手少阴心乃天真神机开发之本，足阳明胃乃谷气充火真气之本，标本相得则胆中气海所留宗气盈溢，分布四脏、三焦，上下内外，无不周遍。若标本相失，不能致其气于气海而宗气散矣。故分布不周于经络，则偏枯；不周于五脏，则声喑矣。须补养为主，用六君子汤加桔梗、木通、独活、菖蒲、姜汁、竹沥。

一妇怀抱郁结，筋挛骨痛，喉间似有一核，服乌药顺气之剂，口眼歪邪，臂难伸举，痰涎愈甚，内热潮热，食少体倦。此系郁火伤脾，血燥生风所致。用加味归脾汤本方加柴胡、山栀。廿余帖后，但见伊之形体渐健，饮食渐加。又服加味逍遥散十余剂，痰热稍退，喉核稍利。更用升阳益胃汤数剂，诸证渐愈。但臂不能伸，此肝经血少也，用六味地黄丸而奏绩。

一人忽得暴疾如中风，口不能言，目不识人，四肢不举，苏合丸及牛黄丸相间而投，毫不见醒。一友投以小续命汤反增壮热喘急，手足厥逆。又一友见六脉沉细，拟用附子理。病家求决于余。余诊其脉，两寸似有似无，两关尺竟无可寻。此由气壅而然，非不足而沉脱也。乃从胸按之，即眉为之皱，更按脐腹，体为之举，若有不可痛忍之状。细询病家得疾之由，始知饥极过饱方显是脉证也。为食中也。口不能言，目不识人，脉伏不见，皆由饮食填塞清道所致。四肢不举，即经所谓土太过令人四肢不举也。若初起，一吐便愈。今迟延二天，上中下俱受病，非吐下消导并行不可。乃先以生姜淡盐汤探吐之，涌出痰涎酸水数碗。少顷，神思便觉稍清。予诊其脉寸关逼逼而来，又以三棱、莪术、枳实、槟榔、白蔻、木香、陈皮、神曲、莱菔子煎服，分消中焦之气痞以行中道。又以煎药送润字丸五钱下二三。由始知人事，能言语，手足能运动。再诊之，关尺俱见沉实有力，胸膈痞满，按之犹痛。又以前方送润字丸二钱，每日一帖，四日后按之不痛。方与稀粥，胸膈局痞，时或吐痰，乃以消导，少佐当归、白芍以养荣血，人参、白术以扶胃气，木香、白蔻以宽其未尽之痞，旬日而康。

润字丸即润肠丸：麻仁 杏仁 芍药 枳实 厚朴 大黄

一人口眼歪斜，语言謇涩，痰涎壅盛，六脉弦滑而带数。此系虚火上炎，虚痰上升，虚风内作，血脉受病，而病根起于足阳明、手阳明两经也。手足阳明之筋络于口，会太阳之筋络于目。热则筋弛纵缓不收，故为喎为癣。三焦之气通于喉，痰火壅塞上窍，营卫虚而不能上荣，则舌机不转，故为謇为涩。热则生风，风壅其痰，故痰涎为之壅盛。理宜顺气养血，气顺则痰自利也，血治则风自灭也。佐以二陈清凉升散之品，此火郁发之、木郁达之意也。

陈皮　木香　当归　川芎　白芍　附子　胆星　甘草　天麻　秦艽　防风　黄芩

一人左脉洪大，右脉滑数。《内经》曰：数则烦心，脉滑曰风大，则病进；洪则火帜，邪盛也。由七情内扰，风邪乘虚袭之。风扇其火则痰随火升，窒塞窍道，阻滞经络，以致语言謇涩，右半身不遂，神昏面赤之证见耳。须投以解语汤，开其痰涩，通其心窍。俾神清痰豁，庶有生机。

天麻　贝母　防风　半夏　远志　石斛　香附　枳壳　秦艽　羌活　茯苓　白芍　苏子
甘菊　麦冬　陈皮

以上出自《秦景明先生医案》

程从周

蒋仲仁年近四旬，体肥而白皙，素雄饮善餐。一日与其亲谢君素正在弈棋之间，两相争道，仲仁忽然不能言语，以目视君素作慌张状，口眼歪斜，遽流涎沫，急延予过诊。六脉浮洪而滑溢上鱼际。此风痰上壅，宜亟治之。若汤剂迟缓，则闭塞不通，而难救矣。必须吐法为妙，乃用稀涎散五钱，齑汤调匀灌下。少顷，涌出稠痰数碗，即能言语，惟口眼尚歪，再用牵正散加以导痰之剂，调治旬日而痊。

《程茂先医案》

李用粹

分镇符公祖恭人形体壮盛，五旬，手指麻木已历三载。甲辰秋，偶感恚怒，忽失声仆地，痰潮如锯，眼合遗尿，六脉洪大。适予往茸城，飞骑促归。缘符公素谙医理，自谓无救，议用小续命汤，俟予决之。予曰：是方乃辛温群聚，利于祛邪，妨于养正，其故有三，盖北人气实，南人气虚，虽今古通论，然北人居南日久，服习水土，卑禀更移，肤腠亦疏。故卑下之乡，柔脆之气，每乘虚来犯，致阴阳颠倒，荣卫解散而气虚卒中，此南北之辨者一。况中风要旨又在剖别闭脱，夫闭者，邪塞道路，正气壅塞，闭拒不通；脱者，邪胜五内，心气飞越，脱绝不续，二证攸分，相悬霄壤，故小续命汤原为角弓反张、牙关紧急闭证而设，若用于眼合遗尿之脱证，是既伤其阴，复耗其阳，此闭脱之辨者二。又风为阳中阴气，内应于肝，肝为阴中阳脏，外合于风，恚怒太过，大起肝胆内火，外风猖狂扰乱，必然扶势而乘脾土，故痰涎汹涌，责脾勿统摄，肾不归经，滋根固蒂，尚恐不及，若徒事发散是为虚虚，此真假之辨者三。《灵枢》所谓虚邪，偏客于身半，其入者，内居荣卫，荣卫稍衰则正气去，邪气独留发为偏枯。端合此证，当法河间、东垣用药，保全脾肾两脏，庶可回春。亦以六君子加黄芪、白芍、桂枝、钩藤、竹沥、姜汁服二剂，恶证俱减，脉亦收敛，但声哑如故。此肾水衰，心苗枯槁，至更余后，火气下行，肾精上朝，方能出音。遂用地黄饮子，服至十五剂，大便始通，坚黑如铁，虽有声出，状似燕语。乃朝用补中益气汤加五味、麦冬以培脾，夕用地黄汤加肉苁蓉、当归以滋肾。调理百日，语言如旧，步履如初，但右手稍逊于前耳。

《旧德堂医案》

郑重光

汪大扶兄年四十五，善饮贪凉，此素性也。雪途昏仆于地，抬归始醒，即遍身拘挛，腰足冷痛，手足不能举，已具六经形证，此真中风也。先医者作虚治而用人参，困顿于床。后延余治，脉弦而沉紧，此凤昔之风，加以雪天新中于寒，两邪并发，致昏厥而仆，风寒未解，何用补为？余以桂枝、细辛、羌活、附子、赤芍、干姜、半夏、甘草，小续命汤加减，温里解表。五六日邪气外出，脉略浮弦而增咳嗽，再加麻黄、杏仁，续续得汗而痛减，将一月，身发瘾疹作痒，外解而痊。

方惟善翁年七十，夏月忽右手足不用，口眼㖞斜，舌强面赤，脉虚大而参伍不调，两寸脉十数至一歇，但止数不齐耳。问其脉何以歇至，彼云："今十年矣。每心一掣跳，则脉必歇。"余曰："心掣为肾病，此心肾气虚，并无风邪六经形证，温经大补，或可复原。若作风医，必致痿废。"遂用人参、黄芪、白术、桂枝、芍药、附子、天麻、当归等药，每日用参两许，医治月余，口眼端正，步履如常。方在调理之余，忽发咳嗽，彼自误为痰火，参、附贻祸，数日后目窠微肿，颈脉大动，尿如煤水，乃肾脏真阳不足，将成水虫之证也。随即咳嗽不能卧，足跗先肿，渐延两腿，余用金匮肾气汤加倍桂、附，更入人参三钱，时当酷暑，悬大帐于庭，伏枕于几者二十八日，药近百剂，小便渐多而肿消，适因病后营葬劳烦，调理失宜，遂时发喘咳，不能平卧，至八旬乃终。

以上出自《素圃医案》

周南

草野德四郎，五旬。瘦薄，右半身忽然不遂，手足冷，口眼歪斜，脉沉无力。此气血两虚而为偏枯之证，与肥而有痰者不同。缘去年衄血，几绝，治后未必复元，况又嗜曲蘖，谷食常少，故有此虚寒之证也。宜温补气血，以附子理中汤温中，加黄芪、广皮以行气，当归、桂枝以活血，天麻以戢木宁风。二三剂，四肢即暖，口稍正，十余剂而大效。减天麻、桂枝，惟气血平补之药，五十剂而行动如常。五旬之人气血始衰，故虽如此重证，药饵之力可奏全绩。自此而日渐就衰，若不自爱，犹沉湎于酒，倘此证复发，虽有药石恐难为力矣。故为之三复致诚云。

《其慎集》

北山友松

隐士彦坂一竿夏四月，陪大坂布政司某候于天王寺僧坊午斋。斋罢，回到税官平九郎第中，乃觉心腹不佳，吐出痰涎及所餐斋蔬，忽尔手足战掸，昏不知人。命医工谷村昌安治药，越重。

召青木老医，辞不下药。夜将二更，请予至第诊之。十二经脉并绝。四末稍厥，唯脐间动气应手而已。税官请治，予曰："此险证也。虽有治法，不知应否？"税官云："子固辞而不药，再敲他门移时也。医及至，病人必绝矣。且自午后用药，至今重病变危，危而至险，唯待尽之命乎？"予是其言，乃曰："汝家藏有人参一根，重五七钱者么？"税官曰："吾从来未蓄珍药，由医士不我教也。"于是催乔回家，择人参重六钱许者，命徒玄三子截去芦梢，只存五钱强，乃撮三生饮，计重一钱五分一剂。亲付使者，面嘱云："这人参一根，要全切片，加炮姜五分，与药一并用河水二盅煎一盅，缓缓灌之，口中药尽，再报消息可也。"使应诺跑去。翌朝使至再请云："病人服药将尽，天明回生矣。"予赴而诊之。十二经脉都应手沉弱，其冲阳、太溪应指如蛛丝矣。税官曰："夜来子后灌药三五口，就有生意，丑后四末稍温，寅后脉应手而能应诺也。再劳下药。"予回寓复撮前药及人参一根，以付于使。第三日复请诊视。视之则六脉机神动荡，唯足脉尚微焉，病者自能言谢灵药苏命之德。税官复请药，予曰："治下名医陪侍者多，今元阳既复，宜命侍医，调理为便矣。"税官曰："然则何如？"予曰："愚意只将东垣调中益气汤加附子可也。"言讫而归。日后差手下高原氏来谢活命之德，次高原氏低声云："前者先生所附人参，一医恐多，云减去一半用之，试一半有效，则再用其余可也。"予愀然曰："翌日之人参亦减乎？"曰："然也。今见先生，闻医减药，不怒而反皱眉者何也？"予曰："可惜，许一竿子之命，被庸医暗杀也。怪得十二经脉全复之际，足脉比手脉微甚，吾故教你主人于益气汤中加附子者是也。期三年之内，必卒死矣。"曰："何以然？"予曰："明医葛可久善武艺。一日见貘猱，桑弓挽之而毂，归而下血。亟命其子，煎大黄四两饮之。其子恐多，减其半服之，不下。问故，其子以实对，可久曰：'少耳。今则未也，来年当死也。'再服二两，愈。明年果卒。由是言之，用泻药消瘀，不及其病且死，何况于补药接命乎？谚云：有是病服是药，药不瞑眩，厥疾弗瘳是也。庸医原来弗达这等大义，外假小心而惑人，内装暗毒以妒能，掩其不善，自著其善，欺人欺己。其咎当自执矣。前诊脉时，足脉微甚者，想庸医只用人参上半截，而不全用之过欤。前者吾用全参一根者，欲达表里上下，追复元阳，补接正气之设也。方有生附雄壮下行，安得见此脉候乎？但事既败矣，既往不可咎。子可记取吾言，时至便见也。"高原唯然而去。高原者，小徒道因子乃父也，故言及焉。后闻一竿次年四月卒死于尼崎客舍矣。吁嗟，此非庸医暗杀乎！

《北山医案》

陈念祖

中年丧偶，怀抱郁结，时患筋挛骨痛，并称喉间似有结核状。服乌药顺气散等剂，反致口眼歪斜，两臂不能伸举，日晡内热，痰涎愈甚。细察此证，非偏枯将成之象，乃肝木不舒之故。盖木生于水，水为木母，水耗则木郁而难舒，于是木来克土，脾热胃燥而内风生焉，固不必招外来之风，而始现歪斜之状也。治法宜舒木扶土为主。

白芍五钱　白茯苓三钱　生枣仁二钱　白术三钱　熟地五钱　人参一钱　麦门冬二钱　当归身二钱
元参三钱　山药一钱　郁金一钱　远志一钱　甘草五分

头目晕眩，势欲颠仆，口眼微觉㖞斜，腹中幽幽作水声。斯非中风为患，乃水湿之气浸淫于内。然所以成其水湿者，系由脾虚之故。脾虚不能运化，水乃停积于中，积久不化，将涌而上行，于是晕眩喝斜，诸证作矣。气既作涌，则首重而足轻，故有欲仆之势，状似中风，实则非是。治法不必祛风，只健脾土，土健自能制水。又恐水冷不化，故又补命门之火以生土，母旺而子自生，此定理也。大地阳回，寒冰尽解，诸证当可悉平矣，拟方如下：

人参五钱　白术八钱　茯苓八钱　法半夏三钱　肉桂一钱　车前子一钱五分

素喜豪饮，两臂时时作痛。历观前方，类多祛风治痰等药。何以痰气益盛，麻木更加？且觉头目晕眩，言语謇涩，体软筋弛，腿膝拘痛，口角时流涎沫，身似虫行，搔起白屑。种种症状，鲜不谓中风已成之故。然细察病情，实由脾气不足所致。盖人生后天之补益全赖饮食，饮食太过，脾气反受其伤。况酒尤能损耗真气乎，真气伤耗，则脾土失其运化之机，而种种变状出焉。握要以图，唯有培土之一法，用六君子汤加味治之。

人参五钱　白术八钱　甘草一钱　陈皮三钱　半夏一钱　白茯苓三钱　附子三分

阳脏之人，素有内火。火借风威，风乘火势，勃然触发，遂致卒倒不省人事，两手握固，牙关紧闭，喉间虽有痰声，唯无漉漉涌起之势。此系闭证，势无垂危，生死关头，在于顷刻。切勿误认用药，急急破关直入，以开其闭，或有挽回之望。

橘皮一两　半夏一两　生姜汁半盏

同煎服。

俟上药服后探吐，始有转机可庆。再以涤痰汤为主方，并加味酌治。

人参　白茯苓　生甘草　制半夏　陈皮　枳实　制南星　淡竹茹　石菖蒲　天麻　丹参　姜汁

诊得两手脉厚而长，唯左手略兼弦象，两寸稍紧。脉厚者，得土之敦气，厚道足以载福，为长寿之征。但弦为风脉，紧为痛脉，今紧在两寸，主上半身有痹痛之患。据称手腕及臂上痛，时愈时作，已阅五年之久。且指头时苦麻木，昔年尤甚，近今略减。细察此证，系风在关节而作痛。至其所以痛者，乃气血与风邪相抗拒，非同偏枯者之全不觉痛，其妙在于痛处，不难扶正以屏邪。书称中指麻木，三年内防患中风，以中指属手心经故也。今幸麻木之处，以食指拇指为甚，系肺与大肠气之不调，尚无大害。然风善行而数变，必须及早治之。然斯时若服风药，以预防中风，是适招风取中，无异借寇兵而济盗粮。宜出诸郑重，切勿孟浪以图一逞，宜用黄芪五物汤。

黄芪二钱　桂枝尖二钱　生白芍二钱　生姜四钱　大枣二枚

同煎服。

气体素寒，卒中风邪，则风水相遭，寒冰彻骨。猝然倒仆，不省人事。抚脐下，体冷如冰，喉间痰声漉漉势如水沸，口开、手撒、尿出，种种险象，危在顷刻。斯时追以驷马，犹虑不及，若误以涤痰祛风等药投之，如抱薪救火，速之死耳。盖寒风多见脱证，宜温补为急；热风多见闭证，宜疏通为先。一寒一热，一脱一闭，毫厘千里，性命悬于呼吸。此证确系寒脱，亟用温补，以冀挽回于万一。

生南星一两　生附子五钱，去皮　生川乌五钱，去皮　木香二钱　人参一两

前以法在不治之险证，认定脏寒欲脱，以大剂三生饮温补之；并师薛氏心法，加用人参以

驾驭其邪。服后果转危为安，得庆更生。可知心不可不细，胆不可不大，下手不可不快。不特病家为余颂，即余亦未尝不颂病家。处仓促扰壤之际，独能力违众言，悉心信任之，俾余获此成功，岂非大快心事？今病机已转，细察脉象，真火衰甚，语言行动一时未能复其常度。宜每早服八味丸四钱，再用柔润熄风之剂，冀渐收全功。

人参二钱　白茯苓二钱　白术二钱　炙甘草一钱　陈皮一钱　制半夏二钱　麦门冬三钱　干桑叶一钱　竹沥半盏　生姜两片　大枣三枚

同煎午后服。

以上出自《南雅堂医案》

程文囿

恙经两旬，起初喉痛，清凉迭进，喉痛虽好，变出舌强语涩，食少形疲，头昏足麻，虚里跳动，一派虚象，切防肝风变幻，若恐余烬未熄，亦当壮水养阴，断无再用苦寒之理。舌乃心苗，肾脉系舌本。当于心肾两家，求其水火既济之道。

早诊言防肝风变幻，午后突然口眼歪斜，心悸、肢掣，此肾真下虚，水不涵木，以致内风鼓动，更怕痉厥之险。经云：肝苦急，急食甘以缓之。祖千金复脉方法。

连日肝风已平，食少欲呕。人以胃气为本。病久正亏，全恃饮食扶持，胃气不旺，药难奏功。究缘前患喉证，煎、吹二药，清凉过度，脾胃受伤，不必虑其有火，且恐变为虚寒。脾开窍于口，脾和则口能知五味。口冷不渴，岂非脾胃虚寒之明验。与温养脾阳，仿理中六君方意。

服药两剂，呕止胃安，虚里跳动，舌强，口歪诸证尚未见效。虚风不息，谷少胃虚，固当扶助脾元，建其中气。第土由火生，既虚且寒，更须兼补其母。

君翁盛纪年将二旬，暮春之初，始觉头筋抽痛，旋见口眼歪斜，肢凉脉细，此为风寒外感。药投温散，其病益剧，肢掣头昏，心悸汗浆。君翁令昇至舍，嘱为诊治。按：诸风眩掉，皆属于肝，春深时强木长，水不涵木，阳化内风，乘虚绕络。凡治风须分内外，外入之风则可散，内出之风散之益助其升腾鼓动之势。现在左肢瘈疭，防变痉厥神迷。议以滋水涵木和阳熄风。方用炙甘草、党参、熟地、麦冬、阿胶、芝麻、茯神、枣仁、五味子、牡蛎、小麦、南枣。初服四剂，势已减轻。更加白芍、当归、葳蕤服至廿剂病瘥。虚犹未复，令制丸药，数阅月，始得元复如初。

洪楚峰孝廉病，遣使延诊。问其使曰："何候？"曰："中风。"问："年几何？"曰："耋矣。"予曰："坏证也。"辞不往。使者强之，将及门，闻邻人语云："病将就木，医来何为，若能起之，其卢扁乎。"入视，身僵若尸，神昏不语，目阖口张，声齁痰鸣，遗尿手撒。切脉虚大歇至。予曰："此中脏也。高年脏真已亏，况见五绝之候，不可为矣。"其弟曰："固知病不可为，然尚有一息之存，安忍坐视，求惠一方，姑冀万一。"勉处地黄饮子，合大补元煎，以为聊尽人事而已，讵意服药后，痰平齁定，目开能言。再剂神清食进。复诊更加河车、鹿茸，脉证大转。续订丸方付之，半载后，因视他病，过其家，见翁矍铄如常矣。

以上出自《杏轩医案》

齐秉慧

又治傅福兴，年三十，形体魁梧。因酒色过度，忽一日，至街仆地，口眼㖞斜，语言謇涩，不省人事。痰涎上涌，右手足不活，腰府不伸，四肢不动。乃弟迎诊，按之六脉沉伏，惟肝脉洪数。面色青而兼黑。予曰："此肾水枯竭也。"乃与大剂补中益气汤。加酒炒黄柏三分，以滋化源，泻阴中之伏火；酒炒红花三分，以入血分，而养心血。连进二剂，人事稍苏，痰涎渐少，语言颇觉爽利，行动亦觉自如。仍用前汤去黄柏、红花合六味地黄丸，大剂煎，饮十剂，而诸证悉退。单服补中益气汤，又兼服龟鹿地黄丸，而元气大复。

曾治元配周氏，年四十，勤俭过甚，气血久枯。忽一日早，头晕仆地，人事不省。痰涎满口，手撒鼾睡，气息如丝。按之六脉浮迟，乍有乍无，吾料其不可为也。勉强与三生饮浓煎灌之。外以神应散吹鼻，得嚏而苏。乃以六君子汤，兼六味地黄丸服之。一载无功，交春而殁。可见气血虚甚者，既治之得法，亦竟不能保其长年。

以上出自《齐有堂医案》

顾金寿

郑。脉象沉缓，风湿久积于血分，常有左半身麻木等证。去冬服药而止，现交夏至节气渐又举发，仍宜养血祛风为治。

大熟地六钱，砂仁炒　当归三钱，炒　白芍一钱五分，炒　川芎五分，酒炒　阿胶一钱五分，蛤粉炒　秦艽一钱五分，酒炒　防风一钱五分　木瓜一钱五分，酒炒　牛膝一钱五分，酒炒　生薏米一两　炒桑枝一两

煎汤代水。

又：昨用养血息风，脉象颇起，但嫌洪大，大近于虚，洪则兼浮，惧其风动，且左半身麻木，每日仍有数次，急用镇纳法。

大熟地八钱，砂仁炒　甘枸杞三钱，炒黑　巴戟肉一钱五分，酒洗　川石斛五钱　池菊炭三钱　炙龟板五钱　牛膝一钱五分，炒黑　怀山药三钱　茯苓三钱　盐煮石决明一两

又：照前方加陈皮一钱五分，生薏米五钱。

丸方：大熟地八两，砂仁炒　甘枸杞三两，炒黑　巴戟肉一两五钱　川石斛五两　池菊炭三两　炙龟板四两　炙黄芪三两　上党参六两　蒸于术三两　牛膝一两五钱，炒黑　制半夏二两　陈皮一两五钱　茯苓三两　泽泻一两五钱　桑枝四两，酒炒　石决明三两，盐煮　丝瓜络三两

上药治末，蜜丸，桐子大，每空心开水送四钱。

问：前三证，已属偏枯类中，时师皆辞不治，今俱调理而愈。岂治者，均不得其法欤？曰：经云风者百病之长，善行而数变。故客于脏腑之俞，则为偏风。又云：虚邪偏客于身，其入深，营卫稍衰则真气去，邪气独留，发为偏枯，即是中腑证，名曰风痱。身无痛处，偏不为用，言不变，志不乱，病在分腠之间，益其不足，损其有余，乃可复也。后贤分左偏属血分，右偏属气分，其实皆类中也。东垣主虚，诚为合论，河间、主火，丹溪主痰，其言各殊而不知惟其虚也，故无根之火发焉；惟其虚也，故逆上之痰生焉。东垣举其本，河间、丹溪道其标，似异而实同也。故河间亦有地黄饮子，丹溪亦用育阴潜阳，东垣则补中益气等汤，全从中气调治。盖惟中气虚愈，故虚风内扇，见于四末耳。全在临证者灵机活法，不执一论，自然药到病除，即

如费证，脉见洪弦而大，知其血虚风动，偏中于左，始用养营活络等法。既进育阴潜阳，迨于足渐活而无力，知为脾肾两虚，用河间饮子加减，脉见左平右数，但觉指麻不仁，又复健脾补气。盖取其气能统血之意，幸能全愈，仍不外河间、丹溪、东垣法也。若朱则肝无血养，不过左偏手足无力，尚能强步，故始终用河间饮子加减而愈。郑证，则风湿积于血分，左半身麻木，尚未至于偏枯，故始终用养血祛风，佐以化痰利湿而愈。三证俱在左偏，只费证稍重，余尚所中不深，又系藜藿之身，尚能保养信药，故得收全功。若膏粱之家，任性乖张，不明医药，未见有能愈者也。余尝治右偏类中数人，亦用前法，以中气为主，服药未尝不效，无如稍愈，即饮酒入房，妄用心机，毫无顾忌，遂至再发而逝。或云中右为真气已绝，较中左更深，似亦理之有诸。

宋。脉象沉细微数，左手尤甚，证由心营过虚，肝无血养，内风暗动，发为左半身不遂，能食不寐，脚步尚能勉动，手肘足膝无力，犹可调治。昔人以左偏为血虚，但养血必须活络息风，方可奏效，仿河间饮子法。

大熟地一两　川石斛八钱　巴戟肉六钱　归身五钱,酒洗　炙龟板八钱　白芍三钱,酒炒　阿胶二钱,蛤粉炒　川桂枝一钱,酒洗　片姜黄一钱,酒洗　丝瓜络五钱,酒炒　桑枝五钱,鸭血拌　朱拌茯神二两　炒酸枣仁二两　先煎汤代水，后入前药，煎十数沸即去滓，收浓，临卧时温服。

又：左脉渐平，左臂有汗，服药渐能得寐，皆通络养营之效，此证左偏不遂，皆由操劳太过，营血大亏所致，再照前方加减，可以常服，务宜宁心静养为妙。

大熟地一两　川石斛八钱　巴戟肉六钱　归身五钱,酒洗　白芍三钱,酒炒　炙龟板八钱　阿胶二钱,蛤粉炒　片姜黄一钱五分　桑枝三钱,酒炒　大麦冬一钱五分　炒山栀一钱五分　牛膝二钱,酒炒　朱拌茯神二两　炒枣仁二两　如前煎法。

费。脉象左见洪弦而大，此由心力两劳，血虚风动，偏中于左，并非外受风邪，故左半身不遂，已成偏枯重证，急用养营活络一法，务须静养观空，方可冀其就痊。

大熟地六钱,砂仁炒　全当归三钱　桂枝木五分,酒洗　羌活七分,酒炒　独活七分,酒炒　桑枝三钱,酒炒　宣木瓜一钱五分,酒炒　川牛膝一钱,酒炒　生薏米五钱　酒炒丝瓜络二钱

又：照前方去羌活，加桑枝二钱、沉香（磨汁）二分，煎好化大活络丹一丸。

又：左脉弦象少解，洪大仍旧，左偏手足渐有活动之意，惟手指麻而不用，仍照前方加减。

大熟地八钱,砂仁炒　黄芪尖一钱五分　当归须五钱,酒洗　桂枝木五分　桑枝尖五钱,酒炒　宣木瓜一钱五分,酒洗　蒸冬术一钱五分　川石斛三钱　川牛膝一钱　丝瓜络三钱,酒炒　生薏米五钱

化大活络丹一丸。

又：照前方加茯苓三钱，空心淡盐开水送虎潜丸三钱。

又：脉象稍和，仍嫌洪大，按之少力，手足虽渐活动，左偏无力，而舌上似有芒壳，食入味不香甜，此脾肾两虚之候，宜河间饮子加减。

大熟地一两五钱　巴戟肉三钱,酒浸　肉苁蓉二钱,酒浸　制附子一钱　桂枝七分　茯苓三钱　川石斛六钱　大麦冬二钱　北五味十四粒　蒸冬术三钱　炙黄芪三钱　炙羊胫骨一两　酒炒桑枝一两　煎汤代水，和入党参膏三钱。

又：左脉颇平，右脉稍数，足可行而少力，手不能运，前三指常麻不仁，固应养血温经，尤宜健脾补气，多服自愈。

炙黄芪五钱　大熟地一两五钱，砂仁炒　土炒冬术三钱　制附子一钱五分　桂枝一钱，酒炒　淡干姜一钱　茯苓三钱　丝瓜络三钱，酒炒　桑枝二两，酒炒　归身三钱，酒炒　宣木瓜二钱，酒炒　炙甘草五分

又：脉渐平，证渐愈，可以丸药调治矣。

丸方：炙黄芪三两　大熟地六两　土炒冬术二两　制黑附子一两　桂枝一两，酒炒　制半夏一两五钱　片姜黄一两五钱，酒炒　新会皮一两五钱　炒薏米六两　归身三两，酒洗　大白芍二两，酒炒　宣木瓜二两，酒炒　桑枝六两，酒炒　炙羊胫骨四两

上药熬浓汁，熔入党参膏三两、陈阿胶二两，为膏，即将药滓治末，同捣丸，如桐子大，每空心淡盐开水送四钱，临卧陈酒下二钱。

金。右脉虚弦，气分较血分更亏，右偏筋惕，自头至足，五更后酸麻尤甚，此偏风暗动，风能燥血，故有口干目涩、右手足不用等证，急宜补气和血散风，庶免偏枯重证。

炙黄芪一钱五分　焦白术一钱　桂枝木五分，酒炒　当归须一钱五分　大白芍一钱　炙甘草五分　防风一钱　明天麻五分，煨　原生地三钱　酒炒桑枝一两　煎汤代水。

又：脉弦稍和，右脉稍起，左臂亦痛，偏风窜散之兆，欲咳不畅，风痰郁于肺部，经云：火郁则发之。又云：在上者，因而越之，自应温散上焦，能咳畅痰出更妙。

炙黄芪一钱五分　防风一钱　杏仁三钱　桂枝四分，酒炒　归须一钱五分　苏叶一钱　郁金五分　桔梗五分　炙甘草五分　酒炒桑枝一两　煎汤代水。

又：脉象渐平，惟左寸尚嫌浮滑，已有风痰外发之意，但咳痰不畅，仍照前法加减。

南沙参三钱　橘红一钱　生黄芪一钱五分　冬桑叶一钱　归须一钱五分　瓜蒌皮一钱五分　赤苓三钱　宣木瓜一钱，酒炒　杏仁三钱　蜜炙枇杷叶三钱

又：左脉渐和，右脉尚嫌稍滑，咳嗽有痰，自是风邪外达，现当春分节气，自应培补肺气为主。

生黄芪一钱　肥玉竹三钱　西党参三钱　蜜炙橘红一钱　归身一钱五分　宣木瓜一钱，酒炒　茯苓三钱　炙甘草五分　酒炒桑枝四钱

丸方：西党参三两　北沙参三两　炙黄芪二两　肥玉竹四两　炒白术一两五钱　制半夏一两五钱　陈皮一两　橘络二两，酒炒　归须三两，酒炒　大白芍一两，酒炒　桂枝五钱，酒炒　桑枝五两，酒炒　丝瓜络二两，酒炒　宣木瓜一两五钱，酒炒　原生地五两　麦冬肉二两　炙甘草一两

上药治末，炼蜜为丸，如桐子大，每空心开水送三四钱。

问：风为百病之长，疾行多变，调治极难，今药无数剂，竟得安然，何神效乃尔。曰：此人究外受风邪，因气虚血滞，不能外达，先与调和气血，使风邪从上焦达出，其证自愈，不比将息失宜，内风大动，最难收拾。经云：不治已病治未病，此类是也。

以上出自《吴门治验录》

李文荣

予三十岁时，馆于京口旗营呼协领家。呼公六旬外忽得类中证，眩晕非常，头不能抬，夜不能卧，面色浮红。适万廉山先生宰丹徒，荐其乡亲唐朗山先生诊治。朗山以为虚阳上浮，以真武汤坐镇北方，用附子至三钱，合家疑惧，不敢服。朗山力主之，唯予赞之，一服而定。调理煎方百余帖，总用附子五钱，丸药亦重用附子，统计服附子十余斤，精神加旺。后不服药，

寿至七十七岁。

江西宜服附子，而能用之于江南，朗山真大手笔也！

龚玉屏，予少时第一交好也。其食量最大，面量倍于饭量，肉量倍于面量。年未四十，忽得中风，人事不知，声如拉锯。予急往视之，其脉洪劲滑数，予曰："此非中脏，乃中腑耳！中脏多虚，中腑多实。平日肥浓太过，痰多气壅。"问大便闭否？其内曰："数日不解。"予曰："无妨。"以二陈加大黄、芒硝与服，大便通畅，痰下气平，人事遂清。后以清火化痰调理而愈。予告之曰："从此以后，君能吃素，高寿无难；否则当戒猪肉，亦可延年；不然，恐不过三四年客耳！君之病，痰所致；痰之病，肥浓所致；而猪肉则肥浓之尤，助火生痰者也。此病后胃气已伤，脾气亦损，清升浊降，健运为难。君若仍如往日，食肉兼人，十分饱足，犹如大嚼，脾气不能运动，安得不俱化为痰！只宜八分饱，东坡之养生；不使食胜气，圣人之垂训，子其戒之！"玉屏曰："唯唯。"半年余，见玉屏面有滞色，语言不甚清楚，问之曰："连日食肉否？"曰："不食"。予心窃疑之。伊常住地藏庵，僧学参最善烹调，一日遇之，予问："龚玉屏连日食肉否？"僧笑曰："不食"。因其笑也，而坚问之，僧又笑曰："不食精肉矣！"因责玉屏曰："予何等相劝，子乃不信；且不食精肉而食肥肉！"奈何伊病后肝火甚旺，回予之言甚属决绝，大约万不能不食肉，再病不要予诊耳。予特开健脾清胃、消食化痰丸方，劝之常服，亦置不理。年复一年，语言日加謇滞，步履日见艰难，人事日见昏愦。予虽常见，知其病非一朝一夕之故，已入膏肓，伊不问予，予亦不敢多事。三年后，忽一日痰涌气闭，昏迷若睡一日夜，遂不复醒矣！

以上出自《仿寓意草》

张千里

嘉善物，向多痰火，气逆易咳，晨圊痔必翻，非揉挗不能收，甚或痔血大来，此足见肺、胃、大肠气血虚久矣。今猝然神思昏乱，并无晕仆，而右肢遽不能用，舌謇语涩，便间旬日才行，干少溏多，溲频数而涩少且赤，嗽痰颇浓，息有音，少寐易烦，不昏瞀，而间有错语，此属老年气血两虚，春夏之交，不耐火气升泄，虚阳化风，挟痰火勃动于中，而外阻其络脉，内扰其神志也。据现证，是中络兼腑，初时右肢不用，今渐能运动，而肌肤痛痒无关，是不仁也。不仁为血虚，右则气亦虚矣，但舌苔白满而厚，是气燥津虚，脉虚而弦，两寸较大，是心肺两虚而又有痰。心主血，肺主气，虚则火易上升，而气易下滞，所以有数圊易怒，多烦少寐等弊矣。此时欲益气而不滞痰，养血而不腻膈，庶乎虚实兼到，据述愚见，宗古人痰火内中者先治其内，务使神明不为痰火所扰，心君泰然，则百体从令矣。即或肢体不仁，未能遽复，不防缓缓图治，况心主血脉，心既清则血脉之流行自易。

西洋参一钱五分　茯苓二钱　蜜炙甘草四分　川贝母二钱，去心　桑叶二钱　炒山栀一钱五分　法半夏一钱五分　驴皮胶二钱　竹叶二钱　枳实五分　橘皮一钱五分　枣仁一钱五分　莲肉十粒，去心

上方约服五六剂，若得寐渐长，舌白稍薄，喉间痰气，不致有音，去枳实、半夏，加大生地四钱，杏仁二钱，火麻仁二钱。若大便复闭，慎勿遂与通利，必俟其急迫，屡圊不来，不得已，暂用搜风顺气丸。

又：舌苔已退，而舌质胖，痰来轻薄，气息舒，得大便畅行，溏而老黄者数次。今又七日

不更衣，溲渐利而色来清，胃纳稍和，夜未酣睡，痔外翻而腐，续下痰物。或中有痔脓夹杂，亦未辨别。统观诸证，大都痰渐化而火未熄，阳明肠胃津液虚耗，遽难充和，所以寐少而便复闭，不独痔翻，尤昭著也。阳明外主肌肉，内主津液，津液虚则无以灌输肌肉，而束筋骨、利关节之权亦弛而不张，右肢之不仁，盖由于此。不仁则不能用矣，今欲求其不致成废，当先养阳明以存其津液，胃和则寐安，阳通则便调，而痔收，治内正所以治外也。脉仍虚，两寸独大，大非心肺之有余，仍虚阳之上僭耳，故耳鸣舌胖，心烦易怒，毕露其机，此时当大气升泄，宜柔静通养为主，久之，若得步履稍可蹒跚，便能扶杖逍遥矣。

西洋参一钱五分　麦门冬一钱五分　炒枣仁二钱，研　茯神二钱　大生地四钱　蜜炙大有芪一钱五分　酒炒白芍一钱五分　陈皮一钱五分　驴皮胶二钱　金石斛三钱　甘草四分　柿饼半枚，煨

又：不仁为气血不通，先宜通养阳明，前案论之详矣。今右肢渐知痛痒，足见脉络渐有流通之意，但大便艰涩，脉象沉滞，耳鸣舌蹇，神气不振，欲望阳明肠胃之充和，以期气通血润尚远，然此证首重肠胃，必须穷究其所以难通之故，老年风闭，前贤多责诸血液之虚，想近年来，痔血之去亦复不少，血虚则风动，欲肠胃之润，则养血正不可少，今胃气稍较醒似，可参入濡润养血之品矣。

潞党参一钱五分　麦门冬一钱五分　杏仁三钱　柏子仁三钱　苏子一钱五分，炒研　大生地四钱　驴皮胶二钱　川贝母二钱　酒炒当归身二钱　火麻仁

又：肢体热痒而疼，是血虚风燥所致，络脉如此，肠胃益可知矣，所以便难必越数日也。高年中风，大都为血液不充，内风旋扰之故。前贤有侯氏黑散以内填空窍，以防风之复袭；有地黄饮子以内养血液，以杜风之内生，皆笃论也。而便难一证，尤为血虚的证，所有风秘治法亦不一，然又须因时制宜，今未入秋而先形内燥，将来何以御秋燥正令，计从先为之图，用清燥救肺方，绸缪未雨，稍参和络养胃法，冀其腑通，然后络和。

西洋参二钱　麦冬一钱五分　火麻仁二钱　大生地三钱，蜜炙　石膏一钱五分　杏仁二钱　炙草四分　桑叶一钱五分　驴皮胶二钱　陈皮一钱五分　米仁三钱　枇杷叶两片

《千里医案》

吴篪

赣州修太守，因年老无嗣多病。时夏晚间乘凉，忽昏倒不语，口眼㖞斜，半身不遂，脉浮迟涩。由于夏思耗神，肝肾不足，血脉不周，风邪乘虚袭之，而气不匀也。即服顺风匀气散，加当归以顺气活血，服之甚效。惟气虚痰多，用六君子加石菖蒲、当归、竹沥、姜汁，服数帖，脉缓，神清，能言，复以温补气血之品调治，始瘥。

运用杨米人太翁，中风昏愦，语言謇涩，手足不遂，服疏风化痰之剂无效。余曰：脉浮洪大，按之搏指，系老年命火阳衰，脾胃虚败，气血不周，至虚反有盛候也。宜用三生饮加人参先治其急。遂服二帖，神气稍苏，而脉变细微，防有阴阳将脱之势，亟服六味回阳饮加五味子、肉桂速救元阳，以冀回生。叠进数剂，甚效。后用十全大补汤、八味地黄汤、大补元煎，俱重加参、附而愈。

大京兆阎墨园太夫人，年逾八旬，冬至日，猝倒昏沉，口㖞语涩，汗出如珠，右半身不遂。

众皆以年高中风，脉证已见败象，束手无方。余曰：六脉似有若无，缘年纪衰败，气血将离，厥逆气脱之候，而非真中风也，所幸尺脉重按有根。《难经》曰：上部无脉，下部有脉，虽困无能为害，即宜重用参、附峻补元阳。遂用人参五钱，熟附三钱煎汤，加姜汁，频频灌下。次晨脉稍复，汗亦减。仍煎人参七钱，熟附、当归、白术、炮姜各四钱，连进五日，神清能言，身稍能动。嗣以附子理中汤、六君子、大补元煎调养三月而安。

以上出自《临证医案笔记》

何书田

平昔嗜饮，湿痰内滞，清窍被蒙，以致手指无力，舌掉不灵，言语迟钝，脉来弦大而数。此中风之候，关乎心脾两脏者，殊难全愈。

生茅术钱半　制南星钱半　远志肉钱半　朱茯神三钱　制半夏钱半　霞天膏三钱　石菖蒲一钱　瓜蒌仁三钱　陈皮一钱，咸水炒　钩藤钱半　竹沥一匙　姜汁少许

复诊：以泻心豁痰为主。

川连炒三分，姜汁拌　制附子三分　制半夏钱半　朱茯神四钱　生茅术钱半　霞天曲三钱　瓜蒌仁三钱　远志肉钱半　陈皮一钱，咸水炒　石菖蒲一钱　生姜汁少许

素体湿痰，痰火生风，不时耳鸣头晕。其原由心营内亏，君火易动，木火即随之而上炎，脉象沉弱，此中风之证也。用金水六君丹，佐以柔肝熄风之品。

炒熟地　炒归身　茯苓　制半夏　池菊　黑芝麻　制首乌　枸杞子　陈皮　石决明　桑叶

湿痰之体，营分必亏，兼以年高，气血两衰，脉芤弦而神不摄，舌不便掉，间欲遗溺。此心、脾、肾三经之病，防其卒中，不可忽视。

生于术钱半　制南星钱半　化橘红钱半　白茯神三钱　生茅术钱半　法半夏钱半　瓜蒌仁钱半　远志肉钱半　石菖蒲一钱　秦艽肉钱半　白蒺藜二钱　炒竹茹钱半

气亏痰盛，肝阳内扰，六脉弦大，久防中疾，以节欲不过劳为要，此方可恒服。

炙黄芪钱半　制于术钱半　白芍钱半　炙甘草四分　西党参二钱　制首乌四钱　五味子四分　广陈皮钱半　白茯神三钱　法半夏钱半　秦艽肉钱半　酸枣仁三钱

素体肥盛，气阴两亏，顽痰挟风，袭于足太阴之络，左偏麻木不仁，神呆善悲，脉形空软而数。心脾俱损矣，交春防猝然之变。

生于术钱半　制附子三分　炒归身二钱　制半夏钱半　生茅术钱半　制南星钱半　秦艽肉钱半　化橘红钱半　白茯神三钱　远志肉钱半　生姜汁少许

气亏阳弱，血不周流，右偏麻而不仁，久防痿疾，当用温补。

炙黄芪钱半　炒于术钱半　大熟地五钱　菟丝子三钱　潞党参二钱　制附子三分　白归身二钱　枸杞子钱半　五味子三分　秦艽肉钱半　白茯神三钱　广陈皮钱半　法半夏钱半

下元虚损，浮阳上扰，不时足软肢麻，肩背憎寒，头眩多汗，六脉沉微不振。防有卒中之患。急须温补肝肾，兼养八脉为治。

大熟地四钱　制附子四分　菟丝子二钱　五味子四分　炙黄芪钱半　鹿角霜三钱　枸杞子钱半　怀牛膝钱半　柏子仁钱半　紫石英三钱　白茯神三钱

先天不足，右手麻木不仁，指甲欲脱，六脉细弱。大虚之候也，不易愈。

西党参钱半　制首乌三钱　白归身钱半　川断肉钱半　炙绵芪钱半　枸杞子钱半　秦艽肉钱半　制女贞钱半　白蒺藜二钱　黑芝麻一钱

以上出自《赣山草堂医案》

王孟英

郑芷塘令岳母，年逾花甲，仲春患右手足不遂，舌謇不语，面赤便闭。医与疏风不效，第四日，延诊于孟英。右洪滑，左弦数，为阳明腑实之候。疏石菖蒲、胆星、知母、花粉、枳实、蒌仁、秦艽、旋覆、麻仁、竹沥为方。或虑便泻欲脱，置不敢用，而不知古人中脏宜下之"脏"字及"腑"字为伪。柯氏云："读书无眼，病人无命"，此之谓也。延至两旬，病势危急。芷塘浼童秋门复恳孟英视之，苔裂舌绛，米饮不沾，腹胀息粗，阴津欲竭，非急下不可也。即以前方加大黄四钱，绞汁服，连下黑矢五次。舌謇顿减，渐啜稀糜（指稀饭、粥食）。乃去大黄，加西洋参、生地、麦冬、丹皮、薄荷，服五剂，复更衣，语言乃清。专用甘凉充津涤热。又旬日，舌色始淡，纳谷如常。改以滋阴，渐收全绩。逾三载，闻以他疾终。

徐梦香，年近六旬，患手颤不能握管，孟英以"通补"、"熄风"之药，吞服指迷茯苓丸而安。

仲秋类中，遗溺，痰升，昏瞀，妄言，汗多，面赤。急延孟英视之，脉浮弦洪滑。盖吸受热邪，而连日适服参汤也。与羚羊角、石菖蒲、连翘、栀子、桑叶、菊花、楝（实）、（石）斛、知母、花粉、竹沥、银花、（青）蒿、（白）薇等药，一剂知，二剂神清。乃去羚羊角、菖蒲，加（竹）茹、贝（母）、滑石，投之，下痢白如脓垢者数日，始知饥纳谷，渐以调理而愈。匝月即能作画，季秋仍募游江右。

赖炳池令堂，年近古稀，患左半身不遂，医与再造丸暨补剂，服二旬，病如故。孟英按脉，弦缓而滑，颧赤苔黄，音微舌謇，便涩无痰。曰：此"痰中"也，伏而未化。与犀（角）、羚（羊角）、（竹）茹、贝（母）、菖（蒲）、（法半）夏、花粉、知母、白薇、豆卷、桑枝、丝瓜络等药，服三剂而苔化，音渐清朗。六七剂，腿知痛，痰渐吐，便亦通。既而腿痛难忍，其热如烙。孟英令涂葱、蜜以吸其热，痛果渐止。半月后，眠食渐安。二旬外，手能握。月余，可扶掖以行矣。

赵秋舲进士，去秋患左半身不遂，伊弟笛楼暨高弟许芷卿茂才，主清热蠲痰，治之未能遽效。邀孟英诊之，脉甚迟缓，苔极黄腻，便秘多言。乃于药中，和入竹沥一碗。且以龙荟、滚痰二丸，相间而投。二丸各用斤许，证始向愈。今春出房，眠食已复，而素嗜厚味，不戒肥甘。

孟夏，其病陡发，孟英诊之，脉形滑驶如蛇。断其不起。秋初果殁。

以上出自《王氏医案》

林佩琴

眭氏。年近六旬，肢麻头晕屡发。今春头右畔麻至舌尖，言謇目红，龈浮齿痛，厥阳升逆，鼓扇痰火，入窍入络，轻为麻瞀，甚则口眼㖞僻，手足不随，偏枯类中，由来者渐矣。用滋阴镇阳以熄风，缓效为宜。熟地四钱，钩藤三钱，石斛、杞子、茯神、白芍、牡蛎、磁石各二钱，羚羊角七分，山栀、甘菊（俱炒）各一钱。十数服证减，去磁石，加冬桑叶、黑芝麻，再去钩藤、栀、菊、羚角等，加潞参，以桑椹熬膏，及阿胶和丸。渐安。

孙。高年上盛下虚，头眩肢麻，耳鸣舌强，值少阳司令，肝风内震，脉象浮洪，消谷善饥，便溏汗泄，皆液虚风动之咎。交夏火旺，遂口㖞言謇，此风火袭络，类中显然，最防倾仆痰涌。又午刻火升，头汗身热，其由来则本阴不交阳，无攻风劫痰之理。治以水涵木，兼摄虚阳。熟地五钱，五味子五分，麦冬钱半，茯神三钱，牡蛎（醋煅研）三钱，甘菊（炒）钱半，鲜石斛三钱，白芍二钱，川贝母钱半，丹皮一钱，阿胶（水化）二钱。三服诸证悉退，脉渐平，惟夜卧少安帖，此肝虚而魂失静镇也。原剂中加龙骨（煅）七分，接服无间。另订膏方，即用前味加洋参、萸肉、莲实、桑枝取嫩者，熬膏收贮，窨退火气，每服五钱。能加意调摄，可望加春。

李。右体不遂，艰于行步，已为三年痼疾，辞以难治。询所苦，曰：大便甚难，但得爽利为幸耳。诊其脉，右三部全伏，左三部洪大无伦。因思右枯既久，腑阳必衰，大肠曲折至右畔，传送自迟，宜从风秘法，以辛通濡润，如搜风顺气丸。但命火衰微，右体冰冷，先用崔氏桂附八味丸作煎剂，二服便爽，右肢运动稍活，后于八味丸加苁蓉、当归，蜜丸服。效。

杨。冬月办公，夜半猝倒榻下，不省人事，身热痰壅，口㖞舌强，四肢不收，脉左虚涩，右浮滑。先用姜汁热挑与之，痰顿豁。暂用疏风化痰药宣通经隧，神识渐清，右体稍能转侧，但左体不遂，语言模糊。证属真阴素虚，以河间地黄饮子，去桂、附、巴戟，加杞子、牛膝（俱酒蒸）、木瓜、何首乌。数十服，诸证渐退，稍能步履，惟左手不遂。前方加桂枝、姜黄数剂，左腋时时微汗，不一月，左手如常。

按：此证乃风自火出，火自阴亏，水不涵木，肝风内扇，痰火上乘，堵塞清窍，是以猝倒无知也。口㖞者，胃脉挟口环唇，寒则筋急，热则筋弛，或左急右缓，或右急左缓。《张氏医通》曰：左寒右热则左急而右缓，右寒左热则右急而左缓；盖左中寒则逼热于右，右中寒则逼热于左，阳气不得宣通故也。）舌强者，舌本心苗，肾脉系舌本，心火盛，肾水衰，故舌强。肝主筋，胃主四肢，肝胃血虚，则筋不荣而成痿软也。左脉涩则水亏，右脉滑则痰盛，此偏枯之象已具，但非暂进豁痰，则经隧不开，汤液难下。用地黄饮子减去阳药，正以五志过极而生火，法当滋阴而风火自熄。河间谓中风瘫痪，非肝木之风，亦非外中于风，乃心火暴盛，肾水虚衰，不能制之，而热气怫郁，心神昏冒，猝倒无知也，亦有因五志过极而猝中者，皆非热甚，俗云风者，言末而忘其本也。制地黄饮子，原主补肾之真阴。但阴虚有二，有阴中之水虚，有阴中之火虚，火虚者桂、附、巴戟可全用，水虚者非所宜也。

以上出自《类证治裁》

抱灵居士

赵婆，夏月沐浴中风，口噤，半日而醒，左半身不遂，诸治不效，半月矣。予诊脉沉微，此类中阳气不足也，以十味建中汤加羌活、秦艽一剂，夜盗汗，五更泻；以玉屏风散加枣仁、桂、附二十剂，泻止，汗收，以侯氏黑散一料而愈。

吴三婆，夙有痰火脾约之患。六旬仲秋，中风咬牙，握拳，目直视，自汗口涎，此闭证也。以牛黄丸一颗，少醒；以乌药顺气散、羌活、姜一剂便利；以如圣汤一剂，口秽气，舌绛苔；以凉膈散去硝，用熟军，加全虫、僵蚕一剂不下，咬牙，目直视；以大柴胡汤加全虫、茯苓、川连、生军不下；以凉膈散去硝，加全虫、僵蚕、生军一剂，泻三次绛恭，人好、进食，间有咬牙；以柴胡清肝汤二剂，牙床起疱，口穿；以地、归、芍、栀、芩、草、薄荷、生军、石膏二剂而愈，便秘；以二陈汤加柴、芩、赤芍、生军、薄荷一剂而愈。

以上出自《李氏医案》

蒋宝素

肝气本郁，面赤如妆，肾虚火不归元，龙雷上扰。仲景所谓面戴阳色，下虚故也。五十日来，默默不思饮食，显是命火虚衰，不能腐熟胃中水谷。猝然寒栗大哭、昏厥者，阳虚则寒，哭泣从阴，阴盛则厥也。口歪于左，小便时遗，类中已著。气痛腹膨，二气源流不畅；大便溏泄，火虚清气不升；胸喉噫气，阴盛上走阳明；从来不渴，火虚可据。脾闭，则舌苔非食滞可比。竟夜不寐，阴不敛阳。自觉神魂散越，虚阳欲脱，危如朝露。有气急、痰涌、大汗之变，勉拟回阳之剂挽之。

大熟地　怀山药　山萸肉　制附子　油肉桂　人参　鹿茸　云茯苓　当归身　枸杞子　生姜汁　淡竹沥

连进回阳之剂，昏厥虽苏，小便虽固，口喎未正，语言大而有力，阳回阴未复。间有错语，神虚所致。阴不敛阳则不寐。烦躁者，烦出于肺，躁出于肾。躁为阴盛格阳，烦为热蒸阴耗。口不作渴，非真热也。命火真阳借药力假回，而脏阴营液久亏，难于真复。无阳则阴无以生，无阴则阳无以化。补阴补阳，皆当以化源为主。肾为先天之化源，脾为后天之化源。再拟脾肾双补之剂为主，加以阴阳相引之品。

大熟地　怀山药　山萸肉　人参　云茯苓　冬白术　玄武板　鹿茸　女贞子　旱莲草　生姜汁　淡竹沥

连进培补化源，辅以阴阳相引之剂，已获效机。证本真阴亏于前，命火衰于后，素多抑郁，情志乖违，二气不能两协其平，五内互相克制，岂旦夕之故，所从来远矣。然大病慎于小愈，一切更宜加意。

大熟地　怀山药　山萸肉　人参　冬白术　当归身　大麦冬　五味子　玄武板　紫鹿茸　生姜汁　淡竹沥

中风有真、类之别。风以类名，明其与真中相类，而非外来之风。故刘河间谓将息失宜，五志过极，心火暴甚，肾水虚衰。李东垣谓本气自病。朱丹溪谓脾生痰，痰生热，热生风。脉来滑数，寸口有余，尺部不足，右肢不展，面戴阳色，小便时遗。显是肾水久亏，无以济火，又不涵木，土为木克，脾湿生痰。痰生热，热生风，风淫末疾。良由心境劳烦太过。心为君主之官。心君百凡俱动，肾相翕然而起，烁阴蚀气，气虚挟痰。此类中偏枯在右之所由生也。公订《医话》第一类黄风汤加减主之。

绵州黄芪　青防风　人参　大熟地　云茯苓　炙甘草　化州橘红　制陈半夏　制豨莶　当归身　淡竹沥　生姜汁

再造丸一粒，和服。

昨进《医话》第一类黄风汤加减，尚合机宜。第脉体两尺素弱，阴分素亏；两寸本数，心火本旺；中见滑象，痰热可据。右肢麻痹，营气虚则不仁，卫气虚则不用。《内经》所谓肉苛是也。肾虚不能灌溉一身，脾虚无以荣养四末。治病必求其本，滋苗必灌其根。仍以类黄风加减主治。

绵黄芪　青防风　人参　大熟地　制豨莶　当归身　冬白术　怀山药　云茯苓　炙甘草　淡竹沥　生姜汁

再造丸一粒，和服。

连进类黄风加减，诸证未见进退，但大便八日不解。脏阴营液本亏，右肢苛痹。土为木克，无以生金，风旋痰扰于肺，小便时遗，清肃之令不行，肾虚膀胱有热。仍以类黄风为主，加以清上实下之意。

绵州黄芪　青防风　大熟地　云茯苓　怀山药　大麦冬　羚羊尖　牡丹皮　淡竹沥　生姜汁

再造丸一粒，和服。

昨服黄风法，加清上实下之品，未申时，神志微觉模糊，膀胱复有不约之意。阳明旺于未申，痰热内扰阳明，上冒心包，肺热气化不及州都。宜间服泻南补北之剂，从心火暴甚，肾水虚衰论治。

川黄连　黄芩　炙甘草　人参　大熟地　怀山药　云茯苓　制半夏　山萸肉　生姜汁　淡竹茹

再造丸一粒，和服。

昨进泻南补北之剂，心火稍杀，阴液未升，命门真火颇有上越之势，夜来躁而不烦，阴盛格阳之象。大便仍然不解，仲景所谓不更衣十日，无所苦，转为阴结。饮食少进，舌苔反白，神情恍惚，间有谬误之语，尺脉按之不鼓，总属肾中水火俱亏。肾为作强之官，水火同居一窟。无阳则阴无以生，无阴则阳无以化。大法折其郁气，先取化源，再拟河间地黄饮子，略为增减。从阴引阳，从阳引阴，冀其阴阳相引，水火既济。

大熟地　制附子　油肉桂　巴戟肉　淡苁蓉　钗石斛　山萸肉　远志肉　五味子　怀山药　大麦冬　怀牛膝

昨进地黄饮子，尺脉渐起，饮食较进，神识亦清，真阳命火返窟，有机。但阳无剥尽之理，剥极则复，复而不剥则安，剥而不复则危，安危之机，总在阴阳来复。益火之源，以消阴翳；壮水之主，以镇阳光。从阳引阴，从阴引阳，可谓并行不悖而收既济之功。仍以阴阳相引之剂为主。

大熟地　人参　当归身　冬白术　云茯苓　大白芍　川黄连　油肉桂　生姜汁　淡竹沥

再造丸一粒，和服。

昨服阴阳相引之剂，夜来平善，今晨饮食加增，舌苔渐退，浊痰亦豁，都是佳征。但尺脉仍然不起，乃肾中水火久亏。言乃心声。语言不能流贯，间有词不达意之处。心阳不能下交于肾，肾水无以上承于心。大便十二日不行，五液不足以润手足阳明之燥。小便时有不约之势，肺虚气化不及州都。诸证虽见于当前，而致病之由已萌于在昔，所从来远矣。岂能一旦霍然，仍以阴阳相引之剂，参入定志安神之品。

大熟地　人参　当归身　川黄连　油肉桂　珍珠粉　琥珀粉　酸枣仁　白茯神　柏子仁　姜汁　竹沥

再造丸一粒，和服。

昨服阴阳相引、定志安神之剂，寸脉数象虽平，两尺仍然无力。扁鹊言：人之有尺，犹树之有根。枝叶虽枯槁，根本将自生。尺脉不起，根蒂有亏，殊属可虑。仍以阴阳相引之剂，加以固肾填精之品。

大熟地　人参　制附子　川黄柏　鹿茸　当归身　枸杞子　厚杜仲　生姜汁　淡竹沥

再造丸一粒，和服。

昨服阴阳相引、固肾填精之剂，脉神形色虽起，然大便十四日不解，其责在肾。肾主二阴，水虚必盗气于金，精损必移枯于肺。肺为相傅之官，治节出焉。肺与大肠相为表里，上之节制不行，下之传道失职，此大便不解之本原也。况命火不足，中阳不运，否而不泰。心下至少腹并无痞、满、燥、实、坚可据，非硝、黄所宜。治此大法，必温通右命以煦和，静补左肾以濡润。肾中水火上蒸，则脾胃化机自转，肺金清肃令行，大肠传道守职，肾得开阖之权，何忧大便不解。仍以阴阳相引之剂，加以温润之品。

大熟地　人参　淡苁蓉　当归身　怀山药　山萸肉　柏子仁　郁李仁　制附子　油肉桂　怀牛膝　枸杞子　生姜汁　淡竹沥

再造丸一粒，和服。

昨服阴阳相引之剂，加以温润之品。益右命之火，以煦和；补左肾之水，以濡润；清肃肺金，以行治节；斡旋中气，以化湿痰。大便仍然不解，饮食又复不思，神情似觉沉迷，尺脉如前不起，命火、真阴、中气久亏难复故也。仍以阴阳相引之剂，加以脾肾双培之品，冀其药力积渐，日久自能一旦霍然。

大熟地　怀山药　山萸肉　淡苁蓉　当归尾　怀牛膝　人参　冬白术　枸杞子　生姜汁　淡竹沥　川白蜜

昨药后，精神稍振，智慧稍开。大便仍然未解，饮食仍然少进，尺脉仍然未起。盖肾气通于胃，肾中水火俱亏，胃气不能敷布药力，以故寒之不寒，热之不热，润之不润。仍以阴阳相引之剂，加以温通之品。

大熟地　人参　冬白术　当归身　淡苁蓉　枸杞子　柏子仁　松子仁　怀牛膝

局方半硫丸一钱，和服。半硫丸即石硫黄、制半夏，等份蜜丸。

昨药后，大便仍然未解，总是命火、中阳不振，转运机迟，清不能升，浊无由降。胃为仓廪，脾司谏议。容受水谷则有坤顺之德，化生气血则有乾健之功。升降失司，反成天地不交之否。午刻，腹中转矢气，隐隐作痛，脾转清阳，胃行浊气之象。仍以阴阳相引之剂，加以升清降浊之品，外用猪胆导法。

大熟地　人参　女贞子　旱莲草　当归身　陈橘皮　银柴胡　绿升麻　生姜汁　淡竹沥
半硫丸一钱

猪胆汁灌入肛门内。

昨药后，及猪胆导法，大便仍然不解，总是肾中水火不能上蒸，兼素多肝郁，值春木司权，两重木克，胃气大伤，难于下降。仍以阴阳相引为主，参入斡运中枢兼益右命之品。

大熟地　人参　当归身　陈橘皮　银州柴胡　绿升麻　广木香　佩兰叶　生姜　大枣　半硫丸一钱五分

昨药后，今日春分大节，脉神形色如昨，便是佳兆。大便仍然未解，虽无所苦，然当升不升，当降不降，亦非所宜。六经为川，肠胃为海，宜通不宜塞，无痞、满、燥、实、坚可据，非硝、黄所能攻。总属肾中水火不能上蒸于胃，胃失下降之职。久则大便一解，恐肾中水火阴阳不相接续，反有钳口不语之虑。仍以阴阳相引为主，加以温通肾命、畅和中胃之品。

大熟地　人参　女贞子　旱莲草　法制半夏　陈橘皮　云茯苓　炙甘草　当归身　生姜
大枣　半硫丸一钱五分

昨药后，尺脉竟起，诸证向安。惟大便兼旬不解，虽云肺气不降，亦由肾气不升。肾兼水火之司，火不生土，水不涵木，木复克土，中土重伤，无以生金，相传治节不行，传道之官失职，大便不解之由本此。仍以阴阳相引之剂，加以温通命火，引益肾水，斡旋中土，清肃肺金主治。

大熟地　人参　制首乌　冬白术　云茯苓　炙甘草　大麦冬　五味子　羚羊角　生姜　大
枣　半硫丸二钱

昨拟方中半硫丸益右命之火；熟地、首乌壮左肾之水；四君子汤斡旋中气；生脉散加羚羊清肃肺金。服后，便解神清，胃开食进，脉起。危证获安，乃天授，非人力也。

大熟地　人参　鹿茸　制豨莶　当归身　枸杞子　冬白术　怀山药　山萸肉
水叠丸。早晚各服三钱，淡盐汤下。

以上出自《问斋医案》

何平子

右手足偏痪，举动酸重不仁，并脘膈间模糊不快，大便艰难，此龙火格，乃气痹挟痰，营骸不克流利。兹拟健中涤痰法，机窍自然流利。
于术　法半夏　橘红　木瓜　归身　炮姜　苁蓉　刺蒺藜　云苓　鹿角霜
丸方：
西党　法半夏　宣木瓜　归身　苁蓉　于术　橘红　甘枸杞　虎骨　知母　云苓　鹿角霜
桑枝

身心过劳，阳不交阴，内风扇动，静则心悸眩晕，下午足软。近乎类中，须耐烦调养。
熟地　茯神　白芍　磁石　柏子仁　归身　枣仁　半夏　郁金
丸方：
西洋参　归身　白芍　枣仁　远志　熟地　半夏　茯神　石决明　菖蒲　橘叶　甘菊
桂圆

阳本不足，虚热易浮，稍为劳动，即作头晕。诊得六脉细小无力。此上盛下虚也，久防类中。

大熟地　龟板心　枣仁　豨莶草　制首乌　茯神　淮牛膝　枸杞子　麦冬　石决明

丸方：

西党参　龟板　胡桃肉　淮牛膝　熟地　巴戟天　归身　豨莶　茯神　枸杞　明天麻　枣仁

即捣熟地为丸。

肝阴大亏，心悸厥晕，舌本不利。近乎内中，以补气潜阳，佐涤痰法。

西党参四钱　川郁金一钱，冲入　炒枣仁三钱　枸杞子二钱　大熟地五钱，炒　云茯神三钱　归身二钱，炒　煨天麻一钱半　法半夏一钱半　石决明八钱

换方：

西党　甘菊　郁金冲入　枣仁　麦冬　首乌　茯神　决明　归身

肝阴大亏，心悸厥晕，舌本不利。近乎内中。以补气潜阳，佐涤痰法。

西党　半夏　茯神　归身　明天麻　熟地　郁金　枣仁　枸杞　石决明

接方：

西党　枣仁　首乌　归身　郁金　茯神　石决明　甘菊　麦冬

以上出自《壶春丹房医案》

曹存心

类中之余，足不任身，手难举物，尺脉无力。阴阳并弱。拟用河间地黄饮子法。

熟地　苁蓉　川附　牛膝　石斛　远志　巴戟　甘菊

再诊：手之举动稍和，足之步履如旧。盖缘阳气难于充足耳。

六君子汤，加熟地、巴戟、白芍、川附、虎骨。

又膏方：归芍六君子丸，加虎骨、巴戟、菟丝、苁蓉、首乌、杜仲、萆薢。

三诊：足部有力，步履不艰，补方得力可知。仍以前法。

地黄饮子（地、巴、苁、萸、麦、斛、菖、芩、远、薄、味、附、桂）去麦、味、菖，合异功散，加当归、芍药、蝎尾、竹油。

诒按：此病之由乎虚者，故用药专以补养收功。从前并未用疏风化痰之药，案中亦无见证；至末方诸恙就痊，而忽加蝎尾、竹油二味，想必另有风痰见证也。

左肢痿而不用，口歪流涎，舌苔起腻，便溏溺少，脉形弦迟。以中虚湿胜之体，易于生痰动风，内风既动，未有不招外风者也。

牵正散（白附、蝎梢）合二陈汤，加川附、桂枝、白芍、制蚕。

再诊：肢体稍和，流涎略减，仍以前方增减。

前方去芍，加首乌、川断、竹油。

诒按：方案均切实不浮。

怒则气上，痰即随之，陡然语言謇涩，口角流涎，月余不愈，所谓中痰中气也。然痰气为标，阳虚为本，所以脉息迟弦，小水甚多，肢麻无力，法宜扶阳为主，运中化痰佐之。

六君子汤，加川附、白芍、麦冬、竹油、蝎梢。

诒按：立方虚实兼到，所谓看似寻常，最奇特也，勿以平易忽之。

以上出自《柳选四家医案》

费伯雄

某。风门有四，首重偏枯，就偏枯一门，又有中络、中经、中脏、中腑之别。恙起于右体不仁，大筋软缩，手指屈而不伸，风痰流窜经络。急宜养血祛风，化痰涎、利关节。

大生地　当归身　杭白芍　生白术　川独活　甜瓜子　化橘红　姜半夏　川断肉　汉防己　嫩桑枝　怀牛膝　虎胫骨　生姜　红枣

某。偏枯于左，荣血大亏，不能滋养肝木，筋节失养，以至偏枯于左，手足屈而不伸。当养血活络法。

当归　生地　川芎　毛脊　独活　怀牛膝　酒炒木瓜　杞子　秦艽　桑寄生　红枣　桑枝　姜

某。半身不遂，名曰偏枯。古云：左为血虚，右为气衰，似亦近理。盖营行脉中，气行脉外，气非血不行，血非气不化，气血不能充泽，则半身偏废。有如树木之衰，一支津液不到，则一支偏枯。人之偏废，亦由是也。今偏枯于右，手足弛纵不用，麻木不仁，脉来沉滑，滑者痰也。因平素嗜酒生湿，湿郁生痰，痰湿深入络中。沉痼之疾，非易痊也。当补气为主，养血佐之，参以化湿通络，使气血充和，湿化痰去，病可望愈。

黄芪　党参　茯苓　姜半夏　石菖蒲　全当归　天麻　陈皮　生苡米　陈胆星　甜瓜子仁　鸡距子

某。脉来右部细弦而滑，营血不足，肝风内动，驱脾经之湿痰上升，流窜筋节，大有中风之势。急宜养血祛风，化痰利节。

炙生地　川断肉　云茯苓　法半夏　新会皮　冬白术　杭白芍　左秦艽　当归身　广木香　冬瓜子　晚蚕沙包　苡仁　生姜　红枣

某。气血两亏，遍身强着，四肢麻木不仁，痰涎上壅，舌强言謇。

黄芪防风拌炒　党参　白术　茯苓　鹿角胶　独活酒炒　淮牛膝　法半夏　白芍酒炒　当归　天麻　炒橘红　大枣　生姜　桑枝

某。素积操营，营血暗损，肝阳上越，痰火随之，以致络脉失调，舌强言謇，右半身不遂，类中堪虑。仿河间法。

生地　当归　石斛　僵蚕　黄肉　麦冬　茯苓　菖蒲　远志　蝎尾

以上出自《费伯雄医案》

李铎

陈垂勋之母，五十一岁，孀居二十一载。独阴无阳，平日操劳茹苦过度，当夏四月，阳气大泄，阳虚邪害空窍，猝然昏冒欲仆，而汗出肢冷，左股麻木不举，神昏不语，家人即投桂附理中丸二枚，仓皇召余赴诊。其脉大而浮滑，虚中阳脱之状若绘矣。急投黑锡丸百粒，旋进大剂参附四逆加芪、术，以固卫阳而益气止汗。次早复诊，脉仍滑大，但汗止神气稍振，能言，而左股麻木不仁，加以头疼如裂，眼黑头旋，仍进大剂参附玉屏风二剂，厥后日进茸、附纯阳大补气血，调理半载，渐次全瘳。

此阳虚至极之证也，若非大剂芪、附等药回阳固脱，内何能治。

帘某，年五旬，猝中风晕倒不知人，口眼㖞斜，痰气上涌，喉如拽锯，脉沉伏，此真气虚为风邪所乘。以三生饮一两，加老山参一两，煎汤频灌服。少间略省，妻子也不识，大吐痰涎，汗出不止，急与人参五钱、黄芪一两、附子三钱、干姜钱半，作二三次服。汗渐收敛，五鼓稍能言，左手略能举动，以参、芪、术、附益气护阳为主，佐以归、芍、肉桂、防风、天麻、姜汁、竹沥养血入络祛风，调理旬日逆候悉除，尽堪保久，欲求速效，遂易医，卒至不起，惜哉。

又按：古人谓邪之所凑其气必虚。余首用三生饮行经络，治寒痰，厚有斩关夺旗之功。然必用人参驾驱其邪而补其真气，继以一派益气护阳为治厥，效已著，惜乎不终其用，适足以自取败耳。

戴，六四，偏枯四载。年逾六旬，容颜饮食如常，惟右肢堕而不举，是为废疾。难图全效，仅堪带病延年也。当春阳升大地，肝风鸱张，晨起忽然又发口眼㖞斜。按：阳明之脉挟口环唇，寒则筋急，热则筋弛，左寒右热则左急而右缓，右寒左热则右急而左缓。今所患左急右缓乃血脉不固而气不匀也。古人谓邪之所凑其气必虚。议先进顺风匀气法四剂。

傅缵臣，年四十八，体肥中阳素虚，右肢常患麻木。当春阳升风动，猝然口眼㖞斜，颧颊筋急，面色红赤光亮，此厥阴肝风乘阳明之虚上犯头面也。议顺风匀气散主之，晚间服牵正散二钱酒调服。

又：足阳明之脉夹口环唇，寒则筋急，热则筋弛，进匀气、牵正两法颇效。而自汗、肢麻宜固卫阳气而祛风也。玉屏风散多服久服，为预防厥中之患。后二十年卒中风不语而逝。

以上出自《医案偶存》

徐养恬

郑左，五十八。素有类风之恙，今感暑邪而发。刻下口噤不语，神昏遗溺，脉弦数，肢振，舌白腻。内挟痰风鼓动，一时机窍闭塞，是名类中，虑其喘脱。

法半夏　赤苓　炒远志　橘红　石菖蒲　枳实　陈胆星　钩藤　竹沥　姜汁

二诊：机窍已开，诸恙皆退，但舌苔黄白，两目微黄，脉弦细，口吐痰涎。暑热未清，夹身中素有之湿，弥漫三焦，极宜小心调理。

法半夏　赤苓　益元散　藿香　泽泻　炒茅术　猪苓　绵茵陈　木瓜　佩兰

《徐养恬方案》

何游

手足麻木，面发红块，风证将成。和营祛风兼理。

大熟地　归身　青防风　红花　厚杜仲　制于术　川断　鹿角霜　木防己　桂枝

炼蜜为丸。

少寐头晕，阳不交阴也；六脉紧数，无疑肝火挟痰为患。防其类中。

熟首乌　法半夏　茯神　石决明　橘红　羚羊角　麦冬肉　枣仁　白蒺藜　川郁金

丸方：去羚羊、蒺藜、郁金，加于术、胆星、石菖蒲、淮牛膝、鲜竹茹、钩钩。汤泛为丸。

以上出自《何澹安医案》

吴达

泸城内红栏杆桥，马贡三丈，仁厚诚朴，君子人也。面苍黑而表实，耳微重听，素日少痰，年已七旬有三，精神尚旺。客秋有鼓盆之戚，事多亲操，不耽安逸。春仲五日，肩舆至寓求诊，忽得偏枯之疾，左手足不能运用。诊脉右部滑大，左手冰冷，脉象沉细。余用理中加附子、桂枝、阿胶、归、芍、羌、防等。两进效如桴鼓，改方仍以前法增减治之。越数日，忽遣价至寓请诊，惟请诊之地，非翁宅也。至则翁迎于舆前，喜形于色，始知翁之弟媳有恙而邀诊也。便索调理之方，随以温脾、暖肾、滋水、清风之药与之。

余来申江，寓仪和栈，栈主钱士标，悉余知医，言其外舅陈雨田，患中风已三月，遍请名医，愈治愈剧，因延余治。见其左半偏枯，左手足及半身皆令如冰，寸步不能行动，脉沉痰郁，惟右半身尚温暖，脉亦和滑，以为可治。方用温脾土、暖肾水、降浊痰、清肺胃、升乙木、振中宫。自夏徂秋，服药数十剂。时当酷暑，附子用至斤许，苓、泽等渗湿之品倍之，其余降浊升清、清暑火、利三焦，随证变现而施之，越两月，乃奏全功，步履如常矣。

三月下旬，徐萍波先生至寓，请诊谢松庭萱堂之恙。年近六旬，忽患中风，因恼怒伤肝而厥，厥后左半身偏废，不能转侧，口眼歪邪，神识模糊。已服时医一方，方案云谨防再厥，举室惶然。余诊其脉，右三部滑大，左脉虽小，尚觉流利，验其神色，体质坚强，兼夹痰湿，且有外感，决为可治。人皆危之。余用温胆汤加薄荷、苡仁、泽泻、滑石、青蒿、淡芩、前胡等，和中而理少阳。盖少阳为中气之枢纽也。服后外邪透达，发热无汗。余将前方去泽泻、枳壳，加元参、丹皮、浮萍，嘱其服后取粥饮助汗。翌日汗出卫泄，温邪已解，神识亦清，渐思食饮。嗣后每用和中为主，渐进驱风养血、流利经络之品，如归身、白芍、川芎、秦艽、红花、海桐皮、片姜黄、五加皮、苍耳子、紫荆皮之类，相间迭进。至四月中旬，六易方，而起居、饮食如常矣。

此证虽因郁怒内伤肝木，而外有风湿之邪，闭其卫而郁其营，内外相触，以成斯证。余故初用和中，兼转运机枢；继用宣泄外卫，解其表郁；再用和中兼滋养营血、流利经络，得以奏功。是证不用中风成法，桂枝、附子从未沾唇，但验脉象、证情，随意用药，六次之方，难以悉记，因志其大略焉。

张叔和观察，请诊其太夫人之恙。年已七旬有四，辰起饮人乳一怀，倦怠而卧，忽然动风，口歪于左，舌卷不能言。诊其脉，右寸独大，尺极微，左三部如丝不绝。余诊病，向不肯作险语，此真年高病重，恐难奏功，因嘱其另延高手。叔翁强予为治，勉用理中加化痰、疏木、熄风之品。服后右寸渐平，左脉略起。叔翁孝思纯笃，偶择一鲜花娱亲，太夫人因接而嗅之。知其神识稍清，叔翁喜甚。余谓脉虽稍起，而语言不发，诚恐无功。且风病亦有传经之义，至第六日传至厥阴，恐有变象，不可不防！第五日，右寸脉忽大，左脉忽小，与起病时脉象无异。第六日右寸更大，左脉愈小，深以为虑。后果证象大变，痰涌气脱，至第八日，手足牵引，呼吸渐促，无可挽回矣。

以上出自《医学求是》

徐镛

新场镇闵钦斋年五十外，形体清瘦，多火少痰，冬月忽患偏枯在左，遂从吴门解馆而归。医惟以补气消痰为事，反增咽燥喉痹等证。病家谓本原既竭，故用补剂不效。延予聊问消息。余谓其脉其证，纯是一团火气，须用河间治火之法，方用二地、二冬、知、柏等，甘寒、苦寒相间，投二剂顿觉神情清爽。病者方忆未病前数日，左肩胛犹如火烧，始信治火之说为不谬也。继服虎潜丸而全愈。

《医学举要》

雷丰

城中郑某，年届古稀，倏然昏仆，左肢不遂，肌肤不仁，无力而瘫，舌强言謇。郡中医士或专用补益，或专以疏风，或开窍消痰，或标本兼理，咸未中病。迨邀丰诊，脉小如纤，汗下如雨，喘急遗溺，神识昏蒙。丰曰：脱证见矣，不可挽也。乃郎再四求治，念其孝心纯笃，勉存一法，用高丽人参五钱，附片三钱，姜汁一匙，令浓煎频频服之。又迎他医，亦系参、附为君，延至三天，果归大暮。

北野贺某之妻，陡然昏倒，口目歪斜，神识朦胧，左肢不遂，牙关紧闭，脉大无论，但其鼾声似睡，分明肺绝之征。谓其婿曰：死证已彰，不可救也。复延他医诊治，终不能起。

程曦曰：观前之郑案，至于汗多喘急，遗溺神昏，脉小如纤，知为脱证；此案神昏牙闭，鼻息如鼾，脉大无伦，知为绝证。脱绝之证已显，死期可必矣。思吾师课徒之心甚苦，书中轻案、重案以及死案，一概详之，未始非临证之一助也。

南乡余某，年将耳顺，形素丰肥，晨起忽然昏倒，人事无知，口眼㖞斜，牙关紧闭，两手之脉皆浮滑，此为真中风也，诚恐痰随风涌耳。令购苏合香丸，未至痰声遂起，急以开关散先擦其龈，随化苏合香丸，频频灌下，少焉，痰如鼎沸，隔垣可闻，举家惊惶，索方求救，又令以鹅翎向喉内蘸痰，痰忽涌出，约有盈碗，人事略清，似有软倦欲瘫之状。屏去房内诸人，待其宁静而睡，鼻有微鼾，肤有微汗，稍有痰声。顷间又一医至，遂谓鼾声为肺绝，汗出为欲脱，不可救也，即拂衣而去。丰思其体颇实，正未大虚，汗出微微，谅不至脱，痰既涌出，谅不至闭，询其向睡，亦有鼾声，姑以宣窍导痰法加东参、姜汁治之，从容灌下。直至二更时分，忽闻太息一声，呼之遂醒，与饮米汤，牙关似觉稍松，诘其所苦，又有垂头欲睡之态，即令弗扰，听其自然，依旧鼾声而寐，汗出周身，至次日黎明甫醒，皮肤汗减，痰声亦平，口眼亦稍端正。复诊其脉，滑而不浮，似乎风从微汗而去，痰尚留滞于络也。继用茯神、柏子养心收汗，橘络、半夏舒络消痰，加稽豆、桑叶以搜余风，远志、菖蒲以宣清窍，更佐参、甘辅正，苏合开痰，本末兼医，庶几妥当，合家深信，一日连尝二剂，至第五朝诸恙皆减，饮食日渐进矣。

城西马某之母，望八高年，素常轻健，霎时暴厥，口眼㖞斜，左部偏枯，形神若塑，切其脉端直而长，左三部皆兼涩象。丰曰：此血气本衰，风邪乘虚中络，当遵古人治风须治血，血行风自灭之法。于是遂以活血祛风法，加首乌、阿胶、天麻、红枣治之，连服旬余，稍为中寂。复诊脉象，不甚弦而小涩，左肢略见活动，口眼如常，神气亦清爽矣，惟连宵少寐，睡觉满口焦干，据病势已衰大半，但肝血肾液与心神，皆已累亏，姑守旧方，除去秦艽、桑叶、白芍、天麻，加入枸杞、苁蓉、地黄、龙眼，又服十数剂，精神日复，起居若旧矣。

以上出自《时病论》

汪廷元

罗舜章兄年未三十，右体已中二次。后又复中，仍右手足软痿，舌喑语涩，已三年矣。医不知舌喑为肾气内夺，而以胞络、舌根痰气阻塞，用二陈加胆星、天竺黄等。遂致上则舌不能伸，只字难出；下则水泉不止，膀胱不藏。脉则一息往来二至，而仍歇止，右尺按之更细弱。予谓："壮年两中而不能复，空虚已极，炼石尚难补天。今复为药误，心肾之真阳益亏，神欲脱去，脉亦败坏，峻补应效，或可少延耳。"大熟地、白术、人参、附子、补骨脂、鹿茸、甘枸杞、山萸肉、桑螵蛸、肉桂、龙骨、五味子。十剂，舌乃如常，小便亦固。后用大温补作丸，服久，神气颇好，身体颇能运动，大有效验。

家绍衣兄年十七，长夏夜深睡醒，已觉口眼㖞斜，舌强语涩，左手足软痿无力。吴次薇兄邀予往诊。伊因楼居畏热，开窗纳凉而为风所袭，乃中风也。法当驱风活络，秦艽、羌活、僵蚕、全蝎、当归、川芎、石菖蒲、天麻、姜汁，服已大效。然以妙年所病如此，邪之所凑，其气必虚，改为标本兼治，半月而愈。

以上出自《广陵医案摘录》

许恩普

厨夫某，中风不语，他医误以瘟治，病剧。延余诊视，脉细，知系卒中，拟以小续命加参、芪，一服即大呼曰："何不早服此药也？"又大同居东沈智泉中风亦用此药加减而愈。又水部正郎杨紫沧中风亦用此药加减而愈。又内务府科房王寿龄母中风亦用此方加减而愈。又给谏洪良品中风亦用此方加减，寿延二年，故后，哲嗣鸿卿明府向云："误信人言，以年老气衰，将余补拟方内羌活、独活、防风未用，以致病未除根也。"其余贫民、无名之人不可胜道也。

《许氏医案》

陈菊生

中风，有偏枯，有风痱，有风懿，有风痹，治法以气与血为本，外邪为标。乙未夏，柳君籽青自镇江至上海，中途劳乏，汗出遇风，卒中于阴，右偏臂膊无力举持，舌筋亦短而謇于言，前医投以清疏药，不合，杨省臣太守代邀余诊。切其脉，右缓无力，知是肥人气虚，外卫不固，以独活汤、千金附子散、黄芪建中汤等方出入加减，调治而愈。丁酉春，余客天津，吴橘王检予大令患偏中风，以车速余往诊。右偏面肿，口㖞言謇，手不任持，足不任步，膝胫畏冷入骨，食不甘，寐不安，烦躁尤甚，切其脉，左盛右微，望其苔，右厚左薄，知是劳倦内伤、风寒外感所致，用黄芪、附子、建中汤、防风散、桑菊煎出入加减为方，两旬余而愈。此皆阳虚，以阳药效者也。然又有阴虚，当以阴药效者。庚寅春，余至天津，刘稼民观察病中风两日，来延余诊，食不进，语不出，神昏气粗，两目上视，手足右尚能动，左已不举，切其脉，滑大而数，知是阴虚阳盛、木火挟痰火两相鼓扇所致，治以清火豁痰、平肝熄风之剂，明日复诊，神识清，已起坐，仍前方，佐以益阴补气法，月余，饮食如恒，渐能步履，大可望愈。后余以事他适，路隔较远，其家另延他医，专任温燥药，绵延两月，阴气消亡，小便频数，夜更无度，此时急救其逆，征之古方，当用六味丸加五味子，而他医畏用地黄，不敢与服，病竟不起。噫！人之死生有定数，药之宜忌所当知。地黄一味，有生用者，有焙干用者，有以法制熟用者。本经主治。实多散血、凉血、补血之功，故云："久服轻身不老"，并尊为药中上品。世俗不察，以生地为滑肠，熟地为泥膈，视如砒毒，亦谬甚矣。夫用生地而滑肠，乃胃弱气虚之故；用熟地而泥膈，乃痰多气窒之由。此皆不明虚实使然。古方导赤散，以生地黄与木通同用，泻丙丁之火；琼玉膏、固本丸、集灵膏以干地黄与人参、二冬并用。治血劳喘嗽唾血，六味丸、八味丸、四物汤，均以熟地黄为君，盖熟地能填骨髓，长肌肉，生精血，补五脏、内伤不足，与病后胫股酸痛，坐而欲起，目䀮䀮如无所见等证，功用非浅小矣。乃后人又泥张石顽之说，谓地黄性禀阴柔，如乡愿然，似是实非，似利实害。虽病至阴虚火旺，五劳七伤，亦不敢用。岂知石顽之说，犹言生地防滑汤，熟地防泥膈，欲人明辨用之，非屏地黄于无用之地也。王好古曰："生地黄治心热，益肾水，其脉洪实者宜之，若脉虚者宜熟地黄。"如此明辨其义，则地黄一味，无往不受其益矣。

《诊余举隅录》

张乃修

黎左。气虚多湿之体，加以劳顿掣动阳气。至阳气挟痰上升，清旷之区，灵明之府，悉为浊所弥漫，以致神情呆钝，迷沉多睡，右手足运行不利，口眼㖞斜。脉弦而滑，苔白质腻。此由肝气挟痰阻于心脾之络，为类中之证，刻在鸱张之际，恐阳气复上而不语神昏，痰从内闭。故先开窍涤痰，以备商进。

制半夏二钱 枳实一钱五分 广橘红一钱 广郁金一钱五分 菖蒲七分 赤白苓各二钱 炒远志五分 白僵蚕二钱，炒打 白蒺藜三钱，炒 制南星七分 人参再造丸一丸，先化服

二诊：神情略为灵爽，沉迷多寐之象亦觉稍退，脉象柔和，未始不为起色。但右手足不能运用自如，口眼㖞斜，舌强言謇，不饥不纳，时见嗳噫，似呃非呃。右关脉沉滑有力，舌苔白腻，中心焦黄。浊痰之弥漫，心窍之闭阻，固得稍开，而火风鼓旋之势尚在炽盛。总期药能续效，风火庶可速平耳。方草商之。

制半夏一钱五分 瓜蒌仁六钱，打 远志肉七分，甘草汤炒 枳实一钱五分 制南星七分 甜广皮一钱 风化霜一钱五分，冲 九节菖蒲七分 郁金七分，用明矾三分化水磨冲 人参再造丸一丸

三诊：昨云火风尚在炽盛之时。今面色带红，时欲起坐，即痰郁化火，火从内扰之象。正虚火风互扇，此际大有出入。再当清化痰火，以制其势。

羚羊片一钱五分 天竺黄三钱 枳实一钱 茯苓四钱 九节菖蒲五分 粉丹皮一钱五分 广郁金一钱五分 制半夏一钱五分 广橘红一钱 白僵蚕一钱五分 竹沥一两，滴入姜汁少许

四诊：昨卧甚安，起坐不宁之状已定，面色红赤较退，火象得以渐平。惟右半不遂，神呆不慧。其清旷之地为痰湿弥漫，窍络被阻，神机不运。不能一时开豁，惟徐以固之而已。

制半夏三钱 茯苓神四钱 天竺黄三钱 白僵蚕三钱，炒打 橘红一钱 远志肉五分，甘草汤炒 陈胆星七分 白蒺藜三钱，去刺炒 九节菖蒲六分 枳实一钱二分 竹沥八钱，滴入姜汁少许 杜合苏合丸一丸，二次化服

五诊：神情渐清，稍能言语，病势大为转机。然寐不甚长，心中稍觉躁热。还是痰郁化火内扰之象，未能欲速固功。

制半夏 竹茹 远志肉 茯神 天竺黄 枳实 陈胆星 瓜蒌仁 橘红 菖蒲 礞石滚痰丸三钱，先服

六诊：大便畅行，神情较爽，言语亦清，寐亦安稳。药既应手，再以退为进。

陈胆星 九节菖蒲 橘红 竹茹 茯苓 白蒺藜 制半夏 枳实 广郁金 远志 煨天麻 白金丸四分，先服

七诊：脉证相安，病势逐日减退，幸矣幸矣。但饮食起居，急宜加意谨慎。若稍有感触而致复中，则非才疏者所敢许治。

胆星 远志 广橘红 制半夏 天竺黄 枳实 九节菖蒲 广郁金 竹茹姜汁炒 雪羹汤煎汤代水

八诊：咳嗽大减，新感之邪渐解。言语亦渐能如旧，右手稍觉有力。治此者已觉应手，患此者未能满意，所以李士材云：外邪已解，内邪已除，而言语謇涩，半身不遂，未能即愈，宜久服六君兼补气养阴之品，使气旺血盛，气行而血灌注经络，经络既充，则举动自若矣。第体丰者多湿多痰，所以治痰在先。今湿痰渐化，则以养血补气之品，收效于后。拟方商正。

台参须 当归 潞党参 云茯苓 制半夏 台白术 白芍 炙绵芪 广橘红 桑枝酒炒 竹沥滴入姜汁少许

冯右。肝风挟痰，中于腑络，骤然手足偏左不遂，口眼歪斜，言謇舌强。若以中络而论，尚无关于大局。但心中烦懊，灼热如燎，时索凉物，有时迷睡，神识时清时昧，呃忒频频。脉弦大而数，舌苔白腻。腑络既阻，而痰火风复从内扰，神灵之府，为之摇撼，所以懊憹莫名。痰在胸中，与吸入之气相激，所以频频呃忒，饮食不得下咽。若在复中心络，必至神昏不语，

诚极险又极可虞之际也。勉拟清镇护神，以御其痰火风之直入，再参降胃化痰熄肝，即请商酌行之。

制半夏一钱五分　天竺黄三钱　旋覆花一二钱，绢包　九菖五分　陈胆星一钱　代赭石四钱　煨天麻一钱五分　茯苓神各二钱　竹茹二钱，水炒　净双钩二钱　濂珠三分　西黄四厘，二味研末，梨汁先调服

二诊：神迷转清，烦懊较定，痰得略吐而出，未始非松动之象。然心胸之热，虽减于前而犹团聚不化，时带呃忒。脉形弦滑，舌苔厚浊。眩晕不能转侧。火风挟痰上旋，犹恐发痉发厥，再泄木火以清痰热。

川雅连四分，吴萸一分煎汁炒　白芍二钱，酒炒　制半夏一钱　代赭石三钱　黄芩一钱五分，酒炒　广皮一钱　炙柿蒂三个　煨天麻一钱五分　旋覆花一钱五分，绢包　鲜竹茹二钱　生姜汁三滴

三诊：心中热炽，日见轻松，舌强短缩，已能伸出牙关，略能进食，身体转动略为轻便，呃忒亦减，种种转机之象。泄热凉肝化痰，固属一定之理。但头昏眩晕，略一转侧，辄昏昏欲厥。脉形弦大。肝火风鸥张不熄，恐阴分劫铄，而舌起糜腐。

羚羊片二钱，先煎　元参三钱　黑豆衣三钱　瓜蒌皮三钱　石决明五钱　池菊二钱　鲜生地六钱，洗打　鲜竹茹一钱五分　陈关蛰一两，洗淡　大荸荠三枚拍碎，二味煎汤代水

四诊：昨诊痰火风劫阴，恐舌起糜腐，实证变成虚证。今诊脉弦大渐转细弱，舌苔果起白腐，上腭两腮均布糜点，呃忒虽止，而多言妄笑。五志之火，尽从上亢。而真水欲竭，不能相济。一波未平，一波又起，恐药力不足抵制。勉拟救阴泄热，清护神明。

阿胶珠三钱，蛤粉炒松　细生地四钱　川贝母二钱　西洋参一钱　生牡蛎五钱，打，先煎　大麦冬三钱，去心　东白芍一钱五分，酒炒　朱茯神三钱　濂珠粉四分，分两次服

五诊：糜腐较化，多言妄笑稍定，略思纳谷，而食入中脘作痛。脉细弦转大。阴分稍复而火风鸥张之下，风木干土。再育阴化痰，兼平肝木。

金石斛四钱　半夏曲一钱五分，盐水炒　白蒺藜三钱，去刺炒　钩钩三钱　女贞子三钱　大天冬三钱　川贝母二钱　石决明五钱，先煎　左金丸七分，包煎　橄榄膏三钱，冲　濂珠粉三分，先服

六诊：导心胃之热下行，口糜大退，然犹未尽化，口舌作痛。每交阴分，辄心胸烦懊，无非阴亏火旺，火挟痰湿，上蒸胃口。得食则呃，亦食入于胃中之火相激耳。小溲热痛，不能即出，大便七日不行，再导热下行。

大生地二钱　甘草梢六分　川石斛三钱　煨蛤粉三钱　青竹叶二十片　细木通一钱　白茯苓三钱　鲜竹茹一钱五分　凉膈散四钱，包煎

七诊：糜腐已退，口舌作痛亦减。胃口熏蒸之火，得以渐平，殊出望外。但肝气甚旺，中脘不舒，甚至有形攻突，气冲作呃，大便不行。再拟平肝调气。

金铃子一钱五分　白芍一钱，土炒　刀豆子磨三分，冲服　左金丸七分，包煎　炒枳壳一钱　干橘叶一钱　煨天麻一钱　竹茹一钱　炙柿蒂三枚

八诊：糜腐即退，未经复起，舌红色亦渐转淡，痛亦渐轻，眩晕多言，妄笑舌强，发厥诸证次第而退。岂人力所能致，此天相之也。但胸中气机未宣，吸入之气，与冲气相激，时犹作呃。胃气不降，则腐气不行，大便不解。调气降胃，冀谷食渐增，腑气渐通，庶可徐固恢复耳。

川楝子一钱五分　干橘叶一钱　旋覆花一钱，绢包　刀豆子五分，磨分两次冲服　蒌仁炭五钱　甜杏仁三钱　延胡索一钱　煅赭石四钱　炒枳壳一钱　车前子一钱五分　鲜竹茹一钱　炙柿蒂三枚

九诊：中脘渐舒，诸恙亦日见起色。然至暮辄作呛咳，还是肝气逆而犯肺。大便未行。拟清金平木法。

川贝母二钱　光杏仁三钱　茯苓神各二钱　鲜竹茹一钱五分　黛蛤散三钱，绢包　瓜蒌皮四钱　广郁金一钱　夜交藤四钱　干橘叶一钱　金铃子一钱五分　干枇杷叶三片，去毛　更衣丸先服一钱五分

十诊：得食则呃，是胃火与食相激。用黄连温胆汤法。

川连三分，酒炒　法半夏一钱五分　竹茹一钱五分，盐水炒　柿蒂三枚　橘皮一钱，盐水炒　枳实八分　白茯苓三钱　枇杷叶两片，去毛，淡姜汁炒

十一诊：胃纳稍起，呃逆亦减。前法参以镇逆。

川雅连三分，吴萸汤炒　枳实七分　鲜竹茹一钱五分　海风藤三钱　煅赭石三钱　橘皮一钱，盐水炒　云茯苓三钱　制半夏一钱五分　桑寄生三钱，酒炒　木防己一钱五分　白僵蚕一钱五分，炒打

十二诊：平素偶服参、苓，辄胃纳加增，神情振卓，其阳明中气之虚，未病先露。此次病发，忽然眩晕，左肢不遂，病发于左，口歪于右，一时神识昏乱，多言妄笑，不时目穴发厥。呃逆频频。显系火风挟痰上旋，乘阳明脉络之虚抵隙而入，首方言中于腑络者，即阳明大腑之络也。叠进降火消痰熄热，火之内扰者渐平，风之上旋者自熄，眩晕由此而定，神情由此而清，发厥亦由此而止。岂知痰热甫平，而虚火挟湿上腾壅于胃口，以致通口糜腐，危险之境，较前更甚。遂导热下行，兼用外治，糜腐次第而退，脉弦滑得以渐柔，饮食渐次而进。惟左手足不能举动，不知痛痒。人左半属血，右半属气。左半之血，还行于右，是为气中之血。右半之气，还行于左，是为血中之气。今风火郁阻络中，左血虽得右行，而右气不能左入，则偏左半身有血无气，所以望之如常，抚之无异，欲举而动之，则无气以运也。无气以运，欲动得乎。其祛风舒筋活络之品，似为必用之药。殊不知风不自生，血不行然后生风也。筋络不自病，有所以阻之者，然后筋不舒而络不宣。则是病在经络，而病之本实在阳明之络空，火风阻之。经云治病必求其本。拟通补阳明，化痰清络。

台参须七分，另煎，冲　制半夏一钱五分　白茯苓三钱　羚羊片一钱，先煎　白僵蚕一钱五分　生于术一钱　薄橘红一钱　煨天麻一钱　生熟草各二分　竹沥七钱　姜汁三滴

十三诊：类中大势已定，而偏左不遂，肩胛作痛。此由肝火风挟痰入络，直者为经，横者为络，邪即入络，易入难出，势不能脱然无累。病重之时，早经谈及。然既庆得陇，自宜望蜀。拟甘凉益胃，宣络化痰。

台参须六分　生甘草三分　煨天麻一钱五分　茯苓神各二钱　生蒺藜三钱　大麦冬三钱，去心　制半夏一钱五分　陈胆星七分　黑豆衣三钱　晚蚕沙三钱　女贞子三钱　竹沥一两　丹皮二钱

左：外疡之后，风与湿合，流入络隧。以致遍体烦疼，手足软弱，恐成类中。

秦艽　焦苍术　黄柏　半夏　丝瓜络　独活　桂枝　生薏苡仁　草薢　桑枝酒炒　汉木防己

二诊：两次得汗，湿郁稍宣，遍体烦疼大退。药即应手，无容更张。

于术一钱五分　陈皮一钱五分　泽泻一钱五分　络石藤三钱，炒　杜仲二钱　制半夏一钱五分　茯苓四钱　秦艽一钱五分　炙绵芪二钱　焦苍术二钱，研末米饮为丸，药汁送下

三诊：投剂之后，脉证相安。然四肢酸软，筋惕少寐。良由痰湿阻络，甲木之气，不能下降。前法出入再进。

桂枝五分　秦艽一钱五分　独活一钱　桑寄生三钱，酒炒　木防己一钱　茯苓三钱　制半夏一钱五分　草薢二钱　枳实一钱　生薏苡仁四钱　白蒺藜三钱　木瓜一钱　鲜竹茹一钱

王左：四肢不遂，言语謇涩。脉濡而滑。此气虚而湿痰入络。类中之证，难望近功。

奎党参三钱　九节菖五分　制半夏三钱　远志肉五分　广藿香三钱　苍术一钱五分，麻油炒黄　广橘红一钱　川草薢二钱　薏苡仁四钱，生　炒于术二钱　人参再造丸一粒

二诊：中湿之后，络隧未和。温通和络泄湿，脉证相安，守效方出入再进。

制半夏　枳壳　独活　草薢　泽泻　桑枝酒炒　橘红　杏仁　防己　薏苡仁　桂枝　蒌皮炒

何左：痰湿素盛，于五日前陡然口眼歪斜，左手指屈伸不利。左关脉弦，右关脉滑。此痰湿阻于阳明之络，类中之先声也。急宜戒饮，以酒性上升而热故也。

制南星　白僵蚕　煨天麻　广皮　桑寄生　木防己　秦艽　独活　指迷茯苓丸

复诊稍好，改用人参再造丸。

二诊：脉证相安，然手仍带肿，经谓湿胜则肿。究之诸病之作，皆风火之所为也。

炙绵芪　威灵仙　青防风　桂枝　制南星　野于术　羚羊片　左秦艽　汉木防己　生薏米木猪苓　建泽泻　桑枝膏

陈右：高年精血亏损，肝风鸱张，头晕心中震惊。脉细弦尺涩。为类中之渐，因治非易。

大生地　苁蓉　归身　菊花　木瓜皮　黑豆衣　杞子　白芍　杜仲

二诊：右足弛强不仁，头晕心中震痉，神烦不寐。舌色润而自觉干燥无津。良由精血亏耗，厥少二阴之火上炎。前法参以育阴降火。

阿胶珠三钱　川雅连三分，鸡子黄拌炒　煅龙齿三钱　甘杞子三钱　厚杜仲三钱　大生地四钱　炒枣仁三钱　干苁蓉二钱　朱茯神三钱　炒萸肉一钱五分

以上出自《张聿青医案》

王旭高

吴。体肥多湿，性燥多火。十年前小产血崩，遂阴亏火亢，肝风暗动，筋络失养，其根已非一日。去秋伏暑而成三疟，疟久营卫偏虚，遂致内风夹痰扰络，右半身麻痹而似偏瘫，调理渐愈。今但右足麻辣热痛，痛自足大指而起，显系血虚肝经失养。据云，腿膝常冷，足骭常热。并非足骭有火而腿膝有寒也，想因痛处则热；上腿之处气血不足，故寒也。至于左胫外臁皮肉之内，结核如棉子，发作则痛甚，此属筋箭，是风痰瘀血交凝入络而成，与右足之热痛麻辣不同。今且先治其右足，姑拟一方请正。

大生地　草薢　茯苓　阿胶　天麻　五加皮　归身　牛膝　冬术　独活　丝瓜络　木瓜

陆。素有痰饮咳嗽，土弱金虚。金虚不能制木，并不能生水；土弱不能御木之侮，并不能生金而化痰。病情有似风痰瘫痪，足软难行，口流涎沫，舌左半无苔，口常不渴，脉虚弦滑，大便坚燥。种种见证，皆显金、土、水不足而风痰有余。病根日久，调之不易，姑拟一方备采。

苁蓉干　半夏　五味　牛膝盐水炒　麦冬元米炒　巴戟天　麻仁　熟地　茯神　陈皮　肉桂竹沥　姜汁

某。劳碌伤气，肝风、阳气鸱张；肥体气虚，湿热痰火扰动。忽然瞌睡，几乎跌仆，舌强言漫，右偏肢痹。此属偏中，犹幸神识尚清，痰涎未涌，或可图幸。治以熄风化痰，安神清火，

冀其得效为妙。

羚羊　决明　天麻　竺黄　茯神　菖蒲　川贝　胆星　半夏　橘红　嫩钩　竹沥　淡姜汁

唐。风痰入络，脑后胀痛，舌根牵强，言语不利，饮食减进。久防痱中。

羚羊角　防风　制僵蚕　生甘草　羌活　远志肉　川芎　桔梗　桑叶　薄荷　钩钩

又：颈项胀是风，舌根强属痰，风与痰合，久防类中。

熟地　白芍　续断　杞子　杜仲　秦艽　当归　牛膝

渊按：实多虚少，前方恰合。后方大补，与痰阻舌本者不宜。

薛。年已六旬，肾肝精血衰微，内风痰涎走络，右偏手足无力，舌强言涩，类中之根萌也。温补精血，兼化痰涎，冀免偏枯之累。然非易事，耐心调理为宜。

苁蓉干　巴戟肉　茯神　木瓜　半夏　杞子盐水炒　远志肉甘草汤制　海风藤　黄肉酒炒　牛膝杜仲盐水炒

又：肾藏精，肝藏血，肾肝精血衰微，筋骨自多空隙，湿热痰涎乘虚入络，右偏手足无力，舌根牵强，类中之根。温补精血，宣通经络，兼化痰涎，守服不懈，加以恬养安泰，庶几却病延年。

苁蓉干　党参元米炒　牛膝　半夏　杞子盐水炒　陈皮　续断　茯苓　巴戟肉　桑枝

又：丸方。

苁蓉干三两，酒煮烂，捣入　党参三两，元米炒　熟地四两，砂仁末，陈酒拌，蒸烂捣入　麦冬二两，去心，元米炒　枣仁三两，炒、研　巴戟肉三两，盐水炒　归身二两，酒炒　草薢三两，炒　制首乌四两，炒　茯神三两　牛膝三两，盐水炒　天冬二两，去心，元米炒　半夏二两　陈皮二两五钱　杜仲三两，盐水炒　虎骨三两，炙　菖蒲一两　杞子四两，盐水炒

上药各选道地，如法制炒，共研细末。用竹沥四两，姜汁三两，捣入，再将白蜜为丸，如黍米大，用瓷器装好。每朝服五钱，开水送下。

丁。脉左弱为血虚，右弱为气虚，气血两虚，上为头眩，半身以下皆形麻木而成瘫痪，甚则心乱神昏，此肝风挟痰所致。法当清上补下。

淡苁蓉　大生地　天冬　牛膝　元参　菖蒲　天麻　草薢　茯苓　陈皮　黄柏　洋参

渊按：清阳明以利机关，养肝肾以滋阴血，运脾气以化湿痰，丝丝入扣。

王。两手关脉皆见一粒厥厥动摇之象，此脾虚木盛，内风动跃之候也。左半肢体麻木不仁，头眩面麻。此属偏枯，虑延仆中。

制首乌　当归　白芍　茯苓　陈皮　煨天麻　秦艽　石决明　刺蒺藜　池菊　钩钩　桑枝

复：两关脉厥厥动摇之象大减，其内风有暗熄之机。左手屈伸稍安，左足麻木未愈。今拟补肾生肝，为治本之计。

地黄饮子去桂、附。

渊按：去附、桂，水中之火尚不虚也。

某。口歪于左，手废于右，肝风胃湿，互相牵掣。舌强而謇，痰留心脾之络也，类中显然。

党参 当归 半夏 茯神 钩钩 石决明 川断 秦艽 胆星 桑枝

渊按：脾虚生痰，肝虚生风。运脾即是化痰，养肝佐以熄风，为虚实参半之治。

赵。风中廉泉，痰阻舌本，口角流涎，舌謇而涩，右肢麻木仆中根萌。拟熄风和阳，化痰泄络。

羚羊角 石决明 胆星 法半夏 茯苓 甘菊炭 远志 煨天麻 橘红

渊按：痰火用事，故泻火化痰，通络熄风。甘菊不宜用炭。

钱。类中五年，偏痹在右。元气不足，痰流经络。近今两月，谷食大增，虽为美事，亦属胃火。火能消谷，故善食而易饥也。调治方法，不外补养精血，熄风通络，和胃化痰。

制首乌 当归 大熟地 刺蒺藜 三角胡麻 桑寄生 茯苓 半夏 曲麦冬肉 新会皮

渊按：此肝肾水亏而虚火盛者，故以滋水熄风为治。

费。类中之后，手足不遂，舌根牵强，风痰入络所致。防其复中。

党参 大生地 制南星 白芍 秦艽 冬术 制首乌 羚羊角 虎骨 归身 牛膝 海风藤 沙苑子 茯苓 枣仁 杜仲 生苡仁 陈皮 川贝 半夏

上药煎浓三次，加竹沥二茶杯，姜汁二十匙，白蜜二杯，阿胶四两，烊化收膏。

以上出自《王旭高临证医案》

柳宝诒

陈。营血内耗，风阳挟痰火升扰经络。始则头晕耳鸣，继则左手足麻木不仁，脉象偏数，左手偏细，此类中风之轻者。外象但觉络气不通，惟内风升动颇甚。当此木火司令，须防晕眩复作，用药以潜熄为主，稍佐通络之法。

羚羊角 石决明 刺蒺藜 东白芍 煨天麻 细生地桂枝少许煎汁炒 左秦艽酒浸炒 制天虫 丹皮炭 首乌藤 归身 丝瓜络姜汁炒 钩藤 广橘络 竹二青姜汁炒

王。左手足麻木不仁，右手偏热，风邪乘阴气之虚，偏中左手。右属气分，左半不通，则阳气偏胜于右也。舌謇不清，痰风阻于舌根也。治当通阴和阳，化痰通络。两面照顾，免痰风上厥之变。

桂枝尖 小生地 白芍酒炒 归尾酒炒 秦艽 刺蒺藜 首乌藤 羚羊角 橘络 竹沥和入姜汁二匙 丹皮 鲜石菖蒲根汁冲服

屠。手指麻木，舌本不舒，此风痰窜扰经络，欲作风痹之兆。每发则四肢不运，病象颇深。姑与养营熄肝，疏邪通络，防颠仆之累。

台参须 生地酒炒 川淮牛膝各酒炒 天麻煨 橘络 郁金 牡蛎 象贝 白芍 全当归 蒺藜 九节菖蒲根 首乌藤 竹沥姜汁冲

费。向患风阳扰越，时作眩晕，近来肢麻头重，痉瘈忡悸。病情偏重于右半，兼以嘈杂梗逆，木火扰及肺胃。前人论风病，每以右半属痰，参观体质，近年转觉丰腴，其为气弱痰壅，盖无疑义。以内风易动之体，复挟痰火以助其势，窃恐有外中之虞。急与熄肝化痰，疏气和络，庶不失曲突徙薪之意云尔。

蒺藜　滁菊　磁石　牡蛎　郁金　僵蚕　党参　生地　当归　白芍　橘络　丹皮　首乌　茯神　枣仁川连煎汁，拌收炒黑　旋覆花　川石斛　杞子　远志　淮牛膝　竹二青　煎汁沥清，冲入竹沥、姜汁，文火渐收，烊入阿胶、熟蜜收膏。

陈。左半肢节麻木而痛，渐及左足，此营血不足，将作偏废之象。病在老年，滋养肝营，佐以舒筋通络之法。

全当归　生地　赤芍　秦艽　桂枝　防风　蒺藜　橘络　木瓜　姜黄　首乌藤　五加皮　丝瓜络　嫩桑枝

徐。湿痰阻滞，经络之气窒而不通。形体特丰，左半肢节麻痹无力，头晕少纳，脉象浮弦滑数。中气不化，痰蕴风生，病历一年，调全不易。

桂枝　于术　天麻　刺蒺藜　石决明　钩钩　半夏　广陈皮　白芥子　滁菊花　首乌藤　归身　竹沥　姜汁

另：指迷茯苓丸开水送服。

马。老年气血两衰，风邪乘扰，经脉枯窒。肢指肿胀，牵掣不舒，左半为甚，脉象弦中带数。气虚血少，引动内风，有愈引愈深之势。兹仿历节痛风治法，以养血滋肝，通筋熄风为要。

生地　全当归　秦艽　桂枝　刺蒺藜　石决明　橘络　丹皮　木瓜　赤白芍各　首乌藤　桑枝　竹二青

高。平素体丰多痰，偶因劳倦，引动肝阳，颠仆昏迷而为类中之病。二三日来，大解未行，舌謇倦卧，项肿颧赤，神志不甚爽明，此由痰浊乘风火之势，蒙扰心包。舌苔灰黄厚浊，溺赤气秽，脉弦数搏大，沉按有力，右手尤硬。浊热阻窒，腑气不得通降。于古法有三化汤通腑之例，惟其法专为中腑者而设，未必兼有厥阴之证也。兹同汉年兄议，先与清肝化痰，稍参通腑之意，冀其神清气顺，乃为吉祥。

羚羊片　粉丹皮　黑山栀　陈胆星　制僵蚕　生枳实　瓜蒌皮元明粉同炒　杏仁　郁金　制半夏　牡蛎　橘络　菖蒲汁　竹沥和姜汁冲服

另：至宝丹化服。

居。左手麻木，不时头昏目暗，均偏于左。此血虚风痰阻络所致，即属偏废之根。拟方养血熄风，化痰通络，作未雨绸缪之计。

细生地　全当归酒炒　东白芍酒炒　刺蒺藜　制僵蚕　首乌藤　左秦艽　桂枝尖　忍冬藤　白苡米姜汁炒　竹沥和姜汁三匙冲服

另：指迷茯苓丸橘络汤下。

梁。痰火乘风阳之逆，上蒙灵窍，外注经络，神明形体均觉废而不用。右关弦硬，歇止不匀，舌謇语塞。经络之气为痰涎阻塞，此类中门中痰之证。病历半年，神情呆钝。当清泄痰火，先疏经络，后治腑脏。

羚羊角　西洋参　川桂枝　胆星　石菖蒲　细川连 盐水炒　广郁金　东白芍　归须　橘络丹皮　刺蒺藜　黑山栀　远志

另：竹沥、荆沥，和入姜汁两匙冲服。

二诊：前与清泄痰火，脉象歇止较和；但内而灵窍，外而经络，均为痰涎所困，闭塞不通，木火内逼，风阳复扇。苟非痰涎清化，无由而平。仍当清化痰涎为主。

于术　洋参　白芍　桂枝　白芥子　左牡蛎　竺黄　胆星　枳实　橘络　羚羊角　夜交藤刺蒺藜　竹沥　姜汁

以上出自《柳宝诒医案》

张士骧

王翁，两手寸关浮大而数，尺部沉微不见。此即经所谓五志过极，水火相离，阳浮阴脱。并询初起时先二日头晕眼花及卒中，不省人事，手足不能转动，两手足俱有暖气。脉证相参，其为类中无疑。此乃老年肾水亏虚，肝风内动，因而上逆，即两医所谓血冲脑气筋，以阴不能维阳而上厥也。若遇时医，必进以小续命及熟地、参、附、桂、茸等药，不死何待？此灵胎先生所云，以辛热刚燥治之，固非以补阴滋腻治之，亦谬真卓论也。大剂养血熄风镇逆自是正治。

酥龟板八钱　生牡蛎四钱　大蝉衣一钱　干地黄四钱　生龙齿三钱　女贞子四钱　甘菊花一钱　灵磁石五钱　旧熟地三钱　乌豆衣三钱

一剂即清醒，及后再见物件，俱觉其自能旋动而头不晕。前方加乌梅，连进十余剂而痊。

《雪雅堂医案》

马文植

某。烦劳过度，心脾受亏，水不涵木，内风与外风相乘，口㖞之后，语言不爽，左肢微麻无力，胸闷谷食不香，舌苔光滑，脉虚细左弦。阳明中虚，木不自荣。拟滋水柔肝，兼养心脾。

党参　于术　当归　白芍　法半夏　陈皮　川断　怀牛膝　炙草　料豆　柏子仁　寄生红枣　炙远志肉　潼白蒺藜

复诊：进养心脾、培肝肾之法，足膝渐强，饮食渐旺，惟语言未爽，常生喜笑，经谓心有余则喜笑不休。心肾交亏，虚中有火，内风挟痰，流阻舌根，宗前法进治。

当归　白芍　石菖蒲　橘络　僵蚕　参须　于术　川断　柏子仁　桑枝　红枣　炙草　潼白蒺藜　姜竹茹

《马培之医案》

刘子维

孙某，睡至半夜，心内不好，出汗，至天明，舌不转，不能言语。

干姜五钱　郁金二钱　生鹿角二两　首乌八钱　厚附片八钱　玄参八钱　艾叶二钱　法夏五钱，姜汁

炒　枸杞五钱　山药五钱　大腹皮五钱　熟地五钱

三付。

李俊注：此内风也。内风由于肾虚本实，先拔则气奔于上，而成欲脱之势。《素问·脉解篇》曰内夺而厥，则为瘖痱是已。《脉要精微论篇》曰：心脉搏坚而长，当病舌卷不能言。夫搏坚而长，火有余也。火有余则水不足，仍以肾虚为主。《上古天真论篇》曰：阴者，藏精而起极。夫精藏于肾，然后能化气上荣。虚则封藏失而伎巧废，故舌强而不转。《灵枢·口问》曰：下气不足，则为痿厥、心悗。《宣明五气篇》曰：五脏化液，在心为汗。夫阳生于子，正当中夜，此时真水垂绝，虚阳无依，故心火忽亢而烦潆，心阴不守而汗出也。

内风证，河间以为水虚火亢，东垣以为本气自病，叶氏以为木失滋涵，其言虽殊，其义则一。夫命门为水火之根，水既虚则火不独留，故气逆于上而不降。苟欲降之，非水火双调不可。故用杞、地、玄、乌以补其垂绝之水，附片引僭越之火，俾仍归于一窟以定其根，如纸鸢之有系，则可上者复可下矣。而附片得首乌则火为蛰藏，温蒸之火而下潜。玄参、地、杞得附片则水为升腾，变化之水而上济，非特不降之火可降，即不升之水亦升矣。脾胃居中，后天所重，然未有命根垂绝而能行后天生化者。故运以干姜，守以怀药，以待其定。舌强、心悗皆上实也。郁金泻心开郁，法夏化痰，腹皮顺气以去其实而资下交。鹿角、艾叶则通使道以行神气，一通阴经以行血气者也。

肾水衰于下则心火亢于上。玄参壮水制火是其所长，熟地、枸杞则补水以配火者也。《灵兰秘典论篇》曰：主不明则十二官危，使道闭塞而不通，形乃大伤。此证火亢于上，失其煦临之职，而使道闭矣。鹿角能逐邪恶气，留血在阴中以通之，而其助长生机之速，尤非他药所能及，故独重用。

前方煎毕又方：杜仲一两　菟丝三钱　牡蛎一两　厚附片二两　生地四两　苡仁五钱　花粉五钱　枣仁八钱　洋参三钱　上桂三钱，去粗皮　当归二钱　覆盆八钱　故纸五钱　生姜三钱

五付。

李俊注：医书云肝无补法，补肾即所以补肝，此后天气化也。然人在先天有木始有火，火中有生气，乃化出五脏，肝曷尝不生肾哉？人皆知木生火，不知其所生之火，即命门相火。《天元纪大论篇》曰：相火以位。以位者，位之于命门而不可离也。不离则生人，离则杀人。有不幸而离者，皆后天私累为之，非先天之本然也。《孟子》曰：持其志，无暴其气。尽性之功，与治病之理，岂有殊哉？故补肾之法，必使命火寂然不动，而后生气下蛰，水乃可生。《汉书·翼奉传》晋灼注曰：肝性静，静则行仁，夫仁者，生生不息之理也。乙木为生气之源，相火为生气之积，命门为生气之宅。肝静则源远而委长，积厚而流光矣。

命根为脾肺之先天，病有中上虚而不涉命根者，其先天生气如故，治之颇易也。若生气内竭，后天无所禀，则难矣。第二方结构甚伟，然其培养先天以生后天之义，则与前方如出一辙。夫润万物者，莫润乎水，故重用生地以补水；生万物者，莫生乎火，故用附、桂、故纸大补命火。杜仲、菟丝温木生火，覆盆、牡蛎固精秘火。如此则火在水中，水从火化，而妙用生矣。上焦如雾，宜虚不宜实。前因泻实，故从开降，今则救正，故从敛补。而用枣仁以敛气，归、神、洋参以益气、生脉。枣仁得当归则合中有开而血活，洋参得生姜则补中有行而气布。天气宜降，火在水上，则热而不降，故用花粉以保上之清肃；地气宜升，水在火下，则湿而不升，故用苡仁以除下之湿邪。综观全方，奇正相生，信手拈来，皆成妙用，神矣哉！上实下虚均不宜行后天生化，而用甘温之补。故前方敛肝生肾，补肾中水火以生金生土，皆逆生而非顺生也。

今虽上焦得降，而下焦未定，故仍以逆生为主。虽有洋参，乃为补下以生上之使命，非补上以生下也。

第二方服毕又方：即第二方加北芪一两，广皮一钱，五味二钱，独活一钱，法夏三钱，白术（土炒）三两

十五付，此方服至十五六付后即能言语，但稍稍不清耳。

李俊注：己土在心，心阴未复，不可燥脾。化源在下，命根未定，不可补中。然而天地之气，升降互用，雨露之溉，出自上焦而居中，斡旋则惟脾胃是赖，今则水火双调之剂，已届八益之数，自无而有，勉告成功。故重加芪、术，大补中气以行后天生化，与先天相辅而行。惟后天气化升于脾胃，降于肺胃，芪、术之温升，必得味、半之敛降，再得独活通肾经气分以顺承之。然后天气乃能下流于地而成交泰之功，五味得陈皮则又合中有开也。

《圣余医案诠解》

沈祖复

西村里谈正生出外小尿，返家骤然跌仆，两目斜视，神识不清，左手足不能行动，遗尿头痛，面油舌短，脉伏苔腻。先生诊之曰："此类中而兼伏热也。"用至宝丹一粒，用竹沥六两调服，至天明神识较清。再用平肝、息风、化痰，两目已不斜视，神情更觉清楚，脉有起色，舌苔灰黑而润，唯舌缩如故。再以芳香化湿消痰之剂，大转机，能食稀粥，唯左手足一时不能自如耳。

《医验随笔》

方耕霞

张。昨从右手麻木而起，陡然神昏不语，面色红亮，舌腻痰鸣，脉来促急不齐。系风中于腑，痰热蒙闭中焦也。必须痰化风熄，方为稳当，否则恐就而厥脱。

羚羊　竹黄　川贝　元参　胆星　全蝎　制天虫　乌药　木香　山栀　橘红

至宝丹、竹沥一两、姜汁三匙、石菖蒲汁五匙，调服。

某。按脉微涩，微为气虚，涩乃少血，左手经络不遂，高年气血不营也。惟气能生血，拟益气养营，佐以通络。

党参　桂枝各四分　炒白芍一钱半　冬术一钱半　茯苓三钱　橘络一钱半　归须一钱　炙草四分　防风一钱　姜汁炒远志七分　砂仁五分　风桑枝四分

以上出自《倚云轩医案医话集》

凌奂

李左，二十六岁，馆前初十。半身不遂，良由筋骨失于荣养，寒湿乘隙入于筋络所致。前拟进温通筋络法，已得小动，脉弦缓，仍步前法出入。

全当归　败龟板　米仁　晚蚕沙　东白芍　锁阳　川草薢　制香附　虎胫骨　怀牛膝　宣

木瓜　小活络丹一颗

又：半身不遂，拟进河间虎潜法，已得活动，而胫骨无力，大筋软短，犹是血不荣筋使然，脉弦，仍踵前法。

全当归　虎胫骨　怀牛膝　制香附　东白芍　败龟板　米仁　小活络丹　生地根　锁阳晚蚕沙

《凌临灵方》

张锡纯

天津孙某某，年四十六岁，得脑充血证遂至偏枯。

病因：禀性急，又兼处境不顺，恒触动肝火致得斯证。

证候：未病之先恒觉头疼，时常眩晕。一日又遇事有怫意，遂忽然昏倒，移时醒后，左手足皆不能动，并其半身皆麻木，言语謇涩。延医服药十个月，手略能动，其五指则握而不伸，足可任地而不能行步，言语仍然謇涩，又服药数月病仍如故。诊其脉左右皆弦硬，右部似尤甚，知虽服药年余，脑充血之病犹未除也。问其心中发热乎？脑中有时觉疼乎？答曰：心中有时觉有热上冲胃口，其热再上升则脑中可作疼，然不若病初得时脑疼之剧也。问其大便两三日一行，证脉相参，其脑中犹病充血无疑。

诊断：按：此证初得，不但脑充血实兼脑溢血也。其溢出之血，着于左边司运动之神经，则右半身痿废，着于右边司运动之神经，则左半身痿废，此乃交叉神经以互司其身之左右也。想其得病之初，脉象之弦硬，此时尤剧，是以头疼眩晕由充血之极而至于溢血，因溢血而至于残废也。即现时之证脉详参，其脑中溢血之病想早就愈，而脑充血之病根确未除也。宜注意治其脑充血，而以通活经络之药辅之。

处方：生怀山药一两　生怀地黄一两　生赭石八钱，研细　怀牛膝八钱　生杭芍六钱　柏子仁四钱，炒捣　白术三钱，炒　滴乳香三钱　明没药三钱　土鳖虫四大个，捣　生鸡内金钱半，黄色的捣　茵陈一钱

共煎汤一大盅，温服。

复诊：将药连服七剂，脑中已不作疼，心中间有微热之时，其左半身自觉肌肉松活，不若从前之麻木，言语之謇涩稍愈，大便较前通顺，脉之弦硬已愈十之七八，拟再注意治其左手足之痿废。

处方：生箭芪五钱　天花粉八钱　生赭石六钱，轧细　怀牛膝五钱　滴乳香四钱　明没药四钱　当归三钱　丝瓜络三钱　土鳖虫四大个，捣　地龙二钱，去土

共煎汤一大盅，温服。

三诊：将药连服三十余剂（随时略有加减），其左手之不伸者已能伸，左足之不能迈步者今已举足能行矣。病人问：从此再多多服药可能复原否？答曰：此病若初得即治，服药四十余剂即能脱然，今已迟延年余，虽服数百剂亦不能保全愈，因关节经络之间瘀滞已久也。然再多服数十剂，仍可见愈，遂即原方略为加减，再设法以眴动其神经、补助其神经当更有效。

处方：生箭芪六钱　天花粉八钱　生赭石六钱，轧细　怀牛膝五钱　滴乳香四钱　明没药四钱　当归三钱　土鳖虫四大个，捣　地龙二钱，去土　真鹿角胶二钱，轧细　广三七二钱，轧细　制马钱子末三分

药共十二味，先将前九味共煎汤一大盅，送服后三味各一半，至煎渣再服时，仍送服其余一半。

方解：方中用鹿角胶者，因其可为左半身引经，且其角为督脉所生，是以其性善补益脑髓以滋养脑髓神经也。用三七者，关节经络间积久之瘀滞，三七能融化之也。用制马钱子者，以其能瞤动神经使灵活也。

效果：将药又连服三十余剂，手足之举动皆较前便利，言语之謇涩亦大见愈，可勉强出门做事矣。遂俾停服汤药，日用生怀山药细末煮作茶汤，调以白糖令适口，送服黄色生鸡内金细末三分许，当点心用之以善其后。此欲用山药以补益气血，少加鸡内金以化瘀滞也。

说明：脑充血证，最忌用黄芪，因黄芪之性补而兼升，气升则血必随之上升，致脑中之血充而益充，排挤脑中血管可致溢血，甚或致破裂而出血，不可救药者多矣。其脑充血之病治愈，而肢体之痿废仍不愈者，皆因其经络瘀塞血脉不能流通也。此时欲化其瘀塞，通其血脉，正不妨以黄芪辅之，特是其脑中素有充血之病，终嫌黄芪升补之性能助血上升，故方中仍加生赭石、牛膝，以防血之上升，即所以监制黄芪也。又虑黄芪性温，温而且补即能生热，故又重用花粉以调剂之也。

《医学衷中参西录》

赖松兰

偏枯手足不遂，神志模糊，目瞑指瘛，六脉沉细。总属气郁伤肝，肝阳化风，挟痰上蒙，阻遏灵机，蒙昧胞络，霎时神愦志昏，欲语言而不得，证属危险，恐有内闭外脱之虞，勉拟一方，以尽人事，以求天眷。

全覆花　杜苏子　钩钩　天麻　陈胆星　竹沥曲　石决明　辰茯苓　瓦楞子　伽楠香　牛黄清心丸

投剂后，神志略清，语言渐醒，而大便闭结不通，此由肝风挟痰，流络为患，蒙蔽膻中，故聪明智慧之气，一时未能通达，理宜降气涤痰，参以通腑，以冀下行为顺。

沉香片　全覆花　路路通　杜苏子　天竺黄　青礞石　甜杏仁　真川贝　全瓜蒌　火麻仁　元明粉　郁李仁

《赖松兰医案》

陈莲舫

上海，警甫兄。言謇目花，心神恍惚，脉息尢弦。诸恙虽见减轻，而肝阳未平，内风挟痰，犹未尽熄，再从镇养。

梧桐花　制胆星　抱茯神　远志肉　川杜仲　生白芍　沉香屑　白蒺藜　法半夏　煅龙齿　炒归身　枸杞子　白木耳　荆树叶

八帖后再加参须。

复方：言謇，舌运不仁；目花，神不守舍；头眩神疲，口多涎沫，种种。痰体而挟内风，枢机失利。脉仍濡细，再以熄风豁痰。

制胆星　宋半夏　白蒺藜　抱茯神　路路通　桑椹子　生白芍　梧桐花　新会皮　潼蒺藜　大丹参　鲜菖蒲　乌芝麻　沉香屑　荆树叶

复方：痰体挟风，中入心脾两经，舌謇不仁，言语未能清楚，口多涎沫。脉濡属气虚，弦滑属风痰，拟用熄风涤痰。

梧桐花　宋半夏　抱茯神　生白芍　路路通　川郁金　竹茹　白蒺藜　新会皮　远志肉　制丹参　细菖蒲　沉香屑　荆树叶

松江，某。中风，手足掣引，舌喑口歪，风痰入络，治以和养。

川桂枝　羚羊角　制丹参　梧桐花　炒天虫　嫩双钩　广陈皮　生白芍　炒当归　路路通　宣木瓜　石决明　杭菊花　丝瓜络

苏州，小霞先生。类中，起因诸恙，平复，舌喑不清，涎痰满口。诊脉濡软，两关重按更属无力，似肺肾俯仰失司，肺虚生饮生痰，肾摄则水亦泛痰。中气向属不足，病后水谷不化，精华亦酿痰蓄饮种种。气益亏，痰与饮转为用事。以脉合证，由秋至冬调理，可以温纳。拟摄纳肺肾，温培脾胃。

高丽参　广蛤蚧　北五味　戈半夏　抱茯神　生白芍　姜竹茹　野于术　乌沉香　淡干姜　新会皮　远志肉　菟丝子　荆树叶

复方：左关不疾不徐，根蒂甚固；右关濡滑，寸尺亦不见静。痰饮终未清楚，随去随生，以致声音不亮，咽喉胶腻，气亦未能大顺。尊年调理，仍摄纳肺肾而和中，借以化痰涤饮候政。

高丽参　广蛤蚧　北五味　甘杞子　炙款冬　法半夏　西绵芪　乌沉香　淡干姜　川杜仲　生白芍　炒桂枝　广陈皮　荆树叶

上海，某。类中骤起，内风挟痰，蒙蔽机窍，昏厥后神疲肢倦，心神少摄，脉右濡左弦，治以镇养。

法半夏　抱茯神　远志肉　白蒺藜　甘杞子　生白芍　梧桐花　苍龙齿　大丹参鸭血炒　潼蒺藜　黑料豆　姜竹茹　陈皮

以上出自《莲舫秘旨》

何长治

左。烦心，木郁火炽，心液日亏。清窍被痰所蒙，言语謇涩，或致直视噤口，脉两关浮弦无序。此类中基也，暂从凉化法消息之，总以节烦为上。

羚角片　细生地　生山栀　秦艽　煨天麻　炒黄芩　佛手　生甘草　橘红　竹茹　菖蒲　辰砂拌茯神

左。烦心，木火正炽，积热，痰凝经络。左偏体麻木，头眩目昏，脉左关弦数不和。此类中根也，亟宜节烦，少食为妙。

生山栀钱半　秦艽钱半　生归尾二钱　煨天麻八分　远志钱半　炒黄芩钱半　白蒺藜钱半　制小朴八分　佛手柑八分　牛膝三钱　甘菊钱半　生甘草四分　犀角尖四分，另煎　莱菔子钱半

左。劳心木火上炽，浮热易升。耳鸣，艰于安寐，多汗，四肢酸疼无力，脉细数，左关独弦。此类中根也。

羚羊片五片，另煎　细生地三钱　煅龙齿三钱　炒黄柏钱半　辰茯神三钱　陈皮八分　北沙参三钱　怀牛膝三钱　远志肉钱半　生甘草四分　炒山栀钱半　盐水炒竹茹钱半　细桑枝五钱

左。木火常亢，心液多耗。健忘，言语謇涩，两关弦数无度。阴精日涸，类中有根。须节养，恐入夏重发。

犀角尖镑　细生地　生山栀　花粉　知母　秦艽　元参　生黄芩　远志　辰砂拌茯神　生草　佛手　鲜竹茹　龙胆草

左。头眩目昏，偏体发麻，口干舌燥。老年精液已枯。脉细数无力。此类中根也，亟宜节养。

生黄芪二钱　当归身二钱　左秦艽钱半　煅牡蛎三钱　炙甘草四分　辰茯神三钱　焦冬术二钱　炒怀膝三钱　煨天麻八分　远志肉钱半　炒山栀钱半　广陈皮八分　姜汁炒竹茹钱半　细桑枝五钱

左。肾虚则水不涵木，以致肝阳上升。脉弦动，动为阳，弦为肝。此类中根也，宜加意焉。

制首乌三钱　辰茯神三钱　沙苑子三钱　甘菊花钱半　白术二钱　桑叶钱半　陈皮八分　制半夏钱半　钩藤钱半

左。烦心木火郁炽。腰痛骨楚，手足酸麻，艰于大便，气机易逆，脉浮数。系营虚热甚生风，类中基也，亟宜节养。

生黄芪钱半　中生地四钱　怀牛膝二钱　肥知母钱半　生甘草四分　辰茯神三钱　当归身二钱　秦艽一钱　炒山栀钱半　煨天麻钱半　甘菊花二钱　佛手柑四分　水炒竹茹钱半　细桑枝六钱

以上出自《何鸿舫医案》

江泽之

头晕、手麻、舌强皆由气血不足，已现风痰之象。叠进温补之剂，头眩渐清，舌强无和。惟手足麻木，乃淫痰瘀血凝结筋络之间。时或神识不清，此湿痰流于心胞，致心志模糊。右脉滑数，痰生热也。左脉浮大，热生风也。法宜水火两补，使火归水中则水能涵木，自不生风。经又云：治痿先理气，气顺痰自消；治风先养血，血行风自灭。庶不致竟成类中也。

膏方：熟地四两　虎骨胶一两　麦冬三两，末入　白芍二两，酒浸　龟板二两　洋参三两　秦艽二两，酒浸　巴戟天二两，酒浸　当归三两，酒浸　苁蓉二两　阿胶二两　鹿角胶二两　白蜜收膏，每服二钱。

橘红一两　桂枝八钱　甘草八钱　藕荷八钱　肉桂七钱　菊花炭一两半　泽泻八钱　牡蛎八钱　半夏三两　赤苓一两半　附片一两　丝瓜络一两　以竹沥、姜汁各一杯，同夜交藤煎汤泛丸。

《江泽之医案》

王仲奇

崔右，城内。肝阳浮动，脑海震撼，忽然头脑眩晕，站立不住，左手足发麻，若无安放处，唇吻亦麻，目睁不起，心中烦闷难过，不得安眠，小溲频数。年逾六旬，欲中未中，然先兆已

见，脉弦滑。慎旃切切。

牡蛎煅，先煎 龙齿煅，先煎 茯苓 金钗斛 白芍炒 甘枸杞炒 白蒺藜 明天麻煨 豨莶草制 鹿衔草 甘菊花 灵磁石制，先煎

二诊：头脑眩晕较安，唇吻作麻见愈，小溲频数亦减，四肢仍然酸麻，胸宇闷痛，神倦欲眠。大便下血，即旧有痔血也。照述再拟一方，慎旃切切。

左牡蛎煅，先煎 青龙齿煅，先煎 白蒺藜 金钗斛 甘甘枸杞炒 白芍炒 桑寄生 续断炒 豨莶草制 鹿衔草 槐花炭 地榆炒

精气不足，脑为之不满，目为之眩，耳为之鸣，头为之倾，坐卧行动如在车船中。内夺而厥则为喑痱，此病之所深虑者也。

左牡蛎煅，先煎 青龙齿煅，先煎 石决明煅，先煎 龟板炙黄，先煎 甘甘枸杞炒 滁菊花 当归蒸 白芍炒 潼沙苑 女贞子 淮牛膝蒸 茯神 青盐

老年精血内亏，络少滋涵，阴中之阳未能固密，时挟内风以纠扰，头眩、足浮、乏力步趋，舌麻、语謇，指筋抽掣，时觉热蒸，凡此皆痱中见端。以柔润滋养脏络，加慎静摄为宜。

大熟地 潼蒺藜 甘甘枸杞炒 野茯苓 柏子仁杵 金钗斛 野料豆 杭菊花 远志肉炙 生牡蛎先煎 龟板炙令焦黄，先煎 淮牛膝蒸 黑芝麻

洪，南京路。嗜饮曲糵，向有肠红，痰阻在络，经隧不通，右手拘挛作麻，咽间作梗弗爽，甚则厥逆，心中明了，语言难出，面赤，目胀，脉弦滑。治以豁痰通隧，兼以清脑熄风。

法半夏 明天麻煨 白蒺藜 双钩藤后下 香白薇炒 茯神 龙齿煅，先煎 远志肉炙 川郁金 桑寄生 金钗斛 旋覆花布包

二诊：素嗜曲糵，向有肠红，肝亢阳升，脑筋震撼，痰阻在络，经隧不通，右手指拘挛，有时作麻，咽梗欠爽，甚则厥逆，心中明了，语言难出，脉弦，右较细滞。仍以清脑通隧，豁痰熄风。

法半夏 明天麻煨 白蒺藜 双钩藤后下 鬼箭羽 山甲珠 鹿衔草 香白薇炒 龙齿煅，先煎 茯神 远志肉炙 续断炒 石菖蒲 路路通

三诊：痰阻在络，经隧弗通，脑筋震撼，阳动化风，右手指拘挛作麻较减，厥逆未已，当发厥时则如触电，面赤，目胀，心中明了，语言难出，脉左弦，右涩细。仍以原意出入。

法半夏 明天麻煨 白蒺藜 双钩藤后下 鬼箭羽 桑寄生 川郁金 甘菊花 香白薇炒 龙齿煅，先煎 远志肉炙 茯神 石菖蒲

左。贵体禀赋丰厚，素善饮曲糵，痰浊湿热亦盛，一来复前因站立稍久，气坠于下，阳浮于上，忽致偏中，右肢麻木不仁，右半身偏枯不遂，神机清慧如常，语言略涩，咀嚼、吞咽并无窒碍，机窍、舌络尚未损害，口吻微向左㖞，脉左弦滑、右濡滞。右肢略有浮肿，则脉络窒滞不通之过。舌苔浊腻，中有焦积，尖则微燥而绛，是皆湿热之盛。舌苔如此，胃亦苦浊，不欲饮食，谅亦由此。兹拟清湿热、醒胃气、豁浊痰，而宣通脉络佐之。附方候政。

豨莶草三钱，制 鹿衔草三钱 法半夏钱半 生苡仁三钱 茯苓四钱 片子姜黄一钱二分 十大功劳三钱 忍冬藤三钱 天花粉三钱 鲜佩兰三钱 赖橘红一钱，盐水炒 海蛤粉三钱，包 白茅根肉一两

路路通七枚，去刺　竹沥一两，姜汁十滴和冲

二诊：据示身热渐退，便溺俱通，寐亦安适，舌苔灰腻较薄，尖绛见愈，惟右肢偏枯不遂，仍有微肿，唇吻微燥。再拟宣通脉络，附方候政。

豨莶草二钱，制　鹿衔草三钱　金钗斛三钱　片子姜黄钱半　茯苓四钱　白蒺藜三钱　赖橘红一钱　石南叶二钱　明天麻钱半，煨　十大功劳三钱　路路通七枚，去刺

阴精内亏，藏络失养，阳越不藏，头眩、心悸、善恐，语言謇涩，竟夜不寐，举步觉上实下虚，脉濡数而弦。恐喑痱厥中根萌，从心、肝、肾一源论治。

青龙齿三钱，煅，先煎　左牡蛎三钱，煅，先煎　龟板五钱，炙酥先煎　石决明四钱，煅，先煎　白蒺藜三钱　金钗斛二钱　淮牛膝二钱　远志肉一钱，炙　紫贝齿三钱，煅，先煎　茯神三钱　夜交藤三钱　丹参二钱

三诊：阴精内亏，阳越不藏，前从心、肝、肾一源论治，举步上实下虚之象稍愈，寐仍未安，头眩、筋掣胀痛，心悸、善恐，常悒悒不乐，语言略有謇涩。经旨：内夺而厥则为喑痱，宜防患于未然。

青龙齿三钱，煅，先煎　左牡蛎三钱，煅，先煎　龟板五钱，炙，先煎　石决明四钱，煅，先煎　夜交藤三钱　稽豆衣三钱　女贞子三钱　潼沙苑三钱　金钗斛三钱　合欢皮二钱　远志肉一钱，炙　茯神三钱　菊花钱半

前年左手指抽掣，上年则左手麻木不仁，今春阳气始开，厥阴行令之际，偏左头面麻木，舌本亦然。病机由浅入深，由微生著，春深木旺之候，遂为仆中矣。左肢偏废不遂，自属偏枯，偏枯在左，汗多畏热，血虚风胜，已可慨见。照述拟以养血荣络可也。

青龙齿煅，先煎　金石斛　柏子仁　野茯神　当归身蒸　白芍炒　野料豆　白蒺藜　明天麻煨　豨莶草制　桑枝　竹沥冲　真虎骨捣研细末冲

田君，爱文义路。肾主精髓，脑为髓海，骨乃髓充。早年患浊，虽经见愈，然留毒未清，排泄不力，足肢不时疼痛。肾亏肝亢，阳易升举，血难下输，日前忽觉眩晕，口眼㖞斜，左肢拘急不举，语言欠利，心肾之脉皆系于舌也。脉濡弦。心、肝、肾兼治，但须静摄为贵。

龙齿煅，先煎　茯神　远志肉炙　豨莶草制　鹿衔草　白蒺藜　金钗斛　明天麻煨　甘菊花　鬼箭羽　石南叶　十大功劳

二诊：语言已较便利，足肢举步仍稍浮荡，微有趔趄不前之状，脉濡缓而滑。仍从心、肝、肾兼治。

淡苁蓉　菟丝饼　潼沙苑　甘甘枸杞炒　龙齿煅，先煎　茯神　金钗斛　川杜仲　豨莶草制　鹿衔草　淮牛膝蒸　石南叶　十大功劳

三诊：心主血脉，肾主精髓，骨则髓之充也。心、肾精血荟萃于脑，心、肾之脉并系于舌。语言已利，足肢举步亦觉轻便，是心、肾精血有来复之朕，惟小溲注射不爽，有时又苦迫不及待，莫非肾亏作强弗强之过。脉濡滑。仍以补摄。

淡苁蓉　菟丝饼　潼沙苑　甘甘枸杞炒　何首乌制　潞党参　川杜仲　楮实子　龙骨煅，先煎　金钗斛　淮牛膝蒸　石南叶　十大功劳

汪作翁，十一月初四日。肾主精髓，脑为髓海，肾脉趋足心入跟中、络于舌。肾脏精髓有亏，脑力为之不赡，宗脉失所荣养，头脑眩晕，记忆善忘，举步趔趄，有上实下虚之状，而语

言亦滞涩欠利，脉濡稍弦。经旨：内夺而厥则为喑痱，此精气内夺尚未至于厥，然喑痱宜预防也。

淡苁蓉三钱　金钗斛三钱　潼沙苑三钱　牡蛎三钱，煅，先煎　龙骨三钱，煅，先煎　龟板六钱，炙令焦黄，先煎　覆盆子三钱　远志肉一钱二分，炙　淮牛膝二钱，炒　甘甘枸杞二钱，炒　金毛脊二钱，炙　楮实子二钱

二诊：十一月廿三日，精髓内亏，脑力不安，作强弗强，虚阳浮动，为头脑眩晕、举步浮荡、记忆善忘、语言滞涩。前拟填下强阴，颇觉安适，胃纳亦健，弦脉较和。仍守原意为之。

淡苁蓉三钱　金钗斛三钱　潼沙苑三钱　淮牛膝二钱，炒　何首乌四钱，制透　远志肉钱半，炙　金毛脊二钱，炙　川杜仲三钱　楮实子三钱　覆盆子三钱　龙骨三钱，煅，先煎　牡蛎三钱，煅，先煎　麋角胶水二钱，炖化冲　龟板胶二钱，水炖化冲

三诊：嘉平初二日，精气较复，宗脉渐荣，眩晕已安，步履稳健，语涩较利，记忆稍强。议膏方调理之。

山萸肉二两，去核净　淡苁蓉二两　潼沙苑二两　大熟地二两　金钗斛二两　淮牛膝二两，蒸　石决明二两，煅　楮实子二两　巴戟天一两　菟丝子二两　覆盆子二两　金毛脊二两，炙　甘甘枸杞二两，炒　野料豆二两　女贞子二两　左牡蛎二两，煅　花龙骨二两，煅　小红枣三两　龟板胶一两　麋角胶一两

上药入铜锅内，慢火熬透，去渣取汁，将二胶烊化和入，加金樱膏十两收膏，每早晚开水冲服一羹匙。

四诊：正月廿七日，填下强阴，头脑眩晕、举步浮荡、健忘、语涩皆渐见愈，但精血内亏难成，拟原意制膏补摄之，防喑痱于未然。

山萸肉二两，去核净　淡苁蓉二两　潼沙苑二两　大熟地四两　金钗斛二两　淮牛膝二两，蒸　远志肉二两，炙　楮实子一两　巴戟天一两　菟丝饼二两　覆盆子二两　金毛脊二两，炙　花龙骨二两，煅　小红枣三两　龟板胶一两　麋角胶一两

上药（除两胶）入铜锅内慢火熬透，去渣取汁，将两胶烊化和入，加金樱膏四两收膏，每早晚开水冲服一羹匙。

程君，虹口，九月初八日。肝阳浮动化风，肾脉不荣舌络，初起头脑眩晕，右肢不举，语言难出，延经三月有余，眩晕较安，右肢举动亦渐恢复，惟声音低微，语言欲出忽謇，胸宇微闷，脉来弦滑。此类中之较轻者，然宜静养，否则防喑痱之患。

金钗斛二钱　白蒺藜三钱　茯神三钱　远志肉一钱，炙　明天麻一钱，煨　桑寄生二钱　野料豆三钱　鹿衔草二钱　豨莶草二钱，制　石决明四钱，煅，先煎　海松子仁三钱，杵　十大功劳叶二钱

二诊：九月廿四日，液燥不亏，木少水涵，内风欲拂，音低言謇，头脑乍痛，不耐烦劳、思索，右手指摄握不能灵便，肩髃、背胛拘急作酸，近日腰脊疼痛，脉濡弦滑。此亦类中之候，守原意以治。

金钗斛二钱　白蒺藜三钱　茯神三钱　龙齿三钱，煅，先煎　白芍二钱，炒　远志肉一钱，炙　豨莶草二钱，制　鹿衔草二钱　片姜黄钱半　功劳叶三钱　续断二钱，炒　明天麻一钱，煨

三诊：十一月初六日，液燥下亏，肾弱肝亢，头脑痛虽见瘥，而舌络仍强，言语稍有謇涩，右臂略有不遂。经旨：内夺而厥则为喑痱，此即喑痱类中之渐也。晨起阳根辄举，亦属阴火妄动，缘相火寄于肝肾也。仍拟镇静柔剂，尚须安心摄养为佳。

左牡蛎三钱，煅，先煎　龙骨三钱，煅，先煎　龟板六钱，炙令焦黄，先煎　金钗斛三钱　白蒺藜三钱

茯神三钱　野料豆三钱　女贞子三钱　巨胜子三钱　覆盆子三钱　明天麻一钱，煨　十大功劳叶二钱

四诊：十一月廿七日，液燥下亏，木少水涵，语言欲出忽謇，右臂稍有不遂，是即喑痱厥中之渐，脉弦滑。仍拟河间法制膏。

大熟地四两　山萸肉二两，去核净　茯神三两　金钗斛二两　潼沙苑三两　豨莶草两半，制　鹿衔草二两　远志肉一两，炙　柏子仁二两，杵　巨胜子三两　野料豆三两　冬青子三两　明天麻八钱，煨　鸡血藤胶八钱　龟板胶二两

上药入铜锅内，文火熬透，去渣取汁，将龟板胶烊化和入，再加蜂蜜一斤收膏，每早晚各冲服一羹匙。

邹，法大马路。肝阳偏亢，心神失宁，脑筋、宗脉震撼，头脑眩晕，举步浮荡如在舟车中，唇吻筋掣，语言吃力，四肢酸软，睡眠欠安，脉弦滑。厥中根萌，乃早注意可也。

左牡蛎煅，先煎　青龙齿煅，先煎　远志肉炙　茯神　淡苁蓉　潼沙苑　甘甘枸杞炒　甘菊花　金钗斛　野料豆　冬青子

二诊：睡眠较安，头脑眩晕、唇吻筋掣、举步浮荡均减，四肢仍觉酸软乏力，脉来弦滑。守原意出入。

左牡蛎煅，先煎　青龙齿煅，先煎　茯神　远志肉炙　明天麻煨　白蒺藜　淡苁蓉　金钗斛　桑寄生　豨莶草制　鹿衔草　楮实子

朱右，迎春坊，九月初八日。年老血亏，肝阳浮动，阳化内风，遂为厥中。今经一载，语言已清，头脑仍然眩晕，如坐舟车中，左肢虽已能举，举步尚觉浮荡，且常微麻，头项左旁仍欠舒适，口腻，舌无苔，不欲饮食，或欲作呕，脉濡弦。治以养胃布液，柔肝熄风，以防复中。

左牡蛎三钱，煅，先煎　龙齿三钱，煅，先煎　杭白芍二钱，炒　明天麻一钱，煨　金钗斛三钱　白蒺藜三钱　茯神三钱　野料豆三钱　女贞子三钱　肥玉竹三钱　大胡麻三钱　枇杷叶三钱，去毛布包

二诊：年老血亏，阳浮风跃，遂为厥中一年矣。语言虽清，头仍眩晕，左肢虽已能举，举步尚觉浮荡，左臂、肩胛酸麻，头项左旁仍欠舒适，舌光无苔，廉泉常开，纳食寡味，脉濡弦。仍防复中，守原意养胃柔肝，滋液熄风。

左牡蛎三钱，煅，先煎　龙齿三钱，煅，先煎　石决明四钱，煅，先煎　明天麻一钱，煨　金钗斛三钱　仙鹤草三钱　白蒺藜三钱　片子姜黄钱半　茯神三钱　大胡麻四钱　豨莶草钱半，制　十大功劳叶二钱

徐奕淇。初诊：肾主精髓，心主血脉，脑为髓海，宗筋所聚。劳神着急，心气失宁，精气内夺，右肢微麻，真气不固，络脉失荣，即偏枯厥中根萌。但作始也简，将毕也巨，脉弦滑，及早注意可也。

仙鹤草三钱　豨莶草二钱，制　白蒺藜三钱　生于术三钱　川桂枝一钱五分　鹿衔草三钱　桑寄生三钱　金钗斛三钱　石南叶三钱　茯苓三钱　十大功劳二钱　路路通八枚

复诊：心肾精血，皆荟萃于脑。今右臂臑酸麻较瘥，右手大指次指仍然发麻，脉濡滑而弦。虽宗脉失荣，真气弗固，如能静养摄保，使心血脑力宁静，亦可无妨，但非短时期所能全愈也。

仙鹤草三钱　鹿衔草三钱　白蒺藜三钱　生于术二钱　豨莶草二钱，制　川桂枝一钱五分　金钗斛三钱　鬼箭羽三钱　石南叶三钱　白茄根四钱　桑枝五钱　茯苓三钱

三诊：血脉豁然贯通，右臂臑作酸既瘥，右手大指次指微麻亦愈，惟昨忽胸脘觉空，或如

下坠之状。此盖眠食失调，胃气弗和之过。脉濡滑。守原意出入之。

鹿衔草三钱　豨莶草二钱，制　鬼箭羽三钱　白蒺藜三钱　生于术二钱　橘红一钱　茯苓三钱　白扁豆三钱　金钗斛三钱　生薏仁四钱　石南叶三钱　鸡血藤二钱

方，屯溪黎阳。初诊：偏中在右，右肢如堕不举，已三月之久。现神识不清，右肢肿而不仁，口向左喎，舌謇语涩，咽饮有时作梗难下，缘口舌络脉亦有偏枯故也。脉弦滑。治以通络，利窍，豁痰，息风，未识何故。

豨莶草二钱，制　鹿衔草三钱　白蒺藜三钱　明天麻一钱　煅龙齿三钱　茯神三钱　远志肉一钱，炙　金钗斛三钱　双钩藤三钱　野料豆三钱　桑寄生三钱　石南叶三钱　十大功劳二钱

复诊：神识略见爽慧，咽饮喉间作梗稍利。口向左喎，舌謇语涩，仍如曩昔。右手足依旧不仁，手指及掌后肿仍未消。偏中在右，脉络弗通，照述仍拟原意出入之。

豨莶草二钱，制　鹿衔草三钱　白蒺藜三钱　明天麻一钱　川桂枝一钱五分　茯神三钱　仙鹤草三钱　远志肉一钱，炙　桑寄生三钱　络石藤三钱　石南叶三钱　路路通八枚　十大功劳二钱

三诊：神识益见爽慧，咽饮作梗亦利，便溺无阻，睡眠亦安，口喎已稍牵正，右肢略能移动，手指及掌后肿已较消。惟作咳多痰，舌謇语涩，仍如曩昔。照述再拟一方。

豨莶草二钱，制　鹿衔草三钱　明天麻一钱　石南叶三钱　生于术二钱　茯苓三钱　远志肉一钱，炙　杏仁三钱　赖橘红一钱　九制胆星一钱五分　天竺黄一钱五分　十大功劳二钱　竹沥一两　姜汁十滴

以上出自《近代中医流派经验选集》

王堉

商人穆楝桐，吾介东乡人也。在京为号中司事。体素肥胖，又兼不节饮食。夏有友人招饮，酒后出饭肆，猝然昏噤，口不能言，四肢不能运动，胸腹满闭，命在旦夕，车载而归。其契友南方人，颇知医，以为瘫也，用续命汤治之，数日无效。乃转托其同事延余视之，余诊其六脉缓大，惟右关坚欲搏指，问其证，则不食、不便、不言数日矣。时指其腹，作反侧之状。余曰：瘫则瘫矣，然邪风中腑，非续命汤所能疗，必先用三化汤下之，然后可疗，盖有余证也。南医意不谓然，曰：下之亦恐不动。余曰：下之不动，当不业此。因立进三化汤，留南医共守之。一饭之际，病者欲起，肠中漉漉，大解秽物数次，腹小而气定，声亦出矣。惟舌根謇涩，语不甚可辨，伏枕视余，叩头求命。因问南医曰：何如？南医面赤如丹，转瞬间鼠窜而去。因命再服二剂，神气益清。用龟尿点其舌，言亦渐出。不十日铺东逼之归家。余在京供职，今不知其如何也。

《醉花窗医案》

红杏村人

縻右，证经百日，初起右半体不遂，上至肩髃，下至髓髀，牵掣疼痛。刻间痛势得平，转增心悸眩晕，志忐不宁，摇摇无主，如坐舟车之中。诊脉弦滑不调，舌苔中白尖红，夜不成寐。此皆心神涣散，痰邪乘虚窜入空明之窍，心君逼处不安使然。治者养心安神、祛痰定志为主。

参　茯苓　术　草　远志　枣仁　獭肝　郁金　磁朱丸

又：心藏神，肝藏魂，心神内散累及肝魂，遂致神魂飘荡，全无把握，头晕耳鸣，卧不成寐，脉左弦右数。全亏饮食如常，后天一无所损，理宜清豁痰邪、宁心定志，庶几神魂安定，心君泰然。附方于下：

羚羊片　琥珀　珠粉　贝齿　川贝　麦冬　茯神　枣仁　竹沥　柏子仁　獭肝

《医案》

费承祖

上海王和候之令堂，口眼㖞斜，口干苔黄。延余诊之，脉来右关滑大。痰火销灼胃阴已著。

川贝母三钱　天花粉三钱　川石斛三钱　直僵蚕三钱　钩藤一钱五分　麦冬三钱　橘红一钱　胆星五分　竹沥二两　羚羊角八分

连进十剂，痰火清而口眼正，惟神迷嗜卧，此心营虚而中气无主。

吉林参须五分　远志五分，甘草水炒　炒枣仁二钱　茯神二钱　当归二钱　橘红一钱　麦冬二钱　法半夏一钱五分　川贝母三钱　龙眼肉五枚

服六剂，神清而愈。

南京王春泉之母，年近古稀，病类中风，口眼㖞斜，神迷呓语，喉痛头眩，口渴引饮，舌苔黄腻，满布到尖，胸脘痞闷，肢节酸疼，饮食不进已三日，势濒于危。予往诊之，脉弦数而滑。阴血已虚，肝阳化风，挟痰热上灼胃阴心营。治必滋液熄风，导痰下行。

玄参一钱五分　北沙参四钱　嫩钩藤一钱五分　川贝母三钱　瓜蒌仁四钱　川石斛三钱　江枳壳一钱　僵蚕三钱　火麻仁五钱　竹沥二两　杏仁三钱

进一剂，大便畅行三次，痰从下泄，神识清，呓语止，胸腹皆舒，饮食渐进。照前方去麻仁，加鲜生地四钱、麦冬三钱、天花粉三钱、桑枝五钱。连进三剂，喉痛、苔黄、口渴引饮、肢节酸疼皆退。照前方去北沙参，加西洋参三钱、生梨五片、荸荠五枚。调理兼旬而愈。

广东陈仰园患类中，头晕面赤，心烦内热，右手足麻木不仁，势极可危。急延余诊，脉来弦滑数大。肝阳化风，挟痰热中络，偏枯已著。治必熄风化痰，清热通络，方可向安。

羚羊角一钱　川贝母三钱　天花粉三钱　川石斛三钱　陈橘红五分　僵蚕三钱　丝瓜络二钱　桑枝二钱　淡竹沥二两

连进三剂，头眩面赤、心烦内热皆退。右手足仍麻木不能举动。肝风鼓动之势虽平，痰热尚未尽化。照前方去僵蚕，加海蛤粉三钱、南沙参四钱、苡仁四钱、荸荠五枚。连进十剂，手足皆能运动。照前方加麦冬三钱、白芍一钱五分。再进十剂，手足麻木方止，步履如常而愈。

山东刘荫棠患类中，神迷不语，肢冷汗多，势极危险。余诊其脉沉弱，阳气有散失之象，非比风痰阻窍，可用熄风化痰之品，必须温补通阳，方可补救。

别直参三钱　制附子二钱　炙甘草一钱

一剂汗止肢温，再剂神清能言。照前方去附子，加枸杞子三钱、当归二钱、陈皮一钱、制半夏一钱五分、苁蓉三钱、白芍一钱五分、白术一钱、红枣五枚。连服十剂遂愈。

新简广东盐运使国都转旗人，出京赴任，道经沪上，忽患中风，神迷不语，右手足麻木不仁，就诊于余。诊脉浮弦缓滑。此外风挟痰中胃。祛风豁痰，尚可望愈。

双钩藤三钱　冬桑叶三钱　甘菊花二钱　化橘红一钱　制半夏一钱五分　川贝母三钱　直僵蚕二钱
竹沥二两　姜汁半匙，冲服

连进二剂，而神清能言，右手运动如常，惟右腿足尚觉麻木酸痛，必须扶持而后可行。外风已解，胃气流行，而筋络中湿痰未化，营卫周流至此阻滞。治必清化络中痰湿，俾营卫通行无阻，方可投补，倘补之太早，反禁锢湿痰，漫无出路，恐成偏枯。照前方去钩藤、桑叶。加丝瓜络三钱、桑枝三钱。都转急欲履新，更医竟投温补。闻得五六日后，舌强言謇，右半身不遂，竟成废人，甚可惜也。

上海钱润身之令堂，年届六旬，忽患中风，舌不能言，右手足麻木不仁。他医用至宝丹不应，又用保元汤，病转剧，神识昏迷。延余诊之，脉来浮弦滑数。此痰热内盛，牵引外风，阻塞清窍，机窍不灵。且风痰内中包络，神昏舌强，与治宜芳香宣窍者迥别；与气虚痰盛、气促汗多、治宜益气豁痰者又复不同。

羚羊角一钱　双钩藤一钱五分　蝉衣一钱　川贝母三钱　天花粉三钱　川石斛三钱　橘红一钱　淡
竹沥二两

服至六剂，舌即能言，照前方去蝉衣、钩藤，加南沙参四钱、丝瓜络一钱五分、桑枝三钱、麦冬三钱。连服十剂，右手足运动如常而愈。后三年复中而殁。

安徽杨妪，因郁怒仆地，不省人事。诊脉沉细。身凉喉无痰声，此气中也。中风身热，中气身凉。中风喉有痰声，中气喉无痰声。怒动肝气，挟痰阻窍，气有升而无降，厥逆所由来也。

陈皮一钱　制半夏一钱五分　川厚朴一钱　紫苏叶一钱　金香附一钱五分　白蔻仁一钱　竹沥二两
姜汁半匙

一剂而安。

以上出自《费绳甫医话医案》

吴鞠通

陶氏，六十八岁。左肢拘挛，舌厚而謇，不能言，上有白苔，滴水不能下咽，饮水则呛，此中风挟痰之实证。前医误与腻药补阴，故隧道俱塞，先与开肺。

生石膏四两　杏仁四钱　鲜桑枝五钱　云苓块五钱　防己五钱　白通草一钱五分　姜半夏五钱　广
皮三钱　煮三杯，分三次服。服一帖而饮下咽，服七帖而舌肿消，服二十帖诸病虽渐减，而无大效，左肢拘挛如故，舌肿虽消，而语言不清，脉兼结。余曰："此络中有块痰堵塞，皆误补致壅之故，非针不可。"于是延郏七兄针之，针法本高，于舌上中泉穴一针，出紫黑血半茶杯，随后有物如蚯蚓，令伊子以手探之，即从针孔中拉出胶痰一条，如匀粉，长七八寸，左手支沟穴一针透关，左手背三阳之络用小针针十余针。以后用药日日见效，前方止减石膏之半，服至七十余帖而能策杖行矣，服九十帖能自行出堂上轿矣，诸证悉除。

哈，六十六岁。中风湿口歪，臂不举，腿肿，脉洪数，口渴，胃不开。与辛凉开水道法。

石膏四两，生　茯苓皮一两　桂枝三钱　滑石一两，飞　晚蚕砂三钱　防己二钱　半夏五钱　白通草二钱　桑枝五钱　煮三杯，分三次服。二帖而效，十四帖全愈。后以补脾胃收全功。

叶氏，三十六岁。中风神呆不语，前能语时，自云头晕左肢麻，口大歪，不食，六脉弦数。此痹中也，与柔肝法。

直生地八钱　白芍三钱，生　左牡蛎五钱　生鳖甲五钱　麦冬二钱　炙甘草三钱　煮三杯，分三次服。一帖而神有清意，人与之言能点头也。又于前方加生阿胶三钱、丹皮四钱，三帖而半语，七帖而大愈能食，十二三帖而如故。

李氏，七十二岁。伏暑夹痰饮肝郁，又加中风，头痛，舌厚白苔，言謇畏寒，脉洪数而弦。先与辛凉清之。

连翘三钱　苦桔梗三钱　桑叶三钱　银花三钱　茶菊花三钱　甘草一钱　薄荷一钱五分　刺蒺藜二钱　煮三杯，分三次服。四帖。

又：头痛畏寒，舌厚渐消，苔不退。兹以通宣三焦，兼开肝郁。

飞滑石六钱　半夏四钱　白蔻仁二钱　云茯苓五钱，连皮　薏仁五钱　广郁金二钱　杏仁泥五钱　香附二钱　白通草一钱　煮三杯，分三次服。服二十余帖而大安，一切复元。

以上出自《吴鞠通医案》

陈良夫

沈男。偏中之证。在左为瘫，在右为痪，一由于风阳之暗动，一由于痰湿之内停。初起手足不遂，偏于右半，原属气分痰湿，阻滞经隧之候，理其气，化其痰，治得其法，尚可绵延岁月。无如近日以来，偏左亦欠灵便，精神疲乏渐至目合口开，鼾睡气粗，二便自遗，种种变态相继而来。脉左手弦数，右手细滑，舌苔干燥光剥。拙见是气阴两亏，留痰素盛，气道既窒，营血之流行亦乖常度，风阳从而内动。古云中风须分闭、脱两候，闭者多实，脱者多虚，又忌见五绝。今诸绝已备而成脱候，惟恐鞭长不及马腹矣。

黛蛤散　霍石斛　川贝母　钩藤　远志　制女贞　海浮石　生石决　辰麦冬　潼蒺藜　干菖蒲

另用濂珠粉三分，以枇杷叶露送下。吉林参须、西洋参等份煎服，代茶。

高女。丹溪曰无痰不作眩。景岳曰无虚不晕。又曰：麻属气虚而夹痰，木属血虚而夹湿。然人身左半属肝而右属肺，气为阳，血为阴。昼为阳，夜为阴，是以阳虚者昼甚，阴虚者夜甚。年逾八秩，阴肾必虚，兼以情志怫郁，肝阳暗动，耳鸣欠聪，延及数月，近忽肢末麻木，眩晕兼作，均偏于左，入夜较剧，口干不渴，便薄筋疲，心悸少寐，日暮微热，咯痰不豁，曾见红缕，脉六部弦滑，均见数象，苔薄糙腻，根际起刺。显属阴虚于下，阳浮于上，风阳内动，偏中之兆也。但向无痰饮，虽素体丰伟，本属阳旺之体，惟年渐高，体渐弱，湿滞痰生，有所由来也。总之见证阴虚为多，阳虚为少，拙见当以养血熄风为主，益气化痰为佐，是否有当，录候高明教正之。

台参须　夜交藤　潼蒺藜　川贝母　炒橘络　淮牛膝　川石斛　生地炭　奎白芍　炒当归

钩藤　嫩桑枝

胡男。肝者火之母也，肺者气之主也。痰之为物，生于脾而贮于肺。肾者主蛰，封藏之本，阴之居也。平素气阴两乏，痰火内炽，近来足软无力，艰于步履，纳食减少，二便时或不禁，面赤语謇，脉来左手弦滑，右手濡细，舌苔浮滑底光。证属肺气不足，肝阳亢而痰从内生，脾肾之气亦复不固，阴与阳失于平秘，或阳从上浮而为面赤，或气从下陷而为便频。所幸便下不甚溏薄，足部未见浮肿，正气尚未形涣散。且咳痰虽黏，并无喘逆，痰与火亦不致升逆而无制，能得胃气充旺，后天之化源不绝，则五脏自有相生之妙，可冀绵延岁月。拙拟益气存阴，佐以清火化痰之品，务使不碍胃气，庶无流弊，录方候正。

焦冬术　霍石斛　川贝母　炒橘白　白芍　谷芽　云苓神　女贞子　海蛤壳　稽豆衣　扁豆衣　辰灯心

胡女。初诊：人生不外气血两字，气属阳而主运行，血属阴而司营养。麻由气弱，木属血虚，方书详哉言之。素体气分不足，痰湿内盛，加以操持伤血，心肝失养，遂致风火走窜，发为瘈厥。两进调养气阴，佐以化痰之剂，瘈已定而筋脉尚有抽动，手臂时觉麻木，咳痰不豁，语言即有笑状，寐少便艰，脉来左手濡小，右三部弦滑带数，验苔白腻，舌本碎而色绛。拙见是气血两亏，运行与营养各失其职，不特留痰未能遽楚，即风火依然未静，致成标本同病之候。考肺为气之主，肝者血所藏，言其体则曰气血，言其用则曰营卫。人之经脉皆起于指端，营卫流行之气不能周及四末，手臂麻木由是而来。心寄君火，肝寄相火，偶遇矜心作意，君相之火，随之而升，斯或为咳，或为笑矣。且风从火出，火自风生，阴血不能营养筋脉，则风阳内窜易生抽动。目前证象，仍宜益气滋阴以治其本，佐以化痰清火兼顾其标。能得渐入佳境，庶腊尽春回，不致再有反复，录方候正。

吉林参　细生地　白蒺藜　制丹参　川贝母　络石藤　霍石斛　炒白芍　制冬青　辰茯神　黛蛤壳　炒滁菊

二诊：先贤谓有形之血不能速生，无形之气所当急固。麻木递舒，略能行动，气血原有来复之机。惟语言仍笑，兼有咳痰，心阳亢而留痰未楚。法宜益气存阴，佐以熄降为法，徐图效力。

吉林参　原生地　阿胶珠　丹参　炒白芍　灯心　京玄参　霍石斛　辰茯神　冬青子　川贝母　泽泻

孙男。古人曰：类中之证，有左右之分，血虚则痰入于左，气虚则痰入于右。据述始起跌仆，遂致偏左不用，语謇神烦，彻夜不寐，脉滑苔灰腻。此必营血内伤，流痰入络，心肝之阳浮露，化风旋扰。证杂有根，治之不易。

羚羊尖　天竺黄　煅龙齿　连翘心　生石决　制丹参　黑山栀　辰茯神　细生地　辰灯心　制女贞　竹沥

以上出自《陈良夫专辑》

萧伯章

邓某，年五十时，因嫁女积劳，忽患类中风证，满面青暗，痰涎如潮，从口奔流，顷刻盈盆，手足不仁，精神恍惚，遍体津津汗出。医者用参、芪、归、地等药，病日剧。余闻自馆归，诊之，脉浮大而缓，按之无神，即告其家人曰：病系阴寒大证，非大剂干姜、乌、附辛热之品，不克挽救。所现各证，显系阴霾滔天，阳光将熄之候。若服归、地等药，是以水济水也，即参、芪亦不可用，因其柔润多液，难免不助桀为虐，故仲师回阳方中，每摒除不用，是其明证。即疏真武汤，嘱其不避晨夜，余再三逼令进服，始勉强煎服少许，次晨病如故，余即改用黑锡丹，至夜分两次吞服，计百粒，分量约三钱，其明日晨后，询知痰涎已不上涌，汗不出，脉亦略平，足见黑锡丹之功效，神而且速。余正拟用通脉四逆汤，再送服若干，必可转危为安，适延先此举方老人至，谓痰涎任其涌出为善，不宜引之内返，致留邪为患。疏方仍主参、芪、归、地，病家因其年老，阅历既多，方必不错，敬谨信服，且谓黑锡丹多系峻药，断难再服。余以年辈不敌，虽具热肠，奈孤掌难鸣，只能忍俊而去。嗣闻痰涎复如潮涌，神思日益昏愦，不旬日而殁。惜哉！后以方证质之彭君厚生，即奋立大言曰："冤哉！黑锡丹！使当日我能赴诊，必保无虑。"随又转告余曰：勉之毋怠，从古名医之被冤者何限，此特其一端耳。

《遁园医案》

金子久

口角歪斜，偏在于左，手肢拘挛，亦偏于左，八月已见气升作厥，隔时又见故态复作，两旬来不食不便，半月间不寐不守，真气不纳于下，痰火留滞其中，升降逆乱，呃忒连声，舌光无苔，脉滑少力。治法从喑痱门着想，俾得效力，庶可苟延。

大熟地　苁蓉　法半夏　磁石　茯神　淡秋石　麻仁　淮牛膝　川贝　橘红　柿蒂　刀豆子

二诊：内夺而厥，则为喑痱。内夺者，谓精血之枯槁。喑痱者，为中风之形状。况两旬余勺谷不下，且半月来昏睡如寐，宗气愈伤，下元愈竭，时有气逆，时有呃忒，舌少苔，脉少力。仿喑痱门地黄饮法。

大熟地　苁蓉　麦冬　茯神　麻仁　牛膝　淡秋石　川贝　橘红　法半夏　鲜稻头

《金子久专辑》

丁泽周

沈左。年逾古稀，气阴早衰于未病之先，旧有头痛目疾，今日陡然跌仆成中，舌强不语，人事不省，左手足不用。舌质灰红，脉象尺部沉弱，寸关弦滑而数，按之而劲。良由水亏不能涵木，内风上旋，挟素蕴之痰热，蒙蔽清窍，堵塞神明出入之路，致不省人事，痰热阻于廉泉，为舌强不语，风邪横窜经腧，则左手足不用。《金匮》云：风中于经，举重不胜，风中于腑，即不识人，此中经兼中腑之重证也。急拟育阴熄风，开窍涤痰，冀望转机为幸。

大麦冬二钱　玄参二钱　羚羊片八分，先煎汁冲　仙半夏二钱　川贝二钱　天竺黄一钱五分　明天麻八分　陈胆星八分　竹茹一钱五分　枳实一钱　全瓜蒌四钱，切　嫩钩钩三钱，后入　淡竹沥一两，冲　生姜汁二滴，冲　至宝丹一粒，去壳研末化服

二诊：两投育阴熄风、开窍涤痰之剂，人事渐知，舌强不能言语，左手足不用，脉尺部细弱，寸关弦滑而数，舌灰红。高年营阴亏耗，风自内起，风扰于胃，胃为水谷之海，津液变为

痰涎，上阻清窍，横窜经腧，论恙所由来也，本证阴虚，风烛堪虑！今仿何间地黄饮子加味，滋阴血以熄内风，化痰热而清神明，风静浪平，始可转危为安。

大生地四钱　大麦冬二钱　川石斛三钱　羚羊片四分，先煎汁冲　仙半夏二钱　明天麻一钱　左牡蛎四钱　川贝母三钱　陈胆星八分　炙远志一钱　九节菖蒲八分　全瓜蒌四钱，切　嫩钩钩三钱，后入　淡竹沥一两，冲服

三诊：叠进育阴熄风、清热化痰之剂，人事已清，舌强言语謇涩，左手足依然不用。苔色灰红，脉象弦数较静，尺部细弱。内风渐平，阴血难复。津液被火炼而为痰，痰为火之标，火为痰之本，火不靖则痰不化，阴不充则火不靖。经腧枯涩，犹沟渠无水以贯通也。前地黄饮子能获效机，仍守原意进步。然草木功能，非易骤生有情之精血也。

西洋参一钱五分　大麦冬三钱　大生地三钱　川石斛三钱　生左牡蛎四钱　煨天麻八分　竹沥半夏二钱　川贝三钱　炙远志一钱　全瓜蒌四钱，切　鲜竹茹二钱　嫩钩钩后入，三钱　黑芝麻三钱，研包

四诊：神识清，舌强和，言语未能自如，腑气行而甚畅，痰热已有下行之势。右手足依然不用，脉弦小而数，津液亏耗，筋无血养，犹树木之偏枯，无滋液以灌溉也。仍议滋下焦之阴，清上焦之热，化中焦之痰，活经腧之血，复方图治，尚可延年。

西洋参一钱五分　大麦冬二钱　大生地三钱　川石斛三钱　生左牡蛎四钱　仙半夏二钱　川贝三钱　全瓜蒌四钱，切　厚杜仲二钱　怀牛膝二钱　西秦艽二钱　嫩桑枝三钱　黑芝麻三钱，研包

罗左。年甫半百，阳气早亏，贼风入中经腧，营卫痹塞不行，陡然跌仆成中，舌强不语，神识似明似昧，嗜卧不醒，右手足不用。风性上升，痰湿随之，阻于廉泉，堵塞神明也。脉象尺部沉细，寸关弦紧而滑，苔白腻。阴霾弥漫，阳不用事，幸小溲未遗，肾气尚固，未至骤见脱象，亦云幸矣。急似仲景小续命汤加减，助阳祛风，开其痹塞，运中涤痰，而通络道，冀望应手，始有转机。

净麻黄四分　熟附片一钱　川桂枝八分　生甘草六分　全当归三钱　川芎八分　姜半夏三钱　光杏仁三钱　生姜汁一钱，冲服　淡竹沥一两，冲服　再造丸一粒，去壳研细末化服

二诊：两进小续命汤，神识稍清，嗜寐渐减，佳兆也。而舌强不能言语，右手足不用，脉息尺部沉细，寸关弦紧稍和，苔薄腻。阳气本虚，藩篱不固，贼风中经，经腧痹塞，痰湿稽留，宗气不得分布，故右手足不用也。肾脉络舌本，脾脉络舌旁，痰阻心脾之络，故舌强不能言，灵机堵塞也。虽见小效，尚不敢有恃无恐，再拟维阳气以祛邪风，涤痰浊而通络道，努力前进，以观后效。

熟附片一钱　云茯苓三钱　川桂枝八分　姜半夏二钱　生甘草六分　枳实炭一钱　全当归二钱　光杏仁三钱　大川芎八分　炙僵蚕二钱　生姜汁一钱，冲　淡竹沥一两，冲

三诊：又服三剂，神识较清，嗜寐大减，略能言语。阳气有流行之机，浊痰有克化之渐，是应手也。惟右手足依然不用，腑气六七日不行。苔腻，脉弦紧渐和，尺部沉细，肾阳早亏，宗气不得分布，腑中之浊垢须阳气通而后能下达，经腧之邪风必正气旺始托之外出。仍拟助阳益气，以驱邪风，通胃涤痰，而下浊垢，腑气以下行为顺，通腑亦不可缓也。

生黄芪三钱　桂枝八分　附子一钱　生甘草五分　当归三钱　川芎八分　云茯苓三钱　风化硝五分　全瓜蒌三钱　枳实炭一钱　淡苁蓉三钱　半硫丸一钱五分，吞服

四诊：腑气已通，浊垢得以下行，神识已清，舌强，言语未能自如，右手足依然不用，脉弦紧转和，尺部沉细。阳气衰弱之体，风为百病之长，阴虚之邪风，即寒中之动气，阳气旺一

分，邪风去一分。湿痰盘踞，亦藉阳气充足，始能克化。经所谓阳气者，若天与日，失其所则折寿而不彰，理有信然。仍助阳气以祛邪风，化湿痰而通络道，循序渐进，自获效果。

生黄芪五钱　生白术二钱　生甘草五分　熟附子一钱　桂枝八分　全当归三钱　川芎八分　姜半夏三钱　西秦艽二钱　怀牛膝二钱　嫩桑枝三钱　指迷茯苓丸五钱，包

服前方，诸恙见轻，仍守原法扩充。生黄芪用至八钱，间日用鹿茸二分，研细末，泛为丸，陈酒吞服。大活络丹，每五日服一粒，去壳研末，陈酒化服。共服六十余帖，舌能言，手能握，足能履。接服膏滋方，药味与煎药仿佛，以善其后。

祁妪。中风延今一载，左手不能招举，左足不能步履，舌根似强，言语謇涩，脉象尺部沉细，寸关濡滑，舌边光，苔薄腻。年逾七旬，气血两亏，邪风入中经腧，营卫痹塞不行，痰阻舌根，故言语謇涩也。书云：气主煦之，血主濡之。今宜益气养血，助阳化痰，兼通络道。冀望阳生阴长，气旺血行，则邪风可去，而湿痰自化也。

潞党参三钱　生黄芪五钱　生于术二钱　生甘草六分　熟附片八分　川桂枝五分　全当归三钱　大白芍二钱　大川芎八分　怀牛膝二钱　厚杜仲三钱　嫩桑枝四钱　红枣十枚　指迷茯苓丸四钱，包

此方服三十剂，诸恙均减，后服膏滋，得以收效。

李妪。旧有头痛眩晕之恙，今忽舌强不能言语，神识时明时昧，手足弛纵，小溲不固，脉象尺部细小，左寸关弦小而数，右寸关虚滑，舌光红。此阴血大亏，内风上扰，痰热阻络，灵窍堵塞，中风重证。急拟滋液熄风，清神涤痰，甘凉濡润，以冀挽救。

大麦冬三钱　大生地三钱　川石斛三钱　左牡蛎四钱　生石决四钱　煨天麻八分　川贝三钱　炙远志一钱　天竺黄一钱五分　竹沥半夏一钱五分　鲜竹茹一钱五分　嫩钩钩三钱，后入　淡竹沥一两，冲服　珍珠粉二分，冲服

此方服十剂，诸恙已轻。原方去竹沥、珠粉、天竹黄，加西洋参一钱五分，阿胶珠一钱五分。

黎左。二年前右拇指麻木，今忽舌强语言謇涩，右手足麻木无力，脉象虚弦而滑，舌苔薄腻。此体丰气虚，邪风入络，痰阻舌根，神气不灵。中风初步之重证也，急拟益气祛风，涤痰通络。

生黄芪五钱　青防风一钱　防己二钱　生白术二钱　全当归二钱　大川芎八分　西秦艽一钱五分　竹沥半夏二钱　枳实炭一钱　炒竹茹一钱五分　炙僵蚕三钱　陈胆星八分　嫩桑枝三钱　再造丸一粒，去壳研细末化服

五剂后恙已见轻，去再造丸、枳实，加指迷茯苓丸三钱吞服。

严左。右手足素患麻木，昨日陡然舌强，不能言语，诊脉左细弱，右弦滑，苔前光后腻，此乃气阴本亏，虚风内动，风者善行而数变，故其发病也速。挟痰浊上阻廉泉，横窜络道，营卫痹塞不通，类中根苗显著。经云：邪之所凑，其气必虚。又云：虚处受邪，其病则实。拟益气熄风，化痰通络。

吉林参须一钱，另煎汁冲服　云茯苓三钱　炙僵蚕三钱　陈广皮一钱　生白术一钱五分　竹节白附子一钱　炙远志肉一钱　黑稆豆衣三钱　竹沥半夏二钱　陈胆星八分　九节菖蒲八分　姜水炒竹茹一钱五

分 嫩钩钩三钱，后入

二诊：舌强謇于语言，肢麻艰于举动，口干不多饮，舌光绛中后干腻，脉象右细弱，左弦滑，如昨诊状。心开窍于舌，肾脉络舌本，脾脉络舌旁，心肾阴亏，虚风内动，挟痰浊上阻廉泉。先哲云：舌废不能言，足痿不良行，即是喑痱重证。再仿地黄饮子意出入。

大生地三钱　云茯苓三钱　陈胆星八分　九节菖蒲一钱　川石斛三钱　竹沥半夏二钱　川象贝各二钱　炙远志一钱　南沙参三钱　煨天麻八分　炙僵蚕三钱　嫩钩钩三钱，后入

三诊：昨投地黄饮子加减，脉证依然，并无进退。昔人云：麻属气虚，木属湿痰。舌强言艰，亦是痰阻舌根之故。肾阴不足是其本，虚风痰热乃是标，标急于本，先治其标，标由本生，缓图其本。以养阴之剂，多能助湿生痰，而化痰之方，又每伤阴劫液，顾此失彼，煞费踌躇，再宜涤痰通络为主，而以养正育阴佐之，为急标缓本之图，作寓守于攻之策，能否有效，再商别途。

南沙参三钱　云茯苓三钱　川象贝各二钱　西秦艽一钱五分　竹沥半夏二钱　炙远志一钱　炙僵蚕三钱　枳实炭一钱　煨天麻八分　广陈皮一钱　陈胆星八分　嫩钩钩三钱，后入　九节菖蒲一钱　淡竹沥一两，生姜汁两滴同冲服

四诊：脉左细滑，右濡数，舌中剥，苔薄腻。诸恙均觉平和，养正涤痰，通利节络，尚属获效，仍宗原法再进一筹。

前方去秦艽、枳实，加焦谷芽四钱，指迷茯苓丸（包）四钱。

五诊：舌强言语謇涩，已见轻减，左手足麻木依然，脉象细滑，舌苔薄腻，投剂合度，仍拟涤痰通络为法。

照前方去煨天麻、焦谷芽、指迷茯苓丸，加生白术二钱、云茯苓三钱、竹节白附子八分。

以上出自《丁甘仁医案》

朱左。高年营阴亏耗，肝阳易于上升，痰热阻于廉泉，舌强言语謇塞，头眩眼花，右手指麻痹，类中根萌。姑拟养阴柔肝，和营通络。

大生地三钱　生白芍二钱　黑穞豆衣三钱　生石决八钱　抱茯神三钱　竹沥半夏二钱　煨天麻一钱　川象贝各二钱　炙僵蚕三钱　鲜竹茹钱半　炒杭菊钱半　嫩钩钩三钱，后入　嫩桑枝四钱　黑芝麻三钱

费左。脉象左弦小而滑，右沉细。见证项强不能转侧，舌强言语謇塞，口角流涎，痰湿阻于廉泉。恙久根深，非易速痊，拟星附六君汤加减。

陈胆星八分　竹节白附子钱半　仙半夏三钱　云茯苓三钱　生白术二钱　陈广皮一钱　煨益智钱半　炙僵蚕三钱　炙远志一钱　白蒺藜三钱　炒谷麦芽各三钱　穞豆衣三钱　蝎尾五枚，酒洗

耿左。先天本亏，惊骇伤肝，肝阳化风，挟痰入络，右手足时时振动，口角歪斜，时时流涎，脉象弦细。宜益肾柔肝，熄风化痰。

生白芍二钱　穞豆衣三钱　左牡蛎四钱　青龙齿三钱　竹沥半夏二钱　朱茯神三钱　炙远志一钱　煨天麻一钱　炒竹茹钱半　川象贝各二钱　陈胆星八分　陈广皮一钱　陈木瓜二钱　潼白蒺藜各钱半　嫩桑枝三钱　嫩钩钩三钱，后入　蝎尾五枚，酒洗

胡左。中风已久，舌强言语謇塞，右手足无力，形寒身热，胸闷不思饮食，神识时清时寐，

舌苔腻布，脉象沉细而滑。阳虚外风乘隙入中，痰湿上阻廉泉。证势非轻，姑拟小续命汤加减。

川桂枝八分　熟附块钱半　全当归二钱　云茯苓三钱　制半夏二钱　大川芎八分　陈广皮一钱　大砂仁八分　光杏仁三钱　嫩桑枝四钱　炒谷麦芽各三钱

张左。阳虚脾弱，湿痰入络，手足麻痹无力，舌根时强，言语不爽，脉象濡细。防成中风，助阳和营，化痰通络。

吉林参须八分　熟附片八分　生甘草六分　嫩桑枝三钱　云茯苓三钱　仙半夏二钱　陈广皮一钱　炙远志一钱　生黄芪四钱　全当归二钱　大川芎八分　紫丹参二钱　川桂枝六分　指迷茯苓丸四钱，包

傅右。中风舌强不能言语，口角流涎，左手足麻木不仁。阳虚挟湿痰直中经络，阻于廉泉。宜小续命汤加减。

川桂枝八分　熟附块一钱　全当归三钱　大川芎八分　云茯苓三钱　仙半夏二钱　生白术二钱　火麻仁四钱　新会皮钱半　全瓜蒌四钱，切　生草节八分　风化硝五分　嫩桑枝四钱

顾先生。阴虚体质，肝阳升腾，流火湿毒，瘀结下焦，两足浮肿色红，甚则破烂、渗水、出血，不能步履。神志不明，舌根强，言语謇塞，头脑空虚，舌苔薄黄，脉象弦小而数。病属缠绵，宜清营化湿，清泄厥阳。尚希明正。

紫丹参二钱　生赤芍二钱　连皮苓三钱　生苡仁四钱　忍冬藤三钱　连翘壳三钱　木防己二钱　川象贝各二钱　川牛膝二钱　南沙参二钱　稽豆衣三钱　冬瓜子三钱　丝瓜络二钱　杜赤豆一两

董先生。心开窍于舌，肾脉络舌本，脾脉络舌旁。外风引动内风，挟痰湿阻于廉泉，横窜络道，左半身不遂已久，迩来舌强不能言语。苔薄腻，脉弦小而滑。类中风之重证，姑宜熄风化痰，和营通络。

左牡蛎三钱　花龙骨三钱　仙半夏三钱　煨天麻八分　朱茯神三钱　炙远志一钱　枳实炭一钱　川象贝各二钱　炙僵蚕三钱　陈胆星一钱　西秦艽二钱　嫩钩钩三钱，后入　淡竹沥一两，冲服

居左。舌强言语謇塞，延今已久。此乃虚风挟湿痰上阻廉泉，宜星附六君汤加减。

吉林参须八分　生白术钱半　云茯苓三钱　生甘草四分　仙半夏二钱　炙远志一钱　陈胆星八分　竹节白附子一钱　川象贝各二钱　炙姜蚕三钱　陈广皮一钱　稽豆衣三钱

汪左。左半身不遂，高年气血两亏，虚风湿痰入络，营卫闭塞不通。姑拟益气和营，化痰通络。

生黄芪五钱　生白术二钱　全当归二钱　大川芎八分　云茯苓三钱　仙半夏二钱　西秦艽二钱　紫丹参二钱　茺蔚子三钱　怀牛膝二钱　嫩桑枝四钱　红枣五枚

如舌苔淡白，口不渴，可加熟附块一钱、桂枝四分、炙甘草六分，以助阳气。

钟先生。类中偏左，左手足不用、神识虽清，舌强言謇，咬牙嚼齿，舌红绛，脉象弦小而数。牙缝渗血，加之呃逆，阴分大亏，肝风化火上扰，痰热阻于廉泉，肺胃之气失于下降，恙势尚在重险，未敢轻许不妨。仿地黄饮子合竹沥饮加减。

鲜生地四钱　大麦冬二钱　西洋参钱半　抱茯神三钱　川贝母二钱　瓜蒌皮三钱　川石斛三钱　生蛤壳六钱　鲜竹茹二钱　嫩钩钩三钱，后入　柿蒂十枚　枇杷叶四张　活芦根一尺　淡竹沥一两，冲服　另用珍珠粉一分，真猴枣粉一分，冲服。

王左。呕恶已止，饮食渐香，头痛眩晕，口角歪斜。毒风上升，扰犯阳明之络，宜清泄风阳，和胃化痰。

仙半夏钱半　煨天麻八分　生石决六钱　稆豆衣三钱　朱茯神三钱　苍耳子钱半　炒杭菊钱半　广橘白一钱　焦谷芽三钱　嫩钩钩三钱，后入　金器一具，入煎　蝎尾五枚，酒洗　薄荷炭八分　炒竹茹钱半

以上出自《丁甘仁医案续编》

高纠云

唐罗氏，年四十五岁，住安庆。

病名：中风偏枯。

原因：体质素弱，虚风时动，适劳倦受风而发。

证候：猝然昏愦，醒后左半身不遂，皮肤不仁，筋骨酸痛。

诊断：脉搏虚弱，左部尤甚。正如经云：虚邪客于身半。皆由气血偏虚，真气去，邪气独留，著于所虚之半边，阻隔脉道，以致偏枯不仁。

疗法：用八珍汤扶助气血，加虎骨、竹沥、钩藤、姜汁、天麻、桑寄生镇其虚风，消其络痰。

处方：西潞党二钱　漂于术钱半　云茯苓三钱　炙甘草一钱　当归二钱　酒白芍三钱　熟地四钱　川芎一钱　淡竹沥两瓢，冲　钩藤钱半　生姜汁四滴，冲　明天麻二钱　桑寄生三钱　炙虎骨钱半

效果：每日服一剂，至四十余剂，病始告痊。

廉按：《内经》谓虚邪之风，与其身形两虚相得，乃客其形，是确指虚人而后中于虚风也，然犹系因虚受风。故经又有真气去，邪气独留，发为偏枯之说，偏枯难疗，二语尽之。此案既属偏枯，八珍汤加味，确系对证之良方，四十余剂而痊，洵不诬也。

潘世杰，年四十九岁，商界，山东人。

病名：中风闭证。

原因：元气素弱，久患痰火郁积，适中外风，引动内风而猝发。

证候：猝然昏倒，舌强不言，喉中痰塞，噫噫有声，四肢微瘛，不省人事。

诊断：脉浮滑数，右寸尤甚，舌苔黄滑，此《内经》所谓风痱也。由内风挟痰，闭塞清窍，故猝倒。足太阳脉贯舌本、散舌下，足少阴脉循喉咙、挟舌本，风邪猝中，而其脉不至舌本，故舌强不言，幸身软不直，尚可救疗。

疗法：先用周少川牛黄清心丸，以二参竹沥汤送下，使清窍开而神气自爽，客邪去而脉自至舌本，口自能言。继用外台竹沥饮，搜剔络痰，以清熄内风。

处方：苏扎参二钱　西洋参钱半　生姜汁四滴　清童便一杯　淡竹沥一两，和匀同冲　调下牛黄清心丸两颗。

接方：淡竹沥两大瓢　甜水梨汁两大瓢　生葛汁一瓢　生姜汁四滴　和匀，重汤炖温服。

效果：一剂，神识醒。去牛黄丸，再服二剂，各证减。三剂，语言清亮。终用竹沥饮，善其后而愈。

廉按：此治虚火冲逆、热痰壅塞、猝致昏仆之方法，故同一昏愦颠仆，而病因不同，则用药当然各异也。《资生经》云：凡中风由心腹中多大热而作，所谓猝中外风者，特其激动内风之引线耳。前哲缪仲淳、顾松园、叶香岩、王孟英辈，多用熄风清热、顺风开痰而效者，良有以焉。

严文元，年五十岁，商界，住南京。

病名：中风闭证。

原因：素因气虚多痰，适感冷风而猝发。

证候：猝然痰涎壅塞，牙关紧闭，两手握固，屈而不伸，四肢厥冷。

诊断：六脉沉弦而紧，舌苔滑白淡黑。脉证合参，确为中风挟寒，寒痰壅塞气机之闭证。

疗法：先用冰片、麝香开窍宣气，皂角、附片温通开痰，以四味研末吹鼻，先通其闭。继宗薛氏用三生饮加参汁通阳益气，再入戈制半夏以驱痰涎。

处方：吹药：麝香五厘　皂角四分　冰片七分　附片五分　研末吹鼻。

汤方：生南星一钱　生川乌一钱　苏扎参五钱，煎汁冲服　生附片一钱　鲜生姜三钱　广木香五分　戈制半夏五分

效果：吹药一次即嚏，四肢随温，牙关得松。旋进汤药，一剂知，五剂已。后以广东参茸卫生丸调补而瘥。

廉按：薛院判人参三生饮，施于中风挟寒、寒痰壅闭之危证，确系急救良法，若误用于积热酿痰、肝风冲逆以致壅塞气道者，则反速其毙。故医者不必拘于西北多真中、东南多类中，及真中属实、类中属虚等说，以横于胸中，总须随证辨其虚实，析其寒热，而施治法也。

以上出自《全国名医验案类编》

陈作仁

廖大新，年五十二岁，九江人，居乡。

病名：中风闭证。

原因：其人火体身壮，春感外风，引动内风，风火相扇而发病。

证候：初起头痛身热，自汗恶风；继即猝然昏倒，口眼㖞斜，痰涌气粗，人事不知。

诊断：左关脉浮弦数，右沉弦数，重按来去有力，显系风火相扇，挟痰涎上壅清窍，陡变昏厥闭证，此即《内经》所谓血之与气并走于上则为大厥也。其气复返则生，不返则内闭而外脱矣。

疗法：先以熄风开痰，通其窍闭为首要。急用羚角、钩藤以熄风，至宝丹合厥证返魂丹以通窍，竹沥、姜汁以开痰。俟神苏后，仿缪仲淳法，再进桑叶、菊花、蒺藜、花粉清热定风为君，石决明、蛤壳、瓜蒌、川贝降气豁痰为臣，佐竹沥以通络除痰，鲜石菖蒲汁以通气清窍。必须风静痰除，仿许学士珍珠母丸法，以珠母、龙齿潜阳镇肝为君，枣、柏、茯神清养摄纳为臣，佐以西参、地、芍为滋养阴虚者设法，使以石斛、鸡金为增液健胃以善后。

处方：羚角片钱半，先煎　双钩藤六钱　淡竹沥两大瓢　生姜汁四小匙，和匀同冲　至宝丹一颗　厥

证返魂丹二颗，研细，药汤调下

次方：冬桑叶二钱　滁菊花二钱　白蒺藜钱半　天花粉三钱　石决明一两　海蛤壳四钱，同打　瓜蒌仁四钱，杵　川贝母三钱，去心　淡竹沥两大瓢　鲜石菖蒲汁一小匙，和匀同冲

三方：珍珠母一两　青龙齿三钱，同打　炒枣仁钱半　柏子仁三钱　辰茯神三钱　西洋参钱半　细生地三钱　生白芍三钱　鲜石斛三钱　生鸡金二钱，打

效果：初方连进三剂头煎，大吐痰涎，神识清醒。续进次方三剂，已无痰热上涌，口眼㖞斜亦除。连进三方四剂，胃动纳食，人能行动而痊矣。

廉按：中风之为病，有触外风引动内风者，亦有不挟外风而内风自动者。此案虽由邪风外袭，而实则阴虚火亢。内风易动，故一触即发，亦当从内风主治，急急熄风宣窍、顺气开痰为第一要法。所列三方，虚实兼到，层次井然。凌躐急功者，可取法焉。

《全国名医验案类编》

曾月根

缪吉庵，年七十七岁，堪兴，住广东五华周潭。

病名：中风偏枯。

原因：素有哮喘，又兼老迈，元气亏损，风邪直中血脉。

证候：半身不遂，右手足不能举动，麻木不仁，略吐痰涎。

诊断：六脉俱缓，左关尤甚。缓非和缓，乃是怠缓，左关属肝，肝藏血，肝血少，脉无所养而缓。

疗法：当用木瓜、草薢除湿痹，天麻、防风驱风邪，僵蚕因风而僵反能治风，续断能续而又能补，五灵脂逐风湿之疼，威灵仙行络中之气，虎骨去胫骨之风，乌药疏逆上之气。又恐风邪凝着难散，故用黄芪、当归、白芍之补而有力者以行之，血行风自灭也；松节、牛膝领诸药上出下行，俾其左宜右有，各不相悖，大意以去风湿之实而补正气之虚也。

处方：宣木瓜五两　川草薢一两　白僵蚕一两　松节一两　黄芪一两　炒白芍一两　全当归一两　威灵仙一两　虎胫骨一两　乌药一两　淮牛膝一两　防风一两　天麻一两　续断一两　五灵脂一两

上十五味，用老酒浸一宿，取起蒸熟，晒干研末。仍用前浸之酒，调服五钱，渐加至一两。

效果：连服一旬，手足已见微效，二旬手能举动，三旬足能步履，终用归芍六君子丸，气血双补兼去宿痰而复元。

廉按：活络驱风，益气化湿，参以壮筋健骨，立方虚实兼到，配合颇费心机。虽然，神经之功用已失，肢体之偏废已成，痼疾难瘳，调复岂易，此等方亦有效有不效也。

《全国名医验案类编》

梁右斋

姚家瑞妻徐氏，住驲门前。

病名：中风脱证。

原因：产后血虚，误于前医不问病之虚实，遽以产后普通方芎归汤，加疏风发散药治而剧。

证候：产经十分钟，孩提胞衣方全下，恶露过于常胎，头晕呕吐，憎寒壮热，舌苔粗腻，

面色秽垢，头不能举，汗出不止。医投以芎归汤加发散一剂，未完，汗出如雨，大气欲脱，神识时惯。

诊断：六脉浮大鼓指，重按空而无力，确系阴血骤虚，内风暗动，孤阳上越之危候。

疗法：遵仲景桂枝加龙骨牡蛎汤增损。

处方：川桂枝一钱　杭白芍五钱　炙甘草钱半　左牡蛎五钱，生打　龙骨三钱，生打　西潞党钱半　黑附片六分　明天麻钱半　红枣肉六枚　生姜二片

二剂，汗收热除。第三天买药，遇其同姓药店官，谓其生产未过三天，这医生方内都不用当归、川芎以去瘀血，诚属怪医。如果纯粹服此补涩药，恐怕将来汝妻要被这药补到瘀血，就要肚胀而死。遂于方内加当归、川芎各钱半。煎服一头煎，霎时间前证完全复作。夜半又来特招，询问始知其故。嘻！医药岂可儿戏乎。

二方：前方加酸枣仁三钱，日进两剂。

效果：半月后诸证悉除，进以血属补品廿天，躯干精神始完满。

廉按：中风脱证，十中难痊一二，况在产后，尤为迫不及救。乃用仲景桂枝加龙牡增损，调营和卫，回阳固脱，投之辄应，尚属侥幸成功，不得谓此方概可救中风脱证也。惟药肆中人，但知普通常法，不知特别变法，遽尔背加药品，此种恶风，医药界当开公会，共同取缔，以免贻误病家。

《全国名医验案类编》

张锡纯

谢君，年六十四岁，建筑工头，住沧州。

病名：中风。

原因：包修房屋失利，心中懊恼非常。旬日前即觉头疼，不以为意。一日晨起之工所，忽仆于地，状若昏厥。移时复苏，其左手足遂不能动，且觉头疼甚剧。医者投以清火通络之剂，兼法王勋臣补阳还五汤之意，加生黄芪数钱，服后更甚。

证候：脑中疼如刀刺，须臾难忍，心中甚热。

诊断：脉左部弦长，右洪长，皆重按有力。询其家人，谓其素性嗜酒，近因心中懊恼，益以酒浇愁，饥时恒以烧酒当饭。愚曰：此证乃脑充血之剧者。其左脉之弦长，懊恼所生之热也，右脉之洪长，积酒所生之热也，二热相并，挟脏腑气血上冲脑部。脑中之血管若因其冲激过甚而破裂，其人即昏厥不复苏醒；今幸昏厥片时而苏醒，其血管当不至破裂，或其管中之血隔血管渗出，或其血管少有罅隙、出血少许而复自止，其所出之血著于司知觉神经则神昏，著于司运动神经则痿废。此证左身偏枯，当系脑中血管所出之血伤其司左边运动之神经也。医者不知致病之由，竟投以治气虚偏枯之药，而此证此脉，岂能受黄芪之升补乎，所以服药后而头疼加剧也。

疗法：降血平脑。以牛膝善引上部之血下行，为治脑充血证无上之妙品，屡经实验，故以为君。佐以龙、牡、二石、楝、芍、玄参、胆草、炙甘、铁锈水等，潜镇清熄。

处方：怀牛膝一两　生龙骨六钱，打　生牡蛎六钱，打　川楝子四钱　生杭芍六钱　生石膏一两，研细　代赭石六钱，生打　乌玄参四钱　龙胆草三钱　生甘草二钱

效果：服两剂，头疼全愈，脉亦和平，左手足已能自动，遂改用全当归、生杭芍、玄参、

天冬各五钱，生黄芪、乳香、没药各三钱，红花一钱，连服数剂，即扶杖能行走矣。方中用红花者，欲以化脑中之瘀血也。为此时脉已平和，头已不疼，可受黄芪之温补，故方中少用三钱，以补助其正气，即借以助归、芍、乳、没以流通血脉，更可调玄参、天冬之寒凉也。

廉按：吾国所谓中风者，即西医所谓脑卒中也。中风之为病，古医向分中经、中络、中腑、中脏四端。西医谓此由血冲脑经之病，分脑充血、脑积血、脑出血、脑筋麻痹，亦有四端。据其剖验所见，凡以是病死者，其脑中必有死血及积水，是血冲入脑，信而有征。顾血行于脉络之中，何故而上冲伤脑，竟致血管破裂，西医亦未明言其原理。近世鲁人张伯龙氏，据《素问·调经论篇》"血之与气，并走于上，则为大厥，厥则暴死，气复反则生，不反则死"一节，参用血冲脑经之说，谓脑有神经分布全体，以主宰一身之知觉运动，凡猝倒昏瞀、痰气上壅之中风，皆由肝火上亢，化风扇动，激其气血，并走于上，直冲犯脑，震扰神经而为昏不识人、喎斜倾跌、肢体不遂、言语不清诸证，皆脑神经失其功用之病。苟能于乍病之时，急用潜阳镇逆之剂，抑降其气火之上浮，使气血不并走于上，则脑不受其激动，而神经之功用可复。其言如此，则既申明《素问》气血并走于上之真义，复能阐发血冲脑经之原因，则新发明之学理，仍与吾邦旧说隐隐合符，此即是案挥发中风即脑充血之原理也。所用方法，亦属潜镇泄降，与张伯龙潜阳镇逆，大致相同，惟重用牛膝至一两之多，则为实验之独见耳。

《全国名医验案类编》

熊鼎成

杨生厚，年六十七岁，商人，住清江。

病名：中风半身不遂。

原因：素性嗜酒，晚年血气衰弱，猝感外邪而发。

证候：未病前二日，肝火已动，夜间神烦少寐，病发之日，午膳甫完，忽觉身体不支，猝然倒地，扶至床榻，左半身手足俱觉不仁，口眼歪斜，肢节三日不能移动，动则痛楚不堪，每日仅食粥一杯，不饿亦不便。

诊断：脉浮数而濡，左手微弦，脉证合参，病因嗜酒生湿，湿生热，热生风，风自内动，一触即发。今半身虽不仁，而神识清爽，外无寒热，先天素强，疗治尚早，加意调理，可望复原，久则血脉偏枯为难治。

疗法：外以鳝鱼血涂口眼歪斜，牵之使正。内服汤剂，以熄风逐湿活络清肝为主，手足活动后，改汤为膏，调理自痊。

处方：羚羊角一钱，另煎，贫寒无力者不用亦可　滁菊花二钱　明天麻二钱　双钩藤四钱　杜苍术钱半　川黄柏三钱　五加皮四钱　当归尾二钱　川牛膝三钱　石南藤二钱　白颈蚯蚓二钱　炙甘草一钱　嫩桑枝五钱，为引　如便秘者，酌加大黄、蕲蛇、蚯蚓研末，淡酒冲服一钱，更妙。

效果：服药二剂，口眼歪斜处即正。四五剂后，手足渐能活动。半月后以原方十剂，熬成药膏，加黑驴皮胶、龟胶各二两，每日开水冲服五六钱，月余调理而安。药膏内酌加冰糖则易服。

廉按：东南中风之病，此因最多，丹溪所言，正是阅历之谈，此案断语，援引惬合，方亦切中病情。

《全国名医验案类编》

陈在山

张乐三，三十四岁，奉天辽阳城里人。

病名：类中风。

原因：肾水不足，脾土衰弱，两经之虚邪，化无形之内热，蔓延于三焦，气血固虚而乏抵御之力。风寒乘虚袭入毛窍，引动肝风内摇之故。

证候：猝然僵仆，不能动作，手足麻木不仁，身热无汗，言语饮食如常，精神不惫，面色不衰，惟觉胸膈不舒，气上逆。

诊断：脉来左手弦软，右手软大无力，惟两尺都虚，下元亏也，明矣。下元即亏，肾水自竭，不能荣养肝血，肝郁久必化热，脾土又受肝木之邪，克伐益甚，故有脾肾二阴虚损。先后天均有不足之象，于是风寒乘虚而入，由毛孔而直至血络，血凝则气闭，故猝然僵仆，不能动作，继之以手足麻木不仁也，趁其外邪未深，而内风未炽，速宜散之、息之，散外邪以息内风。先开郁滋水，为息风之本。

疗法：此证虽名中风，不可骤用风药，恐引风势浩大，内外相扇，而成痹痿之患。仅可柴胡、白芍、丹皮平肝降火，沉香、枳实开郁顺气，牛膝、枸杞柔肝助肾，元柏、知母滋水养阴，木瓜、寄生通经达络，生地、当归养血荣肝，加甘草和中最妙，厚朴调气尤宜。

处方：柴胡醋炙 白芍醋炙 丹皮 枳实牛膝 枸杞 元檗盐炒 知母 木瓜 寄生 生地 当归酒洗 厚朴各三钱 沉香 甘草各二钱

结果：服此方一剂而愈。

《医学杂俎》

丁济万

类中右半身不用，口角流涎，舌强言语謇塞。阳虚，湿痰横窜络道，上阻廉泉。仿小续命汤之意。

竹节白附子一钱半 光杏仁二钱 大川芎八分 川桂枝四分 炒赤芍一钱半 卫防风二钱 生黄芪四钱 嫩条枝五钱 竹沥半夏三钱 橘红一钱 木防己三钱

《丁济万医案》

傅松元

酒肆主人王志刚者，体绝肥，不嗜茶，惟略饮酒，向无痰嗽，年六旬。猝然痰涌神昏，身强不语，口目牵掣，四肢不动。邀余诊治，切其脉涩。余曰："此猝中也。"恐药不应，先与瓜蒂散三钱，开水调服。乃入口不咽，以鸡翅毛搅其咽使通，药始下。未几胸部头部，作伸仰状，遂呕出药水与痰碗许，右手足渐能伸缩，而左半身不动如故，口目仍动。乃开一方，以附片、桂枝、礞石、胆星、菖蒲、枳实、半夏、陈皮、茯神、蝎尾，加竹沥一杯进之。二服，舌转能言，食进稀粥，大便亦通，惟口眼歪斜，左半身仍不遂也。改用前方，去星、枳、菖、蝎，加参、芪、独活、姜黄，又二剂，证如前。其时初夏也，体肥者素畏热，余见其已赤膊，乃用灸法。先肩井、肩髃、曲池、中渚各三壮，灸后，使其着衣仰卧，再灸客主人、地仓各三壮，再使其侧卧，灸环跳、足三里、犊鼻各五壮。明日左手已微动，口眼渐正。照前法灸三日，竟周身活动如常，服药不过十余剂而大愈，后其人寿至八十余。

《医案摘奇》

贺季衡

蒋男。高年阴气日衰，水不涵木，内风挟痰窜扰于络，心脾受病，左肢麻痹，步履乏力，舌本强木，脉弦滑右数，舌红无苔。非外风也，延有偏枯之害。

别直须一钱五分　炙黄芪三钱　淮牛膝二钱　当归三钱　云苓三钱　法半夏二钱　净橘络一钱　川桂枝八分　制豨莶四钱　明天麻二钱　夜交藤四钱　桑枝四钱　红枣三个

二诊：左肢麻痹已减，舌本强木亦展，而两腿尚乏力，傍晚则肿，舌起白苔，脉弦滑。此内风挟痰湿为患也。

当归三钱　炙黄芪三钱　川桂枝八分　威灵仙四钱　制豨莶四钱　明天麻二钱　川草乌各一钱五分　淮牛膝二钱　香独活一钱　连皮苓四钱　净橘络一钱　桑枝四钱　红枣三个

胡老太。赴宴归来，甫经更衣，即行跌仆，神志不清，口角流涎，左肢不用，舌强言謇，呕吐食物痰涎，脉弦滑。病名挟食中，势属未定，急以开口为先。

莱菔子三钱，炒　煨天麻一钱五分　白蒺藜四钱　法半夏二钱　炒枳实三钱　大白芍二钱　橘皮络各一钱五分　大杏仁三钱　云苓神各四钱　炒竹茹一钱五分　九节蒲一钱五分

另：苏合香丸一粒，菖蒲汤先下。

二诊：偏中神识就清，略能言语，而右手足舞动不已，且甚有力，两目不能眴视，面戴阳光，脉弦数而滑，舌心灰黄，边苔浮白。胃中痰滞初化，肝家气火郁遏化风之象。亟为柔肝熄风，以化痰滞。

羚羊尖六分　刺蒺藜四钱　云神四钱　炒枳实三钱　大白芍二钱　双钩藤四钱，后入　煨天麻一钱五分　陈橘皮二钱　杭菊花三钱　川郁金三钱　炒竹茹一钱五分　青果七粒，打

服药后夜间手足舞动及面戴阳光更甚，且烦扰不已，面部多汗，齐颈而上。改方用羚羊尖八分磨汁，上川连一钱冲服，至天明时手足舞动及烦扰稍安，至上午得腑行两次。

三诊：昨进羚羊饮子法，神志就清，渐能开口，大腑亦迭行两次，脉仍弦数而滑，舌苔灰黄根腻，右手足仍舞动有力，左肢不能自用。种种见证，是胃中痰滞已下趋肠腑，木火风阳尚未潜降也。

羚羊尖一钱　刺蒺藜四钱　明天麻二钱　大麦冬三钱　远志肉三钱　双钩藤四钱，后入　云神四钱　生牡蛎八钱，先煎　大白芍二钱　杭菊花三钱　炒竹茹一钱五分　青果七粒，打

四诊：两进羚羊饮子出入，风阳渐潜，神志日清，渐能开口，脉之弦数渐平，而舌苔尚灰黄，言謇，遗溺，腰腿痛。心脾络中之痰尚重，以原意更增化痰通络之品。

生石决一两，先煎　上川连八分，水炒　云神四钱　大麦冬三钱　川贝母三钱　大白芍二钱　白蒺藜四钱　杭菊炭三钱　远志肉二钱　净橘络一钱五分　炒竹茹一钱五分　朱染灯心十茎

五诊：偏中神志日清，语言已利，惟小水仍自遗无知，右肢酸痛，舌苔更形灰黄满布。胃中痰滞初化，尚未下趋肠腑，以原方增入和络通腑之属。

上川连八分，酒炒　炒枳实三钱　旋覆花一钱五分，包　炒六曲四钱　云神四钱　白蒺藜四钱　远志

肉三钱　大白芍二钱　大杏仁三钱　川贝母二钱　炒竹茹一钱五分　大荸荠五个

六诊：偏中风阳平后，神志步清，而昨夜复烦躁不寐，右畔头痛，舌苔黑垢且干裂无津，牙根及喉关俱发白块成片，脉复弦数。可见风阳虽潜，阳明痰滞蕴结化热熏灼，而津液为之销铄也。亟为润阴涤热，以泄腑浊。

鲜生地一两，切　鲜石斛五钱　炒枳实三钱　乌玄参四钱　全瓜蒌六钱，杵　大杏仁三钱　上川连一钱　云神四钱　大麦冬三钱　炒竹茹二钱　更衣丸四钱，包煎

服药后夜间舌黑及干裂更甚，喉关及满口腐白尤多，烦扰不安者达旦，拟方与服。

鲜生地一两，切　乌犀尖八分　乌玄参四钱　鲜石斛五钱　云茯神四钱　炒枳实三钱　炒竹茹二钱

七诊：今日大腑已通，纯属黑垢，舌苔仍干灰满布，舌边且欲腐，喉关两旁且破腐成片，饮咽辄痛，脉之弦硬虽折，且至数转觉不清，右手复搐搦。此肠腑浊热熏蒸，心火肝阳复为热所鼓动，直冲于上也。既经腑通，仍守凉泄一法。

乌犀尖八分　羚羊尖八分　云苓神各四钱　玄参心四钱　大麦冬三钱　鲜生地一两，切　鲜石斛五钱　射干三钱　连翘三钱　炒竹茹二钱　灯心十茎

服上方后，病状如故，神识且模糊，两脉不清，夜间复诊，拟方如下：

西洋参三钱　肥知母三钱　大生地五钱　云神四钱　大麦冬三钱　枇杷叶三钱，去毛蜜炙　玄参心四钱　炒竹茹二钱　鸡子清一枚，冲

另以金汁或鲜蚌水，以笔蘸涂唇边及口内破碎处。

八诊：今日舌上干黑之垢苔大退，舌本之红绛且略有津润，真水似有上承之机，当仍守甘润滋养一法。

西洋参三钱　川石斛四钱　玄参心四钱　大麦冬三钱　云苓神各四钱　青蛤壳五钱，先煎　大生地五钱　川贝母三钱　生竹茹二钱　莲子七粒，连心

九诊：挟食中，胃中食滞迭由肠腑而行，津液且能上承，病势大有转机，右脉尚嫌弦数，胃中余浊仍未肃清，以和胃生津为事。

西洋参三钱　大白芍二钱　炙甘草八分　青蛤壳五钱，先煎　大麦冬三钱　川贝母三钱　炒竹茹二钱　云神四钱　生谷芽四钱，荷叶包　莲子七粒，连心

十诊：舌上黑垢苔退后，津液已能上潮，舌红有津润，大腑迭行，下去黑垢甚多，惟右手足尚自动有力，痰多难出，间或呃逆，胃纳反不如前，夜来烦扰少寐，右脉尚嫌滑数。肝家气火未能尽潜，胃中尚有痰热未化，肺气不清，阴阳乏交通之用所致。

西洋参三钱　南沙参四钱　白蒺藜四钱　云神四钱　大麦冬各三钱　远志肉三钱　川贝母三钱　炒竹茹二钱　陈橘皮二钱，蜜炙　北秫米三钱

十一至十三诊：病情为腑通邪泄，风熄神清，津、阴渐能上承。立法以生阴、养胃、扶脾为主。

十四诊：今日猝增虚痰上壅，喉际汩汩有声，咯之不得出，神志又将昏迷，两脉俱有息止状，舌绛而干。阴涸气馁，宿痰上泛，非寻常之痰热壅仄者比，姑为降化。

西洋参三钱　法半夏三钱　远志肉三钱　海浮石四钱　生牡蛎一两，先煎　金沸草一钱五分，包　金苏子二钱，炒　川贝母三钱　炒竹茹二钱　太阴元精石四钱，先煎

洪女。猝然痰厥，状如中风，不省人事，牙关紧，口眼㖞斜，左半面紧掣不已，舌强言蹇，舌苔灰腻满布，右手足不能自用，右脉滑数怒指，左手弦滑小数。肝风暴升，触动宿痰，交乘

机络而来。势尚未定，当熄风化痰、利窍通络。

羚羊片五分，先煎　陈胆星一钱五分　煨天麻一钱五分　炒枳实一钱五分　竹沥半夏一钱五分　杭菊花二钱　云神三钱　白蒺藜三钱　双钩钩三钱，后入　大白芍二钱　生石决一两，先煎　竹沥一两，冲　九节蒲五分

另：苏合香丸一粒，去壳化开，煎药送下。

二诊：今日神志较清，语言尚未全利，左畔头痛，紧掣而搐，目斜上视，口㖞舌强，舌苔灰黄满腻，便结不通，少腹拒按，右手足无以自用，右脉滑大较平，沉分尚数。风阳痰浊交乘机络，势仍未定，守原意更参通腑泄浊之品。

生石决一两，先煎　煨天麻一钱五分　陈胆星一钱五分　江枳实一钱五分　竹沥半夏一钱五分　双钩钩四钱，后入　云神三钱　大麦冬二钱　杭菊炭二钱　九节蒲七分　大白芍二钱　礞石滚痰丸一两，杵包入煎

三诊：今日大腑又畅通两次，神识亦清，左半面筋搐及头痛亦减，而语言未楚，口㖞舌强，舌苔灰腻，右手足不能自用，脉之数象就平，滑仍如故。风阳初潜，痰浊尚未清，速效非易。

生石决一两，先煎　陈胆星二钱　煨天麻二钱　白蒺藜三钱　杭菊炭二钱　大麦冬二钱　云茯神四钱　远志肉二钱　竹沥半夏二钱　煅龙齿五钱，先煎　大白芍二钱　九节蒲七分　炒竹茹一钱五分

四诊：经治来神志亦清，语言就明了，头痛及筋掣亦退，渐能纳谷，右手足未能自用，腿背痛，舌苔灰白厚腻，脉尚弦细而滑。风阳初潜，顽痰尚多，络脉失养，经气不利，图复不易。

当归三钱　白蒺藜三钱　淮牛膝二钱　大麦冬二钱　大白芍二钱，桂枝五分拌炒　杭菊炭二钱　陈橘络八分　远志肉二钱　西秦艽二钱　竹沥半夏二钱　制豨莶三钱　炒竹茹一钱五分　九节蒲七分

五诊：偏中经治来，神志先清，头痛筋掣亦减，语言亦利，舌苔灰白厚腻亦化，右肢未能自用，脉之沉分尚弦硬，大腑旬余未行，前日两次便血甚多。可见风阳初潜，痰火及肠垢尚重，延非所宜。

细生地四钱　大麦冬二钱　淮牛膝二钱　瓜蒌皮四钱　炒枳实二钱　阿胶二钱　火麻仁四钱　油当归三钱　西秦艽二钱　大杏仁三钱　白蜜一两，冲

六诊：偏中延久，神志已清，语言已利，头痛如劈者亦止，大腑亦通调，右肢痛亦止，而右臂又作痛，肩膊骨脱落，幸鱼际肉不陷，血气尚有流通之机。以培养荣卫、通络化痰为事。

潞党参三钱　炙黄芪三钱　大白芍二钱，桂枝五分拌炒　大生地五钱　制豨莶四钱　宣木瓜二钱　炒白术二钱　白蒺藜四钱　川断肉四钱　威灵仙三钱　当归三钱　桑枝四钱　红枣三个

改方：去威灵仙，加千年健三钱。

张男。偏中已久，右手足木肿，不能自用，舌强言謇，舌根左右高突，无故自笑，两太阳穴筋胀作痛，颧面抚之则觉烘热，须际蟀痒，搔之起瘰，痰质黏厚，咯之不易出，切脉弦细而滑，两尺濡软小数，舌苔腐白。心肾久亏，水不涵木，风阳暴升，扰动阳明痰浊，目下风阳就平，痰浊尚留连清窍。辛温固非所宜，苦寒亦非其时，先当清心柔肝、化痰利窍，仿古人轻可去实用意。

冬桑叶一钱五分　竹沥半夏二钱　橘皮络各八分　炒僵蚕三钱　川贝母二钱　生石决一两，先煎　刺蒺藜四钱　杭菊炭二钱　明天麻一钱　远志肉一钱五分　炒竹茹一钱五分　灯心十茎，朱染

二诊：头昏及两太阳穴胀痛已减，舌强言謇，便结三日未通。

大麦冬二钱　白蒺藜四钱　竹沥半夏二钱　橘皮络各一钱　远志肉二钱　川贝母二钱　炒僵蚕二钱

炒枳实五分　云苓三钱　九节蒲八分　大荸荠三个，打　陈海蜇五钱

三诊：大腑通于未药之前，语言渐清，舌根高突亦就平，间或尚无故自笑。

原方去海蜇、荸荠、川贝母、枳实，加石决、天麻、杭菊炭、竹茹。

四诊：证如上述。

原方竹沥半夏改为法半夏，加白芍、钩藤、灵磁石、防风。

噙化丸：润阴生津，以化痰热。

西洋参二钱　大麦冬四钱　炒僵蚕二钱　炙乌梅一钱五分　川贝母二钱　煅月石一钱五分　九节蒲一钱　远志肉一钱五分　海蛤壳三钱　猴枣二分

上味如法研取极细末，用鸡子清调糊为丸，若不成丸，略增炼蜜，丸如桂圆核大，卧时噙化一丸。

五诊：昨晚腑通，燥结不爽，其色焦黄，肾燥肠结可知，舌根强木，发言咬字久不清了，吃吃自笑，甚则头部筋梗，痰出黏厚如饴，四末清冷。内风初平，痰热未尽，脾阳不布于外，肾阴久亏于下也。姑易地黄饮子出入。

台参须一钱五分　川石斛四钱　甘杞子二钱，盐水炒　淡苁蓉三钱　云苓三钱　杭菊炭二钱　大麦冬二钱　当归三钱　大生地五钱，蛤粉炒松　大白芍二钱，桂枝五分拌炒　九节蒲五分　薄荷叶五分，后入

六诊：昨日改进地黄饮子，颇能安受，发音咬字较清，四末清冷较和，舌上布出薄白之新苔，胃气似有来复之机，脉仍濡细而滑。进温动阳，可见气阴并亏，当守原者，接进毋懈。

台参须一钱五分　当归二钱　远志肉一钱五分　淡苁蓉三钱　五味子五分　大白芍二钱，桂枝五分拌炒　大麦冬三钱　甘杞子二钱　大生地五钱，蛤粉炒　云苓三钱　杭菊炭二钱　九节蒲五分　薄荷叶五分

卢男。偏中已久，水亏木旺，风阳暴升，鼓动痰浊，猝然神迷，指节蠕动，目瞪言謇，切脉浮弦而滑，两关数，舌苔黄腻带灰。一派痰火见证，当清肝熄风、化痰利窍。

羚羊角一钱五分　远志肉二钱　双钩藤四钱，后入明天麻二钱　竹沥半夏三钱　旋覆花一钱五分，包　杭菊炭三钱　川贝母二钱　炒枳实二钱　云茯神四钱　竹沥一两，冲　九节蒲一钱五分

二诊：昨为清肝熄风、化痰利窍，今晨神志就清，指节蠕动亦止，阳缩亦伸，渐能开口言语，脉之浮弦转为细滑而数，舌苔灰腻已腐，惟胸宇尚觉痰仄，会厌亦觉痰腻，咯之不得出。种种合参，暴升之风阳虽见潜降，而上部肺胃两经之宿痰尚盘踞未化。姑守原意减制，尚候酌夺。

羚羊角一钱　竹沥半夏三钱　大麦冬三钱　瓜蒌皮四钱　云茯神四钱　煅龙齿五钱，先煎　远志肉三钱　净橘络一钱五分　川贝母二钱　旋覆花一钱五分，包　炒竹茹一钱五分　九节蒲一钱五分

三诊：两进羚羊饮子出入，清肝熄风，化痰通窍，神志大清，语言亦利，今晨大腑畅通，舌苔灰腻满布随脱，脉之浮弦亦平，惟两部尚滑，会厌及胸部尚觉痰阻，咯之难出，眼鼻干燥。暴升之风阳已潜，肠胃积蕴亦清，独上焦肺部之痰热未化，当清肝肃肺，开豁痰热。

羚羊片一钱　大麦冬三钱　瓜蒌皮四钱　川贝母三钱　竹沥半夏三钱　旋覆花一钱五分，包　远志肉三钱　云茯神四钱　净橘络一钱五分　炒竹茹一钱五分　九节蒲八分

以上出自《贺季衡医案》

张山雷

胡右。素有呕吐宿恙，并不频发，一吐即已，亦不为大患。此次月初吐一次，初十又吐一

次，十二又吐，则杂以紫黑瘀块亦不多，后则大腑亦见紫瘀仍是无多，精神遂乏，乃卧床褥，每夜忽神志迷蒙，不言不语，手足举动如恒。前医用归脾汤加减不应，昨忽用干姜、附子各二钱，亦无动静，今早用化痰法及高丽参三钱，服后精神稍振，而不言如故。诊得脉大而尺独沉，舌白垢腻，痰涎满口，述病者自以手频抚其头，知其必有头痛，且亦宿恙所有。时届春深木王，左升太过，挟其胸中浊痰上蒙清空，是以清灵为之蒙蔽，实即类中之候，西医学家之所谓血冲脑经也。吐而头痛，其见瘀血者，则行年五十，信事间月尚见，随经瘀滞未净耳。兹宜柔肝化痰。

吉林老山须12克　真羚羊角片1.2克　大白芍9克　仙露夏9克　化橘红3克　陈胆星9克　天竺黄9克　石菖蒲4.5克　左牡蛎15克　生石决15克　煅礞石6克　鲜竹沥1盏，加姜汁5滴

先生自按：此病一蹶不振，小便自遗，脉细欲绝，勉投潜摄药不能入而绝。

郑左。病起四月，不言不动，肢冷痰声。用稀涎散，大吐痰沫，遂能言语，止云头不舒，喉不爽，胸无闷苦。盖气升痰升火升，血菀于上之薄厥。引吐之后上升之势愈张，故神络不甚了了，言亦不尽明白。头不舒则头痛眩晕无疑。近有金老医谬投附子理中加桂、真武、广东之所谓参茸丸等，一剂胸闷，再投而痰起，三投而不动不言如故矣。脉虽不数，中候弦大有力，沉尺亦不弱。牙关虽闭，以箸启之尚能开三分许，教之伸舌能亦伸出四五分，则并非真正昏迷无知也。苔前半薄白满布，后半白厚，尖不绛亦润泽，大腑二十日不行，小溲赤。反投温补，罪不容诛矣。议开痰降气，疏通大腑，冀得地道一通，当有转机。

全瓜蒌12克　郁金4.5克　胆星9克　竺黄9克　法半夏4.5克　枳实2.4克　菖蒲4.5克　莱菔子9克　生牡蛎15克　郁李肉4.5克　紫菀6克　象贝6克　射干4.5克　礞石滚痰丸12克，包煎

二诊：十八日服药，渐以痉厥，手足拘挛不伸，揉之不直，其状可畏。盖胸脘中附子理中尚未消化，痰涎互结，骤得泄降大剂，彼此格拒不通，演成险象。幸其父窥透隐微，谓此中激战，只有听其自然，不宜杂药乱投，滋多变幻。十九日痉势渐缓，言语有声，而神情不甚了了，竟不服药，坐观动静。二十日上午又小小发痉，午后则腹中漉漉有声，则神清气爽，言语清明，手足运动，转侧如常，并进粥饮，但口渴颇甚。自欲盐汤一日三四小茶壶，举家听之，已谓生机盎然矣。子夜后始得畅解，先结块六七大丸，坚黑干燥，继则溏薄，解后安睡。早七时往诊，脉象安和流利，舌润尖微红，中心有薄黄腻苔，但不厚耳。胸腹微痛，两胫酸楚，别无见证。盖不纳谷者二十天，一温补，一荡涤，以肠胃作战场，中土冲和之气受损不少。譬如富庶之区，骤经两军攻击，纵令匪氛扫尽，而间阎景象大非昔日旧观矣。幸年少体实，图得背城制胜，而此菔子、滚痰丸、菖蒲、胆星、半夏，终是焦头烂额之上客。假令吐痰之后，继以镇静安胃，则曲突徙薪，何致演此不可思议之恶剧。盲老之冒昧不足言，而颐侥幸图功，实是淮阴背水之阵。倘使发痉之时一蹶不振，岂不成败？论人功罪谁定！惟事在危急之秋，苟有一线生机，所见既真，亦不可不放胆为之，希冀一二。设或畏葸退缩，坐视不救，抑或疲药敷衍，贻误事机，则伯仁由吾而死，亦当与孟浪误事者同科论罪矣。医为何事，万不得避嫌避怨，自弃天职。惟识不到、认不真则胆大妄为，又杀人之利刃耳。此时波浪已平，元气未复，又如乱定之后，生计萧条，妇孺憔悴，止宜劳来安集，渐复旧观。更不能雷厉风行，借搜捕余党之名妄图肆扰，则安胃气、清余热，清微淡远已尽能事。万不可早投滋补，长其余焰。须知脾胃俱虚，消化力乏，厚腻皆在所忌。王孟英谓白饭香蔬清茗便是佳珍，此则善后之要着，而非从事于《景岳全书》者所知也。

原枝金钗石斛9克，劈开，先煎　北沙参9克　白前9克　象贝9克　炮姜0.6克　法夏4.5克　川连0.9克　焦谷芽9克　橘红1.8克　生牡蛎12克　炒枣仁9克　乌药2.4克　砂仁壳1.2克

郭右。禀体柔脆，两旬来陡然瘛疭抽掣，先则偏于半体，渐至四肢皆然，神志尚清，脉涩不利，舌㿠无华。貌似寒证，然大便燥结仍是阴弱阳浮。当此春升木动，肝阳挟气火，激动脑经为患。

天麻6克　白芍9克　宋半夏6克　牡蛎15克　玳瑁6克　龙齿9克　旋覆花9克，包　代赭石9克　杏仁9克　象贝9克　菖蒲4.5克　远志3克　首乌藤9克　朱茯神9克

叶左。病起口歪舌謇，筋掣不时走窜，病延四月。述家庭勃溪，是其病源，脉涩舌光。姑先柔肝镇定。

天麻12克　石决明30克　牡蛎30克　龙齿6克　宋半夏6克　甘杞子4.5克　代赭石15克　远志6克　菖蒲3克　莱菔子6克　白芍9克　礞石滚痰丸9克

二诊：清涎仍多，大腑不溏，手足酸疼，腹胀语难。

天麻12克　石决明30克　宋半夏4.5克　远志6克　杞子4.5克　代赭石15克　白芍9克　萸肉9克　巴戟肉3克　熟地9克　五味子1.2克　木香6只　青陈皮各2.4克　龙齿6克　牡蛎15克

江左。体丰痰盛，眩晕有年，甚于清明节后，秋冬较差。脉左弦右涩，步履不稳，小便多，大腑燥。类中根萌，先宜潜阳化痰，秋凉以后再当滋培。

胆星4.5克　茯苓9克　法夏6克　陈皮3克　远志3克　杭菊花9克　龙齿6克　生牡蛎12克　磁石6克　菖蒲4.5克　紫石英9克　甘草3克

王左。病起口歪牙紧，已是气血上冲确候。加以头痛上攻顶巅，地道不通，纳食上泛，脉涩而弦紧有力。有升无降，是宜潜肝泄化。

生牡蛎18克　明天麻6克　生白芍9克　白僵蚕6克　象贝9克　宋半夏6克　郁金6克　枳实1.8克　陈皮3克　槟榔2.4克　元明粉3克　菖蒲3克　知母6克　夜交藤9克　左金丸6克，吞

邵左。病起二月，猝然半身不遂，言语不利，于今麻木，尚能行动，乃是类中风极轻之候。脉弦劲有力，舌苔白垢，此肝阳易挟痰浊上升，西学之所谓血冲脑，必用张伯龙法，化痰降镇为宜。况乎大便多日未行，降少升多，尤其确然有据。

瓜蒌皮4.5克　生石决明2.4克　生玳瑁6克　生磁石9克，三物先煎　象山贝9克　宋半夏6克　生远志9克　大白芍6克　全当归6克　鲜竹茹4.5克　陈胆星2.4克　天竺黄4.5克　橘红3克　礞石滚痰丸4.5克，包煎

吴左。逾甲之年，卒中偏枯，明是气血交并于上。脉右搏大，左亦沉弦，舌心白垢，尖边色红，大腑不行，矢气自转。此宜化痰开泄。

瓜蒌皮6克　光杏仁9克　陈胆星4.5克　旋覆花6克，包　原红花2.4克　陈枳壳2.1克　象贝母6克　生打代赭石9克　生打牡蛎18克，先煎　生白芍6克　生延胡4.5克　礞石滚痰丸15克，分吞

二诊：昨进开宣泄化，大便已通，燥而不畅。今日言语稍清，脉右搏较和，左手起色，舌

乃黄厚垢腻。仍须昨意进步。

全瓜蒌 12 克　象贝母 6 克　陈胆星 4.5 克　老竺黄 4.5 克　广郁金 4.5 克　陈枳壳 1.8 克　川黄连 1.2 克　旋覆花 9 克，包　代赭石 9 克　生打牡蛎 15 克　生延胡 4.5 克　礞石滚痰丸 9 克，分两次吞服

某左。肝阳不藏，气升上逆，目眩耳鸣，甚则猝厥，脉细软，舌光燥。治宜养液潜阳，以藏木火。

金铃子 6 克　生牡蛎 12 克　生打石决明 15 克　炒萸肉 4.5 克　北沙参 6 克　瓜蒌皮 4.5 克　明天麻 6 克　北丹皮 4.5 克　枸杞子 4.5 克　全当归 4.5 克　黄菊花 4.5 克　陈皮 4.5 克

李左。年逾五旬，突然左肩痛，渐至右手右足酸楚无力，稍有头痛。已服某医一方，药用潞党、术各二钱，当归身三钱，余则化痰活络。后招某往视，述服药后心中懊憹，漾漾泛恶，痰黄厚且多，脉则左手弦紧，但不甚大，且涩滞不爽，右脉小而沉涩，指下不调，舌苔不腻，中心质地淡白，涩滞无华，胃纳尚可，二便亦通，虽行动如常，而口角流涎，舌音已觉謇涩。此真阴大衰，有气血冲脑之变，势必难免增剧。姑书所见，徐观其后。

菖蒲 1.5 克　生牡蛎 12 克　归身 4.5 克　枣仁 9 克　象川贝母各 6 克　老竺黄 4.5 克　川断 6 克　白芍 9 克　桑寄生 9 克　藏红花 1.2 克　橘络 2.1 克

次日复诊，涎流已定，证势略安，原方加大元地 9 克，生萸肉 4.5 克，砂仁 1.2 克。

洪左。肝络不疏，起先右胁隐隐膜胀，不能向右侧睡眠，继则右腰直下胫内，经掣不舒，似痛非痛，痛在足三阴经，脉右弦大，左亦显弦，肝经之病确乎有据。年逾周甲，阴气已衰，延久或恐有不遂不仁之虑。宜疏肝泄湿，不可投风药，反招内风暴动。

金铃子 6 克　生延胡 4.5 克　细桑枝 12 克　晚蚕沙 9 克　怀牛膝 4.5 克　淡苁蓉 4.5 克　陈木瓜 4.5 克　川断肉 6 克　制香附 6 克　炒川柏 4.5 克　生牡蛎 15 克　炒橘络 4.5 克　甘杞子 4.5 克

二诊：肝阳颇动，脉象甚弦，右足胫掣痛不利。昨授养阴和络，似乎稍缓，舌苔光滑，此非风寒湿邪为患。贵体丰腴，阴液不足，宜滋肝肾，而参宣络，不可漫投风药动药，恐扰动肝阳，致有不遂不仁之虑。

金铃子 9 克　大生地 6 克　宣木瓜 6 克　怀牛膝 6 克　淡苁蓉 4.5 克　炒川柏 4.5 克　甘杞子 4.5 克　威灵仙 4.5 克　藏红花 4.5 克　当归 4.5 克　川独活 1.5 克　川断肉 4.5 克　粉萆薢 4.5 克

三诊：右足经掣，本是足三阴不充，再授滋养，据述十轻七八。惟右手脉尚弦，昨觉足底后隐隐微痛，阴虚见证，尤其明了。舌尖红无苔，胃纳呆滞。宜峻养肝肾真阴，自能桴应。

大元地 12 克　山萸肉 9 克　甘杞子 6 克　阿胶珠 4.5 克　全当归 4.5 克　川断肉 6 克　陈木瓜 4.5 克　川独活 1.2 克　怀牛膝 4.5 克　藏红花 4.5 克　威灵仙 3 克　粉萆薢 6 克　淡苁蓉 3 克　川柏皮 4.5 克　春砂仁 2 粒

张左。肢拘舌謇，牙关不开，目瞤涎流，无一非类中难愈之病。病经二年，何能速效，脉细，舌㿠白。前曾授河间法，不无小效。姑仍踵进，聊尽人谋。

砂仁末 1.2 克，同炒　大熟地 12 克　甘杞子 4.5 克　杭菊花 4.5 克　大白芍 6 克　山萸肉 9 克　明附片 3 克　生牡蛎 12 克　益智仁 4.5 克　巴戟肉 4.5 克　北五味 14 粒　制半夏 4.5 克　陈皮 4.5 克

以上出自《张山雷专辑》

邹趾痕

　　叶瑞芝者，四川重庆人也，贩书营业，年四十四岁。逊清光绪二十一年，在门前站立，忽觉左脚发软，倾跌倒地，家人扶起，身重不能自立，舁而躺卧于床，于是左手亦废不用，左眼外眦以及左口角皆向左歪，并向下斜楕，口角流涎，神识昏愦，求治于愚。愚曰：中风病也。风邪由皮毛而入络脉，由络脉而入经脉，由经脉而入腑，由腑而入脏，入脏则死矣。《金匮要略·中风历节》第五节曰：夫风之为病，当半身不遂，或但臂不遂者，此为痹，脉微而数，中风使然。寸口脉浮而紧，紧则为寒，浮则为虚，寒虚相搏，邪在皮肤，浮者血虚，络脉空虚，贼邪不泻，或左或右，邪气反缓，正气即急，正气引邪，喎僻不遂；邪在于络，肌肤不仁；邪在于经，即重不胜；邪入于腑，即不识人；邪入于脏，舌即难言，口吐涎沫。据经文观之，病者口眼喎斜，手脚不遂，皆在左边，则风邪在右边，被左边之正气牵引可知矣。肌肤不仁，则邪在络脉可知矣。身重神识昏愦，则邪在经脉，由经脉入腑可知矣。所幸风邪尚未入脏，此时最要之务，须先截阻风邪入脏之路，方用防风五钱，生白芍六钱，西洋参三钱，生地黄、当归、麦冬、酸枣仁、柏子仁、桔梗、枳壳各四钱，犀角一钱，甘草二钱。服一剂，病无减亦无增。第二剂仍用前方，去柏子仁，加朱砂一钱，水飞过，分二次调服。三日后，身大热，口渴思饮水，改用人参白虎汤，加生地黄、蒌根、麦冬、桔梗、生白芍，服后身微汗热退，又大便下黑涎，而神识较前清朗。此后视病之转移，以仲景方应付之，以候氏黑散、风引汤、防己地黄汤等方，加减损益以为辅，五六月后，身重减轻，乃参用菊花、竹茹、石斛、橘络，以通其络脉。又三月后，口眼端正，涎沫不流。又一月后，四肢伸缩自由，肌肉活泼，而病愈矣。计初病至今，历十月之久，乃收全功。

《圣方治验录》

范文甫

　　蔡。半身不遂初起。
　　生黄芪60克　赤芍9克　归身9克　川芎3克　干地龙6克　厚附子6克　桃仁3克　红花3克

　　毛认庵。半身不遂之证。
　　炙黄芪30克　党参9克　杜仲9克　白茯苓9克　归身9克　厚附子9克　大生地15克　生白芍6克　炙甘草3克　怀牛膝9克

　　顾。此乃半身不遂之证，与偏风、中风、类中有别，是气虚之极所致。但脉洪数而弱，未免因受暑引动。
　　生石膏24克　小生地24克　炙鳖甲9克　生黄芪30克　归尾6克　地龙6克　桃仁3克　乳香3克　鲜水芦根60克

　　赵。半身不遂，口眼喎斜，言语不利。是气虚之极，脉络瘀阻所致。
　　生黄芪60克　当归9克　赤芍9克　桃仁9克　红花3克　川芎6克　地龙6克
　　二诊：见瘥。缓缓可行走，补阳还五汤全方。

门人问曰：师治中风半身不遂，为何常用补阳还五汤？而用黄芪用量特重？师曰：中风一证，有属火、属风、属痰诸说，依法治之常不效。此证以气虚血亏，脉络瘀阻所致者较多，独王清任补阳还五汤可信，黄芪120克，连服数十剂，疗效显著。

李先生。半身不遂，昏仆不省人事，牙关紧闭，脉弦数无伦次，舌缩而干绛。肾水干涸，虚火内动，有厥脱之忧，速救之，迟恐不及矣。

大生地30克　鲜生地30克　天麦冬各12克　元参30克　羚角6克　归身9克　赤芍9克　桃仁9克　党参24克　红花6克　钩藤9克

二诊：真火上炎，脉如弹石，总非佳兆。神识稍清，舌强流涎。再拟平肝熄风，滋水涵木法。

大生地30克　鲜生地30克　羚角3克　钩藤9克　归身9克　党参24克　芦根30克　生石膏30克　桃仁9克　红花6克

三诊：今晨神情较清，舌强言謇，手足不仁，乃是气虚血瘀所致。

黄芪60克　桃仁9克　红花9克　川芎6克　归身9克　地龙9克　赤芍9克　鲜生地30克

陈老师母。风中于脏腑，猝然而倒，不省人事，牙关紧闭，喉中痰鸣，遗溺。证已到危险极巅，按脉幸尚不散，还有希望。

先用苏合香丸1粒，鲜竹沥24克，生姜汁1匙灌服。醒后服下方。

生黄芪30克　赤芍9克　归身6克　地龙6克　桃仁9克　红花6克　淡附子9克　炙甘草3克　半夏9克

二诊：见效，神清。惟半身偏瘫，舌强言謇。

补阳还五汤。

刘。高年体肥，肥人多痰而少气。猝然昏仆，半身不遂，大小便失禁，气出多进少，口角微斜。此乃虚极气并于一偏。其舌大，脉不归部。纯是气虚之象，危候也！当急急扶其气。

生黄芪120克　党参12克　厚附子9克　龙骨9克　归身9克　川芎3克　地龙6克　桃仁9克　红花3克

以上出自《范文甫专辑》

魏长春

颜余庆君之母，年七十一岁。民国十七年三月十八日诊。

病名：中风。

原因：高年阳气素虚，腠理不密，猝中风寒，跌仆倒地。

证候：昏眩遗尿，泄泻三四次，醒后肢冷呵欠。

诊断：脉迟，舌淡红。迟脉属阳虚，风寒中于太阴也；舌淡红，乃体温不足也。阴霾弥漫，阳不用事，有脱绝之虞。

疗法：用理中暖脾，桂枝合吴萸温肝，姜、附还阳。

处方：淡附子三钱　西党参三钱　于术四钱　干姜二钱　炙甘草二钱　吴茱萸二钱　桂枝一钱　炒

白芍三钱　生姜汁一小匙，分冲

效果：服药后，肢暖阳还病愈。

炳按：此病状为中风，乃寒中也。中寒则别有其证，或腹痛泄泻，无跌仆倒地、呵欠遗尿之症状。

冯鹤庵君夫人，年七十七岁。一月三日诊。

病名：中风猝厥。

原因：年迈之体，阳气偏衰，猝中风寒昏厥。

证候：面青鼻冷，心脏麻痹，悸满肢冷，自汗涔涔。

诊断：脉象迟细，舌白。证属元阳不固，风寒猝中阴经，势有暴脱之险。

疗法：用附子理中汤加味，温煦元阳，以逐寒邪。

处方：厚附子一钱　西党参三钱　于术三钱　炙甘草一钱　干姜一钱　肉桂四分，去皮研冲　陈酒一杯，冲

次诊：一月四日。阳气渐复，肢已暖，胸觉满，口淡且黏。脉细软，舌白。神识清朗，效不更方。用理中、真武、吴萸合剂。复方图治。藉以温补三阴。

次方：厚附子一钱　西党参二钱　于术三钱　干姜一钱　焦甘草一钱　茯苓四钱　焦白芍二钱　吴茱萸五分

效果：服温补方，阳还胃苏病瘳。

炳按：猝中寒证，附子理中汤以温煦脾阳、逐寒散邪，故能速愈。

以上出自《慈溪魏氏验案类编初集》

沈绍九

男子，年四十余岁，中风，口眼歪斜，不能语言，右侧手足痿废，惟神识尚清，两脉弦大而劲，一息不足四至，舌质如常，苔白润。曾服栀子、大黄等寒凉之剂病情日增。乃"风中太阴，痰阻脾络"之证，于法当温，以星附六君汤加减为治。

方用：南星片、白附子、洋参须、制附片、白术、茯苓、广陈皮、法半夏、炙甘草、炒杜仲、桑枝、生姜，服后诸证减轻，后加补骨脂、干姜、桂枝、生远志、菖蒲等药调治渐愈。

韩姓老妇，中风，头痛痰鸣，口呙且噤，从齿缝中可见舌上痰涎甚多，颈侧大筋作痛彻背。脉弦大。系"风痰壅于阳明"。用白芷、防风、黄芩、白附子、升麻、甘草、犀角、薄荷、连翘、桂枝、白芍、花粉、橘红、竹茹等出入加减治之，服药三剂诸恙悉减，口能半张。改用天麻、防风、茯苓、竹沥、瓜蒌仁、竹茹、菖蒲、桂枝、橘红、白附子、胆南星、姜汁、法半夏等药，又服八剂，情况更为好转。后以调气血、祛风痰之药调理而愈。

沈某，男性，年四十余岁，体丰性躁，平时善饮多痰，乃脾虚肝旺之体质。病中风后，头晕手颤，四肢木痛，两足肿胀，不能步履，日吐痰涎盈盂，曾服清热、渗湿、滋补肝肾等药，历时数月无效。两脉弦大而数兼有劲象。弦劲而数为肝阳亢盛，大为气虚，当益气补脾、平肝泻热。用洋参须、白术、茯苓、广陈皮、法半夏、甘草、羚羊角、栀子、丹皮、刺蒺藜、桑枝

等药治之。本方乃补足太阴，泻足厥阴、少阳的治法，以六君子汤补脾祛痰，所谓"补太阴"也；以羚羊角、栀子、丹皮清肝胆，所谓"泻厥阴、少阳"也；更以蒺藜、桑枝，疏通经络，乃补泻同进之法。服之病情好转，仍以前方加减，调理数月全愈。

风邪乘虚中络，头痛，目胀，口㖞，脉浮弦。前人云：治风先治血，血行风自灭。治宜养血祛风。

当归三钱　芍药三钱　生地三钱，酒炒　桂枝一钱　防风三钱　天麻三钱　潼蒺藜四钱　桑寄生四钱

以上出自《沈绍九医话》

刘云湖

病者：汪二婆，年八旬。

病因：平日以催生为业，素有昏眩之疾。

证候：一日早餐，忽然言语不明，徐即歪斜倒地，幸其子扶抱甚急，得舁于床，旋见人事昏惑，鼾声如雷，迫急乃请治于愚。

诊断：愚诊六脉沉濡，时形散乱。谓之曰：此元阳欲脱，中风危急之证也。其子力求挽救。

疗法：乃与大补元阳。

处方：生黄芪、山萸肉（去净核）各一两，炒白术、熟地各五钱，熟附片四钱，云神、枣仁、远志各三钱，生龙骨、生牡蛎、石菖蒲各一钱五分，炙草一钱。

效果：三剂乃愈，五剂后即能起床。

理论：中风二字，须分内外二种。外中之风，中字宜读去声，谓风之中人，如矢石之中人无异。仲景《伤寒论》中风篇云，中风则令人头疼身痛，发热恶寒，干呕自汗，此系外中之风也。若夫卒中偏枯之证，乃脏真告匮，肝邪内扰成风，肝主疏泄，风则令神经动摇，口眼歪斜，角弓反张，是由内起之风，谓之中风者，乃人身内动之气，中字宜读平声也。

风之意义，及动摇之代名词，空气之动摇曰风，人之神经病或癫狂证，多动而不宁，亦曰风。小儿之急慢惊，见手足蠕动，角弓反张者，名曰惊风。暮年真气溃败，不能充畅经脉，填塞细胞中之生活力，力无所主，使经脉剽朏，神经颠倒，手足抽搐，或角弓反张，口眼歪斜，此则名之曰中风也。古云风善行而数变，书曰四方风动，又曰移风易俗，庄子大块噫气为风，顾称为风者，即动流之互词也。近人以风字指风雨之风，不能变通其用意，所以动手便错也。《内经》以肝为风脏，因肝虚易于疏泄，疏泄即动摇之义，肝具生生之气，西医谓人身温度，以肝部为最高，可知人身之生活力，当以肝强为主。肝虚则温度低落，阴寒四起，百病丛生矣。所以凡中风证，痰火交作，皆肝阳竭灭，不能收摄也。金元四大家，主痰主火主气，皆未深悉风之意义耳。

人之病中风者，西医谓之脑溢血。由脑中血管破裂，即《内经》所谓血之与气，并走于上，则为大厥，厥则暴死，气反则生，不反则死，足见中风之证，有卒死无治者，有死而复生者，盖血管如果破裂，必死无疑，但脑冲血，不过气血上并，血管未必遽然破裂，故不必死，尚有气反则生之期望也。以吾人考验而得，证以新旧学说，人之元气，发源于命门中相火，命火生脾土，是釜底添薪，先天足而后天自有余也，命火为水中之火，水中之火足以化气，故胸中大气赖此火以发燃，西医谓燃烧作用，在于氧化，此盖言其末，非探其本，燃烧作用之本，实根

据于命门，故道家炼气，先从此始，所以有水火既济之功能也，夫水火既既济，而水又生木，故肝肾本于一体，肾阳足而肝阳未有不足，人之神经系统，虽属于肝，而实则栽培于肾，人到中年以后，神经运用过度，则肝阳逐渐衰落，燃烧作用必然衰减，命火即示孤微，如是神经末梢即渐渐不能充裕，肌肉时有麻木不仁，头脑时有昏闷之虞，此即中风预兆。若积虚最久，元气大亏，根本动摇，气忽注于一偏，如气球之破裂漏风，球即收缩而不能旋转，人身十分元气，亏乏五成，余五成必取收缩变化，或偏注而为半身不遂，即是偏枯（此王清任言之）。更甚而病及神经中枢，则猝然口眼歪斜，角弓反张，此又收缩之大变象，称为中经络，是即此义。更进而昏不识人，鼾声目闭，痰声漉漉，手撒遗尿，是元阳脱绝，西医称为脑溢血，盖由脑神经散乱，血管破裂，而气根脱离，偏于上窜，是即经谓气血上并，厥而不反之义也。西医知有贫血而不知有贫气，殊不知血为气配，气行则血行。气即血之领导，血中无气，即是死血。气中无血，乃为脱气。脑溢血之见证，由气血并走于上，总是神经空涸，而气血得以乘隙也。如此可称极期，即国医中血脉中脏腑之说是也。由是以观，实非外来之风，概由中阳不足，不能充裕神经，因而细胞中无生活力，不能濡养筋肉，故现手足抽搐，角弓反张也。胸中大气，不能旋转，故痰涎壅盛，口噤音哑也。因此病本内虚而起，故曰中风也。人身以元阳为根本，以卫阳为屏藩，元阳即命火也，西医谓之造温机能，卫阳即大气也，西医谓之体温。暮年嗜欲多端，早已脏真告匮，操劳过度，随即卫气亦虚，虽现躯干丰肥，饮食强健，不过后天有余，岂能敌先天之不足哉。若此者，其饮食起居，须防其太过，太过则不可收拾矣，今将其目击者特为述之，家慈年七旬，每逢佳节，必防食肉味，食后每每吐泻如霍乱状，愚每用参附理中汤应手而效，盖暮年中阳不足，不能取消化作用。以参、附助起元阳，理中增培脏气，自然吐泻止而消化机能恢复矣。此与平时之霍乱大有不同，若用霍乱套方则误矣，不幸于民国十四年正月十五日，竟以饱食糍粑而得卒中，一蹶不起，盖因元阳本虚，脾胃虽能进食，且不能消化，全无燃烧作用，只合停于中胃，以阻隔大气，不能上下贯串，因以消亡，糍粑黏硬之性，误人不浅。沔阳医士雷鸣先生之次郎，年二十余，因晚膳食糯米二大碗，一卧而逝，想亦阻隔大气不能上升之咎。糯食之误人如此，足以证年老气虚者，不可不加意于慎食也。

中风之脉，有大浮数滑与沉涩弱微之分，大抵大浮数滑为充血，沉涩弱微为气虚。此证六脉沉濡，时形散乱，皆气虚证也。然亦有浮大弦硬之极，甚至四倍以上者，《内经》谓之关格，乃阳亢无根，阴气垂绝之候也。昔愚诊黄州府中学校教员余先生，年过五旬，病半身不遂，请治于愚，愚诊六脉弦革，重按有力，此脏真告匮，孤阳无偶，无法治疗，延半年而逝。凡中风之脉，最忌刚劲。此人之脉象刚劲，证象偏枯，因其色欲伤精，先天之精液已竭，虽日食参燕亦无济矣。

方论：此方仿王清任补阳还五汤之遗意也。王清任曰，人身元气，藏于气管之内，分布周身，左右各得其半，人行坐动转，全仗元气，若元气足则有力，元气衰则无力，元气绝则死矣，若十分元气，亏二成剩八成，每半身仍有四成，则无病，若亏五成，每半身只剩二成半，此是虽未病半身不遂，已有气亏之证，因不疼不痒，人自不觉，若元气一亏，经络自然空虚，有空虚之隙，难免其气向一边归并，如右半身二成半归并于左，则右半身无气，左半身二成半归并于右，则右半身无气，无气则不能动，不能动名曰半身不遂。不遂者不遂人用也。故用补阳还五汤，用黄芪四两，以大补元气，充亏乏之隙，加防风一钱者，黄芪畏防风，黄芪得防风而力更大，以相畏而相使也，其佐归尾、赤芍、川芎、桃仁、红花、地龙等，无非活血通经，以期气与血周身流动，究与内脏无大裨益。盖中风证，虽是元气大亏，亦因脑神经涸其运用。循环器厥少流通，肝气低微，命火垂绝。故愚不敢用归尾、红花等，而用山萸温肝固阳。云神、枣仁、远志宁心益肾。生龙牡有坚固虚脱之力，石菖蒲有豁痰开窍之能，白术扶脾阳而助消化，熟地滋肾阴而充津液，以炙草佐诸药以成功。其较王氏之补阳还五汤，不益周且密哉。

或问：王氏补阳还五汤，黄芪用四两，今子只用一两，其于元气大虚有济乎。答曰：王氏用黄芪四两，加归尾、赤芍、桃仁、红花之类，意在推行气血，疏通障碍，其实一面补之，一面消之，虽四两等犹一两也。愚用黄芪、山萸肉各一两，山萸肉味酸性温，大能收敛元气，振作精神，流通血脉，较黄芪为优，虽各一两，亦可当用黄芪二两，况有白术、茯神、枣仁、远志、炙草等，是阴阳两补，内外兼顾，岂非胜于王氏之补破兼施乎。王氏知气虚宜用大补，不知气虚之源仍属内脏亏损，知补中带破，以流通气血，不知补中兼涩，以实内真，此亦王氏之缺点。愚非妄议古贤，亦有特殊之征验，故引而出之也。

《临床实验录》

汪逢春

王右，五十三岁，一月二十三日。

陡然口角偏右歪斜，舌苔黄厚而腻，本强偏左而斜，两脉弦滑有力。病属气郁痰浊，互阻厥少二阴络脉。亟以通络化痰、柔降调气，防有偏枯之虞。

明天麻三钱，三角胡麻三钱同炒　紫贝齿二两，生石决二两先煎　陈胆星三钱，姜汁炒　海风藤三钱　鲜菖蒲三钱，后下　怀牛膝三钱　真郁金三钱　络石藤三钱　鲜枇杷叶三钱，布包　全瓜蒌一两，家苏子钱五同打　威灵仙三钱　鲜橘子皮三钱，去白　莱菔子三钱　竹沥化痰丸五钱　蛇胆陈皮二分，研细末，以小胶管装，匀两次，药送下。

《泊庐医案》

周镇

严君自己酉血痢，大伤阴血，渐有唇动肉瞤筋惕。己未正月因事动肝，二月初五夜二时寐醒，忽觉风痰上壅，心神模糊。自以半夏曲钱许化服而神定。即觉左半不遂，坐则偏倚而不能坐久，左足指挛曲不能屈伸，筋挛颤动，左半身厥冷，头觉胀痛，肢体酸软，左足更弱。初六日回锡，诊脉弦大不敛，左部更甚，苔白。面红，易怒，健忘，头晕，牙胀。风阳入络，中挟痰浊。因素体血虚，故偏中在左。明天麻、蒺藜、珍珠母、滁菊、茯苓神、首乌藤、白芍、香橼皮、竹茹、橘白络、川断、磁石、牡蛎。初七日诊：脉仍弦洪。易嗔易惊，头胀，肢酸，左足弹曳。拟清肝熄风，润养理气。白芍、首乌、桑寄生、丹参、茯神、贝齿、丹皮、黑山栀、青蛤散、滁菊、狗脊、秦艽、钩钩、陈香橼皮、僵蚕。初九日诊：诸恙如前。下午畏寒，左半尤甚。王燕昌谓手足冷皆有闭塞，风痰痹络，转宜通宣。归须、白芍、桑寄生、秦艽、青蛤散、滁菊、丹参、鸡血藤、石南藤、狗脊、丝瓜络、续断、陈香橼。半贝丸一钱，临卧服指迷茯苓丸二钱。十三日天时渐暖，左手足略暖，足指觉痒。望日诊：脉弦大较敛。神情略和，余证同前，起居需人扶掖。拟滋肝养血，通络熄风化痰法。全当归、赤白芍、川芎、天麻、潼白蒺藜、抱木茯神、橘白络、水炒竹茹、桑寄生、秦艽、夜交藤、鸡血藤、续断。半贝丸先服，指迷茯苓丸临卧服。既望，可久坐，扶杖勉行数步。十九日诊：左脉较敛，右关尚大。肢酸无力。宗李冠仙法。白芍、麦冬、半夏、橘络、茯苓神、竹茹、丝瓜络、桑寄生、杜仲、细生地、续断、党参。左半肢冷，因大活络丹温窜不宜，改用太乙神针，择宜避忌，按日针灸左首肩髃、曲池、手三里、环跳、风市、足三里、绝骨等穴。二十一日交春分，头脑微痛，原方加杞子、天麻。二十四日诊：述知头痛止，向本手颤，坐则欹左不能转侧，昨略可以久坐，原方去生地，加独活。三十日诊：左半身冷已觉转暖，惟少寐，溲澄白，顿觉腰酸。脉弦又大。肾气不坚，肝木又僭，中有湿浊。滋潜肝肾中，略参流动化湿。生地炭、山萸、山药、白芍、萆薢、续断、金狗脊、茯苓、杞子、北沙参、橘叶络、桑寄生、明天麻、西藏金风藤酒。三月初四日诊：脉弦较敛。溲白已止，腰尚觉酸，暮分嘈杂，惟手足指强挛已宽，可循壁自行。仍宗李冠仙法出入。生地炭、北沙参、白芍、麦冬、半夏、茯苓、橘叶络、竹茹、杞子、狗脊、续断、党参。五剂。初九日略有便薄，少寐。去生地、麦冬，加采芸曲、白术、枣仁。十一剂。四月初一日已策杖独步。肌肉仍宽，有时肉瞤唇颤。血虚风未熄，气虚挟脾弱，宜兼顾耳。党参、白术、炙草、茯苓、当归、白芍、杞子、五加、枣仁、川怀牛膝、狗脊、续断、采芸曲、扁豆。

《周小农医案》

方公溥

方男。肝风内动，神志不清，胸闷窒塞，饮食不思，喉间漉漉痰声，脉弦，舌苔白腻，中风，痰蒙心窍。证情严重，防生变端，亟拟平肝熄风，化痰开窍。

竹沥半夏10.5克　淡远志6克　紫苏梗4.5克　九节菖蒲6克　制南星4.5克　光杏仁9克　朱茯神12克　新会皮4.5克　炒枳壳3克　炒竹茹6克　生甘草1.5克

牛黄抱龙丸一枚研末另服。

复诊：11月29日。进平肝熄风，化痰开窍之剂，神志较清，心神略宁，口㖞微见，略思饮食，大便秘结，腑气不通，脉弦硬，舌苔白腻。再从前法，参以宁神之品。

处方同前，除紫苏梗、光杏仁、枳壳、竹茹，加代赭石打碎先煎18克，淮牛膝12克，炒僵蚕9克，石决明18克，生白芍6克。

三诊：11月30日。风痰风动，神志仍不清，语言謇涩，小便色赤，脉弦硬，舌苔薄白。证势甚深，非旦夕能见功，再与舒肝解郁，开窍安神。

处方同前，除牛黄抱龙丸、僵蚕、远志、南星、石决明，加青龙齿30克，生牡蛎30克，柏子仁9克，琥珀抱龙丸一粒，研末。

四诊：12月1日。投以舒肝解郁，开窍安神之剂，证势较有转机，药既应手，再宗原意扩充之。

处方同前，除柏子仁、琥珀抱龙丸。加石决明18克，磁朱丸15克包煎，金器一具同煎。

五诊：12月2日。肝风上升冲脑，血压太高，神志又见不清，语言謇涩，脉象弦硬，舌红苔薄。证情转危，再拟清肝安脑，引血下行。

处方同前，除牡蛎、石决明、朱茯神、磁朱丸、金器，加生地黄12克、朱麦冬9克、朱灯草三束。羚羊角粉1.2克分二次吞服，加重生代赭石为24克、生淮牛膝15克、生白芍10.5克。

六诊：12月3日。神志渐清，语言尚带謇涩，面赤渐恢复正常，脉象弦硬较和，舌尖红苔薄。再进一步清肝安脑，引血下行，佐以祛痰之品。

处方同前，除竹沥半夏，加嫩钩尖9克，改羚羊角0.6克，分二次开水调服。

七诊：血压渐降，精神已见好转，惟语言仍带謇涩，脉弦渐见和平。药既应手，再进一步调治。

处方同前，除朱麦冬、羚羊角粉，加生石决明 30 克、竹沥半夏 9 克。

八诊：12 月 5 日。神志渐清，语言謇涩亦见改善，小便欲解不畅，脉弦，舌苔白腻。再进安脑宁神，豁痰开窍。

生淮牛膝 15 克　生牡蛎 24 克　生青龙齿 24 克　竹沥半夏 6 克　淡远志 4.5 克　朱茯苓 12 克　石菖蒲 6 克　生白芍 10.5 克　生代赭石 24 克　合欢花 4.5 克　嫩钩尖 10.5 克　梗通草 4.5 克　盐陈皮 4.5 克　朱灯草 3 束

九诊：12 月 6 日。前进安脑宁神，豁痰开窍之剂，神志日清。语音渐爽，两便畅通，舌苔白腻渐化。病情转机，再宗原意，并施气功治疗。

青龙齿 30 克　代赭石 24 克　生牡蛎 30 克　生白芍 10.5 克　生淮牛膝 18 克　九节菖蒲 4.5 克　淡远志 6 克　合欢花 6 克　盐陈皮 4.5 克　朱灯草 3 束　梗通草 3 克　竹沥半夏 7.5 克　赤茯苓 9 克　磁朱丸 18 克，包煎

十诊：12 月 7 日。精神渐复，语言较爽，胃纳亦增，脉象渐平，舌苔腻亦化。药既奏效，再进一步调理。

处方同前，除青龙齿、合欢花、梗通草，改竹沥半夏为仙半夏 9 克、赤茯苓加朱。

十一诊：12 月 8 日。神志已清，精神渐爽，语言仍略有謇涩，脉弦亦平，舌苔厚腻渐化。病情日见转机，再与清窍安脑宁神。

处方同前，除生牡蛎，加合欢花 4.5 克、炒僵蚕 9 克、石决明 30 克，改仙半夏为宋半夏 10.5 克。

十二诊：12 月 11 日。舌苔渐静，神志清醒，语言仍有謇涩，脉象平静。仍宜化痰通窍清脑，以冀逐步好转。

竹沥半夏 12 克　橘皮络各 4.5 克　淡远志 6 克　生白芍 10.5 克　生代赭石 18 克　淮牛膝 15 克　九节菖蒲 6 克　朱茯神 9 克　石决明 30 克　磁朱丸 18 克，包煎

指迷茯苓丸 12 克，分二次另服。

十三诊：12 月 13 日。语言渐畅，神呆未复，两便通畅，舌苔白腻已化净，脉弦硬亦见平复。仍宜清脑开窍宁神。

处方同前，改竹沥半夏为仙半夏 9 克，加柏子仁 10.5 克。

十四诊：12 月 15 日。脉象精神均有起色，语言亦爽，神呆未愈，夜寐少安。再与宣窍安脑宁心，以冀早复健康。

处方同前，除柏子仁，加朱灯草三束。

十五诊：12 月 21 日。迭投宣窍安脑宁心化痰之剂，夜卧已安，语言渐清，步履未健。再进养血安脑、舒筋活络之方。

全当归 6 克　白芍药 9 克　淡远志 9 克　淮牛膝 12 克　竹沥半夏 12 克　代赭石 12 克　野百合 15 克　朱茯神 12 克　嫩桑枝 15 克　石菖蒲 4.5 克　新会皮 4.5 克　磁朱丸 18 克，包煎

十六诊：12 月 23 日。证势日见转机，夜寐得酣，语言渐清，足力渐健。再从前法增损之。

处方同前，除野百合、嫩桑枝，加川续断 9 克。

十七诊：12 月 27 日。脉象日有进步，精神亦见好转，神呆尚未全复。再进一步安脑宁心。

白当归 9 克　新会皮 4.5 克　朱茯神 12 克　竹沥半夏 12 克　白芍药 9 克　淮牛膝 12 克　代赭石 15

克　合欢花6克　淡远志9克　柏子仁9克　九节菖蒲9克　磁朱丸15克,包煎

十八诊：1939年1月2日。病势日见平复，脉象精神均有起色。再与调养。

处方同前，除白芍药、代赭石、柏子仁、磁朱丸，加北沙参9克、紫丹参6克、酸枣仁（微炒）9克。

十九诊：1月6日。证势日见平复，再进调养。

潞党参10.5克　生绵芪9克　砂仁2.4克　拌熟地黄12克　宋半夏12克　新会皮4.5克　云茯苓10.5克　淡远志9克　白当归6克　代赭石15克　怀牛膝12克　石菖蒲4.5克　白芍药9克

二十诊：1月10日。迭进调养之剂，受之安然，精神较振，再从前意扩充之。

大潞党12克　生绵芪12克　砂仁2.4克　拌大熟地12克　宋半夏12克　淡远志9克　白当归6克　代赭石18克　白芍药6克　新会皮4.5克　朱茯神12克　九节菖蒲4.5克

《方公溥医案》

翟竹亭

馨山继室，年三十余，八月染病。招余往诊，得肝脉弦数已极。余告曰：肝之一脏，在天为风，在四时为春，在五行为木，在人为肝。又云："诸风掉眩，皆属于肝。"今肝脉如此弦数，惟恐风将作矣。馨山不甚介意，后于来日午时仓皇招余往，至时，但见目闭口开，两手握固，六脉洪大无伦，形如死尸，问之不语，此是类中风之热也。又恐药不济急，用针刺少商、厉兑、少泽、人中、上星、百会诸穴，以泻脏腑之热。刺已，人事稍醒，又服平肝清热药，一帖痊愈。方开于后。

当归6克　川芎10克　生地18克　白芍15克　羚羊角6克　龙胆草10克　丹皮10克　甘草6克
水煎服。

《湖岳村叟医案》

刘昆叔

濮秋丞，年八十三岁，为安徽芜湖人，现住上海市常熟区嘉善路三十七弄一号。于一九五二年六月十七日下午三时，忽然中风，立即求治于夫子，夫子曰：病诚危急，果能慎之始终，其效必近。若始而不慎，坐失机宜，虽不即死，亦必久延难疗。果如夫子言，共诊七次，服药二十五剂而痊愈。且康健如昔，步履如未病时。总计五次出诊，两次门诊。

初诊：一九五二年六月十七日。卒中风，口噤不能言，奄奄忽忽，神情闷乱，身体缓纵，四肢垂曳，皮肉痛痒不自知。方用：荆芥四钱　菊花四钱　防风三钱　秦艽三钱　威灵仙三钱　钩藤三钱　川芎一钱　细辛七分　麻黄六分　桂枝一钱　云母石一两

二诊：十八日。得微汗，度来苏，身体渐能收持。方用：荆芥四钱　菊花四钱　防风三钱　秦艽三钱　威灵仙三钱　钩藤三钱　川芎一钱　细辛七分　麻黄六分　桂枝一钱　云母石一两

三诊：十九日。眠食安，肢体遂，神情舒适，知感恢复。方用：荆芥四钱　菊花三钱　秦艽三钱　威灵仙三钱　钩藤三钱　天麻二钱　伸筋草三钱　刺蒺藜二钱　生白芍药二钱　云母石一两

四诊：二十三日。方用：荆芥三钱　菊花三钱　秦艽三钱　天麻二钱　生白芍药三钱　独活二钱　薏苡仁五钱　贝母二钱　磁石五钱　云母石一两

五诊：二十六日。方用：荆芥三钱　菊花三钱　天麻二钱　生白芍药三钱　贝母二钱　蚱蝉二钱　僵蚕三钱　磁石五钱　云母石一两

六诊：三十日。方用：荆芥三钱　菊花三钱　生白芍药三钱　蚱蝉二钱　天门冬三钱　黄精四钱　珍珠母五钱　磁石五钱　云母石一两

七诊：七月五日。方用：荆芥二钱　菊花三钱　天门冬五钱　黄精五钱　桑椹三钱　橘白三钱　珊瑚二钱　玛瑙二钱　珍珠母五钱　云母石一两

《鲁楼医案》

孔伯华

牟男，七月二十日。素患手指麻木，卒为风邪所中。经云："厥气走喉而不言。"陡然舌强，语暗，右手不用，足软无力，咳而痰壅，舌中苔垢，边缘赤，脉浮而弦。先予芳香辛凉开窍，以驱风邪。

麻黄一分五，先煎去沫　天竺黄三钱　蝉衣三钱　生石膏八钱，先煎去沫　广藿梗三钱　桃仁二钱　杏仁二钱　桑寄生八钱　竹茹六钱　滑石块四钱　磁朱粉三钱，先煎　莲子心二钱　鲜菖蒲根四钱　威灵仙三钱

苏合香丸一粒（分化），二剂。

二诊：七月二十三日。前方药晋服两剂，诸恙渐轻，痰咳均少，声音渐出而仍不成语，手已渐用，寝食二便如常，舌赤苔腻。风中心脾，舌络仍强，脉象同前，亟宜解语汤加减之。

生石膏六钱，先煎　桂枝尖五分　连翘心三钱　羌活七分　鲜石斛六钱　防风三钱　蝉衣二钱　橘红钱半　明天麻七分　桑寄生八钱　生甘草五分　菖蒲三钱　天竺黄三钱　威灵仙四钱　竹沥水三钱　羚羊一分

牛黄清心丸一粒（分化），三剂。

三诊：风邪已渐平息，言语已恢复，第阴分本属不足，肝脾更是虚馁，足肢仍是困疲，不良于行，脉细弦。再依培气固本之法。

生石决明两，研先煎　熟地黄三钱，砂仁五分拌　干百合五钱　附片五分　淡苁蓉两半　龟板三钱　桂枝尖七分　独活五分　全当归三钱　桑寄生两　伸筋草五钱　茯苓五分　生黄芪两　杜仲炭三钱　鸡血藤五钱　土炒杭芍二钱　吉林清水人参二钱，另煎兑入　三剂。

《孔伯华医集》

章成之

归男。平素嗜酒，右额掣痛时作，两日前骤然口眼㖞斜，左半身不用。此中风之的候，现代所谓脑出血者是。所幸神志尚未完全模糊，语言亦不謇涩，表示脑出血范围尚无扩大漫延，治疗得当，生命或可保全。

龙胆草1.5克　芦荟3克　丹皮9克　当归9克　草决明9克　川贝母9克　远志6克　蚤休9克　指迷茯苓丸15克，包煎　竹沥60克，分冲　牛膝12克

二诊：中风古人有中脏、中腑、中经、中络之分。中脏乃脑出血之弥漫不易吸收，危证也；中腑较中脏为轻，大致是脑部小血管破裂，或血栓形成；中经、中络多属神经末梢疾患，局部

机能失其作用而已。患者平素嗜酒而面色潮红，血压亢进可知。此番虽中而神志逐渐清晰，腿足之强硬亦能屈伸，乃中腑之类也。两足浮肿，血压高者，非心脏病即肾脏病；其脉细，属于心脏病居多。但中风者之强心剂最宜审慎；质言之，强心而不增高血压是也。古方地黄饮子最为的当。

生熟地各18克　远志肉6克　枸杞子9克　川石斛9克　五味子4.5克　炮附片9克　巴戟天9克　怀牛膝9克　当归12克　破故纸9克　炙草3克　大便不通加竹沥60克，分冲。海带煨汤常服。

钱男。古今医籍以中风居杂病之首，以其变起仓猝，而施治不易也。张伯龙氏根据《内经》"血之与气，并走于上，则为大厥"之说，创介类潜阳、导血下行之法，为治中风辟一新途径。今师法之，为订常服之方。

全当归60克　明天麻60克　制首乌90克　潼白蒺藜各45克　川贝母45克　旱莲草45克　京赤芍45克　怀牛膝120克　女贞子90克　粉丹皮60克　煅石决明45克　藏红花24克　大熟地120克　淡昆布30克　杭白芍60克　豨莶草90克　宣木瓜60克　络石藤45克　嫩桑枝90克　炙僵蚕90克　蝎尾15克

上药共研细末，用阿胶120克，烊化，和蜜为丸，每服9克，早晚各一次。

陈女。中风一证，前人有外风、内风之分，有真中、类中之别。内风即现代所称之脑溢血。此病以出血面积之大小、吸收之迟速而定其预后。一蹶不复者为真中；遗留偏枯不遂，或麻木不仁者为类中。如年事已高，而见偏废，其废在六十日不恢复者，即难根治。考初中而能苏者，生命多能保全。治偏废之法，扼要有二：一者营养疗法，前人有"治风先治血，血行风自灭"之说；二者恢复神经之麻痹，古人有祛风之说。此二者奏效皆缓。今拟方如下：

全当归12克　制首乌9克　牛膝12克　枸杞子9克　白芍9克　豨莶草12克　川断9克　炙僵蚕9克　蝎尾1.8克　大活络丹1粒，入煎　竹沥60克，分冲

另：常服海带汤，生西瓜子或菊花煎汤代茶。

以上出自《章次公医案》

张汝伟

王金富，年八十，苏北，住钜鹿路一百零九弄三号。高年血衰气弱，痰火内扰，肝火上逆以生风，风火相扇。以致神糊自汗，二便不通，口噤不语。《金匮》所谓奄忽不知人，舌强不能言者，曰风懿之证。诊脉浮大洪数，防热甚内闭，而致脱陷。勉以清心化痰宣窍之法，以冀神清能语为要。

至宝丹一粒，研细用开水分二次药汁吞服　陈胆星　九节菖蒲　明天麻各一钱　川贝母　朱茯神　山栀仁　连翘心各三钱　苍龙齿四钱　左牡蛎八钱，先煎　淡竹叶一钱　广郁金钱半

本证始末：此证由无量寿药肆介绍去诊，此方服后，觉得神清能语，稍进薄粥。因经济困难，不再医治，不再服药。休养十天以后，觉得起床如常，亦意想不到也。

方义说明：按：中风一证，不外风、火、痰三项，体虚直中所致。此因藜藿之体，肝肾不至过亏。脉来浮大洪数，故用至宝丹开窍清心，胆星化痰，菖蒲通气，天麻熄内风，山栀清心热，茯神镇心神，郁金解气郁，川贝化痰热，连翘、竹叶以清心热而熄风，龙齿、牡蛎镇摄其上越之火，所以能见效。但此人肾气不亏，为第一要务，恐非一般均能如是之易也。

贾少岩，年五十二，南汇。肾气素亏，平素小便不禁，夜间时有遗溺，摄纳机能，早已不固，值春阳发动，忽头晕目眩，手指麻木，时而形寒，时而烘热，脉左弦右滑。须防跌仆，类中之虞，先与养血熄风，柔肝化痰治之。

明天麻 化橘红各一钱 象川贝 潼白蒺藜 黑穞豆 炒白芍 夜交藤 炒泽泻各三钱 石决明 左牡蛎各一两，先煎 淡竹叶一钱

二诊：肝阳已平，麻木头晕均止，肝气不止逆而下泄，大便溜水，盗汗如雨，神思倦怠，良由内风暂熄，积湿伤及中气，故自汗而自便。亟宜补气建中，俾有砥柱乃妥。

土炒绵芪 大白芍 山萸肉 生淮药 冬瓜子皮 云茯苓 糯稻根各三钱 川桂枝三分 炙甘草一钱 红枣二个 土炒于术钱半 煅牡蛎一两，先煎

三诊：进大建中法，盗汗少而便溏止，胃气已醒，纳食颇香，神情仍倦，嗜卧，小溲少，苔黄腻。今宜疏化，先补后消之法也。

土炒花皮 生熟苡仁 茯苓皮 车前子包 冬瓜子 糯稻根 益元散包，各三钱 防风根土炒 台白术土炒 青陈皮各钱半，炒 大腹皮二钱 南枣三个

本证始末：贾少岩君是久大砖灰行主，住徐家汇路。此证共诊五次，诸恙痊愈，惟在第二诊时，许多亲友见他形寒，误以为外感，主张要表散，亦有谓便泄自汗，误以为脱，要用附桂酸涩。伟力主补益中气为要，得能收效者，平日能深信之功也。

方义说明：第一诊方，除天麻、潼白蒺藜熄风柔肝，决明、牡蛎镇降固阴，治其标证外，余如穞豆、白芍、夜交藤等清养肝肾，橘红、二贝化痰，泽泻、竹叶清无形之热，统是顾本。第二方是肝木侮脾之根本问题，当时又有些表邪，又有些湿痰，肾气虽虚，不能用滋腻之品，故仅用芪、术以补中，萸肉、白芍以和阴，桂枝、甘草建中以和阳，淮药、牡蛎、糯稻根以止泄与汗，云苓、冬瓜子以运之也。第三方，正气得立基础，余湿亟宜肃清，故以理湿为主，而仍不放松健脾，此是立方之要旨。

以上出自《临证一得》

冉雪峰

汉口剧界余洪元，前当六十岁时，曾患中风，口眼㖞斜，半身不遂，卧床不起，不惟不能坐行，且不能转侧，面赤气粗（风犹未熄），痰声漉漉，神识半昏，时或晕瞀，食不易下，非难吞即自落下。时历四月，中西方药无效，延予诊治。脉乍密乍疏，弦劲中带滞涩象，病机脉象均颇坏，此病乃《素问》所谓血之与气，并走于上，则为大厥，血菀于上，使人薄厥。病者年逾花甲，春秋已高，献身文艺界，无暇休息，平时血压即高，工作又忙，烦劳则张，平衡失驭，风阳上冒，激荡不宁，均是促成此病暴发因素。且病逾百日，犹复面赤气粗、气血上并，冲激未已，病之坏处在此。然气来犹盛，未成痼疾，以我阅历，病犹可愈。此际治疗，镇敛浮越，平戢孤亢（熄未熄之风），冀可暂免急遽变化，再商办法。拟方：白薇、百合各三钱，龙骨、牡蛎各四钱，紫石英、灵磁石、赤石脂各三钱，寒水石、滑石各六钱，大黄一钱五分，铁锈末三钱，荆沥、竹沥各五钱（二沥冲服）。一星期略安，得大便一次，原方减大黄为一钱，加琥珀末五分，怀牛膝四钱。又一星期渐佳，大便二次，面赤气粗，痰壅神昏等象锐减，手足能动，勉能起坐，原方去大黄、铁锈，加鲜生地一两，山萸肉三钱。约二星期，病愈大半，后于前方去寒水石、滑石、荆沥，时加菖蒲、泽兰、甘松、橘络、青木香等，前后约六十日，全愈。

汉口高某，其爱人患中风，口眼㖞斜，半身不遂，言语謇涩，转侧维艰，延予商治。见其颜面灰白，并不红润，脉亦微弦劲，并不数急，无诸热型，看不出热极生风、风阳上冒等象。以为实则非纯实证，且年方四十岁月，并不为老，身犹壮健，体质并不为弱；以为虚则非纯虚证，病机不甚紧迫，病理却多分歧。询知经事适来，偶因烦劳折回。予曰：盖月事轮回，偶因情志激荡阻隔，迫而逆流上冲，干犯于脑，不显气盛热炽等象，只显半身不遂，不显神识昏瞀者，此与血厥、血晕类似，乃中风病之又一原因，不得局限外风一途，亦不得局限任何原因之一途。拟用许氏白薇汤及杨氏紫金丸合裁加减：白薇四钱，归尾、白芍各三钱，甘草一钱，怀牛膝三钱，白茅根四钱，橘络一钱，青木香五钱，同煎，紫金丸三钱（即蒲黄、灵脂二味炼制），用前药汁二次吞服。三剂，经畅行，手足渐次活动，原方去紫金丸，续服三剂，渐能起坐。前方去牛膝，归、芍加为各五钱，守服一星期，全愈。病者已能用人牵扶步行住宅左右一周，自示能行以为快。上案侧重降逆豁痰，此案则侧重消瘀通络，因病施治。

康某，湖北人，向在汉营商，年五十。体弱阴亏，素患头晕心慌，不安寐，状若怔忡，当时（解放前）竞逐互争，操烦过度，精神因愈损坏，突而昏仆，口眼㖞斜，言语謇涩，半身不遂，不能转侧，面间热气虽不甚大，而唇色过赤，脉弦数。弦为阳伤，数则为热，阴不与阳平，阳不秘藏，烦劳则张，气血上并，世所谓阴虚生内热，阳化为风，厥阴虚风上巅者。拟润沃阴液，戢敛浮越，逐瘀通络，豁痰醒窍。方用：干生地二两蒸绞浓汁，大黄一钱渍取清汁，藏红花八分酒拌沸水渍，犀角八分磨汁，鲜竹沥六钱，五味和匀，炖微温，二次服。三剂，病略减；再三剂，又减；改为煎剂：白薇、百合各四钱，生地八钱，山萸肉三钱，茯神、枣仁各三钱，龙齿三钱，珍珠六钱，怀牛膝、白茅根各四钱，甘草一钱，续进六剂，更大减。后各随病机，加桑螵蛸、阿胶、泽兰、木香之属，约二十剂，全愈，能步行出街。查中风多属实证，然亦有血不营周，气不充贯（不仅贫血，而且少气），纯属虚证。且有虚实错杂，互为因果，或下虚上实，上实下虚，或虚中夹实，实中夹虚。此案乃下虚上实、实中夹虚之一例。

万县苏某，湖北人，寓万多年，抗日战争时期，苏年六旬，春秋不高，体不胖，亦无中风素质，偶尔跌仆，感觉心烦头晕，手足麻痹。湖北同乡某因他事往晤，自谓知医，为处方，满纸参、芪、术、附、麻、桂、羌、薄。服二剂，因而口眼㖞斜，半身不遂，昏瞀不知人，痰声漉漉，势颇危殆，此时已音暗不语，语亦不明晰，请予往诊。脉弦数劲急。气升痰升火升，一派风火激荡，实证景象。拟方：鲜生地汁二两，大黄（泡汁）一钱，白薇、百合各四钱，怀牛膝六钱，石决明八钱，犀角（磨汁）八分，鲜石菖蒲六分，天竺黄三钱，竹沥八钱，白薇等六药煮取一杯，兑入三汁一沥，分三服，日二夜一。明晨复诊，气火略平，神识略清，见予知点头。以多日未大便，原方去菖蒲、竺黄，加火麻仁、郁李仁（研）各三钱。越日再复诊，病机大转，已能言。后因误信人言，改请他人诊治，以致病情剧变，方隔三日，街市即传苏已病故，我深为愕然。此事始误在彼之漫不经心，后误在彼之仓皇失措。

以上出自《冉雪峰医案》

陆观虎

孙某某，男，54 岁。

辨证：中风（右）。

病因：血虚有痰。

证候：口木，右脸作肿，右上下肢不利。脉细。舌质红，苔浮黄腻。

治法：息风开痰，通经活络。

处方：钩藤 24 克，后下　陈皮 6 克　嫩桑枝 30 克，酒炒　羌独活各 1.5 克，炙　丝瓜络 6 克，炙　宣木瓜 9 克　制半夏 6 克　杭白芍 15 克　制僵蚕 9 克　粉丹皮 6 克，水炒　大活络丹 1 丸，包煎

方解：钩藤、制僵蚕、杭白芍、粉丹皮平肝息风，活血消肿。陈皮、半夏、宣木瓜开痰除湿痹。桑枝、丝瓜络、大活络丹舒筋活络，利关节。羌独活去伏风、游风。

王某某，男，48 岁。

辨证：中风（右）。

病因：血虚有痰。

证候：右侧不遂，语謇。偏中七年，只宜缓图求效。脉细。舌质红，苔浮白腻。

治法：活血通络，祛痰渗湿。

处方：钩藤 9 克，后下　海风藤 9 克　指迷茯苓丸 9 克，包　大小蓟各 6 克　丝瓜络 9 克　猪赤苓各 9 克　归尾 9 克　木瓜 9 克　焦苡米 12 克　僵蚕 9 克　桑枝 30 克

方解：钩藤、僵蚕、指迷茯苓丸豁痰开结，平肝息风。焦苡米、猪赤苓健脾利湿，治痰之本。海风藤、丝瓜络通经活络。宣木瓜、桑枝利关节，通四肢。归尾、大小蓟养血活血，治病之本。

何某某，男，42 岁。

辨证：中风（右）。

病因：血虚有痰，气血不周。

证候：右侧不遂，语謇。脉细弦。舌质红，苔浮黄。

治法：豁痰开窍，平肝通络。

处方：桑枝 30 克　晚蚕沙 9 克　钩藤 9 克　木瓜 9 克　天仙藤 9 克　石决明 12 克　菖蒲 9 克　海风藤 9 克　丝瓜络 6 克　僵蚕 9 克　大地龙 9 克　苏合香丸 1 丸，包　指迷茯苓丸 9 克，包

方解：菖蒲、指迷茯苓丸、苏合香丸豁痰开窍，治其语謇。桑枝、海风藤、丝瓜络、晚蚕沙、木瓜、天仙藤、地龙舒筋活络，通利关节。石决明、钩藤、僵蚕平肝潜阳。

二诊：右侧不遂，语言已利，病已十天。脉细数。舌质红，苔浮白。

处方：桑枝 30 克　海风藤 9 克　木瓜 9 克　大小蓟各 6 克　归尾 6 克　竹茹 9 克　钩藤 9 克　僵蚕 6 克　大活络丹 1 丸，包　指迷茯苓丸 9 克，包　苏合香丸 1 丸，包

方解：原方减晚蚕沙、天仙藤、丝瓜络、大地龙、石决明。加归尾、大小蓟以养血活血。竹茹祛痰。大活络丹行瘀开结，入于经络，治其右偏不利。

孙某某，男，26 岁。

辨证：中风。

病因：血虚有痰，气血不周。

证候：右上下肢不遂已八个月，口歪语謇较初发好转。脉细弦。舌质红，苔浮黄。

治法：养血豁痰，通经活络。

处方：石菖蒲9克　炙僵蚕9克　天竺黄6克　羌独活各9克　大地龙9克　嫩桑枝30克　大小蓟各9克　天仙藤9克　宣木瓜9克,酒洗　当归尾9克,酒炒　苏合香丸1丸,冲

方解：石菖蒲、炙僵蚕、天竺黄、苏合香丸解郁开窍，豁痰宁心，止其口歪语謇。大小蓟、当归尾养血活血。大地龙、嫩桑枝、天仙藤、宣木瓜舒筋活络，通利关节。羌独活搜风胜湿。

二诊：右上下肢不遂九个月，手凉语謇见顺。脉细数。舌红，苔浮黄。

处方：大小蓟各9克　天仙藤9克　嫩桑枝30克　当归尾9克,酒洗　海风藤9克　宣木瓜9克　忍冬藤9克　鸡血藤9克　指迷茯苓丸9克,包煎　羌独活各3克　小活络丹1丸,包煎

方解：当归尾、大小蓟、鸡血藤养血活血。天仙藤、海风藤、忍冬藤通经活络。嫩桑枝、宣木瓜利节关。羌独活入足少阳、足太阳经搜伏风。指迷茯苓丸豁痰，小活络丹通络。

周张氏，女，68岁。

辨证：中风。

病因：年高，气血虚衰，肝肾不足，风从内生致中风兼有痰阻。

证候：语謇，左半身不利，步履不便，痰多，乏味。脉细弱。舌质红，苔浮黄。

治法：平肝化痰，宣窍通络。

处方：石菖蒲6克　陈胆星6克　杭白芍6克　制女贞子6克　木瓜9克　珍珠母12克　竹沥15毫升,冲　半夏6克　丝瓜络6克　石决明9克　酒桑枝15克　天仙藤9克　海风藤6克　薄橘红6克

方解：木瓜利其筋骨。桑枝通利经络。白芍、女贞子补益营血而治半身不利。竹沥、陈胆星、半夏、薄橘红利湿化痰。菖蒲宣窍解謇。石决明、珍珠母入肝肾潜阳平肝。天仙藤行气活血。丝瓜络宣通经络。海风藤追风以治瘫痪。

刘某某，男，69岁。

辨证：中风。

病因：年高，气血俱虚，风邪乘虚而入。

证候：纳呆，左半身不利。脉细。舌质红，苔浮黄腻。

治法：祛风舒筋，利湿化痰。

处方：焦稻芽9克　陈皮丝6克　天仙藤9克　丝瓜络6克　制僵蚕6克　钩藤9克,后下　制半夏6克,后下　海桐皮9克　桑枝30克　海风藤9克　木瓜6克　左秦艽6克　指迷茯苓丸9克,包煎

方解：以丝瓜络、桑枝、天仙藤活络，海风藤、秦艽、木瓜疏风以强筋骨。半夏燥湿化痰。陈皮、稻芽醒脾以进食。僵蚕化中风之痰。指迷茯苓丸以化痰涎。海桐皮以除风湿理腰膝。钩藤舒筋络祛肝风。

二诊：纳少，左半身见利，乏力。脉细数。舌质红、苔薄黄。

处方：焦稻芽15克　天仙藤9克　左秦艽6克　钩藤15克,后下　陈皮丝6克　海风藤9克　白僵蚕9克　半夏曲6克　海桐皮9克　桑枝15克　木瓜9克

三诊：纳少，左半身已利，但仍乏力。脉细弦。舌质红，苔微黄。

处方：嫩钩藤30克　宣木瓜18克　左秦艽9克　白僵蚕18克　炙半夏18克　陈皮丝9克　海桐皮18克　五加皮18克　天仙藤18克　嫩桑枝60克　生地黄30克　羌独活各9克　全当归30克,酒炒

海风藤 18 克　白术 30 克, 土炒　共为末, 面糊为丸, 梧桐子大, 每服 6 克, 每日早晚开水送下。

方解：此方为濡筋祛风、调养气血以善其后。

赵张氏, 女, 34 岁。

病名：中风（右）。

病因：邪风未清, 湿热内蕴。

证候：右头、脸作肿生疖, 心悸, 右半身不利, 视物模糊。脉细弦。舌质红, 苔浮刺。

治法：活络驱风, 清热利湿。

处方：连翘 6 克　大小蓟各 6 克　嫩桑枝 30 克　蒲公英 9 克　宣木瓜 9 克　丝瓜络 6 克　忍冬藤 9 克　海风藤 9 克　当归尾 9 克　天仙藤 9 克　指迷茯苓丸 9 克, 包

方解：连翘、大小蓟、当归尾、蒲公英解毒、活血、清热, 散其疖肿。天仙藤、海风藤、忍冬藤、丝瓜络驱风活络。嫩桑枝、宣木瓜除湿痹, 利关节。指迷茯苓丸豁痰开结。

田某某, 女, 29 岁。

辨证：中风右上下肢不仁。

病因：痰热郁盛, 风邪入络。

证候：右上下肢不仁, 喉堵心悸, 夜不能眠, 舌歪, 子舌下垂, 咳嗽乏力, 痰多, 月水方至。脉细弦。舌质红, 苔浮黄。

治法：清热熄风, 化痰养血。

处方：钩藤 15 克, 后下　朱连翘 9 克　炒竹茹 6 克　大贝母 9 克　生枇杷叶 4 克, 拭毛包　冬瓜子 4 克　龙胆草 6 克　延胡索 9 克　益母草 9 克　当归尾 6 克　杭白芍 9 克　淡子芩 6 克　粉丹皮 6 克

方解：当归、杭芍、益母草、延胡索、子芩、丹皮调经养血兼清血分之热。竹茹、龙胆草、钩藤凉肝镇静息风。冬瓜子、大贝母、生枇杷叶、朱连翘清热化痰止咳。

二诊：咳嗽已止, 月水方净, 痰减, 右上下肢稍能动转。口歪未正。仍按原方去冬瓜子、生枇杷叶、延胡索、益母草, 换川芎 4 克、鸡血藤 9 克以活血, 秦艽 6 克活血荣筋, 橘络 4 克以达其络。

李某某, 男, 54 岁。

辨证：半身不遂（右）。

病因：平素痰热互滞, 兼以风湿入络。

证候：口歪, 右上下肢不利, 将二年, 心悸时作, 痰不易咯。脉细弦。舌质红, 苔浮白。

治法：熄风化痰, 祛湿通络。

处方：钩藤 9 克　桑枝 15 克　黛蛤散 9 克, 包　僵蚕 5 克　竹沥 9 克　半夏 9 克　木瓜 9 克　丝瓜络 6 克　炒枣仁 6 克　薄橘红 6 克　天仙藤 9 克　海风藤 9 克

方解：钩藤、僵蚕清头目熄内风。橘红、竹沥、半夏、黛蛤散凉肝化痰。桑枝、木瓜达四肢祛风湿。丝瓜络、天仙藤、海风藤通络散风。炒枣仁宁心安神。

二诊：口歪, 右上下肢不利已减轻。痰络已顺, 少腹作痛, 夜眠不安, 心悸已减。脉细弦。舌红, 苔微白。偏中未复。

处方：前方去天仙藤、黛蛤散、丝瓜络、炒枣仁, 加茯神 9 克、远志肉 6 克补心气, 指迷茯

苓丸9克、羌独活6克。

三诊：口歪见正，右上下肢见利。脉细。舌质红，苔薄黄。偏中见缓，嘱日服大活络丹一丸以治偏枯。

袁夏氏，女，58岁。

辨证：中风。

病因：肝风挟痰。

证候：右上肢麻木，乏力头晕，纳呆语謇，便稀。脉细数。舌质红，苔浮黄。

治法：镇肝豁痰。

处方：钩藤15克，后下　海风藤9克　嫩桑枝30克　白蒺藜9克，去刺炒　天仙藤9克　宣木瓜9克　杭甘菊6克　天竺黄6克　生赭石9克　石菖蒲9克　忍冬藤9克　石决明12克　指迷茯苓丸6克，包煎

方解：钩藤、白蒺藜、杭甘菊、石决明镇肝熄风。天竺黄、石菖蒲、生赭石、指迷茯苓丸宣痰开窍。嫩桑枝、宣木瓜温经通络以止肢麻。海风藤、天仙藤、忍冬藤舒筋活络。

黄某某，男，46岁。

辨证：中风（右）。

病因：内热受风。

证候：头晕口干，右肩麻木。脉细弦。舌质红，苔微黄。

治法：疏风清热。

处方：白蒺藜9克，去刺炒　丝瓜络6克，炙　嫩桑枝30克　宣木瓜9克，洗　杭甘菊6克　石决明12克，捣包　忍冬藤6克　苏薄荷6克，后下　花粉5克　竹茹5克

方解：苏薄荷辛凉解表。花粉润燥以止口干。竹茹清肺金之燥，开胃土之郁。石决明、白蒺藜、杭甘菊平肝潜阳。忍冬藤、天仙藤、丝瓜络通经活络。宣木瓜、嫩桑枝达四肢、利关节。

二诊：头胀，发热，流涕，身酸，右上肢麻。脉细数。舌质红，苔微黄。

处方：冬桑叶6克，水炙　丝瓜络6克，炙　石决明9克，杵包　白蒺藜9克，去刺炒　赤芍9克　陈皮6克　杭甘菊6克　炒栀子6克　川通草3克　忍冬藤9克　苏薄荷4克，后下

方解：冬桑叶、苏薄荷辛凉解表。炒栀子、川通草清利三焦。陈皮、丝瓜络和肝胃。白蒺藜、杭甘菊、石决明平肝潜阳。炒赤芍清肝热。忍冬藤通经络，利关节。

以上出自《陆观虎医案》

赵海仙

素本内虚外实，多湿多痰。湿痰入于血脉，左偏不遂、麻痛，并形步履乏便，持握维艰，口眼歪斜。间有舌强，胸烦懊憹。入夜少寐。脉象弦劲而滑。类中之根已著，证势日久，非徐图不可。

半夏粉一钱五分　福橘皮络各七分　仙鹤草一钱五分，鸡右翅血炒　木防己一钱　牵正散一钱　鹿衔草二钱　制南星一钱　路路草一钱五分　桑寄生一钱　川木瓜三钱　络石藤一钱五分　通络散五分

《寿石轩医案》

施今墨

龙某某，女，59 岁。平素患高血压病，一月以前突然中风不语，急至医院抢救。口歪，语言不清，右半身不遂，经治月余，诸证稍见转好。出院后，拟服中药治疗，现证为语言不利，心烦不眠，右半身不用，下肢有痛感，口干思饮，小便多而黄，大便干燥。血压 170/100 毫米汞柱。舌苔白厚，中间带黑，脉寸关均弦，尺脉弱。

辨证立法：年近六旬，气血已亏，下虚阳亢，血压过高。经云："邪之所凑，其气必虚"，内因为主，外因为由。突然中风，血络壅阻，以致口歪舌强，语言不利，半身不用。血行不畅，心脑失养，郁则生热，遂有心烦不眠、口干便结、舌苔中黑诸证。脉寸关弦而尺弱，是为上充血、下元虚之象。拟用清热安神、通调血络法。

处方：夏枯草 10 克 炒远志 10 克 朱茯神 12 克 枳实炭 6 克 青竹茹 10 克 川黄连 4.5 克 陈皮炭 10 克 淮牛膝 10 克 朱寸冬 6 克 炒香豉 10 克 生栀仁 6 克 酸枣仁 12 克 甘草梢 3 克

二诊：前方服二剂，大便通畅，是属腑气已通，血络行将通达之兆，他证尚未轻减，再拟引血下行，调节盈亏。

处方：首乌藤 15 克 生蒲黄 10 克 磁朱丸 6 克，秫米 12 克同布包 怀牛膝 10 克 桑寄生 15 克 嫩桑枝 15 克 紫石英 12 克 紫贝齿 12 克 酸枣仁 18 克，生炒各半 朱茯神 12 克 干石斛 12 克 清半夏 6 克 茺蔚子 10 克 炒远志 10 克 合欢花 10 克 甘草梢 3 克

三诊：前方连服五剂，睡眠较好，但仍不实，心烦口干，均见轻减，舌苔薄白，已无厚黑之象。拟用黄连阿胶鸡子黄汤化裁，并施针灸治疗，以期速效。

处方：川黄连 4.5 克 朱寸冬 10 克 朱茯神 10 克 桑寄生 18 克 嫩桑枝 18 克 茺蔚子 12 克 怀牛膝 12 克 干石斛 12 克 夜交藤 15 克 合欢花 10 克 炒远志 6 克 生枣仁 15 克 生栀仁 6 克 杭白芍 10 克 炙甘草 4.5 克 双钩藤 12 克 陈阿胶 10 克，另烊兑服

另：生鸡子黄 2 枚，分二次调下。

四诊：又服五剂，睡眠比前更好，口渴心烦均减轻，头尚晕，小便有时黄，原方再服三剂。

五诊：服药后睡眠已达七小时之多，头晕见好，精神转健，自觉右脚有血往下行之感，手微酸，右臂痛。再予丸方，仍配合针灸治疗。

处方：绵黄芪 18 克 野党参 60 克 地龙肉 30 克 净桃仁 60 克 川红花 30 克 蕲蛇肉 60 克 川桂枝 30 克 全当归 60 克 明玳瑁 30 克 明天麻 30 克 酒川芎 30 克 杭白芍 60 克 白蒺藜 60 克 大生地 60 克 天麦冬各 30 克 干石斛 60 克 五味子 30 克 何首乌 60 克 真黄精 60 克 东白薇 30 克 金狗脊 60 克 云黄连 30 克 酸枣仁 60 克 磁朱丸 30 克 云茯神 30 克 怀牛膝 60 克 远志肉 30 克 夏枯草 60 克 条黄芩 60 克

共研细末，蜜为丸，每丸重 10 克，每日早晚各服 1 丸，本方可服半年，感冒发烧时停服。

范某某，男，39 岁。平素血压高，经常觉头脑发胀昏晕，看书更觉不适，视物模糊。就诊前三个星期，突觉语言、咀嚼时口唇活动不便，逐渐加重，右侧口眼歪斜，饮水顺嘴角漏出，后头皮有时疼痛。经针灸及理疗，稍见好转，效果不甚显著，拟加用中药治疗。舌苔薄白，质略红，脉象弦细而数。

辨证立法：平素肝阳亢盛，故有血压增高、头脑晕胀、视物模糊诸证，阳亢风动，风痰窜扰经络，气血阻滞不通，遂致口眼歪斜，拟用平肝熄风、活血通络治之。

处方：双钩藤12克 白僵蚕5克 制全蝎5克 地龙肉6克 白蒺藜12克 生蒲黄10克 北防风5克 酒川芎5克 杭白芍10克 节菖蒲6克 干石斛15克 全当归6克 炙甘草3克

二诊：前方连服四剂，自觉口角发麻，右眼看书时发胀模糊，后头处仍时疼痛。病属慢性，宜服丸药。

处方：白蒺藜60克 石决明30克 制全蝎15克 白僵蚕30克 草决明30克 地龙肉30克 双钩藤60克 密蒙花60克 酒川芎15克 节菖蒲30克 谷精草60克 杭白芍60克 干石斛60克 寻骨风30克 明玳瑁30克 细生地60克 木贼草15克 明天麻15克 鹿角霜30克 生蒲黄30克 全当归30克 炙甘草30克

共研细末，蜜为丸，每丸重10克，每日早晚各服1丸。

以上出自《施今墨临床经验集》

附：口僻

秦昌遇

一人患口喝不正，四肢拘急，将及月余，百药不效。延至半年，时常恶风、自汗。余诊，左脉浮紧，右脉洪缓。此风客阳明胃经，留而不去，郁而为热，理应散之。病家曰："服表药已多，如小续命是也。"予曰："前方半多热表之剂，服之当剧，何能愈耶？"又曰："单发药亦服多矣，重则麻黄、桂枝、羌活、独活，轻则防风、白芷、柴胡、干葛，以至天麻、秦艽、荆芥、薄荷之类，无不尽试。"予曰："宜其不愈也，益此证。邪在一经，诸药虽多属发散之品，然杂而无主，不能专入一经。而各经之无邪，诛伐太过，徒足以虚其表而安能去其疾哉？故反见恶风自汗而无救于口之歪也。经曰：胃足阳明之脉，挟口环唇。所生病者，口喝唇斜。是知此证乃阳明胃经之证也。前药即有一二入阳明，从咻一传，何以成功？"因用葛根五钱、升麻二钱，重剂以逐阳明固结之邪；白芷二钱、僵蚕一钱半，以达头面不正之气；黄芪一钱半，以固周身疏泄之表；桔梗一钱、甘草五分，桂枝载诸药上行。本乎天者，亲上之义也。服二剂便效，数剂即全正矣。后养荣血、实腠理，以佐清热祛痰之药，调理霍然。

一人于春初忽患口眼歪邪，右目及耳根俱痛，右颊浮肿，六脉弦数。此系阴分有亏，内热生风及痰涎为患也。治痰先清火，清火先养阴，最忌风药燥剂。用广皮、苏子、天冬、甘菊、白芍、连翘、贝母、花粉、鲜沙参、天麻、甘草、姜汁、竹沥、童便。饥即进服，日服二剂。服后一日加怀生地；又隔一日加川牛膝、黄柏；又隔三日去连翘，加石斛、五味、扁豆、干葛；又隔五日去天麻、干葛、扁豆，加莲肉，又加枣仁。照前方出入加减至五月尽而病殆愈。前方曾加人参二钱，服二剂，觉浮火上升，故即去之。

一少女素善病，及带下、经水愆期，此脾土不足也。秋初患口眼歪邪于左而秋深未愈者，正亏邪炽也。脉左涩右滑。《内经》谓脉滑曰风，脉涩曰痹，此属风痹之证，即谓麻木肢软之渐耳。宜调营卫，舒经络。俾营行脉中，卫行脉外，庶几气血行而风邪灭矣。

归身　天麻　陈皮　秦艽　甘菊　白芍　熟地　牛膝　续断

以上出自《秦景明医案》

陈念祖

时值隆冬，在室侧身向火，偶出户外，遽为贼风所中。口向右喝，右颊拘急异常。其非中风也，乃火逼甚热，气血偏并于右所致。中实无风，不必作风治，只调和其气血，而佐以清火等品，当可取效。

防风二钱　升麻一钱　当归三钱　黄芪三钱　白芷五分　元参三钱　麦冬二钱　天花粉三钱　秦艽一钱　桂枝三分　甘草八分

用水煎服两剂。

《南雅堂医案》

费伯雄

某。肝风扰胃，口眼㖞斜。宜柔肝息风。

羚羊片　明天麻　生石决　僵蚕　川石斛　麦冬　橘红　象贝　南沙参　嫩钩钩后入

《费伯雄医案》

李铎

刘国泰上舍乃尊，年六二。时属暮春，肝木司令，忽然口眼㖞斜，偏左眼目昏蒙多泪，诊脉沉细虚缓，明是正气先虚，邪风乘虚上犯头面，为中风消息也。议顺风匀气一法兼服牵正散，以治其标也。

按：顺风匀气散补正气而行正气，以疏风伸筋也。牵正散疗内生之风，治虚热之痰，得酒引之，能入以而正口眼。

凡风邪中络之人，形气实者少，形气虚者多，不急为救正理滞疏风，则愈中愈深，闭塞九窍，天真之气不能与人生气相通，不无暴脱之误，所以治先拟此。寿山

《医案偶存》

徐守愚

东阳李某，业泥瓦在嵊有年，余亦似曾相识。八月初口㖞向左，太阳筋跳，时相牵引，渐至半边紧小，与素口㖞者无异。凡一饮一食俱从左入，吐痰、吐唾亦从左出。有疡医某曰："此㖞口风也。须费番饼二枚，购丹药数粒，始得脱然。"李以手艺度日，安得应命？乃求治于余。时旧友周亦亭适在座茶话，见而异之，因诘病情。余诊视毕曰："脉得浮、洪、滑、数，证不外风、火、湿、热。所以然者，三阳经上至于头，清阳不升，风邪乘之则令太阳筋跳。脾合肉，荣唇，开窍于口，其大络曰大包，由经隧而达经脉。其人素有痰热，热从风发，风吹火炽，风火鼓扇，大络受伤，筋亦短缩而口角是㖞。但所以向左之故无从问津。思喻氏《医门法律》中风口眼㖞斜，左急右缓三圣散，右急左缓匀气散，立法分别左右，其大旨可以类推。"亦亭又问："如是则三圣散可用？"余又从而辨之曰："谓中风、口眼㖞斜，又半身不遂，故为左急者立此法。今口㖞左而眼不斜，无半身不遂，奚取焉？引彼证此则可，若云施治则活法在人，各有见地，无事铁板成方为矣。即或以己意与乎期间，如王良诡遇获禽，见道者所不屑，而行道者所不免如此。证为风热阻滞经络，气不上达头面所致，用通经络、祛风火之剂，无有不愈，又非治半身不遂方之所能为也。仿东垣升阳散火之法。"亦亭作而曰："兄论证、处方俱有至理，于斯道可谓三折肱矣。彼头痛救头，诩诩自命为良医者，乌足以语此！"余曰："多是臆说，恐令高明窃笑耳！"于是李持方而去。越旬日，节届中秋，来寓致谢。伊言："先生方初服二三剂如故，至服四五剂而太阳筋跳者定焉，口㖞向左者正焉。效之速，方之良也！"余默自记曰："此之谓幸中。"

葛根三钱　升麻一钱　柴胡一钱半　西党一钱半　羌活一钱　生香附一钱半　防风一钱　酒芍一钱
僵蚕一钱半　川芎六分　白芷一钱　蔓荆一钱　生甘草　炙甘草　老姜　大枣各三钱

《医案梦记》

王旭高

朱。五脏六腑之精气皆上注于目，目之系上属于脑，后出于项，故凡风邪中于项、入于脑者，多令目系急而邪视，或颈项强急也。此证始由口目牵引，乃外风引动内风。内风多从火出，其源实由于水亏，水亏则木旺，木旺则风至。至于口唇干燥赤碎，名话唇风，亦由肝风胃火之所成也。治当清火、熄风、养阴为法。

大生地　丹皮　沙参　钩钩　桑叶　羚羊角　石决明　白芍　川斛　芝麻　元参心　蕗皮
藜皮

《王旭高临证医案》

赵廷玉

类中在左，口歪于右，以方速图之。

牵正散后下　大石决先煎　冬瓜仁　荷叶边　橘叶络　茯苓　法半夏　杭菊花　大贝母　白蒺藜去刺

次日，加大白芍、明天麻。

又次日，加入上寄生。

《医案》

王仲奇

李太太，润德里。胞脉属心，又通于脑，精神所舍，宗脐所聚。肝亢阳浮，清空之血难于下输，今春月事先两月不来，脑筋、宗脉震动，口眼突见㖞斜，头面作麻，舌络微强，胸闷，心荡，夜寐或安或不安，有时肢清则背脊觉热，经来色淡而少，脉濡滑而弦。治以调营、清脑可也。

龙齿煅,先煎　茯神　金钗斛　明天麻煨　白蒺藜　丹参　甘甘枸杞炒　甘菊花　夏枯草　苦丁茶　茺蔚子炒　荷叶筋

二诊：肾精、心血皆荟萃于脑，肝脉亦循巅上入络脑，肝阳浮动，清空之血难于下输，脑筋震撼，致口眼突见㖞斜，现已牵正，舌络微强既愈，心荡亦宁，肢清背脊觉热未尝再见，惟头筋仍稍掣痛，目系少神，脉濡滑。守原意调营柔肝，清利头目。

左牡蛎煅,先煎　青龙齿煅,先煎　明天麻煨　金钗斛　茯神　白蒺藜　甘甘枸杞炒　甘菊花
野料豆　冬青子　夏枯草　谷精草　荷叶筋

《王仲奇医案》

周镇

鲁梅轩，浙湖，栈业。己未腊月，风邪卒中左颊，张急牵引，口眼㖞斜。初三日就诊：素

体肥伟，肌宽不实。述知左面筋动跃，有时唇口颤动。风邪外中阳明之络，宜茹素避风。内服防风、羌活、蒺藜、牛蒡、僵蚕、橘皮络、竹茹、忍冬藤、荆芥、丝瓜络、钩钩、蝉衣、全蝎尾。外以蓖麻子、全蝎（研）、涂临泣、听会、风池等穴。复诊：脉弦，苔白。眉上微赤动跃，左手筋有动跃者。口眼㖞斜十愈其六，面颊之急亦宽。阳明之风未撤，宜前贤陆氏法。桑菊、天麻、葛根、升麻、白芷、僵蚕、桔梗、忍冬藤、丹皮、蝉衣、丝瓜络、蝎尾、芪皮。三诊：口目之㖞尚未全正，面颊肤肿亦未全舒，阳明风邪尚有三成。再避风节食，以期善后。荷叶、滁菊、蒺藜、葛根、牛蒡、橘络、升麻、芪皮、苍耳、枫果、天麻、归须、抚芎、桔梗。四诊：左颊肤微肿，口目之㖞十去其八。再祛阳明之风，参入通补气血。苓皮、芪皮、全当归、川芎、赤白芍、白芷、防风、天麻、僵蚕、丝瓜络、桑枝、黑芝麻、蝉衣、潼白蒺藜。丸方：参须、黄芪、茯苓、于术、玉竹、牛膝、橘红络、当归、白芍、抚芎、首乌、丹皮、蔓荆、豨莶、天麻、秦艽、续断、桑叶、桑椹、黑芝麻、薏仁，研细，用杭菊、黑豆衣汤加炼蜜，丸如绿豆大，晒。早晚各服三钱。风中阳明之络，口目㖞斜在左，肤肿且急。进升散阳明之风，通络和营，诸恙循愈；惟素体肥伟皮宽，气虚血弱，肌肉不实，尚防复中。实卫补营以定风阳，兼化湿痰为要。

《周小农医案》

孔伯华

王男，六月十八日。贼风袭络，口眼歪斜，初起未予和解，电疗后，徒使血燥筋强，通之更属不易，脉象浮滑兼弦。姑予清通疏化，以达经络。

麻黄二厘，先煎去沫　生石膏六钱，先煎去沫　桑寄生六钱　桃仁泥钱半　杏仁泥三钱　桂枝尖三分　净地龙三钱　全当归三钱　知母三钱　生鳖甲三钱　炒威灵仙三钱　赤芍药三钱　丹皮一钱　龙胆草钱半　鲜荷叶一个　紫雪丹三分，分冲

《孔伯华医案》

陆观虎

翟某某，男，23岁。

辨证：中风口歪不利。

病因：由于风邪侵入经络。

证候：口歪不利。脉细弦。舌质红，苔浮黄。

治法：逐风通经。

处方：制僵蚕9克　炒栀子6克　明天麻9克　胡麻9克　钩藤9克　天竺黄6克　羌独活各6克　白蒺藜9克　陈皮丝6克　嫩桑枝15克　丝瓜络6克　桑叶6克

方解：本方以栀子清三焦热。明天麻、钩藤、天竺黄、僵蚕、陈皮逐风化痰平肝理气。羌独活、桑叶、白蒺藜散风祛湿。桑枝、丝瓜络通经活络。

二诊：口歪见正，脸腮发掣。脉细弦。舌质红，苔浮黄。

处方：钩藤27克，后下　丝瓜络6克　海风藤9克　炙僵蚕9克　白蒺藜9克　天仙藤9克　羌独活各6克　杭白芍9克　络石藤9克　忍冬藤9克　薄荷5克，后下

方解：钩藤、瓜络、海风藤、络石藤、通经活络。僵蚕清热熄风。白蒺藜薄荷散风。羌独活、忍冬藤、天仙藤散风通络。杭白芍平肝敛阴。

《陆观虎医案》

陆银华

边某某，男，32 岁，军人。初诊：1963 年 5 月 14 日。三天前早晨出操回来，发现口角向右侧歪斜，左眼不能闭合，言语不便，左口角流口水，左侧面肌麻，脉弦紧，苔薄白。治宜祛风通络逐邪，方用歪嘴方加味。

川羌活、防风、荆芥穗、蝉衣各 6 克，明天麻、川芎、白僵蚕、藁本各 9 克，全蝎、露蜂房、白附子各 3 克，蜈蚣 3 条。五剂。

针刺：地仓透颊车，颊车透地仓，配刺人中。针刺后口角歪斜即有一定程序纠正。

外敷：黄鳝尾血调皂角刺末。

就诊二次，服药十剂，针刺二次，外敷药三次，口角㖞斜已纠正，左眼能闭合，唯左侧面肌略感麻木，治以补气活血通络，方用补阳还五汤作善后治疗。

《陆银华治伤经验》

施今墨

王某某，男，20 岁。春节外出，寒风劲冽，返家后即感周身酸楚，当夜即恶寒发热，次晨盥洗时，水经口角自流，始见口眼均向右侧㖞斜。病已二日，求医服药未见大效。现证除口眼仍斜外，时作寒热，畏风，大便二日未行，小便短赤，食欲欠佳。舌苔薄白，六脉浮紧。

辨证立法：《金匮要略》云："寸口脉浮而紧，紧则为寒，浮则为虚，寒虚相搏，邪在皮肤。浮者血虚，络脉空虚，贼邪不泻，或左或右，邪气反缓，正气即急，正气引邪，㖞僻不遂。邪在于络，肌肤不仁；邪在于经，即重不胜。"此中风之证，前曾服小续命汤治之，风寒稍解，而肌肉拘紧之证尚未消除。拟祛风活络为治。

处方：川羌活 4.5 克　白僵蚕 4.5 克　双钩藤 12 克　川独活 4.5 克　制全蝎 6 克　酒地龙 10 克　炒蒲黄 10 克　明天麻 4.5 克　冬桑叶 10 克　北防风 4.5 克　节菖蒲 6 克　白蒺藜 15 克　苦桔梗 4.5 克

二诊：服二剂，寒热均除，口眼㖞斜稍觉松缓。前方去桑叶、蒲黄，加川芎 4.5 克，当归 10 克。

三诊：药服四剂，口眼㖞斜已见好转，左腮微肿。

处方：制全蝎 6 克　明天麻 4.5 克　白僵蚕 4.5 克　双钩藤 12 克　白蒺藜 10 克　生鹿角 15 克　酒地龙 10 克　蒲公英 15 克，酒炒　山慈菇 10 克　节菖蒲 6 克　酒川芎 4.5 克

《施今墨临床经验集》

第六十三章　颤证

秦昌遇

一男子素善多恐，遇事矜持。病头振动摇，六脉沉缓，左手关尺散软无力。此虚风之候也。矜持太过，则损伤肝肾两经之血。经曰：诸风掉眩，皆属于肝。又曰：恐伤肾。恐惧不已则火起于肾，而消炼精血。肾水一亏而心火暴盛无制。故曰诸逆冲上，皆属于火。风火相扇，则为摇动振掉。治法惟宜养血顺气。气行而痰自消，血荣而风自灭也。早用养荣膏，夕用定振丸。三月而始痊。

养荣膏：枸杞八两　人参　黄芪　当归　白术各四两　天冬　麦冬各二两

定振丸：黄连　半夏各四两　川芎　当归　白芍　熟地　人参各二两　黄芪　白术各三两　天麻　秦艽　灵仙　防风　荆芥各两半　全蝎　细辛五钱

《秦景明先生医案》

周南

萨摩川北千左卫门，脉右滑疾，十年以前右半身不快，手觉摇掉，头颠眩欲仆。后又病伤寒，即掉摇不止，右背胛胀痛，高一块如覆瓢，筋脉动掣灸火，无算血液干燥。此痰气内郁，肝风自动，肺不能制，故反有余于肺之部分也。治宜消痰定风，养血理气。方以橘、半消痰，竹沥佐之；钩藤、天麻、秦艽驱风定搐；当归、芍药以养血；桔梗以清肺道；山栀以引火郁。三大剂而背肿稍宽，痛止，搐掉亦轻。连进十剂，病去七八，又二十服而高者痊愈。至奇之病，用至平之药亦奏奇功，针芥相投耳。

《其慎集》

第六十四章　肝著

吴鞠通

癸亥十一月廿八日，苏氏，三十二岁。脉弦数，左尺独大，瘕居右胁，发则攻心，痛跃不止，病名肝著，先宜宣络，后补八脉。

新绛纱三钱　桃仁三钱，炒　炒丹皮三钱　旋覆花三钱，包　郁金二钱　元胡索二钱　降香末三钱　归须二钱　两头尖三钱，拣净　煮三杯，分三次服。

十二月初一日：肝著用通络法，业已见效，仍宗前法，但必须用化癥回生丹间服为妙，取其治病不伤正耳。

新绛纱三钱　半夏三钱　生香附三钱　旋覆花三钱，包　桃仁三钱　苏子霜三钱　降香末三钱　乌药二钱　元胡索二钱　广郁金二钱　归须二钱　煮三杯，分三次服。二帖。

初三日：于前方内加两头尖三钱，丹皮（炒黑）五钱，白芍（炒）三钱，薤白汁三小匙。

初六日：药力不及，且用进法。

新绛纱三钱　生香附三钱　桃仁泥三钱　旋覆花三钱，包　归须一钱五分　焦白芍六钱　川楝子三钱　丹皮五钱　藏红花二钱　煮三杯，分三次服。三帖。

十四日：新绛纱三钱　桃仁五钱　黑栀子五钱　旋覆花三钱，包　香附三钱，生　苏子霜三钱　降香末三钱　郁金二钱　元胡索三钱　川楝子三钱　归须一钱五分　藏红花三钱　煮三杯，分三次服。

十六日：业已见效，照前方日服半帖，丸药减三分之二。

甲子正月二九日，经来五日，颜色已正，不得过行伤正，其瘕气留为丸药缓化可也。兹议宁心止汗。

白芍六钱，炒　熟地五钱　牡蛎五钱　茯苓五钱　炙龟板八钱　丹皮三钱　麦冬五钱，不去心　五味子一钱，制　小麦三钱，洗净后入　洋参二钱　整豆沙三钱，大红纱包　大枣二枚，去核　水八碗，煮取八分三碗，分三次服。三帖。

戊子二月十四日：继脉弦紧，肝郁瘀血作烧，兼之痰饮喘咳不得卧，不能进食，当脐疝痛，为日已久。势甚危急，勉与逐痰开胃，兼之化瘀止热。

新绛纱三钱　良姜二钱　桃仁泥三钱　旋覆花三钱，包　青皮二钱　小枳实三钱　姜半夏六钱　归须二钱　苏子霜三钱　降香末三钱　广皮三钱　川椒炭三钱　煮三杯，分三次服。二帖。

伊氏，二十岁。肝郁胁痛，病名肝著，亦妇科之常证，无足怪者。奈医者不识，见其有寒热也，误以为风寒而用风药。夫肝主风，同气相求，以风从风，致风鸱张；肝主筋，致令一身筋胀；肝开窍于目，致令昼夜目不合不得卧者七八日；肝主疏泄，肝病则有升无降，失其疏泄之职，故不大便，小溲仅通而短赤特甚。医者又不识，误以为肠胃之病，而以大黄通之，麻仁润之，致令不食不饥，不便不寐，六脉洪大无伦，身热，且坐不得卧，时时欲呕，烦躁欲怒，是两犯逆也。《金匮》谓"一逆尚引日，再逆促命期"，不待智者而知其难愈也。议宣通络脉法，肝藏血，络主血故也；必加苦寒泄热，脉沉洪有力，且胆居肝内，肝病胆即相随故也。

新绛纱四钱　苏子四钱,研　归横须四钱　桃仁四钱　旋覆花五钱,包　降香末四钱　川楝皮五钱　云连二钱,炒　广郁金三钱　急流水八碗,煮成三碗,昼夜六次服。

又：服前方见小效,即于前方内减川楝皮二钱,加丹皮（炒黑）三钱,生香附二钱。

又：胁痛减去大半,但不得寐,时时欲呕,议两和阳明、厥阴,仍兼宣络。

半夏五钱,醋炒　降香末三钱　黄芩二钱　新绛三钱　苏子霜三钱　青皮一钱五分　桃仁三钱　川楝子二钱　秫米一撮　归须三钱　广郁金二钱　煮三碗,分日二、夜一三次服。

又：昨方业已效,今日再复苦药,即苦与辛合能降能通之义,即于前方内加古勇连（姜汁炒）二钱。

又：昨用苦辛法,脉减便通,今日腹觉痛,将近经期,一以宣络为主。

新绛纱五钱,包　丹皮三钱,炒　元胡索二钱　旋覆花三钱,包　归须三钱　制香附二钱　降香末三钱　郁金二钱　两头尖二钱　桃仁泥三钱　条芩一钱五分,酒炒　苏子霜二钱　水八杯,煮取三杯,分日二、夜一三次服。

又：昨日一味通络,已得大便通利,腹中痛止,但不成寐。今日用胃不和则卧不安、饮以半夏汤覆杯则寐法,仍兼宣络,此仲景先师所谓冲脉累及阳明,先治冲脉后治阳明法也。

新绛纱四钱　半夏一两　降香末二钱　旋覆花五钱,包　秫米二两　水十杯,煮成四杯,日三夜一,分四次服。

又：昨与半夏汤和胃,业已得寐,但脉沉数,溲赤短。议加苦药,泄肝热而通小肠火腑。

新绛纱四钱　黄柏二钱,盐水炒　生香附三钱　旋覆花五钱,包　半夏六钱　炒云连二钱　降香末三钱　秫米一两　煎法如前。

又：昨日和胃宣络,兼用苦通火腑,今日得寐,溲色稍淡,口亦知味,是阳明已有渐和之机矣。惟胸中微痛,背亦掣痛。按：肝脉络胸,背则太阳经也,是由厥阴而累及少阳,肝胆为夫妻也；由少阳而累及太阳,少太为弟兄也。今日仍用前法,加通太阳络法。

新绛纱三钱　黄柏一钱五分,盐水炒　桂枝嫩尖三钱　旋覆花三钱,包　半夏五钱　川楝子皮二钱　降香末三钱　秫米六钱　古勇黄连一钱　生香附三钱　煎法如前。

又：绕脐痛瘕也,亦冲脉肝经之病。

桂枝尖三钱　云连一钱,炒黑　淡吴萸三钱,炒黑　新绛纱三钱　半夏五钱　生香附三钱　全当归三钱,炒　秫米八钱　小茴香三钱,炒黑　川楝子三钱　煎法如前。

又：两和肝胃,兼治瘕痛。

淡吴萸三钱,炒黑　半夏八钱　全当归三钱　新绛纱三钱　乌药三钱　生香附三钱　旋覆花三钱,包　青皮二钱　小茴香三钱,炒黑　降香末三钱　云连一钱五分,炒黑　淡干姜二钱　桂枝尖三钱　秫米一两　煮成四杯,日三夜一,分四次服。

又：腹中拘急而痛,小便短赤,皆阴络阻塞、浊阴凝聚之象。与宣通阴络降浊法。

桂枝尖三钱　归须三钱　小茴香三钱,炒　降香末三钱　吴萸一钱五分　桃仁泥二钱,炒　川楝子三钱　琥珀三分,研细冲　元胡索二钱　新绛纱三钱　麝香五厘,研细冲　两头尖二钱　水六杯,煮成二杯,每服半杯,冲韭白汁两小茶匙,日二、夜一、明早一,分四次服。

又：仍用前法,但昨日未用半夏,今彻夜不寐,酉刻再服素问半夏汤一帖。

又因肝病不得疏泄,兼有痹痛,议两疏气血法。

桂枝尖三钱　新绛纱三钱　归须三钱　川楝子三钱　小茴香三钱,炒黑　防己二钱　降香末三钱　蚕沙三钱　牛膝三钱　桃仁泥三钱　古勇连吴萸汁炒,一钱,不用田连,田连即种连,徒伤脾胃也　煮三杯,分三次服。

又：诸证悉减而未尽除，左脉已和，右脉弦大，是土中有木，于疏气血之中，兼泄木安土法。

桂枝尖三钱　半夏五钱　新绛纱三钱　川楝子三钱　白芍三钱，酒炒　小茴香三钱，炒　降香末三钱　防己二钱　归横须三钱　茯苓皮三钱　青皮二钱　广郁金二钱　杏仁泥三钱　牛膝二钱　晚蚕沙三钱　煮三杯，分三次服。

又：右脉弦，刚土中木盛。

姜半夏六钱　白芍六钱，酒炒　新绛纱三钱　桂枝尖四钱　归须三钱　川楝子三钱　茯苓块四钱　郁金二钱　小茴香三钱　降香末三钱　广皮二钱　煎法如前。

又：脉沉数，头痛时微时盛，向来时发时止，已非一日。此乃少阳络病，虚风内动也。今日且与清胆络法，勿犯中焦。

苦桔梗一钱　白芍二钱，焦　甘菊花二钱，炒　羚羊角八分　丹皮一钱五分　刺蒺藜一钱　钩藤钩一钱　桑叶二钱　生甘草八分　共为粗末，分三次服。

又：治下焦络法。

整当归五钱，酒洗　白芍六钱，酒炒　生香附三钱　新绛纱二钱　泽兰一钱五分　广郁金三钱　桂枝尖二钱　砂仁一钱五分　煮三杯，分次服。

又：同前。

桂枝尖一钱　炒白芍六钱　生香附三钱　降香末三钱　泽兰一钱　广木香一钱　新绛纱三钱　川芎八分　桂圆肉二钱　全当归三钱　煮三杯，分三次服。

以上出自《吴鞠通医案》

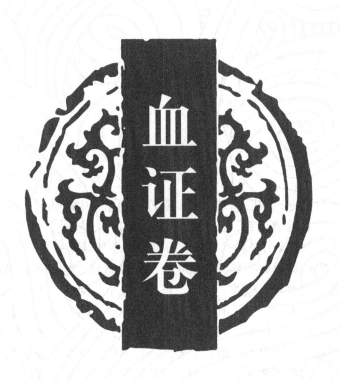

血证卷

第六十五章　咳血

秦昌遇

　　一友二十余龄，忽患咳嗽，痰中带血，至数日后大吐斗余，汗出如沐。一医进人参五分，发喘愈甚。余至见其面赤如妆，知阳气已脱尽矣。令日进人参五钱、黄芪五钱、甘草一钱、肉桂一钱以图万一。究竟汗不肯全收，以至于殁。

《大方医验大成》

郑重光

　　乔世臣大行少年时伤寒，为医过饿，又多服苦寒贻患，中寒痰饮，每年必发数次。腹痛呕吐，痰水盈盆，而前医犹清饿消克，及余治之，例用干姜、桂枝、茯苓、半夏，甚则加附子。每发辄效，医治屡年，发亦渐轻，病已愈矣。而世兄犹恐其夏至举发，先期预服效剂，乃前姜、附、苓、夏等药，不虞病退不胜辛热，遂至吐血，方停前剂。然余亦不敢用苦寒，因其辛热伤阴，非真阴虚损，暂用生地黄、茯苓、山药、丹皮、鳖甲、阿胶、麦冬、苡仁甘寒之品。然吐血不过一二口，随发亦随止，一年后渐增咳嗽，胸胁隐痛，间有咳喘不能卧者一二次，脉亦细数，将成弱证。常以熟地黄、茯苓、山药、丹皮、人参、沙参、麦冬、阿胶、紫菀、五味子滋补肺肾之药，服之不辍。前所服术、附、干姜，一片不能入剂矣。如斯三年，幸善为调养，方得血不吐而咳嗽亦宁，然后可服参、芪、归、术补阳之药。但遇劳发咳，仍用前地黄取效。今年逾强壮，阴阳两虚，即麦冬、贝母，皆不禁清凉，反用八味地黄丸而咳嗽止。此皆因先之苦寒过饿而伤阳，后之辛热过剂而伤阴，致今体虚多病，用药可不慎诸！

《素圃医案》

北山友松

　　一男，患咳血，寝汗脉数。

　　陈皮　白茯苓　甘草　桑白皮　当归　天门冬　麦门冬　黄芩　山栀子　芍药　生地黄　紫菀　阿胶

《北山医案》

顾文烜

　　失血咳呛，屡发不已，脉细涩，心肾之阴已竭。急宜平补，偏寒偏热，均未得其病之旨。

　　党参　熟地　百合　茯苓　归身　甘草　麦冬　黄芪

《顾西畴城南诊治》

陈念祖

诊得脉弱濡涩，气伤上逆，肢节微冷。由失血过多，络脉皆空，伤损非在一脏一腑之间。至气逆作咳，亦由虚火冲激使然。现秋深天气主降，而身中气反升越，显见不主收摄，证属虚损奚疑？大凡病在上焦宜通宜降，下焦宜封宜固，扶养胃土，纳谷乃昌，庶不悖治法。

人参二钱　淮山药二钱　生苡仁三钱　白茯神二钱　淮牛膝二钱，酒炒　枸杞子二钱

水同煎服。

诊得左手脉象尚和，尺部微动，右关前动数，尺亦见数；日间咳而无血，惟行动时微觉喘促；夜则卧不成寐，咳中见血。盖隆冬天气主藏，烦劳太过，五志扰动，阳气不得潜伏。晚间欲寐之时气将下潜，因阳气触而上升，络血不安于位，故随咳上溢至喘促不寐，亦气火扰动之象。治宜益水生金以制君相之火，静以制动是亦藏纳一法。拟方列后：

生地三钱　酸枣仁五钱，炒　麦门冬一钱　天门冬一钱　白茯神一钱五分　淮牛膝一钱五分　参三七一钱，磨冲　茜草一钱

水同煎服。

经云：劳者温之，损者益之。温乃温养之谓，非指热药而言，凡甘补诸品，原取其气之温和，味之甘润也。今积劳久嗽见血，是内损之证。医者不察，徒知见嗽治肺，见血投凉，用药一误，脾胃由此败坏，卒至不可挽救。不操戈矛而杀人，非若辈而何？急反其道而为之，犹虑不及，若复一再犹豫，吾末如之何也矣？兹用归脾加减法。

人参二钱　炒白术二钱　白茯神二钱　酸枣仁一钱，炒　枸杞子一钱　当归身一钱，酒炒　远志一钱，去心　龙眼肉二钱　炙甘草五分　生姜二片　大枣两枚

同煎服。

失血咳嗽，又兼三疟，病已数月，疟来胸脘酸痛。内则阴虚火动，外则寒邪深袭，法须兼筹并顾。经云：阳维为病苦寒热，阴维为病苦心痛。此阴阳营卫之偏虚也。拟用黄芪建中以和中而调营卫，并合生脉、复脉两法以保肺肾之阴。方列后：

大生地三钱，炒　炒归身三钱　鳖甲二钱　青蒿一钱　黄芪二钱　炒白芍二钱　阿胶二钱，炒成珠　沙参一钱　麦门冬二钱　炙甘草一钱　五味子八分　煨姜八分　红枣三枚

病已半年有余，咳嗽而见臭痰，咯血，夜不得眠，或卧难着枕，舌白苔满布，大便干结。所谓热在上焦者，因咳为肺痿是也。诊得左寸脉数小，又与脉数虚者为肺痿之旨相合。而右关一部不但见数，且独大而又兼弦滑，是阳明胃经复有湿热浊痰熏蒸于肺，母病及子，土衰而金亦败。然肺之病属虚，胃之病属实，一身之病，虚实兼之，施治颇费棘手。姑拟一方列后：

薏苡仁四钱　紫菀一钱　白茯苓三钱　麦门冬二钱　桑白皮一钱五分　地骨皮一钱五分　阿胶一钱　橘红一钱　川贝母一钱　忍冬藤五钱　蛤壳五钱　炙甘草五分

痰血经年屡发，饮食起居，仍复如常，脉形数涩小结。证非关乎损怯，由五志烦劳过动，肝胆内寄相火，郁勃上升，致震动络血上溢。必潜心摄养，始可渐复，否则木火内燔，劫烁真阴，病恐日复增剧。事宜预慎为佳，拟方开列于后：

生白芍三钱　　淡黄芩一钱五分　　黑山栀一钱五分　　丹皮二钱　　广郁金八分　　川贝母二钱，去心　　白菊花二钱　　薄荷八分

以上出自《南雅堂医案》

李炳

邵伯镇一贫妇人，病咳嗽吐血，形枯神瘁，待命于床蓐。翁始署滋阴公用之药。忽顾所供神曰：我无以对此。复诊之曰：血瘀。尚可治。亦用百劳丸而愈。

商仆某，每晨起咯血，医治以地黄。翁诊曰：病得之内而遇惊。胆蓄热，夜腾于胃，至晨而出。于地黄药加猪胆汁。曰：服药病加则生。服药，病果加。以温胆汤治之，愈。

以上出自《李翁医记》

许珊林

性智长老，有人传以坐禅云："久久行之，则神气完足，上升泥丸，始能出定入定，超脱生死苦海。"于是强制不睡，终夜枯坐。两月来体渐羸瘦，单声咳嗽，血从上冒，一吐盈掬，乃就余诊。脉虚大无力，三候皆然。余曰："《内经》云：起居有时，不妄作劳，乃能形与神俱，而尽终其天年，度百岁乃去。此古圣教人养生之大道，修行何独不然？岂必强制枯坐，即能成仙成佛也？古云：磨砖何以成镜？坐禅何以成佛？良有以也。且归神炼气，乃道家功夫。释教以明心见性为上，坐禅虽是见性要着，其中却有妙谛。《六祖坛经》云：生来坐不卧，死去卧不坐。其了澈生死处，并不在坐与不坐，此又在长老自参，不可以明言者耳。至于禅堂坐香，如坐一炷香，即跑一炷香。始则缓步，后则紧步，使周身之气血，上下流通，不至凝滞。过二鼓即就寝矣。诚以子时不睡，则血不归经，必致吐血、衄血等证，昔志公和尚日夜讲经，邓天王悯其劳，为制补心丹以赐之。要知人身一小天地，呼吸之气，与之相通。不善用之，未有不立蹶者。譬谷麦为养生之本，既饱而强食之，徒伤其生；财物为立命之原，既得而妄取之，徒害夫义。非谓坐禅无所裨益，第过于作劳，必入魔道，而此心反不能自主矣。大梅禅师云：即心即佛，是参禅要旨。认定宗旨下手，庶不致为旁门别壳所惑。盖心知色相，便当思'知色相者是谁'；心知烦恼，便当思'知烦恼者是谁'。思无所思，是为真思。行住坐卧，刻刻如此用力，将一旦豁然贯通，诚有不知其所以然而然者。古偈云：'铁马撞开青石门，玉鸡啄破黄金壳'。这个消息，长老掩关静悟，必能自得。总之自性自禅，为禅门日用功夫。暗来明可度，邪来正可度，恶来善可度，知慧度痴愚，布施度悭贪，清静度烦恼，名曰六度。波罗蜜即到佛法世界。今长老为人所惑，枯坐不寐，则阴阳之枢纽不能交互，而阳浮于外，阴不内守，其有不病者几何？"为立潜阳固阴方法，用二地、二冬、石斛、京杏、参、苓、胶、苑、龟板、牡蛎，煎好，加入人乳半盅，守服二十剂，不必更方。长老唯唯顶礼而去，过二十余日复来。据云服两剂血即止，今则精神日健，因于前方去杏、苑，加归、芍、枸杞，服之。强壮反逾于昔，从此坐禅，遂无所苦云。

《清代名医医话精华》

黄凯钧

徐，四五，劳伤营气，复感新寒，发热喘促吐红，病甚危急，姑用解表以救里逆。

香豉三钱　紫苏一钱五分　杏仁三钱　前胡一钱五分　桔梗一钱　橘皮一钱　丹皮一钱五分　连翘一钱五分　甘草四分　姜皮四分　细葱头五个

两服热缓嗽减，吐血未止，脉左细软，右浮弦皆数，舌苔淡黄，脉证可补，因右手浮弦，风邪未尽，佐理表一二味为稳。

党参　苡仁　生地　归身炭　麦冬　茯苓　甘草　橘皮　半夏　杏仁　薄荷

三帖，去杏、薄，加于术、黄芪、炙草，十余剂方起。

陈女，二十，春末起咳呛，长夏吐红，恶风潮热脉数。盖由肺受风热，气不外泄，致血妄行，非阴虚火升之比，可以勿忧，但轻疏太阴，弹指奏功。

杏仁二钱，研　防风一钱　薄荷一钱　桑叶一钱五分，蜜水炒　丹皮一钱五分　前胡一钱五分　连翘一钱五分　甘草四分

又：前方理表降气，热退嗽宁，可见吐红一证，屡有外感，昧者不察，润补杂投，竟有弄假成真，治病求本，医门要诀，今但清养肺胃。

麦冬二钱　茯苓二钱　苡仁三钱　橘红八分　杏仁二钱，研　北沙参二钱　连翘一钱五分　甘草四分

以上出自《肘后偶钞》

顾金寿

朱。脉象沉细已极，按之却又数而不平，证由暑湿蕴伏肺胃二经，曾经痰中带血不畅，现咳吐白痰，久而不已，且眼不藏精，面华无气，血分亏而虚阳外越，恐不免血冒重证，舌苔黄，姑用清营保肺为治。

肥玉竹四钱　生白扁豆二钱　麦冬肉一钱五分，米炒　桑叶一钱五分，米炒　当归须一钱五分，米炒　川石斛三钱　茯苓三钱　炙甘草五分　瓜蒌皮一钱五分　竹卷心一钱

又：脉数无力，至数不清，精神大为委顿，据述此番吐血甚多，色带红紫，究由胃家湿热，久积阳络，伤而上溢，急宜清胃散瘀可止。但血去中虚，食入气逆，最难调治，姑与八汁饮。

青皮甘蔗汁五钱　藕节汁五钱　梨汁三钱　白果汁二钱　白萝卜汁二钱　青侧柏叶汁一钱　竹沥汁三钱　生姜汁一分

八汁和匀，隔水炖热，作两次服。

又：得便火气渐降，阴分渐和，惟寅卯时咳甚，痰中仍带紫瘀，此肝旺胃弱之故，脉亦右软左数，再用平肝和胃一法，可冀咳减血止。

大生地三钱，炒松　炒黑归身二钱　川石斛五钱　甜杏仁三钱，去皮尖　白扁豆三钱，去皮　蜜拌橘红一钱　炒黑桃仁一钱　炒黑侧柏叶一钱　炒栀皮一钱五分　藕节三个

又：左脉已平，痰中血止，右关尚嫌虚弦，咳时振痛，此胃血去多，胃液不充，气滞之故。再用和胃生津、清金益气一法。

北沙参三钱，米炒　当归须一钱五分，米炒黑　白扁豆三钱，去皮　蜜拌橘络二钱　麦冬肉一钱五分，米炒　瓜蒌皮一钱五分，米炒　稽豆衣一钱五分，米炒　水炙黑黄芪一钱　炙黑甘草三分　橘叶七片

又：照前方去黄芪、炙甘草，加甜杏仁三钱，去皮尖。五服后，每晨空心开水送八仙长寿丸三钱。

问：此人初诊时，精神言谈，颇觉充足，即偶尔咳痰不甚，遂断定不免血冒，未十日，果血去极多，陡然委顿，何先见若此。曰：经云：望而知之谓之神。夫人五脏六腑精神皆聚于目，有余即是不足，此人眼光太露，面色过华，望去俱如酒后浮光，非自然真气，虚阳外越，阴分大亏，已有血热妄行之兆，况脉沉而数，舌燥而黄，内热业已发动，虽会痰中带血，数日即止。自恃壮年，能食健步，更无顾忌焉，能保其血不上溢耶。又问：血冒时服八汁饮即定，岂八汁饮为血证之圣剂耶。曰：八汁饮在翻胃门中，血证门并无此方，医从意会，无不可通，盖胃为多血多气之脏，倾盆累碗，皆胃有积瘀蒸热，因络伤上溢，最忌苦燥。证由阴亏内热，厥势方张，又不能即投温纳，惟用甘寒诸汁，清润平和，胃即可受，虚热自平，而血止矣。且三汁五汁，劳怯门亦会有方，独不可加以八汁耶。前徐妇药入即吐，故全用果品，以安胃为主，此又更用侧柏叶、竹沥、姜汁，以降火化痰为主，参以四生饮法也，化裁通变，运用总由匠心，岂独一八汁饮哉。

《吴门治验录》

张千里

嘉兴，陈，前年冬陡然咳嗽，吐血过多，遂致两年来咳嗽，竟不肯止，内热时寒，痰多食少，舌光口燥，肉削神疲，脉象沉细虚数，胃肾两虚，虚则成损，若能摒弃一切，恬神静养，或尚有挽回之望。然治法先宜养胃，不可紊也。

西洋参一钱五分　杏仁二钱　生扁豆三钱　炙草四分　麦门冬一钱五分　川百合四钱　驴皮胶二钱　榧子肉七粒，冰糖炒　川贝母二钱　怀山药二钱　女贞子二钱

又：去冬咳嗽而失血，血虽不多，屡发无已，迄今仍有凝血痰薄，头胀，消渴，汗多，时或脘腹痞胀，脉弦右甚，此胃湿内蒸，肝阳上逆，因之肺不清肃，络血时动，宜清肝胃以理肺，务使喘止。

西洋参一钱五分　茯苓二钱　小川连三分　丹皮一钱五分　陈皮一钱五分　杏仁二钱　白蒺藜二钱　桑叶一钱　川贝母二钱　蛤壳三钱　黄芩一钱五分　藕节两枚

又：春间肺感，身热，咳嗽，胸痛，以致血证复发，嗣后竟似遇节必发者，肺络未为清养也。环唇赤瘰，亦属肺胃之火，病发则火内扰，故外反似退也。血证不宜屡发，宜先清上脘之膜胀，无虑也。

大生地三钱　旱莲草二钱　川贝母二钱　丹皮一钱五分　驴皮胶二钱　西洋参一钱五分　白蒺藜二钱　藕节两枚　女贞子三钱　金石斛三钱　炙甘草四分

九里汇，陆，向有跗肿，或大小足趾痛不能行，每发必纠缠累月，近因心境动扰，先觉脚痛，继以齿痛，延及左半头、额、颧、颊。甚至身热，左耳流脓，迄今两旬，耳脓及额俱痛，而彻夜不能成寐，烦躁益增，咽腭干烦，耳鸣口干，略有凝血，食少便难，脉两关见弦，素体操劳忧郁，由来久矣，心脾营虚是其质，近来复感风燥之火上烁肺金，金不制木，肝阳化风化火，上扰清空，肺胃津液皆为消烁，是以现证种种，虚实混淆，宜先用甘凉濡润，以存津液，以化虚燥。

鲜生地三钱　知母一钱五分　胡麻仁二钱　夏枯草一钱五分　茅根四钱　驴皮胶二钱　麦冬一钱五分　杭黄菊二钱　西洋参二钱　桑叶一钱五分　石决明三钱　枣仁二钱　川芎七分　川贝母二钱

又：连服甘凉濡润之剂，以存胃津，熄肝风，咽腭之燥已减，血亦渐止，右额浮肿亦退，大便虽涩而日行，胃纳亦安，脉左静小而虚，右关稍有弦象，惟寐尚少，即寐亦未酣，适鼻气窒塞，盖燥为虚邪而言，以素虚之体易受燥邪也。其平素面跗庞然，两足易痛，原属阳明津虚，络脉久失濡润，故燥气加临愈觉冲逆，今拟滋养肺胃，充润津液，肺金清肃，则肝木自平，胃气冲和则夜寐自安矣。至于节劳戒怒，则在自爱者留意焉。

鲜生地二钱　麦冬一钱五分　西洋参二钱　蛤壳三钱　桑叶三钱　驴皮胶二钱　橘红一钱五分　丹皮一钱五分　杷叶两片　金石斛三钱　川贝二钱　胡麻仁二钱

又：脉六部缓小，右关之滑形已退，大便稍润，渐能假寐，然咽腭仍干，上及于鼻，瘀聚气秒，呼吸不利，两耳抽掣，心中时惕。凡鼻息不得卧眠，阳明病也，显属风燥之火，上伤天气，清窍窒塞，津液不能上承，叠投甘凉濡润，而迄今不能大效，计惟有仿古人风以润之之意，取其清阳上达，可至病所，则存津滋液，庶乎有裨。

西洋参二钱　元参一钱　驴皮胶二钱　夏枯草一钱五分　薄荷一钱五分　川贝母二钱　甘草四分　鲜生地三钱　杷叶两片　茅根三钱　犀角尖六分　辛夷一钱　牛蒡子二钱　防风八分

周渡，曹，素有暖气，原属肝郁，去冬劳冗伤肝，适当春木发动之初，咯血，左膺痛，止而复作，是肝阳未靖，时冲其络，脉右虚而静，左弦而大，弦为肝阳勃动，大则为虚，宜柔静之剂，育阴潜阳。

大熟地三钱　白芍一钱五分　女贞子三钱　炙甘草四分　驴皮胶二钱　牡蛎二钱　旱莲草二钱　藕节两枚　紫石英三钱　枣仁二钱　稽豆衣三钱

又：去秋咯血后微咳，下发脏毒，肺火下移大肠，咳势顿止，近复吐血经旬，所去过多，寒热盗汗，口腻舌滑，脉芤弦虚数，阳络空洞，痰涎蒸聚，阳明虚耗极矣。急宜充养阳明，以为峻补肝肾之先导，息心静养，节劳戒怒，毋使久延成损。

潞党参二钱　陈皮一钱五分　怀山药二钱　稽豆衣三钱　大有芪一钱五分　茯苓二钱　川贝母二钱　甜杏仁二钱　大熟地三钱　丹皮一钱五分　泽泻一钱五分

平望，张，失血，起于前年，原属因伤动络，去冬复发较多，今夏五月初，咳嗽痰少，至秋初，寒热似疟，是先受湿而后受暑，暑湿之邪纠缠至四阅月之久，自然络气不免震动而血复涌溢也。今身热，舌黄，胸闷，便溏，喉痒时咳，右胁之痛虽止，而脉象弦数，左甚于右，显属湿邪由气分伤及血分，肺胃失降则肝阳易升也，宜急为通络化瘀以清火邪，俟血止后再商止嗽要法。

米仁三钱　小川连三分　鲜生地四钱　茅根五钱　杏仁二钱　郁金一钱五分　川贝母二钱　芦根八寸　冬瓜子三钱　茜草根一钱　藕节三个

又：血止后咳势亦稀，稍觉喉痒则咳作，而痰甚凝，夜寐安适，胃气亦和，惟潮热蒸蒸，面黄舌黄，溺色浑浊，脉右三部虚涩利静，左三部数象亦已退，小弦未尽调畅，究属肝郁不调，挟内蕴之湿蒸为热，上熏则食少而咳逆也。此时咯血已将安静，可无翻覆涌越之虞，但咳嗽已经四月之久，必须通腑清湿，调肝肃肺，务期渐渐热退，咳减为要。

苡仁三钱　杏仁二钱　小川连三分　橘皮一钱五分　川贝母二钱　茯苓三钱　炒山栀一钱五分　桑叶

一钱五分　鲜生地四钱　丹皮一钱五分　飞滑石三钱　芦根八寸

又：投甘凉淡渗苦降之剂，以清养肺胃厥阴之气，以渗湿化热已二旬余，虽热减食增，咳稀寐安，然舌苔后半犹有凝黄，小溲犹带黄色，阴囊甚至湿痒淋漓，频转矢气，蒸蒸凝热易以汗泄，足见其湿热之郁蒸于肺胃者，非伊朝夕矣。今脉得左部迟濡，右关尺同，惟右寸尚见濡滑，晨刻痰咳尚较多且厚，喉痒宜滋润肺、胃、三焦，以理气化，存津气，务使湿热痰浊渐就清澈，则胃纳充而体气复，阳虚湿胜之体，不可遽进呆补。

西洋参一钱五分　橘红一钱五分　泽泻一钱五分　丹皮一钱五分　芦根八寸　川贝母三钱　茯苓二钱　甜杏仁二钱　炒山栀一钱五分　枇杷叶两片　金石斛三钱　米仁三钱　鲜生地三钱　驴皮胶二钱

姚光祖按：舌黄溲黄，阴囊湿痒，则下焦之湿热正复不少，用药仍宜兼顾。

碳石，马，自春至今，咯血竟无虚月，仲秋大吐血，血去络空，胃脉逆上，遂至饮聚咳逆迄今，饮浊日以碗计，形寒，食少，便溏，上气不得卧，脉虚滞，右滑数，上损及中之候，调复极难，宜静养缓图之。

潞党参二钱　麦冬一钱五分　款冬花一钱五分　茯苓二钱　法半夏一钱五分　海石粉三钱　怀山药二钱　蛤壳三钱　全福花一钱五分，包

又：血后咳逆至三月余，自然胃脉虚，易以逆举，今饮浊虽少，而痰浓难出，咳逆不得卧，便溏，脉数而促，损证及中，本难挽回，姑拟静药养胃，以合阳明。

潞党参三钱　茯苓二钱　大熟地三钱　莲心十粒　炒香扁豆三钱　川贝三钱　驴皮胶二钱　甜杏仁二钱　山药二钱　炙甘草四分

以上出自《千里医案》

吴篪

选君任跂园素患失红痔疾，因过饮受热，忽咳嗽吐血，痰喘气急，昼夜不能卧。坐则咳血无多；卧则出血如瓶泄水，且喉间因痒而咳，因咳而吐。诊脉数大而滑，此真阴肾水亏损，肺受热邪，气得热而变为火。故肺燥喉痒而咳。火盛而阴血不静，从火上升，故逼血上行也。亟投泻白散加黄芩、茯苓、桔梗、蒌仁、麦冬、枇杷叶以清金降火、润燥止咳，其血自止。叠服数帖，脉缓能卧，咳血亦减。更用滋阴壮水，益气敛肺之品，调理乃痊。

杨宝莲体质羸，咽喉干呛，每唾痰涎中带血。脉虚弱弦数。此真阴不足，虚火上炎，熏灼肺金，渐成劳损之象。即乘尚未咳嗽、发热之先，服八仙长寿丸加贝母、阿胶、茜根、白茅根以滋阴壮水、润肺补虚，须戒烟酒、远房帏，加意调摄，否则必渐甚也。

以上出自《临证医案笔记》

何书田

火铄肺金，血证大作，咳呛不止，脉沉而数。防衄血狂吐。

犀角尖　牡丹皮　黑山栀　麦冬肉　蛤壳　花粉　小生地　冬桑叶　紫菀茸　光杏仁　藕汁

咳呛，胁左痛楚，肝络内伤也。防血证复发。

旋覆花　冬桑叶　川贝母　光杏仁　橘白　陈阿胶　牡丹皮　款冬花　怀牛膝

肝肾胃络致伤，连次咳吐紫血，且曾下达，现在痰中带红，或鲜或紫，总属络瘀未清为患也。通达营络主治。

紫菀茸　炒苏子　冬桑叶　炒怀膝　新绛屑　细生地　川郁金　牡丹皮　茜草根　橘络

复诊：连服凉营和络之剂，咯血已止。惟交秋令，又发二日，较前减少。现在血止，而胁肋不舒，左脉微弦。仍照前方增减用之。金令将旺，木势可制，惟在静息勿烦而已。

原生地　牡丹皮　石决明　光杏仁　橘白　炒白芍　冬桑叶　炒怀膝　天花粉　枇杷露

咳呛失血，脉象细数无神，数，时一止为促。此以吐下太多，营卫错乱，三阴枯竭之象。夏至节恐其加剧，不治候也。拟养阴润肺，兼止呕吐。

旋覆花　麦冬肉　制女贞　花粉　枇杷叶　炒阿胶　川贝母　炒怀膝　橘白　湖藕

肝络内伤，咳呛少痰，人迎脉弦大有力。暑天恐血证大作，不可忽视。

炒阿胶　石决明　牡丹皮　甜杏仁　川石斛　羚角片　冬桑叶　川贝母　川郁金　枇杷叶

阳络内伤，失血腰痛。总以保重调理为嘱。

原生地　冬桑叶　炙紫菀　川断肉　橘白　藕节　羚角片　牡丹皮　天花粉　炒怀膝　山茶花

复诊：痰红渐稀，营络内伤，急切不能全愈。

西洋参　炙紫菀　牡丹皮　生杜仲　橘红　原生地　天花粉　炒怀膝　川断肉　茅根肉

木火铄金，金液被伤，咳呛失血，旬日未止。按脉沉细微数，骨热口渴，烦郁之火尚未息也，延久即是本元之候。天气炎蒸，诸宜静养调摄为要。

小生地　冬桑叶　北沙参　川贝母　花粉　橘白　羚角片　牡丹皮　炙紫菀　生蛤粉　枇杷叶

复诊：四五日来，木火之势渐息，咳呛亦稀，脉虽细弱而不甚数。惟晨起痰红未尽，此属肺络内伤，急难骤愈，惟在善自珍摄。

原生地　北沙参　川贝母　花粉　桑叶　枇杷露　西洋参　麦冬肉　生蛤粉　橘白　冬虫夏草

再复：五六两月中，血证不发，饮食如常。惟近日来，晨起咳呛多痰，口鼻中觉有火气，脉形两寸俱弦，气口为甚。此由君火上炎，太阴肺金蕴热未消，以致迭投参剂而终不减。鄙意秋暑尚盛，未宜进补，暂用清润肺金，以冀咳止。

西洋参　煨石膏　炙桑皮　川贝母　花粉　北沙参　肥知母　甜杏仁　生苡仁　橘白

三复：昨用清金润肺法，脉象弦势稍减，咳痰亦稀。仍用前法加减，补剂未宜投也。

西洋参　麦冬肉　款冬花　炙桑皮　花粉　橘白　北沙参　金石斛　川贝母　肥知母　鲜百合

连次失血，声音不清，咳呛不止，此木火铄金也。当此盛暑，恐复吐红。

羚角片　牡丹皮　甜杏仁　生蛤壳　橘白　冬桑叶　西洋参　川贝母　天花粉　枇杷叶

　　春间失血，至今不发，现患咳呛有痰，纳食微胀，按脉沉细而不数。不宜用偏阴之剂，拟清泄肝火，兼润肺金。

羚角片　冬桑叶　川郁金　川贝　肥知母　石决明　牡丹皮　光杏仁　橘白　枇杷叶

　　复诊：数日暑火铄金，血证又发，幸脉象静细而不甚数。虽有微咳，肺阴未必大伤，扶过夏令，可以痊已。仍照前方加减。

照前方去知母、郁金，加洋参、花粉、川石斛。

　　再复：盛暑中血证不作，略有咳呛，六脉静细，惟觉少神。肺脏娇弱之象，法宜滋养。

原生地　北沙参　川贝母　川石斛　橘白　西洋参　麦冬肉　生蛤粉　天花粉　枇杷露

丸方：大熟地　炙龟板　西洋参　甜杏仁　川贝　女贞　大生地　西党参　北沙参　麦冬肉　山药　为末，以炼蜜、枇杷叶膏为丸。

　　年逾古稀，劳心过度，以致火铄肺金。咳痰带红，周体发热，口苦无味，人迎脉独大。恐水亏不能制火，则有日形憔悴之势。

原生地　西洋参　麦冬肉　牡丹皮　川斛　知母　炙龟板　北沙参　川贝母　枇杷叶　冬虫草

　　闺女年甫及笄，骨蒸痰病，咳呛失血，六脉细数，已成怯证矣。夏令防其加重。

羚角片　粉丹皮　地骨皮　西洋参　花粉　茅根　冬桑叶　香青蒿　夏枯草　川贝母　橘白

　　复诊：阴虚内热，热盛则蒸痰成病，唇边发疮；六脉细数。终不能免乎怯疾矣，难许奏效。

西洋参　肥知母　地骨皮　川贝母　花粉　橘白　生石膏　桑白皮　甜杏霜　鲜石斛　夏枯　芦根

　　产后阴虚内热，失血咳呛，脉细数而神委顿。蓐劳已成，夏令防加重。

西洋参　制女贞　川贝母　天花粉　橘白　地骨皮　甜杏仁　生蛤壳　川石斛　枇杷叶

　　肺络受伤，咳痰带红，怯疾之根也。以节劳调理为嘱。

细生地　冬桑叶　炙紫菀　川贝　天花粉　石决明　牡丹皮　甜杏仁　橘白　茅根肉

　　多劳伤气，咳久失血，脉来细数。此肺络内伤也，最易来怯，须节力调理为要。

西洋参　款冬花　生蛤壳　川石斛　橘白　甜杏仁　川贝母　天花粉　冬桑叶

　　肺络内伤，火升咳呛，不时见血，按脉右关尺细数，约有七至。此娇脏内损之验，久防肺痿。节力静养为要。

西洋参　北沙参　桑白皮　生蛤壳　橘白　羚角片　川贝母　肥知母　天花粉　枇杷叶

肺络内伤，咳痰带血，久防肺痿。及早节力调治。

炒阿胶　北沙参　麦冬　桑白皮　橘白　炙紫菀　款冬花　川贝　天花粉　冬虫夏草

肺络内伤，多痰气秽，脉形滑数。天炎暑，火铄金，恐不能支持也。

炒阿胶　生石膏　肥知母　甜杏仁　冬桑叶　西洋参　麦冬肉　马兜铃　天花粉　芦根

连次失血，咳痰时带红色，左脉数而且促，金水两伤矣。盛暑恐复见红，暂用清燥救肺法。

冬桑叶　西洋参　麦冬肉　甜杏仁　花粉　地骨　炒阿胶　生石膏　肥知母　冬虫草　枇杷叶

金水两亏，不时咳血，外憎寒而内蕴热，喘急多汗，劳怯已成之候也。不过扶持岁月而已

炒熟地　西党参　淮山药　麦冬肉　炙草　橘白　山萸肉　白茯苓　五味子　北杏仁　胡桃肉

经漏半载，兼以木郁络伤，复患失血咳呛，少腹结癖，肝肺肾俱伤矣，脉象细数。急宜滋养三阴。

阿胶蛤粉炒　制洋参　白茯神　煅牡蛎　橘白　制女贞　麦冬肉　炒枣仁　川郁金　茅根

劳力内伤，时欲遗泄，兼有痰红。金水两脏病也，节力为要。

原生地　山萸肉　牡丹皮　肥知母　茯苓　山药　炙龟板　五味子　麦冬肉　生杜仲　芡实

好饮伤肺，咳久见红，肺阴暗损，腹满胀闷，脉来弦数。虚阳上浮之象，法当气阴培补。

西党参　北沙参　麦冬肉　款冬花　茯苓　橘白　炒阿胶　甜杏仁　川石斛　川贝母　枇杷叶

复诊：脉象较前略觉有神，数象亦减，胃气稍开，惟血证频发不止。此肺气衰馁，气不生阴，水源枯涸。法当培土以生金，益金以生水。

炒阿胶　西党参　炙甘草　麦冬　川斛　枇杷叶　炙西芪　淮山药　北沙参　川贝　燕屑

膏方

大熟地　西党参　淮山药　麦冬肉　川贝母　干河车　炙西芪　干百合　淡天冬　款冬花

以阿胶烊化、河车研细收膏。

吐血咳呛，音哑不清，娇脏已内损矣。且举动气喘，肾虚水耗，脉弱神困，将有日剧之势。舍滋阴潜火，别无良策。

大熟地　北沙参　川贝母　生牡蛎　橘白　清阿胶　麦冬肉　干百合　枇杷叶　燕屑

血痰频发，咳呛呕吐，肺胃兼病也。当从上焦和理。

炒苏子　甜杏仁　麦冬肉　茯苓　川石斛　炙紫菀　款冬花　川贝母　橘白　枇杷叶

久患哮喘，咳甚见红，肺气不宣，于阴分无伤。宜固表理肺。

生西芪　北沙参　甜杏仁　炙紫菀　茯苓　炒苏子　川贝母　款冬花　川石斛　橘白

质薄好劳，六脉细小，肝胃作痛，且咳呛见红。防入怯门。

冬桑叶　炒归身　炙紫菀　郁金　茜草根　牡丹皮　炒白芍　麦冬肉　橘白

体质素弱，先从右胁下作痛，而致咳呛，此手太阴肺络伤也。现患微寒骨热，咳势转甚，时欲带红而多秽痰。按脉右寸关弦大而芤，左见细弱。显然娇脏内损，兼木郁之火耗燥肺金，无怪其咳不止而红痰频吐矣。证属内伤，并无外感，延久即是肺痿之候，殊难见效。鄙拟理肺络润燥金一法，候高明酌用。

旋覆花　紫菀茸　甜杏仁　款冬　花粉　橘络　羚羊角　桑白皮　地骨皮　蛤壳　茅根　枇杷叶

复方：照前方去旋覆花、紫菀、茅根、橘络，加石膏、肥知母、白前、橘红、鲜石斛。

以上出自《斛山草堂医案》

王孟英

余游瀛洲，有越人李姓，挽心锄茂才见余，云亲串中一妇人，因娩后嗽血，遂至两目无光，四肢瘅不能动，欲求一方。张谓如此大证，未审其脉，如何旋治。余曰：吾知之矣，此肺热欲成痿躄也。遂以西洋参、桑皮、元参、百合、知母、苡仁、藕、茅根、枇杷叶为方，服六剂。闻余将归，李亟来署致谢云：病去大半矣，真仙丹也。欲再求一方，余为加葳蕤一味。然此由海外，因不知有"产后宜温"之谬说，故无人阻挠，而得偶然幸愈也。

《归砚录》

林佩琴

蒋氏。小产后痰嗽带血，晡寒宵热，食减肌削，脉小弱。此病损已久，胞系不固，胎堕后营卫益伤。宜仿立斋先生治法，以甘温补阳则寒热可减。近人专事杏、贝，希冀嗽止，恐寒凉损脾，反致不救。用潞参、山药、茯神、炙草、阿胶、白芍、五味、杞子、莲、枣。数服颇安。再加黄芪、鹿角霜，数服诸证渐止，饮食渐加。又丸方调理得痊。

黎。立冬后阳伏地中，龙潜海底，今值冬至，阳始生，而龙已不藏，致五夜阳升，灰痰带血，右尺不平，此知柏八味丸证也。又凤有肝气，左胁刺痛，则龙雷交焰矣。初服壮水潜阳，痰血已减，继服加减归脾汤，左胁痛止，灰痰亦少，血丝淡而若无，脉证将愈兆也。昨诊惟肝脉稍弦，左尺强于右，是水尚能制火。从此平心静摄，戒怒节欲，明春木火不至偏旺，则痊平可冀。熟地（水煮）、丹皮（酒炒）、泽泻（盐水炒）、茯苓（乳蒸）、山药（炒）、远志（甘草汁炒）、白芍（炒）、女贞子、藕粉、淡菜、牡蛎（煅研）。炼蜜丸服。

韦氏。晡热呕咳痰血，此上损候也。用阿胶（蛤粉炒）、百合、茯神、鲜藕各三钱，潞参、山药、白芍、丹皮各二钱，贝母一钱，五味四分，红枣五枚。二剂红止，热渐退，去丹皮、阿胶、鲜藕，加瓜蒌仁。二服痰嗽亦除。

戴氏。情志内损，火迫络伤嗽血，晡寒宵热，脉右虚，左数，营损卫怯。先以腻润弥络，育阴和阳。待夏至阴生，阳不加灼，复元可望。阿胶（水化）、生地（炒）、麦冬各一钱，茯神三钱，杞子、山药　甜杏仁（俱炒）各二钱，丹皮、石斛各钱半，五味（焙）五分。六服诸证向安，惟胸微痛，加白芍二钱、蒌皮八分，痛止。

以上出自《类证治裁》

抱灵居士

李生大侄，咳痰带血，水泻溺少，偏身痛，微恶寒，头昏，脉浮紧滑，以参苏饮去粉葛，加当归、童便一剂，咳血泻止，腰痛，夜出冷汗，口渴，舌微黄，脉滑长；以九味羌活汤一剂，腰痛好，盗汗、人倦，便秘，脉弦迟；以十全大补汤去参，加桂枝、防风、杜仲、牛膝全愈。

《李氏医案》

何昌龄

咳血，咳呛见血，纳不贪而经络酸楚，宜从肝、肺、胃和理，得咳减纳增，再商调补。

大秦艽一钱半　炒白芍一钱半　光杏仁三钱　炒枳壳一钱　荆芥一钱半　瓦楞三钱　炙鳖甲四钱　炒苏子三钱　绵独活一钱半　瓜蒌皮一钱　福花包一钱半

复诊：寒热咳血均减，脉左略见芤数。风热化而阴分受伤，宜照前方参以清养。

炙鳖甲四钱　粉丹皮一钱半　杏仁三钱　枳壳一钱　生草四分　元参一钱半　中生地四钱　川贝母二钱　瓜蒌一钱半　桔梗四分　百合三钱　桑叶一钱半

《何端叔医案》

曹存心

阳络频伤，胸前窒塞，咳逆不爽，舌红苔黄，脉形弦数。此系瘀血内阻，郁而为热，肺胃受伤，极易成损，慎之。

旋覆　新绛　葱管　芦根　枇杷叶　忍冬藤　苏子　桑皮　川贝　知母　广郁金　参三七　竹油　地骨皮

原注：前五味名瘀热汤，是先生自制之方。治瘀血内阻，化火刑金而咳，不去其瘀，病终不愈，此为先生独得之秘。

诒按：合二母泻白以清肺，佐苏、郁、三七以通痹，立方周到之至。

饮食入胃，游溢精气，上输于脾，脾气散精，上归于肺，通调水道，下输膀胱，水精四布，五经并行，合于四时五脏，阴阳揆度，以为常也。此乃饮归于肺，失其通调之用，饮食之饮，变而为痰饮之饮。痰饮之贮于肺也，非一日。今当火令，又值天符相火加临，两火相烁，金病更甚于前。然则痰之或带血，或兼臭，鼻之或干无涕，口之或苦且燥，小水之不多，大便之血沫，何一非痰火为患乎？

旋覆花　桑皮　川贝　橘红　浮石　炙草　沙参　茯苓　麦冬　竹叶　丝瓜络

诒按：此证乃素有浊痰郁热，壅结熏蒸于内，再受时令火邪，熏灼肺胃所致。如此立论，似亦直截了当。何必用饮食入胃，及天符相火，如许大议论耶。可参用苇茎汤。

再诊：接阅手书，知咳血、梦遗、畏火三者，更甚于前。因思天符之火行于夏时，可谓火之淫矣。即使肺金无病者，亦必暗受其伤，而况痰火久踞，肺金久伤，再受此外来之火，而欲其清肃下降也，难矣。肺不下降，则不能生肾水，肾水不生，则相火上炎，此咳逆梦遗之所由来也。至于畏火一条，《内经》载在阳明脉解篇中，是肝火乘胃之故。法宜泻肝清火，不但咳血、梦遗、畏火等证之急者，可以速平，而且所患二便不通，亦可从此而愈。悬而拟之，未识效否。

鲜生地　蛤壳　青黛　桑皮　龙胆草　川贝　地骨皮　黑栀　竹叶　大黄盐水炒

三诊：阳明中土，万物所归，现在肝经湿热之邪，大半归于阳明，以著顺乘之意，而逆克于肺者，犹未尽平。所以睡醒之余，每吐青黄绿痰，或带血点，其色非紫即红，右胁隐隐作痛，脉形滑数，独见肺胃两部。宜从此立方。

小生地　桑皮　羚羊角　阿胶　冬瓜子　薏米　蛤壳　川贝　杏仁　忍冬藤　青黛　功劳露　芦根　丝瓜络

原注：肝经久病，克于土者为顺乘，犯于肺者为逆克。

诒按：前方实做，不若此方之空灵活泼也。

四诊：痰即有形之火，火即无形之痰。痰色渐和，血点渐少，知痰火暗消，大可望其病愈。不料悲伤于内，暑加于外，内外交迫，肺金又伤，伤则未尽之痰火，攻逆经络，右偏隐隐作疼，旁及左胁，上及于肩，似乎病势有加无已。细思此病，暑从外来，悲自内生，七情外感，萃于一身，不得不用分头而治之法，庶一举而两得焉。

桑皮　骨皮　知母　川贝　阿胶　枳壳　金针菜　姜黄　绿豆衣　藕汁　佛手

原注：痰带血点，鼻干口燥，小水不多，大便血沫，总属痰火为患。第一方用清金化痰不效。第二方案加咳血、梦遗、畏火三证，归于肝火，一派清肝，略加养胃。第三方从肺胃立方，略佐清肝之意。第四方全以轻淡之笔，消暑化痰。

诒按：统观前后四案，议病用药，均能层层熨帖，面面周到，于此道中自属老手。惟所长者，在乎周到稳实；而所短者，在乎空灵活泼，此则囿乎天分，非人力所能勉强矣。第一方就病敷衍，毫无思路。第二方清泄肝火，力量颇大。第三、四方则用药空灵不滞，是深得香岩师心法者。

宿积黑血，从吐而出。胸之痞塞少和，肺之咳嗽略减，是瘀血也。从上出者为逆，究非善状。

瘀热汤：旋、降、葱、苇、枇叶。参三七磨冲。

诒按：可加酒炙大黄炭数分，研末冲服，以导血下行。

再诊：所瘀之血，从下而行，尚属顺证。因势导之，原是一定章程。

当归　丹参　桃仁　灵脂　蒲黄　茯神　远志

诒按：仍宜加牛膝、三七等导下之品。

久嗽失血，鲜而且多，脉数左弦，苔黄心嘈，金受火刑，木寡于畏，以致阳络被伤也，防冒。

犀角地黄汤加二母、侧柏叶。

另归脾丸。

原注：吴鹤皋曰：心，火也，肺，金也，火为金之畏，心移热于肺乃咳嗽，甚则吐血、面赤，名曰贼邪。是方也，犀角能解心热，生地能凉心血，丹皮、芍药性寒而酸，寒则胜热，酸则入肝。用之者，以木能生火，故使二物入肝而泻肝，此拔本塞源之治。

以上出自《柳选四家医案》

何平子

劳倦内伤，咳血兼便血，从脾肾滋补。

炒熟地　北沙参　丹皮　茯神　淮山药　制于术炒　淮牛膝　枣仁　麦冬　藕节

复诊：炒熟地　茜草　淮牛膝　川续断　粉丹皮　制于术　麦冬　煅牡蛎　白莲须　老桑叶

咯血久缠。肺虚络伤也。殊非轻恙，当此夏令，更宜谨慎。

西党参三钱　北沙参二钱　橘红一钱　淮膝二钱，炒　枣仁三钱，炒　炒阿胶二钱　麦冬二钱　丹皮钱半　云神二钱　桑叶钱半

复诊：气虚络伤。调中保肺主治。

去丹皮、茯神、桑叶、枣仁，加百合三钱、牡蛎四钱、茜草一钱、藕根二个。

丸方：西党参三两　沙参二两　麦冬二两五钱　川百合三两　云神二两　熟地四两　淮牛膝二两　橘白一两　旱莲草一两五钱　枣仁三两　燕屑二两　沉香末四钱　阿胶法丸。

肋痛咳血，肺胃络伤，六脉细软，中气不足也，殊非轻恙。

鲜生地　茜草　丹皮　橘红　丹参　炒阿胶　麦冬　米仁　怀膝　料豆皮　茅根

复：咳血愈而复发，六脉更觉无力。宜乎补气。

西党参　麦冬　百合　茜草　茯神　炒阿胶　沙参　橘白　山药　白茅根

以上出自《壶春丹房医案》

费伯雄

某。肝阳上僭，巨口咯红，不时呛咳，损证渐成，势极沉重。始拟清养。

明天冬二钱　南沙参四钱　北沙参三钱　丹皮二钱　茯苓二钱　归身二钱　炒淮山药三钱　刘寄奴二钱　鲜毛姜三钱　茜草根二钱　怀牛膝二钱　肥玉竹三钱　甜川贝三钱，研　杏仁三钱　梨三片　藕节三枚

某。金水虽亏，中土尤弱，胸中乃清旷之地，缘阳气不布，浊阴上升，湿痰盘踞，且其咯痰难解，虽有痰中夹红，乃咳伤阳络，血随气升。今拟平调中土，顺气除痰。

茯苓　于术　山药　功劳叶　半夏　橘红　薤白头　诃子肉　阿胶　丹皮

二诊：投肃降法，咳嗽减，痰血亦止，内热亦退，惟气尚急，由肺胃两亏。用养肺胃法。

海浮石三钱　云苓三钱　南沙参四钱　炙紫菀一钱五分　丹参二钱　苡仁四钱　炙草五分　车前子三钱　生谷芽三钱　枇杷叶二片　霜桑叶二钱　甜杏仁三钱　川贝二钱　橘红一钱

三诊：咯红已止，咳嗽亦减，惟气逆更甚，纳少便溏，两足浮肿，脉细形瘦。皆由肺脾大亏，肾气不纳，势已成损。勉拟扶土生金纳气之法，候高明政。

西洋参　茯苓　山药　牡蛎　川贝　海螵蛸　苡仁　五味子　橘白　谷芽　扁豆衣　省头草　枇杷叶　蛤蚧尾一对

某。咯血汗流，痰腥，阳气渐脱。宜培土生金，化痰理气，祛瘀养阴。

补骨脂一钱，核桃肉拌炒　丹参二钱　当归二钱　木香五分　乌梅炭四分　三七三分　茜草二钱　川芎八分　五味三分　刘寄奴三钱　藕节五枚　阿胶二钱，蒲黄拌炒　侧柏炭三钱　黄芪三钱　桃仁泥一钱

某。巨口咯红，从呕而出，此系肝胃不和，阳络受伤。宜调荣清降。

丹参二钱　乌梅炭五分　茯苓二钱　当归三钱　焦楂炭三钱　枳壳一钱　白芍一钱五分　川断二钱　怀牛膝二钱　旋覆花一钱五分，包　上沉香三分　藕节炭三枚

某。咳嗽咯红，痛引两胁。

黑料豆三钱　生谷芽三钱　潼白蒺藜各三钱　甜杏仁三十粒　真新绛五分　冬青子三钱　旱莲草二钱　南沙参四钱　丹皮二钱　郁金二钱　云苓二钱　补骨脂一钱，核桃肉拌炒　川贝二钱　牡蛎四钱　蒌皮三钱

某。肺、脾、肾三阴有亏，浊阴凝滞不化，借肝阳而上升，以致气逆不降，不能平卧。据述气从少腹上升，痰多血少，从口咯出，大便微溏，脉虚数。拟金水两调，和中镇逆。

淡秋石　茯苓　牡蛎　橘白　炮姜　山栀　旱莲　白芍　熟地　五味子　甘草

以上出自《费伯雄医案》

李铎

宗志仁庚弟，前患唾中有血，初投疏肝理肺甚效，继以三才封髓法益水滋阴，痰红业已尽除。因更医误进参、芪、术、附一剂，仍复唾红，复投原方，渐次就愈，此金水不足，不能涵木，木火乘肺，已显然矣。据述近得两次眼目昏蒙，满目火星缭绕，目珠常痛，头常眩晕，胸中亦时觉不纾旷，都因肝阳郁勃之升，《内经》云：诸风眩掉，皆属肝木。斯为合旨，且又因误投扬剂，燃动龙相上腾，更兼以课读之劳，情怀恐悒郁怒，五志之阳皆动，故见诸候，乃二三刻则止，原非实火，更非阳虚焉。叶天士云：大凡患是证者，必由阴气先虚，木火易燃，由此观之，则阴不胜阳，为明征矣。夫唾咯痰血，与咳嗽痰血大有分辨，盖唾中带血出于喉，出于喉者，其来近，咳嗽而出者出于脏，出于脏者，其来远。其来远者，内伤已甚，其来近者，不过经络之间，为病殊轻，又何虑焉。且前已经告慰所病无虑，奈何惊恐，自苦增病耶。从此切宜释虑养心，俾五志气火自平，则无羔耳。兹诊脉，左关弦，肺脉坚长，

脾脉细弱，两尺沉细。按《素问·脉要精微论篇》曰：肺脉搏坚而长，当病唾血。此与经文若合符节矣，用药宜远刚热辛燥，当宗甘温之旨，佐以补阴益水生金，以制君相之火，使阳潜阴固，方免反反也。

潞党　茯神　熟地　萸肉　怀山药　龟板　石斛　菊花　炒芍　五味　甘枸　炙草一分　三十剂。

又：服前方五剂，间服异功散一二剂。

又：两寸微浮带急，《灵枢》曰：诸急为寒，外证凛凛畏寒，头目晕眩，是有外感也。大凡真阴不足，素多劳倦者，最易感冒寒邪，议温补阴分，托散表邪，景岳理阴煎加减主之。

熟地　当归　黄姜　麻绒　柴胡　炙草　一剂诸病如失，殊效。

又：诸病已愈，常不寐，心烦，乃阳不交阴，谓之阴损，欲求阳和，须介属之咸，佐以酸收甘缓之义。

龟胶　熟地　北味　牡蛎　茯神　枣仁　萸肉　焦柏　知母　炙草

此案系道光庚子，阐然馆于褐源所诊，屈指十有五年矣。讵阐然病愈复作，丙午领乡荐，而病益甚，遽以瘵终。呜呼斯人也，惜其命之不永也，今殁已九载，适余检校诸案，翻阅之下，人琴之感，不禁泣然，阐然有知，九原想亦同情也。甲寅识。

思虑伤于心脾，二脏主乎营血，营出中焦，脏阴受损，阴虚生热，故常不寐，合参全案，累黍不差。寿山

《医案偶存》

潘名熊

羊城宋君勉之，知医，素喜清凉，稍涉温补不敢服。久患咳血，所服药饵，无非清降。以致年余反复不已。近服犀角地黄汤，纳谷渐减，因邀余相参。诊右脉空大无神。余曰：《金匮》云男子脉大为劳，谓阳气虚未能收敛也。即据君述证，咳频则汗泄，显是气失统摄，络血上泛之征，倘依然见血投凉，见嗽治肺，胃口从兹败坏矣。愚见主急固脏真，正合仲景师元气伤当进甘药例，能守此法，胃土自安，肺金自宁，吐血痰咳亦自止。方拟黄芪四钱，人参、麦冬、白芍各一钱，五味、炙草各七分，杞子、南枣肉各二钱。勉之见信，连服四帖，血止，胃渐进。此后从余言，自用归脾汤加减调养而获愈。

《评琴书屋医略》

王燕昌

一太常，年三十岁，咳血数年未愈。诊得左关独盛，见其平日好胜，以小柴胡加白芍愈之。

《王氏医案》

吴达

浙宁张惠昌，四月下旬就诊。自述去秋痰中见血，申地名医求治迨遍，至正月即吐纯红，旋服止血之药，血已暂止，午后寒热交作，热退无汗，黎明冷汗极多。咳痰不爽，声暗气促，

两胁拘挛而痛。持所服医方甚多，余亦不暇检视，盖不阅已可知也。病情至此，变端百出，医者病者，皆以为宜于用补。人以为虚，余以为实，非实也，乃气道之闭塞也。脉象弦数，细而无神，一派郁象，不得以为虚也。舌上薄白之苔，湿而不浮，乃郁象之明证。苔如地生之草，中气调和，苔必升浮，不至紧闭也。两目白睛已现红黄之色，岂非少阳郁火，干犯肺胃。盖阴阳之升降，在子午之时，气道被补药填塞，升降不得自如，寒热因作于午后；黎明乃寅卯之交，木气当权，木气升于子位，故冷汗出，木为心火之母，汗为心之液也；两胁乃肝胆游行之路，升降窒塞，故拘紧而痛；甲乙两木之火，升降不调，郁于少阳，而克肺胃，肺胃之气不得下降，自然痰出不爽、气促声嘶矣。

病至此，颇非易治，但其人体瘦，颇类木形，本质火旺，尚能纳食，证情之重，究为药误，故立方以治之。因此而忆及苏城潘友庄兄，游沪时，谈及曾患血证。余问所服方药，友翁云：寒家列祖相传，惟血证不准服药，故至今未发。予笑曰：诚哉是言！余设医于市，遇问病者，每以不服药为中医相诫。盖一经医手，得其中者，犹或寡矣，能不慨哉！

辛巳孟夏，义和成药号，刘佑年兄请诊。脉象右涩左滑，右胁胀疼，咳痰呛血，寒热未清，呼吸痛不可耐，病延旬日。予询其初起时病象，答云初起寒热，右耳后项肿，服前医之药，项肿平而胁胀甚，咳痰见血，咳时胁痛，刻不可忍。予曰：此乃风邪由项后入于风府，郁于少阳之经，而咳血胁痛者，大都药误所致也。出方视之，果川贝、麦冬、旋覆、蛤壳之类。予用薄荷、前胡、杏仁、象贝、紫菀、丹皮、茜根、牛蒡、桔梗、苏叶、柏叶等。两进而血止嗽减，改方去茜根、柏叶，加用半夏、陈皮、苓、草之类。三易方而病如失，调理即安。

顾寿康丝栈，华君韵香，初夏就诊。脉象右关独大，舌苔白腻，舌质淡红，痰多咳呛，血现痰中，胸中懊㤽，莫可名状。余以为多思伤脾，脾土湿郁，湿郁则木郁，肝木性不受郁，郁而怒发，怒发则生风火，风火冲突，犯及络中之血，故血见于痰中，火发于上而刑肺金，甲木不降而克胃土，则胸脘失其冲和，而胸中懊㤽，右关之脉独大矣。盖谷入于胃而传脾，脾气输谷精于肺胃，化气血而散布诸经，由经及络。经谓阳络伤则血上溢，所谓伤而溢者，缘血不能循络而行，则络伤。用苓、术燥脾，杏、陈润肺利气，成其收敛下降之功；上有浮火烁肺，用淡芩清之；前胡开少阳相火下行之路，意在燥脾、和胃、降肺。俾络无留瘀，血尽归经而已。

余于血证，不惮反复烦言，因每见治血者，多以为火盛，骤用寒凉，当时血亦暂止，迨离经之血凝结不解，渐至气道日窒，肺气不降而生痰，相火不藏而上燥，不悟其理，再用滋阴，遂成不治者，指不胜屈。故又书此案，而不厌重复焉。

张浩卿，浙人也，癸未春来诊。脉象右关独大，已知肺胃之郁；舌苔白腻，痰多咳呛，偶有带血，胸中懊㤽莫名，乃劳伤脾土，浸生痰涎；土湿则木郁，春令肝木发荣，郁则生火而冲动络中之血，火既上炎，刑及肺胃，则胸中懊㤽。治以理脾湿为主，降胃、肃肺、和火、通络，均佐使之法也。方用苓、斛、苡、滑淡渗脾湿，半夏降其浊痰，炙草和中，加丹皮泄木清风，疏其络中之瘀，茜草通其离经背道之余血，杏、陈润肺利气，助其下降之权，浮火克其肺金，用淡芩清之，再用前胡开少阳相火下藏之路。欲其脾旺胃和，肺敛而络无留瘀，火降而血自归经。服至十剂，诸恙尽平。

以上出自《医学求是》

雷丰

长洲叶某，忽然血涌盈升，身热口渴，速来求治于丰。抵其寓，见几上有参汤一盏，病者即询可服否？丰曰：姑诊其脉，辨其虚实可知。按之洪大而来，舌苔黄而欠润，此暑热内劫阳络之候，即经谓阳络伤，血从上溢是也，当从暑瘵治之，速清暑热以养其阴，参汤勿可服也。遂用玉女煎以生地易熟地，再加滑石、蒌根、杏仁、桑叶，两日连尝四剂，咳血并止，身热亦退矣。

《时病论》

陈菊生

吐血一证，有心、肝、脾、肺、肾之分。或咳血，或呕血，或唾血，或咯血，或间血丝，或成盆成碗，辨清表里、阴阳、寒热、虚实，按证施治，无不愈者。特恐病家自认为劳，医家亦误认为劳，畏首畏尾，因循从事，贻误滋多。庚寅冬，余客济南，杨君景澄病咳嗽吐红，医用地榆、归尾、前胡、橘红等药治之，旬有余日，转重转剧，来延余诊。切其脉，濡而数，右尺独疾，舌根有紧贴黄色薄苔，明是大肠火逆，上灼肺金，咳伤血膜，血随痰出，遂宗朱丹溪法，用三黄泻心汤加味，数剂，吐红止，咳嗽平，后又减三黄加参芪，调理而愈。丙申正月初，余旋里，吾友李经谊病，据云初起不过咳嗽，未几气喘，未几吐血，延今月余，病益加剧，腰痛不堪。余切其脉，右尺滑疾，明是大肠火盛上冲于肺所致，用槐花降气汤一剂，大便下紫黑血，咳喘渐平；再剂，吐血止，腰痛轻，后承是方加减而愈。此二君也，一则体瘦，一则体肥。肥人多湿，故燥而清之；瘦人恶燥，故润而清之。受病虽同，用药是异，未可混施耳。或以泻心方用大黄苦寒为疑，余曰："火盛则血不归经，用大黄无他，不过泻亢甚之火耳。"李士材曰："古人用大黄以治虚劳吐衄，意甚深微，盖阴浊不降，则清阳不升；瘀血不去，则新血不生也。"所恐俗工辨证不明，遇内伤夹寒，亦用大黄，罔不杀人。盖阳虚阴必越，营气虚散，血亦错行，须用理中汤、甘草干姜汤以温其中，血始归经。较前二证，或寒或热，有天壤之别，不可不知。

《诊余举隅录》

张乃修

胡左。伤风夹湿，而致损肺。咳嗽不已，痰色稠黄，不时见红。兹则痰血日甚，脉数内热，肛门漏管。此阴虚挟湿，湿热熏蒸，肺胃之络，为之所损，痨损情形，聊作缓兵之计而已。

赤白苓　海浮石　冬瓜子　青蛤散　瓜蒌霜　建泽泻　生米仁　光杏仁　盐水炒竹茹　藕节　青芦管

二诊：带病经营，阳气内动，肝火凌金。咳甚带红，深入重地。急宜安营以循阳动阴静之道。

北沙参　丹皮炭　川石斛　炙桑皮　琼玉膏冲　炒麦冬　青蛤散　冬瓜子　川贝母

三诊：痰红虽减于前，而咽中隐隐作痛。咽喉虽属肺胃，而少阴之脉系舌本，循喉咙，则是咽痛一层，其标在肺，其本在肾也。肾为先天之本，恐非草木之功，所能挽狂澜于既倒也。

阿胶珠二钱　青蛤散五钱　北沙参五钱　猪肤一钱五分，煎去沫，冲　鸡子黄一枚　白蜜一匙　白粳

米一钱五分，炒黄

四诊：虚火上炎，咽中碎痛，卧不能寐。而时令之湿，侵侮脾土，以致似痢不止。急者先治之。

砂仁盐水炒　生熟米仁　煨木香　生冬术　连皮苓　建泽泻　炒扁豆衣　炒莲子

陈左。失血之后，久嗽不止，每交节令，辄复见血，面色桃红，时易怒火，然每至天寒，即恶寒足厥。脉形沉细而数，颇有促意。其为血去阴伤，龙雷之火不能藏蛰，阴火逆犯，肺降无权。清肺壮水益阴，固属一定不易之法。然药进百数十剂，未见病退，转觉病进。再四思维，一身之中，孤阳虽不能生，而独阴断不能长，坎中之一点真阳不化，则阴柔之剂不能化水生津，阴无阳化，则得力甚微。意者惟有引导虚阳，使之潜伏，为万一侥幸之计。拙见然否。

龟甲心八钱　粉丹皮二钱　大麦冬三钱，去心　阿胶一钱五分，蛤粉炒　泽泻一钱五分　大生地一钱　黄肉炭三钱　西洋参三钱，元米炒　生熟白芍各一钱　上瑶桂研末，泛糊丸二分，药汁先送下

二诊：壮水益肾，兼辛温为向导，脉数稍缓，火升之际，足厥转温。但交节仍复见红，龙相之火，尚未安静。前方出入，再望转机。

西洋参　川贝母　云茯苓　炙紫菀肉　北五味　牛膝炭　阿胶珠　肥知母　薄黄炭　煅牡蛎　太阴元精石　金色莲须

吴左。经云：面肿曰风，足胫肿曰水。先是足肿，其为湿热可知。乃久久方退。足肿甫退于下，咳嗽即起于上，痰色带黄，稠多稀少，未几即见吐血。此时湿热未清，风邪外乘，所以风邪易入难出，为其湿之相持也。邪湿久滞，咳而损络，络血外溢。追血去之后，阴分大伤，遂令金水不能相生，咳不得止。兹则声音暗，咽痛内热，所吐之痰，黄稠居多。脉细数有急促之意，而右关尚觉弦滑。所有风邪，悉化为火，肾水日亏，肺金日损，胃中之湿热，掺杂于中，熏蒸于上。深恐咽痛日甚，才疏者不能胜任也。

光杏仁　冬瓜子　青蛤散　生薏仁　枇杷叶　黑元参　炙桑皮　蝉衣　茯苓　青芦管　水炒竹茹

二诊：风湿热相合，熏蒸损肺。前方引导湿热下行，缓其熏蒸之炎，即所以救其阴液之耗损。脉证相安。姑踵前意，以尽人力。

北沙参　赤白苓　生米仁　青蛤散　鲜竹茹　光杏仁　黑元参　金石斛　冬瓜子　青芦管　生鸡子黄冲　枇杷叶

三诊：湿热化燥伤阴，而致虚火上炎。证属难治，务即就正高明。

北沙参四钱　阿胶珠二钱　大生地四钱　西洋参二钱　生山药三钱　光杏仁三钱　川贝母二钱　茯苓四钱　大麦冬三钱　青蛤散五钱　白蜜二钱，冲　白粳米一撮　猪肤五钱，煎汤去沫，代水煎药

唐右，小产之后，肝肾损伤不复，腰足软弱少力，白带绵下，甚则咯血凝厚，外紫内红。肝络暗损。治病必求其本。

阿胶珠　生白芍　厚杜仲　旱莲草　生山药　煅牡蛎　炒牛膝　丹皮炭　女贞子　潼沙苑盐水炒

二诊：养肝益肾，脉证相安，带下腰足酸弱，咯血凝厚，有时气冲作呛。肝肾阴虚，奇脉不固。仍守肝肾并调，兼固奇脉。

阿胶珠三钱　白芍三钱，酒炒　厚杜仲三钱　金毛脊四钱　生山药三钱　生地炭四钱　煅牡蛎四钱　潼沙苑三钱，盐水炒　女贞子四钱，酒炒　鸡头子三钱

尤左，喘咳者久。兹则肺胃络损，血来如涌。脉气口浮弦。有涌溢之虞。

苏子三钱，炒　代赭石四钱　广郁金五分，磨冲　沉香三分，乳汁磨　杏仁泥三钱　侧柏炭二钱　蒲黄炭一钱　旋覆花二钱，包　川贝母二钱　三七三分，磨冲　牛膝炭三钱　百草霜一钱，包

二诊：昨宗缪仲淳宜降气不宜降火说立方，气降即火降，如鼓应桴，吐血顿止。无如咳延已久，劳损根深，虽解目前之危，仍难弥后日之虑也，得寸则寸，已为幸事矣。有仓扁其人者，尚宜就而正之。

旋覆花二钱　代赭石四钱　炒苏子三钱　沉香三分，乳汁磨冲　藕节二枚　杏仁泥三钱　牛膝炭三钱　郁金五分，磨冲　百草霜一钱　茯苓三钱　蒲黄炭五分

王左，水亏木旺，虚火上凌，咳嗽不已，吐血时止时来。冲阳逆上，咳甚则呕，以冲脉在下，而布散于胸中也。证入损门，何易言治。

大生地四钱　阿胶珠三钱　淡秋石一钱五分　牛膝炭三钱　丹皮炭二钱　大麦冬三钱　生白芍三钱　青蛤散三钱　生山药三钱　冬虫夏草二钱　金石斛三钱

二诊：血未复来，咳嗽递减，呕吐亦止，而腰府作酸。肺肾皆亏，显然可见。药既应手，姑守前意，再望转机。

大生地　生甘草　阿胶珠　青蛤散　生山药　大麦冬　生白芍　牛膝炭　川贝母　都气丸

三诊：咳嗽大退，腰酸稍减，脉亦渐和。然肺肾皆虚，何能遽复，调理之计，非旦夕间事也。诸宜自卫。

清阿胶三钱，熔化冲　大麦冬三钱　青蛤散三钱　怀牛膝三钱　生白芍一钱五分　大生地五钱　川贝母二钱　厚杜仲三钱　茜根炭一钱　冬虫夏草一钱五分　都气丸四钱，二次服

四诊：滋肾养肝保肺，咳嗽十退四五，血亦未来，惟根蒂不除。虚损之证，本无遽复之理，仍以金水两调主治。

大生地四钱　生山药二钱　海蛤粉三钱　茯苓三钱　怀牛膝三钱　阿胶珠三钱　川贝母二钱　生白芍一钱五分　杜仲三钱　枇杷叶三钱，去毛炙　琼玉膏五钱，二次冲

五诊：金水双调，脉证相安，惟胸次时觉窒闷。冲脉气逆，亦属阴亏所致。

大生地四钱　生白芍三钱　白茯苓三钱　川贝母二钱　甘杞子三钱　牛膝三钱，盐水炒　萸肉一钱五分，炒　白芍一钱五分　青蛤散四钱　枇杷叶四钱，去毛蜜炙

六诊：吐血之后，久咳不止，投滋肾养肝保肺，咳减大半。然血去之后，肺肾皆虚，安能遽复，所以咳嗽根蒂不除，损而未复。病情尚有出入，本难作简便之计，然道远往还非易，姑迁就拟定膏方，不用大剂，以留出入地步。

大生地四两　生白芍一两五钱　川石斛二钱　怀牛膝二两，盐水炒　川贝母二两　白茯苓二两　大熟地三两　肥玉竹二两　青蛤散三两　天麦冬各一两五钱　西洋参一两　萸肉一两，炒　当归炭一两　奎党参二两　生甘草七钱　生山药二两　冬瓜子一两五钱　丹皮炭一两　紫菀一两，炙　阿胶三两　龟板胶一两　枇杷膏二两

三胶熔化收膏，晨服七八钱，午后饥时服五六钱。

陈左，屡次失血，渐至呛咳咽痒，气从上升，而痰中时仍带红，痰稠而厚。脉细弦数。是肾水不足，木火上凌损肺，遂令络血外溢，血去阴伤，气不收摄，出纳因而失常。恐入损门。

冬瓜子四钱　生苡仁四钱　桑皮二钱，炙　车前子三钱　青芦尖一两　光杏仁三钱　川贝母二钱　怀牛膝三钱，盐水炒　茜草炭一钱五分　都气丸五钱，二次服

二诊：血已止住，略能右卧，然仍咽痒呛咳，气从上升。脉细弦数，气口独大。血去既多，肾阴安得不伤，然上焦定然未肃。再清其上。

冬瓜子四钱，打　生苡仁三钱　丝瓜络一钱五分　蒌仁三钱，炒　鲜荷叶三钱　鲜桑叶络三钱　象贝母二钱　光杏仁三钱，打　栀皮三钱，炒　鲜枇杷叶一两，去毛　活水芦根一两，去节

三诊：偏右能卧，气升大退。然呛咳不爽，痰不易出。肺气不克清肃。再清其上。

瓜蒌皮三钱　光杏仁三钱　苏子三钱，炒　象贝母二钱　冬瓜子四钱　鲜桑叶络三钱　生苡仁四钱　橘红一钱，盐水炒　白茯苓三钱　青芦尖八钱　枇杷叶露一两

四诊：偏右虽能着卧，呛咳气升，减而不止，痰出不爽，日晡发热。肺热阴伤。再润肺清金。

瓜蒌仁三钱　桑叶一钱五分，炙　生甘草五分　冬瓜子四钱　川贝母二钱　甜杏仁三钱　生苡仁三钱　北沙参三钱　山栀皮三钱　青芦尖八钱　肺露一两，冲

五诊：清金润肺，暮夜呛咳已定，而每晨咳甚，痰不爽出，色带青绿，脉数内热。血去过多，阴伤难复，阳升凌犯肺金。拟育阴以平阳气之逆。

阿胶珠二钱　生甘草五分　黛蛤散三钱　雪梨膏五钱　炙生地四钱　川贝母三钱　甜杏仁三钱

六诊：呛咳时轻时重，气火之升降也。频渴欲饮，咳甚则呕。肺胃阴伤难复，气火凌上不平。以肺胃清养。

大天冬三钱　生甘草五分　蒌皮三钱，炒　冬瓜子三钱　川石斛三钱　北沙参四钱　川贝母二钱　黑山栀皮三钱　黛蛤散四钱　琼玉膏五钱，冲

顾左，咳经数月，渐至吐血盈盆，至今仍然夹带。脉象细弦，舌红少苔。阴虚木火上凌，营络损破，而气火仍然不平。还恐暴涌。

大生地五钱　大天冬三钱　侧柏炭三钱　茜草炭一钱五分　藕汁一杯　竹茹一钱五分，水炒　生白芍二钱　丹皮炭一钱五分　蒲黄炭八分　阿胶珠三钱

二诊：滋肾水以制木火，血已止住，而呛咳仍然不减。金水并调，一定之理。

大生地四钱　川贝母二钱　黛蛤散四钱，包　阿胶珠二钱　大天冬三钱　生白芍一钱五分　茜草炭二钱　怀牛膝三钱，盐水炒　枇杷叶三钱，去毛炙　都气丸四钱，开水先服

王右，吐血大势虽定，痰中仍然带红，气冲呛咳。脉细弦而数。阴虚木火凌金，冲气从而上逆。拟育阴以制冲阳上逆之盛。

阿胶珠二钱　生甘草三分　怀牛膝三钱，盐水炒　茜草炭一钱五分　川石斛三钱　生白芍一钱五分　川贝母三钱　黛蛤散三钱　生山药三钱　藕节三枚

二诊：痰红已止，咳亦略减。脉细弦数稍缓。冲阳稍平，肺肾阴伤不复。再金水双调。

生地四钱，炙　川贝母二钱　生白芍一钱五分　茜草炭一钱五分　白茯苓三钱　北沙参四钱　黛蛤散四钱　生山药三钱　冬瓜子三钱　藕节炭三枚　都气丸三钱，先服

胡左，痰带血点，痰稠如胶，心中有难过莫名之状。此本水亏于下，痰热扰上，切勿以其势微而忽之也。

海浮石三钱　煅决明四钱　川石斛四钱　丹皮炭一钱五分　藕节二枚　黑山栀二钱　钩藤三钱，后入　竹茹一钱，水炒　瓜蒌霜三钱　黛蛤散四钱　煅磁石三钱

二诊：痰血已止，痰稠稍稀。的是肝火上撼心肺。再为清化。

海浮石三钱　煅决明四钱　川石斛四钱　丹皮炭一钱五分　瓜蒌霜三钱　煅磁石三钱　川贝母二钱　海蛤粉四钱　茯神三钱，辰砂拌　麦冬一钱五分，辰砂拌

三诊：血止而心阴未复。再平肝养阴。

朱茯神　拣麦冬辰砂拌　当归炭　柏子仁磁石煅　金铃子　枣仁醋炒　丹参炭　龙骨煅　代赭石　香附盐水炒

周左。屡次吐血，渐至久咳不止，内热火升，右颊红赤。脉细弦而数。音闪不扬。阴虚木火凌金，金被火铄，生化不及，即水源日涸，恐损而难复。

大生地五钱　炙桑皮一钱五分　冬瓜子三钱　青蒿子三钱　大天冬三钱　地骨皮二钱　青蛤散四钱　川贝母二钱　阿胶珠三钱　生甘草三分　枇杷叶四片　都气丸三钱，晨服

二诊：音闪渐扬，咳仍不减，内热火升。舌红，苔糙白，脉细弦数。吐血之后，阴虚已甚，冲阳挟龙相上炎。再金水并调。

大生地五钱　川贝母二钱　生白芍一钱五分　炙款冬二钱　大麦冬三钱　青蛤散三钱　粉丹皮一钱五分　牛膝炭三钱　冬虫夏草二钱　都气丸三钱

以上出自《张聿青医案》

王旭高

叶。血止咳不已，脉沉带数，其根犹未去也。盖气犹风也，血犹水也，咳则气逆不顺，血亦逆而不顺矣。经络不和，血不宁静，必降其气而后血不复升，亦必充其阴而后火乃退耳。

大生地　紫菀　丹皮　川贝　赤苓　元精石　甜杏仁　沙参　赤芍　枇杷叶

渊按：此喻妙极，从《内经》天暑地热悟会得来。

侯。脉数血涌，胃气大虚。胸中痞塞，大便带溏，是痞为虚痞，数为虚数。咳血三月，今忽冲溢，唇白面青，断非实火。大凡实火吐血，宜清宜降；虚火吐血，宜补宜和。古人谓见痰休治痰，见血休治血，血久不止，宜胃药收功。今援引此例。

人参一钱　白扁豆一两　川贝三钱　茯苓三钱　藕汁一杯，冲　好墨汁三匙，冲

又：脉数退，血少止，而反恶寒汗出。盖血脱则气无所依，气属阳，主外，卫虚则不固也。最怕喘呃暴脱。犹幸胸痞已宽，稍能容纳。仿血脱益气例。经曰阳生阴长，是之谓耳。

人参　炒扁豆　五味子　炙甘草　炮姜炭　怀山药　藕汁

又：血脱益气，前贤成法。今血虽大止，而神气益惫，唇白面青，怕其虚脱。欲牢根底，更进一层。

人参　炮姜　陈皮　大熟地砂仁拌炒　麦冬　冬术　炒扁豆　五味子　附子秋石汤制

灶心黄土煎汤代水。

又：肝肾之气从下泛上，青黑之色见于面部。阴阳离散，交子丑时防脱。勉拟镇摄，希冀万一。

人参　大熟地　紫石英　五味子　麦冬　肉桂　茯苓　青铅　坎气

又：血止三日，痰吐如污泥且臭，是胃气大伤，肺气败坏而成肺痿。痿者，萎也。如草木萎而不振，终属劳损沉疴。《外台》引用炙甘草汤，取其益气生津，以救肺之枯萎。后人用其方，恒去姜、桂之辛热，此证面青不渴，正宜温以扶阳。但大便溏薄，除去麻仁可耳。

人参　炙甘草　麦冬　阿胶　大生地　炮姜　五味子　肉桂　紫石英

又：病势仍然，从前方加减。

前方去炮姜，加制洋参。

又：连进炙甘草汤，病情大有起色。但咳呛则汗出，肺气耗散矣。散者收之，不宜再兼辛热，当参收敛之品。

人参　大熟地_{沉香末拌炒}　炙甘草　阿胶　五味子　黄芪　粟壳　大枣

渊按：如此险证，一丝不乱。景岳所谓非常之病，非非常之医不能治。

某。久咳失血，精气互伤。连进滋补，颇获小效。但血去过多，骤难充复。从来血证肺肾两虚者，宜冬不宜夏。盖酷暑炎蒸，有水涸金销之虑。今交仲夏，宜日饵生津益气，大滋金水之虚，兼扶胃土，则金有所恃。且精气注成于水谷，久病以胃气为要也。

制洋参　大熟地　麦冬　黄芪　怀山药　大生地　五味子　茯苓　陈皮　炙甘草　白扁豆　党参

又：血止，胃稍醒，仍守前法。

前方加粟壳（蜜炙）。另用白及一味为丸，每朝服三钱。

朱。中气素虚，兼患痰饮，冬必咳嗽。近劳碌感寒，忽气升吐血，微寒发热，汗则心嘈。其血必三日一来，寒热亦三日一作。盖热邪内炽，逼血上行，病在三阴之枢，恐其下厥上竭，冲溢喘脱。

麻黄　西洋参　白芍　麦冬　五味子　归身　炙甘草　黄芪　川贝　荆芥炭　茅根　藕汁

渊按：汗出心嘈，营阴虚矣。麻黄总属不宜。

邢。先天不足之体，曾发虚痰，溃而将敛。交春阳气升发，渐觉喉痒，咳嗽，二三日来，忽然吐血。今又大吐血，色鲜红。诊脉细促，心嘈若饥。一团虚火，炎炎莫御。用药虽已清降，亦当预顾真阴。否则恐血脱阴伤而晕。

生地　沙参　丹皮炭　茜草炭　小蓟炭　阿胶　麦冬　五味子　朱茯神　京墨汁_{三匙}　童便_{一杯，冲}

又：照前方加川贝、茅根。

又：节届春分，阳气勃勃升动。血证际此，稍平复盛。良以身中之肝阳，应天时之阳气上升无制，故又忽然大吐。急当休养其阴，兼以清降。所恐火愈降而阴愈伤耳。

羚羊角　元参　鲜生地　丹皮　大生地　茯神　麦冬　阿胶　茜草炭　石决明　侧柏叶汁　茅根　藕汁

渊按：降火滋阴，亦不得不然之势。

某。始由寒饮咳嗽，继而化火动血。一二年来血证屡止屡发，而咳嗽不已，脉弦形瘦，饮邪未去，阴血已亏。安静则咳甚，劳动则气升。盖静则属阴，饮邪由阴生也；动则属阳，气升由火动也。阴虚痰饮，四字显然。拟金水、六君同都气丸法，补肾之阴以纳气，化胃之痰以蠲饮。饮去则咳自减，气纳则火不升。

大生地_{海浮石拌炒} 半夏_{青盐制} 麦冬_{元米炒} 五味子_炒 紫石英_煅 丹皮_{炒成炭} 牛膝_{盐水炒} 怀山药_炒 蛤壳_打 诃子 茯苓 青铅 枇杷叶_{蜜炙}

渊按：咳血一证，非尽由阴虚。若痰饮久咳，乃胃络受伤，胃气不降，血从气逆而来。治痰饮，降胃气，血自止矣。徒事滋阴，恐气愈逆而血愈多也。

程。咳嗽而至于失血音哑，津液枯槁，劳损成矣。脉形细弱，精气内亏。《内经》于针药所莫治者，调以甘药。《金匮》遵之而立黄芪建中汤，急建其中气，俾饮食增，津气旺，阳生阴长，而复其真阴之虚，盖舍此别无良法也。今仿其意而损益之。

黄芪_{秋石三分，化水拌，炙焦} 茯神 白芍 麦冬 川贝 生甘草 炙甘草 玉竹 沙参 橘饼

范。脉虚数，两尺愈虚。心、肝、脾、胃俱受其病，惟肾独虚。心肝火亢，肺胃受戕，痰由湿生，血随气逆，咳嗽黄痰带血，掌中觉热。法宜养肾之阴，以清心肝之火，而肃肺胃之气。

大生地_{海浮石拌} 丹皮炭 沙参 川贝 白扁豆 甜杏仁 茜草炭 生苡仁 阿胶_{蛤粉炒} 茯苓 藕节 枇杷叶

许。形寒饮冷则伤肺，两寒相感，中外皆伤，故气逆而咳嗽也。咳而欲呕曰胃咳。加以用力劳动，阳络受伤。痰中带血，久而不已，易入损门。

旋覆花 代赭石 杏仁 丹皮 郁金 半夏曲 款冬花 橘红 紫菀 茯苓 枇杷叶

顾。酒客湿热熏蒸，肺受火刑而失清肃之令。咳嗽音哑，吐血痰红，喉痹干燥，皆是肺火见证，尚非全属阴虚。虽然火亢不息，久必伤阴，究宜戒酒为上。治以清肃高源，兼养胃阴为法。

沙参 甜杏仁 丹皮 元参 山栀 川贝 茜草炭 鸡距子 藕汁 茅根

庞。去秋咳嗽，些微带血，已经调治而瘥。交春吐血甚多，咳嗽至今不止，更兼寒热，朝轻晡甚，饮食少纳，头汗不休。真阴大亏，虚阳上亢，肺金受烁，脾胃伤戕，津液日益耗，元气日益损。脉沉细涩，口腻而干。虚极成劳，难为力矣。姑拟生脉六君子汤，保肺清金，调元益气。扶过夏令再议。

生洋参 沙参 麦冬 五味子 白扁豆 制半夏 茯神 陈皮 炙甘草 枇杷露_{一小杯，冲服} 野蔷薇露_{一小杯，冲服}

生脉散保肺清金。六君子去术嫌其燥，加扁豆培养脾阴，土旺自能生金也。不用养阴退热之药，一恐滋则腻肠，一恐凉则妨胃耳。从来久病总以胃气为本，经云有胃则生，此其道也。

薛。痰饮久咳，咳伤肺络，失血。脉不数，舌苔白。不必过清，但顺气化痰，气顺则血自归经，痰化则咳嗽可止。

苏子　杏仁　川贝　茜草炭　郁金　桑白皮　丹皮　蛤壳　冬瓜子　藕节　枇杷叶

渊按：非但不可过清，直不宜清耳。仲景云：痰饮须以温药和之。可谓要言不烦。

华。咳嗽内伤经络，吐血甚多。脉不数，身不热，口不渴，切勿见血投凉。法当益胃，拟理中加味。

党参元米炒　白扁豆炒焦　炙甘草　炮姜　白芍　归身炭　血余炭　丹皮炭　杏仁　藕节　陈粳米

朱。操劳思虑，阴津元气内亏，脾失运而生痰，肺失降而为咳。痰中带红，时生内热。劳损之根，勿得轻视。

大熟地　川贝　生苡仁　怀山药　丹皮炒焦　甜杏仁　麦冬　茯神　半夏　枇杷叶

以上出自《王旭高临证医案》

柳宝诒

田。湿痰浊热，蕴结于肺胃之间。咳逆胸痛，痰黄带红。肺受热熏，络血外溢。用疏降浊热法，以肃肺金。

鲜南沙参各　白苡米　冬瓜仁　紫菀　旋覆花　桑白皮　橘红　川贝　丹皮　瓜蒌皮　桑叶芦尖　枇杷叶　芦根

岑。先有浊痰蕴于肺胃，复感燥烈之邪，蒸蕴于内。肺金被灼，咳逆不已，痰秽带红。自夏徂秋，浊热未净。脉象软数带弦，与虚热致损者实不同；但舌色深绛无苔，间有疳点。胃中津液被涸，仍有郁热内蒸。凡胃阴伤者，用药最难得效，姑与清养胃阴，润降肺金，兼佐清泄郁热、疏化秽痰之意。总以胃阴得复，为第一要义。

生洋参　鲜石斛　鲜沙参　生苡仁　冬瓜仁　紫蛤壳青黛同打　川贝　川百合　马兜铃　合欢皮　忍冬藤　丝瓜络　丹皮　枇杷叶　芦管

韩。浊痰蕴留于肺，咳逆胸痛，痰黏音破，病已年余。肺金受伤已甚，而脉来短数细弦，热邪仍未清泄。姑与疏化法，以肃肺金。

鲜沙参　冬瓜仁　川百合　苡仁　兜铃　川贝　旋覆花　桑白皮　蛤壳打　蝉衣　川石斛丹皮　竹二青　芦根

二诊：咳逆音破，金体先伤。近吐瘀紫浊痰，胸胁板痛，脉象浮软细数，左手较大，舌底色绛，气息短促。病因邪热留于营络，与肺金所蕴之痰浊，纠结熏蒸，津液被其消烁，化为脓浊。证情与肺痈相似，而图治不同。刻下阴液已伤，而瘀热未净。当先清养肺阴，疏泄瘀热。

鲜沙参　生苡仁　冬瓜仁　桃仁　川贝　桑皮　鲜生地　黛蛤散　丹皮炭　瓜蒌皮　旋覆花　忍冬藤　芦根　枇杷叶

三诊：痰红虽止，而肺阴被烁，难于遽复。脉数微弦，舌红目黄。内蕴之浊热，熏蒸于肺胃者，犹有留恋之象。拟以肃肺养阴为主，佐以清泄浊热之意。

马兜铃　阿胶蛤粉拌炒　北沙参　细生地　麦冬　川贝　川百合　白薇　丹皮　牡蛎　忍冬

藤　枇杷叶

另：琼玉膏（地黄汁、茯苓、人参、白蜜）开水送下。

徐。咳血未止，大便黑滑，乃瘀血由腑而下之象。但脉来虚数无神，内热体倦，正气已伤，而余瘀未净，有迁延入损之虑。

生地　归身　赤白芍各　丹皮　桃仁　蛤壳　白薇　绵芪　炙甘草　十灰丸包煎　侧柏叶　藕节　童便

二诊：瘀清血止，而营血被伤已甚。内热，咳嗽，脉数，须防入损之途。仿人参养荣法。

党参　归身　绵芪　生地　茯神　枣仁　炙甘草　丹皮炭　白薇　蛤壳　百合　紫菀　川贝　枇杷叶

三诊：血止复来，血络伤而未复，为气火所迫，上熏肺金。内热，咳嗽，脉数，已入损象。少腹不和，咳嗽作痛，亦属血络之病。姑与和络降肺，清养营阴。

旋覆花新绛同包　归须　橘络　生地　白芍　丹皮　白薇　蛤壳　百合　牛膝炭　阿胶牡蛎粉炒　麦冬　枇杷叶　藕节

四诊：肺损不能遽复，咳嗽气逆不减，胃纳不旺，上损及中，更为难治。仍与清降肺胃。

北沙参　麦冬　生地　白芍　阿胶蛤粉炒　牡蛎　丹皮　扁豆　淮山药　白薇　兜铃　百合　枇杷叶

李。胸前板窒，咯血瘀紫，脉象两关弦硬而数。肝火内动，络血外溢；胃中浊痰，亦蕴热上蒸。肝胃同病，须防肺金内伤。拟方泄肝清胃，佐以肃肺和络。

羚羊角　生地　白芍　丹皮　川石斛　牡蛎　旋覆花　郁金　苡仁　百合　归须　茜草炭　竹茹　枇杷叶

丁。呕血两次，血络空虚，因而生热。左半身牵强不舒，即血络痹阻之证。内热上熏，肺金被灼，咳逆息促，渐成上损之候。《金匮》以血痹虚劳，列为一门，即此意也。姑与畅营清阴、保肺，两法并治。

归须　桃仁　赤芍　生地　丹皮　白薇　丹参　北沙参　百合　蛤壳　茜草根　参三七　枇杷叶

姜。咯血屡发。向患痰咳多年，肺胃不能清降。近因暑热烁金，营阴不守，血色鲜厚，势且引动肝肾，脉象弦数而硬，阳气不藏，阴血外溢，在咯血中为重证。拟方以潜熄为主，佐以清降。

天冬　生地　洋参　元武板　牡蛎　秋石　鲜沙参　牛膝　白薇　鲜生地　丹皮炭　黛蛤散绢包　藕节

杜。咯血盈碗而出，营阴大伤。刻下血势稍平而未净，咳逆内热，络伤息短，血少气浮，皆血后应有之证。惟火势未清，须防延久入损。拟用养血清金、泄热和络之法。

大生地　白芍　牡蛎　阿胶生研,黛蛤散拌炒　百合　紫菀　鲜生地　丹皮　白薇　归须　橘络　十灰丸绢包入煎　桑白皮　竹茹　茅根　藕申。咯红之由，盖缘天气炎蒸，外来时令之热，与内脏之肝火相合，热气熏灼，致血从络溢。凡血后最易咳嗽。刻下二者均不甚重，惟脉象不甚安静。拟与养阴清肝，阴气复则内热自除，肝火平则肺金自肃也。

北沙参　天冬　大生地　川百合　墨旱莲米汤拌蒸　白芍　丹皮　蛤壳　麦冬　白薇　制女贞　稽豆衣　功劳叶

杨。咯红七日不止，咳促胁刺胸板，脉象浮数而弦。每当日晚，必有大吐。审察病情，似属肝胃两经之火升腾于上，致血不安络而外溢。肺为火刑，不能右降，故右胁多痛也。失血已多，急须止摄，而火不平则血不能止。拟方清胃凉肝，仿釜底抽薪之意。

大生地　鲜生地　丹皮炒　白芍　牡蛎　知母　羚羊角　元参　北沙参　滑石　木通　枇杷叶　竹茹　芦根

汪。咯红本因木火上升而发，稍愈复作，肝火不静可知。脉象右手较数，偏右卧则气升血溢，肺金之受伤，显有可知。前次以凉肝获效，越旬复发，是肝火暂平，而未能潜熄，故易于升动耳。兹拟于前法中，佐以潜摄之意。冀其根蒂稍固，则不至随触即升也。

羚羊角　牡蛎　元武板　大生地　白芍　苡仁　北沙参　川百合　肥玉竹　丹皮炭　生甘草　黛蛤散　鲜藕煎汤代水

许。详察病情，大致是血络瘀阻，肝阳蒙冒之病。近两日痉厥渐平，而语错无伦，两胁板痛，每值厥回，必咯血数口，其病络瘀内阻无疑。左脉按之如绵，营气大耗，然瘀不通行，正何由复。姑与通络疏瘀，冀得下行为顺。

丹参　桃仁　归尾　怀牛膝宜红花煎汁拌，炒炭　白芍酒炒　泽兰　延胡酒炒　橘络　青皮醋炒　旋覆花新绛同包　白薇

另：西血珀、酒炙大黄炭研末，益母草汤送下。

叶。咯血屡发，胸次板闷不舒。肝火逆行，肺胃不降，营络不得通调。但内热咳嗽，脉数六至有余。气火未平，而营阴已损。况天时亢热，右脉尤觉浮动，即使血不复来，肺金已属难支，况未必乎！仿四阴煎，佐以和络清营。

小生地　麦冬　川百合　北沙参　阿胶蛤粉炒　白芍　炒丹皮　黑山栀　牡蛎　归须炭　刺蒺藜　橘络　枇杷叶

张。胸板吐血，屡发不止。据述当胸不舒，有板闷搅痛之象。其始必因越走于巅，气火升动，致肺胃络脉，被其冲激，所谓"阳络伤，则血外溢"，此之谓也。屡吐之后，络脉破而血道滑，非一时所能猝止。拟方和络疏瘀，降气止血，缓缓调之。

旋覆花新绛同包　归须　橘络　丹参　小生地　丹皮炭　长牛膝炒炭　金石斛　竹茹

另：黄蚕茧（炙存性）六分、参三七六分、藏红花三分，研末，分两次开水送下。

章。木火左升，肺胃不降。升多降少，气逆于络，则血随之而上溢，此贵恙之病源也。血后而咳不止，以及晚热少寐，皆肝肺两经不足所致。受病在肺，而病本在肝。调治之法，只宜

清养肝阴为主，少佐肃降肺胃之品，便已足矣。

北沙参　白芍　大生地　制女贞　旱莲草_{饭汤蒸}　蛤壳　苡仁　炙甘草　川百合　茯苓　枇杷叶　丹皮炭

庄。向患中阳不运，便溏腹痛，纳谷胀滞，肠痹不爽。入春以来，又见咯红微咳，是属肺金热烁之象。脉象左手虚数，右手尤软。营阴为燥邪所伤。刻际天时燥烁，若遽投温燥，未免不宜。拟方以清上为主，仍佐和中调气之品。俟夏至一阴来复，再以温中可也。

北沙参　野于术　天冬　小生地_{炒焦}　茯苓　蛤壳　枳壳_{醋炒}　广陈皮_{盐水炒}　丹皮炭　广木香　橘核　苡仁　百合　枇杷叶

庞。咯红之后，气火升动，肺气不能肃降。咳逆气升，内热不已。脉象虚细数急，右手兼有弦象。肝木相火，上浮于肺胃，下注于肾关，不梦而遗，以肝主疏泄故也。姑与熄肝清金，冀其得效，乃免致损。

北沙参　小生地_炒　天冬　丹皮炭　蛤壳　白芍　白苡仁　黑山栀　白薇须　牡蛎　川百合　莲心　桃杷叶　鲜藕_{煎汤代水}

二诊：脉数未退，内热未减，血后见此，皆因虚阳不靖，阴弱不摄。仍拟于养阴之中，佐以清肝肃肺。

大生地　北沙参　麦冬　生鳖甲　白薇　牡蛎　白芍　于术　百合　丹皮_炒　蛤壳　砂仁_{盐水炒}　功劳叶子_各　鲜藕_{煎汤代水}

金。咳嗽吐血，内热脉数，营阴虚损已甚，而胃纳不旺，大解溏泄，有上损及中之象。拟养阴肃肺，培土生金，两法兼用。但木火司令，肺金不胜内热燔灼，是则可虑者耳。

北沙参　天麦冬_各　生地　川百合　川贝　白薇　蛤壳　阿胶_{牡蛎粉炒}　怀山药　炙甘草　燕窝　枇杷叶

曹。先患咳嗽，肺胃阴气已虚，复因木火冲逆，咯红屡发，脉象虚细急数，两手皆有弦象。人身五志之火，惟肝为甚，火燔阴伤，上灼肺金，下吸肾水，此两脏受伤皆重。脉数而弦，即志不静之证也。急宜虚怀静养，勿宜操劳恼怒，佐以药饵调理，庶可渐图恢复。

洋参　麦冬　生地　白芍　阿胶_{生研，黛蛤散炒}　牡蛎　丹皮　黑山栀　白薇　川百合　马兜铃　生苡仁　山茶花　枇杷叶

马。咯血再发，咳逆不已。木火升而肺金烁，不待言矣。但脉数已及六至，神色均瘁，而胃纳不多，大解不实，是上损而将及中也。为今之计，惟有清养肺金，泄肝和络，于养阴之中，仍寓培土之意，冀中气不坏，方可着手。然炎夏在前，有火令克金之虑，必夏令不致增重乃佳。

北沙参　麦冬　白芍　大生地　黄芪　炙甘草　白苡仁　蛤壳　旋覆花　川贝母　丹皮炭　枇杷叶　莲子_{勿去心}

以上出自《柳宝诒医案》

马文植

李。始因外风激动脾湿，而生痰嗽，继之痰中带红，甚则巨口咯出，鲜紫不一，或带粉红。腰背酸痛，脉洪大搏指，动劳气促，脾肾阴亏，阳浮于上，络外之瘀不清，肺气不能下荫于肾，心肾不交，卧不能寐。宜养阴柔肝肃肺，以安营分。

南沙参　丹参　丹皮　茜草　牛膝　合欢皮　参三七　茯神　杏仁　贝母　石决　瓜蒌皮　生瓜子壳　藕节

二诊：呛咳稍减，惟痰血未尽，积瘀未清。脉来浮大之象已敛，沉候尚带洪数。阴中之热未清，肝阳不静。仍养阴清肝化瘀。

细生地　麦冬　丹皮　蒌皮　杏仁　象贝　南沙参　蜜炙兜铃　三七　石决　牛膝　蛤壳　茜草　西珀

三诊：血止而瘀未消，脊背作痛，动劳气逆，血去阴伤，脾肾两亏。还宜养阴清肺化瘀。

北沙参　紫菀　当归　丹参　杏仁　茜草　细生地　牛膝　丹皮　大贝　百部　枇杷叶　藕节　麦冬

四诊：呛咳咯血俱见轻减，惟精神疲倦，卧寐不安，易于惊醒。心虚神不安舍，舍空痰火居之。宜养阴柔肝，以宁心气。

麦冬　山栀　丹皮　当归　紫菀　鸡子黄　琥珀　阿胶　丹参　贝母　杏仁　北沙参　龟板　洋参

五诊：呛咳较平，瘀犹未尽，悸惊稍好，卧则未安。腰背作痛，动则气逆，心肾皆亏，神不安舍。当养心肾，以和肝肺。

洋参　丹参　当归　百合　黑料豆　鸡子黄　大贝　紫菀　麦冬　白芍　龙齿　阿胶　冬瓜子　杏仁

六诊：血虽渐止，而呛咳未平，仍不能安寐，胸腹作胀，肩背走注作痛，厥阴气火流窜经络，脉象两关沉候犹带洪数，阴中之火不靖，寐犹未妥。仍养阴清肺，以泄肝热。

洋参　归身　川连　大贝　柏子仁　甜杏仁　麦冬　沙参　白芍　紫菀　石斛　淮山药　夜交藤

七诊：血止，惟少腹气升作呛，卧不能寐，以致骨节作酸，劳动气促。肾水下亏，阴不上承，心气不能下荫于肾。时交夏令，少阴用事之时。拟滋水制阳，交通心肾。

生地　龟板　当归　麦冬　女贞子　甜杏仁　紫菀　大贝　牡蛎　白芍　洋参　生炙草　旱莲　黑料豆

八诊：右脉已敛，惟左关独大，尺部见浮。肾水下亏，厥阴气火偏旺，胸腹作胀，气窜两胁，呛咳，动劳气逆，肝肾失藏纳之职，今日夜寐稍安。仍拟交心肾，参摄下元。

大生地_{沉香水炒}　当归　龟板　郁金　麦冬　冬瓜子　黑丹皮　白芍　牡蛎　洋参　川贝　朱灯心

九诊：交节病剧，皆缘正气之虚，而血又见，呛则汗出，动则作喘，心烦不寐，胁肋作痛，心肾交亏，厥阴气火不宁。拟用生脉合都气法。

洋参　麦冬　丹皮　五味　玄参　沙苑　阿胶　杏仁　贝母　白芍　淮山药　牛膝　青铅

十诊：左脉虚火之象已敛其半，肾气稍藏，厥阴气火较平，喘已大减，右寸关沉候犹洪，舌苔后半腻黄，阳明痰火未降，呛嗽咯红，胁痛腹胀，谷食不香。仍培脾肾，中清阳明，以降痰火。

洋参　杏仁　紫菀　白芍　炙草　阿胶　麦冬　丹皮　五味　当归　山药　龟板　川贝沙苑　牛膝　冬瓜子

十一诊：脉象如昨，按之犹数，肝肾之气，未尽潜藏，痰血已减，惟精神委顿，筋骨作酸，血去阴伤。仍培脾肾，以摄下元，俾气不升，而呛咳自止。

女贞子　洋参　五味　白芍　阿胶　丹皮　旱莲草　麦冬　龙齿　生地　杏仁　贝母淡菜

十二诊：叠进安填肾气，气犹未归。动则作喘，喘则作呛，精神委顿，夜不成寐，肺肾之气不能联络。拟八仙长寿，金水同源之治。

熟地　丹皮　麦冬　萸肉　归身　金樱子　山药　茯苓　五味　泽泻　白芍　沙苑　龙骨

十三诊：咳血之脉，宜缓而静，大则为逆。今浮、中、沉三候，俱见收敛，是属佳兆。按之尚带数象，气不平也，故动则作喘。气出于肺，实根于肾，肾气少藏，夜卧不寐，遍体作酸，谷食无味，血去阴伤，心脾衰馁。昨进八仙长寿，是专纳肾气一法。今拟调养心脾，神归于舍，得寐自可向安。

生地　参须　女贞　龙骨　藿梗　菟丝子　沙苑　萸肉　茯神　旱莲　玉竹　鱼肚　牛膝

某。肾水不足，脾不统血，血不循经入络，阴火上升，痰中夹红，胸脘不舒，气升作嗳，脉象虚细，右关较大，胃少下降。法宜养阴和中，以安营络。

北沙参　淮山药　合欢皮　丹参　茯苓　茜草根　丹皮　阿胶蛤粉炒　枇杷叶　黑料豆　郁金　藕节

二诊：血后阴气不和，胃少下降。进养阴调中，右脉弦大已减，胃气渐和，胸脘较舒。仍以前方进治。

北沙参　丹参　当归盐水炒　丹皮炒黑　香附童便浸，炒黑　淮山药　甜杏仁　郁金　阿胶蛤粉炒黑料豆　云苓　藕节　枇杷叶

三诊：脉象两关犹弦，肝胃之气犹未尽舒，噫气胸痛。失血后，络瘀未楚。当和营理气。

当归　丹参　苏梗　郁金　北沙参　茜草根　甜杏仁　沉香　黑丹皮　云苓　合欢皮　枇杷叶　藕节　橘络

又丸方：北沙参　丹参　当归　甜杏仁　淮山药　合欢皮　茜草根　阿胶蛤粉炒　女贞子炒丹皮　香附　枇杷叶　藕节　红枣一两煎汤泛丸。

某。年未三十，春间咳嗽见血，愈后肚腹板硬，时或作胀。梦遗心悸，头重而眩。腰酸，两足乏力，行欲倾跌。形丰面白，脉两寸浮大，关尺沉弦。乃阴虚夹湿之体，初因感寒咳嗽，嗣因见血投凉，常饵龟胶六味，阴腻太过，中阳郁遏，湿痰聚中，脾受湿而阳虚，胃受湿而阴盛，清不能升，浊不能降，肝木失于温养，不能遂其疏泄之性，以致横行冲激，升于上则头眩心悸，克于下则精关不固，乘于脾则胸腹作胀。拟温中化湿、扶土泄木之法。

干姜　桂枝　白术　半夏　陈皮　茯苓　炙草　白蒺藜　白芍

二诊：服二剂，稍觉轻减，两寸浮大之象稍平，头重而下体飘动感，原方加附子八分。

三诊：服三剂，头重较好，下部亦觉有力，腹胀亦稍轻。原方加小茴香、青皮。

四诊：恙已大退，下部尚觉少力。原方去蒺藜、桂枝，加当归、杜仲、红枣。

五诊：头重已好，脚下亦实，胸腹亦愈六七，遗精未萌。觉咽痛，痰夹血丝而脉来旺，受煤火之故。

原方干姜炒黑，加白芍、丹参。

某。脉象洪而微数，左尺浮而躁疾，水亏阴火不藏，胸胃稍舒，谷食稍旺。惟呛咳未平，血犹未止，两胁尚微作痛，肝络伤，瘀未清。宜培土养阴，兼滋水制阳。

淮山药　当归　橘红　阿胶　北沙参　龙齿　牡蛎　川贝　沙苑　丹皮　甜杏仁　白芍　莲子

二诊：脉息右尺已平，数象亦减，龙火较藏，气升呛咳，胁痛俱松。惟脾胃未和，积饮未尽，食后胸胃撑胀，痰护喉际不爽，肺胃均少展舒。宜育阴柔肝，兼舒肺胃。

阿胶　山药　北沙参　沙苑　当归　佩兰　白芍　橘红　甜杏仁　龙齿　于术　牡蛎

安徽，程左。肾水不足，不能涵木。火载血上，咯红之后，又发肛痈，破溃深大，途中又冒风邪，而咳嗽脉数不静，防引动血痰。拟养阴清肺达邪。

南沙参　杏仁　桑叶　百部　象贝　牛蒡　丹皮　茯苓　橘红　苏梗　甘草　枇杷叶

二诊：咳嗽已止，阴分不足，口苦咽干，肛漏未达。宜养阴内托。

洋参　沙参　白芍　淮山药　生地　牡蛎　当归　丹皮　红枣　粉草　女贞　黑料豆

三诊：阴气稍复，外疡亦渐生肌。仍以养阴内托。

原方去沙参。

以上出自《马培之医案》

刘子维

周某，失血，咳嗽，出虚汗，发潮烧，胃不利。

白芍一两　百合五钱　菊花三钱　薄荷一钱　北沙参五钱　玄参三钱　杜仲五钱　生甘草三钱　白术五钱　苏子二钱　广皮二钱　冬花三钱　生姜五钱

三付。

李俊注：由阴火上冲也。阴火者，水中之火，即相火也。水中之火，在位则生土而生万物，出位则克金而伐生命。《六微旨大论篇》曰：当其位则正，非其位则邪，此之谓也。《举痛论篇》曰：怒则气上。《本神篇》曰：肾气虚则厥。《阴阳应象大论篇》曰：阴在内为阳之守。《脉要精微论篇》曰：得守者生，失守者死。夫七情六欲无不伤人，而阴火妄动，因于七情者，莫如忿怒伤肝；因于六欲者，莫如色欲伤肾。其初但觉胸胃咽喉头目不舒畅者，乃阴火起陆之渐，若至发潮烧，则已离玄海而冲霄汉矣。似此气化反常，无论病根孰在，非肝木过泄，肾失封藏，肝阳挟相火鼓动僭越，决不至此。土居中央为水之官，又非卑监之土，堤封失职，亦决不至此也。

《五脏生成篇》曰：诸血皆属于心。又曰：人卧血归于肝。《调经论篇》曰：肝藏血。《阴阳应象大论篇》曰：肺之变动为咳。《宣明五气篇》曰：胃为气逆，肺为咳。又曰：五脏化液，在心为汗。《评热病论篇》曰：阴虚者，阳必凑之，故少气、时热而汗出。夫血之与气，阴之与阳恒相依、相抱而不离；金之与木，水之与火恒相交、相济而无间。失血、出虚汗者，心肝之气逆而血不藏，阴虚而阳不密也；咳嗽、胃不利者，火不潜水而克金，木不畏金而克土也。合而言之，阴阳两虚，玄海无根之危证也。然阴阳两虚，亦不无别，有由阳虚而阴虚者，得之阳不能为阴之卫而阴乃消亡，其脉必浮大无力，甚或浮迟而上实。证少有由阴虚而阳虚者，得之阴不能为阳之守而阳气浮越，其脉必浮大有力，甚或浮数而上实。证多此阴阳两虚之证，未可一概论也。以此证论之，潮烧、失血、咳嗽、胃不利皆属上实，其为由阴虚而阳虚可知也。凡病有躁急之情者，其机无不在肝。盖肝为将军之官，怒则奋然而起，不可遏也。阴阳二气共存共亡，无论阳胜阴病、阴胜阳病，苟不治如法，未有不同归于尽者也。

五脏不和之机在肝，肝既不和则水火之气皆不和，克所胜而侮所不胜，有亢害而无承制，宜其气血离乱。平肝则火降水升而枢机转，故重用白芍，水生木而配火；凡木火有余皆由水之不足，而水中之火既赖水养，尤赖水降，故用玄参；火在下则为生气，在上则为邪火，邪火有余于上，则生气不足于下，而胃无所禀，故用杜仲。《六微旨大论篇》曰：天枢以上，天气主之，心、肺、胃皆天之气也，咳嗽诸病，皆天气不降也。白芍平肝，为降天气之君药；而菊花、薄荷、生姜、陈皮等散已发之火，宣肺胃之滞，百合、冬花、苏子等清润降肺之阴，温润降肺之阳，皆佐白芍以成天气下降之功者也。土则斡旋于中，而司温运，故用参、术以补其不足，甘草合白芍善于平肝缓中，以治血证，医书称为甲己化土汤。当此气血奔忙之时，固宜治之以降，然操之过切则反致变，犹奔轶之马难以骤止，故用草以缓之也。

肝主升泄，肺主收降，升泄太过，则收降不及，二者恒相倚伏，失平则病如此证是已。然脾肾者，肺肝之母，子母一气，伤则俱伤，不仅制己所胜也。夫将欲去邪，必虑伤正，欲泻其子之实者，尤虑陷母于虚，故此方两泻肺肝之实，即两补脾肾之虚，以为之防，而阴阳错杂之情，亦无不一一备治，非培养也。

前方服毕，病好些，血不吐了，烧不发了，食亦多些，再换第二方：干寸冬五钱　五味八分白术三钱　牡蛎五钱　沙蒺藜三钱　枸杞三钱　怀药五钱　故纸三钱　法夏一钱　谷芽三钱　首乌一两,制　枇杷叶三钱　生姜三片

三付。

李俊注：人在后天，脾胃居要，然生气长于肝，藏于肾，而为先天母，脾胃则禀之以行后天生化，而灌溉四隅，肝不平则生气之源匮，肾不藏则生气之宅倾，源匮、宅倾则脾胃虽为后天母，将何所恃而施行生化耶？此第二方之所以乘肝平肺降天气下交，即用牡蛎、沙苑、枸杞、故纸、首乌等大补肝肾而封藏之，以培其根也；而后天脾胃则仅用淮药以为之守，白术、谷芽、半夏、生姜等保其不滞，则生气可日裕矣。上焦经阴火焚燎之余，惟寸冬、五味、枇杷叶等可济其偏而从阳分行，开发以宣胃气，则生姜之职也。

第二方服毕又好些，但神少，稍咳，又换方。

制附片五钱　熟地八钱　云苓三钱　广玄参三钱　橘红二钱　化红二钱　玉竹参五钱　百部一钱木通二钱　故纸三钱　牡蛎五钱　生黄芪五钱　花粉一钱

三付，服毕痊愈。

李俊注：肾为肺之先天母，脾为肺之后天母，内伤咳嗽之本，无不在脾肾，治宜酌泻其标之实，而分别补其本之虚。若脾肾两虚，则先肾而后脾，或以肾为主而兼运胃，甘温升补之药，未可骤进也。第二方因补肺之先天，而后天尚有所待，故神少而微咳也。今则肾气受益，封藏有度，可兼甘温之升补矣。故除附片、故纸、熟地、玄参、牡蛎等峻补命门水火蛰藏逆生外，即用玉竹、黄芪、百部、花粉等升补中气而降之，以培后天生化，而橘红、化红、茯苓、木通

等化痰利气，通窍泄湿则以畅气化之流行，而为上下相生之使命也。

玄参壮水制火，是其所长，兹既火降、热平，似可不用，然肾虚火炎之余，不无化热之气郁伏散漫于三焦，此火不净，五脏未能定也。故因微咳而复用之，而失血之后，在肝则燥，在脾则湿，欲以一药而润燥除湿，肝脾两和，舍玉竹其谁与哉？

三方皆以肝肾为主，而辅以后天脾胃。第一方偏治肝不平，第二方偏治肾不藏，第三方偏治肾不足，盖肝不平固不可补，而肾不藏尤不受补，故欲补肾者，必须肾藏，欲肾藏者，必须肝平，此一定之序也。而三方之兼顾脾胃，亦各随肝肾情况，而有轻重缓急之殊，非心细于丝，眼明如镜者，曷克臻此？

此种病不治者多，因病根在肝肾，而脾肺受大害，先后天均无可凭，患此者，务宜清心寡欲，悔过迁善，以挽救之，否则，纵有良医良药，亦未可全恃也，况不易哉？

据方药以察病情，第一方重用白芍则此病之起于忿怒伤肝，食母太过，以致肾虚不藏可必。《玉机真藏论》曰：真肝脉至，如按琴瑟弦，此证之脉，当不外是，然已出虚汗，则阳随汗泄，又当粗大而不甚弦劲也。治此类证者，每苦于层次不清，或一方而顾此失彼，故难收效。观于此案，用药之次序，及其每方之配合，则成竹罗胸而胜算可操矣。

《圣余医案诠解》

沈祖复

赵某咳血音嘶已久。木击金伤，肺痿已成，生气残矣。方用北沙参、竹茹、毛燕、冬瓜子、丹皮、枇杷叶、知母、杏仁、藕节、白及。

《医验随笔》

方耕霞

邓。肝为乙木，体阴而用阳。履霜坚冰，木之变也。春阳和煦，木之荣也。夫木性喜温，温则乘枝布叶，凉则落叶飘零。世人以凉降伐肝，违其本性，欲求柯条畅茂，安可得乎。痰中带血，乃横逆之气伤其络耳。若见血而进凉血，其恐与病情更远。

人参须　肉桂　炒白芍　酸枣仁　乌贼骨　蒲黄　川贝母　阿胶　炙甘草　小茴香　炒归身　怀牛膝　乌梅肉

梅。素体阴虚而嗽血，内热口臭，正值精通之年，根蒂不固，今复屡次咽痛肿碎，非喉蛾，非喉癣，乃阴火上逆之象，舌苔中红而剥尖不绛。亢阳为害，急宜潜纳充阴而化痰热。

水炙桑白皮钱半　炙龟板五钱，先煎　京元参三钱　海蛤散五钱，绢包，先煎　南沙参三钱　黄柏钱半，盐水炒　石斛三钱　粉丹皮钱半，秋石水炒　细生地三钱　知母钱半，盐水炒　贝母钱半，去心，打　云茯苓三钱　生甘草三分　竹叶二十片　生苡米三钱　甜杏仁三钱，去尖，打

自注：凡苔尖不绛，而中心一块红而剥离，火内亢也，如两边有白苔，方属痰热，倘薄白而如此，必见他变。此人口臭异常，亢阳为害，外体虽充，不足恃也。一发千钧之体，余为之危心矣。

王。诊左寸数大而尺濡，右三部搏指而弦，重按即小。以知肺胃之气逆而不降，络脉受伤，故咳血不已。诸公凉血养阴，清肺止嗽，面面俱到。仆更有何议。惟思古人有云，气为血帅，气降则血降，气平则血平。久咳之下，肺胃之气逆而不降矣。姑投疏降和逆一方，或者刍荛可采。以博诸道长先生一哂。

人参　阿胶　旋覆　代赭　桑皮　川贝　杏仁　参三七　丝瓜络　枇杷叶　沉香汁

再诊：投轻清泄降，烦懊与咳嗽略减，此非蕴热外透，肺家转得稍宁之征乎。古人谓肺犹钟也，叩之则鸣，须知鸣钟之具人，病情已涉辣手之秋。滋降虑其腻膈，表透又虑伤津，姑同湘洲先生再议轻扬透热，润降胃气，因势利导，未识能应手否。尚祈诸高明正之。

杏仁　桑叶　前胡　炙草　豆衣　阿胶　人参　象贝　旋覆　代赭　夜交藤　藕节

狄。咳血带嗽，脉弦，胃纳甚旺，少阴不足，阳明有余也。深恐金伤而咳不已。

犀角地黄汤加牛膝、麦冬、杏仁、旋覆花、芦根、藕节。

李。秋暑灼金，致咯血复见，清养金水之中，佐以凉营之品。

洋参　五味子　杜仲　阿胶　丹皮　川贝母　麦冬　甜杏仁　白芍　沙参　炙草　枇杷叶

王。去冬从恶心而后咯血，胃病也。咯血而后咳嗽，肺病也。据述从怒而起，肝先病矣。于是胃气不降，肝火上乘而刑金，金反不能制木，病日益甚。春间咯血过多，遂至营气大伤，加以寒热重而纳减，延至于今，病亟甚矣。窃思肺为肾母而为胃子，肺气失降，不特胃气大伤，所进饮食精华不克供其吸取，且肾失其荫，水亦不克涵木，木火日炎，不至金枯水涸不已也。法当滋阴清金以降胃。然阴药最与脾胃不宜，胃为百病之本，此层不得不为加意。拟仿仲景复脉汤意，一以纯甘壮水，兼藉辛以润肾。俟有转机，再图进取。备方高明裁正。

复脉汤去桂枝，合生脉散，加归身、白芍、甜杏仁。

马。脉沉大有力，不咳嗽而痰中带红。其肝胃有热无疑。

生地　丹皮　川贝　黄柏　花粉　山栀　藕节　黛蛤散　碧玉散　旱莲草　茅根　枇杷叶

再诊：血止而脉未净，胃滞咽燥，伏热与秋燥不清耳。前议出入。

生地　归身　麦冬　山栀　碧玉散　杏仁　白芍　川贝　丹皮　玄参　阿胶　梨汁　枇杷叶

孙。病后元虚未复，而咳血大发，夫血之与痰，皆为阴物，苟非气火上升，则痰血何以上冒也。然气之逆，火之升，必辨脏经而治。胁痛咳嗽，显是木火灼金，逆气伤络所致。非平肝逆，降肺火，佐以和络凉营不可。

瓜蒌皮　川贝　阿胶　杏仁　生草　前胡　韭汁炒大黄　旋覆花　丹皮　山栀　丝瓜络　藕节

二诊：服药后大便一次，气从火降。居然咳嗽眠安。咯血未净，肝络未和，胃气转馨，火逆未敛，昨议损益为是。

川贝　生草　丹皮　旋覆花　首乌　茜草　韭汁炒大黄　阿胶　杏仁　山栀　乌贼骨　丝瓜络　藕节

三诊：大解又行两次，咯血止而未能尽净，肺阴不复，肝火未敛，尚非坦途。胃气虽好，慎不可因其所好而频进苦寒以伤之。缘血证必藉胃。

蒌皮　麦冬　茜根　山栀　白芍　川贝　丹皮　杏仁　归身　旋覆　阿胶　鲜首乌

四诊：血证后古人每以胃药收功。今咳犹未净，宜兼顾之。

党参　于术　炙草　沙参　旋覆花　五味　川贝　白芍　麦冬　枇杷叶　沉香汁

朱。肝火击动肺络而咳血，胁痛，脉左弦，治以凉肝清肺。

洋参　麦冬　川贝　阿胶　丹皮　新绛　旱莲　归须　山栀　旋覆　女贞　黛蛤散

赵。女子之肝最易不足，惟不足转见有余，世人皆多伐肝，是重其虚也。心烦不寐，神不安宅耳。脉弱无力，中气虚馁耳。前进温中御木法，吐泻已止，咯血未瘳，若再见血治血，恐与病相远。

人参　干姜　炙草　白芍　阿胶　于术　枣仁　辰神　远志　龙齿　沉香　红枣　囫囵朱砂一钱半，包煎

再诊：古人云：见血休治血，喘生毋耗气。如此证而与耗气治血之药，病必益甚。盖寒降破散之物，与中虚者最不相宜耳。今既得效，仍援前例。

人参　干姜　阿胶　枣仁　茯神　远志　夜合花　炙草　白芍　于术　山药　红枣　囫囵朱砂包

以上出自《倚云轩医话医案集》

凌奂

徐左（合溪），努力伤络，瘀血内蓄，咳吐紫瘀，体疲内热，脉象郁数，治宜疏化。

丹参　川郁金　泽兰　怀牛膝　参三七末　元胡　粉丹皮　茜根炭　桃仁　归尾　新绛丝　通草

蓄血瘀滞，咳吐不止，用治蓄血之法甚妥。

郦翁，掺用神机，肝胆气火偏旺，上刑肺金，肺失肃化之权。咳嗽震动肺络，交节见红。木叩金鸣，阳络伤则血外溢是也。脉小弦数，右寸关弦滑数兼见。治宜清金平木，兼以理络。

南沙参　真川贝　丹皮　枇杷叶　麋衔草　炒苏子　旋覆花　怀牛膝　玫瑰花　藕节　白杏仁　生蛤壳　丝瓜络　仙鹤草　青芦根

或用丹参、参三七、陈阿胶亦可。

如洋参、麦冬、燕窝、冬花、白芍、阿胶、女贞子、旱莲草之类随加，蓄血类伤寒，宜从指掌。

跌伤者。亦从蓄血法。

活蝌蚪治吐血大灵，带活吞半碗许即愈。

白麋衔治吐血大效，浸陈好酒佳。

活曲蟮治伤血大效，浸陈酒佳。

以上出自《凌临灵方》

张锡纯

堂侄女某某，适邻村王氏，年三十岁。于乙酉仲春，得吐血证。

病因：因家务自理，劳心过度，且禀赋素弱，当此春阳发动之时，遂病吐血。

证候：先则咳嗽痰中带血，继则大口吐血，其吐时觉心中有热上冲，一日夜吐两三次，剧时可吐半碗。两日之后，觉精神气力皆不能支持，遂急迎愚诊治。自言心中摇摇似将上脱，两颧发红，面上发热，其脉左部浮而动，右部浮而濡，两尺无根，数逾五至。

诊断：此肝肾虚极，阴分阳分不相维系，而有危在顷刻之势。遂急为出方取药以防虚脱。

处方：生怀山药一两　生怀地黄一两　熟怀地黄一两　净萸肉一两　生赭石一两，轧细

急火煎药取汤两盅，分两次温服下。

效果：将药甫煎成未服，又吐血一次，吐后忽停息闭目惛然罔觉。诊其脉跳动仍旧，知能苏醒，约四分钟呼吸始续，两次将药服下，其血从此不吐，俾即原方再服一剂，至第三剂即原方加潞党参三钱、天冬四钱，连服数剂，身形亦渐复原。继用生怀山药为细面，每用八钱煮作茶汤，少调以白糖，送服生赭石细末五分，作点心用之以善其后。

天津叶某某，年三十二岁，得肺病咳吐脓血。

病因：其未病之前数月，心中时常发热，由此浸成肺病。

证候：初觉发热时，屡服凉药，热不减退，大便干燥，小便短赤，后则渐生咳嗽，继则痰中带血，继则痰血相杂，又继则脓血相杂。诊其脉左部弦长，右部洪长，皆重按颇实。

诊断：此乃伏气化热，窜入阳明之腑。医者不知病因，见其心中发热，而多用甘寒滞腻之品，稽留其热，俾无出路。久之，上熏肺部，至肺中结核因生咳嗽，溃烂遂吐脓血，斯必先清其胃腑之热，使不复上升熏肺而后肺病可愈。特是，此热为伏气之热所化，原非轻剂所能消除，当先投以治外感实热之剂。

处方：生石膏两半，捣细　大潞参三钱　生怀山药六钱　天花粉六钱　金银花四钱　鲜芦根四钱　川贝母三钱　连翘二钱　甘草二钱　广三七二钱，轧细

药共十味，将前九味煎汤一大盅，送服三七末一钱，至煎渣再服时，仍送服余一钱。

方解：此方实仿白虎加人参汤之义而为之变通也。方中以天花粉代知母，以生山药代粳米，仍与白虎加人参汤无异，故用之以清胃腑积久之实热。而又加金银花、三七以解毒，芦根、连翘以引之上行，此肺胃双理之剂也。

复诊：将药连服三剂，脓血已不复吐，咳嗽少愈，大便之干燥，小便之短赤亦见愈。惟心中仍觉发热，脉象仍然有力，拟再投以清肺泻热之剂。

处方：天花粉八钱　北沙参五钱　玄参五钱　鲜芦根四钱　川贝母三钱　牛蒡子三钱，捣碎　五味子二钱，捣细　射干二钱　甘草二钱，轧细

药共九味，将前八味煎汤一大盅，送服甘草末一钱，至煎渣再服时，仍送服余一钱。方中五味子，必须捣碎入煎，不然则服之恒多发闷；方中甘草，无论红者黄者，皆可用至轧之不细时，切忌锅炮，若炮则其性即变，非此方中用甘草之意矣。用此药者，宜自监视轧之，或但罗取其头次所轧之末亦可。

效果：将药连服五剂，诸病皆愈，惟心中犹间有发热之时，脉象较常脉似仍有力。为善后计，俾用生怀山药轧细，每用七八钱或两许，煮作茶汤，送服离中丹钱许或至钱半（多少宜自

酊），当点心用之。后此方服阅两月，脉始复常，心中亦不复发热矣。离中丹为愚自制之方，即益元散方以生石膏代滑石也。盖滑石宜于湿热，石膏宜于燥热，北方多热而兼燥者，故将其方变通之，凡上焦有实热者，用之皆有捷效。

或问：伏气化热，原可成温，即无新受之外感，而忽然成温病者是也。此证伏气所化之热，何以不成温病而成肺病？答曰：伏气之侵人，伏于三焦脂膜之中，有多有少，多者化热重，少者化热轻，化热重者当时即成温病，化热轻者恒循三焦脂膜而窜入各脏腑。愚临证五十年，细心体验，知有窜入肝胆病目者，窜入肠中病下痢者，有窜入肾中病虚劳者，窜入肺中病咳嗽久而成肺病者，有窜入胃中病吐衄而其热上熏亦可成肺病者，如此证是也。是以此证心中初发热时，医者不知其有伏气化热入胃，而泛以凉药治之，是以不效，而投以白虎加人参汤即随手奏效。至于不但用白虎汤而必用白虎加人参汤者，诚以此证已阅数月，病久气化虚损，非人参与石膏并用，不能托深陷之热外出也。

天津乔某某，年三十余，得咳吐痰血病。

病因：前因偶受肺风，服药失宜，遂患咳嗽，咳嗽日久，继患咳血。

证候：咳嗽已近一年，服药转浸加剧，继则痰中带血，又继则间有呕血之时，然犹不至于倾吐。其心中时常发热，大便时常燥结，幸食欲犹佳，身形不至羸弱，其脉左部近和平，右部寸关俱有滑实之象。

诊断：证脉合参，知系从前外感之热久留肺胃，金畏火刑，因热久而肺金受伤，是以咳嗽；至于胃腑久为热铄，致胃壁之膜腐烂连及血管，是以呕血；至其大便恒燥结者，因其热下输肠中，且因胃气因热上逆失其传送之职也。治此证者，当以清肺胃之热为主，而以养肺降胃之药辅之。

处方：生石膏二两，细末　粉甘草六钱，细末　镜面朱砂二钱，细末

共和匀每服一钱五分。

又方：生怀山药一两　生赭石八钱，轧细　天冬六钱　玄参五钱　沙参五钱　天花粉五钱　生杭芍四钱　川贝母三钱　射干二钱　儿茶二钱　甘草钱半　广三七二钱，轧细

共药十二味，将前十一味煎汤送服三七一钱，至煎渣再服时再送服一钱。每日午前十点钟服散药一次，临睡时再服一次，汤药则晚服头煎，翌晨服次煎。

效果：服药三日，咳血吐血皆愈。仍然咳嗽，遂即原方去沙参加生百合五钱、米壳钱半，又服四剂，咳嗽亦愈已不发热，大便已不燥结。将散药惟头午服一次，又将汤药中赭石减半，再服数剂以善后。

以上出自《医学衷中参西录》

巢渭芳

姚家桥，张左，三十岁。经营劳心，素质羸弱，喜动不耐养息，咳血巨口上溢，咽中气升，脉来弦细而坚，胸膺刺痛，血色紫鲜不一，宜以滋甘清降，佐和营分。大生地、冬花、怀膝炭、生牡蛎、西潞党、茯苓、川贝母、川石斛、淡天冬、西血珀（四分研冲）、甜杏仁、生草、马兜铃、鲜藕汁。三十余剂效。

新桥，张某，年四十。经营太过，肝火易升，咳嗽三载，痰红或带紫色，形瘦面亮，脉来虚濡，有带数象，胁痛膺胀，肢疲内热，骨骱作疼，连年啜药罔效，来就渭治之。大生地（蛤粉炒）、西血珀、淡天冬、北沙参、生白芍、炙紫菀、海浮石、甜杏仁、大贝母、茯苓、新会皮、粉丹皮、藕。数剂而效。

奔牛，杨三先生。咳血不已，甚至巨口溢血，脉象虚数。以黛蛤散、西潞党、琥珀、杭白芍、瓜蒌皮、大贝母、旱莲草、茅根汁、藕汁、橘红络。三十剂而痊。

太平洲，某某。患咯血之证，自冬及春，阳气大泄，竟致成碗而溢，血色如洋粉红之样。声高气粗，脉来滑数有力。虽形采丰伟，奈阴伤已极。余曰：证固入怯之候，所可挽救者，胃之气阴尚存。经以石斛、丹皮、淡秋石、血珀、天冬、生地、茜草、贝母、牛膝炭出入加易，半月乃安，此咸寒凉血法，热淫之证，非此罕效。

以上出自《巢渭芳医话》

陈莲舫

枫泾，某。先血后咳，咳而不扬，竟似劳怯，惟脉息弦细，重按不利，寒少热多，焦灼少汗。春夏交感不浅，肺气不主宣扬，受灼为血，挟风为咳，若能透出疹瘩，以冀不进怯门，拟清阴泄邪。

冬桑叶　旋覆花　川贝母　白木耳　粉蛤壳　白茯苓　羚羊片　光杏仁　白石英　盆秋石　白苡米　广橘红　枇杷叶

初复：血止仍咳，寒热解而复作，神烦口渴脘闷气逆，脉见浮弦。虚实参半，实邪苟得疹瘩透泄，则虚体不致受伤，可免进怯。治以清泄，参以和阴。

冬桑叶　北沙参　生白芍　冬虫夏草　粉蛤壳　白茯苓　白木耳　杭菊花　川贝母　光杏仁　石决明　白苡米　广橘红　枇杷叶

二复：咳嗽渐减，血亦不发，寒少热多，有汗津津。肝肺升降不调，时邪郁火内为燔灼。如得发瘩，以冀不入怯门。

杭菊花　北沙参　旋覆花　白木耳　生白芍　粉蛤壳　枇杷叶　石决明　川贝母　光杏仁　冬虫夏草　紫石英　广橘络　鲜桑叶

郭。肝肺升降不调，脘痛，呛血，渐至奇经失养，经水或阻或来，脉息细弦，治以和降。

旋覆花　番降香　冬虫夏草　紫石英　白木耳　白茯苓　枇杷叶　家苏子　炒丹皮　川贝母　淮牛膝　生白芍　广陈皮

昆山。失血后咳呛，久而不止，形寒潮热，由上下不摄，致营卫偏胜，脉息濡细。旧虚新感，虚瘩随汗出没，治以清养。

西洋参　冬虫夏草　川贝母　地骨皮　粉蛤壳　生白芍　枇杷叶　白木耳　冬瓜子　甜杏仁　川石斛　白茯苓　陈皮

董。遗泄，每饱食必发，属气虚下陷。气虚由于阴弱，肝阳浮越上升。咳呛音嘶，咽梗，失血，脉息细弦。拟以潜毓。

旋覆花　白柿霜　白木耳　冬虫夏草　黑料豆　淮牛膝　枇杷叶　北沙参　白莲须　白茯苓　川贝母　生白芍　橘白　藕节

练塘，某。咳呛绵延，已经失血，形寒潮热，气喘盗汗，怯病过中，脾胃受伤，最难调治，脉息芤数，治以和养。

西芪皮　北沙参　旋覆花　淮牛膝　番降香　白茯苓　枇杷叶　黄防风　冬虫夏草　生白芍　粉蛤壳　炙款冬　广陈皮

复方：吉林须　花百合　冬虫夏草　旋覆花　炙款冬　白茯苓　毛燕窝　白石英　淮牛膝　生白芍　乌沉香　枇杷叶

王。薄感扰动肝肺，骤起咳嗽，痰中带血，血仍未止，咳而多痰，脉息濡滑，舌光。血从肝溢，咳从肺来，急宜调复，否则进怯。

北沙参　番降香　旋覆梗　川石斛　川贝母　炙紫菀　枇杷叶　冬虫夏草　茜草根　广橘络　旱莲草　生白芍　白茯苓　藕节

杨。咳呛屡发，连次见血，营伤气痹，致奇经失养。经数带多，腰楚，头眩，脉息濡细，治以和补。

旋覆花　光杏仁　冬虫夏草　淡乌贼　白茯苓　淮牛膝　西洋参　家苏子　川贝母　川杜仲　广橘红　枇杷叶

泗泾，王。肝肺升降不调，向有脘痛。肝气太升，肺气失降。近加咳嗽，脉息浮弦，属风暑时邪。肝更为热，肺更为燥。形寒潮热，咳呛音嘶，清晨吐血，治以清降。

旋覆花　地骨皮　川贝母　光杏仁　生白芍　橘红　番降香　炙桑皮　旱莲草　冬瓜子　白茯苓　枇杷叶

杭，某。肝肺升降不调，肝为损则头眩，肺失降则咳血，渐至头风作痛，气怯，带下，腰节酸楚，上实下虚，脉息濡细左弦，拟以清降。

西洋参　仙鹤草　旋覆花　生白芍　白石英　杭菊花　白木耳　番降香　炒苏子　旱莲草　广陈皮　石决明

松江，陈。夏秋咳嗽绵延，吐血颇剧，随后身热汗多，脘闷纳减，气怯痰多，脉息浮弦。中有伏邪扇烁，势必出痦，若不出则邪炽阴耗，不劳而亦成劳也。治以清降。

霜桑叶　北沙参　旋覆花　白石英　炙桑皮　茯苓　枇杷叶　光杏仁　川贝母　粉蛤壳　柔白薇　霍石斛　橘红

复方：吉林须　甜杏仁　霍石斛　粉蛤壳　旋覆花　冬桑叶　白木耳　西洋参　川贝母　冬虫夏草　生白芍　白石英　广橘红　枇杷叶

西塘，江。连年咯血，近发又甚。遂至咳嗽绵延，气怯少痰，脘胀腹肿，有时溏稀，属肝气不调，郁火则为刑金，气壅则为侮脾犯胃。奇经亦失禀，月事亦愆期，脉象细弦。治以和养，藉以气调火熄，诸恙冀其就轻。

旋覆花　北沙参元米炒　炒丹参　炙款冬　沙苑子　橘红　白木耳　细香附　冬虫夏草　番降香　生白芍　川杜仲　茯苓

程。咳血淹缠，血止仍咳，脉息濡细，治以和降。

北沙参　淡秋石　炒丹参　川石斛　生白芍　橘红　冬虫夏草　淮牛膝　陈阿胶　粉蛤壳　白茯苓　枇杷叶

黄渡，张。肝肺郁火内伤，久咳不已，胁痛失血，头蒙心悸，气逆腹痛，月事从此未调，形寒潮热，将成怯证。

北沙参　番降香　旋覆花　生白芍　淮牛膝　白石英　枇杷叶　冬虫夏草　制丹参　细香附　广橘络　家苏子　白茯苓

古渔兄。先有咯血，继发牙宣。牙龈俱浮，齿亦无力，脉息弦细，体属阴虚，虚火上扰阳明，暂时则可凉解，惟虚证宜潜育为正宗。

西洋参　川石斛　柔白薇　制女贞　淮牛膝炭　新会皮　黑料豆　乌芝麻　生白芍　旱莲草　光杏仁　冬桑叶　藕节

黎里，某。肾不摄肺，肺气有升少降，咳逆发而愈甚，血亦连次，脉息濡软，虚多邪少，治以和养。

北沙参　淡秋石　广蛤蚧　炙桑皮　淮牛膝炭　茯苓　藕节　西绵芪　茜草根　家苏子　生白芍　旱莲草　橘红

苏家港，朱。疹瘄之邪，郁于太阴，咳呛无度，痰多见血，脉息浮弦，治以和降。

旋覆花　家苏子　川贝母　粉蛤壳　白茯苓　橘红　白杏仁　炙桑皮　生白芍　粉前胡　川通草　枇杷叶

嘉兴，金鲤庭。气虚于阴，中积痰饮，咳嗽绵延，连次失血，色㿠，遗滑，脉右濡细，转瞬成劳，惟不作劳治，治以和中。

生绵芪　川石斛　冬虫夏草　炙款冬　旋覆花　白茯苓　北沙参　川贝母　白石英　炙紫菀　生白芍　广橘红

王店，吴。肝营内亏，肝气偏旺，胃络受伤，屡屡咯血，头蒙心悸，当脘嘈杂，脉象细弦。恐营卫伤则发潮热，俯仰失则发气喘，治以柔养和络。

北沙参　番降香　花龙骨　杭菊花　旋覆梗　旱莲草　广皮　生白芍　阿胶珠　抱茯神　石决明　丝瓜络　白茯苓　藕节

钟。咳呛绵延，血亦常见，右脉芤弦，肝邪侮肺，肺气受伤不浅，血从肺络而出，沫从肺叶而生。如此消烁，急宜调理。

北沙参　川贝母　冬瓜子　炙桑皮　黑料豆　生白芍　藕节　阿胶珠　毛燕窝　光杏仁　粉蛤壳青黛拌　白茯苓　橘红　枇杷叶

吴。咯血屡发，逢节尤甚，属虚多邪少，渐至头蒙牙痛，脘嘈心悸，脉象虚细，再以和养。

西洋参　制女贞　生白芍　川石斛　丹参炭　杭菊花　丝瓜络　阿胶珠　旱莲草　淮牛膝　柔白薇　抱茯神　新会皮　藕节

上海，苏。肝肺升降不调，阳明积瘀，每吐甚狂，紫鲜色杂，绵延咳嗽，近则痰中带血，脉象细弦。肝肺之气未和，阳明之血不能循络，治以和降。

旋覆花　竹三七　淮牛膝炭　冬虫夏草　白石英　白茯苓　藕节　光杏仁　番降香　淡秋石　白芍　旱莲草　广橘络　枇杷叶

泗泾，盛。咳嗽未除，血止不发，形寒潮热，汗多，色㿠，遗泄，阴虚浮阳上越，脉息细弦，治以清降。

西芪皮　北沙参　元生地　旱莲草　粉蛤壳　橘红　黄防风　冬虫夏草　川贝母　白莲须　白茯苓　炙款冬　藕节

以上出自《莲舫秘旨》

邵兰荪

安昌，庞。肝阳烁肺，咳痰带红，脉弦数，舌色透明，便血，防损。二月初十日。

霜桑叶三钱　光杏仁三钱　焦山栀三钱　粉丹皮二钱　炒驴胶钱半　生石决明六钱　川贝钱半　生米仁四钱　山茶花钱半　银花炭二钱　橘络钱半

清煎四帖。

又：痰红较差，脉劲弦，呛咳不已，咽痛已减，宜清肺化痰。二月二十日。

生地四钱　生石决明六钱　川石斛三钱　炒驴胶钱半　杏仁三钱　川贝二钱　生白芍钱半　鸡子黄一枚　元参二钱　侧柏炭三钱　女贞子三钱

清煎五帖。

又：咳嗽仍属带红，脉劲数，肝阳上升。宜清降为主。三月初七日。

生地四钱　桑叶三钱　侧柏炭三钱　小蓟草二钱　光杏仁三钱　生石决明六钱　天冬二钱　茜根三钱　元参三钱　焦山栀三钱　橘红钱半　茅根一两，煎汤

五帖。

史介生评：《内经》云：阳络伤则血外溢，阴络伤则血内溢。谅以怒劳动肝，暗耗营阴，肺与大肠均受其戕，而逼血妄行，久延愈剧。前后三方，金以柔肝肃肺，清热育阴，深合病机，故多奏效。

安昌，胡。咳血气促，脉弦数，舌微黄，寒热交作，此木火刑肺。宜清少阳为主。

霜桑叶三钱　杜瓜蒌皮钱半　小蓟草三钱　淮牛膝三钱　生石决明六钱　川贝二钱　淡竹叶钱半　白薇三钱　焦栀子三钱　茜草根二钱　橘络钱半

清煎三帖。

又：血已除，咳嗽气促不已，脉数，舌黄。肝火犹炽，宜清降为妥。十二月初二日。

紫菀钱半　桑叶三钱　白前钱半　女贞子三钱　天冬二钱　生石决明六钱　川贝二钱　谷芽四钱　遍金钗三钱　光杏仁三钱　淡秋石八分

清煎四帖。

史介生评：阳明脉络日衰则发冷，阴亏而不潜藏则发热。总之，肝阳横逆而血上溢。故初方以柔肝肃肺，降气凉血而获效。次方于清降之中，参用养胃。立法秩序井然。

以上出自《邵兰荪医案》

何长治

夏，五十岁。丙子四月初八酉刻。咳呛，时乃见血，脉弱，气机不舒。金水交困。须节养，免致重发。

潞党参钱半　焦冬术钱半　枸杞子二钱　五味子四分　款冬花钱半　煅瓦楞四钱　炒苏子三钱　佛手柑四分　广陈皮一钱　茯苓三钱　炙甘草四分　细桑枝六钱　藕节六枚

左。烦心，木火郁炽。频发吐血，脘闷，脉左关甚数。有木旺克金之象。

沙参　细生地　丹皮　款冬　蛤粉　石斛　丹参　元参　花粉　生甘草　橘红　细桑枝　藕节

复诊：木火烁金，又发痰血宿疾，咳嗽，骨热殊甚，脉左关甚数。亟宜凉化。

犀角（镑）　细生地　生山栀　花粉　丹参　丹皮　蛤壳　知母　甘菊花　藕节　款冬　生甘草　陈皮　盆秋石

左。连发吐血甚多，咳呛痰凝，咽痛，音哑不清，脉细数无力。肝肺之液已亏。须节力，免春日复发。

生黄芪钱半　细生地三钱　款冬花钱半　肥玉竹二钱　生蛤壳四钱　陈广皮八分　北沙参三钱　湖丹皮钱半　天花粉三钱　肥知母钱半　元参三钱　生甘草四分　盐水炒竹茹钱半　蝉蜕十只

左。吐血有根，近发咳呛，骨热，脉数，兼作腹痛。关劳力、食冷所伤，调理非易也。

生黄芪钱半　丹皮钱半　款冬钱半　蛤壳四钱　炒青皮钱半　生甘草四分　藕节四枚　细生地三钱　秦艽钱半　玉竹三钱　山药二钱　地骨皮钱半　姜汁炒竹茹钱半

复诊：养肝肺，以理咳呛见血。

生黄芪钱半　秦艽钱半　款冬花钱半　炒怀膝三钱　生甘草八分　中生地三钱　麦门冬三钱　干百合三钱　地骨皮钱半　广陈皮八分　枇杷叶二片，去毛

左。吐血音哑，已及年余，近更咳呛痰多，骨热殊甚，脉数不驯。有木火刑金之象。秋深恐重发。

羚羊角五分，另煎　湖丹皮钱半　生蛤壳三钱　肥玉竹三钱　北沙参三钱　肥知母钱半　细生地三钱　天花粉三钱　生甘草四分　橘红八分　款冬花钱半　元参三钱　盐水炒竹茹钱半　蝉蜕十只

复诊：咳血，骨热又甚，脉数不驯。防其大发，静养是要。

羚羊角五分，另煎　粉丹皮钱半　中生地三钱　北沙参三钱　肥知母钱半　生鳖甲三钱　桑白皮三钱　生甘草四分　橘红八分　天花粉三钱　款冬花钱半　枇杷叶二片，去毛　藕节四枚

左。湿热内蒸伤肺。咳呛痰血，气秽色绿，味咸，脉沉弦而数。恐增灼热。

水炙桑皮二钱　兜铃钱半　蒌皮二钱　杏仁三钱　海石二钱　炒黄芩钱半　冬瓜皮三钱　川贝母二钱　芦根一支　茅根二扎，去心

左。骨热咳血，脉数不驯。此关阴亏浮火上升，交夏不致重发为得。

生黄芪钱半　中生地三钱　款冬钱半　鳖甲三钱　秦艽钱半　生草四分　羚角片五分，另煎　炒丹皮钱半　象贝三钱　知母钱半　桑皮三钱　橘白八分　枇杷叶二片，去毛

左。不忌咸冷，咳呛，痰不易出，间有血痰，脉细数无力。肝肺久伤。春中恐重发。

生黄芪钱半　中生地三钱　煅瓦楞四钱　天花粉三钱　莱菔子钱半　桑白皮三钱　陈皮八分　姜汁炒竹茹钱半

左。咳呛见血，脉细而数。是属肝肺络伤，怯候已不浅。

生黄芪钱半　麦门冬三钱　款冬钱半　象贝母钱半　干百合三钱　生甘草四分　原生地三钱　秦艽钱半　鳖甲三钱　桑白皮三钱　陈皮八分　枇杷叶二片，去毛

左。失血后咳呛潮热，延缠匝月。肺胃络伤，阴气两虚矣。惟咯血常发，恐其入怯耳。

参三七一分　怀山药二钱　川石斛三钱　川牛膝三钱　川贝母二钱　紫苏子钱半　决明三钱　郁金钱半　茯苓三钱　降香五分

左。半声咳嗽，曾经见血，头疼喉痹，胸胁作痛，脉来虚细，大便溏。肾虚水不养肝，肝虚气逆，木叩金鸣，脾土亦因之而有损矣。

熟地三钱　山药二钱　蛤壳四钱　归身钱半　白芍钱半　紫菀钱半　丹皮钱半　苏梗八分　桑叶钱半　炙草四分

左。咳呛久，近乃吐血骨热，脉数多汗。当从滋化。忌生冷油腻为要。

生黄芪二钱　秦艽钱半　生蛤壳三钱　生甘草四分　北沙参三钱　中生地三钱　款冬花钱半　元参三钱　肥玉竹二钱　桑白皮钱半　橘红八分　细桑枝五钱　藕节四枚

左。秋燥上加，咳呛失血，又增潮热，少纳便溏，脉数。肺肾阴虚，时邪易入，劳怯将成也。

南沙参三钱　细生地三钱　生鳖甲三钱　山药三钱　银柴胡八分　川贝二钱　川石斛三钱　谷芽三钱　扁豆三钱　枇杷叶二片，去毛

顾，四十岁。丁丑三月初六日午刻。劳倦烦火上炽，致咳呛连发吐血，脉数不和，关木火刑金，不节养恐入夏重发。

生黄芪钱半　细生地四钱　湖丹皮钱半　秦艽肉钱半　款冬花钱半　肥知母钱半　生鳖甲四钱　远志肉一钱　广橘白一钱　肥玉竹二钱　生甘草四分　枇杷叶二片　藕节炭四枚

陆，四十三岁。丙子四月初九日申刻。频发吐血，咳呛骨热，脉数不和。系木火刑金，夏令恐其重发。

生黄芪钱半　细生地四钱　湖丹皮钱半　生鳖甲四钱　远志肉钱半　款冬花钱半　天花粉二钱　秦艽钱半　肥知母钱半　生甘草四分　枇杷叶二片，去毛　海粉四分，洗

复诊：十一日午刻。去天花粉、知母、海粉，加肥玉竹二钱、怀牛膝二钱。

左。去年曾吐血，近乃咳呛甚，气随之升，痰多且腻，脉数不和。关劳倦络伤，须节力，忌咸，方克有效。

生黄芪二钱　湖丹皮钱半　款冬花钱半　天花粉三钱　生蛤壳四钱　橘红八分　细生地三钱　秦艽钱半　肥玉竹二钱　知母钱半　生草四分　盐水炒竹茹钱半　海粉四分，洗

左。频发吐血，血色甚鲜，虽不咳嗽，而浮火上炽，头晕；背脊及左胁酸楚殊甚；热升，彻夜无寐，气不舒畅；舌干不润，常觉苦味。诊脉右关尺皆平，寸部细数；左部尺和，寸细数不调，关则紧数带弦。夫肝，藏血者也，失所养，则真阴不能滋溉，烦火易致亢越；火动烁金，血随火升，肺脏清肃无权，晨间频致汗泄。兹当燥火流金，阴日亏，火日炽，恐其气随火而越。总属劳思伤神，须节劳，达观勿郁，庶药有济焉。管见然否，祈高明裁用之。

黄芪　生地　山栀　桑皮　丹参　秦艽　石斛　犀角尖　甘草　元参　牛膝　白菊　橘红　竹叶

复诊：血渐止，已得安寐，脉数略平。惟背脊痛殊甚。良由去血过多，营虚失养也。接以滋养清热法。

黄芪　北沙参　原生地　玉竹　丹皮　牛膝　秦艽　甘草　煅牡蛎　远志　陈皮　辰砂拌茯神　细桑枝　十大功劳

三诊：吐血咳呛，遇节又发，脉细数，骨热，尚未安境也。

生黄芪钱半　炒丹皮钱半　生鳖甲三钱　桑白皮三钱　生草四分　北沙参三钱　秦艽钱半　蜜炙紫菀钱半　远志钱半　陈皮八分　冬虫夏草二钱　枇杷叶二片，去毛

四诊：吐血止，咳呛亦减；惟脉弱。金水交困，亟宜静心调养。

生黄芪钱半　秦艽钱半　麦门冬三钱　原生地三钱　怀牛膝三钱　桑白皮三钱　陈皮八分　生甘草四分　煅牡蛎三钱　炒丹皮钱半　荷蒂四枚

王，三十九岁。戊子六月初七夜复。吐血后咳嗽，得痰出略舒，骨热，右脉甚数。劳热伤阴，踵凉化法。

生石膏四钱　细生地五钱　天花粉三钱　肥知母钱半　生蛤壳四钱　京元参钱半　生山栀钱半　甘中黄四分　桑白皮三钱　秦艽肉钱半　橘红五分　竹叶一百片　盆秋石四分，同煎

沈，二十七岁。丁亥十一月十七日申刻。频发吐血，近则咳呛气升，又兼泄泻，脉细软无根。肺脾交损，至节恐增剧。

潞党参钱半　制于术钱半　款冬花钱半　煅牡蛎三钱　秦艽钱半　辰砂拌茯神三钱　干百合二钱　橘白一钱　淮山药二钱　远志钱半　生甘草四分　冬虫夏草钱半　枇杷叶二片，去毛

张，二十岁。丙子九月十六日巳刻。吐血后，骨热甚炽，咳呛多痰，脉促数不和。关先天不足，肝肺已伤，怯疾之基不浅矣。

生黄芪钱半　细生地四钱　湖丹皮钱半　生鳖甲四钱　秦艽肉钱半　肥知母钱半　款冬花钱半　肥玉竹二钱　橘白一钱　生甘草四分　桑白皮钱半　蝉蜕十只　枇杷叶两片，去毛　海粉四分，洗

高右，二十七岁。丙子四月二十三日未刻复。吐血止，咳呛亦减，惟脉芤数未静。肝肺久伤，夏令尤宜静养。

生黄芪钱半　原生地四钱　淮山药二钱　煅牡蛎三钱　地骨皮钱半　款冬花钱半　白花百合二钱　肥玉竹二钱　生甘草四分　远志一钱　钗石斛三钱　橘白一钱　冬虫夏草钱半　枇杷叶两片，去毛

左。咳血胁痛，脉数不和。系肝肺络伤。交夏恐其重发。

北沙参三钱　羚羊角五分，另煎　生鳖甲三钱　干百合三钱　花粉三钱　生甘草四分　中生地三钱　湖丹皮钱半　款冬花钱半　象贝母三钱　橘白八分　枇杷叶二片，去毛

左。气屏络伤，胁痛，咳呛见血，脉细数无力。肝肺交困。须节力，免重发。

生黄芪钱半　丹皮钱半　款冬钱半　蛤壳四钱　怀膝三钱　陈皮八分　生地三钱　秦艽钱半　玉竹三钱　花粉三钱　生草四分　枇杷叶二片，去毛　藕节四枚

左。劳力络伤，屡发吐血，咳呛骨热，腰足酸楚，脉左关独数。肺液为木火所耗。须节劳，忌盐腻，免入秋重发。

生黄芪钱半　肥玉竹二钱　肥知母钱半　生蛤壳四钱　湖丹皮钱半　生甘草四分　中生地四钱　秦艽一钱　款冬花钱半　川牛膝钱半　天花粉钱半　橘红五分　枇杷叶二片，去毛　蝉蜕十只

以上出自《何鸿舫医案》

王仲奇

朱，太仓，三月廿七日。早年失血，继又咳嗽，肺失清肃久矣；迤因咳甚络伤，始初痰中带红，继则盈口而出，右眠偃卧，血溢益多，脉濡弦。治以清络保肺可也。

仙鹤草三钱　玉苏子二钱　丹参二钱　炒茜根钱半　杏仁三钱　马兜铃钱半，炙　丝瓜络三钱　白前钱半　藕节四枚　生苡仁四钱　紫菀钱半

二诊：三月卅一日，咯血痰红见弭，咳呛亦减，脉弦较静，睡眠亦安，面容亦见清亮。仍以肃肺清络可也。

玉苏子二钱　生苡仁三钱　金钗斛二钱　杏仁三钱　马兜铃钱半，炙　蒸百部八分　白前钱半　桑白皮钱半　款冬花钱半　紫菀钱半　茯苓三钱　仙鹤草三钱

王，康脑脱路，四月廿一日。咯血盈口而出，喉系鸣响，咳呛深吸则觉隐痛，脉芤数而弦。速以清络保肺。

仙鹤草三钱　丹参二钱　丝瓜络三钱　旱莲草三钱　淡秋石钱半　海蛤粉三钱，包　炒茜根钱半　参三七八分　炒蒲黄钱半　炒小蓟三钱　淮牛膝二钱，炒炭　藕节五钱

二诊：四月廿三日，咯血较愈，咳呛仍剧，咳痰带有紫黑血少许，脉弦濡。仍以清络保肺可也。

仙鹤草三钱　生苡仁四钱　紫菀钱半　炒茜根钱半　野料豆三钱　款冬花钱半，炙　海蛤粉三钱，包　冬青子三钱　藕节四钱　金钗斛三钱　丹参二钱　琼玉膏四钱，冲

三诊：四月廿七日，咯血获止，惟咳呛未已，脉濡滑而弦，背俞稍有畏寒，仍以清络保肺可也。

仙鹤草三钱　生苡仁四钱　蒸百部八分　炒茜根三钱　玉苏子二钱　款冬花钱半　海蛤粉三钱，包　杏仁三钱，去皮尖　藕节五钱　金钗斛三钱　紫菀钱半　琼玉膏四钱，冲

沈，华德路，三月三十日。肺苦气逆，喉痒咳呛，痰中带血，胸闷肢清，脉濡弦稍数。治以清络保肺可也。

仙鹤草三钱　海蛤粉三钱，包　参三七八分　炒茜根钱半　金钗斛三钱　紫菀钱半　炒小蓟钱半　生苡仁四钱　藕节四钱　丝瓜络三钱　玉苏子二钱　枇杷叶三钱，去毛布包

二诊：四月一日。今晨痰红尚有一丝未尽，咳嗽向安，惟喉微欠爽适，胸宇稍有闷痛，脊膂作酸，脉濡滑而弦。再以清络保肺，参以强肾。

海蛤粉三钱　生苡仁四钱　野料豆三钱　金钗斛三钱　炒茜根钱半　冬青子三钱　丝瓜络三钱　茯苓三钱　丹参二钱　木蝴蝶四分　紫菀钱半　藕节四钱

三诊：四月五日。痰红已弭，咳亦稀微，喉头微欠清利，胸宇仍稍闷痛，脊膂作酸，脉濡滑而弦。仍以清络保肺，参以益肾。

海蛤粉三钱　北沙参三钱　丹参二钱　金钗斛三钱　茯苓三钱　橘络八分　野料豆三钱　木蝴蝶四分　玫瑰花四朵　冬青子三钱　炒续断二钱　藕节四钱

四诊：四月十七日。痰红既弭，微咳未罢，痰见灰黑，声音较响，脊膂仍然作酸，脉濡滑。仍从金水二脏治。

海蛤粉三钱　潼沙苑三钱　杏仁三钱　金钗斛三钱　炒续断二钱　忍冬藤三钱　野料豆三钱　木蝴蝶四分　十大功劳二钱　冬青子三钱　紫菀钱半　玫瑰花四朵

五诊：五月一日。痰红既弭，声音较亮，微咳未休，脊膂仍酸，喉间微欠爽适，脉濡滑而弦。仍从肺肾两治。

海蛤粉三钱　瓜蒌衣三钱　杏仁三钱　金钗斛二钱　紫荆皮二钱　潼沙苑三钱　野料豆三钱　射干一钱　炒续断二钱　冬青子三钱　紫菀钱半　十大功劳二钱

六诊：五月七日。痰红时有时无，喉间欠爽，偶或自闻腥气，微咳未罢，脊膂作酸，声音较亮，脉濡弦。仍从肺肾两治。

海蛤粉三钱　南沙参四钱　紫荆皮三钱　金钗斛三钱　茯苓三钱　炒茜根钱半　野料豆三钱　潼沙苑三钱　冬青子三钱　丹参二钱　炒断续三钱　十大功劳二钱

戴君，愚园路。肺者，西方金也，于时为秋，于气为燥，燥气上迫，气少肃降，心亦弗宁，

咯血外溢，咯血或红或紫。紫即红之深色，凝住而后出，与肠胃蓄血积瘀有间。脉芤数而弦。治以清络保肺宁心。

仙鹤草　旱莲草　炒茜根　炒小蓟　炒蒲黄　丝瓜络　海蛤粉　金钗斛　粉丹皮　丹参　茯苓　藕节

二诊：咯血获止，惟胸膺左侧未甚舒适，且觉有痰窒碍，发热唇燥，夜寐甚迟。经旨：肺为脏长，乃心之盖，心肺相依为用，脉濡弦。舒络肃肺宁心。

海蛤粉　金钗斛　炒茜根　丝瓜络　香白薇　丹参　煅龙齿　茯神　炒蒲黄　生苡仁　藕节　十大功劳

三诊：咯血获止，心虚胆怯，神驰失宁，胸膺左侧已较舒适，左耳颊暨喉部微痛亦愈，惟傍晚尚有微热，时作嗳噫，或觉气馁息急，脉濡弦。再以保肺宁心滋肾。

海蛤粉　金钗斛　煅龙齿　茯神　香白薇　刀豆子　野料豆　冬青子　夏枯草　丹参　玫瑰花　十大功劳

郑，老北门。炎暑酷热，又食姜荔动阳助热之品，肺失清肃，咳痰带血少许，脉濡滑。姑以清和。

海蛤粉　金钗斛　丝瓜络　炒茜根　生苡仁　玉苏子　茯苓　紫菀　夏枯草　杏仁　荷叶

二诊：咳痰带血已弭，喉系微有未爽，睡眠尚安，胃纳未旺，脉濡滑而弦，咳未罢休，仍以清和可也

海蛤粉　金钗斛　生苡仁　淮山药　野料豆　茯苓　杏仁　白前　紫菀　款冬花　生谷芽　玫瑰花

三诊：咳呛向安，痰红已弭，胸宇闷痛亦瘥，惟喉系仍欠爽利，脉濡缓而弦，腿肢间或作酸。仍以保肺清金，参以益肾。

海蛤粉　金钗斛　野料豆　冬青子　潼沙苑　生苡仁　南沙参　茯苓　炒续断　橘络　十大功劳

周，民国路。喉痒咳呛不爽，痰中带红，胸宇闷痛，喉舌干燥，唇吻绛赤，腰背酸胀，脉弦数。肾亏肺伤，殊防劳怯，慎旃切切。

仙鹤草三钱　海蛤粉三钱，包　南沙参三钱　旱莲草三钱　丹参二钱　藕节四钱　炒茜根钱半　川石斛三钱　十大功劳二钱　丝瓜络三钱　紫菀钱半　枇杷叶三钱，去毛布包

二诊：痰红稍有未净，咳呛较减未休，胸膺痛，腰背酸胀，脉濡滑而弦。肾亏肺伤，仍守原意，而防劳怯。

仙鹤草三钱　丹参二钱　紫菀钱半　炒茜根钱半　炒续断二钱　款冬花钱半，炙　海蛤粉三钱　生苡仁四钱　藕节四钱　金钗斛三钱　丝瓜络三钱　十大功劳二钱　琼玉膏四钱，冲

三诊：痰红已净，胸膺暨右肽引痛较瘥，咳呛未辍，腰膂作酸，脉濡滑而弦。肾亏肺伤，防入劳怯，仍从金水二脏治。

海蛤粉三钱　仙鹤草三钱　紫菀钱半　金钗斛三钱　丹参二钱　款冬花钱半，炙　潼沙苑三钱　野料豆三钱　十大功劳二钱　炒续断二钱　冬青子三钱　琼玉膏四钱，冲

左。阴火刑金，咯血屡发，咳血日久不静，气逆喉鸣不爽，脉细弱且数。势恐入劳，以清

阴保金应之。

生地黄 丹皮 叭杏仁_{去皮尖} 南沙参 海蛤粉_煅 野料豆 旱莲草 女贞子 生苡仁 马兜铃 瓜蒌壳 白前

二诊：咯血已静 喉咙亦爽，脉来数象较退，惟暮夜侵晨犹咳，咽干。盖阴火未尽潜，肺金难复清肃之权也。仍以原法损益之。

南沙参 海蛤粉_煅 霍石斛 生苡仁 稽豆衣 叭哒杏仁_{去皮尖} 瓜蒌壳 款冬花_炙 马兜铃 白前 冬青子

陈，南市。咳呛痰中带红，胸宇气闷，头眩耳鸣，右足及手酸软乏力，脉濡滑而弦。望六年岁，肃肺清脑两治。

海蛤粉 金钗斛 仙鹤草 丝瓜络 旱莲草 冬青子 炒茜根 茯苓 紫菀 甘菊花 十大功劳 藕节

二诊：咳呛痰红较减，尚未尽弭，胸闷较舒，头弦耳鸣未息，右肢酸软乏力，小溲频数弗爽。肾弱脑虚，肺络又伤，脉濡弦。望六年岁，亦防类中，守原意以治。

海蛤粉 金钗斛 仙鹤草 旱莲草 炒茜根 炒小蓟 丝瓜络 丹参 煅龙齿 柏子仁 茯苓 紫菀 十大功劳

三诊：咳呛较减，痰红未弭，头眩，天庭觉痛，耳鸣未息，胸臆时闷时愈，小溲迟迟不爽，右肢酸软乏力，肾弱脑虚，肺络又伤，脉弦滑。守原意为之。

海蛤粉 金钗斛 仙鹤草 旱莲草 炒茜根 炒小蓟 炒蒲黄 柏子仁 茯苓 凌霄花 十大功劳 山茶花 白茅根肉

四诊：精神稍振，寐梦较安，便溏转硬，咳嗽亦减，惟日来痰中带血少许，时或盈口而出，胸宇气闷，或作嗳噫，脉濡弦。守原意出入之。

仙鹤草 炒茜根 炒小蓟 生苡仁 淮山药 茯苓 紫菀 杏仁 煨肉果 刀豆子 十大功劳 藕节

五诊：咯血痰红既止，咳呛亦瘥，寐梦见安，便溏转硬，惟胸宇仍稍气闷，背膂怯寒，昨今气候变异，顿然寒凉，鼻窍微欠清利，脉濡滑。肃肺清脑可也。

淮山药 潼沙苑 霜桑叶 金钗斛 炒续断 刀豆子 茯苓 杏仁 紫菀 广皮白 苏芡实 十大功劳

屠右，望平街，八月廿七日。膹郁气逆，咳呛咯血，胸膺闷痛，头痛且眩，腰酸，深吸气亦觉不舒，脉弦。治以舒络宣郁可也。

仙鹤草_{三钱} 丝瓜络_{三钱} 杏仁_{三钱，去皮尖} 炒小蓟_{钱半} 炒蒲黄_{钱半} 丹参_{二钱} 紫菀_{钱半} 玫瑰花_{两朵} 炒茜根_{钱半} 粉丹皮_{钱半，炒} 川郁金_{钱半}

二诊：八月晦。咳呛咯血已愈，胸膺尚有未舒，腰酸头眩，经水适来，脉濡而弦。再以养血调荣，兼以舒络宣郁。

丹参_{二钱} 炒续断_{二钱} 新绛_{一钱二分} 泽兰_{三钱} 橘络_{八分} 茯苓_{三钱} 玫瑰花_{两朵} 炒茜根_{钱半} 杏仁_{三钱，去皮尖} 粉丹皮_{钱半，炒}

何，三马路。咳呛咯血，盈口而出，脑宇气闷，右胠引痛，腰俞作酸，脉濡弦带数。速以清络保肺可也。

仙鹤草三钱　丹参二钱　淮牛膝二钱,炒　旱莲草三钱　丝瓜络三钱　玉苏子二钱　炒茜根钱半　参三七一钱　藕节五钱　炒小蓟二钱　炒续断二钱

二诊：咯血已弭，咳呛未罢，声欠清扬，胸闷，右胠引痛，腰俞作酸，脉濡弦稍数。仍以清络保肺，参以强肾，但须慎摄为妙。

仙鹤草三钱　炒续断三钱　潼沙苑三钱　旱莲草三钱　海蛤粉三钱,包　紫菀钱半　冬青子三钱　金钗斛二钱　藕节四钱　野料豆三钱　木蝴蝶四分　琼玉膏四钱,冲

张右，乔家路。肺为娇脏，苦气上逆，咳呛日久，日前痰中带红，日来则盈口而出，胸宇闷痛，喉系弗爽，脉芤数而弦。治以清络保肺，证属肺劳，慎旃切切。

仙鹤草　旱莲草　炒茜根　炒小蓟　丝瓜络　丹参　海蛤粉包　金钗斛　霜桑叶　粉丹皮炒　香白薇炒　藕节　琼玉膏冲

二诊：咯血已少，色紫浓厚，胸宇闷痛见瘥，气冲咳呛未已，脉弦数较静。仍以清络保肺可也。

海蛤粉包　丝瓜络　金钗斛　炒茜根　炒小蓟　旱莲草　生苡仁　玉苏子　紫菀　丹参　藕节　山茶花　琼玉膏冲

三诊：咯血痰红减而未弭，偶或气冲欲咳，脉濡弦；日来冷食较多，兼感风凉，腹中乍痛，曾有喷嚏。守原意出入治之。

海蛤粉包　金钗斛　丝瓜络　生苡仁　炒茜根　炒小蓟　炒蒲黄　丹参　粉丹皮炒　绿萼梅　紫菀　茯苓　藕节

四诊：咯血痰红获止，咳呛亦瘥，唯掌跖仍觉内热，经水适来，少腹痛，肠鸣便溏。再以调营，兼用舒肠。

香白薇炒　炒茜根　白扁豆　生苡仁　炒续断　茯苓　丹参　金钗斛　紫菀　煨肉果　罂粟壳　炒谷芽

五诊：咯血痰红既愈，咳呛亦瘥，肠鸣已息，便溏转实，惟一日尚有二三起，少腹微痛，经来将断未断，头痛且眩，腰痛胻酸，掌跖仍有内热，脉濡弦。再以保肺调荣，兼和肠胃。

香白薇炒　淮山药　金钗斛　炒续断　甘枸杞炒　绿萼梅　甘菊花　丹参　茯苓　橘络　炒谷芽　罂粟壳

汪，大东门。肾阴素亏，肺络久伤，屡经失血，或盈口而出，或与痰相杂，迩因溽暑酷热，金益受铄，身热如炙如火，咳呛胸臆闷痛，脉芤数而弦。速以清络保肺，热静则络血不致沸溢，不然，仍恐涌吐也。

仙鹤草　旱莲草　炒茜根　炒小蓟　海蛤粉　丝瓜络　粉丹皮　焦山栀　炒蒲黄　银花　炒续断　茯苓　藕节

二诊：咳呛左胠痛甚，血出紫黑，身热如炙如火较减，大便色黑而溏薄，脉弦数而芤。守原意出入为之。

仙鹤草　炒茜根　炒小蓟　炒蒲黄　花蕊石　降香　参三七　丹参　海蛤粉包　丝瓜络　茯苓　银花　藕节

三诊：咯血痰红获止，惟左胠胁依然引痛欠舒，咳呛，鸡鸣平旦较甚，且觉气从左升，脉

濡弦。再以舒络保肺可也。

海蛤粉_包　金钗斛　生苡仁　丝瓜络　仙鹤草　炒茜根　款冬花　茯苓　丹参　紫菀　杏仁　藕节　十大功劳

张，大东门。小溲频数，肾亏液燥，阴少上承，喉间有痰弗爽，咯唾忽见血膜，胸膺左旁隐痛，脉濡滑而弦，向有头痛目眩。治以强肾清脑。

海蛤粉　金钗斛　旱莲草　冬青子　凌霄花　丝瓜络　炒茜根　炒小蓟　丹参　白药子　藕节　白茅花

二诊：咯唾血膜已弭，胸膺左旁隐痛亦愈，惟小溲仍数，腰酸，头痛目眩，晨起腹泻便溏，脉弦。肾弱脑虚，仍守原意。

金钗斛　丝瓜络　白蒺藜　炒续断　益智仁　煨肉果　赤石脂　淮山药　凌霄花　炒白芍　十大功劳　白茅花

叶，兰溪七里湾。肺为脏长，乃心之盖，水之上源。肾亏肺伤，苦气上逆，阴少上承，久咳不已，偶或见红，痰难咳出，远行吃力，加以忿惕，致精神颓丧，稍有潮热，脉濡滑而弦。治以强肾保肺可也。

海蛤粉　金钗斛　野料豆　冬青子　潼沙苑　淮山药　冬虫夏草　茯苓　甜百合　款冬花　紫菀　十大功劳

二诊：咯血痰红既弭，潮热亦静，咳呛较减，惟午夜或劳顿吃力时，则咳痰不爽，且觉神疲，气候燠暖，则头昏目眩，举步浮荡。照述，仍拟肺肾两治。

海蛤粉　金钗斛　野料豆　冬青子　淮山药　南沙参　冬虫夏草　白石英　茯苓　潼沙苑　紫菀　罂粟壳　十大功劳

金右，太平桥。肺象空悬，喉即肺系，苦气上逆，变动为咳。咳呛痰红，喉痒弗爽。日前经水适来，稍有怫意，咯血数口，脉濡滑而弦。治以清络保肺可也。

海蛤粉　金钗斛　炒茜根　炒小蓟　白药子　凌霄花　丝瓜络　生苡仁　霜桑叶　粉丹皮　紫菀　山茶花

二诊：咯血痰红已弭，喉痒咳呛较爽，日前曾觉头眩，日来腹痛便泻。虽由未覆被受寒，然饮食亦难免失调，今晨以来，泻已见止，腹痛亦瘥，脉濡滑，经来适断，往常五日，今止三日。清络保肺，参以和中可也。

海蛤粉　金钗斛　生苡仁　白扁豆　炒茜根　茯苓　泽兰　紫菀　橘络　炒谷芽　荷叶

乔，西藏路，八月廿九日。肝亢阴火内炽，咳呛咯血，盈口而出，喉痒痰鸣。咳剧胸膺隐痛，痰中带出之血或红或紫，脉粗大弦劲而数。络血未安，尚防涌吐。

仙鹤草_{三钱}　淮牛膝_{二钱，炒炭}　炒小蓟_{钱半}　粉丹皮_{钱半，炒}　旱莲草_{三钱}　甜三七_{六分}　炒蒲黄_{钱半}　丝瓜络_{三钱}　淡秋石_{钱半}　炒茜根_{钱半}　丹参_{二钱}　藕节_{三钱}

二诊：九月初二日。痰红已净，咳未罢休，胸膺隐痛获愈，惟脉来尚弦劲有力，面部仍有阳色，阴中之火未戢，仍须静摄，少安毋躁。

丹参_{二钱}　金钗斛_{二钱}　粉丹皮_{钱半，炒}　海蛤粉_{三钱}　旱莲草_{三钱}　野料豆_{三钱}　生苡仁_{四钱}

南沙参三钱　女贞子三钱　丝瓜络三钱　霜桑叶二钱　藕节四钱

三诊：九月初六日。脉来稍柔，弦劲之象减退。肺络较宁，阴火渐戢，痰红已净，咳呛亦安，胸膺隐痛获瘳，惟头脑稍觉昏痛。仍以养阴清肝，兼肃肺络。

金钗斛二钱　女贞子二钱　霜桑叶二钱　冬瓜子三钱　丹参二钱　夏枯草三钱　粉丹皮钱半，炒
玫瑰花二朵　野料豆三钱　甘菊花钱半　生苡仁三钱　炙甘草八分

姚，劳合路，八月廿一日。目视眈眈，大椎酸胀欠适，此由肾虚肝旺，脑力不赡，肺热亦盛，鼻准烦赤。迩因心绪不宁，伤络动血。胸膺尚舒，不甚咳呛，脉濡弦。清络保肺参以养阴可也。

旱莲草三钱　金钗斛二钱　丝瓜络三钱　仙鹤草二钱　女贞子三钱　粉丹皮钱半，炒　炒蒲黄钱半
藕节四钱　丹参二钱　甘菊花钱半　炒小蓟钱半　琼玉膏四钱，冲

二诊：八月廿六日。隼赤有年，血热肺火俱盛，迩因心绪不宁，胸膈不舒，肺络有伤，血外溢而咯出。日来仅有血筋，目视眈眈，大椎酸胀，肤痒亦因乎血热，仍以清络保肺，凉血养阴。

旱莲草三钱　金钗斛二钱　丝瓜络三钱　野料豆三钱　仙鹤草二钱　丹参二钱　川郁金钱半　炒蒲
黄钱半　夏枯草三钱　粉丹皮钱半，炒　石决明四钱，煅　琼玉膏四钱，冲

三诊：九月朔。血筋已净，胸臆较舒，大椎酸胀亦减，精神疲敝，目视眈眈，两腿肢皮肤仍痒，隼赤稍淡，脉濡弦。清血热以肃肺凉肝可也。

夏枯草三钱　地肤子三钱　野料豆三钱　茯苓三钱　金钗斛二钱　丹参二钱　女贞子三钱　丝瓜络
三钱　忍冬藤三钱　甘菊花钱半　白蒺藜三钱　谷精草二钱

李，苏州荆竹岭，八月廿七日。胃气上逆失降，与肺相迫，伤及肺络。咯血盈口而出，喉鸣有声，胸膺闷痛，纳食则脘闷且胀，脉弦。治以降气平胃，以宁肺金。

玉苏子二钱　旋覆花二钱，布包　炒蒲黄钱半　茯苓三钱　降香一钱　仙鹤草二钱　炒茜根二钱　生
苡仁三钱　代赭石二钱　粉丹皮钱半，炒　甜三七六分

二诊：九月初十日。咯血已弭，胸膺仍觉痛，日来微有咳嗽，肺胃二气相迫未和，照述仍拟肃肺一法。

玉苏子二钱　茯苓三钱　丝瓜络三钱　甜三七六分　降香八分　冬桑叶二钱　生苡仁三钱　紫菀钱
半　粉丹皮钱半，炒　杏仁三钱，去皮尖　炒蒲黄钱半　旋覆花二钱，布包

叶左。湿热郁蒸，肺气肃降受迫，加以久坐劳神，伤络动血，日来或紫或红，或凝或散，尚未净尽。脉濡数而弦，舌苔黄而腻浊，咳痰亦黄而腻。且与清络肃肺可也。

仙鹤草二钱　杏仁三钱，去皮尖　茯苓三钱　荷叶三钱　炒茜根三钱　冬桑叶钱半　生苡仁三钱　鲜
藕节一两　丝瓜络三钱　粉丹皮钱半，炒　银花二钱　枇杷叶三钱，去毛布包

二诊：痰红已净，苔黄腻浊亦化，弦数之脉较退，湿热新邪当可渐愈。惟睡眠辄窘，未能清爽，咳痰黄厚，入夜足膝微浮。肺体久病，亦宜谨慎。

冬桑叶钱半　杏仁三钱　茯苓三钱　海蛤粉三钱　粉丹皮钱半，炒　射干一钱　生苡仁三钱　冬瓜
子三钱　丝瓜络三钱　白前钱半　瓜蒌衣二钱　枇杷叶三钱，去毛布包

三诊：痰红已净，苔黄腻浊已化，精神亦较清爽，咳痰黄厚稍转清白，惟足肢浮肿未退，左剧于右，脉濡滑，再以宣络舒气豁痰，用保伤金。

海蛤粉三钱　杏仁三钱，去皮尖　鹅管石八分，煅透　桑白皮一钱，炙　川贝母一钱二分，去心　茯苓三钱　生苡仁三钱　丝瓜络三钱，连子　射干一钱　紫菀钱半　白前前半　马兜铃一钱二分，炙

另用冬瓜子皮各五钱煎水煎药。

四诊：痰红已净，痰浊较清，呼吸较畅，精神亦见清爽，惟足肢浮肿未退。肺体久病，殊恐叶坏，议丸方。

海蛤粉二两　桑白皮一两，炒　茯苓二两　紫菀一两　川贝母一两，去心　鼠粘子一两，炒　射干六钱　仙鹤草一两　鹅管石六钱，煅　西珀屑四钱　杏仁一两五钱，去皮尖　真蛤蚧一对，去头足刮鳞炙

顾。小南门，九月初八日。右肢闷痛，气冲喉痒而咳，旧曾失红，日来咳亦见红，脉弦数。倘裂痕扩大，咯血必多，速以清络肃肺可也。

甜三七六分　生苡仁三钱　丝瓜络三钱　金钗斛二钱　丹参二钱　冬桑叶二钱　炒蒲黄钱半　海蛤粉三钱　粉丹皮钱半，炒　炒茜根一钱二分

二诊：九月十一日　右肢闷痛，气冲咳呛皆已见愈，惟咯血略多，脉濡弦扰数。肺络内伤未固，仍以清肃润降。

仙鹤草二钱　生苡仁三钱　炒小蓟钱半　粉丹皮钱半，炒　甜三七六分　炒蒲黄钱半　淮牛膝钱半，炒炭　丝瓜络三钱　海蛤粉三钱　炒茜根一钱二分　旱莲草三钱　藕节四钱

三诊：九月十六日，咯血获愈，脉亦安静，气冲咳呛，右肢闷痛拘急向瘳。但咯血一发再发，体气已弱，务宜保摄自修，庶几有矛。

海蛤粉三钱　野料豆三钱　丝瓜络三钱　生苡仁三钱　旱莲草三钱　北沙参二钱　丹参二钱　玫瑰花两朵　女贞子三钱　茯苓二钱　金钗斛二钱　藕节四钱

吴，大码头，三月六日。旧曾失血，春令阳升之候，咳呛咯血盈口而出，脉扰数而弦，夜不得眠，气逆息急。速以清络保肺，慎旃勿忽。

仙鹤草三钱　参三七八分　丹参二钱　旱莲草三钱　淡秋石钱半　丝瓜络三钱　炒茜根钱半　海蛤粉三钱，包　茯苓三钱　炒大蓟二钱　金钗斛三钱　藕节五钱

二诊：三月七日，咯血见愈，咳呛气急亦安，惟头仍眩，食入欲呕，夜不得眠，胃纳仍呆，照述再拟清络保肺，参以和胃。

仙鹤草三钱　旋覆花二钱，布包　海蛤粉三钱，包　旱莲草三钱　代赭石三钱　金钗斛二钱　炒茜根钱半　玉苏子二钱　茯苓三钱　炒大蓟钱半　生苡仁三钱　藕节五钱

王，北京路，四月一日。咳呛咯血，盈口而出，胸膺闷痛，喉系鸣响，脉弦数不静。仍有垒涌之虑，速用三要法。

仙鹤草三钱　玉苏子二钱　丝瓜络三钱　旱莲草三钱　降香八分　淮牛膝三钱，炒　炒茜根钱半　丹参二钱　生苡仁四钱　炒大蓟二钱　参三七八分　藕节五钱

二诊：四月三日，咯血稍瘥，痰红未净，咳呛胸膺痛闷，午后形寒身热，脉弦数而濡。仍以清络保肺，尚须慎摄为妙。

仙鹤草三钱　霜桑叶二钱　茯苓三钱　炒茜根钱半　粉丹皮钱半　玉苏子二钱　丹参二钱　丝瓜络三钱　炒小蓟钱半　生苡仁四钱　参三七八分　藕节五钱

以上出自《王仲奇医案》

红杏村人

丁右，咳逆动关乎肺，肺为娇脏，不耐寒暄，感寒、感热悉能令咳。咳久伤络，血必从络上溢。今血溢虽平，气仍不顺，肺失清降故也。故凡治血必以顺气为先，气为血帅，气顺则统摄有权，自无潜逆妄行之患。宗止逆下气、清顺和络法。

沙参　麦冬　紫菀　川贝　羚羊　桑叶　丹皮　蛤壳　枇杷叶　丝瓜络

又：咯血已止，络中留瘀未尽。痰内时见玉色，每至昏定之候，仍多气逆作咳，必俟宵分始得安眠。一由肺脏久亏，痰气易升难降，一由肾真不固未能纳气归元。清金壮水庶为求本之治。

生地　麦冬　沙参　桑叶　枇杷叶　丹皮　紫菀　蛤壳

又：血已止，咳已平，脉象犹带弦数。肝木失和，肺金失降，病情未为尽善。经云：阳生则阴长。血脱须益气，以无形之阳气较易充满，有形之阴血难于生化故也。时际严冬，一切调摄尤当加意谨慎。

洋参　麦冬　五味　冬术　桑叶　地骨皮　丹皮　山栀　马兜铃　冬瓜子

又：诊得左脉弦细而数，右芤数，每至亥子之交咳逆难眠，总由阴亏使然。丹溪云：气有余便是火。然气之有余非真有余也，乃血之不足也。但当濡养血液，不可更伤其气，庶几阳生阴长，血气和平，有无偏胜克贼之患矣。

朱右，冬温犯肺，久咳伤络，络虚不能统血，血从络中上冒。昨进清营肃肺潜阳育阴法，血溢顿平，不意昨晚咳呛大作，血复上升，卧不得下，肝阳潜逆显然。考古治法，止血必先降气，滋肾尤贵柔肝，肝和气顺血自循经，斯免冲逆妄行之患。议止逆下气、清肺和络法。

麦冬　沙参　桑皮　龟板　白芍　川贝　生地　知母　丝瓜络　犀角汁

又：去血过多，百脉皆空矣。已及旬日，每至宵半时多吐红痰数口，络之留瘀未楚故也。右脉三部渐和，左关犹带弦数，龙相之火尚有升腾之象。咽干作痒，津液大亏，不起虚波乃吉。

沙参　麦冬　桑皮　龟板　白芍　川贝　生地　玉竹　丹皮　花粉　郁金　茯神　苇茎　丝瓜络

以上出自《医案》

袁焯

家君自少时即患肺病，咳嗽咯血，必服泻白散及贝母、山栀、麦冬等药数剂始愈，嗣后遇劳碌及恼怒时病即复作，然亦有隔数年不发者。丁未夏月，偶因冒暑发热而旧病亦复发，较前益剧。先是某日夜间，觉喉内有物上溢，以为痰耳，遂咯吐数口，及张灯视之，则皆血也，由是咯血不已，或纯血，或与痰质混合，精神疲惫，不能起于床。服阿胶、地黄、麦冬、贝母、枇杷叶等药不效。饮食亦稍能进，面色如常，身不发热，亦无盗汗、口渴等证，脉息亦尚平静。遂仍以前方进。讵意次日晚间，血忽上涌，连吐数口，遂昏晕不能言，奄奄一息。急以潞党参五钱，西洋参五钱，煎汤进。及参汤服下数分钟，始能言语，谓心内慌慌，周身肉颤，语时声音极低，盖元气大虚欲脱也。遂仍以参和阿胶、熟地、枣仁、枸杞等药煎汤进，并以猪蹄煨汤服。如是调养至十数日，始渐入佳境而胃纳亦甚佳，每日须六七餐，过时则饥。每餐皆猪蹄、海参、鸡子、粥、饭等物，且惟此等滋补品能受。若蔬菜、莱菔及豆腐浆等类，皆不堪食，偶或食之，则觉嘈烦易饥。盖亡血之后，胃液耗竭，非藉动物之脂膏不能填补也。迨一月后，精神渐复，亦能为人诊病，但不能用心思索，每写药方，则手颤眼花，行路只能及半里，再远则不能行矣。此丁未年，焯帽苏州返里，侍疾笔记之大略也。其后三年病未大发，精力亦较前康健。辛亥七月，天气酷热，偶因诊事劳碌，病又复发，咳嗽咯血，发热口干，服清养药数剂，虽小愈，而精神则殊疲弱。至九月间，武昌革命事正在进行之时，吾扬居民，纷纷迁避，几于十室九空，家君日闻此耗，惊忧交并，于是病又大作。咳嗽，咯血，能坐而不能卧，精神益疲，煎剂无大效，乃以两仪膏进，日服三次，甚觉合宜，接服至十日，血渐少，亦稍稍能睡矣。自是遂以两仪膏、集灵膏二方合并，仍制成膏剂，接服月余，咯血全止，精神亦大恢复，但微有咳嗽而已。计前后凡服党参斤许，西洋参数两，枸杞子斤许，熟地二斤，干地黄、麦冬、阿胶亦各数两，距今已将三年，病未复发且精神矍铄，旦夕奔走，为人治病。呜呼！药之功顾不大欤？今编此书，特志崖略于此，叹俟高明教正焉。

《丛桂草堂医案》

费承祖

苏州侯春江，呛咳内热，鼻衄咯血，已经数月，损证将成。余诊脉滑大。肝阳挟痰热，销铄肺阴，清肃无权。治必清肝化痰，肃肺和营。

沙参四钱　玄参一钱　鲜生地四钱　女贞子三钱　丹皮二钱　赤芍一钱半　贝母三钱　天花粉三钱　白茅花二钱　藕五片

连服十六剂而愈。

绍兴陈君辅庭，病呛咳咯血，脘闷食少，大便燥结难下，溲短色赤。脉来沉弦。肝阳上升，挟痰热侮土铄金，且失清肃之权。胃少冲和之气。必须清肝化痰，肃肺和胃。

玄参一钱　北沙参四钱　川贝母三钱　蒌皮三钱　甜杏仁三钱　川石斛三钱　郁李仁二钱　松子仁三钱　火麻仁五钱　炙内金三钱　肥知母一钱　冬虫夏草一钱　女贞子三钱　生谷芽四钱　熟谷芽四钱

连服十二剂而安。

无锡朱酉山先生，前任山西学政，世家也。其长子敬堂，咳嗽吐血，内热口干，心悸头眩，足软无力，势甚可危。延余诊之，脉来细弦而数。水亏不能涵木，肝火上灼肺阴，清肃无权，络血上溢。治必壮水制火，清养肺阴，方可挽救。

大生地四钱　女贞子三钱　生白芍一钱半　丹皮二钱　甘草四分　侧柏叶二钱　北沙参四钱　川贝母二钱　天花粉三钱　川石斛三钱　茯苓二钱　旋覆花一钱半　毛燕三钱，绢包，煎汤代水

进二剂，血止咳平，内热口干皆退。照前方去旋覆花。加淮山药三钱、白莲子（去心）十粒。进二剂，心悸头眩皆退，腿足亦觉有力。照前方去北沙参、侧柏叶，加福泽泻钱半、西洋参一钱。连服三十剂，即康复如初。

浙江陈子高，呛咳咯血，内热口干，饮食减少，肌肉消瘦，精神委顿，势濒于危。延余诊治，脉来细弦而数。肾阴久虚，水不涵木，肝阳上亢，销铄肺阴，金受火刑，清肃无权。势已

成损，不易挽回。

西洋参一钱半　女贞子三钱　生白芍一钱半　生甘草三分　川贝母三钱　川石斛三钱　冬瓜子四钱　生谷芽四钱　冬虫夏草一钱　毛燕三钱，绢包，煎汤代水

服药二剂，血止热退，餐饭已加。再服二剂，呛咳渐平，精神亦振。照方分量加二十倍，再加大生地八两，煎三次取汁，冰糖一斤收膏。每用一大匙，约六钱，开水化服。每日早晚各服一次。膏滋一料服完，病已霍然。

宜兴任君云生，呛咳咯血，内热口干，已经半载。诊脉弦细。因水不涵木，肝阳上灼肺阴，清肃无权，故络血上溢。治当益肾清肝，培养肺阴。

女贞子三钱　生白芍一钱半　生甘草五分　北沙参四钱　玄参一钱　鲜生地四钱　川贝母三钱　瓜蒌皮三钱　川石斛三钱　甜杏仁三钱　冬瓜子四钱　谷芽四钱

连服三十剂而愈。

上海吴君德如，伤风咳嗽六七日，痰内带血，内热口干。脉象弦滑。邪热耗气灼营，肺失清肃。治当清泄邪热，气血两清。

白茅根三钱　京玄参一钱半　鲜生地四钱　象贝母三钱　瓜蒌皮三钱　川石斛三钱　生甘草五分

一剂血止，再剂咳痊。

安徽张莘叔，患咳嗽吐血，其色鲜红，发必盈碗盈盆，面赤足冷，其势甚危。余诊其脉细弦。此龙雷之火，升腾无制，络血因此上溢，非阴虚阳亢，宜用清滋可也，舍引火归原，别无良法。

九制熟地四钱　山萸肉一钱半　淮山药二钱　牡丹皮一钱半　云茯苓二钱　福泽泻一钱半　上肉桂三分，泛丸过服

一剂血止，面赤退。再剂咳平，足亦温。遂照前方分量加二十倍，研为细末，另用猪脊髓一斤半，牛脊髓八两，羊脊髓八两，煮烂，打和为丸，如梧桐子大。每服三钱，开水送下。丸药服毕，盖已不发，康健胜常。

以上出自《费绳甫医话医案》

吴鞠通

癸亥九月二十日，唐，三十岁。凡咳血者，右脉坚搏，治在上焦气分。

白扁豆皮三钱　桃仁二钱　白茅根三钱　炒黑栀皮一钱　生薏仁三钱　桑叶一钱五分　侧柏叶炭三钱　煮三杯，分三次服。三帖而愈。

壬戌八月廿八日，罗，三十二岁。右脉浮洪，咳痰吐血，唇绛，治上焦气分。

茯苓块五钱　沙参三钱　生扁豆五钱　生薏仁五钱　连翘八分　冬桑叶二钱　杏仁泥三钱　煮三杯，分三次服。

九月初二日：血后咳不止，进食不香，右脉不浮而仍洪，兼与养阳明之阴。

沙参三钱　生薏仁三钱　扁豆三钱　麦冬三钱　茯苓块三钱　百合二钱　玉竹二钱　甜杏仁二钱

桑叶一钱五分　煮三杯，分三次服。

初五日：诸证俱退，惟进食不旺，右脉大垂尺泽，先与甘寒养胃阴。

大麦冬六钱,不去心　沙参三钱　生扁豆三钱　细生地三钱　玉竹三钱,炒香　秋梨汁冲一杯　甜杏仁三钱　桑叶一钱　煮三杯，分三次服。

初九日：甘润养阴。

大生地三钱　沙参三钱　火麻仁二钱　甜杏仁二钱,去皮尖　麦冬六钱,不去心　柏子霜二钱　生白芍三钱　桑叶一钱　生扁豆三钱　炒玉竹三钱　冰糖三钱　煮三杯，分三次服。

以上出自《吴鞠通医案》

曹沧洲

某左。咳嗽痰多，厚薄不定，时易胸痛气闷脉弦。自失血起因，已及年半，肺损肝亢，延防失音。

南沙参四钱　淡天冬一钱半　海浮石四钱　冬瓜子一两　川贝三钱,去心并研　知母一钱半,秋石水炒　橘络一钱　茯苓四钱　黛蛤散七钱,绢包　川石斛四钱　竹茹一钱半　粉甘草三分　玉蝴蝶三分

某左。咳嗽白痰带血，脉软弦，左肋背作痛，邪郁肺损，理之不易。

荆芥一钱半,炒黑　白蒺藜四钱,去刺　白杏仁四钱,去尖　生甘草三分　款冬花二钱,炙　生蛤壳一两　象贝五钱,去心　竹茹二钱　丝瓜络三钱　冬瓜子一两　仙鹤草一钱　玉蝴蝶三分　墨旱莲一钱半

某左。咳嗽起于失血之后，音闪痰多，胃纳式微，脉软弦数，肺肾两损，渐及中土，病已深入重，理之不易。

南沙参三钱　川贝三钱,去心　怀山药二钱,炒　玄参一钱半,秋石五厘合炒　淡天冬一钱半　黛蛤散五钱,绢包　茯苓四钱　生草三分　生石斛四钱　甜瓜子三钱,去皮尖　扁豆衣三钱　玉蝴蝶二分　生谷芽五钱,绢包

某左。失血十年未发，近因伤风作呛，痰中带红，脘下筑紧，一身疲乏，脉弦右微数。肺阴受损，未可泛视。

鲜桑叶三钱　原金斛三钱,打　冬瓜子七钱　黛蛤散七钱　白杏仁三钱　玄参一钱半,秋石五厘拌　橘络七分　墨旱莲三钱　象贝三钱,去尖　生甘草三分　丝瓜络一钱半　藕节四钱　鲜芦根一两,去节

某右。初诊：咳久肺胃两病，干呛甚则作吐，痰中带血，暮夜发热，脉数，此非细故，不可轻忽。

青蒿子一钱半　黛蛤散七钱,绢包　丝瓜络二钱　枇杷露二两,温服　功劳叶三钱　冬瓜子一两　墨旱莲二钱　橘白一钱　鲜沙参三钱　川石斛四钱　茯苓四钱　生草三分　鲜芦根一两,去节

二诊：阵咳稍减，干咳尚甚，痰血得止，但夜热神疲，脉软数，阴损火郁，小效未可恃也。

鲜沙参四钱　青蒿子一钱半　冬瓜子一两　朱茯苓五钱　桑白皮一钱半,蜜炙　十大功劳三钱　橘白一钱　玄参一钱半　地骨皮一钱半　黛蛤散一两,绢包　丝瓜络二两　鲜芦根一两,去节　生谷芽五钱,绢包

陈某。初诊：表病之后，余火伤肺，咳即失血，满口阵吐，气秒，血紫，甚则喘急，大汗黏手，谷食不进，虚态百出，舌绛无液，脉数促少绪，水竭于下，火炎于上。区区草木，药力无多，以此图功，洵非易易。因承坚信，不得不勉竭驽钝。

南沙参四钱　地骨皮三钱　玄参四钱，秋石七分炒　炙甘草一钱　朱天冬三钱　生白芍三钱，整杵
川贝三钱，杵　生地一两，炒松　海石粉三钱，拌　银花三钱　煅牡蛎一两　白茅根一两　浮小麦一两

另：童便、大生地汁、梨汁、藕汁和入四汁，徐徐饮之。

二诊：满口紫血，吐之不已，黏汗，气怯，脉促数，舌糙红，形神色脉无不虚之又虚，而前病未尽之邪，内伤肺经，水竭火炎，顾此失彼，甚难着手，辱承坚信，勉就拙见所及，姑为拟方，但须尽扫思虑，安心静养或可太极静而生阴，徒恃药为无益也。

西洋参二钱　川贝三钱　朱天冬三钱　水炙甘草一钱　炒生地一两　海石粉三钱，拌　白石英四钱，煅　煅牡蛎一两　杜坎气一条，洗　陈清阿胶一钱半，海石粉炒珠　浮小麦一两，煎代水

以上出自《吴门曹氏三代医验集》

陈良夫

黄男。初诊：痰血色紫，气上逆，声嘶耳鸣，小溲赤痛，脉弦数，苔糙腻。阴伤火炽，肺肝同病，宜滋熄化降之法。

小生地　川贝母　广郁金　炒白芍　藕节炭　制冬青　黛蛤散　煅石决　淮牛膝炭　花蕊石　泽泻

二诊：进润养清熄方，痰红已止，咳声仍嘶，腹部微痛，脉弦数，苔糙黄。血去阴伤，木失养而化火刑金，再以前法增减为宜。

孩儿参　川贝母　炙紫菀　黛蛤散　广郁金　芦根　制冬青　根生地　炙款冬　炒枳壳　云苓　桑白皮

三诊：气即无形之火，火即无形之痰。咳未缓而声嘶，咯痰黏厚，气逆，间或便薄，口苦苔糙，脉象滑数而弦。阴伤火炽，火盛生痰，肺金失于润降，脾土不能砥柱，急宜保肺和中，参熄木为治。

根生地　川百合　制冬青　炙紫菀　泽泻　扁豆衣　剖麦冬　辰茯神　炒白芍　炙款冬　竹茹

四诊：进保肺和脾方，声嘶未亮，便仍溏薄，近增寒热，脉滑数，苔薄糙。再以补土生金，参清热为治。

潞党参　川百合　扁豆衣　制女贞　新会白　福泽泻　剖麦冬　稽豆衣　辰茯神　炒白芍　枇杷花

五诊：进补土生金之剂，咯痰递厚，声音渐响，而举动稍有气逆，便薄口苦，苔黄腻，脉滑兼数，肺脾气弱，痰火内炽，仍宜前法主治。

潞党参　云苓　炒白芍　海蛤壳　煅石决　焦谷芽　剖麦冬　川贝母　粉橘络　炙款冬　泽泻　紫石英

冯男。初诊：血为阴属，性本下行，得火以激之，则反而上涌，血已失其本性。故昔人有治血先治火之说。人生之血有两种，固守于五脏者，谓之静血，日行于经络者，谓之动血。吐

血之证又有由肺、由胃之分，由肺经而来者必随咳而咯，由胃管来者必随口而吐。论其证因总责之肝火迫血，致血不能安其本位。今血出颇多，而咳呛颇甚，痰薄腹鸣，胸胁隐痛，此为肝火乘肺之候，脉来细小，足冷不暖，火性升极而失降，致肺胃润降，亦失其职。拙见当以润肺止血，合凉降肝火主治，庶动血递少，而静血不致告匮，方为吉兆。

北沙参　麦冬　冬青子　生石决　白薇　蛤壳　淮牛膝　炙桑皮　白及片　墨旱莲　小青皮　山栀

二诊：失血之证，多属肺、肝、胃三经为病。今咯血虽定，而胃纳未旺，火升则咳必连声，频吐痰沫，腹鸣嗳气，此属木火内亢，肺金受克，血去阴伤，显然无疑。想肺喜润降，胃乏生化之源，且诸经皆依胃为养，而尤恃肺金之灌溉。失血之后，胃气未复，肺失所资，不能制木，肝木反上乘而克肺，脉濡小，苔薄黄，计唯培养胃土，以生肺金，合清降肝阳以制其克，庶几已失之血得以来复，余剩之阴不再损伤，水与火不致偏胜，而得相济为妙。

北沙参　石斛　冬青子　百合　紫菀　黛蛤散　生地炭　白芍　炙款冬　桑皮　麦冬　天花粉

明男。失血之证，在脏则肺肝为病，在腑则阳明为病。盖肝为藏血之脏，胃为多血之腑，肝火上炎，金必受伐。前进凉营清降法，咳血似定，而胸胁仍觉胀疼，咯痰不爽，喉痒每咳必挟紫血，口干苔糙中灰，其为肝火乘肺，激动积瘀显然可知，脉来细数见弦，亦属肝经气火内亢之证。目前证象，总期肺火递降，庶金不再受刑，而营血各安其位，方无变迁矣。

北沙参　白及片　制女贞　根生地　肥知母　山栀　桑白皮　川楝子　嫩白薇　生石决　茜根炭　黛蛤散

以上出自《陈良夫专辑》

金子久

春令咳呛失血，显然金囚木旺，脉象芤大，舌质糙燥，冷热络酸，气逆喉痒，春尽夏初，火气泄越，力疲肢软，里热然也，宜养金柔肝，壮水制火。

西洋参　川贝　旱莲草　女贞子　白芍　茯苓　石决明　丹参　青蛤散　茅根　牛膝　丹皮

经云阳络伤血外溢。自去秋至今，咯血曾经三次，血凝成囊，恐有愈吐愈多，气分尚有余浊，脉象左部沉数，法当清营宣气，祛瘀生新。

参三七　丹参　丹皮　牛膝盐水炒　旱莲草　山栀　橘红　茯苓　生苡仁　仙半夏　淡甘草　竹茹

按：络伤血溢，离经之血不去，则新血不生，血不归经，出血难止。患者咯血频出，血出成囊成块，即为瘀血未去的明证，且左脉沉数，气分尚有余热，痰浊未清，瘀热痰浊狼狈为奸，吐血愈多。金氏以三七、丹参、丹皮、牛膝、旱莲、山栀祛瘀生新，清热止血；配以二陈、米仁利肺胃痰浊，而宣气分，是以气营清和，瘀浊自净，则咯血易止。

呛经两旬余日，咳而呕恶带血，此肺伤已及阳络矣，稚年咳久，名曰天哮，当用清肃上焦，饮食须忌油腻。

金沸草　款冬花　海浮石　苏子　瓦楞子　仙半夏　桑皮　杏仁　淡甘草　川贝母　橘红　竹茹

前经咯血，阴虚可知，此番失血，为暑热迫伤阳络，热如燎原，时带咳逆，胁痛牵及中脘，脉象芤大而数，目前宜乎清暑和络为要策，如热久炽，颇虑迁变。

鲜石斛　知母　丹皮　白茅根　细生地　玄参　象贝　青蒿子　益元散　山栀　瓜蒌　丝瓜络

阴虚失血，气升咳嗽，失血之根起于已久，咳嗽之患由来非暴，真元渐耗，浮火渐炽，肺被火刑，清肃无权，脉象两手均见弦细，虚久不复，延防成损。当用柔静之药，以潜浮火而安肺金。

黛蛤散　川贝　橘红　旋覆花　玄参　丹皮　牛膝　女贞子　旱莲草　生地　粉沙参　茅草根

诸血由火而升，此君相之明征，梦遗亦火而动，此龙雷之不藏。血在上居多，故从君火上溢，精在下居多，故从相火下泄。投剂以来，未见复萌其血，夏至节后已经缓遗其精，掌心稍觉灼热，咽喉依然焮红，左脉尚大，右脉乃数，阳亢未潜，阴亏未复，离坎由此失交，精神因此失宁。滋真阴不足，宜咸寒；潜浮阳有余，宜介类，使阴平阳秘，则精宁神安。

炙龟板　陈阿胶　玄参　麦冬　甘草　炙远志　煅牡蛎　西洋参　鳖甲　茯神　枣仁

脉来芤大，状似戴阳，九月初旬，忽然咯血，色紫有块，定系瘀血。吐血之后，阴分大伤，久则不复，以及于阳，男子脉大为劳，仿用建中，宗旨本重标轻，故当治本。

绵芪　云茯苓　叭杏仁　杭白芍　党参　甘草　牛膝　冬术　川贝　广皮　女贞子　南枣

风邪伤肺，阻气作咳，咳伤阳络，已见痰血，脉象左缓右数，当以清肃顺气为要义。

旋覆花　川贝　丹皮　瓜蒌皮　黛蛤散　橘红　前胡　女贞子　淮牛膝　杏仁　紫菀　白茅根

以上出自《金子久专辑》

丁泽周

徐左。咯痰挟红色紫，阴虚肝火上升，阳虚不能导血归经，而血上溢也。腑行燥结，宜金匮侧柏叶汤加减。

蛤粉炒阿胶二钱　侧柏炭钱半　炮姜炭二分　茜草根二钱　紫丹参二钱　仙鹤草三钱　川贝母二钱　全瓜蒌三钱　鲜竹茹二钱　黑芝麻三钱　藕节炭两枚　葛氏十灰丸二钱, 包

刘左。旧伤络有宿瘀，肝火上升，咳嗽痰内带红，胸膺痹痛，内热口燥。脉象濡数。虑其增剧，姑拟清肝祛瘀。

冬桑叶三钱　粉丹皮二钱　紫丹参二钱　茜草根二根　侧柏炭二钱　川贝母二钱　瓜蒌皮二钱　甜

光杏三钱　鲜竹茹二钱　白茅根二扎　白茅花一钱，包　鲜藕节三枚　参三七三分，研细末　鲜藕汁二两，炖温冲服

管左。咳嗽痰红又发，阴分早亏，木火上升，肺金受制，阳络损伤。先宜清肝肺祛瘀。

冬桑叶二钱　粉丹皮二钱　生石决六钱　抱茯神三钱　茜草根二钱　侧柏炭钱半　川贝母三钱　甜光杏三钱　仙鹤草三钱　鲜竹茹三钱　白菀花钱半，包　藕节三枚　蚕豆花露四两，后入

滕左。客岁初冬咳嗽起见，继则音喑咯红，至今咳嗽不止，痰红又发，脉象左弦、右濡数。肺阴已伤，燥邪痰热留恋，颇虑外感而致内伤，入于肺损一途。

南沙参三钱　冬桑叶二钱　粉丹皮二钱　抱茯神三钱　茜草根二钱　侧柏炭钱半　川象贝各，二钱　瓜蒌皮三钱　仙鹤草三钱　鲜竹茹二钱　生石决四钱　葛氏十灰丸三钱，包

张左。头痛咳嗽，屡屡痰红，阴虚于下，木火犯肺。宜清燥救肺，而降肝火。

蛤粉炒阿胶钱半　川象贝各二钱　抱茯神三钱　瓜蒌皮三钱　甜光杏三钱　炙远志一钱　蜜炙马兜铃一钱　生石决八钱　黑穭豆衣三钱　冬瓜子三钱　北秫米三钱，包　藕节三枚　水炙桑叶皮各钱半　枇杷叶膏三钱，冲服

陈左。痰饮咳嗽有年，迩来吐血，脉象濡小而数。气火升腾，阳络损伤，则血上溢，证势非轻。气为血帅，姑宜降气祛瘀，肃肺化痰。

炙白苏子钱半　甜光杏三钱　川象贝各钱半　紫丹参二钱　茜草根二钱　侧柏炭钱半　粉丹皮钱半　怀牛膝二钱　仙鹤草二钱　抱茯神三钱　鲜竹茹钱半　白茅花一钱，包　藕节三枚

胡左。咳嗽吐血渐见轻减，脉象疛数不静，舌苔薄黄。阴亏质体，秋燥此动肝火，燥犯阳络，肺失清肃。再宜养阴凉肝，清燥救肺。

蛤粉炒阿胶二钱　霜桑叶三钱　粉丹皮二钱　川贝二钱　生石决六钱　茜草根二钱　侧柏炭二钱　仙鹤草三钱　瓜蒌皮三钱　甜光杏三钱　鲜竹茹二钱　茅根二扎，去心　茅花钱半，包　鲜藕节三枚
另加枇杷叶露、蚕豆花露各四钱，后入。

蔡先生。旧有痰饮咳嗽，迩来吐血数口，神疲肢倦，脉象左弦细，右疛滑而数。舌苔干腻。木火升腾，肺金受制，阳络损伤，则血上溢。虑其增剧，暂拟凉肝清肺，祛瘀生新。

霜桑叶二钱　粉丹皮二钱　生石决四钱　紫丹参二钱　茜草根二钱　侧柏炭钱半　朱茯神三钱　鲜竹茹钱半　川贝二钱　瓜蒌皮三钱　甜光杏三钱　白茅花一钱，包　藕节三枚　蚕豆花露四钱，后入　葛氏十灰丸三钱，包

须左。痰饮咳嗽，已延两载，迩来吐血，舌苔白腻，脉象疛滑，此阳虚不能导血归经而血妄溢也。今拟侧柏叶汤合苏杏二陈汤加减，顺气化痰，祛瘀生新。

侧柏炭钱半　炮姜炭三分　甜光杏三钱　炒荆芥八分　茜草根钱半　蛤粉炒阿胶二钱　炙白苏子钱半　真新绛八分　仙半夏钱半　仙鹤草三钱　象贝母三钱　旋覆花钱半，包　藕节炭二枚

以上出自《丁甘仁医案续编》

韩绪臣

李镜湖，年三十六岁。

病名：风热咳血。

原因：初因感风，舍肺咳嗽，自以为操劳过度，妄食滋补，风从热化，肺络乃伤。

证候：咳声不扬，颧红气促，右胁隐痛，痰中夹血。

诊断：脉浮而芤，左胜于右。盖肺居高部，乃一身行气之司令脏也，处气交之中，最有直接关系，六淫之侵，易于感触，故伤于风者，上先受之。风舍肺则咳，若能节饮食、慎起居，风散则咳自已。妄食滋补，助痰遏风，风居肺络，久而酿热，气道为痰所壅，则咳声不扬。风热因郁难伸，则痰中夹血，气壮之人，肺痈因此，气虚之辈，肺痿由来，右胁隐痛者，乃气痹不宣也。所服之方，罔不从虚论治，徒然塞气生痰，吾所不取也。

疗法：轻清透达，理气活痰，君以旋覆、杷叶、桑菊，清肺络以开肺痹，佐以橘皮络、川贝、郁金、莱菔子，开其痰结，丝瓜络、金橘皮、新绛之属，清营理郁，兼能化瘀。

处方：旋覆花一钱，布包　枇杷叶三钱，去毛　冬桑叶三钱　杭菊花钱半　橘皮络各一钱半　川贝母三钱　广郁金钱半　莱菔子钱半　丝瓜络三钱　金橘皮一钱　新绛屑一钱

效果：日服一剂，别无加减，约半月，咳畅痰豁，血止气舒而愈。

廉按：清肺通络，顺气豁痰，不专止血而血自止，为治咳血之巧法，学者宜注意之。

《全国名医验案类编》

陈作仁

陈仁获，年五十五岁，河南人，寓南昌城内。

病名：伏热咳血。

原因：冬令严寒，晨起院中散步，寒气外迫，伏热内郁，烁肺咳嗽。延绵旬余，愈咳愈甚。一日吸卷烟，偶呛入肺，咳嗽尤甚，以致血随痰涌。

证候：咳嗽日久，肺已受伤，又兼伏火内扰，逼血妄行，不得归轻。一日呛咳太甚，血随肺气上涌，大吐倾盆，殊属危险。

诊断：左右六脉，弦数鼓指。此人虽年逾五旬，而身体康强，察其致病原因，参合证象脉候，虽视之危险，尚不难于疗救也。

疗法：非重剂滋水养肝以平伏火不可。于是重用鲜生地、白芍以凉血清火为君，以麦冬、栀子、海石清金降痰为臣，以川贝母化痰解郁为佐，以茅根、藕节消瘀止血为使。

处方：鲜生地一两　杭白芍五钱　杭麦冬五钱　黑山栀三钱　海浮石三钱　川贝母三钱，打碎　白茅根一两，去衣　藕节一两

效果：此方连进二剂，大吐遂止。惟咳痰尚带血丝，仍照原方加瓜蒌仁（杵）三钱、诃子肉（煨）三钱，接服三剂。至六日后，不但吐血全愈，而咳嗽亦因之俱愈矣。

廉按：此治热伤肺络之清降方法，颇有力量。惟偶吸卷烟呛喉，以致咳呕狂血，可为喜吸纸烟者炯戒。

《全国名医验案类编》

何拯华

病者：王小毛之妻徐氏，年廿三岁。

病名：燥咳咯血。

原因：肝经素有郁火，秋分后，适被燥热上逼，顿致咳血。前医曾用三黄泻心汤冲京墨汁，送服参三七，两剂不应，特来邀诊。

证候：初起喉痒干咳，气逆胸闷，两胁窜疼，继即咯血鲜红，多至两碗，三日不止，头晕目闭，面赤足冷，息粗难卧，神烦少寐。

诊断：脉左沉弦涩，右洪大搏数，舌嫩红微干，予断之曰：此由燥火伤肺。肺络伤则血上溢，病势甚危，最防气随血脱，幸而重按两尺脉尚有根，或可挽回。

疗法：苦寒泻火不应，当易甘寒清燥，冀其宁络止血，和胃保肺，肺气肃降，则血自止。借用顾晓澜先生八汁饮意，以救济之。

处方：甘蔗汁一酒杯　鲜芦根汁一酒杯　生莱菔汁半酒杯　生池藕汁一酒杯　雅梨汁一酒杯　鲜荷叶汁三匙　生白果汁二匙　陈京墨汁三匙

先用七汁和匀，重汤炖温，冲入京墨汁，不住口，缓缓灌之。

次诊：昨进八汁，夜间得寐，血亦不来，神亦稍安。惟精神疲倦，懒于语言，状似奄奄一息，脉虽搏数渐减，右仍浮大，按之豁然而空，舌仍红嫩，此由血去过多，防有气随血脱之变。议以益气固脱为君，宁络佐之。

次方：吉林参七分，秋石水拌浸一时许　左牡蛎四钱，生打　北五味七粒，杵　雅梨汁一酒杯，冲　大麦冬钱半，辰砂染匀　花龙骨三钱，生打　甘蔗汁一酒杯，冲　生藕汁一酒杯，冲

三诊：两剂服后，精神渐振，胃喜纳食，脉大渐敛，数象已除，惟咳痰不止，或带血丝，或夹血珠，尚防有肺损之患。再仿顾松园先生法，用八仙玉液以善其后。

三方：生藕汁一酒杯　甘蔗汁一酒杯　清童便一酒杯　真柿霜钱半　雅梨汁一酒杯　芦根汁一酒杯　茅根汁一酒杯　鸡子白三枚　重汤炖温，频频服之。

效果：连服八日，咳痰已除，火平血宁，精神恢复而痊。

廉按：叶香岩先生云：咳血脉右大者，治在气分。今则内因肝火烁肺，外因燥热侵肺，是先由气分热炽，而后劫伤血管，血管破裂，所吐虽是血，其病实在气，故初方一派甘寒润降，气药居多，血药为佐，盖病由气分波及血分，治法自当重气而轻血也。《内经》云："热伤气。"气分热灼之后，焉得不虚，人参在所必需。然恐肺热还伤肺，故用秋石以拌浸之。且有龙、牡、五味之收敛血管，麦冬、三汁之甘凉润降，则人参不患其升动矣。三方八仙玉液，为松园得意之方，谓劳损之咳，择而用之，亦有特效。观此，则是案可为治虚燥咳血之概要矣。

《全国名医验案类编》

陈在山

病者：牛玉珠，二十一岁，奉天营口县大平山住。

病名：嗽血。

原因：肺燥阴伤，阳明积热，并受外感风温之邪。

证候：腰膝酸软，头晕目眩，精神不振，食减便溏，五心潮热，咳嗽痰中带血，喘促气不

足，失神心悸。

诊断：六脉细数，正气虚极，邪火炽盛，夜间嗽甚，而痰少血多，邪在肺也，故《血证论》有云：咳嗽固不皆失血，而失血则未有不咳嗽者，盖男子以气为主，气虚则不能摄血，故血随气涌而上，肺属金，为居高最上之娇脏，必赖中土以相生，土竟受肝木之邪克制，阴液涸而燥热生，致逼无根之火上越于头，始有眩晕作矣，口渴便溏者，是胃阴不足，口燥舌干，常欲茹凉饮冷，有伤阳明清阳之气也。总而言之，肺不清则血无以生阴，胃不和则气无以行阳。故知医者，欲医子必先培其母，务要升清降浊，除外因以安内患，使气血宁敛，咳嗽轻而血自止矣。

疗法：用茯神、炙草、枣仁宁心摄血，橘红、半夏、杏仁理肺豁痰，沙参、玉竹敛气，莲子、白术醒脾，桔梗升清，枳壳降浊，藕节、莲房入肺止血，寸冬、石斛养胃生阴。

处方：橘红 杏仁 沙参 藕节 寸冬 金石斛 莲房炭 双花各三钱，炒 半夏 炙草各二钱 薄荷钱

又方：茯神 枣仁炒 橘红 杏仁 沙参 枳壳 藕节 金石斛 玉竹 莲子各三钱 炙草 半夏各二钱

结果：服前方二十余剂，嗽轻血止，大便爽利，气息亦调，精神少振，饮食渐加，又服第二方十五剂，诸证皆除。

《医学杂俎》

丁济万

陆，阴虚肝火犯肺，阳经损伤则血上溢，咳嗽吐血，血色紫红，舌薄黄边绛，脉弦数。当宜养阴凉肝、清肺祛瘀。

京元参二钱 生石决明一两 怀牛膝二钱 冬茶叶三钱 茜草根二钱 侧柏炭一钱半 黑建草三钱 甜光杏三钱 川象贝各二钱 仙鹤草一钱半 十灰丸 蚕豆花露一两

《丁济万医案》

孔继菼

此本咳嗽吐血证，起于肺，延于胃，缠绵不已，渐渐发热。至今肺胃痰实，壅遏气道，咳息不利，为膜为喘，郁极热甚，烁伤真阴，病之危迫，何待复言？夫吐血本伤阴之甚者，阴已伤而热烁之，日耗日涸，并衰残之微阳亦不能配，乃成骨蒸之热。目下脉来细数短促，参伍不调，忽行忽止，乍大乍小，根脚已无，败象全见，一不治也；热盛痰多，二不治也；大肉消脱，三不治也；音哑无声，四不治也；大便过频，小便过少，五不治也。具此五不治，实属十死无一生之候，欲于死中求生，不过勉尽人事，侥幸于万一耳。然予至此七日矣，细心察之，又于不治之中，而得可望者五。以脉言之，其参伍不调犹是也，而细者渐大，短者渐长，根脚已渐固；是其所以忽行忽止者，痰壅经隧，脉来不利，得间则奔窜而前，被阻则淹滞在后，非脾败之征，命绝之说也，是为一可望。前者咳嗽干涩，痰不易出，每逢过午日夕之时，热在胸膈，如炎如焚，口不能言，身有能动；今痰出渐顺，热亦渐清，扪之如前，问之无苦，是其热已外散，而不尽内郁也，是为二可望。惟大肉既消，一时岂能遽复，然前者食多便多，是即胃火克食，脾阴不守，大非病者所宜；令饮食从容，不多不少，既无邪火杀谷之患，自无壮火食气之

忧，形之复也有兆矣，是谓三可望。音哑无声，肺金受病，此本娇脏，最易伤残，然为肺坏之音哑，则必一侧而卧，咳兼脓血，腐败如粥；为痰锢之音哑，自当转侧不废，咳唾稠黏，别无败血，今痰无血丝，辗转如常，其非肺坏可知，又兼连朝以来，渐能发声，何患热尽痰清不复清肃之常度乎？是为四可望。至于大便之频，真元衰也。惟脾阳不举于上，肾阴不用于下，是以大便日多，小便日少。今小水渐长，真阴渐复，关门自有扃键矣，是为五可望。夫难测者，命也；可凭者，理也。此病于不治之中，调之而得五可望，未始非吉凶转移之机，然阴亏已极，阳微已甚，痰涎之内蔽者方深，邪热之潜伏者不少，于此言治，危乎？微乎？非鲁莽胶固者之所徒能问津也。何也？阳微则当补气，阴亏则当补血，补气莫如参、术，补血莫如地黄，此举世所共知也。而此时此证，参、术、地黄皆有害。夫今日上党之参，非昔日之比也，辽参不可得，不得不用此种，又多赝伪，故其性不醇良，反多燥劣。术性之燥，抑又过之。当正虚邪旺之时以此补气，果其所补者无形之元气乎？抑易动之邪热乎？热得参、术，必将大炽，是适以伐垂绝之阴而助炎上之焰也。地黄尚有佳者，而痰涎方盛之会，又苦其滞而泥膈。夫养阴之药，非下咽而遂达于阴也，脾胃输其气于肺，由肺而散布，始得各归其所之。今肺胃尽是痰涎，地黄又属浊阴，阴精上奉，同气相得，早已进化为痰，黏合胶结而不可解，岂复有余气下输肾家生无形之真阴乎？必不能矣。故此一证也，参、术禁，地黄亦禁。推而至于芎、归，性动而气温，又血家所最忌，不待言矣。然则此证之治，如之何而后可？曰：养阳而勿助其热，养阴而勿生其痰。结痰不动，活之使得渐开；邪热上泛，解之勿令速尽。夫热为邪热，何以不令速尽？以此证阴亏已极，阳微亦甚，借此邪热支撑旦夕，一旦退尽，势必不复起动。又恐清冷太重，伤及脾阳，元阳与邪热并退则饮食不进，肤冷肢硬，朝不及夕矣，热可易清乎哉？总之，此证危险已极，治法不得不慎。治得其法而终不得生，病也，亦命也。治失其法而遂不得生，病也，则不得尽委之命矣。司命之谓何？岂可以鲁莽之见、胶固之胸轻焉以尝试哉？

　　从侄孙昭瑾，年二十。丙辰春，咳嗽吐血，诊其脉，数而短。嘱令服药，温不在意。丁巳五月，病大遽，咳嗽发热，过午尤甚，兼之喘渴呕吐，胸膈痞闷，皮肤枯燥，大便溏泄，饮食减少，脉数更甚于前，然浮之有余，沉取无力。为立案曰：此阴亏阳旺之证，古所谓虚劳，世俗所谓发热证也。经云：阴虚生内热。惟其阴不足，热自内生，故时交阴分而热尤甚。咳嗽喘闷者，肺受火烁，气不下降，故冲激而上逆也。逆之甚则胃气亦随而上，故呕吐。呕吐则伤液，热复蒸之，安得不渴？此肺与脾胃之病。皮肤枯燥，肺病之外证也；食少便溏，脾病之内证也。兼之面无血色，脉来空虚，心阴之亏可知。心肺脾俱病，此证不为不遽。然少有可望者，行立尚未需人，肾经犹可支持；爪甲未至干枯，肝阴犹能外荫；而肌肉瘦削之中，犹未至骨锋尽露，是脾虽病，而亏损未尽，犹有可转之机。特其中治法缓急，有不与他证同者，此又不可不知也。盖凡阴虚之证，最忌有汗，而此证必须少透其汗；阴虚之证最忌泄泻，而此证不可竟止其泻；阴虚之证自当养阴，而此证必须清热，而后养阴。其故何也？阴虚之脉数，其本象也，然多见于沉部，不能浮于肌表。此证六脉俱浮，必有风邪郁于肺。夫风，阳邪也，郁而不出，外热与内热合邪，无论传变不测，止此咳嗽喘闷诸证永无痊期矣。此其不与他证同也。若肺脾之热不清，则大肠是其去路，正借传导一支，少泄上中二焦之热。当此之时，遽以涩剂固其肠，肺脾无移热之处，非停而生痞生胀，则逆而更呕更喘矣，泻可止乎？此又不与他证同者也。至于养阴一说，本属正治，然泻未及止，热未及清，而遽用滞腻之阴药使其去而不留，不过如食下之后完谷而出，何益于阴？使其留而不去，经邪热之熏灼，势将结为痰涎，恐其滋于血者少，而妨于气者多也。此又不与他证同者也。吾为酌立规模，此证当分三截立治：目下先清肺脾之热，凉以折之，苦以降之，清以润之，而少加辛凉以透其表，使风邪外散，热必内退，诸证自见轻减；然后由肺脾而侧重于肝肾，阴药必须加多，阴虚之正治也；俟真阴既足，邪热全退，咳嗽全止，然后阴阳平补，脾肾两脏实归根，立命之处，人人所共知，无待复言者也。虽然此证去岁春间已兆其端，彼时吾已言及，疏方不用，以有今日。此时期为桑榆之收，固已失之太晚，若更保养不慎，服药不终，病必加重，至肌肉消尽，骨痿不起之时，则不可言矣。夫天下怙愎自用之人，皆薄福之人也。医病必先医心，慎之慎之！

以上出自《孔氏医案》

贺季衡

甘男。此次咯红，因悲哀动中，气火暴升而发，巨口色鲜，成盆成碗，三日不已，气频上逆而嗳噫，少腹胀，脉沉滑无力。肝肾之脉已伤，当降气摄血为先。

大生地八钱，炙炭　淮膝炭三钱　大白芍二钱　参三七五分　生牡蛎一两，先煎　茜根炭四钱　当归二钱　旱莲草四钱　贡沉香二分，墨汁磨冲　花蕊石三钱　藕节炭二钱

二诊：昨为降气摄血，咯血已止，少腹胀亦折，惟仍气逆善噫，咳而无痰，转侧则两胁痛。肝肺之络已伤，肝肾虚逆之气未和也。最忌喘嗽。

北沙参三钱　大白芍二钱　茜根炭四钱　淮牛膝二钱　大生地八钱，炙炭　大麦冬二钱　阿胶珠二钱　金沸草一钱五分，包　生牡蛎一两，先煎　旱莲草四钱　藕节炭二钱

孔男。咳经三月，屡次见红，杂痰而出，两胁引痛，幸胃纳尚强，脉弦滑细数，舌苔腻黄。风燥引动肝阳上升，肺络受灼也。未宜腻补，先当清肝肃肺，以安血络。

南沙参四钱　淡天冬三钱　煅瓦楞八钱　瓜蒌皮四钱　小蓟炭三钱　蒲黄炭一钱五分　大杏仁三钱　川贝母一钱五分　鲜生地八钱，切　生白芍二钱　藕节五个　枇杷叶三钱，去毛蜜炙

二诊：日来痰中血止而复来，咳不爽，痰极难出，色白质黏，两胁引痛，舌苔黄腻已久，脉细数而滑，两关仍弦。肝家气火未平，肺络受其熏灼，头目眩昏，亦虚阳上扰所致。仍当清降肃化，以安血络。

鲜生地一两，切　煅瓦楞八钱　小蓟炭三钱　蒲黄炭一钱五分　淡天冬三钱　大杏仁三钱　大黄炭二钱，酒炒　川贝母一钱五分　粉丹皮二钱，炒黑　瓜蒌皮四钱　仙鹤草四钱　藕节五个

三诊：昨为清降肃化，加大黄炭导瘀血下行，大腑畅通两次，午后痰中血色已减，咳亦渐平，舌苔前半之黄腻已化，惟左脉仍弦细滑数。肝家气火尚未全平，以原方减其制，再服一剂，便可着手调理。

生军一钱五分　中生地五钱　淡天冬三钱　川贝母一钱五分　小蓟炭一钱五分　煅瓦楞八钱　蒲黄炭一钱五分　茜根炭一钱五分　青蛤壳五钱　大杏仁三钱　淡秋石一钱五分　藕节五个

张男。咯红又发，巨口而来，其色鲜，清晨作恶，痰极多，胸次懊侬，舌苔黄腻。痰热久羁阳明，扰犯血络，与咳血不同。

清宁丸三钱，包煎　煅瓦楞八钱　淮膝炭一钱五分　瓜蒌皮四钱　枳实炭一钱　法半夏一钱五分　茜根炭一钱五分　大丹参一钱五分，炒　郁金炭一钱五分　蒲黄炭一钱五分　藕节炭一钱五分

二诊：从胃血立法，咯红随止，胸次懊恼亦折，清晨尚作恶，痰尚多，胃纳未复，脉沉数右滑。痰热未清，当再降化。

瓜蒌皮四钱　煅瓦楞一两　法半夏一钱五分　枳实炭一钱　川郁金二钱　云苓三钱　焦谷芽四钱　冬瓜子四钱,炒　炒竹茹一钱五分　白茅花三钱,炒黑包

以上出自《贺季衡医案》

张山雷

吉翁。失红旧恙，前日复见，仍是满口，总是气火上浮，冲激动络。刻脉形甚数，咳尚不免，舌苔不腻，胃纳尚佳。治法仍宜滋填清降，摄纳下元。冀气固不冲，庶为培本要着。还以忌咸静养为上。

大元地12克　北沙参9克　柔白前9克　参三七2.4克,研末分冲　生牡蛎18克　生桑白皮6克　地骨皮9克　生打苍龙齿6克　金樱子9克　甘杞子6克　炒山萸肉6克　旋覆花6克,包　陈橘红3克　枣仁泥9克

二诊：预防失红，拟清泄抑降法。

瓜蒌皮4.5克　侧柏叶炭9克　血余炭4.5克　生桑白皮12克　炒黑生锦纹4.5克　茜根6克　炒小蓟15克　旱莲草9克　生打青龙齿6克　鲜白茅根30克　女贞子9克　参三七1.2克,研末冲服

某右。冬阳不藏，阴虚体质，痰热内扰，适值经事临期，气火升浮以致忽咯鲜红数口，继以顿呛，三四日又见红数次，痰黏不滑，胸脘不舒，耳鸣头胀，无非左升大过，右降无权。法宜镇纳潜阳，收摄气火，以化痰泄热。先清肝木以定其标，须俟咳呛既安，更商培本，此时万不可误投滋补。

瓜蒌皮仁各9克　郁金6克　半夏4.5克　射干4.5克　白前6克　白薇6克　白芍9克　当归炭4.5克　天麻4.5克　旋覆花9克,包　牡蛎12克　新会络2.4克　荆芥炭2.4克　杏仁9克　象贝9克　磁石9克　茜草9克　莱菔子6克　柏叶炭4.5克

诸葛左。咳呛见血，病起上年十月，然尚无多，今春发一度亦不甚，四月十八九日又发。前医大率见血止血，颇不相应。廿七日用附子理中加肉桂丸一服，乃气升痰升，血随而溢，呛不滑爽，气喘痰鸣，大腑不畅，小溲不多。不能平卧，更不能左侧卧，左卧则气升而咳剧，咯血满口，鲜红全无瘀晦。八九日来血失盈斗，诊得脉极细软，幸无数象，舌满白垢浊，舌根尤厚，此皆痰壅不开为患，姑先清肃化痰，能得下行为顺，气平痰滑则吉。

焦蒌皮6克　白前9克　光杏仁9克　郁金4.5克　象贝9克　菖蒲4.5克　白茅根30克　法半夏6克　小蓟炭9克　侧柏炭9克　莱菔子9克　旱莲草6克　女贞子9克　煅磁石6克

二诊：昨议泄降开痰，大腑一行，自觉不甚畅快，咳仍不减，红尤错杂，脉仍细软当是血家本色，沉尺尤软，则真阴大伤。舌苔前半稍化，后根厚腻亦较薄白，述胸脘之闭塞稍松，则昨方不无小效。总之痰塞不开，气火上升，势难骤戢。不能左卧，卧则气闭塞喉，咳呛即甚，络室不通灼然可见，仍宜宣络顺降，以冀转机。

焦蒌皮9克　旋覆花9克　新绛屑4.5克　象贝9克　茜根6克　白前9克　胆星6克　菖蒲根4.5克　莱菔子9克　郁金4.5克　丝瓜络4.5克　冬瓜子12克　旱莲草9克　女贞子9克　礞石滚痰丸12

克，包煎

三诊：据述前方二服，大腑通调，红即渐减，继去丸子照方连服，血即未见，咳亦松爽，咯痰甚滑，迥非前日咳呛难畅可比。胃纳亦苏，且左卧安然，皆以络中所滞痰浊，既得下行为顺，自然气不上升，渐入泰境。以失血既多言之，于理自当滋养，但痰塞初开，误投黏腻适以助其壅塞，从前清肺滋阴愈用愈窒，是其明征，况在长夏湿浊令中，尤宜清微淡雅为佳。再宜肃肺金，清而不腻，仍守通络顺降。

炒瓜蒌皮 4.5 克　熟女贞子 9 克　川贝 4.5 克　象贝 9 克　生紫菀 4.5 克　白前 9 克　旋覆花 9 克，包　路路通 6 克　木蝴蝶 20 片　桑白皮 4.5 克　宋半夏 4.5 克　鲜竹茹 4.5 克　海石 6 克　丝瓜络 4.5 克　海蜇煎汤代水。

先生自按：此病咳呛极盛而咯吐艰难，咳声重浊，胸脘闭塞，红痰满地，脉小而弱，舌浊满布，根尤厚，明是痰浊壅窒，有升无降。加以小溲不多，大腑数日未行，虽去血已多，气体每无不虚之理。然正气虽虚而痰塞是实，前医补肺补脾，驯致胃呆气促，后误认舌白脉细为虚寒，而投温补，遂铸大错，真是毫厘之差，千里之谬。

陈左。痰热缠绵，络脉不利。前曾痰血，今喉哽龈浮，不时起伏，脉虽不甚弦劲，而浑浊不清，舌苔颇腻。体质素伟，胃纳尚佳，是宜清泄疏化，不必畏虚议补。

瓜蒌皮 6 克　肥知母 4.5 克　象贝母 9 克　生石膏 15 克　丝瓜络 4.5 克　黄射干 4.5 克　干芦根 12 克　牛膝 6 克　藏青果 2.4 克　板蓝根 9 克　旋覆花 9 克，包　化橘红 2.4 克　鲜竹茹 4.5 克　陈胆星 2.4 克　生磁石 15 克　生牡蛎 15 克　生代赭石 15 克

二诊：咯血皆是肺管中血络破裂，所以既见之后，容易复来，须气火不升，方可渐渐恢复。今早见红，无须胆馁，脉尚平静，舌苔较退。仍守泄化为是，况齿痛皆已锐减，更不必因血生疑。

瓜蒌壳 4.5 克　黄射干 4.5 克　肥知母 4.5 克　生延胡 4.5 克　桃仁泥 7 粒　怀牛膝 6 克　象贝 9 克　丝瓜络 4.5 克　鲜竹茹 4.5 克　旋覆花 4.5 克，包　柔白前 9 克　生代赭石 12 克

杨左。酒客湿火上乘，咯血甚多，于今间作，脉右甚弦左反小。此真阴已伤，治法先拟泄降。

枳椇子 18 克，打　旱莲草 9 克　茜草根 6 克　小蓟炭 12 克　熟女贞 9 克　生打代赭石 15 克　生打牡蛎 15 克　法煅青礞石 6 克　瓜蒌壳 6 克　怀牛膝 6 克　生桑白皮 6 克　生延胡 6 克

二诊：酒客咯血，前授清泄，咳减红除。素嗜杯中，未能摒绝，昨又上溢，脉重按甚弦。仍守前意。

生打枳椇子 24 克　煅礞石 6 克　怀牛膝 6 克　旱莲 12 克　小蓟 12 克　茜根 12 克　瓜蒌皮 4.5 克　玄胡索 6 克　鲜生地 9 克　生打代赭石 19 克　鲜竹茹 6 克　陈胆星 2.4 克

李左。素有咯血，所失本不多。两日来连咯不已，几于盈瓯。前医止用清凉未效，进一步投犀角、生地不止，盖气升火升痰升，不知潜降导痰开泄，终是无济。脉左弦劲右小，神气甚旺，舌薄腻，大腑欲畅不解，非潜镇摄纳，通达下行，何济于事。

旋覆花 9 克，包　代赭石 24 克　龙齿 12 克　生牡蛎 30 克　橘红 3 克　桃仁 14 粒　延胡 4.5 克　地榆 9 克　柏叶炭 9 克　锦纹炭 4.5 克　鲜生地 12 克　白芍 6 克

二诊：前法连进三次，血已净，咯痰未已，精神不倦。因家眷远来视疾，谈话烦劳，陡又咯红不已。仍授桃仁、归尾、苁蓉、旋覆、代赭、血余等，血又少，胃不知味，舌前半光滑少华，后半薄黄润泽，乃定后方。

牡蛎30克　代赭石24克　玄精石15克　归尾炭3克　枣仁泥9克　瓜蒌皮6克　大贝母9克　柏叶炭9克　地榆9克　旋覆花9克，包　白芍炭6克　金石斛9克　血余2.4克　紫草9克

三诊：前方四服，血无一丝，咳亦不作，胃已知味，唇色渐淡白，面无赤色，舌淡，脉左弦未已。

元地9克　鳖甲9克　淮小麦15克　制首乌9克　枸杞子9克　牡蛎24克　玄精石15克　当归尾3克　枣仁9克　大贝母9克　侧柏叶9克　白芍6克　陈皮3克　砂仁3粒

方左。先前失血盈瓯，继以咳呛痰稠，总是气火上扰。脉极细软，真气大亏，舌苔不腻，所幸胃纳如恒，是宜养阴纳气。

砂仁末1.2克，同炒　大元地9克　广郁金6克　苏半夏6克　生紫菀9克　生延胡6克　苦桔梗4.5克　旋覆花9克，包　苏方木6克　台乌药4.5克　生打代赭石12克，先煎　炒枳壳1.2克　兰田三七1.8克，研极细末分两次药汁吞

二诊：失血后咳呛痰稠，昨授滋潜纳气，尚无进展，脉已较起而迟涩太甚，舌滑，仍守昨意。

瓜蒌皮9克　丝瓜络6克　当归尾4.5克　冬瓜子12克，打　延胡6克　紫菀12克　苦桔梗4.5克　海浮石6克　象贝9克　女贞子12克　广郁金4.5克　生代赭石12克　旱莲草9克　小蓟6克　兰田三七1.5克，研末药汁吞

周左。骤然吐血，所失不少，脉弦舌红。是宜清降。

鲜生地12克　旱莲草9克　侧柏炭6克　地榆9克　茜根4.5克　象贝9克　磁石9克　代赭石42克　桃仁泥6克　制锦纹4.5克　田三七2.4克　血余2.4克　白前9克　怀牛膝6克

二诊：昨早见七八口，以后即少少带红，今晨痰中带紫色，脉静舌燥。宜参清养。

鲜生地12克　旱莲草9克　侧柏炭6克　代赭石42克　制锦纹3克　田三七1.8克　白前9克　怀牛膝9克　当归炭6克　白芍9克　郁金6克　紫石英9克　川石斛6克　女贞子9克

三诊：昨午以后至今未见红，咯痰未净，胃纳如常，背疼，脉左手弦劲，舌苔净而燥。津液一时难于骤复，宜育阴养胃。

原生地12克　川石斛6克　沙参9克　白芍9克　当归身6克　谷芽12克　玄参9克　山栀皮4.5克　侧柏叶9克　女贞子9克　旱莲草9克　杜仲9克　金毛狗脊9克　枸杞子6克　新会皮3克　象贝9克

祝左。失血有年，咳嗽频作，近虽无血，而痰稠且多，神疲色夺，潮热不已，脉甚数疾，舌苔剥落，淡红而光，夜不安寐，且有盗汗。真阴大伤，浮阳甚炽，际此夏令，证殊不善。姑先潜阳熄火，冀平其上浮之焰，得扶过长夏，再商清养。

明天麻6克　银柴胡4.5克　生鳖甲9克　生芪皮4.5克　首乌藤9克　瓜蒌皮4.5克　生牡蛎15克　青蒿珠4.5克　川石斛9克　柔白前9克　川贝母9克　陈皮4.5克　南北沙参各4.5克　生紫菀9克　白薇9克

万左。失血后气火不戢，咳嗽频仍，是阴液不充之故。脉细左手尤甚，胃纳尚可，舌薄腻。治法先宜清降，稍佐滋肾，还须节劳静养为佳。

砂仁 0.9 克，同炒　大元地 9 克　瓜蒌皮 4.5 克　生紫菀 9 克　宋半夏 4.5 克，打　苦桔梗 6 克　柔白前 9 克　甘杞子 6 克　丝瓜络 6 克　北杜仲 6 克　广陈皮 4.5 克　天台乌药 4.5 克

二诊：咳嗽较减，痰尚滑，但有时无痰，脉柔软，是阴虚本色，气火渐戢，最是吉征。舌不甚腻，再拟滋潜摄纳肝肾。

大元地 12 克　瓜蒌皮 4.5 克　生牡蛎 18 克　旋覆花 9 克，包　生打代赭石 6 克　台乌药 4.5 克　苦桔梗 4.5 克　生远志肉 6 克　炒山萸肉 9 克　甘杞子 9 克　生紫菀 12 克　熟女贞 9 克　炒杜仲 6 克　象贝母 4.5 克　地骨皮 6 克　鲜竹茹 4.5 克

陈左。暮春失血后真阴未复，气火未藏，劳则脑力昏昏，耳鸣扰扰，夜央燥渴，脉尚安和，舌色亦正。所喜胃纳如恒，尤少别种虚象，此宜滋填摄纳，固护肝肾根基。尚须善自珍重，弗过于劳力劳心为佳。

砂仁末 12 克，同打　大元地 12 克　象贝母 6 克　山萸肉 6 克　熟女贞 12 克　沙苑蒺藜 12 克　枣仁泥 9 克　大白芍 6 克　杞子 6 克　炒阿胶珠 3 克　云茯苓 4.5 克　生鳖甲 15 克　生龟板 15 克　生牡蛎 15 克，三味先煎　牛膝 4.5 克　广藿梗 4.5 克

汤左。咳中带红，痰血各半，咳则络痛。近日神疲色白，饮食无味，脉细舌淡白。先与理中。

潞党参 4.5 克　于术 4.5 克　炙草 1.5 克　炮姜 1.5 克　半夏 4.5 克　丝瓜络 4.5 克　郁金 4.5 克　枳壳 1.8 克　杏仁 9 克　贝母 9 克　桑皮 9 克　旋覆花 9 克，包　紫菀 9 克　磁石 9 克　代赭石 9 克

老妪。素有咯血，然不甚多，昨夜吐出十余口，今午前后咯出甚多。脉关寸重按尚觉有力，两尺极细弱，舌无苔且淡白无华。是宜温摄，用附子理中加味。

党参 9 克　于术 4.5 克　炮姜 1.8 克　明附片 2.1 克　大熟地 15 克　旱莲草 6 克　女贞子 9 克　法半夏 4.5 克　磁石 15 克　血余炭 4.5 克　侧柏炭 6 克　炙甘草 1.2 克　紫绛 2.4 克

曹左。咯血宿恙，频发不多。前夜寅初大吐盈盆，自饮冷水而止，竟不服药。今早丑末又吐不多，气升痰升，喘促甚剧。适气喘渐平，血亦自止。午后友人闲谈，又咯数口，磨墨饮汁，速余往视，尚能出来客座就诊。脉六部细微，虽无火象，而唇色殷红，舌尖边俱绛，额部时时泛红，明是春深木动，虚阳上浮，气火不潜，余波未已。述咯吐时头汗频频，大有阴竭阳越，一蹶不回之险。脉之所以不大者，则失血已多，脉管空虚，尚有何物供其鼓荡。年已半百，体瘲形瘁，证颇可危。急投大剂潜阳摄纳，冀得气火暂平，再商善后。

吉林老山参须 24 克，另煎分冲并代茶饮　旱莲草 9 克　青龙齿 9 克　生牡蛎 30 克　煅磁石 9 克　紫石英 15 克，四味先煎　象贝 9 克　郁金 4.5 克　法半夏 6 克　胆星 6 克　竺黄 9 克　菖蒲根 3 克　血余炭 4.5 克　地榆炭 6 克　川雅连 3 克　焦栀皮 6 克　女贞子 9 克　橘红 3 克　蔻壳 0.9 克

二诊：昨方服后，血一日不见。后又咯数口，纯是鲜红。又另服辽参一支，重六七钱，一宵安眠。今早痰中仍是带红，午刻复诊，脉右三部已起，却弦劲有力，左手细软无根。面色仍有时泛红，唇赤，虚火未已，正气已衰。殊为危险。

北沙参30克　鲜铁皮斛12克　龙齿9克　石决明30克　牡蛎30克　半夏4.5克　杏仁6克　贝母9克　胆星6克　竺黄9克　射干4.5克　川柏2.4克　川连3克　山栀6克　大黄炭1.2克　血余炭4.5克

三诊：上方服后，吐红未已。与本校同事王君石卿诊之，脉左尺浮大而洪，重按豁然，乃定后方。

大熟地21克　西潞党9克　牛膝4.5克　大麦冬9克　明附片2.1克　炮姜2.4克　炙甘草3克　蛤粉炒阿胶6克　五味子2.1克

先生按：是方一服，吐红即少，胃纳苏，进粥可两碗。连进一服，竟血止胃加，更方即用肾气八味。

方右。真阴未充，咳嗽经年，时则痰中带血，日晡寒热，晨起面颜㿠白，午后两颧绯红，腹痛便溏，形瘤色夺，骨小肉脆。先天本薄，年将及笄，犹未发育，脉细极而数，舌光无苔，胃纳大呆，咯痰清浠，食入膜满，滋养又碍痰塞。损门重证，姑先养胃扶脾，参以化痰行气。

金石斛9克　潞党4.5克　于术4.5克　银柴胡4.5克　蒌皮6克　薤白9克　炮姜1.2克　法半夏4.5克　橘红3克　叭杏9克　郁金4.5克　乌药4.5克　牡蛎9克　鳖甲9克　桔梗2.4克　蔻壳1.2克

二诊：前方三服。晡热较淡，夜寐较安，余则如故，虚里动跃。

潞党4.5克　于术4.5克　银柴胡4.5克　薤白9克　炮姜1.2克　法半夏4.5克　乌药4.5克　牡蛎9克　鳖甲9克　桔梗2.4克　枣仁6克　茯神9克　龙骨6克　夜交藤9克　蛤粉炒阿胶4.5克

三诊：次方连服四剂，渐热减，溏泄已，饮食差可，就病论病不可谓非佳象。然脉极数极细，形消色夺，兼之骨小肉脆，此证此脉万无可治之望，姑仍前意。

潞党6克　于术4.5克　枸杞子9克　龙齿6克　牡蛎15克　枣仁9克　银柴胡4.5克　苦桔梗1.2克　夜交藤9克　炮姜0.9克　炙甘草1.2克　乌药2.4克　阿胶珠4.5克　酒炒元地9克　当归身3克

以上出自《张山雷专辑》

范文甫

元甫兄。咳呛吐血，间息而作，已有月余，脉沉而涩，舌微红，面有滞色，非一派凉药所能了事，以血得凉而路路有瘀，既瘀，未有不吐血者也。如褚澄云：用童便者，百无一死，用凉止者，百无一生。以童便有破血之性也。推此之意，于古法近似。如吐血属身热，热伤络道，迫血妄行，宜当别论。

桃仁9克　象贝9克　红花9克　赤芍9克　当归9克　小生地9克　炙甘草3克　柴胡9克　川芎9克　怀牛膝9克　炒枳壳6克

二诊：服前药，咯血渐止，而脉尚沉涩，离经之血以祛净为要。

血府逐瘀再服。

《范文甫专辑》

魏长春

应阿五，年五十五岁。一月十二日诊。

病名：气喘吐血。

原因：劳力过度，血随气升，冲阳上逆犯肺。

证候：气喘，吐紫黑血盈碗，胸中嘈杂，背脊拘挛，咳痰带血不绝。

诊断：冲脉起于胞中，下通肝肾，实则隶于阳明，以输阳明之血，下入胞中。阳明之气顺，则冲气亦顺。胞中之血与水，皆返其宅，而不上逆。今脉弦舌红，阳明之气不顺之象也。冲气下纳，宜用摄纳法，深虑喘脱之变。

疗法：用金匮麦门冬汤去枣、米，加纳气降冲止血药治之。

处方：原麦冬五钱　制半夏四钱　北沙参三钱　炙甘草一钱　紫石英八钱　参三七一钱　茯苓五钱　大熟地一两　杞子三钱

次诊：一月十四日。服药二剂，吐血较减，咳痰带血，脉弦急，舌红。胸中嘈杂气促，冲气未纳。用金匮旋覆代赭汤加减，纳冲镇逆为主。

次方：参三七一钱　旋覆花三钱，包煎　生代赭石一两　西党参三钱　炙甘草一钱　制半夏三钱　杞子三钱　大熟地一两　杜百合五钱　原麦冬三钱

三诊：一月廿四日。脉弦舌红，血止气平，胸中嘈杂稍差，用和胃柔肝纳冲法。

三方：紫石英八钱　杜百合五钱　原麦冬三钱　大熟地八钱　桑白皮三钱　杞子三钱　炙甘草一钱　白芍三钱　丹皮炭二钱　制半夏三钱

四诊：二月七日。吐血止后，尚有咳嗽，痰白气短，胸臂掣痛。脉弦滑，舌红。用和肺纳气降冲法。

四方：五味子一钱　原麦冬三钱　大生地八钱　生白芍四钱　生玉竹三钱　北沙参三钱　淮山五钱　茯苓三钱　炙甘草一钱　川贝母三钱　炙龟板八钱　杞子三钱　橘红一钱　淮牛膝四钱　苦杏仁二钱

效果：服此方五剂，咳止气平，精神渐复。

炳按：气主煦之，血主濡之，血随气行，相随上下。卫为气之根，今冲逆作喘，气逆有升无降，而血亦随冲气上溢为吐。治宜镇冲纳气以摄血。

戴实甫兄，年四十九岁。五月十日诊。

病名：肝热咳血。

原因：嗜酒善怒，肝胆郁火蕴伏，络热血溢。

证候：咯血紫色，胸中刺痛，烦热。

诊断：脉弦滑大，舌红。肝火炽盛，血热妄行也。

疗法：用苦寒降逆行瘀，凉血清热。

处方：醋炒生大黄三钱　元明粉三钱　焦甘草一钱　桃仁三钱　丹皮炭三钱　藕节二钱　黄芩炭三钱　天花粉四钱　旱莲草三钱　鲜生地八钱　焦山栀四钱

次诊：五月十五日。服药后，烦热退，胸痛止，咯血减而未弭，脉滑舌红。拟清肝肺之火。

次方：水芦根八钱　生米仁八钱　苦杏仁三钱　瓜蒌皮三钱　白茅根三钱　紫菀三钱　淡竹茹三钱　黄芩三钱　焦山栀三钱　天花粉三钱　鲜生地八钱　枇杷叶五片

效果：服清泄方两剂，血止停药病愈。

炳按：肝火吐血，余用代赭旋覆汤去参，加桃仁、郁金、鲜生地捣生锦纹、仙鹤草、天冬，每二剂愈，可备参考。

徐坤山之妻，年四十四岁。六月二十六日诊。

病名：胸痹咯血。

原因：夫殁忧郁，肝肺暗伤。

证候：胸痹，气促心悸，潮热咯血。

诊断：脉弦细，舌绛。阴虚血热，劳损之萌也。《内经·腹中论篇》曰：有病胸胁支满，妨于食，病至则先闻腥臊臭，出清液，先唾血，四肢满目眩，时时前后血，病属血枯。即此证之类也。

疗法：用开郁润燥止血法。

处方：薤白三钱　全瓜蒌五钱　旋覆花三钱,包煎　代赭石五钱　丹皮炭三钱　玄参五钱　原麦冬三钱　川楝子三钱　北沙参三钱　十灰丸二钱,吞

次诊：六月廿七日。便解三次，瘀血下行。热减，咯血差，心悸，脉细舌红。用降逆柔肝通络法。

次方：旋覆花三钱,包煎　代赭石五钱　北沙参三钱　炙甘草一钱　百合三钱　丹皮炭三钱　竹茹三钱　女贞子三钱　旱莲草三钱　参三七五分,研吞

三诊：六月廿九日。脉缓，舌红苔黄。咯血止，咳嗽气促多痰。内热未清，用清肺和肝法。

三方：桑白皮三钱　地骨皮三钱　冬瓜子三钱　米仁八钱　苦杏仁三钱　紫菀三钱　橘白一钱　参三七五分　丹皮二钱　款冬花三钱

效果：服药后，热退气平，病愈。

炳按：是证因抑郁，气阻上脘，行经之血，由气阻而离经，凝滞下行，而为胸痹，逼血上溢则咯血。先开胸痹，继而降逆通络，再而清肺和肝，渐次而进，至愈为度，可师之法也。

冯味辛君，年四十七岁。九月十九日诊。

病名：虚寒咯血。

原因：去年咯血数次，差后，今年四月乘汽车震动，旧疾复发。经余诊治已愈，赴申劳顿复作，回甬就西医诊治。近寓东门清道观调养，咯血未瘳，来寓门诊。

证候：畏寒无热，咯血紫红色，大便艰滞。

诊断：脉软弱，舌淡苔薄。脾不摄血，冲气上逆，虚寒咯血证也。

疗法：用仲祖附子理中汤，合时贤张锡纯补络补管汤加减。

处方：淡附子一钱　西党参二钱　冬术三钱　炮姜炭一钱　炙甘草一钱　化龙骨四钱　生牡蛎四钱　山萸肉三钱　侧柏炭三钱

次诊：九月二十日。昨服药后尚安，夜间大便，努挣太过，气进血溢，咯红不辍，脉象轻缓，舌红苔薄。仍宗前法，参以润肠。

次方：淡附子六分　西党参三钱　冬术三钱　炮姜炭六分　炙甘草一钱　火麻仁四钱　生龙骨四钱　山萸肉三钱　生牡蛎四钱　白蜜一两,冲　淮山药五钱　侧柏炭三钱

三诊：九月廿一日。脉象弦滑，舌色淡红。咯血减而未已。方既应手，毋庸易辙，跟前意加减再进。

三方：西党参三钱　冬术三钱　炮姜炭四分　炙甘草一钱　远志三钱　丹皮炭二钱　化龙骨四钱　生牡蛎四钱　生白芍三钱　侧柏炭三钱　火麻仁五钱

四诊：九月廿三日。脉象软缓，舌色淡红，血止不瘀。拟和中安神，镇冲纳气。

四方：西党参三钱　炒冬术三钱　茯苓三钱　炙甘草一钱　远志二钱　酸枣仁三钱　制半夏三钱

北秫米四钱　生龙骨三钱　生牡蛎三钱　侧柏炭三钱

　　五诊：九月廿五日。脉象缓和，舌淡苔薄。寐安血止，大便稍畅，前方参以润下法。

　　五方：西党参二钱　炒冬术三钱　茯苓三钱　炙甘草一钱　远志三钱　酸枣仁三钱　款冬花三钱　炒白芍三钱　侧柏炭三钱　制半夏三钱　淮牛膝三钱　淮山三钱

　　效果：血止后，精神健。拟归脾法调理。

　　炳按：虚寒咯血，多由脾虚气不摄血。用药亦从温纳镇摄，导龙入海，引火归根之法。惟认证的确，能不误人。

以上出自《慈溪魏氏验案类编初集》

沈绍九

　　吕某，男性，年廿余岁，患失血咳嗽，发热，脉虚数而芤，吐出为白痰，须臾变为赤色，延请数医，均不识此证。按《灵枢·决气》篇曾言："中焦受气取汁，变化而赤，是谓血。"此人肾虚而中阳不足，转化失权，不能化赤，吐出后得天之阳气始化为赤色，于法当用温药。用炮干姜三钱，炙甘草二钱，炒白芍三钱，菟丝子三钱，淫羊藿三钱，鲜藕三两，童便一杯（兑入），服后病情好转，仍宗原方加减调治而愈。

　　肺燥伤络，咳嗽，痰中带血，口渴脉数，治以清润。

　　沙参三钱　苦杏仁三钱　川贝母一钱五分，分三次冲服　炙冬花三钱　炙紫菀三钱　生白芍三钱　甘草一钱　三七粉一钱，分三次冲服　鲜藕二两

以上出自《沈绍九医话》

刘云湖

　　武昌裕华里孙妇，年二十一，系吾乡孙家上湾人。

　　病因：前于未嫁时已经血不调。

　　证候：近来咳血头空心慌，月经虽多而甚形惨黑，且又咳唾兼红，手足逆冷。

　　诊断：脉象寸关洪涩，两尺虚弱，皆由为室女时多啖生冷或下冷水，致血不下行。逆而上唾也。

　　疗法：宜理其经，次调脾胃。

　　处方：龟板四钱　制香附　归身各三钱　白芍　阿胶　佛手各二钱　破故纸　玄胡索各一钱五分　橘络　小茴　炙草各一钱　童便半杯

　　效果　脉象较前平匀，腹痛咳嗽亦缓，惟胸膈闭闷，合之左脉洪数，显系肝气横逆，于前方去杏仁、橘络、玄胡、小茴、童便，加旋覆花一钱，桂圆肉一钱五分，以善其后。

　　理论：经血不调，是血液不循轨道矣。血之轨道，由左心耳心室而大动脉，而浅层动脉，而微细脉管，再转而回血管，由肺动脉，经肺部以呼碳吸氧，仍转入左心房心室，若使其间误食冷物，误下冷水，阻碍血液流行，则血液不循轨道而旁溢，所以咳血，或月经太多而惨黑矣。此手足逆冷，是血热不达四末之故。脉寸关洪涩，是血管阻滞之象。两尺虚弱，是体温不能下达也。

方论：此方以龟板、白芍、阿胶、炙草调补血液，以香附、归身、佛手所以活血化气，橘络所以疏通经络，故纸、元胡、小茴所以温养下焦，归纳肾气也。用童便者，所以引血归经也。

《临床实验录》

周镇

陈省三母，许君研农之叔岳。戊戌秋曾经咯血，止后咳则常恋，痰腥而浓。己亥三月九日，因气忿复吐血成碗，研农治以清瘀平肝而暂止。复发则愈甚，每至气升则咳血并来，喉间烘热。十五日晚，手足曾微痉。十六日血吐愈多，心跃怕烦，掌中汗出，舌指并有震意。迨暮，许君邀往诊视。述知过翰起以为肺血，用鲜生地等；王君子柳知其为肝血，用玄精石、龙、牡、龟甲心等。余亦以为肝血。众不信，使以水验血之浮沉，则沉着于下。吐在脚炉之血凝积浓厚，赤而且多。证势危甚。脉弦急不敛，舌红苔少。勉用淡秋石、醋炒当归炭、青蛤散、乳汁磨沉香、丹皮、玄精石、女贞子、旱莲草、盐水煅牡蛎等。翌晨许子来云："服药血未大吐，但痰中尚带血丝。"

复诊：脉较静，心跃、怕烦、手震皆减，嗽略少，尚有头晕火升。因谓之曰："血去甚多，复元甚难，首宜戒忿，复发难瘳。"药宜滋潜为主。阿胶、冬虫夏草、杞子、白芍、青铅、牛膝炭、麦冬、山药、女贞、旱莲、牡蛎。另八仙长寿丸汤下。有其戚陶君孝箴来诊，谓烘热是热势起伏，用川连、郁金、山栀、茅根等味。以血为肺胃所出者。省三以某方有效在前，未服其方。噫！血已验，证已轻，而犹持异议，足为寒心。

三诊：血已全止，诸证均退。惟起坐头晕，口燥作麻，下午火升。予谓血与嗽皆肝火冲激而来，故药用镇潜而效。今仍宜镇潜养阴，以防复吐，前方增损。嘱延王君调理，予遄往申寓。闻延至翌年而殇。

张子昌之小女，庚申三月十七日诊。曾有痰血，昨日又发。迩来不时五心内热，鼻灼口干，脉见左数，此阴虚木火上炎为患。女贞、旱莲、丹皮、地骨、竹茹、天冬、天竹子、茜草、功劳子、甘菊、白薇、芦荟、水仙花、白茅根。另清咽太平丸，卧前服。

廿二日复诊：鼻灼五心内热大减，口渴觉腻。脉左数已静，右部尚数，苔白。此届经来不多，热甚灼阴之故。再和阴化湿，涤痰通营。当归、赤芍、白芍、抚芎、功劳子、丹参、茜草、银柴胡、竹茹、花粉、海浮石、白残花、橘白、芜蔚子。另川贝母、甜杏仁研服，渐愈。

以上出自《周小农医案》

陆正斋

杭右，4月25日诊。

肺失清肃，木火刑金炽甚，咳喘痰血。拟方平肝肃肺，凉血止血。

软白薇4.5克　三七汁1.5克　炒白芍3克　山栀炭4.5克　丹皮参各4.5克　白茅根9克　藕节1个　打石决明12克，先煎　当归身4.5克　云茯神9克　甜杏仁6克　橘络3克

4月26日二诊：

左脉犹数，午刻呛咳，暴吐鲜血。木火刑金所致。拟方清之凉之，以挽狂澜。

鲜生地24克　清阿胶9克,蒲黄拌炒　粉丹皮4.5克　生白芍9克　软白薇4.5克　藕节4个　新绛2.4克　石决明24克　当归身4.5克　橘络3克　甜杏仁6克　朱茯神9克

4月27日三诊：

脉数较平，血止，咳痰间有瘀块。拟方滋水涵木。

鲜生地24克　女贞子9克　大麦冬9克　生白芍9克　丹皮4.5克　当归身4.5克　新绛2.4克　藕节4个　橘络3.6克　甜杏仁6克　朱茯神9克

4月28日四诊：

咳减，更衣一次，痰中间有瘀血。原方减凉散止血之品，增滋润之品可也。

前方去丹皮、白芍、新绛、藕节，加南沙参10克，肥玉竹10克，冬桑叶4.5克，枇杷叶2大片，蜜炙枯糯稻根15克。

陈左，4月18日诊。

恙由已久，木火刑金，络伤血溢。故拟滋清并施。

川贝母7.5克　甜杏仁7.5克　米炒沙参10克　冬虫草3克　三七汁1.2克　炙杷叶2大片　软白薇4.5克　大麦冬12克　旱莲草4.5克　藕节4个　新绛2.5克　朱茯神12克　阿胶3.6克,蛤粉拌

孙左，9月10日诊。

水不涵木，木火刑金，络伤血溢，遂致咳吐鲜血，脉芤数，面色萎黄，恙延日久，拟方缓缓图之。

冬虫夏草4.5克　肥玉竹15克　白薇6克　南沙参15克　大麦冬15克　女贞子15克　旱莲草6克　茜草根3克　朱茯神12克　甜杏仁8克　川贝母4.5克　糯稻根1.5克

以上出自《陆正斋医疗经验》

孔伯华

高男，七月二十六日。七情所伤，肺络被损，湿热乘势上犯，阴分又属不足，是以日晡发热，咳而吐红，痰涎亦盛，口唇均干，饮纳皆少，脉弦而细数，亟宜清热化燥、润肺除痰以止血。

鲜石斛两,先煎　鲜茅根两　地骨皮三钱　血余炭三钱　法半夏三钱　酒黄芩二钱　川贝母三钱　杏仁泥三钱　焦栀子三钱　鲜藕节七枚　侧柏炭三钱　黛蛤粉六钱,布包煎　青竹茹四钱　生牡蛎四钱,布包先煎　知母三钱　旋覆花钱五分,布包煎　代赭石钱五分　犀黄丸五分,分二次化服　二剂。

二诊：七月二十九日。证象渐转，第因湿热未清，复经邪袭，表里不畅，遂致湿热迫血，咳而痰血仍盛，脉左关较盛，当清疏凉化，从标治之。

鲜茅根一两　鲜苇根一两　冬桑叶三钱　地骨皮三钱　炒粉丹皮一钱　生侧柏叶三钱　忍冬花四钱　全栝楼四钱　薄荷叶钱,后煎　益元散三钱,布包　肥知母三钱　鲜藕两　犀角二分,研极细粉,分二次冲服　犀黄丸五分,分二次化服

三诊：八月初二日。证象转后，痰血均少，而面红仍未正，肺络损处，盖犹未合，气分亦尚未尽畅，经络仍属空乏，阴液虽伤，尚可随证恢复，再从前方稍事增减。

生牡蛎六钱,布包先煎　苏子霜一钱　杏仁泥三钱　旋覆花五分,布包　代赭石钱五分　生川牛膝二

钱　黛蛤粉一两, 布包　生侧柏叶三钱　血余炭二钱　台乌药钱五分　桑寄生五钱　鲜茅根一两　栀子炭三钱　忍冬藤八钱　地骨皮三钱　栝楼皮三钱　生谷芽四钱　知母三钱　六曲三钱　生橘核三钱　鲜藕两　磁朱丸十粒, 第一次随汤药化服二粒, 间日加二粒至十粒止　犀黄丸六分, 分二次化服　五剂。

《孔伯华医集》

章成之

浦男。潮热、盗汗、咳嗽、咯血, 十之八九为肺出血。

马兜铃9克　仙鹤草15克　牛蒡子12克　川百合9克　阿胶15克, 烊化, 2次冲　紫菀9克　海蛤壳12克　光杏仁9克　百部9克

另：二冬膏180克, 川贝母30克, 研末和入膏中, 早晚各服一匙, 开水冲。

二诊：X光所得为左肺结核。若能有充分之休息与营养, 或能消大患于无形。

桑白皮9克　地骨皮9克　银柴胡6克　炙鳖甲24克　白芍9克　百合9克　麦冬9克　阿胶珠4.5克　干地黄12克　冬青子9克　蒸百部9克

另：琼玉膏、二冬膏各90克, 川贝末30克, 用法、用量同上。

刘女。六年前有肺病, 此番咯血盈口, 脉搏之次数较温度超过不少, 此宿疾复发。

仙鹤草30克　白芍9克　桑叶皮各9克　花蕊石30克　阿胶24克　白及9克　甜杏仁12克　粉甘草3克

二诊：血止后, 咳亦不剧, 多汗神倦, 两耳不聪, 虚象也。

熟地12克　冬青子9克　白芍6克　旱莲草12克　鳖甲12克　牡蛎30克　甘杞子9克　北沙参9克　米仁12克

徐女。咯血虽止, 痰红依旧。流产后旬日, 恶露淋沥, 腹时痛, 病者面色苍白。血中失其凝固力, 故叠进止血重剂而血不止。

生阿胶30克, 烊冲　仙鹤草18克　苎麻根15克　熟地30克　旱莲草18克　白及6克　炙鳖甲18克, 先煎　玄武板18克, 先煎

另：生血余12克, 化龙骨9克, 牛角鰓12克, 共研细末, 每次吞服5克。每日三次。

二诊：古人治血大法：血热妄行者清之；气不摄血者固之；脾不能统者温之。其血出于上部, 非潜即润。潜, 现代所谓钙质；润, 多属黏滑性。均能增加血液凝固力。

生阿胶30克　煅牡蛎30克, 先煎　牛角鰓12克　炙鳖甲18克, 先煎　麦门冬9克　白及9克　玉竹9克　熟地30克　花蕊石30克, 研末吞服

钱男。痰中夹血最忌为血丝与血点, 淡红色散漫不聚者无碍。避免气管之刺激可矣。

仙鹤草12克　知母9克　桑皮9克　旱莲草12克　玉竹9克　麦冬9克　黑木耳12克　马兜铃4.5克　白茅根1扎　淡竹叶30片

刘男。考其咯血之经过, 其病灶不在肺；往日素无胃病, 亦非胃溃疡出血可比。疑是血液失其凝固, 遇有诱因, 如怫逆、疲劳, 小血管破绽而血出矣。

阿胶珠 12 克　炮附块 9 克　厚杜仲 9 克　花蕊石 30 克　鱼腥草 15 克，后下　熟地黄 12 克　全当归 12 克　元武板 30 克　仙鹤草 12 克

二诊：以其人温度只有 36.1℃，用温性止血剂，药后血不止。

生熟地各 30 克　仙鹤草 30 克　旱莲草 15 克　牡蛎 30 克　藕节 5 个　生阿胶 30 克　白及片 9 克　川贝 9 克　肥玉竹 9 克　童便 1 杯，去头尾

陈男。面目黧黑，不应见于弱冠之年；曾病瘰疬，今复逐渐消瘦，其病根潜伏久矣；咯吐鲜血，特病之暴发者耳。

淡秋石 15 克　鲜生地 60 克　白及片 9 克　小蓟 15 克　京墨汁 15 克，分 2 次冲入药中　旱莲草 18 克　怀牛膝 15 克　鲜藕汁 30 克，分 2 次冲服　阿胶 18 克，烊化

朱男。三年前曾经大量咯血。今脉细数，形质消瘦，盗汗、潮热、痰中带血，病势在进展中。首当注意静养，药饵倒为其次。

阿胶珠 12 克　五味子 5 克　炙紫菀 9 克　熟地 18 克　浮小麦 30 克　麦冬 9 克　百部 9 克　海蛤壳 18 克　核桃肉 9 克　北沙参 9 克　白芍 9 克　龟板 12 克　生侧柏叶 12 克　当归 9 克　砂仁 3 克，后下

另：琼玉膏 180 克，两仪膏 180 克，川贝母末 24 克和入膏中，早晚各服一食匙。

范老。药后痰红已除，心中痞满，此胃弱不胜药力之故。其舌红少苔而润，真阴缺乏已久。予全真一气汤，因其阳亦虚也。

炮附块 6 克　麦门冬 9 克　五味子 3 克　生熟地各 12 克　太子参 9 克　淮牛膝 12 克　生白术 12 克　稽豆衣 12 克　生侧柏叶 30 克，煎汤代水

以上出自《章次公医案》

张汝伟

沈福根，年二十八，南淮。肝气郁滞，上逆侵肺，咯吐血块，其色紫褐。业已二月，经治不愈，诊脉左关独弦，余部细劲。苔薄白质绛，血内溢而有瘀积。宜疏肝理气，化瘀通营，勿专止涩。

鲜生地五钱　湖丹皮二钱　炙乳香钱半　炙竹茹钱半　山栀仁三钱　制香附三钱　仙鹤草二钱　生浮石四钱　蛤壳五钱　炒淡芩钱半　干藕节三钱　净血竭一钱

二诊：进疏化通瘀之法，吐血已止，血块全无。惟病久缠绵阴气已伤，中脘略隐痛，慎防阴不涵阳，有续发之虞。再予养阴清热，仍带化瘀理气，以善其后。

生熟地各三钱　黛蛤散四钱　炒丹皮二钱　淡竹叶一钱　台乌药一钱　川石斛三钱，先煎　山栀仁干藕节　桃仁泥各三钱　生香附　生白芍各二钱

本证始末：此人在浦东玻璃厂服务，患吐血后，经医治二月，全用止涩药不能止，服第一方二剂，血即止，第二方后，即霍然而愈。

汪左，二十一岁，常熟。素有咯血证，今因剧劳过度，重伤其络，致咳呛咯血，胁痛，引及小腹。脉弦数，苔干，边带紫褐，此阴分已虚，而内有积瘀，拟三才加减法。

南沙参　大生地　制女贞　旱莲草　桃杏仁　茯苓神　青蛤散各三钱,包　蒲黄炭　旋覆花包　淡天冬各钱半　干藕节七枚

本证始末：此人素有血证，是年被抽壮丁，跑步过度而起。服药二剂后，即平。可见青年之体，应平日锻炼，则体质坚强，一味消极地保养，所谓养痈贻患也。

方义说明：此证立方，药用三才，以固其本。女贞、旱莲、蒲黄止血中带清养，桃仁去瘀，旋覆润气下降，不专于止血为事，亦治吐血之另一法门。

以上出自《临证一得》

赵海仙

血证复发，昨吐红紫，咳嗽不止，脉亦不静，饮食减少。胃气不能砥定中流，肺虚不能主持诸气。谨防喘汗血脱。回府调治为妙。

大生地一两　粉丹皮二钱　大麦冬三钱　犀角镑片二钱　野于术三钱　北沙参三钱　蜜炙老苏梗一钱二分　杭白芍五钱,藕粉炒　淮牛膝一钱　糖山楂三钱　粉甘草八分　童便

复诊：吐血咳嗽俱止，间或痰内夹血。原方加藕四两，煎汤入药。

木火凌金，咳逆不已，阳络受戕，血从外溢。形气消索，脉象细数。延及防怯。

诃子肉一钱五分　粉丹皮一钱五分　旱莲草一钱五分　瓜蒌霜一钱五分　霜桑叶三钱　侧柏叶一钱五分　海浮石一钱五分　青黛五分　粉甘草五分　藕节三枚

复诊：加云茯苓三钱，山茶花三钱，参三七一钱五分。

天下无逆流之水，逆者，由乎风也。人身无倒行之血，倒者，由乎气也。肝脏诸经之血，肺司百脉之气，胃为气血之纲。惟怒则气上，血亦随之。咳血者，肺血也。呕血者，腑血也。血浮不沉，气火冲肺，木扣金鸣是也。前服三才、两仪，养肾肝以纳气，理法甚是。但胸胃不畅，仍用生地少逗微阳，纳气归原，引血下行为妙。

大生地一两　北沙参三钱　淮牛膝一钱　犀角镑片八分　大白芍三钱　苦杏仁三钱　桃仁泥一钱　炮姜炭三分　童便一酒杯

复诊：去炮姜、牛膝（因素有滑证），加肥麦冬一钱、南沙参三钱，数日不离童便藕汤。

三诊：前方服五六剂，红丝未止，余俱好。

甜麦冬三钱,同赤石脂五钱炒煎　犀角镑片五分　大白芍三钱,藕粉炒　旱莲草三钱　茜草一钱　南北沙参各三钱　西党参四钱　甘草五分　大生地七钱　鲜藕四两　童便一杯　糯稻根须五钱

素本体虚，加以努力，致伤阳络。因吸受湿邪，化热伤阴入营。外邪虽已退，而阴分之邪留连不走，营分之邪反而逼血上行清窍。于是午后身热，痰中带血，胸次按之有形，形滞未消，虚实夹杂，用药殊难着手。由外感而致内伤。慎之！慎之！

霜桑叶三钱　炒山栀一钱五分　青蒿一钱五分　粉丹皮一钱五分　杏仁泥一钱五分　防己八分　川贝母一钱五分,去心　黄玉金一钱　橘皮七分　冬瓜子三钱,土炒　白茅根三钱　竹茹一钱五分,姜炒

以上出自《寿石轩医案》

叶熙春

汪，男，三十七岁。三月。于潜。木火刑金，久咳不已，肺络受伤，血随咳出，留瘀于络，胸胁作痛，午后潮热，形瘦脉细。治拟滋养金水，而制木火，并化留瘀。

川贝9克　生蛤壳15克　旱莲草9克　冬瓜仁12克　鲜芦根2尺，去节　苡仁12克　败酱草6克　茜根6克　粉丹皮5克　炒甘菊5克　女贞子12克　川郁金6克

二诊：前方服后血止咳稀，奈为日已久，金水两亏，咽喉唇舌干燥，午后仍有潮热，脉细如故。前意增损续进。

地骨皮9克　丹皮5克　天花粉9克　川贝9克　马料豆12克　炒香白薇6克　冬瓜仁12克　蛤壳15克　生赭石15克，杵　茜根12克　败酱草12克　生白芍9克

三诊：两进清金制木，血止咳嗽显减，气平胁痛亦愈，两手脉象转缓。无如本元未复，藩篱不密，又感新凉，再添寒热。治当兼顾。

冬桑叶5克　甘菊5克　象贝9克　炒香枇杷叶12克　丹皮5克　双钩12克　原干扁斛6克，劈，先煎　川郁金5克　生白芍6克　甜杏仁9克，杵　炒橘红5克

四诊：新感已解，肺阴未复，再拟养阴清肺。

米炒粉沙参9克　川贝9克　冬瓜仁12克　生赭石15克　盐水炒橘红5克　生白芍5克　金沸梗9克，包　天冬9克　制女贞子9克　甘菊6克　生杜仲12克

潘，男，三十七岁。昌化。肺肾之阴不足，水不涵木，木火刑金，咳嗽频频，络破血来，午后潮热，起动乏力，脉来虚数，舌苔光剥，声音嘶哑。火盛灼肺，肺布叶举。拟用养阴生津，润肺疗咳。

粉沙参9克　天冬12克　川贝9克　甜杏仁9克，杵　丹皮6克　冬瓜仁12克　炒怀山药9克　合欢皮9克　西藏青果9克　炒秫米12克，包　粉甘草3克

二诊：前方服后，咳血减少，胃纳见增，惟声音嘶哑如故。声从肺出，音从肾来，足征肺肾之阴未复，再予金水两顾。

粉沙参6克　米炒麦冬9克　蛤粉炒阿胶9克　诃子肉6克　川贝6克　甜杏仁9克，杵　丹皮6克　怀山药9克　粉甘草3克　藏青果5克　生白芍5克

三诊：咳宁，血止，声音复常，续服琼玉膏调理。

王，男，三十六岁。八月。临安。经云："中焦受气取汁，变化而赤是谓血。"血本阴液，不宜妄动，今肾阴早亏，相火内炽，逼血上行，假肺道随咳而出，两颧微红，五心烦热，咽喉干燥，腰楚跗酸，神倦乏力，脉细而数。亟拟补左制右，庶得水火相平，则血自止。

生龟板21克　丹皮6克　黑山栀6克　川贝6克　旱莲草9克　盐水炒细生地15克　天冬12克　蜜炙白薇9克　盐水炒知母5克　盐水炒川柏3克　制女贞子12克　茜根6克　甜杏仁6克，杵　败酱草9克

二诊：血逢热则溢，遇寒则泣。相火内炽，血为所逼，咯来甚多，两颧微红。前用育阴潜阳，服后血少咳减，脉仍孔数。前方既效，再宗原意出入。

参三七粉2.1克，吞　丹皮9克　旱莲草9克　白薇9克　黑栀壳9克　川贝9克　生赭石15克　茜根6克　败酱草9克　甜杏仁9克，杵　生赤芍6克　生龟板9克　盐水炒细生地12克

三诊：血止咳嗽已稀，脉象虚数，舌绛不润。气阴未复，再以调补脾胃为主。

南沙参9克　川贝9克　米炒潞党参6克　天冬12克　制女贞子9克　生白芍12克　米炒怀药9克　天花粉12克　炒丹参9克　炒晒术6克　细生地12克　旱莲草9克

蒋，男，四十八岁。二月。余杭。去冬曾经咳血，治后血止，咳嗽迄未根除。入春肝旺阳升，头昏目眩，夜来盗汗，五心作热，午后面红升火。昨夜痰中挟血，今日盈口不止，胸痛气逆，四肢乏力，面色㿠白，形瘦骨立，两脉芤而兼数，已入劳损之途。如今失血过多，气血涣散，须防阴阳脱离之变，病已入险，亟拟生脉散一法。

吉林人参6克，先煎　麦冬12克　北五味子3克

二诊：昨服生脉散，已奏显效，咳血大减，气逆略平，脉象转缓，而重按无力，口渴喜饮，精神委顿，面乏华泽。出血过多，气阴俱伤，虽见生机，未逾险境，再以原法加味。

别直参5克，先煎　麦冬12克　十大功劳9克　川贝9克　侧柏叶9克　蛤粉拌炒阿胶9克　墨旱莲9克　盐水炒怀牛膝9克　白茅根30克

三诊：前方连服二剂，咳嗽已稀，气逆渐平，盗汗亦收。昨日痰中见有紫色血块，胸胁仍然隐痛，口渴喜饮，脉象濡软。离经瘀血未去，应防出血再来，花蕊石散继之。

别直参3克，先煎　川贝8克　煅花蕊石12克　麦冬12克　十大功劳9克　盐水炒怀牛膝9克　鹿衔草9克　茜草12克　冬瓜仁12克　墨旱莲9克　参三七粉2.1克，吞

四诊：气平血止，精神好转，咳嗽胸痛不若前甚。瘀血已去，新血得生，惟独寐况欠安，脉缓无力，尺部仍然虚数，一波虽平，无如损怯已成，恢复非易。再拟肺肾同补，药外当宜珍摄。

北路太子参6克，先煎　川贝5克　天麦二冬各6克　炒白薇9克　细生地12克　蒸熟百部9克　蛤粉炒阿胶9克　甜杏仁9克，杵　冬瓜仁12克　怀山药12克　琼玉膏30克，冲

五诊：咳嗽已平，脉象较前有力，治以原方，以北沙参易太子参续服。

喻，男，四十岁。五月。杭州。体素阴虚，又受跌仆外伤，瘀血阻络，胸膺刺痛，烘热满闷，咳嗽频频，血来盈口，脉弦。肺络受伤，血从外溢，治拟止血化瘀。

煅花蕊石9克　茜根6克　黑山栀9克　炒白薇9克　冬瓜仁12克　丹皮6克　生赭石15克，杵　川郁金5克　败酱草9克　生苡仁9克　参三七粉2.1克，吞

二诊：血止胸痛已减，而咳未平，手足心热。阴分有伤，前用化瘀，今当养阴和络。

细生地15克　茜根5克　川郁金5克　川贝6克　旱莲草9克　甜杏仁9克，杵　地骨皮9克　麦冬12克　制女贞子9克　丹皮6克　青蒿梗5克

陈，男，四十二岁。九月。富阳。阴虚火升，咽喉干燥，痰中夹有血丝，左胁隐痛，寐中盗汗，精神倦怠，胃纳不佳，两脉虚数带芤，舌质光绛。少阴之火上腾，火盛气逆，逼血上行。拟滋阴抑阳，气降火平，则血自静矣。

墨旱莲9克　川贝9克　制女贞子12克　茜根9克　料豆衣15克　天冬12克　仙鹤草9克　降香2.4克，后下　紫石英12克　大生地15克　生赭石15克，杵

二诊：气为血之帅，气升则血升，气降则血降。前拟滋阴降气，气平血始归经，不致外溢。惟阴虚日久，内热未清，左胁隐痛未罢，脉来虚数带芤，舌绛且干。再拟滋阴清降，以制亢阳，

而杜覆辙。

蛤粉炒阿胶 9 克　川贝 9 克　紫石英 12 克　制川柏 5 克　旱莲草 9 克　米炒麦冬 9 克　盐水炒大生地 15 克　橘络 5 克　生牡蛎 15 克，杵　料豆皮 12 克　制女贞子 12 克

邵，男，三十三岁。九月。昌化。燥火烁肺，金受火制，久咳不已，震伤阳络，血来盈口，咽喉梗痛，声音嘶哑，神形委顿，脉来细数，舌绛而干。治以养阴润肺，宜事休养，庶免积重难返。

十大功劳叶 9 克　丹皮 5 克　粉沙参 9 克　川贝 9 克　川郁金 5 克　代赭石 15 克，杵　金果橄 5 克　生杜仲 12 克　甜杏仁 9 克，杵　生蛤壳 15 克　诃子肉 5 克　野百合 5 克

二诊：前进养阴润肺，咳差血止，咽痛亦减，音嘶如故，脉仍细数无力。前法既效，率由旧章，加重滋养。

南沙参 9 克　川贝 9 克　天麦二冬各 6 克　丹皮 6 克　诃子肉 5 克　生杜仲 12 克　冬瓜仁 15 克　百合 6 克　甜杏仁 9 克，杵　蛤粉 6 克，拌炒阿胶 9 克　炙马兜铃 6 克　旱莲草 9 克

以上出自《叶熙春专辑》

施今墨

赵某某，男，30 岁。十余年来，咳嗽痰多，曾多次咳血，多时达二三百毫升，目前又复咳血，食眠二便如常。在北京协和医院支气管造影证实有两侧支气管扩张，不适宜手术治疗。舌苔薄白质淡，脉茫。

辨证立法：肺病已久，元气大伤，气虚不能制血，致咳血久治未效，急则治标，先予养阴、润肺、止血法。

处方：鲜生地 10 克　陈橘红 5 克　大生地 10 克　旋覆花 6 克，代赭石 12 克同布包　陈橘络 5 克　仙鹤草 18 克　小蓟炭 10 克　阿胶珠 10 克　炒杏仁 6 克　炙紫菀 6 克　苦桔梗 5 克　炙冬花 5 克　炙甘草 3 克　白及粉 5 克，分 2 次随药冲服

二诊：服药十剂，血止，咳嗽减少。前方加丹皮 10 克，三七粉、白及粉各 3 克，分二次随药冲服。

三诊：服药六剂，血未再咯，仍有轻微咳嗽，拟改丸剂常服。

处方：金沸草 30 克　炙紫菀 30 克　西洋参 30 克　炙百部 30 克　炒杏仁 30 克　陈阿胶 30 克　仙鹤草 60 克　炙桑皮 30 克　北沙参 60 克　南沙参 30 克　苦桔梗 30 克　淮牛膝 30 克　酒丹参 60 克　败龟板 60 克　酒生地 60 克　白及面 60 克　三七面 30 克　酒当归 30 克　炙甘草 30 克

上药共研细面，蜜丸重 10 克，每日早晚各服 1 丸，白开水送服。

马某某，女，47 岁。自十余岁即患咳嗽，三十多年以来，屡经治疗，迄未根除。最畏热，热即咳，咳即有血，痰多而气促。据云：经西医检查为右肺中叶支气管扩张。最近数月，病情依旧，又增睡眠不佳，痰中有血，饮食正常，大便溏。舌苔黄而腻，脉滑数。

辨证立法：久嗽咳逆，肺虚生热，络伤血溢，遂有畏热、咳痰、出血诸证。先拟清肺祛痰之剂，后改常方补虚保肺法治之。

处方：炙百部 5 克　炙化红 5 克　炙紫菀 5 克　炙白前 5 克　旋覆花 6 克，代赭石 6 克同布包　杏仁 6

克　云苓块 10 克　枯芩 6 克　炙款冬 5 克　苦桔梗 5 克　远志 6 克　白茅根 20 克　赤白芍各 6 克　甘草 3 克

二诊：服药五剂，咳嗽减，血痰已无，吐痰甚爽，胸间畅快，睡眠尚不甚安。拟用丸方图治。

处方：百部 30 克　白前 30 克　血琥珀 30 克　磁朱丸 30 克　紫菀 30 克　杏仁 30 克　西洋参 30 克　云苓块 30 克　贝母 30 克　知母 30 克　款冬花 30 克　苦桔梗 30 克　阿胶 30 克　条芩 30 克　清半夏 30 克　化橘红 30 克　百合 30 克　远志 30 克　酸枣仁 60 克　炒枳壳 30 克　石斛 30 克　炙草 30 克

共研细末，枣肉 300 克，合为小丸，每日早晚各服 6 克，白开水送。

三诊：丸药服八十日，现将服完，服药至今未曾吐血，痰少，咳嗽大减。患者自云："三十年来从未感觉如此舒畅，现已能上堂授课。"尚觉口干，希再配丸药。

处方：前方去桔梗、杏仁、枳壳、白前，加北沙参 30 克、于术 30 克、紫草 30 克、寸冬 30 克。

以上出自《施今墨临床经验集》

第六十六章 吐血

倪复贞

　　燕都叶少峰次子，偶吐血，诸家皆投以补养固荣之药，而失血尤甚。后延余诊之。按得两寸沉数，两关沉滑，两尺浮大。询其年十六岁，欲择日完婚。诸君以为待病愈方可，谓失血为虚损故也。余曰：郎君非虚损证也，缘知觉太早，念有所思而未遂，此亢阳一腔热郁为害耳。况有梦遗，正合此证，速娶为妙。用舒郁抑火之剂，以黄柏为君，知母、炒黑山栀为臣，丹皮、玄参为佐，山萸、泽泻为使。四服而血止不行，体气安舒。病不可不察隐情，药不可徒拘成法如此。

《两都医案·北案》

李用粹

　　吴明初，平素体弱，因年来忧郁，忽然呕血，自早至暮百余碗，两目紧闭，四肢畏寒，冷汗如注。汤药入口随即吐出，举族惊狂，迎余视之。幸病虽为急，脉尚未散，喘促犹缓，一线生机尚可挽回，若以血药投治则不及矣。盖初则血随气上，今则气随血脱。语曰：有形之血不能速生，几微之气在所急固，此阳生阴长之道，寓诸灵素扶阳抑阴之权，具于羲易，诚以阳者生之本，阴者死之基，故充塞四大，湿润肌肉，皆赖此阳气耳。今脉气虚微，天真衰败也；汗雨不收，卫气散失也；四肢畏冷，虚阳不能旁达也；两目紧闭，元神不能上注也；药入即吐，继之以血者，乃呕伤胃脘，守荣之血不藏也。为再用汤药恐激动其吐，宜设计以取之。遂用人参一两，白及四钱均为细末，米饮调丸如樱桃大含化，自黄昏至一更约用一半汤饮方通，血亦不吐，至明日神思稍清，脉气未静，似芤似革，参互不调，全无胃气，尽属阴亡于中、阳散于外之象。乃速煎参附进之，以追散失之元阳。八日内记服人参二斤，附子五枚而元气顿充，脉始收敛，至今强健倍常，倘此时稍有疑虑，徒任浅剂，焉能挽回其真气耶？

　　上海邑尊陈虞门慕宾，吐血不已，或用犀角地黄汤降火，或以加味四物汤滋阴，绝谷数日，气喘随毙。延家君诊治，六脉虚弱，精神怠倦，明属思虑过度，脾元亏损，所以气衰则火旺，火旺则血沸而上溢也。血脱则气孤，气孤则胃闭而绝谷也。法当甘以悦脾，湿以启胃，甘温相济，脾胃调和，庶元阳得以扶持，气血有所生长耳。遂用四物汤加米仁、石斛、麦冬、五味、广皮、桔梗，数剂而愈。

以上出自《旧德堂医案》

郑重光

　　李三升文学尊堂，年七旬外。春末胃中大痛，呕吐紫血碗许而痛，吐犹不止，脉细数而弦，两胁肋胀痛，胃中硬满，因怒未伸而致病。经云：怒则气逆，血郁于上。此证是也，用归、芍、郁金、黄连、制吴萸、丹皮、黑山栀以滋抑肝气之逆，少加沉香，以为向导。连服五七日，痛虽止而胸阻塞不开。易医谓高年胃冷，用辛温宣气之品，即大便秘结不通，食饮难下，脉变细涩不堪。予议高年血液枯衰，火结于上，恐成膈噎，辛燥不宜，而病人亦恶药。遂以芦根、甘蔗、梨、藕、莱菔各取汁煎膏，用人乳、竹沥调化，频频咽之，半月胸结始开，能吞稀粥，竟不服药，惟进汁膏，尚延数载。

程锡蕃兄令春夏月酷暑，夜忽畏寒索被，即气塞喉中梗噎，无奈坐起，大吐紫血条并血水，约半盆。深夜请附近医家，误认阴虚，用凉血藕节等药。次日往视，脉沉而紧，手足清冷，胸腹胀大。此因暑月贪凉食冷，本质虚弱，气被暑伤，中宫益冷，不能健运，蓄血暴吐，乃经之阳络结，则血上溢之病，急宜温里。若作阴虚，指日便成蛊证。用桂枝、赤芍、生姜以温经，用苍术、茯苓、炮姜、砂仁、甘草、半夏以温里，如斯八剂，身得大汗，腹中肠鸣，溏泻数次，肿胀方消。后以六君子合理中、香砂，调治而愈。

万守澍文学尊翁，年七旬外，长齐独宿，二十年矣，因心事怫郁，夜中忽大吐紫血碗许，随腹痛，又便紫黑血碗许，昏仆于地，室内无人，及其自醒，始登榻。次日相招，两手脉大而芤，幸不散耳。他医议用凉血滋阴，予曰："非也，此蓄血证。因郁怒伤肝脾，肝不藏血，脾不裹血，致血无归而成瘀败，上吐下便，幸老翁闭关已久，不致气随血脱，尚敢滋阴以伤胃脘之阳乎？"用大剂归脾汤，加炒黑干姜，计用人参数两，匝月乃康。

以上出自《素圃医案》

王三尊

予于三十二岁，吐血复发。时又有茶积作泻，服地黄汤则泻甚。服芪、术则吐血不止。脾肾兼治，则俱难速效。思以京墨浓磨，冲滚汤泡炒米食，二病顿愈。

《医权初编》

北山友松

伊丹性有年四十许，性嗜冷饮醇酒。闻一月前，吐出紫血三升许。其为人也，勇健而不求医，而乃云我平生所饮冷酒，何三升而已哉！若不吐去瘀血，日后生变未可料也。吐去酒瘀，正好多饮。恬不挂怀，任意饮啜不已。一朝又多饮而酒器在手未放，忽又吐出鲜血盈盆，若量之，亦不下升矣。命仆将酒来洗我胸膈，言犹未了，又吐鲜血数口，眼黑头旋，忽尔昏倒。时仆从急请青木玄知老医父子，齐到其家议药。其仆有颇医药名目者云，家主素嫌芳药之气，不待到口，嗅鼻亦呕，望名手察之。老医遂调五味异功散去人参而与之。煎成服之，元气弥弱，手足不能举动。有一世家与渠近邻，又与之雅好，时适予过门，就拉予同往看病。予诊其脉甚微，闻其呼吸不紊，乃大声曰："性有性有，子平素喜饮冷酒不悟，有今日之事乎？"渠默默不言，予于是用茅花一钱五分，拣参一钱五分，以河水二盏，煎一盏，徐徐服之。即日服一帖，次日又服二帖，进些稀粥，第三日脉色稍和。又教服二帖，与淡粥鳖鱼，如此补养十日许而安。

本当多养数日，填补血气，因渠素恶药气故已之，而择谷果肉菜，充其仓廪而已。良由年壮，气行而自愈也。或问失血过多，奈何不令多服补气养血之剂，而只服人参不及三两，即便止药，无乃阿顺人情乎？曰："经曰，临病人问所便，渠即不便服药，岂宜强之乎？予所以择其谷果肉菜者，正为此也。《脏气法时论篇》有曰，五谷为养者，养生气也。五果为助者，助其养也。五畜为益者，益精血也。五菜为充者，实脏腑也。经所谓气味合而服之，以补精益气，此五者各有所利，此圣言可师也。又闻之先师云，药之治病，因毒为能。毒也者，以气味之有偏也。盖气味之正者，谷食之属是也，所以养人之正气；气味之偏者，药饵之属是也，所以治人之疾病也。《五常政大论篇》曰，大毒治病，十去其六；常毒治病，十去其七；小毒治病，十去其八；无毒治病，十去其九。谷肉果菜，食养尽之。无使过之，伤其正也，不尽行复如法云云。由是言之，用治之法，在医者眼力定夺，或有未尽，再行前法，以渐平之，宁从乎小心之谓也。"

《北山医案》

缪遵义

据述，吐血在二月至六月方止，血止发热，如火后渐止。今又发热，推测病情，尚是伏暑，失血后，邪乘虚入营分，久而复发，竟有热入血室之意。仲圣《阳明篇》原有此条，正可援其例而变通之。

鲜地骨皮　桑根白皮　青蒿汁　水梨汁　蝉衣　芦根　生甘草　三甲

《缪氏医案》

程文囿

脉大不敛，阳虚体质，兼多烦劳，旧病喘、汗，服温补煎丸相安。月前偶感咳嗽，续见鼻衄痰红，日来吐多不止，口苦食减，头昏气促。若论寻常吐血，不过肝肺之火，药投清降，火平其血自止。尊体精气本虚，一阳初复，形神交劳，水火不交，气随血脱，病关根本，再投清降损真则阴阳离决矣。先哲有见血休治血之语，可味也。议从黑归脾汤，培养心脾，佐以生脉保金，摄纳肾气。

服药三剂，血止脉敛。经云：人四十而阴气自半。平素质亏多病，今复大失其血，生生不继，脏真耗伤，灌溉栽培，尤非易事。夫血虽生于心，藏于肝，实则统于脾。古人治血证，每以胃药收功，良有以也。再按痰之本，水也，原于肾；痰之动，湿也，由于脾。《内经》以痰多为白血，此果痰也，果精血也，岂精血之外别有称痰者耶？故昔贤又有见痰休治痰之论。参五阴煎，水、土、金，先天一气化源也。

予侨居岩镇，距祖居之东溪几五十里。丁亥春，族弟羲案证患吐血。近延子弟春圃门生咏堂酌治，血涌不止，势欲晕脱。专价星夜逆予至。见病者仰靠于床，气息奄奄。自云：脐下热气上冲血即涌出，切脉虚大不敛。顾谓弟与生曰："此水火失济之候也。经云：水为阴，火为阳，夫人身之阴阳，相抱而不脱，是以百年有常，故阳欲上脱，阴下吸之，不能脱也。今阳但上越，阴不下吸，恐蹈危机，所服皆滋纳之品。药病相当，其所以不验者，病重药轻故耳。"方定大剂两仪煎合生脉散，更加龟板、怀牛膝、白芍、茯苓、山药、童便、阿胶之属。服后血虽不涌，脉犹未敛。予曰："慎之，防复吐。"上午因亲属问病，应答烦劳，血又上涌，神思飘荡，几欲脱云。忙照原方，熟地由一两增至二两，再加磁石吸引肾气归原，另煮团鱼汤煎药。盖治真阳之飞越，不以鼋鳖之类引之下伏不能也。如言饮药，血旋止。日晡又因家人嘈杂，血复溢出，虽不若前之甚，亦觉难支。思血属阴，喜静，动则阳化，故越出上窍，令其闭户屏烦，如此两昼夜，始得脉敛神安，血止不吐。仍守前法，调治月余而瘳。

以上出自《杏轩医案》

李炳

庚戌冬十月，余病呕血，夜呕数升，呕已而咳。或曰："阴虚所为。"服琼玉膏，咳益甚。余极骇，血已而咳者，多不治也。

访翁，翁曰："病在湿，舒其阳则愈。"

咳果已。

《李翁医记》

齐秉慧

曾治四弟秉诊，暴患吐血盈盆。每吐则面青，形神俱倦，不思饮食，坐卧不宁。按之六脉沉小，自胸前背心微热，心中甚紧。余曰："此少阴厥阴二脏受伤，惟肝尤甚，因怒气所致。"乃与逍遥散煎服，吞左金丸三十粒，以疏肝气，兼和脾气，二剂而血渐微。继与补中益气汤，加麦冬、五味、茯神、远志、怀山、熟地、生姜、枣子。连进数剂，以摄血归经而愈。自谓强壮，即不服药，已三年矣。去冬复吐，时以贸易匆匆，不以为事。今春加剧，方来求药。乃与前逍遥散方加左金丸二剂，加味补中益气汤。连进数十剂，神气清爽，饮食渐旺，身渐强壮。吾弟赧颜曰："今而后，我再不敢不信药矣。"又问归脾汤可服乎？曰可。但其方中去木香、甘草，加五味子、肉桂脾肾两补，兼服龟鹿地黄丸，壮水之主补血生精而愈。

曾治曾其恒乃弟，冬月患吐血。老医与以犀角、芩、连、知、柏数剂，叫楚烦乱，不能起床，其吐加剧。乃兄惶惶求治，按其六脉，沉小而微，势在将脱，刻不容缓。余曰："此太少二阴中寒之证，前医不明六经，不知分经辨证，温中散邪，肆用寒凉，克伐脾阴，真阳受困。故其血冲激而出，孤阳将绝，危候也。犹幸脉微身凉，谅或可救。"乃与黄芪、白术各八钱，半夏、干姜各二钱，砂仁、白蔻各一钱，碾细末冲药水服，一剂而苏。连进四剂，而血顿止，饮食渐进。因卧室常风，夜即壮热无汗，腹痛作泄，人事恹恹，又似不救之象。余细审之，壮热无汗者，寒伤营也。腹痛作泄，属少阴。急于前方中，加肉桂、故纸大剂温里，少加麻黄、桂枝各三钱，兼散太阳表邪，服一剂而热退身安，腹痛作泄俱已。改服补中益气，兼服龟鹿地黄丸一料而愈，明年康壮生子。

向游永宁，曾治陈秀才，因父互讼被辱，怒气吐血，倾囊而出，昏厥于地。知余在英公署内，急延予诊。按之六脉沉小，惟左关弦细而数。其兄知医，乃谓予曰："用止血药可乎？"曰："不可。若强止之则气闷而不安。"又问："用补血药可乎？"曰："不可。若骤补之则胸痛而不受。"曰："先生高论，补止皆不可已闻命矣。敢问治之将何法乎？"曰："乃弟因怒气伤肝，一团郁气，结在胸中，以致冲激而吐。宜逍遥散吞左金丸二剂，而舒散其肝木之郁，继服散血平气汤，白芍二两，当归一两，黑荆芥穗、软柴胡、鲜红花、黑姜炭、黑栀子各三钱，甘草一钱。水煎服。夫怒气伤肝，不能平其气，故至大吐。不先舒肝而遽止血，愈激动肝木之气，气愈旺而血愈吐矣。方中白芍多用，妙在平肝又能舒气，荆芥穗炒黑，皆能引血归经。柴胡舒肝神品，适是开郁之剂，所以奏功甚速，而摄血归经甚神也。至于当归非用补血，不过佐白芍以成功耳。"果服一剂而气舒，连服二剂而血无矣。再服归脾汤，解郁结，生脾血，兼服八仙长寿丸，加牛膝、鹿茸以滋补肾肝而愈。

　　向日在泸城曾治曾荣庆患虚劳咳嗽，余已治愈三载矣。关嘱禁服凉药，后因纳宠，酒色沉迷，忽吐血不止。医用泻火之剂，而血愈吐。又用止血之剂，闷乱不安，饮食不进，昏晕欲死。病者医家，相依为苦。闻予在江邑署中，买舟告急。按其脉小细数而微，其势将脱，刻不容缓。予曰："此血不归经，俗医误认为火，肆用寒凉，真阳受困，恐无及也。"荣庆曰："悔不听先生之言，至有今日之苦，书曰：自作孽，不可活。宜也。痛念母老，年逾八旬，膝下幼子无养，望先生垂怜，自当结草。"予曰："仆不居功，亦不认过也。但视有缘否耳。"乃与天师引血汤。用黄芪一两六钱，当归七钱，黑荆芥穗五钱，粉丹皮、黑侧柏叶、黑姜炭各三钱，炙草二钱，官拣参一钱，另熬冲药水服之，一剂而血顿止，略进稀粥。此方之妙，不专补血，妙在补气。尤妙在不单去止血，反去行血以止血。血得寒而凝滞不行，逢散则归经而不逆。救危亡于呼吸之间，实有神功也。再进一剂而起床，续用补中益气汤，合六味地黄丸十剂，滋化源以补肾水，而行动如常。后服人参鹿茸丸一料，而元气大复也。

　　曾医廪贡王美秀患吐血、发热。其病已久，精神倦怠，肌肉瘦削，向治无效，渐见沉重。乃一日暴吐，昏晕床褥，其气将绝，周身俱冷，独心中微温。乃兄料不能起，将服冠尽附其身。时夜将半，忽苏。云到城隍祠中，父命速回，又昏睡去。次早促骑求治。余诊其六脉，沉小而微，手足厥逆。余即用补中益气汤，黄芪、白术、当归、沙参各五钱，升麻一钱，柴胡三钱，怀山、茯苓、麦冬各三钱，远志二钱，五味子六分，红枣六枚，干熟地八钱，煎服一剂而苏。连进二剂，而饮食渐进，精神亦长。再用补中益气汤，兼服龟鹿地黄丸而痊。

　　曾医恒裕李曜采，其年六十有六，为人公直。因店务匆匆，未暇省视，每云思念亲恩，寸心如割。乃一日忽报老母弃世，仰天锥心，口吐鲜血，昏晕于床。医者不察病因，但据其形体健旺，主用三棱、莪术、黑丑、大黄等破血破气，寒凉肆投，脾胃大伤。胸腹痞满，咳嗽，饮食大减，形神俱惫，举动艰难。留连日久，舌苔积粉，口吐痈脓，腥臭稠黏。医又曰：肺已坏矣，药不必服，速具衣棺可也。幸有屈载二契交者，不忍坐视，迫余治之。余曰："病者与仆交厚情深，恨当日不信余言，致害深矣。我亦无如之何也，今承二公美意，非不欲救余生，奈病沉危，恐不可及。"乃勉强与以人参养荣汤，加附片，倍熟地煎服一剂。安眠熟睡，明日而人事稍苏，面上病色略退，少有可生之象。连服十剂，饮食渐进，再服二十剂，行动自如，精神渐起。又与加味补中益气汤，兼服龟鹿地黄丸而安。三载后，因店务劳心，血又复吐，其势诚不可挡。病者惶惶，人事困倦，形羸不堪，乃求余治。遂与洋参三钱，黄芪八钱，白术五钱，片干姜（炒黑）五钱，炙甘草二钱，煎服二剂而血顿止。继服干极熟地一两，山药、山萸各四钱，粉丹、泽泻、茯苓各三钱，麦冬五钱，北味八分，历两旬而元气大复，若用真正官参更妙。

向日在渝曾治张洪泰，年五十，形体魁梧，酒色过度，本实先拨。忽吐衄盈盆，昏晕床褥，不省人事。知余在英公署中，告急请治。按其脉，右寸浮大而空，左关弦细而数，余俱沉小，皮肤微温。余曰："血势奔腾，脱证已俱，刻不容缓。"乃用人参五钱，黄芪一两，当归七钱，熟枣仁三钱，浓煎二次，布滤去滓，调真三七末三钱。内行有知医者，进而问曰："血乃有形之物，今忽暴吐，则一身之中，如大兵之后，仓廪空虚，田野肃然，何况倾囊？其无血以养可知。斯时不急生血补血，先生方中一味补气，得无迂而寡效乎？"余哂曰："治吐血不得喻嘉言之传，不读赵养葵《绛雪丹书》，虽皓首穷经，终归无用。经云：有形之血，不能速生，而无形之气所当急固。当奉为吐衄之妙诀。盖血乃有形之物，气乃无形之化，有形不能速生，而无形实能先得。况有形之物，必从于无形中生来，阳生则阴长之义，不知补气正所以生血也。今既大吐，止存几希一线之气。若不急补其气，一旦气绝，在何地补血而生血哉？"问者大悦，唯唯而退。煎服一剂而苏，血亦顿止。又与归脾汤，去木香、甘草，加五味、肉桂煎汤，调鹿茸末数十剂，兼配六味地黄丸一料，服之而愈，元气大复。

曾治庠生聂子闻，年十八，患吐血，屡治不效。乃堂伯灼三公，为人孝友，视侄如子，来寓求诊。按之右关微涩而芤，余脉如常。余曰："饮食所伤，而致吐血。"乃与理脾涤饮四剂，饮食有味，精神渐爽。忽又吐血甚多，其伯曰："恐干姜燥动其血。"余曰："非也。今多吐者早有停蓄，乃为积满之故也。皆由脾胃气虚，致不能传布。法当理脾健胃，大补中气，宣畅胸膈。"又服数剂而血渐止。乃与补中益气汤，加麦、味、茯神、远志、怀山、熟地，兼服六味地黄丸，加五味子、鹿茸而愈。

曾治国学杨厚重，冬月患吐血。其人本实先拨，因构讼失算，忿激暴吐。是夜呕鲜血盈盆，昏晕于地下，不能床褥，举室仓皇莫措。伊戚其恒代为请诊。按之六脉沉微，余曰："尔勿忧，是病虽险，犹幸身温脉微。经脉篇云：凡失血证，脉微身凉者生；吐衄后，其脉洪数，身热者死。足下是劳伤肺肾，又兼肝木被郁，故其血冲激而吐，但非我不能及。"乃与补中益气汤加麦冬、五味、茯神、远志、怀山、熟地大剂煎服而安。多服补中益气，兼地黄丸而愈。

曾治门人王臣杰受业未几，患白浊。伊岳知医，与之调理一载无效。转加吐血，饮食俱困，胀闷不安，伊师代为请治。余细察之，病在太少二阴，斯时不为之扶脾固肾，一味克削，致犯肾肝。余述丹溪云：肾主闭藏，肝主疏泄，脾主化导。今脾肾肝三经失职，而误用茯苓、去白陈皮泄其精气，开其孔道，以致关不禁，精无统摄。又妄谓为火，肆用寒凉，孤阳将绝之候，何可及也。其父变色曰："如先生之言，此子微矣。"余曰："以脉决之。"按之沉小而微，乃曰："王氏有福，乃郎之证虽险，幸脉微小，天犹或永其寿，尔勿忧，吾与治之。"遂与黄芪、白术各五钱，砂仁八分，炒黑姜二钱，炙甘草、白蔻各一钱，煎服一剂，而人事稍定。连服数剂，而血顿止，饮食渐进，精神益增。又与补中益气汤、归脾汤生脾血，滋化源。兼服六味地黄丸，壮水之主。逾月脾胃顿强，精神倍长。乃父喜形于色，其后每见恭敬有加焉。

又治庠生闵晋士，年十六，吐血甚多，诸医罔效。形神倦怠，懒于行动，乃舅谭秀才送来求治。余曰："童子未室，病何沉重至此？"问前所服之药，一味滋阴降火，损伤脾胃，以致饮食顿减，胸中作痞，四肢无力。乃与加味补中益气汤，以滋其化源。兼以摄血归经，又兼服理脾涤饮，宣畅胸膈，六十余剂。继用归脾汤，去木香、甘草，加五味子、肉桂、鹿茸脾肾两补而愈。

以上出自《齐有堂医案》

许琏

武林清和坊顾升泰扇店秋芳，患吐血十余年矣。病起于伤酒过度，血热妄行，而杂药乱投，肌瘦痰盛，恶寒心悸，神识如痴。自疑虚寒，妄将性热之药，杂凑四十余味，亦无君臣佐使，犹恐欠热，乃用生姜捣汁煎服，畏寒益甚。虽在重帏，尤嫌微风；心虚胆怯，常怕屋坍压死；人众杂处，又厌喧烦。丁亥秋，延余诊之，痰喘气逆，脉虚大而数，一息七八至。盖从前所郁大辛大热之药，助火内炽，火盛克金（肺脏）已极，所谓热极反现寒象也。证已危极。勉拟甘寒育阴法，用鲜芦根、甜水梨、荸荠、鲜生地、麦冬，各绞汁半盅，冲入人乳一盅，每日徐徐缓饮，此盖处方子无可处之地也。服之颇安。

《清代名医医话精华》

顾金寿

徐妇，醋库巷。吐血之证，至倾盆累碗，数日不止，目闭神昏，面赤肢软，息岔难卧，危如累卵。脉见左沉右洪，重按幸尚有根。此郁火久蒸，肺胃复缘暑热，外逼伤及阳络，致血溢不止，危在顷刻。诸药皆苦寒，是以投之即吐，借用八汁饮，意冀其甘寒，可以入胃清上，血止再商治法。

甘蔗汁一酒杯　白萝卜杯半酒杯　梨汁一酒杯　西瓜汁一酒杯，生冲　鲜荷叶汁三匙　藕汁一酒杯　芦根汁一酒杯　白果汁二匙

七汁和匀，隔水炖热，冲入瓜汁，不住口缓缓灌之。

又：昨服八汁，夜间得寐，血幸未来，神亦稍清，惟神倦懒言，奄奄一息。脉虽稍平，右愈浮大无力，此血去过多，将有虚脱之患。经云：血脱者，益其气，当遵用之。

人参七分，秋石水拌　黄芪七分，黄芩水炙黑　归身一钱，炒黑　怀山药一钱五分　茯苓三钱　大麦冬一钱五分，去心　蒸北五味七粒

和入甘蔗汁、梨汁、藕汁。

又：血止食进，精神渐振，再照前方三服。

丸方遗失。

问：血冒一证，诸方皆以苦寒折之，今以甘寒得效何也？曰：丹溪云实火宜泻，虚火宜补。此妇孀居多年，忧思郁积，心脾久伤，复缘暑热外蒸，胃血大溢，苦味到口即吐。其为虚火可知，故得甘寒而止。若果实热上逆，仲景曾有用大黄法，或血脱益气，东垣原有独参汤法，不能执一也。

《吴门治验录》

张千里

盛泽赵，去夏疟后，用力劳伤肝胆之络，络血上溢，因形瘦色苍，居平常有头晕。体本阴虚火盛，故肝胆易动若是，今交初秋，屡此复发，愈吐愈多，浓厚重着，将吐之时，必先脘下气聚，有形上冲，干咳，头额觉胀，迨至血止气降，则嗳而矢气，显属肝胆郁勃之火过升无制，扰动阳络之血，遂沸腾而出也。膈中作痒，大便干艰，气逆不敢平卧，脉象六部皆弦，木火内燃，有升无降，此时自当以平逆镇肝、降气安络为要，毋使狂澜不靖，致成虚损。

旋覆花一钱五分　九孔石决明三钱　怀牛膝一钱五分　驴皮胶二钱　沉香三分　酒炒白芍一钱五分　郁金一钱五分　小川连三分　参三七一钱　稽豆衣三钱　胡麻三钱　荷叶一角

姚光祖按：此方之沉香，不如易代赭为更稳妥。

又：血止后诸恙已平，惟脘有瘀痞，气逆辄咳，便溏不畅，舌鲜口燥，脉象虚弦，肝胃血虚而气易逆也，宜柔剂通养。

西洋参一钱五分　驴皮胶二钱　蛤壳三钱　川贝母一钱五分　橘皮一钱五分　大生地三钱　白芍一钱五分　胡麻三钱　云苓二钱　九孔石决明三钱，盐水煅

桐乡曹，吐血，起于去夏，至今屡发，而多为胃络之血，然不能左卧，咳而兼呕，且有滑泄，是胃兼肝矣。今胃钝，舌白，脉右弦细，左反虚小而静。脉左静是血证之佳兆，然细弦是肝邪阴脉，今偏见于右，当是木乘中土，胃不降而肝过升，以致阳络之血上溢不止也。肝胃皆宜降，议以静药降之。

大熟地三钱　白芍一钱五分　驴皮胶二钱　川百合四钱　紫石英三钱　紫菀一钱五分　潞党参三钱　沉香三分　怀山药二钱　蕲艾一钱五分　款冬花一钱五分　童便半盏

又：血止后咳逆未罢，仍难左卧，畏寒是阳虚胃弱，偏卧是气竭肝伤，脉微弱，神虚怯，根蒂未固，风浪难经，血之暂止不足恃，再发深为可忧，宜乘平时急为补养。

照前方去款冬花、紫菀、蕲艾、沉香、童便，加蜜炙黄芪一钱五分、川贝母二钱、炙甘草四分。

以上出自《千里医案》

吴篪

孝廉顾蔗芗素患虚劳失血，因会场劳碌，即心慌眩晕，狂吐不止，脉浮弦数，此肾水真阴虚损，劳心动火，络脉受伤，火盛则逼血妄行，即投加减一阴煎加白茅根、山栀、阿胶，服数剂，脉缓而血止。病者怕成劳瘵，惟恐再发，遂为定此膏子方，如能常服，劳嗽痰血自痊。

熟地八两　沙参　枇杷叶拭净毛　石斛　麦冬　贝母　茯苓　白茅根　女贞子各四两　桑白皮丹皮各三两　五味子二两　橘红一两　甜梨汁　藕汁各十五盅

水浸煎渣取汁，将梨藕汁合煎，稍浓，入阿胶三两，白蜜四两，再熬成膏，每以开水点服。

李太史乃郎素病失红，因试前课诵过勤，忽然上呕血、下泄血，其色红紫甚多。医者云：

因劳而火起心脾，兼之暑令正旺，二火相济所致。与以四物汤加芩、连、知、柏，并自饮童便。服及数剂，其呕泄愈甚。余曰：形气困惫，脉息细微，乃气血脾胃败剧之象，急用附子理中汤，温补脾胃，使胃气不败则呕泻自止。初服毫未见效，次服觉呕血稍减，脉中微有生意。复加熟地二两、茯神二钱，服后安静而卧。翌早呕止血减，更用五君子煎，间服六味回阳饮、五福饮，大加温补调理，两月竟获痊愈。古人谓血证每以胃药收功，信不诬也。

铨君保九真年及五旬，素患失血，缘掌选事繁起早，用心太过，骤然狂吐不止，日晡烦热，饮食不进，精神疲倦，服四物、芩、连、知、柏凉血诸药无效。余曰：左寸涩而细，右关大而软，此由思虑劳伤心脾，脾虚则不能摄血也。即用归脾汤加丹参、丹皮，十余剂而证减过半。更以生脉散加炒黑生地、阿胶、枇杷叶、贝母、茯苓，喉清血止。兼服八仙长寿丸，重加人参，两月而瘥。

河帅黎湛溪任南昌县时，患吐血证，治俱无效，余奉差赣郡，伊飞札相招，比至省视，其狂吐更甚，饮食不进，精神困惫。余曰：体质不足，证候虽重，喜其六脉不数，惟左寸涩而细，右关大而软，此用心太过，思虑劳伤心脾也。即用归脾汤，重用人参加炮姜、五味子，遂服十帖，证减过半。兼以六味地黄丸、大补元煎，间进归芍六君子加炮姜，服药四十剂，血止而饮食起居如常。

中翰袁和斋患失红经年，每发时听夕往视，旋治旋愈，迨庚午夏，忽然狂吐。先以清热凉血，继以滋阴固涩，血咳虽止，而饮食日减，精神日衰。余曰：气脱形脱，且脉微细无神，当此盛夏之时，而见秋冬之脉，恐交节气之忧。况气为血配，血脱者益其气，阴药非宜。当用异功散及归脾汤。讵病者畏服参芪。将交秋令，虽不咳嗽吐红而骨瘦如柴，气血败坏。勉用人参三分，下咽后即虚火上炎，烦渴异常。余云：人参甘平，金玉之品，何仅服三分，为害竟如此？隔数日，又用人参三分，山药钱半，茯苓钱半，炙草三分，橘红五分，归、芍各一钱煎成面服，而烦躁如前。后遂止药。日渐干瘦枯涸，延交冬至而殁。古云：失血诸证不能服气分药，终难成功。所谓劳疾吐红，服寒凉药百无一生，信不诬矣。

道长吴霁峰长媳袁氏，患吐血痰嗽，愈后，缘食瓜果腻物，复吐鲜血甚多。余视其形体消瘦，饮食不纳，吐血气急，右脉虚软，乃脾肺气虚，火不生土之候。即用四君子加炮姜、熟附、五味子、苡仁，尚可见效，讵其母家畏服温补，另延医者以四物、知、柏、芩、连，致土败腹泻而殁。

京卿奎芝圃弱冠时，吐血发热，遗精盗汗，已经半载，立秋交际间变为喉痒干疮，咳嗽吐血，诸医俱当劳瘵治之，病势日沉。延予诊之，曰：寸部浮数，肝弦脾弱，两尺虚数而大，此真阴不足，相火炽盛，火盛烁金，金病则肺燥，肺燥则阳络受伤，而咳嗽吐血也。即用四阴煎去甘草，加枇杷叶、桔梗、山栀，先以保肺清金，使火降则咳血自止。服数帖甚效。惟夜热多痰、津短烦渴，减山栀、桔梗、百合，加地骨皮、女贞子、贝母，连服旬余，嗽血顿止，脉亦缓匀。易用一阴煎（生地、熟地、芍药、麦冬、甘草、牛膝、丹参）加阿胶、五味子、蔡胶，间用八仙长寿丸以壮水补阴，归芍异功散益气补脾。调摄三月乃痊。

以上出自《临证医案笔记》

何书田

肝肾络伤，连次失血，干呛不止，火升脉数。现当盛暑，恐其狂吐，则有晕脱之虞，可不慎哉！

犀角尖　牡丹皮　黑山栀　炙紫菀　麦冬藕汁　原生地　冬桑叶　石决明　怀膝炭　茅根

肝络内伤，陡然失血，左脉细数，知木火尚未平也。恐复吐发晕。

原生地　羚角片　桑叶　白杏仁　怀膝　茅根去心　炒阿胶　石决明　丹皮　炙紫菀　橘白

肝肾络伤，血证大作，连日不止，身灼热而脉促数。危险之候也。

犀角尖　牡丹皮　麦冬肉　肥知母　橘白　茅根　小生地　京玄参　炙紫菀　怀牛膝　藕汁

肝络内伤，连次失血，不戒酒恐其狂吐。

小生地　牡丹皮　川郁金　川石斛　橘白　冬桑叶　炙紫菀　炒怀膝　天花粉　藕节

肝络内伤，曾经失血，现患咳呛不止，胁痛胃减，脉形虚弦。已近怯门，炎令恐其加重。

旋覆花　光杏仁　川贝母　冬桑叶　川斛　炒苏子　款冬花　怀牛膝　橘白　牡丹皮

肝肾络伤，血证复发，左尺脉动而不静。恐火炎于上，又欲见红，静养勿烦为要。

小生地　北沙参　肥知母　川石斛　橘白　牡丹皮　麦冬肉　生蛤粉　怀牛膝　生藕

肝肾络伤，吐血四旬不止，脉沉细微数，神倦火炎。当此盛暑，恐衄血狂溢，益不可止矣。

原生地　西洋参　炙紫菀　肥知母　橘白　秋石　牡丹皮　麦冬肉　生蛤壳　天花粉　枇杷叶

积瘀吐泻后，营络空虚，久心肿胀，不易治也。

小生地　白归须　川断肉　牡丹皮　橘白　炒白芍　炒苏子　秦艽肉　怀膝炭　藕汁

复诊：瘀去，营虚内热，炎夏恐其增剧。

小生地　炒白芍　香青蒿　牡丹皮　生苡仁　生鳖甲　淡黄芩　地骨皮　秦艽肉　赤茯苓

络瘀吐后，营阴内亏。不节力恐其复吐，且防腹满。

细生地　炒苏子　炒归须　草郁金　橘白　牡丹皮　光杏仁　川断肉　炒怀膝

努力络伤，胁楚气滞。

旋覆花　炒归须　秦艽肉　郁金　瓜蒌皮　炒苏子　炒白芍　川断肉　橘白　冬瓜子

劳力伤络，兼以气郁，不时呕吐，甚则见红。病在肝胃之间，惟有通和一法，补剂不宜投也。

旋覆花　炒白芍　石决明　秦艽肉　川斛　炒归须　牡丹皮　川郁金　瓜蒌皮　橘白

内伤络血大吐，脉象于右略见数，肝阴大亏矣。且又胸次不舒，补剂断难遽投，此证之所以难求速效也，况有腹满之虞。开怀怡养为要。

中生地　冬桑叶　石决明　郁金　瓜蒌皮　清阿胶　牡丹皮　怀牛膝　橘络　冬瓜子

复诊：服前方并不见红，肝气稍平，右脉亦和，左三部见弦象。仍照前法加减和理。

中生地　冬桑叶　炒归须　瓜蒌皮　橘白　清阿胶　牡丹皮　川郁金　白茯苓　湖藕

血证有年，逢节辄发，身热神倦，脉弦而芤。此真阴内损所致。夏至节尤宜加意调治，否则防衄血狂吐。

原生地　西洋参　麦冬肉　生蛤粉　石斛　橘白　牡丹皮　北沙参　川贝母　地骨皮　枇杷叶

吐瘀后营阴内亏，脉形芤弦。防其肿满，舍温补无策。

炒熟地　白归身　五味子　丹皮　茯苓皮　制附子　山萸肉　炒怀膝　泽泻

血证根深，真阴久耗。夏至前又复吐红，喘急多痰，骨蒸肌削，脉细而数。当此盛暑，恐喘汗而脱，甚可虞也。

炒熟地　西党参　麦冬肉　五味子　橘白　炙龟板　淮山药　川贝母　牡丹皮　胡桃肉

吐血不止，咳呛咽干，少阴病也。

清阿胶　牡丹皮　麦冬肉　北沙参　橘白　冬桑叶　甜杏仁　款冬花　枇杷叶

癸水阻滞，胸闷噫嗳，近日吐红一二次，色紫而散，脉弦细不柔。此肝络郁滞也，通达为主。

旋覆花　炒归须　炒怀膝　川郁金　冬瓜子　炒苏子　新绛屑　牡丹皮　瓜蒌皮　橘白

气郁络伤，脘痛作呕吐红痰，非阴虚证也。能节力调理，可以全愈。

金沸草　炒归须　茜草根　丹皮　郁金　藕节　炒苏子　新绛屑　炒怀膝　蒌皮　橘络

积劳内伤，兼挟肝郁。曾吐紫血三四月，自此精神委顿，脉来虚弦。恐尚有积瘀，防下黑血。

细生地　丹皮　花蕊石　川郁金　橘络　炒桃仁　归尾　炒怀膝　赤茯苓

劳伤吐红下血，不节力必成怯证。

旋覆花包　细生地　归须　川断肉　怀牛膝　炒苏子　牡丹皮　橘白　川郁金　冬瓜子

以上出自《鞼山草堂医案》

王孟英

秀水怀某，三十五岁。自春前偶失血一日，嗣即频发，所吐渐多，延至季冬，聘余往视。

左脉虚弦而数，右软大，气逆自汗，足冷面红，夜不成眠，食不甘味，音低神惫，时欲呕酸。此由心境不恰，肝多怫郁，而脉候如斯，有气散血竭之虞。坚欲返，然既邀余至，不得不勉写一方，聊慰其意。而病者强作解事，反以所疏舒郁之品为不然，执意要用五味、山萸、姜、桂之类。性情刚愎，此病之所由来，而执迷不悟，更为速死之道矣。既而其妻出诊，脉至弦细，顶癣头疼，心悸带多，不饥五热，亦是水亏木旺。退而谓其所亲曰：兹二人何郁之深耶？始知其无子，欲买妾而妻不许，遂以反目成病。及病成而妻乃忧悔交萦，因亦致疾，此与曩视省垣顾金城之病同，因家拥巨资，故壮年即虑无子，亦可谓欲速不达矣，而愚妇不知大计，径为一"妒"字，以致溃败决裂。此时虽亟为置妾，亦无济矣！即以身殉，亦何益乎？录之以垂炯戒。

《归砚录》

歙人吴永言，于十年前读《论语》不撤姜食之文。因日服之，虽盛夏不辍。至三年前，患大溢血，虽以凉药治瘳，而时时火升，迄今不愈。季冬，就诊于孟英，身不衣锦，头面之汗蓬蓬也。且云：服芩、连则烦渴益甚，以苦能化燥也；用生地即闷滞不饥，以甘能缓中也；蔗、梨入口亦然。按其脉：沉取滑数。是从前之积热，深伏于内。予白虎汤去（甘）草、（粳）米，加竹叶、竹茹、花粉、海蜇、荸荠、银花、绿豆，恣服，渐吐胶痰而愈。

王子能参军令正，久患吐血，医不能愈。延孟英视之，脉弦滑而搏指，右手较甚。渴喜冷饮，米谷碍于下咽，小溲如沸，夜不成眠。久服滋阴，毫无寸效。孟英以苇茎汤合雪羹，加石膏、知母、花粉、枇杷叶、竹茹、旋覆、滑石、梨汁，大剂投之，三十剂而痊。

继而参军旋省，患久积忧劳，真阴欲匮，竟难救药，寻果仙游。

丁未春，金朗然令堂，陡吐狂血，肢冷自汗。孟英切脉，弦涩，察血紫暗。乃肝郁凝瘀也。证虽可愈，复以难瘳。予丹参、丹皮、茺蔚、旋覆、（茯）苓、栀（子）、柏叶、郁金、海蛇之方，覆杯果愈。然不能惩忿，逾两年复吐，竟不起。

邵子受令阃，患吐血，肌肤枯涩，口渴、脉虚大。孟英曰：气分之阴亏也。温补既非，滋填亦谬。以（西洋）参、（黄）芪、知母、二冬、百合、玉竹、石斛、桑叶、枇杷叶，投之而愈。

郑某，吐血盈碗，孟英脉之，右关洪滑，自汗口渴，稍一动摇，血即上溢，人皆虑其脱，意欲补之。孟英曰：如脱，唯我是问。与白虎汤加西洋参、大黄炭，一剂霍然。

锁某，弱冠吐血，杨医连进归脾汤，吐益甚。孟英视之，面有红光，脉形豁大。因问曰：足冷乎？探之果然。遂与六味地黄汤送泛丸肉桂心一钱，覆杯而愈。

魏西林令侄女，娩后恶露延至两月。继闻乃翁条珊主政及两弟卒于京，悲哀不释。而为（患）干呕吐血，头痛偏左，不饥不食，不眠不便，渴饮而溲必间日一行。久治不效。孟英切脉，虚弦豁大。与麦冬、大枣，加熟地、首乌、鳖甲、二至（丸）、菊花、旋覆、芍药、贝母、麻仁、青盐等药，服后，脉渐敛，血亦止。七八剂，头痛始息。旬日后，便行安谷。逾年接枢劫，血复溢，误投温补而亡。

范庆簪，年逾五十。素患痰嗽。乙酉秋在婺，骤然吐血，势颇可危。孟英诊曰：气虚而血无统摄也。虽向来咳嗽阴亏，阴药切不可服。然非格阳吐血，桂、附更为禁剂。乃以潞党参、（炙黄）芪、（白）术、（茯苓）、（甘）草、山药、扁豆、橘皮、木瓜、酒炒白芍药为方，五帖而安。继去甘草、木瓜，加熟地、黄黑驴皮胶、紫石英、麦冬、五味子、龙骨、牡蛎，熬膏服之，痊愈。亦不复发。后范旋里数年，以他疾终。

以上出自《王氏医案》

林佩琴

族弟。阴虚发热吐红，脉洪虚疾，左关尺为甚。思积损几及三年，龙雷不伏，直至真阴内烁，肺络受伤，阴益亏，阳益炽矣。不从咸降，谅难猝止。用秋石、阿胶、熟地、五味、山药、百合、贝母、丹皮、白芍、淡菜熬膏。藕汤下，红止而损渐愈。

荆氏。高年食后触怒，气升血涌，洞泻稀水，身热背寒，心烦头眩。经云：怒则气逆，甚则呕血及飧泄，故令气上。证由肝阳郁勃，震伤血络，疏泄太甚，木必侮土，胃中水谷不化，更兼暑湿司令，地气泛潮，故下迫暴注，气上故中脘失宽，主以降逆，佐以除满，则血归经而胃自和。用制厚朴、炒山栀、郁金磨、苏梗、茯苓、薏仁、砂仁、降香、枳壳。一啜微汗，前证若失。

史氏。胸痛呕血，色兼红紫，头眩脘闷，脉芤微，此忧思损营，宜敛补心神，兼舒脾结。凡离络之血色变紫，非必积瘀使然。潞参、茯神、白芍、五味、枣仁、炙草、当归（醋炒）、合欢花、郁金、木香（俱磨汁冲）。三服已安，调理寻起。

眭。初夏吐红，深秋未止。或主燥火刑金，或主龙雷亢逆。诊脉右寸短涩，左关沉弦，应主郁虑不舒，由气分伤及血络。自述每午后喉间气窒不利，则嗽作血腥。夫阳主开，阴主阖，午后属阳中之阴，主敛，而气隧阻闭，非郁虑内因不至此。用桔梗、贝母、木香、瓜蒌、茯神、当归、白芍、降香末。服二剂，脘舒血止，去木香、降香，加郁金、熟地。二服脉平。又服归脾汤去芪、术，加熟地、贝母、白芍、莲子愈。

钱。失血三次，皆由食顷。今吐红又适当饭时，自系食入气阻胃管呛血，故咽津时脘间若噎也。诊脉各部俱弦，宜调其逆气兼弥其渗络。用瓜蒌、贝母、当归、玉竹、阿胶、红枣。服愈后频服牛乳，永不发。

以上出自《类证治裁》

抱灵居士

王邦，十月吐血，腰胯痛，以甘露饮去枇杷、茵陈、黄芩，加当归、杜仲、羌、防一剂，血止，胯胀痛甚，以羌防二妙散加当归、杜仲一剂而愈。数日咳甚，喉干，清痰，以尾参汤不应，以华盖散效。数日作寒发热，太阳左胁膝痛，吐晦血，脉浮濡，以败毒散加桂枝一剂，微汗；以参苏饮加当归、丹皮一剂，血止痛好，咳欠上身痛；以苏子降气、小柴胡、二陈、羌、防、苍、柴、参苏饮、华盖散俱不应；以小陷胸汤加枳梗、二陈、玄、芍一剂，背头痛好；以前方去玄、芍，加葶苈一剂，痰少，咳甚；以葳蕤汤二剂，少安；以甘露饮三剂，咳愈，喉咙有点痛。妨于饮不妨于食，以如圣汤加寸冬，血又来也；以六味地黄汤加玄参、寸冬、五味而全愈。

魏大，春月后吐血紫褐，脉迟涩，不恶风，以香苏散加枳、桔、归、芩、前、童便一剂，血减，腹各处时时碎胀，人倦，脉迟细，恶寒；以前方去枳壳、前胡，加法夏一剂，天暴寒，恶寒甚，胸胀，尚吐紫血，脉浮滑；以香苏散加茜草、云苓、木香、归、芍、姜、童便一剂，四肢冷甚，胸满，有微血；以小建中汤加归、苓、丹皮一剂，血止，恶寒好，头微昏，咽微痛，吐青痰，黄恭，胀好；又一剂，间日胸腹胀；以归脾汤加桂、丹一剂，肠鸣；又以前方加芪，胸更胀；以四君子去参，加木香、法夏、枳实、肉桂、生姜二剂而痊。是证若用凉药则非矣。

赵子，吐血，盗汗，咳嗽，恶寒，以参苏饮加当归、童便一剂，血止；以归脾汤加桔梗三剂，数日又吐；以归脾汤加桔梗十剂，咳止，盗汗热出；以玉屏风散加枣仁、蒲扇灰不应；以内补当归建中汤加枣仁不应；以当归六黄汤去芩、连、柏，加寸冬、五味、麻黄根三剂，汗止；以牛膝六味为丸，服半年矣。五月又咯血，以枣仁、紫菀、寸冬、茯苓、山药、丹皮、白芍、童便一剂，血止；以归脾汤去志肉，加寸冬数剂而愈。

以上出自《李氏医案》

顾德华

车。肝火逆上触心，络伤血从口溢，竟有盈碗之多，近增便泄。暑湿亦兼内袭也。左脉细弦。胃气衰，谷气自少旋运。益气清暑为治。

乌犀尖一钱五分　生芪皮一钱五分　肥知母一钱五分　生甘草三分　鲜霍斛五钱　五味子五分　丹皮一钱五分　鲜稻叶三钱　麦冬三钱　扁豆三钱

又诊：前进清暑益气法。纳谷知味，天气酷暑外迫，慎防呕血复萌。

北沙参三钱　生牡蛎五钱　天花粉一钱五分　炒白芍一钱五分　大麦冬二钱　金铃子一钱　宣木瓜七分　生甘草三分　羚羊角一钱五分　紫石英三钱　怀山药三钱　鲜稻叶三钱　五味子三分

《花韵楼医案》

蒋宝素

暮春风温上受，发热三日，吐血鲜红。四月中旬，血又涌来，至今不断，胸胁相引而痛，显是肝胃不和。胃为多血之腑，肝为藏血之脏，肝阴少藏，胃血上涌，脉来洪豁少神。当从伤胃论治。

川黄连　人参　冬白术　炮姜炭　炙甘草　黑山栀　藕汁　童子小便

连进连理汤加味，吐血竟止，胸胁之痛亦平，洪豁之脉亦敛，肝胃和顺，有机。但先后二天不振，尚宜固肾扶脾为主，杜其反复之患。

大熟地　怀山药　山萸肉　人参　云茯苓　冬白术　炙甘草　当归身　陈橘皮　酸枣仁　五味子　绵黄芪

水叠丸。早晚各服三钱，滚水下。

《问斋医案》

曹存心

昨日所溢之血，盈盆成块而来，无怪乎其厥矣。幸得厥而即醒，夜半得寐，其气稍平。今日仍然上吐，脉来芤数，火升颧红，咳逆时作，大便不爽而黑。阳明胃腑必有伏热。防其冒再厥。

犀角地黄汤，加三七、牡蛎、龟板、枇杷露。

瘀血先阻于中，一经补味，胸中遂痞，紫黑之血从此而来。

瘀热汤，加郁金汁。

原注：此方大效。

诒按：再加三七磨冲更妙。

以上出自《柳选四家医案》

西街李。胃为多血之乡，和则降，逆则升。有升无降，热气载血上行，吐而不止，其色带紫，且有浊痰夹杂其中。宜治胃也无疑。但虚寒之体，过服热药而来者，不能纯用清法。宗吐血不止例治。

侧柏叶　炮姜　马通　生地　归身炭　阿胶　淡芩　绵黄芪　白绵纸灰　黄连　炙草　降香叶　取苡仁一两煎汤代水。

次诊：进仲景法，紫血已除，热渴自减。无如痰中带血，胃必不和。究其血色已淡，责在乎虚。虚则脾失所统，肝失所藏，血从上脱，火逆气升，尚须前法加减。

原方加鸡子黄、淮小麦，去淡芩。

《延陵弟子纪要》

潘名熊

同里黄和叔君，好学士也。夏五暑热炎蒸，正天地大气泄越时（天地气机泄越，人身气机亦应之），月之廿四，倚窗挑灯勤诵，（劳伤心阳，亦暗吸肾阴），初交亥，忽吐血碗许。群季皆通医理。廿五早自订四生丸服。交亥见如前，且增恶寒。廿六自转用甘草干姜汤加味进，炙草、炮姜、五味各钱半，白术、防、党各三钱（方佳，但欠镇摄）。交亥仍见血如初，唯恶寒略减。廿七延医某治，某称转方佳，独嫌五味收敛（怪论，真气泄越，理合收摄），原方减此，加当归更妥。是晚亥血来滋甚（归辛动上升，无五味以敛之，地以滋之，龟附以镇导之，故滋甚）。廿八邀余诊，六脉弱，尺为甚，询足冷否，曰将交亥足渐冷，冷气上少腹（肝位，肝藏血），则气喘（气呼出心肺，吸入肾肝，肝肾阳升，吸气艰于入，故喘），而自溢。余曰：据脉与述证，且血必见于戌亥，实肝肾病多（戌亥为至阴时，肝肾为至阴脏，故日则无恙而交亥则病作）。原真阴有亏，孤阳无隅，失守上走，血亦随之，夫阴阳互根，无阳则阴无以生，无阴亦阳无所附。法当引导其阳，兼镇育其阴，则孤阳有归，而血自安其位。方用熟地、龟板各五钱，土木参、当归、附子、炮姜各一钱五分，五味子、炙甘草各一钱。中有疑暑月吐血则用参附，且曾服归而益甚者。余曰：尺弱足冷，显是肾虚，阳不潜藏，徒滋填其阴，而不固守其阳，必难奏效。古人原有补气以摄血法，人参、附子，参附汤也，能固守肾气；当归、附子，归附汤也，能固守营气。血去已多，安得不佐温补以固守脏真？群季曰善，遂服之。廿九诊，据述昨夜戌亥血虽不来，而足冷气促仍未尽除。余仍用廿八方，去炮姜，倍用附子，加胡桃肉四钱、覆盆子二钱，以助摄纳。服三帖，复邀诊，已诸恙俱安，但夜难熟睡，拟兼理心营，廿九方去龟板、附子、胡桃、覆盆，加杞子三钱，茯神、枣仁各二钱，麦冬一钱，炙草、五味改用四分。连服数帖，后参入杜仲、黄芪、防党、白术、鹿茸，因脉证加减，而调养复元。

《评琴书屋医略》

徐麟

　　嵊北乡独山王哗奎之女，年二十六岁。缘去冬月经甫至，母女触怒，以致月信中阻，迨暮春之初，忽吐狂血一日，渐近于危，身热干咳，舌苔绛色芒刺，后截厚白，不时浊气上攻贯膈，其痛苦不堪名状。又须健汉紧捏其鼻，张口出气，胸膛虽不见宽舒，而厥逆庶免，或捏鼻者手稍松即时厥，去床前须摆立健汉四五人，挨次换捏。六脉之中，左三部伏而不显，右三部洪数而大，口渴不引饮。一日之间，痛厥三四次。及余诊时已越四日矣。诊视甫毕，痛厥又作，药才入口，又如前厥。余思月信因触怒中阻，停积血室，日渐羸瘦，月前所吐之狂血，亦是天癸失其顺行之性。其当去之，秽液停积血室，瘀积日久化为腐臭，其气上犯。肺胃、肝脾互并一处，结队连群，挟肝胆之郁火炎上而铄肺金，肺畏火，肺得胃逆则肺之窍道忽塞，呼吸失常，所以欲捏其鼻，鼻孔闭合则下焦之浊气虽不潜退，欲随火升似难作炎。舌色绛红如芒刺，由肺胃肝胆之火不得发越所致也。月水不以时下者，皆由风木闭塞于地中，地气不能升腾于天上，譬之沟渠阻塞，又以茅茨横逆中流，则沟渠愈阻，沟中之水未有不泛滥而作殃焉。

　　初方：东参、麦冬育阴润燥；居术、甘草守脾而生津；芍药、萸肉滋肝而熄风；川芎、红花、桃仁取其升清以祛瘀。法只如此，服后虽不见功而略获小效，改以元参、麦冬、红花、桃仁、黄芩、川连、大黄等味，是仿承气之变法也。书云：扬汤止沸，不如抽薪去火为至捷。此方服后得大便二三次，舌苔果润，余亦放心就眠。次日天明其鼻便可呼吸，昨日用健汉紧捏，今堪放手告退矣。又用元参、麦冬清少阳气热，丹皮、黄芩清少阳血热，仍用生甘草泻火，羚羊、五味清肝解热，生地、萸肉凉血熄风。如是旋治则上下奠安，中州宁静，庶无犯中及上之虞。方虽出乎臆见，服之果得弋获。王君黼亭见而奇之，坚令余识，以为此等证候罕得见闻，论亦确凿。余曰："多是臆说，未免高明窃笑耳。"至自余归后，病得稍瘥，本可复元。于不日闻女父招婿到家，欲完婚事。花烛之期未届，洞房之琴瑟先调。噫异哉！农愚昏惯，做事颠倒，男女配合，人之大伦，既不知女病甫愈，气血未振，男膂方刚，见佛就拜乎？为人父者，正当令女蓄神养精，闭关守寨，安可使之挫敌冲锋？果至一战败北，未几而逝，鸣呼哀哉！是殆命乎？

《医案梦记附案》

黄堂

姚，二十七岁，失血不咳。失血不咳，古人都从冲胃立方。冲为血海，胃为之市，连进泻冲安胃立方不应，几无措手矣。考之古方，莫如填阴潜阳为稳，大便溏薄，兼调脾胃。

生地　牡蛎　淮山药　紫石英　藕汁　炒米汤 代水　龟板　阿胶　扁豆　牛膝炭　童便

二诊：据述失血自努力受伤而起，其血色紫成块，两胁下痛。连进前方，诸恙向安，惟血未止。再宗仲淳气为血帅论。

参三七　牛膝炭　茜草　生地　扁豆　降香汁　清阿胶　茯苓　童便冲入

三诊：总进仲淳法，痛止而缓，思夫失血既久，阴精渐耗，非静药填阴镇逆，恐日即于危险，尚宜慎之。

阿胶　天冬　淮药　茯苓　紫石英　生地　牡蛎　扁豆　藕节　童便冲入

《黄氏纪效新书》

何游

呕泻蓄血，明阳络俱伤。气滞脾困，不克输津生新，下焦真气不充，清浊艰于升降，远谷无权，腹膨便溺，六脉软弱无力。理当温补佐安神法。再视消息，附方呈政。

土炒制于术二钱　炙白芍二钱　炒枣仁三钱　菟丝三钱　橘叶三张　土炒归身一钱五分　云茯神二钱　川郁金一钱，切后入　泽泻一钱五分　焦谷芽四钱

十九日晚复诊：左脉弦动，略有烦躁，此肝阴亏而脾未输上供也。再拟醒脾化气，参用柔肝法。

土炒制于术一钱　归身一钱五分，酒炒　枣仁三钱　川郁金一钱　泽泻一钱五分　焦谷芽四钱　蛤粉炒阿胶二钱　白芍二钱　茯神二钱　炙升麻四分　橘叶三张

廿一日脉象两手均称条达，惟重按少力，可见中焦气机稍舒，命门真火未能摄水，脾阳不克运动，所以下体浮肿重滞，饮食能纳难化也。仍拟和肝胃佐助元阳法。

炒黄西党三钱　茯神三钱　巴戟一钱五分，盐水炒　川郁金一钱，切后入　泽泻一钱五分　焦谷芽四钱　土炒于术二钱　枣仁三钱　肉桂三分，去皮磨　炙升麻四分　橘叶三张

廿三日诊：腹胀不寐，脉反弦数，无疑木旺土衰，肝阴内亏所致。就诊参脉，未敢骤补，此方暂服。

米炒于术　归身　茯苓　川郁金　元米炒麦冬　赤豆三十粒　姜汁制半夏　白芍　藿香　淮牛膝　磨冲肉桂

廿五日诊：中不胜湿，湿化为热，其气不得快利，以致腐谷少权，二便不畅，脉象动静。以扶本为主，疏理为佐。拙方候政。

土炒制于术　归身　大腹绒　茯神　益智　煨木香　白芍　泡炮姜　车前　肉桂

狂失血后，脉络空虚，其气无依，喘逆日甚，脉数无力，脾胃不甚强健，大虚候也。当用甘温纳补法。

西党参　炒熟地　茯神　紫石英　牛膝　制于术　炒杞子　枣仁　川附子　胡桃

复诊：前拟温补，病情脉象，未见进退。但元气久虚，惟宜温补，舍此无策。

西党　熟地　麦冬　杞子　附子　于术　五味　茯神　磁石　坎气

服参方：人参、于术、麦冬、五味、茯神、杞子、炙草。

又复方：同前法去坎气，加胡桃肉。

以上出自《何澹安医案》

杨毓斌

郭慎之尊阃。偶因郁恼致伤络脉。吐血，多痰，心悸，虚里穴动应衣，胸膈闷胀烦难，头目及周身抽痛。旧患痉厥，至是频作。脉左弦细，右沉弱。乃血虚气滞，甲乙怫郁，挟相火上侮，宗气大泄，证甚危殆。拟温养下元，清平木火，调血匀气，镇冲为治，如法两服而愈。

醋炒当归身三钱　黑苏子一钱五分　木瓜炭三钱　酒洗白薇二钱　醋炒柴胡一钱五分　酒炒牛膝二钱　苦桔梗二钱　醋炙半夏二钱　炙生黄芪各一钱五分　炙草二钱　龙骨三钱　牡蛎二钱　姜汁一小匙

燕山主人。高年感冒方除，里气未和。医用姜朴温中，因而咳呛，肋痛，胸闷，多痰，吐血盈碗，脉来弦大而滑。予按脉大者病进，弦为肝虚失养。医家误以辛温动血。脉气不静，理宜养血清血；痰多胸闷，乃郁湿化热内扰，总由正虚不运，误认内实，适重其虚。方立，议者以痰多胸闷为疑。予固持之，三服果愈。

生黄芪　醋炒当归　炒白芍　茜草　炙甘草　合欢皮　蛤粉炒阿胶　柿霜　炒柏叶　炒牛膝　黑姜炭　茯神　黄土百劳水煎。

以上出自《治验论案》

温载之

友人王其仁年甫强仕，体素健壮。因患吐血之证，服滋阴清热之品，旋愈旋发，绵延两年之久。人渐虚羸，向余求治。诊其六脉沉细兼迟，此乃真阳不足，血失运化，蓄积于胃，是以作吐。"不知曾服凉药否？"渠云："各医所开之方，均是清热凉血。但屡服不效，精神衰惫，四肢无力，祈为指示。"余晓之曰："经云中焦受气取汁变化而赤，是谓之血。血之流溢半随冲任而行于经络，半散于脉分布而充肌腠皮毛。若外有所感，内有所伤，则血不循经上蓄于胃，则为吐血。足下之病，脾阳不足，血失运化，停蓄于胃，以致作吐。又《内经》云：血气者，喜温而恶寒。寒则涩而不流，温则消而去之。又《褚氏遗书》云：血虽阴类，运之者其阳和乎。又气为将帅，血为卒徒。未有将行而卒不行者。此数则可为治血之要诀。"余遂用香砂六君子汤外加姜、附、黄芪。渠见此方，大有诧异之状，并云："胸前作胀，吐时尤甚，口现作干，然而不渴。"余云："此乃中气虚弱，假热之象。如系实火，必思冷饮。况凉药曾经屡服俱不见效。余用此法治好多人。"壮其胆，始行煎服。服一剂，减去大半，并云："怪哉！前服凉药，口干愈甚。今服温补之剂，反为不渴，口有津液，是何义也，请申其说。"余曰："夫口中之津液犹甑中之气水，釜底有火，蒸气不腾，犹人之津液上升。足下阴霾填胸阻遏阳气，以致津干。用凉药生津，世人皆知，用热药生津，人多惑疑。"由此疑释，连服三剂，胸不作胀，胃开思食，血亦不吐，遂尔痊愈。夫吐血之证，阴阳俱有，阳证十之一二，阴证十之八九。阳证易认，必现口渴饮冷，脉必洪数有力。或由过食椒姜、烧酒、炙煿厚味而成。若用凉血清火之品一二剂必大见效，未若阴证之难分别也。若果误治，久必成痨而死，愈凉愈甚，尤谓的系是火，不然屡服凉药，何以加剧病者。不知医者，更不知也。良可浩叹。

《温病浅说温氏医案》

陈匊生

凡人一身，只阴阳二气，阳气生发，阴气皆化为血；阳气不足，阴气皆化为火。治法，实火可泻，虚火当补。辛卯春，余客济南，有孙某患病月余，目赤唇裂，喉痛舌刺，吐血盈碗，证势颇危，前医用清火解毒之味，盖闻其人好服丹石，以为药毒迅发故也。迭饮不效，来延余诊，余切其脉，浮举似洪，沉按则细，知是命火外灾，无所归宿所致。用此引火归元法，桂附八味丸加人参、牛膝为方，投剂辄应，数服而愈。此乃真寒似热之证也。与阴盛格阳、阴极似阳治法相同，与阳气有余、药用寒凉者迥别。个中辨法，全以脉为凭。薛慎齐曰："人知数为热，而不知沉细中见数为寒甚。真阴寒证，脉常有七八至者，但按之无力而数耳。是寒热真假之辨也。且内伤与外感，治法亦异，外感宜散，可用姜附汤；内伤宜补，须用桂附八味法。"《仙经》曰："两肾一般无二样，中间一点是阳精，其象横则为☵坎，竖则为☶，水也。桂附八味，补水中之火也。真阳得补，返归其元，热自收矣。使误假为真，恣用寒剂，祸如反掌，不可不慎。

《诊余举隅录》

张乃修

严左，性情躁急，肝经之气火上凌，吐血屡屡，气升呛咳，脉象细弦。气为血帅，降血尤当降气也。

炒竹茹　蒌皮炭　贝母　郁金　降香　丹皮炭　炒苏子　代赭石　杏仁　赤芍　黑山栀　枇杷叶

二诊：熄肝降气，呛咳较平，脉亦略缓。此无根之木，上凌肺金。前法参以育阴。

阿胶珠　大天冬　赭石　苏子炒　生赤芍　金石斛　淡秋石　川贝母　丹皮炭　黑山栀　茜草炭

三诊：血渐止住，气冲亦减，效方出入，再望应手。

生地　龟板　牡蛎　白芍　牛膝炭　茜草炭　代赭石　淡秋石　川贝母　白蒺藜　苏子炒

四诊：血虽止住，血络未扃。气火上凌不平，气每上冲，甚则胸中霍霍有声。非声也，火也。非火也，阳也。阳一日不平，则干系一日难释，不可不知。

代赭石　白芍　牡蛎　光杏仁　蒌皮炒　旋覆花　生地　川贝　黑山栀　枇杷叶

某某，温邪两候，热迫阳明，屡投辛甘寒合方，大热甫定。而素体木旺阴虚，昨晚偶触怒火，遂致肝火逆冲，肺胃络损，今晨呕吐鲜血，竟有盈碗之多。胃与大肠，两相连续，所以呕吐之后，继以便血。今血虽暂定，而心中漾漾，尚有欲涌之势，寐则汗出。脉形左大，寸浮关弦尺涩，右部濡弱，气口带搏，舌干无津。皆由木火久郁，触之即发，以致急速之性，损络动血，阳浮阴弱，肾水不能滋涵，封藏因而不固，所以寐则汗出。中气下根于肾，肾水愈亏，则木火愈旺，而中气愈弱，所以胃呆纳少。病中变病，花甲之年，何堪经此一波再折也。勉与叔涛先生共议养肝滋肾，兼益水之上源，略参凉营收固。即请崇山先生裁夺。

大生地四钱　阿胶珠三钱　天麦冬各二钱　鲜竹茹一钱五分　犀尖三分,磨　代赭石五钱　生牡蛎八钱　生白芍二钱　大元参三钱　丹皮炭二钱　浮麦一两五钱　藕汁一酒杯

二诊：养肝滋肾，木得水涵，气火之逆冲者已平，阳气之泄越者渐固，血未复来，汗出大减。舌边尖转润，然心中仍然干燥。胃为阳土，脏阴皆虚，胃液安得不耗，有气无液，胃气安得调和，所以胃纳仍然不旺，实与中气不振者迥然不同。脉左弦大，右部大而濡软，肾水肺津，肝阴胃液，一齐耗损，然胃腑以通为用，再拟滋水养液，而择其不滞者投之。即请叔涛先生商进。

大生地五钱　天麦冬各二钱　生甘草四分　茯苓神各一钱五分　丹皮炭一钱五分　川贝母二钱　阿胶珠三钱　金石斛四钱　生白芍二钱　生牡蛎八钱　天花粉二钱　浮小麦五钱

三诊：滋肾养肝，胃气渐舒，渐能安谷，舌燥渐润。药既应手，毋庸更章。即请商进。

金石斛　天麦冬　天花粉　生白芍　炒木瓜　生牡蛎　川贝母　生甘草　粉丹皮

每晨服六味地黄丸，用阿胶珠三钱，金石斛三钱，大麦冬二钱，煎汤送下。

四诊：胃气渐振，饮食馨增，经谓：中焦受气取汁变化而赤是为血，气者何，谷气是也，谷气既旺，血去虽多，不虞其不复。舌心干毛，再滋肾水，水足津自升矣。留候叔涛先生商进。

大生地　生山药　粉丹皮　茯神　金石斛　天麦冬　清阿胶　生白芍　花粉　川贝母

五诊：清津渐回，舌质润泽，寐醒燥渴亦定。然平素痰多，此病后，咯吐之痰，绝无仅有。今日形体恶寒，沉沉欲寐，脉濡微滑。良以谷气渐增，水谷之气，生痰酿浊，弥漫胸中，以致阳气不能流布，神机不能转运。前法参以化痰。留候商进。

大生地五钱,炒松　阿胶珠三钱　竹茹一钱,水炒　生白芍一钱五分　川贝母二钱　瓜蒌皮三钱,炒　白茯苓三钱　海蛤粉二钱　天冬三钱　陈关蛰七钱

六诊：痰稍爽利，神情略振，然胸次气郁不舒，前番呕血之始，亦由此而起。脉形右大，舌干少津。良以气分久郁，上焦不行，则下脘不通。拟开展上焦气化，参以甘凉救津。即请叔涛先生商进。

炒香豉　炒蒌皮　光杏仁　川贝母　枇杷叶　黑山栀　川郁金　金石斛　大天冬　梨汁

张左，先自木火刑金吐血，继而火郁胸中，胃口刮痛，旋至木克土而脾虚发胀，甚至吐血频年，迄无止期。良以脾土虚极，不能统摄，致谷气所生之血，渐长渐吐，所以吐血无止时，而亦并未冲溢也。兹以温助命火，致肝火逆上，血溢盈口，由此而脾土益衰，大便作泻。六脉细涩，按之无神，苔红黄燥露底。重地深入。勉拟仲圣柏叶汤意，合理中、理阴两方，以备采择。

侧柏叶三钱　大熟地五钱　生于术二钱　炮姜炭五分　蕲艾炭五分　生熟草各三分　热童便半茶杯,乘热和药冲服

二诊：土中泻木，痛已全止，便泄亦减大半，未始不为转机。无如胃仍不起，中气虚耗，不能推送，中脘之上，咽噎之下，似有黏腻窒塞之状，动辄恶心，由此而饮食更多窒碍。再从前意参以和胃，即请正之。

野于术枳实煎汁炒　青盐半夏　茯苓　广皮盐水炒　台参须一钱,加煎冲　金石斛　杭白芍防风煎汁炒　苡仁　竹茹盐水炒　香稻根须五钱

俞左，失血之后，火升内热，而脐下自觉有形坚满。脉数细沉。足膝欠暖。此由气虚而脾不统摄，阳气不能转旋于下，则虚火尽越于上。将入损途。

炮姜四分　当归炭二钱　牛膝炭三钱　侧柏炭三钱　茜草炭一钱五分　茯苓三钱　炙黑草六分　单桃仁一钱五分，打　丹皮炭二钱

二诊：药进之后，胃纳稍增，然脐下仍然坚满，食入脘痞。脾阳不司旋转。再以前方出入。

生地炭　炮姜炭　茜草炭　牛膝炭　当归炭　炙黑草　单桃仁　侧柏炭

三诊：腹偏左较舒，然结块未化。脉形濡细。太阴无旋运之权。效方出入主治。

生地炭四钱　炮姜炭五分　茜草炭一钱五分　南楂炭三钱　当归炭二钱　炙黑草三分　茯苓神各二钱　生熟谷芽各二钱

某某，肝肾素亏，分节之后，阳气上升，鼓击损络，络血外溢，以致吐血盈口而来，今血虽止住，而腰府作痛。此由血去之后，肝肾愈形空乏。脉象细弱，尤属不足之征。宜益肝肾而清肺胃。

牛膝炭三钱　厚杜仲三钱　川断三钱，炒　橘红一钱，盐水炒　茯苓四钱　金毛脊三钱，去毛炙　茜草炭一钱五分　苏子三钱，炒　丹皮炭一钱五分　泽泻一钱五分

二诊：腰痛稍减，脉象稍振。的是吐血之后，肝肾空虚。效方再为扩充。

金毛脊四钱，去毛炙　菟丝子三钱，盐水炒　牛膝三钱，炒　泽泻一钱五分　茯苓三钱　茜草炭一钱五分　川断肉三钱，盐水炒　藕节二枚　杜仲三钱　潼沙苑三钱，盐水炒　八仙长寿丸三钱，清晨服

祝左，血仍不止，头胀少寐，吸气短促。脉象左弦。无非阳气上逆，载血妄行。还恐涌溢。

羚羊片　郁金磨　赤芍炒　代赭石　丹皮炭　墨汁　旱莲草　三七磨　牛膝炭　百草霜　细生地　鲜藕二两，煎汤代水

二诊：血虽渐少，而腹满不舒。良由肝脏之气不和，肝火不能藏蛰。前法参以调气，气降即火降也。

郁金磨　沉香乳汁磨　赤芍炒　太阴元精石　丹皮炒黑　黑山栀　白蒺藜　墨汁　旱莲草　茜草炭　藕节

曹左，内伤营络，吐血盈碗者再。涌溢之际，血虽骤出，以致瘀血散入肺中，肺之降令不行。咳嗽气逆，将入损途。

旋覆花二钱，包　延胡索一钱五分，酒炒　赤芍一钱五分，炒　红花四分，酒炒　锦纹大黄一钱五分，酒炙成炭　桃仁泥二钱　川郁金一钱五分　桂枝尖二分　土鳖虫三枚，去头足炙

二诊：咳嗽稍减，气升略定。大便解出带黑，瘀从下行之征。然猛药不能频进，再降肺化痰。

旋覆花三钱，包　桃仁泥二钱　炒苏子三钱，炒研　紫丹参二钱　冬瓜子三钱　新绛五分　川郁金一钱五分，切　白茯苓四钱　红花四分，酒炒　枇杷叶四片，去毛炙

朱左。先自经络抽掣，继而吐血盈碗，血从脘下上升。今血虽渐定，而呛咳气逆。脉象虚弦。肝肾阴虚，虚火载血上行，遂至阴不收摄。恐咳不止而致入损。

大生地四钱　怀牛膝三钱，盐水炒　杭白芍一钱五分　川贝母二钱　煅磁石三钱　青蛤散三钱，包

丹皮炭—钱五分　淡秋石—钱五分　侧柏炭三钱　藕节炭两枚

　　二诊：吐血仍未得定，血散鲜赤，食入胀满，气冲作呛。脉象虚弦。阴虚木火上凌，激损肺胃之络，络损血溢。再降胃凉营止血，参以降气，所谓气降即火降也。

　　侧柏炭三钱　代赭石五钱，煅　杭白芍二钱，酒炙　丹皮炭二钱　瓜蒌仁五钱，研　上广皮—钱，盐水炒　竹茹三钱，水炒　藕汁—两，冲　沉香二分，乳汁磨

　　[原注] 胃血，血夹水而散。肝血，凝厚外紫内红。心血，细点如针。

　　邵左，呕出紫瘀，气撑脘痞较退。深恐根蒂未除，而致复聚。

　　生锦纹—钱五分，酒炙后下　延胡　竹茹　赤芍炒　茯苓　韭汁半杯　当归炭　瓦楞子　白蒺藜

　　二诊：逆上之血从下行，然脘腹仍觉不舒，脐下作满。蓄血未清，还恐变胀。

　　炒当归—钱五分　瓦楞子五钱　丹参炭三钱　川桂木五分　郁金—钱　赤芍—钱五分，炒　元明粉—钱，冲　参三七—钱　生锦纹—钱，酒炙后入　桃仁—钱五分　延胡索—钱五分

　　三诊：便解色黄，瘀血已楚。再和中而运旋脾胃，以裕其生化之源。

　　当归炭　赤芍炒　野于术　茯苓　参三七　郁金磨　丹皮炭　牛膝炭　枳实　白蒺藜

以上出自《张聿青医案》

王旭高

　　顾。头痛呕血，皆在上午，阳经之火无疑。法以清降。

　　犀角　羚羊角　麦冬　石决明　生石膏　知母　丹皮炒焦　竹叶　钩钩

　　又：清泄阳明之火，头痛已减，仍用前法。

　　羚羊角　元参　生石膏　麦冬　泽泻　知母　石决明　淡芩　生甘草

　　殷。肝胃不和，脘痛呕酸，兼以酒湿熏蒸于胃，胃为多气多血之乡，故吐出瘀血甚多。血止之后，仍脘中作胀，呕吐酸水。法宜调和肝胃，切戒寒凉。

　　制半夏　陈皮　郁金　乌药　桃仁泥　炮姜炭　延胡　茯苓　香附　鸡距子　苏梗

　　孙。热在中脘部分，时吐红痰带臭，不甚咳嗽。病在于胃，留热伏于中宫。法当清泄。

　　犀角　冬瓜子　射干　当归　桃仁　苡仁　元明粉　川贝　连翘　大黄酒浸炒　金银花

　　又：不咳嗽，但吐红痰如脓，自觉灼热在胃脘之中，将及二月。此非肺痈，乃瘀伤湿热留胃中故也。当以清化。

　　川贝　冬瓜子　当归　苡仁　沙参　连翘　川石斛　金银花　赤豆　芦根

　　薛。吐血鼻血，牙血发斑，斑中出血，阳明之火极炽。而腹满濡软，少阴之气不运。病已三月，血有间断，有瘀血在腹中故也。食少，身热，脉数，其阴已虚。拟养阴化瘀，清胃和中。

　　大生地　五灵脂醋炒　归身炭　犀角　白芍　炮姜炭　茜草炭　茯苓　丹皮炭　焦山栀　荆芥炭　延胡索醋炒　陈皮盐水炒　鲜藕

　　又：血上下溢，责之中虚，而邪复扰之。血去既多，余热上炽，鼻血时流，便血时下，中州之扰犹未已也。安中州，清热邪，理中汤加味治之。

西洋参元米制　白术炭　牛膝炭　黄芩　炙甘草　茜草炭　丹皮炭　炮姜炭　赤苓　百草霜　伏龙肝

渊按：脾阴虚而伏热扰血分，黑归脾，黑地黄最合。

李。伤酒吐血，血出于胃。虽属无妨，其阴久亏。拟和胃降火法。

鲜石斛　川贝　丹皮　白扁豆　茯苓　山栀　白芍　沙参　炙甘草　元参　茅根　鲜藕

以上出自《王旭高临证医案》

柳宝诒

厨。木火冲激，血不能安于络而上溢为吐。幸禀质坚实，故屡发而不见虚象。拟方养胃和肝为主。

霍石斛　玉竹　麦冬　羚羊角　石决明　生地　丹皮　黑山栀　橘白　郁金　生甘草　女贞子　枇杷叶　鲜藕

方。呕血屡发，每值发时，必先腹胀气升，吐涎肢冷。切脉弦数，左关按之独觉厥动不和。此皆肝火内郁，冲逆于阳明之络，故血从络溢。《内经》谓"阳络伤，则血外溢"，此证是也。治法宜清泄肝火，佐以和气降逆，仅与止血恐无当也。

羚羊角　丹皮炭　黑山栀　白芍　丹参　郁金　龙齿　石决明盐水煅　茯神　白薇　橘络　秋石　竹二青

二诊：失血之后，气火未平。刻诊脉象，左关与右尺浮动不静。相火不藏，势必引动浮阳，恐其再致血溢。拟方于清降中佐以潜安。

大生地　白芍　牡蛎　丹皮炭　长牛膝盐水炒　潞党参　川黄柏秋石化水拌炒　砂仁盐水炒　制女贞　枇杷叶

以上出自《柳宝诒医案》

黄述宁

天宁州贾凤来，血证五日一次。计患病五十五日，吐血十一次。其来也，先三日左胁作胀，至期则夹窠皆胀，发申酉戌三时，余诊其脉，左关弦数而结滞。问："五十余日，曾发寒热否？"曰："第一次有寒热，一吐而解。"予曰："此外感邪热，客于少阳，留于募原，邪热与卫气相遇，夹血上行，故五日一次，如疟之应期至也。以血证药治之，故不应手。"乃用小柴胡汤去半夏。

柴胡　黄芩　甘草　白芍　桃仁　茜梗　服四剂而愈。

《黄澹翁医案》

马文植

郑。血之为病，其因不一，有火载血上者，有气冲血上者，有脾不统血者。素有饮邪，脾元已弱，中无砥柱，厥逆之气，自少腹上冲，以致血溢。脉弦细右沉，土为木侮，胃气不和，腹鸣胸脘不舒。若投清滋，脾胃必败，谷食必减，脾胃为后天资生之本，最为紧要。拟扶土和中，兼平肝逆。

淮山药　青盐半夏　怀牛膝　北沙参　甜杏仁　橘红　当归　合欢皮　茯苓　白芍　冬瓜子　黑料豆

二诊：右脉已起，胃气稍和，左部弦而带涩，血虚肝横，络瘀不清。今晨溢血，色红不鲜，多言多动，则少腹气升作呛，上升之气，由于肝木失水土滋培，下焦摄纳无权。宜培土和中，参以摄下。

当归　白芍　淮山药　北沙参　川贝　青盐半夏　龙齿　沙苑　橘红　甜杏仁　黑料豆　丹参

某。吐血之证，一由火升，一由气逆。血随气火而上，春间举发，倾盆涌出。止后中胃受伤，脉来细涩右虚，阴分固亏，而瘀犹未尽。法宜养营调中，稍佐化瘀。

当归　白芍　丹参　淮山药　黑料豆　茜草根　北沙参　茯神　合欢皮　橘白　甜杏仁　毛燕　藕节

二诊：气为血帅，血为气辅，气冲血上，狂吐之后，阴伤而气不和，胸腹气窜作胀。进调营活血，瘀行未尽，未宜滋补，仍宗前法，佐以调气。

当归　丹参　香附童便浸，炒黑　茜草根　白芍　北沙参　淮山药　合欢皮　黑料豆　泽兰　藕节　毛燕

三诊：脉涩已退，虽弦紧稍和，而右关低陷，阴伤气机不和，阳明中虚，谷食不旺。偶事劳心，阴火上升，痰杂血点，胸胁气窜作胀。阴不敛阳，阳不潜藏，当静养为宜。拟养营调中。

西洋参　当归盐水炒　柏子仁去油　白芍　淮山药　丹参　茯神　香附童便炒　清炙草　黑料豆　毛燕窝　红枣　莲子

以上出自《马培之医案》

余昕鸿

常熟大东门外，吾友谢荫庭，辛卯六月间，忽大吐血，每日约有碗余，半月不止。某医进以犀角地黄汤，加羚羊角、山栀、生地、石斛大凉之剂，罔效。半月以来，已有气随血脱之状。饮以井水亦不止。是夕三鼓，邀余诊之。脉来沉细，目瞑声低，言语轻微，肢冷汗冷，面红烦躁，欲寐不能寐。余曰：事急矣。气随血脱，阳随阴脱，速宜引阳入阴，引气纳肾。先将陈酒十斤煮热，浸其两足两时许，再以生附子钱半，元寸五厘，蓖麻子肉七粒，捣如泥，贴左足心涌泉穴，立方以中生地一两，元参四钱，麦冬四钱，蒲黄炭二钱，阿胶四钱，生龟板一两，石斛六钱，生牡蛎一两，生石决一两，怀牛膝二钱，茜草炭二钱，煎好，再以鲜柏叶、鲜荷叶捣烂绞汁，入童便一茶杯，或秋石一钱化水同冲，一气尽服之，血即止。后服沙参、麦冬、梨、藕、石斛甘凉养胃，数剂而愈。其友问余曰：前医进犀角、羚羊角、生地、石斛等，可谓寒矣，何以半月不能止其血，今方服之即止，何也。余曰：实火宜凉，虚火宜补，此乃肝阳挟龙雷之火上腾。况吐血已多，阳随阴脱，下焦之阳，不安其位。方书云：在上者当导之使下，陈酒、附子是也。咸可下引，介可潜阳，童便、阿胶、龟板、牡蛎、石决是也。甘凉泄热存阴，生地、

麦冬、元参、石斛是也。清血络，引血归经而止血，鲜柏叶、荷叶汁是也。若专服寒凉，是沸油中泼水，激之使怒，岂能望其潜降乎。

《余听鸿医案》

凌奂

费（东街，年三十一岁，三月），肝火冲激胃络，络血不时上溢，脉弦数，治宜清络。

小蓟炭　鲜地　怀牛膝　麋衔草　藕节　蒲黄炭　东白芍　丝瓜络　仙鹤草　茜根炭　丹皮　玫瑰花　白茅根

甘心服童便，终身无恙。

常服藕粉大佳。

心肺火甚加连翘、黑栀、犀角。

阳明胃火加淡芩、制军。

肝火甚加青黛、石决明。

肾火甚加女贞、旱莲草。

血虚加阿胶、生地。

《凌临灵方》

方耕霞

吴。阳明胃火与少阳相火，逼血妄行而吐血，冲击肺经而咳嗽。脉左大于右，大便连日不行，此少阴不足，阳明有余之证。病挟积滞，仿玉女煎变通之。

鲜生地　麦冬　牛膝　韭汁炒大黄　归身炭　白芍　蒌皮　川贝　芦根　枇杷叶

《倚云轩医话医案集》

张锡纯

天津张某某，年三十五岁，得吐血证，年余不愈。

病因：禀性急，劳心之余又兼有怫意之事，遂得斯证。

证候：初次所吐甚多，屡经医治，所吐较少，然终不能除根。每日或一次或两次，觉心中有热上冲，即吐血一两口。因病久身羸弱，卧床不起，亦偶有扶起少坐之时，偶或微喘，幸食欲犹佳，大便微溏，日行两三次，其脉左部弦长，重按无力，右部大而芤，一息五至。

诊断：凡吐血久不愈者，多系胃气不降，致胃壁破裂，出血之处不能长肉生肌也。再即此脉论之，其左脉之弦，右脉之大，原现有肝火浮动挟胃气上冲之象，是以其吐血时，觉有热上逆，至其脉之弦而无力者，病久而气化虚也。大而兼芤者，失血过多也。至其呼吸有时或喘，大便日行数次，亦皆气化虚而不摄之故。治此证者，当投以清肝、降胃、培养气血、固摄气化之剂。

处方：赤石脂两半　生怀山药一两　净萸肉八钱　生龙骨六钱，捣碎　生牡蛎六钱，捣碎　生杭芍六钱　大生地黄四钱　甘草二钱　广三七二钱药共九味，将前八味煎汤送服三七末。

方解：降胃之药莫如赭石，此愚治吐衄恒用之药也。此方中独重用赤石脂者，因赭石为铁氧化合，其重坠之力甚大，用之虽善降胃，而其力达于下焦，又善通大便，此证大便不实，赭石似不宜用；赤石脂之性，重用之亦能使胃气下降，至行至下焦，其黏滞之力又可固涩大便，且其性能生肌，更可使肠壁破裂出血之处早愈，诚为此证最宜之药也。

效果：将药煎服两剂，血即不吐，喘息已平，大便亦不若从前之勤，脉象亦较前和平，惟心中仍有觉热之时。遂即原方将生地黄改用一两，又加熟地黄一两，连服三剂，诸病皆愈。

天津王某某，年二十四岁，得咳嗽吐血证。

病因：禀赋素弱，略有外感，即发咳嗽，偶因咳嗽未愈，继又劳心过度，心中发热，遂至吐血。

证候：先时咳嗽犹轻，失血之后则嗽益加剧。初则痰中带血，继则大口吐血，心中发热，气息微喘，胁下作疼，大便干燥。其脉关前浮弦，两尺重按不实，左右皆然，数逾五至。

诊断：此证乃肺金伤损，肝木横恣，又兼胃气不降，肾气不摄也。为其肺金受伤，是以咳嗽痰中带血；为胃气不降，是以血随气升，致胃中血管破裂而大口吐血；至胁下作疼，乃肝木横恣之明证；其脉上盛下虚，气息微喘，又肾气不摄之明征也。治之者，宜平肝、降胃、润肺、补肾，以培养调济其脏腑，则病自愈矣。

处方：生怀山药一两　生赭石六钱，轧细　生怀地黄一两　生杭芍五钱　天冬五钱　大甘枸杞五钱　川贝母四钱　生麦芽三钱　牛蒡子三钱，捣碎　射干二钱　广三七三钱，细末　粉甘草二钱，细末

药共十二味，将前十味煎汤一大盅，送服三七、甘草末各一半，至煎渣再服，仍送服其余一半。

效果：服药一剂，吐血即愈，诸病亦轻减。后即原方随时为之加减，连服三十余剂，其嗽始除根，身体渐壮健。

天津张某某，年过三旬，偶患吐血证。

病因：其人性嗜酒，每日必饮，且不知节。初则饮酒过量即觉胸间烦热，后则不饮酒时亦觉烦热，遂至吐血。

证候：其初吐血之时，原不甚剧，始则痰血相杂，因咳吐出。即或纯吐鲜血，亦不过一日数口，继复因延医服药，方中有柴胡三钱，服药半点钟后，遂大吐不止，仓猝迎愚往视。及至，则所吐之血已盈痰盂，又复连连呕吐，若不立为止住，实有危在目前之惧。幸所携药囊中有生赭石细末一包，俾先用温水送下五钱，其吐少缓须臾，又再送下五钱遂止住不吐。诊其脉弦而芤，数逾五至，其左寸摇摇有动意，问其心中觉怔忡乎？答曰：怔忡殊甚，几若不能支持。

诊断：此证初伤于酒，继伤于药，脏腑之血几于倾囊而出。犹幸速为立止，宜急服汤药以养其血，降其胃气，保其心气，育其真阴，连服数剂，庶其血不致再吐。

处方：生怀山药一两　生赭石六钱，轧细　玄参六钱　生地黄六钱　生龙骨六钱，捣碎　生牡蛎六钱，捣碎　生杭芍五钱　酸枣仁四钱，炒捣　柏子仁四钱　甘草钱半　广三七三钱，细末

此方将前十味煎汤，三七分两次用，头煎及二煎之汤送服。

效果：每日服药一剂，连服三日血已不吐，心中不复怔忡。再诊其脉芤动皆无，至数仍略数，遂将生地黄易作熟地黄，俾再服数剂以善其后。

天津孙某某，年二十八岁，得吐血兼咳嗽证。

病因：因事心中着急起火，遂致吐血咳嗽。

证候：其吐血之始，至今已二年矣。经医治愈，屡次反复，少有操劳，心中发热即复吐血。又频作咳嗽，嗽时吐痰亦恒带血。肋下恒作刺疼，嗽时其疼益甚，口中发干，身中亦间有灼热，大便干燥。其脉左部弦硬，右部弦长，皆重按不实，一息搏近五至。

诊断：此证左脉弦硬者，阴分亏损而肝胆有热也。右部弦长者，因冲气上冲并致胃气上逆也。为其冲冲胃逆，是以胃壁血管破裂以至于吐血咳血也。其脉重按不实者，血亏而气亦亏也。至于口无津液，身或灼热，大便干燥，无非血少阴亏之现象。拟治以清肝、降胃、滋阴、化瘀之剂。

处方：生赭石八钱，轧细　生怀地黄一两　生怀山药一两　生杭芍六钱　玄参五钱　川楝子四钱，捣碎　生麦芽三钱　川贝母三钱　甘草钱半　广三七二钱，细末

药共十味，将前九味煎汤一大盅，送服三七末一半，至煎渣重服时，再送服其余一半。

方解：愚治吐血，凡重用生地黄，必用三七辅之，因生地黄最善凉血，以治血热妄行，犹恐妄行之血因凉而凝，瘀塞于经络中也。三七善化瘀血，与生地黄并用，血止后自无他虞；且此证肋下作疼，原有瘀血，则三七尤在所必需也。

复诊：将药连服三剂，吐血全愈，咳嗽吐痰亦不见血，肋疼亦愈强半，灼热已无，惟口中仍发干，脉仍有弦象。知其真阴犹亏也，拟再治以滋补真阴之剂。

处方：生怀山药一两　生怀地黄六钱　大甘枸杞六钱　生杭芍四钱　玄参四钱　生赭石四钱，轧细　生麦芽二钱　甘草二钱　广三七二钱，细末

服法如前。

效果：将药连服五剂，病全愈，脉亦复常，遂去三七，以熟地黄易生地黄，俾多服数剂以善其后。

天津冯某某，年三十二岁，得吐血证久不愈。

病因：因劳心劳力过度，遂得此证。

证候：吐血已愈二年，治愈，屡次反复。病将发时，觉胃中气化不通，满闷发热，大便滞塞，旋即吐血，兼咳嗽多吐痰涎。其脉左部弦长，右部长而兼硬，一息五至。

诊断：此证当系肝火挟冲胃之气上冲，血亦随之上逆，又兼失血久而阴分亏也。为其肝火炽盛，是以左脉弦长；为其肝火挟冲胃之气上冲，是以右脉长而兼硬；为其失血久而真阴亏损，是以其脉既弦硬（弦硬即有阴亏之象）而又兼数也。此宜治以泻肝降胃之剂，而以大滋真阴之药佐之。

处方：生赭石一两，轧细　玄参八钱　大生地八钱　生怀山药六钱　瓜蒌仁六钱，炒捣　生杭芍四钱　龙胆草三钱　川贝母三钱　甘草钱半　广三七二钱，细末

药共十味，先将前九味煎汤一大盅，送服三七细末一半，至煎渣重服时，再送服其余一半。

效果：每日煎服一剂，初服后血即不吐，服至三剂咳嗽亦愈，大便顺利。再诊其脉，左右皆有和柔之象，问其心中闷热全无。遂去蒌仁、龙胆草，生山药改用一两，俾多服数剂，吐血之病可从此永远除根矣。

以上出自《医学衷中参西录》

巢渭芳

黄山下，刘某，卖香者。年近四旬，劳顿太过，先曾唾呕血液不多，继而大作，至渭医寓时，成碗上溢，昏不知人，两脉芤软。以大剂西潞党、大生地、煅花蕊石、白芍、当归炭、生龙骨、怀膝炭、生蒲黄、旱莲草、炙草炭、降香（磨汁冲）、侧柏炭、西血珀收功。今年碰面，两颐红亮，眉须斑白，年已七旬矣，为之莞然。

戊申，冬月中旬，本城，有邱姓之子，年已三旬，经营药业，贪恋女色，喜饮烧酒，每每逾垣求好，后竟将此女私偕夜遁。心为之掉栗，胸中微痛吐血，始而一二月一次，至冬大略，成碗而出，色初鲜，稍缓即凝块不泽，药苦无效，邀余诊之。急与大剂西潞党参、西血珀、生地、炮姜、五味、白芍、怀膝炭、归身炭、马兜铃、茯神、龙眼肉。三剂知，二十服止。

陈左，二十八岁。阴虚之体，加以怒殴，胸背受伤。五年前曾有吐血之患，近因气怯，吐血成碗，入夜不寐，咳嗽痰稠。以清营和血法。大生地、生白芍、粉丹皮、蒲黄炭、生草、川石斛、生牡蛎、茜草炭、怀牛膝（盐水炒）、参三七（研冲）、瓜蒌皮、侧柏炭。改方加北沙参、藕节。

以上出自《巢渭芳医话》

陈莲舫

青浦，某。吐血后并无身热，而神志昏迷，言语参差，脉息细弦。肝肺升降不调，魂魄不能各安其位，拟用清镇。

石决明　嫩双钩　炒丹参　抱茯神　陈胆星　生白芍　杭菊花　广陈皮　番降香　苍龙齿　川贝母

角直，陆。寒热后肝肺不调，左升右降失职，骤然吐血，血随气沸，所吐甚多。心悸头蒙，向有痛经，冲气亦失坐镇，潮热盗汗最易成劳。

旋覆花　山茶花　光杏仁　白石英　制丹参　生白芍　细香附淡秋石炒　番降香　家苏子　淮牛膝　制女贞　广橘红　枇杷叶

金泽，徐。血随气沸，所吐甚狂，胸痹胁痛，肝肺不和，胃络之血随气上升，脉息细滑。治以清降。

北沙参　元生地　淡秋石　旱莲草　白茯苓　制丹参　枇杷叶　番降香　生白芍　淮牛膝　甜杏仁　广橘红　杭黄菊　藕节

平湖，凌。丰体禀痰，操劳积瘀，瘀痰凝结有形，咽喉窒塞，先为吐血，血断后吐形，似鱼肠欲出不出，遂阻塞贲门，得食格格不下膈门中，此例论证是为血膈也。脉浮弦，又关气郁久，有阴耗阳结之势。拟通利食管机关，参以化瘀涤痰，诸识者辨之。

统当归　瓜蒌仁　白柿霜　乌沉香　抱茯神　紫马勃　生白芍　杜苏子　橄榄核　淮牛膝

远志肉　新会皮

以上出自《莲舫秘旨》

何长治

左。络伤，吐血过多，脉细数。当从柔养。

生黄芪钱半　秦艽肉钱半　款冬花钱半　炒怀膝三钱　炒丹皮钱半　陈皮八分　原生地三钱　麦门冬三钱　干百合三钱　生鳖甲三钱　生甘草四分　枇杷叶二片，去毛　藕节四枚

左。积劳内伤，更挟肝郁。曾吐紫血三四日，自此精神委顿，脉虚弦。尚有积瘀，防下血。

生地　牛膝　归尾　花蕊石　郁金　桃仁　橘络　丹皮　赤苓

左。大吐血后，脘胀艰于消食，脉右软左数。系气屏络伤。亟宜少食，忌生冷为妙。

炒党参二钱　炒归尾钱半　广木香五分　茯苓三钱　丹参钱半　炙草四分　焦冬术钱半　炒枳壳钱半　炮黑姜四分　炒山栀钱半　广皮八分　白蔻壳五分　藕节四枚

左。频发吐血，虽不咳呛，而骨热殊甚，脉数。关气屏络伤。须节养。

生黄芪二钱　生归尾钱半　秦艽钱半　怀牛膝三钱　肥玉竹二钱　煅牡蛎三钱　辰茯神三钱　丹参钱半　生甘草四分　橘红八分　鲜石斛三钱　炒山栀钱半　细桑枝五钱　藕节四枚

陶，三十岁。丙子五月二十八日未刻。气屏络伤，吐血，脉芤数。当用滋养，节力为要。

潞党参钱半　焦冬术钱半　当归身二钱　枸杞子二钱　怀牛膝二钱　煅牡蛎三钱　广木香三分　远志钱半　茯苓三钱　炙甘草四分　广陈皮一钱　细桑枝六钱

朱，二十一岁。丙子正月二十五日巳刻。急步络伤，吐血甚作，脉数。暂从肝肺滋养。须节力，免致分节重发。

生黄芪钱半　制于术钱半　当归身二钱　秦艽肉钱半　煅牡蛎三钱　生白芍钱半　广木香三分　款冬花钱半　炙甘草三分　远志一钱　炮黑姜四分　广陈皮一钱　酒炒细桑枝四钱　藕节六枚

以上出自《何鸿舫医案》

也是山人

陆，五十三岁。吐血已止，咳痰晡甚，暮热气喘，肺胃阴虚所致，兼以养阴和阳。

川斛四钱　白扁豆五钱　炙草四分　生地炭三钱　麦冬二钱　茯神二钱　清阿胶二钱

又：昨进养阴和阳，痰咳已缓，暮热盗汗，寐醒即止，再当镇摄可安。

生左牡蛎三钱　五味子一钱五分　炙草四分　清阿胶三钱　麦冬二钱　云茯神二钱　熟地炭四钱　远志八分

《也是山人医案》

王堉

武芝田先生，崞县人，以名进士出宰陕西，后升榆林观察，以榆林地瘠，故在省遥领之。观察素豪于饮，以酒积得吐血疾。余在省候补，一日招余往视其病，谈及其病，观察曰：吐血数年矣，遇郁益甚。已更十数医。或曰思虑伤脾，或曰暴怒伤肝，或曰血热妄行。或效或否，而终未拔其根，可为吾一治也。余见其气体魁伟，面色红润，食饮兼人，知非虚证，为一诊之，则左部沉实，非病脉，右关沉弦而数。乃告曰：大人乃有余病，非不足病也。如思虑伤脾，则当怔忡、健忘、惊悸；如血热妄行，则当身热发渴，头晕目眩；如暴怒伤肝，则当两胁膨胀，胸膈不开，兼发呕逆。今无此诸证，则前医皆误也。以愚见参之，必是湿热内淫。热能瘀血，故所吐必血色紫暗，且时而成块。胃口多患刺痛，小便常赤，大便艰涩，时亦带血。观察曰：语语不谬，当作何治？余曰：先以葛花解醒汤清其胃，继用枳术胃苓丸行其瘀。再饮食淡薄以调之，不过一月，保不再犯矣。观察如言调摄，廿日而安。后观察内艰归里，以清风两袖，主讲吾汾之西河书院。余亦以内艰归籍。相隔六十里，文字往还甚密。

穆某之副伙，忘其姓名。素有呕血疾。因见穆某病危，铺事纷集，以急躁故，呕血转甚，亦求余治。余问曾服药否？曰：药不离口者数年矣。而作发无时，见逆事则益甚。为诊其脉，并不甚虚，左关弦滑如涌，且有坚象。余曰：此肝郁也。君初得病时，必因暴怒，此后必胁间时时刺痛，甚则呕，色必紫暗。曰：诚然，先生何如见也？乃以左金丸合颠倒木金散解其郁，继用逍遥散舒其肝，命常服养血平肝之剂，戒其忿怒。一月而后酒肉来谢，余却而问其病，曰：服逍遥散后，已胸胁宽舒，血归乌有，先生命长服之药，不欲服也。余听之。

以上出自《醉花窗医案》

袁焯

杨某年近三旬，素有吐血病，过劳则发。今年五月因劳役愤怒，血证又作。吐血成碗，发热咳嗽，延医服药，始尚小效，继则大吐不止。服药不效，其戚王姓延予治。问其情形，每日上午四时钟时，即大吐血，咳嗽有痰，心烦口渴，欲饮冷水，自觉胸部烧热，心胸间喜以冷水浸手巾覆之，知饥能食，舌苔薄腻微黄，两手脉数不大，形容消瘦。予谓："此暑热伏于肺，胃热迫血而妄行。"欲止其血，当先降其热，热降则血安于其位，不治而自止矣。以玉女煎合清燥救肺汤为剂：生石膏四钱，桑叶一钱，干地黄四钱，阿胶三钱，贝母、沙参、麦冬各二钱，杏仁一钱，枇杷叶一片。服后觉凉爽异常，腹中雷鸣，心内空虚，身热亦稍平，上午四时未吐，至午后始吐，咳嗽痰多，仍以原方加竹叶三钱，瓜蒌根二钱，枣仁、柏子仁各四钱，接服两剂，血几全止矣。惟精神疲惫，时出冷汗，脉息软大无力，舌上无苔，乃热退而元气虚也。况吐血多日，亡血已多，安有不虚之理？易方用生脉散加黄芪、熟地、枸杞、枣仁、阿胶。接服两剂，汗渐少，能进粥两大碗，惟咳嗽痰中带血，嗽甚则抑或吐一二口，但迥非从前之汹涌耳。乃以百合固金汤合千金苇茎汤出入调治。数日后，能起床行走，饮食亦大进矣。遂以食滋补，兼服琼玉膏而愈。

《丛桂草堂医案》

费承祖

山西忻君锡五，患吐血盈碗盈盆，呛咳内热，势濒于危。予诊脉细弦而数。缘水亏于下，火越于上，销铄营阴，络血上溢，李士材所谓阳乘阴者是也。壮水涵木，其火自平。

生地三钱　玄参一钱　沙参四钱　女贞三钱　天花粉三钱　白芍一钱半　甘草五分　冬虫夏草一钱　川贝母三钱　石斛三钱　侧柏叶一钱半

一剂血止，再剂咳平。用甘润养阴善其后。

山西侯其相，病吐血不止，内热口干，势极危险。诊脉弦数。肾阴久虚，水不涵木，肝阳上升，销铄营阴，络血上溢。

玄参一钱　北沙参四钱　鲜生地四钱　女贞子三钱　白芍一钱半　甘草五分　生柏叶一钱半　川贝三钱　生谷芽四钱　冬虫夏草一钱

一剂血止。照前方加川石斛三钱，热退而瘥。

以上出自《费绳甫医话医案》

吴鞠通

王。脉弦如刃，吐出血后，左胁胀痛，喉中如有物阻。治在肝络，使血不瘀，则吐血可止，止后当与补阴。

新绛三钱　郁金二钱　降香末三钱　旋覆花三钱，包　桃仁三钱，炒　元胡索二钱　归横须二钱　丹皮三钱　苏子霜二钱　煮三杯，分三次服。

又：如刃之脉，已见平减，但虚细如故耳。

降香末三钱　丹皮五钱，炒　细生地三钱　新绛纱三钱　归须二钱　焦白芍三钱　旋覆花三钱，包　香附一钱五分，制　广郁金二钱　煮三杯，分三次服。

又：肝为刚脏，劲气初平，未便腻补，取松灵之能入肝络者宜之。

辽沙参三钱　麦冬不去心，五钱　白蒺藜三钱　细生地三钱　丹皮五钱，炒　广郁金二钱　焦白芍六钱　归身一钱五分　生甘草一钱　整石斛三钱　桑叶一钱五分　煮三杯，分三次服。

又：昨日仍瘀血吐出，今尚未可呆补。

细生地三钱　沙参三钱　焦白芍三钱　羚羊角二钱　麦冬五钱，不去心　沙蒺藜二钱　整石斛五钱　当归一钱五分　茶菊花二钱　炒丹皮五钱　桑叶一钱五分　生甘草一钱　煮三杯，分三次服。外另服新绛纱三钱。

普女，廿二岁。大凡吐血，左脉坚搏，治在下焦血分；右脉坚搏，治在上焦气分。又有心血、肝血、大肠血、小肠血、胃血、冲脉血各种不同，岂一概见血投凉所可治哉！无怪室女童男劳瘵干血之多，皆世无明眼医士识病故也。此证左脉沉大有力，类紧不甚数，体厚色白，少腹痛，小便短赤，咳吐瘀紫，继见鲜色，喉中咸，此冲脉袭受寒邪，致经不得行，倒逆而吐耳。大忌柔润寒凉，议温镇冲脉，行至阴之瘀浊，使经得行而血证愈矣。苦辛通法。

川楝子三钱　降香三钱　两头尖二钱　小茴香二钱　桃仁三钱　琥珀屑三分，冲　紫石英三钱　归须二钱　韭白汁三匙　煮三杯，分三次服。

癸亥七月廿五日，伊，二十四岁。六脉弦数，两关独浮，左更甚，右胁痛，胸中痞塞，肝郁吐血，先理肝络。

新绛纱三钱　降香二钱　炒丹皮三钱　旋覆花二钱，包　归须二钱　苏子霜三钱　广郁金二钱　煮三杯，分三次服。

三十日：血家胁痛，与和肝络，胁痛已愈，但咳嗽黄痰，气短懒食，脉弦细数。议甘能益气，补土生金，清凉降热而护胃阴，令能食。

沙参三钱　细生地三钱　桑叶二钱　麦冬三钱，不去心　甜杏仁三钱　藕汁一酒杯，冲　玉竹二钱，炒香　荸荠汁一酒杯，冲　煮三杯，分三次服。四帖。

八月初四日：血家胁痛不食，与和肝络、养胃阴，两法俱效，仍咳嗽，兼胸中隐痛，动则喘气虚，《金匮》谓诸虚不足与小建中，复其阳，和营卫，令能食，从食中复其虚，诊脉弦为减，正合其论，但脉数而痰浓，阴亦大亏，议复脉法两补阴阳，方中亦包建中法在内，仍然甘能益气，而补土生金也。但肆中阿胶不佳，又兼滑腻，且大便溏，以牡蛎易之。

沙参三钱　大生地三钱　麻仁一钱　麦冬三钱，不去心　左牡蛎三钱　大枣二枚，去核　白芍三钱，炒　炙甘草三钱　姜汁二小匙，冲　桂枝二钱　煮三杯，分三次服。

初九日：血后咳嗽气虚，用复脉法甘缓理中、补土生金之义，饮食渐加，是其大效。如果胃土旺，无不生金之理；如果饮食加，无不可复之虚劳，因前法而进之。

洋参二钱，炒　大生地六钱　麻仁二钱　桂枝三钱　杭白芍六钱　芡实二钱　麦冬六钱，不去心　炙甘草五钱　莲子三钱，去心留皮　牡蛎五钱　生姜汁二小匙　大枣二枚，去核　鳖甲三钱　煮三碗，分三次服。

九月初七日：现因相火行令，血复来，右脉大，暂清肺胃。

麦冬六钱，不去心　北沙参三钱　白花百合二钱　石斛一两　甜杏仁三钱，去皮尖研　秋梨五钱　桑叶三钱　生扁豆三钱　煮三杯，分二次服。

丙寅二月初九日，赵。劳伤吐血，脉双弦，《金匮》谓：大则为虚，弦则为减，虚弦相搏，其名曰革，男子失精亡血，诸虚不足，小建中汤主之。

白芍六钱　炙甘草三钱　生姜五片　桂枝四钱　胶饴一两，去渣后化入，上火二三沸　大枣二枚，去核　水五碗，煮取两碗，渣再煮一碗，分三次服。轻者日一帖，重则日再服。

乙酉四月廿八日，胡，三十一岁。荣伤吐血，汗多足麻，六脉弦细不数。小建中汤主之。

白芍六钱　甘草三钱，炙　生姜五片　桂枝四钱　胶饴一两，后入　大枣三枚，去核　煮三杯，去渣后，将胶饴化入，上火二三沸，搅拌匀，分三次服。

五月初六日：汗减，足麻愈，食少，加原方再服。

十五日：前药已服十四帖，诸证皆愈，惟咳嗽未止，于前原方加云苓、半夏。

乙酉五月初十日，沈，二十四岁。六脉弦数，劳伤吐血。建中汤主之。

白芍六钱，炒　丹皮三钱　大枣三枚，去核　桂枝三钱　甘草三钱，炙　姜汁三匙，冲　麦冬五钱，不去心　胶饴一两，去渣后化入，上火二三沸，搅匀　煮三杯，分三次服。

十四日：肝郁胁痛，病名肝著，治在肝经之络，经药弗愈也。

新绛纱三钱　半夏三钱　苏子霜三钱　旋覆花三钱，包　青皮二钱　归横须二钱　降香末三钱　吴萸一钱，泡淡　广皮炭二钱　广郁金二钱　煮三杯，分三次服。

十五日：六脉弦劲，前用建中，现在右脉已和，左手仍劲，胸中咳甚则痛，间有一二口紫色之血，按肝脉络胸，是络中尚有瘀滞，且与建中宣络。

新绛纱三钱　降香三钱　丹皮炭三钱　旋覆花三钱，包　郁金二钱　苏子霜二钱　桃仁泥三钱　归须二钱　广皮炭二钱　姜半夏五钱　煮三杯，分三次服。

廿一日：六脉弦数，以春气在头之故，偶受微风，右寸独浮大而衄血，暂与清清道之风热。

白茅根五钱　甜杏仁三钱　茶菊花三钱　侧柏炭三钱　桑叶三钱　鲜芦根三钱　黑山栀二钱　煮三小杯，分三次服。

史，五十岁。酒客大吐狂血成盆，六脉洪数，面赤，三阳实火为病，与：

大黄六钱　黄连五钱　黄芩五钱

泻心汤一帖而止，二帖脉平，后七日又发，脉如故，又二帖。

乙酉十一月十二日，岳，二十岁。怒伤吐血，两胁俱痛，六脉弦紧，误补难愈。凡怒伤肝郁，必有瘀血，故证现胁痛，一以活络为主，俟瘀血去净，而后可以补虚。

新绛纱三钱　桃仁三钱　苏子霜二钱　旋覆花三钱，包　归须三钱　丹皮炭五钱　广郁金二钱　降香三钱　煮三杯，分三次服。四帖。

廿二日：复诊脉之弦紧虽减，而未和缓，胁痛虽大减，而未尽除，与原方去桃仁，加细生地五钱。

十二月初五日：六脉弦细紧，《金匮》谓：脉双弦者寒也，弦则为减，男子失精亡血，小建中汤主之。怒伤吐血愈后，以建中复阳生阴。

白芍六钱，焦　麦冬三钱　大枣二枚，去核　桂枝三钱　丹皮三钱　生姜三片　炙甘草三钱　胶饴一两，去渣后化入，上火二三沸，搅匀　煮三杯，分三次服。

十八日：诸证全愈，胃口大开，虚未全复，于原方加麦冬二钱，使分布胃中津液于十二经脏，则虚从饮食中复矣。

壬辰八月初七日，王，三十岁。六脉弦细而沉，吐血久而不止，久病当于络中求之。且先吐红血，后吐黑紫，络中显有瘀滞。《金匮》谓：凡病至其年月日时复发者，当下之。此下字须活看，谓拔去病根，则不再发矣。《金匮》又谓：脉双弦者寒也。此证断不可用阴柔呆腻之品，致永无愈期，议先与温通络脉，拔去病根，继以建中收功。

新绛纱三钱　桂枝三钱　姜半夏三钱　旋覆花三钱，包　归须二钱　橘皮炭二钱　茯苓块三钱　干姜一钱五分，炒半黑　煮三杯，分三次服。

以上出自《吴鞠通医案》

曹沧洲

某右。脉尺部软余弦，心肝部尤觉不静，自前年冬天至今失血屡发，所吐血点为多，神疲口干，阴薄火浮。须加意慎养。

原生地四钱，秋石五厘拌炒　粉丹皮一钱半，盐水炒　怀山药二钱　丝瓜络一钱五分　墨旱莲三钱　川

石斛四钱　茯苓四钱　藕节五钱　熟女贞三钱　川贝三钱，去心　生蛤壳一两　白芍一钱半　橘白一钱

某左。吐血纠缠，吐时头顶发热，脉软数。宜育阴潜阳，导热下行。

玄武板七钱，小炙　墨旱莲三钱　黛蛤散一两，绢包　藕节炭七钱　原生地五钱，海石粉拌　知母三钱　十灰丸三钱，吞服　牛膝炭一钱半　石决明一两，盐水煅　川贝三钱，去心　丝瓜络三钱　鲜芦根一两，去节　蚕豆花露一两，温服　花粉三钱

某左。吐血不止，大有壅胃之势，危病危急。

鲜生地一两，打　墨旱莲三钱　川贝三钱，去心　藕节炭五钱　生石膏一两　十灰丸三钱，绢包　黛蛤散一两，绢包　蚕豆花露一两，温服　牛膝炭三钱　粉甘草四分　丝瓜络三钱

某右。大致是血络瘀阻而两胁极痛，每值厥逆，必吐血盈碗，脉左按之如绵。营气大耗，然瘀不通行，正何由复。姑予通络疏瘀，冀得下行为顺。

归身一钱半　紫丹参二钱　桃仁三钱　牛膝二钱　红花五分，酒煎拌炒　延胡索一钱，醋炒　旋覆花一钱，新绛屑五分同包　白芍一钱　橘络一钱　带子丝瓜络三钱　锦纹生军一钱半，酒炙

以上出自《吴门曹氏三代医验集》

陈良夫

戴男。无因吐血，都属阳盛。经有云：阳络伤则血上溢。今向无是患，偶行醉饱，吐血盈碗，脘闷苔黄，脉弦数。此乃酒热戕胃，肝阳亦动，逼营上溢使然，治宜凉营降阳主之。

鲜生地　茜草炭　牛膝炭　广郁金　冬青子　生石决　白薇　黛蛤散　粉丹皮　白及片　花蕊石　侧柏炭

燕翁。初诊：《内经》云：阳络伤则血从上溢，阴络伤则血从下溢。阳明胃腑，为多血之乡，肝脾阴脏，是统藏之所。初起腹右不舒，脘闷如窒，随即便下紫血，继又吐血甚多，纳呆易嗳。耳鸣头眩，入夜少寐，脉细滑兼数，舌苔糙黄浮灰。证属湿热内蕴，阳络和阴络两伤，营血因之外溢，而厥阴之火亦复化风浮越。目前证象，留瘀未楚，风阳内动，势欠妥治，拙拟和营化瘀，佐以清熄风阳为治，能得络气渐和，内寄之血，不再外溢，庶无变迁。

根生地　茜草炭　广郁金　地榆炭　辰茯神　白及片　制女贞　原石斛　煅石决　川楝子　香谷芽　当归炭

二诊：进和营化瘀方，便血减少，吐血已止，而嗳气依然未减，再以前法增减治之。

根生地　炒滁菊　制冬青　地骨皮　原石斛　煅石决　香谷芽　广郁金　潼蒺藜　陈皮　佛手片　辰茯神

以上出自《陈良夫专辑》

徐锦

王梦楼太史余于汪心农先生处快晤，挥尘清谈每多妙语。一日，折柬相招，为其庖丁诊视，

狂吐失血，倾盆如注，余谓少阴不足，阳明有余，血热妄行，势如潮涌。防冒，非釜底抽薪不可。太史曰："此人烹饪颇佳，随从有年，倘得妙手回春，不独渠感再造即予，亦可以加餐饭矣。"因定拔萃犀角地黄汤大剂与服，遂得势缓。

再诊：以玉女煎加沙参、骨皮、人中白、藕，其痰顿平，余适倩友绘修道图成，浼太史题署，又承以楹贴见赠。

《心太平轩医案》

金子久

七年吐血，三年大发，每剧于春，每吐盈盆，此番所吐，更多于前，动则即吐，静则稍瘥，血后有汗，血前颧红，脉象芤大，重按毛涩。阴中之火上升，冲任之气上逆，血海为之沸腾，吐血为之莫遏，真气不摄，营卫不调，蓄瘀不去，新血不生，故当纳气以摄血，参用去瘀以生新。

大生地　川石斛　玄参心　生白芍　白茯神　代赭石　青龙齿　生大黄　淮牛膝　粉丹皮　参三七　清童便

二诊：血海沸腾，吐血盈盆，下焦龙雷之火失藏，上焦肺胃之络被灼，脉象仍见毛涩，尺部又见垂露。气为血帅，气升血溢，欲求止血，务在摄气。

玄参心　杭白芍　大生地　炙龟板　左牡蛎　粉丹皮　鳖甲　制大黄　淮牛膝　紫石英　参三七　清童便

三诊：盖气与血，两相维附，气不维血，则散而无统，血不维气，则凝而不流，故阴气动则阴火亦动，阴火上夺则阴血亦奔，上溢于口，吐有盈盆。急当潜降龙雷之火，参用固摄真元之气。

大生地　杭白芍　炙鳖甲　白茯神　炙龟板　真阿胶　女贞子　左牡蛎　紫石英　淮牛膝　炙甘草　吉林参

吐血太多，力有不逮，内有浊痰蒙扰，外有阴阳离决，头有汗泄，肢有厥冷，昨宵不得寐，今朝多烦躁。君火炽旺，相火妄动，正符《内经》所谓一水不胜两火。脉不起，苔黄腻，救阴则湿痰树帜，涤痰则正气耗夺，血脱补气，古有明训，今当仿之，以观何如，种种所见，病情危殆，在于旦夕。

吉林参　龙齿　牛膝　西琥珀　橘络　浮小麦　清炙草　牡蛎　白芍　濂珠粉　茯神　黑豆衣

以上出自《金子久专辑》

丁泽周

包左。仲秋，上失血下便血，治愈之后，季冬又发，吐血盈盆，便血如注，发热形寒，头痛骨楚，咳嗽胁肋牵疼，艰于转侧，舌苔罩白，脉象浮滑芤数，良由阴分大伤，肝火内炽，蓄瘀留恋，复感新邪，蕴袭肺胃，引动木火上炎，损伤血络，血不归经，邪不外达。书云：夺血者不可汗，然不汗则邪无出路，病已入险，用药最难着手。暂拟轻剂解表，以透其邪，清营祛瘀，引血归经，冀其应手为幸。

炒黑荆芥一钱五分　桑叶二钱　丹皮二钱　清豆卷四钱　薄荷叶八分　茜草根二钱　炙柏炭一钱五分　川象贝各二钱　马勃八分　鲜竹茹三钱　白茅根二扎，去心　白茅花一钱，包　参三七三分，另研末冲　藕汁二两，冲服

二诊：服药后，烦躁得汗，表热头痛均已减轻，温邪虽有外解之势，而吐血不止，咳呛胁肋牵痛，寐不安，便血依然，舌苔转黄，脉弦苋而数。此阴分素亏，君相之火内炽，逼冲任之血妄行，假肺胃为出路。肺受火刑，肺炎叶举，清肃之令，不得下行，颇虑血涌暴脱之险！亟拟养阴凉营，清肺降气，冀水来制火，火降气平，气为血帅，气平则血自易下行。然乎否乎！质诸高明。

西洋参一钱五分　粉丹皮二钱　炙白苏子二钱　玄参二钱　桑叶二钱　茜草根二钱　羚羊片四分，煎冲　川贝母三钱　侧柏叶二钱　甜杏三钱　犀角尖四分，煎冲　鲜竹茹三钱　茅芦根各一两，去心节

三诊：投养阴凉营清肺降气之剂，吐血大减，咳呛依然，里热口干，内痔便血，舌边红，苔黄，脉苋数不静。此坎水早亏，离火上亢，肺金受制，清肃之令不得下行，肺与大肠为表里，肺移热于大肠，逼血下注，内痔便血，所由来也，虽逾险岭，未涉坦途。既见效机，仍守原意扩充。

西洋参一钱五分　羚羊片四分，煎冲　生石决八分　冬桑叶二钱　丹皮二钱　茜草根二钱　侧柏炭一钱五分　槐花炭三钱　川贝三钱　甜杏三钱　鲜竹茹三钱　冬瓜子三钱

枇杷叶露（后入）四两，蚕豆花露（后入）四两，活芦根（去节）一尺。

四诊：吐血渐止，便血亦减，而咳呛内热，胁肋牵痛，动则气逆，舌质红，苔黄，脉苋数不静。血去阴伤，木扣金鸣，肺炎络损，清肃无权。再以凉肝清肺，养阴生津，冀阴平阳秘，水升火降，始能出险入夷。

西洋参一钱五分　川石斛三钱　桑叶二钱　丹皮二钱　生石决八钱　茜草根二钱　侧柏炭一钱五分　川贝二钱　甜杏三钱　槐花炭三钱　鲜竹茹三钱　冬瓜子三钱　活芦根一尺，去节　枇杷叶露四两，后入

五诊：吐血便血均止，里热亦减，惟咳呛依然，痰多而稠，动则气逆，脉数较缓，舌质红，苔黄。阴液难复，木火易升，肺受其冲，不能输布津液，而反化为稠痰也。今拟补肺阿胶汤合清燥救肺汤意，滋养化源，而清木火。

蛤粉炒阿胶二钱　川贝二钱　甜光杏三钱　生石决八钱　川石斛三钱　粉丹皮一钱五分　桑叶二钱　茜草根二钱　生甘草五分　大麦冬二钱　鲜竹茹三钱　冬瓜子三钱　活芦根一尺，去节　北秫米三钱，包　枇杷叶露四两，后入

六诊：投补肺阿胶、清燥救肺以来，咳呛已见轻减，肺获滋润之力也。脉濡软而数，胁肋痛亦止，木火有下降之势。再守原法，加入培土生金之品，取虚则补母之意。

蛤粉炒阿胶二钱　川贝二钱　甜光杏三钱　左牡蛎四钱　大麦冬二钱　茜草根二钱　桑叶二钱　抱茯神三钱　淮山药三钱　鲜竹茹三钱　冬瓜子三钱　北秫米三钱，包　干芦根一两，去节　枇杷叶露四两，后入

另琼玉膏三两，每日用三钱，分早晚二次，开水冲服。

戚左。吐血四天，盈盏成盆，色不鲜红，脉象苋数无力，舌苔淡白。阅前服之方，均是凉血清营，未能应效，今脉舌参看，阴分本亏，阳气亦虚，不能导血归经，而反上溢妄行也，势非轻浅。姑仿金匮侧柏叶汤加味。

蛤粉炒阿胶三钱　侧柏叶三钱　炮姜炭六分　丹参二钱　茜草根二钱　怀牛膝二钱　茯神三钱　川贝二钱　竹茹二钱　藕节炭三枚　清童便一酒杯，冲服

二诊：前方服二剂，吐血已止，原方加芜蔚子三钱。

崔右。经云：中焦受气取汁，变化而赤是为血。血属阴，主静，赖阳气以运行，内则洒陈五脏，外则循行经络。今阳虚气滞，不能导血归经，血因停蓄，蓄久则络损血溢，上为吐血，盈盏成盆，下为便血，色黑如墨。舌淡白，脉芤无力。所谓阳络损伤，则血上溢，阴络损伤，则血下溢是也。上下交损，宜治其中，理中汤加味。

炒潞党参一钱五分　生白术一钱五分　云苓三钱　清炙草四分　炮姜炭八分　陈广皮一钱　全当归二钱　丹参二钱　怀牛膝二钱　藕节炭二枚

二诊：投两剂，上下之血均止，惟胃呆纳少，加砂仁八分、焦谷芽四钱。

支左。吐血七昼夜，狂溢不止，有数斗许，神志恍惚，气短，四肢逆冷过于肘膝，舌质红，苔灰黄，脉象微细，似有若无。此乃阴不敛阳，阳不抱阴，气难摄血，血不归经，虚脱之变，即在目前。先哲治血，有血脱益气之例，有形之血，势将暴脱，无形之气，所当急固。益气纳气，大剂频进，冀挽回于万一。

吉林人参三钱，另煎冲服　蛤粉炒阿胶三钱　炙白苏子二钱　左牡蛎五钱　花龙骨五钱　川贝母三钱　白归身二钱　怀牛膝二钱　养心丹三十粒，分三次吞服

水、童便各半煎服。

二诊：连服益气纳气，气平血止肢温，脉渐起，汗亦收，阴平阳秘，大有生机。仍守原法，毋庸更张。

原方去养心丹，加抱茯神三钱、淮山药三钱。

三诊：原方加旱莲草二钱。

原按：此吐血中之最剧者，家祖连诊十余次，守方不更，至半月后停药，每日吞服人参粉一钱五分，琼玉膏三钱，开水冲服，服至一月后，诸恙已愈，精神渐复，亦可谓幸矣。孙济万志。

周左。始由胁肋作痛，烦躁少寐，继则吐血不止，内热口干，舌质红，苔黄，脉弦芤而数。良由郁怒伤肝，操烦劳心，气郁化火，火炽气焰，扰动阳络，则血上溢也。亟拟清气凉肝，祛瘀生新。

生白芍三钱　茜草根二钱　川贝母三钱　粉丹皮二钱　侧柏炭一钱五分　黛蛤散四钱，包　黑山栀二钱　山茶花一钱五分　羚羊角四分，煎冲　竹茹三钱　鲜藕汁二两，冲服　白茅根二扎，去心

二诊：服清气凉肝、祛瘀生新之剂，吐血渐减，而未能尽止，烦躁不寐，胁痛依然，脉弦数而芤，按之不静。气火入络，络热则痛，水不制火，心肾不交，还虑血涌！今拟壮水清肝，泄热和络。

大麦冬三钱　生白芍二钱　生甘草五分　粉丹皮二钱　川贝二钱　茜草根二钱　侧柏叶一钱五分　黛蛤散四钱，包　生石决八钱　茯神三钱　制军炭一钱五分　真新绛八分　鲜竹茹三钱　白茅花一钱，包　白茅根二扎，去心

三诊：胁痛减，夜寐稍安，吐血不止，而反狂涌，幸脉转小数，神疲委顿，缘已出络之血

尽去，阴分大伤，虚火炎炎，大有吸尽西江之势，颇为可虑。今仿血脱益气之例治之。

西洋参三钱　大麦冬三钱　左牡蛎四钱　阿胶珠三钱　石斛三钱　茜草根二钱　侧柏炭一钱五分　生白芍二钱　丹皮二钱　怀牛膝二钱　抱茯神三钱　鲜竹茹三钱　鲜藕汁二两，冲服

四诊：吐血已止，原方去藕汁，加琼玉膏三钱冲服。

楮左。伤寒两感证已半月，叠投温经达邪，诸恙向安，昨忽吐血，鼻衄、牙龈舌衄俱见，昼夜不止，盈盏成盆，幸脉象濡中不洪，神识尚清。盖由气分大伤，邪热入营，逼血妄行，虽曰衄解，然尚在危险中也。今拟大剂育阴清营，以制炎上之火，未识能得挽回否？

西洋参三钱　京玄参三钱　大麦冬三钱　大生地一两　生白芍三钱　犀角片四分，煎冲　粉丹皮二钱　侧柏叶二钱　鲜藕四两，切片入煎　鲜竹茹三钱

二诊：服育阴清营之剂，诸衄已见轻减，原方去犀角，加川石斛三钱。

三诊：加清阿胶三钱。

祈左。肾阴早亏，龙雷之火，肆逆于上，逼血妄行，以致涌吐六七日，盈盏盈盆，汗多气喘，脉细如丝。有欲脱之象，阴不抱阳，阳不摄阴，气血有涣散之虞，阴阳有脱离之险，病势至此，危在顷刻！宗经旨血脱益气之法，峻补其气，以生其血，未识能得挽回否。

吉林人参二钱　黑锡丹五分

二诊：涌吐大减，气喘略平，脉细无力。是血去阴伤，龙雷之火上升，肺气不能下降。古人云：天下无逆流之水，人身无倒行之血，水之逆流者因乎风，血之倒流者因乎气，气逆则血溢矣。证情尚在险关，还虑意外之变。再宜益气益阴，顺气降逆，以望转机。

吉林参一钱五分　当归身三钱　陈广皮八分

以上出自《丁甘仁医案》

何左。水亏不能涵木，肝火上升，阳络损伤则血上溢，吐血内热，脉象芤数。虑其增剧，急宜凉肝、清肺、祛痰。

大麦冬二钱　粉丹皮二钱　茜草根二钱　旱莲草二钱　生石决八钱　冬桑叶三钱　侧柏炭钱半　川贝母二钱　怀牛膝二钱　鲜竹茹三钱　白茅根二扎　白茅花钱半，包　蚕豆花露四两，后入

另用参三七粉二分、藕汁一两，炖温冲服。

林左。吐血屡发，内热口干，舌苔薄腻而黄，脉象弦芤而数。阴分本亏，木火上升，阳络损伤则上溢也。滋阴已久，络瘀不化，新血不得归经，颇虑缠绵，入于损途。姑仿金匮侧柏叶汤加减，冀血止为第一要义。

蛤粉炒阿胶二钱　侧柏炭钱半　炮姜炭三分　朱茯神三钱　茜草根二钱　紫丹参二钱　川贝母二钱　鲜竹茹钱半　生左牡蛎三钱　白茅花钱半，包　鲜藕二两　葛氏十灰丸二钱，包

以上出自《丁甘仁医案续编》

傅松元

吐血盈盆而出，虽由肺热咳吐，实由肝胆之火上焰，沸伤血络也。有顾永祥者，好酒纵饮，

一日邀余往诊，则吐血已十二碗，神呆自汗。余知其嗜酒，为用犀角地黄，加连、柏、血余炭、蒲黄炭、参三七末，入童便一杯和服，服下顿止。间六日复吐，来请余诊，余问今吐几何？答云："约六碗许矣。"切其脉，芤微无力，神益困不能言语。余仍治以前法，去连、柏，加党参炭、黄芪炭各三钱。间七日，又来请，余问因何而间七日？一少年云："此证为苏女巫所误，女巫嘱服仙方可愈，屡为所惑，苏若再来，我当以老拳饱之，愿先生谅而治之也。"余知现又吐七碗，因曰："可知一人之血，能有几何，今脉伏不见，即谓之脱。心主神，心主血，刻神志恍惚如昏，汗出黏手，即欲活，恐无及矣。"姑立一方，以尽余职。乃书参、芪、归、地、蒲黄、血余、地榆、小蓟、乌梅，九味皆炒炭，山漆末、陈棕灰调和服之，服下遂止，进而调理，每加阿胶，半月而痊。永祥素力大，能负米一石，病后只能负莽麦一石，力减四十斤，可见多病之人，力必弱也。

吴杏涛者，刘河镇之英俊，郭少兰医生门人也。一日邀余诊，问其病几日？云二旬，向者尚能起居，兼啖酒肉，近五六日吐血，竟不能起床。余切其脉，上部浮数，尺中紧细，身热，不头痛，咳恶痰多带血。问其下焦有寒湿证否？云癖甚多，近且有疝气。问其眠食如何？云略能睡，惟不欲食耳。为之用沙参、生地、法夏、陈皮、苏子、葛根、川楝、肉桂一方。杏涛曰："吐血而服肉桂，恐血溢更不可制。"即以李方相示。余见其用麦冬、川贝、丹皮、牛蒡、桑叶、芦根、旱莲、玄参之属。问其服过几剂？答云四剂，惟服后又吐二日矣。余曰："君病因困于酒肉，醉后受寒，致疝发身热。酒为本，寒为标，宜治其本。原病之见证，标重于本，标在下而本在上。疝气急于吐血，只得标本同治，请无疑。"服二剂，第三日邀余复诊。杏涛云："先生，肉桂有止血之理乎？"曰有。余切其脉已平，身热亦解，惟右寸关小滑，血已止，疝已退。曰："寒邪已出，惟湿食未除，宜理胃主调。"杏涛问曰："既属寒疝，何以吐血？既属湿热伤中，服李方之清理肺胃，而反吐血者何也？"余曰："湿热由酒肉而生，彼不以豁痰消滞，宣利湿热之蕴积，徒以清润助湿。君因内热而贪凉，致寒邪下犯厥阴之经，所以寒热而咳恶尤甚，致寒郁湿热，相火内动，火逆冲肺，血自来矣。今去其寒，疝自退，肝经调运，相火自熄，火不上冲，肺不受克，上焦能敷布，中焦能运输，所以吐血止而恶逆停。今寸关小滑，为上中二焦停积之痰未尽，故用苏子降气，去桂枝，加葛根、楂炭。"又二剂，食增咳止。

盐城一老者，自上海泛舟来刘，携一子，年十六，特来请教。问其姓，云徐。切其脉，两关虚细带弦，观其面色苍滞，头常俯视。问其胸中痛否？云痛。问其头何不仰？云仰则痛甚吐血。再问其父，云小儿好胜，努力举重，胸口受伤即痛，饭遂减，第四日咳吐见血，血虽不甚而痛更甚，若面仰，血遂吐，吐血已三日。余为立一方，用当归、川断、地榆、蒲黄各三钱，俱炒炭，净乳香、炮姜各八分，乌药一钱五分，沉香末二分，同参三七末八分调服，加甘蔗汁半碗，和汤药并服，二剂。后两日来复，云血止痛定。余为改用四君子加当归、续断、乳香、炮姜、乌药、川芎，仍用三七甘蔗汁和服，嘱服三剂。又曰："此伤对月不报，对年不报，方可云愈。"后一月又从申江来诊，头已昂然，脉已平顺，血痛已无，可称小愈，为立八珍汤，加杜仲、阿胶，服五剂而去。

以上出自《医案摘奇》

孔继菼

三从兄萼峰之子广爔患失血，自七月迄十二月，屡犯不痊，前后呕血约可数斗。延予往治，予适以疾不能至，又念萼峰兄止此子，恐其误治增病，以书贻之曰：广爔禀赋本弱，素有失血病，今秋一犯增剧，前后数月，失血过多，不问而知为阴阳两虚之候。夫阳虚则恶寒，阴虚则发热，一定之病情也。阳虚则宜参、术，阴虚则宜地黄，一定之治法也。不知阳虚而能受参、术，其阳犹未甚亏，尤必其血足以配气。阴虚而能任地黄，其阴亦不大竭，尤必其气足以领血。阴阳并补，病可立痊。使久病之人，尽能如此，则天下必无以虚痨死者矣。而其如不尽然，何哉？盖补气补血，虚痨之正治也。惟阳虚不宜参、术，阴虚不宜地黄，其病乃为棘手。所以然者，参、术只能补气，而虚痨之体先已发热，如炎如焚之时，复以参、术助其阳，不惟热盛烁阴，血液难支，而喘促烦满之证，顷刻并起矣，参、术可轻用乎？地黄只能补血，而其性滞泥而不灵，气虚者不能领之使流，痰多者不能宜之使动。夫天下虚痨之人，有不气虚而痰多者乎？痰涎胶结之时，复以地黄腻其膈，轻则为饱闷，重则为膜胀，而于阴虚之体卒未有益，以痰气阻碍，药力不能下达于肾，适以助痰而滞气也，此地黄之所以难用也。今医家不察此理，十有八九率以此数味为探本之治，间或不用，则訾为务末而忘本。夫止渴莫如水，泉流既竭，瓜李足以生津；疗饥莫如食，谷养不给，蛙螺亦足以延生。故富贵之膏粱与贫贱之藜藿，味至不同，其为果腹一也。必谓非膏粱不堪言养，不已疏乎？高门之狐貉与穷檐之布素，暖尤不齐，其为护体一也。必谓非狐貉不能御寒，可谓通乎？且即以病机言之，邪实于里莫如攻，而或用硝、黄而不畏其峻，或用枳、朴而犹虑其伤，其故为何？邪实于表莫如汗，而或用麻、桂而不妨其僭，或用羌、防而犹恶其辛，其意何居？所谓消息病情与为进退也。汗下皆不执一，独于补而必用其重，其亦不可解矣。予平日经此证颇多，大抵宜参、术者，断无不受地黄；宜地黄者，未必皆受参、术。至气血两亏之时，热盛痰多，则地黄、参、术皆在所禁矣。恐广爔亦在此例，姑先言之，以为用药去取之一助。此丁巳十二月二十七日书也。过岁正月二日，萼峰复以舆来，遂往视之。见其肌肉犹未甚脱，声音清亮，嗽亦不甚，惟支股仰卧，呻吟不宁。问：何故？曰：腹背腰脐下迄两股，时时窜疼，或鼓结一处。若其疼自下而上，则或嗽或呕，血必大出矣。然即不出之时，腹中窜疼总未有已，脐下亦板而硬。问：何不转侧？曰：往者可右侧，今右胁一片硬疼，不敢向下。勉强左侧，亦苦增嗽，惟仰卧差可。问：饮食与二便何如？热亦有时轻重否？曰：前者只苦寒，不患热，近来寒退热增，日夕尤甚。饮食无味，强进些少而已。大便日二三次，恒苦不快，小便甚短少也。然尤有奇者，中气窜疼，无便辄如有便，便后必嗽而吐血，或欲大便时，便未下而血已先动。予颔之，就诊其脉，左关独大，右尺独弦，上冲及关，两寸犹为平静，而皆足五至。予曰：此内风证也，失血自是正病。然血何为动，实由内风之鼓荡，内风不宁，血必不止。向来治血而不驱风，失病本矣。虽然，此时此病必不可除。乃以养血为主治，而稍稍清其虚热，庶有当乎？盖甘寒亦可以熄风也。萼峰兄曰：何以知为内风？予曰：乃脉觇之，来大去小，本属外因。左关独大，肝风动矣。右尺见弦，上冲及关，肝家之邪，下乘肾脏，复传而侮脾土，非风势猖炽不及此。夫人身之气与天地之气相通者也。内风动则与外风相召，同气相求，势本易合，而血出过多，脏腑空虚，又有余地以容之，外风有不乘隙而入者乎？外风入则内风因之愈炽，其势何所不至？故其现证也，攻于后则腰背作楚；攻于前则脐腹俱疼；攻于下则气从下溜，无便而常如有便；攻于上则气从上升，嗽血而兼以呕血。脐下为男子之气海，正气亏而外邪据之，故板硬而如块。左右本阴阳之道路，脾阴虚而肝气乘之，故坚结而苦疼。凡此诸证孰非风邪？不然，世上不少失血之人，不过发热作嗽而已，甚则恹恹待尽而已，几见有腹背腰脐忽鼓忽结，处处窜疼，而为之呻楚不宁者乎？曰：内风何自而动？外风从何而入？予曰：水亏则木不荣，血虚则肝失养。燥气生风，天人一理。至于外感之入，谁能定之？鼻有呼吸之通，口有咽喉之路，五脏留隙于俞穴，皮内开窍于元府，风固善入者也，何途不可？曰：是则然矣。然既确见为风，何以必不可除？予曰：此则病之为也。经络之风提之可从皮毛出，脏腑之风驱之可从大便去，治法惟此汗下两途，而此病皆不可用。夫夺血者无汗，夺汗者无血，经之明训也。此病半载失血，汗从何得？强发其汗，不愈耗其血乎？饮食日减，大便日频，固之不暇，何敢言下？且夫驱风之药，其性皆辛散而上窜，孟浪用之，未能及风，先动其血，血为药迫，势必大出。呕嗽未止之时，益之以大涌大吐，转眼生死不可复挽矣。此病当从长治，难言标本也。曰：长治云何？参、术、地黄亦在所禁乎？予曰：前日未见脉证，大概言之。此证已经发热，不受参、术，地黄非所禁也。遂重用白芍、龟板、阿胶之属，而少加明麻、僵蚕，微微搜剔其风，以其性降而不升，兼可利痰，姑用之。服二剂，呕嗽多出血沫，大便更多于前，兼下死血如胶漆，而右尺之弦脉则变，左关之大者稍平矣，腹中坚结之处，亦柔和不苦疼，尊峰兄以泻多为忧，予曰：药用纯阴，本易作泻，当以微阳济之，病本未易拔也。加用茯苓、建莲、山药之属，泻止，饮食进，血亦不出，大有转机矣。然以此子之性情卜之，恐此病终不易为也。

于氏之子患吐血，屡医不瘥，日渐发热，求治于予。予视其脉，浮大而数，重按全空。曰：此病发于肾经，阴亏而火旺，吐血中之最重者也，非大用地黄不可。曰：用屡矣，病卒不减。索视其方，果地黄、阿胶、芍药之属，而枳壳、陈皮、当归、丹皮居其半。予虽不欲摘人之短，又念于氏恳求甚切，不得不以实告，曰：此药无怪不效，止血而以动药参之，血不大出，斯幸矣，更冀其止，不能也。于氏骇问：何药？予曰：枳壳、陈皮，气中之动药也；当归、丹皮，血中之动药也。医之用此，必以痞闷烦热之故。不知阴亏于下，气逆于上，痞闷烦热等证，万不能免。惟有安定肾气，滋养阴血，使真阴复奠于坎宫，则浮阳自归其根蒂，岂有不窟不宅、游溢窜动之邪火，而可强抑使之下乎！且夫养血之与止血，同途而异趋者也。阴亏而无失血之证，则宜养。养血之药取其动，动而从乎阳，血乃徐生。阴亏而兼吐血之患，则宜止。止血之药取其静，静而纯乎阴，血乃不泛。兹医所用养血之方，非止血之剂也。夫血当大吐之时，真阴失守，壮火交迫，虽有十分之静药，而以一分之动药引之，即不能止其风翻浪涌之势，而况枳壳、陈皮以利其气，当归、丹皮以活其血。气行血流，而以数钱之地黄泥其机，何异扬汤止沸乎！病之瘥，职此之故，非地黄之不宜于此证也。于氏乃请方。予用生熟地黄三两，麦冬、芍药、元参各一两，阿胶、黄芩、黄柏各五钱，八味煎汁，而和三七末一钱同服，嘱之曰：此药苦以降，酸以敛，甘以润，味厚力专，养阴而兼止血之剂也。然须缓缓分服，使药力从容灌溉，则遂入遂散，不患停留作闷。夫少则易行，多则难宣，理势然也。数剂之后，血必渐止。俟全止不吐，乃半减诸药，而以云苓、山药、莲肉入其中，可以多服无碍矣。于氏遵方服之，果数剂而吐止。

邢梅菴，年近六旬，性颇嗜饮。一夕暴呕失血，顷刻盈盆，昏愦烦扰，几至不救。越日少安，而心中烦热，左手足不能复动，但苦麻木，右手足仅能移动，亦觉强劲。倩人扶坐，头面动摇不止，兼之大便干燥难出，小便短少不禁。比予见之，病已经旬，用药数日矣，大抵皆剽散治风之品，少佐清凉而已。诊毕，为立案曰：此非中风证也。据脉，左三部细而涩，右三部硬而空。夫细为气败，涩由血枯，硬而空者，革脉也，革主亡血，合而论之，总是血亏。而右边之气，犹未至如左偏亏损之甚，故右手足犹能移动，左手足遂麻木不用也。年近周甲，本阴亏之时，兼之大失血之后，安得不现此证。经曰：足得血而能步，手得血而能握。血既暴脱，筋脉失血，而平日曲蘖之余毒，复为蒸灼于其间，则短缩拘挛，废弛不仁之证，从此起矣。此所以不必中风，而形与中风者无异矣。心中烦热者，阴血已匮，孤阳内燔也。头面动摇者，筋脉无力，战动不支也。大便干燥，血亏而液与之俱亏也。小便短少，阳化而阴不能化矣。然至遗出不禁，则下部有限之阴气，已有岌岌欲脱之势。此证若止手足偏废，犹是小害。倘右手革脉不化，左手涩脉日甚，且恐阴尽阳竭，变证丛出，求为废人，亦不可得矣。当急以养阴之味，重剂多煎，频服缓饮，复其血液，寻常风燥之药，分毫不可以入口也。案出，梅菴不解，其子问：有何变证？予曰：人之一身，气血而已。气主煦之，血主濡之。今血脱欲尽，所借以不死者，气耳。夫孤阴不生，独阳不长，不易之定理也。无血以隶气，气自不能率其流行之常，结于中则为膜、为胀、为疼痛，冲于上则为塞、为噎、为喘促。偶然一身大汗，脱绝即在顷刻。既幸而不脱，而有阳无阴之脏腑，日灼日槁，能堪几日，不为干燥之枯腊乎？夫自有之气，非生痛之具也，然有血以为配，则气为冲和之气，且可化液以生阴；无血以相济，则气为亢燥之气，遂至燔胃而灼肠，如此病之心热便燥，即是后日变证之先机，何待悉言乎？曰：连日病家皆言中风，先生独禁风药，何也？予曰：云中风者，皆观其现在，忘其由来也。夫以手足偏废为风，则是《内经》风痱之说也，要必有唇缓涎出、语言謇涩等证与之并见。以头面摇动为风，则是《金匮》中络之说也，亦必有鼻眼牵掣、唇口㖞僻等证与之并见。今病全无此证，而患起于大失血之后，并见一阴气竭之脉，不急养阴生血，更用燥烈之风药，何异抱薪投火，益之燔灼乎？夫风药之耗血也，犹灯之消膏、釜之消水也。果系的切中风，犹当与血药并用，今全无丝毫之外邪，何所用其祛散？仅余一线之残阴，岂堪重以消耗？恣用风药，则小便之少者，必至点滴全无；大便之干者，必至闭结不出。而药力上窜，灼及胸膈，犹有不可明言之患，至此时，卢扁亦为束手矣。君必欲用风药，请更商之他人，吾绝不能违心立治也。其子唯唯，乃请予方，意似终不以为然，予疏方遂归。阅月问之，已患膈噎，奄奄待毙矣。顾不知其自转至此耶，抑仍用风药以促之也？噫！固矣。

有以吐血求治者，其证胸膈膜疼，喘息不利，其脉两寸壅郁，浮沉俱盛。予曰：君曾酒后与人争气乎？病似由此而得。曰：有之。顾未知病之得，果由此乎，抑积劳伤力所致耶？予曰：积劳伤力，证属不足。今现有余之脉，定是因怒致病，胸中之血正多也。经曰：阳气者，大怒则形气绝，而血菀于上，使人薄厥。又曰：因而大饮则气逆。夫饮则气逆，怒则气上，酒与怒不容相值者也。此为酒后气盛，适逢暴怒，周身之气俱奔腾而入胸膈，阴血随之进入清道，透入膈膜，其后气平而渐降；血留而不归，而胸中空旷之地，遂为浊阴填塞，乃至膜疼痞闷，喘息俱艰矣。夫在上者，因而越之。因势而利导之，正治也。此必大呕大吐，出尽败血，乃得无虞。昔华元化治某太守之病，知其当以吐血而愈，受其馈，不赴其召，遣书骂之，引使大怒，果大吐血而病瘳。此古人玄妙通神之技，非后人所宜效颦也。然血在膈上，吐之则顺，下之则逆。此证不吐，病无由尽，吐之或过，又恐触动新血，败血去而新血并出，则病益加病矣。姑用理气活血之药，使其势可徐徐出之可也。乃以枳壳、香附、郁金、当归、川芎、红花、生栀、豆豉为剂，服后渐吐渐多，胸膈渐宽。数剂之后，血不复吐，而病痊愈矣。

赵文魁

耿左，78 岁。零星吐血，遇劳即发。面色萎黄消瘦，气短声怯乏力，心悸慌乱，大便溏薄。实热吐血当清当降，因虚见红宜补宜和。静摄休养，宽胸自解。

生黄芪五钱　老山参二钱，另煎兑　冬虫夏草三钱　生甜冬术三钱　油当归三钱　杭芍三钱　旱莲草三钱　女贞子三钱　炒枣仁三钱

按：吐血之证，有虚有实。实证吐血，多过食辛辣炙煿，胃中积热，或情志不遂，气郁化火，肝火犯胃，致胃火冲激，胃络受伤，血随胃气上逆，呕吐而出。治疗当用清热泻火降逆之法。虚证多由思虑过度，劳倦内伤，脾气亏虚，统摄无权，血液外溢所致，亦可由阴亏血少，虚热内生，扰动血络引起。治疗当采用健脾益气摄血、滋阴养血和络之法。实证之吐血，病势多急暴，吐血量多而色鲜红；虚证之吐血，病势多缓慢，吐血量少而色暗淡。本案零星吐血，遇劳即发，显属虚证。面色萎黄消瘦，是血虚肌体失养。气短声怯乏力，是气虚肺脏失充。心悸慌乱，缘由气血两亏，心神不守。大便溏薄，揭示脾气亏虚，运化失职。可见本证是气血两亏，心、脾、肺俱不足。当用健脾益气、养血和络之法治之。

方用人参味甘微苦气温，补脾益肺，大补元气而养血生津，且可宁神益智。黄芪甘温入脾、肺经，为补气升阳之要药。白术甘温益脾胃之阳气，苦温燥脾胃之寒湿，助中焦运化，以补气血生化之源。冬虫夏草益肾补肺，止血化痰。当归补血和血。白芍养阴敛阴。旱莲草、女贞子补益肝肾，滋阴养血，凉血止血。炒枣仁养心阴、益肝血而宁心安神。

在服药治疗之时，还应静摄休养，保持心情舒畅，使气血不受外界扰动，以利止血。

辛左，46 岁。暴怒之后，吐血盈口，胸胁刺痛，血色瘀紫滞暗。病由情志抑郁而起，五志气火内燔，脉象弦数，皆属热象。清热育阴和血止红。速扫尘氛，宽怀自解。徒恃药石无益也。

苏子梗各二钱　前胡一钱　川贝母三钱　旋覆花二钱　紫降香一钱　白檀香一钱　片姜黄二钱　杏仁泥三钱　茅根六钱　鲜藕二两，打汁兑

按：肝喜条达而恶抑郁，情志不遂，则肝气不得疏泄而郁结于中。暴怒伤肝，肝气横逆犯胃，损伤胃络，血随肝气上冲则吐血盈口。《素问·举痛论篇》指出："怒则气逆，甚则呕血……。"肝居胁下，其经脉布胁肋，气机郁结，血脉不畅，血液瘀阻于胸胁，则胸胁刺痛不移。血色瘀紫滞暗，亦为瘀阻之象。气有余便是火，气郁日久，化火生热，五志气火内燔，则见脉象弦数，还可见心烦急躁口苦等证。

吐血证之治，《先醒斋医学广笔记·吐血》曾作精辟论述，本案之治与其仿佛，故录之以飨读者。内云："吐血三要法：宜行血不宜止血。血不行经络者，气逆上壅也，行血则血循经路，不止自止，止之则血凝，血凝则发热恶食，病自痼矣。宜补肝不宜伐肝。经曰：五脏者，藏精气而不泻也。肝为将军之官，主藏血。吐血者，肝失其职也。养阴则阴气平而血有所归，伐之则肝虚不能藏血，血愈不止矣。宜降气不宜降火。气有余即是火，气降则火降，火降则气不上升，血随气行，无溢出上窍之患矣。降火必用寒凉之剂，反伤胃气，胃气伤则脾不能统血，血愈不能归经矣。"

本案方中用苏子梗、前胡、杏仁、川贝母等降肺气之品，盖肺与胃经脉相连，肺主一身之气，肺气降则胃气亦降，气为血帅，气降则血降，气降则火亦降矣。旋覆花降胃中之逆气。白檀香利膈宽胸，行气止痛，醒脾和胃。紫降香、片姜黄活血散瘀，下气止血定痛。茅根甘寒，

清热育阴，凉血止血。鲜藕凉血止血，化瘀养阴。

除服药外，还应乐观豁达，少欲无私，怡情养性，力戒恼怒，以除发病之因，否则徒恃药石无益也。

以上出自《赵文魁医案选》

邹趾痕

吴子涵，年四十七岁。逊清光绪十八年，患吐血证。愚问其病初起情形，据言幼嗜酒又嗜食辛辣炙煿之味，初起咳，气促，有时吐唾沫微带血，服药无效，渐至每吐血一酒盅许，吐后尚无大苦。但距四五个月，必吐一次。戚友咸云："恐系酒与炙煿之故。"本人亦以为然，遂戒酒戒炙煿，而吐血仍作，延医诊治，医曰："吐血证不宜凉剂。"严守血不宜凉、得热则行之宗旨，投以温补，不效亦不觉苦，医以为用方得法，温热叠进，病遂加剧，吐血越勤，约两个月辄吐一次，吐血多如茶盅许，吐后心慌气促，食量大减，气弱形瘦。后医以十灰散止其吐，然暂止不能持久，一二月后吐大作，医又与十灰散，不效。吐越勤，未至一月吐即作，血出愈多，吐作时血壅咽喉，不能换气，濒死而后苏，苏又大吐，奄奄一息，由是畏吐，而又频发吐。另延他医，投以甘草黑姜汤，盖用干姜炮黑名曰黑姜，亦是严守血不宜凉之宗旨。用黑姜者，俗医以黑止红之意也。病人惧不敢服。吴君之戚某睹状，深以为危，欲荐趾痕而又恐后日受怨，乃商于病人，病人泣曰："病势垂危至此，皆俗医误之也。倘有圣学医，无论良与不良，与其死于俗医之手，不若死于圣学医之手。即烦贤戚代劳，恭迎趾君可也。"愚诊得脉细欲绝，时现时隐，则血虚已极见矣。息促而胸胁痞满，则瘀血充塞胸廓之故也。察其从前所服诸方，率皆温热辛燥，愚不禁叹息而言曰："此病初起极浅极轻，徒以所服诸方，皆是不知病理之医，死守血不宜凉、得热则行之邪说，误之也。孰知其害遂至于此，无法挽救，不敢出方。"遂请辞退。病人即求留步，并求明示从前方致误之由。愚曰："今观从前所服诸方，皆是倚任俗医，俗医不知吐血由何处而去，但不肯自认不知，倘有人问及于此，俗医必喉下应变，随口乱答，曰由肺出，曰由肝出，或曰由脾出，皆不是实言，不过随机应变，敷衍一时而已。而其用方，并不与口相应，只是谨守血不宜凉，一味温补，妄冀成功，不知温补之剂，少服其害不觉，多服则病日剧。今君病至不起者，皆服温补过多之故也。惟精习医圣之道者，方知吐血之真象。盖吐血之证，只有三因：一因肺热叶焦，肺叶沿边生小粒之疮，疮内出血与痰共并，咳痰则痰中带血而出，则为肺血；二因高崖跌仆，有瘀血聚于膺胸，或聚于胁下，有所劳力，触动旧积，则血从聚处吐出；三因膺胸胁肋分布之脉管破裂，脉管内流行之血，从裂缝溢出。今所吐者，即是脉管破裂溢出之血也。原夫无病之时，血行于经脉之内，经脉之形状如线而空其中，圣经名其中空者为经隧，盖谓血行于经脉隧道之内。经脉之外有薄皮包裹，隧内之血，断不溢出，惟薄皮破裂，血乃得从裂缝溢出也。且血既溢出，遂成瘀血，又必以吐出为宜，倘不吐出，变成瘀块，停塞于胸胁之间，阻碍呼吸之路道，为害更大，所以必须吐出，方可免后日瘀血结成坚癥之痛苦。然而不须医用药使之吐出，而病自能吐出者，此即人身气血，有自治之本能，推之而出也。俗医不知，以止吐为能事，遂有十灰散、甘草黑姜汤之止血诸法，彼乌知止之反以害之乎？医圣之道，凡治吐血火证，首当收敛破裂封闭脉管之裂缝，使好血不得溢出。其已溢出成瘀者，当顺其自治之本能，听其吐出，毋使留中为害。而收敛破裂之法，当生津液以滋干燥，补精汁以续脉管，盖脉管之所以破裂者，因燥极而脆折故也。俗医肆投温补，致令脉管燥脆，不可收拾，此吐血之所以益剧也。今病者，胸胁之内，存贮瘀血尚多，不令吐出，则有结瘀成块之患；听其吐出，则有壅塞咽喉、断绝呼吸之患。愚自问学拙不克胜此重任，知难而退，以让贤者，幸勿以他意疑愚也。"吴君闻言，乃大悟曰："今乃知从前所服之方，皆误我之方，然安知声名卓著之医，皆有名无实之医乎？今则病已至此，悔亦无及，无论如何，但祈赐方。幸而生必感德，纵或不幸亦戴德也。"愚于是为之开方曰：西洋参三钱，生白芍、黄芩、黄连各五钱，生地黄、丹皮、蒲黄、生龙骨各四钱，阿胶六钱，甘草二钱，水煎去渣分三次，每次以鸡子一个去白用黄，以黄入汤药内，以匙搅匀服之，与之解曰：此方大清心肺之热，大滋脉管之燥，并收敛脉管之破裂，不止吐也。因有瘀血，当从口吐出，必发大吐，虽吐有险，不可止也。愚之所以不敢言治者，职是故耳。但愿吐时险而获安，然后再商治法。二三日后，忽发大吐，吐极昏晕一小时复苏。愚曰："所不敢知者，此一关耳，今幸矣，大险既得无恙，此后虽吐，必较此次减轻，无忧危险矣。"又数日，吴君语愚曰："昨夜又大吐，吐血极多，但无壅塞咽管、断绝呼吸之苦，是以无险。"愚曰："前次吐血，所以有壅塞咽管之险者，因服止血药太多，瘀血留久，结为黏块，燥热上升有力，故其吐时，一涌而上，黏块连接壅塞，遂有断绝呼吸之险。此次之吐，因服愚方多剂，燥热减少，血不结块不接连，故无壅塞闭气之患。但因前医存积之瘀血太多，故两次所吐之瘀血仍多也。总之胸有瘀血，乃应当吐出之事，吐出之后，胸乃宽舒，从此可无危险之忧矣。安心服药缓缓调理可也。"半月后，吴君曰："昨日又吐血数口，但不多耳。"愚曰："此次所吐，当系脉管裂缝黏合未密时渗出之血，此血虽少，仍当吐出。此后脉管之裂缝密合，胸中不复出溢出之血，不再吐矣。然仍当继续服药，以善其后。"又两月后，发现心痛，间日一发，发时痛尚微，渐加大痛，剧则胸痛彻背，背痛彻胸。愚曰："此心痹也。病由忧思过度，愁怀久郁，致令心血聚于心之包络，凝而为瘀，瘀聚而为痹。痹不着心，而着于心之包络者，心不受邪，心包络代之受邪也。痹之为状，为一坚硬之核，大者如大指头，小者如小指头，着于心包络之一部，气血不能渗入，故不痛但觉心下隐隐不快。今因脉管完整，营血流通，遂有新血浸入痹处，痹核受新血之灌濡，硬核涨大，遂生痛苦，心俞在背，故心痛彻背。方用乌头一钱，白胡椒二钱，干姜、赤石脂各一两，制附片五钱，研为细末，炼蜜为丸，如梧桐子大，食后服一丸，以知为度。知者效也，不痛也。止痛后，用当归四逆汤，加红花、苏木以降瘀血。二年后，诸病悉愈。

论曰：圣经无专论吐血致病之文，当于圣经全书中各处言血之文，触类而旁通之。盖人身之血，生于入胃之水谷，水谷入胃，变化为血，行于经隧之内，环遍周身，以养其生。《灵枢·营气》曰："营气之道，纳谷为宝，谷入于胃，乃传之肺，流溢于中，布散于外，精专者行于经隧，常营无已，终而复始。"读此当知经隧即是经脉中空之隧道，血行于经隧之内，营运不息，故称经隧中之血为营气。营气何由而生？生于入胃之水谷。故曰：营气之道，纳谷为宝。盖言食谷便为生血之宝也。所生之血，藉脾气之转输，乃传之于肺脉。血之四散者，由肺脉而流溢于冲任二脉之中，由冲脉而布散于经脉之外。其血之精专者，乃入于经隧之中，营运周身，终而复始也。夫血行脉内，肺脉起于乳上之中府穴，心脉起于腋下之极泉穴，心主脉起于腋下之天池穴，是三脉皆起于膺胸胁肋之间，三脉之中，设有一脉管破裂，则营气溢出，停留于膈膜之上，胸廓之内，变为瘀血，然而膈肓之上，乃宗气之所游行，不容瘀血停留其间，故必排逐而出，此吐血之所由作也。夫排逐而出者，乃脏腑自治之机能，胸中宗气应办之职务也。俗医不知而止之，不亦谬乎？任营气之渗出而不知防，置破裂之脉管而不知续，反汲汲乎于应吐之瘀血而止之，止之而增其病，此俗医之所以瞆瞆也。《金匮要略》惊悸吐衄篇第五节曰："病人面无色，无寒热，脉沉弦者衄，脉浮弱手按之绝者下血，烦咳者必吐血。"解曰：面无色者，面白不泽，无血色也。观其面色而知其病脱血也。脱血者有三种：曰衄，曰下血，曰吐血。何以知为衄？曰面白无寒热，脉沉弦者是也。无寒热，则邪不能从表出；脉沉弦，则有从阳出阳之象，故知必衄。何以知为下血？曰面白无寒热，脉浮弱手按之绝者是也。夫面白者，脱血之色也；无寒热者，无达表之证也；脉浮弱手按之绝者，有下降之脉也，故知必下血。何以知为吐血？曰面白无寒热，烦咳者是也。夫面白无寒热者，有脱血之色，无达表之证也；烦咳者，血上犯欲吐之候也；经文不言止吐者，听其吐出也。

《圣方治验录》

范文甫

徐。苦吐血已久，未能治根。又苦咳嗽，痰黏，音将哑。吐血多时，宗气必虚，戊、己二土先为牵及，以致升降失调。而医者见出血，即动用凉血、止血之品，急于治标。殊不知血因之而停滞成瘀，瘀血愈多，则更不能除根，此后图治，温和则活，今将音嘶，不得不兼顾之。津液稍滋，急治其根本。

百合12克　姜半夏9克　小生地12克　生白芍9克　姜炭3克　五味子2.4克　淡附子3克　鸡子清1只

二诊：脉沉而芤，沉则为寒，芤则为虚，虚寒相搏，理当温和。

淡附子3克　党参9克　归身4.5克　姜炭3克　炙甘草3克　姜半夏9克

三诊：温热药能受，尚有办法可想。先从脾胃入手，以居中土，土能生金，音亦能开。

淡附子3克　党参9克　归身9克　姜炭6克　炙甘草6克　姜半夏9克　侧柏炭6克

四诊：血已止。

理中汤诸药各9克，加淡附子3克。

孔师母。吐血频频，其色鲜而红，舌质红绛，脉弦而数，胸闷气闭。血府有瘀，瘀久化热，热逼则吐血，自然之理也。

大生地30克　大熟地30克　丹皮9克　参三七9克　荆芥炭3克

二诊：服昨方，吐血见瘥。守前法。

前方再服一剂。

王康年。温病热极，迫血妄行，吐血满碗，舌红苔黄，腹满便秘。非泻其火、撤其热不可。

元明粉12克　生大黄9克　元参12克　川朴3克　炒枳壳6克　麦冬24克　鲜生地24克　小生地24克

春生兄。吐血时用凉药止血，以致吐血时作时止，脉沉而涩。血府有瘀滞也。

当归9克　生地12克　桃仁9克　红花6克　甘草3克　枳壳6克　赤芍9克　柴胡9克　川芎6克　牛膝9克

二诊：见效。

台党参9克　冬术9克　甘草6克　淡附子6克　姜炭4.5克

林立生。吐狂血盈盆，脉沉，舌淡白。气虚血脱之候，温则生，寒则死，生死自取。

西党参 24 克　　冬术 30 克　　姜炭 6 克　　炙甘草 9 克　　附子 9 克　　茯苓 9 克　　童便 2 杯

二诊：吐血已减。

厚附子 9 克　　党参 15 克　　白术 15 克　　甘草 6 克　　炮姜 6 克　　三七 3 克　　真阿胶 6 克

三诊：血止。

附子理中汤加当归 9 克。

以上出自《范文甫专辑》

魏长春

叶仲盘兄，年三十五岁。十二月七日诊。

病名：胃寒吐血。

原因：素患胸痛之病，屡服西药小苏打止痛，已成惯例。平日思虑过度，营气亏弱。今日睡至午夜，猝然腹痛头晕，呕吐淡血水，举家惶悚，急足邀诊。

证候：面色皖白，神疲肢麻，遍体厥冷，呕吐血水。

诊断：脉细微软，舌质淡白。阳气衰弱，脾不摄血，有暴脱之虞。

疗法：用附子理中汤加茯苓，温煦元阳。

处方：淡附子一钱　　西党参四钱　　炒冬术三钱　　炮姜一钱　　炙甘草一钱　　茯苓三钱

次诊：十二月八日。肢温体暖，血止，呕吐未已，头目眩晕，便溏。脉象弦软无力，舌质光白。阳气大亏，治宜补中降逆纳气。

次方：生黄芪四钱　　西党参四钱　　炒冬术三钱　　茯神四钱　　炙甘草一钱　　淮山四钱　　刀豆子四钱　　西归身二钱　　淡附子一钱　　炒白芍三钱　　制半夏三钱　　旋覆花三钱,包煎　　代赭石四钱,生打

三诊：十二月十一日。呕吐虽止，头目眩晕，卧则定，坐则作，心悸不宁。脉左细右软，舌质白。下虚上实，平日思虑过度，营液亏耗。拟仲景复脉汤加龙、牡、杞子，调营纳气。

三方：炙甘草二钱　　西党参三钱　　原麦冬三钱　　枣仁三钱　　驴皮胶三钱　　大生地四钱　　安桂一钱　　红枣八枚　　生姜一钱　　生龙骨四钱　　生牡蛎四钱　　甘杞子三钱

四诊：十二月十四日。头眩差，心悸止，耳鸣多梦，胃苏，二便通调。真元渐复，脉软舌淡。拟调养法。

四方：生黄芪四钱　　西党参三钱　　冬术三钱　　炙甘草一钱　　西归身二钱　　白芍三钱　　熟地四钱　　生枣仁三钱　　淮山四钱　　淮牛膝三钱　　驴皮胶三钱　　原麦冬四钱　　杞子三钱

效果：服此平补气血方三剂，精神渐复，病愈。

炳按：此证因多服苏打，脾胃受其消克，以致日亏，脾虚不能摄血，暴吐血水，得理中温纳，则气纳血敛。此案认证明确，用药精当，足可启导后学者也。

《慈溪魏氏验案类编初集》

沈绍九

某，男性，年四十余岁，湖南人。形体壮实，素无疾病，久客在外，突然吐血约二痰盂，浓如猪血，来寓就诊。病者面色青白，微咳，舌质略暗，苔薄黄，两脉数大，有根有力。乃阳

亢之病，当用清热化瘀法。以芦竹根、桃仁、苡仁、冬瓜子、知母、焦黄柏、甜杏仁、甘草、鲜藕、胆草、童便等药治之，治愈后旋回原籍，廿年后复来川，谓体健如昔，血证从未复发。

《沈绍九医话》

邹慎

王震东先生，阳浮吐血，二十五年八月初六日诊。

病状：咳，面赤吐血，声短，苔微黄，脉浮，命脉散大。闻诊，入促出短，息不归根。

病因：据说前夜无梦大遗后即咳吐，可知由下元虚也。

治法：治宜充下元以降浮，浮降而咳自止，下充则血化而全愈，予二加龙骨牡蛎汤，加防风、童便治之（龙骨、牡蛎、白薇、附子、白芍、甘草、大枣、生姜、防风、童便）。服法，先以二钱十灰散止血，接服此方，药入胃二十分时，觉胸中有气，直下丹田，咳吐即止，是午饭量大增，次日痊愈。

按语：脉浮为虚风，非加防风佐姜、薇清散，从阳引申，何以遏气逆而逐束阳分之寒邪；散大为阴虚不敛，非龙、牡、芍，何能降敛其气，使下焦之火归根？童便引之速下。听息入促出短，下元空虚，非附子温下，何能充元气，使血而运达周身？虚阳上浮，由于中宫空虚，非甘、枣培中，何以能运上下？合姜、附、芍，又能生新血而助化行。唐容川曰：合观全方，清散上焦，温补下焦，以温为正治，以清为反佐，真寒假热，虚阳上浮，诚为对证，洵不诬也，用之对证，加减合宜，故得一剂而愈。

《医学特见记》

刘云湖

病者：叶妇，年三十余，黄冈人，寓武昌上新河武显庙。

病因：自四月下痢赤白，时愈时发，近因服长春观药。

证候：证变吐血心悸，腹痛喜按，恶食不起，微恶风寒。此心脾血虚之证。

疗法：以建中汤加味。

处方：炒白芍、炙远志、柏子仁、饴糖各三钱，焦于术、桂圆肉各二钱，炒二芽、粉甘葛、玄胡索各一钱五分，炙甘草一钱，桂枝五分。

效果：一剂稍见痊可。

接方：炒白芍、百合、炙远志、柏子仁、浮小麦各三钱，焦于术、阿胶、粉甘葛、桂圆肉各二钱，玄胡索一钱五分，生龙骨、生牡蛎、炙甘草各一钱。

效果：诸证已愈，脉仍沉弱，拟营养阴液。

三方：北条参、百合、炙远志、柏子仁、粳米各三钱，炒白芍、阿胶、桂圆肉各二钱，于术、炒二芽、生龙牡各一钱五分，炙草一钱。

效果：三效全安。

理论：下痢赤白，时愈时发，则肠黏膜轮回中已有积垢败血可知。长春观为武昌送诊施药之处，其药物多系下等粗恶者，而其医士多庸俗无研究之可能，是以对于各证候多走马看花也。此证从四月至七月之赤白痢，中间消耗血液，不知凡几。今服长春观药，大约不外厚味破积，以伤伐其胃肠黏膜，及微细血管，致血逆而上吐也。心悸是血液来源不足，腹痛喜按，是胃肠黏膜戕伐太甚，得按而痛稍安也。微恶风寒，是气虚表阳不足，自觉其微恶风寒也。

方论：此方以炙甘草汤加减，为柔以养血之剂。窃怪前人补血，均用熟地、元参，一派甘寒，所以愈补血而愈呆滞，而吐血反不愈者，张介宾、赵养葵、薛立斋其尤者也。要之血为阴质，必得阳气以化之。所以古人当归补血汤中用黄芪一两以补气，气行则血行，气用于血也。亦有血不足以营心，则用远志、桂圆、柏子以宁心，白芍以平定血液，白术、炙草以抚脾，脾能统血，合白芍、饴糖、桂枝又为建中之剂，使血液内外条达，各安本位，庶不泛滥而吐逆也。其用二芽者，充谷气以助消化也。用甘葛者，轻扬胃气以调和消化也。玄胡索能活动胞中之血，不使其郁而为废料也。

次方加阿胶、生龙骨、生牡蛎，阿胶之质液类血，大能补血充液，龙骨、牡蛎，其性收涩，能收敛上溢之热，使之下行，而上溢之血亦随之而下行归经。张锡纯云：龙骨、牡蛎有补管补络之能，以其收敛之性，能使血液潜伏也，且人身阳之精为魂，阴之精为魄，龙为天地之元阳（徐灵胎曰：龙得天地纯阳之气以生，藏时多，见时少，其性虽动而能静，故其骨最黏涩，能收敛正气），故能安魂。牡蛎为水之真阴结成（海气结蚝山，即牡蛎山），故能安魄吐血，多者魂魄多所丧失，魂魄之丧失，由于血液之不能营养，龙骨、牡蛎固血液，亦能安魂镇魄，所以为止吐血之妙品也。三方加百合、条参保肺，粳米益胃，是本已固而兼治其标也。

病者：家旭初年三十余。

病因：六月初往鄂城买货，中途热极叵耐，遂买西瓜饮之，归即病发热咯血。

证候：头痛壮热，咳血胸闷，欲呕，大小便闭。

诊断：脉洪而数，舌苔黄，苔滑，此暑瘵证也。

疗法：与黄连泻心汤合桃仁承气汤加减。

处方：生大黄八钱，泡　桃仁　黄芩各三钱　黄连二钱　人中黄一钱五分　鲜荷梗五寸

效果：一剂得泻而吐血止，次诊脉寸关仍数，胸膈闭闷，以开胸化浊。

接方：郁金　杏仁　黄芩　连翘　泽兰各三钱　桔梗　蒌壳　全归各二钱　黄连　人中黄各一钱五分　鲜荷梗四寸

效果：一剂而安。

理论：因暑而吐血者谓之暑瘵，良由空气中热度太高，而人体之正气不能抗御，致血液起腾沸状况，以涨破血管而为吐血或咯血，此证责在暑邪，非可以其他之吐血咳血作一例观也。待暑邪退，而血管自能恢复矣，然亦有因伤暑而大吐血，或吐紫红水者，亦不可作寻常观。

此证先伤于暑，继食西瓜，冷热相逼，势同冰炭，其激搏破裂，所以有损于血管也。脉洪而数，暑热何疑。胸闷欲呕者，热在膜原也。大小便闭者，热蓄膀胱也，膀胱与血室为邻，故亦谓之热入血室也。

方论：此方以大黄为君，唐容川曰：心为君火，化生血液，是血即火之魄，火即血之魂，火升故血升，火降即血降也，知血生于火，火生于心，则知泻心即是泻火，泻火即是止血，得力大黄一味，逆折而下，兼能破瘀逐陈，使不为患也。今病者因伤暑而咳血，亦是火得势而上炎，故以大黄直折之。黄连、黄芩以清解之，其加桃仁者，以二便之闭，非桃仁以助大黄之泻不能开。其用荷梗者，暑邪中人，必伤心气，以荷梗能清心凉络也。次方加郁金、泽兰叶、连翘、蒌壳者，亦开胸化浊，暑邪自有出路也。

病者：家文钦大爹之媳孙氏，年近三十。

病因：文钦之子曾充某部连长，驻守赣南，在任物故，其恤金悉媳领受，而文钦不与，因以分居，不免心多抑郁，先已有吐血之疾矣，自是形体清瘦，时发时止，文钦诊之，断为百日火必死也。

证候：逾旬吐血益甚，咳呛痰涎，又兼泄泻频仍，入夕蒸热，消削恶食，疲惫褥床，待毙而已。

诊断：孙醒民居于邻近，不敢负责，劝延愚治，愚诊脉虽弦数，尚不劲硬，舌苔黄滑，乃谓曰：此虽吐血，然泄泻晚热，尚有暑邪潜伏，所谓暑瘵证也。

疗法：与抚正养阴兼以清暑。

处方：生山药一两　生白芍四钱　白扁豆　木瓜　生米仁　杏仁　生赭石　炙远志　飞滑石各三钱　黄连二钱　旋覆花包　炙草各一钱五分　粳米一撮

效果：一剂热退泻止，吐血亦稀，次日只吐两口，惟咳呛痰涎仍在，人事尚能起坐，其后醒民与杏仁、白芍、龟板、土炒生地、阿胶、淡菜各三钱，象贝、丹皮、桑叶各二钱，马兜铃、枇杷叶、枳壳、桔梗、丝瓜络各一钱五分，服之安适，愚亦仿醒民方而稍变之，人事复旧矣。

理论：素有抑郁，忧思伤脾，且清瘦多病，此妇人之常态也。吐血呛咳，其病显然在肺，其实血之来源，本于心液，心为血液循环，国医谓心生血，脾统血，肝藏血，暑热腾沸，使血不宁养，是生血之源已坏，统血之器溃崩，是以吐血。脾受暑侵，不独血不能统，而消化亦失其作用，所以又兼有泄泻证也。暑邪深入，肝气不宁，发为晚热，然心、肝、脾气之出入，以肺为门户，由气之热上冲于肺，故咳呛痰涎也。此证原有吐血之疾，非素无吐血者可比，要知此之吐血泄泻，因于暑而为发作性也，其治法与素无吐血者自是不同。

方论：此证上为吐血，下为泄泻，发热而又困惫，暑邪又深为潜伏，此实中有夹虚之象。内伤而兼外感之证，真是枯窘题目，故醒民君不肯着手。愚营思良久，必得一治病之要领者，使内外两便，邪正攸分，庶可挽回万一也。然其要领为何，莫于固气益脾养血补肺之生山药，故以一两为君，佐以生白芍者，以白芍能平火养阴，血液得之而宁，泄泻得之而止，再兼以白扁豆、飞滑石、黄连、杏仁消暑气，远志、炙草宁心神，木瓜、苡仁佐山药以固益脾气，则泄泻可止。旋覆花、生赭石以镇抑逆气，庶不妄窜而为吐逆，粳米抚益中宫，庶脾气复，而吐泻两除矣。

以上出自《临床实验录》

汪逢春

王先生，五月十七日。

二十余年之吐血忽然复发，盈口兼有痰血，咳嗽，胸膺时痛，舌苔白，左脉细濡，右部弦滑。亟以顺势利导，宜乎休养静摄。

鲜金斛五钱，家苏子钱五同炒　鲜枇杷叶三钱，布包　大红枣七枚　藕节炭三钱　生紫菀一钱　鲜茅根一两，去节　鲜荷叶三钱　茜草炭三钱　川贝母三钱，去心　怀牛膝三钱　橘子络钱五　丝瓜络三钱

二诊：五月二十五日。

吐血渐少，左脉细濡，右弦滑，舌苔黄厚而腻，胸膺痞闷。年逾知命，阴气自半。拟再以

顺势利导，兼顾其阴。

鲜金斛一两，家苏子钱五同打　川贝母二钱，去心　鲜枇杷叶三钱，布包　鲜荷叶三钱　大红枣七枚　藕节炭三钱　生紫菀一钱　怀牛膝三钱　生海石五钱，先煎　茜草炭三钱　鲜茅根一两，去节　丝瓜络三钱　牛蒡子一钱　橘子络钱五

《泊庐医案》

周镇

张姓，沪南陶业。肝木素旺。丙午冬，以冬令滋补，服成药高古粉及艾罗治肺药水，渐觉胃中灼热；药仍不停，且喜西酒炙煿，习为常事。丁未正月廿五日天暄，仍披重裘，饮酒，食锅面，并入浴室洗浴，遂吐血盈口而来，自服三七、藕节等，不止。延诊，脉洪数右盛，苔黄。火升气逆，痒咳咽痛，面赤胸闷。是胃蕴热毒，复感温邪。疏方黄芩、连翘、生地、犀角、黑山栀、石斛、茜草、郁金、竹茹、花粉、旋覆、代赭、芦根、十灰丸。服后气平，血大减，火犹上升，耳间轰灼，面赤足冷，尚防涌溢。

复诊：用黄芩、石斛、青蛤、百合、丹皮、黑山栀、蒲黄、玄精石、旱莲、元参、枇杷叶、芦根、十灰丸。痰血止，热从下泄，便灼溲赤，颧赤虽退，鼻灼，睛白时红，咽痒频咳，右关尺仍洪而数。

三诊：用石斛、黄芩、象川贝、冬瓜子、竹茹、沙参、知母、玉泉散、女贞、旱莲、枇杷叶。各证循减。

余迁居至北市，渠延同业江君。因其便泄，不知腑热未清，漫道清药之累，径用理中、四神、炮姜、吴萸，杂以温涩。如是者约半年，泄终不止。至戊申正月，火升灼热，舌绛光剥，喉赤如焚，大热连宵而卒，深可惜也。

梁慕华，粤籍。己亥在鲁麟洋行。其母五旬余，六月曾经吐血，止后，十月十六日复发。十八日，经别医用降气止血，不效。十九日延诊，脉细弦，舌淡白，足厥冷，少寐，素有微咳气逆。吐血势甚，每次一盅，总计盈盆矣。问其验过否？曰："未。"取出示之，沉着浓厚，殷红而带紫块。放之冷水中，沉底不散。曰："此系肝经之血。"询其有气忿否？曰："有。"因曰："证势甚重，血不养肝，有动风瘛厥之虑。"疏丹皮炭、侧柏炭、醋炒当归炭、参三七、茜草炭、玄精石、秋石、乳汁磨沉香、藕节、童便等。一剂血止，然足厥不暄，气火未降，犹防再吐。

廿一日，用大剂潜养。如牛膝炭、杞子炭、盐水煅牡蛎、生白芍、醋炒当归炭、丹皮炭、黛蛤散、旱莲草、女贞子、旋覆花、琼玉膏。服后，自因夏间血证服仙鹤草有验，复署猪精肉中煮服，脘闷不舒，气升复吐盏许，又起头痛少寐，足厥不暖。遂于十九日方中去侧柏、藕节、童便，加龟甲、龙齿、百草霜、生白芍。加十灰丸三钱，开水先服。

廿三日复诊：血止，头痛定，安寐足暖。惟心中懊恼，山根际又痛，夜间轰热，醒后肌凉汗冷，颈项尤多，探之不黏。脉象转静。筹思其故，乃阴虚而生内热也。阳气本虚，故汗不暖；虚阳未潜，山根犹痛。用煅牡蛎、龙齿骨、龟板、川贝母、滁菊、蒺藜、白归身、杭白芍、阿胶、茯神、枣仁、辰砂拌百合心、淮小麦。服后，热淡汗止；惟夜寐不酣，龈又作胀，虚阳尚未尽敛。用西洋参、大麦冬、玉竹、淮小麦、白芍、白石英、川续断、钩钩、滁菊、牡蛎、阿

胶、冬虫夏草、琼玉膏等。头晕龈胀均退，遂可离床行动。静养调理而愈。

吴善卿，每春患吐血。乙巳冬，先两日阳升头疼，喜吃辣酱。冬至隔夜，先咳后吐红约盅许，神情疲软。试血下水浮，可见热伤肺胃之络。用鲜地、竹茹、青蛤散、知母、茜草、三七、当归炭、芦根、藕节、十灰丸。冬至日寅卯之交，复觉气逆胸闷，漉漉纯红。余思辛辣伤胃，善怒肝旺。用甘露饮去熟地，加丹皮炭、玄精石、白茅根、童便。服后血止，痰中夹者亦淡。与南沙参、黄芩、石斛、知母、百合心、当归炭、丹皮炭、茅芦根，清热养阴。口旁发热疮，便带黑色，蕴热外泄矣。此证气逆是肝火，且适冬至阳升也。

孙士发，上海德元馆工作。癸亥十月，在店服务，与人争论，大怒吐血，甚且下血，人事昏沉。电招其妻陪同往乡，廿二日招诊。案云：忿怒伤肝，瘀随气上，吐血便血。夙有心痛又发，甚至晕厥。气逆不降，脉弦不敛。向有停饮。恐其中枢窒塞，厥而不醒。拟疏降郁气，通瘀涤饮。丹皮、郁金、白芍、石菖蒲、苓、泽、紫降香、茜草炭、银柴胡、金铃子、射干、木蝴蝶、赭石、伏龙肝、左金丸。另琥珀、沉香、玉枢丹、藏红花，研末，开水服。气降能言，续予调理，即愈。

以上出自《周小农医案》

翟竹亭

邑西关马连升，年三十余。患肝郁呕血证，乃木旺克土，脾土大伤。每犯一次，呕血两三碗许，或一月、二月不等，如此年余，止血凉血之剂，服过无数，皆无稍效，乃求治于余。盖此证肝木为贼，致伤脾土，脾土受伤，不能生肺金，脾为母，肺为子，木侮子困，势所必至。治法：欲救子贫，先使母富；欲补肺金，先补脾土；欲生脾土，先平肝木。然平肝木而不补肾者，又非探源之治也。方用双补和解汤，服二剂轻，再服二剂又轻，连服十剂全愈，永不再发。

双补和解汤

熟地60克　山药15克　山茱萸10克　丹皮10克　泽泻6克　云茯苓12克　当归12克　白芍15克，酒炒　柴胡15克，酒炒　青皮6克　白术12克　薏苡仁12克　芡实子12克　粉甘草6克

本城内吴姓女，年十九岁。被诬奸情事，出堂就审，女恃理直气壮，触犯县尊，恼羞变怒，横加五刑拷打，任死不屈，三堂后无二词。大冤昭雪归家，愤恨郁怒，大病在床，两胁疼如刀刺，时上冲心，口吐鲜血。每日夜四五发，每一次辄疼死，约半小时方能苏醒。诸医治法，均是止血止疼之药，服二十余剂罔效，后事已备，待死而已。又过三日，病仍旧，无奈请余诊疗。诊得肝脉沉弦有力，直冲至寸部，脾脉滑数微虚，知属郁怒伤肝，木旺土衰，脾虚生痰。此证第一疏肝调气为主，清利脾热化痰为标，用小柴胡汤重剂加减。服一帖病去三四，共服四帖，诸证十全。

小柴胡汤加减

小柴胡240克，酒炒　白芍60克，酒炒　法半夏10克，姜炒　香附12克，酒炒　郁金10克　乌梅3个　牙皂3克　水煎服。

以上出自《湖岳村叟医案》

孔伯华

赵男，六月二十日。脾湿肝热，吐红太多，阴分为之大伤，肺家之气亦弱。纳物极少，津液不复，小便短赤，吐红盈口，六脉短滑而数，舌苔中微见黄糙。亟宜清育养阴，兼维后天。

鲜石斛八钱，先煎　磁朱丸四钱，包，先煎　肥玉竹三钱　血余炭三钱　知母三钱　生珍珠母两，研，先煎　鲜地黄四钱　龙胆草三钱　黛蛤粉六钱，布包，先煎　生川牛膝三钱　地骨皮三钱　川黄柏三钱　鲜茅根一两　藕节五枚

犀黄丸六分（分两次随汤药化服），二剂。

二诊：六月二十三日。晋服前方药之后，证象较转，但阴液正气不能即复。近以冬至后阳动热生，外兼邪束，肺令又不能畅，吐红已少，胁下仍有痞痛之感，脉如前，宜尊前方变通。

生石膏六钱，先煎　蜜紫菀三钱　苦桔梗一钱　地骨皮三钱　甜葶苈子钱五分　珍珠母两，生研先煎　黛蛤粉八钱，包，先煎　鲜杷叶四钱，洗净去毛　焦麦芽三钱　焦稻芽三钱　磁朱丸四钱，布包先煎　炙款冬花三钱　生甘草一钱　甜杏仁泥三钱　苏子霜一钱　知母三钱　川黄柏三钱　合欢花一两　地黄八钱　芡实米三钱　砂仁钱五分

犀黄丸四分（研细二次冲服），二剂。

三诊：六月二十六日。前方治标较力，证势大转，惟阴虚已久，胃热未熄，肺络仍虚而多痰，吐血已止，偶于痰中尚挟有血丝，脉象亦转，不似以前之短数。再予标本兼顾之法。

石决明两，生研，先煎　生侧柏叶二钱　磁朱丸四钱，布包，先煎　合欢花一两　生牡蛎八钱，布包，先煎　炒稻芽四钱　车前子四钱，布包　生龙骨四钱，先煎　地骨皮三钱　蜜紫菀三钱　炙冬花三钱　甜杏仁三钱　珍珠母八钱，生研，先煎　砂仁米钱五分　黛蛤粉六钱，布包煎　焦六曲三钱　鲜藕一两　鲜九菖蒲根三钱　竹沥水二钱，冲服　血琥珀三分，冲　珍珠粉一分，冲　二剂。

《孔伯华医集》

章成之

方男。三年前曾吐紫血半痰盂许，胃之机能大受损伤，体力亦因此大减。嗣后吐血虽未再作，而胃病常发，每于劳累、感寒，或过食之后，胃部即感胀满，必伛其背许久乃舒。平时恶寒殊甚，虽厚其衣履亦属徒然。脉沉细，重按亦伏，兼有梦遗之疾，是脾肾皆虚。用药当从健脾益肾入手。作膏方常服，持之以恒，可望康复。

既经吐红，嗜酒非所宜也。

朝鲜参15克　怀山药30克　砂仁15克　鸡内金30克　肉豆蔻24克　潞党参60克　黄芪90克　芡实30克　广木香18克　半夏曲24克　白术60克　化橘红18克　熟地90克　五灵脂90克　台乌药30克　云苓60克　莲须30克　补骨脂45克　全当归60克　黄精60克

上药煎三次，去滓再煎极浓，加真阿胶30克，龟鹿二仙胶30克，冰糖收膏。每晨晚各服一食匙。如遇感冒、食滞时暂停服药。

洪男。吐血时发时止，下脘隐痛，且不作咳，其病在胃。

生地15克　当归9克　延胡9克　旋覆花9克，包　新绛6克　牛角䚡炭9克　仙鹤草12克　藕节12克　白芍12克

伍男。据其吐血之情态，乃胃出血。色紫量多一也；平素不能进硬固食物二也。腰部胀硬已久，疑是十二指肠溃疡。

杏仁泥30克　知母9克　粉葛根18克　全当归6克　象贝母9克　云苓9克　淡竹茹5克　玉竹9克　黑木耳12克　生侧柏叶30克，煎汤代水

方男。呕血与咯血不同，呕血其病在胃，咯血则在肺。在胃者其色多紫，或混有食物，其量可以盈盂。病者三次呕血，有较长时期之胃痛泛酸史，最近又呕血。今血虽止，而饮食入口皆吐。

象牙屑6克　血余炭9克　杏仁霜12克　煅瓦楞子24克　琥珀屑6克　柿饼霜12克　伏龙肝24克
上药共研极细末，每饭后服2克，一日三次。

以上出自《章次公医案》

第六十七章　便血

李用粹

常镇道尊陈公，久患下血，甲辰春召予调治。诊得六脉安静，右尺重按稍虚。此命门火衰不能生土，土虚荣弱，精微下陷而成便血之候。盖土为生化之母，堤防下气者。经曰：营出中焦。又曰：气因于中。中者脾胃也，为生气生血之乡，升清降浊之职。故胃盛则循经之血洒陈于外，脾强则守营之血滋养于中，皆赖少火生气耳。若元阳既亏，离虚无以生坤，坎满无以养艮，使脾胃衰残而清阳不升，转输失化而阴血不统。宜乎精华之气不能上奉，辛金反下渗庚大肠也。当用甘温之剂，培中宫之虚。升阳之品，提下陷之气。庶生长令行，而阴血归藏。方以补中益气加阿胶、醋炒荆芥，数剂而安。

保定文选张鲁彦，少年登弟，纵恣酒色，患便血四年，午晨各去一次，诸药杂投，剂多功少。延予调治，诊其脉象，两手浮洪，断为肾虚火动之候。盖血乃精化，精充而血始盛。阴随阳动，阳密而阴乃固。房劳太过则真水亏，而虚火独发；元气不足则闭藏弛，而阴不固也。遂以熟地、山萸、山药、石斛、归身、白芍、秦艽、阿胶等煎成，调棉花子灰二钱，空心温服，数帖乃愈。

以上出自《旧德堂医案》

郑重光

真州张右山兄令眷，久便血不止，以病状来郡，问治于余。询前治法，先用归、地凉血不效，继用补中益气不效，又用归脾汤，重用人参亦不效。困惫在床，求药治疗，证经三治法罔效，岂非阴结乎？经曰：阴络结则血下溢。余用桂枝、赤芍、生姜、大枣，和营而开络，人参、白术、茯苓、炮姜、甘草补脾以助其健运之常，当归、枣仁引血归肝，姑以此试之，不意竟属斯证。三次来郡取药，半月而血全止。续后咳嗽气促，乘船来君就诊，脉细紧，两尺犹甚，咳而兼喘，颈项大动，予曰："便血既久，气随血脱，肺脾肾三经皆虚，将成水肿，惟有金匮肾气汤丸并进，加人参于汤药，坚心久服，方得取效。"病者乃同道李仲易兄之姊，仲易兄医理精通，不以予言为谬，坚服百剂而愈。

殷凌霄兄令眷，体肥便血，先医皆用芩、连凉血寒中之剂，将两月而未痊。仲秋忽遍身发麻，合目更甚，因不敢合目，遂不寐者半月矣。诸医作风痰治疗。用星、夏、天麻、秦艽，病益甚。请余求治，病人畏怖，许以重酬。诊其脉虚大而濡，便血犹未止，胃弱不能食，面上时有火起，此气随血下而虚也。盖卫气行阳则寤，行阴则寐。卧则阴气行于阴，气虚行于阴，遂不能周于阳，故合目则身麻也。正合东垣补气升阳和中汤证，即用补中益气汤加苍术、黄柏、干姜、麦冬、芍药各五分，二剂病知，四剂病减，十剂血止病痊。予再往诊，病者托故他出，以避药矣。夫对证合方，其应如响，于此可冗。

以上出自《素圃医案》

周南

伯珣师，三十一岁。少年曾有便血之证，已四五年不发矣。腊月忽下血六七日，日夜十余度，两胁作痛，攻在脐下，里急即行，两腿酸痛，饮食无味，脉弦大而滑。此肝不藏血，瘀积乃下。失血之脉宜沉细，不宜滑大。元气不敛反见有余之脉，虽有瘀血，先宜平肝止血为主，若敛之不及必大补气可也。服胶艾四物汤去川芎，倍白芍，加荆芥穗灰，二剂不止，商用补中益气汤，以去血由胁下，刮痛而下，非此不治也。执意又有阻之者曰：人参不可轻用，用之无益，徒费资财。吾有妙药，不必人参，两日可愈。病者听从其言，二日之内痛不可忍，体更惫，乃悔而服人参，煎药才下，胸腹胁痛即宽，方悟非参不救也。连进五日而愈。

次年冬又伤寒，愈后腹痛如捻，坐卧不宁，而痛必于丑寅之时重按方可，气或上攻如有硬物者，然移时乃止，已经一月，食入不快。病后之病，憔悴不堪，脉弦大而动。此中气既虚，阴气上乘故也。方以官桂、茯苓、白术、甘草、干姜、吴黄，以扶阳抑阴，三剂痛止，九剂愈。

《其慎集》

顾文烜

嗜酒中气自虚，操劳过度，心脾阴伤，忿怒抑郁，肝阴亦伤，肝不藏血，脾不统血，血不归经，渗而为瘀，今留血上下皆溢，而络空瘀痹，脘背两胁少腹连及腰脊走注疼痛，右脉芤涩，左寸空豁，面部萎黄，肌肤失泽。气营并病，有虚有实，理之非易，必须静养怡悦，多方调治。若躁急心热，药难奏效。姑拟议益气养血，和营通络法。

人参　阿胶　归须　旋覆　湖藕　白芍　柏仁　橘红　新绛

大便连行，粪黑居多，仍是瘀也。满肠皆痛，遍体浮黄，少食无寐，六脉空豁。二气交虚，精神失守，怕其悠悠忽忽而脱，急急补养平调，犹恐鞭长莫及。

人参　于术　茯神　升麻醋炒　熟地　白术　炙草　枣仁　木香　阿胶

以上出自《顾西畴城南诊治》

陈念祖

诊得右脉缓大，左虚涩，便后见血，自觉有欲晕之状，纳食甚少，尾臀痛连脊骨。显见八脉空虚，已损及中下两焦。然积病有年，讵能朝夕奏效？宜守之以恒，图之于缓，庶可冀其渐复。兹拟列丸方于后，须如法守服，百日后应有功验。

大熟地八两，九蒸九晒　嫩毛鹿茸一两，切薄片，另研　鹿角霜一两五钱，另研　鹿角胶二两，盐汤化　赤茯苓三两　白茯苓三两　补骨脂四两，蒸透，炒　柏子仁四两，去油烘干　韭子三两，盐水炒　菟丝子三两，炒，研

上药十味熔成膏，炼蜜为丸如梧桐子大。每服五钱，淡盐水送下，早晚两服。

便后血气红紫，兼有积块随下，脉缓濡弱。是阳气不足之象。过饮湿胜，大便时复见溏。推斯病原是少阴肾脏失司，乏固摄之权，而阳明胃脉有开无合。惟治腑之法以通为补，与治脏用补者不同。兹以和胃通阳为治。

人参一钱五分　茅术二钱　白茯苓三钱　川朴一钱　地榆二钱，焙成炭　炮附子五分　炮姜五分　陈皮八分

嗜酒豪饮，久必积热内蕴，熏蒸不已，致扰动脏络之血。考诸《内经》：阴络伤则血外溢。今观面唇淡白无华，显系血脱虚候，肛坠不收，便常见血，治宜责之脾肾。盖脾主统摄、肾主藏纳故也，兹从足太阴少阴施治。拟列丸剂方各一，按早晚服之。

丸方：大熟地四钱　陈萸肉二钱　淮山药三钱　白茯苓三钱　阿胶二钱　芡实二钱　湖莲肉二钱　五味子八分，炒

上药八味，易钱为两，糊丸如梧桐子大。早晨淡盐水汤送下四钱。

又汤剂方：人参二钱　白术二钱，土炒　白茯神二钱　酸枣仁二钱，炒　炙黄芪一钱五分　当归身一钱　远志一钱　龙眼肉二钱　炙甘草五分　生姜一片　大枣二枚

水煎，晚间服。

以上出自《南雅堂医案》

中神琴溪

摄津大板植木屋治兵卫者，年三十，造先生请治曰："予始患疟疾，尔来二年间，通身蒸蒸烦热无已。又时觉两胁下有一块，冲于心，切痛不能禁，辄晕转自投地。更医数四，或以为风湿，或以为痫。尝闻先生芳誉，故来累先生，愿请一诊。"先生乃脉之，数而有力，按其小腹则痛，面色暗黑，而口吻为最甚。谓之曰："大便甚黑乎？"曰然。"小便其频数乎？"曰然。乃顾二三子曰："试处方焉。"门人或以为痫，或以为奔豚，若疟母。先生曰："皆不然，夫以面色如煤，口吻如蛭，大便黑色，小便频数，是其血证之谛也。若与桃仁承气汤，必治矣。"病客曰："前年尝大下血三日，而宿疾全退。春来复如此，然则先生之言当矣。为黠医所误，羁迟久矣。今救予于险绝之间者，岂他哉？"乃行前方，不日有奇效。

《生生堂治验》

程文囿

王某，木工也。向患胃痛，诸治不效。一医以草药与服，陡然便血半桶，时时晕去，闭目懒言，汗淋气怯，诊脉全无。按脉乃血派，此必血脱之故。然血脱益气，须用人参，彼木工焉能得此，辞不与治，料其旦晚必脱也。越月遇诸途，见其行动如常，心窃讶之，后因他病来视，问其前恙，如何得此。曰："先生言我病危，非参莫救，求医无益，只得日煎党参汤饮之，侥幸得活。"予曰："此亦血脱益气法也。"再诊两手，仍然无脉。思人久无脉，焉能得生，沉吟半晌，恍然悟曰：此必反关脉也，覆候之，果然。渠乃匠人，脉之如何，原不自知。予前诊时，因见其外证之危，仓促未及细究，识此告诸诊家，务须留神详察也。

《杏轩医案》

齐秉慧

曾治徐柱之女李徐氏，年三十。患大便久下鲜血，医治三载无功。起坐不宁，昏晕床褥，饮食不进，肌肉瘦，体白若枯骨。内兄为之请诊，按之六脉沉微，势在将脱，不可救也。乃勉强作剂，用干熟地一两，当归七钱，酒芍五钱，川芎三钱，黑姜炭、黑侧柏叶、黑马通各五钱，炙草一钱，令进六剂。旬日外不见信息，余意其病必死矣。否知两旬，其兄来寓曰："舍妹近日因移居，诸事匆匆，是以羁绊，特令请余来致谢先生，并求补剂。"余闻摇首曰："嘻！令妹之寿长也，李氏之福也。我之药力幸遇也，余焉得居功哉？"又与补中益气汤，兼服龟鹿地黄丸，而元气大复，明年生子。

《齐有堂医案》

许琏

钱塘张调梅先生，年四十余，下血有年。丁亥九月，在吴山太岁庙斗坛，召余诊之。神气委顿，诊其脉弦细艽迟，正仲景所云革脉也。男子则亡血失精，妇人为半产漏下。余曰："察脉审证，当主腹痛亡血。"曰："然。"余曰："此证乃木强土弱，盖肝主藏血，脾主统血。今肝木之疏泄太过，则血不内藏而下泄矣。"伊云："下血数年，一日数行，气若注下，后重难忍，逾时便又溏泄。腰尻酸疼，少腹胀急，行动气逆，坐卧必监足方快，形如伛偻。"余曰："此奇脉为病也。小腹两旁名曰少腹，乃冲脉之所循行。督脉贯于背脉，其一道络于腰尻，挟脊贯肾入胭中，而带脉又横束于腰间。夫冲脉为病，逆气里急；督脉为病，腰溶溶若坐水中。又督脉虚则脊不能挺，尻以代踵，脊以代头，诸病形状如绘。凡奇经之脉，皆隶于肝肾。"方用归、芍、川断、山药、枸杞、鹿角胶、熟地、龟板、牡蛎、寄生、小茴、木香、防风，煎送济生乌梅丸三钱，数剂血止，后重亦减。乃去木香、防风、乌梅丸，加血肉之品，以峻固奇经，或为汤，或为膏，多方图治，诸恙渐安，惟肾气从小腹上冲如奔豚状，复灸中脘、关元、石门，调理两日而愈。凡奇脉亏损，必多用血肉有情，乃克有效。《内经》云：精不足者，补之以味是也。至于灸法则尤宜三致意焉。

《清代名医医话精华》

黄凯钧

顾，三二，肠风便血，下必有声，兼见咳嗽，当宗东垣法。

茅术　防风　荆芥炭　羌活　柴胡　升麻　川连　侧柏叶炒黑

投升阳散风燥血之剂，数服后，血嗽俱减。肺与大肠相为表里，然今脉软弱，脐不快而痛，此失血过多所致。当补中气，仍佐升发。

党参　白术　黄芪　归身炭　杜仲　防风　升麻　橘皮　荆芥炭　生地炭　炙草

张，六十，大肠之气虚滞不和，腹痛便血。

生地　茅术　厚朴　橘皮　砂仁壳　白芍　黄芪　蒸于术　党参　楂肉　炙草　大枣

四服其病顿愈，此方黑地黄丸与补中益气相配成方，疗虚人便血最效。

以上出自《肘后偶钞》

王九峰

便后血，乃远血也。血色鲜红，肛脱半时乃上。已十余年，头眩神倦，脉来软数。肾水不足，肝阴少藏，脾失统司，气无摄纳，从乎中治，议归脾汤主治。

黑归脾去黄芪，加升麻。

前拟补气摄血，壮水济火，血竟归经。半载以来，未尝举发。近忽心嘈，便血数次，足征肾水不能上承于心，心火无由下降，血与热则宣流，气火不两立。停药数月，反复有因，壮水济火，补气摄血。前贤良法，原方加减。

生地　诃子　白芍　洋参　五味　麦冬　白术　续断　归身　荆芥　地榆　蜜丸

《王九峰医案》

顾金寿

王砚香，通和坊，年五十三岁。脉寸关俱弱，两尺按之沉数。便血之证，延至八年，攻补温凉，无药不试，渐至面浮肢肿，恶食，艰步，神倦懒言，气息奄奄，势颇危殆。此肺胃之气下陷于阴，不能升举。经所谓阴虚而阳凑之也。仿东垣先生升阳法。

人参一钱　炙黄芪一钱五分　荆于术一钱五分　归身一钱五分，炒黑　炙升麻三分　陈皮白七分　白芍一钱五分，炒　炙甘草五分　地榆炭三钱　槐米炭三钱　荷叶炭三钱

又：血止食进，面浮渐消，精神稍振，惟食难运化，步履仍艰，早晨溏泄，寸关脉起，两尺沉缓。此肺胃之气虽升，脾阴已亏，湿热留恋。照前方去地榆、槐米，加熟地（炒松）五钱、牛膝（炒）一钱五分薏米一两，煎汤代水。饭后开水服枳术丸三钱。

丸方：上西党参六两，人乳拌，饭上蒸晒　大有黄芪四两，水炙黑　于术三两，米泔水浸　归身三两，酒洗土炒　升麻八钱，淡蜜水炙　柴胡六钱，醋炒　北五味一钱，晒干研　太白芍二两，炒　大熟地四两，茅术一两煎汤拌炒　怀山药三两　破故纸二两，黑芝麻五钱拌炒，去麻　橘白一两　白扁豆二两，去皮　紫衣胡桃三两，黑芝麻拌炒，去麻　荷叶炭三两，淡蜜水炙　侧柏叶炭一两五钱　茯神三两　羊胫骨炭三两　宣木瓜一两，酒炒　炙甘草一两　黄精二两，蜜炒　冬令加炮姜炭五钱。

上药治末，用肥玉竹八两、合欢皮八两、薏苡米四两熬浓膏，捣丸，桐子大，每空心，姜枣汤送四钱。

门人问曰：阴虚阳陷，法用升提，前医亦有用补中益气而不效者，何也？余曰：前此用之过早，且方内人参只用数分，又未照顾阴分。薛立斋云：阴虚者未可升阳，不得已，必加入和阴之品。前医遵用古方，故服之无效。李士材云：用古方治今病，譬如折旧屋、架新梁，不施斧凿，焉能合成，旨哉斯言也。

朱鸣远，西汇。诸气膹郁，皆属于肺。肺虚则气机不利，移热于大肠，故便红证。虽见于一脉一腑，实由心脾两亏之故。喜脉象尚觉流利，可无格脱之患，惟宜缓调气血，切勿欲速，转生枝叶。

竖劈党参一两二钱　陈皮一钱二分　茯神五钱　大生地五钱，酒洗　香附一钱，醋炒　归身一钱五分，醋炒　煨木香四分　麦炒枳壳一钱　生薏米五钱

又：脾为肺母，脾虚则肺失司降之权。心为胃母，心虚则胃多升逆之火。今喉间气梗，日

缓日急，虽可免噎膈之虞，仍宜调心脾之本。

竖劈党参一两六钱　土炒于术一钱六分　陈皮一钱六分　大生地八钱，酒洗　醋炒丹参三钱　茯神三钱　甜沉香三分，磨汁　老苏梗一钱五分　百合五钱　白檀香五分

又：左寸右关脉象渐和，按之尚不能平静，此久积之根株也。喉间气梗，数日一至，前方业已对病，照法再为加减。

竖劈党参二两　陈皮二钱　白旋覆花二钱，绢包　土炒于术二钱　砂仁炒熟地六钱　茯神三钱　酸枣仁三钱，炒　白檀香五分　制半夏一钱五分　谷精草一两

又：脉象渐和，右寸细按虚数。肺气因虚而不降，偶冒风热，便有清涕，喉间气梗。虽渐次疏通，而胸膈究难宽畅，须缓图之。

竖劈党参二两二钱　陈皮二钱二分　炙黄芪一钱五分　土炒于术一钱五分　炒黄芩一钱五分　炒枳壳一钱五分　砂仁炒熟地八钱　白旋覆花二钱　茯神三钱　白檀香五分　谷精草一两

又：《内经》以鸡鸣为阴中之阳，日晡为阳中之阴。今喉间气梗于两时为甚。虽脉象渐和，非升降阴阳不能除此根株也。

竖劈党参二两四钱　陈皮二钱四分　黄芪二钱　黄芩水炒　柴胡三分，蜜炙　升麻三分，蜜炙　砂仁炒熟地一两　白旋覆花二钱　海浮石三钱　沉香汁三分　茯神三钱　土炒于术一钱五分　白檀香四分　干荷叶三钱

又：谋虑过则肝火生，忧愁思虑则心脾两火亦生。河间所谓五志之火是也。金燥火烁，不能下降，气梗喉中，状如梅核，嗳噫不舒，至碍寐食，两关复大。仿喻氏进退法。

竖劈党参二两　陈皮二钱　川石斛五钱　原生地五钱，酒洗　茯神五钱　北五味二分　黑山栀一钱五分　老苏梗汁一钱　紫厚朴汁五分　川通草四分

又：脉象渐平，右嫌稍弱。喉中气梗，宽多急少，照前方用进法，减苏梗、厚朴各二分，加党参四钱、陈皮四分、石斛二钱、生地二钱。

又：只右寸虚数无力，余渐平，照前方加北沙参五钱、麦冬肉一钱五分、百合四钱。

又：脉象颇平，右寸稍嫌无力。喉中气梗，较前噫嗳得通，而咽喉不适，尤复间日一至。照前方再用进法。

竖劈党参二两六钱　陈皮二钱六分　北沙参六钱　原生地八钱　麦冬肉三钱　北五味五分　苏叶五分，蜜炙　瓜蒌皮一钱五分　浮小麦百粒

又：喉中气梗已通，便血亦止，惟嗳气不能顺利，卧后仍有浊气上冲，鼻有微血。此胃肠已得上升，但嫌微逆，脉象渐和。再照前方加减。

竖劈党参二两八钱　陈皮二钱八分　北沙参六钱　原生地八钱　麦冬肉三钱　北五味二分　老苏梗八分　厚朴汁三分　川通草四分　旋覆花一钱　茯神五钱　百合四钱

又：肠红气梗，数十年之证，幸得俱平，脉亦渐和，惟右手稍嫌虚大，静坐则适，稍动仍有浊气上升。此阴亏阳无所恋，再用育阴纳气一法，可收全功矣。

竖劈党参三两　陈皮三钱　茯神八钱　原枝地黄二两，生熟各半，俱炒　麦冬肉三钱　北五味二分　炙龟板五钱　牛膝三钱，盐水炒　川通草四分　蜜拌干荷叶三钱

又：两关脉象稍大，余具平稳。戒酒多时，昨因病体就痊，偶尔小饮，便觉气复上梗，不能平卧。虽无大害，天气渐热，杯中物恐其助火，竟戒至秋后再开可也。

竖劈党参二两四钱　陈皮二钱四分　蒸于术一钱五分　原生地五钱　归身三钱，炒黑　茯神三钱　川石斛三钱　广木香五分　白蔻仁五分，盐水炒　老苏梗汁七分

又：脉渐有神，诸证俱愈。惟气分仍有时不调，食入胃中，间有阻隔，仍属气血不和之故，再用阴阳平调法。

竖劈党参二两六钱　陈皮二钱六分　蒸于术二钱　大熟地八钱，砂仁炒　归身二钱　炙龟板五钱　牛膝一钱五分，盐水炒　焦谷芽一钱五分　北五味二分　真桂圆肉五钱　麦冬肉三钱　十服痊愈。

丸方：白花百合八两　老苏梗三两　四制香附二两　丹参三两　白扁豆三两　薏苡仁三两　蒸于术二两　麦炒枳壳一两　苦桔梗一两　二桑叶二两　制半夏一两　橘皮三两，盐水炒　小青皮二两，醋炒　香楠木三两　广木香一两，锉　檀香一两，锉　甜沉香一两，锉　麦冬肉二两　茯苓二两　粉甘草一两，生炙各半

上药治末，先用竖劈党参八两、大熟地六两、肥玉竹八两、桂圆肉六两、蒸北五味五钱、川通草五钱，熬浓汁去滓，熔入陈阿胶三两，收膏代蜜，丸如桐子大，每空心，开水送四钱。

问：此证上有气梗，下有肠红，服药数十年，温凉攻补无备尝，今调治不足四十剂，居然就痊何也？曰：此证积年虽久，究在一脏一腑之间，因去血既多，腑病累脏，初诊时，喜脉无涩濡等象，是气血虽亏而未大伤，寐食尚不大碍，历年所服诸剂，俱杂乱无章，即间有一二用补，又不知缓调之法，且不求病原，并忘却虚则补其母之法，故药饵虽多，何异水浇鸭背。余始则认定一脏一腑，气血缓调即照顾心脾，用虚则补母之法，药既对证，尤必补而兼调，脉已渐和，尚不敢放胆进步，继则细辨阴阳，兼用升降。既舒其七情之郁，又省其五火之原，仿喻氏进退法，移步换形，随机应变，总不离气血两调，疏补兼施一法。迨至气顺血止，数十年之证，俱得就痊，然后用育阴纳气等方，令其戒酒、节劳。党参加至三两，甫得收其全功。书云：久病无实。缪仲淳云：今人十有九虚，医者百无一补，无怪病之不痊也。鄙见扶正祛邪，本是《内经》之旨，然善用补者，必由渐而进且带调法为稳即如此证。明知久病非实，若即骤进浓补安，见久虚之营卫不反，有拒格之患耶？惟不求急效，立志缓图，又复察其情形，推理脉理，或补母以求其本，或升降以调其中，或进退以观其变，幸收全功。数年不发，所谓苦心未必天终负也。然亦由病者耐心调治，专任不移，方克有剂，近见病者，才服药一二剂未能痊愈，便即换一医，医至，见前方无效，断不肯作依样葫芦，全改其法，一二次不效，则不更换生手，以致病势不减，营卫已伤，或由轻增重，或由表入里，渐入膏肓；虽有名手，难以药救，非欲速自误而何吁，相习成风，滔滔都是，岂尽医之罪哉，愿以告之明眼者。

以上出自《吴门治验录》

吴篪

安参领脉大弦数。询知常饮火酒，好啖炙煿燥热之物。此便血多由湿热风燥之邪客于肠胃，积久而为脏毒挟热之痰。即投加味槐花散，以养阴燥湿、凉血搜风。遂服十帖，甚效。更用温补升举之剂，送圣金丸乃愈。

王得源脉数弦滑，系纵饮无度，酒毒湿热结蓄大肠，阳脏多火，致肠风下血。当用脏连丸。原文云：凡肠风脏毒下血，不拘远年近日，服之皆效。

大鹰爪黄连半斤　槐米二两　枳壳一两　防风　甘草　槐角　香附　牙皂　木香各五钱

用陈仓米三合，同香附一处为末，外药共为细末，用猪大肠，约长二尺，洗净装入米，附缚定量，用水二大碗，砂锅炭火煮干，即添水慢火煮烂如泥，取起和药捣匀，丸桐子大，每空

心米饮下七八十丸，忌面、蒜、生冷、煎炙之物，一料病痊。

少司马陈直斋，便血有年，发时服滋阴凉血药无效。余诊脉迟沉细，此脾肺中气虚寒，营血失守，不能收摄，而注陷于下也，当服人参养荣汤。按：薛立斋曰：气血两虚，变现诸证，莫能名状，勿论其病，勿论其脉，但用此汤，诸证悉退。遂连服十数剂，甚效。嗣以此方为丸，服之而愈。

以上出自《临证医案笔记》

何书田

好饮伤脾，以致下血不止，已及数月，脉弦大，而腹滞后重，不易愈也。
炒川连姜米拌　炒于术　煨木香　炒枣仁　炙黑草　炮姜炭　焦茅术　陈皮　炒苡仁　椿根皮　赤茯苓

平昔嗜饮，太阴湿热下迫而为便血，久之，防成休息痢。
炒川连姜米拌　炒黄芩　炒白芍　焦建曲　白茯苓　炮姜炭　炒阿胶米粉拌　煨木香　炒苡仁　红皮枣

脾络内伤，不时下血，脉来搏大。恐其陡然腹满。
炒白术　炒阿胶　紫丹参　云茯神　远志炭　炙黑草　归身炭　秦艽肉　炒枣仁　煨木香

脾络内伤，下血累月不止，每下必先腹痛。其为气分不舒，而营阴受损显然矣。以凉营滋肝为治。
炒川连　炒阿胶　丹皮炭　煨木香　地榆炭　炒黄芩　炒白芍　苦参子四粒,龙眼肉包　新会皮　血余灰

杂食伤脾，多泻带血。根深不易愈也，以培土为主。
焦冬术　炒扁豆　焦神曲　煨木香　地榆炭　炙黑草　炒苡仁　焦楂肉　陈皮　红皮枣

杂食伤脾，劳力伤营，多便而下血，何如能发力耶？
焦白术　炒黄芩　焦神曲　大麦芽　炒苡仁　炒白芍　地骨皮　焦楂肉　煨木香　赤苓　陈皮

童年劳伤下血，渐致腹痞胀满。久必成臌。
生鳖甲　地骨皮　广木香　焦建曲　赤茯苓　炒黄芩　川郁金　陈皮　焦楂肉

脾肾两伤，下血年余不止，色鲜而多，甚至不禁，脉象细弱。营阴大亏矣，非补不效。
焦于术　炒阿胶　炒白芍　炒远志　茯苓　木香　炙黑草　归身炭　炒丹皮　炒枣仁　煅禹粮

积劳内损，曾下黑血。现在神倦不振，脉形空弦。此心、脾、肾三脏之证，诸宜节劳静养为要。

炒熟地　炒黄肉　炒于术　柏子霜　白茯苓　炙龟板　归身炭　炙黑草　炒枣仁　龙眼肉

日来下血渐止，而心火一动，血仍不摄，兼有心惕之患。此心营内耗也，法当滋养。

炒生地　归身炭　西党参　白茯神　煨木香　炙龟板　丹皮炭　丹参炭　远志炭　龙眼肉

肺移热于大肠，则患肠风，至肝气之作，营亏失养所致也。

炒川连　陈阿胶　炒丹皮　炒苡仁　炙黑草　炒黄芩　炒白芍　煨木香　白茯苓　煅禹粮

心脾内损，肠风有年，营阴日亏，神倦肛坠。以归脾法加减治之。

焦白术　炒阿胶　炒白芍　远志炭　煨木香　炙黑草　炒归身　茯神　炒枣仁　炙升麻　血余灰

以上出自《籀山草堂医案》

王孟英

秀水吴君小渔，年近七旬。平昔善饮，久患便泻带血，日夜十余次，溺不单行，广治罔效，聘余往视。脉虚以弦，用补中益气汤去归、柴，加乌梅、黄柏、白芍、茯苓，不十剂而瘳。其季郎雅轩，素有失血之患，近由穹窿山归，途次发热，兼以咳逆见血，医治两旬不应。余诊之，脉弦数而上溢，气冲则自觉血腥，喘汗睛红，面黧足冷，饥不能食，胁痛耳鸣，苔腻口干，小溲短赤，寤不成寐，痰色甚浓，乃禀赋阴亏，水不涵木，心火内炽，肺金受戕，兼感客邪，胃浊不降。甚难措手，即欲辞归，而虞君梅亭、胡君春田力乞疏方，勉图一二。爰以沙参五钱，蛤粉四钱，冬瓜子六钱，浮石、茯苓、石斛各三钱，桑皮二钱，竹茹、枇杷叶各一钱五分，丝瓜络、桃仁各一钱，芦根汤煎服。是清心肝以靖浮越之阳，肃肺胃而廓逗留之热也。一剂脉色转和，气冲亦减。余留七日返棹，已热退便行，能安眠食，惟不能慎口腹，戒忿怒，故痰嗽胁痛未能尽蠲。逾二月，余游闻川过禾，因喉痛复邀过诊，仍是心肝之火上炎，为留三日，与龚萍江茂才内外协治而瘥。但病源匪浅，情性不柔，春令深时，恐兴险浪。临别与其友人余姚岑君九鼎言之，以为左券。

《归砚录》

王开荣，偶患腹中绞痛，自服治痧诸药，而大便泻血如注。孟英诊之，左脉颇和，右关尺弦大而滑，面色油红，喘逆不寐。予苇茎汤合金铃子散加银花、侧柏叶、（山）栀、（石）斛、（黄）芩、（黄）连，二剂后，面红退，血亦止。乃裁柏叶、银花，加雪羹、枯荷秆，又两剂。始发热一夜，得大汗周身，而腹之痛胀爽然若失，即能安寐进粥。改投沙参、知母、花粉、桑叶、枇杷叶、石斛、白芍、橘络、杏仁、冬瓜子、茅根、荷秆，三剂。大解行，而脉柔安谷。

便血至三十余年，且已形瘦腰痛，嗽痰气逆，似（宜）乎温补之法矣。而嘉定沈酝书，患此濒危，求孟英以决归程之及否。比按脉：弦数。视舌：苔黄。询溺：短赤。曰：痔血也。殆误于温补矣。肯服吾药，旬日可瘳。酝书欣感，力排众论，径服其方，果不旬而愈。方用苇茎（汤）合白头翁汤加枇杷叶、旋覆花、侧柏叶、藕（节），是肃肺祛痰、清肝凉血互用也。

戊申元旦，陈秋槎参军，大便骤然下黑血数升，继即大吐鲜红之血而汗出神昏，肢冷搐搦，躁乱妄言。速孟英至，举家跪泣求命。察其脉，左手如无，右弦软，按之数。以六十八岁之年，金虑其脱，参汤煎就，将欲灌之。孟英急止勿服。曰：高年阴分久亏，肝血大去而风阳陡动。殆由忿怒兼服热药所致。其夫人云：日来频有郁怒，热药则未服也。惟冬间久服姜枣汤，且饮都中药烧酒一瓶耳！孟英曰：是矣。以西洋参、犀角、生地、银花、绿豆、栀子、元参、茯苓、羚羊（角）、茅根为剂，冲入热童溲灌之，外以烧铁淬醋，令吸其气，用龙骨、牡蛎研粉扑汗，生附子捣贴涌泉穴，引纳浮阳。

两服后，血止，左脉渐起，又加龟板、鳖甲，服三帖，神始清，各恙渐息，稍能啜粥。乃去犀、羚，加麦冬、天冬、女贞子、旱莲草投之，眠食日安，半月后，始解黑燥屎。两旬外，便溺之色始正，与滋补药调痊。仍充抚辕巡捕，矍铄如常。秋间赴任绍兴，酉（年）秋，以他疾终。

以上出自《王氏医案》

林佩琴

蒋。劳力伤阴，感温，呛咳不寐，鼻衄痰红，下利血沫，脉虚大不数。误用柴葛升散，劫液动风。法以甘酸平润调之。阿胶（烊化）、麦冬、炙草、潞参、茯神、白芍、枣仁、五味、生地、红枣，二服神安血止，即饮糜粥。原方去胶，加甜杏仁、山药，再剂而痊。此邪伤血络，用调补得愈者。

潘。伏邪内发，兼旬未解，谵聋肉脱，自利纯血，唇缩舌强，脉沉数。邪陷血分，证已濒险。急用犀角地黄汤加阿胶、元参、山栀、鲜藕、黑豆皮、竹叶心。四剂谵聋渐清，利血止，思糜粥矣。此伏邪治从血分得解者。

以上出自《类证治裁》

方南薰

西昌喻楚臣先生室人，久困于病，其证初起，寒湿足肿，迨足肿愈，而寒湿凌脾，脾虚不能健运，故下溢为便血。察其面色萎黄，唇淡舌白，鼻孔红烂，手足浮肿，胸膈不开，腹胀气疼，饱不思食，四肢倦怠，起则昏眩，不时泄泻，已成中满矣。丁酉七月，延余诊治，六脉沉迟而弱，两尺更甚，余曰：此中寒痰饮，釜底火衰，不能生土以致脾虚下血。昔贤云：血脱益气。喻氏云：阳生阴长。均此证治法也。医者即气血兼治，尚为失法，况敢用纯阴寒凉之药以败脾益泻乎？又敢用行气破气之药以酿成肿满乎？当世一见有血，便云是火，一见鼻干，便云是热，不知血生于心，固于肺，藏于肝，统于脾，纳于肾。肝不藏则血妄行；肺不固则不能蒸腾津液而鼻干，抑或清涕而红肿；脾不统则血从后阴溢出，为块为紫，而为血脱；肾不纳则血从前阴溢出，以致经信先期，或大下而为崩血。治此总以理脾扶阳为主。然证有三难，时日既久，难期速效；服药不耐，功废半途；恣食寒凉油荤，愈加痰滞积聚，信任不专，暮李朝王，反增疑惑，一一胪陈于上，未识以为然否？

丁酉秋，余于是证用六君子汤加炮姜，八日始服两剂，越十二日，用大剂桂附理中汤，原不冀其再服也，厥后服至百余剂，附子每服二两，生熟共用，竟服至六斤之多。而肿消血止，经信复通以后，调理之方犹用附子两许，共计服附子十五斤。天下有如是相信之深，而沉疴不起者乎？无有也，然而亦奇遇矣。自记

《尚友堂医案》

抱灵居士

杨秀升，咳嗽、下鲜血，心慌倦甚，解手发晕，左头冲包，脉数有力。或以补中益气汤则喘，熟军、芩、连之类则倦。予以熟地、丹皮、淮山、寸冬、牛膝、甘草二剂好，血不止，又加黄连、干姜，血止。以六味汤去泽，加玄、麦，左头冲包痛甚，恭硬有血；以大连翘饮去车、滑不应，从胸上冲，左头包痛，舌根黑；以大柴胡汤加生地、油归一剂，心慌，头冲痛，痔痛；以柴胡清肝汤加熟军一剂，作呃，便软，舌黑退；以八味逍遥散一剂好。用白术至烦躁，荆芥换薄荷一剂，咳应太阳痛，以小柴胡汤加生地、归、芍一剂，胀好；又一剂，咳连头跳痛，胸胁欠痛；以麦门冬汤不应；又以柴胡四物汤，胸紧泻紫血块，干咳气喘；以玉竹、川贝、甘、桔、陈、苓、丹皮，起床。二日食鸡，舌干又发，以小柴胡汤加归、芍、陈、麦、生地，舌干好，又三剂，血止，夜喘咳，头冲痛；以一阴煎加青铅三剂好。咳喘，食梨则快；以熟地、天麦冬、茯苓、牛膝、五味一剂，咳喘，动作皆有，惟食梨则快，溺清，阳缩；以熟地、当归、山药、寸冬、五味、牛膝、附子一剂，口中生津；又三剂，人健；又二剂，舌干；用附八分五剂，又用八味地黄汤加寸冬、牛膝一剂，脱肛，停药，外以轻粉、倍子、冰片搽之，肛收。数日后，左身热痛，又咳，食梨则快，以小柴胡汤加栀、芎、桔二剂好；咽干喜冷，以栀子清肝汤二剂好；以生熟地、天麦冬、枸杞、山药十剂好；以左归饮、大补元煎加寸冬好。数日左胁痛，以前方去枸杞、当归，加白芍三剂好。数月坠肛，痒甚，以白芍、秦艽加荆、防、枳实、地榆、丹皮、生地，六剂愈。后又足痛，不能履地，以六味地黄汤去泽泻，加枸杞，十剂全愈。

李河，吐血丝，泻血如苋汁，畏寒、四逆，盗汗，冷清痰微咳，脉涩细紧、寸沉，食少作饱。或以苦寒之剂，杂治一年矣。以升阳除湿防风汤二剂，进食，血红，又加升、柴二剂，血止，左目大眦微红；以续断止血汤加半、陈二剂，又下鲜血，目眦红散；以内补当归建中汤加丹皮、桔梗、茯神、枣仁、生姜二剂，进食，不恶寒，咳止，血来点滴而已，左目红有眵，以前方加生地、栀子、桂枝用五分二剂，鲜血又下；以补中益气汤加干姜、防风不应；以归脾汤加丹皮、肉桂三剂愈。

以上出自《李氏医案》

顾德华

华。肝脾气陷，便后下血，患经数载，近则脱肛，血下无度，小溲淋痛，寒热时作。舌光起刺，脉形芤数虚弦。情志内伤，药力断难奏效者也。所虑秋令肃降，有血从下脱之变。

柴胡三分，醋炒　丹皮一钱五分　归身炭一钱　炙川柏七分　生冬术一钱　黑山栀一钱　地榆炭三钱　赤苓三钱　细生地三钱　小青皮五分

又诊：寒热二日未作，纳谷亦增，便血未下，溲淋痛楚仍然。适交冬至，加意慎调为嘱。

生冬术一钱五分　鹿角霜一钱五分　左牡蛎一两　木瓜五分　细生地四钱　元武版五钱　川柏五分　生甘梢四分　西琥珀四分　青皮五分　丹皮一钱五分

又诊：淋痛减轻，稍有咳嗽，舌干虽润，光剥未能立苔。心肾阴虚也。

细生地五钱　焦米仁四钱　麦冬一钱五分　木通五分　川连三分　五味子五分　生甘梢五分　送服补中益气丸三钱。

《花韵楼医案》

曹存心

肠澼便血，时重时轻，或痛或否，脉形细小，饮食少。此虚也。恐增浮喘。

归脾汤，加荠菜花、荷叶、粳米。

诒按：此补脾摄血之正法也。稍加和胃之品，如广皮、砂仁辈，更为周密。

便血之前，先见盗汗，盗汗之来，由于寒热，寒热虽已，而盗汗、便血之证不除，脉小而数。气阴两虚之病也。

归脾汤去桂圆，加丹皮、山栀、地榆、桑叶。

诒按：此证营分中必有留热，宜于清营一边着意。但顾其虚，犹未周到。

阴络伤则血内溢，为日已久，阴分固伤，阳分亦弱。而身中素有之湿热，仍未清楚，恐增浮喘。

大熟地　伏龙肝　阿胶　白术　赤小豆　附子　黄芩　炙草　当归　地榆炭　乌梅肉

诒按：此金匮黄土汤加味，阴阳并治，而兼清湿热，立方颇为周到。

湿热伤营，腹臌便血，久而不愈，左脉细涩，右芤、寸大尺小。加以浮肿，气分亦虚，不但不能摄血，而且不能清化湿热。防喘。

黄土汤（草、地、术、附、胶、芩、土），加大腹皮、桑皮、五加皮、党参、槐花。

原注：原方之妙，附子扶脾之母，黄芩清肝之热，熟地滋肾之阴，白术培脾之本，阿胶凉血之热，各脏照顾，非仲景不能作也。

诒按：增入之药，亦能与病机恰当。

红白痢变为便血，当时血色尚鲜，后又转为紫黑，或带血水，而不了结。暑湿深入营中，气虚无力以化，降而不升也。

驻车丸（连、胶、姜、归），加广木香、党参、甘草、伏龙肝、荠菜花。

诒按：此证血分中有留邪，尚宜参用和血之品。

再诊：血虽渐止，气犹降而不升。

补中益气汤去陈皮，合驻车丸，加赤芍、伏龙肝。

脾虚不能化湿，焉能统血，血杂于水湿之中，下注不止。

茅术　地榆皮　槐花炭　郁金

再诊：无毒治病，不必愈半而不取也，仍服原方可耳。

原注：此茅术地榆汤。其人便血，挟水而下，已及半载，人不困惫而面黄，大约湿热有余之体。此病两帖愈半，四帖全愈。

诒按：审证的确，用药精当，有以匙勘钥之妙。

以上出自《柳选四家医案》

何平子

气陷络伤，更衣不畅，兼下血作胀，此下焦清浊不分也。拟用升清祛湿，少佐固阴法。

自注：粪细如线，必先下血而后解之甚痛，粪甚少。

生于术　升麻　槐米　薆仁　白芍药　西党参　茯苓　泽泻　血余炭　荷蒂

复：大便稍畅，肛口仍有血注，此中虚湿热伤络，仍用理脾化热法。

生术　龟板　升麻　瓦楞　麦芽　西党　槐米　茯苓　薆皮　车前

接方：西党　木香　槐米　赤神　甘草　于术　白芍　龟板　枣仁　荷蒂

气虚阴络受伤，腹痛下血，须节饮食调治。

焦于术二钱　煨木香四分　鹿角霜三钱　黑地榆一钱　泽泻钱半　炒白芍钱半　云苓二钱　血余炭五分　扁豆二钱　红枣四枚

复诊：焦白术　炒白芍　炒黑　枣仁　炒槐米　血余炭　煨木香　炒白扁豆　炒黑丹皮　炒神曲

再复：焦于术　川楝子　炮姜炭　云苓　绵蕲艾　煨木香　炒白芍　白扁豆　炒橘核　两方俱加红枣。

又丸方：焦饭滞　白扁豆　鹿角霜　云茯苓　炒白芍　焦于术　炮姜炭　川楝子　建泽泻　煨木香　炙草

以上出自《壶春丹房医案》

费伯雄

某。血藏于肝、统于脾，肝脾两亏，藏者不藏，统者不统，血难停留，大便下血。宜肝脾并培，兼以收纳。

当归　赤芍　潞党参　焦白术　茯苓　炙草　新会皮　茅术　木香　煨姜　灶心土

某。经治以来，肠红便血稍减，惟肺阴尚弱，故下血难以骤效。仍宗前法，兼养肺阴。

炒银花三钱　地榆炭三钱　五味子一粒　赤芍一钱　青皮炭一钱　荷叶一角，炒　西洋参一钱，元米炒　北沙参三钱　清阿胶三钱，蒲黄末拌炒　女贞子二钱　枸杞子三钱，炒　炙黑草五分　菟丝饼三钱　炒槐米三钱

以上出自《费伯雄医案》

李铎

黄某，年四旬，诊得两手脉见弦滑带数。据述素有咳血之患，遇烦劳动气即发，发时五心烦热，头目眩晕，胸闷气喘，眠卧不能欹左，是肝阳勃升、木火灼金之候。盖肝木为生火之源，肺金乃清肃之脏，故一经劳动，肝阳乘肺则咳血也。兹则咳血虽止，又复下血，是为肺家之病显然也。盖肺与大肠相表里，肺移热于大肠，则肠红下血，至面目萎黄脱色，眼胞带浮，又是肝所生病。书云：目病不能生荣也。种种见证，都是肝肺两经受伤，治宜平肝救肺，清燥止血，并宜节劳减性，静养心神。

黄连吴萸制　白芍　沙参　麦冬　菊花炭　侧柏炭　阿胶　地榆　石斛　甘草

又：下血已愈，诸证渐减，足征平肝清肺之验。兹诊脉细而弦数，是为阴虚之象，且屡经失血，本属伤阴，今形色衰惫，食减神倦，乃积劳内损见端，当宗先圣劳者温之、损者益之之法。但温非燥热，乃温养之称，甘淡平温之品最为合宜。

沙参　黄芪　冬术　怀山　茯苓　熟地　枸杞　沙苑　石斛　甘草　不拘剂数。

怒则伤肝，劳则伤肺。肝失职而躁，则血不藏；肺失职而躁与热，则血不宣布。

经曰：阳络伤则血上溢，阴络伤则血下渗。其人始咳血，继下血，显是肝肺受病，一临证即知，故治之即效。寿山

《医案偶存》

王燕昌

一有烟瘾人，下血四月未愈，用椿根白皮，焙黄为末二钱，冰糖一两，煎服愈。

一士人，年二十五岁，六月受风，自汗。左关沉弦，右寸尺弱，右关沉苁。告之曰：秋节前必泻血也。至七月二十日后，忽夜泻血十余次，身热，口渴，胸烦，六脉浮数。续服条参、麦冬、白芍、桃仁、乌梅、茜根、藕叶、童便、柴胡、生地、甘草、石斛等药，十余日愈。

以上出自《王氏医案》

张乃修

洪左，肛门烙热稍退，然便血仍然不止。脉象细数。的是湿热损伤营分，阴络内伤。再拟养肝滋阴壮水。

生地炭五钱　丹皮炭二钱　黄柏炭一钱五分　白芍一钱五分,酒炒　川连炭四分　地榆炭二钱　当归炭一钱五分　白皮三钱,炒黑

二诊：育阴泄热，便血递减。药既应手，当为扩充。

生地四钱,炙　丹皮炭二钱　槐花二钱,炒　白皮三钱,炙黑　清阿胶二钱　黄柏炭二钱　当归炭二钱　元武板三钱,炙,先煎　泽泻一钱五分　白芍二钱　茯神三钱

三诊：便血递减。再养血育阴，而固阴络。

清阿胶三钱　丹皮炭二钱　樗白皮一钱,炒黑　龟甲心六钱,炙　大生地四钱　地榆炭二钱　建泽泻一钱五分　白芍二钱,酒炒　槐花二钱,炒　蒲黄炭一钱　赤小豆二钱　藕节二枚

叶右，向有肠红，春末夏初，渐觉肿胀，日来肠红大发，血出稀淡，脘痞腹胀，难于饮食。脉形沉细，苔白质淡。肝为藏血之海，脾为统血之帅，今脾阳不能统摄，所以血溢下注，脾难旋运，恐肿胀月甚。

生于术一钱　炙黑草三分　砂仁五分，后入　生熟谷芽各二钱　制茅术一钱　炮姜五分　大腹皮二钱　百草霜一钱

二诊：用苍术理中，便血大减，而便泄腹痛，胸脘痞满，气分攻撑，腹膨肤肿。脉沉细，苔淡白。脾稍统摄而旋运无权，遂致肝木偏亢，气湿不能分化。前法再参以分化。

茅术一钱五分　木香五分　陈皮一钱　川朴四分　白芍一钱五分，吴萸二分同炒　连皮苓四钱　炮姜五分　炙草三分　砂仁五分　大腹皮一钱五分

三诊：便血已止，而脘腹仍然胀满，大便泄泻，小溲不畅。脾虚不能旋运，气湿不行，升降失司。再运土利湿。

大腹皮二钱　连皮苓四钱　猪苓一钱五分　生熟米仁各二钱　上广皮一钱　广木香五分　泽泻一钱五分　鸡内金一钱五分，炙　制香附二钱　生姜衣三分

四诊：运土利湿，便血未来，而脘腹满胀仍然不减，小溲不利，大便泄泻，两足厥逆，脉形沉细。肢体虚浮。阳气不能敷布，以致水湿之气，泛溢肌肤。再宣布五阳，以望转机。

熟附片五分　淡吴萸五分　泽泽二钱　薄官桂六分，后入　内金二钱，炙　公丁香三分　白茯苓四钱　猪苓二钱　台白术二钱

五诊：胀由于气，肿由于湿，肿胀稍定，仍然不退，咳嗽气逆。肺主一身气化。再疏肺下气，参以理湿。

砂仁五分　甜葶苈六分　大腹皮二钱　花槟榔一钱　青陈皮各一钱　木香五分　苏子三钱，炒　制香附二钱　连皮苓二钱　内金一钱五分，炙　姜衣三分

周左，湿热未愈，肠红又至，腹痛便血，血块紫殷。良以湿蒸热腾，血遂凝结。未便止遏，宜和营化瘀。

当归炭　粉丹皮　槐花炒　川连炭　荆芥炭　南楂炭　延胡索　赤芍炒　血余炭　泻青丸　上湘军酒炒后入

二诊：辛以燥湿，苦以湿热，并以丸药入下，使直达病所，湿热既退三舍，则凝瘀自然默化，所以腹痛渐定，便血大减。然肝为藏血之海，为神魂之舍，血去则肝虚，怒火则木动，此少寐多梦之所由来也。纳不馨旺，木气盛则土气衰也。但阴络未扃，恐血再渗漏，仍须务其所急。

生于术七分　川连炭四分　荆芥炭一钱五分　大红鸡冠花四钱，炒黑　防风炭一钱　赤白苓各二钱　茅术一钱，麻油炒黄　制香附一钱五分，炒透　黄柏炭二钱　泽泻一钱五分　猪苓一钱五分　龙齿三钱，煅　夜交藤四钱

以上出自《张聿青医案》

王旭高

某。久虚不能统血，并不能转运其气，是以便血时作，而又腹微满也。吐出之痰结硬，此为老痰，乃湿热所结，法当兼理。

四物汤去川芎，加党参、冬术、怀山药、陈皮、龟板、蛤壳、荸荠、海蜇。

渊按：不统血，不转运其气，腹微满，皆脾虚也。

《王旭高临证医案》

柳宝诒

马。便血甚于粪后，是湿热伤脾，脾不统血，而湿热之邪扰及营络。法当健脾清营。

于术　茅术　归身炭　丹皮炭　红曲炭　赤白芍各　木香　生地　阿胶地榆炒　砂仁　枳壳　干荷叶　藕煎汤代水

龚。中气窒滞，脾营虚陷，腹痛止而便血作。当疏运脾气，佐以和营。

白术炭　归身炭　生地炭　槐米炭　丹皮炭　枳实　木香　砂仁　炙鸡金　大曲炭　荷叶

沈。右脉弦细而硬，便红内热，阴气先虚，痰气内阻，脘闷神倦，病情淹缠。用养阴清营和气化痰之法。

归身炭　白芍　丹皮炭　丹参　黑山栀　茯神　枣仁　刺蒺藜　广郁金　木香　盐半夏　橘红　香橼皮　竹二青

尹。便血不止，由于肝脾不能统摄，血不归经，故从内溢。刻下风木亢甚，头晕脘绞。宜先清营熄风，滋腻补涩，均非所宜。

生地炭　赤白芍各　阿胶地榆炭研末炒　归身炭　丹皮炭　石决明　刺蒺藜　菊花　天麻　川连　广陈皮　竹二青　藕节

二诊：便血未止，而左脉未静。肝脾两弱，血不归经。仿济生法调理。

于术炭　上绵芪　生地炭　川芎炭　炒黑归身　白芍　木香　砂仁　茯神　刺蒺藜　石决明　藕节

冯。便血屡发不止。邪在营阴，营气下陷。兼作咳嗽，肺金兼感风邪。当和营清肺。

归身炭　赤芍　槐米炭　防风根炭　丹皮炭　淡黄芩　白术炭　枳壳　紫菀　苏子　旋覆花　十灰丸绢包入煎　荷叶　枇杷叶

吕。先患便红，腹中滞痛不爽，此湿热伤营之病。温之涩之，便红稍止。而湿热内踞，中气更伤，渐至脘腹胀满。刻诊脉象弦数，舌苔黄浊。法当清泄肝脾，勿容温补助邪也。

煨木香　江枳壳　淡黄芩　桔梗　赤白芍各　丹皮炭　槐米炭　归身炭　川芎　红曲炭　防风炭　焦荷叶

另：小温中丸。

杜。肠风久发不止，营中湿热不清，而脾土久虚，中气下陷。仿肠风治法，佐以培脾。

归身炭　白芍　刺蒺藜　晚蚕沙　黄芪　于术　防风炭　荆芥炭　细生地炭　枳壳　甘草　丹皮炭　地榆炭　赤小豆

章。粪前血溢，少腹滞痛，似痢而不爽。脉象细弦不数，右尺稍大。湿热注于大肠，病久气陷。宜于清营中，佐以东垣升举之意。

归身炭　赤芍酒炒　槐米炭　地榆炭　于术炭　怀山药　黄柏酒炒　黄芪　煨木香　炒枳壳　甘草　葛根煨　柴胡　赤小豆煎汤代水

许。肠漏久而不愈，脉虚数，内热色浮。营阴大伤，脾运不健。当养阴培土。

归身炭　白芍土炒　于术　煨广木香　枳壳炒　砂仁　炙鸡金　菟丝子酒炒　黄芪炙　防风炭　炙甘草　生熟神曲各　荷叶

陈。便血初起，血出如喷，名曰肠风。继则里急后重，血出如滴，又为血痢。风湿扰及营分，郁而化热，两病兼作，治亦当两法兼顾。

上绵芪　防风根炭　荆芥炭　丹皮炭　槐花炭　红曲米炭　归身炭　大生地炒　广木香　枳壳醋炒　侧柏叶炭　茜根炭　晚蚕沙　炒黑荷叶煎汤代水

李。便血如线而出，本属肠风。但大便溏垢不爽，舌苔黄浊晦厚，脘闷不纳，内热神倦。湿积之邪，留恋中焦，气机不能疏化。病情与滞痢相等，当从气分疏化，佐以和营清风。

广木香　奎砂仁　生苡仁　川朴　枳壳　茯苓　川芎炭　归身炭　川柏炭　茅术炭　防风根炭　晚蚕沙　藕煎汤代水

以上出自《柳宝诒医案》

马文植

常州，蔡右，三十五岁。心主血脉，统于脾，藏于肝。肝脾两亏，虚而生热，阴络伤而血下溢，肠红如注，腹痛便溏，谷少，欠寐头眩，干呛无痰。肺气不肃，肝热上升。拟调脾肃肺柔肝，引血归经。

淮山药二钱　北沙参三钱　当归一钱五分，土炒　炙生地三钱　白芍一钱五分　黑料豆三钱　广皮六分，盐水炒　茯神二钱　炙草四分　丹皮一钱五分，炒　丹参一钱五分　甜杏仁十粒　于术一钱五分，土炒

某。经谓结阴便血，初结一升，再结二升，三结三升。阴气内结，始因受寒，继之寒化为热，血从便出。夫心主血，脾统之，肝藏之。大肠本无血，心脾亏损，阴络被热熏蒸，乃从大肠而下。数年来不时举发，肢酸足乏，偏于右边胸胁有时作痛，肝循两胁，脾络胸中，心脾既亏，阴不敛阳，不能和气。脉濡虚，右关尺沉而带滑，有痰饮宿疾，饮乃水化，脾肾气衰，水谷之精悉成为饮矣，久之防偏枯之患。拟养心调脾，佐以育肾，多服乃佳。

当归　党参　山药　白芍　仙半夏　于术　阿胶珠　抱茯神　黑料豆　地榆炭　郁金

二诊：进养心脾之剂，尚属平平。脉象沉细，惟右尺洪而带滑，阴伤湿热蕴于下焦，血得热则动，肠红时见，魄门痒热，心胸亦热。血分远近：近出肠胃，远出肺肝而来。肺与大肠相表里，气不摄阴，肝不能藏，故出血如注。仍从前法进步主之。

白芍炒　当归　于术　党参　茯苓　合欢皮　阿胶　黄柏　陈皮　炙草　丹皮　女贞子　旱

莲草　荷叶　红枣

以上出自《马培之医案》

余听鸿

　　常熟旱北门李姓妇，始以泄泻鲜红血，顾姓医进以白头翁汤，服后洞泻不止，纯血无度。邀余诊之，脉沉欲绝，冷汗淋漓，舌灰润，色如烟煤，肢冷畏热，欲饮不能饮，言语或蒙或清。余曰：下痢纯血，议白头翁汤，亦未尝不是。然厥阴下痢纯血，身必发热。太阴湿聚下痢纯血，身必发寒。太阴为至阴湿土，非温燥不宜，兼之淡以渗湿为是，拟胃苓汤加楂炭、炒黑干姜。一剂，尚未回阳，而神识稍清。再进白术二钱，猪苓二钱，赤苓二钱，炒薏仁四钱，楂炭三钱，泽泻二钱，桂枝一钱，炮姜五分，藿香一钱，蔻仁五分，荷叶蒂三枚，姜、枣。服之泄泻已止，痢血已停，渐渐肢温汗收，神识亦清。后将原方更改服二三剂而愈。此证本不甚重，此方亦不甚奇，若拘于方书，误用寒凉，难免呃逆、虚痞、呕哕、汗冷、肢逆，恶候丛生，往往不救。甚矣，辨证之难也。

　　壬午七月，余至琴川，吾友沈芝卿劝余施诊。八月间，温热大行，病诊甚多，每日应接不暇。至腊月初五，因年事催迫，欲回孟河度岁。是晚与芝卿同饮于醋库桥。芝卿曰：吾腿上起红斑已有两日，并无所苦。余视之，两股、两胫及手腕等处起红斑如豆、如粟，视肌肤稍高，色微紫而不鲜泽，有时作痒。谅由冬天温暖，风热所致，当时开一辛凉解肌之方。初六早解缆启行，过扬库之西塘市，河冰，泊舟五日冻解，一路耽搁，至十九日到常州。接到吾友胡少田之信，云芝卿病重。余半载未归，归心如箭。至二十日，又接到少田信，云芝卿病危，即速回琴。斯时雪深冰坚，余即寄装于怡芬泰茶行，负絮被一条，趁航至锡山，连夜过航至琴川，到已十二月廿三日午后矣。一见芝卿，形容十分狼狈，囚首丧面，色亦黧黑，发根上逆，大便血利滑泻，手足拘束，如同桎梏，身上红斑，皆聚成块，大骨骺处及肩胛、尺泽、足膝、环跳、足胫等处，俱结红色一块，坐不能卧。余亦为酸鼻，即细问其病之始末。病家曰：初六日身起红斑，亦无所苦。至十一日，即胸中痞闷而呕，且有寒热。延裴姓医，进以高良姜、两头尖、吴萸、红豆蔻、官桂、香附、干姜等味，两剂后觉胸中更阻，大便秘结。至十五日，大便后猝然下血甚多。自此每日下血下利，斑疹渐收，聚于骨骺，而手足拘曲，寒热亦止，至今七八天，日夜下利无度。余诊其脉细而弦紧，舌苔白滑而润。余细思之，斑由冬温而来，热阻胸中，肺气不宣，则气逆而呕。被裴姓医辛热大剂，劫动血络，阴络受伤，血从下溢。大便血后，血不能养筋，则筋拘束不伸。正气下陷，则斑疹随之而收束，聚于骨空节骺之处而成片。检近日所服之方，皆槐花、地榆、山楂、银花、枳壳之类。余思此证，乃失表证也，若以人参败毒散服之，逆流挽舟，冀其斑透而痢止。服人参败毒散后，果能得汗，斑疹结聚，散布满体，痢仍不止。再服依然。虽属知己，余亦难自专主，即邀王简修诊之，用当归赤小豆散加槐花、地榆之类。又邀沈心田诊之，进以阿胶、地黄之类。皆在阴分一边，方俱难以惬意。余再诊其脉，仍如前，舌白不化，下利清谷，血脱则气亦脱，血脱先固气，当服温补，似乎合符，故王、沈二君之方，俱未敢服。彻夜思维，服温补又恐有碍红斑，然阴斑虚疹，亦不忌温热，况事已如此，完谷不化，汤药入腹，即滑而出，断无再服阴药之理，当舍表救里为是。先进以四君子汤，加木瓜、萸肉等消息之，调以赤石脂、米汁。服后即滑脱而下，亦无所苦，惟面红目红，夜不能寐，舌滑口和，俱少阴之见证。他医皆云下血太多，阴不敛阳，不如清热养阴。余专主此事，总不能听各医眩惑，若不升阳固气，利断难止。余进以重剂附子理中汤。党参五钱，白术三钱，干姜一钱，附子一钱，炙草一钱，红枣五枚。煎汁服之，虽无所苦，而舌转干黄，渴而不能饮。各人皆谓药不对证。余曰：治病当有药主，其权在我。若再服寒凉，岂有生理。再服原方一剂，舌苔又转焦黑，扪之如炭，脉仍沉迟不浮，面红目赤，夜仍不寐。余心焦灼，即着人请支塘邵聿修先生。时正天寒雪厚，邵先生不能来城。廿六日，年事匆匆，再服理中汤一剂。黑苔皆剥，舌变干绛色，胃气稍苏，利亦稍稀。余曰：阳分已回，稍顾其阴，原方加入生地、阿胶。服后利又甚，舌转薄白。余曰：阴药不能进，阳回而无依，如之奈何。二十八九日，又加呃逆，仍服附子理中，加以丁香、代赭，去阴药不用，而利稍减。访得东乡丁姓医，颇有名望，遣人请之。是日已大除夕矣，余思元旦无市，即开单买药十余种，参、术、附、桂、苓、草之类，配而与服。服三剂，至正月初二，利已止。丁姓医到，看前诊诸君之方，无一不错，惟用山栀、连翘、桑叶、杏仁、蝉衣、芦根之属，谓此证极轻，服两剂，再邀复诊可也。病家亲戚辈，见此证面红目赤，舌绛而干，凉药最宜，心中反咎余用温热之药，口虽不言，而色见于面。余曰：既请丁君到此，不服其药，心必不甘，况丁君之言，津津有味，姑且煎好，服少些试之。先服一杯，便觉寒战，舌转白润，作哕不休，利下又甚。余即进以理中汤，哕止。病家仍不信余，再服丁药半杯，舌仍转润薄白，而呕又至。余曰：虚阳上戴，假热无疑。至初三夜，邵聿修先生到，诊之曰：舌干而绛，下血极多，血脱则气亦脱，若专服阳药，阴液何存，阳无所依，阴躁即见，岂能久持。斟酌一方，用归脾汤合黄土汤去黄芩，阴药少而阳药多，可保无妨。余亦以为然。邵先生即时返棹。照方煎服，病人云：觉背脊中寒凉。而药仍从大便流出。余曰：聿修先生为常昭两邑医生之冠，无出其右者，投剂无效，真束手无策。然既能纳温补，只能仍归温补，即进以鹿角、杜仲、枸杞、附、桂、党参、冬术、炙草、干姜、巴戟、红枣大剂。服三剂，利止，面红目赤仍不退，夜仍不寐。至初六卯刻，猝然冷汗如浴，呃逆频频，连续不止，已见欲脱之象。余曰：难矣。按脉仍沉而不浮，汗出如冰，此时亦无可奈何。余即以附子三钱，别直参一两二钱，煎浓汁，作三次服，巳刻服一次，不觉胀热，申刻服二次，汗稍收，呃亦减，亥刻服三次，尽剂。又另煎潞党参四两，终日饮之，至尽剂，汗收呃止，而能安寐，面目红色已退，从此转机。后嗳气不休，是胃中新谷之气，与病之旧气相争，服仲景旋覆代赭汤十余剂而平。此证舌干而黑，目赤面红，且兼血利，能专主温补，一日夜服别直参一两二钱，党参四两，附子三钱者，幸病家能信余而不疑，而余亦能立定主见而不移，若一或游移，进以寒凉养阴之品，不死何待。虽雪深三尺，日夜踌躇，衣不解带者半月，亦劳而无功。此治病之所以当胸有成竹也。

吾友邹培之，便血三年，脾土极虚，面浮足肿，色黄，胃气索然，精神极疲。稍服清剂则泻，稍服补剂则胀，稍服清利则口燥舌干，用药难于措手。丁雨亭先生曰：每日用黄土一斤，清河水五六碗，煎沸澄清，候冷去黄土，将此水煎茶煮粥。依法试行一月，脾土稍旺，饮食稍增，便血亦减。再服二三月，诸恙大减，浮肿俱退。后服健脾养血化湿等剂数十剂而愈。余问曰：黄土一味，此方出于何书。丁雨亭先生曰：仲景黄土汤治便血，重用黄土为君药。土生万物，脾土一败，诸药不能克化，取黄土色黄而味淡甘，味甘入脾，色黄入脾，味淡渗湿，湿去则脾健，脾健则清升，此乃补脾于无形之中，勿以平淡而忽之，盖平淡中自有神奇耳。

以上出自《余听鸿医案》

沈祖复

　　张汉槎便血数年，面色无华，形神憔悴，诸医用侧柏、槐花等不效，乞先生诊之。脉细弱无神，先生曰：此血液太亏，气亦因之而伤，肝脾无统摄之权，目眩心跳，足肿不寐，诸恙蜂起。先拟益气养血、培土敛肝法：潞党参（元米炒）三钱，白芍七钱，乌梅一钱，炒大生地四钱，土炒白术二钱，炒枣仁三钱，龙眼肉三个，稽豆衣（盐水炒）三钱，醋炒木香八分，藕节七个，伏龙肝一两，煎汤代水，十灰丸二钱，淡盐汤下。再诊：足跗浮肿已退，便血亦减，迩日脾胃稍钝，且有湿浊，然不能过于香燥养血，只可稍让一步，再拟益气养营、健脾运中法：炒细生地四钱，生于术二钱，醋炒白芍五钱，旱莲草三钱，黑山栀三钱，炒枣仁三钱，五味子四分，醋炒木香七分，陈皮钱半，黑木耳二钱，苦参子十粒，荷叶一角，归脾丸二钱。三诊：便血已止，而大便艰难，肠液枯槁。譬如得水可以行舟，舟无水而不能行也，拟养血润燥：细生地（木香三分同炒去之）四钱，火麻仁三钱，鲜苁蓉五钱，白芍五钱，生于术二钱，淮山药三钱，柏子仁三钱，元参（盐水炒）二钱，煅磁石五钱，炒秫米三钱，炙乌梅四分，柿霜五分，数服而愈。

《医验随笔》

方耕霞

　　杜。肠风病屡经攻伐，元气大伤，病魔不去，气陷神倦，两脉无力，舌质无华。脾肾两虚，气注肾关，撑胀奔泄，拟温中固下。但脾肾下陷，则血自归经。

　　党参　骨脂　白芍　肉果　归炭　冬术　阿胶　木香　升麻　黄芩炭　血余炭　灯心土　陈棕炭

　　再诊：温固中下，攻注之气得减，而陷下之血水不能尽止。诚以气陷已久，非数剂所能见功，再拟分余并进。

　　骨脂　诃子　潞党　归炭　阿胶　白芍　棕炭　肉果　五味　于炭　黄芪　升麻　木香　红枣

　　另禹馀粮、赤石脂、干姜、龙骨、枣，为丸，每晨盐花汤服三钱。

　　宋。肝火犯脾，脾不统血而便血，拟凉肝益脾程法。
　　阿胶　地榆　防风　麻仁　山栀　川芎　白芍　冬术　桃仁　升麻　茅根炭

　　陆。脾病为便溏，肝病为便血，胃病为呕吐酸涎，牙龈肿痛。且今春有类中之象，诸证纷集，皆由脾脏阳虚，不能统摄四维耳。夫脾为阴土，清阳由地而升；胃为阳土，浊阴亦由地而降。苟脾胃有权，则升降自有常经，何至肝不藏血，胃不降逆乎。法当先治其脾，庶无因此失彼之弊。

　　六君子汤去甘草，加旋覆、代赭、半夏、干姜、山栀、吴萸、砂仁、龙眼肉。

　　卫。先便后血，此远血也。夏秋病发，湿热居多。今病久脾气伤矣。
　　炙芪　白术　升麻　白芍　柏炭　藕节　生地　甘草　归身　槐米　泽泻　樗根皮

二诊：便血虽止，脉弦未退，不可恃也。再与升阳敛阴法。

前方去樗皮、炙草、黄柏，加阿胶、苦参。

三诊：脉弦渐退，脾气醒矣。拟养阴益气以善后。

前方去槐米、藕节，加木香、红枣。

沈。心脾阴虚，血燥生风，风荡其血，脾失其统，致肠燥便血，神烦少安。病关脏气受伤，未能速愈，目前且先治血。

蛤粉炒阿胶　黄柏　归身　元参　麻仁　秦艽　灯心土　大生地　荆芥　白芍　黄芩　知母　柏子仁　荷叶

再诊：养阴熄风、润肠凉血已合。且仍其议，俟便血止后再商。

前方去知母、元参、柏子仁，加川贝、鲜首乌、沙参。

以上出自《倚云轩医话医案集》

张锡纯

天津袁某某，年三十二岁，得大便下血证。

病因：先因劳心过度，心中时觉发热，继又因朋友宴会，饮酒过度遂得斯证。

证候：自孟夏下血，历六月不止，每日六七次，腹中觉疼即须入厕，心中时或发热，懒于饮食。其脉浮而不实有似芤脉，而不若芤脉之硬，两尺沉分尤虚，至数微数。

诊断：此证临便时腹疼者，肠中有溃烂处也。心中时或发热者，阴虚之热上浮也。其脉近芤者，失血过多也。其两尺尤虚者，下血久而阴亏，更兼下焦气化不固摄也。此宜用化腐生肌之药治其肠中溃烂，滋阴固气之药固其下焦气化，则大便下血可愈矣。

处方：生怀山药两半　熟地黄一两　龙眼肉一两　净萸肉六钱　樗白皮五钱　金银花四钱　赤石脂四钱，研细　甘草二钱　鸦胆子仁八十粒，成实者　生硫黄八分，细末

药共十味，将前八味煎汤，送服鸦胆子、硫黄各一半，至煎渣再服时，仍送服其余一半，至于硫黄生用之理，详于敦复汤下。

方解：方中鸦胆子、硫黄并用者，因鸦胆子善治下血，而此证之脉两尺过弱，又恐单用之失于寒凉，故少加硫黄辅之，况其肠中脂膜，因下血日久易至腐败酿毒，二药之性皆善消除毒菌也。又其腹疼下血，已历半载不愈，有似阿米巴赤痢，硫黄实又为治阿米巴赤痢之要药也。

复诊：前药连服三剂，下血已愈，心中亦不发热，脉不若从前之浮，至数如常。而其大便犹一日溏泻四五次，此宜投以健胃固肠之剂。

处方：炙箭芪三钱　炒白术三钱　生怀山药一两　龙眼肉一两　生麦芽三钱　建神曲三钱　大云苓片二钱

共煎汤一大盅温服。

效果：将药连服五剂，大便已不溏泻，日下一次，遂停服汤药。俾用生怀山药细末煮作粥，调以白糖，当点心服之以善其后。

崔童，年十三岁，得大便下血证。

病因：仲夏天热，赛球竞走，劳力过度，又兼受热，遂患大便下血。

证候：每日大便，必然下血，便时腹中作疼，或轻或剧，若疼剧时，则血之下者必多，已年余矣。饮食减少，身体羸弱，面目黄白无血色，脉搏六至，左部弦而微硬，右部濡而无力。

诊断：此证当因脾虚不能统血，是以其血下陷至其腹，所以作疼，其肠中必有损伤溃烂处也。当用药健补其脾胃，兼调养其肠中溃烂。

处方：生怀山药一两　龙眼肉一两　金银花四钱　甘草三钱　广三七二钱半，轧细末　鸦胆子八十粒，去皮拣其仁之成实者

共药六味，将前四味煎汤，送服三七、鸦胆子各一半，至煎渣再服时，仍送服其余一半。

效果：将药如法服两次，下血病即除根矣。

高某某，年三十六岁，得大便下血证。

病因：冷时出外办事，寝于寒凉屋中，床衾又甚寒凉遂得斯证。

证候：每日下血数次，或全是血，或兼有大便，或多或少，其下时多在夜间，每觉腹中作疼，即须入厕，夜间恒苦不寐。其脉迟而艽，两尺尤不堪重按。病已二年余，服温补下元药则稍轻，然终不能除根，久之，则身体渐觉羸弱。

诊断：此下焦虚寒太甚，其气化不能固摄而血下陷也。视其从前所服诸方，皆系草木之品，其质轻浮，温暖之力究难下达，当以矿质之品温暖兼收涩者投之。

处方：生硫黄半斤，色纯黄者　赤石脂半斤，纯系粉末者

将二味共轧细过罗，先空心服七八分，日服两次，品验渐渐加多，以服后移时微觉腹中温暖为度。

效果：后服至每次二钱，腹中始觉温暖，血下亦渐少。服至旬余，身体渐壮，夜睡安然，可无入厕。服至月余，则病根拔除矣。

方解：按硫黄之性，温暖下达，诚为温补下焦第一良药，而生用之尤佳，惟其性能润大便（《本草》谓其能使大便润、小便长，西医以之为轻泻药），于大便滑泻者不宜，故辅以赤石脂之黏腻收涩，自有益而无弊矣。

以上出自《医学衷中参西录》

陈莲舫

庄。湿入血分，形黄发痞，便血如水。治以分泄。

赤小豆　连翘心　制川朴　大腹皮　焦米仁　鲜佛手　绵茵陈　川郁金　焦建曲　连皮苓　广陈皮　干佩兰

宋。便血，积伤有年，忽思调理，一药则百病丛出，欲思调药，不易治矣，惜之。

生白术　鸡内金　川楝子　生白芍　侧柏叶　新会皮　地骨皮　地榆　建曲　金石斛　银柴胡　五谷虫　榧子肉

周。肠风注血有年，阳明之血，直从大肠而出。尿血无度，渐至形黄神倦，头蒙，脘嘈，脉见细弦。属虚多邪少，治以和固。

生黄芪　血余炭　小蓟炭　蚕茧炭　蒲黄炭　细生地　朱茯神　煅龙骨　炒白芍　新会皮

生牡蛎　凤凰衣　荷蒂　红枣

以上出自《莲舫秘旨》

何长治

左。疟减，便血，胸闷胃呆，均犹未已。此湿热为病也。

生白术二钱　炒米仁三钱　赤苓三钱　泽泻钱半　猪苓三钱　神曲三钱　槐花三钱　青蒿钱半　枳壳钱半　缩砂仁四分,冲

左。劳倦，腰痛便血，咳血，脉细涩。肝脾两伤，病非轻浅。

生黄芪二钱　首乌三钱　怀牛膝三钱　炒扁豆三钱　干百合三钱　橘红八分　原生地三钱　秦艽钱半　生白芍钱半　款冬花钱半　生草四分　枇杷叶二片,去毛

左。下血后，渴减溺赤，又复鼻红骨热，脉数。关力伤气屏所致。

生黄芪钱半　川黄柏钱半　炒归尾二钱　泽泻钱半　炒青皮钱半　甘草梢六分　焦冬术二钱　肥知母钱半　焦白芍钱半　赤苓三钱　地榆炭三钱　细桑枝五钱　藕节四枚

左。初起吐血咳呛，近虽不发，而腹胀下血常作，脉细数不调。肝络久伤，须节力。

生黄芪钱半　炒归身二钱　焦白芍钱半　炒黄芩钱半　茯苓三钱　炒青皮钱半　焦冬术二钱　广木香五分　炮黑姜四分　生甘草四分　荆芥炭钱半　砂仁壳六分　酒炒枸橘李一枚,打

左。痢后转为清血，脱肛。难于调复。

炒葛根钱半　炒荆芥钱半　炒槐米钱半　赤苓三钱　乌梅一个　山楂肉钱半　麦芽二钱　炒车前二钱　侧柏叶钱半

左。下血又发，鼻血，脉数，骨热。当从肝脾和理。

焦冬术二钱　炒枳壳钱半　茯苓三钱　秦艽钱半　山楂炭三钱　生甘草四分　炒归尾钱半　广木香五分　炒黄芩钱半　生白芍钱半　炮黑姜四分　炒青皮钱半　细桑枝五钱　藕节四枚

左。咳呛气逆得平，下血未已，脉细软无神。踵前法补养。静息，免致重发。

潞党参二钱　焦冬术二钱　炒枳壳钱半　枸杞子三钱　款冬花钱半　炮黑姜四分　广木香五分　炙甘草四分　陈皮八分　煅牡蛎三钱　云茯苓三钱　炒苏子钱半　白蔻壳八分　炒艾绒八分

左。温肝脾，以理下血。脉濡。

焦冬术二钱　炮姜炭四分　焦白芍钱半　补骨脂三钱　广陈皮八分　炙草四分　炒归尾钱半　炒枣仁三钱　槐花炭三钱　茯苓三钱　广木香五分　炒小茴香五分　砂仁壳六分

左。鼻血、下血后，腹痛时作，嘈杂，脉细数。肝脾交困，调复非易也。宜少食。

生黄芪二钱　炒归尾二钱　焦白芍钱半　炒怀膝三钱　山楂炭三钱　炒青皮钱半　焦冬术二钱　广

木香五分　　茯苓三钱　　炮黑姜四分　　炒枣仁三钱　　炙甘草四分　　姜汁炒竹茹钱半　　藕节四枚

以上出自《何鸿舫医案》

王仲奇

黄，永安街，十月初七日。大便下血，血与糟粕不相杂，则是另有出处，非痔血而何？脉弦，尺搏而涩。仲景以小肠有热必痔，大肠有热必下血。姑以清泄。

石决明四钱，煅，先煎　　白芍二钱，炒　　贯众二钱，炒　　银花三钱，炒炭　　陈枳壳钱半，炒　　槐米二钱，炒　　条芩一钱二分，炒　　粉丹皮钱半，炒　　丹参二钱　　茯苓三钱　　地榆三钱，炒　　黑木耳五分，炒炭研冲

二诊：十月十三日。下血与糟粕不相杂，似属痔血，惟下血之际两目俱赤，火热亦盛，日来感受伤风，咳嗽、鼻塞，脉弦数。清血热佐以宣肺化风。

贯众二钱，炒　　地榆三钱，炒　　银花三钱，炒炭　　陈枳壳钱半，炒　　粉丹皮钱半，炒　　条芩一钱，炒　　冬桑叶二钱　　甘菊花钱半　　夏枯草三钱　　杏仁三钱，去皮尖杵　　紫菀钱半

三诊：十月十九日。下血已弭，目赤较退，鼻塞已利，咳嗽未休，脉浮微弦。血热较清，风邪未尽，先以轻剂宣之。

冬桑叶二钱　　杏仁三钱，去皮尖杵　　白前钱半　　银花二钱，炒　　紫菀钱半　　款冬花钱半，炙　　夏枯草三钱　　野料豆三钱　　生苡仁三钱　　甘草一钱　　枇杷叶三钱，去毛布包

《王仲奇医案》

王堉

燕之表兄，遗其名，商于湖北。在楚得痢疾，芩、连、芍药之类，不啻数十服，痢少止，而困惫已甚。束装归里，至来春犹时时下血，四月燕偕来求余治。见其面白如石灰，气息增喘，坐移时而后语，一语数绝。睹此情形，殊增观望，哀之切。乃诊之，六脉微弱之极，而时有数象。问其病由，乃曰：此虽痢证，而沉绵经年，尚作痢治，医中无此理也。君气质本虚，加以寒凉大伤脾胃，阴阳将绝，此时下红，非痢疾，乃脾气不能统摄，非大滋补不可。乃命服地黄汤，加归、芍、肉桂四服后，精神颇健，饮食少进。再来求诊，脉稍起，又告曰：此本宜服圣愈汤、养荣丸之类，所以先服地黄汤者，阴分尚有小热，今血热既清，可峻补矣。乃进以大剂圣愈汤，命十服后，接服人参养荣丸，其人谨遵之。一月后，衣冠酒肉而谢，精神顿作，议论风生矣。

《醉花窗医案》

袁焯

隆盛祥纸号王某，年二十五岁，自今年四月患便血证。初仅大便带血，缠延三月余，始来诊治。每日下血二十余次，血色或鲜或紫或淡，头晕心悸，精神疲惫，面色黄淡，脉息弦缓无力，此平日劳神太过。经云：阴络伤则血内溢。而缠延日久，失血过多，故气血大亏如此也。急宜止血，否则将暴脱而逝矣。遂以补养气血、止血敛血之方，服一剂后，血即大减，二剂血即减至五六次，接服五剂痊愈。方用潞党参、白术、当归各二钱，炒熟地炭、白芍、赤石脂、

枣仁、续断各三钱，升麻五分。煎服。

《丛桂草堂医案》

费承祖

南京程姓，脾土不运，积湿生痰，阻气灼荣，流灌失职，便血已两阅月，面色萎黄，腿足浮肿，神倦力乏，呛咳气急，脉来沉弦。治宜培土生金，化湿消痰。

吉林参须一钱　北沙参四钱　连皮苓四钱　生白术一钱　杭白芍一钱五分　生甘草五钱　阿胶珠一钱五分　薄橘红一钱　甜川贝三钱　冬瓜子四钱　生熟谷芽各四钱　红枣五枚

后加厚杜仲三钱、生川断二钱，服三剂而愈。

嘉兴陈厚垒之室，病腹疼便血，每日数十行，内热口干，神倦力乏，颇觉难支。予诊脉细缓。脾虚气弱，中无砥柱，肝阳甚炽，耗气灼营。血不藏而下溢，气不摄而横行，有油干灯尽之势。法当益气培脾，养血清肝，方能奏效。

人参一钱　北沙参四钱　茯苓二钱　白术一钱　白芍一钱半　甘草五分　阿胶珠一钱半　川石斛四钱　陈皮一钱　冬瓜子四钱　生熟谷芽各四钱　红枣五枚

连服四剂，其病若失。再进大补气血，调养半月，身体已强健胜常。

上海陆彩宝校书，发热口渴，鼻衄，吐血三四盏，便血半桶，人事昏沉，嘱余诊之。脉来弦细，此邪从血泄，因失血过多，阴液伤残，最虑内风鼓动。

犀角尖五分　鲜生地四钱　牡丹皮二钱　赤芍药一钱五分　冬桑叶一钱　白茅根一钱五分　西洋参一钱五分　大麦冬三钱　川石斛三钱　川贝母二钱　甘草五分　天花粉三钱

两剂霍然。

以上出自《费绳甫医话医案》

吴鞠通

福，廿九岁。初因恣饮冰镇黄酒，冰浸水果，又受外风，致成风水。头面与身肿大难状，肿起自头，先与越婢汤发其汗，头面肿消，继与利小便，下截肿消胀消，后与调理脾胃。自上年十月间服药起，至次年三月方止，共计汤药一百四十三帖，其病始安，嘱其戒酒肉生冷。不意夏热甚时，仍恣吃冰浸水果，自八月后，粪后大下狂血，每次有升许之多。余用黄土汤去柔药加刚药，每剂黄土用一斤，附子用六钱或一两，他药称是。服至九十余帖，始大愈。

乙酉九月十七日，胡，三十岁。本系酒客，湿中生热，久而发黄，颜色暗滞，六脉俱弦。其来也渐，此非阳黄，况粪后见血，又为小肠寒湿乎！

灶中黄土八两　猪苓三钱　附子三钱,熟　云茯苓皮三钱　泽泻三钱　茵陈五钱　炒苍术炭三钱　黄柏三钱　煮三杯，分三次服。五帖全愈。

乙酉四月廿二日，陈，三十四岁。粪后便血，寒湿为病，误补误凉，胃口伤残，气从溺管而出，若女阴吹之属痕气者然，左胁肝部卧不着席，得油腻则寒战。丛杂无伦，几于无处下手，议治病必求其本，仍从寒湿论治，令能安食再商。与黄土汤中去柔药，加刚药。

灶中黄土四两　云苓五钱　川椒炭三钱　茅山苍术三钱，生　附子三钱，熟　香附三钱　生益智仁三钱　广皮三钱　生姜三钱　煮三杯，分三次服。

五月初一日：照原方再服二帖。

初三日：心悸短气，加小枳实四钱、干姜二钱。四帖。

十一日：于原方去川椒炭。五帖。

廿一日：诸证皆效，大势未退，左脉紧甚，加熟附子一钱、干姜一钱、降香末三钱。三帖。

廿七日：诸证向安，惟粪后便血又发，与黄土汤法。粪后便血乃小肠寒湿，不与粪前为大肠湿热同科。

灶中黄土八两　附子四钱，熟　黄芩炭四钱　云茯苓块五钱　苍术四钱，炒　广皮炭三钱　生益智仁二钱　煮三杯，分三次服。以血不来为度。

七月十四日：面色青黄滞暗，六脉弦细无阳，胃阳不振，暂与和胃，其黄土汤俟便红发时再服。

姜半夏六钱　益智仁三钱　川椒炭一钱　云苓块五钱　白蔻仁一钱　广皮三钱　生薏仁五钱　煮三杯，分三次服。

十七日：于原方加桂枝五钱。

十一月十五日：肝郁夹痰饮寒湿为病，前与黄土汤治粪后便血之寒湿，兹便红已止，继与通补胃阳，现在饮食大进，诸证渐安，惟六脉弦细，右手有胃气，左手弦紧，痰多畏寒，胁下仍有伏饮。与通补胃阳，兼逐痰饮。

姜半夏八钱　桂枝六钱　川椒炭三钱　云苓块二两，连皮　全归三钱　肉桂五钱，去粗皮　炙甘草五钱　川芎二钱　煮三杯，分三次服。服一帖，冲气已止，当服药后，吐顽痰二口。

十一日：冲气已止，六脉紧退而弦未除，可将初十日方再服半帖，以后接眼廿九日改定方，以不畏寒为度。

十二、三日：服十一月十五日疏肝药二帖。

十四日：背畏寒，脉仍弦紧，再服十二月初十日桂枝加桂汤二帖，以峻补冲阳，服药后吐黑顽痰二口。

十七日：脉仍弦紧，背犹畏寒，阳未全复，照原方再服二剂，分四日服。

廿九日：前日之畏寒，至今虽减而未痊愈，脉之弦紧亦未充和，冲气微有上动之象，可取十四日桂枝加桂汤再服二帖，分四日，立春以后故也。

丙戌正月初五日：六脉俱弦，右脉更紧，粪后便红，小肠寒湿，黄土汤为主方，议黄土汤去柔药，加渗湿通阳。虽自觉心中热，背心如水浇，所谓自云热者，非热也，况有恶寒乎？

灶中黄土八两　桂枝五钱　黄芩炭四钱　云茯苓块六钱　附子四钱，熟　广皮四钱　生薏苡仁五钱苍术炭四钱　煮四杯，分四次服。血多则多服，血少则少服。万一血来甚涌，附子加至七八钱，以血止为度。再发再服，切勿听浅学者妄转方也。

丸方：阳虚脉弦，素有寒湿痰饮，与蠲饮丸法，通阳渗湿而补脾胃。

云苓块八两　桂枝八两　干姜炭四两　姜半夏八两　苍术炭四两　益智仁四两　生薏仁八两　广皮六两　炙甘草三两　上为细末，神曲糊丸，小梧子大，每服三钱，日三服，忌生冷介属。

初十日：粪后便红虽止，寒湿未尽，脉之紧者虽减，当退刚药，背恶寒未罢，行湿之中，兼与调和营卫。

灶中黄土一两　桂枝四钱　广皮二钱,炒　云茯苓块三钱　白芍四钱,炒　生姜三钱　生薏苡仁三钱　苍术炭三钱　大枣二枚,去核　姜制半夏三钱　黄芩炭一钱五分　煮三杯,分三次服。

以上出自《吴鞠通医案》

曹沧洲

某左。血上下溢,脉细,口干,面色不泽,阴气大损,理之不易。

生地炭七钱　墨旱莲三钱　地榆炭三钱　知母三钱　石决明一两,盐水煅　熟女贞三钱　银花炭三钱　黄芩四钱　黑山栀三钱　十灰丸四钱,绢包　丹皮炭三钱　茯苓四钱　鲜芦根一两,去节　藕节七钱

左某。便血久不止,脉左软右较大,拟养营化湿。

醋炒归身三钱　广木香一钱半　炒槐花一钱半　红曲炭三钱　白芍一钱半　橘红一钱,炙　炒地榆一钱半　荆芥炭一钱半　漂白术一钱半　法半夏一钱半　陈棕炭三钱

某左。便后之血谓之远血,且有痔疮淹缠之证,未可忽视。

上川连四分　淡芩炭三钱　藕节炭四钱　料豆衣三钱　清阿胶一钱　生地炭三钱　炙鸡金三钱　生米仁五钱　大白芍三钱　地榆炭三钱　陈皮一钱

某左。大肠湿热下注,便后有血此属远血,脉数神乏,纳少。当清化分利。

脏连丸一钱,吞服　丹皮炭三钱　茯苓四钱　藕节五钱　槐花三钱　地榆炭三钱　扁豆衣三钱　生熟谷芽绢包　银花三钱　赤芍炭三钱　枳壳二钱半　柿霜一钱,后下

以上出自《吴门曹氏三代医验集》

曹南笙

某左。脉左虚涩右缓大,尾闾痛连脊骨,便后有血,自觉惺惺欲晕,兼之纳谷少,明是中下交损,八脉全亏,早进青囊斑龙丸峻补玉堂、关元,暮服归脾膏涵养营阴,守之经年,形体自固。

生鹿茸　鹿角霜　鹿角胶　柏子仁　熟地　韭子　菟丝子　赤白茯苓　补骨脂

上药熔膏炼蜜为丸,每服五钱,淡盐水送。

鹿茸壮督脉之阳,鹿霜通督脉之气,鹿胶补肾脉之血,骨脂独入命门以收散越阳气,柏子凉心以益肾,熟地味厚以填肾,韭子、菟丝就少阴以升气固精,重用茯苓淡渗,本草以阳明本药,能引诸药入于至阴之界耳,不用萸味之酸,以酸能柔阴,且不能入脉耳。

以上出自《吴门曹氏三代医验集》

陈良夫

李男。先哲谓粪后便血自小肠来,其道远,谓之远血。临圊腹痛,便血时作时愈,苔白中

黄，脉形缓滑，此肠风类也，拟法槐花散加味。

炒槐花　炒秦皮　荆芥炭　炒白术　条芩炭　焦白芍　侧柏炭　煨木香　炒枳壳　炙甘草　地榆炭　干荷蒂

另用苦参子三粒，以桂圆肉包，清晨吞服。

《陈良夫专辑》

丁泽周

孙右。脾脏受寒，不能摄血，肝虚有热，不能藏血，血渗大肠，肠内有热，经事不调。拟黄土汤两和肝脾，而化湿浊。

炮姜炭八分　炒白芍一钱五分　炒于术一钱五分　陈皮一钱　阿胶珠二钱　炙甘草六分　灶心黄土四钱，包煎

复诊：肠红大减，未能尽止，经事愆期，胸闷纳少，脾胃薄弱，运化失常。再拟和肝脾、化湿热，佐以调经。

原方加大砂仁八分（研）、生熟谷芽各三钱。

《丁甘仁医案》

郑左。肾主二便，肾阴不足，湿热郁于大肠，便结带血。宜养阴润肠，清化湿热。

全当归二钱　京赤芍二钱　小生地三钱　侧柏炭二钱　槐花炭三钱　炒黑荆芥一钱　生首乌三钱　全瓜蒌四钱　火麻仁三钱　干柿饼三钱　杜赤豆一两

姚左。阴分不足，肝火入营，血渗大肠，便血内热，咽喉干燥，头胀眩晕。宜养阴清营。

西洋参钱半　生甘草六分　炒黑荆芥一钱　槐花炭三钱　抱茯神三钱　天花粉三钱　肥知母二钱　小生地三钱　生白赤芍各二钱　川贝母二钱　甘菊花三钱　嫩钩钩三钱，后入　黑芝麻三钱　干柿饼三枚

胡先生。风淫于脾，湿热入营，血渗大肠，便血又发，内热溲赤，纳谷不旺，苔白腻黄，脉象濡滑而数。虑其缠绵增剧，急宜清营祛风，崇土化湿。

炒黑荆芥炭一钱　槐花炭三钱　侧柏炭钱半　云茯苓三钱　生白术二钱　生甘草六分　西茵陈三钱　生苡仁四钱　焦谷芽三钱　干柿饼三钱　杜赤豆一两　陈广皮一钱　藕节炭二枚

张左。气虚脾弱，统摄无权，血渗大肠，便血脱肛坠胀，纳谷不香。宜益气扶土，佐以清营。

潞党参二钱　生黄芪三钱　清炙草五分　生白术钱半　全当归二钱　炒赤白芍各钱半　苦桔梗一钱　炒黑荆芥炭三钱　侧柏炭三钱　槐花炭钱半　陈广皮一钱　阿胶珠钱半　干柿饼三钱　藕节炭二枚

史右。胃火上升，湿热入营，便血屡发，唇肿时轻时剧，舌质红，苔薄腻。宜清胃疏风，清营化湿。

天花粉三钱　薄荷叶八分　冬桑叶三钱　甘菊花三钱　赤茯苓三钱　炒荆芥八分　槐花炭钱半　侧柏炭钱半　生赤芍二钱　大贝母三钱　杜赤豆一两

二诊：旧有便血，屡次举发，唇肿时轻时剧。阴虚胃火上升，湿热入营，再宜清胃汤合槐花散加减。

小生地三钱　生赤白芍各钱半　熟石膏二钱　川升麻二分　生甘草六分　薄荷叶八分　天花粉三钱　炒黑荆芥一钱　槐花炭二钱　侧柏炭钱半　甘菊花三钱　川象贝各二钱　活芦根一尺　杜赤豆一两

钱右。脾虚不能统血，肝虚不能藏血，血渗大肠，便血屡发，头痛眩晕，心悸少寐，脉象细弱。拟归脾汤加减。

潞党参钱半　米炒于术钱半　清炙草五分　白归身二钱　大白芍二钱　朱茯神三钱　炒枣仁三钱　阿胶珠三钱　炒黑荆芥一钱　槐花炭三钱　左牡蛎四钱　花龙骨三钱　藕节炭两枚　干柿饼三钱

杨右。心生血，肝藏血，脾统血，肝脾两亏，藏统失职，血渗大肠，粪后便血，已有两载。面色萎黄，血去阴伤；肝阳上升，头眩眼花所由来也。脉象虚弦。宜归脾汤合槐花散，复方图治。

炒党参三钱　清炙草五分　白归身二钱，土炒　阿胶珠二钱　煅牡蛎四钱　炒赤白芍各二钱　炙黄芪三钱　米炒于术二钱　抱茯神三钱　槐花炭三钱　黑荆芥一钱　炒枣仁三钱　藕节炭二枚　脏连丸一钱，吞服

王右。便血虽减，根株未楚，脉象濡弦，舌苔淡白。肝势脾寒，藏统失司，血渗大肠。前投归脾汤加减，尚觉获效，今拟原法合黄土汤。

炒党参三钱　米炒于术三钱　朱茯神三钱　炒枣仁三钱　白归身三钱，土炒　炒白芍二钱　炙黄芪三钱　阿胶珠二钱　炮姜炭五分　炙甘草五分　炒荆芥一钱　陈广皮一钱　灶心黄土一两，包煎

以上出自《丁甘仁医案续编》

陈在山

某妇，四十，梁患时令，月余不痊。据说大小便脱血，一日数十行，医药罔效。诸医皆云脉象将绝，不治之证，令备后事。余诊其脉来乃扎，以理推之，无关紧要，令煎生牡蛎二两，服之果愈。

《云深处医案》

孔继菼

张氏子患泄血，血与粪俱，求予诊视。予曰：不须药也，但令减食，常茹淡蔬，则愈矣。从之果愈。赵氏子患泄血，血与粪俱，求予诊视。予为书方，党参、白术、云苓、炙甘草、制附子，而加荆芥、防风（炒黑）同服之，服二剂亦愈。或问其故，予曰：张氏子形气俱壮，六脉无病，其所以泄血者，饮食不节为之也。经曰：因而饱食，筋脉横解，肠澼为痔。又曰：阴络伤则血内溢，内溢则便血。夫六七岁小儿，何知撙节，偶尔饱食过度，而复与群儿奔逐嬉戏，阴络之伤也不难矣。络伤之后，逢饱则血溢，此所以全无病状，而血随粪下也。吾令节减饮食，既不患填壅而伤络，常茹蔬淡，又不患助火而动血。数日之后，已伤之络可完，数十日之后，

已完之络且固矣，而何以药为哉？赵氏子形气俱弱，又在泄泻下痢之后，其脉来迟而浮缓，右关尺为甚，肠胃空虚，风从内生之确候也。夫风者，善行而数变，适在肠胃之内，故逼血下溢。若其逆行上窜，轶入各络，不知又作何证矣。然即此一病，较之寻常内风飧泄、中热、烦心、出黄等证，不已重乎！而在已虚之肠胃，又夺其阴，其能不药自愈乎？吾乘其势未大炽之时，急以四君子实其中气，而用附子、荆、防追之使下，风势一去，阴血自静而内守矣。荆、防必炒黑者，生则上行而动血，黑则下行而止血也。此与张氏子同病异源，岂一例所能齐哉！或乃称善。

《孔氏医案》

张山雷

龚左。便血，粪前血水，粪后鲜血如水直注，十月以来，无日不然。大便日五六行，脉弦大而虚，中气不宁，肝脾相贼，无统藏之权。舌淡无华，且光滑无苔，夜不成寐。

潞党参4.5克　于术4.5克　炙草3克　生黄芪9克　萸肉6克　炮姜1.5克　杞子9克　阿胶珠4.5克　砂仁1.2克，打　地榆炭9克　侧柏叶炭9克　夜交藤9克　枣仁泥12克　旱莲9克　陈皮4.5克　木香1.8克　藕节9克　陈皮3克　附子3克

二诊：前授附子理中，便血虽少，而胃纳仅半碗，补中似尚不胜其任。脉沉细且迟，极其虚弱，舌淡白无苔。前法宜灵通，不宜蛮腻。

炒党潞4.5克　冬术4.5克　黄芪皮3克　甘杞子3克　炮姜1.8克　附块4.5克　升麻1.2克　当归全4.5克　枣仁12克　萸肉4.5克　茯苓皮9克　谷芽9克　木香1.5克　乌药4.5克　缩砂仁2粒，打

三诊：便血虽减而大便日八九行，后重腹鸣，中虚已极，脉弦细，舌滑光淡红无苔。法宜血脱益气。

炒潞党4.5克　炒冬术4.5克　生黄芪4.5克　粉葛根4.5克　当归全6克　枣仁泥6克　首乌藤9克　炒白芍4.5克　广木香1.8克　天台乌药4.5克　地榆炭6克　炒驴皮胶珠4.5克　炒山萸肉6克

《张山雷专辑》

魏长春

冯子槐，年四十岁。二月二十一日诊。

病名：湿热便血。

原因：上年秋暮，湿热转疟，疟久变痢，痢疾虽止，湿热未清，下注便血，月余未止。

证候：便血盗汗，咳嗽头痛，口干发黏，不欲饮水，小溲短数。

诊断：左脉沉弦实，右脉滑数，舌红苔黄腻。脉证合参，病系湿热不化，蕴留大肠，中气下陷故也。

疗法：用葛根黄芩黄连汤加味，清解肠中湿毒，兼以升达清阳。

处方：葛根三钱　黄连一钱　黄芩二钱　炙甘草一钱　当归三钱　柴胡二钱　白芍三钱　槐米三钱　地榆炭三钱　桔梗一钱　银花三钱

次诊：二月廿八日。湿热伏邪渐化，中气下陷未升。脉左弦，右缓弱，舌红中剥苔黄。便前腹痛如刮，便后肛门空痛，日下三四次，解时脱肛，良久始收，夜不安寐，小溲短少。用扶

元升清、清湿降浊法。

次方：生黄芪四钱　西党参三钱　白术三钱　茯苓三钱　炙甘草一钱　当归三钱　陈皮一钱　生白芍三钱　地榆炭四钱　槐米三钱　丹皮二钱　葛根三钱　银花三钱　黄芩三钱

三诊：十月四日。春季便血，经治已愈。今秋复患伤寒痰喘，肺热下遗大肠，便血因之重发，日解三次，咳喘痰多白黏，胸脘痞闷。左脉沉软，右脉滑大，舌边尖淡红，苔薄黄白滑。治宜清肺降气，和中清肠，用仲景旋覆代赭汤合黄芩汤加减。

三方：旋覆花三钱，包煎　代赭石一两　西党参四钱　炙甘草一钱　制半夏四钱　陈皮一钱　生米仁四钱　黄芩二钱　生白芍三钱　苦杏仁三钱　桑白皮三钱

效果：服后，血止气平，疾化病差。再用补中益气丸合脏连丸，吞服旬日，痊愈。

炳按：脾虚蕴湿恋肠，大便下血，时发时止。先以苦味坚阴止血，理脾健中，以善其后。

徐昌有，年三十七岁。八月七日诊。

病名：虚寒便血。

原因：胸痹病垂二十年，时作时辍，屡以鸦片丸止痛，久服成瘾。去年七月便血，至十一月始止，今年三月复发。日夜泻十余次，血色紫暗。

证候：便血，胃呆，盗汗神疲，面容㿠白。

诊断：脉细，舌淡红，苔黄白厚腻。脾肾受伤，虚寒证也。

疗法：用金匮黄土汤加减，温养脾肾。

处方：灶心黄土一两　炒白术三钱　驴皮胶三钱　厚附子一钱　炙甘草一钱　黄芩二钱　煅牡蛎四钱　菟丝子三钱　制半夏三钱　罂粟壳八钱　泽泻三钱

次诊：八月十一日。便血色淡，次数减少，有时便下白积，肛门疼痛，胃醒思纳，脉象软缓，舌红苔白滑腻。拟补中益气法。

次方：生黄芪五钱　西党参三钱　炒白术三钱　炙甘草一钱　升麻三钱　柴胡三钱　当归三钱　陈皮一钱　乌梅一钱　茯苓三钱　罂粟壳五钱

三诊：八月十六日。便血已止，白痢亦痊，胸痹痛愈，便下犹如羊矢，肛门觉痛。脉缓，舌红苔薄白。拟通幽润肠法。

三方：咸苁蓉五钱，酒洗　桃仁三钱　泽泻三钱　枳壳一钱　当归三钱　白芍三钱　全瓜蒌四钱　薤白头三钱　茯苓三钱　红花二钱　淮牛膝三钱　制半夏三钱

效果：服通幽法，肠润便畅，病痊。

炳按：脾肾虚寒便血，当温补脾肾，继以活血润燥，以利中枢开合，为对证之治也。

俞挺生君，年四十余岁。八月十五日诊。

病名：肠风便血脱肛。

原因：宿疾肠风便血，连日操劳复发。

证候：腹痛，下利血沫鹜溏，便后脱肛疼痛，畏寒咳嗽。

诊断：脉迟，舌淡苔白。气虚下注，肠风便血，虚中夹实证也。

疗法：用升阳散风，表本两治。

处方：黄芪三钱，盐水炒　升麻一钱　干荷叶一钱　荆芥炭二钱　当归三钱　炒白芍三钱　槐米炭三钱　防风一钱　茯苓三钱

次诊：八月十六日。肠风便血已止，脉缓，舌苔薄白。畏寒，气虚下注脱肛。用升阳益气法。

次方：黄芪四钱，盐水炒　西党参三钱　炒冬术三钱　炙甘草一钱　升麻二钱　柴胡一钱　当归三钱　炒白芍三钱　茯苓三钱　陈皮一钱　炒乌梅肉七分

效果：服药二剂，气升肛收，畏寒罢，病痊。

炳按：中气虚陷，肠风下血脱肛，益气健中，举陷敛阴摄血，乃根本之治。

方锡生，年三十一岁。七月十三日诊。

病名：气虚便血。

原因：职业栈司，劳倦中虚，感受湿热，病起五旬，服沪医清热化湿方，日久气虚，湿热下陷。

证候：寒热往来，神倦多汗，口干便血。

诊断：脉弦滑大，舌淡红。病久脾不摄血，气陷湿注，故为便血，虚中夹实之证也。

疗法：拟补中益气，升阳止血。

处方：生黄芪三钱　西党参三钱　炒白术三钱　炙甘草一钱　升麻一钱　柴胡一钱　当归三钱　陈皮一钱　炒白芍三钱　茯苓四钱

次诊：八月二日。服药后，便血虽止，病久脾虚湿聚，身倦乏力，腹痛便溏。脉缓弱，舌淡红。用钱氏白术散加味，补中化湿。

次方：葛根三钱　杜藿香一钱　广木香一钱　西党参三钱　炒白术四钱　茯苓四钱　炙甘草一钱　六神曲三钱　陈皮一钱　谷芽三钱　麦芽三钱　升麻二钱　米仁四钱

三诊：八月五日。大便鹜溏，神疲乏力，腹痛满闷。脉缓，舌淡红。气虚未复，肝脾失和，用温中升气和脾法。

三方：陈皮一钱　制半夏二钱　茯苓四钱　焦甘草一钱　泽泻二钱　桂枝一钱　干荷叶一钱　升麻二钱　西党参三钱　炒白术三钱　六神曲三钱　黄芪四钱

效果：服后，便实胸畅，病愈。

炳按：气虚下陷便血，健中益气，助理消化，中枢运输力强，便血自无不止。

以上出自《慈溪魏氏验案类编初集》

沈绍九

气短心悸，腰疼，大便后下血，苔白脉沉弱。由于气虚不能摄血，血少不足养心，议气血双补，佐以温肾。

洋参三钱，另煎兑　炙黄芪五钱　白术三钱　茯神三钱　当归三钱　炒白芍三钱　炒枣仁三钱　炙甘草一钱　炮干姜一钱　菟丝子五钱　淫羊藿四钱　巴戟五钱　炒杜仲四钱

《沈绍九医话》

曹颖甫

罗夫人。腹满胀，转矢气则稍平，夜不安寐。大便行，则血随之而下。以症状论，有似脾

虚不能统血。然大便硬，则决非脾藏之虚，以脾虚者便必溏也。脉弦，宜桃仁承气汤。

桃仁泥三钱　生川军二钱，后下　川桂枝三钱　生草一钱　芒硝钱半，冲

《经方实验录》

汪逢春

张右，二十五岁，八月三十日，香炉营六条。

大便挟血而下，日行五六次，昨夜腹痛颇剧，今晨痛止作胀，舌苔白，两脉细弦而涩。姑以《金匮》法，佐以调气之味。

逍遥丸五钱，布包　全当归三钱　荷叶炭三钱　嫩桑枝五钱　生地炭三钱　杭白芍五钱，枳壳一钱同炒　马齿苋三钱　四制香附三钱，杵　淡吴萸钱五，川连七分同炒　贯众炭三钱　赤小豆三钱　藕节炭三钱　丝瓜络三钱　延胡索钱五

二诊：九月二日。

夜间腹部胀痛虽止，大便挟血而下共五六次。此之谓肠红是也，姑以《金匮》法加减。

赤小豆三钱　逍遥丸五钱，布包　鸡内金三钱，水炙　槟榔炭三钱　丝瓜络三钱　全当归三钱　淡吴萸钱五，川连七分同炒　马齿苋三钱　生熟谷麦芽各五钱　嫩桑枝一两　杭白芍五钱　贯众炭三钱　山楂炭三钱　川军炭钱五　枳壳片一钱

《泊庐医案》

周镇

张凤祥，年廿余年，苏张祥丰业。父因喘早亡，先天不足。癸亥冬病。甲子二月二日诊：阴虚阳旺，夜热咳嗽。苏城费医诊治四次，微减复盛。六脉动数，阴虚阳僭，发育时少阳相火上越，夜咳痰多，烘热，多梦易寐至十次。左耳发胀，亦少阳风火上行。宜育阴潜阳，清泄少阳。黛蛤八钱，橘络一钱，功劳子叶三钱，南沙参二钱，天竹子三钱，珍珠母八钱，白芍三钱，元参钱半，海浮石四钱，紫贝五钱，制僵蚕二钱，紫菀二钱，川贝母五分研冲。六味地黄丸三钱，空腹服。初五日复诊：左脉数较和，右数较弦。多痰夜嗽，易寐多梦较轻，烘热已止，左耳有脓。阴虚阳僭，木火易动，宗阴平阳秘之旨。青黛（净）五分，珍珠母八钱，生蛤壳一两，地骨皮钱半，旱莲草三钱，功劳子叶三钱，生牡蛎一两，海浮石五钱，白芍三钱，预知子三钱，紫贝八钱，赭石四钱，玉竹五钱，木蝴蝶七分。另川贝母四分，甜杏仁八分，研冲，夜服。六味地黄丸三钱，空腹淡盐汤送下。初八日三诊：咳已大减，易寐，梦较少，夜有烘灼，便艰有血，食呆嗳气。阴虚阳亢，扰肺则咳，动肝则梦，阴络伤则便血，最费调理。仍循效方。黛蛤散一两，功劳子叶三钱，女贞三钱，旱莲草三钱，珍珠母一两，牡蛎一两，地骨皮二钱，白芍三钱，鳖甲五钱，木蝴蝶七分，白薇二钱，地榆二钱，龟甲二钱，赭石四钱。另甜杏仁九分去皮研，雪羹汤冲服。八仙长寿丸三钱，空腹服。三剂。十一日四诊：夜咳烘热已减，转日咳，痰仍多，便血止，转溲热。脉动数未靖，较前已和。良由阳气不潜，火邪或上或下，不入于血，即并于气分也。粉沙参三钱，冬甜瓜子各三钱，黛蛤散八钱，紫菀三钱，天竹子三钱，木蝴蝶八分，功劳子叶三钱，白前二钱，茯苓神二钱，茅根二两。另川贝母五分，月石三分，研末，冲服。十四日五诊：咳日夜仅十余声，烘热止，微衄。前方增损。先天不足，肝胆之火上刑则

咳，动肝则梦，入阴分则热，伤络则失血，循耳窍则脓。以养阴平肝为本，清金肃肺化痰为佐，幸已大减，拟丸方调补，俾常服全愈。大生地（砂仁七钱拌）八两，茯苓神三两，丹皮三两，炒枣仁二两，小麦四两，天冬三两，白芍二两，黄柏一两五钱，鳖甲三两，女贞三两，旱莲三两，百部一两五钱，珍珠母四两，龟甲心五两，饮片研末，蜜水泛丸，晒。地骨皮二两，甜杏仁二两，黛蛤八两，功劳子叶二两，山栀仁三两，海浮石二两，夏枯草二两，瓜蒌一两，剪草二两，木蝴蝶一两，研末，枇杷叶膏四两，开水泛如绿豆大，晒，蜜贮。清晨下午各服四钱。痰多，另服月石二分，川贝母四分，研末，另冲。

吴臣笏继室，庚申年五十余。八月患寒热，迨十月初旬邀诊。热势似潮，已经三月，脉弦数，腹热，肝热兼伏热并发也。进柴胡、丹皮、黑山栀、青蒿、芩、连、大腹皮、郁金、金铃子、荷梗等，二剂，热退。越二旬，十一月初五日略食饭劳勘，身热复发，益以气忿，遂至痰壅气闭，神识不清者三时许。初六日延诊。述知腹中炽热，便血成块，带下如注，胸闷有形攻痛，撑及背部等处，气逆欲咳，足厥不暖。脉细数不扬，苔薄。厥气化火烁营，激损带脉。上攻则痰壅气室，故有厥象。务望旷怀，以免再变。桑叶、丹皮、黑山栀、当归头、白芍、银柴胡、金铃子、川连、侧柏炭、樗白皮、紫菀、青蛤散、郁金、叭杏仁。另上猴枣、龙涎香、鸡内金、獭肝，研，另服。十三日诊：凛热晡发，颧红口渴，咳嗽痰涎，气逆胸闷，腹中烘热如沸，带下如注。脉弦数，苔淡黄，唇干。肝火上刑，熏蒸津液，为痰为喘；内恋则气火蓬勃；下陷郁损带脉，则多带下。种种见象，内损之征。调理之策，清肝、肃肺、理气、退热、固下为法。桑、丹、青蒿子、白薇、银柴胡、川石斛、蒌皮、龟甲、青蛤散、胡连、甜杏仁、紫菀、白芍、山栀仁、枇杷叶、苇茎。另川贝母、猴枣、木蝴蝶、伽楠香，研末服。十六日诊：热势较退，尚有火升颧红，咳嗽痰韧，溲色已淡，腹中灼热亦减。惟胃甚呆，食入阻饱，腹中仍痛，便血未止。厥气下郁则痛，上升为火。总之侮胃烁肺，纯由肝火作用，务宜旷怀。白芍、当归头、醋炒丹皮炭、黑山栀、生于术、香附、银柴胡、杞子、青蛤散、石斛、功劳子叶、紫菀、鸡内金、谷芽。另西瓜子二两煎，入雪羹汤，代茶。各恙均减，下楼盘桓，因厌培补而罢。

孙荣泉妻，甲戌年廿七岁，住新街巷。气忿火升，腹撑，便血成块，时逾二载。心悸腰酸，血去太多，经事淡少，胃呆不馨。脾失统血，已穷漏卮，虚损之证。剧时心虚邪乘，惊悸欲汗，肢厥不暖，进大剂生脉养营而平。拟归脾益血、固肠断下丸方，便血竟痊。方为黄芪、党参、于术、茯神、菟丝、芡实、山药、扁豆、远志、潼蒺藜、天冬、香附、骨碎补、牛角鳃、五味、丝吐灰、归身头、首乌、生地炭、白芍、乌梅、金铃、香橼、杞子、木瓜、阿胶、鳔胶、杜仲、川断、鸡血藤胶、茺蔚、乌贼、柏子、枣仁、百草霜、麦芽、牛膝、巴戟、茜草、黑木耳、地榆、鸡冠花、血余灰、丹皮、白槿花、桑螵、旱莲、丹参，研末，乌枣另煎去皮捣和，连肚猪大肠一具，用手术翻转，糖盐各半擦去秽，洗净，入楂炭末、槐蕊末，线扎煮烂，石臼打糊，葡萄干煎汤，加入桑椹膏、龟鹿二仙膏，和丸如桐子大，晒干收贮。每晨晚空腹各服四钱。

以上出自《周小农医案》

章成之

徐男。血液压力亢进则血出如箭。今便血如喷箭状，两脉硬，即此理也。

鲜生地 18 克　瞿麦 9 克　川连 2 克　旱莲草 12 克　冬青子 9 克　槐花 9 克　柿饼霜 12 克，分两次和入　阿胶珠 12 克　秦皮 6 克　银花 15 克　荷叶 1 角

丁幼。先是泄泻，一月后见便血。近来先泻薄粪，粪后便血。因便血过多，面色晦败，当从脾不统血论治。

潞党参 9 克　炮姜炭 3 克　炮附块 3 克　炒白术 9 克　清炙草 3 克　川连 2.4 克　淡黄芩 3 克　伏龙肝 30 克　阿胶 18 克，烊冲

二诊：大便次数已减，面色㿠白如纸，桃花汤、四神丸加附子。

赤石脂 9 克　炮附块 5 克　吴萸 3 克　炮姜炭 3 克　肉豆蔻 5 克　破故纸 9 克　五味子 5 克　粳米 1 撮

沈男。先便后血其色鲜，假使其便难，则粪便刺激肠黏膜出血；今便溏，临圊有怒责意，则因嗜酒之故，直肠充血而出血。予单宁酸类。

生地榆 12 克　乌梅 3 克　生艾叶 5 克　秦皮 9 克　黄柏 3 克　石榴皮 9 克　藕节 6 只　陈红茶 9 克　千金驻车丸 12 克

沈男。长途劳烦，便血复发，其血点滴下渗，其色鲜，出血之部分在直肠。

生地榆 12 克　槐花炭 6 克　全当归 12 克　川连 2 克　阿胶珠 15 克　乌梅肉 5 克　仙鹤草 12 克　鲜藕节 5 只　酸枣仁 9 克　柿饼霜 15 克

二诊：先血后便，临圊无所苦，但稍感便结不爽而已。凡单宁酸类，用于肠出血有效，此证则不大验。

川黄柏 9 克　川雅连 2.4 克　柿饼霜 12 克，分 2 次吞　白及 6 克　苦参片 6 克　飞滑石 12 克，包　阿胶珠 12 克　肥玉竹 9 克　肥知母 9 克

陈男。以便后挟血为主证，其便并不干燥，血之将作，腹必疼痛。凡腹痛而下血者，总是肠有炎症。

生地榆 9 克　槐花炭 9 克　当归 9 克　白芍 9 克　银花炭 9 克　白头翁 9 克　秦皮 9 克　白槿花 9 克　旱莲草 9 克　仙鹤草 12 克　藕节 9 克

另，脏连丸 30 克，分 10 次吞服，早晚各 1 次。

以上出自《章次公医案》

张汝伟

张右，年六十五，无锡。高年脾肾两亏之体，大便下血成块而来，已经月余，便前便后均有腰酸脊痛，胃呆少纳，舌糙黄腻。虚体而营分有热，拟归脾合槐角地榆法。

炒白术　炒丹皮　地榆炭　槐米炭　川续断　生淮药　细生地　炒赤芍　干藕节　厚杜仲各三钱　紫丹参　广郁金各钱半

本证始末：此证病者，素有便血证，此次亡女，悲伤过度而起。又因素怕服药，迟延月许，才延余诊，此方只服一剂，即告痊愈。冬月来开膏滋方时，亲谓余言。

方义说明：按《金匮》云，先便后血为远血，黄土汤主之，先血后便为近血，赤小豆当归汤主之。便血又有肠风、脏毒之别，便血属火，肠风属风，脏毒为湿热兼积毒。此则由思伤心脾，气不统血，故用槐米、地榆以止血，杜仲、续断以固奇经，白术、淮药以扶脾，生地、赤芍、丹皮以清血热，丹参养心以摄血，郁金理气以解郁，藕节涩中寓通，配合妥帖，不拘室板成方。所以一服见效。

《临证一得》

冉雪峰

武昌葛氏，患风温，系外感触动伏邪，发高热，烦躁，自汗出，反恶寒，某医师视为寻常时感，寒热夹杂，用十味香苏饮、九味羌活汤等，羁延日久，其热愈炽，午后则剧，时或谵妄，改请某医诊治。曰：此本温病，误治伤液，日久邪已内陷，邪实正虚，用加减黄龙汤润下并行，不应；加重下药，因之腹满痛，便血，微喘直视，遂请予往会诊。脉细弦近数，神识半昏，舌上津少，底绛，苔黄而灰，干涸生裂，一团邪火。此系病温，下血防其亡阴，微喘直视，兆端已现，但血既下，温邪已有出路，坏处在此，生机亦在此。且身热未全罢，已内陷，但尚未全陷，是为半坏证，尚可救药。拟犀角地黄汤加减，用：鲜生地一两，犀角（磨汁）一钱，鳖甲五钱，升麻一钱，青蒿穗一钱，白茅根四钱，三七末七分，甘草一钱。二剂血净，腹痛止，身热退，前方去青蒿、犀角、三七，加沙参、丹皮、地骨皮各三钱。二剂后，以竹叶石膏汤、归地养营汤加减缓调收功。查此病不误辛燥，不至液涸神昏，不误早下，不至内陷便血，一误再误，始至于此。

《冉雪峰医案》

叶熙春

陈，男，四十岁。十月。双溪。便下紫褐已近匝月，形寒畏冷，脘部隐痛，得温则减，胃纳欠佳，面色少华，脉来细涩，舌苔白薄。此属远血，病在肝脾，肝虚不能藏血，脾虚不能统血，藏统失司，血不归经，溢于下则为便血。治仿金匮黄土汤法。

伏龙肝 15克，包　炒于术 2克　炒白芍 12克　淡子芩 5克　炒阿胶珠 9克　槐米炭 9克　大熟地炭 15克　炮姜 5克　炙黑甘草 5克　地榆炭 9克　仙鹤草 15克

二诊：前用黄土汤加味，脘痛已止，而便色仍然紫黑，精神委顿，脉来较前有神，苔白薄。脾虚夹寒，阴阳不为相守，病已日久，药力一时难逮，仍守原法出入。

伏龙肝 12克，包　炒于术 8克　炙黑甘草 5克　炮姜 5克　地榆炭 9克　炒阿胶珠 9克　大熟地炭 15克　槐米炭 9克　旱莲草 15克　炙当归 9克　酒炒白芍 9克

三诊：大便由紫转黄，而胃纳依然不佳，形寒怯冷如故，脘腹不时隐痛，头昏，四肢乏力，脉象弦细。阴络之血虽止，而留瘀未尽耳。

大熟地 15克　炮姜 5克　炒阿胶珠 9克　炙当归 9克　蒲黄炭 9克　酒炒白芍 9克　炒晒术 6克　云苓 9克　炙黑甘草 3克　旱莲草 12克　陈皮 5克

四诊：前方服后，脘腹之痛已止，而脉细无力如故。血去气阴俱伤，再拟补气益血，以善其后。

米炒上潞参9克　炒于术8克　炙黄芪9克　茯神9克　炒枣仁9克,杵　制远志5克　炒阿胶珠9克　炙当归9克　炒白芍9克　煨木香5克　炙甘草3克　连核龙眼15克

商，男，五十岁。十月。余杭。嗜酒啖肥，湿浊蓄积肠胃，蕴郁化热，迫血下注，围红夹浊，少腹隐痛，纳食不思，肛门疼痛，脉弦而数，舌苔黄腻。此为脏毒，拟清解阳明郁热，宣化太阴蕴湿，当归赤小豆散加味。

赤小豆15克,包　炙当归9克　制苍术5克　酒炒淡子芩5克　荆芥炭5克　炒枳壳5克　蜀红藤12克　炙槐花9克　银花炭9克　酒炒白芍6克　炒川连2.4克

二诊：便血减少，而未尽止，腹痛减轻，食有馨味，脉弦数，苔薄黄。前方既效，原法出入。

炙当归9克　炒淡子芩5克　赤小豆12克,包　赤苓9克　蜀红藤9克　小青皮5克　炒川连2.4克　炒川柏5克　荆芥炭5克　炒枳壳5克　粉丹皮6克

以上出自《叶熙春专辑》

施今墨

安某某，男，74岁。便血半载，日夜十数次，大便燥结呈球状，有时纯血无粪，气短腹胀，胀即如厕，颇以为苦。舌质淡，脉沉细而弱。

辨证立法：年逾古稀，中气已衰，脾失统摄，血不循经，运化无权，以致便血频频，阴亏肠燥粪结如球。拟补中益脾、理气润燥为法。

处方：米党参6克　冬白术6克　阿胶珠10克　生地炭10克　炒地榆10克　熟地炭10克　炒槐米10克　晚蚕沙10克,炒皂角子10克同布包　柿饼炭30克　木耳炭10克　火麻仁15克　仙鹤草25克　紫厚朴5克

二诊：服药六剂，下血次数减少，大便已成条状，余证悉除，仍以原方加减。

处方：黑芥穗5克　黑升麻炭5克　血余炭10克,晚蚕沙10克同布包　赤石脂10克,禹余粮10克同布包　生地炭20克　苍术炭6克　炒槐米10克　熟地炭20克　白术炭6克　炒地榆10克　米党参10克　柿饼炭30克　木耳炭10克　阿胶珠10克　仙鹤草25克　炙甘草6克　椿根皮炭12克

三诊：前方又服六剂，便血极少，日行二三次，仍依前方增强药力收功。

处方：米党参10克　炙黄芪20克　怀山药25克　生地炭20克　黑升麻3克　熟地炭20克　芥穗炭3克　赤石脂10克,禹余粮10克同布包　椿根皮炭12克　阿胶珠10克　苍术炭10克　炒地榆10克　仙鹤草25克　黑木耳炭10克　柿饼炭30克　石榴皮15克　伏龙肝90克,煮汤代水煎药

《施今墨临床经验集》

第六十八章 尿血

中神琴溪

一老人，患溲血。血必先而溲，频年不已。先生作五灵脂汤与之，乃愈。

五灵脂汤方：五灵脂三钱。

上一味，水三合，煮取一合。

《生生堂治验》

吴篪

滕榆桥溺血半年。询其溺孔不痛，而血随溺出。诊脉洪数有力，此由焦心劳力、厚味酒浆过度，以致心火热甚。心与小肠为表里，心热则小肠亦热，故便赤溺血。即投导赤散加赤茯苓、车前子、炒山栀以清心凉血，使热从小水而出，则血自止。盖小肠为丙火，心为丁火，心热泄小肠，釜底抽薪之义也。

《临证医案笔记》

何书田

溺血便浊，缠绵不已，能无腰脊酸痿耶？惟有滋补而已。

大熟地　山萸肉　生杜仲　淮山药　煅牡蛎　炙龟板　牡丹皮　川断肉　白茯苓　炒黄柏

惊劳伤肾，溺血频下，真阴大亏矣。

原生地　肥知母　牡丹皮　柏子霜　福泽泻　炙龟板　炒黄柏　远志肉　白茯苓　琥珀末

固阴以滋水，则溺血可止矣。

炒熟地　山萸肉　炒知母　远志肉　柏子霜　炙龟板　牡丹皮　炒黄柏　白茯神　煅牡蛎

复诊：迭投滋阴之法，溺血虽稀而未能止，兹从益气升清法。

潞党参　炙龟板　淮山药　白茯神　远志　龙眼　制于术　炒归身　柏子霜　炒枣仁　升麻

五六年前曾患中风。近虽不发，而心肾两亏，不耐深思，精神疲倦，小溲临了带血。脉形虚细微，腰间发块成疽。此内外交迫之象，势非轻浅。拟方候高明酌用。

原生地　黑归身　淮山药　远志　柏子霜　泽泻　炙龟板　牡丹皮　酸枣仁　茯神　琥珀末

复诊：溺痛稍缓，小溲略通，胃气亦稍开，脉象仍形芤细。少阴真水久亏，郁火内炽，致成膏淋，尚未离乎险途也。

原生地　肉桂　炒知母　煅牡蛎　赤茯苓　泽泻　炙龟板　丹皮　炒黄柏　琥珀末　象牙屑

年甫十五，情窦初开即遭剥削。少阴络伤，以致尿血频下不止，溺了作痛，按脉细软无神。当此年龄，而本实先拔，岂可轻视耶？

原生地　肥知母　牡丹皮　茯神　枣仁　血珀末　炙龟板　炒黄柏　柏子霜　远志　龙眼

复诊：前用清通利窍之法，尿血日渐稀少，而小溲短数不禁。不特真阴大亏，而痛已经久，气分亦伤，无怪其不能收摄也。目前虽有华色，然根元甚薄，调理殊难，拟丸方常服。

党参　炙龟板　归身炒　山药　茯神　远志　芡实　生地　沙苑子　丹皮　炙草　枣仁　柏仁　龙眼

溺血久缠，小溲淋漓作痛，火升气喘，真阴亏极矣，不易愈。

炒熟地沉香拌　上肉桂　炒黄柏盐水拌　萸肉　车前子　炙龟板　炒知母盐水拌　炒怀膝盐水拌　赤苓　象牙屑

少阴络伤，小溲临了则有鲜血，脉细弱无力，阴虚极矣。

小生地　肥知母　牡丹皮　远志　车前　琥珀　炙龟板　炒黄柏　柏子仁　赤苓　泽泻

阴络内伤，溺中带血。此由劳动所致，久恐血淋。以清阴凉润为治。

细生地　肥知母　厚杜仲　川萆薢　建泽泻　牡丹皮　炒黄柏　生苡仁　炒车前　琥珀末

便血溺血，阴络伤也。

炒生地　炒黄柏　生苡仁　生甘草　赤茯苓　炒黄连　牡丹皮　川萆薢　木通　福泽泻

复诊：少阴阳明之络并伤，溺血止，而便血频下，何能速效耶！

炒阿胶　焦白芍　炒远志　炒苡仁　地榆炭　炒归身　白术炭　炒枣仁　白茯苓　血余灰

积劳内伤，溺血而兼便血，肌瘦骨蒸，汗喘不止，脉象如丝。此劳怯之最重者，防其日剧。

西党参　大熟地　淮山药　白茯神　远志　牡蛎　炒冬术　炒归身　炙甘草　炒枣仁　血余灰

以上出自《籁山草堂医案》

王孟英

祝氏妇，患溺血，五六年矣。医皆作"淋"治。孟英诊视，脉弦数，苔黄口苦，头痛溺热。曰：是溺血也。法当清肝。与久淋当滋补者迥殊。病者极为首肯。盖其出路自知，而赧于细述，故医者但知其为淋也。

《王氏医案》

方南薰

南邑袁景奎先生，途中小解，不觉尿于毙蛇，随受毒气，即生疮疡。服清热解毒之剂，疮稍愈而小便遗浊，又服五苓导赤，通利过甚，遂至阳强势举，肾茎外肿，肾管内痒，尿兼红白，医药迭更未效。延及两月，小便纯血，中有红丝，饮食日减，肌肉日瘦，举家仓皇，问医于孝廉杜少珊先生，力荐余治。诊得左手脉茓，右手脉弱，大汗淋漓，腰空欲脱，脐往内缩，气不接续，小便频数，鲜血不止。余恐气血两脱，遵古人血脱益气之旨，用归脾汤去茯神、木香，加二仙胶、血余煅、骨碎补、甘草梢，青盐为引经，而汗收血淡，顿思饮食。再服十余剂，而便长色清，肿消痒止，复加枣皮、杜仲、菟丝、狗脊、山药、芡实、鹿胶、龙眼肉，煎汤和丸，服一月而色泽身强，庶无负杜公之望也。

章友洵六，肄业豫章书院。暑月患小便尿血，作文更甚，诸方不效，坚意旋里。余曰："此证服药可愈，秋闱在即，毋庸往返徒劳。"投以天王补心丹三剂，作文如故，乡试之卷，亦列荐焉。盖思出于心，心与小肠相表里，过劳心神，则血从下注也。

以上出自《尚友堂医案》

曹存心

阴虚之体，心火下郁于小肠，传入膀胱之腑，尿中带血，时作时止，左脉沉数，小水不利。
生地　木通　甘草　竹叶　火腑丹
另大补阴丸。
诒按：此用导赤散合火腑丹以清心火，即用大补阴丸以滋阴，虚实兼到。

经曰：胞移热于膀胱则癃溺血。又曰：水液浑浊，皆属于热。又曰：小肠有热者，其人必痔。具此三病于一身，若不以凉血之品，急清其热，迁延日久，必有性命之忧。
导赤散合火腑丹，加灯心。
又丸方：固本丸合大补阴丸，猪脊髓丸加萆薢。
诒按：火甚者阴必伤，火清之后，随进丸药，以滋其阴。

以上出自《柳选四家医案》

何游

女。腹膨便溺，下注尿血，由肝经热郁，膀胱络伤也。先宜疏滞，然后培补奏效。
川黄连　当归须　赤芍　车前　枳壳　制生军　牛膝炭　赤苓　泽泻　新绛屑
接服方：
生于术　琥珀屑　赤苓　泽泻　荷蒂　生米仁　川郁金　萆薢　生草

膈胀尿血，由厥阴气郁，膀胱络伤也。暂用破瘀导下法。
川连　制军　川郁金　泽泻　甘草梢　赤苓　归须　延胡索　蒌皮　琥珀屑

接服方：

萆薢　淡芩　牛膝炭　泽泻　生藕　赤苓　丹皮　生米仁　莲须

以上出自《何澹安医案》

张乃修

倪左，小溲浑浊如泔，有时带出血条，却不作痛。此肾虚而湿热袭入肾与膀胱。宜泄热利湿。

海金沙三钱　当归炭二钱　川萆薢二钱　泽泻一钱五分　生地四钱　滑石块三钱　丹皮炭二钱　赤白苓各二钱　鲜藕三两,煎汤代水

二诊：尿血不止，尿管并不作痛。脉形细弱。肾虚湿热内袭，实少虚多之象也。

炙生地四钱　当归炭二钱　蒲黄六分　牛膝炭三钱　萸肉一钱五分,炒　生甘汤三分　丹皮炭二钱　山药四钱　藕节炭三枚

三诊：膀胱湿热稍化，血稍减少，小溲仍然浑浊。前法再进一筹。

大生地四钱　当归炭二钱　蒲黄炭五分　沙苑三钱,盐水炒　生山药三钱　丹皮炭二钱　牛膝炭三钱　萸肉一钱五分,炒　淡秋石一钱　藕汁一杯,温冲

四诊：尿血渐减，脉亦稍缓。痛者为火，不痛者为虚。再益肾之阴。

大生地三钱　粉丹皮一钱五分　白芍一钱五分　大熟地二钱　山药三钱　旱莲草三钱　萸肉一钱五分,炒　泽泻一钱五分　潼沙苑三钱　藕节二枚

五诊：尿血递减，尚未能止。脉象微数。肾虚而虚火内迫。再育阴泄热。

大熟地四钱　五味三分,炒　茯神三钱　旱莲草三钱　淡秋石一钱　大麦冬二钱　萸肉二钱,炒　丹皮二钱　生山药三钱　白芍一钱五分　藕节炭三枚

六诊：尿血渐退。再壮水益阴。

生熟地各三钱　粉丹皮二钱　萸肉二钱,炒　五味三分,炙　麦冬三钱　杭白芍一钱五分　淡秋石二钱　生山药三钱　泽泻三钱,盐水炒　藕节三枚

七诊：尿血之后，肾阴不复。再壮水育阴。

生熟地各三钱　生山药三钱　白芍一钱五分　大天冬二钱　党参三钱　生熟草各三分　五味三钱,炙　泽泻一钱五分　大麦冬一钱五分

八诊：溲血之证，原由肾水内亏，虚火郁结，迫损血分。前投壮水制火，诸恙得平，调理之计，自宜扩充前意。兹参清养上中，以肺阴在上，而为水之上源也。

西洋参二两　奎党参四两　生山药三两　生于术二两　炒萸肉一两　炒扁豆三两　云茯苓三两　川石斛四两　粉丹皮二两　肥玉竹三两　怀牛膝三两,盐水炒　生熟地各二两　天麦冬各三两　甘杞子三两　白芍一两五钱,酒炒　生熟草各五钱　当归炭一两五钱　女贞子三两,酒炒　潼沙苑三两,盐水炒　厚杜仲二两,盐水炒　知母二两,炒　泽泻一两

用清阿服三两，龟板胶三两，鱼鳔胶二两，冰糖三两，四味熔化收膏，每日晨服一调羹。

《张聿青医案》

赖松兰

尿血屏痛，日夜无度，腰脊酸楚，脉形濡细。此由肝肾两亏，营虚气瘪，气不摄血所致。

治以养阴精泄为法。

西洋参　女贞实　旱莲草　茜草根　小蓟炭　血余炭　白芍　杜仲　甘草梢　紫石英　秋葵子　益智仁　参三七

《赖松兰医案》

陈莲舫

洪庚生兄。尿血屡发，小肠心火移热膀胱，发久心脾两亏，肾关失职，渐至神疲色㿠，心悸难寐，脉细而濡。治以升降兼司。

生黄芪　小蓟炭　方木通　紫丹参　秋葵子　福泽泻　炙升麻　血余炭　茯神　生白芍　潼蒺藜　新会皮　藕节　随服吉林须。

复方：诊脉仍濡细，尿血之色较淡，不至发进，再以升降解郁火而调气怯。

吉林参　小蓟炭　秋葵子　焦米仁　橘皮　白茯苓　生黄芪　福泽泻　左牡蛎　沙苑　方木通　血余炭　藕节　青黛拌灯心

《莲舫秘旨》

何长治

陆，三十一岁。戊辰十月十三日。劳倦络伤，尿血，脉细数。当从肝肺滋化。

潞党参钱半　当归身钱半　生黄芪钱半　鳖甲四钱　秦艽钱半　怀牛膝钱半　细生地四钱　生甘草四分　焦白芍钱半　炒丹皮钱半　远志钱半　广陈皮一钱　金樱子二钱　细桑枝四钱

复诊：尿血，咳呛虽减，脉仍细数。肝肺气屏受伤也。

生黄芪钱半　细生地三钱　丹皮钱半　牡蛎三钱　黄柏钱半　甘草梢五分　当归身钱半　秦艽钱半　牛膝三钱　陈皮八分　泽泻钱半　细桑枝五钱

左。力伤，尿血已久，脉数。当从滋化，未能即愈也。

生芪　细生地　丹皮　泽泻　赤苓　黄柏　远志　木香　肥知母　甘草梢　滑石　车前子

以上出自《何鸿舫医案》

费承祖

苏州黄麟生，尿血月余，遍治罔效。余诊脉左寸弦数，心与小肠之火销灼血分。

犀角尖五分，磨冲　丹皮二钱　大生地三钱　赤芍一钱　玄参一钱　麦冬三钱　竹叶心三钱
三剂霍然。

《费绳甫医话医案》

曹沧洲

吴某丸药方。详阅病情，不外心肾两虚，虚则阴不涵阳，气不摄液，尿血走成熟路，余恙因是而起。拟用丸药直趋下焦，固封藏之权，助煎药之力。

紫河车一具　人参一两，去芦　生西芪一两半　上川连一钱半，去芦　阿胶一两半　五味子五钱　血余炭一两半　陈棕炭一两　淡芩炭一两半　杜仲二两　金樱子一两半

上药各为净末，再用烘脆生研。大生地一斤二两，墨旱莲五两，煅牡蛎一斤二两，上药煎极浓去渣，和生猪骨髓九条，生猪腰子心五对，拌药末捣之和为丸，如绿豆大，每日空心时服三钱，夜饭前再服三钱，淡盐汤送。

猪心一具，稍洗之入　丹参三钱，炒秋石粉拌　水飞辰砂七分，线络悬挂药罐正中，上搁一筷吊住之　上川连七分，盐水炒　带心连翘三钱，飞辰砂拌　海浮石六钱　珍珠母粉一两半，水飞青黛一钱拌，绢包　抱木茯神六钱，飞辰砂拌　生白芍三钱，整块杵碎　陈胆星一钱半　黑山栀四钱　焦远志一钱，浓煎　滤清服之，宜服在发病之前。

发病时，用生濂珠（研如尘）三分，西血珀（研如尘）四分，鲜竹沥二两调和，炖温服之。

《吴门曹氏三代医验集》

陈良夫

陶男。初诊：痛者为血淋，不痛者为尿血，昔人言之也。据述溲时见血，并不作痛，头眩心悸，肢酸乏力，脉弦数，苔糙中剥。肝肾之阴不足，火盛迫营，宜清熄兼摄法。

生地炭　生石决　地骨皮　嫩白芍　淡竹叶　阿胶珠　地榆炭　潼蒺藜　炒川柏　炒白芍　辰茯神

二诊：肝为藏血之脏，风与火皆从肝出。尿血颇多，头晕肢疲，脉象细数兼弦，苔糙中剥。阴血大伤，木火化风，迫及营分。且拟滋熄为主，摄血为佐，以觇动静。

生地炭　山萸肉　地榆炭　潼蒺藜　厚杜仲　藕节炭　女贞子　炙龟板　奎白芍　乌贼骨　霍石斛　阿胶珠（蒲黄炒）

三诊：肝主藏血，肾主二便，尿血经久不止，近日又见便红，脉细数，苔花糙。肝肾之阴血大伤，风阳内炽。曾进滋熄之品，未见效果，姑宗血脱益气之法，仍参摄纳为治，觇其动静。

潞党参　炙绵芪　甜冬术　上清胶　熟地炭　山萸肉　乌贼骨　煅龙骨　芡实　地榆炭　炙五味

四诊：脏者藏也，主藏而不泻。尿血屡发，五脏之血，势必内耗，服补气摄血方，曾经获效，近发又剧，每至日中血更浓厚，寐中多窹，口干苔糙。此因脏阴耗损，心肝之阳跃露，蒸逼营血而下泄。拙拟益气存阴，略参清熄为治，觇其进止。

潞党参　炙绵芪　生熟地炭　原石斛　焦白芍　煅龙骨　地榆炭　辰茯神　炙远志　炙五味　潼蒺藜　煅牡蛎

五诊：尿血遇风即发，其营阴已亏，风阳之亢可知。头眩眼花，腿酸痛，肝肾阴虚阳亢之征。叠进补气摄血法，虽有效力而逾时小发，当以前法参清熄为治，觇其动静。

潞党参　炙绵芪　煅石决　焦白芍　制女贞　潼蒺藜　煅牡蛎　生熟地炭　煅龙骨　炙龟板　炒萸肉　蒲黄炒阿胶

《陈良夫专辑》

丁泽周

黄左。肝为藏血之经，脾为统血之脏。肝脾两亏，藏统失司，溲血甚多，小便频数，大便

溏薄，舌中剥边黄腻，脉濡弦而数。阴无阳化，阳不生阴，膀胱宣泄无权，足肿面浮，脾虚之象见矣。拟归脾汤法引血归经，合滋肾通关丸生阴化阳。

西洋参三钱　抱茯神三钱　紫丹参二钱　焦谷芽三钱　清炙黄芪三钱　炒枣仁三钱　茜草根炭一钱　焦白芍一钱五分　活贯众炭三钱　炒于术一钱五分　滋肾通关丸二钱，包煎

二诊：溲血有年，血色紫黑，少腹胀满，小溲频数，大便溏薄，内热心悸，耳鸣头眩，面色萎黄，腿足浮肿，脉左弦小而数，右濡弦。肝虚不能藏血，脾虚不能统血，血随溲下。色紫黑，少腹满，宿瘀尚未清也。前进归脾法合滋肾丸，尚觉合度，再从原方复入通瘀之品。

前方去活贯众，加生草梢、蒲黄炭、琥珀屑、鲜藕。

三诊：溲血色紫，小溲频数，少腹酸胀，大便溏薄，兼有脱肛，头眩，心悸，耳鸣，腿足浮肿，两进归脾，病无进退，脾虚固属显然。小溲频数，少腹酸胀，肝热有瘀，亦为的当不移之理。惟病本虽在肝脾，病标却在膀胱。经云：胞移热于膀胱，则病溺血。膀胱者，州都之官，藏津液而司气化。气化不行，则病肿满。肺者，膀胱水道之上源也。治肝脾不应，治膀胱不应，今拟清宣肺气，去瘀生新，下病上取，另辟蹊径，以观后效。

西洋参三钱　抱茯神三钱　茜草根二钱　通天草一钱五分　川贝母二钱　炙远志一钱　紫丹参二钱　活贯众炭三钱　清炙枇杷叶三钱，去毛、包　生草梢八分

另鲜车前汁、鲜藕汁各一两，炖温冲服。

四诊：昨投清宣肺气、去瘀生新之剂，溲血已减，小便亦爽，下病治上，已获效征。惟面浮足肿，脘腹作胀，纳谷减少，头眩心悸，大便不实。明系肝体不足，肝用有余，脾弱不磨，运化失其常度。急其所急，缓其所缓，又当从肝脾着手。肝为乙木，脾为戊土，脾虚木横，顺乘脾土，固在意中，则治肝实脾，下病治上，亦一定不移之法矣。

生于术三钱　扁豆衣三钱　紫丹参二钱　荸荠梗一钱五分　远志肉一钱　云茯苓三钱　陈广皮一钱　生草梢八分　生熟苡仁各三钱　生熟谷芽各三钱　清炙枇杷叶三钱，去毛、包

五诊：溲血已止，小便不爽，足肿面浮，纳谷减少，脉尺部细小，寸关濡弦。此血虚肝气肝阳易升，脾弱水谷之湿不化也。血虚宜滋养，脾弱宜温燥，顾此失彼，动形掣肘。今拟健运中土，而化水湿。

炒白术三钱　陈广皮一钱　炒神曲三钱　滋肾通关丸三钱，包煎　连皮苓四钱　煨木香五分　谷麦芽各三钱　冬瓜皮一两，煎汤代水　清炙草八分　春砂壳八分　炒苡仁三钱

六诊：健运分消，肿仍不退，便溏口干不欲饮，面无华色，头眩耳鸣，纳谷减少，脉象尺部细小，寸关虚弦。血虚之体，肝阳易升，脾弱水谷之湿泛滥，欲扶脾土，须益命火，经所谓少火生气，气能生血，血不能自生，全赖水谷之精液所化。拟崇土渗湿法，再进一层。

炒于术三钱　连皮苓四钱　煨木香五分　滋肾通关丸一钱，包煎　红枣三枚　熟附片五分　陈广皮一钱　炒神曲三钱　焦苡仁三钱　清炙草四分　春砂壳八分　焦谷芽三钱　冬瓜皮五钱

七诊：身半以下肿依然，胸闷纳少，大便溏泄，小便短少，口干不多饮，舌薄腻，脉象尺部细小，寸关濡弦无力。皆由肝肾阳虚，水谷之湿，生痰聚饮，横溢于募原之间。中气已虚，肝木来乘，气化不及州都，膀胱宣化无权也。再拟崇土渗湿，滋肾通关。

前方去木香、神曲，加炒淮药、炒车前子。

《丁甘仁医案》

程左。三阴不足，心移热于小肠，逼血下行，溲血已久，时轻时剧，内热口干，恙根已深，

非易速痊。

姑拟滋养三阴，凉营祛瘀。

小生地五钱　大麦冬三钱　京元参三钱　炙龟板四钱　炙鳖甲四钱　生白芍二钱　阿胶珠二钱　生草梢六分　粉丹皮钱半　天花粉三钱　血余炭三钱　鲜藕四两，去皮　白茅根两扎，去心

《丁甘仁医案续编》

孔继菼

葛姓某病溺血，血皆成块，扁圆不一，大者如枣、如栗、如核桃，小亦如银杏之属。每溺方顺，忽止不下，则伏地呼痛，移时其块奔突而出，鲜血随之，尿乃再通。有一溲而见数块者，若逢一巨块则痛苦万状，求死不得矣。医以活血清热之药，杂八正散治之不效，更用破块之品，欲化其死血。予适见之曰：不可。因问葛何以得此？曰：向有此病，因劳而得，愈数年矣。近以荷担远行，旧病复作，势乃倍重于前。问：腰疼乎？曰：疼甚且酸。予曰：此伤肾病也。肾本作强之官，经曰：因而强力，肾气乃伤。又云：持重远行，汗出于肾。故负重者，必束其腰，腰为肾之府，以此为出力处也。今以荷担之故，竭其肾力；又以远行之故，致肾力不继而受伤。腰中酸疼，血随溺下，亏损不为不甚，更用破块之药，重伤其血，肾气从此痿败矣。曰：死血不下，终成废人，与其贻悔于后，何如消患于前？予曰：消之有道，非破块利小便之药所宜也。盖小便之血有两途：其一自膀胱而下，半通半塞，滴滴不顺，欲止不能，是为淋血。淋血者，热在膀胱，从尿窍出者也。其一自肾而下，忽有忽无，甚则成块，不与尿俱，是为溺血。溺血者，伤其肾脏，从精窍出者也。夫肾主精血，肾伤血溢，伐及根本矣。其犹能动移者，有形之阴血虽亏，无形之元气尚存也。再以峻药促之，新血不动，败血终滞而难出。败血一去，新血将随以俱下，转消转涸，元气复于何隶乎？此病惟养肾和血，听其自然，勿扰勿固，俟元气自为鼓动，败血必不能留，而更以精窍之药为之向导，其痛楚亦必就轻减矣。至于车前、泽泻之属，只走尿孔，与精窍何涉？杂投甚无谓也。医乃唯唯，祈予立方，予遵法治之，数剂而愈。

《孔氏医案》

贺季衡

王男。猝然溲血，成块成条，气坠溺管痛，血块不得出，兼之咳嗽五年，痰多，舌黄，脉细数。肺虚，湿火下趋，激动阴血所致。延防癃闭。

鲜生地八钱，切　蒲黄炭三钱　大小蓟各三钱　甘草梢八分　淮牛膝一钱五分　桃仁泥二钱　黑山栀二钱　正滑石五钱　大麦冬二钱　泽泻一钱五分　淡竹叶廿片

二诊：溲血痛势已减，而血块仍未全清，气坠已折，咳又复甚，自汗神疲，脉细数，舌苔浮黄。此湿火初清，肺肾之阴未复也。

北沙参四钱　细生地五钱　大小蓟各三钱　大白芍二钱　海蛤粉四钱　大杏仁三钱　大麦冬二钱　蒲黄炭三钱　淮膝炭一钱五分　赤苓四钱　正滑石五钱　藕节五个

《贺季衡医案》

沈绍九

卓某，小便来血，有时解出混浊，既不频数，溲时又不疼痛，遍延中西医久治无效。中医所用之方，多为清利湿热者。其人体倦食少，脉象软弱，断为脾虚、肾阴亏耗，用四君子汤加莲米、怀山药、生地、枸杞、龟板等以健脾滋肾，服药数十剂而愈。

心烦口渴，溺黄带血，舌赤脉数。此肾水不足，心火偏旺，移热于小肠所致，应予凉血泻火。

生地五钱　丹皮二钱　赤芍三钱　淡竹叶三钱　木通二钱　甘草梢一钱　莲子心一钱　山栀仁二钱

以上出自《沈绍九医话》

曹颖甫

余二十五岁时，能读医书，而尚不善于治病。随表兄陈尚白买舟赴南京，应秋试。陈夫妇同宿中舱，余宿前舱。天方溽暑，骄阳如炽。舟泊无锡，陈夫妇相偕登陆，赴浴惠泉，嘱余守舱中。余汗流浃背，又不便易衣，令其自干。饮食起居又不适，因是心恒悒悒然。舟泊五日，方启碇。又五日，乃抵镇江。下榻后，部署初定，即卧病矣。延医疏方，不外鲜藿香、鲜佩兰之属。服之数日，病反加剧。汗出，热不清，而恶寒无已。当夜乘轮赴京。时觉天昏地黑，不知人事。比抵石城，诸友扶住堂子巷寓所。每小便，辄血出，作殷红色，且觉头痛。时为八月初五日，距进场之期仅三天矣。是时，姻丈陈葆厚先生已先余到南京。丈精于医，诊脉一过，即亲出市药，及荷叶露三大瓶，生梨十余枚以归。并嘱先饮露，饮已，口即不干。顷之又渴，复啖生梨，梨皮不削，仅弃其心，顷刻尽十枚。迨药煎成，即进一大碗，心中顿觉清朗，倦极而睡。醒后，头已不痛，惟汗未出。更进二煎，浓倍于前。服后，又睡。醒时，不觉周身汗出，先小汗，后大汗，竟至内衣夹袄被褥上下皆湿，急起更易，反被以盖。于是方觉诸恙悉除，腹中知饥，索热粥。侍者曰：粥已备，盖陈丈所预嘱者也。初啜一小碗，觉香甜逾恒。稍停，又续进，竟其夜，竟尽二大碗。初七日，即能进场。试期达九日夜，毫无倦容。余乃惊陈丈医术之神。叩其药，则桂枝、石膏二味同捣也。问其价，曰：适逢新开药铺，共费钱六文而已。遂相与大笑。

按：头痛而恶寒，此太阳病未罢也，法当令其汗出而解。然小便已见血出，安复有余液可以作汗？故先饮荷叶露及生梨者，增其液以为作汗之本也。于是与石膏以清其内蕴之热，与桂枝以祛其外束之寒。寒因汗解，热因凉除。醒来索粥，是即白虎汤之粳米，向之饮露，亦犹加参汤之人参。看其啖梨啜露之顷，孰知已含圣法。呜呼，化仲圣方活而用之，其功效必无穷也！

《经方实验录》

汪逢春

徐左，四十六岁，七月二十二日，德国饭店。

小溲频数有血，舌苔白腻而厚，两脉弦滑有力，烦劳少息。亟以导赤平肝，宜乎休养静摄。

鲜生地五钱　赤小豆三钱　贯众炭三钱　血余炭三钱　小木通一钱　全当归三钱　赤苓皮四钱　荷

叶炭三钱　粉萆薢三钱　扁豆衣三钱　生草梢三钱

韭菜子五分，研细末，小胶管装，匀两次，药送下。

二诊：七月二十六日。

溲血虽止，混浊不清，滴沥不畅且痛，左脉弦滑，右细弦而濡，拟以导赤分利。

鲜生地五钱，佛手三钱同炒　赤小豆三钱　血余炭三钱　生草梢三钱　小木通一钱　全当归三钱　贯众炭三钱　粉萆薢三钱　扁豆衣三钱　赤苓皮四钱

韭菜子五分，研细末，小胶管装，匀两次，药送下。

《泊庐医案》

章成之

黄男。前日前曾尿血两次，尿血后小便次数增多，眠、食均受影响，动则气促。其病在肾与膀胱。

生阿胶30克，3次烊冲　苎麻根60克　五味子9克　丹皮9克　菟丝子15克　蚕茧20只　桑螵蛸15克

二诊：前两晚尿中混有血滴，小便次数减少，睡眠、食欲均较好，唯皮肤发痒难受。

生阿胶30克，烊冲　潞党参12克　蚕茧20只　五味子5克　覆盆子12克　杞子12克　山药12克　桑螵蛸12克　菟丝子18克

三诊：药后十四天，尿血已止，步行仍气促。脊椎不能挺直，据述已十四年矣。

淡苁蓉18克　黄芪12克　阿胶30克，烊冲　枸杞子12克　党参12克　五味子5克　覆盆子12克　山药12克　桑螵蛸12克　菟丝子18克

四诊：诸恙悉减，原方加杜仲9克，川断12克，狗脊18克，持续服用一段时间。

郭男。溲血有虚实之分，先血后溲而痛者属实，先溲后血而不痛者属虚。实证多半在尿道、膀胱，虚证则多在肾。细考此证之经过，其病在肾，虽痛亦虚。

炮附块5克　阿胶珠15克　升麻6克　五味6克　川断12克　熟地15克　仙鹤草18克　粟壳6克　杜仲9克　桑寄生12克　当归9克

二诊：去附块。

三诊：前方用附，溲血不减，其附则其效大见。

阿胶15克　升麻5克　川断12克　小蓟15克　熟地15克　仙鹤草6克　桑寄生12克　旱莲草12克

四诊：无意中去归，小溲之痛与血量皆减，可见走窜温行之品，皆不相宜，仿古人肾不能摄纳论治。

阿胶9克　五味子5克　杜仲9克　桑寄生12克　金樱子9克　生熟地各12克　菟丝子9克　破故纸9克　旱莲草12克　御米壳6克

以上出自《章次公医案》

叶熙春

丁，男，三十六岁。五月。杭州。思虑过度伤乎脾，房室失节伤乎肾，土虚水湿不化，水

亏相火内炽，湿火相并，下注膀胱，小溲频数夹血，一月有余，不时头昏耳鸣，腰楚䯒软，脉弦而数，苔根白腻。少阴之阴已伤，太阴之湿未清，治拟滋阴清火，佐以渗湿。

细生地15克　知母12克　川黄柏5克　茯苓9克　旱莲草15克　泽泻6克　小蓟炭9克,包　猪苓9克　炒阿胶珠9克　炙侧柏叶9克　茜根12克　炒丹皮5克

二诊：前后服后，尿血虽减未除，腰背酸痛如故，脉见弦数，舌苔薄黄。湿火稍清，肾虚未复，再拟原法出入。

细生地15克　盐水炒川黄柏5克　怀山药9克　知母12克　旱莲草15克　泽泻6克　小蓟炭9克,包　茜根9克　陈茅根15克　陈萸肉6克　炙侧柏叶12克　丹皮5克

三诊：两进养阴滋肾，清热化湿，尿血减少，腰背酸痛不若前甚，脉细，苔白薄。肾阴之虚一时难复，无比山药丸加减。

大生地15克　萸肉5克　怀山药9克　制巴戟9克　炒杜仲9克　茯苓12克　炒菟丝子9克　泽泻6克　淡苁蓉6克　盐水炒牛膝6克　旱莲草12克　小蓟炭9克,包

四诊：尿血已止，腰酸减轻。仍以原方去小蓟炭，加女贞子6克。

胡，男，四十一岁。六月。余杭。夏月长途跋涉，感受暑热，暑为火邪，内应于心，心火下移小肠，火迫血溢，是以小便出血，茎中热痛，神烦寐劣，口渴喜饮，舌尖绛，脉象濡数。导赤散加味。

细生地18克　木通5克　甘草梢5克　淡竹叶9克　飞滑石12克,荷叶包　赤苓9克　琥珀末2.4克,分吞　川连2.4克　黑山栀9克　川萆薢9克　鲜茅根30克

二诊：服导赤散加味，尿血已止，茎中痛除，而溲色未清，渴饮已差，寐况得安，脉濡数，苔薄黄。前方既效，仍守原法出入。

细生地15克　木通5克　竹叶9克　甘草梢5克　知母9克　鲜茅根24克　赤苓24克　福泽泻9克　飞滑石12克,包　车前草12克　川萆薢9克

李，男，三十岁。五月。杭州。阴虚夹有湿热，下注膀胱不化，乃至迫血下行，尿血数月于兹。稍劳则血来更多，腰腿酸软，神疲乏力，脉象细数，苔薄黄。以猪苓汤加味。

粉猪苓9克　泽泻9克　茯苓12克　阿胶12克　飞滑石12克,包　盐水炒大生地18克　小蓟炭9克,包　粉丹皮9克　鲜茅根30克　淡竹叶9克　藕节炭9克

二诊：前进猪苓汤合小蓟饮子之法，尿血显减，溲水渐清，腰酸腿软亦差，惟神疲无力依然，脉苔如前。再宗前方增损续进。

猪苓6克　白茯苓9克　泽泻8克　飞滑石12克,包　阿胶12克　小蓟炭9克,包　丹皮6克　盐水炒细生地15克　盐水炒杜仲15克　潼蒺藜9克　盐水炒桑椹子9克

以上出自《叶熙春专辑》

施今墨

徐某某，女，30岁。血尿已四个月，时发时止，腰酸胀，少腹右侧时痛，小便频，量不多，头晕气短，倦怠无力，饮食睡眠尚可。经第二医院检查，诊断为右肾结核，膀胱炎，拟动手术摘除肾脏。患者不愿手术，要求中医治疗。舌苔薄白，脉细数。

辨证立法：腰为肾府，腰酸则为肾虚，虚则不固，下渗而为血尿。头晕气短，倦怠无力，均属体力不足之征。拟滋肾阴，清虚热，利尿止血。

处方：鲜茅根 12 克　鲜生地 12 克　川续断 10 克　川杜仲 10 克　山萸炭 15 克　仙鹤草 25 克　川石韦 10 克　川草薢 10 克　白蒺藜 10 克　沙蒺藜 10 克　阿胶珠 10 克　败龟板 12 克　盐知母 6 克　盐黄柏 6 克　车前草 10 克　旱莲草 10 克　春砂仁 3 克　大熟地 10 克　炙草梢 5 克

二诊：服药甚效，遂连服十一剂之多，头晕、气短已好，腰酸减轻，最近一星期小便色淡已无血，少腹疼痛尚未全止。

处方：北柴胡 5 克　杭白芍 10 克　黑升麻 3 克　黑芥穗 5 克　炙黄芪 12 克　米党参 10 克　全当归 6 克　野于术 5 克　川续断 10 克　川杜仲 10 克　春砂仁 5 克　生熟地各 10 克　川草薢 10 克　川石韦 10 克　益智仁 5 克　台乌药 6 克　阿胶珠 10 克　山萸炭 12 克　炙草梢 5 克

三诊：前方又服十剂，除腰微酸胀及少腹时有疼痛之外，其他均好，小便无血色已有半个多月，为近四个月以来未有之佳象。

处方：前方加五倍量蜜小丸常服。

《施今墨临床经验集》

第六十九章　紫斑

程从周

汪明德之仆妇年近三旬，常患胸膈作胀，大便不实。一日，遍身发斑，色如紫李而鲜明，小者如麻，大者如豆。初医用疏风清热药不效，又用化斑汤，转加泄泻不食，手足皆麻，予视之曰："此胃虚发斑也。"乃用补中益气汤，数剂而瘳。

《程茂先医案》

王三尊

陈双顶，时疫发斑，论脉则浮而无力，当补，当表。论证则人事不明，舌黄燥，当下。然有假脉，而无假燥黄舌也。其脉所以如此者，乃脏气被伏不能行于腑，惟腑气犹能往来，故现此象耳。以承气汤下之而愈。按：斑证有发表、和解、攻下、双解、温补之不同，当以里证为凭，不可执定下则斑陷一说也。凡病内证皆重于表，不独斑证为然。

《医权初编》

中神琴溪

间街杨梅南田边备后者，年三十余，两脚以下，发紫斑。一医灸于下廉等穴，两脚麻木，紫斑仍不退，惧而告之，乃言是瞑眩也。灸火益不止，遂不能立，更延师治之。与桃花汤三帖，峻泻数行，翌复省之，则已，病愈出去。

京师油小路五条，北近江屋，甚助之妻，总身发斑，大者如钱，小者如豆，色皆紫黑，日晡所必发痛痒，又牙龈常出血。先生诊之，脐下拘痛彻腰，与桃核承气汤，兼坐药。前阴出脓血，数日乃痊。

以上出自《生生堂治验》

程文囿

嘉庆甲子秋，予在邻村，偶值余朗亭先生云："日前往富塥视一女子病甚奇。初起无故发斑，医言是火，多投凉药，渐变损怯。今脉证俱败，此何故也？"予曰："无故发斑事属罕闻。若云变法，大都清凉过剂，元气被戕耳。"越日荫兄令爱，两胫斑出密密，形如锦纹，诊脉和平，询其寝食如常，别无他疾。予曰："勿药。"荫兄曰："斑乃重候，安可勿药？"因以余公所云告之，竟听予言，后斑退无恙。设当时杂投汤药，不几蹈富塥女子覆辙乎。

《杏轩医案》

黄凯钧

周，二四，红斑遍体，自觉胸宽热缓，邪热透发明矣，咳呛咽痛，因手太阴受热熏灼，清疏肺胃立愈。

鲜生地四钱　鲜石斛三钱　犀角尖一钱，镑　川贝一钱五分　丹皮一钱五分　桔梗一钱　橘红八分
甘草四分

又，斑后不思纳食，宜醒胃阴。

北沙参　麦冬　川斛　花粉　茯苓　橘皮　甘草

《肘后偶钞》

李文荣

杭州进士吴晴椒宰丹徒，其夫人忽得异疾，每于梳头后胸乳间发紫斑，心中难过之至，约一二时许斑消心定。十余日不愈，乃请予诊。予问："何不早梳头？"曰："早梳亦然。""何不迟梳头？"曰："迟梳亦然。曾迟至申酉梳头，亦无不然，弟唯不梳头耳。"诊其脉皆沉象，两关按之，则左弦数，右滑数。予曰："此脾气也，而兼乎肝。左沉弦而数者，肝气郁而肝阴亏也；右沉滑而数者，脾气郁而湿热不宣也。夫脾主健运，肝主条达，今皆以郁，故土受木制，湿热亦郁于脾而不化。脾主四肢，梳头则两手皆举，而脾气上升，湿热随之而升，故心胃之部外则发斑，内则难过。梳头之后，手下垂而脾气亦下，湿热仍归于脾，不复上扰，故病象暂退，而根未拔也。所幸湿热不重，只须和其肝脾，开其郁结，透其湿热，病自退矣。"予进以补阴益气煎，以熟地平肝，以山药健脾，以柴胡疏肝，以升麻醒脾，以陈皮、甘草、当归调和其中，一服而愈。再进二服以善后，未不发矣。

《仿寓意草》

费伯雄

某。热邪内灼，则毛窍出血，已成肌衄。宜养肺清热。

南沙参　茯苓　山药　夏曲　菱皮　石斛　赤芍　石决　丹皮　牛膝　甘蔗

《费伯雄医案》

张仁锡

丙午初夏，朱苍山身有微热，面白神呆，口渴喜饮，语类郑声，腰腹间有淡红色如斑状者百余点。医用葛根、柴胡、牛蒡、杏仁、蝉衣、赤芍等味，连服四帖，而病不增不减，伊兄兼山就余商之。余曰："证因作强太过，而又感冒微邪，邪乘虚入，伏于少阴，亟宜填补真阴，略加透邪，可免许多周折。不尔，非特邪无出路，真阳不能潜藏，势必酿成格阳重候。"

朱里蒋友，病经数日，烦躁面赤，身虽燥热，时发畏寒，语言如狂，舌苔焦灰。医进白虎加味，心中痞闷，腹大痛。一日夜下利清谷十余次。医改用五苓加滑石、车前，连服两帖，面

之赤者变为青矣。下利虽似稍缓，而手足渐冷，气息微续。家人惊惶无措，闻余返棹，急来邀治。按脉浮大不鼓。谓其家人曰："寒邪锢结，势欲发斑，但元阳大虚，深虑正不胜邪，若非峻补托散，则邪陷日深，必致危殆。"仿大温中例，用大熟地、潞党、冬术、当归、炙草、柴胡、葛根、煨姜，服后汗出如雨，遍体赤斑始透，痞闷、畏寒、泄泻等恙皆除。仍以原方去柴、葛再服。明日，余欲回善，授以理阴煎加参、术。

以上出自《清代名医医话精华》

徐镛

南汇丞役许龙之子，身热发斑，有似火证。医用犀角等化斑套剂，病势转危，不省人事，口中歌唱不休，有时谵语。余诊其脉，浮越无伦，按之不实，舌绛而润，并不燥渴，疑是阴证。细询病因，其妻言未病时大叫脚冷，其为阴证无疑。遂用姜、附等药冷服一剂，夜即安睡。但元阳丧败之余，神疲倦怠者半月，服归脾汤二十余剂而愈。

《医学举要》

魏长春

任银清之母，年五十五岁。民国二十二年六月二日诊。

病名：温毒发斑便血。

原因：湿毒内蕴发斑，病将两候，曾服疏透药不效。

证候：遍体发出紫斑，内热便血，口角歪斜，齿龈出血。

诊断：脉象沉数，舌紫破裂，温毒伏于血分，厥阴阳邪热炽，上攻口歪，下注便血。

疗法：用清解血分温毒法。

处方：紫草三钱　紫花地丁草五钱　银花三钱　玄参五钱　连翘三钱　生甘草一钱　桑叶三钱　活水芦根八钱，去节　黄连一钱　金汁水一两，冲　天花粉三钱

次诊：六月四日。热减胃苏，舌色转红，发出紫疱渐退，便闭心悸，用清降温毒法。

次方：鲜金钗四钱　银花三钱　连翘三钱　玄参五钱　生甘草一钱　生大黄二钱　天花粉三钱　黄连一钱　黄芩三钱　六神丸十粒，吞　紫花地丁草五钱

三诊：六月十四日。热退病差，停药旬日。近因忿怒抑郁，湿滞气阻，遍体浮肿，溲少，脉弦，舌红，夜寐心悸。拟疏气化湿法。

三方：绵茵陈四钱　泽泻三钱　生米仁八钱　冬瓜皮三钱　夜交藤四钱　陈壶壳三钱　香附三钱　鲜佛手三钱　大腹皮三钱　川朴五分　地骨皮三钱

四诊：六月十六日。湿化热退，肿势渐消，脉缓，舌红，心悸较宁。再拟清化湿火。

四方：冬瓜皮三钱　陈壶壳三钱　泽泻三钱　丹皮二钱　橘皮一钱　地骨皮三钱　生米仁八钱　茯苓三钱　桑白皮三钱　川石斛二钱　鲜佛手二钱

五诊：六月十八日。湿化肿消，气分未调，脉弱，舌淡，大便坚燥，心悸烦热。宜清气分湿热。

五方：地骨皮三钱　桑白皮三钱　青蒿梗三钱　丹皮二钱　鲜佛手二钱　鲜荷叶一角　滁菊花三钱　生米仁四钱　冬瓜皮三钱　带皮苓三钱　夜交藤四钱

效果：服药后，热退气调停药。

炳按：热郁腠理，营分作瘀，体发紫斑，齿血便血，舌紫破裂，治宜活血清血热，宜用鲜生地捣生锦纹、丹皮、紫草、玳瑁、红花、白薇、归须、紫花地丁，化瘀清血热，但清气分药则不效。

《慈溪魏氏验案类编初集》

施今墨

戚某某，男，38 岁。病已八年，周身肿痛无定处，痛甚即于患处出现紫斑。疼痛缓解后，时现尿血，平时睡眠不好，食欲欠佳，经某医院诊断为：①过敏性紫癜。②风湿病。平素疼痛不甚，情绪不快或遇激怒痛即加重，诸证出现。舌苔黄腻，六脉弦数。下肢及肘部均有大小不匀之紫斑。

辨证立法：热邪蕴郁，气血受阻，络脉滞塞不通，证现周身疼痛，热郁则逼血外溢，形成紫斑，或时现血尿，拟活血、通络、清热法为治。

处方：酒川芎 5 克　炒丹皮 10 克　朱茯神 10 克　酒地龙 10 克　炒丹参 10 克　朱寸冬 10 克　旱莲草 25 克　当归尾 10 克　南红花 5 克　大生地 15 克　嫩桑枝 20 克　北柴胡 3 克　鲜生地 15 克　桑寄生 20 克　川桂枝 3 克　赤白芍各 10 克　油松节 30 克　炙草梢 10 克　炒山楂 10 克

二诊：服药八剂，窜痛时间减短，每次不过十分钟即止。此次周身窜痛发作未见血尿，紫斑亦少，惟齿龈少量渗血。

处方：大生地 15 克　北柴胡 3 克　赤白芍各 6 克　鲜生地 15 克　川桂枝 3 克　炒丹参 10 克　炒丹皮 10 克　嫩桑枝 20 克　桑寄生 20 克　仙鹤草 30 克　旱莲草 15 克　酒川芎 5 克　酒当归 10 克　黑芥穗 6 克　小蓟炭 10 克　阿胶珠 10 克　炙草节 10 克

三诊：前方服十二剂，紫斑退，窜痛未作，血尿未现，遂停药，历半年病未发。近日工作过忙，深夜始能回家休息，久久不能入睡，周身窜痛又有再发趋势，即时诊治，以防复发。

处方：川桂枝 3 克　赤白芍各 6 克　北柴胡 3 克　大生地 10 克　北细辛 3 克　鲜生地 10 克　生牡蛎 12 克，生龙骨 12 克同布包　朱茯神 10 克　朱寸冬 10 克　酒黄芩 10 克　酒黄连 3 克　酒当归 6 克　酒川芎 5 克　炒丹参 10 克　炒丹皮 10 克　片姜黄 6 克　功劳叶 10 克　炙草节 10 克　陈阿胶 10 克，另烊化兑服　三七粉 3 克，分二次随药送服

《施今墨临床经验集》

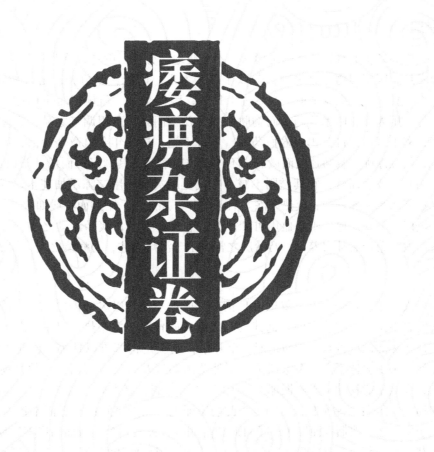

痿痹杂证卷

第七十章　痿证

秦昌遇

一妇怀妊将七月，忽然两足痿软，不能履地，分娩后顿愈，弥月后仍复如是，且胸胁作痛，夜分发热。医用四物养血之剂，杂以牛膝、木瓜、虎骨、鹿角胶，出入加减。或愈一日而发，或愈二三日而发，纵觉全愈，亦无过十日者，因循半年，药频投而病仍在。后以脾主四肢，理宜健脾，用人参、白术等药，而胸胁胀痛，几至闷绝。急用调气之品，胀痛稍宽，而元气不相接续，懒于言动，自此仍服养血药品，不进不退，迁延年余。邀余诊治，询其饮食如常，肌肉如故，足胫浮肿，胸胁揉按而微痛，不揉不按则痞闷，其脉沉缓而滑。予曰：此湿痰积在胸胁，流入四肢，故痛而软，宜其滋阴不减，补气更剧矣。因用二陈汤加苍术、威灵仙、黄柏、白芥子，数剂而胸胁痛顿减，夜热亦除。后去白芥、加薏仁，十剂而步履如故。

按曰：分娩而愈，则非血虚可知。其或愈或不愈者，痰乃流动之物，聚则作痛为痿，行则暂散而愈。第产后补血养血，乃治法之常。由于湿痰流注，乃病情之变，知常知变，方是上工。

《医验大成》

一人中年后官于岭南，忽患手足拘挛，屈伸不便，以风湿治之不效。诊其左脉细数，重按则迟，右手稍和，重按亦弱。询其发病之由，始冒寒，发寒热，口中觉苦，筋骨疼痛，服发散之剂，寒热除而口苦减，骨痛仍旧。至月余，先左足拘挛难以伸缩，渐至右足亦然，又渐至两手亦然，手更振掉不息。医家议论，不外疏风顺气及行气行血而已。数月前能运动，但更振掉痛剧，今虽不能移动，幸不振掉疼。予曰："若不痛，事去矣。"答曰："不动则不痛，若一移动便酸痛。"予曰："幸矣！尚可药也。此筋痿证也。兄少年间仍有思而不遂否？"答曰："一婢艳色，予实睨之。拙荆觉而罢去，予自此如醉如痴，极其相念。与拙荆房事后反纵，后患遗精白浊者半载，至中年时证亦常发。"予又问曰："兄今阳事何如？"答曰："久不起。"予曰："兄无怪有此病也。《内经》曰：肝气热则胆泄口苦筋膜干，筋膜干则筋急而挛，发为筋痿。帝问何以得之。岐伯曰：思想无穷，所愿不得，意淫于外，入房太甚，宗筋弛纵，发为筋痿及为白淫。《下经》曰：筋痿者，生于疾使内也。兄之病因病证已宣之千古前矣。盖所愿不遂，遇淫必恣，风寒乘虚袭筋骨而不觉。至中年之后，气血衰惫，寒变为热，风变为火，消烁精髓。及病发，不详病源，而徒以风热药治之，风药耗血，耗血无以养筋，筋无所养又何以束骨而利机关。宜其疼痛拘挛而屈伸俱废。今所幸者饮食未减，大便犹实。盖痿证独取阳明，阳明盛则能生气，气犹可生也。"因用当归、地黄养血为君，然不补气何以生血，又用人参、芪、术以为臣。丹皮、青蒿、黄柏以清骨髓之热。山茱萸、枸杞、牛膝入肝以为佐。羌活、独活、秦艽、桂枝以为使。又虑非气血之属，无以取捷效，乃用紫河车、虎胫骨、鹿角、龟板共煎膏，酒冲服，每日药煎二剂，膏药两许，十日手便能运，半月便不痛，一月而痊愈。

《秦景明先生医案》

李用粹

文学陆元振，经年伏枕，足膝枯细，耳轮焦薄，形容憔悴。历访名医，俱用四物、地黄汤，反觉胸膈凝滞，饮食减少，自谓此身永废，而心犹未慊，延予商治。诊两寸关俱见沉滞，独尺部洪大，重按若绝，此肾虚精耗，髓空骨痿之征也。盖肾者，作强之官也，居下而主阴气，藏精而充骨髓者也。故肾旺则精盈而肢节坚强，肾虚则髓竭而膝膑软弱。王太仆云：滋苗者必固其根，伐下者必枯其上。今坎水不能灌溉经络，滋养百骸，宜乎耳轮焦薄，足膝枯细也。《内经》所谓肾气热则腰脊不举，足不任身，骨枯髓减，发为骨痿。端合此证。若徒事滋阴，恐用草木不能骤，补精血反壅滞阳气，以致中脘不舒，痿躄艰难耳。必用气血之属，同类相求，兼以报使之品，直抵下焦。譬之天雨，沟渠盈溢，滂沛河泽。奚虑隧道不行，足膝难步耳。疏方用人参、白术、当归、地黄、茯苓、肉桂、鹿茸、龟甲、葳蕤、牛膝等重剂数帖，而稍能转舒，百帖而愈。

嫽城王五松子舍，大肉削去，虚气攻冲，证情恍惚，手足麻木，不能自主，夜寐不宁。咸谓心脾之气涣散，所以脉络胀张，如不束之状，所谓解㑊者也。盖阳明为气血俱多之乡，主束骨而利机关者也。阳明戊土一虚，必盗母气自养，而心亦虚，以《灵枢》云：心怵惕思虑则伤神，神伤则恐惧自失，破䐃脱肉矣。治宜补心脾之气，以充元神之用，可指日而奏功，乃与归脾汤服，数帖而始止。

晋中商人高鸣轩，年六旬外，久历鞍马餐风冒雾，六淫之邪，袭其经络，染成痿废已三年矣。遍访名医，咸以解表为治，两足愈觉无力，顽麻不仁。辛丑夏初，适过海邑，告余服药累百，不获少瘥，自信此身永废矣。予曰：风寒湿气，乘虚而入，不思养正，以补其本，一误也。屡解表，而风邪已去，犹然发散，愈损真元，二误也。且气虚则麻，血虚则木，人有恒言，是证必为中风先兆，乃以神效黄芪汤加肉桂服之，才四帖，麻顿去，便能却杖而行，后以还少丹调理月余，倍常矍铄。

以上出自《旧德堂医案》

郑重光

族誉六郡丞，莅任梧州，其地山多而湿。暑月病疟，土医攻劫而愈，不无伤气。病方愈，即丁艰回籍，道经梅岭，路发眩晕，有如中证，晕退即两足痿痹不能立，不能步矣。归来召诊，脉细濡微数，头微晕，足肿微痛，尚可伸缩，未致缓纵，但形盛气虚，多痰多火，表虚多汗，此气虚而伤湿热，谓之痛痿。群医主治不同，或用桂、附，或用知、柏，或专补肾。余曰："病居下体，着而不行，脉不浮弦，非风也；脉不紧而痛不甚，非寒也。今脉濡而细数，两足肿，此气虚伤湿。遵《内经》治痿独取阳明，以人参、白术、半夏补脾燥湿；天麻、秦艽、续断祛湿热而利关节。湿则害人皮肉筋骨，归、芍滋血以舒筋。乃热因湿化，不用苦寒，恐其有伤胃阳，转攻湿不能解外，以加减虎潜丸滋补肾元以坚骨痿。如斯平补半载有余，遂可步履矣。"

《素圃医案》

陈念祖

形体充壮，色苍脉实。平时酒醴甘肥，酿成湿热，蕴结下焦。自述少腹有气上冲作胀，两足沉重，艰于行动，大小便涩，腿中觉有热气。此即《内经》所谓湿热不攘，大筋软短，小筋弛长，软短为拘，弛长为痿是也。拟用苦寒为驱湿清热之计，方列后：

细茵陈三钱　黄柏一钱五分　茯苓皮三钱　晚蚕沙一钱　川萆薢一钱　汉防己二钱　黑山栀二钱　青黛八分　龙胆草一钱　淮牛膝一钱

肺为百脉之长，肺热叶焦则津液不能灌输经络，致成为痿躄。脉细而数，舌绛无苔，肌肉瘦削，咳嗽痰臭。何一非津液内涸、燥火亢烈之象。然稽诸《内经》：治痿独取阳明。以胃为气血之海，主润宗筋故也。兹拟生胃津以上供于肺，使土旺而金自生，是即养母壮子之义。

枇杷叶三钱，去毛　沙参三钱　阿胶二钱　杏仁二钱，去皮尖　天门冬一钱五分　麦门冬一钱五分　白茯苓二钱　玉竹一钱　冬桑叶二钱　元参一钱　火麻仁一钱　甘草八分

当夏两腿酸软无力，口干溺黄肤热，咳嗽时作，常患鼻衄。上焦阴液受耗，胃中湿热之气熏蒸于肺，肺为娇嫩之腑，金受火刑，肺热叶焦，乃生痿躄。揆诸经旨，理当不谬，拟用东垣清燥汤加减治之。

黄芪二钱　当归身一钱　麦门冬一钱　炙甘草八分　炒黄柏八分　猪苓一钱　川连五分，炒　五味子五分　人参七分　白茯苓一钱　生地黄一钱　白芍一钱　枇杷叶一钱　神曲八分，炒　陈皮八分　泽泻八分

精血不足，肝肾失养致筋骨痿弱，行动不便。但病已两年有余，正气多虚，亦应兼顾为妥。兹酌列两方如下：

炙龟板四两　虎胫骨一两，酥炙　黄柏三两，酒炒　知母三两，酒炒　熟地黄三两　淮牛膝二两，酒蒸　白芍二两，酒炒　陈皮二两　锁阳一两五钱　当归身一两五钱，酒洗　白茯苓二两　炙甘草八钱

上药共研为末，以羖羊肉酒蒸烂捣匀，和前药为丸。早晨服三钱，盐汤或黄酒吞下，下午可用汤剂。

又方：人参一钱五分　炒白术二钱　白茯苓二钱　炙甘草五分　制半夏二钱　陈皮八分　黄柏二钱，酒炒　苍术二钱，米泔浸炒　淡竹沥一盏　姜汁半杯

水同煎，午后服。

以上出自《南雅堂医案》

扬郡一少妇年十九，禀赋怯弱。庚辰春，因患痿疾，卧榻年余，首不能举，形瘦如柴，发结若毡，起便皆赖人扶，一粒不尝者五月，日惟啖甘蔗汁而已。服滋阴降火药百帖不效，有用人参一二钱者，辄喘胀不安，莫能措手。予诊其脉，六部俱软弱无力，知其脾困久矣，以补中益气汤加减治之，而人参更加倍焉。服二剂，遂进粥二盏，鸡蛋二枚。后以强筋健体之药，调理数月，饮食步履如常，痿证悉除。

《陈修园医案》

中神琴溪

一男子，右手痿弱，而拇指最甚，为之不能从事者三年矣。医者或以为风痰，若湿毒治之无验。先生刺尺泽及拇指头以取血数次，动作适意，唯拇指竟未复故。

《生生堂治验》

李炳

观察和公腾额，两足瘫弱不能行，以礼延翁。翁感其知己，为留三月治之而愈。

翁始诊之曰：足未病之先，阳必痿，有之乎？公曰：有之。阳未痿，肌肉即羸瘠乎？曰：然。翁曰：病宜治脾以及肝。少用白术、茯苓、甘草，而加白蒺藜一两五钱。公奇之，以问王献廷。献廷，京口名医也。曰：李之学足为吾辈师，其用意岂吾之所能知也。宜从之，必有效。服数十剂，不易方果愈。

《李翁医记》

顾金寿

沈。肺脾为毒药所伤，四肢麻痹，正《内经》所谓：肺热叶焦，则生痿躄是也。脉濡无力。必须清肺活络、化毒养阴为治。

北沙参五钱　甘草　人中黄七分　绿豆皮三钱　丝瓜络一钱五分　忍冬藤一钱　汉防己一钱，酒炒　白芍一钱，桂枝酒炒　归身一钱五分，酒炒　炒薏米三钱　酒炒桑枝三钱

又：服药脉渐有神，寝食如旧，惟四肢仍麻，两膝无力，交阴脚肿。此辛毒伤阴，血不荣筋之故，宜养血舒筋为治。

大生地五钱　大熟地五钱　天冬肉一钱五分　归身二钱　白芍一钱五分，酒炒　生黄芪一钱五分　宣木瓜一钱，酒炒　牛膝一钱，酒炒　羊胫骨三钱　酒炒桑枝五钱　虎潜丸三钱

又：右脉渐觉有力，左脉仍濡，手不能握，两膝少力，究宜气血两调。

炙黄芪三钱　大白芍一钱五分，桂枝酒炒　归身一钱五分　西党参三钱　原生地三钱　牛膝一钱，酒炒　陈皮白一钱　炙甘草五分　阿胶一钱五分，蛤粉炒　丝瓜络三钱，酒炒　酒炒桑枝五钱

煎好送虎潜丸三钱，此方服五剂后，不必服煎剂，每空心，淡盐开水服虎潜丸一月，再诊。

又：脉象颇平，但嫌少力。诸证渐愈，惟两足尚难健举，再用加减八珍法。

炙黄芪三钱　西党参三钱　当归须一钱五分，酒洗　大白芍一钱五分，桂枝酒炒　茯苓皮三钱　晚蚕沙八分　油松节一钱五分，酒洗　阿胶一钱五分，蛤粉炒　炒牛膝一钱　生薏米三钱　生杜仲三钱

送健步虎潜丸三钱，五服后，停煎剂，但服丸药。

问：此证未经八道，今得调治复原，可称奇癖，但所以得痊之故，尚祈明晰示之。曰：服毒得解已成万幸，惟毒药伤肺，解药伤脾，是以四肢软痹，状类瘫痪。幸其人年少力强，解后即能健饭，胃气有余，尚可调治。始清肺胃之热，继补肝肾之伤，仍以《内经》肺热叶焦为主，究系外因，较内伤易于见效，调治月余，神完气足，厥疾自除，理宜然也。何奇癖之有，夫古圣立言，无证不包。在读者以思虑通之，千变万化，无所不可。所谓通其理，一言已足也。若必节节分疏，不成其为《内经》矣，读经者审之。

《吴门治验录》

何书田

平时不谨，致伤脾肾。现患下痢，脚痛不便行走，兼有血证，根本大伤。防成虚痿。

生于术　炒黄柏　牡丹皮　秦艽肉　生苡仁　虎胫骨　炒知母　炒怀膝　川断肉　嫩桑枝

向患遗泄，精髓内亏，骨楚膝痛，六脉沉微。久防成鹤膝风证，治之难效。

炒熟地　虎胫骨　炒知母　杜仲　五味子　茯苓　炙龟板　枸杞子　黄柏咸水炒　川断　淮山药

劳伤，阴液内亏，下体骨骱痛楚异常，二便闭结，六脉虚微。已成痿痹，不易治也。姑与温润一法。

炒熟地　淡苁蓉　枸杞　川断肉　柏子仁　茯苓　生虎骨　白当归　牛膝　秦艽肉　肥知母　泽泻

复诊：阴虚痿痹，液枯便闭，形憔悴而脉虚微，不治之证也。姑照前方，再参温达下元。

制附子　淡苁蓉　菟丝子　炒怀膝　白茯苓　生虎骨　白当归　枸杞饼　柏子仁　车前子

血虚痿痹之候，肝风善行而数变，非易治之证。姑与温补一法。

制于术　白归身　炒杜仲　生苡仁　胡桃肉　制附子　鹿角霜　秦艽　陈皮　桑枝　大熟地　炒怀膝　宣木瓜

复诊：寒滞于络，肢痹骨楚，舍温补无以为计。用丸子调理。

制附子　大熟地　枸杞子　五味子　炙黄芪　制于术　虎胫骨　鹿角霜　川断肉　淮牛膝　山药　白茯苓

产后血虚偏痿，难许痊愈。

炙黄芪　白归身　甘枸杞　川断肉　炒红花酒拌　鹿角霜　炒白芍　炒怀膝　秦艽肉　川桂枝

以上出自《簳山草堂医案》

王孟英

一人患时疫，发狂谵语，若有物凭之曰："不飨我，当取汝手骨。"已而十指软堕如饧。余曰："是谓筋解，实痿证也。"古人治痿独取阳明，脾主四肢，表里相应，投以桂枝白虎汤，神识顿清，手指无恙。

《归砚录》

夏间，王某患感，越医谢树金治之，病虽退而能食矣，但不能起坐，类乎瘫痪，延已月余，人皆谓其成废。所亲钟某浼孟英视之，曰：此因多服表散，汗出过分，气血两伤，肢骸失其营养。脉微而细，舌亮无苔。与大剂（高丽）参、（黄）芪、（当）归、（白）术、熟地、杜仲、菟丝子、牛膝、枸杞、山药、木瓜、萸肉、葳蕤、续断、桑枝，服数十帖而起。

《王氏医案》

林佩琴

李。疟邪失汗误药，湿邪入络，四肢痿废，用除湿理络，手足能运。然值冬寒气血敛涩，少腹逼窄，背脊拘急，胫膝麻顽，步履歪倒，知其阴阳维不司约束，侵入任督俱病也。用杜仲、狗脊强筋骨而利俯仰，五加皮、牛膝益肝肾而治拘挛，当归、白芍以和营，茯苓、萆薢以逐湿，秦艽、独活以治痹，玉竹、桑枝以润风燥，理肢节，加桑寄生通经络，煎服十数剂，诸证渐减。又将前方参入鹿胶、沙苑子、小茴香以通治奇脉，丸服酒下，获痊。

张氏。四肢痿弱，动履艰难，脉涩且弱，为营虚之候。经言天癸将绝，系太冲脉衰，乃阴吹带浊，宿恙频兴。因知冲为血海，隶于阳明，阳明虚则冲脉不荣，而宗筋弛纵，无以束筋骨、利机关。法当调补营血以实奇经。人参、杞子、茯苓、牛膝（酒蒸）、熟地、当归、杜仲（酒焙）、山药（炒）、木瓜、姜、枣，水煎。十数服渐愈。

萧。中年后肾亏火动，足膝酸软，脉虚驶而促。初用六味汤加怀牛膝，继用虎潜丸去锁阳，服后甚适。但坐久腰府热腾，小腹收引气升，脘膈不舒。证因冲督经虚，龙焰不伏，非理脏真所得效。拟龟鹿二仙膏加猪脊髓，同熬酒和服，得效。

以上出自《类证治裁》

蒋宝素

经以肺热叶焦，则生痿躄。吕览云：台高则多阳，多阳则痿。又云：户枢不蠹，流水不腐，动也。形气亦然，形不动则精不流，精不流则气郁，郁处足则为痿。淮南子云：木气多伛。用此观之，痿躄乃水亏火盛，木郁肝伤所致。泻南补北主之。

川黄连　黄芩　川黄柏　连翘　大生地　怀山药　山萸肉　福泽泻　赤茯苓

连进泻南补北之剂，两足自可徐行，饮食亦增，形神亦振，软数之脉亦缓，都是佳征。盖泻南方火，则肺金清而东方不实，何脾伤之有。补北方水，则心火降而西方不虚，何肺热之有。药获效机，原方增损。

大生地　怀山药　云茯苓　福泽泻　怀牛膝　制豨莶　川黄柏　制苍术　黄芩　川黄连

痿躄有诸，其证不离湿热、相火，其治不越独取阳明。胃主四肢，土贯四旁，胃气清和，则脾为之行其津液，荣养四末，又何痿弱之有。

川黄柏　制苍术　鲜石斛　白知母　大生地　赤茯苓　建泽泻　猪苓　五加皮　川黄连

独取阳明，清和胃气，共服三十余剂。足虽能步，掌虽能握，未能徐疾自如，尚宜虎潜丸加减，徐徐调治。

川黄柏　白知母　大熟地　玄武板　当归身　大白芍　怀牛膝　虎胫骨

水叠丸。早晚各服三钱，开水下。

以上出自《问斋医案》

曹存心

素患鼻衄，入夏又发，下体酸软无力，咳嗽口干，溺黄肤热。想是鼻衄屡发，上焦阴液久耗，而胃中湿热之邪熏蒸于肺，肺热叶焦，则生痿躄也。

清燥汤（参、芪、草、术、归、橘、柴、麻、羌、地、连、猪、茯、麦、味、苍、柏、泻）去术、升、柴，加白芍、茅花、枇杷叶。

诒按：此证自当滋清营液为主。东垣清燥汤，立法未纯，前人颇有议之者，用者当审之。按语阐发病情，极其熨帖。

《柳选四家医案》

嘉善王。湿热不攘，大筋软短，小筋弛长。软短为拘，弛长为痿。此间虽非软短，亦已弛长。惟其弛长，无怪乎痿而少用。然痿因湿热，脾虚不化也。往往治在脾经，而不知最虚之处，便是容邪之处。下焦见证，实系肾气内亏。欲治其痿，必先化湿与热，欲化湿热，必先补肝及肾，肝肾一旺，湿热自减，不独下焦欲痿可以渐入佳境，即中下两焦之小恙亦可以向安。尚难以痿证已成之例，独取阳明为治也。清燥汤加减之。

人参　生冬术　茯苓　炙草　麦冬　小川连　川柏　陈皮　首乌　建泽泻　神曲　生姜　红枣　五味子

《延陵弟子纪要》

何平子

精关不固，髓亏风动，腰膝无力，阳不交阴也。证属虚痿，从三阴培补。

炒熟地五钱　煅龙齿二钱　炙龟板五两　云神二钱　柏子霜钱半　赤麦冬三钱　石决明五钱，煅　炒归身钱半　枣仁三钱，炒　带心莲子七粒

换方：炙黄芪二钱　川断二钱　云神二钱　煅龙齿二钱　炒归身钱半　炒熟地五钱　山药二钱　枣仁三钱，炒　远志钱半，泡　桂圆肉　细桑枝

改方：去川断、远志，加制洋参钱半、麦冬二钱。

又换方：炙芪二钱　炙五味四分　云神二钱　麦冬二钱　炒杞子二钱　炒熟地六钱　炒归身二钱　枣仁三钱，炒　金樱钱半，去毛　桂圆肉五枚　酒炒桑枝四钱

又换方：炙黄芪二钱　麦冬二钱　法半夏钱半　茯神二钱　炒归身二钱　制于术三钱　五味四分　新会皮钱半　枣仁三钱，炒　冬桑叶一钱　红皮枣

丸方：炙黄芪三两　西党参三两　煅龙齿二两　金狗脊二两，去毛　茯神二两　炒熟地五两　炙五味一两　炙龟板五两　炒杜仲三两　枣仁三两，炒　湘莲肉三两　炒枸杞三两　研末煎桂圆胶捣丸。

制于术　麦冬　归身　炒枣仁　川断　炙黄芪　五味　杜仲　煅牡蛎　茯神　橘白　湘莲淡蜜水泛丸。

两膝肿胀，筋痿无力，此湿邪入络，以燥土分理和血法。

川桂枝五分　半夏钱半　归身钱半，酒炒　槟榔一钱　赤苓二钱　茅山术二钱　防己钱半　炒厚朴一钱　木瓜钱半　炒青皮一钱

复诊：生白术　归身　广皮　赤苓　防己　茅山术　杜仲　木瓜　米仁

以上出自《壶春丹房医案》

费伯雄

某。肾主骨，自腰至膝，皆肾脉所贯。肾水久亏，骨节失养，是以腰痛足痿。宜大补肾阴，以壮筋骨。

当归二钱　秦艽二钱　鹿角胶三钱　枸杞三钱　杜仲三钱　菟丝饼三钱　毛脊三钱　怀牛膝二钱　川断三钱，酒炒　大熟地三钱　郁金三钱　新会皮一钱　柏子仁二钱

某。肝、脾、肾三阴不足，湿热下注，大筋软短，小筋弛长，软短为拘，弛长为痿，左腿痿弱无力，肌肉暗削，洵为湿客。宜培补三阴、和营舒筋法。

熟地　玄武板　山药　菟丝饼　牛膝　当归　补骨脂　茯苓　知母　陈皮　桑枝　红枣

某。五痿起于肺，治痿独取阳明，肺气不清，筋骨节不利，腿足瘫痪。宜养阴调荣，通利节络。

天麦冬　南沙参　茯苓　生熟苡仁　当归　白芍　丹皮　青蒿　杜仲　秦艽　牛膝　川断　桑枝

某。营血不足，脾有湿痰，腿足无力，久延成痿。宜养血舒筋，化痰利湿。

炙生地　全当归　杭白芍　怀牛膝　金毛脊　川独活　左秦艽　川续断　法半夏　化橘红　广木香　甜瓜子　嫩桑枝　生苡仁　生姜　红枣

某。先天本亏，血不养筋，风入节络，足趾下垂，不能步履。痿躄大证，不易速瘳。姑宜养血祛风，壮筋利节。

炙生地　当归身　杭白芍　川断肉　炙虎胫骨　川独活　金毛脊　左秦艽　汉防己　晚蚕沙　怀牛膝　甜瓜子　丝瓜络　红枣

以上出自《费伯雄医案》

李铎

刘某，年仅三十，体质强壮，脉实色苍，自环跳穴痛，不能行走。两月来，饮食形体依然不变不减，现在两腿不痛不肿，惟弛长不用。此湿中伏热，沉着下焦，是故腿股足膝皮肉甚热，热久遂致蒸烁筋骨，久延必成废弃，即《内经》所云：湿热不攘，大筋软短，小筋弛长，软短为拘，弛长为痿也。议苦辛寒胜湿，通气分法，先服十帖，接进后方。

茅山术　黄柏　防己　绵茵陈　杏仁　通草　寒水石　川萆薢

又：经验治痿方。

麦冬四两　干地黄四两　黄柏一两　知母一两　上安桂二钱　炼蜜为丸。

此方以麦冬、地黄为君者，因湿热蒸肺，肺叶焦而难以宣布，湿热伤血，血脉枯而不能养

筋。《本草》所注，可以清热而凉血者，皆可以治痿也。黄柏清热而坚骨为君，知母润燥而滋阴故以为臣，少加肉桂为之向导也。此法皆从经义而立，非杜撰也。

高源涸则肺叶焦，肺金润则四末受荣，此正理法兼到。寿山

《医案偶存》

徐镛

郡城徐华封女病痿，两足不能相去一寸，春间皮宽肉软，有如斗大，医用杂补气血之剂不效。予谓饮食如故，病属下焦，芪、术守中，不能达下。四物诚为女科要药，若欲填实精髓，则又不胜任矣。考《内经》，筋痿骨弱，皆属奇经络病。乃用生鹿角、龟板、海参、鱼胶、羊肉等血肉之味，配入熟地、枸杞、牛膝、归芍，坚服三十余剂而全愈。

前营千总龚振邦，多欲阴亏，夏月病足膝痿弱。余谓当作暑痿治，清暑益气加活血之品，授方不服，转服伤科之药。一旦昏厥，心痛欲死，仍延余诊。脉来虚散，生脉散加和中之品，服一剂果觉少安。渠家信之不笃，遍请他医通同酌治，改用参、地、桂、附，服之转增胀满。又请一医以和中降气为治，胀满虽消除而元气愈弱。病者益难支撑，改用参、术一剂，而从前心痛欲死之证复作，不得已，遂听命于予焉。余谓此属少阴肾水亏乏，转服伤科之药，则气亦虚矣；参、术、桂、附，适以耗阴；橘、半、枳、砂，适以耗气，俱未中病，故愈治愈剧。壮水之主，以制阳光，乃正治也。用六味合生脉等，坚服五十余剂而愈。

南汇营兵朱七官，湿热成痿。求治于他县时医，以峻补刚剂嘱其频服。半月后厥阳上逆，头眩耳鸣，胸中扰攘不安，格寒于下，两脚如冰，自分已无生理。友人武生顾鸣鹤与朱邻近，延予判决生死。余按脉象狂大，谓此证因温补误投，非绝证也。遂用芩、连、知、柏、猪胆汁等大寒之品，一剂即减，投二十余剂，终而全愈。

以上出自《医学举要》

陈匊生

痿由肺热，传入五脏，热蒸则湿郁，气机为之不利，与风病外感，善行数变者不同。乙未，余寓上海，刘君润甫之室，病起夏秋，缠绵数月，偃息在床，起坐无力，手足软弱，不任举持，来延余诊。切其脉，大而滑，知是夏令湿热，蕴久不化，气分受伤，致成痿证，与草木在暑月中，热气蒸灼，枝叶皆痿软下垂无异，非得夜来清气涵濡，则生气必不能勃然，遂用清燥汤法，加减治之，月余而证悉愈。丁酉，余客天津，夏初，潘黎阁观察，为其孙缙华病久不愈，来速余诊，据云，患已数月，延今，手足心热，盗汗不止，胸胁胀闷，抽搐作痛，两腿酸不任地，痿弱如废。余切其脉，寸关虚缓，尺部滑实。知是上盛下虚之假象，当舍证从脉，作上虚下盛治，用补中益气汤、郁苓、五苓汤等方，出入加减治之，两旬余而愈。论二证治法，即前哲泻南方补北方之意也。然或以泻为补，或以补为泻，或补与泻两相需，用意时有不同，又况兼食积，挟瘀血，痿证常有之。余尝佐以消食溶血诸法，始能奏效，随证论治，岂可以一法尽乎？

《诊余举隅录》

张乃修

潘左，两足软弱，步履不便，肌肤作麻，中脘痞满，恶心欲呕。脉象糊滑，苔白微腻。湿郁胃中，胃为十二经之总司，胃病则不能束筋骨而利机关，所以足膝软弱，痿证之情形也。当取阳明。

制半夏一钱五分　生薏仁二钱　熟薏仁二钱　云茯苓三钱　川草薢二钱　汉防己一钱五分　台白术一钱五分　焦苍术一钱五分　上广皮一钱

二诊：寒湿停阻胃中，呕吐恶心，频渴欲饮，咳嗽则少腹两旁牵痛，四肢脉络不舒。盖寒湿内阻，则清津不升，故口渴。阴明病则脉络不和。再温运湿邪，而降阳明。

制半夏二钱　木猪苓二钱　台白术一钱五分　川桂枝五分　白茯苓四钱　建泽泻二钱　炒竹茹一钱　老生姜一钱，先切　玉枢丹五分，研末先调服

三诊：脉络稍和，略能安卧，恶心呕吐俱觉减轻，胸中如有物阻。脉象沉弦。寒湿停饮，阻于阳明，大便不行，不得不暂为控逐也。

制半夏二钱　台白术一钱五分　上官桂五分　泽泻一钱五分　云茯苓四钱　大腹皮一钱五分　陈皮一钱　老生姜一钱　木猪苓二钱　控涎丹八分，先服五分，不行，再服三分，姜汤下

四诊：脉沉弦稍起，呕吐大减，施化得行，口渴较定。然胃病则土难御木，风木大动，机关脉络失和，四肢痿软。急为柔养脉络，而和营液。

土炒杭白芍三钱　炒宣木瓜一钱五分　酒炒当归身二钱　鲜苁蓉六钱，酒洗淡　炙黑甘草五分　天冬三钱　肥玉竹三钱　阿胶珠三钱　火麻仁三钱

《张聿青医案》

柳宝诒

卜。两足痹软不能行，跗冷膝强而股麻。前人谓："身半以下湿主之。"此与偏废不同，与痿证之纯乎虚者亦异。脉细带数，下焦气虚而且窒，湿邪郁久化热，燥湿亦难骤进。拟方滋养营血，疏通络气。

大生地酒炒　当归酒炒　怀牛膝酒炒　桂枝尖　虎胫胶酒炖烊冲　川独活　宣木瓜酒炒　白苡仁　五加皮　嫩桑枝酒炒　丝瓜络酒炙

另：圣济活络丹，黄酒送下。

朱。呕恶得平，渐能安谷。胃气有来复之机，则筋得所养，痿痹可冀全愈。刻诊左脉虚数，右关未和。当养阴以清内热，培土以固肾气。而病由呕利而起，仍当佐以和中。

小生地砂仁拌炒　东白芍　嫩白薇　野于术　淮山药　川怀牛膝各　宣木瓜酒炒　白苡仁　白茯苓　谷麦芽各，炒　上广皮　台参须另煎冲　炒扁豆

张。四肢痿软无力，而无酸痛麻木见证。其来也起于渐然，此属痿证，与风痹之有痛强者不同。《内经》治痿独取阳明，以胃阴受伤，不能束筋骨而利机关也。惟既有痿废见象，则经络中必有痰瘀阻窒。拟清养和中，佐以通络。

北沙参　肥玉竹　川石斛　大麦冬　归须　川独活　宣红花酒炒　小生地桂枝煎汁，炒　宣木

瓜酒炒　丝瓜络乳香煎汁，拌炒　川怀牛膝各，酒炒　嫩桑枝酒炒

另：大活络丹陈黄酒化服。

黄。病后胃阴未复，不能束筋骨而利机关，四肢软弱则为痿；寒湿之邪，因虚而着于经络，肢节强痛则为痹。此证两候兼有，病在痿痹之间，得通络之剂而平。刻诊脉象带数，左手弦搏，是阴气不充、风木浮动之兆。兼见舌浊脘闷，浊气中阻。拟于养阴通络中，佐以熄风疏浊。

全当归酒炒　东白芍　宣木瓜酒炒　白苡仁　左秦艽酒炒　刺蒺藜　大生地　广陈皮　长牛膝
石决明　江枳壳　五加皮酒炒　丝瓜络酒炒　嫩桑枝酒炒

以上出自《柳宝诒医案》

张士骧

沈绿屏年伯，两脚软弱不能行走，病经两月。诊脉浮缓，盖以浮为肺脉，缓为热也。正合经云肺热叶焦则生痿躄是也。

真虎骨　冬桑叶　天门冬　钗石斛　整玉竹　淮山药　川牛膝　川续断　川地骨　宣木瓜

进六剂，渐渐能立。减地骨，加杞子、女贞子、桑寄生。再服六剂，能行十余丈。接服丸药而痊。

丸方：

虎骨　川牛膝　杞子　石斛　天冬　桑寄生　杜仲　木瓜　黄柏　女贞子　知母　甘草

为丸，每服五钱。

《雪雅堂医案》

马文植

某。肝藏血主筋，肾藏精主骨，脾统血而主肌肉。三阴不足，精血内夺，气血不能荣运，以致两足麻痹乏力，足踝内外筋脉牵掣，上及股胯，小溲涓滴，有时不禁，行步蹒跚，势成痿羡。当温养下焦，兼培阳明，以和气血。

生黄芪　当归　熟附片　五加皮　续断　熟地　厚杜仲　党参　巴戟天　桑寄生　天麻
枣仁　淫羊藿

二诊：进培气血，温通达下，行步稍觉灵便，麻痹如故，营卫未和。原方加炒白术、宣木瓜，去酸枣仁进治。

三诊：脉象细缓，右关尚带弦涩，血少精伤，无以营养筋脉，以致足弱难行，经治二便较好，步履亦见轻松。宗前法进治。

熟地　鹿角　党参　牛膝　熟附片　巴戟天　淫羊藿　木瓜　当归身　冬术　炙黄芪　厚
杜仲　五加皮　续断

某。经曰：诸痿起于肺，治痿取阳明，阳明束筋骨而利机关者也。阴虚热蕴阳明，肺受炎蒸，阴精不能下输，带脉拘急，腰如束带，二便不利，腿足麻而无力，痿躄已成。拟养阴而兼清肃肺胃。

北沙参　黄柏　石斛　全瓜蒌　丝瓜络　大麦冬　云苓　萆薢　车前子　枇杷叶

二诊：进调金水之剂，足膝筋脉渐强，已可步履。中土犹弱，脾之健运失常，少腹作膜，清阳不展。拟从肺、脾、肾三经调治。

大生地　茯苓　当归　洋参　于术　玉竹　寄生　女贞子　黑料豆　怀牛膝　白芍　沙苑　续断　红枣

三诊：痿躄渐可步履，尚觉乏力。脉犹带微数，络热未清，营阴未充，谷食不香，少腹时而作胀，气犹未和。仍宜养胃生阴，以强筋力。

洋参　淮山药　旱莲草　牛膝　当归　石斛　女贞子　黑料豆　炙生地　陈皮　茯苓　桑寄生　红枣

某。经云：肺热叶焦发为痿躄。夫肺受热蒸，清肃不降，湿热陷于下焦，入于经隧。始则两便闭胀，旋即两足痿软，不能运动。经今二年，虽能步履，而筋脉缓纵，小水不多。肺胃两亏，风阳夹痰，扰乱心脏，以致狂妄不休。脉来躁疾，防有厥逆之虞。急为镇摄虚阳，兼清痰火。

柏子仁　茯苓　阿胶　沙苑　枣仁　半夏　川郁金　当归　龙齿　丹参　川牛膝　琥珀　童便

服两剂，病去大半。加鸡子清，去郁金、童便。

某。阳明湿热内蕴，溢于脉络，营卫不和，四肢痿麻，腰胁如束，便坚，小便不利。痿躄大证，当养阴化湿，宜通经络。

北沙参　麦冬　当归　牛膝　续断　茯苓　火麻仁　生地红花炒　加皮　乌药　丹参　桑枝

复诊：痿躄渐可步履，近因仆跌受伤，足踝肿而作痛。当活血去伤。

当归尾　赤芍　牛膝　秦艽　川断　三七　炙乳没　独活　加皮　木通　地鳖虫　自然铜　桑枝　陈酒

以上出自《马培之医案》

刘子维

李某，夜卧是好人，次早周身不能动，四肢无力不能动，大小便要人抬，如痴人，饮食减少，口无味，精神少，下身冷。

杜仲八钱　黄芪一两　枸杞三钱　故纸五钱　桂圆肉八钱　官桂三钱　玄胡八分　白芍三钱　菟丝三钱　生甘草五钱　怀药八钱　洋参三钱　制附片一两五钱　熟地五钱　首乌五钱

五付。

李俊注：此阳虚痿也。《痿论》谓：肺曰痿躄，心曰脉痿，肝曰筋痿，脾曰肉痿，肾曰骨痿。皆阳盛阴虚，血液不濡之热痿也。《上古天真论》曰：男子七八，肝气衰，筋不能动，五脏皆衰，筋骨解堕。《脉要精微论》曰：腰者，肾之府，转摇不能，肾将惫矣。膝者，筋之府，屈伸不能，行将偻附，筋将惫矣。《太阴阳明论篇》曰：脾病则四肢不用。《灵枢·经脉篇》曰：虚则痿躄，坐不能起。等说则又不尽为阴虚。《说文》训痿为痹疾。《内经》则两论并存。盖同为肢体不仁，而有表里之分耳。

此证四肢周身无力不能动，即《太阴阳明篇》所谓脾病则四肢不用。《上古天真论》所谓五脏皆衰，筋骨解堕是也。其不能动者，乃无气以动，非屈而不伸，伸而不屈也。至于饮食减，口无味，精神少，及下身冷等证，何莫非热证之反，而为脾肾阳虚之确据乎？

《五脏生成篇》曰：足受血而能步，掌受血而能握，指受血而能摄。《本脏篇》曰：血和则经脉流行，营复阴阳，筋骨坚强，关节清利。夫人身气以运之，血以濡之，故能动作如意。然无阳则阴无以生，无气则血无以生。而此证阳虚，至于下体冷；气虚，至于不能动，生阴生血之源匮矣。方中补肾药，阴阳合撰，而又阳药重于阴药者，此也。

脾胃者，人身之釜也，肾中之火，釜底之薪也，热火之膏也。是脾胃为后天生化之源，而肾命又为脾胃生化之源。凡虚极之病，应从根本挽救者，无不以肾为主。此证脾肾两虚，上无热象，既非阳盛阴虚，又非上实下虚，自宜脾肾并治，然亦不可无轻重之分。方中肝肾药重于脾胃药者，此也。

参、芪、甘、圆，血气双调，纳之釜中者也；附、桂、故、杜、菟丝、杞、地，水火并育，置之釜底者也。天一生水，肾中有水，则火得养；地二生火，肾中有火，则土得生。《六节脏象论》曰：肾者主蛰，封藏之本，是补之而必藏之也。否则，肝为肾子，肝阴不敛，火不藏也。土为火子，脾阴不敛，亦不藏也。故用芍、乌守肝，防其随木疏泄，怀药守脾，防其越土燎原，有火而不见火之形，无火而得火之用。然后其力始专，其效乃大。不但釜中参、芪、甘、圆等上蒸为雾而顺生，即水中之金亦升为云而逆生矣。

己土在心，神藏于心，痴而不慧，神欲丧也。神无补法，桂圆肉润脾以养之。补火用杜仲者，有木始有火也。补火而不知补木，是鞠子而弃其母也。玄胡活血利气，以血气虚，故不多用。

五付服毕，稍能举动，颇有转机，又方：

北芪二两　金樱五钱　黑附片三两　生鹿角四两　独活一钱　桑寄生三钱　白术八钱，土炒　上桂三钱　砂仁二钱　五味三钱　干姜二钱　黄芩八分

三付痊愈。

李俊注：有水火然后生血气，犹之有天地然后生万物，有夫妇然后生男女也。否则，孤阴孤阳、偏阴偏阳、或病阴病阳皆不生也。前方既培阴阳之总根，为血气之父母矣。而虚赢之极，至于下身冷，无气以动，非大补阳气使之充塞弥纶，不足以廉顽立懦也。惟附、桂能从少阴充其阳于九天；惟黄芪能从太阴包其气于九地；惟金樱能驭附、桂之阳为封藏之阳，发氤氲于元海；惟五味能驭黄芪之气为治节之气，垂雨露于洪钧。人身气化在中，白术、姜、砂则强胃健脾，运于中宫，而收天水合一之效。骨痿筋惫，补以鹿角，坚以寄生。肺不可热，黄芩保之。阳不可滞，独活通之。各随所喜，以平为期。

《灵兰秘典论》曰：心者，君主之官，神明出焉，主不明则使道闭塞而不通。惟鹿角能通此道，以复其神明，是骨痿用鹿角者，以骨补骨也。神痴用鹿角者，以灵致灵也。此病则兼而有之，故一举而两得也。

枯索之木，宜救其根，前方是也。根既生矣，宜随其偏而益培之，以期硕茂，后方是也。

《圣余医案诠解》

余听鸿

琴川小东门王姓，年约十七八，素有滑泄遗精，两足痿软，背驼腰屈，两手扶杖而行，皮

枯肉削。彼云：我有湿气，已服三妙汤数十剂，罔效。余曰：瘦人以湿为宝，有湿则肥，无湿则瘦。观其两腿大肉日削，诊脉两尺细软。《难经》曰：下损于上，一损损于肾，骨痿不能起于床。精不足者，补之以味。损其肾者益其精。如再进苦燥利湿，阴分愈利愈虚，两足不能起矣。进以六味地黄汤，加虎骨、龟板、鹿筋、苁蓉，大剂填下滋阴。服十余剂，两足稍健。再将前方加线鱼胶、鹿角霜等，服十余剂，另服虎潜丸，每日五钱，两足肌肉渐充，步履安稳。

治痿诸法，《证治准绳》各书，言语甚为纷繁。以余思之，用法当简，惟干湿二字足矣。如花卉菜蔬，过湿则痿，过燥则痿，人之痿而不振，亦惟干湿二字尽矣。看痿之干湿，在肉之削与不削，肌肤之枯润，一目了然。如肉肿而润，筋脉弛纵，痿而无力，其病在湿，当以利湿祛风燥湿。其肉削肌枯，筋脉拘缩，痿而无力，其病在干，当养血润燥舒筋。余治痿证甚多，今忆两条，未尝不可为规则也。治翁府船伙钱姓，至上海骤然两足痿软无力，不能站立，就诊于余。诊其脉带涩兼数，按之数更甚，口中臭气不堪，小便短赤，茎中涩痛。问其上海宿妓否？答曰：住宿两宵。可曾受湿否？曰：因醉后在船篷上露卧半夜，即两足痿软，不能起立。余见其两足微肿，扪之微热。余曰：此乃酒湿之热内蒸，露湿之寒外袭，化热难出。又房事两宵，气脉皆虚，湿毒流注于经络。即进以草薢、猪苓、赤苓、泽泻、薏仁、木通、黄柏、牛膝、土茯苓、丹皮、草梢、桑皮等，服三剂，两足渐能起立。后以北沙参、麦冬、石斛、薏仁、甘草、茯苓、草薢、牛膝、知母、黄柏、桑皮、桑枝等，再服四五剂，步履如常。此治湿热流注之痿也。又治一干痿，常熟小东门外东仓街程筠章，自四月寒热，经他医治至九月，先以牛蒡、豆豉、枳壳、厚朴等，至夏以藿香正气之类，至秋以厚朴、枳壳、赤苓、腹皮等，均系燥湿淡渗之品，服百余剂，以致遍身肌肉削脱，筋脉拘挛，四肢挛缩不能伸，手不能举，足不能立，十余日未能饮食，月余不能更衣。王姓医仍进以香燥淡渗。后邀余诊，见其口唇上吊，齿露舌干，不能吸烟，烟膏从齿缝中吞之，饮以稀粥，噎而难入，匝月不更衣。众皆谓不起之证。余笑曰：此证最易治，断断不死。众问故。余曰：精不足者，补之以味。损者益之，燥者润之。当先用老肥鸭一只，水海参一斤，猪蹄一斤，三物用大沙罐煨之糜烂，以布滤去渣滓，吹去油质，将此汁加以葱姜汁少许，酱酒和好炖温，随其量饮之。使其食管腑道润滑，再论服药。依法制服，饮之数日，似乎喉间稍爽，能下稀粥。再以大剂虎潜法去锁阳，服四剂，其热已平。再立一方，熟地一两，淡苁蓉五钱，牛膝三钱，龟板一两，虎骨五钱，蹄筋五条，麦冬五钱，石斛五钱，陈酒二两，芝麻五钱，煎浓汁饮之，以鸭肉、海参汁助之。服十余日，大便更燥矢数尺，胃纳渐醒。服至四十天，肌肤润滑，两足渐能起立行走。服至百余剂，胃气大苏，两手渐能举矣。后调理二百余天，手指仍然无力，尚不能握管作小楷，肌肉虽充，肢尚少力，今已七年，尚未复元。如不以大剂滋润，藉灌溉之功，此证不死何待。服燥药百余剂，滋膏竭尽，医家病家，两不醒悟，岂非奇闻。余将痿证之干湿两条，录之以质高明，未识然否。

《余听鸿医案》

沈祖复

盛巷某在上海汽车行为伙，六月初忽起寒热，两日热退，顿时足软不能开步。足肚不红而胀，手指麻木不能直伸，回锡调治。先生用分利湿热之药，略效；继用鸡鸣散加减，足肚作胀已减，自能行走，唯少力耳。又来诊治，舌红转为白腻。用温经通络之法，如桂枝、厚朴、桑枝、川断、金毛狗脊、木瓜、薏仁、松节、牛膝等，服后苔化，手指能伸，而大拇指仍然不用。

先生曰："此阳明有热也。"去桂、朴，加石膏，数剂后大指伸，足力充。观此以见先生用药之活泼！

马征君为沈子达诊治：年四十余纳妾少艾，患痿证。服药外，令以桑叶去叶背筋络，浓煎，时时服之，半载而愈。

以上出自《医验随笔》

陈莲舫

金。肝营肾液不得涵濡筋骨，腰以下酸软不仁，大腹收引，为痛为胀，脉息濡细。虚多邪少不宜风药，治以和养。

制香附　白蒺藜　阿胶珠　川杜仲　金狗脊　九香虫　竹茹　梧桐花　宣木瓜　炒当归　沙苑子　淮牛膝　新会皮　丝瓜络

复方：酸软不仁，肉瞤心惕，舌苔光剥，脉细。营气两虚，生风郁热，再接和养。

西洋参　白蒺藜　抱茯神　川杜仲　金狗脊　桑寄生　生绵芪　杭菊花　大丹参　沙苑子　淮牛膝　炒夏曲　竹茹

《莲舫秘旨》

何长治

左。劳力伤筋，寒热不已，两足酸楚，艰于举动，脉弱数无力。恐易延痿候，调理非易也。

生黄芪钱半　制于术钱半　当归身二钱　煅牡蛎三钱　酒炒白芍钱半　湖丹皮钱半　炒黄柏钱半　生甘草四分　广陈皮八分　秦艽钱半　白茯苓三钱　细桑枝五钱　大功劳叶二钱

徐，十九岁，庚辰九月初一日未刻复。骨热减，两足酸楚渐能举动，脉数。仍踵滋化。痿候恐未易脱体。

生黄芪三钱　当归身三钱　制首乌二钱　怀牛膝二钱　肥知母钱半　宣木瓜钱半　川黄柏七分　秦艽钱半　焦白芍钱半　茯苓三钱　湖丹皮钱半　生甘草四分　酒炒细桑枝八钱　广木香四分

以上出自《何鸿舫医案》

王仲奇

俞右。天津路，六月初九日。湿阻气化未能下输，两足腨腓木肿，左剧于右，腹膨胀，时胀时减，或漾漾欲呕，日来因脚软而跌仆，脉濡弦，舌中光而边有刺。速宜宣湿通隧。

木防己二钱　海桐皮三钱　川萆薢三钱　洗腹皮二钱　新会皮二钱　茯苓皮五钱　法半夏钱半　生苡仁三钱　通草一钱　宣木瓜一钱二分　陈葫芦皮三钱　白蒺藜三钱　路路通六枚，去刺

二诊：八月十九日。腨腓木肿已消，腹膨时胀时减，右拇指拘急而痛，机关屈伸不利，脉弦滑。宣湿通隧，以达气机，而利机关。

片姜黄一钱二分　新绛钱半　桑寄生二钱　鸡血藤胶一钱　茯神三钱　宣木瓜一钱　白蒺藜三钱

忍冬藤三钱　威灵仙钱半　天仙藤一钱二分　绿萼梅八分　路路通六枚，去刺　真广皮钱半

三诊：九月初六日。右拇指关节拘急而痛，屈伸不利，手臂举动无恙，腹筒膨胀，时胀时减，腨腓木肿已消，脉弦。再以舒气行血，化风宣湿，以通经隧，而利机关。

片姜黄一钱二分　鸡血藤胶一钱　新绛钱半　伸筋草二钱　忍冬藤三钱　白蒺藜二钱　茯神三钱
佛手柑钱半　青皮一钱，炒　川芎六分，炒　天仙藤一钱二分　路路通六枚，去刺

左。湿热不攘，筋骨解堕，四肢不举，机关内痛而酸，皮肤外发疮痏，曾泄精浊，恐为梅毒所诱发。经络并病，在经为痹，在络为痿。姑取阳明，百日图功。

川萆薢　生苡仁　宣木瓜　赤茯苓　鹿衔草　海桐皮　川黄柏炒　大豆卷　豨莶草制　片姜黄　白通草　川石斛　威灵仙　白蒺藜

二诊：不洁隐毒袭入经隧关节，前援痹病类论治，臂痛减，足略能步趋，惟肩臂未利，肘难随指臂屈伸。仍从原损益。

片子姜黄　海桐皮　天仙藤　茯神心木　全当归　伸筋草　仙遗粮　嫩桑枝　川萆薢

沈左。三月初三日。肾主骨髓，耳轮为肾之外候，然肾之为言泻也，精髓有伤，则排泄不力，血液亦为之不清矣。左足膝膑肿大，髀胫渐细，小溲夜频数，而耳轮患湿毒，面容晦暗，咳嗽亦昼轻夜剧。为病系肾与肺，而受害则骨与血也，询之二十年前曾患梅毒，病因亦可了悟矣。

龟板五钱，炙焦黄先煎　石决明四钱，煅，先煎　金扁斛二钱　忍冬藤三钱　络石藤二钱　白蒺藜三钱
川萆薢三钱　生苡仁三钱　紫菀钱半　十大功劳三钱　仙遗粮五钱　川黄柏一钱，炒　虎胫骨八分，炙锉研冲

二诊：三月初八日。肾主精髓，其合在骨，其充在脑。精髓既伤，脑失充，骨失养，而血液中之留毒亦无力排泄使去，是以头脑昏蒙，左足膝膑肿大，髀胫渐细，小溲夜频数，耳轮患湿。前用坚肾强阴，祛骨中之毒，惟面暗稍亮，小溲略清，咳较缓和。仍守原意为之。

龟板六钱，炙焦黄先煎　石决明四钱，煅，先煎　金扁斛二钱　仙遗粮五钱　忍冬藤三钱　野料豆三钱
白蒺藜三钱　川萆薢三钱　川黄柏一钱二分，炒　甘菊花钱半　白茄根三钱　十大功劳钱半　真虎胫骨八分，炙锉研细末吞

三诊（佚）。

四诊：四月初三日。左足膝膑肿已渐消，额颅印堂肿亦少愈，形色较起，亦能安坐，溺亦清畅，病有向愈之机。虽骨痛未瘥，额颅仍胀，骨髓留毒须以渐而解也。

龟板六钱，炙焦黄先煎　石决明四钱，煅，先煎　川黄柏钱半，炒　飞辰砂二分，冲　仙遗粮五钱　金钗斛二钱　夜交藤四钱　络石藤二钱　忍冬藤三钱　海风藤二钱　白蒺藜三钱　茯神木三钱　白茄根三钱　真虎胫骨八分，炙锉研细末吞

五诊：四月十九日。天庭印堂间暨左足膝膑肿均渐消，但未消却净尽，然精神渐振，形色渐起，行动已觉矫捷，胀痛见愈，脉尺部亦较有力。再以坚肾养精，用祛留毒。

龟板六钱，炙焦黄先煎　石决明四钱，煅，先煎　川黄柏钱半，炒　飞辰砂二分，冲　仙遗粮五钱　金钗斛二钱　白蒺藜三钱　夜交藤四钱　络石藤三钱　忍冬藤三钱　白茄根三钱　野菊根叶三钱　真虎胫骨八分，炙锉研细末吞　凌霄花二钱

六诊：五月初三日。额颅暨左足膝膑之肿业已十消九，形既较充，色亦清亮，脉尺部亦较

有力而无涩象，行动已矫捷，惟筋骨犹微觉酸痛，精神尚难振作。仍以补精坚肾，兼祛流毒，以清萌蘖。

龟板六钱，炙焦黄先煎　石决明四钱，煅，先煎　川黄柏钱半，炒　飞辰砂二分，冲　首乌四钱，制　黄精三钱，九制　菟丝子三钱　潼沙苑三钱　金钗斛二钱　金毛脊炙二钱　淮牛膝二钱，炒　白茄根三钱　野菊根叶三钱　真虎胫骨八分，炙锉研细末吞

以上出自《王仲奇医案》

费承祖

扬州严允之，腿足瘫痪，不能步履。余诊其脉沉细。湿热入络，营卫不能通行。

萆薢一钱五分　苡仁四钱　地肤子三钱　五加皮二钱　宣木瓜一钱五分　西秦艽一钱　橘络一钱五分　丝瓜络一钱五分　北沙参四钱　大白芍一钱五分　川石斛三钱　川贝母三钱　桑枝三钱

连服三十剂而愈。

安徽汪庭熙，腿足作痛，不能步履。余诊脉细弦，湿痰入络，营卫交阻。

全当归二钱　云茯苓二钱　苡仁四钱　茅术一钱　地肤子三钱　五加皮二钱　川贝母三钱　制半夏二钱　宣木瓜一钱五分　西秦艽一钱　陈广皮一钱　甜瓜子三钱　桑枝三钱

连服三十剂而愈。

南京马鹤年，咳嗽音喑，内热口干，肢节作痛，两手屈而不伸，两足痿躄而不能步履。余诊其脉弦大而滑。积湿生痰，积痰生热，流窜节络，营卫交阻。

羚羊角一钱　川贝母三钱　川石斛三钱　天花粉三钱　北沙参四钱　牡丹皮二钱　赤芍药一钱五分　瓜蒌皮三钱　川楝肉一钱五分，切　丝瓜络一钱五分　鲜竹沥二两

服二十剂，语音亮而咳嗽止。再服二十剂，内热退而口干止。又服六十剂，手脚运动如常而愈。

徐州江某，风痰入络，以致遍体两手足软而不能举动，名为软筋风之证。治宜固本和荣，分利化痰通络。

全当归一钱五分　大白芍一钱　紫丹参三钱　怀牛膝二钱　制半夏一钱五分　陈广皮一钱　川续断二钱　西秦艽一钱五分　金毛脊二钱　宣木瓜一钱　广木香五分　丝瓜络三钱　橘饼三钱　嫩桑枝二尺

服药之后，两手足俱能摇动，能于步履，则大有起色之象，宜宗前法进治。

白归身一钱五分　鹿角霜八分　大白芍一钱　川续断二钱　川牛膝二钱　金毛脊二钱　西秦艽一钱　晚蚕沙四钱，包　汉防己一钱　丝瓜络三钱　净红花六分　广木香五分　焦冬术一钱　制半夏一钱五分　陈广皮一钱　荞饼三钱　红枣五枚

以上出自《费绳甫医话医案》

吴鞠通

成，五十四岁。腰间酸软，两腿无力，不能跪拜，间有腰痛，六脉洪大而滑。前医无非补

阴，故日重一日，此湿热痿也。与诸痿独取阳明法。

生石膏四两　杏仁四钱　晚蚕沙三钱　防己四钱　海桐皮二钱　飞滑石一两　萆薢五钱　生薏仁八钱　桑枝五钱　云苓皮五钱　白通草二钱　煮三碗，分三次服。共服九十余帖。病重时自加石膏一倍，后用二妙散收功。

《吴鞠通医案》

曹沧洲

某右。风寒湿三气杂至合而为痹，其风气胜者为行痹，积久不愈，肝肾亏而筋骨失养，骨突筋缩，脉软弦。最防涉痿。

原生地　忍冬藤　花粉　豨莶草　桑叶　伸筋草　川断　鳖甲心　丹皮　白蒺藜　丝瓜络　白茅根

某左。风寒湿三气交阻，足膝痿软，筋络拘挛，脉弦，病经两月。

全当归　赤芍　川断　豨莶草　五加皮　淡木瓜　白蒺藜　怀牛膝　金毛脊　臭梧桐　川草薢　伸筋草

某右。温毒蕴伏日久，化痒不一，精血内乏，以致足膝无力，几同骨痿，脉细，舌质红，苔微黄。须补虚清热并进方有裨益，但病根积深，未能旦夕计功也。

细生地　丹皮　怀牛膝　豨莶草　制首乌　赤芍　川断　忍冬藤　白蒺藜　川石斛　伸筋草　桑枝

以上出自《吴门曹氏三代医验集》

曹南笙

某左。初诊：此痿厥也，厥阴风旋阳冒，神迷则为厥，阳明络空，四肢不用而为痿厥，午后黄昏乃厥阴阳明旺时，病机发现矣，凡此皆属络病，仲景云诸厥宜下，下之利不止者死，明示下降之药皆可止厥，但不可硝黄再伤阴阳耳。

活鳖甲　真阿胶　方诸水　鲜生地　玄参　青黛

二诊：阴络空隙，厥阴内风鼓动而为厥，前用咸味入阴和阳，介类有情之潜伏颇见小效，但病根在下深远，汤剂轻浮焉能填隙？改汤为膏，取药力味重填实之，亦止厥一法。

鲜鳖甲　败龟板　猪脊髓　羊骨髓　生地　天冬　阿胶　淡菜　黄柏　熬膏服。

某左。色苍脉实，体质强壮，虽年逾四旬，气元充旺，询知平日善啖酒醴甘肥，此酿成湿火蕴结下焦。今少腹微肿硬，二便滞涩，自觉少腹气胀上冲，两足沉重难于步履，腿股皮中甚热，即《内经》所云"湿热不攘，大筋软短，小筋弛长，软短为拘，弛长为痿"也。更述曾因熬炼膏药中有蟅虫、蜈蚣等物，吸受秽浊毒气，未始非与湿热纠蓄沉伏下焦。前议苦辛寒燥，兹再佐以搜逐络隧，必茹素戒饮。

绵茵陈　黄柏　川草薢　茯苓皮　金铃子　穿山甲　大槟榔汁

病去七八，可常服二妙丸。

某左。下焦痿躄，先有遗泄湿疡，频进渗利，阴阳更伤，虽有参、芪、术养脾肺以益气，未能救下，即如畏寒阳微，饭后吐食，乃胃阳欲衰，应乎外卫失职，但下焦之病多属精血受伤，两投柔剂温通之补，以肾脏恶燥，久病宜通肾督，通摄兼施，亦与古贤四斤金刚健步诸法互参。至于胃药必须另用，胃腑主乎气，气得下行为顺，东垣有升阳益胃之条似乎相悖，然芩连非苦降之气味乎，凡吐后一二日，暂停下焦血分药，即用扶阳理胃二日，俾中下两固。经有谓阳明之脉，束筋骨以利机关，谅本病必有合矣。

鹿茸　淡苁蓉　当归　杞子　补骨脂　巴戟天　牛膝　柏子仁　茯苓　川石斛

吐后间服大半夏汤加淡干姜汁。

某右。
足无力如痿，交子夜痰多呛嗽，带下且频，是冲脉虚寒，浮火上升，非治嗽清热。夫冲为血海，隶于阳明，女科八脉，冲任最要，《内经》论之，女子五七年岁，阳明日衰，今天癸将尽之年，脉络少气，非见病治病，宜通阳摄阴，以实奇脉。

薛氏加减八味丸。

某左。冬藏精气既少，当春夏发泄，失血遗精，筋弛骨痿，不堪行走，奇脉中少气，三年久损，虑其偻废。

鹿筋胶　羖羊肉胶　牛骨髓　猪脊髓　线鱼胶　苁蓉干　紫巴戟　枸杞子　茯苓　沙苑子　牛膝　青盐

某左。脉左沉小右弦，两足腰膝酸软无力，舌本肿胀，齐颈轰然蒸热，痰涎涌出味咸。此肾虚收纳少权，督脉不行约束，阴火上泛，内风齐扇，久延痿厥沉疴，病根在下，通奇脉以收拾散越之阴阳为法。

虎潜去知、柏、归，加枸杞、青盐、羊肉胶丸。

以上出自《吴门曹氏三代医验录》

杜钟骏

真武庙镇戴万源布店伙某甲，晨起口衔烟管登野厕圊毕，不能起立，攀墙努挣而起，行未数武，忽跌厥，路人扶起之，殆抵店时，如是者数次，他无所苦。延方脉钱某诊治，按脉毕，问："寒热乎？"曰否；"头痛身痛乎？"曰否；"胸脘痞闷乎？"曰否。钱医曰：此非内证，我不能治。改延外科老医刘某，展视两腿，不红不肿，按之不坚不痛，曰：此非外证，我不能治。因就予诊，按其六脉，两尺沉细，问其所苦，曰：一无所苦，惟无力，起立行走则厥。今内外两科交相推诿，究系何病，请为一决。予曰：此《金匮》所谓浊邪中下也。《内经》云：伤于湿者，下先受之，湿著于筋，则筋为之痿，痿则无力。又云：湿热不攘，大筋软短，小筋弛长，软短为拘，弛长为痿，殆即此证也。厕中多秽浊之气，若从口鼻入则为中恶，今口衔烟管，烟能辟邪，秽浊无从入，登厕褪衣，秽浊得以乘隙而袭于筋，是以肌肉无病不肿不痛，骨中无病所以能立。乃以苍术、菖蒲、藿香、当归煎汤熏其外，五积散改作煎剂治其内。一剂汗出筋舒，再剂行走如常矣。父执颜善夫先生，医中老手也，闻其事特来访询，对以若何立案、若何为治。颇嘉其引证确凿。然予当时设无《金匮》浊邪中下之文、《内经》湿热不攘之句可引，亦不敢臆断甚矣。经书不可不读也。

《药园医案》

丁泽周

程左。初病脚气浮肿，继则肿虽消而痿不能步履，舌淡白，脉濡缓，谷食衰少，此湿热由外入内，由肌肉而入筋络，络脉壅塞，气血凝滞，此湿痿也。经云"湿热不攘，大筋软短，小筋弛长，软短为拘，弛长为痿"是也。湿性黏腻，最为缠绵。治宜崇土逐温，去瘀通络。

连皮苓四钱　福泽泻一钱五分　木防己三钱　全当归二钱　白术一钱五分　苍术一钱　陈皮一钱　川牛膝二钱　杜红花八分　生苡仁四钱　陈木瓜三钱　西秦艽一钱五分　紫丹参二钱　嫩桑枝三钱

另茅山苍术一斤，米泔水浸七日，饭锅上蒸九次，晒干研细末。加苡仁米半斤，酒炒桑枝半斤，煎汤泛丸。每服三钱，空心开水吞下。

原注：服此方五十余剂，丸药两料，渐渐而愈。

封右。温病后，阴液已伤，虚火烁金，肺热叶焦，则生痿躄。两足不能任地，咳呛咯痰不爽，谷食减少，咽喉干燥，脉濡滑而数，舌质红苔黄，延经数月，恙根已深。姑拟养肺阴，清阳明，下病治上，乃古之成法。

南沙参三钱　川石斛三钱　天花粉三钱　生甘草五分　川贝母三钱　嫩桑枝三钱　冬瓜子三钱　怀牛膝二钱　络石藤三钱　甜光杏三钱　瓜蒌皮三钱　肥知母一钱五分　活芦根一尺，去节

二诊：前进养肺阴清阳明之剂，已服十帖，咳呛内热，均见轻减。两足痿软不能任地，痿者萎也，如草木之萎，无雨露以灌溉，欲草木之荣茂，必得雨露之濡润，欲两足之不痿，必赖肺液以输布，能下荫于肝肾，肝得血则筋舒，肾得养则骨强，阴血充足，络热自清。治痿独取阳明，清阳明之热，滋肺金之阴，以阳明能主润宗筋而流利机关也。

大麦冬二钱　北沙参三钱　抱茯神三钱　淮山药三钱　细生地四钱　肥知母一钱五分　川贝母二钱　天花粉三钱　络石藤二钱　怀牛膝二钱　嫩桑枝三钱

三诊：五脏之热，皆能成痿，书有五痿之称，不独肺热叶焦也。然而虽有五，实则有二，热痿也，湿痿也。如草木久无雨露则萎，草木久被湿遏亦萎，两足痿躄，亦犹是也。今脉濡数，舌质红绛，此热痿也。叠进清阳明滋肺阴以来，两足虽不能步履，已能自行举起之象，药病尚觉合宜。仍守原法，加入益精养血之品，徐图功效。

北沙参三钱　大麦冬二钱　茯神三钱　淮山药三钱　川石斛三钱　小生地三钱　肥知母一钱五分　怀牛膝二钱　络石藤三钱　芫蔚子三钱　嫩桑枝三钱　猪骨髓两条，酒洗入煎　虎潜丸三钱，清晨淡盐汤送服

以上出自《丁甘仁医案》

奚左。两足无力，不便步履，甚则跌仆，防成痿躄。肝肾两亏，络热则痿，宜益肝肾，而清络热。

全当归二钱　西秦艽二钱　怀牛膝二钱　南沙参三钱　抱茯神三钱　怀山药三钱　黄柏炭八分　五加皮三钱　厚杜仲三钱　川断肉三钱　陈木瓜二钱　络石藤二钱　嫩桑枝三钱

潘左。始而腿足浮肿，继而两足皆酸，不便步履，脉象虚弦。气血两亏之体，湿热入络，经所谓"湿热不攘，大筋软短，小筋弛长，软短为拘，弛长为痿"是也。宜益气和营，化湿通络。

生黄芪四钱　生白术二钱　全当归二钱　连皮苓四钱　陈广皮一钱　陈木瓜三钱　怀牛膝二钱　络石藤三钱　生苡仁四钱　西秦艽二钱　嫩桑枝四钱

谢右。血不养筋，风湿入络，左腿足痹痛，入夜更甚，不便步履，旧有气喘。宜和营通络。

全当归二钱　大白芍二钱　西秦艽二钱　怀牛膝二钱　云茯苓三钱　陈木瓜二钱　木防己二钱　厚杜仲三钱　五加皮二钱　甜瓜子三钱　嫩桑枝三钱　川断肉三钱　丝瓜络三钱

李左。阴分不足，津少上承，余湿留恋络道，营卫循序失常，头眩目花，咽喉干燥，腿足不便步履。宜养阴柔肝，通利络道。

西洋参三钱　川石斛三钱　甘杞子三钱　滁菊花三钱　朱茯神三钱　西秦艽钱半　防己二钱　广橘白一钱　厚杜仲三钱　川断肉三钱　怀牛膝二钱　嫩桑枝三钱　生熟谷芽各三钱　嫩钩钩三钱，后入

陆右。腹胀食入难化，脊背腰股酸楚，不便步履。良由血虚不能养筋，肝脾气滞，今宜益气和营，理脾和胃。

生黄芪四钱　全当归二钱　怀山药三钱　西秦艽二钱　连皮苓四钱　生白术二钱　厚杜仲三钱　陈木瓜二钱　陈广皮一钱　春砂壳八分　乌贼骨三钱　炒谷麦芽各三钱　嫩桑枝三钱

刘左。肝主筋，肾主骨，肝肾两亏，筋骨失养，络有湿热，两足痿软无力，久成痿痹。宜滋养肝肾，清络和营。

南北沙参各三钱　云茯苓三钱　怀山药三钱　小生地三钱，红花三钱五分同拌　厚杜仲三钱　川断肉三钱　陈木瓜二钱　怀牛膝二钱　络石藤三钱　桑寄生三钱　虎潜丸三钱，包

以上出自《丁甘仁医案续编》

范文甫

陈舜年。两足痿躄，不能任地，因走路过多，伤气起病。本质薄弱，气一亏而血亦虚损，筋失所养，肾阴亦虚，不能生髓，髓不充骨，故不能行走也。只是病所虑者，大肉已脱，脉不振指，乃是气血大亏。非气血双补不能治也。

大生地30克　生黄芪60克　归身9克　生冬术9克　茯苓9克　真阿胶6克　白芍9克　桃仁9克　红花6克　地龙9克　炙甘草3克　桂枝3克　生姜6克　红枣6枚

二诊：有效。

生黄芪60克　陆水桂2.4克　归身9克　阿胶9克　地龙9克　补骨脂9克　桃仁6克　红花3克　巴戟肉9克　附子3克　炙甘草3克

三诊：舜年之病又见瘛。痿者萎也，如草木之枯萎。肝得血则筋舒，肾得养则骨强，宜益气血，补肝肾。

黄芪45克　西洋参12克　归身9克　冬术9克　白芍15克　茯苓9克　淡附子6克　炙甘草3克　巴戟肉12克　淡苁蓉9克　补骨脂9克

四诊：病情大有起色，能自己站立。此方再服廿帖，则可以走矣。以后再服牛筋1付。

巴戟肉12克　补骨脂9克　党参12克　生白芍15克　炙甘草4.5克　淡附子6克　茯苓9克　归身9克　生黄芪60克　陈皮3克　地龙6克

《范文甫专辑》

魏长春

魏华林，年二十二岁。业商。民国十一年五月十一日诊。

病名：痿。

原因：肝肾精血不足，肺胃气虚，兼挟暑湿。

证候：身热乍寒乍热，胸闷口干，手不能握，足不能步，痿软无力。

诊断：脉象缓大，舌绛。缓大之脉，为气虚夹湿；绛红之舌，主阴虚内热。

疗法：滋阴化湿，三甲复脉汤合猪苓汤加减。

处方：生龟板一两　生鳖甲一两　生牡蛎一两　驴皮胶四钱　炙甘草一钱　西党参三钱　原麦冬八钱　滑石六钱　大生地八钱　茯苓五钱　猪苓五钱　郁李仁肉三钱

次诊：五月十三日。身热口渴，面部虚浮，足面赤肿，四肢瘫软痿躄，不能行动。所幸胃纳尚佳，资生有权，脉象缓大，舌红润无苔。吴菱山曰：血中有热者，乃有形之热，为实热。气中有热，乃无形之热，为虚热也。痿证属气分湿热，拟分泄之。

次方：茯苓五钱　猪苓五钱　杜赤小豆五钱　淮牛膝四钱　滑石六钱　丹皮三钱　地骨皮四钱　大生地八钱　生黄芪四钱　鲜枇杷叶五片，去毛　鲜淡竹叶五十片

三诊：五月廿八日。小溲癃闭，竟日不通。经曰：膀胱者州都之官，津液藏焉，气化则能出。今服淡渗之药，而病益甚者，是气不化也。脉象软缓，舌色淡红。拟重补肺气，使气化通调，则小便自行。

三方：生黄芪一两　西党参五钱　杜百合八钱　淮山药五钱　原麦冬五钱　大生地八钱　生米仁四钱　茯苓四钱　泽泻三钱　川贝母二钱

四诊：得补气之剂，癃闭已通，二便解时颇欲费力，面色萎黄，微咳有痰，气短，语声低怯不扬，手已能握，足不能步，脉象虚大，舌色红润。《内经》治痿，独取阳明。以阳明为诸筋总会也。阳明者胃也。脾与胃为表里，脾虚则四肢不能为用。今拟参、芪补脾，参、冬养胃，参以润燥温下之法。

四方：生黄芪一两　西党参六钱　杜百合八钱　原麦冬五钱　淮山五钱　淮牛膝四钱　大生地八钱　生白术四钱　川贝二钱　钗石斛三钱　西归身三钱　厚附子二钱　瑶桂一钱

五诊：六月三日。服药十五剂，脉缓，舌淡红。胃强咳止，语声较扬，手足有力，二便通调。拟平补肺胃肝肾。

五方：生黄芪六钱　西党参四钱　杜百合五钱　淮山五钱　炙甘草一钱　厚附子二钱　瑶桂一钱　大生地八钱　当归三钱　淮牛膝四钱　原麦冬四钱

六诊：六月十四日。服药十剂，真元渐复，痿证将愈，手能握物，足能行动，脉象缓和，舌红。拟补气养营。

六方：生黄芪四钱　西党参三钱　杜百合四钱　淮山四钱　原麦冬三钱　大生地四钱　生米仁四钱　川柏三钱　知母三钱　当归一钱五分　于术三钱　淮牛膝三钱　秦艽二钱

效果：服药外，再用健步虎潜丸，每日早晚吞五钱。一月后行动如常。

炳按：经云治痿独取阳明。阳明为诸筋之总会，主束骨而利机关。阳明不用，则四肢痿软而病矣。治阳明者，治胃与脾也。脾主四肢，胃与脾相表里也。本案所治，本诸经旨也。

冯嘉章，年二十岁。民国十五年八月十四日诊。

病名：痿。

原因：暑湿热邪，遏伏成痿。

证候：脚膝痿麻，不能步履，身热咳嗽，痰白气逆，头汗齐颈而还，便溏溲少。

诊断：脉滑，舌红。证系暑湿热邪，蕴于阳明。夫阳明为五脏六腑之海，总宗筋，主束骨而利机关。阳明虚，则宗筋纵。带脉不引，故手足不用而成痿，是指虚证而言也。此证乃火邪伏于胃中，与虚证不同。所谓治痿独取阳明者，亦非仅补阳明一法也。治阳明之火邪，使其下干于气血之中，则湿热清，而筋骨强，筋骨强则足痿以起矣。朱丹溪曰：治痿以清热为主，不可作风治，而用风药，诚得取阳明之义者也。

疗法：先用化湿清暑，疏通郁热。

处方：苏叶一钱　槟榔三钱　枳壳一钱　生米仁八钱　通草一钱　泽泻三钱　大腹皮三钱　川牛膝三钱　旋覆花三钱,包煎　苦杏仁三钱　象贝母三钱

次诊：八月十六日。服药后，热减气平，咳嗽，溲少，脉滑，舌红。脚痿不能行动，暑湿伏邪未清。拟清太阴阳明。

次方：益元散四钱　车前子三钱　大腹皮三钱　泽泻三钱　生米仁八钱　川牛膝三钱　银花三钱　川草薢三钱　猪苓三钱　槟榔三钱　赤芍三钱　玄参三钱

三诊：八月十八日。暑湿伏邪成痿，投疏化剂，伏湿化燥，脉滑，舌质绛糙起刺，唇口干燥，咳嗽痰黏，小溲混浊黄短，热势减轻，足能行动。拟甘寒清暑，淡渗化湿。

三方：生石膏八钱　知母三钱　黄芩三钱　生米仁八钱　原麦冬三钱　玄参三钱　鲜生地四钱　川柏二钱　木瓜一钱　川草薢三钱　益元散四钱　泽泻三钱

效果：服药二剂，热退舌润，胃苏，足健行，病愈。

炳按：此治阳明湿热，羁留下焦而成足痿，主旨在清阳明湿热，以利关节，亦不背经旨也。

《慈溪魏氏验案类编初集》

沈绍九

温病之后，肾胃津液大伤，不能濡养筋骨，以致腿足痿软，行动艰难，舌赤，脉数。拟予甘寒益阴。

沙参五钱　玉竹三钱　鲜石斛五钱　麦冬三钱　玄参三钱　生地三钱　芍药三钱　甘草一钱　淫羊藿四钱　炒菟丝四钱

《沈绍九医话》

朱南山

三十年前，有一潘姓病人，年四十余岁，业建筑，患两脚痿瘫不能行走。遍请中西医诊治，因其形瘦体弱，认为操劳过度，宗筋弛缓，肝肾虚损所致。进服大量滋腻补药，如鹿茸、狗肾、熟地、首乌之类，并注射睾丸激素，未能见效，复患大便秘结，沮丧万分。乃延先君诊治。视其形色尚无败象，闻其声音正气尚好，诊脉弦滑，舌苔厚白，询其始末，得知患者病前曾淋雨受湿，恍然悟知证系风湿浸淫，进补过早，外邪内困，表见虚象，内为实证，乃处独活寄生汤加熟军。药后，大便畅通，两脚亦见松动。连服五剂，病情日渐好转，不旬日即能行走如常，其病若失。

《近代中医流派经验选集》

周镇

季弟廷鉴，癸卯十九岁。历来热天则腹胀足酸，胀坠类乎脚气。七月初九日寒热，面浮油赤，无汗，胸闷，溲赤不行，面色痿痹，身痛神糊。王医诊为暑湿，用三仁汤加豉、栀之类。仅二日即退，溲赤，手足痿软无力。王医复谓暑从阳明出入，最易被其蹂躏。拟南沙参、白术、新会皮、秦艽、川贝母、竹茹、茯苓、薏仁、郁金、桑枝、佩兰。服数剂，手足仍痿，时邓君干庆在沪，诊为热退肢软，证仅八日，脉仅八日，脉数苔腻，溲短赤，阴虚湿甚，用猪苓汤加减，取其淡渗而不伤阴。数剂未应。十八日雇舆回家。余初诊脉左数右濡，苔腻白，溲赤沉滓，便不解者旬日，臂麻足胀，坐起则眩。湿热流窜经络，阳明积滞未清。用竹茹、茯苓、通草、青木香、萆薢、知母、海藻、海桐皮、橘叶、丝瓜络、忍冬藤、生薏仁、桑枝、小温中丸。三剂。服后两足觉痒，手指能伸，溲仍黄混，便解未爽。复用竹茹、茯苓、泽泻、独活、萆薢、海桐皮、知母、橘叶、薏仁、乌药、竹沥达痰丸。日间服，至夜十一时，腹痛，大便先干后溏，色黑，中有蛔虫一条。廿四日原方去达痰丸。廿五日略可久坐，手仍麻，足胀捏之则痛，小溲半月内油赤沉滓，今色淡仍溷。热稍减，湿留恋不易底撤。疏生于术、茯苓皮、橘白络、薏仁、萆薢、木瓜、车前、防己、茵陈、独活、白茄根、桑枝。廿八日手不能捏，右手更甚；足伸酸痛，右足更甚。述寒热前拊身不仁，寒热时腰下重着。现状垂地则足肿，溲犹带溷。决为湿热黏腻之邪，蕴蓄四末。前方去独活、地骨，加秦艽、川断。嗣因有人云其阳明络虚，风阳阻络。用天冬、玉竹、杞子、女贞、生地之类，清润育阴。辨之不已，径煎服之。足痒不作，恶心嗜卧，形寒身热，溲少腹痛。仍用宣络理湿，兼解痰浊。豆卷、青蒿、竹茹、郁金、佩兰、橘皮、秦艽、莱菔子、僵蚕、薏仁、桑枝、萆薢、通草、野蔷薇花等。服后呕酸涎盅许，渐觉清爽。然热仍恋，肠鸣溲赤。仍原方出入。脘闷，又吐酸涎，挑之极韧。直至八月二十日，热退口腻，饥则耳鸣，牙宣，肠鸣溲溷，足痿仍然。按脉左关弦，尺弱，右寸关数，尺弱涩。是肝胃有热，脾虚有湿，肾气不坚。疏方于术、玉竹、石斛、白蒺藜、橘白络、薏仁、萆薢、丹皮、白芍、川断、狗脊。另用鲜牛肉十二两，酒洗瓶封，干蒸取汗，日服。药进七剂，胃纳照常。脉左关滑，尺稍有力，左寸关弦，尺犹涩弱。体倦手震，水亏肝旺、气虚血弱之征。是时湿浊将清，即定于木、玉竹、天冬、当归、白芍、杜仲、牛膝、蒺藜、杞子、石斛、橘络、狗脊、薏仁、甘菊，五剂。加黄芪、党参，又五服。胃纳甚旺，稍能起立，右足尚软，膝部酸痛，交寅少寐。还是气营不足，水亏络涩。原方加味，为首乌、归身、白芍、牛膝、杞子、天麻、远志、枣仁、麦冬、党参、黄芪、于术、金刚丸，五剂。易虎潜丸，又五服。十月十五日，稍能扶掖以行，初立犹痛，立久微肿，稍能酣眠，寐醒仍早。前方去麦冬、牛膝，加五加皮、千年健、薏仁。十五剂，渐可步行，惟尚少力，多立胀浮，肤布痱瘰。易拟党参、生芪、防风、于术、秦艽、狗脊、萆薢、薏仁、首乌、当归、白芍、鸡血藤、杜仲、牛膝。十剂。行走自如，尚无久力，即定膏方，治本顾标，通盘并筹。如黄芪、人参、白术、玉竹、茯苓、橘红、首乌、全当归、白芍、丹皮、菟丝、鸡血藤、天麻、蒺藜、远志、枣仁、牡蛎、山萸、五加皮、萆薢、秦艽、杜仲、川断、牛膝、薏仁，用阿胶、虎骨胶收膏煎成。外出就业七年，足力胜常。

王体山，己酉首夏，寒湿内袭，面黄，足肿冷麻，滞坠无力。脉濡，苔白。疏鸡鸣散、二妙丸等，并嘱以杉木屑、蚕沙、艾叶、葱须，煎水洗足。足觉流汗，胀亦旋松，是湿寒行而络隧渐通。惟举步软绰，不耐久行。拟宣湿寒、奠脾土、生络力、通痹阻为法。野术、茯猪苓、陈皮、薏仁、木香、当归、牛膝、杜仲、川断、松节、狗脊、五加皮、防己、巴戟、千年健、萆薢、鹿衔草、豨莶、桑枝、络石藤，研末，用鸡血藤膏熔化，半夏曲煮糊为丸。一料愈。

华左。庚子冬诊：肾阴早亏，阳亢不制，未冠而喉痧劫阴，渐以不仁。愈后足弱腿瘠，交冬腿冷，左足犹甚，气升胸灼，目昏咽疼。炎暑则怕热便坚，多汗厌烦。其金令一肃，发落爪脆，异于他人，齿则龂而时疼，痰则浊而如糜。脉弦数不敛，苔薄白润。按：先贤吴氏谓肾主五液而恶燥，肝木全赖肾水滋养。肾水亏，肝即亢，所谓乙癸同源。治须专习纯静，摄阳动之太过。喻西昌谓阴足不畏暑，犹水田不怕旱。阴亏则暑易侵，自毋待论。丸方以毓阴为主，兼参气主煦之。熟地、归身、白芍、首乌、杜仲、川断、杞子、五味、覆盆、金樱、沙苑、狗脊、龟板、鳖甲、牡蛎、龙骨、旱莲、参、苓、术、草、山药、二泉胶、霞天胶熔化为丸。服之阴平阳秘，各证均减。

以上出自《周小农医案》

章成之

周男。自觉腰部酸楚殊甚，不利转侧，两足痿软无力。

炮附块9克　全归9克　细辛2.4克　防风9克　独活9克　五加皮9克　红花3克　千年健9克　嫩桑枝12克

小活络丹二粒，早晚各服一粒。

朱男。脊椎受伤，下半身瘫痪，大小便不通。大便需服汤药才能通，小便要用力努责始能点滴而下。性欲缺乏，勃起无力。常觉头晕，不能用脑。受伤处觉胀痛。骤然起立，两眼发黑。重于温补肾阳，祛瘀通络。

炙河车1具　党参90克　仙茅90克　仙灵脾90克　枸杞90克　肉苁蓉90克　炙蜘蛛20只　炙蜂房2具　炙地鳖虫30克　炙地龙30克　将军干15克　炙蝼蛄15克

共研细末，水泛为丸，每服6克，一日三次。

陈男。家人深以痿躄为虑，殊不可能。下肢神经失其作用者谓之痿躄，其病多在脊髓。今步履仅软弱乏力，神经失其营养则有之。古人治风先治血，血行风自灭，亦无非促进神经恢复而已。

当归12克　炙僵蚕9克　牛膝12克　杭白芍9克　旱莲草9克　豨莶草12克　蝎尾3克，研分3次吞桑枝12克

另：健步虎潜丸60克，分十次吞。

以上出自《章次公医案》

叶熙春

应，男，二十九岁。十一月。昌化。去夏高热月余方退，气阴俱伤，筋络失荣，下肢痿软，如今虽能转动，而不能步履，眠食如常，按脉虚涩，舌苔白薄。治以两调气阴，舒筋通络。

根生地15克　原干扁斛9克，劈，先煎　生黄芪9克　生鳖甲24克　制首乌9克　怀山药9克　络石藤9克　忍冬藤12克　伸筋草15克　鸡血藤12克　怀牛膝9克

赵，男，三十一岁。十月。余杭。温热久蕴，营卫受阻，气血无以润养诸筋，肌肉消瘦，筋骨痿软，下肢不能伸缩，脉象濡细，舌苔白薄。治拟气血并补，舒筋通络。

清炙黄芪15克　酒炒当归12克　桂枝尖2.4克　炙广地龙9克　炒天虫9克　老钩藤12克　丝瓜络15克　杜红花3克　酒炒川断9克　伸筋草12克　千年健6克

二诊：经云："气主煦之，血主濡之。"气血俱亏，不能温濡肌肉筋脉，故渐而成痿。脉证如前，仍守原意出入。

清炙黄芪15克　酒炒当归9克　大熟地15克　杜红花3克　清炙广地龙9克　桂枝尖2.4克　炒赤白芍各6克　泽泻9克　茯苓12克　炒怀牛膝9克　炒黄柏5克

三诊：湿热浸淫，气血不充，无以濡养肌筋，两足痿软，肌肉消瘦，伸缩活动，略有好转，苔薄黄，脉仍濡细。再仿丹溪加味二妙散法。

炒黄柏6克　炒苍术5克　酒炒当归9克　防己9克　川草薢9克　怀牛膝9克　炙龟板15克　熟地15克　炙黄芪15克　炙甘草5克　茯苓12克

四诊：前方服后，湿热日渐清化，筋脉得气血之濡养，下肢软痿好转，尚能任地移行，伸缩已趋正常。再拟补气血、填肝肾继之。

米炒上潞参9克　炙黄芪15克　酒炒当归9克　熟地24克　怀牛膝9克　炒黄柏5克　酒炒川续断9克　炒白芍9克　炙甘草5克　防己6克　盐水炒杜仲15克　健步虎潜丸12克，分吞

惠，男，五十五岁。九月。临安。从前喜饮烈性之酒，不独伤肝伐胃，抑且助火耗津。近月来，右手难于举动，下肢酸软麻木，步履维艰，头部筋掣作痛，夜少安寐，两手脉象细弦，重按无力，舌绛苔薄。乃肝肾阴亏，内风鸥张。拟滋水泄木，以平内风。

盐水炒大生地30克　阿胶珠15克　生杜仲30克　生龟鳖甲各18克　生白芍8克　决明子12克　三角胡麻15克　忍冬藤12克　络石藤9克　桑寄生12克　怀牛膝9克

二诊：前方服后，头部掣痛见差，下肢麻木亦减，步履尚觉无力，睡眠胃纳欠佳，脉舌如前。仍守原法。

细生地18克　米炒麦冬12克　制首乌12克　辰茯苓15克　生龟鳖甲各18克　三角胡麻12克　生

杜仲30克　决明子12克　炙鸡内金18克　生赤白芍各6克

三诊：内风虽见稍平，阴虚未易骤复，右手差能举动，头痛不若前甚，而腰腿酸软，举步尚艰，下元久亏，仍进滋熄之剂。

盐水炒大生地24克　生杜仲30克　制首乌12克　米炒麦冬9克　生鳖甲24克　生赤白芍各9克　马蹄决明9克　夏枯草12克　三角胡麻12克　桑椹膏30克，另冲服

四诊：迭进滋阴潜阳，平肝熄风，诸恙渐见平复，腰酸不若前甚，步履已见复常，再宗前方增损可也。前方去马蹄决明，加茯苓15克，桑寄生12克。

以上出自《叶熙春专辑》

第七十一章 痹证

程从周

汪仰塘之令堂孀居久矣，年五十四岁。去年冬月起，患两足冷麻，或时作痛，初则犹可以策流憩。延至今年四月间，足虽不痛，而麻冷过膝，绝难履地，终日靠坐，稍不稳则倒仆难支，诸药不效。五月初旬，邀余诊视，两手上二部脉沉缓不及四至，两尺绝无，予曰："此痹证也，乃风寒湿三气乘虚而入，不能随时驱散，留滞于内，久而为痹，理宜大补气血，祛湿疏风以治其内。再用川椒、姜、葱煎汤温洗其外，内外两攻，药力方透，久当自愈。"或曰："其说固是，但《脉经》云：人之有尺，譬如树之有根。今两尺无脉，根本绝矣。若之何犹可治耶？"余曰："经云：诊法须分三部九候，上三部法天，中三部法人，下三部法地。又曰：脉者气血之神，血旺则脉旺，血虚则脉虚。譬之平人久坐足麻，良由血气阻滞，不能运动而然。今既两足麻冷，日久亦由血气不运至此，血气既不能运至下焦，理宜两尺脉亦隐伏不现，正合下部麻冷之证，非本脉断绝于内。服药之后，气血流通，脉当渐出。"于是乃用参、芪、归、术为君，川芎、苍术、牛膝、薏苡为臣，防己、木瓜、防风为佐，附子、独活为使，煎服五帖，左尺脉应。再服五帖，右尺亦隐隐而出。如此出入加减煎服，两月余而愈。

《程茂先医案》

李用粹

德州都谏王介清丁内艰，患左胁顽痹，足腿麻木，按摩片时少堪步履。服清火消痰，补气活血，病势不减。入京邀家君诊视，见伊肾肝脉虚，断为肾虚不能生肝，肝虚不能荣血，水亏血耗，经隧枯涩之证。先以四物汤加秦艽、石斛、牛膝、葳蕤不数剂，而胁痹顿除，后服肾气丸一杯，永不复发。

上洋秦齐之，劳欲过度，每阴雨左足麻木，有无可形容之苦，历访名医，非养血即补气，时作时止，终未奏效。戊戌春，病势大作，足不转舒，背心一片麻木不已。延予治之，左脉沉紧，右脉沉涩，此风湿寒三气杂至合而为痹。其风气胜者为行痹，寒气胜者为痛痹，湿气胜者为着痹，着痹者即麻木之谓也。明系湿者，邪内着，痰气凝结，郁而不畅，发为着痹。须宣发燥湿之剂，加以报使之药直至足膝，庶湿痰消而大气周流也。方以黄芪、苍术、桂枝、半夏、羌活、独活、防己、威灵仙数帖而痊。若以齐之多劳多欲而日服参、芪，壅瘀隧道，外邪焉能发，而病安能去乎？

以上出自《旧德堂医案》

任贤斗

喻廉敬，自云酒量大，喜多饮，每夜临卧吃冷水两碗，若不吃水，夜半后必渴烦。余曰：

此非养生之道，既要冷水解酒，莫若少饮为佳，此时年壮，故尚无恙，到血气衰弱时，难免寒湿之病。语过方过两年，渐觉饮食无味，四肢骨节疼痛，迎余诊治，余曰：寒湿病也。上年曾许有此病，不料发得如是之早，乃用温经扶阳之药，系桂、附、枸杞、杜仲、故纸之类，十余剂无效，腿踹足趾胀痛难抵，细思此药必中，何毫无效意？湿自内成，浸筋渍肉，非渗利必不能去，更投理中汤兼五苓散，二十余剂悉愈。第下体常怯寒，因酒湿浸渍，已非一年，阳损气弱一时难回，必须培补经年，方可复旧日之健。

周乃金按：前方温经不渗湿，本系误治，宜乎不效。

董达福，右臂胀痛，夜间更甚，药皆散寒祛风，其痛愈增，神气愈疲。余曰：此名痹痛，乃寒湿注于一处，散寒祛湿固宜，第未察究虚实耳，况年已七旬，体衰可知，又兼神气疲倦，正气不足更可知矣。前医之治，只知攻邪，不知药之攻邪，全仗元气之托逐，仅顾克伐，反损正气，是犹不虑我兵之赢弱，而急于杀敌也，无怪乎病愈增而神气愈疲也。治此只宜培补精气，精气充足，方能逐臀骨深潜之湿出之于外也。与大营煎加附片、故纸，十余剂无效，即请更方。余曰：虽未见功，却亦无过，此非攻邪之品，乃养正化邪之药，夫养正之药难取速效，况七旬之人，培补又岂容易乎？不必猜疑，多服自效，实无他方可更，彼乃照原单，服三十余剂始效，六十余剂而大安。

大营煎

熟地　当归　枸杞　甘草　杜仲　牛膝　肉桂

朱镜辉之妻，始两膝痛，两臂痛，渐延腿、臀、腰、背、肩膊俱痛，然彼处痛甚而此处又减，曾服发表不效，又服草药亦不效，病将两旬。察其食减头晕，其病流移，病名行痹，乃外感风湿所致，治此固宜发散，奈中气不足，故表药无功，与附子理中汤加桂枝、羌活、苍术，三剂减半，十余剂全安。

以上出自《瞻山医案》

北山友松

七泽氏老母患四肢不便，动则痛楚，背肩强急，手腕结核，前服六味地黄丸料不愈。

初用方：当归　赤芍药　黄芪　羌活　郁金　防风　独活　川芎　甘草　桂枝　陈皮　半夏　茯苓

次用方：羌活　独活各一钱　藁本　防风　川芎　防己　当归　芍药　熟地黄　苍术各五分　甘草　蔓荆子各三分

终用方：人参养荣汤加羌活。

《北山医案》

陈念祖

素有湿热，近复忽患臂痛。仲景云：一臂不举为痹。此乃寒凉之气侵袭于内，是以屈伸不利，痛无虚日。治法须宣通阳气，滋养阴血，并佐以祛寒通络者为宜。可制为丸剂治之，拟方列后。

桂枝木—两　熟附子—两　人参四两　白术四两　大熟地六两　当归身四两　阿胶三两　白芍三两
制半夏四两　白茯苓六两　绵黄芪二两　橘红二两　枳壳二两　风化硝—两　姜黄—两　海桐皮—两
羌活—两　沉香五钱　炙甘草八钱　虎掌—对

《南雅堂医案》

程文囿

王妇周体痹痛，医作风治，卧簟月余，肢挛头晕。予见之曰："此痹证也。躯壳外疾，虽无害命之理，但病久寝食不安，神形困顿，速救根本，犹可支撑，若见病医病，则殆矣。"方定十全大补汤，加枸杞、杜仲、鹿角胶，两服未应，众疑之。予曰："缓则疗病，急则顾命。今病势败坏如斯，舍是不救。且补虚与攻实不同，非数十剂莫效。"又服十日，周身发肿，众称病变，予曰："勿扰。凡风寒客于人，壮者气行则已，怯者著而为病。本由营气不足，邪陷于里，今服补剂，托邪外出，乃佳兆也。"仍命照方多服，痛止肿消而愈。识此，为治痹恣用风燥药者戒。

商翁夫人本质虚寒，常多疾病。旧春曾为诊治，药投温补有效，今春因乃郎心疾，昼夜看守辛劳，风寒之邪乘虚袭络，比时不觉，渐至颈脊酸痛、喜暖畏寒、欲人揉打，纠缠两月，医用羌独、防风以驱风，香砂、陈皮以理气，屡服不应。季夏予至孙树，延诊，谓曰："此风寒袭络之证也。"夫初痛在经，久痛入络。经主气，络主血。考督脉并于脊里，至风府入属于脑。《素问》云，痛者，寒气多也。寒则沍而不流，温则消而去之。方法治风先治血，血行风自灭。理当养血为君，佐以温通脉络，非驱风理气所能治也。方定当归、枸杞、杜仲、巴戟天、附子、鹿角胶霜、狗脊、五加皮、秦艽、桑枝，四剂全愈。

以上出自《杏轩医案》

齐秉慧

曾治知府杨迦怿，任兴邑事，禀性仁慈，居官清肃。因署马边抚夷府军务焦劳，患溢饮证，右肩痹软酸痛，又署邛州不能签押，神色衰惫，医治无效，纳禀告病。上以廉能不允。令复兴邑任，促骑请治，诊之两寸洪大而紧，余皆沉微。余曰：公之羔，乃太阴溢饮为患，病在气分。前医不知分辨气血，误用血分之药，以贻害耳。法宜大补中气，醒脾崇土。宣通气分，即当奏功。乃用芪、术、砂、半、干姜、白蔻、虎骨、威灵仙、桂枝、姜黄，十剂而效。再服十剂，其痛如失，遂与归脾汤去木香、甘草，加五味子、鹿茸、玉、桂为丸。脾肾两补而愈。但公行年五十，尚未生子，向余索求种子方饵。余念公谦恭仁厚，与之龟首丸。服毕致书曰：前赐妙丹，服之神效，恳烦再配二料。遂如命复之，调理数月，步履轻健，精神康壮，如夫人有喜矣。明年壬申，降生一子，骨秀神清，均甚壮美。余见而喜，公顿首谢曰："起我沉疴，身受益矣。赐我后嗣，泽及先矣。"绸缪订交，浓情款洽。后升迁别去者二十三年。辛卯秋闱，卸宁远府事，引见候升，吾子于省垣一遇，年已七十二矣。重话巴山，犹深眷念，是时精神矍铄，尚运笔如飞，前后手书见惠不一，中酬我以锦联曰：自是君身有仙骨，遍与人间作好春。囿曰：妙合六经。盖公之书法，见重当时久矣。

《齐有堂医案》

黄凯钧

沈氏，二七，青年丧偶，情怀郁结，以致周痹，时常腹痛，行步维艰，纳谷甚减。治当疏补兼施。

党参二钱　蒸于术二钱　苍术一钱　柴胡五分　香附一钱五分　归身一钱五分　益智仁七分　橘皮八分

出入加减，四十剂痊愈矣。

《肘后偶钞》

顾金寿

戴。脉沉而涩，风寒湿三气成痹，周身窜痛，误服凉剂，致手足如缚，叫号终日，粥饮不进，危如朝露，两尺虽无力，尚不豁然而空，舌如腻粉。急用温散大剂，似尚可救。

大熟地一两　制黑附子一钱　当归三钱,茴香炒　上瑶桂五分　大白芍一钱五分　桑枝五钱,酒炒　丝瓜络三钱　片姜黄一钱五分　茯苓三钱　薏米一两　煎汤代水凉服。

又：手足大舒，人已杖而能起，据述服药后，周身汗出津津，痛势已减去八九，连进薄粥两三次，脉象已起，但虚大而浮，再照昨方加生脉散。

又：脉平痛定，惟两足尚觉少力，且素有脚气，每夏必发，可以丸药缓调矣。

健步虎潜丸，每服三钱，开水送下。

问：盛暑痹痛，身热面赤，散亦合时宜，何以几成不起，吾师转以大温收功也？曰：脚气逢夏而发者，阴分素有寒湿，因地气上升，故窜痛上逆，早服温疏，原可不至于此，至此已变格阳伤寒，治以大温一定之法。时虽盛暑，中病则神，况又凉服，如冷香饮子耶。

姚，五十七岁。脉象沉缓，风寒湿久积于经隧，发为两足行动不便，两手时有抽痛，右食指不用。年近六旬，惧其气血日衰，酿成痹证，先用蠲痹汤意。

归身三钱,酒洗　大白芍一钱五分,酒炒　焦白术一钱五分　独活一钱,酒炒　牛膝一钱五分,酒炒　宣木瓜一钱五分,酒炒　生薏米三钱　川桂枝五分,酒炒　桑枝三钱,酒炒　酒炒丝瓜络三钱

又：照前方加炒熟地四钱。

酒药方：大熟地四两,砂仁三钱研末炒　归身三两　生于术二两　肥牛膝二两　炙黄芪二两　独活一两　汉防己二两　宣木瓜二两　丝瓜络二两　防风一两五钱　薏米三两　甘枸杞二两　忍冬藤一两五钱　杜仲一两五钱,盐水炒　川断一两五钱,盐水炒　桑寄生二两　大白芍二两　炙甘草五钱

上药无灰，酒浸三日，隔水煮一炷香，地上窖三日，随量早晚服。

陆。脉象沉数，酒客多湿，更兼瘅疟之后，血不荣筋，始由周身痹痛。近独在左手足，时清至节，皆系湿流肢节之故，久恐酿成行痹偏枯，宜养荣活络，祛湿为治。

蒸于术一钱五分　桑枝三钱,酒炒　独活一钱　当归须一钱五分　宣木瓜一钱,酒洗　生薏米三钱　秦艽一钱五分,酒炒　白芍一钱五分,桂枝酒炒　丝瓜络三钱

又：疟后气不流通，致肝胃旧疾复作，脘痛连胁，气注两足红肿，瘰发，大便燥结。此甲胆之气未平，夹有湿热下注，脉见沉数，自应和阴利湿，佐以疏肝为治。

生首乌四钱，竹刀去皮　北沙参四钱　白归身一钱　茯苓皮一钱　生薏米三钱　瓜蒌皮三钱　老苏梗一钱五分　四制香附一钱　炒山栀三钱　橘叶一钱五分　炒桑枝三钱

丸方：竖劈党参六两　蒸于术三两　茯苓三两　炒熟地六两　炒归身三两　炒白芍一两五钱　宣木瓜二两，酒炒　老苏梗三两　炒薏米四两　缩砂仁五钱，盐水炒　白蔻仁五钱，盐水炒　煅牡蛎三两　陈皮一两五钱　小青皮五钱，醋炒　炙甘草五钱

上药治末，炼蜜为丸，桐子大，每服四钱，桑枝汤送下。

陈。气虚湿胜，发为痛痹，四肢皆然，右腕独甚。脉沉缓，舌苔中白。法宜健脾利湿，少佐气分之品。

蒸于术一钱五分　制苍术七分　宣木瓜三钱，酒炒　生黄芪一钱五分，防风五分煎汤炒　油松节一钱，酒炒　大白芍一钱五分，桂枝三分煎汤炒　威灵仙六分，酒炒　当归须二钱，酒洗　络石藤二钱，酒洗　炒香桑枝五钱

脉似沉缓，右关尤甚。脾主四肢，右腕兼属手太阴肺，肿而不消，湿未去也。舌苔中白。仍宜照前法加减。

竖劈党参四钱　蒸于术一钱五分　茯苓三钱　炙甘草四分　归身三钱，酒洗　宣木瓜一钱五分，酒炒　海桐皮一钱，酒炒　丝瓜络三钱，酒炒　汉防己一钱五分，酒炒　牛膝一钱，酒炒　生薏米五钱　片姜黄七分，酒炒　炒香桑枝七钱

又：右腕肿渐消而仍痛，脚步无力，早晨酸软难行。此湿热久滞经络，血分已亏，不能荣养之故，法宜脾肾两调。

蒸于术二钱　熟地炭五钱　归身三钱，酒洗　宣木瓜二钱，酒洗　牛膝一钱五分，酒炒　生薏米三钱　百合三钱，焙　陈香楠木一钱　桑枝尖五钱，炒　茯苓皮三钱　五加皮二钱，酒洗　煎送虎潜丸三钱。

又：脉平而软，右尤甚，右腕无力，不能举重。此肺气为湿热所伤，未能复旧之故，宜加补气之品，照前方去熟地，加炙黄芪一钱五分。

又：脉证均渐向安，再照前方加大熟地（砂仁炒）五钱，桂枝尖（酒炒）三分，片姜黄（酒洗）五分，油松节一钱五分。

煎送虎潜丸三钱，十服愈。

以上出自《吴门治验录》

吴篪

同里陈肖生工画，侨寓京师，患臂痛酸麻，两手软短，不能举动。余诊之曰：左手弦急，右迟细，由于肝血不足，脾湿气虚，风寒之邪乘虚袭臂，邪气相搏，致手软而不为人用也。即投蠲痹汤，以入手臂而祛寒湿，遂服数剂，甚效。更以补中益气汤，加桂枝、姜黄、威灵仙、桑枝，兼用十全大补汤，调理两月乃瘥。

宗室相国禄迪园久任盛京，暑热露体贪凉。冬令辄于火酒内加生姜汁，饮以御冬，遂常患遍体疼痛，嗣偶然遭凉，及忧虑劳役，痼疾即发。发时壮热大渴，面赤自汗，手足痛如刀刺，四肢必挨次疼到方止。余曰：脉浮弦数，缘寒暑不慎，过饮不节，风寒湿热著于筋骨肢节内。经所谓行痹、痛痹也，遂进上、中、下通用痛风方（黄柏、苍术、南星、神曲、川芎、桃仁、

龙胆草、防己、白芷、羌活、威灵仙、桂枝、红花，或面糊为丸）加减服之乃愈。后伊病偶发，即用前方。余用伤寒治法，邪在某经即以某经之药为引，先治其标，次以利湿导滞、养血疏筋之药收功。并为开药酒方饮之，旧恙悉除矣。

以上出自《临证医案笔记》

何书田

劳力伤络，风动肢痹，手足不仁，脉来弦滑而数。非浅恙也。暂用凉肝熄风法。

细生地　湖丹皮　归须　五加皮　白蒺藜　橘红　羚羊角　肥知母　秦艽　宣木瓜　甘菊花　桑枝

风湿入于营络，痿痹已成，不易愈也。此证初起，手足麻痛，后两足皆痛，不能行走，至晚必发寒热。

羌活　肥知母　白归身　秦艽肉　炒怀膝　桑枝　生虎骨　炒黄柏　川断肉　五加皮　生甘草

营虚，风袭于络，周体骨骱酸楚，延久必来痿痹。兹用和营宣络法，或可稍奏微功耳。

川桂枝　虎胫骨　当归须　秦艽　海桐皮　桑枝　生白术　甘枸杞　炒红花_{酒拌}　川断　炒怀膝

复诊：骨骱痛楚已缓，脉络已和，可用滋营益阴之法。

生绵芪　大熟地　白归身　川断肉　炒怀膝　鹿角霜　炙龟板　枸杞子　左秦艽　海桐皮　桑枝

营虚，风袭于络，周体骨骱酸麻作楚。久恐延来痿痹。

川桂枝　虎胫骨　炒红花_{酒拌}　炒怀膝　宣木瓜　生冬术　当归须　左秦艽　海桐皮　炒桑枝

营虚，风湿入络，右足屈曲不伸，已来偏痹。如何能愈耶？

炙黄芪　炒当归　左秦艽　炒红花_{酒拌}　宣木瓜　虎胫骨　枸杞子　川断肉　淮牛膝　嫩桑枝

营虚络热，骨骱痛楚，两足尤甚，脉细数而痛处发肿。此风痹之证，治之不易见效。

细生地　肥知母　秦艽肉　炒牛膝　归须　桑枝　牡丹皮　炒川柏　川断肉　海桐皮　生苡仁

复诊：前用凉营和络之法，两足痛楚稍缓，渐能行动。但血分素亏，肝风流走不定，难免痿痹。再拟虎潜法加减，以图奏效。

原生地　虎胫骨　秦艽　炒怀膝　红花　银花　炙龟板　黄柏_{咸水炒}　川断　海桐皮　生苡仁

丸方：炙绵芪　生地　归身_{酒炒}　肥知母　秦艽　茯苓　炒白术　虎骨　炙龟板　炒黄柏

怀膝　红花　桑枝　以红花、桑枝煎汤泛丸。

胁痛肢麻，肌肤痛如针刺，左脉细弱。营液内亏也，难免风痹。以滋肝参化痰治之。
制首乌　枸杞子　法半夏　陈皮　宣木瓜　白归身　石决明　瓜蒌仁　秦艽肉　甘菊花

筋络酸麻，营虚积劳所致也。防旧病复发而成痹证。
川桂枝　炒归须　原红花　川断　海桐皮　桑枝　生冬术　赤芍　秦艽肉　苡仁　宣木瓜
复诊：风湿入络，足无力而两手麻木不仁，痿痹之根不浅矣。非如前此之易治也。
川桂枝　生冬术　炒黄柏　秦艽肉　宣木瓜　生茅术　片姜黄　生苡仁　川断肉　忍冬藤　细桑枝　当归身
二复：足软而重，两手麻木依然，脉细数无力。此阴虚，湿积于络，络热则成痿痹矣。难愈。
小生地　湖丹皮　炒黄柏　生苡仁　秦艽肉　白归身　肥知母　生茅术　汉防己　桑寄生　忍冬藤

年近古稀，气血两亏，不能周流于四末，右手足指肿痛不伸，职此故也。恐延为偏痹。
川桂枝四分　生黄芪钱半　枸杞子二钱　秦艽肉钱半　生虎骨三钱　白归身二钱　炒红花四分, 酒拌　川断肉二钱　海桐皮三钱　炒桑枝四钱, 酒拌

先天不足，气亏不能生血，血不荣筋，则两足酸软而骨骱作楚矣。久必延来痿痹之证，最难愈也（络热则来痹，故用地骨、知母清之）。
炙绵芪　生虎骨　地骨皮　川断肉　五加皮　炒归身酒拌　肥知母　秦艽肉　生苡仁　炒怀膝　细桑枝

营阴内亏，左偏酸麻不仁，六脉细软。将有偏痹之虞，急须静养调理为要。
炙黄芪　炙龟板　枸杞　肥知母　牛膝　淮山药　虎胫骨　大熟地　五味　秦艽肉　茯苓

血虚风湿入络，四肢痿痹，不易治也。
川桂枝　生白术　归身　秦艽　怀牛膝　细桑枝　生虎骨　炒黄柏　枸杞　川断　宣木瓜
复诊：用温宣之法，手足渐能展动。然营液内亏，筋络间机呆滞，非可以草木收全功也，不过竭力扶持而已。
生虎骨　炒熟地　生白术　归身　秦艽　茯苓　鹿角霜　炙龟板　炒黄柏　枸杞　炒牛膝　桑枝
又复：证属血虚痿痹，迭投温补而有效。仍照前方加减。
制附子　炙龟板　生黄芪　五味　川断肉　茯苓　大熟地　鹿角霜　枸杞子　杜仲　炒桑枝　陈皮

先患血痢，渐致两足肿痛，举动维难，脉沉微无力，略见弦细。此脾土风湿内侵所致。恐延痿痹之候，不能奏效。

制附子　生于术　生苡仁　陈皮　五加皮　生茅术　法半夏　带皮苓　炒黄柏　海桐皮　秦艽肉　宣木瓜

痰痹根深，气血之亏固不待言，以致手指不温，骨骱肿痛，忽发忽止，脉形虚弦。此气亏不能生血，血虚不能荣筋也，最难全愈。惟有营卫两培而已。

生黄芪　制首乌　秦艽肉　生苡仁　海桐皮　西党参　白归身　川断肉　宣木瓜　嫩桑枝

以上出自《齍山草堂医案》

王孟英

某媪，年六十余，患腰腿瘖痛，闻响声，即两腿筋掣不可耐，且必二三十次。卧榻数载，诸药罔效。孟英察脉沉弦，苔腻便秘。亦因广服温补而致病日剧也。与雪羹、羚（羊角）、楝（实）、胆星、橘络、竹沥、丝瓜络，吞礞石滚痰丸及当归龙荟丸，四剂，大泻数十次，臭韧异常，筋掣即已。乃去二丸，加（山）栀、（黄）连、羊藿，服六剂。即健饭而可扶掖以行矣。

某，劳力人，阴分素亏，骤感风湿，两膝刺痛酸软，不能稍立。孟英以六味地黄汤加独活、豆卷，一剂知，二剂已。

徐月岩室，患周身麻木，四肢瘫痪，口苦而渴，痰冷如冰，气逆欲呕，汛愆腹胀。频饮极热姜汤，似乎畅适。深秋延至季冬，服药不愈。孟英诊脉：沉弦而数。因问曰：溺热如火乎？间有发厥乎？病者唯唯。遂以雪羹、旋（覆）、赭（石）、栀（子）、楝（实）、（竹）茹、（石）斛、知母、花粉、桑枝、羚羊（角）、橄榄、蛤壳为方，送下当归龙荟丸，服之递减，二十剂，即能起榻。乃去羚（羊角）、赭（石），加洋参、生地、苁蓉、藕（汁），投之渐愈。

高某，患两膝筋络酸痛，略不红肿，卧则痛不可当，彻夜危坐。孟英切脉，虚细，苔色黄腻，咽燥溺赤。与知（母）、（石）斛、栀（子）、楝（实）、牛膝、豆卷、桑枝、竹沥为方，送虎潜丸，旬日而瘳。

谢谱香，素体阴虚，忽患环跳穴痛，始而下及左腿，继而移于右腿，甚至两足转筋，上冲于腹间，或痛自乳起，下注于髀，日夜呼号，肢冷自汗，略难反侧。医见其血不华色，辄投补剂。迨仲春孟英自江西归，诊脉弦软微滑，畏热知饥，溲赤便坚，舌红不渴。乃阴虚而痰气滞于厥阴也。以苁蓉、鼠矢、竹茹、丝瓜络、橘核、茴香汤炒当归、吴萸汤炒黄连、川椒汤炒乌梅、延胡汤炒楝实、海妭、凫茈为剂，一服即减，数啜而安，继与虎潜加秦艽而起。

以上出自《王氏医案》

林佩琴

房弟。胫膝痛肿，流走不定，筋惕足酸，风湿久痹，都从热化矣。古谓风从阳受，痹从阴受。始由络痹失宣，十数年忽止忽发。今秋痛自右移左，行立颇难，阴络受病。诊脉下元先虚。

搜理络邪，宜兼滋化源，为有年阴虚痹证治法。熟地（水煮）、杞子、当归、牛膝、茯苓、木瓜、威灵仙、桑寄生、玉竹、独活、杜仲（生）、薏苡、地骨皮同熬膏，以虎胫骨胶收，开水化服，痛止。

族某。左体麻木，胫骨刺痛，腰膝痿软，能饮多痰，脉左大右濡，此阴虚生热而挟湿痰也。用薛氏六味地黄丸作汤剂，君茯苓，加生术、薏仁、牛膝、黄柏（俱酒炒）。十数服诸证悉退，步履如初。丹溪以麻为气虚，木为湿痰败血，其胫骨刺痛者，肾虚挟火也，腰膝痿软，肾将惫矣。法当戒饮，以六味汤滋化源，而君茯苓，佐术、薏，引用牛膝、黄柏以泄湿热，利腰膝，不犯先哲类中禁用风燥之例。

张。五旬外，左臂素患肿痛，因涉江受风，一夜，全身麻痹，脉虚濡。此真气虚而风湿为病，乃痱中根萌也。经曰：营虚则不仁，卫虚则不用。营卫失调，邪气乘虚袭入经络，蠲痹汤主之，数服而效。《准绳》云，凡风痹偏枯，未有不因真气不周而病者。治不用黄芪为君，人参、归、芍为臣，桂枝、钩藤、荆沥、竹沥、姜汁为佐，徒杂乌、附、羌活以涸营而耗卫，未之能愈也。严氏蠲痹汤用黄芪、炙草以实卫，当归、白芍活血以调营，羌、防除湿疏风，姜黄理血中滞气，入手足而驱寒湿，用酒和服，专借以行药力也。

李。左臂自肩以下骨节大痛，经所谓寒胜则痛也。来势甚骤，若游走上下骨骱，即俗谓白虎历节风。痛如虎咬，刻不可忍，此非厉剂不除，投以川乌头（炮去脐皮）、草乌头（炮去皮，姜汁制）、松节油，一剂，服后饮酒以助药势达病所。夜半身麻汗出，平旦而病若失矣。此仿活络丹法。

王。伤酒涉水，湿袭阴络，右腿痹痛，由髀骨直至委中穴。参用三痹汤内服，桂心、茯苓、牛膝、杜仲、白术、苍术、当归、独活、桑枝煎汤。外用防风、桂枝、木瓜、当归、豨莶、葱白煎汤熏洗，汗出为度。夫湿痹重著，今腿痛已定，通移膝胫，仍以逐湿痛痹法治。川乌、桂心、独活、牛膝、虎胫骨、归尾、没药，以溺少加茯苓、车前子。二服，兼用洗药，痛止能行。数十日内，戒酒肉、风冷、劳动。

王。有年，盛暑脉沉缓，身半以下酸痛，胫膝无汗，手足不温，便艰梦泄，皆湿热壅阻致痹，先通其壅。用蒸牛膝、当归、秦艽、川芎、玉竹、杏仁、陈皮、淡苁蓉。二服便润，去苁蓉、杏仁，专理经络湿邪，加桂枝、桑寄生、独活、薏苡、杜仲、熟地（炒）。十数服全瘳。

王氏女。风寒湿合而成痹，蕴邪化热，蒸于经络，四肢痹痛，筋骨不舒。盖邪中于经为痹，中于络为痿。《金匮》云：经热则痹，络热则痿，倘经腑治失宣通，延为痿躄。杏仁、滑石、石膏、赤苓、威灵仙、蚕沙、薏仁，数服痛减，乃用白术、薏仁、茯苓、桂枝、片姜黄、钗斛、归身、玉竹、五加皮、桑枝煎汤，数十服肢体活动。又服丸剂平补肝肾，步履如常。

族妇。右臂痛手不能举，此为肢痹。用舒筋汤。片姜黄、当归、羌活、炙草、姜渣、海桐皮，加桂枝，四五服渐瘳。凡筋得寒则急，得热则纵，软短为拘，弛长为痿。风寒湿三气杂至合而成痹。风胜为行痹，寒胜为痛痹，湿胜为著痹，宜宣风逐寒燥湿，兼通络。如臂痛，服舒筋汤，必腋下漐漐汗出，则邪不滞于筋节，而拘急舒矣。如气虚加参、芪，血虚加地、芍，肩背加羌活、狗脊、鹿胶，腰脊加杜仲、独活、沙苑子，臂指加姜黄、桂枝，骨节加油松节、虎膝，下部加牛膝、薏苡、五加皮、虎胫骨，经络加桑寄生、威灵仙、钩藤。久而不痊，必有湿痰败血瘀滞经络，加桂心、胆星、川乌、地龙、红花、桃仁以搜逐之。

族女。风湿走注，骨节痛痹，四肢筋挛，脉沉，由产后血虚留邪。当归、木瓜、秦艽、杞子、钩藤、茯苓、牛膝、薏苡、蚕沙、姜黄、桑枝，外用防风、豨莶、苍耳子、菖蒲根、葱、姜煎汤，浴取汗，六七次痛止如常。

以上出自《类证治裁》

抱灵居士

一杜母，夙有筋骨疼痛，或发热，头身皆痛，脉浮大，此感客邪也。以九味羌活汤去芩，加葱、姜一剂，热退、头好，手足痛甚；以芎、归、芍加羌、防、桂枝、甘草一剂不应，舌燥，脉濡而弦；以二妙散加生地、当归、牛膝、木通、羌、防、胆星、甘草、生姜二剂，痛好、进食；以独活寄生汤去细辛、桂枝，加乌药、川瓜一剂而痊愈。

《李氏医案》

顾德华

大伯母。肝火湿热下注阳明之络，外束风寒，两腿痛甚，艰于步履，脉细舌白。姑先疏解外风，但证系内伤虚痹，最属淹缠者也。

桂枝四分　赤芍一钱　白蒺藜三钱　赤苓三钱　秦艽一钱五分　苡仁三钱　嫩桑枝一两　归须一钱五分　防己三钱　草薢三钱

又诊：环跳痛缓，移于内臁，左脉转数，外风已渐化火。盖阳明主一身之络，气血亏，不能灌溉络脉，郁火湿热，乘隙内踞，而为臂痛。去秋曾患流注，病虽异而其源则一也。拟补血汤兼理湿热。

黄芪一钱五分　川柏五分　秦艽一钱　防己三钱　白蒺藜三钱　郁金五分　苡仁三钱　天麻五分　草薢三钱　归身三钱　滑石三钱　桑枝一两，酒炒

又诊：肝风湿热，逗留经络，痹痛夜甚。脉软带弦，舌红苔黄。此内因之病，不宜峻剂，攻风劫痰，再伤血液。须防血枯筋挛而肢废，或痹乘中土而变腹胀。当养肝阴佐以化瘀定痛。

细生地四钱　生冬术一钱五分　防己三钱　归身三钱　小胡麻三钱　淡干姜三分　木瓜一钱　杞子三钱　金毛脊三钱　苡仁三钱　乳香三分　没药三分，后下

又诊：昨宵痛缓得寐，脉数和而舌苔稍化。病由气血两亏，用药慎其偏胜为要，拟葳蕤加味。

葳蕤一两　生冬术一钱　木瓜一钱五分　金毛脊五钱　细生地四钱　细木通三分　干姜三分　归身三钱　炒米仁三钱　云苓三钱　杞子三钱　生甘草五分

又诊：意伤忧愁，则肢废。盖脾主四肢，心阳不畅，肝失生发之机，水谷入胃，易生痰湿，

少于生血，血不养筋，右腿拘挛，不能伸屈。且持斋百日，阳明血液之亏，不待言矣。所虑延为痼疾，然治法不外乎养肝培脾和胃而化湿热耳。

羚羊角三钱　肥玉竹三钱　杞子三钱，酒炒　钩钩三钱　白蒺藜三钱　汉防己三钱　木瓜一钱，酒炒　金毛脊三钱　川石斛三钱　苡仁三钱　阿胶二钱　归身三钱　桑枝一两

又诊：血枯经络少舒，内风痰多并阻，仍守昨法。

羚羊角三钱　防己一钱五分　苡仁三钱　小胡麻三钱　秦艽七分　钩钩四钱　青蔗汁一杯　肥玉竹五钱　木瓜五分　归身三钱　白芥子三分　加白麻骨五钱，桑枝五钱，煎汤代水。

又诊：昨今两日病势大缓。环跳经络俱未抽掣，惟足刺痛，痛幸式微，郁火湿热全化矣。

羚羊角三钱　白芍一钱五分　松子仁三钱　钩钩三钱　淡苁蓉三钱　归身三钱　木瓜五分　桑枝三钱　青蔗汁一杯

又诊：肝火已化，和补阳明气血为主。

人参须一钱　细生地三钱　肥玉竹三钱　归身一钱五分　生冬术一钱五分　怀牛膝一钱五分　云苓三钱　白芍一钱五分　枸子三钱　钩钩三钱

又诊：阳明气血日旺，渐能行动，惟步履力不足耳。

人参须一钱　细生地四钱　肥玉竹三钱　归身一钱五分　生冬术一钱五分　杜仲三钱　米仁三钱　云苓三钱　杞子三钱　白芍一钱五分

《花韵楼医案》

蒋宝素

左臂隐痛，麻涩难伸，右腕不随人用。由于肝木化风，脾湿生痰，与外风寒湿相合，风淫末疾，痰阻气机，有转类中偏枯之虑。扶二气、却三邪为主。

绵黄芪　青防风　冬白术　当归身　川芎䓖　秦艽　独活　威灵仙　嫩桑枝

服药四剂，左臂之痛渐苏，右腕之弱如故。气机不利，太息不伸。肝木素失条舒，脾蕴湿痰，外与三邪相搏，六脉转觉沉潜。依方进步可也。

绵黄芪　青防风　冬白术　人参　桂枝　当归身　川芎䓖　制半夏　制南星　嫩桑枝　油松节

病原已载前方，第痹聚在臂腕之间，乃太阴、阳明、厥阴连络交经之处。肝不条达，胃失冲和，脾失健运，风寒湿得以乘之。扶二气、却三邪已获效机，更益以斡旋中气，以畅清阳之品为丸，缓缓图痊可也。

人参　绵黄芪　冬白术　青防风　当归身　川芎䓖　桂枝　茜草根　陈橘皮　银州柴胡　绿升麻

水叠丸，早晚各服三钱。

《问斋医案》

曹存心

膝骨日大，上下渐形细小，是鹤膝风证。乃风寒湿三气合而为病，痹之最重者也。三气既痹，又挟肺金之痰以痹肘，所谓肺有邪，其气留于两肘。肘之痹，偏于左，属血属阴。阴血久

亏，无怪乎腰脊突出，接踵而来。至于咳嗽鼻流清涕，小水色黄，肌肉暗削，行步无力，脉形细小，左关独见弦数，是日久正虚，风寒湿三气渐见化热之象。拟用痹门羚羊角散加减。

羚羊角　归身　白芍　杏仁　羌活　知母　桂枝　薏米　秦艽　制蚕　茯苓　竹沥　桑枝

诒按：由膝而肘而脊，病情渐引渐深，方中于膝肘之邪，已能兼治，于脊突一层，似未能兼顾及之。拟再加鹿角霜、川怀牛膝等味。

人年四十，阴气自半，从古至今如是。惟尊体独异者，盖以湿热素多，阳事早痿耳。近又患臂痛之证，此非医书所载之夜卧臂在被外，招风而痛。乃因久卧竹榻，寒凉之气渐入筋骨，较之被外感寒，偶伤经络者更进一层。所以阳气不宣，屈伸不利，痛无虚日，喜热恶寒。仲景云：一臂不举为痹，载在中风门中，实非真中，而为类中之机，岂容忽视。现在治法，首重补阳，兼养阴血，寓之以祛寒，加以之化痰，再通其经络，而一方中之制度，自有君臣佐使焉。

熟地八两　当归四两　白芍二两　虎掌一对　阿胶三两　半夏四两　橘红二两　枳壳二两　沉香五钱　党参四两　于术四两　茯苓八两　熟附一两　炙草一两　风化硝一两　桂枝一两　羌活一两　绵芪二两　姜黄一两　海桐皮一两

共为末，用竹沥、姜汁，和蜜水泛丸。

诒按：立方清切周到，可法可师。

以上出自《柳选四家医案》

何平子

气痹络痛，正气日衰，坐卧不安，六脉无力，可见气血俱困，以温润培本治。

西党参　吴茱萸　广木香　茯神　白芍　归身　淡苁蓉　半夏曲　枣仁　橘叶　桂圆

复诊：气分阳和，形骸流利，痛势渐减，胃气当自然开益。

西党参　巴戟肉　苁蓉　杞子　茯神　砂仁炒熟地　山萸肉　归身　枣仁　橘叶　桂圆

《壶春丹房医案》

费伯雄

某。两尺虚细，左关独弦，右部带滑，肝、脾、肾三经不和，荣血大亏，不能流贯筋节，以致腰膝手足俱疼，肝气上犯胃经，中脘时痛，腿足浮肿，抱恙已久，不易速瘳。宜和营畅中，运脾通络。

归身二钱　茯苓二钱　炒冬术一钱　丹参二钱　香附二钱　苡仁四钱　毛脊四钱　川断三钱,酒炒　独活二钱,酒炒　木香五分　新会皮一钱　砂仁一钱

某。肌肤麻木不仁，宜养血祛风，通利经络。

当归二钱　白芍二钱,炒　生地三钱　茯苓二钱　丹皮二钱　炒白术一钱　海风藤三钱,切　豨莶草二钱　生苡仁四钱　川怀牛膝各二钱　丝瓜络一钱半,炒　桑枝三钱　梧桐花二钱　红枣三枚

某。寒湿浸淫骨节，肢节作痛。

姜制附片一钱半　桂枝尖一钱　西潞党三钱　当归二钱，酒炒　川断三钱，酒炒　秦艽一钱　羌独活各一钱半，酒炒　丝瓜络一钱半，酒炒　防己二钱　杜仲三钱　茯苓三钱　制乳没各一钱半　威灵仙二钱

某。肢节作痛，荣血久亏，风入节络，不时作痛。宜养荣通络，兼以祛风。

当归二钱　茯苓二钱　秦艽二钱　怀牛膝二钱　白芍一钱，酒炒　独活二钱，酒炒　木香五分　川断三钱，酒炒　生熟苡仁各三钱　广皮一钱　毛脊三钱，去毛　甜瓜子三钱，炒研　姜黄五分　红枣三枚　桑枝一尺

某。血疝经治，久而后消，今加胯间结核硬痛，牵引腿膝，疼时有如锥刺之形，寒热，筋吊不利。湿热夹瘀流络，势成热痹之象。

羚羊片一钱半，先煎　晚蚕沙三钱，包　萆薢三钱　秦艽三钱　炙鳖甲五钱　防己三钱　防风八分　怀牛膝三钱　川独活五分　广三七八分，切　鳖血炒柴胡一钱

某。人之一身，大俞十有二经，络三百五十三溪，全赖营血灌输，方能转运。操劳太过，营分大亏，外风乘虚袭入内络，以致作痛，不能屈伸，积湿着脾，故两腿尤重着，痛风大证，不易速瘳。宜养血祛风，化痰通络，渐望轻减。

大生地四钱　当归身二钱　酒白芍一钱半　金毛脊二钱　甜瓜子三钱　化橘红五分　制半夏一钱　怀牛膝二钱　酒独活一钱　广木香五分　川断肉二钱　晚蚕沙三钱，包　苡仁一两　红枣五枚

某。六旬之年，荣液交枯，兼之风、湿、热入客于络，右肩痛引指臂，不能抬举，延今两月余，临晚寒热。

全当归二钱　炙鳖甲五钱，打　天麻一钱　红花八分　秦艽三钱　钩钩四钱，后入　海桐皮三钱　大川芎一钱　晚蚕沙三钱　姜黄一钱　广三七一钱　木防己二钱　防风八分　羚羊片一钱半，先煎　炙乳没各五分　鳖血炒柴胡一钱　知母一钱

以上出自《费伯雄医案》

李铎

王良翁，年五十八，左足筋挛作痛，不红不肿，不敢着地，且夕不能交睫，前医进独活寄生汤二剂，痛愈甚。延余诊脉，得缓细带涩，明是气血凝滞经络，寒湿痹痛之证。按：寒主收引，是以筋挛。《痹论篇》曰：寒气盛者为痛痹。治宜温经活络，佐以祛风。方用制川乌、上桂、归须、乳香、玄胡、灵仙、续断、川牛膝、桑枝、防风，兼服活络丹二钱，连服数剂，痛则上下走痛着骨，而筋挛少舒，稍能安神，颇属投洽。改用痛风方十剂，其痛渐善，惟足总不能举步，自觉足筋尚未大伸，复诊，脉沉细而迟，显属虚象，宜补养为主，进三痹汤一大剂，痛减六七，连进十余帖而痊愈。

三痹汤

人参　黄芪　当归　川芎　熟地　白芍　杜仲姜汁炒　续断　牛膝　桂心　细辛　白茯苓　甘草　防风　秦艽　独活

景岳曰：风痹一证，即今人所谓痛风也。盖痹者，闭也，以血气为邪所闭，不得通而痛也。

癸亥治一妇，年四十余，左足麻痹，已经两载，行动乏力，近来手亦常痹，服祛风活血药不效。余曰：此属气虚也，法宜补气。四君子加归、芪、附子、天麻、麦冬，少佐羌、防，服十余剂而渐善，后以原方去羌、防，加桑寄生，弥月而痊愈。又治一妇，遍身麻痹，昏愦不省人事，夫心之所养者血，所藏者神，气运不到，血亦罕由，心失所养，则昏愦也。仍与归芪四君子汤加天麻、麦冬、远志、菖蒲，久服而愈。

按：石山曰：麻者，气馁而行迟，不能接续也。如人久坐膝屈，气道不利，故伸足起立而麻者是也。

魏之诱曰：此证古人虽有气虚则麻、血虚则木之分，然属肝肾为病者，十居八九，尝见服祛风祛痰而毙者固多，服阳刚燥剂而毙者亦复不少。盖麻木为中风之渐，薛己谓风由火出，一言蔽之矣。临证者，从此体会，庶几活人。

某，六旬，脉急恶寒，四肢作痹。《灵枢》曰：诸急为寒，此属虚寒痹也。腰重气胀，如带五千钱状，乃肾虚而停湿也。法宜祛寒除湿为先。

生芪　防风　白术　苍术　桂枝　苡仁　茯苓　泽泻　生姜

二剂，接服肾著汤而愈。

肾著汤

白术　茯苓　干姜　甘草

陈修园曰：带脉为病，腰溶溶如坐水中，此寒湿之邪，不在肾之中脏，而在肾之外腑，故其治不在温肾而散寒，而在燠土以胜水，若用附桂，则反伤肾之阴矣。

以上出自《医案偶存》

徐守愚

新昌儒乔镇潘颖儒，初诊右脉濡细，左脉弦紧。濡细为湿，弦紧为寒。外证两足浮肿，行走数步，痛楚不堪。手指及臂亦有时不仁，证名着痹。书云：湿气胜为着痹。以寒湿之气，痹着于下而不去也。近日牙床糜烂，亦阳明胃为湿土上虚而感湿热之化所致。自宜治着痹之法分先后虚实施治，不尔，中秋痿躄是虑。理中汤加白芷。次诊：虚人着痹，最难遽疗法，必先补其虚，理其脾，增其饮食，然后用治痹之药，直入病所以攻之，斯为合拍。昨用理中汤加白芷即此意也。夫着痹虽属湿，而必兼寒，以寒与湿为阴邪，阴上闭则郁滞而为痛；而又必假风以为帅，此湿曰风湿，寒曰风寒，乃三气杂合之旨。故治着痹者以燥湿为主，而以祛风散寒佐之，大抵参以补脾之剂，盖土旺则能胜湿，而气足自无顽麻也。用程氏蠲痹汤，俾寒湿之气得气胜之药以速行，取着者行之之义，再加知母滋阴化阳以通小便。且知母治肿出之《神农本草经》，《金匮》治历节风、脚肿如脱与麻黄、附子并用，可以类推。三诊：两手脉渐流动，较前濡细、弦紧已相去远矣。据云足膝艰于屈伸，眠则犹可，小立片刻，其痛更甚，一似筋骨挛急者然。然痛则为痹，不痛则为痿，痿重则痹轻，是痛胜于不痛矣。亦何乐而不痛耶？仍用理中汤运太阴营气，加白芷通阳明卫气。盖以中宫为主，使上交于阳，下交于阴，阴阳交而着者行焉。此方服二剂，间服蠲痹汤加知母方二剂，再乘间服鸡鸣散一剂，以治脚气之法移之治痹，不犹张冠李戴耶？然脚气不外乎湿，病因仿佛，治法亦可旁及，三法轮服，坚守半月，自然逐日见效，勿以速愈为念。

《医案梦记》

徐养恬

体肥多湿，湿生痰，痰生热，热则生风，以致痛痹。半年足痛之后，近又移于腰脊，背部高胀一块，如拳大，按之反不痛。所谓先痛而后肿者，气伤形也。此必流痰注于太阳。大抵怪证多属于痰，庶或近是然，非决而遂之必难获效。

法半夏　赤苓　橘红　枳实　川草薢　白芥子　天虫　防己　独活　炒苡仁　白蒺藜　竹沥　姜汁　另服指迷茯苓丸，后服控涎丹。

始因寒热，左腿红肿且痛。继发白疹，至今肿退热止，筋脉犹牵掣不舒，脉细数无力。当从血虚风痹为治。

全当归　牛膝　川草薢　木瓜　制首乌　白蒺藜　米仁　炙乳没　杜仲　干桑枝

二诊：痹痛已去，近来小有寒热，脉转微数，舌苔淡白兼黄。湿邪未尽，又着微寒，邪少虚多之象，法以温通和解。

粗桂枝　白芍　制川附　米仁　炙甘草　白蒺藜　杜仲　菟丝饼　木瓜　川草薢　姜　枣

以上出自《徐养恬方案》

徐镛

泗经戴星杓年近四十，因烟业赴上洋，一夕忽患腿痛，不便行走。寓中适有素明医理者，谓肾气素虚，乃欲中之渐，必服大造丸可。戴以客寓起居不便，遂乘肩舆而归。本镇及郡中之医，皆用温药，并服大造丸，服下掣痛增至十分，两手亦痛，阳事萎缩。遂延余诊。余谓此属热痹，俗名流火是也。舌苔虽白，其实绛底。阳事萎缩，王节斋所云郁火也。遂用三黄、石膏、犀角、地黄等大剂，半月而起于床，更用虎潜、大补阴丸等，一月后步履如常矣。

《医学举要》

杨毓斌

侄女。周身板痛，不能着物，衣被稍黏，痛彻心骨，饱闷不食。此风寒湿三气合邪，而寒湿较重，病名周痹。由经脉累及中腑。

桂枝　淡吴萸　木瓜　炒苡仁　米泔浸茅苍术　姜汁炒川朴　白蒺藜　炒枳壳　煨木香　酒炒白芍　桑枝　续断

痰重不能纳谷。前方去木瓜、白芍，加夜交藤、姜半夏、谷芽。

诸证减半，转侧不灵，易方两服愈。前方去茅术、川朴、木香、姜半夏，加醋炒当归、生芪皮、炙甘草、煨生姜。

《治验论案》

温载之

涪州牧伯阮叙九之书记，张姓者年二十余，患痹证。市医见其四肢浮肿，脉沉，气喘，认为虚弱。概用补法，愈补愈剧，奄奄待毙。众见病笃，始禀知伊主。牧伯心存恻隐，不忍漠视，延余诊视。审其六脉，沉细无力，四肢肿胀，胸满气喘。余曰："此名痹证。系风寒湿三者相合而成。若再服补药必气阻而死。"余即用麻黄附子细辛汤，重加利湿之品。旁观者深为诧异。见人弱如此，尚堪麻、附之猛烈耶？经云有故无殒，即俗云有病则病受之谓也。服一剂，喘平肿消，随用加减之法，数剂而愈。

《温病浅说温氏医案》

汪廷元

白坦庵大世兄，右足膝下辅骨间发肿，皮色不变，乃外用敷药，冀其内消。久之，肿处渐硬，形大如瓜，自足踝、胫膝，上至髀枢，筋骨挛痛，皮肤蒸热，略无宁刻。予谓："风寒在经不散，发于肢节肌肉而成肿，故筋挛骨痛，此寒气之肿，八风之变也。但外邪失治，肿已坚硬，寒化为热，不可以内消。"因嘱请朱君丙南，洪君曾沂外治。予以连翘、独活、秦艽、乳香散邪活血；人参、黄芪、当归、白芷、甘草，托里排脓。出入六七剂，外热已退，肿处红活，按之，知已成脓。未几，溃流脓水两三碗，肿消，筋痛日减，转用参、术、归、芍等补剂。半月肌肉完好，而膝曲不能履地。公忧之甚，恐终于跛。予谓："因肿痛而拘挛，屈而不伸者阅月，其伤在筋，但外未用刀针，筋虽伤可治。气主煦之，血主濡之，前此以补气为君，今又当以养血为重。"乃用七分血药，三分气药，佐以舒筋活络之品。方用四物汤，加人参、乳香、羚羊角、苡仁、牛膝等。又另用木瓜数味，酒煎日洗二次，期以一月当愈。甫半月而渐伸，至一月而复常。公喜出望外，称之为国工。

胡会泾学兄，性素嗜饮，病手足痛痹，已近匝月。一日初更，忽中脘大痛，头晕汗出，神志恐怖，且出不祥语。时寓静虚庵中衡书兄告急于予。按脉数而不清，右关时歇一止。予以数而促为热征。今四肢痛轻而中脘大痛者，由湿热内壅而气不得通也。眩汗诸证，因痛甚而然，其无足怪。以药疏利其气，则痛自已。乃实邪，非虚脱也，君何虑焉？与陈皮、苍术、香附、枳壳、茯苓、金铃子、栀子，一剂而痛除。次日，手足仍痛，饮食少进，小便黄浊。予谓："脾主四肢，喜燥而恶湿，善饮之人，湿热积于中宫，故痛在四肢，而不饥少食。为之祛湿泄热，即以疗痛而强脾。又治湿热，必利小便。今小便黄浊在下者，引而竭之可也。"用苍术、葛根、栀子、黄柏、黄芩、川草薢、猪苓、泽泻等。服至旬余，每食加餐，病俱霍然。

以上出自《广陵医案摘录》

张乃修

席左，每至寅卯之交，辄腹中胀满，蔓及腰膂，髀关亦觉重着作痛。脉沉而滑，苔白腻浊。此肝气挟痰内阻。用太无神术散法。

苍术　陈皮　藿香　香附　赤苓　白苓　川朴　甘草　菖蒲　薏仁　炒枳壳

二诊：胀满大退，然髀关仍然作痛。湿滞渐开，络痹未宣。再宣络而理湿邪。

草薢　茯苓　独活　防己　菖蒲　薏仁　秦艽　桂枝　藿香　桑寄生　平胃丸

三诊：胀满已舒，髀关作痛亦减，然身重力乏气短。病渐退，气渐虚，调理之品，恐助邪势，且缓补救。

桂枝　汉防己　生薏仁　郁金　橘皮络　川草薢　秦艽　白茯苓　杜仲

四诊：髀关尾膂作痛稍减，其痛尾膂为甚。还是湿痰所阻。

苍术　制半夏　陈皮　薏仁　泽泻　黄柏　川桂枝　茯苓　猪苓　草薢

五诊：尾膂作痛，而腰膂髀关经脉牵制，步履不便。脉象沉郁，重按带滑。湿痰留络，恐成痹证。

制半夏二钱　左秦艽一钱五分　建泽泻一钱五分　生薏仁四钱　川草薢二钱　白茯苓三钱　橘皮一钱　橘络一钱　丝瓜络一钱,酒炒　指迷茯苓丸三钱,先服

六诊：腰膂髀关牵掣已舒，腹中又复胀满。络气已宣，而气湿究未得出。再理湿化痰，开郁行滞。

制半夏　茯苓　生薏仁　橘皮　橘络　制香附　川草薢　泽泻　木猪苓　左秦艽　越鞠丸

七诊：气滞已宣，胀满已退，而腰府仍觉不舒。还是湿阻络隧。再和中理湿。

制半夏一钱五分　薏仁四钱　旋覆花二钱　风化硝八分　建泽泻一钱五分　川草薢二钱　真新绛五分　青葱管二茎　左秦艽一钱五分　乌药二钱　白茯苓三钱

八诊：尾膂作痛递减，左腰膂气觉滞坠。再流化湿滞，以宣络气。

制香附　半夏　茯苓　枳壳　焦苍术　广皮　川草薢　薏仁　泽泻　二妙丸

孙右，腰膂、髀关、腿股俱觉作痛，肩臂难以举动。脉象弦滑。血虚肝风入络，络热则机关为之不利。不易图治也。

酒炒桑寄生三钱　左秦艽一钱五分　川桂枝五分　木防己二钱　光杏仁三钱　煨石膏四钱　生甘草五分　生薏仁四钱　草薢二钱　酒炒桑枝五钱

二诊：宣络以清蕴热，仍难步履，腰膂、髀关酸多痛少。病从血崩之后，由渐而来。的属血虚奇脉纲维失护。再通补奇脉，而益肝肾。

酒炒白归身二钱　盐水炒菟丝子三钱　干苁蓉二钱　酒炒怀牛膝三钱　盐水炒潼沙苑三钱　金毛脊四钱　甘杞子三钱　厚杜仲三钱　仙灵脾二钱

三诊：证属相安。的是肝肾空虚，纲维失护。效方进退。

干苁蓉二钱　杜仲三钱　生蒺藜三钱　甘杞子三钱　炒萸肉一钱五分　盐水炒菟丝子三钱　酒炒怀牛膝三钱　酒炒白归身二钱　酒炒桑寄生三钱　海风藤三钱

四诊：来函云舌苔光剥已润，腰膂、髀关酸多痛少，胸背作痛。从调摄肝肾之中，参以祛风宣络。

干苁蓉二钱　厚杜仲三钱　酒炒桑寄生三钱　白茯苓三钱　酥炙虎胫骨四钱　酒炒怀牛膝三钱　粉草薢一钱五分　甘杞子三钱　木防己二钱　左秦艽一钱五分　川独活一钱　海风藤三钱

经右，遍体经络作痛，头旋掉眩，鼻流清涕。脉细弦而数。时辄不寐。血虚肝风袭入络隧，热气上冲，逼液为涕。拟养血荣经。

全当归二钱　柏子霜三钱　苍耳子三钱　阿胶珠三钱　大天冬三钱　粉前胡一钱五分　生甘草二分

熟甘草二分　滁菊花二钱　川贝母二钱　酒炒杭白芍一钱五分

二诊：节骱仍然作痛，头旋掉眩，少寐多涕，频渴欲饮。脉象细弦。皆由营血不足，肝风袭入经络。拟养血化风。

酒炒全当归二钱　苍耳子三钱　酒炒杭白芍一钱五分　酒炒桑寄生三钱　木防己一钱五分　左秦艽一钱五分　海风藤二钱　阿胶珠二钱　辛夷一钱五分　酒炒丝瓜络二钱

三诊：节骱作痛，痛有休止，音声有时喑，口渴欲饮。血虚不能营养经络，胆火上逆，气热肺燥。宜泄胆木而清气养津，益营血而祛风宣络。

酒炒全当归二钱　秦艽一钱五分　麦冬三钱　酒炒白芍一钱五分　生扁豆衣三钱　甘杞子三钱　独活一钱　丹皮二钱　炒木瓜一钱五分　桑寄生三钱　桑叶一钱

四诊：脉弦稍柔，经络掣痛较退。再养血宣络。

酒炒全当归二钱　杞子三钱　川贝二钱　柏子霜三钱　酒炒桑寄生三钱　橘络一钱　冬瓜子三钱　金石斛三钱　酒炒丝瓜络二钱　枇杷叶四片　炒木瓜一钱五分

曾左，由面肿而发赤㾦作痒，渐致腿股带肿，恶心呕吐，手臂筋脉抽掣。此风湿相搏，阳明脉络失和。拟祛风理湿。

炒白僵蚕三钱，打　川朴七分　酒炒木防己一钱五分　制半夏一钱五分　煨天麻一钱五分　青防风一钱　茯苓三钱　茅术一钱　酒炒桑枝五钱　橘红一钱

二诊：脉象糊滑，苔白心黄。恶心呕吐，频渴欲饮，随饮随吐，手臂筋脉抽掣。湿痰蕴阻胃中，致清津不升，浊液不降。拟苦辛通降法。

制半夏二钱　川连五分　旋覆花二钱　茯苓三钱　竹茹一钱五分　橘皮一钱　干姜五分　代赭石三钱　太乙丹六分，研，先服

三诊：呕恶大减，未能尽止。形体恶寒，头巅觉冷，自汗淋漓，筋脉抽掣。脉形沉细。湿寒郁阻阳明，阳气不能敷布，而从外卫。再温化湿寒。

桂枝五分　公丁香三分　茯苓三钱　橘皮一钱　竹茹一钱五分　熟附片四分　制半夏一钱五分　蔻仁五分　老姜一钱

四诊：温化湿痰，呕吐复盛，中脘胀满，痞阻不舒。恶风自汗，筋脉抽掣。沉细之脉，两关转大，颇带弦象。良由胃病则土难御木，风阳从而扰胃。再从肝胃主治。

土炒白芍一钱五分　制半夏二钱　川连五分　橘皮一钱　桂枝五分　干姜四分　旋覆花二钱，包　枳实一钱　白蒺藜三钱　炒竹茹一钱五分　代赭石四钱

开方后，再问饮食所喜，因换后方。

又：温化湿痰，呕吐不定，频吐频渴，想吃甘甜，自汗恶风。右脉转大而觉濡软。良由频吐损伤胃阴，湿寒成燥。再甘凉以和胃阴。

大有芪一钱五分，防风七分同炒　盐水炒半夏曲二钱　甜杏仁三钱　金石斛四钱　甘杞子三钱　土炒白芍一钱五分　白蒺藜三钱　钩钩三钱　淮小麦一钱五分　黑大枣四枚

五诊：气冲呕吐大减，口渴较定，四肢肌肤作麻大退。的是频吐之后，胃液损伤，阳明络定，风阳从而阻络。前法扩充之。

白蒺藜三钱　大生地四钱　金石斛四钱　酒炒杭白芍一钱五分　大天冬三钱　甘杞子三钱　淮小麦五分　茯神二钱　双钩钩三钱　黑枣四枚

六诊：呕吐口渴已定，筋掣肌麻亦轻。的是阳明络空，肝风乘袭。效方扩充。

阿胶珠三钱　大天冬三钱　酒炒杭白芍一钱五分　厚杜仲三钱　淮牛膝三钱，盐水炒　大生地四钱　甘杞子三钱　金毛脊三钱　淮小麦五钱　大枣二枚

洪左，湿热淋浊之后，髀关不时作痛，遍身作痒。脉象滑数。湿热流入络隧，恐成痿痹。

酒炒桑寄生三钱　白蒺藜三钱，去刺炒　独活一钱　川萆薢二钱　汉防己一钱五分　仙灵脾一钱五分　左秦艽一钱五分　生薏仁四钱　建泽泻一钱五分

二诊：髀关仍然作痛，步履不健，肌肤作痒。肝肾虚而湿热阻络。不能欲速图功。

酒炒汉防己一钱五分　川萆薢二钱　酒炒淮牛膝三钱　川桂枝三分　防风一钱　当归三钱　白蒺藜三钱，去刺炒　生薏仁三钱　羌活一钱　独活一钱　二妙丸二钱，开水先下

三诊：脉证相安，然屈伸行动，髀关仍痛。风寒湿阻络未宣。

汉防己一钱五分　川萆薢二钱　酒炒淮牛膝三钱　独活一钱　左秦艽一钱五分　生蒺藜三钱　酒炒全当归二钱　木瓜一钱　酒炒红花一钱　仙灵脾一钱五分　桑寄生三钱　生薏仁三钱　陈松节一两，劈

荣左，左足膝仍然作痛。脉数滑，苔白质腻。风湿热袭入足三阳之络，为势尚盛。

苍术　酒炒防己　萆薢　威灵仙　赤白茯苓　独活　姜汁炒黄柏　秦艽　上广皮　木瓜　泽泻　制半夏　桂枝

改方加桑寄生、当归，活络丸一粒，陈酒化服。

以上出自《张聿青医案》

王旭高

范。惊动肝胆，风阳与胃中之痰浊交互入络。营卫运行之气，上下升降之机，阻窒碍滞。周身皮肤、肌肉、关节麻木不仁，胸脘不畅，饮食无味，口多涎沫，头昏心悸。风阳抑郁不伸，痰浊弥漫不化。苔白而裂，大便干燥。胃虽有湿，而肠液已枯矣。拟清火熄风，化痰渗湿，参以养血滋液。

羚羊　苁蓉干　天麻　决明　半夏　麻仁　制南星　泽泻　橘红　茯神　当归　嫩钩　姜汁　竹沥

渊按：饮食不化精微而化痰浊，致胃湿肠燥，由气秘不行，中焦升降失其常度耳。

《王旭高临证医案》

柳宝诒

陈。肢体麻痹，甚于两足，脉象弦软带数，此湿热留于经络之病。舌有红点，湿郁为热也。时作浮肿，脾土不化。于泄湿和络中，当兼培土治之。

左秦艽酒炒　于术　川独活酒炒　苡仁酒炒　五加皮酒炒　橘络　丝瓜络姜汁炒　茯苓皮　木瓜酒炒　川牛膝酒炒　全当归酒炒　黄柏　桑枝酒炒

二诊：脉象较前加数，麻痹之势缓于足，而不减于手，舌色仍红。此湿邪渐化，而蕴热内动。宜于前方增入清热之品。

左秦艽酒炒　防风　黑荆芥　赤芍酒炒　川牛膝酒炒　炒丹皮　茅术炭　黄柏酒炒　苡仁酒炒

南沙参　鲜生地酒拌　橘络　忍冬藤　桑枝酒炒

顾。风邪走入营络，肢节痛痹，两年不愈。血枯邪滞，难求速效，当养血疏肝，取血行风自灭之意。

生地　全当归　赤白芍各　秦艽　桂枝　刺蒺藜　川断　防风　五加皮　杜仲　丹皮　首乌藤　砂仁　桑枝　丝瓜络

史。右足酸疼刺痛，自腰脊下及膝股，或作或止。近日剧发不愈，脉象细弦而不数。寒热之邪，下陷于阴经。法当通络疏邪。

左秦艽酒炒　川独活　厚杜仲酒炒　全当归酒炒　赤芍药　川怀牛膝各酒炒　桂枝尖　川断肉　五加皮酒炒　丝瓜络乳香酒煎拌炒　嫩桑枝酒炒

另：大活络丹，黄酒送下。

二诊：腰膝痛稍减，惟右脉不静。邪滞阴络，未能疏通。拟方以前法增损。

川独活酒炒　川断肉酒炒　川怀牛膝各酒炒　大生地酒炒　刺蒺藜　酒木瓜　金狗脊酒炒　桂枝尖　苡仁米酒炒　橘络　丝瓜络乳香酒煎拌炒　嫩桑枝

张。肢节拘挛胀痛，脉象细弦而数。风气走于经络，流注于四肢，乃历节风之轻者也。初起宜疏风和络。

左秦艽酒炒　独活酒炒　全当归　防己酒炒　赤芍酒炒　五加皮酒炒　桂枝尖　橘络　首乌藤　忍冬藤　丝瓜络酒炙　桑枝酒炒

孙。肝为营血之主，以少阳温煦之气为用。因木气郁陷，致生发之气不能灌注经络，暴受外寒，则血脉凝涩。色变青紫，其见于鼻准及四肢者，阳气所不周之处也。此证延久失治，势恐血络痹窒，肢体不仁。当温煦血络，佐以和肝通痹。

全当归　东白芍酒炒　桂枝尖　广橘络　丝瓜络姜汁炒　左秦艽酒炒　丹皮酒炒　汉防己酒炒　小生地姜汁炒　夜交藤　石决明　香橼皮　嫩桑枝酒炒　奎砂仁　紫丹参

以上出自《柳宝诒医案》

张士骧

王可庄年伯，脉来二至而青白，曲身僵卧，手足痛至不能转侧。寒痹虚证，应遵立斋温补通络法，以通则不痛耳。

黑附片四钱　云茯苓三钱　高丽参二钱　炙甘草钱半　炒白术二钱　酥虎骨四钱　川独活一钱

四剂已愈其半，但阳明脉络空虚，照方减去附子、独活，加桑寄生、牛膝，服二十余剂，始能行动。再用四君加当归、狗脊、虎骨、鹿筋、木瓜、杜仲、杞子、续断等，十余剂收功。

《雪雅堂医案》

马文植

黄桥，阃右。营血不足，肝脾之气不和，胸腹作胀，食入不舒，足跗浮肿，肢节作痛，夹有湿邪，流窜经络。拟养营和畅脾肺，兼利节络。

当归　青皮　香附　胡麻　怀牛膝　茯苓　丹参　黑料豆　苡仁　川断　秦艽　桑枝　佛手

二诊：肢节痛减，胸腹未舒，或嘈或胀，外而面浮，下则足肿，血虚脾不转运，湿邪随气上下。拟运脾养营，以渗湿邪。

原方去胡麻、香附，加厚朴、乌药。

三诊：肢节痛愈，胸腹内胀渐松。惟肢面之肿未退，湿犹未清，脾气犹滞。仍宜运调一法，脾运而湿自轻。

当归　桑皮　怀牛膝　丹参　穭豆皮　苡仁　川断　北沙参　加皮　佛手　青皮　茯苓　姜皮

每早仍服资生丸二钱。

杨柳埠，薛左。湿痹，两足跗肿痛数年，不时举发，筋脉抽掣，阴虚络中有热。当养营利湿通络。

当归　萆薢　黄柏　赤芍　炙鳖甲　牛膝　秦艽　防己酒炒　桑枝　陈酒　独活

二诊：原方去当归、牛膝、独活、秦艽，加玄武版三钱、玄参一钱五分、地骨皮二钱、知母一钱五分、天冬一钱五分、羚羊片一钱。

三诊：足跗肿痛已减，跟踝肿热未退，夜分痛甚，痛如火燎。仍养荣清络。

川黄柏　防己　鳖甲　独活　秦艽　木通　参三七　忍冬　丝瓜络　知母　萆薢　牛膝　络石藤

另服滋肾丸、知柏地黄丸各一钱。

洗药方：紫苏叶三钱　白芷一钱　没药一钱五分　独活三钱　木瓜三钱　葱一两　煎水洗。

某。左膝肿痛，不能行走卓立，大便泄泻，脉来弦紧。此脾虚有湿热，凝于经络，流于下部也。古谓肿属湿，痛属火。当参而治之。

苍术　黄柏　猪苓　桂枝　五加皮　甘草　防风　木通　米仁　泽泻

二诊：肿消泻止，宗原方加减，以丸缓图。

苍术　乌药　杞子　杜仲　苍耳子　米仁　黄柏　丹参　归身　五加皮　酒糊为丸。

某。六脉大而无力，手足肢节肿痛，肌肉消瘦，日进粥一碗，月汛两月一行，此名行痹。

人参　白术　米仁　当归　枸杞　杜仲　附子　秦艽　防风　甘草　黄柏　龟板　苍耳子　晚蚕沙

二诊：痛止肿消。

改用六君子加当归、白芍、米仁、丹参、红花、紫荆皮、石斛。

某。手足肿痛，痛处觉热，饮食减少，面青肌瘦，脉弦细数。此血虚受寒，营不营于中，卫不卫于外，营卫不行，肢节肿痛，病名周痹是也。治当养血舒筋，疏风化湿，俾筋络通畅，则肿消热退而痛止矣，痛止后当大补阴血，实其下元。

五加皮　苍术　当归　防风　黄柏　羌活　紫荆皮　红花　米仁　苍耳子

二诊：肿痛已减，肝肾阴血未充，湿热未清。

生地　龟板　牛膝　苍术　黄柏　蚕沙　米仁　当归　秦艽　苍耳子　海桐皮

调理丸方：

人参　熟地　枸杞　鹿角胶　黄柏　桂心　泽泻　苍耳　虎骨　怀牛膝　仙茅　蚕沙　茯苓　秦艽　蜜丸。

以上出自《马培之医案》

刘子维

某，脚痛，卧床月余，痛难堪，不能行，不在筋骨，痛无定处。

生黄芪八钱　木香二钱　制附片八钱　白术五两　桂枝五钱　枸杞三钱　巴戟八钱　生白芍一两　当归三钱　生甘草五钱　官桂二钱　鹿茸五钱

三付。

李俊注：此风痹也。考《内经》及《金匮要略》，病在阳者为风，当半身不遂。在阴者为痹，则但臂或一处不遂。痛而不可屈伸者，为历节。软弱无力，由内而发于外者，为痿。五脏及五脏所主之筋、脉、肉、皮、骨，外合于风、寒、湿，以致气不宣通，而为肿、痛、麻、顽者，则皆谓之痹。六腑惟有胞痹、肠痹。质言之，即二便不利，未可与诸痹等观也。晋朝苏敬后又有脚气之名，盖合痿、厥及痹之在腿、足者，为一证而分干湿耳。

《痹论》曰：风、寒、湿三气杂至，合而成痹。风气胜者为行痹，寒气胜者为痛痹，湿气胜者为着痹，此其纲也。《邪气脏腑病形篇》曰：身半以下，湿中之也。此病在下，而又痛无定处，是三气俱胜也。痛不在筋骨者，邪留皮肤间也。夫风为阳邪，其病在阳。寒湿皆阴邪，其病在阴。此病三气俱胜，即《寿夭刚柔篇》所谓阴阳俱病，谓之风痹者是也。

《逆调论》曰：寒从中生者，是人多痹气。夫邪之所凑，其气必虚。故《内经》以中寒一语握痹之要。而热胜者，亦间有之。《金匮要略》曰：血痹之病，得之疲劳汗出，卧不时动摇，加被微风。推而广之，凡房事后发热，出其手足于被外而入睡乡，或汗出当风，或清水沐浴，或卧地贪凉，皆足以种痹之因，慎疾者，所当戒也。

风、寒、湿三气，内应肝、肾、脾三脏。人必肝、肾、脾之正不足，然后风、寒、湿得以深入而成痹，故治痹之要，恒以辅正为主，驱邪为次。此方黄芪、白术、甘草、益智、附片、官桂、巴戟、鹿茸、枸杞等一派补药，皆辅正也。而桂枝之驱风，木香之理气，当归之活血，则窒者通之也。白芍之平肝敛阴，以节制诸辛温、辛热之刚动，则不安者安之也。

风邪在阳，可散而愈。桂枝汤，桂枝合白芍，则发中有收；桂枝合甘草，则急中有缓。俾邪去而正得留，故为《伤寒论》治风之主方。寒湿在阴，邪已深入，而血遇寒则凝，遇湿则结。有附、桂之辛热以胜寒，白术之苦温以燥湿，则凝者释，而结者开。再得当归之散寒活血，鹿茸之补精血、破留血，则血气流行而周于身矣。

后天重脾胃，肝之脾胃不足则生风，肾之脾胃不足则生寒，脾胃自不足则生湿，此病三气俱盛，故以后天湿土为主，而重用白术。人身血随气行，正虚则怯而不行，邪凑则阻而不行。怯者，壮之；阻者，通之，乃必然之势也。此病正虚邪凑，既怯且阻。《营卫生会篇》曰：卫出下焦，故用芪、术合附片振三焦之阳，充运行之气，以治其怯。其余辛通诸药，则治其阻，又与芪、术、附相得而益彰。《至真要大论》有塞因塞用之法，此其一例。苟不知此，而惟以通治塞，则虚者愈虚，而邪入转深矣。

阳无阴则不化，刚无柔则易折。用枸杞之阴柔化阳和燥，以安肾气。与桂枝汤之用白芍、甘草发中有收，急中有缓，以安脾之气，同一妙义。

巴戟天入肾经血分，补气益精，祛风除湿；鹿茸入肾经血分，养血助阳，兼破留血；益智入脾肾气分，振奋颓阳，宣通气郁，均为此方补而兼通之要药。与桂枝之由营出卫，但驱邪而不补正者有别，学者所宜熟玩也。

三付毕接服后方：前方加沙参三两、金樱子五钱、防风三钱、首乌八钱、黑豆八钱，共为丸用盐汤下，合前汤剂共服二十付。

后据病家言，服丸剂至二料即愈。

李俊注：前方寒者热之，湿者燥之，虚者补之，闭者通之。治在胜邪，非调补也。三付后正气渐复，邪气渐退，凝者渐释，结者渐开，可以进而调补矣。夫气生于下焦之阴，血生于上焦之气。故即前方加首乌、金樱、黑豆静阴以生气，加沙参益气以生血，以挽既颓之局，而驱未尽之邪。《至真要大论》曰：阴阳之气，清静则生化。盖阴静则生阳，阳静则生阴。而阴在内为阳之守，又必阴静而阳乃静。首乌、金樱、黑豆皆入肝肾之阴，补其不足，强其内守，以静制胜者也。肝肾之阴静，则方中温热诸药所生之阳，皆获转为封藏之阳，而起亟于下矣。病由正虚邪凑而成，故向者之阳，惟虑其虚与不通，宜补而通之。及其通也，则虑其露而不藏，宜敛补而藏之。此乃先后之着，亦生化之序也。人以生气为主，合则能含生气之本于宥密，开则能畅生气之标于一身。故用药之妙，往往开中有合，合中有开。观于此证，前方之用白芍，及后方之再加防风，可以知矣。

《灵兰秘典论》曰：肺者，相傅之官，治节出焉。夫治节者，令出必行，规矩从心也。凡肢体不仁于下，其治节必已不行上，非独风、寒、湿胜之咎也。此方既变为调补之方，而加首乌、金樱、黑豆，封藏肾阳于下。俾地气上而生气，自应于黄芪补托之外，重加半阴半阳之沙参，以复其治节于上。俾天气降而生血，而适用此法之良机，则在下焦能藏，中焦能运之候，如此则交泰之功，成一身之步趋，转动莫不听命于相傅之官，而惟心所欲矣。《五常政大论》曰病在下取之上，《五脏生成篇》曰足受血而能步者此也。惟下焦之阳，虽宜密而流行，经脉之气则宜通，故再加驱风胜湿、养血荣筋之防风，以补前方诸辛通之不逮。

陈卓如，脚杆痛，从腰际一股筋起，痛至脚胫，不红、不肿、不能行动，得之房后贪凉。

黄附片八钱　破故纸四钱　薏苡仁六钱　五加皮三钱　秦艽三钱　甘草一钱

一付愈。

李俊注：此痛痹也。房后筋脉开张，最易受邪。从腰际一股筋起痛，至脚胫不能行动者，外寒乘虚袭入足三阴之经也。不红、不肿者，内无热也。《痹论》言：风寒湿三气杂至，合而成痹。而以行痹、痛痹、着痹分别三气之偏盛，此证痛至不能行动，是寒气偏胜，而湿次之，风又次之也。

附片、故纸辛苦热，以胜寒湿；五加皮、秦艽辛、苦、温以散之；薏苡仁除湿，甘草和中，补下治下制以急，故甘草不可多用。病非忧郁，五脏之气未乱；病由骤得，后天气血不虚，故取飞骑突入重围之法以治之，而免迁缓无功也。

以上出自《圣余医案诠解》

赖元福

王左，始而目赤，继以两足酸痛，逢骱尤甚，按脉沉数。湿热下注所致，始以渗湿通络。

桑寄生三钱　宣木瓜二钱　连翘壳三钱　香橼皮钱半　五加皮钱半　川石斛三钱　秦艽肉钱半　川牛膝二钱　带皮苓四钱　青木香八分　络石藤三钱

《赖氏脉案》

余听鸿

常熟大市桥王姓，年二十五六，面色青黄，足肿如柱，胀至腰，腰重不能举，足软不能行，其父背负而至。余问曰：此证起于何时。答曰：已一年有余，服药近二百剂，鲜效。余诊其脉，涩滞不利，下体肿胀，足弱不能行，腰重不能举。余曰：此证虽未见过，揣其情，即黄帝所谓缓风湿痹也。《金匮》云：着痹，湿着而不去，腰中如带五千钱。《千金》云脚弱病。总名谓之脚气，甚则上冲心腹，亦能致命。此证服补剂，往往气塞而闭者甚多，服表药而死者，未之有也，断不可因久病而补之。余进以活命槟榔饮方，橘叶四钱，杉木片一两，陈酒三两，童便二两，水二碗，煎至一碗，调入槟榔末二钱。服后将被温覆而卧，遍身汗出如洗，肿退一半。再服一剂，汗后肿即全退，足渐能步履。复诊，更本事杉木散方加味，杉木片五钱，大腹皮二钱，槟榔二钱，橘皮、橘叶各二钱，防己二钱，附子四分，酒二两，童便二两，服三剂，病痊。其父曰：药价极廉，不及百文，四剂即能愈此一年余之重证，神乎技矣。余曰：药贵中病，不论贵贱，在善用之而已。古人之方，不欺后学，所难者中病耳。如病药相合，断无不效验者。

《余听鸿医案》

方耕霞

张。四肢拘挛，行步牵蹇，两脉寸大尺微。此脾肾两亏，湿痰深入肢节也。惟药酒最妙。

大熟地　巴戟　杞子　制附子　羌活　海风藤　虎胫骨　狗脊　木瓜　半夏　橘红　制南星　白术　天麻　油松节

以绍兴酒五斤浸十天，随量吸干，再添酒三斤。

再诊：前议既合，仍从其意。

照前方去海风藤、南星，加五加皮、当归、苁蓉。

《倚云轩医话医案集》

张锡纯

邻村窦某某，年过三旬，于孟冬得腿疼证。

病因：禀赋素弱，下焦常畏寒凉，一日因出门寝于寒凉屋中，且铺盖甚薄，晨起遂病腿疼。

证候：初疼时犹不甚剧，数延医服药无效，后因食猪头肉其疼陡然加剧，两腿不能任地，夜则疼不能寐，其脉左右皆弦细无力，两尺尤甚，至数稍迟。

诊断：此证因下焦相火虚衰，是以易为寒侵，而细审其脉，实更兼气虚不能充体，即不能达于四肢以运化药力，是以所服之药纵对证亦不易见效也。此当助其相火祛其外寒，而更加补益气分之药，使气分壮旺自能运行药力以胜病也。

处方：野党参六钱　当归五钱　怀牛膝五钱　胡桃仁五钱　乌附子四钱　补骨脂三钱，炒捣　滴乳香三钱，炒　明没药三钱，不炒　威灵仙钱半

共煎汤一大盅，温服。

复诊：将药连服五剂，腿之疼稍觉轻而仍不能任地，脉象较前似稍有力。问其心中服此热药多剂后仍不觉热，因思其疼在于两腿，当用性热质重之品，方能引诸药之力下行以达病所。

处方：野党参五钱　怀牛膝五钱　胡桃仁五钱　乌附子四钱　白术三钱，炒　补骨脂三钱，炒捣　滴乳香三钱，炒　明没药三钱，不炒　生硫黄一钱，研细

药共九味，将前八味煎汤一大盅，送服硫黄末五分，至煎渣再服时，又送服所余五分。

效果：将药连服八剂，腿疼大见轻减，可扶杖行步，脉象已调和无病，心中微觉发热，俾停服汤药，每日用生怀山药细末七八钱许，煮作茶汤，送服青娥丸三钱，或一次、或两次皆可，后服至月余，两腿分毫不疼，步履如常人矣。

或问：猪肉原为寻常服食之物，何以因食猪头肉而腿疼加剧乎？答曰：猪肉原有苦寒有毒之说，曾见于各家本草。究之，其肉非苦寒，亦非有毒，而猪头之肉实具有咸寒开破之性，是以善通大便燥结，其咸寒与开破皆与腿之虚寒作疼者不宜也，此所以食猪头肉后而腿之疼加剧也。

《医学衷中参西录》

陈莲舫

顾。四肢酸肿，两足尤甚，治以疏和。

香独活　五加皮　威灵仙　木防己　全当归　广皮　川桂枝　炙虎胫　天仙藤　粉草薢　川杜仲　臭梧桐

潘。血枯气痹，四肢发麻，势成风象，治以和解。

香独活　威灵仙　全当归　粉草薢　桑寄生　焦米仁　厚杜仲　木防己　宣木瓜　大力子　侧柏叶　生甘草　五加皮　丝瓜络

以上出自《莲舫秘旨》

何长治

左。风伤经络，湿流关节，周体皆痛，手足欠伸，寒热头痛，胸闷亦痛。表里皆病也。

生黄芪二钱　片姜黄八分　赤茯苓三钱　西羌活钱半　白归身二钱　左秦艽钱半　薏苡仁三钱　白通草五分　甘草四分　生姜二片

复诊：暑热退，烦热未解，大便虽下，而小便不畅，脉两关紧数。营液久枯。须节养，免冬中重发。

羚角片五分，另煎　湖丹皮钱半　建泽泻钱半　怀牛膝三钱　肥知母钱半　生甘草四钱　细生地三钱　肥玉竹二钱　赤茯苓三钱　远志肉钱半　佛手柑五分　广橘红八分　炒黄柏钱半　细桑枝五钱

左。右偏体酸麻，两腿时痛，脉细软无力。关营亏血不荣筋，拟滋养法。节劳少食，免致重发。

潞党参二钱　制于术钱半　当归身二钱　枸杞子三钱　厚杜仲三钱　茯苓三钱　鹿角霜钱半　焦白芍钱半　酸枣仁三钱　广木香五分　怀牛膝三钱　炙草四分　胡桃二枚，打　煨姜四分

复诊：右腿渐和，腰亦稍健，惟腕力仍无。手得血而能握，足得血而能步，此皆本源不足也。

潞党参二钱　于术二钱　归身二钱　首乌藤三钱　熟地三钱　沙苑子三钱　制半夏钱半　枸杞二钱　茯神三钱　广陈皮八分

左。气虚经脉失营，血虚络脉失养，以致右臂不仁，脉来又兼虚小。此气血两亏。

潞党参钱半　沙蒺藜三钱　归身二钱　抱木茯神三钱　何首乌三钱　冬术二钱　桑枝五钱　竹沥一两，冲　甘草四分　广陈皮五分

左。营虚之体，经天寒，腰疼、骨节酸楚更甚，脉细弱无力。当从温养。

党参　焦冬术　归身　黄肉　枸杞　牛膝　木香　白芍　煅牡蛎　炒青皮　鹿角霜　甘草　胡桃　煨姜

左。足跟为督之源，足三阴之所会合也。足跟痛，脘闷纳艰，脉虚弦。脾肾两病也。

白术二钱　杜仲三钱　金狗脊三钱　沙苑子三钱　菟丝饼三钱　砂仁壳六分　茯苓三钱　陈皮八分　谷芽三钱

胡右，三十三岁。丁丑二月十四日巳刻。营虚劳倦，周身关节皆痛，烦火易炎，脉细数不调。亟宜静养。

生黄芪钱半　细生地五钱　湖丹皮钱半　煅牡蛎三钱　肥知母钱半　茯苓三钱　怀牛膝二钱　天花粉二钱　广陈皮八分　远志一钱　生甘草四分　细桑枝六钱　海粉四分，洗

以上出自《何鸿舫医案》

王仲奇

左。遗泄之后，风湿之邪乘精气之隙中于经隧，由腰髀酸痛渐及四肢，两足膝膑痛肿，不能行动，左手臂及小指、无名指骨骱肿而紫赤，溺数赤热，欲解不利。皆湿邪化热之象，所谓经热则痹也。颊车拘急，非特湿热不攘，而内风亦甚，诚恐由痹而致痿厥。大旨以宣通经隧、清湿热、熄内风治之。

金扁斛　刺蒺藜　茯神木　淮牛膝炒　川萆薢　川黄柏炒　宣木瓜酒炒　鹿衔草　全当归　大豆卷　十大功劳　虎潜丸早晨盐水送

二诊：腰酸，右髀仍痛，惟得人扶掖或可稍行数步，颊车开合较舒，左手臂及小指、无名指骨骱肿而紫赤稍退，是经隧筋骨渐获宣利之征。清晨精自走泄，解溲余沥不清，亦无非腑有湿热，脏阴失坚使然。守原意为之。

金扁斛　刺蒺藜　野茯神　淮牛膝炒　川杜仲　川萆薢　川黄柏炒　木瓜酒炒　菟丝子　远

志肉炒　大豆黄卷　石菖蒲　虎潜丸早晨盐水送

三诊：大凡邪中于经则痹，邪中于络则痿。今痛肿已愈大半，亦得自由行动，惟上阶下级仍颇困难，颊车开合较舒，然未如常，所以言语微涩，腿髀仍痛，精自走泄。经隧未尽宣，脏真未复原，缓图可以获瘳。

金扁斛　刺蒺藜　野茯神　淮牛膝炒　白麻骨　木瓜酒炒　川萆薢　川黄柏炒　金毛狗脊炙　大豆卷　没药制　远志肉炙　川杜仲　虎潜丸早晨盐水送

四诊：大毒治病十去其六，小毒治病十去其七。今行动已渐恢复自由，惟筋骨机关仍未完全流利，所以腰、髀、腓腨、足心、筋骨间犹掣痛不舒。治法以养其精血，祛其湿热，则大略无误矣。

淡苁蓉　川杜仲　川萆薢　淮牛膝炒　金毛狗脊炒去毛　金扁斛　沙苑蒺藜　宣木瓜酒炒　桑椹子　续断炒　川黄柏炒　冬青子　虎潜丸早晨盐水送

五诊：肝肾为精血总司，阳明为筋骨总会。今病已递减，精血未充，筋骨未和，当以柔剂缓图，乃望奏绩。

首乌制　淡苁蓉　川杜仲　川萆薢　黄精制　全当归　白蒺藜　宣木瓜酒炒　远志炒黑　川黄柏炒　淮牛膝炒

六诊：据述肩胛犹然作痛，左手筋骨不甚舒展，手背浮肿，无名指及小指仍屈曲不伸，颊车开合欠利，腰髀足膝酸痛，行动亦未复常，足阳明经络之中仍有湿热留邪，先用阳明流畅气血方。

川桂枝　全当归　白蒺藜　淮牛膝酒炒　大豆卷　片姜黄　海桐皮　野茯神　川萆薢　木防己　宣木瓜酒炒　真虎骨生捣研细末分冲

七诊：据云肩胛疼痛见愈，左手指节浮肿色紫黑较退，但仍屈曲不伸，颊车开合亦未利，腰髀膝膑间仍酸痛。盖湿热混处气血经隧之中，搜逐甚难，更以通补兼施，唯通则留邪可拔耳。

全当归　虎骨生捣　淮牛膝盐水炒　宣木瓜酒炒　金钗斛　野茯苓　白蒺藜鲜鸡子黄拌煮炒去刺　川桂枝　川杜仲炒去丝　川萆薢　汉防己　海桐皮　片姜黄　明天麻　钩藤　金毛脊炒去毛

上药制为末，用陈绍兴酒煮黑大豆汁泛丸，每早晚开水送三至四钱。

汪。永安街，三月十六日。肾亏髓减，作强弗强，腰脊作酸，寝或汗出，左足跗暨内踝微肿，脉濡弦。务宜慎摄，否则难愈。

生于术二钱　茯苓三钱　川桂枝钱半　鹿衔草三钱　续断二钱，炒　白蒺藜三钱　海桐皮三钱　忍冬藤三钱　鸡血藤二钱　川萆薢三钱　石南叶二钱　十大功劳三钱

二诊：三月廿一日。肾亏，作强弗强，排泄不力，腰脊酸，腿肢作酸，左足跗暨内踝仍肿，卧起则面部颈间浮肿，头眩，卧下自觉有热气上升，脉弦滑。浮肿仍有加剧之势，幸勿疏忽。

生于术二钱　茯苓四钱　川桂枝钱半　白蒺藜三钱　左牡蛎三钱，煅，先煎　广皮钱半　海桐皮三钱　佩兰三钱　桑白皮钱半，炙　陈赤豆四钱　路路通八枚，去刺

三诊：三月廿六日。颈间浮肿已退，面亦清爽，卧下热升已见平静，惟左足跗暨内踝肿仍未消，腰脊、腿肢酸痛，小溲赤，躁急善怒，脉濡滑而弦。证药相安，仍以强肾、通隧可也。

生于术二钱　茯苓三钱　川桂枝钱半　白蒺藜三钱　左牡蛎三钱，煅，先煎　泽泻三钱，炒　续断二钱，炒　瓜蒌根三钱　忍冬藤三钱　海桐皮三钱　陈赤豆四钱　路路通八枚，去刺

王左，义桥，歙南。足跗漫肿，胫则灼热，腨腓筋脉拘急，上年在右，今右愈而发于左，殆湿热下注，亦流火之属。龈浮牙宣，手肢偶觉麻木，足肿处时或刺痛，寐辄多梦纷纭不安。盖湿热注络，络脉濡滞也。

忍冬藤三钱　络石藤二钱　海桐皮三钱　川黄柏钱半，炒　大豆黄卷三钱　川草薢三钱　宣木瓜钱半　桑寄生二钱　川牛藤二钱　茯神木三钱　白蒺藜三钱　白茄根三钱　路路通四枚，去刺

二诊：足跗漫肿业已见消，牙宣偶然有之，然亦稀微，齿龈仍觉微浮。但湿热注络，卧觉手肢麻木，腨腓筋脉间仍拘急，或色赤焮热如火灼，脉濡弦。病本流火，奈其入也深，飘忽靡常，已如流寇。再以清络宣泄。

忍冬藤三钱　川牛膝二钱　鹿衔草二钱　川黄柏一钱，炒　大豆黄卷三钱　茯神木三钱　海桐皮三钱　宣木瓜钱半　金钗斛二钱　白蒺藜三钱　风化硝八分　西藏红花三分　路路通六枚，去刺

汪，杭州，六月六日。左手肩髃筋骨机关不利，拘急而痛，上举既感困难，反折亦复不便。经旨：诸筋皆属于肝，屈而不伸者其病在筋。仲景则言：但臂不遂者为痹。脉弦滑数。盖为风邪所袭，痰凝瘀结，以致机关不利也。

片姜黄钱半　仙鹤草三钱　忍冬藤三钱　威灵仙钱半　抱木茯神三钱　红花八分　络石藤三钱　天仙藤钱半　白蒺藜三钱　伸筋草二钱，酒炒　宣木瓜一钱二分　大豆卷三钱　十大功劳钱半　桑寄生三钱　路路通四枚，去刺

二诊：九月十二日。左臂肩髃拘痛较舒，机关已利，上举、反折均适。向有咳嗽痰多，深秋气候渐寒，行将见甚，久恐趋喘。脉濡滑微弦。更从两太阴调理可也。

于术钱半，蒸　茯苓三钱　法半夏钱半　生苡仁三钱　金钗斛二钱　白蒺藜三钱　玉苏子二钱，炙　杏仁三钱，去皮尖杵　威灵仙钱半　左秦艽钱半　仙鹤草二钱　紫菀钱半　款冬花钱半，炙　十大功劳叶钱半

汪少奶奶，海宁路，二月廿七日。风湿相搏，入于经隧之中，着于筋骸之内，腿肢疼痛，起立行动维艰，卧难转侧，经水适来，瘀黑不畅，少腹亦痛，脉弦。治以宣通。但病机仍有加剧之势，宜慎勿忽。

威灵仙二钱　鬼箭羽三钱　鹿衔草三钱　鸡血藤二钱　海桐皮三钱　秦艽钱半　白蒺藜三钱　红花八分　桑寄生三钱　独活二钱　全当归三钱　川牛膝二钱

二诊：三月一日。右腿肢仍然疼痛，起立行动较日前略见便利，惟面容仍黑未明，经来不爽，色或淡或瘀黑，少腹作痛，脉弦。仍以通隧宣痹，兼调奇经。

威灵仙二钱　鬼箭羽三钱　鹿衔草三钱　鸡血藤二钱　秦艽钱半　川桂枝钱半　白蒺藜三钱　桑寄生三钱　红花八分　茯神木三钱　海桐皮三钱　路路通八枚，去刺

三诊：三月五日。右腿肢痛愈，行动已见便利，经来未甚爽适，今日方断，少腹仍稍作痛，脉濡弦。仍以通隧宣痹，兼调奇经。

秦艽钱半　川桂枝钱半　茯神三钱　鸡血藤二钱　白蒺藜三钱　全当归三钱　红花八分　海桐皮三钱　泽兰三钱　续断二钱，炒　桑寄生三钱　柏子仁三钱，杵　茺蔚子二钱

四诊：三月九日。右腿肢疼痛获愈，行步如常，日来大便有血，腹痛，带淋，经来未甚爽适，色瘀黑不正，脉濡弦滑。再以通隧养营，同调奇经。

全当归三钱　杭白芍二钱，炒　地榆三钱，炒　银花三钱，炒炭　鸡血藤二钱　白蒺藜三钱　绿萼梅

八分　续断二钱，炒　柏子仁三钱，杵　泽兰三钱　茺蔚子二钱　月季花三朵

五诊：三月十六日。少腹关元胀痛，四肢关节作酸，脉濡缓而弦。防痹痛复作。仍调奇恒，兼取阳明。

全当归三钱　小茴八分，炒　川楝子钱半，煨　青皮钱半，炒　生于术二钱　茯苓三钱　川桂枝钱半海桐皮钱半　白蒺藜三钱　桑寄生三钱　续断二钱，炒　五灵脂二钱，炒去砂石　缩砂仁钱半

六诊：三月十九日。少腹关元胀痛，时痛时愈，四肢关节仍然作酸，痹痛根萌未除，脉濡弦。仍取阳明。心悸、头眩则体虚之过。

生于术二钱　茯苓三钱　川桂枝钱半　海桐皮三钱　桑寄生三钱　白蒺藜三钱　续断二钱，炒　鸡血藤二钱　红花八分　秦艽钱半　全当归三钱　小茴八分，炒　川楝子钱半，煨

七诊：三月廿五日。少腹关元胀痛见瘥，大便虽解弗畅，前患痹痛，根萌未除，四肢关节仍然作酸，脉弦滑。仍取阳明。

生于术二钱　茯苓三钱　川桂枝钱半　秦艽钱半　鹿衔草三钱　白蒺藜三钱　续断二钱，炒　鸡血藤二钱　桑寄生三钱　络石藤三钱　海桐皮三钱　十大功劳二钱

八诊：四月廿日。经将及期，心觉荡漾，惟腿肢举步仍稍酸痛，脉濡滑而弦，形色较旺，带淋较减。仍以温经调营可矣。

锁阳三钱　全当归三钱　广皮二钱　淮牛膝二钱　茯神三钱　川桂枝钱半　续断二钱，炒　白蒺藜三钱　藏红花四分　泽兰三钱　鬼箭羽二钱　乌贼骨三钱　益母草三钱

九诊：四月廿七日。近数月来，经常超前，此番则愆期三日未至，少腹微觉胀痛，腿肢稍仍作酸，带淋忽多忽少，脉濡弦。再以温经调营。

秦艽钱半　川桂枝钱半　锁阳三钱　续断二钱，炒　丹参二钱　全当归三钱　柏子仁三钱，杵　绿萼梅八分　佛手柑一钱　乌贼骨三钱　泽兰三钱　益母草三钱

黄右。横滨桥，初诊（佚）。

二诊：七月十八日。关节焮热肿痛，以掌后锐骨较甚，愈热愈肿，愈肿愈痛，臂难上举，背胛、肩项及髀胯亦痛，卧难转侧，此属痹证，痹原不通之义也。血中留毒未清，又为湿热风邪所搏。经水适来，仍守原意，从痹证论治。

川桂枝钱半　片姜黄钱半　秦艽钱半　寒水石八钱　川黄柏钱半，炒　茯神木三钱　红花八分　伸筋草三钱　天花粉四钱　海桐皮三钱　晚蚕沙三钱　鹿衔草三钱　白蒺藜三钱　鬼箭羽钱半

三诊：七月廿日。掌后锐骨肿已见消，焮热就减，痛亦见瘥。经旨：经热则痹，热胜则肿，痹原不通之义，而热、肿、痛亦不通之证也，左臂仍拘挛难举。左肩髃尚痛，经水适来未断，卧欠安稳，脉弦。守原意，参以调荣。

川桂枝钱半　片姜黄钱半　左秦艽钱半　鸡血藤胶一钱，烊入　天花粉三钱　海桐皮三钱　茯神木三钱　鹿衔草三钱　白蒺藜三钱　红花八分　仙鹤草三钱　寒水石六钱　川黄柏钱半，炒　桑枝五钱，酒炒

四诊：七月廿三日。掌后锐骨肿消未尽，仍稍焮热，指节亦肿，左肩髃仍痛，左臂上举仍拘挛弗舒，肿则热，热则痛，痛则肿，肿、热、痛皆不通之象，大便难，二三日未下，脉弦。仍从痹病例治。

川桂枝一钱　片姜黄钱半　左秦艽钱半　鸡血藤胶一钱，烊入　天花粉三钱　海桐皮三钱　海风藤三钱　白蒺藜三钱　寒水石六钱　宣木瓜一钱　鹿衔草三钱　鬼箭羽钱半　红花八分　风化硝钱半

五诊：八月二日。经隧渐通，机关较利，病根虽未尽祛，然已十去八九，惟大便仍秘结难

解，左肩髃稍痛，左臂上举微有不舒，脉濡滑。皮肤搔痒，正病退之象。仍以通痹，兼取阳明。

油当归三钱　柏子仁三钱，杵　火麻仁五钱，杵　左秦艽钱半　鹿衔草三钱　白蒺藜三钱　金钗斛三钱　天花粉三钱　宣木瓜一钱　片姜黄钱半　海桐皮三钱　红花八分　冬葵子二钱　指迷茯苓丸三钱，分吞

六诊：八月六日。经隧渐通，机关较利，痹痛十愈其九，形色渐见充旺，惟两肩髃尚有微痛，左臂上举未能舒适自如，大便仍秘结难解，脉濡滑。再以养血、润燥、通隧。

油当归三钱　柏子仁三钱，杵　火麻仁五钱，杵　桃仁钱半，去皮尖杵　红花八分　左秦艽钱半　鹿衔草三钱　金钗斛三钱　白蒺藜三钱　生苡仁四钱　杏仁三钱，去皮尖杵　冬葵子四钱　瓜蒌仁三钱，杵　瓜蒌根三钱　指迷茯苓丸三钱，分吞

七诊：八月十日。病机向瘥，根株未拔，两肩髃尚有微痛，左臂稍难上举，大便秘结难解，脉濡滑微弦。仍以养血、润燥、通隧。

油当归三钱　柏子仁三钱，杵　火麻仁四钱，杵　鹿衔草三钱　金钗斛三钱　茯神木三钱　伸筋草三钱　白蒺藜三钱　石南叶二钱　红花八分　桃仁钱半，去皮尖杵　冬葵子四钱　指迷茯苓丸三钱，分吞

以上出自《王仲奇医案》

王堉

仲秋又苦臂痛，使部曹某治之，乃为部曹述前病，并道余治之之法。部曹乃因而附会曰：王某之言诚然，今之臂痛，仍系痰之为害，不早除之成瘫痪。乃以大秦艽汤进。药甫入口，痛益增，不可屈伸，次早而寝食俱废。乃使其子子禾部郎延余，急往视之，脉浮而弱，面津津有汗出，而神气清明，语言便利。乃告相国曰：此肩臂中风而痛，病极微末，部曹小题大做，用秦艽汤，岂知秦艽汤以十全大补为主，风在皮肤，以疏发腠理为要，兹用参、芪固之，岂非益之痛乎？老师勿为所惑，药三进，必无苦矣。因进东垣羌活胜湿汤，加威灵仙、苍术各二钱。一进而痛减，三进而若失。越日谈及，曰：中风之言不谬，余以书名，持纸素索书者颇多，因循堆积未暇处理，尔日无事，开窗作字，窗外多竹，适风起觉冷，晚而痛作。子言之，余忆之矣。然何以所用皆汗药？余曰：老师营心经济，医道小技，究未深考，羌活、藁本，乃太阳皮肤疏散之药，非发汗也。汗证用之者，以其能开腠理，非谓能动汗也。相国惊曰：此言更觉入微，医家多不识此，可谓才大于身，心细如发矣。君少年乃造诣如此，将来必岐黄中自树一帜，勉之哉！具此才思，早缀高科，老夫当避三舍。余惶愧而退。在陕需次时，相国来书，尚称之不已。

介之田村乔某，忘其名，年老得痹疾，或手或足，痛发左右无定。医药数辈皆以瘫痪治之，药不啻千百剂，竟罔效。委顿经年，已为治丧具矣，而痛则饮食二便尚无大害。其里中有商于都者，知余名，因嘱请治。余至其家，未见病人，先问其子曰：尊大人是何病？其子以瘫痪告。余曰：老年人得此病十无二三愈者，恐治之亦无益也。然既来不得不一视之。入其室，则病者拱手称谢，问答数语，口舌便利，视其口眼无歪斜状，神气亦清。乃问：手足麻木乎？曰：并不麻木，惟有时作痛，不可忍耳。因诊其脉，六部俱缓而沉，兼带弱象。告之曰：君所患乃湿痹，既非瘫痪，又非痿证。盖寒湿着于皮肤，四肢重滞，每转侧则重不可举，如移山挪石，非人不行。病者曰：不错，不错，先生所认既真，急请施方必可愈也。余曰：愈则可愈，然无速

効，须服药数十付，起居调摄，乃杖而起，早亦在三月外，迟则半年。病者曰：但求病愈，何必急急。乃先以五苓理中汤加附子、苍术进之。五服而痛少止，肚腹宽，饮食进。又易羌活胜湿汤加牛膝、肉桂等类，命多服之，半月痛全止。惟举动艰滞，步履尚难。更以白术附子汤，加松节、萆薢等。命十服后，丸服之。更命每早晚遣人扶掖，往返数十步不必再视也。病者遵之，越三月，驱车备物衣冠而来，见其行走如常，而履阶遇限，尚多不利，急遣还而养之。冬十一月遇于城中酒市，则指挥如意，毫无痛苦矣。此事相隔十余年，辛酉其子来求治眼，谈次具陈本末，乃始忆而录之。

以上出自《醉花窗医案》

顾恕堂

余某，伤于湿，首如裹，腿足酸痛，踝骱微肿，起于半载。湿邪逗留肝脾之络，议宗四汀、金刚二者之属。

川萆薢　杜仲　牛膝　蚕沙　姜黄　当归尾　苁蓉　防己　赤苓　米仁

又：痛减肿散，湿邪未清也。

照原方减去米仁、赤苓，加桂枝、桑枝。

《横山北墅医案》

袁焯

壬寅腊月，家慈因侍先外祖母病，乃经营丧葬事，悲劳过度，复冒风雪，遂患关节疼痛，不能起于床。服千金独活寄生汤数剂，痛止。亦稍稍能起坐矣。越两日晨间，忽大汗淋漓，目直视，手冷，家人见之，惶骇不已，以为不祥之征也。家君入视后，取吉林人参半枝，红枣约十数枚，急火煎服。才下咽而神色即觉宁靖，汗亦渐收，复以理中汤加黄芪，接服两日而安，距今已十三年，未尝患病，此亦予家得力于医之一事也。

《丛桂草堂医案》

费承祖

胞弟惠甫，嗜饮病痹，右腿足作痛，不能步履，家慈忧之，恐成残废。余诊脉弦细，是湿热入络所致。化湿通络，其痛自止。家慈曰："病果可愈，吾复何忧。"

苡仁四钱　川萆薢一钱五分　地肤子三钱　西秦艽一钱　南沙参四钱　川石斛三钱　象贝母三钱　鲜竹茹一钱五分　薄橘红五分　冬瓜子四钱　丝瓜络一钱五分　嫩桑枝八钱

连服十剂，腿痛已止，步履如常。

常熟屈大令，右手足不仁，艰于步履，延余诊治。脉来右寸关细滑。此气血皆虚，不能流灌筋节，湿痰乘虚入络，筋络因而不舒。

黄芪三两，青防风三钱煎汁炒　全当归二钱　大白芍一钱五分　潞党参四钱　炙甘草一钱　制半夏一钱五分　陈橘络一钱　丝瓜络一钱五分　桑枝三钱　川贝母三钱　姜汁二十滴，竹沥冲服　连进四十剂，手足运动如常。

孟河丁顺高，向来嗜饮，忽发热口干，肢节肿痛，不能行动。余诊脉浮弦滑数。外邪挟湿热，流入筋络分肉之间，营卫交阻。

香豆豉三钱　黑山栀一钱五分　牛蒡子一钱五分　薄荷一钱　赤苓三钱　苡仁四钱　冬瓜子四钱　天花粉三钱　象贝母三钱　杏仁三钱　竹茹一钱

连进三剂，汗出热退，惟肢节仍肿痛，此外邪解而湿热未清也。

前方去豆豉、山栀、牛蒡、薄荷，加羚羊角一钱、五加皮二钱、地肤子三钱、丝瓜络一钱五分、桑枝三钱、鲜竹沥二两。

连进六剂，肿痛皆止，筋络亦舒，霍然而愈。

广东陆云卿，患右手腕浮肿，筋络牵制，右膝膑肿痛，不能步履。余诊其脉，右寸关弦缓。肺胃湿热，流窜经络分肉之间。治必渗湿消痰，宣通经络。

苡仁四钱　茯苓三钱　地肤子三钱　五加皮二钱　甜瓜子二钱　川贝母三钱　瓜蒌皮二钱　杏仁三钱　秦艽一钱　橘红一钱　白蒺藜三钱　桑枝三钱

连进二剂，肿消痛止，行动如常而愈。

以上出自《费绳甫医话医案》

吴鞠通

辛卯十月十八日，薛，二十二岁。外痹寒湿太重，内痰饮，不食不寐，咳嗽口渴，大小便赤，脉数。先开肺痹。

生石膏一两，先煎代水　桂枝四钱　姜半夏三钱　飞滑石六钱，先煎　生薏仁三钱　杏仁泥五钱　小枳实三钱　茯苓皮五钱　防己五钱　橘皮三钱　煮四杯，日三夜一，分四次服。

二十日：外痹痛而内痰饮，内外俱痹。

生石膏二两，先煎代水　桂枝三钱　海桐皮三钱　飞滑石六钱　杏仁五钱　片姜黄三钱　茯苓皮五钱　穿山甲三钱，炒　姜半夏五钱　地龙三钱　生薏仁三钱　白通草一钱　橘皮三钱　煮四杯，分四次服。二帖。

廿二日：痹痛腕重，用药以由经达络为要。

生石膏二两　桂枝尖三钱　防己五钱　飞滑石六钱　穿山甲三钱，炒　杏仁泥五钱　片姜黄三钱　地龙三钱　茯苓皮五钱　嫩桑枝三钱　姜半夏三钱　乳香二钱　橘皮二钱　煮四杯，分四次服。二帖。

廿四日：痹证先腿重而后腕重，昨与通经活络，兹上下皆轻，痛减能动，脉亦渐小。脉小则病退也，但加饮咳。

生石膏八钱　飞滑石四钱　防己五钱　苏子霜三钱　杏仁泥五钱　姜半夏六钱　穿山甲三钱，炒　地龙三钱　晚蚕沙三钱　云苓皮五钱　桂枝尖三钱　桑枝尖二钱　橘皮三钱　煮四杯，分四次服。二帖。

廿六日：右寸犹大，腿痛未除。

生石膏一两　飞滑石六钱　杏仁六钱　海桐皮三钱　云苓皮三钱　片姜黄三钱　穿山甲三钱，炒　防己六钱　晚蚕沙三钱　姜半夏三钱　桂枝尖三钱　白通草一钱　地龙三钱　煮四杯，分四次服。

二帖。

廿八日：右寸已小，故右肢痛减；左脉弦，故左肢仍痛。

杏仁泥五钱　云苓皮五钱　独活一钱五分　防己六钱　乳香三钱　穿山甲三钱，炒　桂枝尖五钱　没药三钱　地龙三钱　归须三钱　片姜黄三钱　海桐皮三钱　煮四杯，分四次服。二帖。

壬辰七月廿七日，毓氏，二十六岁。风寒湿三气合而为痹，脉弦，又感燥金凉气，腹痛，峻温犹恐不及，尚可吃生冷猪肉介属等阴物乎？

熟附子三钱　桂枝五钱　吴茱萸二钱　茯苓块六钱，连皮　生薏仁五钱　杏仁三钱　高良姜二钱　片姜黄二钱　川椒炭二钱　橘皮三钱　煮四杯，分四次服。二帖。

廿九日：表里俱痹，肢痛板痛。前用峻温，现在板痛少减，仍游走作痛，兼有痰饮不寐，先与和里。

姜半夏八钱　桂枝五钱　吴茱萸三钱　小枳实三钱　茯苓块六钱，连皮　防己三钱　高良姜二钱　川椒炭三钱　橘皮三钱　煮三杯，分三次服。二帖。

八月初二日：诸证已愈八九，惟痹痛尚有斯须，自觉胸中气阻，饱食反不阻矣，宗气之虚可知。议通补中焦。

茯苓块六钱　桂枝四钱　姜半夏三钱　焦于术三钱　高丽参二钱　杏仁三钱　片姜黄二钱　炙甘草二钱　橘皮三钱　煮三杯，分三次服。四帖。

五月初十日，昆氏，二十六岁。风湿相搏，一身尽痛。既以误汗伤表，又以误下伤里，渴思凉饮，面赤舌绛，得饮反停，胁胀胸痛，皆不知病因而妄治之累也。议木防己汤两开表里之痹。

生石膏一两　桂枝六钱　木防己四钱　杏仁四钱　生香附三钱　炙甘草三钱　苍术五钱　煮三杯，渣再煮一杯，分四次服。

十二日：胁胀止而胸痛未愈，于前方内加薤白、广皮以通补胸上之阳。

薤白三钱　广皮三钱

十四日：痹证愈后，胃不和，土恶湿也。

姜半夏一两　秫米二合　生姜三片　茯苓块五钱

水五碗，煮取二碗，渣再煮一碗，分三次服。

十六日：痹后清阳不伸，右胁瘕痛。

半夏六钱　薤白三钱　吴萸一钱　桂枝二钱　乌药二钱　青皮一钱五分　广皮二钱　郁金二钱　煮取二杯，渣再煮一杯，分三次服。

吴，十一岁。行痹。

生石膏五钱　桂枝三钱　海桐皮一钱五分　杏仁泥三钱　生薏仁三钱　防己二钱　茯苓皮二钱　片姜黄一钱五分　炙甘草一钱　牛膝一钱五分　煮三杯，分三次服。

乙酉四月廿九日，胡，十八岁。跗肿，右脉洪数，痰多咳嗽，口渴，茎中痛。与凉利小便法。

生石膏八钱　滑石六钱　海金沙五钱　云苓皮五钱　生薏仁五钱　甘草梢一钱五分　半夏三钱　煮

三杯，分三次服。四帖。

五月初六日：脉之洪数者减，去石膏二钱，加杏仁三钱、广皮三钱。

十二日：湿热伤气，气伤则短，汗多必渴，湿聚则跗肿。与猪苓汤去阿胶，加银花，以化湿热，湿热化则诸证皆愈。

飞滑石六钱　猪苓四钱　银花三钱　云苓皮五钱　泽泻三钱　煮三杯，分三次服。

二十日：湿热不攘，下注腿肿，小便不利，茎中痛。

滑石六钱　茯苓皮五钱　草薢五钱　猪苓三钱　薏仁三钱　晚蚕沙三钱　泽泻三钱　木通二钱　甘草梢一钱五分　煮三杯，分三次服。服至小便畅为度。

廿四日：脉洪数，小便反黄，加黄柏、滑石，茎痛止，去甘草梢。

七月初四日：小便已长，肿未全消，脉弦滑，咳嗽多痰。

半夏六钱　生薏仁五钱　草薢五钱　猪苓三钱　泽泻三钱　广皮四钱　茯苓皮五钱　煮三杯，分三次服。

乙酉四月十九日，张，二十二岁。身热头痛，腰痛肢痛，无汗，六脉弦细，两目不明，食少，寒湿痹也。

川乌头三钱　桂枝五钱　防己三钱　熟附子三钱　生薏仁五钱　杏仁五钱　羌活二钱　泽泻三钱　茯苓皮五钱　广皮三钱　煮三杯，分三次服。

五月初三日：服前方二帖，头痛止；旋即误服他人补阴药，便溏腹胀。今日复诊，因头痛愈，用原方去羌活，治药逆加厚朴三钱。

初八日：痹证已愈，颇能举步，便溏泄泻皆止，目已复明，胃口较前加餐，因多服一帖，脉稍数。寒湿有化热之象，当与平药逐其化热之余邪而已。

飞滑石六钱　杏仁二钱　蚕沙三钱　桑叶五钱　茯苓皮五钱　生薏仁五钱　泽泻三钱　防己二钱　煮三杯，分三次服。

六月十八日：又感受暑湿，泄泻，脉弦，腹胀，与五苓法。

桂枝五钱　云苓皮五钱　生薏仁五钱　猪苓四钱　泽泻三钱　广木香二钱　炒苍术三钱　广皮三钱　大腹皮三钱　煮三杯，分三次服。

乙酉五月初六日，赵，三十六岁。痹证夹伏湿，腹胀痛，且有肥气，湿已化热，故六脉洪滑。此证本寒标热，先治其标，本当在后。

生石膏四两　桂枝六钱　厚朴五钱　防己四钱　杏仁泥六钱　姜半夏五钱　广皮四钱　煮三杯，分三次服。四帖。

初十日：复诊尺脉洪数更甚，加云苓皮六钱、黄柏三钱、木通三钱。

十二日：尺脉仍洪，腹痛欲便，便后肛门热痛，后方再服二帖。

十六日：水停心下，漉漉有声。暂与逐水，无暇治痹。

半夏六钱　枳实六钱　生姜五钱　广皮五钱

甘澜水八杯，煮成三杯，分三次服。

十九日：水响退，腹胀甚。仍服前方，去黄柏，加大腹皮。

廿三日：痹少减，胃闷不开，其人本有肥气，肥气成于肝郁，暂与两和肝胃。

半夏六钱　云苓块五钱　香附三钱　益智仁二钱　青皮二钱　厚朴三钱　降香末三钱　广皮三钱

煮三杯，分三次服。

六月初三日：右脉大而数，去苏子、厚朴、青皮，加黄芩二钱。

初五日：诸证向安，脉亦调适，胃口亦开。以调理脾胃立法。

云苓皮五钱　半夏五钱　白蔻仁一钱五分　生薏仁五钱　黄芩炭二钱　广皮二钱　煮三杯，分三次服。

二十日：误食西瓜寒冷，未有不发停饮者。

云苓块五钱　半夏五钱　公丁香八分　干姜三钱　小枳实三钱　白蔻仁一钱　广皮三钱　益智仁一钱五分　煮三杯，分三次服。

乙酉五月廿九日，钱氏，三十四岁。寒痹，脉弦短涩而紧，由腿上连少腹痛不可忍，甚至欲厥，兼有痰饮胃痛。

桂枝六钱　云苓皮五钱　小茴香三钱，炒　川椒炭三钱　防己四钱　生薏仁五钱　川乌头三钱　海桐皮三钱　广皮三钱　片姜黄三钱　煮三杯，分三次服。

六月初一日：左脉稍长，仍然紧甚，再服二帖。丸方：寒湿为病。

云苓块八两　炒苍术六两　熟附子二两　草薢四两　川椒炭三两　生薏仁八两　小茴香四两，炒　川楝子三两　木通四两

共为细末，神曲为丸，如小梧子大，每服三钱，姜汤下。

乙酉正月初七日，杨氏，二十六岁。前曾崩带，后得痿痹。病者自疑虚损，询病情，寒时轻，热时重，正所谓经热则痹，络热则痿者也。再行经有紫有黑，经来时不惟腰腿大痛，小腹亦痛，经亦不调，或多或寡，日数亦然。此中不但湿热，且有瘀血，治湿热用汤药，治瘀血用丸药。左脉浮取弦，而沉取宽泛；右脉浮取弦，沉取洪。汤药用诸痹独取太阴法，丸药用化癥回生丹。

生石膏二两　桂枝四钱　海桐皮三钱　杏仁泥五钱　生薏仁五钱　防己四钱　晚蚕沙三钱　云苓皮五钱　白通草一钱　煮三杯，分三次服。

丘，四十六岁。暑湿痹证，误以熟地等柔药滑脾，致令泄泻，卧床不起，两足蜷曲不伸，饮食少进，兼之疝痛。先以五苓加川椒、广皮、木香止其泻，继以半夏、广皮、良姜、益智、白蔻开其胃，复以丁香、川椒、吴萸、云苓、薏仁、姜黄平其疝，又以防己、杏仁、桂枝、乌头、薏仁、云苓皮、川椒等伸其痹，末惟引痛，风在筋也，重用地龙、桂枝，引痛亦止，后以补脾胃而全愈。

王，四十六岁。寒湿为痹，背痛不能转侧，昼夜不寐二十余日，两腿拘挛，手不能握，口眼歪斜，烦躁不宁，畏风自汗，脉弦，舌苔白滑，面色昏暗且黄，睛黄，大便闭。先以桂枝、杏仁、薏仁、羌活、广皮、半夏、茯苓、防己、川椒、滑石令得寐；继以前方去川椒、羌活，加白通草、蚕沙、草薢，得大便一连七八日，均如黑弹子。服至二十余剂，身半以上稍松，背足痛甚，于前方去半夏，加附子片、子姜黄、地龙、海桐皮，又服十数帖，痛渐止。又去附子、地龙，又服十数帖，足渐伸。后用二妙丸加云苓、薏仁、草薢、白术等药收功。

何，六十二岁。手足拘挛，误服桂、附、人参、熟地等补阳，以致面赤，脉洪数，小便闭，身重不能转侧，手不能上至鬓，足路曲，丝毫不能转侧移动。细询病情，因大饮食肉而然，所谓湿热不攘，大筋软短，小筋弛长，软短为拘，弛长为痿者也。与极苦通小肠，淡渗利膀胱。

生石膏八两　防己五钱　胡黄连三钱　茯苓皮六钱　晚蚕沙四钱　飞滑石一两　杏仁三钱　龙胆草四钱　穿山甲三钱　白通草二钱　洋芦荟三钱　桑枝五钱　地龙三钱　煮三碗，分三次服。

前方服至七日后，小便红黑而浊臭不可挡，半月后，手渐动、足渐伸，一月后下床扶椅桌能行，四十日后走至檐前，不能下阶，又半月始下阶，三月后能行四十步，后因痰饮，用理脾肺收功。此证始于三月廿三日，至八月廿三日停药。

周，四十二岁。两腿紫绛而肿，上起小细疮如痱，已三年矣。两腿膝酸痛不能立，六脉弦细而紧，窦氏《扁鹊心书》谓之苏木腿，盖寒湿着痹也。

附子八两　云苓皮一两　桂枝一两　生薏仁一两　乌头六钱　煮四杯，分四次服。服至三十余帖而始策杖能行，后去乌、附，用通经活络渗湿而愈。

乙酉正月十五日，赵，四十四岁。肝郁挟痰饮，肾水上凌心，心悸短气，腹胀胸痹，六脉反沉洪，水极而似火也。与蠲饮伐肾邪兼降肝逆法。

云苓皮一两　桂枝五钱　苏子霜三钱　小枳实五钱　川椒炭三钱　姜半夏八钱　降香三钱　旋覆花三钱，包煎　生姜汁每杯冲三匙　广皮四钱　甘澜水煮四杯，分早、中、晚、夜四次服。四帖。戒生冷、猪肉、咸菜。

二十日：痰饮兼痹，肾水上凌心，惊悸短气，腰脊背痛，皆太阳所过之地。小便短而腹胀，肚脐突出。是内而脏腑，外而肌肉，无不痹者。且与开太阳之痹，脉洪大，与大青龙合木防己汤法。

生石膏四两　杏仁四钱　厚朴三钱　云苓皮六钱　防己四钱　飞滑石六钱　桂枝五钱　半夏五钱　生薏仁五钱　广皮三钱　小枳实五钱　通草一钱五分　煮四杯，分四次服。

廿一日：于前方内加飞滑石四钱、晚蚕沙三钱。

廿三日：外而经络之痹，内而脏腑之痹，行痰开痹，俱不甚应。现在脉洪大，少腹胀，小便短而臭浊。先与开支河，使湿热得有出路，再商后法。

飞滑石一两二钱　海金沙五钱　猪苓四钱　云苓皮五钱　白通草一钱五分　小茴香三钱　川草薢五钱　泽泻三钱　煮三杯，分三次服。二帖。

廿五日：加去陈莝法：两头尖三钱、半夏五钱。三帖。

二十九日：痹证夹痰饮，六脉洪数，湿已化热，屡利小便不应，非重用石膏宣肺热不可，诸痹独取太阴也。

生石膏四两　桂枝五钱　生薏仁五钱　防己五钱　晚蚕沙三钱　飞滑石二两　杏仁五钱　云苓皮五钱　黄柏四钱　白通草一钱五分　羌活一钱　煮四杯，分四次服。四帖。

二月初四日：痹证十年，误补三年，以致层层锢结，开之非易。石膏用至二斤有余，脉象方小其半。现在少腹胀甚，而小便不畅，腰痛胸痛，邪无出路，必得小便畅行，方有转机。

生石膏四两　桂枝六钱　杏仁泥六钱　老厚朴五钱　飞滑石四两　防己五钱　小茴香三钱，炒炭　小枳实五钱　云苓皮一两　木通六钱　煮四杯，分四次服。

以后脉大而小便不利用此，小便利者去滑石。

初五日：大用石膏，六脉已小。经谓脉小则病退，盖脉为病之帅，脉退不怕病不退。经又谓脉病人不病者死，人病脉不病者生。现在病归下焦血分，其人本有肝郁，兼通下焦血分。

云苓皮一两　桂枝六钱　小枳实五钱　防己六钱　小茴香六钱，炒炭　海桐皮三钱　木通四钱　炒黄柏三钱　广皮三钱　川椒炭二钱　全当归三钱　煮三杯，分三次服。

初六日：加石膏三两、滑石一两。

初七日：加厚朴三钱、姜半夏五钱。

蜣螂丸方：痹证夹痰饮疝瘕，六脉洪大。用诸痹独取太阴法，脉洪大之极者已小。《难经》所谓人病脉不病者生，但脉虽平而瘕胀痹痛未除，议以乌药散退瘕痹之所以难退者，以久病在络故也，再以缓通肝络法。脉若复大，仍服前方数帖，见效即止。

蜣螂虫一两　降香三两　小茴香三两，炒　穿山甲三两，炒　片姜黄三两　归须四两　川楝子三两　两头尖二两　海桐皮三两　口麝三两　滴乳香一两　地龙二两，去泥

共为细末，酒水各半为丸。每服二钱，日二三次。从此服蜣螂丸起，两月而止。

三月廿四日：痹证夹痰饮，脉本洪数，前用辛凉，脉减，兼用通络散瘕丸散亦效。现在六脉中部仍洪，但不数耳。议暂用宣肺。

生石膏四两　桂枝八钱　半夏八钱　杏仁八钱　云苓块一两　飞滑石二两　防己六钱　全归三钱　广皮三钱　小枳实四钱　海桐皮三钱　煮四杯，分四次服。

二十六日：复诊右脉更大，小便反短，用苦辛淡法，于前方内加黄柏三钱。

四月十六日：痹痛夹痰饮。

生石膏八钱　桂枝五钱　生薏仁五钱　云苓皮五钱　晚蚕沙三钱　防己四钱　杏仁泥五钱　姜半夏五钱　白通草一钱五分　广皮三钱　煮三杯，分三次服。

十七日：内而胁痛，外而腰背痹，是气血兼痹也。

桂枝尖五钱　云苓皮三钱　防己三钱　杏仁泥五钱　旋覆花三钱，包煎　生薏仁三钱　广郁金二钱　半夏四钱　小枳实四钱　片姜黄二钱　白蔻仁一钱五分　归须二钱　广皮三钱　煮三杯，分三次服。

二十五日：痰饮踞于中焦，痹痛结于太阳，气上冲胸，二便不利。

云苓块一两二钱　桂枝八钱　小枳实六钱　飞滑石六钱　姜半夏五钱　防己六钱　杏仁泥八钱　白通草一钱　广皮三钱　煮三杯，分三次服。

五月初三日：大凡腹胀之疾，不责之太阴，即责之厥阴。此证自正月以来，开太阳之药，未有不泄太阴者，他证虽减其半，而腹胀不除，其故有三：一者病起肝郁；二者肝主疏泄，误补致壅；三者自正月以来，以右脉洪大之故，痹证虽重，治在肺经，经有诸痹独取太阴之明训。兹右脉平，而左脉大，不得着于前议，暂与泄厥阴之络，久病在络故也。

半夏五钱　旋覆花五钱，包煎　黄芩三钱　苏子霜三钱　归须三钱　厚朴五钱　小枳实五钱　降香三钱　晚蚕沙三钱　广皮三钱　杉皮三钱　广郁金三钱　煮三杯，分三次服。

二十三日：左胁痛胀，卧不着席，胸亦闷胀，气短，肝脉络胸之故。

旋覆花三钱，包煎　归横须三钱　广郁金三钱　广皮三钱　新绛纱三钱，包煎　苏子霜三钱　香附四钱　小枳实四钱　青皮三钱　川椒炭四钱　降香末三钱　煮三杯，分三次服。七帖。

六月初一日：痰饮肝郁，脉弦细。气上冲胸。

旋覆花四钱，包煎　苏子霜三钱　半夏六钱　降香末三钱　小枳实三钱　广郁金三钱　桂枝尖三钱　广皮五钱　公丁香二钱　片姜黄三钱　小青皮三钱　煮三杯，分三次服。

初三日：痰饮上泛，咳嗽稀痰，兼发痹证。

桂枝六钱　云苓皮五钱　川乌三钱　小枳实四钱　防己六钱　杏仁五钱　飞滑石四钱　薏仁三钱　炒黄柏三钱　桂心二钱　广皮五钱　白通草二钱　煮三杯，分三次服。

初六日：小便不畅，下焦湿聚。于原方复滋肾丸法。

十一日：痹证未尽除，痰饮未全消，当盛暑流行之际，逐饮开痹，即所以防暑。

半夏六钱　云苓块六钱　防己三钱　生薏仁六钱　桂枝三钱　杏仁三钱　小枳实二钱　广皮二钱　煮三杯，分三次服。

十三日：暑泄腹胀，舌黄。其人本有痰饮痹证，议五苓去术，加滑石、厚朴、杉皮、木香、半夏、藿香、广皮。

桂枝三钱　云苓皮五钱　木香一钱五分　飞滑石六钱　猪苓四钱　泽泻四钱　白蔻仁三钱　厚朴三钱　藿香梗三钱　山连一钱　半夏三钱　川椒炭二钱　杉皮三钱　煮三杯，分三次服。

十五日：一脉缓，服前方。

十六日：脉缓甚，服前方。

二十二日：久病在络，其本病统俟丸药。立方但遂痰饮，宣气化，捍时令之暑湿而已。

半夏六钱　云苓块五钱　厚朴二钱　小枳实三钱　香附三钱　杉皮三钱　大腹皮三钱　广皮三钱　煮三杯，分三次服。

二十六日：服化癥回生丹起，每日一丸。

二十七日：脉浮，筋骨酸痛，气短，五心烦热。新感暑湿之气加以辛凉，与宣三焦。

银花三钱　小枳实三钱　杏仁三钱　藿香叶三钱　连翘三钱　广皮三钱　白蔻仁二钱　薏仁五钱　煮三杯，分三次服。

七月初二日：背痛甚，先与通太阳之痹。

桂枝六钱　云苓皮八钱　小枳实五钱，打碎　杏仁泥三钱　防己五钱　半夏五钱　川椒炭二钱　煮三杯，分三次服，亥初令完。

初九日：近日阴雨连绵，背痛腹胀不减，两便不爽，非嗳则哕。与宣痹开郁，兼去陈垫。

杏仁泥六钱　桂枝六钱　云苓皮二两，半皮半块　防己六钱　小枳实五钱　公丁香三钱　厚朴五钱　晚蚕沙三钱　白蔻仁三钱　两头尖三钱　小茴香三钱　煮四杯，分四次服。

二十一日：寒湿发痹，脉缓甚，中有痰饮。

茯苓八钱，连皮　生薏仁四钱　枳实三钱　熟附子二钱　防己五钱　桂枝八钱　片姜黄三钱　薤白三钱　川草薢五钱　杏仁四钱　川乌二钱　白通一钱五分　广皮五钱　煮四杯，分四次服。

二十八日：脉弦紧，痰饮痹证癥瘕，因燥气而发，脏腑经络俱痹，故肢冷而畏寒也。峻与通阳。

桂枝一两　小枳实四钱　杏仁五钱　公丁香三钱　泽泻三钱　川椒五钱　片姜黄三钱　半夏五钱　穿山甲一钱　防己五钱　归须二钱　广皮六钱　煮四杯，分四次服。

自六月二十六日起，每日空心服化癥回生丹一丸。七月二十九日以后，每日服天台乌药散三分、五分、一钱、二钱不等。至十月十二日，每两乌药散中加巴霜一分，每晚服三分、五分不等，间有服至一钱。十一月初一日以后，每晚间服通补奇经丸。

十二月初十日：痹痛饮咳，脉弦细。

云苓皮六钱　桂枝八钱　生薏仁五钱　川草薢五钱　飞滑石四钱　防己五钱　小枳实三钱　川椒炭三钱　川乌头三钱　杏仁四钱　煮四杯，分四次服。

十二日：冲气上动，畏寒，脉沉细。与桂枝加桂汤法，直伐冲气。

桂枝尖—两二钱　紫石英六钱，研　小茴香五钱，炒　肉桂心八钱　云苓块三钱　煮四杯，分四次服。

十三日：大寒节冲气未止，脉反弦紧。于原方内加当归五钱、川芎三钱。

服二帖，脉中阳气生动，冲气平，畏寒止。仍然早服化癥回生丹一丸，晚服通补奇经丸三钱。

戊子十一月初十日，宋女，十六岁。六脉弦紧，面色青白，寒痹攻胃，呕吐不能食，足酸痛不能行。误与阴虚门中之阴柔以助其阴，又大用苦寒坚阴，重伤胃阳，无怪日重一日也。先与和胃令能食，再商治痹。

姜半夏六钱　生薏仁六钱　生姜三大片　云苓块六钱　川椒炭三钱　甘澜水八杯，煮取三杯，分三次服。

六脉俱弦而紧，经谓脉双弦者寒也，又谓紧则为寒。面色青黄，是色脉皆阴也。证现两腿足酸痛，不能履步跪拜。按：阳明主前，不能前者阳明伤也；太阳主却，不能却者太阳伤也。足太阳、阳明两经为风寒湿三邪之干而成痹，更可知矣。痛甚则气上冲心，呕不能食。按：诸上升之气，皆自肝而来。姑娘年轻失母，肝郁多端，肝木病则克胃土，挟寒上升，能不呕乎？《金匮》谓脚气攻心，发作欲死者是也。再按脚气即痹证之一端。湿燥寒三者为阴邪，此乃阴邪太实之证，医法自当以通经达络、和胃开郁为要。无奈不识阴阳，不分寒热，不知虚实，一以补阴寒凉纯阴之品误助病邪，甚有以大黄、芒硝混下者，病家以得二便通利则病势少减，故屡用之，以致胃气伤残，日重一日矣。其大便通而病少减之故，盖肝主疏泄，肝病则不得疏泄，又痹者闭也，初病在络，经误治成久病，延及脏腑矣，即用通大便法，亦当温下，不当用寒下，既助寒湿之邪，又重伤胃阳，继伤肾阴，精神血气，无一不伤，从兹以往，尚有生理乎？经云劳者温之，未闻劳者寒之也。又云得谷者昌，又云有胃气者生，无胃气死。治此证第一义，急救胃气为要，胃气和而得食得寐，再商治痹。如居家者然，万事从缓，先安炉灶也。

十二日：脉弦细而紧，寒湿上攻，呕吐不食，与和胃止呕，稍能进食。仍宗前法，小便短，兼开太阳。

姜半夏六钱　萆薢五钱　益智仁二钱　生姜汁三匙，冲　云苓皮六钱　香附三钱　煮三杯，分三次服。

十五日：寒痹六脉弦紧，不食而呕，便短，纯阴冱寒之疾，与阖阳明，呕止得进食，与开太阳，便稍通。前方单救阳明，次方兼醒脾阳，将来治痹且须峻补肾中真阳，而世人以予药为热不可服，不知头等阳药如乌、附之类，尚未服也。

姜半夏六钱　云苓六钱，半块半皮　鸡内金三钱　生薏仁六钱　益智仁二钱　香附三钱　川萆薢四钱白通草—钱　白蔻仁三钱　广皮二钱　煮三杯，分三次服。

十七日：误伤胃阳，不食而呕，自以复阳明之阳为主。即以十七岁不月而论，经谓二阳之病发心脾，女子不月，此病亦当以通补阳明立法。再阳明主约束筋骨而利机关，经谓诸痿独取阳明，痿痹更以通补阳明为要。又谓虚则补其母，阳明阳土也，其母火也，补火焉能不用热药哉！

姜半夏五钱　萆薢三钱　川椒炭—钱五分　生薏仁三钱　云苓块五钱　香附三钱　益智仁—钱五分广皮炭三钱　生姜三钱　煮三杯，分三次服。

己丑十一月初九日，鲁氏，三十八岁。太阳痹，腰腿痛甚，脉弦迟。与温通经络。

云苓皮五钱　桂枝五钱　片姜黄三钱　生薏仁五钱　海桐皮三钱　羌活一钱　木防己三钱　公丁香一钱　乳香一钱　煮三杯，分三次服。服一帖去羌活，再服一帖。

十二日：太阳痹，腰腿痛甚，因风寒而起，脉弦迟，与温通经络。兹风已化热，右脉洪大，痛未止。议用经热则痹例。

生石膏二两　桂枝六钱　小茴香三钱，炒　云苓皮六钱　杏仁泥五钱　生薏仁六钱　防己六钱　片姜黄三钱　煮三杯，分三次服。

十七日：太阳痹，与经热则痹例已效，仍宗前法，加利小便，使邪有出路。

生石膏二两　桂枝六钱　生薏仁六钱　飞滑石四钱　晚蚕沙三钱　云苓皮六钱　防己六钱　杏仁泥五钱　小茴香三钱，炒　川萆薢三钱　煮四杯，分日三、夜一四次服。

以上出自《吴鞠通医案》

曹南笙

某左。初诊：冬月温舒，阳气疏豁，风邪由风池、风府，流及四末，古为痹证。忽上忽下，以风为阳，阳主动也。诊视阳明中虚可见，却邪之剂，在乎宣通经脉。

桂枝　羚羊角　杏仁　花粉　防己　桑枝　海桐皮　片姜黄

二诊：证已渐安，脉络有流通意，仲景云经热则痹，络热则痿，知风淫于内，治以甘寒，寒可去热，甘味不伤胃也。

甜杏仁　连翘　玄参　花粉　绿豆皮　梨汁

某右。温疟初愈，骤进浊腻食物，湿聚热蒸，蕴于经络，寒战热炽，骨骱烦疼，舌起灰滞之形，面目萎黄色，显然湿热为痹。仲景谓湿家忌投发汗者，恐阳伤变病，盖湿邪重着，汗之不却，苦味辛通为要。

防己　杏仁　滑石　半夏醋炒　连翘　山栀　苡仁　野赤豆皮

某左。初诊：冬月温暖，真气未得潜藏，邪乘内虚而伏，因惊蛰节春阳内动，伏气乃发。初受风寒已从热化，兼以夜坐不眠，身中阳气亦为泄越。医者但执风寒湿三邪合成为痹，不晓病随时变之理，羌、防、葛根再泄其阳，必致增剧矣，焉望痛缓，议用仲景木防己汤法。

木防己　石膏　桂枝　片姜黄　杏仁　桑枝

二诊：气中伏邪得宣，右肢痹痛已缓，血分留热壅着，左肢痛势未衰，足微肿，体质阴虚，仍以宣通轻剂。

羚羊角　桂枝木　片姜黄　花粉　木防己　杏仁　桑皮

以上出自《吴门曹氏三代医验集》

萧伯章

木工某，遍身重痛，头晕，身微热，冷汗不止，脉沉缓而迟，舌苔湿白，咳嗽多涎。医以败毒、香砂、二陈等方与之，不应。为疏五积散去麻黄服二帖，冷汗、头晕、身热痛等证均愈，惟腰脊间有重痛，牵引小腹，因于方中加附片（盐水炒）、杜仲，又二帖而瘥。

《遁园医案》

丁泽周

杨右。手足痹痛微肿，按之则痛更剧，手不能招举，足不能步履。已延两月余。脉弦小而数，舌边红，苔腻黄，小溲短少，大便燥结。体丰之质，多湿多痰；性情躁急，多郁多火。外风引动内风，挟素蕴之湿痰入络，络热、血瘀不通，不通则痛。书云：阳气多，阴气少，则为热痹，此证是也。专清络热为主，热清则风自熄，风静则痛可止。

羚羊片一钱，先煎　鲜石斛三钱　嫩白薇一钱五分　生赤芍二钱　生甘草五分　芫蔚子三钱　鲜竹茹二钱　丝瓜络二钱　忍冬藤四钱　夜交藤四钱　嫩桑枝四钱　大地龙二钱，酒洗

复诊：前清络热，已服十剂，手足痹痛十去六七，肿势亦退，风静火平也。惟手足未能举动，舌质光红，脉数渐缓，口干欲饮，小溲短少，腑行燥结。血不养筋，津液既不能上承，又无以下润也。前方获效，毋庸更张。

原方去大地龙，加天花粉三钱。

又服十剂，痹痛已止，惟手足乏力。去羚羊片、白薇、鲜石斛，加紫丹参二钱、全当归三钱、西秦艽一钱五分、怀牛膝二钱。

钱左。初起寒热，继则脐腹膨胀，右髀部酸痛连及腿足，不能举动，小溲短赤，腑行燥结，舌苔腻黄，脉象濡滑而数。伏邪湿热挟滞，互阻募原，枢机不和，则生寒热。厥阴横逆，脾失健运，阳明通降失司，则生膜胀。痹痛由于风湿，经络之病，连及脏腑，弥生枝节。姑拟健运分消，化湿通络，冀其应手为幸！

清水豆卷四钱　茯苓皮四钱　枳实炭一钱　嫩白薇一钱五分　冬瓜子三钱　通草八分　全瓜蒌四钱，切　郁李仁三钱，研　西秦艽一钱五分　火麻仁四钱，研　木防己二钱　肥知母二钱　地枯萝三钱

二诊：腑气通，脐腹胀势亦减。纳少，渴不多饮，小溲短赤，右髀部痹痛连及腿足，不便步履，苔薄腻黄，脉象濡数。阴液本亏，湿热气滞互阻募原之间，肝失疏泄，脾失健运，络中风湿留恋，营卫不得流通，还虑缠绵增剧。再拟健运分消，化湿通络。

清水豆卷三钱　连皮苓四钱　枳实炭一钱　益元散三钱，包　天花粉二钱　猪苓二钱　陈广皮一钱　西秦艽二钱　生熟苡仁各三钱　通草八分　大腹皮三钱　地枯萝三钱　小温中丸吞服，一钱五分　冬瓜皮三钱

三诊：腑气通而溏薄，脐腹胀势已能渐消，小溲亦利，右髀部漫肿，痹痛大轻，但不便步履耳。脉象虚弦而数，舌边红，苔薄腻。阴分本亏，肝脾气滞，蕴湿浊气，凝聚募原，络中痰瘀未楚，营卫不能流通。效不更方，仍宗原意出入。

川石斛三钱　西秦艽三钱　地枯萝三钱　冬瓜子三钱　连皮苓四钱　陈广皮一钱　木防己二钱　川牛膝二钱　生白术一钱五分　大腹皮二钱　藏红花八分　炒苡仁三钱　嫩桑枝三钱

严右。腰髀痹痛，连及胯腹，痛甚则泛恶清涎，纳谷减少，难于转侧。腰为少阴之府，髀为太阳之经，胯腹为厥阴之界。产后血虚，风寒湿乘隙入太阳、少阴、厥阴之络，营卫痹塞不通，厥气上逆，挟痰湿阻于中焦，胃失下顺之旨。脉象尺部沉细，寸关弦涩，苔薄腻。书云：

风胜为行痹，寒胜为痛痹，湿胜为着痹。痛为寒痛，寒郁湿着，显然可见。恙延两月之久，前师谓肝气入络者，又谓血不养筋者，理亦近是，究未能审其致病之源。鄙拟独活寄生汤合吴茱萸汤加味，温经达邪，泄肝化饮。

紫丹参二钱　云茯苓三钱　全当归二钱　大白芍一钱五分　川桂枝六分　青防风一钱　厚杜仲二钱　怀牛膝二钱　熟附片一钱　北细辛三分　仙半夏三钱　淡吴萸五分　川独活一钱　桑寄生二钱

服药五剂，腰髀胯腹痹痛大减，泛恶亦止，惟六日未更衣，饮食无味。去细辛、半夏，加砂仁七分，半硫丸一钱五分吞服。又服两剂，腑气已通，谷食亦香。去半硫丸、吴萸，加生白术一钱五分、生黄芪三钱，服十剂，诸恙均愈，得以全功。足见对证用药，其效必速。

以上出自《丁甘仁医案》

杨左。风寒湿三气杂至，合而为痹。左腿足痹痛，不便步履。宜和营祛风，化湿通络。

全当归二钱　西秦艽二钱　怀牛膝二钱　紫丹参二钱　云茯苓三钱　生苡仁四钱　青防风一钱　木防己三钱　川独活八分　延胡索钱半　杜红花八分　天仙藤钱半　嫩桑枝三钱

陈先生。气虚血亏，风湿入络，营卫痹塞不通，肢节酸痛，时轻时剧。宜和营祛风，化湿通络。

全当归二钱　西秦艽二钱　生黄芪三钱　云茯苓三钱　怀牛膝二钱　陈木瓜二钱　光杏仁三钱　象贝母三钱　甜瓜子三钱　嫩桑枝三钱　红枣四枚

施右。风湿挟痰瘀入络，营卫痹塞不从，左手背漫肿疼痛，曾经寒热，不时腿足酸痛，书所谓风胜为行痹是也。当宜祛风化湿，通利节络。

清水豆卷六钱　青防风钱半　西秦艽二钱　晚蚕沙三钱　海桐皮三钱　片姜黄八分　忍冬藤三钱　连翘壳三钱　生赤芍二钱　嫩桑枝四钱　指迷茯苓丸六钱，包

姜左。风湿热稽留阳明之络，营卫痹塞不通，右手背肿红疼痛，不能举动。虑其增剧，宜桂枝白虎汤加减。

川桂枝三分　熟石膏四钱　生甘草五分　晚蚕沙三钱，包　海桐皮三钱　忍冬藤三钱　连翘壳三钱　生赤芍二钱　茺蔚子三钱　嫩桑枝三钱　指迷茯苓丸五钱，包

顾左。气虚血亏，风湿痰入络，营卫痹塞不通，左肩胛痹痛，不能举动。证属缠绵，姑宜益气祛风，化湿通络。

生黄芪六钱　青防风一钱　仙半夏二钱　生白术二钱　紫丹参二钱　片姜黄八分　大川芎八分　全当归三钱　陈木瓜二钱　海桐皮三钱　陈广皮一钱　五加皮三钱　嫩桑枝四钱　指迷茯苓丸八钱，包

罗左。左膝蔓肿，步履不便，屈伸不能自如，络中风湿未楚，营卫不能流通。拟益气祛风，和营通络。

全当归二钱　生黄芪四钱　生苡仁四钱　西秦艽二钱　青防风一钱　怀牛膝二钱　紫丹参二钱　木防己二钱　川独活二钱　炙鳖甲一钱　陈木瓜三钱　杜红花八分　油松节二钱，切片

辛右。风湿痰入络，营卫闭塞不通，项颈痹痛，举动不利，稍有咳嗽。宜和营祛风，化湿通络。

全当归二钱　西秦艽二钱　大川芎八分　竹沥半夏二钱　海桐皮三钱　光杏仁三钱　象贝母三钱冬瓜子三钱　福橘络一钱　嫩桑枝三钱　指迷茯苓丸八钱，包煎

郑左。腰为肾之府，肾虚则风湿入络，腰痛偏左，咳嗽则痛更甚。宜益肾祛风，化痰通络。

厚杜仲三钱　川断肉三钱　当归须钱半　紫丹参二钱　赤茯苓三钱　陈广皮一钱　延胡索一钱　川独活四分　川郁金钱半　丝瓜络二钱　桑寄生二钱

《丁甘仁医案续编》

萧琢如

黄君，年三十余，住本乡。

病名：伤湿兼寒。

原因：素因体肥多湿，现因受寒而发，医药杂投无效，改延予诊。

证候：手足迟重，遍身酸痛，口中淡，不欲食，懒言语，终日危坐。

诊断：脉右缓左紧，舌苔白腻，此《金匮》所谓"湿家身烦疼，可与麻黄加术汤"也。

疗法：遵经方以表达之，使寒湿悉从微汗而解。

处方：带节麻黄八分　川桂枝七分　光杏仁钱半　炙甘草五分　杜苍术一钱

效果：连投二剂，诸证悉平而愈。

廉按：此为湿之属表无汗者而设，盖麻黄得术，虽发汗而不为多汗，术得麻黄，行里湿而并可行表湿，只此一味加入，所谓方外之神方，法中之良法也，宜其一方即愈。

《全国名医验案类编》

杨华亭

谢诚一，年三十八岁，山东福山县人，住狮子匡，经商芝罘。

病名：寒痹。

原因：筋肉肥大，全身富脂肪，身重一百六十余磅，略为运动则呼吸困难，商战过劳，少年房事过度，精神窘迫，谈话之间即睡去。

证候：于甲子年五月十三夜间，因热去衣，赤身乘凉于天井内，瞬息睡去，少时被友唤醒。至第二日晨起时，稍觉项强，第三日项强之证见重，右臂微痛，至理发处，用按摩法，稍微见轻。于十六日晨七时，突患右肩背及手臂尽痛，呻吟之声不绝，痛汗如珠，右半身起卧，不得自由。

诊断：脉两手寸关浮而洪大，惟右则重按而滑，左则沉取而涩，两尺微弦。脉证合参，此为寒痹。《灵枢·邪客》篇所谓"脉大以涩者为痛痹"。《素问·痹论篇》所谓"寒气胜者为痛痹"也。其脉浮者属风，滑者属痰，洪大者属火，涩者属血瘀，外寒搏内热，经络凝滞，以致肩背手部疼痛，惟痛有定处，不似历节之走注流痛而肿，亦非半枯之无痛。因客邪由外入者，必入经络之内，经络所藏者无非气血，气血若被外寒所激，则脑气筋被气血所压，何处被压，

必有疼痛之证。此人肥胖太甚，阳虚则不能外固，忽被风寒乘虚而入。经云邪入于阴则痹也。夫血既以邪入而血痹于外，阳亦以血痹而闭于中，此仲师以针为治痹之先着，而揭诸章之首，以示后世之人也。乃近世针灸失传，俱以用药疗之，须知此病当疼苦万状之时，非药所能即止其疼苦，惟针则能手到疼止也。

疗法：针药并用，先用刺法，以止其疼，后服药以和之。刺手太阳经曲垣穴针入五分，秉风穴针入五分，天宗穴针入五分，臑俞穴针入八分，手太阴经尺泽穴针入三分（此穴速出针微血出），手阳明经合谷穴针入三分，少时睡去。因用当归、川芎、桃仁、红花为君，以和血中之凝滞。经云治风先治血，血行风自灭，用秦艽、羌活为臣以去经络之风，用半夏、云苓为佐以去痰，用制香附、地龙为使以通之。予临行云：此寒痹之证，非一二次所能治愈，初用针可止二三少时之疼，二次能止五六少时，至三四次，可望全愈。下午一时召予治之，问其肩背之痛已退，起卧自由，惟臂与手部，其疼如前。再刺手少阳经天井穴针入五分，支沟穴针透间使穴，阳池穴针入二分，中渚穴针入二分，复又睡去。

第二日晨七时，召予，问其臑臂之疼退尽，惟五指痛而且胀。即刺手阳明经阳溪穴针入二分，手少阳经中渚穴针入二分，液门穴针入二分，大指少商穴、食指商阳穴、中指中冲穴、无名指关冲穴、小指少冲穴各用细三棱针刺之微血出，将前方内加薏苡仁、防己以利湿。

处方：全当归四钱　川芎一钱　桃仁三钱半　红花二钱　左秦艽二钱　川羌活一钱　半夏三钱　云苓三钱　香附三钱　干地龙一钱

第二日方内加薏苡仁六钱、汉防己二钱。

效果：第三日，肩背手臂之疼全愈，在家调养三日，仍回芝罘。

廉按：此乃治痹证之佳案也。

杨占亭，年五十八岁。

病名：风痹。

原因：前清武生，因挽弓两臂用力太过，曾受重伤，幸少年时血气方刚，调治而愈。至上年十月十二日，风雪在地，被石滑倒，当即起立，皮肉未伤，初尚未觉。

证候：第二日晨起时，稍觉两臂微痛，至五六日，忽而肩背疼痛，忽而手足不能屈伸，忽而项强不得回顾，从此日重一日，百药无灵。

诊断：本年四月六日，召予诊之。脉左右手寸关弦紧而实，上溢出寸，两尺稍缓，惟左手肝部弦紧带急。脉证合参，此为风痹。《内经·痹论篇》曰："痹之安生？曰：风寒湿三气杂至，合而为痹也。其风气胜者为行痹，寒气胜者为痛痹，湿气胜者为着痹。"《寿夭刚柔论篇》曰："病在阳者名曰风，病在阴者名曰痹，阴阳俱病，名曰风痹。"此风寒乘虚入于经络之中，当年老时，气血俱衰，气衰无以行血，血衰无以养筋，又兼少年用力太过，至老而发作也。所幸者脏腑未病，饮食如初，脉弦紧而实，弦则主风，紧则主寒，弦紧兼见，则为风寒无疑，实者浮中沉三部皆见也，左手肝部弦紧而急，即经所谓经络皆实，是寸脉急而尺缓也。《金匮》血痹篇云："左寸口关上小紧，宜针引阳气令脉和，紧去则愈。"《圣济总录》风湿痹论曰："风湿痹者，以风湿之气伤人经络而为痹也。"西医云：凡人知觉运动，必赖脑脊两髓。若骨压肉压浓水压，或胞衣坏髓液坏，或受寒湿，或积败血，则脑髓不安，致令脑气筋妄行其力，而风痹之证起矣。

疗法：针灸并用。第一日刺手太阳经肩外俞穴针入六分，二刺天宗穴针入五分，三刺臑俞穴针入八分，四刺肩贞穴针入五分，五刺腕骨穴针入三分，左右手共十刺。后刺足少阳胆经风市穴针入五分，二刺足阳明胃经阴市穴针入三分，三刺足三里穴针入五分。予用黄帝九针式内之毫针，以金作之刺针。手法用先泻后补之法，泻则泻其有余之风，补则补其气血之不足。入针时，医以右手大指退后右转，泻以老阴之八数行三周，共二十四数；再行一飞三退之法，令病人呼气一口，再将大指前进左转，补以老阳之九数行三周，共三九二十七数；再行一退三飞之法，令病人吸气之时，以右手出针，速将左手紧扪其穴，勿令气散血出。

第二日肩背疼痛之处已去十之三四，脉弦紧之象稍微和缓，惟项强之证如初。即刺督脉经风府穴针入三分，二刺足少阳胆经风池二穴针入三分，后刺手十宣穴各针一分，手法亦行先泻后补之法，以少阴六数泻之，行三周，一十八数。令病人呼气一口，再补以少阳之七数，行七周，共七七四十九数。令病人吸气一口，以右手出针，速将左手紧扪其穴。惟十宣穴无手法，以三棱针刺之，微出血。

第三四日因风雨为针刺避忌之日。

第五日脉弦紧之象已去十之五六，出寸之脉，亦不见矣，项强之证如失，肩臂亦能屈伸而不痛，两腿稍能行走。此日针手阳明经之肩髃穴针入八分，二针曲池穴入五分，三针合谷穴入三分，四针手少阳中渚穴入三分。手法与第二日同。予临行云：敝人不能久居家中为君诊治，因烟埠（即芝罘）有事，请君去烟同寓，行孙真人阿是穴之法，何处痛以何处刺之，庶能速愈。况君久居家中，家事累心，久而久之，脏腑受病，则手续又难一层。伊闻言甚喜，定于明晨去烟。

第六日早十时，坐轮赴烟，同寓靖安公司内。下午同伊至澡堂沐浴，去时伊枕木枕休息，即觉项部微痛，少时回寓，坐未一刻，项强之证陡来。此日天雨，针家避忌。伊痛不能忍，不得已刺风府一穴、风池二穴、大椎一穴入五分，风门二穴入五分。手法用龙虎龟凤四法疗之。手法行完，项强之痛已去。

第七、八、九日，未行刺法。见其证日退一日，医者不可每日行针，盖经络之气血，惯亦不灵矣。

第十日晨起时，风雨交作，至下午天晴，伊忽受外感证。《内经》云：伤寒一日刺风府，先针风府穴留三呼二，针风池二穴留七呼三，针风门二穴留七呼三。手法用泻法而不补。

第十一日外感证愈，惟缺盆骨微痛，两膝寒冷，灸手少阳经天髎穴左右各七壮，足少阳胆经肩井穴左右灸五壮，足阳明胃经三里穴左右各灸二七壮。

灸病手法：用樟木一片，厚三分，外口宽长一寸四五，内口圆直径三分。黄帝云：灸不三分，是谓徒冤。乃言成丁之年艾球之大小也。艾叶以五月五日采者为佳，用时曝干，入臼捣细，筛去尘土，撮去艾叶中之硬梗，洁白如棉，俗名艾绒。灸几壮，先将艾绒团成几球。出汗之手，不可令团，因艾湿难燃。再以墨将穴点正，以樟木板放于穴上，外用绒布一块，内剪一孔，套于樟木板之外，预防艾火落于肉上。外用香油灯（即芝麻油）一盏，镊子一把，水碗一个。将艾球于灯火上燃之，看艾球焯与木板齐，病人必呼痛，急镊下放于水碗之内。再取一球，轮流灸之。病人忍受一刻之苦，待艾球之火已灭，则一壮能有十壮之功效。灸完时过四五小时，灸处必起水疱。用金针刺破，将水挤出，用西药布帖之，外缚以合口膏，古人用竹内皮帖之，予初用此法，多有成疮之患。

效果：二十天风痹之证已愈，至阴历五月八日回里。

廉按：论证援引详明，取穴确有薪传，非平日研究《甲乙经》及《针灸大成》者不办。此等验案，学者宜注意焉。

以上出自《全国名医验案类编》

阳贯之

邓少仪妻，年三十六岁，住石马巷街。

病名：寒痹。

原因：初感寒湿，历治不愈而成痹。

证候：肩臂腰腿周身皆痛，日重一日，已经两月。

诊断：脉左浮紧，右濡滞。浮为风，紧为寒，濡为湿，明明三气合而成痹，何前服三气对证之药皆不效，则仲景下瘀之法可以类推，勋臣痹证有瘀之说于斯益信。少仪以病久人弱，难堪峻剂为辞。乃为详辨其义，血譬如水也，水经风寒而凝结成冰，此时欲使冰之凝结者，复成为水之活泼，治风寒乎，治冰乎，知必治冰而后可。故服表药，似对证而不及病所，徒虚其表，故不应。接服养血滋阴药，固是妇科妙品，而血为阴凝，愈滋愈瘀，故病加重。今以逐瘀为治，即治冰之意，幸勿囿于俗见以悔将来。

疗法：用王氏身痛逐瘀汤，嘱服三剂。次日复诊，昨日之药，已服一剂，反心烦甚。此因血瘀既久，骤用通逐，以药不无攻抉之势，故烦。若安然罔觉，是药不中病，接服毋间可也。若疑中病为犯逆，养痈成患，恐难措手于将来也。于是信心不疑，连服三帖，诸证悉退。

处方：全当归三钱　细生地三钱　光桃仁四钱　杜红花二钱　生枳壳二钱　赤芍二钱　川柴胡一钱　生甘草一钱　苦桔梗钱半　川芎钱半　杜牛膝三钱，为引

效果：凡九日，诊三次，略为加减，服药皆应，诸证悉退，行动如常。

廉按：寒则凝血，湿则滞血，血之脉络窒塞，乃成痛痹，病势之常。王氏身痛逐瘀汤，确系经验之方，惟柴胡不如易桂枝，辛甘发散，以通经络，同牛膝尤有直达肩臂腰腿之长，则取效当更速矣。

《全国名医验案类编》

曾月根

张幼文，年三十二岁，任县长，住广东五华城北门外。

病名：伤寒变痹。

原因：贵胄之子，素因多湿，偶感风寒。

证候：发热恶寒，一身手足尽痛，不能自转侧。

诊断：脉浮大而紧。风为阳邪，故脉浮大主病进，紧主寒凝。脉证合参，风寒湿三气合而成痹。

疗法：桂枝附子汤主之。方中桂、附辛热散寒，草、枣奠安中土，生姜利诸气，宣通十二经络，使风寒湿着于肌表而作痛者，一并廓清矣。

处方：桂枝四钱　附子钱半　甘草二钱　大枣六枚　生姜三钱

效果：一日二服，三日举动如常，继服平调之剂全愈。

廉按：伤寒变痹，必挟风湿。长沙《伤寒论》曰："伤寒八九日，风湿相搏，身体疼烦，不

能自转侧，不呕不渴，脉虚浮而涩者，桂枝附子汤主之。"今有是证，则用是药，确得仲景之心法。

《全国名医验案类编》

陈艮山

陈雨洲之媳李女士。

病名：风湿成痹。

原因：素因性急善怒，时患小腹痛，溺艰涩，频下白物，经水忽断。中医治之，时愈时发。后随夫留学东洋，赴医院治疗，医云子宫有毒，必须剖洗方能见效，愈后三月，且能受孕。果如所言。分娩后旧病复发，再往该院请治。医云无法。再剖纵愈，而子宫亦伤，不能复孕，力劝回国。旋觉腹中有一硬块，时痛时止，时作冷热，白带淋漓，面色黄瘦，饮食少进。他医曰为大虚证，用八珍加龟胶，连进数剂，忽患周身浮肿，白带更甚，阴烧不退，群医束手。

证候：一身浮肿麻痹，少腹痛，带下频频，日夜烧热，舌苔白滑淡灰。

诊断：两脉沉迟，断为风寒湿三气合而成痹。

疗法：仿仲景治风湿例，君以苍术、泽泻燥湿，佐以麻、桂透表去风，引用姜皮导至皮肤。一剂胸部稍舒，举动稍活。再用川萆薢、威灵仙、泽泻、川乌、天麻、秦艽、麻黄、桂枝、茯苓皮、大腹皮、冬瓜皮等药数剂，肿消食进。惟两脚肿胀未消，乃用鳅鱼炒蒜头食之。

处方：苍术二钱　泽泻二钱　麻黄二钱　桂枝钱半　姜皮三钱，为引

又方：川萆薢四钱　威灵仙四钱　泽泻片三钱　制川乌二钱　明天麻二钱　秦艽二钱　麻黄二钱　桂枝二钱　茯苓皮二钱　大腹皮三钱　冬瓜皮三钱　水二碗，煎成一碗，温服。

效果：服初方一剂稍愈，再服次方，逐渐加减，十余日肿消热退，食亦渐加。食鳅鱼炒蒜头，两脚肿亦消尽。再教以早服人参养荣丸三钱，夜服龟龄集三分。调理三月余，白带愈，经如期，旋受孕生子。可见医者不能复孕之言，亦有不足信者也。

廉按：断证老当，处方雄健，宜乎得奏全功，然非精研《伤寒论》及《金匮》，确有心得者不办。

《全国名医验案类编》

高玉麟

杜君，年五十余岁。

病名：风痹。

原因：体肥多湿，痰郁经络，致四肢痹而不仁。

证候：左半身自头面至足跟筋骨疼痛，皮肤不敢近衣被，耳鸣目糊，不食便阻。

诊断：脉左关弦涩，右关缓结。脉证合参，此湿痰挟风而作也。夫湿生于脾，上结为痰气，流于脏腑，则湮郁气道，散于四肢，则阻闭经络，凝结既久，气血难通，偶感风邪，官骸作废，此风痹之所由来也。

疗法：内服自配回天再造丸，外用太乙神针药灸尺泽、风市两穴。

处方：真方回天再造丸。

真蕲蛇四两，去皮骨，并头尾各三寸，酒浸，炙取净肉　两头尖二两，出乌鲁木齐，非鼠粪也，如无真者，以炙白附子代之　真山羊血五钱　北细辛一两　龟板一两，醋炙　乌药一两　黄芪二两，蜜炙　母丁香一两，去油　乳香一两，焙，去油　麻黄二两　虎胫骨一两，醋炙　甘草二两　青皮一两　熟地二两　犀角八钱　没药一两，焙，去油　赤芍一两　羌活一两　白芷二两　血竭八钱，另研　全蝎二两半，去毒　防风二两　天麻二两　熟附子一两　当归二两　骨碎补一两，去皮　香附一两，去皮毛　元参二两，酒炒　制首乌二两　川大黄二两　威灵仙二两五钱　葛根二两五钱　沉香一两，不见火　白蔻仁二两　广藿香二两　冬白术一两，土炒　红曲八钱　草薢二两　西牛黄二钱五分　草蔻仁二两　小川连二两　茯苓二两　僵蚕二两　姜黄片二两　松香一两，煮　川芎二两　广三七一两　桑寄生两半　当门子五钱　桂心二钱　冰片二钱半　辰砂一两，飞净　天竺黄一两　地龙五钱，去土　穿山甲二两，前后四足各用五钱，油浸

上药必须道地，炮制必须如法，共研细末，择日于净室内炼蜜和合，捣五千杵为丸，重一钱，金箔为衣，外用蜡皮包裹。

每日一丸，服时用四物汤煎送。

当归三钱　赤芍二钱　生地钱半　川芎八分　朝东桑枝五钱，酒炒

如延累右半边亦痹者，前汤合四君子汤煎送前丸。

潞党参三钱　生于术二钱　云茯苓三钱　炙甘草四分　朝东桑枝五钱，酒炒　青松针五钱

太乙神针药方

艾绒三两　硫黄二钱　台麝　乳香　没药　松香　桂枝　杜仲　枳壳　皂角　细辛　川芎　独活　穿山甲　雄黄　白芷　全蝎各一钱

上为末，称准分量，和匀，预将火纸裁定，将药铺纸上厚分许，层纸层药，凡三层卷如大指粗细，杵令极坚，以桑皮纸糊六七层，再以鸡蛋清通刷外层，阴干，勿令泄气。

附用针法

用生姜一大片，厚二分许，中穿数小孔，平放应针穴道上。用白面捏一小碗，如酒杯大，碗底亦穿数小孔，将神针药料析出，再加艾绒少许，捏作团，置于面碗内点燃，平放于姜片之上，顷刻之间，药气即可透入。如觉甚热，将姜片略抬半刻，即再放下。看碗底药将燃尽，取起另换，每一次换药三四回，便可收止，每日或一次、或二次不拘。

附穴

尺泽穴：在肘中动脉处，即肘弯横纹当中，屈肘纹见。《金鉴》云：屈肘横纹筋骨罅中。

风市穴：端立，垂手于股外，中指尖到处。

效果：外治用神针一星期一次，内服丸药一颗，用药汤调下，约月余始痊。

廉按：风痹久延，每成风缓，《圣济》谓风缓即瘫缓，其病因气血虚耗，风寒湿气痹著筋骨，肢体缓弱窜疼。此案所用回天再造丸，与《圣济》大活络丹，药品大同小异，能治肢节痛痹及虚人痿躄，服此颇验，而尺部酸痛，痿软不仁，亦多神应，诚肢体大证必备之要方。惜配合需时，价值太昂，不如仍用大活络丹较为便利，以其市肆所备耳。太乙神针外治，虽亦有效，惟血虚生热者，不可擅用。

《全国名医验案类编》

黄衮甫

黄松林，年三十八岁。

病名：湿痹。

原因：初伤湿，继受寒，寒湿相搏，遂致麻痹。

证候：左足胫疼痛，伸屈不利，步履维艰。

诊断：脉左沉迟，右稍弦。证脉合参，断为着痹。《内经》论痹证，每与中风相合，然风则阳受之，而痹则阴受之。痹者闭而不通之谓也，今寒湿客于下，下焦属阴，以阴遇阴，湿性腻，寒性迟，湿遇寒而凝结愈力，寒遇湿而壅闭不宣，不通则痛，通则不痛。

疗法：方用麻黄、附子为君，黄芪、白术、白芍为臣，秦艽、伸筋草等为佐，使祛寒化湿之品，与通经活络互参。

处方：带节麻黄三分　西芪皮钱半　左秦艽钱半　丝瓜络三钱　伸筋草三钱　淡附子六分　焦白芍钱半　炙甘草四分　生白术钱半　千年健钱半

效果：服药四剂，痛势愈半，后西芪、白芍加倍，再四剂而病愈。

廉按：按语精湛，处方稳健，于痹证确有心得，非博历知病，屡用达药者不办。

《全国名医验案类编》

陈在山

刘德儒，病患腹胀、腰腿疼痛，六脉弦缓无力。此脾虚不化水谷所致，先用健脾利水之剂服之，稍有小效再为培补气血。

皮苓　苁蓉　茅术　木香　香附　厚朴　甘草　莲肉　芡实　广砂　车前　醋芍　寄生　木瓜　桂枝　白芷

刘德儒服前方，大见功效，惟手足颇觉发沉，此是风湿之气行四肢，未得散开之故也，再加通经利湿之品治之。

五加皮　何首乌　莲肉　芡肉　茯苓　车前　桂枝尖　白芷　当归　甘草　茅术　木香　仁米　醋芍　木瓜　寄生　通草

刘德儒服前剂后，腰腿疼甚，此是气血通行经络，药力运行鼓荡湿气而然，仍用前方加减治之。

瓜蒌皮　木瓜　酒芍　云苓　车前　天水散　子青皮炒　广皮　木香　茅术　甘草　寄生　仁米　建莲　加皮

刘德儒服前方，大见功效，饮食加餐，惟手、两肘下颇觉麻木，并周身有时疼痛，似不可忍者。此为余邪未尽之故，仍用前方加减治之。

五加皮　当归尾　瓜蒌皮　茯苓皮　白通草　车前子　仁米　茅焦术　汾甘草　子青皮　广木香　广皮　乳香　桑寄生　宣木瓜　莲子　芡实炒

《云深处医案》

傅松元

陈吉甫者，唐家行镇董事也。一日以褟络右手至余舍，云："请视是为何证？"余按之肿而软，肉色不变，手背肿至臂而不痛，但觉胀耳。余曰："此手气也。"吉甫云："昨请外科医诊，彼以为疔，刺三刀敷以药，渐痛不可耐，即洗去之。今朝又往请诊，渠云，昨但手背肿，今至臂，势已走黄，须砭四十刀，不然肿至臑而肩，将不治焉。我因刀刺可畏，故请先生一决。"余曰："无须砭也，砭则二三月不得收口，但不知从何而受湿之深如此？"吉甫闭目而思曰："是矣，我因夏月多汗，常以湿巾拭之，夜卧，则以巾置枕旁，以手枕巾，取其拭汗无须他索，受湿之深，殆由于此，想我兄必有妙法治之。"余曰："易事耳，回府后用厚绵包裹肿处，不令透风，务使得汗，则肿自消。"彼又问须汤药否？余曰："亦可。"为疏桂枝、防风、羌活、姜黄四味，嘱服二剂。第三日，遇诸途，吉甫以手示余云："愈矣。"遂同至吉庆楼泡茶，笑谢而散。

蒋少怀之妇，得半身不遂之证。邀余诊，切其脉左细紧，右缓滑。问病起几日？云六七日。时六月也。问所苦？云左半身酸痛不能动。问何以得人扶而能出？云此刻才能强行。复问现在乳子呼？云然。问左手枕几而睡乎？云然。问汝卧床之席下无絮乎？云然。问汝床下无地板乎？云然。余曰："汝病幸早治，若怠缓，不致痉证，即成痹证也。此后床下须以芦席两张覆于地，床上须垫棉絮于席下。"乃与柴胡、桂枝、附子、枳壳、黄芪、当归、乳香、木香一方，服两剂得汗，而半身酸痛亦去矣。

以上出自《医案摘奇》

孔继菼

龙尚宾，久病不痊，历数年矣。乙卯秋，诣予求治。手持一纸，细载病证及缘起甚详。阅之，为头眩，为心跳，为烦，为悸，为不寐，为胸腹痞满，为胁下膜胀，为逆气窜疼，为喉中生疮，为小便短涩，为往来寒热。又有云，时而一线凉起，自胁下上达胸喉，顷之，口舌俱凉，面上脉络亦因凉而紧缩；时而一片热起，自脐下上达胸膈，顷之，面目俱热，身上脉络亦因热而麻动。又或有时凉气外达于脊背，热气下达于足股。此外如畏恶风寒，是其常有。滑精便溏，亦其间见者。通计一人之身，变证丛出。而其因，或风、或寒、或饮冷、或热灼、或劳苦气怒，亦缕缕备载不一类。诊其脉，弦细结数，不匀不净。予曰：此病从未经见。寒为真寒，热为真热，实为真实，虚为真虚。治彼则碍此，而又胶结错杂，无游刃处，何由得窍却而导之。辞不能治。龙谆恳，语甚恺恻。予曰：曩服何药？曰：清解、疏利、补阴、养阳，备尝之矣，总不得效。予为再三踌躇，乃议曰：据证虚实寒热俱有，究之虚寒多而实热少，法当偏用温补，然他证不足虑，喉疮已数年矣。若更发动，其变何可复言？夫少阳者，阴阳之关键，内外之枢纽也。今姑从少阳立治，和解阴阳，宣通内外，主以辛温，而以清凉为监制，其可乎？然亦自渐模棱矣。疏方与之，数日复来就诊，往返数次。予赴曲阜，龙乃就医于他处，次年复来求治，又随予至曲阜，假馆药室者数月，病亦渐渐减矣。其夏予归滕，又随予归，予乃疏攻水方，去其水积，至七月，计方近二十易，为时阅十月矣。时龙僦居近于予，往来甚频。一日就诊，予谓龙曰：吾今识君证矣，其痹病乎？风寒湿三气俱有，而又分舍于经络脏腑之间，故其证错杂而难辨。幸前药不甚刺谬，不然，且殆。夫痹虽外邪，而其寒热虚实，亦随人之形气为变现者也。今试以经之痹论，证君之病情。烦悸痞满，膜胀窜疼，大便溏泄，小便短涩，脏腑之痹也。邪盛于内，而里气虚，于是头眩、心跳、不寐之证起矣。时而凉起，时而热起，游行于胸腹头面，衍溢于脊背足股，经络之痹也。邪盛于外，而表气虚，于是往来寒热、畏恶风寒之证起矣。惟喉疮系热药所为；滑精亦虚热所致。二证不在痹数，幸已就痊。然病之传变何所不至，提纲挈领，论证之要。若必刻鹄求似，无从索解人矣。予为君从痹证论治，当保必效。且君自项以下，皮肤干燥而强涩，从无点汗，亦此证也，痹病及于皮矣，不从汗解，病何由尽？乃用小续命汤，主以麻、桂，托以参、芪，和以归、芍，领以附子，监以石膏，一剂汗及胸，三剂汗至脐，七剂汗遍小腹，下达阴股，诸证霍然矣。复为定丸方滋养，由是遂健。噫！治病而不识其名，从何处着手？犹幸龙坚于相信，故终可收功。然使早从汗散，病愈多时矣。暗室孤灯，久而复明，则从前之模棱处治，谁之咎也？故存此以志予过。并望高明之士，慎勿以暗处摸索，转咎沉疴之不起也。

张姓某久病不痊，介其姻戚以延予，辞不获暇。翌日，张来就诊，观其形色，亦似无病。因问：昨闻有久病，即君耶？曰：然。去岁冒雪赴市，天寒风甚，归即发热，旋即轻减，亦不在意。数日之后，时发时止，发则自肩及胸、腹、两股，皮里骨外一线窜行，热如汤火，片片如是，内连胸中。烦躁殆不可奈。甚则冥然，至于不觉，约可时许之久，大汗淋漓，乃渐轻，当其时，身亦不敢动也。如是者日或一次，或数次，逾数月矣。未识此为何病。曰：向来作何病治？曰：或以为疟，或以为痰，或以为风，或以为虚，纷纷治疗，迄今无一验。予诊之，其脉浮数而细，沉取少缓。曰：此亦寻常恒有之病，特近来业医之家多不留心《内经》，于脉理又漫无体察，以致临证模糊，獐鹿莫辨，迁就附会，强作解人。如此四说，何者为切当不易之论乎？夫以脉言之，疟必兼弦，痰必兼滑，风则浮数，而不至于细，虚则迟弱，而势不能数。参之现在之脉，皆未合之。以证言之，疟有但热不寒之疟，岂能于皮里骨外止为一线之窜行？痰有游溢经络之痰，何至于热如汤火兼致烦躁之乘心？以为风，则作止有时，尚为近理，而未指其邪气之所舍，究从何处施驱散之力；以为虚，则大汗频出，似为得情，而已经此数月之绵延，何以形气无不起之征，质之现在之证，亦未当也。以予观之，直痹证耳。夫痹之为证，内脏腑、外皮肤，本无定所，而此证不内不外，恰在表里之间，乃脉痹也。若使外邪重感则深入而难治矣。遂为立案曰：此脉痹也。风寒湿三气合邪客于脉中，风胜则行，寒胜则痛，湿胜则着。今独窜行作热者，所受风邪为多，风本阳邪，本人阳气又旺，两阳合邪，故扇而为热也。夫脉有经、有络、有支孙，以善行之气，入空隙之中，其热何所不至？故胸、腹、肩、股俱有热气浮游，热则心烦者，脉属心，未病而复及于本也；热极汗出者，脉行血热，灼而逼液外溢也。此证当以驱风清热之品，用血药引入脉中，攻其邪使外散而不内注，方可求愈。模棱处治，无当也。案出，付以方。张某感悦，矢言重报。逾数日，复来，问：服药如何？曰：未效。诊其脉，则数少退矣。曰：脉已退，安得不效？曰：向者肉中线线作热，今大片热矣。心中不烦不躁。予曰：此由脉散于肉腠，热邪不复内攻，即大效也。书方与之，数日又来。问：效否？曰：不效。而脉又退，因问之，则今热在皮上也。予曰：此病已将解，再退则不在君身矣，犹云不效乎？张悦，复言报。数日又来，不效之说，仍如前也，而皮上亦不热也，六脉惟余缓象。予曰：君勿谬言，予治证多矣，非人人责报者，今君前证已退，所余有限之湿气耳。张乃大悦，仍矢重报，始求方，书而与之，不知此方服后，或少有效耶？抑如前不效耶？然予之门前自是无张君之迹矣。

以上出自《孔氏医案》

贺季衡

张男。湿热沉于下，风阳浮于上，两足踝久肿，或酸痛，不良于行，牙关肿痛，开阖不利，项强顾盼无以自如，胃纳久疲，腹鸣或作胀，脉沉数细滑，舌苔腐白。极难合治，收效不易也。

当归二钱　淮牛膝一钱五分　羌独活各一钱　左秦艽一钱五分　白芷片八分　云苓三钱　炒苡仁五钱　木防己三钱，酒炒　白茄根四钱　白蒺藜四钱　地肤子四钱　桑枝四钱

另：姜蚕三钱，炒　白芷片三钱　莱菔子三钱，炒

上味研细末，白蜜调糊，入葱液三滴，调成饼，贴于颊车穴。

《贺季衡医案》

赵文魁

十二月十一日，赵文魁诊得六太太脉息：左关沉弦，右部沉滑。肝气欠调，饮热结郁，以致湿痰流注，四肢酸疼。今用调气化饮活络之法调治。

炙香附三钱　抚芎一钱五分　醋柴二钱　木瓜三钱，土炒　威灵仙三钱　苓皮四钱　白术三钱，土炒　木通二钱　汉防己三钱　牛膝三钱　泽泻三钱

引用炒僵蚕二钱。

按：本案所述之病，属中医"痹证"范畴。究其原因，当以内因为主，尤其柔弱之质者，易于感邪致病。患者原有痰饮内蕴，复加肝郁不舒，气机失调，使内伏之饮，走窜流注，阻滞气血畅行，不通而为痹也。阴邪留滞，经脉为之不利，故见四肢酸楚、疼痛，湿邪偏重，可表现出麻木重着、痛有定处的特点。观其脉象："沉潜水蓄阴经病，数热迟寒滑有痰。"（见《濒湖脉学》），沉弦、沉滑，均为内有痰饮留伏之明证，其舌苔必白滑腻，舌质淡嫩，因此用调肝化饮、活络止痛之法治之。

方中，香附味辛能散，微苦能降，微甘能和，性平不寒，芳香走窜，为理气之良药。气理则郁解，气行则血行，气血通利，疏泄调达，则痞痛自止。柴胡醋制后，减轻了升散之性，直入肝经，胁肋痛加香附以加强疏肝解郁之功。川芎辛散温通，行气开郁，为血中之气药。木瓜酸温，味酸入肝，益筋与血，故有平肝舒筋之功，肝平则脾胃自和，湿痰可化，且性温即可化湿，故又有和中祛湿之效。威灵仙辛咸走散，性温通顺，配伍汉防己、木通、泽泻等淡渗之品，使湿邪从下而走，加强祛风湿、通经络之功。白术健脾燥湿，此即脾强即可以胜湿意。牛膝性善下行，既可补肝肾、强筋骨，又可通利关节、消肿止痛，对老年体虚风湿痹阻之证尤宜。诸药配伍，使气调饮蠲络通，则痹通自止。

十二月十二日，赵文魁诊得六太太脉息：左关沉弦，右部沉滑。肝气已调，惟中州饮热尚盛，以致肢节重坠作痛。今用调中活络止痛之法调治。

威灵仙三钱　姜朴二钱　秦艽二钱　僵蚕三钱，炒　地龙三钱　牛膝三钱　赤苓四钱　白术三钱，土炒　片姜黄一钱五分　松节三钱　木通三钱

引用炙元胡三钱。

按：痹证之因虽责任在风寒湿三邪，但内伤痰饮亦可为患作痹，《金匮》亦论及青龙汤治肢节痹痛，实为寒饮为患，而本例为热饮内蓄中州泛溢四肢而致之痹证，治疗又当以清热和中化饮、活络止痛之法调治。方中姜朴、赤苓、白术和中化饮，配以木通，《本经》谓之"除脾胃寒热，通利九窍血脉关节"，共达清热化饮通络之功以治其本。灵仙、秦艽、松节祛风湿、利关节。佐用僵蚕、地龙、牛膝、姜黄，增强活血通络止痛之功，更使以元胡引药入络，活血止痛。

老太太膏方（壬寅葭月议）：

年尊之体，气营两亏，肝脾不和，督脉统摄维营八脉拥护失司，见病都属肝胃，以厥阴为风脏，阳明为盛阳耳，恰逢冬令天气温暖，阳气不潜，阴不下吸，脉络不为流利，所以骨节时有酸楚，幸调治以来，尚称合机，当此阳生节后，拟滋养肝木、调和营气，以冀回春泰和耳。

大生地四两，沉香末二钱拌炒　全当归一两五钱，陈酒同炒　云茯苓三两，辰砂拌蒸　潞党参二两，元末同炒　东白芍一两，杭白菊一钱泡汤炒　川续断一两五钱，盐水炒　制首乌三两，蛤粉三钱拌炒　黑穞豆皮一两五钱，猪脊筋两条去膜同捣　桑寄生一两五钱，炒　野于术二两，净土同炒　女贞子一两五钱，蒸透　金毛脊一两五钱，去毛炒　生西洋参一两五钱，桂圆肉一两去核同蒸　肥玉竹二两，甘草水炙　厚杜仲一两五钱，胡桃肉一两去衣　怀山药二钱，土炒　远志肉一两五钱，盐水炒　炙香附一两五钱，杵碎　潼沙苑子一两五钱，盐水炒　酸枣仁一两五钱，盐水炒　福橘红络各六钱，盐水炒

上药如法炮制，先用嫩桑枝一两、九孔石决明三两、建莲子（去衣心）一两、丝瓜络一两四味先煎代水，然后入药煎三次后去渣，用文火收膏时熔入陈阿胶一两五分、鹿角胶一两，收至滴水成珠不化为度。

每日或早晚开水酌调四五钱可耳。

老太太药酒方：

川桂枝八钱　淮牛膝一两五钱　虎胫骨三两　片红花六钱　川草薢一两五钱　制鳖甲二两　台白术二两　厚杜仲二两　左秦艽一两五钱　全当归一两五钱　油松节一两　夜交藤一两五钱

上十二味或用无灰陈酒或高粱酒约六斛用绢袋盛浸，瓷罐内隔水炖一周时，七日后开服之。

以上出自《赵文魁医案选》

张山雷

罗左。病起足跟痛，驯致踝膝臂腕逢节皆痛。脉右小弱，左弦劲，舌光红无苔。寐中盗汗，阴虚何疑。宜一贯煎加味。

归身4.5克　白芍6克　杞子4.5克　巴戟肉3克　黄肉9克　地黄9克　牡蛎15克　龙骨6克　茯苓6克　宋半夏4.5克　木瓜4.5克　香附6克　仙灵脾4.5克　五加皮9克　功劳叶6克

某左。足三阴不足，两足跟隐痛，两足踝酸痛，且肿。脉细，舌无苔。非滋养不可，且无近效。慎宜自爱，不可斫丧为至要。否则日久成疽，即是不治之证。

熟地9克　黄肉6克　玄参6克　杞子9克　独活3克　木瓜9克　全当归6克　川断4.5克　草薢6克　怀牛膝9克　桑枝9克　红花3克　川柏4.5克

复诊：十剂大效，改元地，加大腹皮3克，知母4.5克，仙灵脾9克。

徐右。四年前竹床卧中受风，左臂酸痛，时作时止，今则较剧。脉细涩，遇风每觉寒侵骨髓，舌淡白不甚腻。治法刺肩俞、肩井、曲池，再以温养宣络佐之。

当归身4.5克　川断6克　片姜黄4.5克　羌活2.4克　川牛膝4.5克　虎胫骨4.5克　鸡血藤4.5克　桂枝2.4克　红花4.5克　威灵仙4.5克　松节6克　秦艽4.5克　苍耳子4.5克

二诊：臂痹昨用针刺，颇有小效。惟经络为病，应手尚易，复常颇难。昨议宣络温养是为痛时设法，际此天气温暖，此恙尚缓和，脉左极细，右亦涩滞，舌红少苔。阴液素薄，预议滋养阴营，以备平时恒用。果能多服，尚可铲此病根。

当归身 4.5 克　大白芍 6 克　北沙参 6 克　川断 9 克　虎胫骨 2.4 克　甘杞子 4.5 克　藕粉炒阿胶珠 4.5 克　大元地 12 克　炒山萸肉 4.5 克　带壳春砂仁 2 粒　制香附 6 克　威灵仙 4.5 克　丝瓜络 4.5 克　油松节 4.5 克

张左。行年五十，阴气已衰，痰湿阻络，气机不调。先则左胁痛，继而左手掣痛，不能上举，脉细且涩，舌淡㿠白，后半腻厚。病经数月，药难速功，姑先宣络化痰，治标为务。

川桂枝 2.4 克　大白芍 4.5 克　白芥子 6 克　姜半夏 6 克　九节菖蒲 2.4 克　西羌活 1.8 克　片姜黄 4.5 克　川牛膝 4.5 克　威灵仙 4.5 克　广地龙 2.1 克　制南星 3 克　陈皮 3 克　生紫菀 6 克

指迷茯苓丸 6 克饥时吞服。

赵左。端午脚痛不伸，并无寒热，起始在环跳，痛则汗多，胃纳大减。先前某医悬拟方用参、芪、术、地、附、桂、炮姜，大温大补服四五剂，则胃之大闭即因之而来。要知寒湿为病亦不当遽与大补。从此痛势日剧，夜不成寐，甚至茎缩溲闭。更医通经活络法加九龙丹十二粒，便溏一天，余证如故。午后往视，脉滑数，时时自汗，痛处在左环跳以下，直至膝上，全在阳经部位，舌尖边红，而满舌白苔，中心极厚，焦黑干燥，渴能引饮。痛处日夜无休，一足不可稍动，按之不肿不热，上下尺余皆是大痛，尚无外疡景象。小腹痞坚，大腑十日不行，溲亦不多，茎已不缩。盖湿邪为温补所锢，几成坏证。犹幸神志清明，是宜通腑涤痰，清阳明而通经隧，当有可恃。

小桂枝 2.4 克　独活 4.5 克　当归尾 9 克　木瓜 4.5 克　川断 9 克　仙灵脾 4.5 克　菖蒲 3 克　莱菔子 9 克　炮甲片 4.5 克　藿梗 4.5 克　干佩兰 4.5 克　石膏 12 克　知母 9 克　糯米 12 克　甘草 3 克　礞石滚痰丸 12 克，包

某左。病起幼时远行伤筋，足跗时痛，于今已久，经失所养，脉细且迟。治法是宜温养。

桂枝尖 1.2 克　大元地 12 克　山萸肉 9 克　全当归 6 克　川独活 3 克　炙虎骨 6 克　陈木瓜 4.5 克　怀牛膝 6 克　甘杞子 9 克　川断肉 9 克　桑寄生 9 克　杜红花 7.5 克　威灵仙 4.5 克

某左。劳顿经伤，左环跳疼痛，入冬益剧。脉颇弦动，舌苔白满，宜温润以宣经隧。

原附块 3 克　川桂枝 1.5 克　厚杜仲 4.5 克　全当归 7.5 克　豨莶草 6 克　桑寄生 9 克　广地龙 4.5 克　大元地 12 克　川独活 3 克　钻地风 3 克　怀牛膝 4.5 克　海风藤 4.5 克　油松节 2.4 克

方右。臂痹有年，本是血液不充，非风寒湿三气杂至而为痹者可比。前议养血宣络，左手渐松，右腕亦可，惟左肩节病势尚在，多年久恙，铲除诚非易言。但投药尚属相应，多服当能渐可。兹再承嘱，疏方惟有踵守前意，宣通与养液并行。若多用风药，希图速效，则偾事矣。

当归身 9 克　制香附 6 克　甘杞子 4.5 克　西羌活 2.4 克　油松节 4.5 克　片姜黄 3 克　川牛膝 4.5 克　威灵仙 4.5 克　海桐皮 4.5 克　天台乌药 4.5 克　炒瓜蒌皮 4.5 克　带壳砂仁 2 粒，打　酒炒桑枝 12 克　杜红花 4.5 克　鸡血藤 3 克

徐左。血虚生内热，四肢逢节隐隐疼痛，两足已发肿，幸按之不痛，犹不至遽为踝痈。然病在关节，痊之不易。脉沉分弦数，夜热便坚，宜养液清理血络。

大元地 12 克　润玄参 9 克　羌独活各 3 克　川怀牛膝各 6 克　全当归 6 克　甘杞子 6 克　陈木瓜 6 克　川断肉 6 克　炒川柏 4.5 克　鸡血藤 4.5 克　制首乌 9 克　炒丹皮 4.5 克　威灵仙 4.5 克　焦栀皮 6 克

丰左。血不荣经，五指伸缩不灵，此俗所谓鸡爪风也。脉细且迟，血虚何疑，舌㿠白无苔，治法非风药可疗，宜养血宣络，徐图缓效。

大元地 9 克　川桂枝 1.5 克　西羌活 1.5 克　全当归 6 克　川断肉 9 克　陈木瓜 4.5 克　杜红花 4.5 克　炒川芎 1.5 克　伸筋草 4.5 克　鸡血藤 4.5 克　制香附 6 克　威灵仙 4.5 克　鹿角霜 6 克　桑寄生 9 克

周友。两跻发源之处痛而无力，于今旬日，其势日剧，胫枯瘦，步履大难，脉细弦，舌淡白无华，色亦㿠白。宗一贯煎参以温煦。

大熟地 15 克　黄肉 12 克　怀牛膝 9 克　归身 6 克　独活 4.5 克　杞子 9 克　木瓜 6 克　巴戟肉 6 克　川断 6 克　川柏 4.5 克　虎骨 6 克　仙灵脾 6 克　桑枝 15 克　砂仁 1.2 克

二诊：连服十剂，痛势大减，步履为轻。唯夜多小溲，原方加桑螵蛸、覆盆子。

三诊：痛已止。足胫枯，定丸方。

大熟地 15 克　杞子 90 克　虎骨 45 克　鹿角霜 90 克　巴戟天 15 克　全当归 90 克　独活 60 克　川柏 45 克　知母 60 克　牛膝 45 克　杜仲 90 克　菟丝子 90 克　沙苑子 90 克　春砂仁 4.5 克　陈皮 15 克　鸡血藤 30 克　木香 18 克　覆盆子 60 克　桂枝 18 克　首乌 120 克　川断肉 90 克　黄肉 120 克　龟胶 90 克　鹿胶 45 克　驴皮胶 180 克，陈皮汤加酒烊化

徐左。八岁时疟痢后膝痛经年，渐以治愈，是病之远源。古人所谓痢后风也，于法非峻补肝脾肾三脏真阴，更无别法。乃自去年春间膝痛又作，下半年更甚，今左膝渐有肿意，骨间隐痛，右膝不肿而痛引经络，上及环跳，作咳则环跳之痛应之。脉尚不甚细，带有弦意，两胫以下少少畏寒，舌不厚腻，阴虚见证显然无疑，必宗高鼓峰、魏柳洲法加味。

元地 15 克　杞子 9 克　川柏 4.5 克　独活 3 克　归身 3 克　香附 9 克　黄肉 12 克　木瓜 6 克　白芍 9 克　首乌 9 克　虎骨 4.5 克　鸡血藤 4.5 克

俞左。脚跟隐痛，古人皆谓阴虚。引及膝踝环跳，自知烘热，皆肝肾本病。脉小已极，根本伤矣。舌薄白且燥，胃纳不旺，未便遽议滋腻，姑先清养。惟病已年余，恕未易速效耳。

砂仁 1.2 克　炒大生地 9 克　生鳖甲 12 克　生龟板 12 克　润元参 9 克　炒川柏 4.5 克　甘杞子 6 克　炒白芍 4.5 克　肥知母 6 克　炙虎胫骨 1.5 克　威灵仙 3 克　川独活 2.4 克　桑寄生 9 克　川断肉 1.5 克　宣木瓜 4.5 克　怀牛膝 4.5 克　另圣济大活络丹 1 颗，分 4 次吞服，夜临睡时细嚼，陈酒温服。

二诊：病起幼年，而今复发，先天阴分素弱，是其远因。今脚跟有形，最为可虑，腰酸肢节俱隐隐痛楚，原是络脉皆虚，亦不仅足三阴独受其病。昨议滋养真阴，胃纳得增，是为泰境，仍踵昨意，无须更张。

陈木瓜 6 克　砂仁末 0.9 克　藏红花 4.5 克　全当归 4.5 克　炒大元地 12 克　威灵仙 2.4 克　川断肉 6 克　怀牛膝 6 克　炒杜仲 9 克　川柏皮 4.5 克　润元参 9 克　粉萆薢 9 克　羌独活各 1.2 克　桑寄生 9 克　炙虎骨 4.5 克　生牡蛎 18 克　生鳖甲 12 克　生龟板 18 克，四味先煎

胡右。经掣走痛，本于阴虚。前拟清养，环跳之痛差减，而背膂为尤甚，虽曰痹者不外风

寒湿三气杂至，但脉细已甚，色泽少华，舌亦淡白少苔，总当滋养为先。惟胃纳不旺，时且纳胀，脾胃健运未复，不得过于厚腻耳。养阴本无近功，缓缓徐图，似不外此。

炒贡潞 4.5 克　制江西术 4.5 克　生鸡内金 6 克　广木香 2.1 克　生西芪 4.5 克　大白芍 6 克　川桂枝 1.2 克，同炒　甘杞子 6 克　川怀牛膝 4.5 克　金毛狗脊 6 克，去毛炒　厚杜仲 9 克　当归身 4.5 克　带壳砂仁 1.2 克　天仙藤 4.5 克

另核桃肉（带衣打细）120 克，补骨脂（炒香研细）60 克，二味和匀加白糖三两同拌匀，瓷器收，随意服一二匙。

以上出自《张山雷专辑》

邹趾痕

逊清光绪十一年，四川重庆府巴县，有胡森泰者年四十四岁，患两脚胫骨冷痛，求诊于愚。脚胫骨者，即俗称脚小腿骨也。愚询其致病之由，胡君曰：幼年投身军营，充当兵弁，明当盛暑，奉令开赴前线，因而长途兼程步驰，抵暮休于旅次，两脚热如火燔，见近处有水池，清凉爽肌，喜极，步至池旁，浸脚池中。不知极热之脚，骤遇极冷之水，冷气直透骨中，从此遂患两脚胫骨冷痛。其病状自脚踝骨，而上至腨际，约二三寸之胫骨，阴冷如寒冰，奇痛如刀割锥刺，苦不可言。踝骨者，脚跟之上，脚头之高骨，俗呼螺蛳骨是也。脚小腿之大肉为腨，腨肉厚处不痹，痹至腨肉薄处而止。受病以来，将近十载，其痹处肌肉消亡，惟干枯之皮裹死骨而已。痹之上下，不痹之处，肌肉敦厚，皮毛红润。无痹与有痹之交界处，如土阶之坎然。愚伸一指按其痹处，如触严冬之冰，即有如锥刺之冷气刺入指头直至掌中，由此可见病者痛苦之状，诚有不堪设想者矣。胡君自言此十年内，因欲减轻此痛苦，虽盛暑必用新棉絮，厚包其痹处而紧束之，外加猴皮腿裤，庶可出街办事。一到冬寒，不能出街，惟有置两脚于洪火炉旁，稍减冰刀之威而已。因欲除此苦难，本城之医，迎诊已遍，医皆投以辛热补火、驱寒除湿之剂，千手一辙，无一医能别开一途者。年复一年，瞬经十载，服辛热过多，不惟痹痛毫不减轻，且令火灼心肺，痰喘唾血、蒸热怔忡，诸虚丛集，肺痿成矣。肺痿者，肺痨也。肺热叶焦，肺泡燥强，涨缩不灵，是以呼吸喘促，水寒舍肺，热烘成痰，血凝成瘀，阻碍气道，是以咳痰带血，胸满怔忡，此皆十年前，久服辛热造成之痨，此乃骨痹未愈，肺痨又成之实在情形。古人有言曰："医家苦于不知病，病家苦于不知医。"胡君于此可谓饱尝其苦矣。因又求治于西医，西医云：冷气入骨，别无治法，锯而弃之，痛乃可免。胡君不甘残废，乃求治于医。愚曰：骨痹者，肾之病也。肾主周身之骨，而肾经之气血，乃从脚胫而出于皮肤，是脚胫乃肾经气血出表之道路，圣经名为胫气之街，街亦路道之义。人身经脉出表有四街：在头为头气之街，在胸为胸气之街，在腹为腹气之街，与胫气之街，并为四街。此四街，乃周身气血出表之路道，今胫骨既痹，则肾经之血气，不得由胫街而出，故冷而痛也。然痛苦只在胫骨，尚无生命之危。今咳痰血，目昏耳鸣，头痛脑晕，胸胁痞满，肺痿已成，况又怔忡健忘，心血大亏，生命之忧，近在眉睫，治疗之道，先其急而后其缓，法当先解肺心之危，俟心肺之病，完全脱体，然后乃治胫之骨痹。倘不以愚言为谬，诚能与以专一之倚任，请以十年为期，可冀全愈。若不专一，则非愚之所敢知也。胡君深然愚言，且叹从前所遇之医，皆知方而不知病，不知病而盲瞽投方，是何异以方枘入圆凿，不入但咎凿不容，不知枘不合耶？则从前之医，无一可靠可知矣，今得闻所未闻敢不倾心倚任，且誓永不参以别医之方。愚于是为之出第一方，为小柴胡汤加桔梗、生

地、茯苓、杏仁。胡君视之曰："此方生平未曾服过。"愚曰："此是治肺痿，非治骨痹，君从前但服治痹之方，自然未曾服过此方。且君从前所服治痹之方，亦不能治君之骨痹，设愚治君骨痹之方，亦非君平生服过之方也。"从此每日皆服愚方，有服之而效者，有服之而不效者，有时病变危险服大陷胸汤而脱险者，有时服阿胶黄连汤而获安者。无论病如何变幻，胡君谨守前言，决不羼杂别方。因是之故，愚得以罄其所长，历五年而肺痿诸病悉愈。愚曰：今乃可以专治脚胫之骨痹矣。于是诊其病状，因小腹微满，小便短赤，而知其膀胱太阳经脉之有阻也，始用猪苓汤以导之，继用桃仁承气汤以攻之，小腹满解矣，小便通利矣，而寒热身汗又作，胸满胁胀不安者，表未达也，以小柴胡合桂枝汤以达之，于是表气得通，水道得利，而膀胱太阳经脉之血气，乃得运行而下交于脚。又察其腰脊酸痛，其痛下连足心者，乃肾少阴之脉，起于足心者，不能由足心上于脚胫，又由脚胫上于腰脊之故，于是用附子泻心汤，以浚导之。所以然者，膀胱太阳经与肾少阴经，二经互为表里，未有表不通而里能通者，所以治脚胫之痹，不可不注重于此二经者也。以后悉本此旨以用方，服愚方一年零三个月之谱，一日入夜，身觉恶风，胸痞胁满，遍身难受，八钟时遂恶寒，十二钟时乃大寒而战栗，大吐大泻，吐则不可止，心肺几乎随吐而出，泻则不可止，肝肠几乎随泻而去，昏愦濒危。夜十二钟时，遣人来诊所求救，愚往诊视曰：无虑也，此清气与浊气，挥霍撩乱，胸中拒格，将通而未通之故。遂开方曰：西洋参六钱，黄芩五钱，黄连、半夏曲、干姜各四钱，生姜八钱，甘草二钱，大枣八个，此即仲景半夏泻心汤也。服第一煎，周身发热，手足回温，吐泻立止。次日复诊，则无他病，惟痹处隆起，高肿异常，两端不痹处不肿，反较肿处低落。胡君大惧曰："俗语云男怕穿靴。今脚胫肿，正应穿靴之说，吾殆将死矣。"愚解之曰："此非坏兆，乃骨痹将愈之喜兆也。试观痹处肿，不痹处不肿者，痹处之肉乃死肉，虽欲其肿不可得也，今之肿也，则死肉复活可知也。死肉既活，则死骨亦必复活。倘非肾脉通入痹处，安能得此奇效？今当趁此肾脉通入痹处之机会，用方领导肾火，使入痹处，驱除阴寒。永除冰刀刺痛之苦，为最急之务。"于是处方：制附片五钱，生白芍、生龙骨、生牡蛎各四钱，于白术六钱，云茯苓、肉桂各三钱，大枣八个，甘草二钱，日服一剂。服三剂肾脉不起，前方制附片加作一两，再服三剂。至六日，则肿处生热。七剂八剂，则肿处热度加高，原方去龙骨、牡蛎，加当归、黄芪各六钱。十三剂则热度高至极点，其热度最高时，如洪炉之熔铁，常人之手不可近，而病人则安舒之状，沁入心脾。病人自言："病痹以来，恒靠炉火外烘，聊驱骨外之寒气，而骨内之寒痛，不能解也。今则热从骨内烘灼，将透骨之冰刀，消减无踪，十年来未有此乐，今乃得之。"于是前方去附片加鹿胶，赓续服之。二十余日，痹处肿消，旧皮脱去，现出新生之白色嫩皮，痹处生新肉，与不痹处之旧肉接合，无高低之别，而骨痹愈矣。时光绪十七年也。

论曰：凡患大病，必须始终倚任一医，方能收由重转轻、脱险获安之功，但须得良医而始终倚任之，倘非良医，则反误事。慨自良医罕觏，庸医众多以来，而病家遂无从分别良否，不得已而取屡次更医之法，服其方而平安则再服之，否则更觅他医，不知此法越不足以分别良否矣。庸医授以轻淡不治病之方，颇觉安常；良医以毒药攻病，顿增瞑眩。必将弃瞑眩之良医，而倚安常之庸医。如胡君之服愚方，始而肺痿除尽，继而死痹复活，人见其奇效，不知中间胡君受了许多痛苦呻吟，有服愚方而效者，有服愚方反加痞塞难受者，有服方后反吐泻濒危者，倘于此更换他医，安能得最后之全功？程郊倩云：医家苦于不知病，病家苦于不知医。知之一字，两难言之，旨哉言乎？

《圣方治验录》

魏长春

董妇，年五十岁。闰五月五日诊。

病名：阳虚寒痹。

原因：体素丰肥，阳气虚弱，感受风寒，夹湿成痹。

证候：寒热往来，头重而痛，呕逆有汗，遍体疼痛。

诊断：脉象沉弦，舌色红润。阳衰风湿成痹，虚中夹实证也。

疗法：辛温通痹，疏散寒湿为先。

处方：桂枝一钱　炒白芍三钱　炙甘草一钱　防风一钱　秦艽二钱　明天麻一钱　生米仁五钱　陈皮一钱　吴茱萸八分　生白术三钱

次诊：闰五月六日。头重痛，遍体周痹，酸麻发木。脉象轻按滑大，重按沉细迟，舌色红润。治宜温通法。

次方：秦艽三钱　全当归二钱　桑叶三钱　防风一钱半　米仁五钱　茯苓四钱　丝瓜络三钱　刺蒺藜三钱　桂枝一钱　淮牛膝三钱　鲜桑枝一尺，剪

三诊：闰五月八日。脉缓和，舌红润。身力疲倦，筋骨酸痛。用甘温扶元达邪。

三方：生黄芪四钱　西党参三钱　生白术四钱　炙甘草一钱　淡附子一钱　桂枝一钱　杜红花三钱　川芎三钱　西秦艽三钱　干姜一钱　川牛膝三钱　木瓜一钱半　全当归三钱　童桑枝一尺

四诊：闰五月十日。身沉重已轻，筋骨酸痛亦瘥，胃纳已苏，大便溏薄，脚弱不能步履，脉象缓和，舌色淡红。拟温补气血。

四方：生黄芪四钱　西党参三钱　生白术三钱　茯苓四钱　炙甘草一钱　淡附子一钱　桂枝一钱　杜红花三钱　淡苁蓉二钱　炙虎骨三钱　明天麻一钱半　秦艽三钱　干姜一钱　生白芍三钱　桑枝一尺，剪

五诊：闰五月十二日。脉缓，舌淡红。起居如常，步行乏力，目眩，拟归脾汤法，平补气血善后。

五方：生黄芪四钱　西党参三钱　炒白术三钱　茯神四钱　炙甘草一钱　酸枣仁四钱　远志三钱　全当归三钱　川芎三钱　砂仁八分，研冲　生白芍三钱　杞子四钱　熟地四钱　广木香一钱

效果：服归脾汤数剂，气血调和，筋骨强健，行走如常，恢复原状。

炳按：阳虚之体，感受风寒，再伤于湿，三气合著而成痹，故治宜补气祛风利湿，荣筋通络，三气不能逗留，则痹除矣。

贺文定夫人，年二十四岁。七月十七日诊。

病名：血虚热痹。

原因：血虚生热，风湿入络成痹。

证候：形瘦面白，畏寒，遍体疼痛，两足麻木，不能步履。

诊断：脉软，舌红苔白。虚中夹实，血虚热痹证也。

疗法：先拟辛温，疏通经络，以逐瘀热，待其风湿蠲化，再补肝肾。

处方：生黄芪三钱　防风三钱　白术三钱　桂枝一钱　赤芍三钱　钩藤三钱　苏叶一钱　葱白五个　淡豆豉三钱　带皮苓四钱　生米仁八钱

次诊：七月十八日。遍体疼痛，两足麻木，不能步履，脉细，舌赤。二便不畅，阴内坠痛。

拟育阴通痹，宗朱丹溪法。

次方：健步虎潜丸三钱，吞　川柏三钱　知母三钱　赤芍三钱　生龟板一两　生米仁八钱　川牛膝三钱　生茅术三钱　杜红花二钱　天花粉三钱

三诊：七月二十日。舌淡红，脉软缓，前后阴皆痛，两足麻木，不能行走，腰背酸楚。再宗朱丹溪法。

三方：炙龟板一两　川柏三钱　知母三钱　大生地八钱　生茅术五钱　川牛膝三钱　泽泻三钱　白芍三钱　陈皮一钱　鸡血藤四钱　桃仁三钱　制首乌三钱

效果：服药后，阴痛止，足渐能步，为拟滋补肝肾方善后。

炳按：血虚生热，感召外来风湿，著而成痹。活血通络，驱风逐湿，则湿去热清，调补肝肾，为竟本之治。

郑长顺夫人，年二十七岁。七月二十四日诊。

病名：湿痹。

原因：湿热挟风，入络成痹。

证候：手足木痛，不能屈伸，便闭，日晡微寒壮热，黏汗自出，胸脘气闷。

诊断：脉象沉弦数，舌红，苔黄黏腻。脉证合参，湿痹证也。

疗法：祛风解表，化湿通络。

炳按：宜重加黑豆、生米仁、宽筋草、松节等味。

处方：麻黄五分　连翘三钱　杜赤小豆四钱　川牛膝三钱　丹皮二钱　天花粉四钱　秦艽三钱　淡豆豉五钱　黄芩三钱　川连八分　焦山栀三钱　知母五钱

二诊：七月廿六日改方。便下热减，疼痛稍差。拟清血分湿痹。

当归五钱　赤芍三钱　丹皮二钱　黄芩三钱　柴胡一钱　连翘三钱　知母三钱　川连八分　天花粉五钱　川牛膝三钱　淡豆豉三钱

三诊：七月廿八日。脉弦，舌红苔黄。臂酸足木皆差，胃呆，日晡寒热。湿邪已化，用育阴通痹法。

三方：当归四钱　赤芍三钱　川芎一钱　丹参三钱　丹皮二钱　米仁八钱　秦艽三钱　鸡血藤三钱　忍冬藤四钱　木瓜一钱　炙龟板四钱

四诊：七月三十日改方。据述身热已退，手足亦能屈伸。胃纳未强。拟活血通痹消滞法。

黄菊花三钱　桑叶三钱　秦艽三钱　丹参三钱　当归四钱　赤芍三钱　淮牛膝三钱　木瓜一钱　杜红花三钱　丹皮二钱　生谷芽四钱　六神曲三钱

五诊：八月廿三日。痹证差，手能握，足能行，肩髃尾膂骨皆痛，胃纳加增。脉滑，舌红，口干。用活血通痹方善后。

五方：秦艽三钱　当归三钱　炒白芍三钱　鸡血藤三钱　丹参三钱　丹皮二钱　大生地八钱　杜红花三钱　刺蒺藜三钱　淮牛膝三钱　天花粉三钱

效果：病愈停药。

炳按：偏于湿多，挟风热袭络成痹，著于关节，手足疼痛，不能动作。祛风逐湿，舒筋通络，为相对之治法。

黄亚侠君，年纲三十余岁。一月七日诊。

病名：肾虚寒痛。

原因：公务烦剧，操劳过度，肝肾并亏，风寒外袭。

证候：恶寒，咳引胁痛，背脊酸痛，夜不安寐。

诊断：脉迟，舌淡，苔色薄黄。肾虚兼夹风寒也。

疗法：用温煦卫阳、祛风止痛法。

处方：羌活一钱　秦艽二钱　炒白术四钱　茯苓四钱　巴戟天三钱　补骨脂三钱　杜仲三钱　制狗脊三钱　淡附子一钱　炒白芍三钱　防风一钱　生黄芪五钱

次诊：一月九日。肩酸胁痛，脉缓，舌苔薄黄。用金匮肾气加味，温散肾脏寒邪。

次方：大熟地八钱　丹皮二钱　茯苓三钱　北细辛三分　泽泻二钱　淮山四钱　萸肉一钱　厚附子一钱　桂枝一钱　杜仲三钱　杞子三钱　当归三钱　独活三钱

三诊：一月十一日。畏寒已差，咳止胁痛亦愈。脉缓，舌红，苔薄黄。宜用温肾法。

三方：熟地八钱　丹皮二钱　茯苓四钱　橘皮一钱　紫石英八钱　炙龟板八钱　杜仲三钱　厚附子三钱　桂枝一钱　杞子三钱　独活三钱　北细辛三分　萸肉三钱　淮山五钱

四诊：一月十三日。肩胁痛止，精神渐强，今觉鼻塞，乃卫虚感受风邪。脉缓，舌淡苔薄。治宜扶元散邪。

四方：熟地八钱　淮山四钱　生黄芪四钱　防风二钱　白术三钱　当归三钱　白芍三钱　炙甘草一钱　淡附子八分　杞子三钱　苦桔梗一钱

效果：服后，邪解身健，继服补剂调养。

炳按：肾虚胁痛，必审腰彻背皆痛。盖腰为肾之府，背属督脉，肾通督脉故耳。

以上出自《慈溪魏氏验案类编初集》

李如九

孙某爵，男，48岁，甘肃日报社长。1954年11月5日就诊。

在解放战争中，因原体质较弱后秋凉涉水，先左腿冷痛但轻，不以为意，逐渐右腿亦痛且牵引髋脊，痛亦加重。始多处诊治，时轻时重，阴雨更著，已六年之久。近数月来痛有减轻，但两腿及腰刺、麻、酸、胀痛日重，且患部觉冷，影响睡眠，体力不支，苦楚万分，而来求诊。

证见面色㿠白，苦楚病容，身体瘦弱，行动下肢沉重痿软，关节无增大及变形现象，按压患肢感觉迟钝，纳食尚可，大便偏稀，小便清长，与患前相比消瘦显然。脉沉缓小，右尺细，舌淡，薄白腻苔。证属肾阳虚衰，寒湿内伏，血脉凝涩不畅之痹证。治宜补肾祛寒化湿，佐以通络，方仿煨肾丸化裁：

牛膝五两　草薢五两　云苓四两　菟丝子八两　巴戟八两　芦杷子六两　破故纸六两　官桂五两　独活五两　明附片四两　丹参五两　当归五两　生芪八两　海狗肾一对，新瓦焙干　共为末，炼蜜为丸。每日三钱，一日二次，早晚服，淡盐汤送下。

一料服三分之二病即基本痊愈，服完后恢复工作，一切如常，仅阴雨时患肢微有不舒，后去北京工作天气变化亦无所苦。

按：此例痹证无疑，曾经多服乌头汤、黄芪桂枝五物汤、独活寄生汤、三痹汤、蠲痹汤非不对证，缘痹证日久，病及于肾，乃骨痹、肾痹之类，只尚未发展至"以脊代头""尻以代踵"之危境，但非一般上列方剂所能根治。必须从肾入手，兼及气血、上下、寒热。方采煨肾丸，方出于《素问病机气宜保命集》化裁，完素此方乃金刚丸变方，治肾损，骨痿不能起床，益精强骨之方。此病例寒湿内伏，故宜温肾壮阳，透风渗湿合化，兼顾脾气，少佐祛瘀，因而收根治之效。

《宝鸡市老中医经验选编》

刘云湖

病者：家恒清年五十余。

病因：农务工作受湿。

证候：遍身肢节痛楚，足膝麻木，幸不寒热，然匝月以来，常在床褥。

诊断：初延吕受之，用淮芪五物汤加剧，乃请愚治，愚治脉弦涩，此湿伤经络证也。

疗法：与加味二妙散。

处方：生米仁一两　川黄柏五钱　炒苍术四钱　云苓　汉防己　威灵仙各三钱　橘络　生白芍　小茴各一钱五　薄荷　甘草各一钱　炒桑枝五寸

效果：服三剂全安。

理论：能任农务工作者，其人之体质必健全，想系平日侵受雨水积渐而成，但肢节痛楚，不寒热，非外感可知，此为湿气侵入筋骨之证，淮芪五物汤，治虚证之筋络不遂则可，若湿邪壅闭筋络，岂淮芪之补类所宜，此所以加剧也。

方论：二妙散，乃王海藏治湿热作痛之妙方，不拘上下用之，大有功能，苍术妙于燥湿，黄柏妙于去热，二者皆具雄厚之性，再重以苡仁、云苓理脚气，防己、灵仙、橘络、桑枝以疏通筋络而去湿，薄荷、白芍以和营卫，微加小茴以化肾气，可谓治无遗漏矣。

《临床实验录》

汪逢春

臧右，五十一岁，四月二十六日。

两手臂疼痛，不能高举，遍体作痒，两腿酸痛，左腿足浮肿，两脉细濡而涩。病属脾虚有湿，胃中酸酵不化。拟以宣痹和络，防转关节之痛。

大豆卷三钱，汉防己三钱同炒　焦苡米一两　威灵仙三钱　豨莶草一两　西秦艽二钱　全当归三钱同炒　制半夏三钱　苍耳子三钱　怀牛膝三钱　淡附片钱五，川连七分同炒　制苍术三钱　海桐皮三钱　路路通三钱　赤猪苓各四钱　嫩桑枝一两

《泊庐医案》

周镇

吴楚卿，前清诸生，甲寅八月廿四日来诊。足肿膝弯坚硬，溲黄，行步重坠烘灼。系从寒热退后而发，乃脾虚湿热下注。询知其戚某君，疑是中气下陷，已疏补中益气汤矣。余诊脉濡数，舌白，察其面色略有油色，决其湿热。拟知母、黄柏、萆薢、防己、生薏仁、五加皮、茵陈、海桐皮、丝瓜络、松节油、白茄根、赤猪苓、泽泻、二妙丸等。服药数剂，足肿退，无力，

加健步生力之品。交冬，湿热潜消，勿药而愈。

马钱昌范九，上海警署营业课。素虚阳衰，终年以参、桂为补益。己酉五月雷雨时，马车出外办公，略感寒湿，即凛寒里热。延诊：脉细濡，并无数象，舌红苔少。予谓此非暑邪，乃寒湿也。体虚不禁开泄。即疏参苏饮去干葛、枳壳，加桂枝、生薏仁等。药证相符。有疑时令夏热，用豆卷、滑石等。君亦知医，一笑置之。寻以用桂应手，人体之偏寒有如此者。时君年近五旬，盖江苏长州籍也。益以阅历，则甬友黄益三外科，年方而立，三伏能穿二衫，乃法兰绒。心焉疑之。渠云："某体阳虚，年服全鹿丸二三斤、桂附八味称是，阳道犹不兴也。稍衣薄体，即畏寒患感身热。李君图治，兼旬不愈。因舌红少苔，脉带数，不敢用温，终不获痊。自用温经即效。"故阳虚者早服温热，并不觉热。若果阴虚阳亢，晚年亦忌温补也。

和尚光照，锡山龙光寺。丁巳九月，右肘臂酸麻冷热作痛，脉紧而濡，已经百日。寒湿之邪，深入络隧。拟秦艽、独活、防风、细辛、当归须、威灵仙、桂枝、姜黄、丝瓜络、晚蚕沙、薏仁、橘络、络石藤。另马氏方回天再造丸，临卧酒化服。三剂而愈。迨戊午二月，则以左臂冷痛麻木，腿足亦酸。仍属寒湿入络，血脉窒而不通。拟片姜黄、抚芎、晚蚕沙、防风、橘络、鸡血藤、当归须、威灵仙、桂枝、白附子、薏仁、桑枝、海风藤，三剂。仍以再造丸酒化，卧前服。减十之六，原方增损而痊。

慈萱壬戌年七十岁。二月初，以冥宝悬高处，肩肘酸软。越日右腿酸痛，以暮分为剧，攻注至足，失眠。召收箭风者，收五次不止。敷贴膏药，更痛板滞，行步无力。脉迟而不爽。谅由寒湿着痹，气血凝滞。进于术、茯苓、全当归、抚芎、红花、没药、桑枝、络石藤、首乌藤、丝瓜络、牛膝、川断、杜仲、虎胫骨、知母。另加止痛一粒金丹（《医学妙谛》），先服为引。数剂痛减，安寐。继疏当归、丹参、没药、龟板胶、虎角胶、首乌、川怀牛膝、杜仲、川断、狗脊、山萸肉、鸡血藤、鹿衔草、柏子仁、于术、锁阳。酸痛愈十之八，自觉气往下注。五剂全愈。

蒋德奎室，住上海紫来街渭文坊。乙亥冬患热痹，以童时患此，为余治痊，于十二月十八日延沪诊治。案：产后营络空虚，劳乏异常，感寒哺乳，少寐，倏起痛痹，以右偏肢体为甚，左偏较减，痛甚八日失眠。脉左数弦，右脉数涩不甚流利，苔白而揹。风寒湿三气杂至，合而为痹。此偏伏热。初拟撤邪通络，清肝通血，解束缚之外寒。豆卷（麻黄汤炒）三钱，生薏仁四钱，茯苓神各三钱五分，钩钩三钱，黑山栀二钱，当归须五分，桂枝尖二分，泽兰三钱，橘络一钱，新绛一钱，白薇三钱，独活五分，秦艽二钱，防风五分。另羚羊尖三分，大活络丹一粒，玄胡索三钱，研细末，开水调服。十九日诊：痛痹本以右偏肢体为重，昨投大剂祛邪宣络、化湿通痹法，痛痹势减，下半夜又剧，且移于左手肩肘。风胜则引，寒胜则痛，湿胜则重。腰部重着，血络被遏，更属紧要。一拟原法损益，以期续效。清水豆卷三钱，生薏仁三钱，茯苓神各三钱五分，獭肝三钱，制僵蚕三钱，钩钩五钱，明天麻三钱，没药三钱，红花二钱，独活一钱，橘络一钱，忍冬藤五钱。另血珀四分，羚羊角二分五厘，大活络丹一粒，玄胡索三钱，研细末，白蜜调开水下。廿日诊：昨投剂后，上半身痛减而酸，尻腿间不时作痛，嗌干不欲饮，便闭七日未解，小溲赤色。寒湿渐化，热象呈露。素体血虚，且有喉痹。脉数苔白。宜转清热宣络，息风化湿，参入通血。清水豆卷三钱，生薏仁三钱，泡射干一钱，黑山栀三钱，钩钩五钱，独活一钱，制僵蚕三钱，络石藤三钱，玄胡索三钱，银花藤四钱，新绛一钱，桑枝三钱，桑寄生三钱，茯苓神各三钱，丹皮二钱，明天麻三钱。另羚羊角二分，藏红花二分，血珀四分，没药（去油）二钱，研末，加大活络丹一粒，研细，蜜调开水送服。廿一日诊：痛减而酸，腿部犹痛，小溲赤色，大便已通，色黑，右手之热肿较甚，脉数亦偏于右，苔揩色白，喉觉灼痛。邪湿去而伏热起，且蕴肝火，必须热退湿化，络通瘀消，可以治痿，尚须宽以时日。拟方续进。清水豆卷三钱，生薏仁四钱，茯苓神各三钱五分，青蛤散（加人中白三钱包）八钱，银花藤各五钱，泡射干八分，丝瓜络三钱，左秦艽三钱，络石藤四钱，板蓝根钱半，当归须五分，白芍七钱，天麻三钱，丹皮三钱，木防己钱半。另羚羊角三分，藏红花三分，血珀五分，郁金二分，藏青果一枚，白蜜调开水下。附识：其痹痛甚时，嘱用薄荷精玉树神油调涂；便未解前，服地威德润肠丸四粒。余即返锡。蒋君寄亲潮州郑介如亦知医，即嘱病家照原方服三四剂。喉痛减，去板蓝根。越四日，得快信嘱改方，即另拟下方邮沪。廿五日，根据郑君按日脉象，且曾化风横窜络隧，兼冲喉关。平日肝郁，蕴怀不舒，有由来矣。改方黑元参四钱，泡射干八分，青蛤散八钱，金铃子炭四钱，丹皮三钱，赤苓神各三钱，银花藤各五钱，明天麻二钱，木防己钱半，萆薢三钱，白芍七钱，新绛五分，橘络一钱，北沙参五钱，黑山栀二钱，用丝瓜络一两，伸筋草五钱，桑枝一两五钱，茅根二两，煎水四碗，代头二煎水。另郁金三分，血珀四分，羚羊角二分半，藏红花三分，白蜜调开水下。此方共服八剂之多。廿七日，病者小溲不通，小腹略胀，郑君诊为膀胱有热。另疏茯苓三钱，白薇二钱，通草一钱，黄柏二钱。服一剂，小便立通。改方服二剂后，除去羚羊角，肝风仍动，仍加羚羊照服五六剂，颈项、胸脘、手足均发白痦，颇润密如鸡皮，异痒，络邪尽泄，共服八剂，郑君以为羚羊角功居首要。迨新正初四，见头晕心悸，改去豆卷、归须、木防己、板蓝根，末药去藏红花、青果、郁金。初十日快信至锡，知身热手灼肿全退，腿部攻痛已止，手足可移动，溲赤减见黄色，自汗较减。案云：素性善郁，伏热深沉。当痛痹极重之时，晓夕不寝，幸未入藏。一经祛邪宣络，化湿行血，邪从孙络外达为痦，手之肿炎大退，自能转侧。但肤痒蜕皮蜕发，伏热戕伐，元阴已剧。冬令多汗，亦属伤元之因。议用扶正毓阴，益血宣络，息风化湿，润肠生力。北沙参八钱，茯苓神各三钱，生于术钱半，麦冬四钱，当归身须各五分，白芍七钱，制首乌四钱，牛膝（盐水炒）三钱，川续断四钱，滁菊四钱，龟板一两，绵茵陈四钱，生薏仁三钱，黑芝麻一两。煎汤代水，用桑枝六两，丝瓜络一两，茜草五钱，川百合五钱，片姜黄五分。十剂。据郑君云：服二剂后，病愈退，脉愈虚。遂于方中加入吉林参须五分，渐加至一钱，与药同服（共吃一两）。以后病人即能起身行步，日见健复。三月间亲到无锡门诊，并求丸方常服。丸方附后：痛痹痿废，投大剂清伏热通络，得发白痦。旋能行动，惟低坐起立较难，旧痛处按之尚木，夜必肢酸。虚热劳倦，俯则头胀，心悸耳鸣，便秘数日一行，兼发暖酸胃胀。脉虚，左见弦数，舌光，尖见疱点。气阴大亏，中挟火风，损象不易恢复，善后丸方常服，冀臻康复。制首乌、怀牛膝、菟丝、生地、杜仲、女贞子、银花藤、归身、赤白芍、天麻、滁菊、鱼线胶（加蝎尾一两研蛤粉同炒）、潼蒺藜、远志、北沙参、山萸肉、柏子仁、抱木茯神、白薇、丹皮、真獭肝、天麦冬、杞子、丹参、金铃子、萆薢、旱莲、狗脊、苁蓉、巴戟、黄柏、锁阳、麻仁、香橼、骨碎补、阿胶、甜杏仁、夏枯草、楂肉、松子、胡桃、茜草、川续断、黑芝麻，研末，络石藤、竹茹、丝瓜络蒸汤，化入桑枝胶、龟板胶、鸡血藤膏、虎骨膏，炼蜜为丸，晒。每服四钱。

王少卿，住邵巷，年六十四岁。素属湿体，苔白满布，足趾痒，肩臂腿酸，脚重乏力。花甲之外，祛湿通络之中，参入益气生血。于术、苍术、草果仁、薏仁、苓、泽、制黄精、玉竹、黄芪、归身、白芍、首乌、制料豆、火麻仁、鹿衔草、柏子、萆薢、牛膝、狗脊、豨莶、蛇床子、地肤、白鲜皮、五加、车前、秦艽、杜仲、骨碎补、胡芦巴、巴戟、功劳、蒺藜、油松节、青盐，研末，用桑枝膏、鸡血藤膏煮去渣，糊丸如桐子大，晒。每服四钱，早晚两服。

以上出自《周小农医案》

方公溥

陈女。七月七日复诊：风邪已解，体倦未复，腿酸颇甚，姑拟养血祛风。

白当归9克　淮牛膝9克　左秦艽9克　嫩桑枝12克　仙半夏9克　新会皮4.5克　白芍药9克　厚杜仲9克　生甘草3克　云茯苓9克　光杏仁9克

七月八日三诊：腿酸拘挛不舒，仍从养血祛风通络法治之。

处方同前，除桑枝、半夏、杜仲、光杏仁，加络石藤9克、炒苡仁12克、木防己9克、晚蚕沙9克。

七月九日：进养血通络祛风，腿部酸掣较瘥，再宗原意调之。

处方同前，除晚蚕沙，加宋半夏9克、川续断9克、宣木瓜4.5克、嫩钩尖9克。

《方公溥医案》

翟竹亭

北吕寨村王姓，年五十余。夏令务农，身出大汗，乘凉躺卧大树下，由此两腿疼痛难移，日轻夜重，愚人信神，实属难破，终日烧香求佛，无所不至，病证日重一日，无奈迎余往治。诊得肝肾脾三部脉均沉紧，《脉诀》云："沉者主寒，紧者主疼。"此属寒邪无疑。遂用温散寒邪和通经络之剂，服一帖无效，又服二帖，夜疼减半，共服八帖，平复如故。方开于后。

当归12克　红花6克　川羌活10克　黄芪15克　防风18克　川牛膝10克　制草乌10克　制川乌10克　钻地风6克　秦艽10克　官桂10克　麻黄6克　千年健12克　桂枝10克　乳香10克　甘草6克　酩流酒为引。

北郭外范庄胡姓妇，年二十余。两腿两足疼痛非常，两足如站火中，每日至申刻，大哭不止，至明方已，卧床二月余，数治不愈。请余往疗，诊得肝脉甚虚，两尺脉洪大且数，中取不见，此证乃系阴火太旺之证。余用知柏地黄汤重剂加减治之。古云：壮水以制阳。先服一帖，似乎有验。又服一帖，疼去二三。速服八帖，其病如失。

知柏地黄汤加减

熟地30克　山药24克　茯苓18克　山萸肉12克　丹皮12克　泽泻10克　知母12克　黄柏10克　玄参18克　龟板12克　夏枯草15克　当归12克　白芍15克　生地15克　乳香10克　水煎服。

西北黑木岗人杨逢春，冬令出外贸易，偶逢大雪，困于店中，半月方晴。在店内受寒，初觉两腿麻木，又十日后，酸疼不止，渐至腰间，不能举动，痿卧于床，饮食日减。迎余治之，诊得肺脾肾三部脉沉迟，此是寒邪入筋骨之中，非旦夕可愈。遂用大活络丹治之，二帖后病如故，命伊再服三帖，虽无大效，略能转侧。又服八帖，病去六七。共服二十一帖，方收痊愈。

大活络汤加减

当归12克　川芎12克　川羌活12克　干姜10克　红花3克　桂枝12克　川牛膝10克　防风10克　荆芥10克　附子6克　香附10克　秦艽10克　杜仲10克　白花蛇10克　木瓜10克　陈皮10克　制川乌12克　制草乌10克　醅流酒二两为引。

西门内陈老白，年四十二。患周身筋骨酸疼，但不麻木，每遇怒气，其疼更甚，腰又独重于他处。三年之内，百治不愈，恳余诊疗。诊得肝脉弦数，脾脉洪缓。此因肝经之怒气与脾经之湿热合而为一，流入筋骨之间，所以疼生焉。作风寒治，无怪乎病之不愈也。治当疏肝调气为主，清利脾之湿热为标，标本同治。每帖药用好酒二两，与药同煎。余深有用意，酒属湿气化成，又借物有同气相求之理，引之以作向导，直攻入湿邪之中，岂有不效之理。两服后略有效验，更进三帖，病去五六。共服十三帖，三年沉疴，一旦扫除矣。

疏肝除湿汤

茯苓18克　柴胡21克　广木香10克　白芍18克　龙胆草6克　黄连6克　栀子10克　滑石15克　泽泻10克　黄柏10克　青皮12克　香附12克　苍术12克　甘草6克　好酒为引。

邑南毛岗有农人何姓者，甚贫，年六十岁。患两腿连腰疼，更兼麻木，半年治不愈。诊得脾肾二部脉沉迟无力，因气血虚弱，风寒袭入脾肾二经。欲治此，证先补脾肾，能令先后两天气血完固，何邪尚能留而为病也。古云补正即是驱邪。不能补其虚，安能攻其余。遂用先后两补汤，二帖稍见效，八帖痊愈。

先后两补汤

熟地18克　山药15克　茯苓12克　山萸肉12克　丹皮10克　泽泻10克　白术12克　炙甘草12克　党参10克　当归10克　川芎10克　生黄芪12克　辽五味子6克　芡实12克　巴戟天10克　水煎服。

睢县袁雨峰，年三十二。禀赋极弱，瘟病之后，遂得筋骨酸疼之证，二载不愈。迎余往治，诊得六脉虚细无力，此因瘟病初愈，房事太早，气血双亏之际，复伤肾水。经云肾主骨，水亏则骨不得其养，而疼痛生焉。此证除补肾之外，皆非正治。伊云："先生之论甚合鄙怀。有云，疼痛无补法，信乎？否乎？"余曰："此言固书于前贤，亦不可执着。譬如伤寒初得病在太阳，其人又壮寒，寒热往来，头疼如破，此时正当用麻黄汤以发汗，而头疼寒热即解，此是疼无补法也。又如小儿偶逢适口之物，一时贪食过度，又属脾胃之阳虚最多，过食而不能消化，即是伤食之实证，壅塞上焦，上下不通者而疼痛生焉，治宜消导推荡，宿积已除，诸证皆愈。此又疼无补法之一端也。类此者极多，一隅三反，存乎其人。"彼方深信不疑。遂用补肾汤，服五帖见功，病去一二。共服二十余帖，诸证皆瘥，身体强壮胜旧，始终亦无改方。

补肾汤

熟地24克　山药18克　丹皮12克　泽泻6克　茯苓6克　山萸肉10克　巴戟天10克　首乌12克　杞果10克　辽五味子6克　杜仲10克　黑豆10克　续断6克　川牛膝10克　龟板12克　苁蓉10克　锁阳6克　青盐24克　甘草6克　龙骨12克　黑芝麻10克　破故纸10克　水煎服。

吕屯潘姓妇,年五十二。每逢郁怒,周身筋骨疼痛难忍,日夜啼哭,数治不愈,迎余往疗。诊得肝脉弦数有力,此因久积郁怒,肝气不伸。古云:肝性急,为病多疼。许学士云:"肝无补法。"易老云:"东方无补。"似此肝病非泻不可,然而泻肝,又必须补水,因水能生木,水亏则肝燥,水足则木得其养而不燥,不燥者性平,而郁怒自解矣,何患疼痛不解也。余用六味汤加减治之,服二帖疼去二分,服五帖后疼去大半,共服十二帖病良已。再逢郁怒,永不发矣。

六味汤加减

熟地 24 克　茯苓 18 克　山茱萸 10 克　丹皮 10 克　泽泻 10 克　山药 12 克　当归 12 克　白芍 15 克　香附 12 克　小柴胡 30 克,酒炒　龙胆草 6 克　胡黄连 6 克　水煎服。

以上出自《湖岳村叟医案》

刘民叔

上海市蓬莱区南车站路三友实业社南厂张锦甫君,男五十八岁,久患恶风血痹,经夫子治,历四月余而全愈。兹先录其面交自述之患病经过于后。

我手麻木的日期发起在一九五二年春季三月份,发生情况是这样的:起手大拇指稍有麻木,时有时无。在这时期中,突然偏身起了癣,随由西医打针吃药,连带手麻一同进行诊治,打了三十几针,连吃药片,毫无见效,这时间五月底了。六月里癣治好了,但是手麻仍然未见好转,便改向中医诊治,每次服药四帖,药后不见效,另请别人,经过五六位医生,据报病原,皆是说风湿,而吃药总不见效。又经朋友介绍冯了性追风酒,连服几瓶,已复如初。经过了这一番过程,九月份到了,不但病势未减,反复非常严重。两双手指至脉门止,麻木发软,皮肤干燥奇痒,甚至每天早晚穿脱衣衫扣纽袢都不便,当继而指甲退去,这种现象,已知不好,苦于没有遇到好医生,我已灰心不看,听其自然,直到今年二月份,我们厂里同志,介绍我到刘民叔先生名下诊治。

初诊:一九五三年二月二十八日,皮肤死肌,麻木不仁,恶风久而成疠,癣癞层出不穷,渐由拘挛,形成痿废,脉浮驶且劲,舌鲜红无苔。方用:菊花六钱　虎头蕉三钱　凤尾草三钱　蛇蜕三钱　蚯蚓三钱　淡全蝎三钱　当归四钱　防风四钱　黄芪五钱　芝麻五钱　白葡萄干四钱

二诊:三月二日。方用:菊花六钱　虎头蕉三钱　凤尾草三钱　蛇蜕三钱　蚯蚓三钱　淡全蝎三钱　当归四钱　秦艽四钱　黄芪五钱　芝麻五钱　白葡萄干四钱

三诊:七日。方用:菊花六钱　虎头蕉三钱　凤尾草三钱　蛇蜕三钱　蚯蚓三钱　淡全蝎三钱　当归四钱　苍耳子三钱　黄芪五钱　芝麻五钱　白葡萄干四钱

四诊:十四日。方用:菊花六钱　虎头蕉三钱　凤尾草三钱　蛇蜕三钱　蚯蚓三钱　淡全蝎三钱　当归四钱　独活三钱　黄芪五钱　芝麻五钱　白葡萄干四钱

五诊:二十一日。方用:菊花六钱　虎头蕉三钱　红梅花三钱　蛇蜕三钱　僵蚕四钱　淡全蝎三钱　当归四钱　威灵仙三钱　黄芪五钱　芝麻五钱　白葡萄干四钱

六诊:二十八日。方用:菊花六钱　虎头蕉三钱　红梅花三钱　蛇蜕三钱　僵蚕四钱　淡全蝎三钱　当归四钱　青葙子三钱　黄芪五钱　芝麻五钱　白葡萄干四钱

七诊:四月四日。方用:菊花五钱　虎头蕉二钱　红梅花三钱　蛇蜕三钱　僵蚕四钱　露蜂房二钱　当归四钱　白芷三钱　黄芪五钱　芝麻五钱　白葡萄干四钱

八诊:四月十一日。方用:菊花五钱　虎头蕉二钱　荷花三钱　蛇蜕三钱　乌蛇肉三钱　僵蚕四

钱 当归四钱 萹蓄二钱 黄芪五钱 芝麻五钱 白葡萄干四钱

九诊：十八日。方用：菊花五钱 虎头蕉二钱 荷花三钱 蛇蜕三钱 乌蛇肉三钱 狼毒三钱 当归四钱 秦艽三钱 黄芪五钱 芝麻五钱 白葡萄干五钱

十诊：二十五日。方用：菊花五钱 虎头蕉二钱 荷花三钱 蛇蜕三钱 乌蛇肉三钱 狼毒三钱 当归四钱 萹蓄三钱 黄芪五钱 芝麻五钱 白葡萄干五钱

十一诊：五月二日。方用：菊花四钱 虎头蕉二钱 石韦二钱 蛇蜕三钱 乌蛇肉三钱 龙须草三钱 当归四钱 藜芦一钱 黄芪五钱 芝麻五钱 白葡萄干五钱

十二诊：九日。方用：菊花四钱 虎头蕉二钱 龙须草三钱 蛇蜕三钱 蕲蛇肉三钱 僵蚕四钱 当归四钱 藜芦一钱 黄芪五钱 芝麻五钱 白葡萄干五钱

十三诊：十六日。方用：菊花四钱 虎头蕉二钱 龙须草三钱 蛇蜕三钱 蕲蛇肉三钱 僵蚕四钱 当归四钱 藜芦一钱 黄芪五钱 芝麻五钱 白葡萄干五钱

十四诊：二十三日。方用：菊花四钱 虎头蕉二钱 露蜂房二钱 蛇蜕三钱 蕲蛇肉三钱 僵蚕四钱 当归四钱 狼毒三钱 黄芪五钱 芝麻五钱 白葡萄干五钱

十五诊：三十日。方用：菊花三钱 虎头蕉二钱 蛇蜕三钱 蕲蛇肉三钱 僵蚕四钱 当归四钱 防己三钱 黄芪五钱 芝麻五钱 白葡萄干五钱

十六诊：六月六日。方用：菊花三钱 虎头蕉二钱 蛇蜕三钱 蕲蛇肉三钱 枸杞子二钱 川牛膝三钱 当归四钱 黄芪五钱 芝麻五钱 白葡萄干五钱

十七诊：十三日。方用：菊花三钱 虎头蕉二钱 蛇蜕三钱 蕲蛇肉三钱 枸杞子二钱 川牛膝三钱 狗脊三钱 杜仲三钱 当归四钱 黄芪五钱 芝麻五钱 白葡萄干五钱

十八诊：二十日。方用：虎头蕉二钱 蛇蜕二钱 熟地黄五钱 枸杞二钱 桑椹三钱 川牛膝三钱 当归四钱 黄芪五钱 芝麻五钱 白葡萄干五钱

十九诊：二十七日。方用：虎头蕉二钱 蛇蜕三钱 熟地黄五钱 天门冬五钱 枸杞二钱 桑椹三钱 川牛膝三钱 当归四钱 黄芪五钱 芝麻五钱 白葡萄干五钱

《鲁楼医案》

陆正斋

某某女，58，住周家庄。

6月14日初诊：左肩臂掣痛，胸部痞闷。

老苏梗4.5克 白蒺藜9克 夏枯草9克 薏苡仁9克 宣木瓜4.5克 云茯苓9克 橘红3克 全当归4.5克 炒枳壳2.4克 玉桔梗2.4克 广郁金6克 夜交藤9克 丝瓜络4.5克

6月19日二诊：症状减轻，前方继进，用量减半。另用浸酒方。

左秦艽9克 宣木瓜9克 羌独活各6克 川桂枝3克 刺蒺藜9克 茯苓皮12克 当归9克 夜交藤9克 路路通9克 海桐皮9克 海风藤9克 片姜黄9克 橘皮9克 夏枯草6克 丝瓜络9克 苡仁15克 桑枝18克 红花4.5克

上药以酒一斤浸，每晚炖服一酒杯。

张某某，女。

湿痰入络，左手臂及肩项牵痛。

左秦艽 4.5 克　带皮苓 12 克　橘红络各 4.5 克　川桂枝 1.8 克　当归须 5.4 克　苡仁 12 克　法半夏 5.4 克　炒白芍 12 克　木瓜 4.5 克　稽豆衣 12 克　嫩桑枝 15 克　丝瓜络姜汁炒，4.5 克

曹某某，男。
11 月 3 日诊。营卫两伤，风湿侵袭，周身痹痛，拟方缓以调之。
左秦艽 5.6 克　白蒺藜 10 克，去刺　忍冬藤 40 克　带皮苓 12 克　天仙藤 5.4 克　川桂枝 5.4 克　薏苡仁 12 克　炒白芍 10 克　当归身 5.4 克　嫩桑枝 10 克　丝瓜络 10 克　三角胡麻 5.4 克

潘老太，4 月 16 日诊：血不养筋，肩臑窜痛，头晕。
当归身 7.5 克　鲜石斛 9 克　白蒺藜 7.5 克，去刺　炒白芍 7.5 克　三角胡麻 7.5 克　甘菊炭 4.5 克　夜交藤 4.5 克　干生地 9 克　云茯神 9 克　丝瓜络 4.5 克　嫩桑枝 15 克

崔某某，女。6 月 7 日诊：脉络空虚，周身痹痛，纠缠证也。
当归身 8 克　杭白芍 12 克　左秦艽 5.4 克　软白薇 5.4 克　鲜石斛 12 克　夜交藤 12 克　络石藤 5.4 克　夏枯草 5.4 克　炒丹皮 5.4 克　刺蒺藜 8 克　嫩桑枝 15 克　十大功劳叶 12 克

王某某，男。8 月 12 日诊：肝肾先虚，风湿乘之，腰酸痛，肩背臑肘痹酸。
大熟地 12 克　川独活 2.4 克　黄松节 10 克　川杜仲 10 克　炒续断 6 克　当归身 4.5 克　金毛狗脊 4.5 克　稽豆衣 10 克　刺蒺藜 4.5 克　夜交藤 4.5 克　桑寄生 15 克

以上出自《陆正斋医疗经验》

孔伯华

宗女，九月初六日。肝肾两虚，为湿所注，脊骨痛楚，不易俯仰，筋络亦急，湿邪入络，渐吊麻痹，肝家气盛，横逆于中，脉象弦虚而数。治当清通化湿达络，兼补益肝肾。
云苓皮四钱　桑寄生六钱　独活一钱　威灵仙三钱　炒秫米四钱　旋覆花五钱，布包　杜仲钱半　天仙藤三钱　法半夏二钱　代赭石钱半　竹茹五钱　滑石块四钱　桃仁泥钱半　杏仁泥三钱　去毛金毛狗脊三钱

《孔伯华医集》

章成之

杜男。脊椎疼痛，一月于兹，睡不实，痛弥甚，舌苔腻。曾经西医诊断为风湿性关节炎。
炮附块 4.5 克　当归 18 克　威灵仙 9 克　川芎 9 克　细辛 6 克　海桐皮 18 克　羌独活各 9 克　狗脊 9 克　炙全蝎 4.5 克　粉甘草 6 克
另：黄芪膏 90 克，分冲服。

沈女。产后席地卧，寒湿内侵，一身关节皆痛，夜间痛更甚，西医所谓风湿痛，古籍谓之痛风。

生麻黄 3克　北细辛 3克　炮附子 6克　生苍术 9克　羌活 6克　粉草 3克　西河柳 12克　杭白芍 9克　汉防己 9克　杏仁 18克　带皮生姜 1小块

　　雷女。腰背酸楚欲折，步履艰难，足跟痛不耐久立，稍劳动则自汗出，精神疲乏，睡不好。
　　炮附块 6克　仙茅 9克　菴藺子 9克　当归 12克　杜仲 12克　鹿角霜 9克　甘杞子 9克　川断 12克　狗脊 12克　甘草 6克
　　二诊：腰背酸楚如前，久坐后不能立，木然，久用脑则头胀而痛。
　　紫河车 1具　全当归 60克　甘杞子 60克　炙蜈蚣 20条　炙全蝎 30克　地鳖虫 30克　炙蕲蛇 90克　落得打 90克　独活 90克　桑寄生 90克　川断 90克　补骨脂 90克　狗脊 90克
　　共研末，用龟鹿二仙胶 60克，烊化，与末药调和为丸，如梧子大，每服 6克，一日三次。

　　宋男。背部疼痛，右髋关节强直已有七年。精神倦怠，四肢无力，踝关节浮肿，霉季更甚。西医诊断为风湿性脊椎炎、髋关节炎。
　　大活络丹三十粒，每日一粒，分二次服。
　　二诊：服大活络丹，无反应，亦无显效。几日来天气不正，所苦倍甚。
　　蕲蛇 15克　露蜂房 15克,焙　炙大蜈蚣 5条　炙全蝎 6克　三七 15克　仙茅 15克　全当归 30克　桑寄生 15克　生白术 15克　甘草 9克
　　上药共研极细，用龟鹿二仙胶 120克，烊化成浆，为丸，如小绿豆大。每服 4.5克，一日二次。用落得打 9克，千年健 9克，五加皮 9克，伸筋草 9克，天仙藤 12克，煎汤于空腹送丸。
　　三诊：背痛、踝肿大为减退。原方续服。
　　附：先生又治镇江朱润梅，两臂掣痛，不能高举，并不得屈伸；臂上肌肉时而绽起，时而皱瘪，欲以手掌重压，方觉舒适；晨起穿衣，痛苦万状。如此者已历一年，疏方如下：
　　蕲蛇 30克　露蜂房 24克　全当归 60克　白芍 60克　川芎 30克　熟地 60克　蝎尾 15克　炙僵蚕 60克　海风藤 60克　豨莶草 60克　木瓜 60克　千年健 60克　嫩桑枝 60克
　　上药共研细末，以阿胶 180克，烊化成浆，和蜜为丸，如梧子大。每早晚各服 9克。
　　此方服三料后痊愈，一如常人。
　　据先生经验，蕲蛇治风湿痛在腰部者最佳。

　　杨男。先是颈项酸楚，而后关节肿痛。天气阴寒，所苦益甚。
　　生麻黄 9克　川桂枝 6克　独活 9克　西河柳 30克　细辛 4.5克　炮附块 9克　白芷 9克　川芎 6克
　　二诊：前方重用麻黄、西河柳，服后痛大定，肿亦略消。苔白腻，有湿。
　　生苍术 9克　西河柳 30克　防风 12克　木瓜 12克　川桂枝 6克　汉防己 15克　独活 9克　苡仁 30克　晚蚕沙 12克　豨莶草 12克

　　乔女。周身骨节酸痛异常，曾经小产，先用祛风活络法。羌独活各 9克　白芷 9克　秦艽 9克　北细辛 2.4克　五加皮 9克　防己 12克　豨莶草 15克　晚蚕沙 12克　小活洛丹 1粒
　　二诊：两脉沉弱，胸脘痞闷，舌微腻。
　　炮附块 9克　苍术 9克　白芷 9克　全当归 9克　白芍 9克　晚蚕沙 12克　汉防己 12克　油松节 9克　小活络丹 1粒

三诊：药后所苦大定，但大便难而已。

原方加细辛 2.4 克。

黄男。凡痛在筋脉者，和血、散风、燥湿三者最为重要。全当归 9 克　大川芎 4.5 克　北细辛 3 克　川羌活 9 克　防风 9 克　生苍术 9 克　香白芷 4.5 克　晚蚕沙 12 克　防己 9 克　粉甘草 3 克

周女。此证西医内科学称为慢性风湿，以新陈代谢作用减退，代谢废物沉淀，筋脉因刺激而作痛。

炮附片 9 克　羌活 6 克　川芎 6 克　全当归 9 克　汉防己 12 克　细辛 3 克　藁本 9 克　香白芷 9 克　防风 9 克　粉草 4.5 克

二诊：治慢性风湿之要点，不能纯用散风，而必用营养剂燥其湿，现代所谓维生素 B 是也。

羌独活各 4.5 克　藁本 9 克　细辛 2.4 克　秦艽 9 克　生麻黄 3 克　生苍术 9 克　当归 9 克　豨莶草 9 克　桑寄生 12 克

三诊：古人所谓血虚生风者，缺乏营养，发生神经炎故也。治风先治血，即恢复营养，散风则有镇痛之意。

全当归 9 克　熟地 15 克　制首乌 9 克　大川芎 4.5 克　杭白芍 9 克　防风 9 克　豨莶草 9 克　独活 6 克　细辛 2.4 克　粉草 3 克

施女。坐骨神经痛，天寒其痛益甚，腱反射迟钝。

宣木瓜 9 克　五加皮 9 克　海桐皮 9 克　当归 9 克　扁豆衣 9 克　车前子 18 克　谷麦芽各 9 克　赤豆 30 克　小金丹 2 粒，分 2 次吞

以上出自《章次公医案》

张汝伟

蒋左，年四十三，苏州。右手臂酸楚不举，已经年余。手指抖动，不能握物。经中西医治，针灸按摩，均无少效。诊脉濡弦，断为风湿入络，阳气不宣耳。用轻可去实法，宣痹化湿、通络熄风治之。

晚蚕沙　苡米仁　桑寄生　象贝母　紫米钩各三钱　炒防己　炙木瓜　左秦艽　丝瓜络　姜竹茹各钱半　嫩桑枝五钱　白蔻仁五分，冲

本证始末：此证本方服三剂，酸楚除，指抖减，臂之举能与肩齐。改方加指迷茯苓丸三钱，又服四剂，肩骱灵活，如平日矣。

方义说明：经文谓风寒湿之气，合而成痹，风痹善行，湿痹著而不动，寒痹多痛。本证既不行动，又是甚痛，说是风痹，似乎不当。殊不知此证，先臂痛而后手抖，即是内风之行也，酸而不痛，非寒也。针灸按摩，均不能愈者，非湿也。良由肝气郁滞伤筋，阳气不能宣行，以致痰湿阻滞。平方仅用蚕沙、米钩以熄风，米仁、贝母以化痰湿，桑寄生、桑枝、木瓜、秦艽、瓜络以通行经络，白蔻仁辛通阳气，符合轻可去实之用意，而能见效如神也。

《临证一得》

王文选

刘某某，男，29岁，农民。1957年8月21日初诊。

患者于1956年秋，淋雨后致双肩痛，日轻夜重。经某医院诊为双侧肩关节周围炎，给封闭治疗而痛止。时隔三月痛又作，又经封闭，效果不显；又用针灸、中西药物治疗，时有减轻。近一月来疼不止，肩内烦热，外有微肿，肩背若负重物，沉困不堪，举动生活亦感不便，不能劳动，脉滑舌淡白，精神佳良。此乃湿郁经络，拟用去湿燥脾通络之法治之。处方：

花术4.5克　陈皮3克　厚朴4.5克　炙草3克　桂枝1.5克　柴胡3克　白术4.5克　茯苓3克　半夏4.5克　苡米6克　生姜3克

8月24日二诊：服药二剂后，疼痛大减，再以上方二剂。

9月1日三诊：痛止，能活动。再用上方为散，用黄芪、防风、白芥子、山栀各等份，煎水冲服。每次9克，每日二次，空心服二月。第二年夏追访未复发。

《中医医案医话集锦》

冉雪峰

友人何镜澄之爱人，体弱瘦小，气血不充，又加操劳过度，风湿乘虚袭入经隧，关节强直麻痹。窃风湿成痹，证属常有，但脉象乖异，参伍不调，十余至或二十余至一止，数急兼涩涩，在似促似结之间，诊察多次，脉均如是。曰痹证羁延，久而不愈，皮肉消脱，肌肤少泽，肘腕、胫膝和手足指关节硬肿突起，隐约显红色，疼痛不能按摩，盖寒已化热，湿已化燥，风燥风热相搏。拟方养血润液，沃燥撤热，柔筋通络，侧重清通而不用温通，甚至加用苦寒。方用：当归须、桑寄生各三钱，牛膝四钱，地龙三钱，青木香三钱，鲜石菖蒲一钱，山茱萸、地骨皮各三钱，鳖甲四钱代犀羚角用，胡黄连八分。一星期小效，二星期痹痛显著解缓，四星期已愈其半，两阅月全愈。或问：风寒湿合而成痹，他医多用温药，今为何反用清药？予曰：风寒湿是言病之因，久之寒化热，湿化燥，病因既为风寒湿，则古人驱风、温寒、除湿原为不错，但郁久变热，不为风寒而为风热，不为风湿而为风燥。证既变，疗法安容不变。喻嘉言、徐灵胎已悟到甘寒亦可通经除痹，但甘寒犹未适量，必加苦寒方能与现实吻合。盖热痹病理，详于《素问》（《素问·痹论篇》明言热痹）；热痹疗法，则首详于《本经》，《本经》有多条论及苦寒主开痹。

《冉雪峰医案》

赵海仙

阳明主束筋骨而利机关，湿痰乘虚袭入阳明经络之间，遂令肢体不仁，右边尤甚。脉象弦滑。速自开怀抱，庶得与药饵兼功。

南沙参二钱　半夏粉一钱五分　福橘皮七分　宣木瓜一钱五分　首乌藤二钱　川贝母三钱,去心　甜瓜子三钱　云茯苓一钱五分　桑寄生三钱　麒麟血竭八分　汉防己一钱　白蒺藜一钱五分　苦竹根一钱五分　酒制豨莶草一钱五分

《寿石轩医案》

陆银华

李某某，男，58岁，干部。初诊1964年11月10日。战争年代积劳，年深月久，饮食起居失调，风寒湿三气外袭，蕴入经络，阻留关节，颈项、背腰经常酸痛重滞，时显时隐，遇劳或天阴雨酸痛加剧，不克久坐，周身畏寒，卧床腰冷如冰，通宵四肢不温，寐不酣，面色不华，夜尿频数，脉来细软，苔白质淡。治拟补肾振阳，温经逐痹。

方药：淡附片9克，炒党参、大熟地各15克，宣木瓜、淮山药各10克，川桂枝、五味子、细辛、姜炭、炙麻黄各3克，另烊冲鹿角胶12克。五剂。

二诊：11月15日。

进药后精神转振，夜尿频数显减，颈项、背腰酸痛亦有轻减，畏寒腰冷始温，治循原法。

方药：大熟地、炒党参各15克，白芥子、淮山药、补骨脂、木瓜各9克，淡附片5克，姜炭、肉桂、细辛各3克，另烊冲鹿角胶12克。五剂。

三诊：11月20日。

颈项、脊腰酸痛，十除七八，夜卧已不觉腰冷，四肢亦温，腰部转侧较前轻快，但久行、久坐腰脊酸痛仍明显。治拟培本固元，益气壮腰。

方药：大熟地、生黄芪各15克，甘杞子、补骨脂、狗脊各12克，巴戟肉、川断、淮牛膝、当归各9克，陈萸肉6克，细辛3克，蕲蛇5克。七剂。

嘱：此方可常服用。

张某某，男，48岁，工人。初诊：1963年6月2日。四天前外感风寒，昨天起右臀部疼痛颇剧，有时疼痛如刀割，并向大腿后侧、小腿外侧放射，直至外踝部。患肢拘挛不能伸直，难以行走，入夜疼痛加剧，环跳处压痛敏锐，脉弦紧，苔白。治拟温经逐痹。

方药：大熟地30克，荆芥、细辛各6克，炙麻黄3克，海风藤、川牛膝、豨莶叶、丝瓜络、杭白芍、桑寄生各10克，蜈蚣3条。五剂。

二诊：6月5日。

进药后臀部疼痛明显减轻，腰部已能挺直，唯患肢拘挛板滞未缓解，久行疼痛有增，治循原法。原方加木瓜6克，香白芷5克。

三诊：6月25日。

原方连服十五剂，局部疼痛渐除，行走如常，环跳处压痛亦消，唯小腿部板滞胀麻不适仍存。治拟温经逐痹，荣筋缓急。

方药：大熟地、杭白芍各30克，荆芥、细辛、香白芷、甘草各6克，葛根、花粉、生黄芪各15克，炙麻黄3克，丝瓜络10克，蜈蚣3条。五剂。

四诊：6月29日。

臀部疼痛已除，小腿部板滞胀麻已有减轻，续投原方五剂。

沈某某，男，9岁。初诊：1965年4月7日。昨天和邻舍小孩追跑，临睡前两下肢步行如常，未诉有局部疼痛不适，今晨起床后右下肢跛行，右大腿自诉疼痛，但讲不清具体疼痛部位。临床检查除右下肢比左下肢长1.2厘米外，未发现其他阳性体征，苔白，脉数。病为劳损在先，复感外邪而致筋痹，治拟祛风、舒筋、通络。

方药：川羌活、秦艽、防风、全蝎子各3克，五加皮、川牛膝各6克，海风藤、川断、宣木瓜各9克，细辛2克，香白芷5克。五剂。

二诊：5月3日。

药后疼痛减轻，跛行亦有好转，治循原法，原方去香白芷，加丝瓜络9克。五剂。

三诊：5月9日。

右下肢疼痛已除，步履如常，尚感右下肢乏力，不耐久行，治拟益气、活血、壮筋。

方药：生黄芪、生地各15克，当归、杭白芍各10克，川芎5克，红花3克，炙地龙6克，川牛膝、川断各9克，乌梢蛇12克。四剂。

周某某，女，65岁，退休工人。初诊：1966年7月3日。素体较弱，近两个月来右肩关节酸痛，日轻夜重，入夜后局部似针刺痛，每于后半夜痛醒，症状日益加重，遇疲劳和天阴雨酸痛尤甚，肩关节外旋、外展、后伸动作均受限，上举90°，影响梳头、穿脱衣服等日常生活，经中西药治疗疗效不著，苔白，脉细弱。治拟补养气血，濡养筋络。

方药：生黄芪、生地各30克，当归、杭白芍、炒党参、制首乌各15克，炒冬术9克，川芎、秦艽各6克，川桂枝、炙草各5克，红花3克。五剂。

理筋手法隔日一次。嘱其加强功能锻炼。

二诊：7月11日。

进剂后精神转振，入夜刺痛缓解，夜寐较前安宁，但肩部酸痛，肩关节功能较前有所好转。效不变法，循原法增删。

生黄芪30克，当归、杭白芍、制首乌、生地、西党参各15克，炒冬术9克，川芎、秦艽、细辛各5克，炙草5克。五剂。

三诊：7月17日。

诸恙显减，入夜刺痛基本消除，手臂上举已达120°，外旋、外展功能亦有恢复。唯右肩部酸痛未除。此为风寒蕴于经络留滞未散，治拟益气补肝、通络逐痹为主。

生黄芪、鸡血藤各15克，甘杞子、川断各12克，炒牛蒡子、白蒺藜、钻地风、五加皮、海风藤各10克，细辛、防风、秦艽各5克。五剂。

四诊：7月23日。

肩部酸痛渐除，精神已佳，夜寐亦安，唯肩关节功能未全复，治拟养血祛风以巩固疗效。

八珍汤加秦艽6克、五加皮10克、红花3克、细辛5克。五剂。

嘱继续加强功能锻炼。

张某某，女，31岁，工人。初诊：1965年11月21日。系某医院一位护士的妹妹。一周来十指端疼痛颇剧，下水疼痛如刺，入夜疼痛加剧，已三夜难以入寐，指端轻度肿硬，血象化验均属正常。西医诊断为"红斑性指端炎"。经神经科和皮肤科治疗无效。脉弦紧，苔白。治拟祛风通络，温经散寒。方用川羌活汤加味。

川羌活、秦艽、炒防风各6克，细辛4.5克，海风藤、五加皮、木瓜、川断各9克，蜈蚣3条，川桂枝3克。五剂。

外用熏洗方：艾叶、紫苏、川椒目各12克，官桂30克，山奈、透骨草、伸筋草各15克，细辛、川草乌各6克。每日中午、晚上熏洗二次。

上方服完三剂，指端疼痛明显减轻，服完五剂，疼痛已十除八九。原方再服五剂，熏洗方五剂，而获全愈。

以上出自《陆银华治伤经验》

叶熙春

徐，男，二十四岁。五月。昌化。风湿内滞经络，四肢关节酸痛，游走不定，每遇气候不齐，痛势更甚，脉浮缓，苔白腻。治拟疏风燥湿，佐以通络。

羌独活各5克　桂枝3克　炒茅术6克　茯苓12克　炒苡仁12克　防风5克　炒天虫9克　炒秦艽6克　威灵仙9克　五加皮12克　海风藤12克　蠲痛活络丹1粒，临睡服，服后避风

二诊：前方服后，风邪渐驱，寒湿亦得温化，形寒肢冷均除，四肢流痛大减。惟腰膝犹感酸楚，脉缓不浮，苔黄薄润。再以祛风化湿，养血和络。

独活5克　桑寄生12克　酒炒当归9克　威灵仙9克　秦艽5克　五加皮12克　川断9克　炒杜仲12克　怀牛膝9克　炒苡仁12克　炒茅术6克

梁，男，三十七岁。三月。杭州。形寒恶冷，肩臂酸痛，不能伸举，腰痛楚疼，艰以俯仰，遇寒更甚，得温则差，苔白口淡，脉象弦紧。病属痹证而偏重于寒，治拟辛温散寒、祛风胜湿。

制乌附块9克　制草乌5克　桂枝尖3克　炒秦艽6克　羌独活各5克　防风5克　生黄芪12克　炙地龙9克　鸡血藤12克　炒茅术9克　桑寄生12克　乌辣草9克

二诊：形寒恶冷已除，肩臂、腰背酸疼显减，伸举俯仰亦趋灵活，脉转弦缓，苔仍薄白，口不渴饮。风寒渐蠲，再以原法出入续进。

桂枝尖3克　黄芪9克　淡附块6克　羌独活各5克　乌辣草12克　桑寄生12克　鬼箭羽9克　炒当归9克　炒茅术6克　汉防己9克　威灵仙9克

赵，男，五十一岁。十二月。于潜。内有饮湿，外受风寒，三气相并，滞于肌肤，发为着痹，肢节酸重，两足更甚，小溲黄少，脉象濡数，舌苔薄黄。湿邪有化热之渐，仿王氏法。

大豆卷12克　蚕沙12克，包　生茅术9克　汉防己9克　生苡仁12克　猪苓6克　带皮苓12克　陈皮5克　川草薢12克　防风5克　通草5克

二诊：服后颇应，肢节酸重显减，小便已长，脉转濡滑，苔薄黄。再以健脾利湿，佐以泄热。

生苍术6克　生苡仁15克　蚕沙12克，包　川草薢12克　汉防己9克　丝瓜络12克　泽泻9克　桑枝片12克　清水豆卷15克　陈皮6克　赤苓12克

张，女，三十九岁。六月。绍兴。风湿化热，四肢关节红肿作痛，身热口渴，小溲黄少，脉弦而数，舌苔黄腻。治以清热化湿，祛风通络。

生石膏24克，打，先煎　粉葛根8克　淡黄芩6克　炒桑枝12克　忍冬藤12克　炒天虫9克　络石藤12克　甘草2.4克　海风藤12克　生苡仁12克　炒秦艽6克

二诊：前方服后，热势渐退，关节红肿作痛，亦已显减，苔薄黄，脉如前。效不更方，仍步原意。

生石膏 24 克，杵，先煎　葛根 8 克　淡黄芩 6 克　忍冬藤 12 克　炒秦艽 6 克　海风藤 12 克　桑枝叶各 9 克　生苡仁 12 克　丝瓜络 9 克　制天虫 9 克　白蒺藜 9 克　络石藤 12 克

宗，男，四十二岁。十月。临安。素嗜生冷，又居卑湿，寒湿内困，脾阳失运，腹痛便溏，湿流关节，两膝酸痛，形寒肢冷，脉象沉细，苔色白润。下焦肾阳不足，火虚不能熏土，土虚不能化湿，当以脾肾兼顾。

制乌附块 5 克　炮姜 5 克　乌辣草 12 克　炒苡仁 12 克　制豨莶草 9 克　炒晒白术 6 克　煨楠木香 6 克　茯苓 12 克　炒茅术 5 克　陈皮 6 克　甘草 5 克

二诊：前方服后，两膝酸痛小有减轻，腹痛已差，更衣仍溏，脉来沉迟，苔白。前意续进。

制附块 9 克　炮姜 5 克　茯苓 9 克　炙桂枝尖 2.1 克　乌辣草 12 克　炙甘草 2.4 克　千年健 9 克　炒苡仁 9 克　制豨莶草 9 克　炒茅术 5 克　煨楠木香 6 克

三诊：两进温阳化湿，两膝酸痛，十去六七，腹痛亦止，便溏次数已减，纳食见增。再拟温补脾肾，附子理中汤加味。

淡熟附块 9 克　米炒上潞参 9 克　炙甘草 3 克　炙桂枝尖 2.1 克　炮姜 5 克　乌辣草 12 克　炒茅白术各 8 克　白茯苓 9 克　炒苡仁 9 克　制巴戟 8 克　红枣 7 只

以上出自《叶熙春专辑》

施今墨

候某某，男，45 岁。

半年以来，两腿足踝寒冷疼痛，逐渐加重，近来阴囊亦感湿冷，少腹时痛，饮食二便尚无变化。舌质淡，苔薄白，脉沉迟而涩。

辨证立法：寒湿入侵，肾阳不充，病邪深入及骨，沉寒痼冷，积久难除，温暖下元以解积寒。

处方：川附片 10 克　大熟地 10 克　金狗脊 15 克　杭白芍 10 克　北细辛 3 克　炙甘草 3 克　川桂枝 6 克　春砂仁 3 克　盐小茴 6 克　巴戟天 6 克　盐荔核 10 克　胡芦巴 6 克　川楝子 6 克，醋炒　盐橘核 10 克　台乌药 6 克

二诊：服二剂无大变化，沉寒痼冷非能速效，前方加仙灵脾 6 克，再服四剂。

三诊：前方服四剂，少腹未痛，两腿寒冷见效，加破故纸 6 克，炙黄芪 18 克，汉防己 10 克，去川楝子、狗脊。

四诊：服四剂，两腿足跗之寒冷感较前减轻，阴囊湿冷亦有好转。

每日早服桂附八味丸 1 丸，晚服参茸卫生丸 1 丸。服一个月，白水送服。

周某某，25 岁。病起于 1947 年，自觉下肢无力酸楚，坐久即感麻木，后逐渐加重，起立行动均感困难，现只能勉强以足跟着地行走数米。屡经中西医治疗，未见好转，哈尔滨医大骨科诊断为急性进行性肌营养不良证。平素饮食尚可，二便正常。舌质淡，苔白，脉沉滑。

辨证立法：气虚则麻，血虚则木，脾湿下注，寒凝不通。经云："湿气胜者为着痹。"治宜调补气血、健脾燥湿之法。

处方：炙黄芪 24 克　汉防己 10 克　于白术 10 克　炙甘草 6 克　薏苡仁 12 克　宣木瓜 10 克　杭白

芍10克　云茯苓10克　豨莶草15克　川桂枝10克　酒当归6克　紫河车10克　桑寄生24克　功劳叶12克　虎骨胶6克，另烊兑服

二诊：前方服二剂，甚平和，有小效，病已深久，非二剂可痊，原方加党参10克，服三剂。

三诊：药服三剂，两腿自觉有力，痛麻减轻，初见功效，仍遵前法图治。

处方：杭白芍10克　炒白术10克　炒桑枝15克　川桂枝6克　酒当归10克　炙黄芪24克　黑豆衣12克，另用热黄酒淋3次　海桐皮12克　米党参10克　云茯苓10克　汉防己10克　桑寄生15克　豨莶草12克　紫河车10克　炙草节3克　虎骨胶6克，另烊兑服

四诊：前方服四剂，已能连续行走四百余米，希予常方回家休养。

处方：杭白芍10克　川桂枝10克　炙黄芪24克　汉防己10克　云茯苓10克　炒白术6克　海桐皮12克　酒当归10克　川杜仲10克　川续断10克　桑寄生15克　炒桑枝15克　豨莶草12克　紫河车10克　炙草节10克　虎骨胶6克，另烊兑服

赵某某，女，27岁。素患风湿性关节炎，屡经治疗，时愈时发，近因产后匝月，周身骨节又现疼痛，下午发热，尤以入夜为重，有时鼻衄，头晕，有痰，大便秘结，小溲短赤。舌质红，苔薄白，脉现浮紧而数。

辨证立法：素患风湿，病邪滞留于筋骨，产后血虚，邪从热化，加之新感外寒，热为寒郁，气不得通，周身关节疼痛。邪热上炎，溢为鼻衄。大便秘，小便赤，均是热郁之象。法当清血热、疏表邪、通脉络、祛风湿治之。

处方：赤白芍各6克　粉丹皮6克　豨莶草12克　银柴胡4.5克　紫丹参10克　东白薇4.5克　嫩青蒿4.5克　左秦艽4.5克　瓜蒌子10克　瓜蒌根10克　黑芥穗6克　油当归12克　鲜生地15克　片姜黄4.5克　嫩桑枝12克　桑寄生12克　鲜茅根15克　油松节24克　炙草节6克

二诊：药服二剂，鼻衄已止，午后发热渐退，周身筋骨疼痛减轻，大便干燥。

处方：前方去白薇、瓜蒌根子、丹皮、丹参，加鲜石斛10克，炒山栀6克，全瓜蒌24，风化硝6克，晚蚕沙10克，炒皂角子10克。

三诊：药服四剂，发热退，身痛减，前方去银柴胡、青蒿、黑芥穗，再服四剂。

艾某某，男，28岁。一年多来遍身痛楚，天气变化，证更加重。历经大连、哈尔滨、沈阳等医院诊疗，诊为风湿性关节炎。经常有疲劳感，体力日渐不支，饮食二便尚属正常。舌苔薄白，六脉沉软无力。

辨证立法：工作生活地处阴寒，汗出当风，病邪乘虚而入，积蓄日久，治未及时，风寒之邪由表及里，邪入日深，耗伤气血，六脉沉软无力。为正气不足之象，正虚邪实，当以搜风、逐寒、益气、活血治之。

处方：川附片15克　乌蛇肉30克　杭白芍10克　制全蝎4.5克　川桂枝10克　酒地龙10克　酒川芎4.5克　西红花3克　酒当归12克　酒玄胡6克　生熟地各6克　石南藤12克　北细辛3克　炙草节10克

二诊：初服二剂无效，继服二剂，周身如虫蚁蠕动，疼痛有所减轻，遂又连服四剂，自觉全身较前清爽舒畅，但仍易感疲劳。患者疼痛减轻，周身清爽，是风寒之邪，已被驱动。仍感疲劳，乃正气不足，拟加用益气之药，扶正祛邪，一鼓作气以收全功。

处方：前方去红花、元胡，加党参 15 克，黄芪 30 克，姜黄 10 克，附片加至 30 克。

三诊：服药六剂，疼痛减轻甚多，精神转旺，嘱再服十剂后，原方加两倍改为丸药再服。

刘某某，女，21 岁。头晕心悸，关节游走疼痛，时已二月，屡经西医诊治，据云为风湿性关节炎。注射针药稍见好转迄未痊愈。近来腰腿酸痛更甚，月经少，色黑暗。舌苔薄白，六脉沉滞。

辨证立法：六脉沉滞，气血不活，缘于风湿之邪，入侵经络，不通则痛，关节不利，月经少，色不鲜亦是明证。腰腿酸痛，痛无定处，风邪重于寒湿，拟祛风湿、通经络、和气血以治。

处方：酒当归 10 克　春砂仁 3 克　赤白芍各 10 克　生熟地各 6 克　北细辛 3 克　川桂枝 3 克　酒川芎 4.5 克　桑寄生 15 克　醋柴胡 3 克　嫩桑枝 15 克　左秦艽 4.5 克　油松节 24 克　金狗脊 15 克　稀莶草 12 克　功劳叶 12 克　片姜黄 6 克　乌蛇肉 18 克　炙草节 10 克

二诊：药服四剂，疼痛稍减，仍头晕心悸，前方加重散风药。

处方：川羌活 3 克　千年健 10 克　生熟地各 6 克　川独活 4.5 克　油松节 24 克　春砂仁 3 克　追地风 10 克　金狗脊 15 克　北细辛 3 克　左秦艽 6 克　蔓荆子 10 克　杭白芍 12 克　嫩桑枝 15 克　酒川芎 4.5 克　桑寄生 15 克　酒当归 10 克　甘草节 6 克　川杜仲 10 克　川续断 10 克

三诊：服药三剂，疼痛大为好转，只心悸仍作，睡眠不实，拟丸方图治。以二诊处方三付，共研细面，炼蜜为丸，每丸重 10 克，每日早晚各服 1 丸。

李某某，女，19 岁。病将两周，开始形似外感，发热、身痛，服成药无效，旋即肘、膝、踝各关节灼热样疼痛日甚，四肢并见散在性硬结之红斑。经北京同仁医院诊为风湿性关节炎。体温逐渐升至 38℃ 不退，行动不便，痛苦万分，大便燥，小溲赤，唇干口燥。舌质绛红，无苔，脉沉滑而数。

辨证立法：内热久郁，外感风寒，邪客经络留而不行。阴气少，阳独盛，气血沸腾，溢为红斑，是属热痹，急拟清热、活血、祛风湿法治之。

处方：鲜生地 12 克　忍冬花 10 克　左秦艽 6 克　鲜茅根 12 克　忍冬藤 10 克　汉防己 10 克　牡丹皮 10 克　紫地丁 15 克　甘草节 4.5 克　紫丹参 10 克　紫草根 6 克　桑寄生 12 克　嫩桑枝 12 克　黑芥穗 6 克　紫雪丹 10 克，分 2 次随药送服

二诊：药服二剂，热少退，病稍减，拟前方加山栀 6 克，赤芍药 10 克，赤茯苓 10 克。

三诊：前方服二剂，大便通，体温降至 37.2℃，疼痛大减，红斑颜色渐退。

处方：原方去紫雪丹、忍冬藤、紫地丁，加当归 10 克，松节 10 克，白薏仁 12 克。

景某某，女，43 岁。左肩背疼痛，项强不适，运用不自如，时已三月之久，近感头晕心悸。舌苔薄白，脉象沉涩。

辨证立法：风湿入侵经络，稽留不去，逐渐血行瘀滞，阻抑气血流畅，因而致痛。拟通络活血法治之。

处方：羌独活各 3 克　杭白芍 10 克　酒地龙 10 克　生熟地各 6 克　炒远志 10 克　桑寄生 15 克　北细辛 1.5 克　旋覆花 6 克，新绛 6 克同布包　嫩桑枝 15 克　春砂仁 3 克　片姜黄 10 克　酒川芎 4.5 克　炙草节 6 克　川桂枝 4.5 克　油当归 10 克，酒炒

二诊：前方服三剂，头晕心悸好转，肩臂疼痛减轻。前方加指迷茯苓丸 6 克，随药送服。

三诊：服三剂，肩臂颈项疼痛均减，已能自己梳头，运动较前自如，前方不变，再服四剂。

李某某，男，38 岁。病起于去年夏末，两膝关节肿胀，经第三医院治疗，诊为风湿性关节炎。今年八月以来，两膝关节足跗肿胀疼痛，影响睡眠，口渴而又思饮，手心足心均感发热，饮食二便尚属正常。舌质红，苔淡黄而腻，脉象弦数。

辨证立法：病起夏末，感受风湿，脾湿不运，遂行下注，湿热蕴郁，致使关节足跗肿胀而痛，手足心热为阴分郁热，拟清热利湿法为治。

处方：茅苍术 6 克　黑豆衣 12 克，另用热黄酒淋 3 次　怀牛膝 6 克　酒地龙 10 克　川黄柏 10 克　桑寄生 15 克　赤茯苓 10 克　嫩桑枝 15 克　赤小豆 18 克　豨莶草 12 克　汉防己 10 克　花槟榔 6 克　炙草梢 3 克　功劳叶 10 克

二诊：服药四剂，肿胀渐消，痛热未除，仍守原意，加清阴分之热。

处方：赤白芍各 10 克　地骨皮 10 克　炒山栀 10 克　北柴胡 4.5 克　炒丹参 6 克　鲜生地 10 克　嫩青蒿 4.5 克　炒丹皮 6 克　鲜石斛 10 克　东白薇 6 克　桑寄生 15 克　嫩桑枝 15 克　油松节 24 克　左秦艽 4.5 克　炙草节 6 克

三诊：前方服四剂，热痛均减，肿胀大消，拟予丸药巩固。

处方：每日早晚各服豨莶丸 10 克，晚间加服牛黄清心丸 1 丸。

陈某某，女，24 岁。平素久患胃病，食欲不振，大便燥结。又患甲状腺肿大，经常心悸。本年初睡卧时，两肩受风，疼痛不能举臂，经治疗未见效逐渐发展，八个月以来由肩至臂并延及两腿足踝无处不痛，西医检查诊断为风湿性关节炎。舌苔薄黄，脉沉滑而数。

辨证立法：风湿为患，遍历关节，气血受阻，不通成痛，法宜疏风通络为治，兼施软坚散结以除瘿瘤。

处方：杭白芍 10 克　片姜黄 6 克　油松节 24 克　川桂枝 3 克　桑寄生 15 克　金狗脊 15 克　生熟地各 6 克　嫩桑枝 15 克　全瓜蒌 24 克　北细辛 3 克　酒地龙 6 克　风化硝 6 克　春砂仁 3 克　左秦艽 3 克　淡海藻 10 克　淡昆布 10 克　山慈菇 10 克

二诊：前方服二剂，肩臂疼痛大减，两腿足踝症状依然，心悸好转。

处方：前方去片姜黄，加炮甲珠 10 克，川杜仲 6 克，续断 6 克。

三诊：连服四剂，下肢疼痛亦见减轻，行动有力，拟予丸方服一个月。

每日午服重庆大药丸子 10 粒，每日早晚各服活络丹 1 丸。

以上出自《施今墨临床经验集》

附：历节病

永富凤

佐嘉侯家臣某，年二十五，左臂痹，诸医莫知其故，经三年不愈，乃往于长崎就外科某，以和兰法疗之亦不愈。余偶西游到长崎，某者来乞治。余望其容姿轻健如常，而细察之则其面过赤，其脉洪数，其腹坚满，大便秘结，舌干气促，喜怒无常，好洁净，阴雨暮夜安静，而晴日昼间暴热，躁烦而渴。余以瓜蒂散一钱吐胶痰升许、臭秽物升许，吐了，取大黄、黄连、黄芩三味下之，峻泻六七行，至晡时昏眩，乃进糜粥养之，熟眠一夜。其翌诊之则脉数腹满大减，乃作黄连白虎汤进之，兼用湿漆丸，居三十日，病减大半。先余归，后六十日余亦东归，道于佐嘉，宿某者家，再诊之，病渐除其七八，而左臂未全快，作一百日剂而去矣。

《漫游杂记》

高锦庭

郑某某，农家缍织最勤，勤则手足之骱无不宿伤。乡户家室卑隘，则地土之上，必有湿热。湿热乘伤而入，四肢逢骱酸楚，所由来也。加以连日寒热，湿邪化火而伤营，证名历节风痹。脉濡苔黄，胸闷不饥。服姜、连佐以通络，庶几获效。

川连姜汁炒　半夏　枳壳　陈皮　郁金　桑寄生　丝瓜络　桑枝

二诊：前方两剂，苔化脘松，四肢亦觉稍和，是湿热能化也。从此治其四肢为主。

威灵仙　片姜黄　桂枝　独活　木瓜　防风　秦艽　桑枝

三诊：投舒筋活络之品，病势不减不增。日来阴雨数日，湿热之邪尤为当权，故近日肢体尤颓。夫络病难清，湿邪尤着而难化，本非旦夕所能奏效，而此证又非姜、连不可，用进退黄连法，以观后效，何如？

川连姜汁炒　桂枝　干姜　半夏　竹茹　陈皮　桑枝

《谦益斋外科医案》

林佩琴

张。长夏历节痛痹，身重肢软，风湿淫注，血脉失于宣通，治用驱风逐湿，通调血脉。独活、川乌制、当归、牛膝蒸、姜黄、威灵仙、防己、松节、乳香、桑枝、寻骨风，水酒各半煎，外用风药煎汤熏洗而康。

《类证治裁》

曹存心

脉沉弦滑，腿骱刺痛，腰部酸疼，背脊作响，诸节亦然，舌苔白浊。风湿痰三者着于肝肾之络也。

肝著汤合肾著汤（苓、术、姜、草）、桂枝汤。

诒按：此证病在于络，当从经络着意。

《柳选四家医案》

费伯雄

某。痛风延久，两膝肿痛，举动伸缩不利，步履难行，防成痼疾。

当归二钱　炙鳖甲三钱，打　晚蚕沙三钱，包　秦艽二钱　香独活八分，酒炒　防己二钱　防风八分　怀牛膝二钱　草薢三钱　桑枝三钱　广三七八分　白茄根三钱　生苡仁四钱　鳖血炒柴胡一钱　羚羊片一钱，先煎　夜交藤三钱　丝瓜络一钱半　炙乳没各六分

某。历节风痛，屡次举发，筋节酸痛。宜祛风通络。

当归枝三钱　茯苓三钱　晚蚕沙三钱，包　大川芎八分　桑枝三钱　炒丝瓜络二钱　酒炒木瓜二钱　木防己二钱　炙鳖甲二钱，打　青防风一钱　羚羊片一钱，先煎

以上出自《费伯雄医案》

黄堂

邹，三十三岁，历节痛久入络。头痛抽掣，必连及左耳项后，或由闷气作楚。夫肝主经络，化风鼓荡，且耳后至左角，皆肝游行之部，其咎显著。

生地　石决明　木瓜　新绛　归须　菊花　羚羊角　郁金　丝瓜络

复诊：前方从痛久入络治，已得效验。但历节酸痛，属三气为痹，不从祛邪立方，难杜病根。

威灵仙　秦艽　豆卷　归须　虎骨　丝瓜藤　片姜黄　木瓜　五加皮　延胡　蝉血拌炒桑枝

《黄氏纪效新书》

陈莲舫

林。历节风，骹骱酸楚渐和，脉息弦细。再以温养。

西羌活　五加皮　左秦艽　川续断　桑寄生　全当归　丝瓜络　香独活　威灵仙　宣木瓜　川杜仲　大力子　元生地

陆。历节风，浑身骱痛。治以温养。

香独活　威灵仙　宣木瓜　川杜仲　元生地　广陈皮　川桂枝　五加皮　炙虎胫　桑寄生　全当归　臭梧梗

雷。历节风，急宜除根。

西羌活　五加皮　天仙藤　粉草薢　川杜仲　香独活　威灵仙　海风藤　大力子　宣木瓜

广陈皮　丝瓜络

《连舫秘旨》

也是山人

沈，三七。风湿相搏，历节痛，四肢麻木，此属周痹。

粗桂枝八分　木防己一钱五分　海桐皮一钱　羚羊角一钱　晚蚕沙一钱　片姜黄一钱　川萆薢二钱
酒炒桑枝一两

又：风湿麻痹，服苦温方，痛势已缓，所有入暮口干，当兼佐以甘润。

羚羊角一钱　甜杏仁三钱　苡仁二钱　晚蚕沙二钱　南花粉二钱　木防己一钱五分　桂枝五分

《也是山人医案》

王仲奇

何。海宁。早年患浊，精坏肾伤，骨少髓养，左臂臑肩髃疼痛，右足作酸，髀胫渐细，膝膑见大，脊膂腰俞亦痛，脉弦涩。治以强肾益髓，用防骨痹。

菟丝饼蒸　潼沙苑　川杜仲　续断炒　片姜黄　海桐皮　鹿衔草　川萆薢　石南叶　锁阳
川黄柏炒　龟板炙焦黄，先煎　真虎骨炙，锉研细末冲

二诊：左臂臑肩髃疼痛较瘥，右足髀胫渐细、膝膑渐大渐愈，惟脊膂腰俞仍酸，小溲有浊，脉弦。治以强肾，用防骨痹。

白蒺藜　威灵仙　川黄柏炒　川萆薢　海桐皮　鬼箭羽　续断炒　络石藤　鹿衔草　野茯苓
石南叶　仙遗粮　十大功劳

《王仲奇医案》

王堉

介之罗王庄张冠英，家称小有，继娶吾里中李姓女。张得腿病，骨节痛楚，不可屈伸，且时作肿，卧床已半年矣。延医视之，或以为下痿，用虎潜丸补之；或以为瘫痪，用续命汤散之。皆不效。其内弟请余往治。余诊六脉缓大。告之曰：既非下痿，亦非瘫痪。所患乃寒湿下注，关节不灵，肿痛必在关节。病虽久，可治也。乃先进羌活胜湿汤加牛膝、防己以疏利之。三服后，杖而能起。又往视之，投以五苓理中汤，四服后，肿痛全消。意不愿服药。余曰：湿气未清，恐将复作，不如多服，以免后患。张听之，服药二十余剂，乃以酒肉来谢。余告以谨避风寒湿气。相隔十余年，余见于其戚家席上，称健步焉。

《醉花窗医案》

杜钟骏

广西巡抚张叔丹中丞之媳，幼丹先生之夫人，先病肝气，继病肝风，延经数月之久，变成痛风历节。周身筋脉拘挛，其痛也，或在两肩，或在腕臂腿胫之节间，移徙走注不定，行则同流寇，着则为肿痛，其尤甚者，十指拘挛不能使用。邗上名医延之殆遍，气药风药遍尝无效，

适予由浙请假回邗，详参四诊，遍阅诸方，不外行气驱风。其实，肝因血燥而生风，气因络空而窜痛，气愈行而愈横，风愈驱而愈烈。脉来劲急，全无和缓悠扬之态，爰订芍药甘草汤，芍用二两，草用三钱。血充则气和，肝平则风熄。一剂内风定，筋急舒，再剂则指能摄而手能握矣。守服十数剂，诸苦悉释。

《药园医案》

萧伯章

曾氏妇，年三十许，患两手关节疼痛，猛不可当，日夜叫呼，闻者酸鼻，延诊时不可按脉，舌苔淡白。阅前所服方，如祛风散寒疏理气血之品，服之殆遍，比以当归四逆加片姜黄，服至四剂，痛如故。继审痛处，适当骨节，正所谓历节风也。人身骨节皆筋脉交纽之处，肝主筋而藏血，断为风寒湿干于血分，阻遏气道，故而剧痛，乃以黄芪、当归、白芍、川芎为君，辅以桑枝、杉枝、松枝、桂枝、紫苏、竹枝皆用节，即甘草亦用节，取其以节入节，虽古无成法，然医者意也，但能愈病，明者断不余訾。方成，授主人照办，连服十剂，痛如失。穷思黄芪、当归、桂枝、白芍、川芎、甘草，具黄芪五物、当归四逆两方之功用，紫苏节则尤能行气中血滞，辅以桑、杉、松各枝节，能使关节中停蓄之风湿一扫而空，至竹枝节气味甘寒，恐其拒而不纳，以之为反佐，故于上证功效颇巨，爰命之曰七节汤。附录于后，用者审之。

附七节汤：治风寒湿干于血分，阻塞气道，两手或两足关节，日夜疼痛不可屈伸，病属历节，服之以愈为度。

黄芪五钱　当归三钱　白芍三钱　川芎三钱　桂枝节三钱　甘草节一钱　桑枝节如指大三个　杉枝节三个　松枝节三个　紫秆节三个　竹枝节三个　各味以清水五碗，煎至三碗，去渣分三次温服。

《遁园医案》

徐君，年四十余。

病名：湿流关节。

原因：端节前来镇收账，冒雨而行，鞋袜皆湿，湿从下受而发，杂治不愈，已十日矣。

证候：两脚骨节疼痛，昼夜叫号，跬步不能移，惟饮食大小便如常。

诊断：脉右沉缓，左沉细涩，舌苔淡白，此即《金匮》所谓"太阳病，关节疼痛而烦，脉沉而细者，此名中湿"是也。

疗法：通则不痛，以疏通关节为君，与自制七节汤加减。

处方：生黄芪二钱半　全当归三钱　生白芍三钱　川芎三钱　桂枝节三钱　甘草节一钱　桑枝节如指大三个　杉枝节三个　松枝节三个　苏秆节三个　竹枝节三个　生淮牛膝二钱

效果：一剂知，连服十剂，平复如初。

廉按：湿者，六淫之一也，亦如中风伤寒，自太阳始。但风寒之太阳病，病在肌表，湿之太阳病，病在关节。关者机关之室，真气之所过也。节者骨节之交，神气之所游行出入者也。今病湿则神真之气为湿邪所伤，故关节疼痛而烦。湿为阴邪，故脉沉而细。湿不在外而在下，下流两脚关节，皆筋脉交纽之处。肝主筋而藏血，血被湿阻，阻遏气道，逼压神经，故而剧痛，与湿脚气似同而实异，与历节风似异而实同。方用自制七节汤，以黄芪、当归、白芍、川芎为君，辅以桑枝、杉枝、松枝、桂枝、紫苏、竹枝皆用节，即甘草亦用节，取其以节入节，且黄芪、当归、桂枝、白芍、川芎、甘草，具黄芪五物当归四逆两方之功，用紫苏节则尤能行气中血滞，辅以桑、杉、松各枝节，能使关节中停蓄之风湿，一扫而空，至竹枝节气味甘寒，恐有拒而不纳，以之为反佐，故于上证功效颇巨。本方去牛膝，治两手关节疼痛，猛不可当，亦多奏效，真独出心裁之良方也。

《全国名医验案类编》

丁泽周

孔左。邪风湿热，挟痰稽留阳明之络，营卫痹塞不通，两肩胛痹痛，左甚于右，左手腕漫肿疼痛，势成历节风。证属缠绵，拟桂枝白虎汤加减。

川桂枝四分　熟石膏三钱　生甘草五分　嫩桑枝三钱　肥知母钱半　仙半夏二钱　紫丹参三钱　海桐皮三钱　生黄芪四钱　全当归二钱　西秦艽二钱　大川芎八分　青防风一钱　指迷茯苓丸八钱，包煎

陈右。风湿痰入络，营卫痹塞不通，右手背漫肿疼痛，连及手臂，不能举动，形寒身热。舌苔白腻，脉象濡滑而数。证属缠绵，姑宜祛风化痰、祛瘀通络。

清水豆卷四钱　青防风一钱　西秦艽二钱　仙半夏二钱　枳实炭一钱　炒竹茹钱半　晚蚕沙三钱　片姜黄八分　海桐皮三钱　生赤芍二钱　大贝母三钱　藏红花八分　嫩桑枝四钱　指迷茯苓丸五钱，包

二诊：右手背漫肿疼痛，连及手臂，不能举动。苔薄腻滑。风湿痰入络，营卫痹塞不通。再宜祛风化湿，和营通络。

清水豆卷八钱　青防风一钱　西秦艽二钱　生赤芍二钱　连翘壳三钱　忍冬藤三钱　晚蚕沙三钱　片姜黄八分　海桐皮三钱　川桂枝四分　熟石膏三钱，打　鲜竹茹二钱　嫩桑枝四钱　指迷茯苓丸八钱，包

三诊：右手背漫肿疼痛，连及手臂，不能举动，风湿稽留络道，营卫痹塞不通。再宜和营祛风，化湿通络。

川桂枝三分　熟石膏三钱，打　生赤芍二钱　青防风一钱　晚蚕沙三钱　片姜黄八分　赤茯苓三钱　荆芥穗一钱　白蒺藜三钱　海桐皮三钱　丝瓜络二钱

四诊：历节风右手背漫肿疼痛，连及手臂，不能举动，邪风湿痰，稽留络道，营卫痹塞不通。再宜和营祛风，化湿通络。

川桂枝四分　熟石膏五钱　生赤芍二钱　青防风一钱　西秦艽二钱　嫩白薇钱半　仙半夏二钱　海桐皮三钱　嫩桑枝四钱　片姜黄八分　晚蚕沙三钱　大贝母三钱　茺蔚子三钱　指迷茯苓丸八钱，包

五诊：历节风痛去七八，漫肿未消，举动不能自然，湿痰逗留络道，营卫痹塞不通。再宜和营祛风而化痰湿。

全当归二钱　紫丹参二钱　茺蔚子三钱　京赤芍二钱　晚蚕沙三钱　生草节六分　忍冬藤四钱　海桐皮三钱　大贝母三钱　炙僵蚕三钱　杜红花八分　嫩桑枝四钱　指迷茯苓丸四钱，包

《丁甘仁医案续编》

严绍岐

张兆荣之妻，年四十一岁，住昌安门外杨港。

病名：历节痛风。

原因：素因血虚肝旺，暮春外感风热，与血相搏而暴发。

证候：头痛身热，肢节挛疼，不能伸缩，心烦自汗，手指微冷，夜甚于昼。

诊断：脉浮弦数，左甚于右，舌红，苔白薄滑。脉证合参，此巢《源》所谓历节风之状，由风历关节与血气相搏，交击历节，痛不可忍，屈伸不得是也。

疗法：凡风搏血络瘀、筋痹肢节挛痛者，当专以舒筋活络为主。故重用羚角为君，筋挛必因血不荣养，即以归、芍、川芎为臣，然恐羚角性凉，但能舒筋不能开痹，少用桂枝之辛通肢节为反佐，而使以薄荷、牛蒡、连芽桑枝者，疏风散热以缓肢节之疼痛也。

处方：碎羚角钱半，先煎　当归须一钱　生赤芍钱半　川芎八分　桂枝尖三分　苏薄荷七分　炒牛蒡一钱　连芽桑枝一两

效果：连服三剂，外用冯了性酒没透绒洋布以搽擦诸肢节痛处，汗出涔涔，身热痛大减，手足亦能屈伸。惟神烦肢麻，溺秘少寐，即将原方去归、芍、桂枝，羚角改用八分，加淡竹茹三钱、鲜竹叶心三钱、辰砂染灯心三十支、莲子心三十支，又进三剂，夜能安眠，溺通麻除。终用炒桑枝二两、马鞭竹一两、鲜茅根一两、天津红枣四枚，每日煎服，调理而痊。

廉按：历节痛风：因于寒者，辛温发散；因于热者，辛凉轻扬，固已，但宜分辨痛状施治。如肢节挛痛、伸缩不利者，血虚液燥也，法宜滋血润燥，四物汤加首乌、木瓜、杞子、甘菊；肢节肿痛、遇阴雨更甚者，风湿入络也，法宜驱风活络，大羌活汤加小活络丹；肢节注痛、得捶摩而缓者，风湿在经也，法宜散风胜湿，灵仙除痛饮；肢节烦痛、肩背沉重者，湿热相搏也，法宜化湿泄热，当归拈痛散加减；肢节刺痛、停着不移者，瘀血阻隧也，法宜消瘀活络，趁痛散加减；肢节热痛、夜间尤剧者，阴火灼筋也，治宜滋阴降火，四物汤合加味二妙丸；肢节木痛、身体重滞者，湿痰死血也，法宜豁痰活络，半夏苓术汤加小活络丹；肢节酸痛、短气脉沉者，留饮也，法宜蠲饮涤痰，半夏苓术汤加指迷茯苓丸；历节久痛者，邪毒停留也，法宜以毒攻毒，麝香丸与乳香停痛丸间服；历节麻痛者，气血凝滞也，法宜通气活血，千金防己汤加五灵散。此案肢节挛痛、不能伸缩，与血虚液燥证虽相同，而病由风热搏血，则原因各异，故处方用药，亦自不同。可见病因不一一者因得之。《内经》所以治病必求于本也。

《全国名医验案类编》

何拯华

何家福之妻，年四十六岁，住峡山。

病名：历节风。

原因：素因血气虚寒，现因风挟寒湿，直中血络，遍历关节而成。

证候：历节挛疼，痛不可忍，屈伸不得，难以转移，发作不热，昼静夜剧。

诊断：脉左浮弦急，右沉弱，舌苔白腻。脉证合参，张仲景所谓沉即主骨，弱即主筋，浮则为风，风血相搏，即疼痛如掣，历节痛不可屈伸是也。

疗法：乌头桂枝汤加减。方以乌头含麻醉性，善能麻痹神经以止痛，故用之为君；臣以黄芪托里达表、通行三焦，麻黄开皮达腠、上行外通，使肢节留伏之寒湿一齐外出；佐以桂枝横行手臂，牛膝下行足膝，皆有活血除疼之作用；使以芍、甘、白蜜酸收甘润以监制之。

处方：制川乌八分　生黄芪钱半　净麻黄八分　川桂枝一钱　淮牛膝三钱，生　生白芍钱半　清炙

草八分 上药用水两碗，白蜜一匙，煎成一碗，温服。

次诊：前方连服两剂，痛虽渐减，而屈伸不利如前，形气羸弱，颇难支持，脉仍沉弱，惟左手浮弦已减，法当通补兼施，八珍活络汤主之。

次方：丽参须八分 浙茯苓三钱 全当归三钱 酒炒生地二钱 薄桂五分 生于术钱半 清炙草六分 羌独活各五分 酒炒赤芍钱半 川芎一钱，蜜炙 片红花六分 制川乌三分 酒水各一碗，煎服

效果：叠服四剂，挛痛已除，手足亦可屈伸，人能支持，步履可扶杖而行，遂嘱其服史丞相遇仙酒，一日两次，每服一小酒盅，旬余即痊。

廉按：《金匮要略》分历节病因有四：一因汗出入水中，二因风血相搏，三因饮酒汗出当风，四因饮食味过酸咸。此案即风血相搏，为历节痛风之总因，男妇犯此者最多。《病源》《千金》《外台》均谓之历节风，以其痛循历节，故曰历节风，甚如虎咬，故又曰白虎历节风。初方用乌头桂枝汤，必辨明风挟寒湿搏其血络，乃可引用。接方用八珍活络汤，亦必其人血气虚寒始为相宜。故医者治病，必先求其受病之原因，及病者之体质，然后可对证发药，以免贻误，此为临证之第一要著。

《全国名医验案类编》

施瑞麟

章桂林，年廿二岁。

病名：风湿相搏。

原因：今岁八月下旬，受兵灾，心甚惶恐，逃避于山林，冒风淋雨，夜卧于山林而成此证。

证候：手脚缝肢节肿痛，不能转侧，卧于床褥月余，痛楚难忍，不呕不渴，饮食少进。

诊断：脉浮而迟滞，舌苔白滑，脉证合参，此风湿相搏之证也。经云："风则痛，湿则肿。"《伤寒论》云：风湿相搏，身体烦疼，不能自转侧，不呕不渴，脉浮虚而涩者，桂枝加附子汤主之。若其人大便坚、小便自利者，去桂枝加白术汤主之。余仿其法，先用小续命汤加灵仙、西藏红花之类，用酒冲服，连服三剂，未见获效。又用疏风通经活血之剂，诀云"治风先治血，血行风自灭"。服三四剂，而身体稍能转动，痛亦稍止。

疗法：用当归、生地、红花活血养血为君，用海风藤、伸筋草、川续断、桂枝、五加皮通其筋络为臣，用羌独活、西秦艽、桑寄生、钻地风、千年健治风为佐，用白术、茯苓利湿为使，加广木香以行其气，加酒以和其血，然行血必须行气，经云"血居于先，气推于后"，使血气流通而病自愈。

处方：白当归四钱 大生地二钱 西藏红花八钱 海风藤钱半 伸筋草钱半 羌独活各钱半 千年健钱半 桑寄生钱半 钻地风钱半 生白术二钱 浙茯苓二钱 川桂枝八分 川续断钱半 西秦艽二钱 宣木瓜二钱 广木香八分 加好酒冲服，服八九剂。

效果：旬余稍能运动，月余而能行步。至四十余日，其肿已消，其痛已止而病愈矣。

廉按：活血祛风，舒筋通络，此等证用药，不过如是。

《全国名医验案类编》

缪芳彦

汤。阴虚脉数，湿着于下，左足踝红肿且痛，屈不可伸，即伸亦不利。此邪痹三阴，议养

而兼通。

制首乌三钱　宣木瓜一钱五分　制术一钱五分　杜仲三钱　薏苡仁三钱　桑枝五钱　忍冬藤三钱　川续断一钱五分　茯苓三钱　牛膝一钱　水杨东行根三钱

二诊：前方服二剂，足即伸。

照原方加盐水炒当归。

《缪芳彦医案》

傅松元

陈俊者，伤科陈锦之侄孙也。二月底来邀余诊，脉细而紧，身热体痛，颇难转侧，叫苦连声，乡人谓系鬼箭风。余问其痛在何处？答云："浑身骨节，无所不痛。"为之按摩，则又不痛，皮肤柔润，色亦不变。余曰："此历节走注，属风痹证。"问其痛几日？云已痛二日，夜不能寐，又不食。为之用麻黄、附子、桂枝、川芎、独活、寄生、地龙、当归、怀膝、防风一方，两剂，汗出而痛止。

《医案摘奇》

贺季衡

殷男。四肢骨节木肿作痛，举动不利，曾经寒热，舌苔黄腻且厚，脉浮滑。风邪痰热交犯脉络而来，延有历节风之害。

大豆卷三钱　原蚕沙二钱　羌独活各一钱　汉防己二钱　炒茅术一钱五分　川桂枝七分　海桐皮四钱　川黄柏一钱五分　五加皮四钱　淮牛膝二钱　云苓三钱　桑枝五钱，酒炒

吴男。历节痛风，屡次萌发，骨节肿突炎热，且强木，举动无以自如，肢体常发红块，心悬，善滑泄，脉沉数，舌苔灰黄。肾虚肝旺，风湿热久羁血分，渐入脉络见端。铲根不易。

大生地五钱　忍冬藤四钱　京赤芍一钱五分　川黄柏一钱，酒炒　白蒺藜四钱　西秦艽一钱五分　地肤子四钱　赤苓四钱　粉丹皮二钱　丝瓜络二钱　海桐皮四钱　桑枝四钱

丸方：滋水抑木，通络化湿。

大生地二两　楮实子一两五钱　地肤子二两　粉丹皮一两五钱　赤白芍各一两五钱　当归二两　川黄柏一两五钱　忍冬藤四两　淮牛膝一两五钱，酒炒　海桐皮二两　料豆衣二两　西秦艽一两五钱　络石藤二两　云神二两　伸筋草三两

共为末，桑枝四两，丝瓜络二两，煎汤法丸，若不成丸，量增蜜水。

吴男。历节风萌发一旬，四肢骨节肿痛，游窜莫定，寒热迭作，无汗，脘闷作恶，自利不爽，脉弦滑右数，舌苔白厚满布。风邪与痰湿相薄于络，势尚未化，延绵可虑。

大豆卷四钱　金狗脊四钱　青防风一钱　川桂枝一钱　焦茅术二钱　威灵仙五钱　原蚕沙四钱　块苓四钱　羌独活各一钱　竹沥半夏二钱　海桐皮四钱　炒竹茹一钱五分　桑枝四钱

倪男。历节痛风，业经三月，刻下大势虽减，而两肩时仍酸痛，莫能抬举，腰腿亦走窜，

咳则牵引，入夜少寐，脉滑，舌红。风寒痰湿久羁脉络而来，收效不易。

白归身二钱　淮牛膝一钱五分　川桂枝八分　西秦艽一钱五分　净橘络八分　油松节两个　威灵仙五钱　丝瓜络二钱　海风藤四钱　云苓神各三钱　五加皮四钱　桑枝四钱

王男。历节痛风已久，时愈时发，发则骨节肿痛，脉沉滑，舌红苔白。风邪痰湿窜入脉络而来。最难速效。

当归二钱　川桂枝八分　原蚕沙四钱　羌独活各二钱　威灵仙四钱　净橘络八分　金狗脊四钱　五加皮四钱　云苓三钱　油松节三个　桑枝四钱，酒炒　丝瓜络二钱，炙

另：五倍子三两，研末，用醋调敷。

柳男。历节痛风，四肢窜痛，不能移动，右手且肿，项强无以转侧。曾经寒热、滑泄。脉沉滑右数，舌苔滑白。风寒湿三邪交入经脉而来。

上川朴一钱　川桂枝八分　海风藤四钱　金狗脊四钱　炒苡仁五钱　原蚕沙三钱　五加皮四钱　羌独活各一钱五分　秦艽一钱五分　防风一钱五分　五积散五钱，包

改方：加酒当归一钱五分，淮牛膝一钱五分。

二诊：历节风，手足肿痛大减，渐能步履，虚里跳动及惊惕多汗亦见退，惟便溏未实，不时腹痛，脉虚滑，舌白。络中风湿未清，脾阳又不运所致。

炒白术二钱　炙黄芪二钱　防风一钱五分　川桂枝八分　原蚕沙四钱　五加皮四钱　橘皮络各一钱　海桐皮四钱　金狗脊五钱　西秦艽一钱五分　云苓三钱　桑枝四钱，酒炒　红枣三个

三诊：历节风，四肢肿痛大退，虚里跳动，惊惕自汗，腹痛便溏亦减，而胃纳又复疲，舌红起白苔。可见风湿未清，食物又欠节所致。

茅白术各二钱　海桐皮四钱　焦谷芽四钱　淮牛膝二钱　云苓三钱　炒苡仁五钱　川桂枝八分　秦艽一钱五分　五加皮四钱　大砂仁八分　生姜两片　干荷叶一角

以上出自《贺季衡医案》

曹颖甫

耿右。初诊：一身肢节疼痛，脚痛，足胫冷，日晡所发热，脉沉而滑。此为历节，宜桂枝芍药知母汤。瘰疬，从缓治。

川桂枝五钱　赤白芍各三钱　生甘草三钱　生麻黄三钱　熟附块五钱　生白术五钱　肥知母五钱　青防风五钱　生姜一块，打

二诊：服桂枝芍药知母汤，腰痛略减，日晡所热度较低，惟手足酸痛如故，仍宜前法。

川桂枝五钱　赤白芍各五钱　生甘草三钱　净麻黄四钱　苍白术五钱　肥知母五钱　青防风四钱　生姜一块，打　咸附子三钱，生用勿泡

《经方实验录》

陆正斋

韩某某，男。

4月14日一诊：温邪挟湿，历节攻痛，不能转侧，身热自汗，苔灰腻，脉滑数，口渴谵语。证有深入之势，拟方候酌。

苏梗6克　晚蚕沙9克　带皮苓12克　苦杏仁9克　汉防己4.5克　飞滑石12克　大豆卷9克　片姜黄3克　薏苡仁15克　通草3克　海桐皮9克　橘皮4.5克

4月15日二诊：口渴身热减，灰苔转退，唯周身历节攻痛，有增无减，脉象仍显滑数。风湿热三者蕴蓄于经络而成历节风大证。

川独活3克　络石藤5.4克　木防己5.4克　稽豆衣12克　天仙藤5.4克　橘红络各4.5克　白蒺藜12克，去刺　双钩藤12克　当归身5.4克　左秦艽5.4克　晚蚕沙9克　丝瓜络4.5克　路路通2个

4月17日三诊：前方三帖获效，痛减，原法继进。

川独活3克　法半夏6克　左秦艽5.4克　石南叶5.4克　赤茯苓12克　木防己5.4克　晚蚕沙6克　天仙藤3克　络石藤5.4克　当归身5.4克　鹿衔草5.4克　路路通2个　小活络丹1粒，陈酒送服

4月18日四诊：搜风渗湿涤痰，调和营卫，以冀痛止为幸。

川独活3克　赤茯苓12克　法半夏5.4克　左秦艽5.4克　粉萆薢12克　当归身5.4克　炙鳖甲18克　天南星4.5克　炒白芍12克　川桂枝1.5克　鹿衔草5.4克　白茄根12克

按：历节痹痛，仲景主乌头汤及桂枝芍药知母汤，前者为寒湿而设，后者为风湿日久化热而设。本案乃风湿热蓄于经络，证情险恶，先生先取吴鞠通中焦宣痹汤宣泄气机、清化湿热、通络止痛。俟口渴身热减退，则从祛风除湿而治，一旦痛减，又主以搜风渗湿涤痰、调和营卫，以善其后，法随证变，变通灵活。

《陆正斋医疗经验》

第七十二章 郁证

程从周

汪禹称文学年近六旬，素清健善饮。一日，正观客弈棋，偶怒其仆供应失事，罚之跪而未责，虽坐观弈棋，而心实驰于外，怒气蓄之于肝，而未发泄。客散之后，而棋局即在目前。云做眼，云打劫，无往而非局中之事，或闭目，或举动皆然。诸郎夜半邀予过诊，所云亦复如前，六脉滑数而有力，其身又凉。细询之，知其因怒而致痰客心胞。故所见如此。乃用青皮、陈皮、胆星、半夏、花粉、贝母、柴胡、黄芩清热化痰之剂，一剂而神清，数剂而痊愈。或曰："痰客心胞，何独只见棋局之事？"予曰："当其盛怒之时，正值观局，隐而未发，故所见如此。殆谓用志不分，乃凝于神，岂非此证之谓欤？"

《程茂先医案》

郑重光

刘振寰翁令眷，己未年在扬患病。其长郎刘必达兄祈签令彼问治于余，遂至瓜镇，道其病源。病人年五十外，清癯茹素，初秋因郁怒，遂胸腹不宽，两肋胀痛，不食则嘈，食则不能过膈间，或吐出。郡城诸医皆以清痰理气，丁、沉香燥，治之愈剧。渐至大便秘结，数日一通，每至黄昏，即后重欲大便，空坐秽桶，不能起立，又无粪下，至五鼓方可登床。如此四十日，百药不效，困惫不堪，坐桶时能食饮汤稀粥，至登床后，天明即呕逆不能食矣。余未诊脉，以意度之，此肝火也。先因郁怒伤阴，继复香燥耗血，致火上逆，则呕吐，下迫则后重。昼则气升故吐，夜则气降故坠。但病久气血皆虚，须用血药以滋肝，左金以折肝，参草以补中，定方立论。用当归、白芍、人参、茯苓、甘草、黄连、吴茱萸、山栀、橘红，令彼持回试之，如不效，再易方。服二剂，即不吐，四剂即出下气，不坐秽桶，夜可就枕。再索药，即照前方，服至二十剂，即霍然起矣。余初有移居郡城之意，未果，因彼再三谆请，迁意遂决。

《素圃医案》

北山友松

今桥定休年过古稀，精神不迈，收放官债为业，蓄积甚厚。近年来放多收少，忤情逆意，郁滞有日。使抑郁之气留滞不散，停于胸膈，不能流畅，致腹胁虚胀，大肠虚闭，小便涩少，面目四肢浮肿。请后藤益庵调治三月余日，其证弗瘳。更加口舌干苦，饮食减少。或荐予为治，脉之左右沉中带弦。予谓怒气结聚，不得发越，升降失常。遂用古方八味逍遥散，白术易苍术，倍柴胡、茯苓，加越桃鞠芎香附醋制每帖二钱，灯心、生姜各二分，流水煎服。五帖许，小水通利，浮肿全退，口舌知味矣。于是改投薛氏归脾汤，仍加越桃鞠芎香附。服五十帖后，脉得动荡，然而弦形尚在，因加酒炒白芍，又使服五十帖，脉证俱和。再去所加三品及白芍，乃用原方五十帖而停药，时壬辰秋月也。癸酉初秋，因追荐亡侄于法华寺，请僧顿写佛经，于老心有所感慨。适僧请小食，强餐数口，自觉心胸不快，急舁归家。忽吐所餐之食及痰涎黄水，口不能言，眼不识人，昏倒于席焉。幸手下有人，知用人参急煎三钱许灌之。及予诊视，口眼定动，颇能认得亲疏耳。于是再煎人参五钱，炮姜一钱六分，强使缓啜之。又撮香砂六君子汤相间服之，次日六脉俱应，只沉弱矣。再煎参、姜如昨，六君子汤少加木香以进。第三日亦照于前调养。厥后或单用归脾汤，或二方合和，直至穷腊停药，前后用人参四斤云。

《北山医案》

陈念祖

情怀郁勃，气火上升。是以眩晕咽痹，脘闷不饥。自觉冷者，非真寒也，乃气痹不通之故。丹溪谓：上升之气，从肝胆相火。斯其明征。肝为刚脏，柔以济之，即为中和之义。

生地三钱　粉丹皮二钱　阿胶一钱　玄参一钱　川石斛二钱　黑稽豆皮三钱

病由悒郁动肝，久则延及脾胃致伤，不纳不饥。火风变动，发而为痛为胀。疏泄失司，大便忽秘忽溏。病已数载，形瘦液枯，非旦夕可能收效。若再用香燥劫夺，恐变成格拒中满之虞，拟用辛润之剂，并少以和阳者佐之。

当归身二钱　桃仁三钱，去皮尖　柏子仁二钱　生白芍一钱　川楝子一钱　川黄连三分

以上出自《南雅堂医案》

程文囿

以翁自病，寒热胁痛，口苦食少，呻吟不寐，已经月余。服药不应，自以为殆。诊脉弦急，知其平日情志抑郁，肝木不舒，病似外感，因系内伤。与加味逍遥散，一服而效，数服而安。

《杏轩医案》

何书田

气、火、痰三郁兼证，非进补之候也。须旷达调理。

炒川连　石决明　全瓜蒌　炒中朴　陈皮　炒山栀　法半夏　旋覆花　川郁金　鲜橘叶

六郁火升，痰气上壅。久防塞逆成格。

炒川连姜汁拌　石决明　瓜蒌皮　川郁金　白茯苓　炒山栀姜汁拌　旋覆花　天花粉　橘红　竹茹姜汁拌炒

上焦痰火郁结。治宜清化。

炒川连　石决明　橘红　光杏仁　海浮石　炒山栀　川郁金　蒌皮　川贝母　炒竹茹

中焦痰火郁结也。治以疏化。

炒山栀　川郁金　法半夏　炒枳实　瓦楞子　川楝子　陈皮　旋覆花　瓜蒌皮　炒竹茹

以上出自《薛山草堂医案》

王孟英

朱氏妇，素畏药，虽极淡之品，服之即吐。近患晡寒夜热，寝汗咽干，咳嗽胁痛。月余后，渐至餐减经少，肌削神疲。孟英诊之，左手弦而数，右部涩且弱。曰：既多悒郁，又善思虑，所谓病发心脾是也。而平昔畏药，岂可强药再戕其胃？诚大窘事。再四思维，以甘草、小麦、红枣、藕（肉）四味，令其煮汤，频饮勿辍。病者尝药大喜，径日夜服之。逾旬复诊，脉证大减。其家请更方，孟英曰：毋庸也，此本仲景治脏躁之妙剂，吾以红枣易大枣，取其色赤补心，气香悦胃，加藕（肉）以舒郁怡情，合之甘、麦，并能益气养血，润燥缓急。虽若平淡无奇，而非恶劣损胃之比。不妨久住，胡可以为果子药而忽之哉？恪守两月，病果霍然。

《王氏医案》

顾德华

汤。郁火越胃，冲心为厥，厥后心悸不寐，惊恐疑惧，劫肺而为痰血，不时形凛烘热，经行如崩，月行二次，盛暑而厚衣，稀粥不敢下咽。以脉证参之，非真寒，实由疑虑过深所致也。金先生指为劳损不起之证，窃恐未确。当放胆啖饭，不必避风，以怡畅襟怀，佐以药力，可许向痊者。

乌犀尖　小川连　云苓　麦冬　大生地　广郁金　白芍　橘白　枣仁　川贝　建莲子

又诊：病人深信所嘱，肝胆舒畅，寒热未作，人咸异之，即俗名疑心病也。信能坚决，何疑之有，所谓智慧剑斩烦恼魔，须药饵外求之者。仍须清畅郁火，补养心脾，方无反复。

细生地　乌犀尖　小川连　麦冬　生于术　羚羊角　川贝母　枣仁　米仁　红枣

又诊：谷食如常，神怀安适，心悸咳血皆止，鼻流腥水如注。此乃郁火从心包而畅于肺经也，养阴佐以清和肺肝。

制首乌　元参心　川贝母　白芍　羚羊角　蔓荆子　淮山药　生甘草　薄荷叶

又诊：鼻渊虽止，其郁火未净，心脾气血未复，诸恙和平，癸水尚易骖前。仍从前法减轻为治。

细生地　羚羊角　川楝子　左牡蛎　生冬术　川贝母　元参心　大麦冬　云苓　小红枣

《花韵楼医案》

费伯雄

某。经谓：肝气由左而升，肺气由右而降。故左右为阴阳之道也。夫肝喜条达，而恶抑郁，今胸中作痛，直至左胁，是痰气郁结，胸中无由展舒之故。治宜抑木和中，以清痰气。

木香　佛手　橘饼　藿梗　白芍　制陈皮　白蔻　郁金　炙草　炒苏子　法半夏　刺蒺藜

复诊：证势悉松，湿郁渍脾未清，胃气逆满，胸痞嗳噫，苔浊厌食，神疲内热，乃肝脾郁结，七情间病。再用四七汤加味。

《费伯雄医案》

浅田惟常

阪本人年五十所，郁郁不对人，饮食减少，颇如劳瘵。先与补中益气汤，后以九味清脾加葳蕤得愈。凡开达肝脾之郁塞，无若清脾汤，若逢肝脾郁塞，以认此汤主治为要。

《先哲医话》

王燕昌

一女子，年十五岁，忽嬉笑怒骂，经巫婆治数日更甚。医用天麻、南星、半夏、防风、桂枝、朱砂、赤金等药，止而复发。诊得六脉沉细略数，望其目赤、唇红，问其二便有热。乃用逍遥散加山栀、丹皮同十枣汤，一剂证止，三剂全愈。盖思有所郁兼脏躁也。

《王氏医存》

汪廷元

白公夫人体素厚，偶因郁结，遂干咳无痰，不饥不食，大便不通，终夜不寐，常绕内宅而走，如此十昼夜，人亦不倦。镇江一医劝进附子理中汤。予曰："今左脉弦大，右脉数大，乃阳亢阴盛，燥火内扰，安有温补之理？"与金匮酸枣仁汤，加当归、白芍、麦冬、麻仁、小麦，一饮即效，三饮而诸病良已。

《广陵医案摘录》

许恩普

唐纳霖侍御小姐年已及笄，病剧。延余诊视，脉涩，知为气郁，询以母氏，唐曰："故。"余曰："俗语'能从讨饭之母，不跟做官之父'。"小姐笑。复问兄嫂，唐曰："不和，因得病。"余曰："小姐自有家耳，诸事忍让，何气为？"询婿谁家。唐曰："待字。"余曰："有高绍祥者，年弱冠，宦家公子，才貌均佳，今科备中，堪为良偶。"唐颔之。因拟以调气之品，数服而愈。

《许氏医案》

张乃修

毕左。抑郁伤肝，肝气纵横，木来克土，上吐下泻，有似痧气。如此严寒，何来痧秽，其为木土相仇，显然可见。匝月以来，腹中有形，不时攻筑，肝脏郁怒冲突之气也。此时极宜舒郁，而失于调治，以致气滞腹满，脾土不能运旋，浊痰因而难化，遂令弥漫神机，神情呆钝。脉象沉郁，重取带弦，而尺中无力。深入险地，不过言治。勉拟化痰以通神机，木旺正虚，无暇过问矣。

制半夏二钱　瓜蒌汁五钱，蜜汁炒研　炒枳壳一钱五分　九节菖蒲五分　远志肉五分　薤白头三钱

陈胆星一钱　桔梗一钱　生姜汁三茶匙　白金丸七分，开水先送下

改方去白金丸，加白蜜。

孙左。血虚不复，木燥生风，经络不时抽掣，腹胀带下，冲气不平，气冲至脘，则中脘胀满。宜养血熄肝，参以和胃。

阿胶珠　牡蛎　金铃子　桑螵蛸　砂仁　炒白芍　佛手　潼沙苑　枇杷叶

二诊：脉证相安，然中脘不时痞满，经络抽掣。脉细关弦。营血不足，肝阳冲侮胃土。再育阴熄肝，参以调气。

阿胶珠三钱　白归身二钱　香附一钱五分，蜜水炒　茯苓神各一钱五分　土炒白芍一钱五分　半夏曲二钱，炒　金铃子一钱五分　炒山药三钱　潼白蒺藜各一钱五分，盐水炒

另备服方：

川楝子一钱五分　广玉金一钱五分　干橘叶一钱五分　炒蒌皮三钱　延胡索一钱　制香附三钱　白蒺藜三钱　光杏仁三钱　黑山栀一钱五分　枇杷叶四片，去毛

曹右。咳不甚盛，而咽中梗阻，痰出成粒。此气郁痰滞，所谓郁痰是也。

老川朴一钱　磨苏梗五分　制半夏一钱五分　炒姜皮三钱　茯苓四钱　光杏仁三钱，打　香豆豉一钱五分　生香附二钱，打　炒竹茹一钱　郁金一钱五分　炒枳壳一钱　枇杷叶四片，去毛

再诊：痰多咳嗽如昨。痰在胸中，气火上通，故口碎而痛。

制半夏三钱　甜葶苈五分　云茯苓三钱　光杏仁三钱　竹茹一钱，水炒　苏子三钱，炒研　冬瓜子四钱　炒枳壳一钱　生薏仁四钱　苇茎八钱

姚左。禀先不足，木失涵濡，冲气逆行，上干肺脏，单声作呛，腹中有气攻冲，头巅体震。拟滋水养肝清肺。

丹皮二钱　阿胶珠二钱　生白芍二钱　青蛤散三钱　川贝母二钱　煅磁石三钱　白蒺藜三钱　炙生地四钱　酒炒女贞子三钱　枇杷叶四片，去毛

二诊：腹中有气攻冲，则头巅体震，单声作呛。日来寒热兼作，此兼新感。先治其表，再治其本。

霜桑叶一钱五分　青蒿二钱　黛蛤散四钱　女贞子三钱　代赭石三钱　茯神三钱　丹皮二钱　川贝母二钱　炙龟甲五钱　枇杷叶四片，去毛

以上出自《张聿青医案》

马文植

何。脉象沉弦且细，沉者郁也，弦为气滞，细为血衰，心脾郁而不遂，气亘于中，脘中迷闷不畅，不嗜米谷，只餐面食，麦为心谷，米为脾谷，子虚求助于母也，谷米不食，则形神日赢。拟养心调脾，以苏胃气。

藿梗　于术　远志　法夏　谷芽　益智　郁金　茯苓　陈皮　佩兰　参须　煨姜　红枣

复诊：养心脾以舒郁，苏胃气以生阴，脘中较畅，饮食稍增，仍不甘味。口渗清涎，脾虚不能收摄津液，前法进步。

人参　远志　当归　淮山药　佩兰　茯神　于术　陈皮　益智　炙草　白蔻

李。心脾郁而不遂，气化为火，浮越于上，以致头面烘热，欠寐，心神不安，下部怯冷。拟养心脾以舒郁。

淮山药　沙参　远志　当归　法半夏　郁金　合欢皮　白芍　陈皮　秫米　柏子仁

复诊：养心脾以舒郁，郁火较平，惟疑虑不决，心脾气馁，不能自主。情志内伤之病，全在自己开畅胸怀，心君泰和，诸病自已。

北沙参　丹参　远志　当归　茯神　秫米　柏子仁　郁金　石斛　广皮　合欢皮　白芍沉香三分，炒　鸡子黄

情志抑郁不伸，肝木横乘脾土，土不生金，脾伤及肺，脾为生痰之源，肺为贮痰之器，脾虚不能运化水谷精微，津液凝结成痰，上注于肺，喉为肺系，是以痰塞喉间，咯不能上，咽不能下，胸次不舒，饮食日减，痰随气以流行，痰自脾经入肺，经过包络，心神外驰，莫能自主，悲不能止，涕泣沾襟，非癫狂可比，脉来弦数无神，有三阳病结之虑。法当宣补中州为主。

东洋参三钱　冬术二钱，枳实炒　炙草五分　半夏一钱五分　归身二钱　新会皮一钱　茯苓三钱　淮小麦三钱　木香三分　南枣肉四枚

某。郁损心脾，木不条畅，胸咽作梗，心悸腹鸣作痛，食不甘味。拟调畅心脾，以舒木郁。

党参　山药　远志　枣仁　郁金　白术　佩兰　煅龙齿　龙眼肉　当归　炙草　金橘叶　红枣　木香

复诊：进养营合妙香散，养心脾以开郁，心神较安，胃亦较苏。前法进治。

党参　炙草　白术　木香　枣仁　陈皮　茯苓　龙齿　远志　麦芽　当归　佩兰　红枣　龙眼肉

卢州府，姚左。胃之大络，名曰虚里，入于脾而布于咽。恼怒动肝，肝阳上升，虚里受病。始则会厌作梗，似有物阻，继之胸闷嗳气，食入不舒。拟抑木畅中。

蒺藜三钱　法半夏一钱五分　砂仁六分　茯苓二钱　当归一钱五分　佛手五分　郁金一钱五分　丹参三钱　苏梗二钱　乌药八分　枳壳一钱　陈皮一钱五分　金橘叶十片

二诊：嗳逆已减，会厌亦舒，胸脘又复作痛，厥气未和。治宜宣泄。

当归　蒺藜　法半夏　镑沉香　茯苓　木香　槟榔　佩兰　乌药　陈皮盐水炒　枳壳

三诊：原方去槟榔，加玫瑰花、南沙参。另以生姜一两煎汤泛丸。

泰兴，右。肝气上升，胃气不能下降，胸痞食入不舒，气升作嗳，头目眩晕。拟平肝和胃治之。

蒺藜　法半夏　陈皮　茯苓　木香　藕节　福曲　丹参　薤白　枳壳　郁金　佛手

复诊：胸痞稍舒，嗳逆稍减。惟食入难消，睡觉口干，头目眩晕。气壅于上，胃不下递。拟抑木和中。

丹参　蒺藜　神曲　法半夏　陈皮　郁金　金橘叶　薤白头　木香　云苓　南沙参　合欢皮

膏方：加北沙参、当归、玫瑰花、沉香、潼蒺藜、冰糖，去南沙参、神曲、橘叶。

以上出自《马培之医案》

巢渭芳

朱家圩，朱姓，男，未及二十岁。因诵劳不耐久坐，少不顺意，即脘胀身烦，入夜不寐，食不贪。父亲高为之焦灼。有时言语错杂，颠倒是非，多方求治罔效而来孟。渭诊之曰：心气不足，痰火乘之，示诸病状非虚劳也。今先以怡养情志，后再服药如何？乃父曰：善，请指明可也。渭曰：先进开郁化痰，兼养心神；随求善音乐者一名，日教挥弹，并及小歌，投药必能应指。越一年来调养，问之果以此法而愈也。

《巢渭芳医话》

王堉

典史宋晓岚，同乡也。丙辰春，与余同携眷入秦。将至临潼，其孙女甫周岁，坐车为雨泥所滑，女失手坠车下，轮辗其腹，顷刻而毙，亦气数也。其媳以恸女故，日切悲哀，兼介人，安土重返，乡思颇切，晓岚尤吝于财，虽宦游而饮食衣服，不遂妇愿。至夏忽患胸胁大痛，喘嗽不宁，饮食俱减。晓岚来求治余，诊其左脉弦而牢，右寸坚而滑，知为气郁，乃以左金丸合颠倒木金散进。二服后，吐痰涎数碗，再视之，则左少软，而右亦渐平矣。因以逍遥散加木香、青皮等叠进之，半月后始就平复。因劝晓岚曰：儿女情怀，须少宽假。前日之病，久则成癫，若不去其痰，遥遥千里，携带而来，竟成废人，不悔之甚乎。晓岚遵之，辞色稍温，三月后，如居故土矣。

同乡张文泉司马，于余为同谱弟，丙辰春，先后入秦需次，公余则酒宴过从，其戚乔某亦介人，为楚郧阳府经，以提饷来秦，馆于文泉之室，文泉厚遇之。而乔鄙甚，饮食之外索洋烟，洋烟之外索衣服，又索小费。文泉稍怫之，则裂眦负气。久而不堪其扰，拟遣之去，又以军饷未齐，迟迟两月，临行诟谇百端，几乎握拳相向。文泉素讷于言，不能发泄，心甚患之。一日由咸宁过余，余留晚餐，言次文泉含泪欲滴，余劝以不仁之人无可计较，既去矣，置之可也。文泉归宿，则气急腹痛，呕吐大作。急遣车邀余，至则痰涎溢地，犹张口作吐状，汗出如流，面带青色。诊之，则六脉俱伏。乃曰：此气郁而逆也，甚则发厥，急命捣生姜汁半碗灌之，刻许而吐定，然胸腹闷乱，转侧难安。乃以越鞠丸合顺气汤进之，至天明而腹舒，仍命服顺气汤，三日而愈。

里中田大授，家少裕。而年老无子，妻悍不敢置妾，后以失业窘于财，郁而为病。城中有老医名荣同者，田素信之，请其诊视。荣曰：风寒外感也，散之不效。又视之曰年老气虚也，补之益甚。荣穷于术，乃邀余治。诊其肝脉滑数，脾部见弦急，且三至一息。乃曰：君所患为肝气郁结，木来侮土，土已败矣。病可小愈，命不可保也。田似嫌其唐突，请示一方，余以逍遥散合左金丸进之。数服而病减，进饮食矣。又请视之，诊其肝脉稍长，而脾脉如故。知不能愈，乃以逍遥散敷衍之。半月，精神爽健，出入游行。值村中演优戏，相见于庙庑，告余曰：

病已全除，当无恐。余曰：脉至不息方可，后半年，余赴都，及来春归，询之，已殁数月矣。

里中张士美之妻，以夫不自立，常抱抑郁，而性颇桀骜，一切衣食稍不遂意，辄负气相争。壬戌夏，其次子以食积胃热致喉肿，请邻人张宝玉治之，张不学无术，以针刺其喉，用新白布擦之。越日，益水汁不下，三日而殁。士美之妻因丧子而增病，乃胸膈作痛，饮食不思，终日昏睡，头目眩晕，适余至其家，请一视之。诊其六部沉郁，肝脏尤甚，乃告之曰：此气郁也，数药可愈。但须戒忿怒，不然虽愈将复发也。处以香砂四七汤，三服而痊。

工部主政张汉槎，学问人品为吾乡之翘楚，其弟铁华大令余己酉同年也。乙卯在京赴京兆试，汉槎送场，误入龙门，以违例镌级，兼旅费增艰，百感交集。秋初忽得吐疾，胸膈痞痛，浆汁不入口。延医视之，或以为中暑，或以为中寒，或以为蓄水。日日易方，而竟无毫发减。不得已铁华邀余视之，诊其六脉俱伏，胸间高起，且闭不大便。余曰：此气郁也。因进以苏子降气汤，两服而吐止，再令服分心气饮，五日后，如常趋公矣。

同谱王丹文茂才之父，余执子侄礼，少游江湖，权子母，工于心计，故握算持筹资无少缺。晚年出资在永宁州生息，忽为典商负千金，州郡控诉，未获归赵，忧郁而病，兼家务多舛，遂气得逆证。腹满身痛，转侧不安。他医投补剂，转增剧。丹文邀余诊视，其脉多伏，惟肝部沉坚而涩，且三二至辄一息。知为肝郁，因以苏子降气汤合左金丸进，三服而气稍舒。又视之，肝部有长象，又益颠倒木香散进之，十剂后，腹减而气舒，饮食进，精神作矣。一日留晚餐，座中仍令诊之，脉息如故，余未便明言，归语家人云：三伯肝脏已绝，病恐不起。家人曰：已愈矣，何害？余曰：此脉不关此病，此病易愈，此脉不可转也。况见肝脏，必死于立春前后。家人以余故神其说，置不信，余遂北上。至冬病作，竟医药无效，于腊月廿四日终于家。余由京归，家人语其事，咸诧异焉。

以上出自《醉花窗医案》

王仲奇

史右，岳州路，八月廿四日。肝气不舒，少火变化壮火，内扰于胃，上冲于脑，胸中作嘈难过，时作嗳噫，肢酸乏力，头脑眩晕，不耐烦劳，脉弦，口舌干燥。治以清肝安胃可也。

冬桑叶二钱　粉丹皮钱半，炒　绿萼梅八分　白芍二钱，炒　茯苓三钱　金钗斛二钱　白蒺藜三钱　甘菊花钱半　旋覆花二钱，包　左牡蛎三钱，煅，先煎　玫瑰花两朵　代代花七朵

二诊：九月初一日。胸中作嘈难过较愈，嗳噫稍平，大便未泻，惟头脑仍眩，劳则四肢酸软，口腻舌燥，脉濡弦。仍以舒肝安胃。

金钗斛二钱　白蒺藜三钱　夏枯草三钱　白芍二钱，炒　旋覆花二钱，布包　甘菊花钱半　冬桑叶钱半　茯苓三钱　绿萼梅八分　无花果二钱　橘红衣一钱　刀豆衣钱半　山豆根钱半

丁右，小南门，八月廿六日。郁不条达，气火内扰，心中难过，莫可名状，头眩，肢麻，夜不安寐，甚则若难自主，脉弦。用温胆汤意。

法半夏钱半　条芩一钱二分，炒　陈枳壳钱半，炒　野茯苓三钱　粉丹皮钱半，炒　山栀一钱二分，炒

焦　香白薇二钱，炒　火麻仁三钱，杵　桃仁钱半，去皮尖杵　红花八分　瓜蒌仁三钱，杵　玄胡索钱半，炒　二青竹茹二钱，水炒

二诊：九月初六日。肝胆之气不舒，少火变化壮火，心中难过难以名状，莫能自主，头眩，肢麻，频唾白沫，夜不安寐。前以温胆汤意稍安，仍守原意为之。

法半夏钱半　条芩一钱二分，炒　陈枳壳钱半，炒　野茯苓三钱　紫贝齿三钱，煅，先煎　龙齿三钱，煅，先煎　金钗斛二钱　杭白芍二钱，炒　粉丹皮钱半，炒　山栀钱半，炒焦　香白薇二钱，炒　火麻仁四钱，杵　二青竹茹二钱，水炒

三诊：九月十六日。心中难过较安，头眩、肢麻稍愈，夜亦能寐，惟廉泉常开，唾多而难咽，咽则难过殊甚，脉弦数。仍以温胆汤意，舒肝和胃，清泄壮火。

法半夏钱半　条芩一钱二分，炒　陈枳壳钱半，炒　香白薇二钱，炒　白芍二钱，炒　粉丹皮钱半，炒　绿萼梅八分　川郁金钱半　薄荷三分　金钗斛二钱　火麻仁四钱，杵　二青竹茹二钱，水炒

右。肝郁不达，胸宇气闷，背痛，右乳内有核肿，午后则颧赤、头眩。速予宣络舒肝。

桑叶钱半　夏枯草二钱　丹皮钱半，炒　生牡蛎三钱，先煎　石决明四钱，煅，先煎　丹参三钱　野茯苓三钱　绿萼梅八分　橘络六分　菊花钱半　全瓜蒌三钱　浙贝母二钱　金钗斛二钱　白芍钱半　旋覆花二钱，布包　月季花二朵

二诊：右乳结核较消，背痛颧赤获愈，胸宇略舒，惟遇恚气郁结则胸宇及乳房仍觉胀闷。守原宣络舒肝可也。

夏枯草三钱　生牡蛎三钱，先煎　川郁金钱半　菊花钱半　土贝母二钱　野茯苓二钱　粉丹皮钱半，炒　射干一钱，炙　桔梗一钱，炒　全瓜蒌三钱　绿萼梅六分　藏红花三分　月季花二朵

范童，徐家汇，三月十五日。食滞酿湿生热，热退后目珠微黄，咳嗽，腹痛，脉弦，苔中腻。治以宣和。

佩兰三钱　藿香一钱　洗腹皮二钱　陈枳壳钱半，炒　陈六神曲三钱，炒　法半夏钱半　橘红衣一钱　茯苓三钱　杏仁三钱，去皮尖杵　白豆蔻一钱　通草一钱　陈大麦三钱，炒

二诊：三月十八日。目珠黄已渐退，腹痛已愈，咳嗽未辍，小溲仍黄。脉濡滑而弦，舌苔中腻已化。仍以宣和。

佩兰三钱　杏仁三钱，去皮尖杵　陈枳壳钱半，炒　陈六神曲三钱，炒　通草一钱　洗腹皮二钱　蒲公英二钱　白豆蔻一钱　广皮钱半　白前钱半　生苡仁三钱　陈大麦三钱，炒

三诊：三月廿三日。目黄已退，腹痛见瘥，小溲已清，咳嗽获止，惟形瘦体弱，脉濡弦。再以和中可也。

生于术二钱　茯苓三钱　生苡仁三钱　橘红衣一钱　佩兰三钱　蒲公英三钱　六神曲炒，三钱　鸡内金炙，二钱　杏仁去皮尖，杵，三钱　陈枳壳炒，钱半　使君子肉钱半　陈大麦炒，三钱

以上出自《王仲奇医案》

费承祖

镇江杨石泉之室，终日悲伤，必痛哭一次，方能安逸，遍治无功。余诊脉右寸实，左关弱，此肺实肝虚，金来克木。治必补肝泻肺。

女贞子三钱　旱莲草一钱半　淮小麦三钱　甘草五分　大枣二枚　桑白皮三钱　地骨皮三钱

连进八剂，病即霍然。

《费绳甫医话医案》

陈良夫

汪女。郁不离肝，而痛亦不离肝。胸胁刺痛，时欲太息，是肝气亦是肝郁也。惟治郁之法，古人以逍遥散为主方，施于肝阴素弱之体，究属非宜。脉来六部细弱，其阴之不足可知。纳少咽疼，耳鸣汗泄，系属阴弱阳浮，兼挟肝郁之候。拙拟轻剂滋养，参以理胃舒郁为治，特非畅怀不能为功耳。

西洋参　阿胶珠　当归　生白芍　合欢皮　萱草　橘白　白茯苓　女贞子　生石决　煅牡蛎

汪女。《内经》论郁分五脏以立名，丹溪又分六郁，景岳则又分怒、思、忧三因。脘常窒而时欲太息，甚则兼痛，泛呕纳少，脉来沉小，昔人谓郁不离肝，痛不离肝。又云：治郁之法以逍遥散为主方，然此方只可施于肝阴充旺之体，苔薄、舌红、盗汗、耳鸣常有，素体阴弱阳浮可知，只得宗其旨，不宗其方，投以平肝舒郁，合理气疏中主之。

川石斛　炒白芍　广郁金　川楝子　炒枳壳　合欢皮　台乌药　川贝母　橘络　绿萼梅

《陈良夫专辑》

徐锦

娄门毕延诊案云：悲哀抱郁潮热，经事先期，腹膨，足胫浮肿，此郁损肝脾也。逍遥散加地骨皮、生地、丹皮、郁金、陈皮，四剂而潮热减，腹膨稍松。

再诊：以化肝煎加减调理而痊。

《心太平轩医案》

丁泽周

陈先生。抑郁伤肝，肝气化火，湿郁生痰，痰火蒙蔽清窍，神明无以自主，自寻短见，已有两次，始服洋烟，继饮硝强，据述西法治疗，而痰火郁热依然留恋中焦，胃气不得降和，纳谷减少，夜不安寐，脉象左弦数右濡滑，舌苔薄腻。书云："凡百怪病，皆属于痰。"痰为火之标，火为痰之本；欲化其痰，必清其火；欲清其火，必凉其肝。仿此为法，尚希明正。

黑山栀二钱　生石决八钱　川贝母二钱　川雅连四分　朱茯神三钱　竹沥半夏二钱　炙远志一钱　白通草八分　炒竹茹钱半　炒枣仁三钱，枳实炭一钱同捣　天竺黄钱半　川郁金钱半　淡竹沥一两，冲服

二诊：抑郁伤肝，思虑伤脾，气郁化火，脾湿生痰，痰浊上蒙清窍，胃失降和，心肾不得交通，夜不安寐，心悸筋惕，纳少，舌苔薄腻，脉弦滑。投剂合度，仍拟解郁化痰，和胃安神。

仙半夏二钱　川郁金钱半　合欢花钱半　川贝母二钱　朱茯神三钱　炙远志一钱　炒枣仁三钱，枳实炭一钱同捣　炒竹茹二钱　青龙齿三钱　天竺黄钱半　生石决八钱　嫩钩钩三钱，后入　淡竹沥一两，冲服

琥珀多寐丸—钱半，吞

《丁甘仁医案续编》

陈在山

刘乐天儿媳病心慌、心悸、四肢酸痛，已两月余，六脉沉数有力，独左关微浮。是肝火盛，心气虚，气血不和之为病也，用调经养血药，以舒通肝气之治。

香附　厚朴　青皮　枳壳　醋芍　熟地　当归　炙草　川芎　焦术　潞参　木瓜　茯神广皮　灯心

第二方：茯神　西参　香附炒　枣仁炒　厚朴　归身　节蒲　醋芍　焦术　寸冬　炙草　木瓜　橘皮　柴胡醋　蜜芪　灯心

服前二剂，不甚见功，脉来沉缓，惟两尺微序。按：其情性郁闷，不若静养为妙，服药有何盗哉，况自觉胸中郁闷难除，而草木之能，何能行此重证，其家苦求设法调治，余勉拟加减逍遥散方，服二剂，无论效否，善养可也。

柴胡醋　醋芍　当归　茯神　焦术　薄荷　甘草　元胡　香附炒　节蒲　郁金　木香　广皮厚朴　生姜

《云深处医案》

曹惕寅

苏州张同顺锡作张某之妻，至田间工作。忽被暴徒将其右手银镯抢去。既受惊骇，又复懊丧。由是气化不利，中宫痰气郁结，自言自语，废食忘寝，神机呆木。来诊，付以金箔镇心丸、白金丸、磁石、礞石、胆星、半夏、橘红、竹沥、石决明、杭甘菊、茯神、连翘等平肝化痰、宁神镇心之剂。病势十去八九，而终不能全瘳。时笑时哭，惟不若前之甚耳。爰令其夫询以昔之夺镯者面貌身量服饰何似。乃先仿其左手银镯式样配制一只，再嘱友人乔装，一似暴徒，纳镯于怀。遂诱病妇仍往田间工作，出其不意，令伪暴徒佯作夺取该妇银镯之状，而众人又佯获之。于争夺喧嚷之际，即将怀中之镯投诸妇人。该妇陡见其昼夜思念不置之物，突然天外飞来，欣喜若狂，大笑不已，竟无法停止。遂令饮盐汤一大碗，俄顷间，非特哭止，旧病亦消释无余。要知病之细微，均宜体察之，不仅有益于病家，亦于医者之宅心有关也。

《翠竹山房诊暇录稿》

孔继菼

胡太学端儒，年近七旬，好饮而有节。偶因不快，中气怫郁，妨于食，非汤饼不能下咽。访之医，令饮生韭汁。自检本草，乃治噎膈方也，自是遂患噎，几废饮食，数月矣。就诊于予。予曰：此非噎膈证也。疏方令服药，数剂少效，再数剂，饮食大进。偶因伤风，食复减，延予往视。同坐者曰：胡君之非噎，信矣，然食下不顺，其心常自危疑，医病不如医心，盍与辩之？予曰：诺。乃为辩曰：噎膈者，三阳结热证也。经曰：一阳发病，少气善咳、善泄，其传为心掣，再传为膈。此胆与三焦之病传变所为，非正病也。又曰：三阳结谓之膈。此即今之所谓噎膈证也。三阳者，手阳明大肠、手太阳小肠、足阳明胃也。三经皆主津液。而胃为水谷之海，又津液所从出，三腑热结不散，灼伤津液，则胃家上口之贲门，下口之幽门，小肠下口之阑门，大肠下口之魄门，皆日渐干枯，出入涩滞，而水谷之道路不得流通矣。由是贲门干枯，则纳入之路涩，故食不能下，为噎塞也。幽门干枯，则受盛之路塞，故食入反出，为翻胃也。阑门、魄门干枯，则传导之路涩，并化物亦艰于出；而周身之津液几无余沥矣。夫人身之内，调和五脏，洒陈六腑，皆津液也。津液既枯，血脉不流，肌肉枯瘦，皮肤皱揭，望而可知，何待辨证？然其证亦必有口中沃沫，腹中刺痛，便如羊粪之类，而其脉亦必细数而涩，盖非数不热，非涩不结，非细而津液犹未枯也。今胡君之脉，沉取和缓，正与涩反；浮取颇大，正与细反；脉来四至，何有于数？津液汪汪于膈下，何有干枯？又且大便甚易，时而见溏，较便涩难出者何如也。故此证不可以言噎膈。虽然，其食下阻碍者，何也？曰：此有二因，一为气郁膈上，两寸关之脉，浮取稍硬，是为气结。结则上逆，气上逆，则食自上而下，气自下而上，两相格阻，不能顺矣。一为湿气内停，夫津液虽足，非汪汪膈下之物也，其所以汪汪者，湿气为之也。湿气在胃，津液归之，湿与湿合，停则俱停，其随唾而出者，食下之后，胃中实，而湿气上溢也。及食转肠中，湿气复归故处，反将上行之津液，尽吸引归一，故自咽及膈三四寸，常觉干涩也。古者，人君养老，祝梗在前，祝噎在后，老年津液不足，亦是常事。而胡君之津液，未尝不足，特湿气截于中焦，不能上及喉咙耳。今将治胃中之湿，未免增咽中之燥；若欲润咽中之燥，又恐益胃中之湿，惟健脾和胃，理气开郁，少佐以利小便之品，使湿气渐去，饮食渐进，病将自愈。夫饮食大进之后，气可生，血可生，宁区区数寸之胃管，而有津不上润之患乎哉？

《孔氏医案》

范文甫

郁师母。月事不行三月，胸闷而善叹息，心悸不寐，入寐则梦，病来如神灵所作，脉弦涩，皆是血府有瘀所致。作虚证治，则误矣。

当归9克　生地12克　桃仁9克　红花9克　甘草3克　枳壳6克　赤芍9克　柴胡9克　牛膝9克　川芎6克

《范文甫专辑》

沈绍九

钟某，因地震及成都军阀混战，惊悸成病，精神恍惚，耳聋，不能言语，上肢微颤，舌红少苔微干，脉沉细数。系阴虚血热扰及神明，法当宁心镇肝、清热育阴。处方：

朱茯神四钱　橘红一钱五分　竹茹三钱　玄参三钱　莲子心一钱半　龙齿三钱　川贝母一钱五分　丹参三钱　郁金一钱五分　杭菊花三钱　夏枯草三钱　生铁落三两，煮水煎药

服后即能言语，诸证悉减。再诊加远志、犀角、生地，去夏枯草。后以柔肝熄风镇惊之法调理而愈。

《沈绍九医话》

周镇

荣秉之三令嫒，幼因闻受聘夫之噩信，每每寡欢。辛丑春月，忽头眩欲仆，手足冷，耳鸣，心悸，烘热，以为肝郁所酿，用天麻、蒺藜、蛤壳、牡蛎、磁石、甘菊、茯神、桑叶、丹皮、龙齿、合欢皮、白芍、川贝母等，诸证均减。因郁闷不解，气机不畅，用老苏梗、郁金、木蝴蝶、绿萼梅、蒺藜、橘叶络、茯神、远志、丹皮、郁闷循解。惟烘热屡用初方未应，继审肝脉甚驶，加羚羊，大减。此忧郁而成肝病，仍以清木火而验。

《周小农医案》

翟竹亭

马抡升先生，余同道友也。其令正性质朴，因家务琐碎，素积郁怒。偶于仲秋患病，如痴如迷，问之不语，不问则有时自言喃喃，与之饮食亦不食，两手撅自己头发。抡升行医多年，自开一方，大概是顺气开郁化痰之品，服二帖无效。招余诊视，余按痰火治之，服两剂绝无效。又请某医治之，仍如前。渐加沉重，奄奄待毙，后事已备。有一息之生，不忍坐视。此时病八日矣。晚间抡升又招余诊治，余曰："若有妙术，何至今日而不用也。"抡升曰："早知不起，再为诊之，以决死期耳。"余往诊，六脉无败象。余告曰："与其坐以待亡，不如冀其不亡。余再为之针中脘、足三里试之如何？"伊曰："可。"中脘针二寸，足三里针一寸，俱行泻法针。又开一方与前方大同小异，渐渐灌之。至二更时，饮食略进，神思微醒，由此日轻一日。又服二帖，渐获十全。由此看来，初服之药，皆是对证，并非妄投，只因郁结深久，坚固难破，所以不效者药力不敌也。而后效者，药借针力以为先锋，药力后进，斩杀群妖扫荡魑魅，一阵成功。华元化曰"针无药稳，药无针捷"，信夫！

《湖岳村叟医案》

章成之

张男。患者以脐上跳动为虑，跳动时静卧片刻即止，脉弦细。古人有敛肝之法。

杭白芍 12克　牡蛎 15克　稽豆衣 15克　山萸肉 9克　五味 3克　抱茯神 18克　谷麦芽 24克

周男。自觉腹部有动气，如心脏之跳动然，兼见眩晕、心烦。此神经系疾息，宜养肝不宜伐肝，予一贯煎。

北沙参 9克　当归身 9克　干地黄 24克　麦冬 9克　枸杞子 9克　川楝子 9克　山萸肉 9克　稽豆衣 9克　香橼皮 9克　谷麦芽 各9克

以上出自《章次公医案》

第七十三章 瘀证

方南薰

靖邑虞田李龙泮妻，年近四旬，患发热腹痛，医以小建中汤投之，未减，随用附子理中汤二剂，心烦，便闭，痛甚，昼夜不安。余与舒君德昌、王君声拔同往诊视。入室搴帷，热气扑面，口渴，舌粗，脉细而数。予曰："此阳明蓄血证也，法宜犀角地黄汤合桃仁承气汤主之。"二君相谓："生平医病多矣，未尝见有此证，先生之言得毋欺乎？"予曰："服药后必下结粪，结粪后必下黑血，挽君耐坐，片晌即有明征。"命其子将药煎好灌入。少顷，腹胀便急，果下结粪数枚，旋下瘀血碗许，死蛔三条，改用滋阴生血，数服而安。人咸以为异，夫医亦何异？惟切脉审证，能得古人之所同，乃为今人之所异耳。

《尚友堂医案》

费伯雄

某。瘀血作胀，宜和营破瘀。

生绿豆衣　防己　降香　桃仁　红花　延胡索　当归　丹皮　川怀牛膝　丹参　泽泻　青皮　炮姜

《费伯雄医案》

汪廷元

大总戎凌苍白公官扬州，劳绩素著，商民兵弁爱之如慈父母焉。庚寅溽暑，病疟三发截止。邪有未尽，续生热疖如桃李者十余，溃脓将愈。闻民间失火，公往救之。火熄，跨马过桥，马忽惊跃，左胁肋即刺痛难忍。回署后，其痛不止，视肋下膨急有形，全身不能动弹。已逾半月，始延山西来君，继以邵伯黄君。或言疟痞，或言肠痈，药俱未效。昼夜呻吟，肌肉大脱，而积块乃大如盘，坚如铁矣。最后请镇江蔡君，坚辞不治而去。时张蔚彤先生荐予于公，公乃以简相招，一见如旧。诊脉毕，乃告公曰："此血病也。人言为痞为痈，请为公辨之。盖疟痞起于疟，时胀多痛缓。肠痈多在少腹脐旁，必兼寒热淋涩。今公病得之马上伤络，恶血内留，且痛有常处而不移。脉左关沉涩，其为血积无疑也。然公在英伟之姿，因痛剧伤中，致日食无几，体为瘦减，宜望之欲走矣。所幸两尺脉未大坏，面黄不枯，犹有当生之理。但此时虽有急病，难用急法，惟缓攻而徐图之。"公闻言而唯唯。乃以归尾、川芎、桃仁、肉桂、红花、青皮、泽兰等通络脉而逐瘀，大便秘少加大黄。数剂后，大便果下血条，兼有黑粪。又间以甘温为剂，养胃气以佐之。痛势渐减，食亦渐进，似日有起色矣。忽一夜公遣卒传请甚急。予趋视之。公魄汗淋漓，色惨声嘶，六脉沉微。因细询之。公向有胃痛证，晚间食梨稍多，觉胁痛已缓，而中脘痛不可当，奈何？予曰："此易与耳。"方用茯苓、炮姜、木香、砂仁、沉香、炙甘草。与海宁查先生坐床前，服药少顷，痛已如失。公喜曰："剂何神也！"适以制台大人来扬阅兵，公自朝至日昃，不得消息，怒郁愤懑，胁痛复甚。予仍主前方参用逍遥，于是痛又大减。未几，其旁生一疠，乃兼延朱君丙南治其外焉。予谓："公病久正伤，况积已衰其大半，而疠从末治，唯宜八珍加减，调和气血，则余积当自除。"朱君明理之士，亦以为然。服后其疠仅去脓杯许，旋即生肌敛口，而积乃摧刚为柔，潜消暗殄，脉证日以向安。再与十全养荣补养之，自是饮食大唉，精采充实。人皆以公胜于未病之时。予医学浅陋，千虑一得，由公之始终委任，而查先生复维持左右之故，得以奏薄技，而愈公之病也。

《广陵医案摘录》

王仲奇

洪。九亩地，六月十七日。日来胃脘作痛，蓄血又动，吐血有红有紫，紫则如豚肝，头眩，面黄暗，脉濡弦芤涩，左手半反关。治以降胃，推陈致新，以防眩冒。

苏木屑一钱　泽兰三钱　甜三七八分　淮牛膝二钱，炒炭　粉丹皮钱半，炒　降香一钱　玉苏子二钱　旋覆花二钱，包　花蕊石二钱，煅　代赭石三钱，先煎　茜根一钱二分，炒　蒲黄钱半，炒

二诊：二月廿三日。脉弦涩，左手反关较粗，面容黄暗已较清爽，吐血虽弭，胸脘犹痛，蓄血恐未尽也。仍以推陈致新，但积瘀暴动已非一次，须缓图之。

苏木屑一钱　泽兰三钱　川芎八分，炒黑　玄胡索钱半，炒　旋覆花二钱，包　代赭石三钱，先煎　桃仁钱半，炒黑　蒲黄钱半，炒　玉苏子二钱　山楂三钱，炒黑　降香一钱　韭菜根三钱

三诊：七月廿二日。蓄血已去，新血已生，面容、唇吻已转红润，胸脘痛瘥，左手反关粗大弦搏业已柔和。再拟原意制丸，芟荑蕴祟，去恶务尽可也。

苏木屑一两　玄胡索两半，炒　桃仁两半，炒黑　山楂二两，炒黑　莪术一两，煨　蒲黄两半，炒　川芎六钱，炒黑　制没药八钱　泽兰二两　旋覆花两半　降香八钱　百草霜四钱

上药研末，清米饮法丸，每早晚开水送下一至二钱。

左。倾跌血瘀留于膈膜胁肋之间，肝胆络气不舒，右胁内隐痛，痛则不得安卧，尤难侧眠，呼吸亦感不快，头眩，目花，右鼻窍衄血，左手臂不遂，入寐多梦，脉弦紧粗大。通络祛瘀、舒肝安脑可也。

仙鹤草三钱　五灵脂钱半，炒去砂石　蒲黄钱半，炒　血竭二分，研冲　制乳香八分　制没药一片　片姜黄钱半　干地龙钱半　䗪虫一钱　丹皮钱半，炒　十大功劳叶三钱　西珀屑四分，研细末泛丸分吞　鲜人参三七叶钱半

二诊：通络祛瘀，血胅从大便而下，是积瘀将泄，病药相应，故右胁内隐痛、右鼻窍衄血、左手臂不遂皆已见愈，既得安卧，亦能侧眠，呼吸并觉畅快，奈何见瘀下而生畏？去恶未尽，目花、头眩、入寐多梦，然诸刚之脉已稍缓和；积瘀不去，脑仍不安，肝亢不驯，守原意而小其制。

仙鹤草三钱　五灵脂钱半，炒去砂石　蒲黄钱半，炒　片姜黄钱半　丹参二钱　茯神三钱　泽兰三钱　丹皮钱半，炒　西珀屑四分，研细泛丸分吞　甜三七六分　怀牛膝二钱　十大功劳叶三钱

翁。南市。肠胃蓄血，腹胀痛，呕恶吐逆，脘中作嘈难过，大便瘀黑如胶漆，脉弦涩。治

以清腑，推陈出新。

苏木屑　五灵脂炒去砂石　旋覆花包　玉苏子　法半夏　代赭石先煎　泽兰　蒲黄炒　桃仁炒黑　茯苓　广皮　沉香曲炒

二诊：大便瘀黑如胶漆已稍见淡，脘中作嘈难过较愈，腹胀痛亦瘥，唯日前仍呕酸吐逆一次，脉弦。守原祛瘀、清腑可也。

苏木屑　五灵脂炒去砂石　蒲黄炒　泽兰　桃仁炒黑　川芎炒黑　茜根炒　白豆蔻　法半夏　旋覆花布包　茯苓　沉香曲炒

三诊：大便瘀黑如胶漆业已见净，唯脾少健运，肠胃传化易于失常，大便溏泻，呕逆酸腐，脉濡弦。脾、胃、肠兼治可矣。

生于术　益智仁炒　肉果煨　白豆蔻　陈枳壳炒　泡吴萸　茯苓　佩兰　陈六神曲炒　制川朴　陈大麦炒杵去粗皮

周君。卡德路。胃肠腑气失通，久则血亦瘀滞，脘中悠痛，已经三月，腹中或有气瘕隆起，迩因大故劳神吃力，脘中不时作嘈难过，脉弦。恐蓄血宿恙萌发，及早防弭可也。

苏木屑　五灵脂炒去砂石　蒲黄炒　玄胡索炒　泽兰　川芎炒黑　玉苏子　降香　法半夏　全瓜蒌　陈枳壳炒　旋覆花布包　獭肝研末分吞

二诊：脘中作嘈难过较安，悠痛亦愈，惟气仍未畅适，脉濡弦。阳明多气多血，血随气行，气为血帅，气滞则血瘀，防患于未然可也。

苏木屑　五灵脂炒去砂石　玄胡索炒　泽兰　法半夏　全瓜蒌　陈枳壳炒　白豆蔻　茯苓　佛手柑　旋覆花包　獭肝研末分吞

三诊：气机不行，血亦瘀滞，肠腑欠舒，胃气壅逆，脘中作嘈难过，肠间乍鸣，食难消受，时有绵涎、酸水上涌，脉弦，苔腻，夜眠不安。恐蓄血旧恙复萌，慎旃切切。

苏木屑　五灵脂炒去砂石　玄胡索炒　泽兰　法半夏　全瓜蒌　川黄连炒　陈枳壳炒　旋覆花布包　代赭石先煎　真广皮　沉香曲炒

四诊：腑气就和，酸水已不上涌，脘中作嘈较愈，已能安谷，夜眠亦安，蓄血暴动可冀消弭。惟脑虚、囟薄、肾亏，时流清涕，声沙失扬。脉弦滑。治当两顾。

法半夏　全瓜蒌　川黄连炒　陈枳壳炒　蔓荆子　辛夷　香白芷　五灵脂炒去砂石　泽兰　野茯苓　白蒺藜　沉香曲炒

以上出自《王仲奇医案》

孔继菼

姻戚赵某之室，患淋，绵延数日，膜胀呕吐，心中烦热，饮食因以不进。诊其脉，六部俱沉，滞涩有力，曰：此非淋证，腹内必有积血。若从淋治，专用淋药，则误矣。家人曰：然。前用淋药四剂，小便愈不能下，以为积血诚是。渠自一二年来，经行不顺，临期腹疼，恒三五日一见，甚无多也。但病在经，何以小便淋漓，而又膜胀呕吐，心中烦热，何也？得毋转入发热乎？予曰：此病久而失治，癥瘕发热之说，诚所不免，然现在脉来不数，而所积之血，犹在忽聚忽行、半通半塞之间，谓发热则未也。其所以变现诸热证者，涩滞有力之脉，全现于沉部，阳陷阴中之明征也。夫经行不顺，阳气尽郁于血分，胞宫积血之区，其蕴热必深矣。胞热而上蒸于心包，轻则为烦热，重则为瞀闷；下移于膀胱，轻则为淋浊，重则为癃闭。所以然者，胞本女子之一脏，上通心包，下近膀胱者也。此证心中烦热，小便淋漓，正是胞宫移热之所为。而胞宫之热，则又血瘀气郁之所致。总一经行不顺，是其病本也。膜胀呕吐，又属因病而病，节外之支也，何也？巨阳引经者也。小便不利，巨阳不能引经下行，则气逆而上，可以为膜胀，亦可以为呕吐；水逆而上，可以为呕吐，亦可以为膜胀矣。此虽大为人累，实皆无关病源。但理其久郁之气，下其久积之血，血流气畅，诸证自止矣。妄用淋药，无益也。遂用香附、元胡、枳实、郁金理其气，赤芍、当归、川芎和其血，柴胡以散其邪，鳖甲以破其结，而加大黄、红花引之直下，一剂而血积行，数剂而小便利，十余剂后，饮食大进，诸证霍然矣。

《孔氏医案》

第七十四章 厥证

胡慎柔

李子才，年四十余。素性暴，忽因怒卒晕倒，脉浮中无沉，按数六至。此阳虚陷入阴中之证，以补中益气加六味丸料少许，四帖而愈。

《慎柔五书》

秦昌遇

一人劳心之后复感怒气，次日忽然昏晕，四肢厥冷，口目不开，喉声如锯，两便不利，举家惊骇。左脉弛滑而数，右脉沉实有力，此痰厥也。先用牛黄丸姜汤化开，另加川牛黄一分灌下，连服四五丸，继而用陈皮、贝母、花粉、胆星、黄芩、黄连、枳实、瓜蒌、前胡、桔梗、皂荚、姜汁、竹沥。服之使其涌发而吐，果吐出稠痰二三碗。遂以前方去皂荚、陈皮，加青皮，二剂大便去二次，其老痰俱从大便而出后，诸证俱平。用健脾养血消痰清火之药调理而安。

《秦景明先生医案》

程从周

一孀妇刘氏，年近五旬，素多能干，夫死之后自营，子母如巴清擅利之流。因暴怒，忽然厥死。三昼夜不知人，浑身皆冷，目闭遗尿。延数医俱作中风治之，不应，又云：中风而遗尿者，不治。人则僵卧如尸，呼吸全无，似真死矣。及邀余视之，六脉极沉而不断绝，曰："此非中风，乃中气也。且中风身温，中气身冷。今身冷而脉尚存，曷可言死？经云：大怒则神气绝而血郁于上，使人薄厥。其此证之谓乎？"先以苏合香丸灌之，随用流气饮相继而服。约人行五里时，嗳气一声，其夜复活。众相庆曰："真乃起死之功。"余笔曰："斯病耳，非真死也。若果真死，而脉必绝。即十程生亦无如之何也。"

《程茂先医案》

李用粹

上洋王邑尊幕宾张姓，盛暑发热至六七日，昏沉不语，面赤苔焦，与水则咽，大便不通，身艰转侧，医者束手，投柬招治。予诊毕谓王公曰：病虽危候，脉象和顺，况身体软缓，唇吻红润，气息调匀，俱为吉兆。只因邪热传入手少阴经，郁而不舒，所以面赤昏呆，口噤不语。乃以导赤散加黄连、麦冬，佐犀角少许，加灯心、竹叶煎成，用刷脚抉开口，徐徐灌下，片时觉面色稍退，再剂而目开能视，三剂而诏言如旧，后调理乃安。

《旧德堂医案》

郑重光

赵智善因酒后愤争，随即昏仆不语，手足厥冷，前医用牛黄丸不效，用风痰药亦不效，已经一日夜矣。余视之，六脉皆沉弦而歇至，来去不乱，喉无痰声，手足微冷，口眼端正，牙关半开，呼吸调匀，面无贼色。盖中风则身温，中气则身冷。此中气也，用皂角末吹鼻，得嚏一声，随叹气一口，手有动意，继用乌药顺气散加木香、沉香，微煎数沸，缓缓灌下，即嗳气一声而苏。

《素圃医案》

北山友松

一男五旬肥白，常用心机。一日会客，忽晕倒不省人事，痰壅喉鸣，鼻鼾，脉浮滑。会有客医，先灌苏合香丸不应，欲作伤食治。予诊毕曰："气虚而得痰厥证也。宜医林三生饮，加人参。"一医曰："何以然？"曰："虞天氏曰：肥人中风，或口㖞肢麻，不分左右，皆作痰治。又曰：肥人多湿，宜用乌附是也。脉浮而滑，且喉鸣鼻鼾故耳。"遂与：

南木香一钱半　南星六钱，生　川乌　附子各三钱，生　人参五分

上作七帖加焙姜煎服，而得回阳，后用六君子汤加天麻而痊。肥白之人，知其素有痰证，而卒用心，正气夺而忽晕倒，痰壅喉鸣，故多用南星以驱其顽痰。鼻鼾气夺，故加人参以复其根本。佐用木香以理其气。川乌、附子性猛而躁，故用于元阳暴绝之时，追回发阳而成其功也。方名三生，生用其药，而存其勇烈之性耳。或曰得子之法，病愈十之八，中风之因，有五不治，鼻鼾居其数也，子何神焉？令病者而脱其死耶？曰：是言也。诚知医之用焉，病证有疑似，元气有强弱，子言鼻鼾一证，谓肺绝也，犹有说。师曰：肥人中风者，以其气盛于外，而歉于内也。肺为气出入之道，肥者气必急，故令鼻鼾，乃痰涎壅盛，所以气急有假似之不同也，宜熟思之。

河州佃户宗，是年七十三，因赴佛会于大阪婿家住宿。早饭后，忽尔卒倒，不省人事，牙关紧急，身冷，脉沉滑。急请于诊。便以苏合香丸，姜汁调灌之，稍醒而能饮药。时见一妇手捧煎成汤药将使饮之，予问婿曰何物也？曰：乃某医使服三生饮也。予急止之云："此乃七情气逆，且因食滞而然，不可妄用急剂以伐无过矣。病者于今人事醒矣，药能啜矣，药病投机，可立待其痊矣。为其生平居乡，不以酒为浆，不以妄为常，守己乐业，安分养性，故年虽七十，比市井放肆之徒，犹未艾也，何必浪投急剂乎？"婿曰："是何病耶？"予曰："凭脉与证，乃似中气，而实食滞也。夫中气证，大略与中风，亦自难辨矣。法曰：风中身温，气中身冷；风中多痰涎，气中无痰涎；风中多有汗，气中则无汗；风中脉浮，气中脉沉。又曰：以气药治风则或可，以风药治气则不可也。今夫不论气中食中，一药双治也。将藿香正气散去白芷，加香附，每一帖重五分，生姜一分，水一盏半，煎作分，作数次服之，何如？"婿曰："唯命是从。"予撮与服至五帖，诸证平复。改用钱氏异功散收功。撮药时，一僧医常德寺者，见其药之小帖，问曰："世医有议先生之药一帖大则五钱，小则二钱，与今医之药，大小悬隔矣。今此老人，重病小剂，只得五分许者，莫非致疑病候而然乎？"予曰："窘哉问也。凡人少壮老，其气有弱壮衰三等。故岐伯曰：少火之气壮，壮火之气衰。盖少火生气，壮火散气，况于衰火乎？故治法亦

当分三等，其少壮老之人，皆当别处也。《示从容论》亦曰：夫年长则求之于腑，年少则求之于经，年壮则求之于脏云云。此亦分少壮长三等求治之法也。子既是医，何不知乎此，而与世医唯疑议乎药哉？"常德曰："某甲今日知成医之道矣。"予曰："何也？"对曰："熟读《内经》，暗记《本草》而已。"予曰："贤者易言，良马易御，子之谓也。"

以上出自《北山医案》

陈念祖

阳明之脉环于唇。今唇见有红筋突起，即发掣动而厥，醒后乃复鼻衄咳血，呕吐涎沫，大小便不调，脉弦滑数。此胃中有积热内蕴，动血生痰而厥阴木火之气又逆而上冲。延久防成痫癫，治之宜慎。

干地黄四钱　川贝母三钱，去心　淮山药三钱　白茯苓三钱　粉丹皮二钱　陈萸肉一钱　石决明四钱　泽泻二钱

上药水同煎服。另吞虎睛丸二十一粒，开水送下。

情怀郁勃有年，近复骤遭惊恐，致神昏语乱，口吐紫血，脘腹胀闷，不饥不食，脉象模糊，难以捉摸。此乃惊气动肝，神魂无主，血随气逆，状似尸厥薄之证。兼之两足常冷，是阳升于上也。拟用介类潜阳，重以镇怯，俟厥止再议。

阿胶二钱　左牡蛎三钱　石决明三钱　龙骨二钱　紫石英二钱　代赭石二钱　白茯神三钱　酸枣仁二钱　羚羊角七分　川连八分，吴茱萸炒　茜草一钱　生白芍二钱　金箔二片

下元素亏，收摄无权，骤然惊恐之后手足逆冷，少腹气冲即厥，阳缩汗出。于法自应助阳以资镇纳。但消渴心悸，腹中忽觉空洞，是为风消肝厥之证。宜于温养之中兼以滋阴佐之，桂、附刚烈等品殊非所宜。

当归身三钱　生白芍二钱　炒杞子二钱　小茴香二钱　紫石英三钱　牛膝一钱　桂枝五分　左牡蛎三钱

以上出自《南雅堂医案》

中神琴溪

一妇，岁五十余。恚怒即少腹有物上冲心绝倒，牙关禁闭，半许时自省。月一发，或二发。先生诊之，胸腹动悸，与柴胡加龙骨牡蛎汤，数旬愈。

车屋街竹屋街南菱屋与兵卫年六十余，冬月一日干事纷冗，不暇食，及昏饥甚，然后吃饭。饭后将浴，卒倒于汤中，家人骇，遽扶起，洒水其面乃苏。时四肢微冷，肌肤粟起，舌上燥裂，犹善饮热汤。医以为中寒，参、附交投，病势愈加剧。师诊之，脉微欲绝，心下石硬，舌生黄苔，即试与冷水饮之。病者用尽一盏，因与大剂白虎汤四贴。翌日来报曰："大汗如雨，衣被湿透，寅尾峻泻如倾，及至今朝渴已，诸证大退。"服前方凡三十余帖，复故。

以上出自《生生堂治验》

程文囿

头痛久而不愈，名曰头风。头风多瞎眼，方书固已言之矣。尚有一种突变神迷肢掣，不可救治之证，前贤未经道及。曾见曙翁乃郎，年约十岁，头痛时发，予因他事过其家，见儿号泣，询之。翁告之故，出方药，皆辛散之属。予曰："此由先天不足，木失水涵，风阳上冒，辛散不宜。"翁求方，疏归芍地黄汤付之。翁惑旁言，遂置不服。仍请原医看视，以为前药尚轻，更增细辛、藁木，一夕痛剧而厥，手足瘛疭，急来延予，予曰："肝风动矣，不可为也。"翁恳拯救，勉用熟地、党参、麦冬、阿胶、炙甘草、麻仁、枣肉、茯神、白芍，合复脉汤参入牡蛎、龟板仿诸水介潜之法，不验。辞之。更医无功，迁延数日而殁。续见仇姓稚子，及方氏女证同，皆不治。推详病机，证属头痛巅疾，下虚上实，治当上病下取，医昧病原，恣行辛散，以致变幻，其理显然。凡诸痛厥可治者尚多，惟此证一经神迷，即莫能救，此其故，岂所谓甚则入肾，内夺而厥，则为喑痱者欤！初集载有郑氏妇一证，予虽为治愈，然亦幸也。

炳兄女在室，年已及笄，性躁多郁。初春曾患吐血，夏间陡然发厥，厥回呕吐不止，汗冷肢麻，其言微气短，胸膈胀闷。脉息细涩，状似虚象。医投补剂益剧。予诊之曰："此郁病也。"经云：大怒则形气绝，而血菀于上，使人薄厥。又云：血之与气并走于上，乃为大厥。议与越鞠丸，加郁金、枳壳、茯苓、陈皮、半夏。兄曰："女病卧床数日，粒米不入，脉细言微，恐其虚脱奈何？"予曰："依吾用药则生，否则难救。此脉乃郁而不流，非真细弱，欲言而讷，乃气机阻闭故也。观其以手频捶胸臆，全属中焦郁而不舒，且叫喊声彻户外，岂脱证所有耶。请速备药，吾守此勿迟疑也。"取药煎服。少顷，膈间漉漉有声，嗳气数口，胸次略宽。再服呕止，寝食俱安。转用八味逍遥散，除白术，加香附、郁金、陈皮，病愈，血证亦泯。

许细长石工也。病起少腹胀痛，坚硬如石。医用消导药，转致吐蛔，便溺俱闭。更医曰为寒凝厥阴，投以姜、附、吴黄，痛剧而厥，肢冷脉伏，急来延予。予以手按其少腹，见其眉攒难忍之状，谓其妇曰："此食厥证也。"妇曰："病果因食冷面而起，然已服过消导药无效，或药力不及亦未可知，第停食小恙，何至厥逆吐蛔、便溺俱闭？"予曰："谷食下行，由少腹右角后出广肠。今食积不下，故大便不通；直肠紧张，撑迫膀胱，小溲因而不利；下既不通，气反上行，故为呕吐；呕多胃逆，蛔必上攻，是以随呕而出。务得大便一通，通则不痛，诸证自释矣。但病经多日，凝冱已坚，非精锐之品，不能奏绩。"旋进备急丸三钱，顷之腹中雷鸣，下结粪数枚，再予钱半，复泻十余行，厥回脉出，痛减腹软，观者动色，惊有神助，后畏药不服，将息而起。

以上出自《杏轩医案》

顾金寿

黄，洞庭会馆。脉左弱右关数滑，肝肾先天不足，脾胃后天失调，故痰火滞于阳明，间忽上逆，气塞胸闷，颇似昏厥。至不耐烦劳，梦寐若惊，则又肝肾之虚象也。宜服蛮煎加减。

茯神三钱，朱拌　大原生地三钱　大麦冬一钱五分　石菖蒲三分　制半夏一钱五分　陈皮一钱　青花龙骨三钱　煅牡蛎三钱　陈阿胶一钱　九孔石决明一两，煎汤代水又：脉证俱渐向安，惟右脉仍见虚数，故早起头晕口苦，四五日间，仍或一至，饮食不健，再照前方加减。

朱拌茯神三钱　大生地六钱　川石斛四钱　鲜石菖蒲汁一匙　制半夏一钱五分　陈皮一钱　蒸冬术一钱　黑山栀一钱五分　生甘草梢五分　九孔石决明一两，煎汤代水

先用伏龙肝研细，并水调作青果核样，塞两鼻孔，然后服药。

王砚香。六旬以外年华，陡然头晕跌仆，二便俱出，大有类中光景。急用扶正涌吐，呕出宿食清痰，得以寝食如常，精神复旧，实为万幸，今两寸稍滑，咳嗽有痰，已无大患，宜和胃清疏为是。

北沙参五钱，米炒　冬桑叶一钱五分，米炒　甜杏仁三钱　制半夏一钱五分　陈皮一钱　茯苓三钱　炙甘草五分　秦艽一钱，酒炒

又：连服和胃清疏之剂，咳痰渐松，精神亦尚不疲倦，惟溲少而黄，腰肢酸软，究属节气余波，两关重按少力。经云：中气不足，则溲为之变。自以补中和胃为是。

人参五分　大麦冬一钱五分，米炒　蒸五味十四粒　制半夏一钱五分　陈皮一钱　茯苓三钱，赤白各半　炙甘草五分　炒山栀一钱五分

又：阴亏阳越之体，又兼立春，节气交来，故气逆善喘，脉象浮大。拟防眩汤意。

大熟地一两，炒松　归身三钱，炒黑　炙龟板六钱　牛膝一钱五分，盐水炒　北沙参六钱，米炒　麦冬一钱五分，米炒　茯苓三钱　蒸五味三分　池菊炭一钱五分　五服愈。

问：猝然厥中，至于二便齐下，昏迷口噤，年过六旬，又刚在立春大节之前，证亦危矣。何以不数剂而霍然，岂此证非厥中欤？曰：治病必问所因，此证由早膳后，对日光修脚，偶然坐空跌地，遂至昏厥口噤，二便齐下，盖跌则惊，惊则气乱，气乱则火逆而升，挟胃中未消之食，上蒙清窍，恍惚不能自主。高年下元本虚，今气逆而上，大小肠无所统肃，故二便齐下。究是不内外因也。幸余即寓居厅事东偏，闻信趋视，见其目闭口禁，而面色未改，手足温和，尚无口眼㖞斜、喉中痰鸣诸状，不过脉象闭伏耳。思气火挟食上蒙，非吐不可，又虑年高素虚，刚在立春前，须防一吐而脱，急切不暇觅参、芦等物，即将伊平时所服代参膏一两，用金橘叶一握，煎汤和而灌之。幸尚能受，药下少倾，喉中碌碌有声，果然吐出食物清痰，人已苏醒，醒后亦无左瘫右痪，麻木不仁等证，只觉咳嗽有痰，溲少而黄，腰肢酸轻，随以养胃防眩等汤，数服痊愈。此证者不问所因，不知素体，即以风中门中，急治诸药开之，未有不败者。东垣云：证有与中气相类者，皆宜调气为主，中风用中气药，则气盛风散而愈。若中气用中风药则万无一生。所以古人立法，治风当先顺气，正恐庸医误用风药也。旨哉斯言，非仁心济世者，曷克知之，愿诸子后遇此等疑似之证，必须细心参辨，奉东垣之言为规则，或可不致误人生命矣。凛之慎之。

以上出自《吴门治验录》

李文荣

道光五年八月二十三日，予因宫保初服予方，已有大效，予心亦定，因城北张佑溪协台屡次延请未去，是日午后往候。张公曾任镇江参府，本旧相识，见面倾谈，又代其夫人诊脉。为时即久，往来遥远，至起更方到察院。到则巡捕堂官群相问曰："先生来何迟？日间监视钱道台

有条子来请先生进贡院，代内帘刘奉贤隔帘诊脉。因先生不在，辞去。傍晚又具禀，刘令病已垂危，求大人格外施恩，让刘令出场就死。"大人勉准，适已出场。大人意要请先生去一诊，或尚有救，连问数次矣。予问："究竟何如？"众曰："适伊家人亦来求请，据云仅有一丝游气，增日不知人事矣。"予至上房，宫保曰："先生来耶？我今日甚好，唯有内帘刘令，据监试禀称，亦于初六日得病，今已垂危，恳请让伊出场就死。因其并未阅卷，姑勉准之。因先生高明，或能起死回生，亦大阴德。且吾亦同病相怜之意也。"对曰："闻其病实已不治，治之无益，徒损贱名。"宫保曰："此等病治之不效，岂复能归过于先生？唯念此人乃吾所取帘官房首，其文甚佳，功夫尚在其房中，当可多中几本好卷子。不意如此！然其文不似要死者。"因命人将其文与予看，题乃"举贤才"，曰："焉知贤才而举之……。"予看毕曰："此文果不似要死者。"宫保问："何以见得？"对曰："其文清华，其气通畅，似有福泽之文，而又无发泄太尽之弊；且其书法端楷到底不懈，未曾错落，其精神必素能完足，故论文、字皆当不死。"宫保曰："所论甚是！看文章面上，请去一看，何如？"对曰："诺！"时将二更，且大雨，予乘舆冒雨至承恩寺，曲折达僧舍，见旁空房一间，床架一张，堆草荐数条，床上靠一人，即刘公也！油灯一盏，灯光如豆，阴冷之气逼人。呼其仆，秉烛至，见其大汗如雨，面白如纸，二目直视，牙关紧闭，喉中痰涌，口角流涎，全不知人事矣。使仆探其下体，则囊缩遗尿。予曰："此死在顷刻，尚何治为？"即欲辞去。适其群仆自贡院取行李回，互相拦住，且有跪者，皆曰："先生去不得！"予问："何故？"曰："主人素本寒士，幸得一官，尚未一载；今年四十一岁，尚未有子，一死实为可惨！先生乃抚宪请来高明，若不肯治，更有何人？况他医皆已回绝矣！今听凭先生要银多少，总要立方。"予曰："行医计利，贱丈夫之所为也，予岂为此不诊？奈此病情形实不可诊耳！"伊等坚阻不放，有泣下者。予忽转念：其文不死，何其人之多死象耶？问："闱中服药否？"曰："天天服。""药方在否？"曰："全在。"予索方细看，无非发散温燥，而热总不解。至十九日一方：麻黄钱半，羌活二钱，甘草五分，桂枝二钱。余想：时邪十四日，忽服此方，其人即当死，何尚能活至今日？莫非与我竟有医缘乎？于是始为诊脉，细细推敲，脉来数大而空，欲离根，唯左尺尚有一线可按而得。予暗叹："此真读书人！唯知用功，不贪色欲，根本素能保守，虽经群药刀砍斧削，而命根犹有存焉者！"于是用犀角地黄汤通心达肾，养阴化热：镑犀角三钱，大生地一两，大白芍三钱，粉丹皮三钱。又思所服温燥一派伤阴，脉来甚数，阴不潜阳，当于养阴之中加介以潜阳，法非若大汗亡阳，脉仅空大，当以参、附回阳也。于是加左牡蛎一两，元武板五钱，外加橘红一钱，竹沥五钱，姜汁少许以达其痰。谓家人曰："既然服药，以速为贵，迟则不及，牙关紧闭，以乌梅擦之必开，唯咽喉痰涌，药恐难下。此药得一半下腹即有转机，恐全不下而死，勿谛予也。"回时已近三更，宫保犹等信未眠，真菩萨心肠也！细询一切，色然喜曰："如此尽心，或当有效。"明早伊家人来告曰："主人已转过来矣！"予往问："如何服药？""前三分皆不受，后得一匙下喉，七分皆顺流而下。"予见人事渐清，向予点头，但语言謇滞耳。连进原方二剂，痰降能言，唯虽不大汗，而总未全止，知其表虚也。于主方外另仿玉屏风法用黄芪皮五钱，防风一钱，五味子七分，一服而汗全止。嗣后方去犀角，加大麦冬三钱，高丽参一钱，减竹沥二钱，约十剂，改用黑归脾调理而痊。

《仿寓意草》

吴篪

景驾部忽昏迷，口噤舌强，不能言语，痰壅气急，诊两关浮滑弦劲。此缘食后触怒，复感外邪，气食相乘，壅滞中脘，胃气不能运行，故有中气厥逆之痰。古云：中气因怒而得者，尤多是也，当是行吐法，即以砂仁、陈皮、生姜炒盐煎汤，以指探吐，吐出宿食数碗，随与乌药顺气散灌之，以先解表气，而兼顺里气。次日，脉缓气顺，神苏能言，更以温经祛痰、调气养营之剂乃愈。

《临证医案笔记》

王孟英

许滇生之媳，为阮芸台太傅之女孙，在都因丧子悲哀，患发厥。屡服补剂，以致汛愆，或疑为娠。孟英曰：脉虽弦数以滑，乃痰挟风阳而为厥也。与"大剂蠲痰熄风，舒郁清营"之剂，渐以获愈。

丁酉中秋夜，牙行张鉴录，年逾花甲，猝仆于地。急延孟英脉之，弦滑而大。曰：痰、气、食相并而逆于上也。先以乌梅擦开牙关，横一竹箸于口，灌以淡盐姜汤，随以鹅翎探之。太息一声而苏，次与调气和中而愈。后数年以他疾终。

祝叟，年近古稀，己亥春赴席，忽仆地痰涌，肢强眼斜，舌謇不语。外科王瑞芝荐孟英视之，投六君子汤，加蝎梢、羚羊角、胆星、石菖蒲、竹沥、姜汁而瘳。

沈新予令岳母，陡患昏厥，速孟英视之，病者楼居，酷热如蒸。因曰：阴虚肝阳素盛之体，暑邪吸入包络，亟宜移榻清凉之地。随以紫雪（丹）一钱，新汲水调下可安。而病者自言手足已受缧绁，坚不肯移。家人惊以为祟，闻而束手。孟英督令移之，如法灌药，果即帖然。

牙行王炳华室，夏患臂痛。孙某曰：风也。服参、芪、归、芍数帖，臂稍愈而脘痛。孙曰：寒也。加以桂、附，痛不止而渐觉痰多。孙曰：肝肾不足也。重用熟地、枸杞，令其多服取效。不料愈服愈剧，渐至昏厥。孙尚以为药力之未到，病体之久虚，前方复加重，甚而时时发厥。始请孟英诊之，脉沉而有弦滑且数之象。乃谓炳华曰：此由过投温补，引动肝风，扇其津液为痰，痰复乘风而上，此晕厥之所由来也。余波则奔流经络，四肢因而抽搐，阳气尽逆于上，宜乎鼻塞面浮。浊气不能下达，是以便滞不饥。炳华曰：（先生真）神见也。温补药服凡三月矣，不知尚可救乎？孟英曰：不疑吾药，犹有望焉。遂予大剂甘寒熄风化饮，佐以凉苦泄热清肝，厥果渐止，而各恙递蠲，两月后，康复如常。

以上出自《王氏医案》

方南薰

乙未秋，余寓江城，漆从轩先生室人患病，服药甚多，延余诊视。六脉沉伏，两目直视，牙关紧闭，手足冰冷，捻衣摸床，昏迷不醒。余初用四逆散加胆星、橘红、菖蒲二剂，目能转运，手足温和，神识稍清，能言能食。越日复诊，左手脉浮，恶寒发热，头痛，胸腹胀满，知有三阳表邪陷入阴分，痰滞结于中州。旋用桂枝、干葛以解表，法半夏、橘红以开痰，楂肉、神曲以导滞。服二剂而脉不浮，头不痛，胸不胀，寒热俱解。但自腰至足五六日不能转移，余思大便闭久，气血不周流所至，因用润肠通便之药三剂，大便毫不为动。又思阑门以下结粪甚多，药力所不到之处，徒伤元气，亦非善策。连用蜜煎导法，陆续下出结粪，坚硬如石，中有死蛔一条。然溏粪未至，脏腑犹未清畅，宁可静待。次晚大下溏粪，臭不可闻，通体爽快，腰可转侧，足可屈伸，惟少腹坚高肿痛，形如碗大，知是寒入血室，血海停瘀，改用暖气、行血、去瘀之药，二剂而愈。

《尚友堂医案》

蒋宝素

手足自热而至温，由温而四逆，由四逆而厥，乃传经热证。非始得病即逆冷为寒证可比。证延十有八日，四肢逆冷，举体如冰，苔黑起刺，唇齿俱焦，溲赤便秘，六脉近伏。厥深热亦深，热极反兼寒化，虑难有济。勉拟黄龙汤加减挽之。

人参　大生地　当归身　白芍药　元明粉　炙甘草　生大黄　枳实

昨进黄龙法，大便畅行，色如败酱，未能得汗，厥逆稍和，苔刺稍润，唇齿仍焦，细涩之脉未起，似有转机。宜间服养阴之剂。

大生地　建泽泻　粉丹皮　羚羊角　大白芍　当归身　北沙参　大麦冬　五味子

昨进养阴之剂，诸证未见退机。再进黄龙为是，更益以灵犀为辅。

人参　鲜生地　当归身　生大黄　大白芍　枳实　灵犀角尖

昨进黄龙辅以灵犀，又得大解畅行，其色仍如败酱，中带痰沫，得汗肢冷，体厥竟和，苔刺亦退，唇齿焦干亦润，如丝之脉亦起。危证向安，一切小心要紧。

犀角片　羚羊片　玄武板　鳖甲　大生地　当归身　大麦冬　大白芍　活水芦根

《问斋医案》

曹存心

三板桥，高。《伤寒》有或已发热，或未发热之条，以昭寒伤营也。此间之寒，深入营分。营分虽热，而卫分仍不能热。所以肤寒，鼻血，苔黑，口干，甚至舌强难言，其热已畏。加以左关独弦，余皆小，两足厥冷，但欲寐，胸前痞闷，味甜，溺频，手振，痰血，呃忒连嚏。湿邪、食滞、气结三者，即助为疟，又因少阴之阴气不充，自顾不暇，不能化托诸邪，其病更剧。曲运神思，聊拟一方，以冀应手方妥。

葱白　淡豆豉　黑栀　小川连　人参　肥玉竹　川贝　广橘红　藕汁

复诊：足之厥冷已温，肤之寒象转热。脉息之小者，又能转大，且数且弦。寒郁之热，颇有开泄之机。然其所开所泄，独在大经小络，而肺之脏，胃之腑，皆不能通。气分、阴分仍属无力以托其邪。无怪乎口干、苔黑、舌强难言、牙关不开、鼻衄、嚏出、胸闷气粗、呼吸有声、神情不振，且兼无慧，昏昏默默而睡。势其尚在险途，搜索枯肠以尽医力。

小川连　山栀　淡豆豉　淡芩　川黄柏　桑叶　白杏仁　花粉　川贝母　知母　大生地　竹沥　枇杷叶　炒楂

《延陵弟子纪要》

费伯雄

某。因惊外触，见证神怯欲迷，已经肢厥，冷汗怕动。拟镇怯理虚。

人参　茯神　枣仁　生龙骨　石菖蒲　炙甘草　淮山药　南枣

《费伯雄医案》

李铎

聂安老令室，年二十四岁，诊脉沉细而弱。初起憎寒发热，继则昏冒闭厥，四肢逆冷，醒时嗳气胸满，心下作痛，呕吐痰水。禀质素弱，此非痰闭，乃寒邪直中三阴，为寒厥之证。按：《素问·厥论篇》曰：厥或令人腹满者，何也？曰：阴气盛于上则下虚，下虚则胀满。又舒召曰：手足厥寒者，阳微阴盛也，脉息欲绝者，元气内虚也。按此法当大补元阳，以祛阴寒。拟方具后。

附子　黑姜　云苓　安桂　吴萸　陈皮　半夏　当归　甘草炙　白蔻

又：厥止阳回，寒热已退。惟头目昏眩，精神困惫，脉息缓细，较前诊略起，本阳虚气衰之象。夫头为诸阳之首，胸中亦属阳位，痞满不思饮食，是脾阳衰微，阴寒凝滞，不得舒展旷达也。唾涎频频，经言肾为唾，亦由脾虚不能摄也。月信一月数行，带白淋漓不断，是冲任已伤，奇脉不固也。议温理脾阳，固摄下焦法。

白术　附子　姜炭　丁香　白蔻　益智　鹿茸　鹿角霜　人参　当归

经云阳气衰于下则手足寒，又有气血俱乱相薄成厥，此病妇人多有之。是证属三阴兼病，非熟于《内经》诸书者，必作痰厥治矣。寿山

高氏妇，得昏厥病已经半载。发时觉腹中冷气上冲，则周身麻木，四肢冰冷，呕逆痰水，神气愦愦，心中了了，语言不自接续，逾时而醒。医者不识何病，一意温补，愈治愈剧。余曰：此属内伤肝肾而厥，从下逆上之病，叶氏于是证独重在肝，肝者，将军之官，善干他脏者也。要之肝气逆则诸气皆逆，逆则邪泛风旋，遂致神昏飘荡，无所不至矣，此为千古定论，宗此以治，断无虞也。当归龙荟丸，早晚各服二钱，午进汤剂一帖，半月而瘳。

当归　白芍　桂枝　细辛　通草　生牡蛎　吴萸　生姜　甘草

肝风发则怪病多，治必察其何经受病，用药方合，岂专一温补者所能疗乎？仿叶氏法确当。寿山

《医案偶存》

雷丰

丑孟秋，炎蒸如夏，乍雨如霉，患急病者甚众。有城北王某，刈稻归来，正欲晚餐，倏然昏倒，不知人事，痰响喉间。吾衢土俗，以为醒醒，即请人揪刮，神识略见清明。邀丰诊之，脉来沉细，舌苔白滑。丰曰：此中湿也。旁有一医曰：沉细之脉，白滑之苔，当是中寒，分明四逆、大顺之证。丰曰：欲用桂、附，则予谢不敏矣。彼医不言而退。其妻泣涕求治。丰闻呼吸之声，将有痰起，风云之变，恐在顷刻。即用藿香、神曲、川朴、杏仁、制夏、陈皮、菖蒲、远志、竹沥、姜汁，合为一剂，服之未有进退；令加苏合香丸，痰响渐平，人事稍醒。守旧略

为增损，连尝数剂而瘥。

江诚曰：舌苔白滑，寒象也。沉细之脉，少阴中寒也。考今岁又系太阳在泉，寒淫于内，彼医谓中寒，欲用四逆、大顺，似乎相象。不知中寒、中湿，大有攸分。以脉舌而论，似属中寒；以时令而论，实为中湿。虽脉沉细，舌苔白滑，但无吐泻、腹痛、肢冷等证，岂可遽认为寒；四逆、大顺，岂可随手而用！况在孟秋，正值湿土主气，相火客气，又非寒水加临之候，故是证直断为湿，而用宣窍导痰之药，以收效耳。

《时病论》

温载之

予内娣猝得中痰之证，人事不知，四肢发厥，痰声漉漉，延市医用驱风化痰套方，病势愈加。邀余诊治，见其六脉沉迟，是胸中无火，阴霾用事，非极热之品，不能冲开寒痰。即用三生饮大热之剂，生附片三钱，生乌头三钱，生南星三钱，木香一钱，外加党参一两，一剂而苏，更用香砂六君子汤加姜、附，调理而愈。

《温病浅说温氏医案》

汪廷元

吴岘山先生，庚寅闰五月夜，已寝，口渴饮冷绿豆汁碗许。因病癃，用力挣努，则大汗如雨，日夜数十次。自股膝至足跗皆逆冷，烦冤不宁，且不欲食。医屡更而不效，举家惊惶。予时适至广陵。延请予视。脉皆浮大，而尺按之缓细。予谓："长夏阳气大泄，暑热伤气之时，膀胱为寒凉抑遏，气化不得宣通。身半以下复厥逆如是，且挣努一次，汗出一次，阴液外竭而阳气内伤，非细故矣。"予初仿七味加减，小溲略通。次早，诊脉如前。因改用桂附八味，复以生脉回阴中之阳，又能助州都之化，补元气之耗，且以滋真水之源。先生连日不能交睫，服药后正得酣寝。予曰："既已安神，则机关投合矣！"及癃、小溲顺利。即进稀粥一碗，照方稍为增损。四五日下体方渐温和，但先生年近古稀，气血不无亏耗，是以一病方回而虚证叠见。予按法治之，无不取效。其中人参一味或用或不用，而本家则必加入用之，且米饮人乳无不暗和参汤以进。不知凡药中病即止，亢则为害也。因服参过多，痔发肛肿，小便黄浊。又请他医，不效。乃复延予。脉之右转沉数。予与诸令嗣约曰："尊公前显饮冷而伏阴寒，今则过补而助湿热。夫病有前后寒热之异，治有终始补泻之殊，因时变通，不宜执一。欲尊公之病速愈，切须停住人参。"不信，反增心气下陷，舌生黑苔。予复力阻之，于是三日不服参，而神气转好，因于养阴队中兼清肠胃湿热，连服五六剂，证减十之八九，饮食行动已觉如常。

林某内人病胸胁、少腹痛。一日发厥数次，卧床不起，昏昏闷闷。医以为虚，而用补。忽两目不见物，势愈沉重，六脉俱数，左关弦而搏指。予曰："此郁怒伤肝，肝气实也。盖目为肝窍，两胁、少腹皆足厥阴之络。今肝气横逆，而用参、术补之，火热随之以炽。经云：木郁达之，当以泻为补也。"生柴胡、白芍（生炒各半）、吴萸汁、炒川连、酒炒龙胆、当归、醋炒香附、金铃子、盐炒青皮。一剂目明痛缓，三剂良已。

以上出自《广陵医案摘录》

陈虬

　　林永馨，许小岳妻弟也。患胸膈胀痛，噫气不除，医治罔效，因介小岳求医。脉之，左关结而右寸促，余皆弦细。予以病轻而脉异常，疑为过吸鸦片所致，然年少姣好，绝不类嗜烟者，果严询不承。予以病无指名，辞不写方。乃潜语予曰："是诚有之，但人无知者，不识先生何以知之？"予曰："常人呼吸和平，故脏腑无病。吸烟之人吸多呼少，手忙目眩，肝肺易以受病，吾验之屡矣。但微秒之间，可意会而不可言传耳。"乃以百合一两，浸透绞取浓汁，复取乌药，和汁磨取一钱五分，微煎取服，三剂而愈。阅二月，渠家知其吸烟成瘾，塞户令戒，驯变寒厥，始则得烟稍止，继则虽烟不愈。乃飞舟相请，至则牙关紧闭，肢厥微汗，六脉依稀欲绝，唯足跌阳尚见长滑。急灸其气海三十壮，目睛略动。乃投以陶节庵回阳救急汤，六君加桂、附、干姜、五味，而另以蜜制粟壳一两，先煎代水，煎成，入麝香四厘冲服，随药而苏。复取原方，去麝香，守服二剂，而吸烟食粥如常人矣。继以温补之剂，调理半月而愈。西医于寻常之证，辄入鸦片少许，以为引导。盖鸦片之性旁通曲达无微不至，故取效视他药独捷，顾其法虽不可狃，然治吸烟成瘾之人，亦当以此意消息其间也。

　　项条甫尊阃伤暑，服寒凉之药过多，变成痉厥，医投以至宝、清心等丸，随投随转，但过时依然复厥，至是已二日不省人事矣。群医相议，以为寒厥耶，何屡投至宝等而效？以为热厥耶，何再投而不应？则皆技穷告退。乃始危急求医。予入，脉之，寸伏尺濡，两关左结右滑无神。因询之曰："比来有所惊否？"曰："有之。""素嗜生冷之物否？"曰："入夏以来食瓜果颇多，得毋是耶？"曰："得之矣！"此易治耳，病惜两尺濡弱，不任吐剂，否则瓜蒂散可借用也。病盖得之伤暑而患积冷，中气既虚，复施以寒凉之剂，阳气被郁过甚，故变成痉厥。寸伏者，痰闭上焦也。尺濡者，伤暑之脉本然也。两关结滑者，惊则气结而积冷困脾也。于是以高丽参一钱，甜附片六分，郁金八分，茯苓二钱，当归四分，干姜一分，桂枝尖四分，当门子一分，亲煮以进，初进四茶匙，微觉喉间作响。继进三茶匙，而漉漉有声矣。再进以二茶匙，而舌和目张荷荷索粥矣。旋饮以粥饮半瓯。而命弃前药，前药本非治暑正方，乃救误之剂，故服药之法逐次而减。盖病在上焦，恐顿服而过病所，反伤中下二焦也。其用当门子者，非仅取其开窍，实兼以之解瓜果之毒也。乃再制一方，以郁李仁二两，当归一钱，白芍三钱，续随子二钱五分，蒌皮二钱，香附一钱，竹茹二钱，生东洋一钱五分，杵散入煎。其妻舅某亦驰名医也，见而疑之曰："大病初痊，安可再泄以耗其气？"予曰："病系痰闭成厥，故以投至宝等而效。其旋开旋闭者，已聚之痰不能复化为津，虽暂时得解，终无出路故也。后再投至宝而不应者，暑已伤气，复屡投以辛开耗气之丸药，中气虚而不能运药，故投剂而不能应也。今上焦虽开而痰固依然在也，不随此时决之下夺，恐再厥难为力也。"某称善。投剂而大便下绿痰升许，惊气入肝之言果验。乃改投轻清解暑之剂，如丝瓜叶、扁豆花等药，正治之法。盖外感之邪未入腑者，终当从外解也，投药三剂痉愈。

以上出自《蜇庐诊录》

朱增藉

　　刘翼卿妻朱氏染病旬日。其舅立荙公飞书召余。余至。云："昨日忽充指头厥冷而麻过肘肩，渐次入心即死，徐徐用姜汤灌之，良久乃苏，日发二三次，今延君至，未知能治否？"诊之脉细。乃知邪出厥阴之经，主当归四逆汤。一服而愈。经方之神，诚有令人不可思议者。立荦公自是感谢不已，视余极厚，人称为忘年交云。

《疫证治例》

许恩普

张书城侍御夫人病，每厥不省人事，诸医均以肝风治之，不效。延余诊视，脉沉涩，知系郁结气厥，非肝风也。询夫人生育否？答以无；年几何？答以不惑。余曰："夫贵妻荣，何以气郁至此？"夫人言："理该如此，而事有不然者。"余复询张公纳侧室否？张曰："今春买一妾。"余曰："后妃能逮下，而小星抱衾与裯，乐只君子，有何郁处？"及至书房，余诘张公，具以告，实寝妾处时多。余曰："谁家郎能被汝呼也！无怪气厥耳！"遂拟以调气活血之方，劝张公常宿夫人房为引，数服而愈。后遇张公，笑余"医外医"耳。

刘仲良太史夫人，比部段少沧之胞妹，因观剧，夜深衣单，卒中痰迷，齿脉均闭，便溺均遗，心窝微存一息，针不出血，诸医束手。延余诊视，曰："证有七不论脉，此其痰闭之一也。系受风寒痰闭，便溺俱遗，亦非五脏绝也。手未撒，发未指，面未如妆，汗未如珠，尚可挽回。幸段至契，深信不疑。拟以小续命汤、三生饮、再造丸合参，加全蝎等药，以扶正气、逐风化痰，行气活血。以口闭药不下咽，用乌梅擦牙，竹箸启齿，小壶咽药，时许即呼妈矣。医治三日方苏，月余遂愈。

以上出自《许氏医案》

陈菊生

厥有寒厥，热厥，痿厥，痹厥，薄厥，风厥，暴厥，骨厥，骭厥之分，或表或里，或气或血，或虚或实，辨清施治，危者可安，特恐燥心乘之，必多贻误。壬辰八月，天津有某姓子，病经月余，厥逆时作，而且两腮肿胀，饮食不进，来速余诊。脉象虚浮细数，知是阴虚生热，热甚生风，并感时气所致，以滋养兼清化法治之，两服后，肿消厥止，又用滋补法调理之，未及两旬，眠食俱安而愈。惟病愈后，两目有时昏暗，余云："此系真阴不足，非调养半年，不能如常。朱丹溪所谓阴虚难疗是也。"主人以为迂阔，误听人言，求神可速效，设坛于家，专服乱方，又八阅月而损。呜呼甚哉！邪说之足以惑众也。如神仙可召而来，丹药可求而得，则汉武诸人，虽至今存可矣。而不然者，书符弄鬼，直妖孽耳。驱而逐之，亦不为过。而人顾信此，以殒其身。命乎？非命乎？

《诊余举隅录》

张乃修

唐右。每至心悸，辄气冲至咽喉，呛咳呕吐，顿即色夺出汗，有欲厥之状。后耳鸣头晕。脉尺涩关弦。此厥阳上升太过，拟调气而潜伏之。

制香附　炒枳壳　煅磁石　土炒白芍　炒枣仁　朱茯神　左牡蛎　金铃子　上广皮　炒竹茹

复诊：前日又至欲厥，呛咳气冲，呕出涎水方定，其为肝阳逆冲犯胃无疑。风翔则浪涌，此呕吐所由来也。虽药进而其厥仍发，然为势稍轻，未始不为起色。再潜伏其阳，而运化其饮。

制香附　茯苓神　制半夏　上广皮　砂仁末　煅磁石　煅龙骨　炒枳壳　左牡蛎盐水炒

《张聿青医案》

王旭高

李。阴亏于下，气逆于上，抑塞于中，煎熬津液，气急痰凝，病成煎厥。本属为难，而药必清滋，效非容易。所虑酷暑将临，外受炎蒸之热，内无宁静之期，则有甚加剧耳。

鲜生地　枣仁猪胆汁炒　元参　茯神　牡蛎　女贞子　石决明　羚羊角　远志甘草汤制　竹茹

渊按：煎厥证《内经》述之，世不多见。大抵水亏木燥，肝家风阳挟痰上扰，阻气机，塞窍隧，与肝风痰火有同类耳。

《王旭高临证医案》

柳宝诒

蒋。猝然暴厥，痰气内壅，风阳上越，口噤不语，痰鸣气逆。病由肝肾先伤，致风痰乘虚蒙蔽。风痰为标，正虚为本。口开手撒，虚象全露，恐即有厥脱之虞。姑拟固本熄风，化痰通络，标本兼治，以冀万一之幸。

人参另煎汁　制附子　白芍　牡蛎　胆星　刺蒺藜　淮牛膝　僵蚕　石菖蒲汁冲　竹沥　姜汁

《柳宝诒医案》

黄述宁

颜丰濯之媳，经闭六十余日，虑其有娠，以烧酒定粉（即铅粉）下之，其人素有痰证，多年不发，自服酒粉后，便觉腹中微痛，痛渐甚，三日后，夜间忽然晕厥，牙关紧闭，口有痰涎，手足搐搦，三更后，求救于予。令其觅苏合香丸投之，讵料齿关不开，咽喉亦闭，主人云："明知其不可奉，烦卜知脉之迟早耳。"乃至榻前，手屈而强，已难于诊脉，而诊脉三至，筋一惕；脉五至，而筋或四五惕，或五六惕，予乘其不惕之时，参知脉状，浮洪滑数，正知此厥也，非绝也。气达则生，气闭则死，若不加人力，则待毙而已。出至前厅，语主人曰："此证已预办送终，可容我一医治否？"主云："其如不能下咽。"乃笑应之曰："我有下咽之药。"乃用牛黄一分，沉香二分，黄连一钱，猪牙皂角、青黛各三分，干姜五分。乃以小匙投之入口，即大呛，后下咽数口，复以皂角末投之，连嚏数声，哼声继至，主人谓予："有回生之功？"予曰："未也。"铅粉之毒未除，人事未醒，非用大下之法，必将复变。乃进小承气汤加胆星、竹沥之药，人事稍明，自言腹中大痛，连进滚痰丸三日，下白物如油灰者，而人事大清矣。时有兴化之行，乃留以归、芍、枣、志、曲、谷、姜、贝之方，调理数日而安。

《黄澹翁医案》

余听鸿

常熟大东门陶姓妪，暮年伤子，肝气久郁，又因有一人抵赖其子赊出之帐，两相执持，陶姓妪猝然跌倒，气息全无。急邀余诊，脉来沉伏，目上反，口鼻之间，呼吸气息全无，手足厥冷，其势已危。余曰：此乃肝郁气秘，痰阻灵窍，药不得入，惟用至宝丹、苏合香丸各一粒，用竹沥、姜汁、菖蒲汁、藜芦煎汁一杯，将诸汁和入灌之，以鸡羽三四支探喉，吐出白腻痰甚多，气息稍通。片刻后，又气息全无，再饮再探再吐。如是五七次，痰虽多而气仍不转。余疲甚。直至五更，气渐转而能呼吸，天明已能言语，咽痛三四日，调理而愈。余思木郁则达之，吐即达之之意也，如此证不用吐法去其痰、通其阳而能救者，吾不信也。又有百岁坊朱姓妪，因口角动怒，猝然昏厥不语，脉伏肢冷，呼吸不通。余即用炒盐汤，用鸡羽探吐，一哕即醒，醒则大哭不止，此郁极则发之也，如天地郁极，则雷霆奋发之义。余见肝厥、食厥、气厥等证，惟有吐为最速耳。所以吐之一法，不可弃而不用也。

常熟县署前星桥杨小溪妻，因母丧归宁，事毕而回，是日即神识如蒙，默默不语，语则所与言者，皆已亡人也，与食则食，与溲则溲，饮食二便如常，与其言则不知也。已有十日，邀余诊之，脉亦平稳，气色如常。余曰：此非病也，病人必有异梦，病名尸厥。先以苏合香丸研末吹入耳鼻中，再调如糊，涂膏肓、胸膈之间，再饮以苏合香汁，使其安寐。再煎服后药，虎头骨、龙齿、鬼箭羽、朱砂、琥珀、腰黄、鬼臼之类，和入苏合香丸。明晨病人云：即速付轿钱，有人将轿送我回矣。遂醒，恙已霍然。左氏传膏肓之疾，鬼语与医语如出一辙，其信有之耶。鬼神难知，医者只就病论病可矣。

常熟星桥石姓妪，晨食油条一支，麻团一枚，猝然脘中绞痛如刀刺，肢厥脉伏，汗冷神昏。余诊之曰：食阻贲门，不得入胃，阴阳之气，阻隔不通，清阳不能上升，浊阴不能下降，故挥霍撩乱，窒塞于中。宜用吐法，以通其阳。用生莱菔子三钱，藜芦一钱，橘红一钱，炒盐五分，煎之，饮后以鸡羽探喉吐之，再以炒盐汤饮之。吐二三次，痛止肢温，厥回汗收。惟恶心一夜，干呕不已。余曰：多呕胃气上逆，不能下降，以乌梅丸三钱煎化服之即平。后服橘半六君子三四剂而愈。夫初食之厥，以吐为近路，其阳可通，若以枳实、槟榔等消食攻下，其气更秘，危矣。

以上出自《余听鸿医案》

沈祖复

市公所孙君久与先生相知，盛暑过先生寓所，先生谓曰："曷不备白痧散两瓶以防不测？不独取嚏，且能化痰。"旬日后，孙君夫人疾势极垂危，不省人事，牙关紧闭，气息奄奄，已为料理后事。忽忆及先生言，试取白痧散一瓶，撬齿灌之，顿吐痰数碗，稍觉苏醒。延先生诊治，半月吐顽痰无数，调治而愈。

杨楚孙之夫人久病寒热不愈，甚至昏厥不省人事。延王医诊治，不效，转荐先生。即以王医之肩舆邀诊，入门见纸轿草履齐备。诊其脉沉浮，牙关紧闭，气不接续，按腹板硬，曰："此实证也，非攻下不可。但药已难进，恐夜半生变不测。如药能服下，或可挽回。"用大黄、枳实、玉枢丹等撬牙灌之，初不受。至天明喉中汩汩有声下降，神情转清。连去诊视，攻下之剂八九服，下结粪不少。楚孙曰："久不饮食，似不可再用攻下。"先生曰："无妨也！有病则病当之。"再下一二日，用扶正之品调治而愈。

南门外某姓肉店主病尸厥，七日僵卧于床，口噤目瞪神呆。医用香开，又服制雄丹，不效，均云疾不可为也。陈君子彦私淑先生有年矣，问法于先生，为拟一方，用牛黄、珠粉、牙皂、雄精、菖蒲等品，一剂神清能言，再剂而愈。自是陈君声誉遍传南地矣。

以上出自《医验随笔》

张锡纯

天津骆某某，年四十九岁，得脑充血兼痰厥证。

病因：平素常患头晕，间有疼时，久则精神渐似短少，言语渐形謇涩，一日外出会友，饮食过度，归家因事有怫意，怒动肝火，陡然昏厥。

证候：闭目昏昏，呼之不应，喉间痰涎杜塞，气息微通。诊其脉左右皆弦硬而长，重按有力，知其证不但痰厥，实素有脑充血病也。

诊断：其平素头晕作疼，即脑充血之现证也。其司知觉之神经为脑充血所伤，是以精神短少。其司运动之神经为脑充血所伤，是以言语謇涩。又凡脑充血之人，其脏腑之气上逆，胃气逆则饮食停积不能下行，肝气逆则痰火相并易于上干，此所以因饱食动怒而陡成痰涎也。此其危险即在目前，取药无及当先以手术治之。

手术：治痰厥之手术，当以手指点其天突穴处（详见"治痰点天突穴法"），近八分钟许，即咳嗽呕吐。约吐出痰涎饮食三碗许，豁然顿醒，自言心中发热，头目胀疼，此当继治其脑部充血以求全愈。拟用建瓴汤治之，因病脉之所宜而略为加减。

处方：生赭石一两，轧细　怀牛膝一两　生怀地黄一两　天花粉六钱　生杭芍六钱　生龙骨五钱，捣碎　生牡蛎五钱，捣碎　生麦芽三钱　茵陈钱半　甘草钱半

磨取生铁锈浓水，以之煎药，煎汤一盅，温服下。

复诊：将药服三剂，心中已不发热，头疼目胀皆愈，惟步履之时觉头重足轻，脚底如踏棉絮。其脉象较前和缓似有上盛下虚之象，爰即原方略为加减，再添滋补之品。

处方：生赭石一两，轧细　怀牛膝一两　生怀地黄一两　大甘枸杞八钱　生杭芍六钱　净萸肉六钱　生龙骨五钱，捣碎　生牡蛎五钱，捣碎　柏子仁五钱，炒捣　茵陈钱半　甘草钱半

磨取生铁锈浓水以之煎药，煎汤一大盅，温服。

效果：将药连服五剂，病遂脱然全愈。将赭石、牛膝、地黄皆改用八钱，俾多服数剂以善其后。

《医学衷中参西录》

巢渭芳

舍本家劝业道，告休后为亲戚分产劳苦，途次午后，啖莲心一中碗，昏厥作吐而逝。乃年

高中气衰馁，一时壅迫，中道窒塞，清浊混淆，阳气独闭使然也。经谓脏宜实，腑宜虚，平时起居可不慎哉。

北新桥某妇，年正三十，出阁后从未生育，渐成厥证，体肥腴，色黄泽，两目白珠皆黄，黑睛无采；每厥如死，肢冷如冰过肘膝，脉伏不见，逾时即苏。五年中调治未痊，有如祟病者。值光绪廿六年春，经渭诊治。先以丹参、茯神、珍珠母、川贝母、枳实、郁金、光杏仁、法半夏、生草、制南星、西血珀、鬼箭羽，一服之颇效。后以养心脾以化痰热而愈。

以上出自《巢渭芳医话》

何长治

左。热久伤阴，肝郁不舒，则痰滞发厥，腹胀，纳谷难消，脉细数无力。拟和肝疏胃，参以化痰。忌生冷，少食为要。

炒枳壳钱半　泡茱萸四分　炒归尾二钱　白茯苓三钱　香附炭三钱　煨天麻八分　焦冬术二钱　法半夏钱半　广木香五分　炒山栀钱半　炒青皮钱半　炒麦芽三钱　姜汁炒竹茹钱半　莱菔子钱半

《何鸿舫医案》

王堉

痰之为病，甚则发厥，无故昏倒，一或误治，便不能起，最为危险。推原其故，大抵多由气郁，以致痰壅胃口，因而不省人事。旧法以三生饮吐之，攻标之急治也。若不壅于胃，而壅于肺，则痰入清道，尤难措手。其证不昏倒，能知人，惟胸膈间气，能出而不能入，时时作反张形，遂至汤水不能下咽，咽则气逆而哮。

里中布贾姓安名溶者，虽作商，人极推重。辛酉夏，其次子岁余而殇；其三女亦以痨证亡于家；未越月，其次女之婿与其甥男，一日间相继亡。其次女年幼，婿之族人恐席卷而他适，置死人于不问，互争产业。安知之，急与愤争，族人乃散。前丧子女，已抱忧郁，后次女事，又增其愤，故归而得胸满腹泻之疾。求余治之，诊其脉，弦而滞。告曰：此气滞水积也。用香砂胃苓丸消之，病早愈，安啬于财，不复服药，余亦忘之。越十余日，急遣人招余视其病，余以为泻之未愈也，急视之，则气格格作逆，口唾不能下咽。问膈与胸中作满否？曰否。提其腕，则两手如冰，六部伏不见，惟右寸带滑数。乃曰：此痰壅肺窍也。肺窍为气所出入，今为痰壅，故气不能入。如在胃，则猝然昏噤，三生饮吐之可也。今在肺管恐吐之不出，无可措手，急辞而出。安固请一方，乃以木香顺气饮敷衍之，出而告其伙曰：安某之病，必不起，可急为料理。其伙尚不信，因循至次早，乃来省视，安已口张气促而不能言矣。其堂兄见其危，又邀余治，余固辞。乃请邻人扶乩，服一方颇能言，遍召家人以身后属之，转侧而殁。

刑部主政杨星臣，宁乡人，与余为前后同年，喘咳廿余年。每咳甚，或至晕绝不醒。医药不啻百数，而终罔获效。在星槎侍御处谈及其病，喟然长叹，忧形于色。余问君服何药？星翁云："医家皆谓余好内阴亏，所服药皆滋补剂。年近五旬，不敢强辩，然心窍非之。"余问：君发嗽时，面赤气急否？曰：实有之，不自知也。次早星翁即来求予诊视，因诊其右寸关脉坚凝而滑，几乎搏指，余则平平。乃曰：滑者痰象也，坚凝者，痰结也，见于右部寸关之间，盖顽痰结于肺胃之管。肺为清道，胃为浊道，两道为痰所壅，故甚则晕厥也。此病非汤剂可疗，非礞石滚痰丸下之不可。星翁曰：岐黄家畏礞石如砒毒，何可入口？余曰：然则先贤留此方，为毒人耶？君试服之，如误，当甘庸医杀人之罪。星翁见余言确有定见，乃市三钱服之，卧后觉胸膈烦扰，欲吐不吐，不移时，中脘漉漉，解下黑秽数碗，倦而归寝，爽适异常，至晓而若失矣，急驱车捐余，谢曰："奇哉！奇哉！君有胆有识，三钱药去数十年之病，孙思邈之神奇，不是过也。诸医谓余阴亏，抱此不白之冤久矣，得君并雪是耻，感铭何既？"至今函札往来，犹时时道谢也。

以上出自《醉花窗医案》

吴鞠通

额氏，二十二岁。除夕日亥时，先是产后受寒痹痛，医用桂、附等极燥之品，服之大效；医见其效也，以为此人非此不可，用之一年有余，不知温燥与温养不同，可以治病，不可以养生，以致少阴津液被劫无余，厥阴头痛，单巅顶一点痛不可忍，畏明，至于窗间有豆大微光即大叫，必室如漆黑而后少安，一日厥去四五次，脉弦细数，按之无力，危急已极。勉与定风珠潜阳育阴，以熄肝风。

大生地八钱　麻仁四钱　生白芍四钱　生龟板六钱　麦冬四钱，不去心　生阿胶四钱　生鳖甲六钱　海参二条　生牡蛎六钱　鸡子黄二枚，去渣后，化入搅匀　甘草五钱，炙　煮成八杯，去渣上火煎成四杯，不时频服。

正月初一日，微见不效，加鲍鱼片一两。煮成十杯，去渣，煎至五杯，服如前。

初二日：又见效，方法如前。

初三日：厥止，头痛大减，犹畏明，方法如前。

初四日：腰以上发热，腰以下冰凉，上下浑如两截，身左半有汗，身右半无汗，左右浑如两畔，自古方书未见是证，窃思古人云："琴瑟不调，必改弦而更张之"，此证当令其复厥后再安则愈。照前方定风珠减半，加青蒿八分，当夜即厥二三次。

初五日：照前定风珠原方分量一帖，服后厥止神安。

初七日：仍照前方。

初八日：方皆如前，渐不畏明，至正月二十日外，撤去帐幔，汤药服至二月春分后，与专翁大生膏一料全愈。

《吴鞠通医案》

曹南笙

某左。酒客中虚多湿，阳明素虚，厥阴来乘，当谷雨土旺用事，风木与阳俱升，郁冒而厥，此平昔积劳内因，与外邪无涉，阅方多用风药，是再伤肌表护卫之阳，乃召风以致中耳。

川桂枝　羚羊角　炒半夏　橘红　明天麻　茯苓　当归　钩藤

某左。先因呕吐腹痛，随即昏迷，此气、火、痰上蒙清神为厥，用乌梅擦牙，令牙关得开，然后用药。

至宝丹三分。

某右。肾厥由背脊而升，发时手足逆冷，口吐涎沫，喉如刀刺。盖足少阴经脉上循喉咙、挟舌本，阴浊自下上犯循经而至，仿许学士椒附意通阳以泄浊阴。

以上出自《吴门曹氏三代医验集》

萧伯章

工人妻，年三十许。娩后十余日，恶寒已尽，偶因感冒夹食，腹及胁痛，医者疑瘀血为患，以破血降气药与之，不效，继更数医，率用桃仁、红花、三棱、莪术等品，愈治愈剧。一日医用桃仁承气煎好，进服一杯，即昏愦妄语。延诊，脉如蛛丝不绝，气息奄奄，手足如冰，汗出，面上黑气满布，口唇惨白，舌苔黑滑，即用大剂通脉四逆，冷服一帖，苏醒，厥回汗止，改用大剂附子理中汤三帖，遂霍然已。

《遁园医案》

陈良夫

宋女。《内经》论厥，不离乎气并、血并两因，气又为血之主，气行则血行，气滞则血滞。据述昨因动怒，猝然晕倒，腹部依然胀痛，信事不行，身热不从汗解，脉弦苔糙。中宫虽有暑湿，而肝气郁结，肝血复瘀，营卫互相乘侮，姑以疏气逐瘀主治，应手为吉。

柴胡　当归尾　川芎　香附　川楝子　赤芍　桃仁　红花　泽泻　佛手片　玫瑰花　青皮

《陈良夫专辑》

金子久

外受惊恐，触动肝胆之风阳，内停食滞，窒塞胃腑之气机，气郁热郁，风动阳动，陡然发厥，迭见二次，神昏嗜卧，已有四天，寤时清爽，寐中昏糊，身体早热暮凉，咳呛时有时无，右关脉滑，舌苔糙绛。治法清肝胆之风阳，消胃腑之食滞。

羚羊角　钩钩　连翘　山栀　薄荷　桑叶　鲜石斛　茯神　杏仁　竹茹　生姜皮　郁金鸡内金

二诊：气分实热已去，营分余热未清，寝寐安，肝胆风阳有潜藏之势；纳食增，脾胃气机为苏醒之机。前日大便垢滞已下，近日身体焦热未清，左右脉象，仍见数势。调治法程，尚宜清泄，饮食注意多餐少食，庶几不致变幻反复。

银柴胡　青蒿子　连翘　山栀　丹皮　鲜石斛　鸡内金　银花　滁菊　桑叶　川贝　橘红谷芽

三诊：能食少运咎于脾，今日大便已二次，色黑而青，兼有痰浊，久热必伤于阴，阴虚则阳失潜，热在于额，是其明征，小溲频数，亦是阴亏。舌质带绛，又属阴伤。右关部脉滑数，其中尚有余热，上灼于肺，时或咳呛。健脾借资运化，育阴以清余热。

西洋参　川贝母　茯苓　于术　扁豆衣　炒白芍　瓦楞子　谷芽　经霜桑叶　鸡内金　冬瓜子

《金子久专辑》

丁泽周

黄妪。大怒之后，即胸脘作痛，痛极则喜笑不能自禁止，笑极则厥，厥则人事不知，牙关拘紧，四肢逆冷，逾时而苏，日发十余次。脉沉涩似伏，苔薄腻。此郁怒伤肝，足厥阴之逆气自下而上，累及手厥阴经，气闭则厥，不通则痛，气复返而苏。经所谓大怒则形气绝而血菀于上，使人薄厥是也。急拟疏通气机，以泄厥阴，止痛在是，止厥亦在是，未敢云当，明哲裁正。

川郁金二钱　合欢皮一钱五分　金铃子二钱　延胡索一钱　朱茯神三钱　炙远志一钱　青龙齿三钱　沉香片五分　春砂仁八分，研　陈广皮一钱　煅瓦楞四钱　金器一具，入煎　苏合香丸二粒，去壳研末，开水先化服

二诊：投剂以来，痛厥喜笑均止。惟胸脘痞闷，嗳气不能饮食，脉象左弦右涩。厥气虽平，脾胃未和，中宫运化无权。今拟泄肝通胃，开扩气机，更当适情怡怀，淡薄滋味，不致反复为要。

大白芍一钱五分　金铃子二钱　代赭石二钱，煅　旋覆花一钱五分，包　朱茯神三钱　炙远志一钱　仙半夏二钱　陈广皮一钱　春砂仁八分，研　制香附一钱五分　川郁金一钱五分　佛手八分　炒谷麦芽各三钱

《丁甘仁医案》

刘姑。肝为将军之官，其体阴，其用阳。血亏不能养肝，肝阳化风上扰清空，湿痰中阻，胃失降和，陡然晕厥，逾时而醒，心悸跳跃，纳少泛恶，加之咳嗽。舌苔薄腻，脉象弦细而滑。风燥之邪，乘隙袭肺。滋阴收敛，尚非其时，姑拟清泄风阳，和胃化痰。

霜桑叶三钱　滁菊花二钱　煅石决六钱　朱茯神三钱　炙远志一钱　仙半夏钱半　紫贝齿三钱　光杏仁三钱　象贝母三钱　稆豆衣三钱　煨天麻八分　焦谷芽三钱　炒竹茹钱半　嫩钩钩三钱，后入　黑芝麻三钱　金器一具，入煎

曹先生。素有胃病，迩来肝气，晕厥一日半而醒，风虽平而胃病复发，脘痛胸闷。继则寒热，纳谷减少，小溲短赤，舌苔薄腻，脉弦细而滑。肝气挟痰湿交阻中焦，胃失和降，膀胱宣化失司。人以胃气为本，今宜和胃化痰，柔肝渗湿。

仙半夏二钱　陈广皮一钱　白蒺藜三钱　云茯苓三钱　春砂壳八分　炒谷麦芽各三钱　佩兰梗钱半　通草八分　稆豆衣三钱　嫩钩钩三钱，后入　佛手八分

以上出自《丁甘仁医案续编》

江少萱

戊午夏间，友人陈性，初犯房劳，微有寒热，不甘服药。延至旬日，忽然昏沉，手足如冰，爪甲青紫，舌謇囊缩，浑身战栗，六脉俱伏。举家张皇，料无生理。余曰：时当炎夏，乃暑热伏入厥阴。投以石膏、知母、麦冬、竹叶、甘草，一剂而愈。或间曰：明是寒证，何以知为热

厥，请详言之。余曰：古人谓暴病非热，久病非寒。若是房劳寒证，寒邪一起，即中阴经，势必面白唇青，遍体冷汗，便利不渴，人倦多睡。若不急治，早已死亡。何至初不服药，而反延旬日耶？且六脉已伏，故知内是真热，而外假寒，此火极似水之证。大凡五行偏造，反兼胜己之形也。又曰：热入厥阴，何以辨之？余曰：古謷囊缩，舌属手厥阴心包，囊属足厥阴肝经，同一厥阴，足经既病而手经焉能独治耶？盖舌为心窍，包络代心用事，肾囊前后，皆肝脉所过之地，且肝脉其索在爪，故色青紫则知热邪深陷厥阴。此际若不细辨明确，投以热药，必立死矣。

《奇病实验》

陈务斋

何仲西，年三十岁，广东番禺县。

病名：真热假寒。

原因：不究卫生，过饱过醉，复食生果，以致消化不良，物质停留肠胃，蓄湿郁而生热。又因冷水洗浴，寒邪外束，火热内郁，正气不畅，自凝不运。

证候：恶寒战栗，四肢厥冷，腹中胀满，大便不行。继则人事不省，面青唇白，目直口开，脉厥气微，全体俱厥，指甲青白，舌白微涩。

诊断：诊既无脉，四肢厥直，体亦冻冷，胸间微暖，气息似绝，以手按口鼻，亦无气息动静，以鹅绒按鼻门，始见微动，断是假死。以手探其舌微涩，定是真热假寒之证。谅因醉饱太过，正气不运，消化不良，脾胃郁结，二便不通，蕴聚上逼入心，适遇冷水洗浴，外寒一束，血气顿停不运，则昏懵无知。前医谓中寒之证，以重剂附桂理中汤治之，过为燥逼，热邪攻心，关窍闭塞，而心之英灵尽丧，故为昏倒，肢体俱厥，气脉俱绝。外面所现寒凝，内则实热之证，当急急救治，缓则无效矣。

疗法：汤剂用羚犀莲珀汤，取羚、犀、莲心、竹沥清心攻热、通窍化痰为君，生军、木通、元明粉推荡大肠而通小水为臣，白芍、黄芩、钗斛泻火平肝、润胃生津为佐，茯神、琥珀镇心宁神，而挽英灵为使。急煎频频灌下，待数时药尽后，四肢渐软，竟刻而脉始隐隐微微。再将方连二服频灌，次日则脉起而弦数，面唇红润，目已转睛，肢体不厥，小便已得点滴，略能言语。又用大承气汤，加犀角、莲心、竹沥、茯神，取其清心宁神，通关化痰，推荡肠胃，泄其郁热。服后则精神略好，惟燥渴连连，诊脉仍数，又用平胃润燥汤，取其生津清热，降火利水。

处方：羚犀莲珀汤方

羚羊角钱半　磨犀尖三钱　莲子心一钱　生大黄四钱　淮木通二钱　元明粉四钱　生白芍二钱　黄芩肉三钱　钗石斛三钱　云茯神四钱　血琥珀二钱，末冲　煎后，加竹沥一大碗冲和服。

次方：大承气汤加犀莲竹沥茯神方

生大黄五钱　川厚朴二钱　川枳实三钱　元明粉四钱　磨犀尖三钱　莲心八钱　云茯神五钱　煎后，加竹沥一小碗冲和服。

三方：平胃润燥汤

钗石斛三钱　肥知母三钱　生石膏五钱　淡竹叶钱半　天花粉三钱　破麦冬四钱　生地黄三钱　生白芍二钱　川厚朴二钱　云茯苓四钱　煎服。

效果：三日人事已醒，肢体厥除，脉复能言，五日大小便如常，食量略进，十日元气已复。

廉按：此案之真热，实因前医用附桂理中所酿而致，故以犀、羚、莲、珀投之，遂能见效，后二方亦用之得法。

《全国名医验案类编》

傅松元

顾金和妇年五十余，由戚家归，卒倒于路，邻近舁之回。其子来邀余治，切其脉左弦疾急，右手冰冷，三部全伏，见其神昏面赤。余曰："奇矣，脉左疾右伏。"病者之侄云："方才左手冷无脉，右手脉极快，此时面红，方才面白，惟神昏先后如是。"余问其子："尔母平时喜食何物？"云："生姜，日须半斤。"余曰："是矣，此虫厥证也。厥甚则昏，但此夜分，何处觅得生姜。姜是药中要物。"其子云可觅。余为立乌梅安蛔丸方煎汤，用生姜半斤，捣汁和入药汤灌服，用生姜渣置病人口鼻间，不令食，先灌药。如病人闻姜味索食，则云服过药与尔食，待虫先受药，而后食姜也。明日知其服药后嚼姜渣，腹中大动，少顷，大呕，吐出虫九条，如水蛭，乡人谓之大蚂蟥，每条有六寸长，下又屙出长虫二条，每条有尺半长，神即清。至夜半腹饥，食饭二碗。从此食生姜，不如前此之可嗜，反觉辣难上口云。

王永吉之媳，子和之妇也。在河边木牌上。洗衣回家，面色青白，猝然口噤不语，目闭神昏，四肢强直，两手握拳，即来请我父亲诊，余随侍同往。至，切其脉，肢清脉伏。我父曰：药恐不受，取针为其刺。先颊车、人中、曲池、合谷，皆不知痛。既而再刺中冲、隐白、毛际，亦无所觉。父亲拟囊针而行，时日正午，余问其家，病者晨用点心否？答曰未也。乃曰："彼因空腹洗衣，中虚竭力，洗衣起岸时，卒遇风邪，风气通于肝，肝气犯中，中虚不胜其扰，至于猝然晕厥。经云：厥则气复返则生，不返则死。"令取鲜石菖蒲洗打煎成半碗，用抱龙丸一粒，研细调灌，口既闭，乃用火刀开其齿，遂横以箸，取药灌之。及午后其家有人来云："转气而苏矣，请再赐一方。"余告以速与粥食，并疏四君子加制首乌一方，服两剂，病若失。

王淮浦者，海门营协镇之文案也。在署办事后，忽然僵卧如尸，气息仅属。时太仓四乡诸医，以茜泾张为最有名，连诊三日，终以不受汤饮，无法着手，但嘱其家办后事而已。适王彤伯与姚勇泉二画师前往问候而出，与余途中相遇，二君详言淮浦病状，不食不便，不识不动者四日矣，但有一线气耳。张君谓不能受药，故有法难施。余笑曰："恐彼无法，故不能治耳。"二君即云："兄若有法，务求往诊。"余曰："协署素不出入，淮浦又非相识，未便贸然前往也。"正立谈间，又逢亲家周趾祥，访淮浦病而出，王、姚二君遂以前语告之。趾祥曰："此易耳。"即趋返协署，与宋斡臣、于习之二君，持协镇名帖而来，余即随五人至署。入其室，见多人群聚而哭，余排众至榻前，以烛照之，见淮浦形如死，色如生，六脉细滑而急，除遗溺床褥外，别无他证。余曰："病名尸厥，证属内闭。所危者，已延四月，又复遗溺，是闭而又泄之，为难治也，且试余法。"乃书黄连、枳实、厚朴、郁金、菖蒲、胆星、竺黄、半夏一方，以水煎成一杯，先调藜芦末三钱，撬开牙齿灌入，以鸡翅毛探吐之。讵料一杯灌竟，无吐意，再以前方煎一杯，调入甘遂、芫花末各一钱五分，灌入。至晚乃大下数次，于是一开口便狂叫，竟大声不绝者三昼夜，方渐安眠，稍能饮粥。再疏龙齿、枣仁、辰砂拌茯神、远志、菖蒲、胆星、黄连、厚朴、枳实等为之清心涤痰。继以洋参、石斛、天冬、麦冬、陈皮、半夏、谷芽、远志、辰神等，为之养胃益气，旬日而愈，惟音破迄未复原。

张世嫂徐氏，年近六旬，形瘦而耐劳。忽然神昏，周身脉络跳动，如中暑卒倒状。邀余诊，问其家人，因何而起？答以顷间雷雨，即患此证，殆俗所谓闷痧也。余思痧气则无此滑泽之肤，中暑则无寒热之象，类中则无痰声壅塞之候，风痉则无筋骨牵强之状，厥证则无脉络跳动之征。此证由惊吓而风动，神散而昏迷，盖闻雷声一震，受惊而得之，因思经云：雷气通于心。惊则神魂失守。心主脉，故周身跳动，此神魂失守之证也。乃书龙齿、枣仁、远志、胆星、辰神、麦冬、磁石一方，应手而愈。

同治六年之秋，余二十二岁，正攻医术。时本城钱厚甫表叔，适娶九曲沈怀翁之女。结婚之翌日，沈少君至钱宅会亲，其夕大设喜筵，宾朋满座，余亦预焉。讵意席未举箸，沈宅急足来报云："老太太猝然跌仆，不省人事，速请小主人回。"于是全堂大惊。沈少君含泪欲行，厚甫曰："不妨，此间有名医在，驰往诊治，保无虞也。"余正四顾孰为名医，忽厚甫与沈少君力邀我往诊，并以四人舆余，飞驰而去。瞬息之间，已入沈宅中庭。沈太翁趋舆前躬迎，导至房中。见病者面赤目闭，噤口握拳，喉中有痰声，脉弦急而迟滑。众问可救否？余曰："谅可治也。"急用黄连、枳实、天竺黄、石菖蒲、陈胆星、半夏、郁金、厚朴、翘仁一剂，加竹沥，下牛黄清心丸，嘱其徐徐灌入。如二鼓可以服毕，则四鼓可望开口，口开即无事矣。乃乘舆仍返钱宅。群询沈太君病况，余曰："怒火载痰，蒙蔽清窍，证势虽重，余以清泄涤其痰，四更后可望开口矣。"众皆称善。少顷席散，余留钱宅，与钱左斋、钱元甫、黄伯厚三表兄同室卧。三人均谓余所断沈太君病，殊乏转变余地，万一不幸，未免有损名誉。余乃怦然心动，踌躇不寐。黎明闻叩门声甚急，聆得沈太君果于四更时清醒开口，并邀早餐后往复诊，始悉前方有效。从此得寐，觉来日已过午。待去转方，而病已若失矣。

以上出自《医案摘奇》

孔继荧

表兄吕焕彩之孙，素有结气，在胸膈胃脘间，常苦中气不舒，时而甚则妨于食。一夕，自外入，忽扶墙痴立，呼之不应，逼视之，口不能张，目不能开，肢体强直，几无生气矣，举室慌乱，针疗杂施，夜半，始微醒。次日，发热烦躁，心闷甚，莫能状其所苦。延医至，辞不疏方，改延他医。一云外感，立方发散；一云中痰，立方开导；一云中虚，立方补气。表兄莫知所从，飞舆延予。比至，已病数日矣。予细询其证，入诊其脉，出问表兄曰：医言云何？表兄俱以告，并陈前方。曰：究系谁是？药当谁主？予曰：以予观之，三方皆是，然皆未备也。其方似皆不可用。盖此病本系夹杂，仓促难辨。然病至疑难之时，莫如将脉证备悉书出，分合看去，处处寻出着落，则表里虚实，各有定分；标本轻重，不致混淆，而病情可得矣。此三公者皆知名老手，必自恃经多见广，熟路轻车，不复细加参详，此所以各执其一而不能兼也。乃为案曰：据证，发热无汗，烦躁不宁，面赤头晕，胸膈满闷，若麻若木，心如物裹，时觉迷茫，大便干燥，舌苔白厚。据脉，右三部浮大迟劲，沉取无力，时现间止；左三部浮大迟缓，中取带涩，亦有止时。此明系表里同病，缘旧日本有闭结，猝然风寒外中，新旧合邪，真气内闭，故昏晕不知人。直至今日，而犹有如此脉证也。夫风性属阳，主疏泄；寒性属阴，主固密。惟风寒并中，腠理外闭，故发热虽甚而无汗。烦躁不宁、面赤头晕者，风欲外出，而寒邪闭之，攻冲扰乱而致此也。胸膈满闷，气结之旧证也。气聚则痰停，外邪鼓之，痰气俱动，故若麻若木，以致心如物裹，甚则神昏而迷茫矣。风邪耗液，阳不化阴，故下而大便为之干燥，上而舌苔为之白厚也。以此推之，表里显然，此证何尝惑人？即以参之于脉，浮大迟劲，浮大迟缓，风寒外中之表脉也；无力而涩，时带间止，痰气内结之里脉也，与表里诸证，丝丝符合。故此一证也，必不可以疏表而遗里；亦不可以顾内而忘外。今此三说者，一云外感，夫发热、烦躁、面赤、头晕等证，非外感何以有此？主以发散是矣。然里气方结，里不和表何以解？吾见方中全无开痰破郁之品，而主以风药之辛窜，恐导气而上为膜为喘，表邪未退里邪因而愈重矣。此发散一说之不可用也。一云中痰，夫麻木、迷茫、心如物裹等证，非痰涎结聚何以有此？主以开导，良亦不谬。然表邪方壮，正借此久闭之痰气，杜其内入之路，今不解表而但攻痰，是开门揖盗，引贼入室也。且攻痰之药，必伤正气，正虚邪盛，何以能支？此开导一说之不可用也。至于虚中一说，理则诚是，而骤云补气，未免高明太过。夫参、芪虽良，扶正而兼助邪者也。此证风寒外闭，痰气内塞，分毫未解，遽投补剂，气得补而愈滞，痰得补而愈结，风得补而猖狂不宁，寒得补而转化为热，将来变证何可胜言哉？此补气之说万万尤不可也。然则如之何而可？曰：用人之长，而弃其短，兼收之而无使偏废，斯可矣。仍用发散一说，以散寒祛风；兼用开导一说，以理气豁痰。惟补气一说不可用。而脉来太迟，沉部无力，和阴助阳之品，亦不可少。盖彼三公者各持一见，而不相下，吾调停于三者之间，酌轻重而兼用之，不必另出手眼，而此证可保无虞矣。乃疏方，桂枝、羌活以解表；枳、橘、半夏、南星、郁金以疏里；和以芎、归；驭以姜、附，数剂而愈。后六日，予复过表兄家，病者出迎于门。予谓之曰：汝新病全愈，旧证未除，吾为汝立一丸方，一剂可瘳，慎勿用补泻药也。汝本不弱，特为结气所累，补则增病，泻则损人，惟从东垣枳术立法，可以无弊。乃用香砂、枳、术、二陈之属，疏方与之，盖其旧病亦减于前时，甚易为已。

《孔氏医案》

贺季衡

　　吴女。始而梅核而起。咽梗气逆，痰气交搏可知；继之木火上升，胃失降化之功用，嗳噫不已，声达户外。心悬烦扰，自汗不寐，雪夜脱衣，不觉其冷，病名煎厥。脉弦大而滑，舌苔薄腻。气从火化显然，当以清肝降逆、理气化痰为先。

　　羚羊尖五分　生石决八钱，先煎　旋覆花一钱五分，包　云神四钱　远志肉一钱五分　白蒺藜四钱　大白芍二钱　代赭石四钱　川郁金二钱　陈橘皮一钱　炒竹茹一钱五分　灵磁石四钱

　　另：当归龙荟丸三钱，开水送下。

　　李女。煎厥半年，日夜烦扰，不能安枕，呻吟骂詈，口不停声，善惊多汗，屡寻短见，而饮食如常，经行如故，病不在血分可知，脉弦滑怒指，舌白边蓝。此心肾两亏，阴不摄阳，阳气独张为患。势无速效可求。

　　大生地五钱　大麦冬二钱，朱染　生牡蛎一两，先煎　生熟枣仁各二钱　首乌藤四钱　潼白蒺藜各三钱　煅龙骨五钱，先煎　清阿胶二钱　大白芍二钱，青黛三分拌炒　灵磁石四钱，先煎　琥珀一钱，冲服

张男。始而右臂麻痹，继之猝然闭厥，四末厥冷，且过肘膝，汗出如洗，气逆痰鸣，逾时甫苏，连厥数次，厥则小水自遗，神迷而不昏愦，其为肾厥也奚疑，脉沉弦小滑，舌苔腻黄。且心肾久亏，虚阳上逆，痰浊藉以阻仄气逆之流行，非感冒也。

别直须二钱　生牡蛎一两，先煎　明天麻一钱五分　云神四钱　陈橘络一钱五分　贡沉香五分　淮牛膝二钱　煅龙齿五钱，先煎　远志肉一钱五分　大白芍二钱　灵磁石四钱，先煎

以上出自《贺季衡医案》

范文甫

金孩。厥已三日矣，喉间咯咯有声，诸医以为是白喉，服清凉泻火之剂，不效。急召余诊。余曰：白喉厥三日，断无至今日尚存。其面色青，其苔白，其脉伏，头仰口开，前门齿不燥，此痰随气升，上闭清窍之痰厥证也。以黄明胶15克，烊化，白芥子研极细末，筛过，取9克，分三次调黄明胶吞下。药后即吐痰涎五六大碗。一帖而病去，三帖而起床，步行如常矣。

吴右。气厥，舌淡白，感风寒而作。

桂枝6克　厚附子6克　炙甘草6克　生白芍6克　软柴胡6克　生姜6克　红枣4枚

以上出自《范文甫专辑》

魏长春

李荣春君，年四十岁。住新巷底。

病名：温病误治坏证。

原因：在嘉兴药行为业，患热病，服羚羊角、石膏、鲜石斛、麦冬、地黄，及辛凉苦寒药过剂，潮热虽退，转变便血气喘，不知误治变病，反认协热下利，用葛根芩连汤苦寒败胃，阳气更伤，病剧回慈，延余诊治。

证候：头汗冷黏，四肢厥逆，身倦乏力，微咳气喘，每日泻血三四次。

诊断：脉象散大，舌光滑淡白。温热证，服寒凉药过度，阳明病邪陷太阴，热证变成阴寒，阳微欲脱之候也。

疗法：用附子理中汤加桂枝，温煦太阴、少阴两经。

处方：淡附子二钱　西党参五钱　炒白术五钱　炮姜三钱　炙甘草三钱　桂枝二钱

次诊：四肢转温。脉缓无力，舌淡微红，阳气稍还，便解溏薄，血减汗敛，气促。仍用原方，加五味、黄芪补肺益气，陷者举之之义也。

次方：原方加生黄芪一两，五味子二钱。

效果：服此方三剂，泻止喘平胃苏，调理半月全愈。

炳按：此原凉药过剂，脾胃虚寒，故用温补中阳则愈。

《慈溪魏氏验案类编初集》

周镇

吴森奎次子，慧山。辛酉十二岁。五月二十日食冷饭上街，大水齐膝，归而倦卧，即病身

热。至二候余，谵语，烦躁，口渴。因楼居暑热熏蒸，神糊不省。六月六日延予诊，不语已三日。其时身体渐厥冷，脉数而不振，舌绛，苔酱，唇干，齿黑，按脐腹则皱眉，白㾦枯燥无光，犹如干壳，目泪鼻涕均无。气液已涸，热邪内陷少阴、厥阴，恐有痉厥不醒之险。鲜沙参八钱，鲜石斛一两，辰砂拌麦冬三钱，鲜青蒿七钱，益元散七钱（荷叶包），黑山栀三钱，连心翘三钱，竹茹黄各三钱，鲜生地八钱豆豉二钱同打，黑元参三钱，绿豆衣三钱，鲜菖蒲五分，玄明粉三钱，萝卜鲜薄荷同打汁一杯，鲜竹叶三十片，白茅根二两。紫雪八分，另冲服。外治用枳实导滞丸五钱，皮硝六钱，研，加干面、鸡子白敷脐上。另用井水一桶放房内。初七日移居楼下。复诊：肢厥稍暖，便解溏黑，已能转侧，溲赤，稍有知觉，仍不能言。脉右滑数较起，左仍濡数不扬。按脐坚仍痛，白㾦稍润，目鼻尚燥，舌绛罩黑气。阴枯而复回，暑热尚烁，已闭复开，肢厥回暖，恐其再厥。北沙参五钱，鲜沙参八钱，辰麦冬三钱，白芍五钱，鲜生地一两鲜薄荷五钱同打，鲜石斛七钱，黑元参三钱，丹参五钱，生雅连七分，银花四钱，连心翘三钱，青蒿五钱，鲜菖蒲八分，玉泉散七钱加辰砂三分荷叶包，全瓜蒌五钱，辰木通八分，卷心竹叶三十片，白茅根二两（去心）。另磨犀尖二分，紫雪丹七分，荷叶露下。又与七液丹，嘱烊化与药间服。此证不语暑厥凡一星期，而竟挽回，嗣后调治均甘苦合化阴气法。

倪震泰室，肝气侮脾乘胃，自觉有形，甚则气闭厥逆。投丹皮、苏梗、川楝、黑山栀、娑罗子、木蝴蝶、郁金、香附、乌药、鸡内金、范志曲等。气通，撑胀止，胃纳略旺。继投丸方缓调。茴香汤炒归身、杭白芍、金铃子、乳香汤炒橘核、苁蓉、川椒汤炒乌梅、酥炙龟甲、陈淮麦、合欢皮、香橼皮、四制香附、醋炒丹参，沉香曲糊丸。

徐姓内弟，甲子夏身热，病已匝月，热入营血，鼻衄四日不止。脉濡似伏，苔灰润。神昏，按腹皱眉。询病中尚能食饭，连日卧舟日晒，是暑厥也。拟银翘、黑山栀、丹、茹、益元散、赤芍、鲜生地、侧柏、生雅连、木通、枳实、竹叶、茅芦根，七液丹化服。玳瑁、辰砂、研末，开水下。覆杯而苏，衄亦循止。此因家贫，故用玳瑁之清心营热毒，以代犀角也。

以上出自《周小农医案》

翟竹亭

西肥寨有秦凤山者，以事赴县，正走间，即云腹痛，晕倒在地。请余往诊，见面唇极青，四肢冷过肘膝，六脉皆无，又无家人在侧，吉凶无人做主，余辞欲去。众人曰："医者济人之急，救人之危者也，倘治不愈，以后有事我大家均愿作证。"余只得从众之请，先针委中、尺泽，尽放出毒血，又针十宣穴，皆令出血，复针人中、内关、中脘、承山、关元、昆仑诸穴，鼻内又吹红灵丹，遂将雷公散15克灌下。半时许，病者遂能呻吟，次能言，又待二时，竟获痊愈。由此看来，急病针法必不可少也。

《湖岳村叟医案》

刘民权

戴桂芳女士，南京人，工作于上海市卢湾区泰康路大众针厂。其母赵氏，年五十三岁，住静安区安南路小菜场三十八街七号后楼。初病头痛身痛，既而恶言如狂，终于昏迷不省人事。以其无力医药，故迟至十日后始延夫子往诊。或曰中风。夫子曰：否，此为厥逆。中风属气分，厥逆属血分，当名血厥。西医所云脑充血，则近是也。若译脑充血为中风，则甚误矣。"

初诊：一九五一年十二月二十九日。血逆于上，神明壅蔽，不能与人言，喉中雷鸣，九窍不利，四体不动，脉细数，目赤舌紫。方用：菊花四钱　荆芥四钱　蜂房三钱　蚯蚓二钱　水蛭二钱　虻虫二钱　蛇蜕二钱　鼠妇二钱　礞石滚痰丸五钱

二诊：三十一日。能言，不知所云，仅能知其呼叫头痛而已。方用：菊花四钱　荆芥四钱　蜂房三钱　蚯蚓二钱　水蛭二钱　虻虫二钱　蛇蜕二钱　礞石滚痰丸一两

三诊：一九五二年一月三日。骂詈不避亲疏。关节酸肿挛痛。方用：云母石五钱　寒水石五钱　郁金二钱　蜂房二钱　蚯蚓二钱　水蛭二钱　虻虫二钱　蛇蜕二钱　鼠妇二钱　礞石滚痰丸一两

四诊：七日。大便行，头痛止，神识渐清，关节渐利。方用：云母石五钱　寒水石五钱　桃仁二钱　蜂房二钱　蚯蚓二钱　虻虫二钱　蛇蜕二钱　鼠妇二钱　礞石滚痰丸一两

五诊：十一日。能食能眠，语言謇涩，半身不遂。方用：云母石五钱　寒水石五钱　桃仁二钱　红花二钱　蜂房二钱　蚯蚓二钱　水蛭二钱　虻虫二钱　蛇蜕三钱　礞石滚痰丸一两

六诊：三月十四日。前方服五剂，已经十愈七八，无力医药，停治两月。方用：云母石五钱　寒水石五钱　石南藤五钱　桃枝三钱　蜂房二钱　水蛭二钱　虻虫二钱　蛇蜕二钱　全蝎二钱　礞石滚痰丸一两

七诊：十九日。右肢更遂，语言更清。方用：当归四钱　川芎二钱　川藁本二钱　石南藤五钱　蜂房二钱　水蛭二钱　虻虫二钱　蛇蜕二钱　全蝎二钱　礞石滚痰丸一两

《鲁楼医案》

孔伯华

王男，八月十三日。肝热痰郁，邪入心包络，心悸怔忡，甚则闭厥，痰涎上犯，遗尿口渴，烦躁易怒，不能用心，或遇饱皆能致复，脉弦数，先予滋柔芳化。

石决明两　川郁金三钱　辛夷三钱　桑寄生八钱　白蒺藜三钱　旋覆花三钱　代赭石三钱　莲子心二钱　鸡内金三钱　九菖蒲三钱　生枳实钱半　川厚朴钱　砂仁米三钱，盐水炒　盐知母三钱　盐黄柏三钱　合欢皮四钱　焦六曲三钱　鲜荷叶一个　胆草钱半　生石膏八钱　藕两　生珍珠母八钱　元明粉钱，二次化入

救苦还魂丹一粒，分六角，每次一角。

《孔伯华医集》

冉雪峰

吴某，早年在鄂，曾与予同院居住，渠晚年卜居中和门楚王台畔，环境尚佳。讵往岁劳碌，精神亦健，后得暇豫，反多疾病，频频晕冒，征象特殊。自觉初起热气一缕发自尻际骨中，循尾脊腰脊上蒸，若至胸部正对背处，其热气突出向前，由背至胸，由胸至腹，渐次下行，漉漉有声，矢气或小便后，病即中止霍然；若不由背转前，直冲而上，则头脑胀闷、烘热，耳鸣目眩，面赤、自汗，言语难出，不能动弹，如醉状，历二三时或半日不等，饮食如常，身体反胖。

此病病家不能自言其所为病，医家亦不能肯定断为何物病，似虚风上巅而非虚风上巅，似真阳脱出而非真阳脱出，观发自尻而不发自腰，并非元阳蕴藏之命门，初用虎潜丸镇纳填摄，似效不效，继用白薇汤、吞下大补阴丸，清敛其上，镇固其下，小效，病终不愈。后思先议病后议药，客邪深伏膜原（即命门真元所在），同于温病邪伏募原；客邪与真元混为一家，同于温邪与气血混为一家；客邪深入命门，横溢奇经，同于温病伏邪溃出，如剥蕉叶，前者去而后者来。逆其势而强之下折，何若顺其机而俾之自安。借用升麻鳖甲汤，合前白薇汤、大补阴丸，三方合裁加减，外加紫河车，和少许蟾酥，少许麝香，半搜剔、半镇纳、半清扬、半敛固，一月病少发，二月病全止，但仍不敢动作，惟引椅而卧，后强使之行，并无过累及发病状态，自是每晨出城门走一转，十日后行动如常人。

汉口马某，幼年患遗精，年长以来，深自警惕，然已成习，且肾气不固，有欲制之而不能者，因之身愈尪羸，未老先衰。时逢秋旱，气候甚燥，以阴虚之人，兼之烦劳，是以暴发，心体跳跃波动大于平人四五倍，不能寐，奄忽眩冒，颊赤，为诸厥状，日数发，自觉尻骨内热气一缕上熏，厥象即作，经汉上名医某诊治无效，邀予会诊。予曰：前方补虚养血良是，但太缓，不济急。此病水不涵木，肝阳上冒，真阳脱出，心受冲激，剧则晕厥。《素问》云：烦劳则张，精绝，辟积于下，使人煎厥，血菀于上，使人薄厥。此例已临险关，非大剂甘寒苦寒化合，益阴敛阳，镇纳吸引不可。拟方：生地三两捣汁（滓同煎），胡黄连一钱五分，紫石英、代赭石、磁石各三钱，赤石脂、滑石、山萸肉、龟甲、鳖甲各四钱，牛膝、青木香各三钱。一剂略安，二剂晕厥心跳渐减，三剂勉能安寐，热气上蒸之象渐止。因大药治病，衰其半而止，将方中苦药减去，坠降药减轻，佐以清补，盖急则治标，缓则培本。讵翌日心跳加剧，晕厥渐作，尻尾内热气觉又跃跃欲动，急仍改用前拟大剂，守服十剂，晕厥方止，心跳方减；二十剂，晕厥始愈，心跳方大减；三十剂，诸证悉愈，恢复工作。后以复脉去姜、桂，加金、石、介、贝之属，熬膏收功。凡大病须用大药，药果得当，力愈大而功愈伟。周礼采毒药以供医事，即此道理。如马君疾，药稍减轻，病即复作，倘稍迟疑，何有生望。守服三十剂而愈，何其迟迟。虽曰重剂，乃世俗所谓重，对病则犹嫌轻，倘若倍之，当在二十日内可愈。

陈姓，江苏人，其爱人病心膈痛，突尔昏迷不知人，不能动，冥然罔觉，延予往诊。其脉参伍不调，时或一止，正思索病来如此之暴，未真正了解，安敢冒昧处方。适见其家属坦若无事，异之。问：病者何日起病？曰：昨日尚好，今晨心膈痛，随即闷闭。又问：往日痛过否？曰：痛过，此病已多年，或三五月一发，或半年一发，或一月数发不等，轻则心膈痛，重则痛剧而晕瞀。予曰：往日病发闷闭，如此次毫无知觉否？曰：轻则一时半时，重则二三时方醒。予曰：我知之矣。因思问诊未可忽，望诊尤未可忽，此病苟非查其环境，问其病历，何由知其底细。究之心痛至于暴厥，总属大病，《素问》云：血之与气并走于上，则为大厥，厥还者生，厥不还者死。此病往日发后，不久清醒，以昔律今，此次亦必不久清醒，但详察经言，亦有不还者，一丝不续则真机绝，不可忽视。因取许叔微白薇一方：白薇四钱，当归须三钱，人参须二钱，甘草一钱，加苏合香丸如大豆大三粒，分三次化开灌下，隔半时一次，不醒，再服一剂。翌日复诊，云服药二次，未终剂已醒，现已坐立，言动如常，病既愈，以越鞠、归脾加减，半调半疏，停药逾一月，其病复作，缘病至肝气较旺，最易动怒，心脑易生阻碍，仍用前方，俟厥回后，再以消瘀导滞，柔筋通络，宁脑宁心为治，仍用白薇汤为主，加石决明、龙齿、石菖蒲、天竺黄，又改作丸剂，再加琥珀、熊胆、缬草、朱砂常服，后数月未发，饮食有加，体渐丰腴，不似前之尪羸矣。

　　汉口昌年里街南，某氏，体质单薄，弱不胜衣，秋月患时感，伏暑夹燥，方书名为秋温。二十余日不解，体温四十二摄氏度，舌绛唇焦，自汗出，颊赤，昏顿，气喘不足以息，言语难出，不仅不能起坐，即头依枕部亦必低垂，不能左右顾。气血两燔，病已造极，邪既亢甚，正又不支，古人所谓温病虚甚死，殆即此类。其脉微细欲绝，兼虚数，时似一止，曰：此病大难，温邪入羁，弥漫胶着，表里既已合邪，气血混为一家，清窍蒙蔽，风阳上巅，治疗重在救液；邪热正炽，滋之而液未必肯复，重在清热，汗出已多，安容再泄。惟滋而不腻，清而能固，以清为滋，以滋为固，阴阳不再乖违，内外渐趋协和，或望回苏。方用：鲜生地一两，鲜石菖蒲七分，同捣汁。青蒿露八钱，银花露八钱，犀角尖（磨汁）五分，卷心竹叶四十片，莲子青心五分，连翘心二钱五分，佩兰叶一钱，鲜石斛四钱，后五味微煮，冲入前各汁。服一剂，出汗较少，略安；二剂，热渐减，汗又较少。复诊：去竹叶、银花露，加白薇三钱，地骨皮露八钱，热大减，汗渐止，勉进薄粥半杯，水梨数片。三诊：去白薇，犀角减为三分，加玄参心、莲心麦冬各三钱。再二剂，热退身凉，气平神清，惟困倦乏力，诸虚百不足，乃以清养肺胃，育阴醒气之品收功。调理一月全愈，此病退热不用青蒿、鳖甲、柴胡，清骨宣窍不用至宝、安宫，清里不用紫雪、碧雪，均值得参考。

　　武昌周某室，年三十八，体质素弱，曾患血崩，平日常至予处治疗。此次腹部不舒，就近请某医诊治，服药腹泻，病即陡变，晕厥瞑若已死，如是者半日许，其家已备后事，因族人以身尚微温，拒入殓，且争执不休，周不获已，托其邻居来我处婉商，请往视以解纠纷，当偕往。病人目瞑齿露，死气沉沉，但以手触体，身冷未僵，扪其胸膈，心下微温，恍惚有跳动意，按其寸口，在若有若无间，此为心体未全静止，脉息未全厥绝之证。族人苦求处方，姑拟参附汤：人参一钱，附子一钱，煎浓汁，以小匙微微灌之，并嘱就榻上加被。越二时许，复来邀诊，见其眼半睁，扪其体微温，按其心部，跳跃较明晰，诊其寸口，脉虽极弱极微，亦较先明晰。予曰：真异事，此病可救乎？及予扶其手自肩部向上诊察时，见其欲以手扪头而不能，因问：病人未昏厥时曾云头痛否？家人曰：痛甚。因思仲景云：头痛欲绝者，吴茱萸汤主之。又思前曾患血崩，此次又腹泻，气血不能上达巅顶，宜温宣冲动，因拟吴茱萸汤一方：吴茱萸三钱，人参一钱五分，生姜三钱，大枣四枚。越日复诊，神识渐清，于前方减吴茱萸之半，加人参至三钱。一周后病大减，用当归内补建中汤、炙甘草汤等收功。予滥竽医界有年，对气厥、血厥、风厥、痰厥屡见不鲜，真正尸厥，尚属少见，幸而治愈，因录之，以供研究。

以上出自《冉雪峰医案》

张汝伟

　　柯老太，年八十一，广东，住富民路裕华新村十号。高年脾肾两亏，便泄之后，继以跌仆，神志不清，气息奄奄，而为厥逆，已有十小时不动弹。脉细如丝，且三至一停而成代，溲便溜下不知。姑以真武理中意。

　　淡附子二钱　泡姜炭五分　炒潞党　焦白术　茯苓神辰砂拌　炒白芍各三钱　新会皮　淮小麦各

三钱 广郁金钱半 煅牡蛎 石决明各一两，打，先煎 生炙甘草各四分

本证始末：此证为由无量寿药肆急电来召余治，云日间患泄，夜分独宿，与子媳分开，夜分起床欲便，摸不到电灯开关，致跌仆床下，气闭而死去。至晨，子媳发现，移置床上，仅有微微气息，目闭口张，人事不知，余亦无法。明知气厥，且年已八十一，恐不能返。不料煎药缓缓灌下，竟能气回神清。只因经济关系，不再复诊。服药隔了十天，又能照常摸索云。

方义说明：本方用意，不外根据便泄之证，用参、术以扶其气，附子、炮姜以回其阳，牡蛎、决明以镇之，白芍、甘草以导之，朱茯神以安神，淮麦、新会运脾疏化。一方中，动静宣降，兼而顾之，自然阳回气顺，而得愈也。

《临证一得》

第七十五章 脱证

秦昌遇

一人年近六旬，身体肥大，家事殷厚，劳心劳力。一日行至门外，见一人如两人，视一路如两路，自己门墙若有两边，遂猝然仆倒，扶掖登床，懒于言语。医者俱以中风治之，投消痰搜风之剂十余服，反增冷汗如雨，惊惕振掉，昏不知人。邀予诊视，左手浮大，按之无神，余脉俱迟弱而空，现证神识昏沉，不能言语。予思脉证，俱属虚脱，宜培正气为主，用人参、黄芪、白术、茯苓、甘草、当归、白芍、熟地、天麻、杜仲、牛膝、枣仁等二剂，冷汗即止。五剂乃能识人，语声始出。七八剂，诸病顿减。每剂加人参三钱，二十剂而全愈。

《医验大成》

程从周

张正父余社友也，年四十余矣，素耽雄饮，落落寡合，虽自负不羁，而时多抑郁，故胃中常有气疼之证。今年四月间忽病，乍寒乍热，随复热发于午后，而五鼓方退，或清热，或滋阴，俱罔效。乃一日更衣，顷刻六七行，约半桶许，皆系污血或如猪肝之类，累累而下，扶曳就榻，而喘息将绝矣。速延予诊视，六脉微如蛛丝，目闭昏沉，举家涕泗。予曰："无虑。脉病相应，可速煎独参汤灌之。"相继而饮至天明，方知人事。再用调理药，半月而痊。盖此证脉虽极微，与病相应，故可无虞。用独参汤者，乃血脱益气之法也。其时脉或洪大，或再剂以寒凉，则无可生之机矣！

吴斗南尊政年近四旬，面白身长，原虽北地生人，而禀赋殊弱，已育数胎，更觉虚豁，平时手足寒冷，带下常多，八九月间便要烘火，身即衣绵，此阳虚之极也。四月中旬一日，正吃早饭，眼前一黑，忽然晕倒，手足皆冷，自汗如珠，六脉沉缓无力，不能应指，面色㿠白，随扶就榻，邈不知人。急延数医，皆作中风处治，有用八味顺气散者，有用大秦艽汤者，或又曰："此乃中痰之证，必先用牛黄丸为是。"又有谓此正饮食之时，忽然倒仆，当作食厥，而用盐汤探吐者。予谕之曰："俱非其治也。此乃气虚卒倒。观其色脉，当大补中，以回元气。若用风门并化痰燥剂，变在顷刻间。"有一人阻曰："补中无非用参，若一用人参，而痰喘并作，将何以救。"予曰："非不可用。弟恐用迟无益于事耳。"病家见予论证分明，乃云："敝房平素虚弱，于理宜补。"于是，诸君渐退，且云："杀吴宅妇者，程某也。"斗南笑而不答，予乃用人参、黄芪、甘草、熟附共煎，频频灌之，手足渐有回温之意。稍久无药，手又渐寒，因此逐渐加参，一日服至数两，方得暖气，略能开目认人。调理旬日而愈。噫！此证若非病家有主见，鲜有不误事者矣。其中一医认定病者系是北人，必然气实，岂非按图索骥之谓乎？

以上出自《程茂先医案》

郑重光

吴侣张金宪尊阃素有饮证，频发呕吐，医者用生半夏、生附子，以生姜汁入药调服。如斯一月有余，计食生姜二十斤，意图除饮之根，不无过药过激，遂致耗气亡阳，七日夜不能合眼而寐。招余往诊，脉浮细如羹上之浮脂，指点便散，自知周身之气，行于皮内，渐渐有声，行至巅顶双目前，如眼镜两圆光荡漾，即遍身汗出，昏眩不知身在何处。余曰："此真阳外越，不急救之，瞬息便脱。"用仲景之附子汤：人参、白术、茯苓、附子、赤芍各二钱，服后得合目昏睡片刻，醒时两圆光即收。本日又进一剂，夜则熟寐达旦。如此六七日，人事方清爽。痰食是其本病，嗣后以前药去芍药，加半夏、甘草，畏生姜不用。医治两月，方能出户而立。缘生姜辛能散气，多食几至亡阳，此过剂用奇之患也，即以前药为丸，十年不发矣。

西林族侄本脾肾虚寒之质，因未得子，常服温剂，房事之后，气忽欲脱，心慌头眩，汗出不寐。他医用人参两许，附子三钱，如此重剂者四五日，已服人参十数两，汗出虽止而心慌眩晕，多餐不寐，仍然不减。相招治之，诊其脉，细数无伦。余曰："始病庸或阳脱，参、附未为不善，今已阳回而阴竭，遂当阴阳平补。脉细数，不寐多餐，皆阴虚脉证，附子不宜用矣。"余用古方益气补肾汤：人参三钱，黄芪、白术、茯神、山药、山萸、当归、五味子、甘草平补之剂。服五七日，遂得寐，眩止，渐次平调。百日后，食饭毕，必吐饭一二口，并无饱胀、恶食之象，彼以为多食之故，遂减饭而吐如故。用六君子汤不效，用清胃降气药亦不效。因思随食随咽即不吐，停食不咽即吐者，盖不咽，则肾气不下吸也。《脉经》曰：阴虚，阳无所依，故令人多呕者。此证是也。即遵其治法，用六味地黄汤本方服四剂，吐即止，饮食如常。已现阴虚证矣，而日服补阴之药，加入人参，调治年余已可出门，应酬如旧。但因三年前阳脱之后，毕竟真阴大伤，遂有微咳，咳之不已，即吐血，因吐血而易医，尽翻前案，谓多服人参之过，遂绝去人参，专投苦寒，以图一时见效，虚作实医，致蹈虚虚之祸，反成真劳病，不半年而殁。

许沧澄兄年二十外，久病真州，招余往治。询病源于前医，谓秋间患夹阴伤寒，治未痊可，而即停药，至冬则甚。其时十月上旬，诊其脉虚细无神而举止无伦，神思疲倦、默默不欲见人，一派阳气虚弱之证，用归脾汤加肉桂、益智仁，去木香，告曰："须冬至一阳生，病退方妙。"至其时果半愈。后因庄房回禄，闷步于庭，三日不寐，遂病剧矣。次年三月，复召往看，及就诊，两手掩面，不敢见人，窗牖障黑，昼日燃烛，两手枯白，筋露青紫，两足筋惕，身肉瞤动，足踏火，手抱火，犹然畏寒，三五日必梦遗一次，虽无梦亦遗，尿管连肛精道涩痛，口渴欲饮，必火上沸汤，惟吞一口，旋吐冷涎，日食十余餐，俨如消证，闻人履声，便惊汗出。惜费不肯市参，以致危笃至此。又米令兄，见其沉重，托余急救，一日三诊而脉三变：初则虚大无伦，服参、术、姜、附药一剂，脉略敛；近夜即细涩无神，盖脉资始于肾，脉之频变，肾虚失其常度。渴者，肾虚引水自救也；多餐者，胃阳发露，皆亡阳脱证，非寻常药之能治。立《千言医案》定议用仲景附子汤治少阴病者：人参三钱，附子三钱，白术、茯苓各钱半，芍药、炮姜各一钱，不须加减，以俟阳回。如此坚服一月而畏人畏亮、筋惕厥冷阳脱诸证皆愈。四月来阳就医，则脉证与前大不侔矣。脉虚大而尺数，两足、阴囊皆肿，肛右尿茎内痛，微咳多餐，夜又不寐，梦遗难疏而未全止，多怒詈骂，此阳甫回而阴旋虚。用金匮肾气丸，日服三钱，以消下部之水；用归脾汤去木香，加菟丝子、龙骨、五味子以固精。用一旬则脉数大，咳嗽胸痛。又用六味地黄汤去泽泻，加当归、人参、麦冬、五味子、菟丝子相参间服。如此调治五十日，方能步履。回真州，肌肉充于平昔，病有变迁，医不可执。岂以初治辛热得效，遂为始终不易者乎？

瓜镇刘玉吾年六十外，混堂浴归，卒中一日始醒，初医以风、痰、火杂治。风则羌、防，火则膏、连，痰则星、夏，继进苏合丸数枚，则遗尿矣。十日外始迎余诊治。其脉虚大无伦，昏睡不语，身重遗尿，肢不偏废，口不歪斜，喉无痰声，原非中风，因年老贪浴，汗多亡阳而暴脱，有似中风。失此不用补中，反行疏导，阳气愈虚，致遗尿不语，竟成脱证。急用归脾汤原方入人参一钱，四剂能言语饮食，惟尿不禁耳。每日间用八味地黄汤去丹皮、泽泻，加人参、破故纸、益智仁、五味子，而尿固。数日后，舌苔全黑而滑，此中气虚寒，肾水凌心，用苓桂理中汤，四剂而苔退，后仍以归脾汤甘温之剂，调补一月，方能步履，但因多食苏合丸，辛香散气，病愈后，言语随忘，欲言又止，终不能复也。

一坊役贫人，素有失血咳嗽证。夏月过劳伤暑，次日发热而有汗。前医作伤寒治不效，又作中热治。绝食五日，忽大喘大汗，其父慌迫，急迎往视。则大汗淋漓，发喘不已，两手脉细如丝，尚不及三至，幸未厥冷。余曰："外无伤寒形证，脉证欲脱，必误饿至此。"询其气从何处起，病者云："从心下起。"余曰："尚可治。若自脐下起，则宗气离原，不可治矣。"急以粥救之，食下喘甚，入胃片刻即喘定，少刻又喘，因思胃中空虚，粥入胃，旋即下入肠，肠实而胃仍虚，所以又喘，须糜饭留胃乃可，续进饭一碗，汗即止，喘即定，稍停又进饭一碗，喘亦定，后徐徐进食，未药而愈。

以上出自《素圃医案》

程文囿

理翁年逾五旬，耽于酒色，时值寒夜，邻家邀饮，起身小解，昏眩仆地。促余往视，面白肢厥，口鼻气冷，神昏遗溺，脉细如丝。予曰："阳脱矣，奈何！"渠子弟泣求诊治，仓促市药不及，令先取艾火灸气海、关元数壮，并煎姜汤灌之，少顷呻吟出声。方订参附汤，因其力难办参，姑用党参二两，附子一两，浓煎服讫，四肢渐温，目开能言，异归。诘朝脉色略回，惟呕恶畏寒，不思饮食。将前方分两减半，参合理中法，与服二日。转用右归饮，温补肾元，月余方能起簀。

诊脉沉伏模糊，证见肢厥声鼾，口鼻气冷，人事迷惑。良由真元内戕，阴寒直中，阳气外脱，势属危殆。《内经》以阳气者，若天与日。今则冱寒凝泣，阴霾用事，使非重阳见睍，何以复其散失之元乎？夫人身之真阳，譬之鳌山走马灯，拜舞飞走，无一不具，其间惟是一点火耳。火旺则动速，火微则动缓，火熄则寂然不动，而拜舞飞走之躯壳，未尝不存也。方用参、附二味，重加分两，昼夜频进。《本草》言：人参能回元气于无何有之乡，附子为斩关夺门之将。潭底日红阴怪灭，分阳未尽则不死，但脉证败坏如斯，欲图断鳌立极之功，亦难之难矣。

戊子之春，予由旌邑至孙村汪生德辉家，伊族绍由翁尊堂病剧延诊，比至已治木矣。入见病者，色白如盐，切脉弦劲少胃。予曰："此脱证也，何以至此？"翁述病原云："家慈年近古稀，体虚多忧，间患气痛，服辛香之品稍快。旧夏病目，眼科疗治，其目已盲。今春又因痰嗽，药如二陈、枳、桔、杏仁、苏子，服经多日，前夕忽心慌晕汗，至今不止，畏食懒言。"出所服诸方，予阅之曰："病伤犹可治，药伤最难医。今脱机甚速，驷马追之，尚恐不及，奈何？"翁恳举方。商以两仪煎合生脉散。每剂拟用人参三钱，熟地八钱。翁云："家慈因患气痛，补剂向不取尝，分两过重，虑其不受，请小试之如何？"予曰："亦可。但大厦摇摇，一木恐难支耳。"姑用人参一钱，熟地三钱，麦冬一钱五分，五味子五分。予下榻汪生宅中。次早翁郎岷山兄来云："家祖母昨夕服妙药后，安睡片时，汗敛晕定，略啜稀粥，稍能言语，幸已获效，乞求复诊。"予曰："子归先煎人参二钱，熟地五钱备用。"往察脉证，颇有起色，仍守原方。续仿千金复脉汤，以救阴液，再加茯神、归、芍、牡蛎、女贞、石斛柔肝养胃，渐次而瘥。

壬午冬，萃翁患外证甚重，因往候之。翁卧于床，谓予曰："背偶生毒，已经旬矣，知子不专疡科，故请潘日章兄看视，溃脓无多，并不痛楚，惟形疲食少，烦为诊之。"切脉沉细而软，观其毒形平塌，乃告之曰："此疽也，其病在阴，治须温补内托，由阴转阳，焮肿作痛，毒化成脓，庶几无虑。"嘱邀潘日章兄同议。方订十全大补汤，加白芷、穿山甲。薄暮使来促云：刻病甚剧，祈速往。入室见翁靠坐于地，众皆仓皇，予惊问故。乃弟子桥先生言："家兄因起身更衣，站立不住，忽然跌仆，遂作昏厥，故此不能动移。"按脉迟细欲伏，面青肢冷，呕恶频频。予曰："此中寒也，病上加病，切防脱变，计惟参附汤以济其急，呕多胃逆，更以干姜佐之，古有霹雳散之名，形其迅速也。"适日兄亦至，意见相符，于是用高丽参五钱，附子、干姜各二钱五分，令先扶掖上床，药熟倾服。予与日兄同坐室中，俟其消息。时届三鼓，渐见呕定肢温，神苏脉出。予喜曰："可无忧矣。"令煎二渣与服。次日复召。谓日兄曰："昨夕中寒急暴，幸赖参附汤挽回，今视其疽形仍平塌，尚不知痛，昨同议之方，犹恐不济。"商以大剂养荣汤加附子。再诊更增枸杞、菟丝、巴戟天及河车、鹿茸血肉之属，日渐知痛，肿起脓稠，腐化新生，治疗月余，疮口始敛。

方氏妇本体血虚，偶患目疾，眼科认为实火，初用芩、连清之，更用大黄下之。饮药一盏，顷忽晕去，舌吐唇外，不能缩入，肢厥脉伏。时已薄暮，急延予诊。谓曰："寒下耗伤真阳，阳气暴脱，势属可畏，速投温补，希冀挽回。"方疏通脉四逆汤。药热不能下咽，令取艾火灸气海、关元数壮，身始动，舌始收；惟灌药一盅，移时又厥；仍令再灸，厥回，复进前药，守至黎明始苏。续进左归饮及滋肾生肝诸剂，病痊目亦明矣。

以上出自《杏轩医案》

吴篪

周比部太夫人，年逾八十，冬至之际，猝然昏愦不语，手足不遂，寒战汗泄。余曰："脉息细微，此高年营卫败竭，真气、元阳虚脱之象，年纪、脉证俱逆，法在难治。如服四味回阳饮，煎浓徐徐灌下，或冀万一。"遂服两剂，神气、脉象似有生机，更用六味回阳饮，汗收能言，神清脉旺，仍以原方加白术、肉桂，连服数帖，四肢身体稍能动，易服十全大补汤加人参养荣汤、大补元煎相间服之，调理百日而瘥。

《临证医案笔记》

王孟英

胡纫秋，于酷热时偶有不适，医用柴、葛、香薷药散之，反恶寒胸痞。更医用枳、朴、槟榔以泻之，势日剧。延孟英视之：自汗不收，肢背极冷，奄奄一息，脉微无神。曰：禀赋素亏，阳气欲脱，此必误认表证使然。予救逆汤加（人）参、（黄）芪服之渐安，继以补气生津，调理匝月而痊。

甲申夏，予于登厕时，忽然体冷汗出，气怯神疲。孟英视之曰：阳气欲脱也。猝不及得药。适有三年女佩姜一块。约重四至五钱，急煎而灌之，即安。后用培补药，率以（人）参、（黄）芪、（白）术、（炙）草为主，盖气分偏虚也。

郑九，经越医陈六顺诊治，服药后汗出昏狂，精流欲脱。孟英切其脉，既散且乱，沉取极细。曰：此证颇危，生机仅存一线。亦斯人阴分素亏，不可尽谓桂、附之罪也。以元参、生地、知母、黄柏、白芍、石斛、百合、甘草、栀子、桑枝、龙骨、牡蛎、盐水炒豆豉，为大剂灌之，下咽即安。次日，去栀、豉、甘草，加龟板、鳖甲、盐水炒橘红，服十余帖而康。

以上出自《王氏医案》

林佩琴

堂弟。心力经营，烦劳动火，消谷善饥，坐则手足俱颤，寐则手足如堕，梦则体析为二，神志恍惚，呵欠气泄，右脉小弱，左虚软不受按。因操劳疲神，元气不受镇摄，若转失气，须防暴脱。食下烦嘈稍定，足知中宫底柱乏权，急摄阳以交阴。潞参、茯神、山药、五味、杞子、白芍、龙骨、牡蛎（俱煅研）、枣仁（炒研）。三服神昏安贴，诸证俱减，惟巅痛唾涎。原方加嫩桑叶（炒）、甘菊以熄肝胆风热，加益智、半夏（青盐炒），以摄脾涎。又数服，间服膏方而安。此证因其胃旺能纳，专受滋填，用海参煨鸭，及火腿鸡蛋等，皆血肉有情之品，故未及两旬已瘥。

《类证治裁》

李铎

江恭先，年二十。赋禀甚弱，少年犯房劳，偶因小感，辄自煎浓姜汤表汗，因而发热头痛，大汗神昏。五鼓扣门延余诊脉，浮大空虚，身热已退，自言精神甚觉恍惚，头目眩晕，知为阳虚欲脱之象。急进附子理中丸二枚，旋与芪附理中汤二大剂。人事清爽，再与前药二剂而全安矣。

此证虽非真脱，若再作伤寒治，必致偾事矣。

《医案偶存》

杨毓斌

村妇王氏。妇年近三旬，旧病痫，寻愈有年。一日午后，浣衣觉不爽，就卧。至夕人事不省，痰响如拽锯。其夫奔告求治。比往，漏近三下。诊得：睛露口张，壮热，微汗涔涔，面赤若妆，微喘状，甚烦难；脉寸关洪大，重按无力，尺脉全无。先有医谓中风，用疏风去痰大剂，药已就煎。予曰：此脱候也，此药入口立败。其夫骤起将药倾去，叩求立方。勉用固阳填镇熄风法，服后两时，汗敛神清能言。次早延往，云：偏身痛，心烦难极。取前方加减一服，愈。后竟操作如常。当初方立就，其夫持市药，有数医在肆，睹方骇怪，药肆亦讶姜、附太重。幸其夫深信不疑，遂致应手回春。甚矣，此事难知，然不料取效神速若斯也。

初方：炮附子三钱　干姜二钱　炙黄芪三钱　炙蚕三钱　钩藤三钱　防风二钱　磁石三钱　酒炒白芍三钱　炙草一钱五分

次方：桂心一钱　白芍三钱　炙草二钱　当归三钱　防风二钱　杏仁二钱　炙芪三钱　紫石英二钱　炮附子二钱　炙蚕二钱

如此重证，两方全愈，竟无须再药，虽曰神妙，然益见误药之为害大矣。业斯道者愿慎之。

　　　　　　　　　　　　　　　　　　　　　　　　　　　　　　　　　　《治验论案》

陈菊生

春夏地气上升，秋冬天气下降，人在气交中，一呼一吸，与时消息，间有不和，名曰感冒。为病本轻，平人患此，表散和解便愈。若系虚人，初起施治，即当标本兼顾，于祛邪中寓扶正法。否则虚虚之祸，变不可言。丁亥，余授徒于家及门梅锦培病感冒，一月后，病势由重转危，一二时流，断为立毙。其家请诊于余，余视之，身热未清，神气已极昏弱，脉象微不可辨，似有若无，时盖胃虚欲脱，非补不治，因急饮以参汤，少顷，又与以米汤。米汤后，再继参汤，更番迭进，一日数次，明日复诊，脉来有神，惟夜不安寐，独参汤外，又用冬地归脾汤，并诫其家曰："饮药后，必安睡；安睡后，必大便。防脱，须多备参汤以待。"及饮药一时许，果睡，甚酣，夜半，果大便，便时，汗大出，如欲脱状，频饮参汤，得无恙。阅日又诊，身热已退，神识已清，后以补中益气汤、八珍汤等方出入加减，温补而痊。或问曰："前医皆云此证不可服参，独先生见之，即知非参不起，何也？"余答曰："参之用不用，视证之虚不虚。人惟邪热积滞大实证，误用人参，酿祸最酷，乃世俗鉴此，视人参如砒毒，虽病至虚危欲脱，亦禁服参，未免太愚。夫虚者于参，譬如饥者于食，渴者于饮，实有相需以养，相赖以生之势。惟其人不饥而食，不渴而饮，所以停积为灾，使见停积为灾，遂疑饮食非生人之具，甘饥渴而死。有是理乎？"喻家言曰：人受外感之邪，必先汗以驱之。惟元气旺者，外邪始乘药势以出。若虚弱之人，药力外行，气从中馁，轻者半出不出，重者反随元气缩入，发热无休，故表药中，必用人参三、五、七分，稍助元气，为祛邪之主，庶使邪气得药，一涌而出。又曰：伤寒专科，从仲景至今，明贤方书，无不用参。今日单除不用，全失相传宗旨。使体虚之人，百无一活，会不悟其害？由是而思，参为虚人必用之药，彼不敢用参者，盍味斯言？

　　　　　　　　　　　　　　　　　　　　　　　　　　　　　　　　《诊余举隅录》

余听鸿

吾幼时在孟河天宝堂药铺曹焕树先生之门下习业。其弟鲁峰，素有咯血证，是年十月，忽起寒热，头痛身疼。治以桂枝、葛根汗之，寒热已尽，渐能饮食。停一日，忽然面红汗出如珠，神静脉浮而无力。即请马培之先生诊之，服药依然，至晚汗出更甚，莫可为计。至二更，余看《医宗金鉴》少阴戴阳一条，即谓焕树先生曰：鲁峰叔之病，与戴阳相合，急宜引火归元。焕树恍然悟曰：此阳脱证也，非温纳不可。因其素昔吐血，最惧阳药，故畏缩而不敢专用，倘一差失，杀吾弟矣。余曰：阳无阴不敛，当阴阳并顾，与其不治而死，不如含药而亡。即以熟地四两，党参四两，黄芪四两，附子三钱，肉桂三钱，煎汁，加以童便三两，分三服。先进一服，静待半时，无所变，再服亦然，三服已尽，汗仍不收，面赤不退，不寐不烦不胀。后治法已乱。曰：既能受补而无他变者，恐病重药轻故也。再浓煎别直参二两服之，又不胀。再以紫河车一具，东洋参二两，煎浓汁服之，约一时许，汗收，面红渐退而安寐，至明日始醒，宛如无恙。后费伯雄、丁雨亭先生诊之，曰：此等治法，出乎医理之外，非自己为医不可。费伯雄先生曰：昨日阳脱而救阳，今日阳回当保阴，即服甘凉咸寒养阴之品，十余剂而愈。余见古书有云服参数斤者。于此益信古人之自有此法也。

常熟阁老坊范云亭，是年暑天，先因寒热，遍体红斑满布，延某医治之，进以牛蒡、山栀、豆豉、厚朴、枳壳、凉膈散、石斛、生地、沙参等，琴川所谓三鲜汤加减是也。服五六剂，遍体冷汗淋漓，神识尚清，脉沉细，目珠上反，喉间痰声漉漉，气促咳嗽痰多，项背反折。是日请医七人，有用鲜生地、石斛、大黄、芒硝者，有用豆豉、牛蒡、山栀、连翘者，有用草果、厚朴、苍术、陈皮者，有用附子、人参、熟地、阿胶者，各有主见，议论纷纷。七人之中，余不在焉。余至，各医均散。余诊之，曰：脉微欲绝，冷汗淋漓，阴凝于内，阳脱于外。舌底绛白润而灰，下焦浊阴水气，皆泛于上。再拘执红疹宜服寒凉，阳即脱矣，若进枳、朴、苍术香燥者，亦决无是理，惟温补似乎合符。然熟地、阿胶，有痰饮阻格，决不能入，不如以甘温固表扶阳，参以酸敛之品收之，服一剂。明日邵聿修先生到琴，应有卓识。立方用党参、茯神、枣仁、桂枝、白芍、炙草、炒淮麦、五味子、煨姜、红枣。病家及旁人，皆不肯用党参。余曰：此证当大服人参，既不相信，改北沙参可也。服一剂，如故。至晨，邵君到，即书字来寓，邀余并诊。余曰：先将昨方换人参，加龙骨、牡蛎，再服一剂诊脉可也。聿翁曰：龙骨、牡蛎，前方已加，服过一剂，人参未也。余曰：何以不用人参。邵君笑而不答。余曰：君乃常昭之仰望，若亦依顺人情，而仍用北沙参者，云亭无生理矣。岂可比余之人微言轻乎。聿翁曰：用人参若干？余曰：此证人参宜以两计，然方上却难写，不如先用一钱，余使病家渐渐增进。即将原方去沙参，换人参一钱。服一剂，罔效。聿翁要往梅里，委余代看一日。余曰：代理一天犹可，如日久恐病家不信，岂不误事。邵君去后，明日病人大汗如雨，痰升作厥。余曰：即服独参汤一味，以救其脱，另用五味子、枯矾二味，研细末，以人涎唾调烂，纳入病人脐中，用膏药盖之。是日共服人参七钱，并未作胀。明晨汗稍收，气渐平，口中白糜布满，明日聿翁到琴，并诊之，斟酌一方，当舍表救里，不能顾其红斑，拟十四味建中加减主之。人参一钱，黄芪三钱，茯神二钱，炙草一钱，五味子五分，于术二钱，附子一钱，肉桂八分，干姜五分，白芍钱半，熟地四钱，杜仲四钱，杞子三钱，红枣五枚。煎服一剂，无效。原方再服一剂，忽觉泄泻，脉变外浮。聿翁曰：此证难矣。脉浮汗出，阳从上脱，又见泄泻，阴从下脱，阴阳两脱，又加白糜满口，痰塞咽喉，不死何待。余曰：病势虽危，尚有一线生机，能服人参两许，兼以大补之剂而不胀，服姜、附、桂而不燥，尚有正气能支，有阴分可烁。今脉沉而转浮者，乃阴脉转阳脉也。大便溏泄者，乃服温药行动先所服凉药之积也。仲景太阳篇，有寒积太阴，阳动则腐臭秽不能内留而下者，即仲景桂枝加芍药条之文。然寒积遇温而下，不过两三日，若下之三日不止，汗更出，脉仍沉濡肢冷，则死定矣。如下之能汗收脉缓思饮，至第三日而痢止，即有生机矣。乃谓云亭之弟仲和曰：余二人之力，不胜此病，宜再请高明。仲和曰：医祷俱穷，二公再推诿，无他望矣，生死由命，决不怨也。即将前方去熟地，加白芍二钱，干姜五分，再进一剂。口中化燥，脉仍浮而痢更甚。以原方再服一剂，痢止，略思饮食，精神稍振。即将前方桂、附、姜、芍减半，加熟地、黄肉，另服独参汤。又两日，病已大有起色。聿翁回支塘，余为调理月余而痊。所调理之方，皆归脾、四君、生脉、桂枝加龙骨牡蛎、小建中诸法加减出入。此事已有五六年，刻下聿翁已作古人。今夏初有人来邀云：云亭病重。即过诊之，病已七八日，一日数医，所服皆牛蒡、山栀、豆豉、连翘、琴川三鲜汤、枳、朴之类。诊其脉沉而下痢，痰声漉漉，汗冷，瞳神无光，阴躁。余曰：前次为凉药所误，不料今次又依样葫芦，惜哉。即写别直参三钱，附子一钱，干姜一钱，于术三钱，炙草一钱等服之，如水投石。余曰：难矣，即起聿修于地下，亦无济矣。如此阳虚烟体，正虚邪陷，用清凉克伐而有生理者，未之有也。延三日而逝。

同道徐宾之，金陵人，住常熟西门。始而寒热，继则下痢红白，三四日后重不爽，小便少而涩。自服药数剂，不效，邀余治之。舌面白，舌心舌边俱剥而红燥，脉来滞而不扬，进以胃苓汤意，理气而泄湿热。一剂，溲涩后重俱爽，红积止而见薄粪，猝然遍体汗出如珠，自寅至酉，而起坐言语饮食，一如平人。惟大便溏薄，日泻二三次，并不后重。自戌至寅，四时中烦躁汗多，额与指尖均冷，撮空呓语，喜怒之状不一。或以为祟。余曰：此乃阳脱之证。躁而不烦，是阳气虚竭，即以附子理中合桂枝加龙骨牡蛎法，急守中阳，以固表阳，人参三钱，于术四钱，附子一钱，白芍一钱，桂枝二钱，龙骨三钱，牡蛎一两，炙草一钱，干姜一钱，红枣五枚。服之，入夜仍拈衣摸床，呓语汗出。明日原方再加重三成，加五味子五分。一服后汗收神清，阳回痢止，即饮食渐进，已能出外。因药贵停服六七日。后服乩方黄芩三钱，白芍三钱，服两剂，仍烦躁不休，冷汗淋漓，大便水泻，遍体如冰。再服扶阳固表，已无数矣。噫，生死虽曰天命，岂非人事。医究有理可评，黄芩苦寒，白芍泄脾，既自为医，反服乩方，其死宜哉。

以上出自《余听鸿医案》

袁焯

庚戌三月，叶姓妇卧病垂危，其子来邀余诊，形色仓皇，口称某医已经诊治数日，称为不治。并求速往。视之果神色大衰，时出冷汗，手冷额冷，面色萎黄，心悸头晕，精神不支，脉息小弱。盖阳气大虚，亡阳在急之危候也。遂以四逆加人参汤，再加黄芪、白术、枣仁、白芍、红枣等，姜、附各用一钱五分，参、芪、术均用三钱，急煎与服。旋即汗止手温，神气亦转，能进米粥。原方去附子，稍轻其剂，接服三日全安。

《丛桂草堂医案》

费承祖

浙江巡抚余晋珊之第六子述珊，自觉气从少腹上冲至咽，即心烦头眩，小溲频数，汗出如雨，肢冷如冰。医因素体多痰，专行消痰顺气，初服颇安，后乃举发更甚，颧红气促，顷刻有欲脱之象。急延余诊，脉来细如蛛丝。此阴虚于下，阳越于上，阴阳枢纽，势欲脱离。治必填补真阴，从阴引阳，则真阳方可下潜。

九制熟地八钱　川杜仲三钱　河车一具　上肉桂三分　吉林参一钱　大麦冬三钱　明天冬二钱　大白芍一钱五分　左牡蛎四钱　花龙骨二钱　陈广皮一钱　川贝母二钱　制半夏一钱五分　猪尿胞一个，同煎

连服三剂，诸恙皆退。前方去猪尿泡，加猪脊髓四两、牛骨髓二两，煎汤代水。服至百剂而愈。

盛杏荪宫保第七女之乳妈，咳嗽月余，气喘汗多，不省人事，诸医束手无策，就治于余。脉来细如蛛丝，此下元封藏不固，真阳从此上越，竟成脱象。

人参一钱　九制熟地四钱　紫河车四钱　杜仲三钱　五味子五分　麦冬三钱

煎成灌之，即神识清楚，汗止喘平。真阳下潜，无飞越之虑，而阴液内损，肺失清肃，呛咳仍作。前方去五味、河车、麦冬、人参。加北沙参四钱、川石斛三钱、川贝母二钱、毛燕（绢包煎汤代水）三钱。连服十剂，咳止而愈。

宁波张姓，忘其名，咳嗽半年，忽气喘神迷欲脱，就治于余。诊其脉细弱，此肝肾皆虚，气不归原而浮于上，脱象已著，幸头面无汗，尚可挽回。

人参一钱　九制熟地四钱　川杜仲三钱　牡蛎四钱　蛤蚧尾一对　白芍药一钱五分　橘红五分

一剂喘平神清。前方加西洋参一钱，川贝母二钱。连服三十剂而愈。

徽州程荫溪，呕吐如茶叶末状半盆，遂神昏不省人事，汗出肢冷，唇舌俱白，子女侍侧皆泣。诊脉细如蛛丝。胃中瘀浊虽去，而气液伤残，中无砥柱，竟是脱象。若进药稍缓，恐不及救。

别直参三钱　连心麦冬三钱　五味子三分

急火煎成灌之。约一刻，汗止肢温，神清能言。前方去五味子，加白芍一钱五分、粉甘草五分、制半夏一钱五分。连服三剂，病乃霍然。

广东郑宝舟之夫人，因事惊恐，遂心慌不能自持，头眩眼花，汗多作呕，自觉欲脱，求余往诊。脉来沉细而弦，此惊恐动肝，阳升灼阴，津液外泄，气无所依，欲脱之象已著，所幸脉不洪大，或可缓变。速用人参三钱煎汤与服。方用：

人参六钱　麦冬三钱　五味子五分　炒枣仁二钱　炙生地四钱　甘草五分　陈阿胶一钱五分

一剂病减，两剂全安。

以上出自《费绳甫医话医案》

范文甫

张老翁。迈年之人，劳累过度，忽然倒地，昏仆不知人。四肢逆冷，汗出如珠，遗溺，面色无神，脉微而细。此气脱之候，非参、附难以挽救欲绝之阳也。

高丽参9克　附子3克

二诊：此阳气虚脱之证也。无奈年逾古稀，今日虽已挽回，然也属不久矣。

高丽参9克　厚附子3克

徐师母。吐血过量，气喘而急，大汗淋漓，脉极虚，舌少液，人事不省。诸医谓不治。先急救其虚，或有可救。

先服人参15克。

再服：姜炭3克　生于术9克　炙甘草6克　牡蛎15克　茯苓9克

二诊：今脉沉细，舌转淡红，薄苔，唇无血色，怕见亮光。昨日方用牡蛎潜阳，阳一潜即伏。虽神志已清，但已到气虚血脱之候，仍宜慎之。

淡附子9克　人参9克　生于术9克　姜炭4.5克　炙甘草6克　童便2杯

陈君。伏邪因外感引动，虽经治疗已瘥，但不慎起居，不能善保，以致正气不复，邪气虽则不能为祟，而肾阳虚脱，人昏不知，脉不归根，如之奈何？证到十分，勉尽人力。

淡附子6克　肉桂3克　丹皮3克　熟地24克　陈萸肉9克　怀山药12克　泽泻9克　茯苓9克

二诊：极危险之候。

厚附子9克　西党参30克　炒冬术9克　炮姜12克　炙甘草12克　五味子6克　麦冬12克　黑锡丹12克，包

三诊：尚是危险，但已有一半可靠。

厚附子9克　安桂3克　西党参15克　麦冬15克　五味子4.5克　黑锡丹9克，吞

四诊：大瘥矣。仍需当心，好生调养。

昨日方增加五味子3克。

以上出自《范文甫专辑》

魏长春

倪锡章，年三十一岁。六月二十五日诊。

病因：伤寒汗泻脱证。

原因：辛劳过甚，真元必虚，操作淋雨，受寒挟湿，神疲寒热，病起十五日。服前医发表渗湿诸方，汗泻不止，延余治疗。

证候：胸腹气逆上升，鼻扇自汗，口渴引饮，泄泻。

诊断：左脉沉迟，右脉软弱，舌质淡红，苔薄铺微糙。真火式微，虚阳上冒，肝肾根蒂不固，冲脉震动上逆，肺虚气泄，而为鼻扇自汗，脾阳下陷，而为泄泻。口渴者，乃肾少生生之气，脾胃运输无权，津液因泻不能上潮，犹釜底无薪。锅盖无汽水也，勿以口渴而投凉，当从温纳元气，为根本治疗。庶几本源既固，余恙自瘳。

疗法：用复脉合龙牡救逆法，扶元固脱。

处方：炙甘草二钱　东洋参三钱　驴皮胶四钱，酒烊化冲　原麦冬四钱　炒白芍四钱　大生地炭五钱　化龙骨八钱　煅牡蛎一钱　淡附子二钱　瑶桂片二钱　酸枣仁四钱　炒干姜二钱

效果：服药一剂，泻止气平汗敛，再服原方一剂病愈。

炳按：扶元固脱，暖命火，纳虚阳，为救下竭上脱之要法。苟非审证确，用药当，岂能治此暴绝危证哉？

病者：庄益斋君，年四十八岁。

病名：伤寒戴阳脱证。

原因：庄君体肥，气虚脾弱，平素嗜酒多湿。旧患痔疾，每解大便脱肛，安卧半时始收，方克行动。气虚下陷，未病已然。本月迁居朱家道地，劳顿过度，复因二子同患烂喉痧，一星期内，先后殂殇。庄君经此巨变，悲悼逾恒，因致寝食不安，精神受挫，寒邪乘机而入，起即呃逆气冲。群医皆以银花、通草、竹茹、枇杷叶、川石斛、川贝、茯苓、米仁、丁香、柿蒂、旋覆花、苏梗、橘红等，温凉杂投，病势更剧。且加喉痛、身热炽甚，目红溲赤，呃声不止。延西医针治，亦不见效，诸医皆谓不治，始延余诊。

证候：呃逆气冲，口不能言，面赤上浮油光，肌热足冷，口角糜烂，喉红疼痛，咯痰稠白如水，头汗淋漓，渴欲引饮，入口即吐，胃机不振，大便微溏，小溲色赤，将尿倾地，干后凝成白精一片，其厚如钱，视其溲器之底，亦结白精盈寸。

诊断：按寸关脉洪大无伦，两尺空大虚迟，尺泽脉细如丝。舌红光绛，鲜泽无苔。余诊脉毕，其室王氏，询为何病，尚可挽救否。余曰："病名伤寒戴阳证，系大虚似实，假热真寒，势将暴脱。"王氏曰："诸医皆云传染喉痧热毒，何以先生断为伤寒？请详示病理。"余曰："面赤上浮油光，名曰戴阳；自汗淋漓为亡阳气脱；口糜喉痛，乃少阴孤阳外越；哕呃即冲气上逆；尿中漏精，是真阴下泄。证由内外俱伤，龙雷不潜，阴竭阳浮，身虽热而足冷，喉虽痛而便溏，脉象寸关大而尺泽细，下虚上脱，阴阳枢纽分离，危殆立至，势难救治。"王氏哀恳拟方，生死唯命，庄君点头，以手指心，表示诚意，余为良心驱使，不忍坐视。

疗法：令取高丽参三钱煎汤，吞局方黑锡丹三钱，灌服半时，呃汗稍平。余见药力奏效，尚有生望，为拟理中生脉，龙牡救逆，复方加减，以纳气敛汗，引火归原，冀其转机。

处方：厚附子三钱　化龙骨八钱　生牡蛎八钱　瑶桂二钱　高丽参二钱　五味子二钱　大生地五钱　紫石英八钱　炮姜炭四钱　淮山五钱　炙甘草一钱

效果：服药后，至夜呃止气平，稍进薄粥，夜亦安寐。次日复诊，两寸关脉稍缓，尺脉略实，汗敛。余谓庄君曰："病已转机，仍从回阳纳气，固精滋肾为法。"以前方加杞子、苁蓉、杜仲、龟板、青盐、麦冬、川柏等，加减治疗。服药八剂，静脉身凉，喉痛痊，胃纳苏。再拟滋肾水、养肝阴、益气和中平补方二十剂，身体恢复原状，此病得愈，实亦幸矣。

曹炳章按：阳越阴竭，暴脱急证，用重剂桂、附、龙、牡以回阳敛阴，固属急救要法，至阳回阴摄，气平汗敛，宜去桂、附，加镇潜育阴之品以收功，可为正本清源之治。若认证不明，不可轻试妄用，其为祸亦极大，不可不知之。

夏芹生之妻，年六十岁，一月二十二日诊。

病名：伤寒少阴证。

原因：阳气素亏，复受外寒，病起八日。

证候：肢冷自汗，气促骨痛，自语郑声，便溏口不渴，心悸。

诊断：脉象沉微，舌淡。阴寒在下，水饮内结，真火式微，亡阳重证。

疗法：用真武汤加味，回阳化饮。

处方：厚附子二钱　炒白芍三钱　茯苓四钱　干姜一钱　炒于术二钱　五味子一钱　生姜汁一小匙，冲

次诊：一月二十三日。脉象迟软，舌淡。口喜热饮，肢暖之后，旋复逆冷，恶寒，便泻已

止，气平微呕，治以桂枝加桂汤，合玉屏风加味，调和营卫，兼顾中气。

炳按：如无自汗不止之状，不必用玉屏风散。

次方：桂枝一钱 炒白芍二钱 炙甘草一钱 生姜一钱 红枣四个 瑶桂粉五分，吞 生黄芪四钱 防风一钱 白术三钱 茯苓三钱 公丁香一钱 乌梅一钱

三诊：一月二十四日。阳回肢暖，气调胃苏，脉软，舌淡苔黄薄。治用生脉散，合桂枝汤，加淮山、苏子，和中降气法。

三方：西党参二钱 原麦冬三钱 五味子五分 瑶桂五分，吞 桂枝尖五分 炒白芍二钱 炙甘草一钱 红枣四个 生姜一钱 淮山三钱 苏子三钱

四诊：一月二十五日。脉缓，舌红，微苔。胃纳未展，足肿神疲。再以真武汤，温化水饮，加安神和中之品。

四方：厚附子一钱 茯苓三钱 炒冬术三钱 生姜一钱 炒白芍三钱 谷芽三钱 米仁四钱 干荷叶一角 酸枣仁三钱 远志二钱

五诊：二月六日，诸证虽差，神虚未复。惊惕自汗。脉象细软，舌淡苔薄，咳嗽气逆。治法用桂枝汤温营，理中汤温中，去大枣黏滞。加附子辛温，合成温固元阳之方。

五方：西党参四钱 冬术三钱 炮姜一钱 炙甘草一钱 厚附子一钱 桂枝一钱 白芍三钱

效果：服后阳回汗敛，咳差病愈。

炳按：伤寒用温补之药。

以上出自《慈溪魏氏验案类编初集》

周镇

陆子俊妻陈氏，生育既伙，经来过多。丙子秋疟，一发即由西医截止，三发三截。早劳房事，冲任震动，烦躁气逆。延张医诊，以其脉数，苔腻，投以清脾饮加苍术、陈皮、蔻仁，转加二妙丸等。数剂，烦躁少寐，转延余诊，已十月下旬矣。脉弦数左弱，苔白。以其顾长阴亏之体，冲气既逆，偏燥非宜，转用温胆加蒿、薇、金铃、炒枣仁、合欢花、首乌藤、朱砂安神丸。夜寐加多，懊烦略减，胸前发斑疹，转予清营化斑。翘、栀、知母、元参、丹参、丹皮、银花、竹叶，稍加犀、羚末药。斑疹即化，烦懊大定。仍用温胆汤加蒿、薇、金铃等。忽转凛寒，自以橡皮热水袋熨背及足，怔忡冲气如欲脱状。即《温热论》肾虚则邪解即见欲脱证是也。是晚或介龚医，用青蒿、鳖甲、知母、丹皮、黑豆衣。未服。继加冷汗，赶往晨诊，脉亦躁急无绪，阴阳两亏，虚脱见证。即疏吉林参、麦冬、五味、鳖甲、龙骨、牡蛎、淮小麦、茯神、冬虫夏草、白芍桂枝汤炒、炒枣仁、山萸肉、首乌、甘杞子、杜仲、嫩毛鹿角。服后冷汗减。午后热汗仍出，放而不收。即嘱服二剂。是日出汗到翌晨，又赶往晨诊，嘱以干河车煎汤代水煎汤。十时汗止，共出汗廿四小时。以后守定益气血、补阴阳潜纳法。向之头不动转者，已能回顾，夜寐亦安。既又经行，冲脉之攻筑渐息。惟苔白罩灰，旬余不便。即拟增液汤加苁蓉、火麻仁、怀牛膝、玄精石、甜杏仁、柏子霜，并研蜣螂、玄明粉，装入胶囊服之，便解漆黑。其家延西医，用灌肠导余积。以服补在先，未酿脱变。十一月进医院，院中室温八十摄氏度，所饮药水中有酒味，提动肝阳失眠，即出医院。又延中医某调理，兼肝气撑动，竭力图维，并安其神，恢复甚缓。继延朱医调补，稍有起色，渐愈。

《周小农医案》

第七十六章　痰饮

郑重光

郭元威学博壬午年三月犹寒，深夜步归，平素脾肾阳虚，有痰饮夙病。次日即胸胁大痛，呕吐痰涎，虚阳上泛，面赤脉大，汗出如水，药用干姜、附子、人参、半夏、茯苓、吴萸，时痛时止，如此七八日。忽痛吐紫黑血碗许，则胸胁痛减，下移于腹。前方加当归、赤芍、官桂，换炮姜以逐下焦之瘀，又数日，大便下黑血，其痛乃止。此中寒痰饮，血因寒蓄也。继以理中丸加桂、苓、半夏，兼用八味地黄丸加倍桂、附，更入胡芦巴，以宣下焦之气，水叠为丸，每日仍服理中汤一剂。虽不能如平常之健，亦复起居无病。至癸未年四月初旬，旧病复作，又如前痛吐，手足厥冷，汗多面赤。彼不自以为虚，坚不用参，殊不知痛吐亡阳，胸痛引背，脉疾烦躁，势将痛脱，急令用人参五钱，生附子三钱，干姜、茯苓二钱，渐次痛宁得卧，续用熟附子、炮姜、理中、苓、夏调治，犹未起床。因夏至将临，惟恐阳虚阴逼，所以姜、附未退。至五月初一，即咳嗽，犹以为寒痰，用桂枝、生姜、苓、夏温肺而咳愈增。至初六，适值夏至，即大热大渴，大咳吐血，不能平卧，脉变大数，全现阴虚，反属阴气当生不生而转阴竭。未敢遂用清滋，先以八味地黄汤试之，犹不胜其热，再以六味地黄汤加沙参、麦冬、五味子，方合病机。热遂退，咳渐止，人参减半，未全去也。自夏至秋，皆如此医治，亦复起居如常。因本质虚寒，立冬后即改服八味地黄丸煎剂，用去附理中汤加半夏、茯苓、人参未辍。至十一月初一，冬至将临，又现阳气不生之证，忽霍乱腹痛，吐泻大作，痛止即下利不禁，呕呃昏沉，手足厥冷，已治终事，急用四逆汤加人参五钱，姜、附各三钱，日服三剂，三日方回阳。又医治一年，药不少间。然过劳必发，寒热腹痛，呕吐汗出，热退即身目俱黄，尿赤，俨如瘅证，此阴黄也。全不用茵陈等药，坚服参、术、姜、附、苓、桂，三年之中，濒危者数次。至甲申年冬月，方能出门，应酬如常。若非任医之专，服药之一，何能至此耶！

吴楚佩国学令正，年五十八岁。十数年前病寒，误用凉药，几至危殆，得专弘春温剂而愈。致遗中寒痰饮，咳喘胀满，不能卧之证，数年一发，例用温肺汤加附子而平。己酉仲秋，不由外感咳嗽，因素有痔血之病，乃迫怨弘春之热药，恶姜、附如仇，延至初冬，则虚寒毕露，右尺脉全无，反真阳外越，两足发热，夜置被外，面赤咳喘，右胁气冲，不能着枕而卧，乃寒水上逆，水蛊之机。暗加附子，以茯苓为君，附子、炮姜、半夏为臣，芍药为佐，用真武汤之意，日投二剂，将一月，咳止胀消。反恶寒足冷，彼方知本体虚寒，遂加人参、白术，冬至后阳回足温，药下易方。至立春尺脉略出半部，春分后始得满部，而痔血亦愈。芍药加多，必致溏泻，病时傍议汹汹，惟病人不为所惑，必不易医。右尺半年无脉，姜、附药二百余剂，方起于床，可谓沉寒痼冷矣。

萧俎玉兄令眷，年近三十。痛头眩呕吐，饮食减少，经水不调，积年已久。因其大便秘结，真州时道，皆作血虚肝火，而以归、芍、丹皮、生地黄、麦冬、贝母治之，病益甚。甲申冬，自海陵回真州，舟中招诊。脉细紧而滑，畏寒抱火，手足麻木，十数日一发，饮食不餐，胸口一胀，即头眩呕吐，吐去痰水稍愈，隔十数日又发，遇行经而血甚少，亦不如期。以脉证相参，此气病，非血病，乃脾胃虚寒痰饮证也，所以脉紧而滑，若血病则涩矣。滋阴养血，适足益病。夫大便秘结者，津液上吐，无以润肠，乃冷秘、虚秘，非燥秘也。遂用人参、白术、茯苓、半夏、炮姜、天麻、香附、生姜，以东垣白术半夏天麻汤为主，专用气药，以温胃阳，全不杂一味血药，恐助阴也，立方回真州，令其常服。两月后，萧兄持煎药方来，求立丸方，谓药已中病，病愈大半。今大便反溏，非若从前之秘结。观此则非血虚燥结明矣。凡人禀气血之躯，患病不偏于气，即偏于血，不辨气血之偏，何能求效耶？

以上出自《素圃医案》

任贤斗

李占鳌，咳嗽吐痰，服二陈、六君无效，更金水六君煎痰更甚，七月尽，方请余治，已病月余矣。其证背胀喜捶，懊恼不宁，精神疲倦，痰色雪白，脉细。问彼起自何时，云六月中旬，在南乡挑煤，渐起咳嗽，医云是劳倦内伤，宜用补药，服之病增方回。余曰：尔在南乡，时值炎热，必然多吃凉水，致湿停胃中而生痰咳，其湿聚于胃则懊恼，侵于背则背胀，脉细者，寒湿伤阳也。先贤云脉沉细者，中湿也，湿凝必致气滞，气滞则咳嗽由生。痰色白者寒也，寒湿踞中，阳气日衰，致精神疲倦，二陈、六君果是除痰，不知痰由湿生，不去湿故无效也。金水六君反用归、地以助湿，致痰愈多也，斯时治法宜苍术、厚朴以攻湿为主，奈湿邪侵久，脾土受伤，宜兼用补，投平胃散兼理中汤，加附片、川椒，五剂咳嗽背胀俱减，脉略大，二十余剂诸病皆愈，精神壮健。

《瞻山医案》

永富凤

有一女子，疫后数日，困闷不能食，眼睛不和，懒动作，时时恶寒，如将再病者。按其腹，当心下有蓄水，连胸腹苦满，其脉沉迟而欲绝。乃与苦瓜瓢二分，吐之五次，涌黄水数升，其翌日气宇豁然，饮啖复故。

《漫游杂记》

陈念祖

痰盛流溢四肢，身重不得汗，吐痰不已，状似溢饮。然痰之本，水也，天一生水，周流灌输，无处不到。一有瘀滞，则秽污阴浊必旁溢横流，不复循道而行。故水入胃之后，胃土或有壅滞，则水不顺流以入膀胱，乃由胃而外溢四肢，四肢原无泄水之路，全凭化汗而出。今胃气不行，汗既无从而化，水自无从而出，身重吐痰，正水湿之明征也。治法宜因势利导，以顺其润下之性，庶乎可矣，方列下：

炒白术三钱　白茯苓四钱　白芍药三钱，微炒　桂枝五分　猪苓一钱　厚朴一钱　泽泻一钱　制半夏一钱痰饮之本，皆源于水。若阴阳失调，清浊相干，于是胃气不能上承，脾气不能散精，肺气不能宣布，痰饮之病乃成。据称中脘胀闷，右臂常隐隐作痛，难以伸举，明是痰饮为祟。然治饮之法，须论标本，温肾利水是治其本，降气燥湿是治其标。兹合两者兼治之，拟用指迷茯苓丸成法。

制半夏二两　白茯苓二两　风化硝二钱五分　枳壳五钱

上药四味共研末，姜汁糊丸如梧桐子大。每服三十丸，姜汤送下，早晚两服。

以上出自《南雅堂医案》

中神琴溪

山田村农吉右卫门，年三十一。每饮食辄格淳于胃管，而膈内冷如新蓄水，偏身酸重，运转为懒，常下利不已，由是不能从事末耜者七年许。其所致医治，或以为风痰，或以为脾虚，皆不验。请先生，其脉伏不应，便戒病者曰："汝灌水，每日一度，灌讫则必可温覆而发汗。"病者曰诺。后七日来曰："如命者五日，偏身大轻。"仍与桃花加生姜汤百余帖，自是食和，大便以节通，脉亦现然。

《生生堂治验》

齐秉慧

曾治北关口王相，患咳嗽吐痰，右胁刺痛，胸膈不开，饮食无味，颜色枯槁，形神俱惫。自谓知医，服药无功，方求余诊，按之右寸关浮滑而紧，余脉如常。余曰："君之恙乃脾经虚弱，痰饮由胃而旁流入胁，其病名曰悬饮也。法宜黄芪以补胸中之阳。白术以助脾中之阳。砂、半醒脾开胃。姜、蔻温中逐饮，宣畅胸膈。芫花、草果搜剔胁缝之痰自愈。"果服二剂而效。惟痰仍盛，乃与八味丸补而逐之乃安。

曾治明经某，素称实学，举动狂傲，不善保养。忽饮食无味，口干吐痰，肚腹膨胀，二便不利。医家不问虚实，便与之化痰行气，转见胸满痞闷，痰饮愈甚，与之导痰，又与分消，腹胀胁痛，坐卧不安，又与破血耗气，两足浮肿。知予在英公署内，告急求治。即谓余曰："贱躯被诸医治坏，请问先生还可救否？"予诊其脉，右寸大而无力，右关微弦，右尺倏有倏无。左三部软而无力。余曰："足下脾肾两伤之证。"令以午前服补中益气汤，早晚服金匮肾气丸。初服数剂更胀。余曰："不妨，久服则不胀。"果信余言，逾月而诸证尽退，饮食渐进。继服八味丸，去附子，加五味。兼服归脾汤，去木香、甘草，加五味子、肉桂，半载而康。元气大复。

曾治蔡孝廉，不慎起居，患证同前，手足逆冷，恶寒喜热，语言不清，手足不能举动。予以补中益气汤，加姜、附、姜黄、灵仙、南星、半夏以湿经回阳，服数剂而诸证渐退，言语稍觉清楚，行动自如。余因他往，误听庸工，服清火化痰之剂，以致大下鲜血而殁。惜哉！按：化痰丸药味，概用甘苦寒咸之品。虽开郁软坚，降火化痰，难免损胃之祸。若脾土太过，气滞郁而生痰者，用之得宜。若脾土不及，气痞虚热而生痰者，误用之，必致中满吞酸，肚腹肿胀，小便不利，治而殒殁者多矣。业医者尚其慎诸！

曾医幕友柯南年五十，体素丰，患痰喘。每遇风寒即发，饮食不进，且夕不寐，数日方安。余寓长邑，道经彼过，其证复作，较前更甚。就诊于余，按之右寸洪大而数，右关微弦滑甚，余脉无力。余曰："手足太阴二经亏损，以致痰饮益甚，兼之肾气涣散，气虚上干而喘。法宜黄芪、白术大补中气。砂、半、茯苓醒脾豁痰。白蔻、草蔻宣畅胸膈，且消滞气。干姜、草果温中逐饮。"柯友曰："尝闻芪、术提气。我素畏服。"余曰："分经用药，乃千古指南，一定而不可易之法。今君患太阴留饮，芪、术乃补中宫阳气之药，足下畏如鸩毒，又何药之用乎？"柯友顿首谢曰："我门外汉也。今幸遇明公教我，不然贱躯不知病至何底。"领服一剂而效，数剂而安，遂与补中益气汤加茯、半，兼服八仙长寿丸而痊。明年在兴邑署中，制锦轴撰诗赠曰：笑我风尘客，昔从洞庭过，杏林春灿烂，橘井影婆娑，仙指含生意，予怀转太和，括囊藏秘诀，处处活人多。

曾治汤孝廉，年四十有四，形体魁梧，性孝友，与余莫逆，素好勤学，四鼓方卧，忽患中满吐痰，十指麻木，劳则眩晕。自谓知医，一日遇诸涂，恭谓予曰："贱恙已半载矣，服清痰理气之剂不少，而病渐加剧，医书曰：痰因火动，降火为先，火因气逆，顺气为要。弟依此法调理，何乃不应？吾兄何以教我也？"余曰："书中所论，是治有余也。足下患不足，服之必相反中满者，脾气虚而作痞也。四肢勤劳，劳伤脾也。痰盛者，脾气亏损不能运化也。头晕者，脾气虚而清阳不能上升也。十指麻木者，脾气虚而不能周也。岐伯曰：脾居中央，灌溉四旁，故为孤脏。太过则令人四肢不举，不及则令人九窍不通，名曰重强。是以百病生焉。"孝廉曰："吾兄所见甚明。敢问贱疾主何药，当用何方？"余曰："东垣补中益气汤治内伤不足之证，实万世无穷之利。足下宜此方。"加半夏、茯苓以补脾土、滋其化源。八味丸以补脾母，调理三月，而元气大复。凡人忽患胸背、手足、腰项、筋骨牵引钓痛，走移不定，或手足冷痹，气脉不通，此是痰涎在胸膈上下，误认瘫痪，贻害匪轻。

以上出自《齐有堂医案》

王九峰

冲任并损，脾肾双亏，壮年产育过多，精血不足以营养心脾。心脉循胸出肋，脾虚不能为胃行其津液，凝滞成痰，随气流行，乘虚而进，先犯心脾之络，是以胃脘当心而痛，横侵胁肋，攻冲背膂，膨闷有声，时作时止，乃痰饮之征。夫气血犹泉流也，盛则流畅，畅则宣通，少则凝涩，涩则不通，不通则痛，无急暴之势，惟连绵不已。虚痛用药大旨：培补脾胃以资冲任精血之本，宣通脉络以治痰饮之标。拟丹溪白螺丸合景岳大营煎加减。

熟地　当归　白螺　半夏　枸杞　没药　茯苓　于术　胆星　草蔻　陈皮　五灵脂　水为丸。

复诊：大营煎之养血，白螺丸之祛痰，营血渐生，宿痰渐化，脉络通调，痛何由生？精血充满，痰无以生。痛已年余，近时又复作。此精血未能充足，痰饮犹存蔽障，经中气为之阻，自述病时小便如淋，乃痰隔中州，升降失司。拟养阴络，古之成法，药机合宜，原方增损。

熟地　洋参　草果　益智仁　陈皮　甘草　当归　姜黄　半夏　元胡　白螺壳　山枝姜　枣

《王九峰医案》

李文荣

田展初居荷花池巷，其比邻颜凤尧先生，丹阳名医，在此悬壶，医辄有效，诚老手也。其田姓之证亦曾诊视，唯为群医所诋，未能出手眼。嗣闻予治法，深为佩服。适其尊阃亦染时证，先生年将古稀，本有半身不遂之恙，恐诊脉不准，转延医诊。而医者不识其病，先生亦自不解，乃延予诊。时当盛夏，病为时邪，人事昏沉，壮热口渴，渴欲热饮，虽热嫌冷。家人以炭炉面烹百沸汤与服，犹云不热。脉来洪数而滑，唯右寸见沉，实热证也！而见寒象，又非热极似寒，医之不解在此，予亦踌躇莫决。忽尔机来，因问主人："尊阃有甚旧恙否？"主人曰："无。"予曰："非必有大恙，或年高多痰否？"主人曰："此诚有之，每日约吐三碗许，转觉爽快。"问："今病几日？"曰："五日。""病中吐痰否？"曰："无。"曰："得之矣！"主人问："何以得之？"予曰："时邪乃热证，诊亦热证。而寸口独沉者，肺气为痰所遏也！一日吐痰三碗，五日不吐，积痰当有几许？阻塞肺气，上下不通，内虽甚热，气不得上；口鼻吸入无非冷气，至喉而止，亦不得下。肺气通于喉，今为痰所阻，故肺以下则甚热，喉以上则甚冷，是非先用吐法提去其痰不可！虽然，不易言也。沸汤下喉而不热，痰之胶固非常，肺之闭塞已甚，虽用瓜蒂散、栀豉汤等法，恐格格不入，恐不足以搜肺窍、提肺气而鼓动其痰，是非仲景麻杏石甘汤不可！"主人曰："麻黄乃夏令所忌，今值六月盛夏，患时邪，非伤寒，麻黄尚可服乎？"予笑曰："药不执方，相宜而用，古之训也，今痰阻肺痹，非麻黄大辛大热不能搜肺活痰。且是方也，有石膏之寒以制麻黄之热，有杏仁之降以济麻黄之升，有甘草之甘以缓麻黄之急，非同正伤寒之用麻黄汤专取辛热表散也。"主人曰："内人已花甲有余，设服之而大汗不止，得毋有亡阳之虑乎？"予曰："药有监制即已申明，且麻黄肺之药也，下喉必先达肺，肺气开提，痰涎必活，活则涌吐，药随痰出。麻黄之药轻浮，岂能入腹作大汗哉？况时邪亦须汗解，吐中有发散之意。石膏乃白虎汤之主药，《金匮》治中暑之药方，色白入肺，兼清阳明之热。兼散兼清，邪热从而得解，未可知也！"主人曰："此首准得吐否？"予曰："麻黄大力，入肺搜痰，痰结即开，势必上涌作吐。"主人曰："理解明透，更无他疑，竟请立方。"予方用麻黄八分，杏仁三钱，石膏五钱，甘草一钱，嘱其必服而去。次日未明即寤，回忆昨日之论，自笑愚忠太过。然细思无误也。清晨不待请即唤舆往探，见其医室已开，急趋而入。主人出迎，予不及寒温，急问曰："如何？"主人笑应曰："其效如神！"予心乃定，细问，服药片刻，立即吐痰升许，不过微汗，外热已退，人事全清。予入内复诊，脉象不洪，按之仍数，不热饮而欲冷饮，舌赤无苔。知其大热伤阴，改用犀角地黄汤，一服热减，再服痊愈。是证也，非细心切问，安能得门而入哉！夫望而知之谓之神，闻而知之谓之圣，问而知之谓之工，切而知之谓之巧，神、圣、工、巧，谓之四诊，缺一不可。吾今见粗工假装时派，每至人家诊病，仅一搭脉，遂开药方。主人欲细告病情，则曰："我今日有数十家延请，岂能为一家耽搁？"嗟乎！三部九候，全然不明，又不肯问，草菅人命，莫此为甚！

《仿寓意草》

张千里

长兴，俞，劳郁太过，阳郁肝横，顺侮所胜，久则饮食不能游溢精气，聚而为饮，举发无时，痛呕交作，已经多年，脘胁胸背皆为凌轹之所，驾轻就熟，理难骤止，舌淡白而黄，脉迟弦而虚。面黄筋瘈，主客两虚矣，宜平时用丸以养肝和胃，发时用煎以温中御侮，旷日持久，有备无患，庶乎有济矣。

潞党参二钱　小川连四分　枳实五分　桂枝三分　生冬术一钱五分　云苓二钱　炙草四分　干姜四钱 熟附子三分

又：丸方

潞党参二两　大熟地三两　柏子仁三两　蛤壳三两　生冬术一两五钱　小茴香一两　川楝子二两 海石粉二两　云苓二两　泡吴萸三钱　白芍一两五钱　黑芝麻二两

上共为末，枣肉为丸，早晚二服，每次三钱，荔枝橘饼汤下。

姚先祖按：痰饮之证极多，此篇句句经验，当熟玩之。

石门，马，脾胃阳虚，易受难运，水谷酒醴，半酿痰浊，循络旁行，则为臂麻或痛；溢冒上行，则为头眩；泛滥中道，则为咳呕便溏；充斥乎营卫，则为汗泄，为肢清，此皆痰饮之为患也。去痰饮之源，在补脾和胃，节痰饮之流，在节饮食。今痰饮兼至，尚宜和阳之中参以清热化湿，为时在湿土潮令，因时制宜之法也。

云苓三钱　炙甘草四分　小川连三分　海石粉二钱　桂枝三分　法半夏一钱　蛤粉三钱　泽泻一钱五分　生冬术一钱五分　广陈皮一钱五分　生姜皮三分

又：新凉外束，宿饮内动，左臂大痛，痰饮不多，四五十日才得痰少痛缓，然身凝热，脉尚沉着，余邪与饮俱未尽化也。

云苓三钱　桂枝三分　米仁三钱　木防己一钱五分　生冬术一钱五分　川乌三分　陈皮一钱五分　炙甘草四分　煨石膏二钱五分　猪苓一钱五分

或痛久而无效者，另服活络丹二分，陈酒下。

以上出自《千里医案》

吴篪

中丞汪首禾任道长时，患痰涎呕嗽，服清气化痰丸致气急不能食。诊右关沉滑，乃脾胃虚寒，湿痰停积中脘，若服前丸则脾土益虚矣。《准绳》曰：痰之生由于脾气不足。治痰宜先补脾，脾复健运之常，而痰自化矣。当用六君子加熟附、益智、煨姜，服未一月而痰清呕止，饮食益进。

都匀太守吴七泉，患痰喘气促，咳嗽呕恶，胸满懒食，脉浮滑数。系感冒风寒，饮食不节，脾湿不能运化，故痰滞气逆，壅塞胸次而然。宜用六安煎加枳壳、藿香、苏叶、生姜，服之甚效。更以香砂六君子加当归、神曲、谷芽而愈。

工部黄在轩素好饮。得肝气痛，发时胸胁作胀，气逆眩晕，痰多食少，四肢倦怠。余曰：左关弦数，右关沉滑，皆由肝虚血燥，木旺侮土。过饮则脾湿不能运化，故气滞痰结，壅塞清道而然也。当用六君子加柴胡、木香、泽泻以补脾利湿，疏风逐痰。服数剂，小效。间以八味逍遥散并除湿汤。肝气湿痰俱减。后以六君子加归、芍、石菖蒲、益智仁、干姜，以神曲糊丸，姜汤送下而愈。

以上出自《临证医案笔记》

何书田

自去夏起，患胸腹胀满，得下稍松。现又发作，脘次高突而硬，脉弦细不数。此肝脾气滞，痰饮郁结为患也。

焦茅术　炒枳实　瓜蒌仁　川郁金　新会皮　炒山栀_{姜汁拌}　尖槟榔　法半夏　白茯苓

中虚停饮，呕吐酸水，大便艰结不通，六脉芤弦，重按无力。此木郁土伤、曲直作酸之象。病已数年，其根难断。

上肉桂　制于术　炒白芍　淡苁蓉　广藿香　淡干姜　法半夏　瓜蒌仁　茯苓　代赭石

丸方

肉桂　炒茅术　半夏　炙草　干姜　归身　苁蓉　菟丝　制于术　党参　茯苓　陈皮　广藿　谷芽汤法丸。

命门无火失化，水泛为痰，以致停饮作痛，痛甚呕吐，六脉沉弦，纳少作胀。此由火不生土，土不能制水也。夫气所以摄水，气虚则水泛；阳所以配阴，阳虚则阴横。故舍温补脾肾，别无万全之策。而欲求其速效，则又不能。先进苓桂术甘法加味，以觇进止。

生于术　煨益智　菟丝子　炙甘草　陈皮　上肉桂　炒白芍　白茯苓　生谷芽

接方

高丽参　炒于术　菟丝子　炙甘草　陈皮　上肉桂　淡干姜　枸杞子　白茯苓　炒谷芽

二复方：前进温阳之剂，停饮呕吐略止。后因触动肝阳，胃痛大作，痛甚气升。日来又服温补，胃气渐好，而脉象沉郁且弦。夫脉弦为肝象，肝木旺则侮土，沉郁为气虚，气失化则生寒。惟温补下焦之火，以升上焦之气而已。然根深难于速效。

制附子　高丽参　山萸肉　枸杞子　白茯苓　上肉桂　大熟地　菟丝子　山药　陈皮

以上出自《簳山草堂医案》

王孟英

郡中朱姓，素有饮癖，在左胁下，发则胀痛呕吐。始发甚轻，医者每以补剂疗之，发益勤而甚。余戒之曰："此饮癖也，患者甚多。惟以消饮通气为主，断不可用温补，补则成坚癖，不可治矣。"不信也。后因有郁结之事，其病大发，痛极呕逆，神疲力倦，医者乃大进参、附，热气上冲，痰饮闭塞，其痛加剧，肢冷脉微，医者益加参、附，助其闭塞。饮药一口，如刀箭攒心，哀求免服。妻子环跪泣求曰："名医四人合议立方，岂有谬误？人参如此贵重，岂有不效？"朱曰："我岂不欲生？此药实不能受！使我少缓痛苦，死亦甘心耳。必欲使我痛极而死，亦命也。"勉饮其半，火沸痰壅，呼号宛转而绝。大凡富贵人之死，大半皆然，但不若是之甚耳。要知中病之药，不必入口而知，闻其气即喜乐而欲饮；若不中病之药，闻其气则厌恶之。故服药而勉强若难者，皆与病相违者也。《内经》云：临病人问所便。此真治病之妙诀也。若《孟子》云：药不瞑眩，厥疾不瘳。此乃指攻邪破积而言，而一例也。

《归砚录》

定州杨素园明府宰宜黄，吏治有声，精于医学，其夫人多病，自治不痊，毗陵吴子和嘱其函恳酝香，屈孟英诊视，而孟英因母老急欲旋里，坚辞不往。即据来信所述病状，拟方立案云：

细阅病原，证延二十余年，始因啖杏，生冷伤乎胃阳，肝木乘虚，遂患胁痛挛掣，身躯素厚，湿盛为痰，温药相投，是其效也。驯致积温成热，反助风阳，消烁胃津，渐形瘦削。而痰饮者，本水谷之悍气，缘肝升太过，胃降无权，另辟窠囊，据为山险。初则气滞以停饮，继则饮蟠而气阻，气既阻痹，血亦愆其行度，积以为瘀。前此神术丸、控涎丹之涤饮，丹参饮、桃核承气汤之逐血。皆为杰构，已无遁情。迨延久元虚，即其气滞而实者，亦将转为散漫而无把握矣。是以气升火浮，颧红面肿，气降火熄，黄瘦日增。苟情志不怡，病必陡发。以肝为刚脏，在志为怒，血不濡养，性愈俏张。胃土属阳，宜通宜降，通则不痛，（盖）六腑以通为用。更衣得畅，体觉宽舒，是其征也。体已虚，病似实，虚则虚于胃之液，实则实于肝之阳。中虚原欲纳食，而肝逆蛔扰欲呕，吐出之水，已见黑色，似属胃底之浊阴，风鼓波澜，翻空向上，势难再攻。承示脉至，两关中取似形鼓指，重按杳然，讵为细故？际此春令，正鸢飞鱼跃之时，仰屋图维，参彻土绸缪之议，是否有当？仰就斤绳。

沙参八钱　鲜竹茹四钱　川椒红二分　乌梅肉炭六分　茯苓三钱　旋覆三钱　金铃肉二钱　柿蒂十个
仙半夏一钱　淡肉苁蓉钱半　吴茱萸炒黄连四分　冬虫夏草钱半

另用炙龟板、藕（肉）各四两，漂淡陈海蜇二两，凫茈一两，赭石四钱，先煮清汤，代水煎药。

一诊：上拟方案，来差星夜赍回，于十六日到宜（黄县），素园读案狂喜，以为洞见脏腑，必欲孟英一诊，以冀霍然。遂夤夜备舆，专丁持函，求孟英暂缓归期。酝香（因）笃于情谊，（亦）再四劝驾，并嘱四令郎偕行。孟英迫于情不可却，二十二日抵宜（黄县）署，初诊案云：
证逾二十年，右胁积气，有升无降，饮阻不宣，呕逆减餐，亦将半载，二便非攻不畅，容色改换不常，口苦吞酸，苔黄舌绛，渴喜冷饮，畏食甘甜。以甘能缓中，冷堪沃热，病机于此逗根，根深难即蠲除，标实本虚，求痊匪易。据述，脉亦屡迁，似无定象。夫既流善幼，显属于痰。兹按脉：左缓滑，右软迟，两尺有根，不甚弦涩，是汛愆因乎气阻，尚未至阴血之枯。春令肝木乘权，胃土久受戕克，病已入络，法贵缓通，通则不痛，腑以通为补。法难时变，不能舍"通"字以图功。布鼓雷门，诸希教正。

法参八钱　鲜竹茹四钱　青黛五分　旋覆三钱　酒炒黄连六分　白前一钱　生白蒺（藜）三钱　紫菀一钱　海石五钱　川楝肉三钱　川贝一两　黑栀三钱

另以生蛤粉、生冬瓜子、芦根、芦蕻各一两，丝瓜络五钱、漂（海）蜇二两、柿蒂十个先煮水，代汤煎药，葱须二分后下。

再诊：左脉如昨，兼弦，右寸亦转缓滑，中脘气渐下降，二便欲解不行，盖升降愆常，枢机窒涩，由乎风阳浮动，治节横斜，肺既不主肃清，则一身之气皆滞也。轻可去实，先廓上游。
前方去海石，加瓜蒌三钱、枳实一钱。

三诊：脉来较静，小溲渐行，虽未更衣，已能安谷，浊得下行，导以清通。
前方去贝（母）、楝（肉），加归尾钱半、桃仁十粒，送服导水丸十粒。

四诊：腿凉便滞，气少下趋，颧面时红，火炎上僭，两胁较热，络聚痰瘀。叠授清宣，更衣色黑，噫气渐罢，酸水不吐，纳谷颇增，脉稍和缓。法仍缓导，冀刈根株。
前方去枳实、归尾，减导水丸五粒。

五诊：各恙皆减，眠食渐安，火犹易升，头痛面赤，颊（颈）酸结核，胁热未蠲，脉渐柔和，且参清养。

前方去白前、青黛、紫菀、黄连，加银花、贝母、黄菊（花）、丹参、陈细茶、橄榄。

六诊：积痰下降，颈核渐平，舌紫口干，卯辰热僭，阴虚木旺，气道尚未肃清。养血靖风，自可使其向愈。

前方去陈细茶、葱须，加石斛。

留赔善后方：沙参八钱　冬虫夏草二钱　女贞三钱　丹参三钱　鲜竹茹四钱　川斛五钱　盐水泡橘红八分　黄菊三钱　旋覆三钱　黑栀（仁）三钱　川贝四钱　金铃肉钱半　另以炙鳖甲、漂（海）蜇各一两，苇根二两，丝瓜络五钱，煮汤代水煎药。

又：诸恙尽瘳，用此滋养。

前方去橘红、菊花、金铃子、栀子、旋覆，加石英、沙蒺藜、茯苓各三钱，苁蓉、当归各钱半。汤引去芦根，加炙坎版一两，藕二两。

《王氏医案》

林佩琴

贡。痰饮久嗽，清晨浊沫上干，必倾咳吐出，膈上乃宽。此由宿食化痰，趁胃虚随气上升故也。然细参证脉，必肾中阳虚，仲景所谓肾虚水泛为痰，以肾气丸补而逐之。向服崔氏八味丸，虽未速效，犹是对证主治，惟客岁自用倒仓法，洗涤停痰宿饮，乃为间道出奇。王节斋《明医杂著》云：肠胃为仓，仓中有陈腐败谷，须倒出之，肠胃中有痰血积滞，须荡涤之，若病不属肠胃，不可轻用。据此宜乎用之无益。

侄。脉沉弦为停饮，由脾阳不运输，水湿留胃，故食后清稀宿水倾吐而出。按仲景论饮邪，当以温药和之。《金匮》治痰饮胸胁支满，苓桂术甘汤主之。今仿其法而更其制，以茯苓泄水，桂枝通阳，白术燥湿，甘草和中，加砂仁、半夏、枳壳、苏子，运脾以降浊。研末服，姜汤下，积饮遂除。

王。脉沉弦，始则头痛闷呕，舌白恶食，继则气阻脘痛，攻注腰脐，随触辄呕，背寒心悸，下利溺少，九昼夜不能著枕，固是湿阻气痹。但医者混治，谬托消和，不知饮邪入络，上干为头痛，下渗为泻利，溃入太阳为背寒，停于心下为悸动。《金匮》云：口干不欲饮水者，为饮邪未去故也。今饮入支络，不用辛温通逐，痛呕焉止。仿小半夏汤加茯苓、川椒目、枳壳、吴萸、桂枝、沉香（磨汁），日再服，痛缓得卧，糜粥得下，背寒心悸俱却，惟脐腹疞结，时呕时痛，乃支络浊滞未净，改用通络导滞。归须、小茴香、生楂肉、橘核（青盐拌炒）、山栀（姜汁炒）、茯苓、枳壳、降香末，痛呕悉平。改用和中运湿，制半夏、砂仁、茯苓、炙草、谷芽、大豆黄卷、薏苡、陈皮，全瘳。

以上出自《类证治裁》

方南薰

副贡胡某令堂，患水泛病，每日晨起至晚，吐痰无度，稍停片刻，即满口涌出，盈盏盈盂，医者指为寒湿，纵投芪、术罔效。余诊脉弦而数，知为阴亏火旺之体，尤幸胃气犹存，每餐勉进饮食数合，谓胡君曰："此证非旦暮所能成功。"以六味地黄汤嘱令久服，调治数月而安。

《尚友堂医案》

何世仁

潘，命门无火失化，水泛为痰，以致停饮作痛，痛甚呕吐，六脉沉弦，纳少作胀。由此火不能生土，土不能制水也。夫气所以摄水，气虚则水泛；阳所以配阴，阳虚则阴横。舍温补脾肾别无万全之策，而欲求其速效，则又不能。先进苓桂术甘汤以觇进止。

茯苓　菟丝　炙草　白芍　谷芽　于术　肉桂　陈皮　益智

接方：高丽参　炙草　干姜　菟丝　陈皮　于术　肉桂　枸杞　云苓　谷芽

复：前进温阳之剂，停饮呕吐略止。后因触动肝阳，胃痛大作，痛甚气升。日来又服温补，胃气渐好，而脉象沉郁且弦。夫脉弦为肝象，肝木旺则侮土；沉郁为气虚，气失化则生寒。惟补下焦之火，以升上焦之气而已，然根深难于速效。

高丽参　附子　肉桂　枸杞　菟丝　熟地　萸肉　云苓　陈皮　淮药

《清代名医何元长医案》

蒋宝素

中枢不转，肝郁不伸，积寒，积饮，吐食，吐酸，间吐甜苦。木必克土，曲直作酸，稼穑作甘，炎上作苦，积寒化热，积饮化痰，舌苔焦黄，胸中热炽。先以左金、二陈加味，观其进退。

川黄连　淡吴萸　赤茯苓　炙甘草　制半夏　陈橘皮　酒炒黄芩　枳实

连进左金、二陈加味，胸中热减，呕吐亦轻。夜来神魄不安，时多惊惧，痰热化之不尽，上扰心胞。仍以左金、二陈参入泻心、温胆。

川黄连　淡吴萸　赤茯苓　酒炒黄芩　干姜　人参　枳实　淡竹茹　大枣

左金、二陈、泻心、温胆共服八剂，神魄已安，痰饮已化，余氛未靖，尚宜丸剂缓缓以尽根株。即以原方十剂为末，水叠丸。早晚各服三钱。

脾虚湿热不化，酝酿生痰，痰随气升，气急痰涌，喉间声如曳锯，神志沉迷，所幸脉缓而迟，尚属可治。暂以六君子汤加味，观其进退。

东洋参　云茯苓　麸炒枳实　冬白术　炙甘草　陈半夏　陈橘皮　川贝母　生姜

六君加味，先取化源，已服三剂。喉间痰声虽息，气尚未平；宿痰虽化，未尽；日晡憎寒，额与手足皆冷。乃痰郁中州，清气不升，不能卫护于外而敷荣四末。间有错语者，痰郁生热也。肝热则目多眵，脾热则食少、苔厚、曲直作酸，非停寒可比。仍以六君为主，辅以升清降浊之意。

东洋参　云茯苓　绿升麻　炙甘草　柴胡根　陈橘皮　当归身　冬白术　制半夏　生姜　大枣

昨服六君，辅以升清降浊之品，湿痰虽化，未尽。痰本生热，肝火素盛，值天令暴暖，二火相济，以故潮热、谵语、类感。二便如常，非伏邪可比。胃不和则卧不安，阴虚则不寐。不平则腹鸣，脾闭则舌苔不退，兼感浮风，痰嗽较甚。再拟东垣法，标本兼治。

东洋参　云茯苓　冬白术　炙甘草　当归身　陈橘皮　北柴胡　绿升麻　陈半夏　老苏梗　杏仁泥　生姜

年过始满，形体素羸。心为君主之官，神明出焉。肝为将军之官，谋虑出焉。脾为谏议之官，知周出焉。烦劳则伤心，思虑则伤脾，抑郁则伤肝。肝病必传脾，脾伤则津液不归正化，凝渍成痰，痰随气行，无处不到。身中气血犹川源也。盛则流畅，畅则宣通，通则不痛；少则凝涩，涩则不通，故痛。痛处可按为虚。痰阻气机，二气源流不畅，胁肋隐痛，下连少腹以及髀关，皆肝脾经脉所过之处。痰犹乱世之盗贼，即治世之良民。至于暑湿乘虚而入，犹浮云之过太虚。治当求本。六脉软数少神，爰以六君、归脾加减，从肝病治脾论治。愚见如是，明哲正之。

东洋参　云茯苓　冬白术　煨木香　远志肉　酸枣仁　新会皮　当归身　片姜黄　佩兰叶　制半夏　生姜　大枣

昨进归脾、六君加减，一助坤顺，一法乾健。夜来胁痛蔓延于下，至三更安寐痛缓，可知证本肝郁脾伤，土为木克，健运失常，痰生饮聚，驯致气血周行之道路乖分，络弥间亦为之间断，已故隐隐作痛。面色黄如秋叶，腘肉渐消，皆脾虚痰饮不化之明验也。脉仍软数少神。治病必求其本。仍以斡旋中气，以畅清阳为主。夜服灵枢半夏秫米汤，合金匮大半夏法。

人参　赤茯苓　当归身　炙甘草　煨木香　大白芍　四制香附　片姜黄　远志肉　生姜　大枣

夜服灵枢半夏秫米汤，合金匮大半夏法。

制半夏　黄粟米　人参　川白蜜

甘澜水煎。

病原已载前方，但痛势进退有时，犹痎疟之意。乃气血源流不畅，湿痰凝结经络之间，营卫循环道阻，所谓痛则不通是也。《内经》有饮证而无痰字。盖痰为治病之标，非受病之本。治其所以生痰之源，则痰自清，当培脾肾为主。治肝大法有二，先培其土，复灌其水，则木欣欣以向荣。此不治肝而肝自治，方合《内经》治病求本之旨。

人参　茯神　冬白术　当归身　黄郁金　大白芍　制香附　熟枣仁　远志肉　煨木香　怀山药　龙眼肉　生姜　大枣

昨药后，夜来痛势反增，如前次之进退。足见痰阻气机，气血源流不畅，营卫失其常度。天枢之上，天气主之，天枢之下，地气主之。厥阴之脉络于少腹，少腹隐痛，乃有形之痰。且小便自利，尚有瘀血。痛则伤胃，食少可虑。仍以斡旋中土为主，参入调血中之气，和气中之血之品，待胃气一振，痛势一定，再进攻痰之剂可也。

东洋参　小青皮　制半夏　冬白术　广木香　广橘皮　红花　当归身　熟枣仁　远志肉　片姜黄　生姜　大枣

昨药后，痛势虽定，第痛退三日复进，显系痰阻气机，营卫揆度失常，犹痎疟之意。脉仍软数少神，痛时脉伏，二气本虚。补虚则痰饮不开，攻痰则元气不继，所谓人虚证实，攻补均难是也。且病非一朝一夕之故，其所由来者，渐矣。亦当以渐治之。王道功迟，非畅和中土，乌能奏效。间进攻痰之品，宗前哲十补一攻，剿抚互用之意，冀其痰饮下行，清气上升，脾阳中运为顺。早服医话桃花丸三钱。

　　东洋参　冬白术　广橘皮　炙甘草　云茯苓　制半夏　黑山栀　桃仁泥　藕节

　　夜来痛势虽轻，左胁仍如锥刺，髀肉痛如动脉之状，痛由少腹而起，夜甚于昼，痛缓脉起。素有痰饮之患，现在吐痰如膏，即精血、津液、脂膏所化。脾肾无亏，二气充盈，何痰之有。肾虚水泛为痰，脾虚液化为痰，痰随气行，无处不到，回搏脏腑曲折之处，经络交互之间，药力难达，故前哲有见痰休治痰之说。当以脾肾双培，潜消融化，又难拘痛无补法之论。然将化未化之痰，宜引归正，已成之痰，非攻不可。是以古人用药有用兵之譬，十补一清之例，剿抚互用之法。兵贵圆通，药宜瞑眩，养精蓄锐，出其不意，攻其无备，适足以振军声。培补数日，暂以一攻，未必大伤元气，如是病则疲于奔命，药则以逸待劳。正气无伤，病势日削，何忧不尽根株。不过因循时日，谬蒙藻鉴，敢不尽心，愚见云然，未知当否。早服医话桃花丸三钱。

　　大生地　人参　云茯苓　冬白术　炙甘草　粉丹皮　新会皮　黑山栀　福泽泻　制半夏

　　昨药后，髀肉筋骨之痛渐平，少腹之痛未减，更觉懊憹，大解后重。厥阴肝脉络于少腹，治痰必先顺气。然肝病善痛，久痛非寒，可按为虚，虚疼宜补，岂能拘痛无补法之说。但痰饮回搏肠胃曲折之处，盘踞经络交互之间，又非平淡所能奏效。书不云乎，若药不瞑眩，厥疾弗瘳。爰以攻补兼施为主，早服滚痰丸二钱，申刻进补脾肾之剂。至于脉反细涩，乃天令暴冷，无足虑也。

　　人参　大熟地　山萸肉　冬白术　云茯苓　怀山药　福泽泻　粉丹皮　炙甘草　制半夏　福橘皮

　　病原已载前方，想痛逢三日转甚之理，犹阂疟之意。盖百病举发无期，惟疟有期。疟必外受风寒，内有伏暑，夹湿痰交并营卫之间。会于少阳之经而疟作，离于少阳之经而疟止。其道近，其气浅，其行速，则日作。其道远，其气深，其行迟，则间日或三日。今则不然，暑、湿、痰涎内伏营卫之间，外无风寒，以故不能作疟。然湿痰扰乱营卫，与疟理同归一体。但病延四月之久，人虚证实，攻补均难，能令攻不伤气，补不碍痰则善。仍以攻补兼施，辅以治疟之品，引入营卫，导引湿痰渗入肠胃，从大便而下，宜有效矣。早服桃花丸三钱。

　　大生地　制半夏　鳖血炒柴胡　东洋参　炒黄芩　酒炒透常山　小青皮　生姜　大枣

　　接展瑶函，备知一切。照前议之方，服后病势未减，痛极似闭，酸痛之处，仍在少腹之右，牵至右胯，右胁为甚，左边及两胯后亦复引疼，时及两腿。若论有痰无痰之说，试看控涎丹、滚痰丸主治诸经络痛处可知。且痰为百病之长，病涉奇异，百药不效，多主于痰。服滚痰丸反甚，药浅病深，此常理也，何足怪乎。守常调治，药力积渐，方能一旦霍然。若云无痰，则所服诸方，各门皆备，并无一效，又何疑焉。此由太夫人二气本虚，肝气本郁，心境本劳，或为六气所乘，驯致津液、脂膏化为痰饮。痰阻气机，络脉无以通调，以故作痛。痛则伤胃，胃伤则有食减、风消之虑。深思病在下部，当以肾经为主，脾经次之。所虑者，人虚证实，攻补均难，故前哲有十补一攻之法，剿抚互用之旨。所谓兴利不如除害，补正不如祛邪是也。遥拟一方，是否有当，明哲正之，每早仍服桃花丸三钱。

　　大熟地　冬白术　粉丹皮　福泽泻　人参　当归身　川芎　云茯苓　煨木香　制香附　化州橘红　制半夏　生姜　大枣

　　接来病原照方，共服七十余剂，诸恙一旦霍然。此乃天授，恐非人力，谬蒙赞美，有愧于心，遥拟丸方，以善其后，特此奉复，谨返谦简。

　　大熟地　怀山药　山萸肉　云茯苓　建泽泻　粉丹皮　人参　冬白术　炙甘草　法制半夏

陈橘皮

流水叠丸。早晚各服三钱。

以上出自《问斋医案》

曹存心

积饮成囊。

平陈汤。

另丸方：茅术一斤　芝麻半斤　枣肉为丸。如便血，山栀汤下。

诒按：此病不易除根。煎丸两方，极为熨帖，特未识能奏肤功否。

鼻血遗精，肺肾俱病；寒热盗汗，营卫并伤。必须大补为是。无如脉息细弦，舌苔满布，二便失调，饮食不舒，脾家又有湿痰为患。先宜化湿健脾，再商补剂。

枳砂二陈汤，加乌梅、生姜。

诒按：方中乌梅一味，似不入格。查《医通》载二陈汤古方，本有乌梅，取敛护胃阴之意；先生用此，其意或在是乎。

动则气喘，言则亦然，是下虚也，宜其俯仰不适矣。至于脘中拒按，隐隐作疼，筑筑而跳，脉息中部太弦，必有湿热痰浊交阻于胃，失下行为顺之常，未便独以虚治。

川贝　陈皮　茯苓　白芍　牛膝　海蛇　荸荠

另水泛资生丸。

诒按：此必挟有痰饮，阻于中脘，宜从饮门用意。

再诊：俯仰自如，渐通之兆。所见言动之气喘，脘腹之拒按，已日轻一日，大妙事也。动气攻筑，独不能除，且兼气坠少腹，卧则可安，此则非胃气之能降，而实脾气之不升也。

香砂六君丸合雪羹，加神曲。

另资生丸。

诒按：立论精当明了，惟用药尚不甚得力。

以上出自《柳选四家医案》

何平子

谷食呕涎。中虚停饮也。

西党三钱　法夏钱半　白芍二钱　代赭三钱　益智一钱　乌梅肉四分　茅术二钱　干姜一钱　云苓二钱　泽泻钱半　焦谷芽三钱

复诊：去云苓、代赭、泽泻、益智、乌梅，加于术二钱，紫石英三钱，郁金一钱，黑猪苓钱半。

《壶春丹房医案》

李铎

黎云涛别驾，南昌县学定叔广文之尊翁也。岁庚戌二月，亲友家邀饮，酒阑进参汤一瓯，归途遇风雨，至家微觉憎寒，渐觉胸闷，呕吐痰水。某医辄用生于术八钱，半夏三钱，蒙桂三分，炙草八分，连进五剂，呕如原，胸愈满。更医又进补中益气数剂，竟成噎膈反胃不治之证。延至六月二十二日，始召余诊。初诊，得两寸浮弦而中坚，两关脉中弦而虚，右尺弦直而滑，按脉而论，弦本为饮象，仲圣云：弦为胃减。病经数月，饮食下咽，旋即带涎沫吐出，近则全不纳谷，此胃阳败极之征。视其舌苔厚白而滑，口淡频频欲吐，又明是中寒胃冷之标矣。又肠鸣声达四座，大便如常，原属脏寒，聚有水饮，汨汨而作声，饮邪滔天而上冲则逆呕。是以古人谓饮为阴邪，胸中阳位非离照当空，饮邪莫撤，至小水虽赤而短缩乃中气不足，溲溺为之变实，非挟热而数也。且八十老人，精神困惫而心志清明，语言清朗，生机一线或在是乎？不然，恶闻谷气，则胃气已损之至矣，安可久延乎？《内经》有云纳谷者昌，失谷者亡。此时若不急急大扶胃气，以温中暖土为治，则失之远矣。仿许学士椒、附通阳，参、姜温胃之意，拟以呈政高明，方具后。

　　人参　川姜　蜀椒　附片　白蔻　丁香　云苓　广皮

　　晚间吞半砂丸二钱。

　　又：前方去广皮，加桂枝一钱五分。

　　以后数案未录，因斯病不起，辞医再三，后广文告假省亲，专舆复召，勉为一诊，决其死期已速耳。

　　又：七月初五，除已论不赘外，据今诊，左脉虽略平缓，无如胃脉躁疾，胃气全无，加以形神顿改，毋庸议方，广文出郭羽可内翰，论释拙案长幅，其高见卓识，真为名言可佩，因遵其意，再拟一方，明知绝证难挽，聊尽人事而已。

　　周某，年三十余。形肥体虚，面色鲜明，呕逆痰水，咳喘不得卧，暮夜尤甚，小水不利，脉沉弦。此属痰饮内聚，仲景谓饮家而咳，当治其饮，不当治其咳。是以任投顺气化痰止嗽诸方，毫无一效，兹仿叶氏开太阳，以导饮逆法。

　　桂枝　半夏　茯苓　泽泻　杏仁　干姜　五味　细辛

　　痰饮脉沉弦，本属饮浊上干，清阳不得舒展所致。寿山

　　陈茗如太守恭人，黎云涛别驾之幼女也，形体丰腴，贤能素著。岁咸丰癸丑，患痰饮病，时值夏末，酷热炎蒸，头裹裘勒，身穿棉衣，密闭户牖，畏见阳光，手心灼灼，身常发热，呕逆痰水。艾医作阴虚治，日进高参、麦冬、五味、地黄、川贝、龟板、阿胶、归、芍群阴之药，附和其阴，以致阴霾肆空，饮邪滔天，逆冲眩冒，不思饮食，体日尪羸，几至莫救。艾犹不悟，始延余诊，余用桂、苓、术、附、椒、姜、陈、半，一派辛温通阳之属，使离照当空，群阴方能退位，调治半载，渐次寻愈。所立方案，治法不下十数，皆遭于兵乱散失无存，仅遗后案一则，阅系次年甲戌正月案也，录存于上。

　　论曰：痰饮久踞，痞胀不堪纳谷。腊月阴寒日甚，暖气日减，全是阳气衰微，阴浊上逆，呕逆不止，夜卧只二三时，寤则饮嘈作呕，日来小水不利。宜开太阳，以通膀胱，而导饮逆。俾膀胱之气一化，胸膈自然旷若太空矣。仍用桂苓术甘饮加泽泻，使饮邪有一出路为要。第久病愈而复作，无求速效。古人谓元气已衰，病宜缓调，此之谓也。正月初六日拟。

　　暑月穿棉畏阳，显由元气亏乏，阴盛阳虚而起，为治拟通阳，深得仲景之旨。寿山

以上选自《医案偶存》

王廷俊

师名锡庆，号小堂，江西萍乡人。以副榜发川知县，予受业焉。师母甘氏女，道光丙午年，年已四十岁，师署平武县事，携眷同往。经水愆期，延医诊脉，谓洪滑流利，断其有喜。师自诊如之，遂不服药。盖师平日涉猎医书最多，不与人治，而家庭小恙随手与方，无不效也。十月满足，腹大如抱瓮，日俟其产而毫无动静。又三四月，渐增行路喘促，饮食胀满，适亦卸事回省，予至师门谒候，谈及令诊，诊之滑大无伦，七八至一歇止，十数至一歇止，二三十至又一歇止，当即断为痰饮，确乎非孕。师曰："滑大予见及，歇止予亦见及，以为年纪过大，生产又多，胎气不足，宜有是脉。在平武时，常服参术补药，今虽不产，而复内震动，睡左则左，睡右则右，不咳不呕，何以直断为痰饮而非孕？"对曰："水饮上射于肺则咳，溢出于胃则呕，既咳且呕，水有消路，腹自平软，人皆知为病，不疑胎矣。今气道闭而不通，水积日多，腹大如鼓，是为水臌，再不用逐痰行水之剂，只用补益，实其实，虚其虚，迫至水气四溢，散漫作肿，其时欲消水而脾胃无权，欲培土而水饮横肆，两难兼顾，病必不起。乘此胃口虽胀满而尚纳食，行路虽喘促而尚能卧，根本未离，尚可医治。"曰："金匮肾气汤可服否？"对曰："肾气汤治水饮利小便，堪推神剂；然上中焦之气化不行，欲其直达下焦，未必如此便易。"曰："为之奈何？"对曰："小半夏加茯苓汤，平平浅浅中，极有精义，连服十剂，果能喘稍平，胀稍减，再议他治。"如言服足十剂。又诊，师母云："近日腹如雷鸣，胃口加胀，口舌干燥，想系生姜太多之故。"告以水气凌脾，脾津不能上潮，所以口渴加胀者，药不胜病，病与药拒；腹雷鸣者，阳气宣动，是大佳兆。可勿疑虑，生姜泻心汤与之。本方一两者，酌减为二钱半，嘱服三剂，其病或增或减，或变他候，速速来告，以便另为处方。第二日告曰："服药后满腹俱响，水声漉漉。"第三日云："腹痛甚，气往下坠，恰似生产，请即往视。"至见小堂师谓予曰："医可谓明矣，药可谓神矣。自子认此证为痰饮，予朝夕将痰饮门遍观，以为方必在此册也。昨归，乃见用者为生姜泻心汤，茫然不识所谓；又闻须服三剂，总疑寒热夹杂，未必中窾，乃今早腹痛气坠，尚以为产，顷间稳婆已来，亦云儿头向下，业已转身，乃痛极而泻，泻水如注，起则腹消大半。观此，确系水饮证矣。"语次，婢女出云："又痛又泻，太太问药尚存一剂，未知可接服否？"予告以对证之药，放心再服，有水自泻，无水自止也。两日后又来延请，师母出见，拜谢云："第三剂后，大泻两次，腹不痛，而身轻如释重负，此病非遇高手，不知变为何等古怪！"诊之，细濡无力，急与大振脾阳之术附汤十余剂，饮食大进，行动时，气亦舒缓，可勿药矣。小堂师谓四十尚非经尽之候，必月信调畅，乃可止药。为易术附为归附，温煦中寓流行之意焉。两月后月信大至，反现腰痛腿痛诸疾，诊之，两尺短涩，水火俱虚，恰合十补丸证治，开方与服，从此无病。

生姜泻心汤。

治伤寒汗出解之后，胃中不和，心下痞硬，干噫，食臭，胁下有水气，腹中雷鸣下利者，此汤主之。

生姜四两　甘草三两　人参三两　干姜一两　黄芩三两　半夏半升　黄连一两　大红枣十二枚

煎成，去渣，再煎服。

陈灵石曰：太阳为寒水之经，寒水之气伤于外者，可从汗而解之；寒水之气入于里者，不能从汗解之。汗出解后，而所现之证，俱属水气用事，为本条之的证。陈平伯云：君生姜之辛温善散者，宣泄水气，复以干姜、参、草之甘温守中者，培养中州，然后以芩、连之苦寒者，涤热泄痞。名曰生姜泻心，赖以泄心下之痞，而兼擅补中泄水之长也。倘无水气，必不用半夏、生姜之辛散，不涉中虚，亦无取干姜、参、草之补中。

方义讲解极明。此证用此汤者，亦缘胃中不和，知为水饮盘踞于胃，虽未痞硬，而已作胀。肺为华盖，位居最上，水寒之气，由胃凌肺，故行路喘促也。此病若再误治，寒气必下传于肾，不但行路喘促，必至哮吼不止，不但胀满，必至痞硬而痛，周身皆寒，阳光淹郁，必四肢发厥，脾肾两绝而死。乘其胃肠尚运，以参、草、姜、枣补之，则中宫有权，阳气勃发。半夏降逆神品，生姜散水神品，二者相助为理，温化其水，抑之使下，所以现出腹如雷鸣之全象也。必用芩、连者，心肺之阳为寒所郁，又于服小半夏汤后，口舌发干燥见之，不仅脾津不升已也，辛苦相资，寒热两解，下利者得之而止，不下利者化之使利，亦治肿病开鬼门、洁净府一大法也。师嫌夹杂，盖未究心于《伤寒论》耳。

十补丸。

治气血两虚，先天之水火俱衰，少年而有老态者。

鹿茸　泽泻　附子　肉桂　山萸　淮药　茯神　人参　当归　白术各等份

炼蜜为丸，如梧桐子大，米汤送下三钱。

陈修园曰：此方与十全大补同意。但十全大补汤，从气血之流行处着眼，气血者，后天有形之用也。此方从水火之根本处着眼，水火者，先天无形之体也，二方分别在此。

归附汤温煦流行，能致经水自动，以经者阳也，先天真一之气，得阳而运也。水饮阻经奈何？妇人之经，其源在胃，阳明胃脉，冲任附之，胃热则冲任干槁，胃寒则冲任凝结，皆足以致经水断绝。今病寒气闭结，所以得温药而化，化则通矣。通后腰腿作痛奈何？戊胃，土也，癸肾，水也。戊癸相合而化火，人身强健，此时阳气初通，无以化育真水，滋养肾经。下部皆属于肾，肾虚，焉得不通？以此投之，化无形之水火，为有形之气血，自绰绰有余裕也。

《寿芝医案》

黄堂

马，饮停脾胃，上逆为咳满，下注为溏泄，中州为之日衰，食不易运，仲景曰横也。崇土制之，以苓桂术甘汤。

苓桂术甘汤加姜半夏、橘红、杏仁、苏子海浮石。

二诊：小青龙汤加银杏。

三诊：小青龙汤涤除饮满，已得见效。而咳嗽究未尽去。前法皆阳药也，元海气根亦不可竟置不理，再与景岳法加味。

金水六君煎加桂枝、紫石英、沉香汁、银杏。

《黄氏纪效新书》

杨毓斌

秦山长伯虞如君，年甫三旬外，经水断已数年，头痛，眩晕，心悸，周身痛楚，呕吐痰水，食入吐益剧，甚则痰中咯血，时或牙龈出血，饮食不香。脉右极沉细微弱而迟，不满三部，左则细按全无。心甚异之，语曰：论证自是身体亏弱，肝木犯胃，胃弱不能下降，聚痰膈上，逆为留饮，其上似热，其下必寒，要由心脾之阳欠运化力，身半以下当常常怯冷。答云：良然。予曰：脉象全无可凭，惟有从证。以意消息之，以观后效。时丙午冬月。

橘络二钱　制半夏二钱　淡吴萸五分　紫石英二钱　茯神三钱　龙齿三钱　土炒当归一钱　陈皮一钱　炙草一钱

次诊：咯血全无，呕吐痰水未已，舌苔白，不思食，声微，委顿无神，脉象隐约莫辨。参以健气温纳少火，治不应。予曰：两投不中，脉又无可凭，实愧术浅，无处着手，固辞，请另延。伯虞以见信素深，不允推辞，且谓：即云不应，而药下全无坏处，总须累手。予曰：此证可疑者，脉右如此迟弱，按脉法迟为寒，弱为虚，既属虚寒，理宜温健；左脉又反复推寻不得，自是禀赋素亏。用清化阳明为治。

南沙参三钱　肥玉竹三钱　醋炒竹茹　甘菊花　桑叶各一钱五分　白芍　甘枸杞各二钱　淡吴萸生草各八分　姜汁少许

两服胃和思食，呕吐未净，头角、两肋痛甚，痰多。木气未调，再从少阳、阳明两和之。

醋炒当归二钱　鳖血炒柴胡一钱　姜汁炒竹茹一钱五分钱　女贞子三钱　茜草一钱　炒牛膝一钱　童便炒香附三钱　生草　乌梅　陈皮各一钱　茯苓二钱　制半夏一钱　谷芽水煎。

呕止，食香，易方两服，全愈。

鳖血炒柴胡　姜汁炒竹茹　陈皮各一钱　柏叶炭　制半夏各一钱五分　制香附　南沙参各二钱　女贞子　茯苓各三钱　乌梅炭　生甘草各五分　谷芽水煎。

《治验论案》

温载之

余友戴福田，年六十余，素有痰饮。因感冒风寒，发热。市医先用温补，其热愈甚。连更数医，寒温散泻，倒行逆施，病已危殆。延余治，审其六脉微细。询其病状，精神倦怠，时热时止，夜间沉迷，常作谵语，不思饮食，四肢酸软。因其服药杂乱，阴阳混淆。余先用小柴胡汤一剂，使其腹中转枢，然后再定治病之方。次日复诊，据云服药后腹中漉漉有声，昨夜两足冰冷，仍然谵语不休，已令其子预备后事。余曰："无妨。此为少阴水气凌心，以致神识昏迷；真阳上浮，一以致谵语足冰。实因误下，以致如此。"余即用真武汤以镇水回阳。一剂足暖神清，谵语悉退。随用祛痰利湿之剂而愈。至于温补概未施用，可见病不难治，难于认证耳。

《温病浅说温氏医案》

陈虬

陈银浩患饮证，咳逆依息，吐涎沫，渴欲饮水，六脉微弦，面目鳌黑。乃告之曰："此名支饮。"在《金匮》中，原有葶苈大枣泻肺汤，但原方峻烈，不敢轻投，因改用清金利水之剂，七剂而病如故。不得已，仍用泻肺汤，四剂而精神果觉委顿，所下微水而已。因思《内经》称咳嗽之原不外"聚于胃，关于肺"六字，今徒清其上流，而不急固其堤防，无怪乎病仍不解也。仲圣治饮之方皆聚在《金匮》本门，宜可选而用也。遂改投桂苓术甘汤，十剂而病仍依然。乃伏而叹曰："此证而方不应，仲景其欺我哉？"继而思人身积饮既久，自必中寒，汤剂入腹，如燃束薪，而役巨缸，不过数沸，而气已过矣。乃即本方，而以姜汁泛作丸剂，令日三服，每服四钱。食后仍以汤方煎送，俾肠中常有药气，且汤丸并用，则汤得丸而气常聚，丸得汤而力益猛，十五日而知。遂令早服桂苓术甘丸，晚服肾气丸，皆以本方煎送，三月而痊愈。计服丸药十余斤，汤济二百剂。饮证之难如此。但面目黧黑，逾时未退。一日临流把玩，忽有所得，因悟河洲浅薄之处，突遭潦水充涨，中流固自清彻可鉴，而四周迥薄，当必有陈茎积垢，胶瘀而不能径去者。今水势虽平，而脏腑之间，定有停饮宿水，郁久而瘀者，附隶于经络纡回曲折之所，故荣卫不畅，而面目黧黑也。因定一方，以浮海石六钱为君，此物本水气所结，且味微咸，而能软坚，故取以为君，取同气相应也。臣以葶苈五分，甘遂末五分，茯苓二钱，郁李仁八分，细辛三分，干姜三分，而再以木通、防己各五分为佐，而另用竹沥半匙为使。盖防己取用在下之根，性自下而上，从内而外；木通取用在上之茎，性自上而下，自外而内。实欲合上下内外四围而一鼓下之也。再服而澼澼有声，宿垢始尽，逾月来城，则面红如醉，非复从前黧黑矣。

吴孝廉某，素颇知医。患齿龈肿痛，自服生石膏七碗，赳变停饮，改服桂、附不效，因来求医。诊脉，两寸左关均见弦滑，唯右关微涩，尺部软弱。因告之曰："停饮治法，在仲景书中，不外苓桂术甘汤、木防己汤、葶苈大枣泻肺汤等剂，大抵以化气泻气为治。盖气停则饮停，故或温以消之，辛以散之，皆正治法也。唯于此证，则此等法皆不可施，此证起由于误服石膏所致。石膏，甘寒而微具胶性，故有膏名，丹灶家用以封固炉头，近人用以收做豆腐，皆取其胶性也。所以仲景方中，皆以绵裹煎。今既服七碗之多，则肠胃之间，当必有黏着不下者，故脉右关觉涩也，况大便不爽，又其确证矣。弦滑者，饮脉也，肠胃锢闭，而格饮于上，法当温通肠胃，使二便通调，则上流自清。考古毫无成法可遵，唯《局方》载有半硫丸一方，本治老人冷秘，今当取以借治此证。盖欲藉硫黄辛热之品，以制石膏之甘寒，而复取半夏之辛散水邪，实为标本同治。此方疑有神助，服之当有验也，果旬日而愈。后以取谢，大相诟厉，志此以为负谢者戒（空心以姜汤下二十丸，丸如梧子大）。

以上选自《蛰庐诊录》

张乃修

虞左。水饮停留，控之不出，攻之不行，刻下食入倒饱，中脘痞胀，汩汩作酸，欲吐不吐，小溲短少，便不畅行。脉象濡软。良由久病脾胃气虚，不能运旋，水谷之气，不能变化，清浊不克分渗。用介宾先生五君子煎，以补脾胃而振中阳，参分化清浊，以观动静。

吉林参一钱　云茯苓四钱　炙甘草七分　炒于术二钱　淡干姜七分　来复丹一钱五分，药汤送下

二诊：温运脾胃，而分清浊，痛胀不退，欲吐不吐，胸中有窒闷莫名之状，大便不行，小溲涩少。脉沉细微数，舌红前半少苔。停饮日聚于上，胃液日耗于下，攻之不行，执是之故。木为水子，用刚体柔，营液既虚，则木失涵养，横暴之气，挟痰攻冲，脾胃皆受其困。再养营液，参苦辛酸以制强肝，冀其气平而痰饮默化。

干苁蓉三钱　炒萸肉二钱　制半夏一钱五分　甘杞子三钱　茯苓三钱　白芍二钱，土炒　安胃丸三钱，分二次服

三诊：痰饮结聚于上，肝气纵横于下，以手探吐，痰出略舒，而仍腹满作胀。经谓浊气在上，则生䐜胀。又谓在上者因而越之。姑再遵此立方。

炒于术二钱　　陈皮二钱　　石菖蒲一钱五分　　川朴二钱　　生熟草各三分　　广藿梗四钱

六味研末，每服三钱。甜瓜蒂一两，赤小豆一两，二味微炒黄色，研细，另服三钱。均开水调送下。

四诊：肝气挟痰内阻，吐出痰涎甚多。所有痰涎，当从涌出，而胸膈仍然不舒，噫出腐气。脉象濡弱。良由屡次挖之使呕，胃中之气阴安得不朽，谷气不能变化，酿为腐气。未可漫投消导，用金匮大半夏汤，以通补阳明，而推扬谷气，参重以镇逆，咸以软痞。

吉林参八分　　代赭石四钱　　蜜炙干姜三分　　炙甘草五分　　制半夏二钱　　旋覆花三钱，包　　炒木瓜皮一钱五分　　橘白一钱　　南枣三枚　　白蜜一钱五分，入煎

朱左。停饮感寒复发，由脘痛而致呕吐，间日必发，发则脘中不舒，或觉作痛，呕出涎水，方得暂舒。胃无通降之权，饮食因而递减，肌肉因而消瘦。脉象沉弦，舌苔白腻，中心浮浊。水饮不化，阳气不能旋运。拟分化清浊，兼通胃阳。

制半夏三钱　　茯苓五钱　　大腹皮二钱　　广皮一钱　　干姜五分，盐水炒　　白蔻仁五分　　公丁香三分　　猪苓二钱　　来复丹一钱五分，开水送下

二诊：分化清浊，药进之后，呕出涎水甚多，此病聚于中，不能不出者。既呕之后，至今三日，食未反出，药病不可谓不投。水饮之气，非温不化，再参马元仪法。

上瑶桂五分，去粗皮，药汁另煎　　制半夏二钱　　云茯苓五钱　　公丁香三分　　淡干姜七分　　大腹皮二钱　　建泽泻一钱五分　　淡吴萸五分　　来复丹三钱，开水送下

三诊：呕吐暂定，而水气不化，中阳不旋，中脘作痛。脉沉细，苔白质腻。温理中阳，固是定局，然水饮盘踞，阳气何由得宣。再从温化之中，稍寓攻逐之意。

淡吴萸五分　　陈皮一钱　　茯苓四钱　　大腹皮二钱　　制半夏二钱　　公丁香三分　　淡干姜七分　　白蔻仁六分，研后入　　制香附二钱　　上沉香三分　　黑丑四分，二味研细末，生姜汤分二次下

四诊：温理中阳，兼逐饮邪，阳气转旋，脘痛已止。然正气暗朽，气不得化，小溲不畅。再参扶持中气，以期气化则水湿亦化。

吉林参八分，另煎冲　　茯苓四钱　　川桂枝六分　　白蔻仁六分，研后入　　淡干姜七分　　泽泻一钱五分　　公丁香五分　　高良姜五分　　老姜三片

改方仍呕。

良姜七分　　广皮一钱　　公丁香三分　　制半夏二钱　　制香附三钱，打　　干姜七分　　白蔻仁六分，后入　　茯苓四钱　　上沉香三分　　黑丑三分，二味同研细末先服

五诊：饮阻于中，复经吐下，脘痛已止。而小溲未畅，水难外泄。恐饮再停聚。宜分化清浊，再利膀胱以开支道。

制半夏二钱　　茯苓四钱　　干姜六分　　建泽泻一钱五分　　台白术二钱　　广陈皮一钱　　薄官桂六分　　公丁香三分　　木猪苓二钱　　干姜一钱　　来复丹一钱，开水先服

六诊：呕吐未作，胃纳渐增。然中脘时仍作痛，大便六日不行。脉行沉细。脾为阴土，主健运而恶湿，今水久停，则脾土不通运旋，腐气因而阻痹。再当通阳。

制半夏三钱　　白蔻仁六分　　制香附二钱　　泽泻一钱五分　　云茯苓五钱　　丁香三分　　干姜五分　　猪苓二钱　　老姜一钱五分　　半硫丸一钱五分，先服

七诊：助阳气以资鼓舞旋运，大便通行。然水饮之气，旋去旋停，皆因脾胃之阳，久为困遏，不克旋转。温中蠲饮，参以分利。

制半夏三钱　丁香三分　白蔻仁五分　建泽泻一钱五分　云茯苓五钱　淡吴萸八分　广橘皮一钱　木猪苓二钱　老姜片二钱　公丁香二钱，另研泛丸，姜汤送下

八诊：水饮根蒂未除，旋去旋停，得呕始宽。燥土利湿，可以通阳，而不能撤水，乘元气未漓，而致为攻逐。叔涛先生所见略相同，即行照用。

川桂枝七分　茯苓六钱　制半夏二钱　橘皮二钱　淡干姜七分　白术二钱　大腹皮二钱　生甘草二分　控涎丹一钱，姜汤下

九诊：水饮既去，中气不足，旋运不及，去者自去，停者自停。病至则攻，病去则补。

川桂枝七分　制半夏二钱　大腹皮二钱　公丁香二分　茯苓三钱　川朴一钱　老姜一钱五分　控涎丹五分，姜汤先服

又诊：水行后，另服补方。

吉林参一钱五分　炙上芪二钱　桂枝七分　川椒目四分　木猪苓二钱　炒于术二钱　干姜七分　茯苓五钱　赤石脂一钱，研末，泛糊为丸，先服

翁媪。痰饮内阻，肺气失降，咳嗽痰多气逆，卧著尤甚，食入胀满。脉象沉弦，舌苔白腻。宜温开饮邪，用重药轻服法。

麻黄三分，蜜炙后入　淡干姜三分　北细辛二分　长牛膝三钱，盐水炒　白芍一钱，酒炒　桂枝三分　五味子四粒，同干姜打　炙草三分　茯苓三钱

二诊：辛温以开太阳，喘咳稍轻，痰略见少。再用三子养亲汤以温肺蠲饮。

白芥子五分，研　生莱菔子二钱　广橘红一钱　炒于术一钱五分　淡干姜三分，五味子四粒同打　炒苏子三钱　茯苓三钱　炒枳壳一钱　制半夏一钱五分

某。中脘漉漉，不为呕吐，即为泄泻。饮停胃腑。不入虎穴，焉得虎子。

制半夏三钱　广陈皮一钱　公丁香三分　大腹皮二钱　淡吴萸四分　上瑶桂四分　云茯苓三钱　控涎丹一钱，姜汤送下

二诊：泻水甚多，中州稍舒。然仍食入嗳气。再温中助阳。

上安桂五分　橘皮一钱　制半夏一钱　茯苓四钱　猪苓二钱　淡干姜五分，炒黄　吴萸四分　公丁香三分　泽泻二钱　大腹皮二钱

朱左。停饮凝痰，聚于胃腑，胃腑之气，开多降少，五七日辄呕黏痰涎水，二便不利。脉象沉弦。夫痰之与津，本属同类。清气化，则随气布而上供；清气不化，则液滞为痰而中阻。气之化与不化，悉视脾阳之转运如何，所以《金匮》有饮家当以温药和之之例也。然刚燥之药，多服劫阴，攻逐之剂，正虚难任，惟有分其清浊，使清津上升，浊液下降，虽难霍愈，或可减轻耳。

制半夏二钱　云茯苓八钱　老生姜一钱　来复丹一钱，药汁送下

二诊：用半夏茯苓汤以行水降胃，兼进分利清浊之品，清升浊降，所以不治呕而呕自止，不攻荡而便自行。惟中脘时有上涌之意。痰气未能悉化，前治稍为扩充。

制半夏三钱　云茯苓一两　薤白头三钱　老生姜四钱　来复丹一钱，药汁送下

毛。向有肝气旧恙，秋季肢厥，胸闷头晕，有似发痧，盖气道闭塞，阳气上升，即肝木勃

动之先声也。平复未久，忽复身热腹痛，右半胸腹尤甚，当脐坚硬跳动，缠绵已久，咳嗽痰多，经曰盈碗。今痛势虽定，而遍右尚觉不舒，所最甚者，中宫窒塞，谷食难容，大便不解。六脉濡软，沉候俱弦，右关尤甚，寸细尺沉，左尺小涩。此肝木纵横，挟内伏之痰饮，乘于土位，肝脏居左，而土位居右，木既乘土，所以痛甚于右也。中脘属胃，胃为戊土，脐居一身之中，亦土位也，《金匮》当脐动气，有水邪干土之例，正与痰饮一层吻合。夫土中之木，木即气也，气乃无形之物，饮为有质之邪，事楚事齐，则是有形者急，无形者缓。欲治有形，可攻可下，可燥可劫，但可施之于壮实之躯，断难施之于尺脉小涩之体。今食喜暖热，舌苔薄白，而色淡质腻。长沙云：饮家当以温药和之差。饮为阴邪，阴霾闭塞，非阳光煦照，安能雾散云收。况胃为阳土，水谷至此，顷刻即消，吾身之一丹灶也。今气停于是，湿停于是，痰停于是，饮停于是，然则水谷之海，岂是停气、停湿、停痰、停饮之所。持温以煦之，其气既虚，血亦不足，刚燥之品，未免伤阴。拟用长沙瓜蒌薤白汤出入，取辛润滑利，以开胃阳。而辛温大热之品，另制为丸，飞渡上焦，免致伤液。药能应手，尚有可为，特气弱年高，胜负之数，不能预决耳。管窥所见，尚乞高正。

薤白头三钱　制半夏二钱　霞天曲一钱五分，炒　瓜蒌仁五钱，姜汁炒研　广皮一钱五分　云茯苓三钱　煅白螺蛳壳二钱　生姜汁两茶匙，冲　上瑶桂三钱，研细末泛包丸，姜汤送下

服药前先服白酒一小杯，药后再服一杯。

二诊：伐肝通阳，脐腹之痛大减，中脘痞胀略松，稍思纳谷，大便畅行，然每至食后，中州乃觉不舒。数日之间，失寒后热者再，以胆主开合，为肝之外腑，脏病于内，腑应于外，则开合为之失度，胆病实肝病也。高年久病，断无破泄之理。然食能知味，非无胃也，食入必胀，土中有木也，木在土中，则有胃若无胃矣。胃腑以通为用。又肝无补法，前人谓泻肝即所以补肝，则是破泄一层，未便过妥。今右关弦滑，尺脉较前稍起，左关仍弦，沉候尚觉有力。伐肝泻木，虽经病久，尚在急需。拟从辛通之中，参以化痰调气。正之。

半夏曲二钱　炒枳壳一钱　广皮一钱　茯苓五钱　白蒺藜三钱，去刺炒　白芍一钱五分，土炒　囫囵砂仁四分，盐水炒，后入　野蔷薇花七分　娑罗子四分，磨冲　薤白头三钱　上瑶桂五分研末，泛丸，姜汤分两次送下

周左。每至日晡，辄作漫热，热不退清，汗出稍松，痰多，脉濡滑。气虚痰阻，遂致阴阳开合失其常度。年近花甲，不宜见此。拟苦辛寒合方，以开阴泄热。

川桂枝五分　光杏仁三钱　橘红一钱　制半夏一钱五分　竹茹一钱五分　煨石膏三钱　茯苓块三钱　枳实七分　生姜二片　红枣一枚

二诊：苦辛寒合方而开痰饮，以通阴阳，日晡漫热已退，如鼓应桴，其为开合失度，可以概见。以退为进，拟蠲饮化痰。

制半夏一钱五分　茯苓三钱　竹茹一钱　猪苓一钱五分　南星三分　上广皮一钱　枳实一钱　薏仁四钱　老姜二片

三诊：脉象濡滑。运化迟钝，便溏不实。舌苔中心黑润。痰湿不运，脾阳不克鼓舞。拟温中而蠲饮。

川桂枝五分　云茯苓三钱　上广皮一钱　姜竹茹一钱　霞天曲二钱　炒于术二钱　制半夏一钱五分　生熟薏仁各二钱　老生姜三片

以上出自《张聿青医案》

王旭高

吴。饮停中脘，脘腹鸣响，攻撑作痛。大便坚结如栗，但能嗳气、不能矢气，是胃失下行，而气但上逆也。和胃降逆、逐水蠲饮治之。

半夏　淡干姜　陈皮　茯苓　泽泻　白芍　旋覆花　代赭石　甘遂去心面包煨　川椒炒出汗焦六曲

潘。肛有漏疡，阴津先损于下。兼以嗜酒，湿热又盛于中。继因劳碌感寒，寒入肺经，与胸中素盛之痰湿相合，咳嗽，呕吐清水，而成痰饮为患。仍饮烧酒祛寒，宜其血溢矣。况内热脉数，阴津亦亏。欲蠲痰饮，恐温则劫其阴；欲除内热，恐清则加其咳。宜和胃降气。

生苡仁　紫菀　白扁豆　茯苓　款冬花　川贝母　郁金　杏仁　蛤壳　十大功劳

又：阴虚痰饮，逢暑既不可温，又不可清。舌苔黏腻，当和中化痰，兼以摄纳肾气。

二陈汤加杏仁。肾气丸一钱，都气丸二钱，相和，开水下。

渊按：暑天何尝不可用温？惟痰饮见吐血，以为阴虚，不敢温耳。其实血从烧酒伤胃而来，尚非真正阴虚。

又：咳呕清水，痰饮之病。脉细数，内热，阴虚之候。治痰饮宜温，治阴虚宜滋，药适相背。肝肾为子母，不妨补母以益子；而胃土又为肺金之母，又当和胃以化痰。拟滋燥兼行，仿东垣法而不碍。

大熟地　冬术　阿胶　五味子　淡干姜　泽泻　茯苓　半夏　肾气丸

某。痰饮咳嗽，脾胃两亏。柯氏云：脾肾为生痰之源，肺胃为贮痰之器。近增气急，不得右卧，右卧则咳剧，肺亦伤矣。素患肛门漏疡。迩来粪后有血，脾肾亏矣。幸胃纳尚可，议从肺、脾、肾三经合治。然年近六旬，爱养为要，否则虑延损证。

熟地砂仁末拌炒　半夏　陈皮　五味子　川贝母　阿胶蒲黄拌炒　炮姜炭　冬术　归身炭　款冬花

此金水六君煎合黑地黄丸，加阿胶、款冬、川贝三味，补金、水、土三虚，上能化痰，下能止血。虽有炮姜，勿嫌温燥，有五味以摄之。

周。饥饱劳碌则伤胃，寒痰凝聚，气血稽留，阻于胃络，而胃脘胀痛，呕吐黏痰，殆无虚日。倘不加谨，恐成胀满。

异功散去甘草，加炮姜、熟附子、良姜、蔻仁。

又：温胃化痰，从理中、二陈、平胃三方化裁。

六君子合附子理中，加川朴。

又：寒积中焦，胃阳不布，痰饮窃踞。为胀为痛，为吐为哕。法当温运中阳。但病根日久，必耐服药乃效。

六君子合附子理中，去草，加川椒、白蔻仁。

又：中虚非补不运，寒饮非温不化。益火生土，通阳蠲饮，苓桂术甘汤主之。附子理中汤亦主之。

苓桂术甘汤合附子理中，去草，加半夏、陈皮、蔻仁。

又：病有常经，方有定法。药已见效，无事更张。袁诗云：莫嫌海角天涯远，但肯扬鞭有到时。

附子理中合二陈汤，加老生姜、老桂木。

渊按：倜傥风流，足征读书功夫。

徐。痰饮伏于胸中，遇寒则咳而喘，心嘈气塞，头眩腰酸。年逾五旬，天癸当去而不去，是气虚不能摄血也。夫气本属阳，阳气日衰，痰饮日盛。法当通阳气以祛水饮之寒。仲景云：病痰饮者，当以温药和之，是也。

二陈合苓桂术甘，加款冬、杏仁、蛤壳、沉香。朝服都气丸二钱，肾气丸一钱，开水送下。

秦。痰饮咳喘，脘中胀满，时或微痛。虽肺、胃、肾三经同病，而法当责重于脾。盖脾得运而气化，则痰饮有行动之机也。

半夏　陈皮　泽泻　茯苓　杏仁　川朴　破故纸　干姜五味子同研　胡桃肉

渊按：痰饮病轻则治肺脾，重则治肾。数方皆治饮正轨。

又：痰饮停于心下，上则喘咳，下则脘胀。多由清阳失旷，痰浊内阻。转胸中之阳以安肺，运脾中之阳以和胃，咳喘与胀满当松。

瓜蒌皮　茯苓　陈皮　薤白头　川朴　半夏姜汁炒　干姜　泽泻　枳实麸炒

顾。阅病原，知由痰饮久留，肺、脾、肾三脏交伤，下则肾虚不能纳气，中则脾虚不能运气，上则肺伤不能降气。由是咳喘不得卧，肢肿腹膨，神气疲惫，虚亦甚矣。治上无益，当治中下。

大熟地海浮石拌炒　五味子炒　破故纸盐水炒　牛膝盐水炒　蛤壳打　沙苑子盐水炒　紫石英煅　怀山药炒　麦冬元米炒　茯苓

黑锡丹，每朝服三钱，淡盐汤送下。

渊按：治下固是，然五味无干姜、熟地，牛膝无肉桂，肺肾之气仍不能纳降。赖有黑锡丹主持，可以取效。

胡。痰饮久留于肺胃，或咳，或喘，或胀满，皆痰气之为病也。化胃中之痰宜苓、半，化肺中之痰宜橘、贝，从此扩充以立方。

茯苓　橘红　桂枝　紫菀　白术　半夏　川贝　炙甘草　杏仁　蛤壳

秦。悬饮踞于胁下，疼痛，呕吐清水。用仲景法。

芫花　甘遂　大戟　吴茱萸　白芥子各二钱

将河水两大碗，入上药五味，煎至浓汁一碗，去渣，然后入大枣五十枚，煮烂，俟十。每朝食大枣五枚。

渊按：此五饮之一，乃实证也。用之得当，其效如神。

赵。寒入肺底，咳喘而呕，水饮停于心下也。腰胁痛而经停，肝肾已虚。拟开上、温中、补下。

麻黄　细辛　淡干姜　五味子　茯苓　陈皮　杏仁　炙甘草　大熟地_{海浮石拌}　半夏　沉香
枇杷叶

又：痰饮咳呕清水，而致停经发热，带下淋漓，营阴虚而肝肾亏矣。脘中胀满，大便偶利
则胀觉松，仍是饮邪见证。夫痰饮宜温宜化，而阴虚宜补宜清。所虑热久停经，恐成干血劳损。

半夏　陈皮　茯苓_{细辛拌炒}　生地_{姜汁炒}　干姜_{五味子同炒}　沙苑子　白芍　当归　川芎　款
冬花

渊按：经停发热，未必即属虚证；惟带下过多，营液虚矣。脘胀便通则松，乃肺脾气分不
化也。

尤。痰饮咳嗽，朝晨必吐清水。本拟温药以化之，但时当酷暑，兼有臂痛，且以和胃化痰。
半夏　陈皮　茯苓　款冬花　苏子　杏仁　莱菔子　白芥子
指迷茯苓丸，每朝服三钱，开水送下。

许。寒咳交冬则发，兼以颈项强急不舒。
大熟地_{二两，麻黄二钱煎汁浸一宿，炒松}　川贝_{一两}　党参_{一两，元米炒}　陈皮_{一两}　茯苓_{一两，细辛二钱}
_{煎汁浸一宿，晒烘}　款冬花_{一两}　制首乌_{一两}　苡仁_{一两}　五味子_{五钱，干姜二钱同炒}　杏仁霜_{六钱}　归身_一
_{两，酒炒}　胡桃肉_{一两}
上药共为细末，炼蜜丸。每朝三钱，开水送下。

王。脉弦迟，脐以上连胃脘胀痛，此有寒饮。《脉经》云：迟则为寒。仲景云：口不渴而脉
双弦者，饮也。
香砂六君汤去草，加炮姜、神曲、干姜。
又：当脐腹痛，痛则气塞胸中，气噎不得语，脉弦大而迟。此胃中阳气不足，而有寒饮也。
当以温药通之。
照前方去神曲，加香附、川熟附。

盖。夫邪之所凑，其气必虚，留而不去，其病则实。留饮久踞不去，亦由中气之虚。欲逐
其饮，先补其中。丹溪云：补完胃气而后下之为当。兹议先补中气一法。
六君子汤去甘草，加干姜。
又：甘遂半夏汤，用甘遂五分。
又：照前方用甘遂七分。
又：照前方用甘遂一钱。
虽大便仍未泻，而腹中已觉甚安，即停药三日。

强。中气不足，湿化为痰，气逆不降，喘息不安，夜重于昼。脉象弦滑，滑主痰饮，痰饮
属阴，故病甚于夜也。拟降气化痰，兼扶中气。
半夏　苏子　陈皮　茯苓　前胡　旋覆花　神曲　竹茹　雪羹　枇杷叶

某。水饮去后，中气大虚，胃液枯涸，难为力矣。夫中气大亏，非建中不可，而胃阴枯涸，

非养胃阴又不可，然则黄芪建中但补中气而不能养其胃阴，仍非计之善也。今拟十全大补阴阳气血双调，加入麦、夏、苁、附，即十四味建中法，并建其脾中肾中之阴阳，或者其有济乎！

人参须　黄芪　大熟地附子三分，煎汁炒　川芎　茯苓　半夏　白芍肉桂一分，煎汁炒　苁蓉　炙甘草　麦冬　冬术土炒　归身　金橘脯

又：肝虚无直补之法，补肾即所以补肝；中虚有兼补之方，补火而更能生土。前投十四味建中，两建其脾中肾中之阴阳。证既大虚，药宜加峻。虚能受补，便是生机。

人参须　党参　黄芪　炙甘草　大熟地附子一分拌炒　肉桂　麦冬　归身　冬术　枸杞子　半夏　茯苓　枣仁　山萸肉酒炒　苁蓉

单。痰饮久留，咳喘不已。痰多黏腻，脾肾两亏。脾虚则痰不化而食减，肾虚则阳气衰而水泛，以致腹满、足肿、面浮，病成溢饮。《金匮》云：病溢饮者，当发其汗，小青龙汤主之。然脉细阳衰，便难液涸，肾气久虚，何堪更投发泄耗阴伤阳之剂！拟进附子都气丸，裁去熟地者，以其痰多痞塞也。

淡苁蓉　枸杞子青盐炒　茯苓　泽泻　半夏　五味子　制附子　牛膝炭　胡桃肉

孙。风邪久恋肺中，寒饮停留胃脘。风能化热，咳久伤阴。积饮生痰，胃阳失布。肺之子，肾也。胃之妻，脾也。肺伤肾亦亏，胃虚脾亦弱。脾弱故便泄，肾亏故左尺脉弦而大也。咳将一载，虽曾吐血，而时呕清水，其为寒饮无疑。今从饮门例治。

大熟地海浮石拌　麦冬元米炒　生苡仁　五味子　陈皮　焦六曲　茯苓　半夏　干姜　紫石英　细辛　沉香

许。痰饮流落心中，心痛彻背，大便干燥，饮食哽嗌。肠胃液枯，法当温润。

淡苁蓉　麦冬　茯苓　桂木　薤白头　枸杞子　半夏　陈皮　瓜蒌霜　白蔻仁

渊按：积饮久而伤胃，将成噎膈。桂、蒌、薤白治痰饮，亦可治噎膈。盖二证皆上、中焦阳微不化所致。

顾。嗜酒多湿，湿蕴生痰。体质阴虚，烦劳伤气。去冬咳嗽，须微带血，行动气升，至今不愈。诊脉虚小，恐加喘急。兹以金水六君煎加味。

大熟地　半夏　陈皮　茯苓　款冬花　杏仁　蛤壳　五味子　麦冬　胡桃肉

另：金水六君丸，每朝服三钱，淡盐花汤送下。

方。向有心痛呕吐之病，得食则安，明系中虚而有痰饮伏留于心下也。上年春季，头痛寒热，从此咳嗽喉有痰声。当时设遇明眼，用小青龙发汗散水，表邪与痰饮悉解，何至淹缠不愈耶！迨至酷暑，邪郁化热，咳嗽带臭，肺气受伤。交白露节，秋金得令，肺气清肃而后渐愈。至冬阳气少藏，其咳复作。交春入夏，咳频不已，病延一载有余。诊脉双弦，形肉瘦削，口不干渴，身不发热，头眩心悸，肝肾之阴已虚，脾胃之气亦弱，痰饮恋而未化，自浅及深矣。昔贤谓外饮治脾肺，内饮治肾。今自外而至于内，从肺、脾、肾三经立法，前后绾照，以冀各得其所。

款冬花　苏子　杏仁　川贝　茯苓　陈皮　半夏　干姜五味子五粒同炒　大熟地海浮石拌炒　炙

甘草　牛膝盐水炒　蛤壳　马兜铃　姜汁　胡桃肉　枇杷叶

渊按：外饮治肺脾，非杏、贝等清润之药可治，当求之于《金匮》。想病已棘手，方药错杂，有不得不然耳。

郝。仲景云：风舍于肺，其人则咳。又云：胸中有留饮，背寒冷如掌大。此证是也。

麻黄　桑白皮　象贝　橘红　黄芩姜汁炒　杏仁　半夏　生甘草　茯苓　款冬花

吴。喘咳多年，近加咳呛，形消肉瘦，正阴大亏。虽有痰浊，法当补纳。

大熟地　党参　半夏　陈皮　牛膝　款冬花　麦冬　茯苓　紫石英　五味子　胡桃肉

罗。干咳阴虚痰火盛，丹溪方法主生津。此由脘痛兼痰饮，烟体须当温化遵。

苁蓉养阴温润，咸能下降　枸杞子甘温益血　制半夏燥湿痰　茯苓清金燥湿　陈皮盐水炒，理气　水红花子饮停腹痛　白螺蛳壳痰停脘痛　白蜜润燥，调服　姜汁豁痰，冲服

又：烟体阴虚，兼夹痰饮。干咳无痰，脘痛微闷。前方咸降，兼以温润。咳虽稍缓，痰仍内蕴。唇燥舌腻，原方加味。

苁蓉　枸杞子　旋覆花　半夏　茯苓　陈皮　白螺蛳壳　海参漂淡去砂　姜汁冲入　地栗汁冲入

渊按：海参入煎剂，乃叶氏之作俑也。脘痛胸闷，明系痰饮，体虽阴虚，仍不相宜。

陈。宗台先生认此证为痰饮，卓识超群，曷胜佩服。窃思痰饮久踞，中土必受其戕，而脏气互伤，穷究必归于肾。肾为五脏之根，土为万物之本。脾土弱则清阳失旷，而气化无权；肾水亏则真阳失藏，而源泉消涸。夫以痰饮之病，久卧不起于床，加以寒热神疲，其为水土俱败明矣。节届春分，木旺阳升之候。木旺则土益弱，阳升则水益亏。清明节后百花齐放，将奈之何？为今之计，崇脾土而转旋清阳，以治其中；补肾水而蛰藏真阳，以治其下。守过清明，若得病情安稳，有减无增，或者其克济乎！

苓桂术甘合二陈，上午煎服。金匮肾气丸三钱，暮服。

胡。寒饮伏留于胃脘，消阳失旷于心胸。脘中微痛，腰背牵掣觉酸，时吐清水，与苓桂术甘汤清胸中之阳气，理中汤理脾中之阳气，阳气复则胃脘之寒饮自化矣。

照二方加陈皮、砂仁、半夏。

又：前方通胸中脾中之阳，此方兼通肾中之阳。阳气得通，三焦气机自畅，胃中寒饮自化矣。

照前方加清和丸。

萧。腹满，口舌干燥。仲景云：肠间必有水气。渴欲饮水，水入即吐，名曰水逆。食已即吐，名曰格塞。今兼此三者，是寒饮水气伏留于肠胃也。病已四五年，非一日可去。即宗仲景法汇集而加减之。

防己　赤苓　川椒目　泽泻　川连　大腹皮　桂木　焦白术　干姜　猪苓　半夏　白蔻仁

杨。心胸觉冷，经事数月一来，食入则腹中胀痛，寒痰气郁凝滞不通。当以辛温宣畅，遵

熟料五积意。

半夏 桂枝 茯苓 苍术 白芍 川芎 川朴 当归身 丹参 炙甘草 陈皮 枳壳 高良姜

又：苦辛温通之剂，而能调经散痞，用之而效，益信古人言不妄发，法不虚立，在用者何如耳。

前方去良姜，加茺蔚子、砂仁。

胡。阳微浊聚于胃，寒饮窃踞中宫。脘痛连胁，腹鸣漉漉。法当转运中阳，以却寒饮。

旋覆花 干姜 半夏 茯苓 泽泻 陈皮 水红花子 白螺蛳壳 生姜

又：脘胁之痛虽除，脾胃之气大惫。面浮足肿，土衰水泛，脉细少神，虑其腹满。急宜温补中阳以消水湿，又当自知节爱为上。

六君子汤去草，加炮姜、熟附子、神曲。另金匮肾气丸朝暮各服一钱五分。

某。肾中之元阳不足，胆中之火用不宣。痰饮伏留于心下，故心胸如盆大一块，常觉板痛，背亦常寒。三四年来每交子后则气喘，乃阳气当至而不至，痰饮阻遏，阳微阴胜故也。天明则阳气张，故喘平。至心悸咳嗽，易于惊恐，属阴邪窃踞胸中为病。其常若伤心之状者，卫外之阳亦虚也。图治之法，当祛寒饮而逐阴邪，斡旋阳气，如离照当空，阴邪尽扫。用仲景苓桂术甘汤，先通其胸中之阳气，再议。

茯苓细辛一分煎汁炒 冬术附子二分炒 党参姜汁炒 甘草麻黄一分炒 桂木 半夏 干姜五味子五粒炒 破故纸青盐炒 紫石英 陈皮 胡桃肉 白螺蛳壳洗

贾。病已两月，先呕而后咳，多吐清涎，口不渴。心胸痛而痞闷，此痰饮停于心下也。虽微有寒热，并非外感风邪。当从胸痹痰饮门中之。

半夏 茯苓 瓜蒌皮 橘红 杏仁 生姜

渊按：仲景治胸痹用蒌皮须同薤白，治痰饮须同桂枝，否则不效。盖胸脘之阳不化，饮痹皆不去耳。

秦。悬饮居于胁下，疼痛，呕吐清水。用仲景法。

芫花 大戟 甘遂 白芥子 吴茱萸各三钱 大枣二十枚

将河水两大碗，上药五味，煎至浓汁一大碗，去滓，然后入大枣煮烂，候干。每日清晨食枣二枚。

渊按：此十枣汤变法也。以吴萸易葶苈，颇有心思。

以上出自《王旭高临证医案》

姚龙光

蒋阶平内眷刘氏，病患旬余，历经名手医治，反至沉困，余族小湖为之敦请数次，因往诊视，乃知患病已十八日，每日酉刻发寒，四肢冷至肘膝，三更转热，亦仅四肢发烧，五更始退，面色微红，口渴而不欲饮，食久不进，小便一日一次，色赤而少，大便十七日不行，诊其脉六部沉微，舌色嫩红，苔黏滑，心中烦热，胀闷，坐卧不安。前医视为阴虚火结，用青蒿鳖甲汤重剂十余服，反致危笃，断以不治。予思沉微之脉，阴脉也，四肢为诸阳之末，四肢独冷，阳微也，寒热在阴分之时，交阳分则退，属阴邪也。渴不欲饮，舌红苔滑，面有红光，心中烦闷，阴盛于内，逼阳于外也。大便不通，小便赤涩，阴结于内，输机失职也。此证定属水饮，而外显假热之象，若用阴药，是以阴益阴，为助邪也。以苓桂术甘汤加细辛、厚朴与服，是夜病退甚早，肢冷亦轻，三服后小便清畅，大便下行多水，舌苔满布，舌色转白，脉亦起矣。再用六君子汤调理，寝食如常而安。

《崇实堂医案》

柳宝诒

许。饮咳至冬而发，脉象左关独见浮滑。中气虚寒，则饮邪内聚。肺胃之气，因之上逆。温脾蠲饮，治其本也；疏降肺胃，治其标也。刻当春令，宜标本兼顾。

野于术生切　白茯苓　桂枝　淡干姜盐水炒黄　炙甘草　青盐半夏　广陈皮　白苡仁姜汁炒　旋覆花绢包　老枇杷叶去毛　紫衣胡桃肉打

张。寒饮伏于肺俞，喘逆吐沫，病经一年，舌苔厚浊。法当温化。

青盐半夏　橘红　茯苓　淡干姜五味子同打，蜜汁炒黑　炙甘草　苡仁　紫菀　苏子　杏仁　瓦楞子　枇杷叶　生姜

陆。脾胃两阳亏损，浊饮停蓄，此宿病也。近日脾气下陷，跗肿及膝。浊气上潜则增剧，饮邪上逆则气促，当预为筹防。惟舌心苔黑而润。天时炎蒸，湿郁化火，用药亦当兼顾。

野于术　白茯苓连皮　潞党参　炙甘草　盐半夏　五味子干姜末同打，蜜汁蒸黑　桂枝　牛膝炭盐水炒　左牡蛎盐水炒　广橘红　旋覆花绢包　胡桃肉　金匮肾气丸

王。寒邪与内饮相合，咳嗽气喘，遇寒即发。病入肺俞，除根不易。

青盐半夏　橘红　白茯苓　炙甘草　苏子　杏仁　干姜五味子同打，蜜拌炙黑　桂枝　连节麻黄蜜炙　苡仁　枇杷叶

金。痰饮为外邪所搏，咳嗽气逆。法当表里两解。

苏子叶各　紫菀　防风　牛蒡子　杏仁　粉前胡　盐半夏　橘红　茯苓　苡仁　枇杷叶刷去毛

岑。痰饮气逆，遇寒辄发。此寒饮射肺之证。惟胁痛，痰出不爽，宜于降浊中兼以疏化。

青盐半夏　茯苓　橘红　五味子干姜同研，炙黑　旋覆花绢包　南沙参　冬瓜仁　杏仁　苡仁　苏子　枇杷叶

薛。咳逆历年不止，寒冬愈剧，此寒饮射肺所致。脉象细弦，舌色微灰，喉音不亮。于温降药斟酌用之。

南沙参　前胡　冬瓜仁　川百合　杏仁　象贝　苏子　紫菀　五味子生姜同拌，蜜拌炙黑　橘红
枇杷叶

伍。痰饮上逆，肺胃不得清降。当疏化痰气，肃降肺胃。

旋覆花　海浮石　长牛膝　盐半夏　白茯苓　南沙参　粉前胡　冬瓜仁　白杏仁　白苡仁
紫菀　瓦楞子　枇杷叶　竹二青

二诊：前方去茯苓、冬瓜仁，加冬瓜皮、茯苓皮、桑皮、桂枝。

三诊：贵质偏于多痰气弱，而痰之多，由于脾脏浊热内伏，致胃气不能清输，而胃中津液，郁而为痰，与寻常浊热之可用温燥者，其原不同。其气道为痰所窒，则肺不能降，肾不能吸，举动则气促有异，亦与寻常纳气之药不合。拟方以清泄中焦为主，佐以培原肃肺。

金石斛　淡黄芩　细川连　生甘草　半夏　茯苓　党参　于术　新会皮　旋覆花　瓦楞子
竹二青

另：服人参和橘红同煎。

韩。脾气虚窒，痰浊易停；浊壅气逆，喘息不平。脉软细，舌苔浊腻。老年中气已伤，有阳气不守之虑，姑与泄浊降气。

野于术　盐半夏　牛膝炭　五味子干姜同研　新会皮　白茯苓　生苡仁　旋覆花　代赭石
上沉香　炒枳壳　竹二青

侯。痰浊上蕴，肺胃不降，咳逆气促。迩因暑热内袭，痰色转黄。于疏降中兼以清暑。

于术　茯苓　盐半夏　橘红　旋覆花　苡仁　南北沙参各　滑石杏仁同打绢包　淡黄芩　通草
枇杷叶

二诊：浊热稍减，痰色仍稠。饮浊留恋肺胃。左寸及关，浮弦而大。于蠲饮中，仍寓清化之意。

南沙参　前胡　盐半夏　橘红　茯苓　苡仁　川石斛　白杏仁　野于术　炙甘草　鸡距子
枇杷叶　姜皮

仰。纳谷作吐，与涎沫同出，此胃阳不化，痰饮内聚之病；而气升偏左，兼挟肝气之证。用温化法，稍佐和肝。

野于术　淡干姜　川桂枝　炙甘草　云茯苓　法半夏　新会皮　炒枳实　牛膝炭　吴萸川连
煎汁炒　灶心土煎汤，澄清，代水，温服，冲姜汁三滴

二诊：前与温化法，呕吐稍定，而涎沫之上泛者仍多。胃中湿饮凝聚，不得通降，则上逆而为反胃。所难治者，肝脉不平。脘左隐痛，每当甚时，即有哕气上出，此必痰瘀阻窒，一郁久化热，有内痈之虑。燥则助热，凉则助湿，颇难着手。姑与疏浊和胃，先通其壅。

旋覆花新绛同包　半夏　橘白　归须去油，乳香研末拌炒　茯苓　苡仁　桃仁　杏仁　紫丹参　丹
皮　郁金　忍冬藤　竹茹

孙。向患湿壅生痰，必吐出乃快，此痰郁中焦之病。刻诊脉弦滑，左脉细数，兼有木火内郁。迩来咳而不吐，肺胃之气为痰所阻，而不得清降也。痰之本在脾肾，痰之标在肺胃。拟用

煎剂治标，丸方治本。

旋覆花　海浮石　青盐半夏　茯苓　橘红　南沙参　百合　银杏肉　川贝母　苡仁　荸荠　竹茹_{姜汁炒}

另：台参须煎汤过药。

二诊：拟健脾化痰，以治其本。

党参　于术　云茯苓_{风化硝化水拌炒}　盐半夏　炙甘草　橘红　枳壳　海浮石　怀山药　沉香

共为细末，用竹沥、姜汁和蜜水泛丸。每日空心广陈皮汤送下四钱。

申，痰饮停阻，脘痛作呕；复因肝气内犯，木郁化火，嘈杂搅痛，掣及胁背，甚则呕出青黑酸苦诸水，胃底脂液被其掀动，中气既伤，则肝气四窜，入于筋络。虚阳升动，时有烦热。总由肝木不和，胃气不能通降所致。胃液伤而肝气动，胃气逆而虚阳浮，皆病之所当虑及者。拟方敛肝和阳，养胃蠲饮，用药之理，不外是矣。

台参须　白芍　石决明_{醋煅}　桂枝　干姜_{盐水炒}　细川连_{吴萸煎汁拌炒}　黑山栀_{姜汁炒}　茯苓　秫米_{姜汁炒}　枳实　当归须　九香虫　竹茹_{姜汁炒}　川楝子_{盐水炒}

叶。支饮犯肺，咳逆不平。脉细弦，舌苔厚浊。仲景于饮邪入肺之证，必以温药理之。亦以痰饮属阴，非阳光烛照，不能使其退舍。兹仿其意立方。

法半夏　陈广皮　于术　茯苓　桂枝　苡仁_{姜汁炒}　淡干姜_{五味子同打，蜜炙黑}　炙甘草　牡蛎_{盐水煅}　杏仁　牛膝炭　银杏肉_{明矾同打}

俞。痰气阻于肺则喘逆，窒于胃则呃忒。今两候皆平，而气尚觉不顺。从前停蓄之痰饮，乃留伏于中焦，病根未能遽拔。调治之法，不外蠲饮畅气两层，但必阳气有力，乃能蒸水化气，通调膀胱，而饮邪不致再聚；中气有权，乃能输运贯通，而升降不致再窒。兹即以此意，拟丸方一首。

党参　于术　茯苓　桂枝　广陈皮　干姜_{盐水炒}　法半夏　苡仁_{姜汁炒}　炙甘草　前胡　枳壳　怀牛膝　车前子_{盐水炒}　砂仁　上药为细末，用旋覆花、枇杷叶二味煎汤，再加入竹沥、姜汁泛丸。

汪。倚息短气，呼吸不利。《金匮》谓之支饮。发作数日，曾经大呕，饮邪去而未净，肺肾之气，因此受伤。刻下气短咳喝，自觉气不相续。水湿之气，为饮所阻，不能上下循环。据古法治上有逐饮之法，治下有镇水之方，如十枣、真武等方，皆在应用之例；惟此次大发，肾气为之扰动，况脉象神色，均有困惫之意，似未可遽投峻剂。拟仿《金匮》痰饮短气之例，用桂苓、肾气两方，早晚分进，仍属肺肾同治之旧法也。

早服煎方：生于术　白茯苓　淡干姜_{五味子同打，蜜拌炙黑}　桂枝　竹茹_{姜汁炒}　法半夏　长牛膝　旋覆花　左牡蛎　胡桃肉　苡仁_{姜汁炒}　磁石_{醋煅}　银杏肉

晚服：金匮肾气丸，淡盐汤送下三钱。

钱。先有浊痰壅阻于肺，复因时感郁化为热，熏蒸于内。刻下咳逆喘促，肢冷里热，下虚上实，稀涎转为黄痰，喘不能卧，病情颇重。姑拟清降肺胃，固摄肝肾，标本兼顾，冀得松动。

鲜南沙参　苡仁　冬瓜仁　淡酒芩　金石斛　旋覆花　海浮石　牡蛎　马兜铃炙　长牛膝盐水炒　川百合　桑白皮　大荸荠

另：别直参　长牛膝　潼沙苑　五味子炙黑　煎汤代饮。

二诊：痰饮属阴湿之邪，本宜温化，无如证兼挟温燥之邪，早将水涎熬炼，而成黏黄浓厚之痰。更投温热之药，以火济火，肺胃之津液几何，其能供此销烁乎！刻诊喘促虽平，浊痰化而未净，舌苔浮腻如腐，左半光红，已露液涸之端。调治之道，清解余热，泄化痰浊，清养肺胃，摄纳肝肾，四者缺一不可，多方以图之。

鲜南沙参　丹皮炭　冬瓜仁　苡仁　旋覆花包　川百合　桑白皮炙

另：大荸荠、陈海蜇（漂淡），煎汤代水。

另：夜服方：吉林参　麦冬　五味子　坎气漂净　川贝母去心　瓦楞子　长牛膝盐水炒炭　紫白石英各

三诊：脉息较静，而促数二字，仍不能免。舌苔浊腻，底色深红。阴虚液烁，痰浊中阻。气息腥秽浊裂。凡养液清阴，化痰摄气诸法，均不可少，拟方仍照昨法增减。

鲜沙参　白苡仁　小生地炙松　冬瓜仁　海浮石　瓦楞子　麦冬　五味子　淡子芩酒炒　川百合　大荸荠　旋覆花红花同包

另：于术、茯苓、车前子、冬瓜皮，煎汤代水。

四诊：肺胃痰热渐清，惟金气大伤，金水不能相生，致摄纳无权，动辄喘甚；胃阴被劫，舌光不能化苔。两者均关根本。拟方摄肾、养胃、肃肺三层兼治，而以摄纳为本。

西洋参　麦冬　五味子炙黑　牡蛎盐水煅　磁石煅　怀牛膝盐水炒黑　青盐半夏　大熟地蛤粉拌炒　南沙参　北沙参　白苡仁　川百合

另：吉林参煎冲。

毛燕窝煎汤代水。

五诊：痰饮即津液所化，痰饮既净，津液亦随之而匮，理势所必然也。刻下喘咳已平，惟舌光液涸。燥之则阴愈伤，滋之则湿复壅，用药两难，急者先治，只可以清养胃液为主也。

西洋参　北沙参　霍石斛　白茯苓　橘白盐水炒　于术　左牡蛎　炒麦冬　五味子炙黑　怀牛膝盐水炒　甘杞子炙　胡桃肉

另：吉林参煎冲。

六诊：内伏之浊热，为天时热气所蒸，上熏于肺。刻下舌色又红，痰多气逆，即此故也。病久金水两伤，肺不肃降，肾不摄纳。当清摄兼施，佐以泄浊化痰。

南北沙参各　麦冬　五味子炙黑　冬瓜子　丹皮炭　桑白皮炙　海浮石　金石斛　竹二青

黄述宁

江宁吴以善，左尺寸皆濡弱，关洪大有力，右寸关滑数，右尺软小少神。

按：此证乃肺胃两经有痰有火，心血不足，肾水不充，肝火有余，助土为疟，以致湿热过甚，而生痰涎，幸邪入胃腑，不过嘈杂，中宫土失健旺之令，不能速其传送而已。若入肝肺脏窍，则有眩晕麻木痹之证矣。将来饮食，宜戒气怒，劳碌宜慎，酒亦宜节饮为妙耳。

半夏　甘草　苍术　茯苓　白术　厚朴　橘红　胆星　沉香　天麻　蔻仁

方既白丸方，手大指属肺，手掌属心，此二处肉颤，由心思火动，肺气耗伤。

丹皮　丹参　天冬　麦冬　人参　茯苓　归身　沙参　熟地　枣仁　生地　生甘草　贝母
柏子仁

李六稼，患二便不通四五日，胸痛，手不可近，汤水不入，又五六日，呃逆不止，气促抬肩。证由痰涎夹气，闭塞中焦，肃清之令下降。诸药或以参、术理虚，或以芒硝通下，或以桂、附引纳肾气，卒皆不效，至半月后，证已九死一生。所幸当门之药未投，因立案云：痰气壅塞中焦，致使肃清之令不得下降。经云：病在下，取诸上。不治上、中二焦，虽日事疏浚，无益也。方用：

旋覆花　代赭石　沉香　陈皮　苦桔梗　葶苈子　广木香　刀豆子

次日，呃逆大减，小便即通，但黏痰每日三四碗，胸痛不除，因更以前汤送牛黄丸，三服后，痰、呃、喘皆止，饮食自进。又五六日，大便自通，调理月余而安。

以上出自《黄澹翁医案》

马文植

某。经以劳风发于肺下，《金匮》以之叙于痰饮门中。寒喘咳嗽有年，肺虚气不卫外，以致不时恶风怯冷，易于感冒。处暑甫过，即欲衣棉，中阳式微，是明征也，亦劳风证也。脉象虚弦带紧，舌白而腻，新感寒邪未清。用建中加味。

黄芪　桂枝　广皮　炙草　款冬　煨姜　党参　半夏　白芍　茯苓　红枣

二诊：脉来紧象已退七八，寒邪犹有一二未化，舌白腻已宣，心胸不畅，痰多作恶，湿痰阻胃。病久正虚气弱，虽有余邪，不宜过于开泄。拟用参苏二陈加味，轻剂投之。

参须　茯苓　甘草　冬花　苏梗　竹茹　当归　法夏　杏仁　枳壳　陈皮　煨姜

三诊：表邪已去八九，苔亦渐化，脉象弦细带疾，胃气未和，阳明浊痰未清，似觉口干，食不甘味，夜卧恍惚不安，闻声惊惕，肢节作痛。气阴两虚，阳明不和，拟养荣和中，以苏胃气。

参须　合欢皮　云茯神　佩兰叶　丹参　竹茹　法半夏　南沙参　甜杏仁　广皮　谷芽
冰糖

某。荣卫不和，湿痰在胃，阳浮于上，头目眩晕，心神恍惚，甚则作吐，恶风怯冷。皆痰作祟，以致二气乖和。当养荣和中化痰。

芪皮　远志　陈皮　茯苓神　丹参　蒺藜　当归　半夏　白芍　杭菊炭　生草

二诊：益气养荣以和中，恶寒稍好，惟胸闷头眩，形神摇荡，恍惚作恶。痰郁于内，阴阳不相继。仍从前法进步主之。

黄芪　桂枝　陈皮　当归　龙骨　远志　蒺藜　法半夏　炙草　白芍　牡蛎

三诊：形神摇荡已减，胸闷作吐稍好，积饮未消，原方去桂枝、牡蛎，加白术、茯苓、旋覆花。

四诊：投苓桂术甘合建中，又服两剂，神形摇荡颇减。惟夜寐不安，多梦纷纭，而心悸泛恶，水气凌心。仍以原法加枣仁、远志。

五诊：温中化痰，兼益卫阳，精神摇荡较定。惟夜寐未安，胸闷恶风，间时作吐，积饮未清。仍宗原法进治。

　　黄芪　沙苑　桂枝　当归　炙草　木香　龙眼肉　白术　茯苓　枣仁　半夏　龙骨　远志
生姜　红枣

　　六诊：形神摇荡，已愈八九，吐水亦止，夜寐亦安，偶一劳动而气易上，肾少蛰藏，左脉
尚弦，饮犹未尽。原方去木香、远志，加杜仲、牡蛎。

　　某。肝胃素亏之质，饮食后常常困倦，遗溺、口角涎流。加之抑郁，木不调达，痰气凝滞
于中，如醉如迷，坐卧不安，食后作吐，畏寒、遇风毛耸，视物昏蒙，形神尚觉摇荡，傍晚恐
怵，直至亥子之时始定，常服四君，未收全功。卧则多梦身落腾空，心胆气怯，魂梦不藏。肾
气浮则诸气皆浮，胃失冲和，积痰不化，姑服黄芪建中。三剂后，恶寒较减，余皆平平。改归
脾建中，参合用之，兼纳肾气。

　　黄芪　白术　肉桂　茯苓　枣仁　杜仲　龙骨　半夏　陈皮　煨姜　大枣　远志

　　服四剂，病势大退，又四剂，摇荡已止，余亦见轻。拟朝进桂附八味，晚服前方，又四剂，
各证均减，仍嘱其常服原方。

　　某。脉弦细带数，右关沉滑有力。浊痰阻滞于中，胃气不能通降，肝气又复上升，肚腹气
窜作痛，连及胁助，吞酸，口舌黏腻，舌苔腻黄。气分虽亏，未宜用补，拟和肝胃，以降浊痰。

　　制半夏　蒺藜　云茯苓　沉香　枳壳　细青皮　乌药　薄橘红　白蔻　干姜　旋覆花　佛
手　川楝子　郁金

　　二诊：脉仍弦数不静，沉候尚滑，舌色浅绛苔黄，咳嗽痰鸣火升，额上汗出，心胸懊侬，
腹肋气窜作痛。痰浊内蕴阳明，肺胃之气不展，阴伤气化为火，证势缠绵。拟先舒肺胃以降痰
热，用仓公白薇汤加味主之。

　　嫩白薇　法半夏　云苓　枇杷叶　枳壳　薄橘红　合欢皮　川贝母　光杏仁　佛手　蜜炙
苏梗　炒竹茹

　　三诊：改方去杏仁、佛手，加南沙参、苡米。

　　四诊：脉仍弦滑兼数，舌滑白灰苔。痰浊留恋于中，脾气下陷，便泄数次，常觉污衣，腹
鸣作痛。今晨气逆鼻扇，肢冷汗出，逾时稍定。中虚气馁，肾气少藏。病经旬日，正气大伤。
急为扶正调中，以化湿痰。喘汗不宜再见，虑有虚脱之变。

　　人参　于术　淮药　破故纸　白芍　茯神　谷芽　煨姜　灶心土　法半夏　盐水炒陈皮
清炙草　炙乌梅　荷蒂

　　五诊：脉滑已退，湿浊渐清，弦数之象未减，阴阳二气不和，少腹阵阵作痛，尺部小弱，
肾气亦伤。喘虽未来，而呼吸仍有痰声，肾气少藏。拟进运脾益肾，兼以和肝之法。

　　人参　于术　破故纸　白芍　枣仁　云茯神　陈皮　煨姜　炙乌梅　灶心土　菟丝子　清
炙草　小茴香　法半夏

　　六诊：脉象较昨稍静，惟尺部沉弱。真元下亏，胃浊上腾，咽起白点，胃纳反减，并不知
饥，兼足畏冷，面颧发赤，有似戴阳。阴损阳浮，虑白点蔓延，而成口糜胃败之象。亟为温肾
扶脾，以建中阳。

　　人参　于术　白芍　菟丝子　杜仲　炮姜　陈皮　荷叶　苡米　法半夏　补骨脂　清炙草
当归附子四分炒　小茴香

七诊：面红较退，真阳渐藏。喉糜较多，而食饮稍顺，浮阳稍敛之故。胸中有时作闷，肾为胃关，是肾不吸胃也。脉象尺部稍起，寸关亦敛，惟右关尚带滑象，浊痰未清。仍用理中，兼纳肾扶元之法。

人参　于术　清炙草　杜仲　熟附子　炮姜　肉果　法半夏　白芍　菟丝子　红枣　当归土炒　荷叶包苡米煎汤代水。

某。恙起去秋，疟后脾肾阳虚，湿痰留滞胃中，降令失司，以致脘中不畅，嘈杂吞酸，甚则作吐。脾以升为健，胃以降为和，清阳不升，则浊阴不降。法宜扶土温中，以化湿痰。

焦白术枳壳炒　参须　制半夏　茯苓　砂仁研　佩兰　炒干姜　炒谷芽　当归土炒　炒福曲　佛手

二诊：脾肾两亏，中阳又馁，水谷之精，变饮生痰，停留胃中，胸脘不舒，吞酸泛恶，阴晦之日益甚，天时亢热，则火升头眩，阴阳两虚之象。现当湿土司令之时，湿邪属阴，当先理脾胃之阳，俾中阳旷达，阴霾自消。仍宜温中化浊。

制半夏　白术枳壳炒　神香散　云苓　新会皮　福曲　郁金　当归　参须　旋覆花　佛手　煨姜

三诊：脾为湿土，得阳始运，胃为燥土，得阴自和，脾与胃相连，肠与胃相通，湿痰留滞中宫，脾阳不能升举，胃浊不能下降，反致上腾，清阳为之郁遏，故头目不清，胸闷吞酸作吐，气不下达，则大便不调，胃不和则卧不安。叠进温中理脾，以降浊阴，胸次稍舒，吞酸泛恶稍好，头目未清，腑气未畅，腠理中自觉空怯。肺司皮毛，胃主肌肉，阳为阴遏，卫气不能充斥表里三焦，清浊交混。脾胃之论，最详东垣，当仿其意，用升清降浊之法，每朝兼进水泛资生丸方去黄连。

参须　白术枳壳炒　升麻醋炒　半夏　陈皮　蔓荆子　当归　白蔻　茯苓　建曲　盐水炒蒺藜　煨姜　荷叶

四诊：进益气聪明加减，头目较清，胃亦较和。惟中阳未振，不耐寒暑之气，食入运迟。日前梦泄之后，觉精神疲乏，中虚气不固也。拟扶土调中。

党参姜汁炒　于术　当归　制半夏　白蔻　茯苓神　楂肉　沙苑　陈皮　建曲　煨姜　红枣

以上出自《马培之医案》

某。五饮之证，最详仲圣，其名悬、溢、支、留、停是也。始起嗜卧昏沉，呕吐不纳，面肢皆肿，二便短涩。继今咳嗽不畅，转见痰血，左手有震撼之象，言语间谵妄之句，右脉弦滑，甚于左手，气喘不平，动则更甚。是属支饮为主，停、溢兼之。大抵汤水入内，纳于胃而行于脾，输于肺而达于膀胱。所以停而饮成者，皆由中阳不足，运化机迟，入脾则肿，犯肺则咳，蕴于隧道则浮胀，内蒙清窍则神糊，清阳湮没则好睡，震伤阳络则吐血也。得之过于操劳，内伤心脾。脾伤则呕吐泛滥，而失堤防；心伤则君火萤焰，而反水制。古云：肿不可以喘，加喘为忌，既喘而见神糊为再忌。虽非肾纳无权，然心肺二经逆乱，收摄固不可投，肃降最为要法。所虑者，喘与脱邻，痉必易厥，成败自难逆料，变局祸不旋踵。勉拟一法，略仿仲圣，未卜得能转机否。

桑皮　生苡仁　茯苓神辰砂拌　旋覆花绢包　滑石砂仁拌　炙白前　紫菀　冬瓜子　川通草

另：葶苈子（黑枣汤浸炒）三分、广郁金二钱，两味研末，用陈粟梗二两、大荸荠二两、枇杷叶三片，煎汤代水调服。

《务存精要》

余听鸿

诸痛之证，当分气血、寒热、脏腑、经脉，断不可笼统而混治之。邵镜泉，浙江会稽人，在常熟南门开合泰槽坊。始以正坐，有友与之嬉，猝自后压其背，当时无所苦，后数月，咳嗽吐痰，其痰似乎从背脊上行，由肺咳吐而出也。旋腰间络脉如束带，收紧作痛，继则腹中攻痛，已而筋松痛舒，以手按之，不拘腰腹，其气即阻于掌下，而痛更甚，按久则掌下高突，气聚不散，而痛势更甚。伊服七厘散伤药之后，自此痛势不休，手按于何处，掌下即痛。腰中收束之痛，一日夜十余次，已有年余。后有医进以附、桂、杞子、鹿角、杜仲、党参等。服二十剂，不热不胀，痛势依然。邀余诊之，述其病情。余曰：气攻腹中，痛后即散者，《难经》云：气之不通，为聚为瘕。瘕者假也，或有或无。聚者气之所聚，或聚或散。久痛则入络，气窜于络，被瘀阻不通则痛。用手按之，掌下高突者，络中气至不能流通，其气聚于掌下，似觉皮肤高突也。手去则气道通而痛平。腰间如束带，收之则痛，松之则舒，此乃久痛伤络，累及奇经带脉之隧道，被气血阻滞，气行至此，不能通达，故脉络俱收紧，引东牵西也。吐出之痰，似乎在背脊胸胁肩臂诸经络出者，络虚则津液渗入，多服热药，则煎熬成痰，此经络病也，躯壳病也，气血病也，与中宫脏腑毫不相干。若服热药，反助火为痰，呆滞气血。以余鄙见，当从仲景虫蚁搜剔之法，细审鳖甲煎丸，即知其法，当先服指迷茯苓丸二两，作六天服，先去络中之痰。服后痰咳渐少。后以地鳖虫一个，地龙一条，虻虫一个，蜣螂一个，僵蚕三条，鼠妇六个，六物炙脆为末。以丝瓜络一钱，橘络一钱，络石藤钱半，三味炙炭为末。以别直参一钱，沉香三分，降香三分，檀香三分，木香三分，郁金三分，六味俱用酒磨汁。又以青葱管一尺，韭菜根五钱，二物捣汁。又以红花五分，当归二钱，新绛五分，怀膝尾钱半，四味煎浓汁。用陈酒二两，将各汁和透炖温，冲服前末。服三剂，痛去其半。后以原方加穿山甲钱半同煎，又加黄鳝血二钱冲和服。服四五剂，痛减八九。后以理气和荣通络之剂，调理而愈。

《余听鸿医案》

方耕霞

周。肾虚水泛为痰，脾虚气陷为带，痼疾已深，治难速效。

附子炒熟地　苏子　黄肉　款冬　茯苓　紫衣胡桃　于术　补骨脂　芥子　橘红　代赭石

再诊：前议既合，再宗其治。

附子炒熟地　苏子　紫石英　茯苓　补骨脂　芥子　姜半夏　款冬　胡桃肉　沉香汁

徐。久病痰逆气升，不能仰卧，气自丹田上泛则心悸，心悸而后痰涌，痰涌而后神迷，脉来一息三至，弦细如丝，此命火下衰，浊饮上逆之故也。素有咳血，非此所致。盖肾为水脏，内宅真阳，阳衰则中土无权，水失其制，于是相搏击而为咳，犯君主而为悸，甚则蒙闭灵明矣。今姑摄其上逆之气，开其固闭之阴，俞氏所谓离照当空，阴霾自散，即此意乎。

苓桂术甘汤加熟附子炒熟地、紫石英、五味、半夏、款冬。

邹。肾虚少纳，肺虚少降，脾虚少运，痰多胃惫，气促脉微，坎中之一点，真阳亏矣。际兹炎天宜乎静养，否则防增喘逆。

三子养亲汤　麦冬　紫石英　杞子　沉香　款冬　白术　茯苓　半夏　陈皮　五味子　胡桃肉

石。平素痰多，发则气味臭秽，内热脉数，此肺胃肾液亏也。姑与润养。

蒌皮　川贝　丹皮　麦冬　生草　杏仁　桑皮　沙参　归身　浮石　枇杷叶

再诊：痰消热去，白藏匀秋，再助母气养子气，以清其源。

生地　麦冬　川贝　归身　沙参　陈皮　杏仁　茯苓　山药　白芍　枇杷叶

袁。左脉如丝，右脉小数，此乃水火交衰之象。仍然气急痰多，竟不思谷，不特肾衰脾亦败矣。霜降大节在迩，殊属可虑。

熟地　制附子　炙草　杜仲　五味子　人参　紫石英　茯苓　苏子　胡桃肉　沉香汁

马。脾为生痰之源，痰气既少，宜兼理脾肾，以助本元。

六君子　苏子　芥子　熟地　炙枇杷叶

史。痰喘不时举发，脉细而滑，舌白而腻，中脘为浊痰所阻也。姑且化降。

苓桂术甘加代赭石、旋覆花、杏仁、半夏、苏子、橘红、沉香汁。

周。咳呕白痰，便溏纳减，足跗浮肿，肺脾交病，难治。

苓桂术甘加白芍、款冬、五味、红枣、干姜、山药、陈皮、肉果。

再诊：便泄已止，咳嗽亦减，温肺运脾，与病相合，且守前效。

原方加党参。

胡。痰饮作嗽不时举发，且欲吐红，脉涩。勿作阴虚劳嗽治之。

五味　干姜　茯苓　炙草　半夏　前胡　苏芥子　旋覆花　沉香

再诊：温肺即所以降气，降气即所以止咳，此溯本求源之治也。再从前法加减。

苓桂术甘加干姜、苏子、五味、款冬、杏仁、旋覆花、沉香屑。

俞。痰从呕吐而出实为捷径。诊右脉尚弦滑，痰未尽也。昨议加减。

带子瓜蒌　白芥子　苏子　青皮　甘草　木香　茯苓　薤白头　莱菔子　半夏　吴萸

再诊：脘痛之止由于痰去胸宽。姑再运脾化湿，以治生痰之源。

六君子去参，合三子养亲，加神曲、枳实、沉香汁。

任。胞络有火，肝经有痰，痰火相击，气逆成呃。姑以滑痰降火法试之。

竹沥　地栗汁　姜汁　菖蒲汁　沉香汁　竹沥达痰丸三钱

再诊：夜寐稍安，脉情较和，肝血虚而痰火扰之。仍宗前议，参以养肝之品。

归须　冬术　龙齿　枣仁　辰神　半夏　橘红　远志　吴萸　炒白芍　竹茹　竹沥　姜汁

冲服

王。心悸头眩，肝虚木摇者有此病，痰饮阻中者亦有此病。壮年体肥湿甚，其为中阳不足可知。宗逐饮熄风例治之。

参须　川芎　半夏　茯苓　陈皮　天麻　制附子　炙草　沉香汁

许。按两尺虚弦搏指，难合就衰之年，究系脾肾两亏之兆。脾虚则饮食生痰，肾虚则水泛为痰，痰贮于中，因而作咳。治宜溯本求源，不可徒责之肺。

附子炒熟地　山药　杞子　白术　茯苓　半夏　醋煅磁石　苏子　芥子　砂仁　陈皮

严。由吐酸而吐瘀血，脉沉细且微，可知其血从饮邪上逆，胃气无权而来。夫胃为中土稼穑作甘，变甘为酸，乃土齐木化，胃络伤矣。络伤则血从厥阴之邪而上逆，立方不宜见血治血，当从阳明、厥阴之升降着想，庶与病情有合。

肉桂　于术　炙草　代赭　旋覆　陈皮　半夏　茯苓　干姜　五味三分同打

陆。伏饮多年，发则肠中漉漉有声，呕吐酸水方已。脉尺微寸滑，此脾肾阳衰，饮邪中阻踞有癖囊耳。姑先驱饮旋阳，数剂后再商治本。

茯苓六钱　干姜五分　熟附子七分　于术一钱半　半夏一钱半　旋覆花一钱半　泽泻三钱　沉香汁三分

董。肾不纳气，气虚水泛为痰，鸣喘有加，宗《金匮》意。

熟地　萸肉　山药　肉桂　五味　茯苓　苏子　款冬　姜　半夏　沉香

再诊：肾气能纳，痰涎尚多，再肺肾交治。

干姜　五味　半夏　橘红　肉桂　熟地　山药　白芍　款冬　茯苓　旋覆花　胡桃肉

高。喘胜于痰，两脉浮大而数。要知浮非主表，数非主热，乃肾气急促，肺不能降，布息不及，故脉象如此耳。亟亟温补镇纳，深恐其脱。

熟地八钱　蛤蚧尾一对　于术一钱半　肉桂四分　紫石英四钱　银杏七粒　杞子三钱　补骨脂一钱半　茯苓三钱　五味七分　胡桃肉二枚

夏。眩冒之体由于痰饮，蠲饮则眩自瘳。但体弱不胜重药，只可缓治。

姜半夏　茯苓　风化硝　杏仁　姜渣　黄山木土炒　枳壳　木香　泽泻

马。诊六脉左寸独大而数，余部数弱无力，舌淡少苔。咳嗽之起始于去秋，盛于今夏，痰色稀浓无定，多至盆碗，甚则泛沃，形瘦谷少。原起病之初，不过些小风热顿干肺络，以劳悴中虚之体，一时不能解散，延至于今，肺脾两伤，饮食多化痰涎，清气下陷，大肠不固而为溏泄，肺失肃降，晨晚咳逆不已。金土乏资生之本，肝肾失荫木火易升，卫气少护，自汗易出，其实乃痰饮病也。调理失宜，以致如此。目前且勿治肺，以肺为娇脏，愈理愈虚，惟有培运中土以化痰浊，俾土旺而多有所恃，痰少而肺气得宁，饮食稍增，精神稍旺，再议进步，否则炎暑在迩，金畏火培，窃恐更增喘。

  白术 炙草 苏子 白芍 蛤壳 五味 款冬 干姜 茯苓 川贝 红枣 竹沥 半夏

  严。痰饮积久成囊，留伏膈中，外窜筋络，胃阳由之不振，甚则呕吐清水，或血从上溢，脉濡细，按之弦滑，苔白厚腻。肾阳不振，肝脾并亏，宜振肾阳以消阴翳，并化经络伏饮。

  薤白头钱半，白酒炒 东白芍一钱半，土炒 秋石水炒附子三分 生枳壳一钱 瓜蒌仁三钱，姜汁炒 青陈皮各一钱，醋盐水炒 淡姜渣四分，川连二分，煎汁炒 制半夏钱半 炒苡米四钱 广郁金钱半，明矾水炒 姜竹茹钱半 指迷茯苓丸三钱，绢包 金匮肾气丸三钱，绢包

  自注：此方效。

  复诊：留饮不化，积于胃脘，流散诸经，走窜络膜，肾阳不振，肝木益横，呕吐酸水，胃底翻空，竟有波撼岳阳之势。前投治中合薤蒌法，阳气稍振，苔转薄白，脉转弦滑，惟右关仍复濡数，拟旋转枢机，通阳泄水，用旋覆合胃苓意，未审有当万一否？录方呈候高正并希主裁。

  旋覆花钱半，绢包 炒苡米五钱 青陈皮各一钱，醋盐水炒 代赭石三钱，先煎 云茯苓三钱，木香五分，同打 川连二分，煎汁 淡姜渣四分，炒 制苍术一钱 川桂皮三分，煎汁炒东白芍 制半夏钱半 制川朴七分 炒枳壳钱半 川通草一钱 青葱尺许 姜竹茹钱半

以上出自《倚云轩医话医案集》

陈莲舫

  嘉善，尘仙兄。气痹液亏，中有积饮，得食格格不下，转引饮邪上泛，脉右濡，左滑带弦。治以镇逆气机，佐以豁痰涤饮。

  法半夏 煨益智 抱茯神 乌沉香 代代花 真獭肝 戌腹粮 生白芍 橄榄核

  李。湿痰禀体，气本不足，疟后阴分亦伤，入夜燔灼，手足掌为甚，致阴与气愈亏，痰与湿用事，吞吐沫水，屡发遗泄。属肝肾之虚，脾胃挟饮，拟用和养。

  潞党参 法半夏 大丹参鸭血拌 沙苑子 川石斛 姜竹茹 制首乌 广陈皮 抱茯神 左牡蛎 生白芍 银柴胡

以上出自《莲舫秘旨》

何长治

  左。劳心，木火不降，虽不咳呛，痰多秽气，气随火升，脉细数无力。金水交困，须节养，免入冬重发。

  潞党参三钱 北沙参三钱 原生地三钱 五味子三分 麦门冬三钱 瓦楞壳三钱 远志肉钱半 佛手柑五分 炙甘草四分 广陈皮八分 炒苏子钱半 茯苓三钱 鲜竹茹二钱 海粉四分，洗

《何鸿舫医案》

王仲奇

  盛，巨籁达路，八月一日。背属阳，胸中为清阳之府。胸中有饮，似属阴邪，阴蔽其阳，

清阳失其展舒，营卫循行愆其常度，胸痛彻背，痛来形寒，寒罢痛止而热作，甚则呕吐，亦有汗出，颇如疟状，然肌肉渐瘦，舌前半截有斑驳但不光绛，脉濡稍弦。拟仲师法，通阳蠲饮，以和营卫。

全瓜蒌三钱　薤白二钱　法半夏钱半　川桂枝一钱　白芍钱半，炒　甘草六分　煨姜一大片　小红枣两枚　饴糖二钱，后入煎数沸

二诊：八月五日。胸痛彻背，寒时间甚长且有振栗之状，寒罢热来而痛止，得汗而热解。胸中有饮，饮属阴邪，阴蔽其阳，营卫循行失常，故发如疟状也。照述拟原意变通之。

全瓜蒌三钱　薤白二钱　法半夏钱半　蜀漆八分，炒炭　甘草八分，炙黑　川桂枝钱半　白芍二钱，炒　茯苓四钱　左牡蛎三钱，煅，先煎　煨姜一大片　小红枣两枚　饴糖二钱，后入煎数沸

三诊：八月八日。背为阳，胸中为清阳之府，四肢为诸阳之末。胸中有饮，饮属阴邪，阴气盛，阳气少，胸痛彻背，寒时间甚长，曾有振栗之状，寒罢热来而痛止，得汗而热解，今日痛特甚，四肢清厥，汗出濡衣，呕恶涎沫，面容青黑，脉濡而弦。阴蔽其阳，非离照当空，阴霾焉得退避？仍拟《金匮》法，以防胸痹痛厥。

制附片钱半　川桂枝钱半　法半夏三钱　淡干姜钱半　川椒红八分，炒去闭口　旋覆花二钱，包　赤石脂三钱，煅　生于术二钱　茯苓五钱

四诊：八月十日。四肢清厥较温，清阳有渐通之象，面青暗稍退，浊阴有欲退之机，惟痛仍未止。痛原不通之义，然以背部为甚，汗出濡衣，呕恶涎沫，仍属饮邪；但口舌觉苦，小溲深赤，以呕恶之故，胆汁亦欠清静矣。脉弦。守原意变通之，以冀痛止。

法半夏三钱　淡干姜一钱　茯苓五钱　北细辛四分　五灵脂钱半，炒去砂石　娑罗子二钱　伽楠香三分，锉研细末冲　獭肝一钱，研冲

五诊：八月十三日。痛已见瘥，口燥不渴，大便十来日未下，小溲短赤，寐梦甚多，口舌觉酸，饮食未能知味。酸即甘之化也，亦陈气之盛。拟原意损益。

法半夏钱半　淡干姜一钱　茯苓五钱　娑罗子三钱　五灵脂钱半，炒去砂石　鲜橘叶三钱　鲜佩兰三钱　建兰叶三钱　獭肝一钱，研冲　伽楠香二分，锉研细末冲　半硫丸一钱，吞

六诊：八月十六日。痛已获弭，胃略知饥，亦稍知味，清阳有复辟之朕，胃气有醒豁之机，惟口舌酸味虽减未尽，口燥不渴。仍拟原意损益。

生于术钱半　法半夏钱半　赖橘红一钱　茯苓四钱　金钗斛二钱　建兰叶三钱　生牡蛎三钱，先煎　獭肝三分，研末吞　伽楠香一分，锉研细末吞　鲜佩兰三钱

《王仲奇医案》

俞世球

己酉金焕堂刺史医案。腊月，诊脉象细而带弦，重按却都无力。细为肾虚，弦为肝虚，乃由肾水亏耗不能生肝木之故。肾为肺之子，子既亏，肺母焉有不亏，所以木不生火，饮食入胃，结为痰饮。大抵痰以燥湿为分，饮以表里为别。湿痰滑而易出，多生于脾；燥痰涩而难出，多生于肺；肺受火刑不能下降，以致真水上泛，其痰黑而味咸，气短不能上升，故咳痰而难出。书云：治痰须理脾，以痰属湿，脾土旺则能胜湿耳。治痰如此，而如饮亦在其中，脾虚痰饮当健脾以祛湿，肾虚痰饮当滋肾以补水。水生火，火生土，开胃家之关，导泉下流，则脊痛喉痹诸证无不自愈。若见病治病，终属隔靴搔痒。

野山别直参一两，去芦　野云茯苓一两，乳拌　叭哒杏仁一两五钱，去皮尖捣泥　仙居野白术一两五钱，土炒　净当归身三两，酒浸　黑女贞子三两五钱，盐水炒　抱木野茯神一两，辰砂拌　戈制半夏八钱，收浆时深化入　白薏苡仁一两五钱，勿炒　广化红八钱，刷去毛　杭白芍药一两，酒炒黄色　黑坚元参一两五钱，铜刀切　福建鲜橄榄一两五钱　制沉香曲八钱，研碎收浆时入　紫丹参二两，酒浸　山东陈阿胶二两，蛤粉炒珠　制何首乌一两五钱，铜刀切　生粉甘草七钱

上药除戈制半夏、沉香曲，收膏时后入，余皆煎熬，点水成珠为度。俟入瓷罐内，再入厚油肉桂细末三钱拌匀，封存二日。早晨开水调服五钱，须将茶盅坐入大碗开水内，则药不至于冷。如冷，服下恐伤脾胃为要。

《摘录经验医案》

王埥

里中相周庞兄之母，年五十余，得吐食证。始以为霍乱，吃塘西痧药数粒，吐如故。又请一医以为气郁，用四七散开之，仍如故。庞求余治，余细问形证，既非霍乱，亦非气郁。按其脉，则右关弦甚，余各平平，乃顿悟曰：此水积也。病必小便不利，好饮水，胸膈闷滞，时兼头晕，病者点头称是。因以五苓散加苍术、木通利之，越日吐止。庞又请视，告曰：不必再视，但常服香砂六君子丸，不但不能停水，且大益于脾胃，于老人甚相宜也。庞遵之，其母遂健。

备三之夫人，工诗善画，刺绣尤冠一时，人亦风流自喜，词辩滔滔。余在备三处闲谈，诸寅作斗叶之戏，余不喜此事作壁上观，晚餐甫设，有媪自内出，启备三曰：太太不知何故，忽患心烦发呕，坐卧不安，闻王大老善医，急请入视。余偕备三入，则二婢扶坐，粉汗淫淫，作捧心状。急诊其脉，脾部细弱，左寸滑数特甚。乃曰：夫人所患是脾虚停痰证也。盖由思虑伤脾，饮食不化，平日必有健忘惊悸之疾。此时痰涎绕心包络，故烦呕交作。须先清其痰，后理其脾。清痰须用莲子清心饮，理脾须用人参归脾丸。病以渐来，亦以渐去，且夕难全愈也。乃先以清心饮投之，二日而烦呕止。再进归脾汤，十日而四视之，病若失矣。

以上出自《醉花窗医案》

费承祖

广东杨君咏史，病胸腹贲响作胀，呕吐清水痰涎，饮食少进。予诊脉沉弦，中阳不振，湿饮停聚，胃失降令。

高丽参一钱　白茯苓二钱　茅苍术一钱五分　甘草五分　肉桂五分　干姜一钱　半夏三钱　广皮一钱　大枣三枚

连服十剂而愈。

扬州徐君吉人患痰饮，胸腹贲响胀痛，呕吐泄泻，吞酸嗳腐，饮食少进。予诊脉沉弦，脾虚不运，积湿生痰，阻气停饮。治当健脾燥湿，化痰涤饮。

高丽参一钱　茅苍术二钱　广皮一钱　半夏三钱　茯苓二钱　干姜八分　川贝母三钱　金香附一钱五分　荜澄茄三钱　炙内金三钱　六神曲三钱　冬瓜子四钱　大枣三枚

连进十剂，病即霍然。

淮安丁宝铨，患肝阳挟痰饮，常觉左胁肋气滞作痛不舒，喉痛偏左，牵引太阳作胀，遍治罔效，余诊脉沉细而弦。肝阳上升，挟痰饮阻气灼阴，宣布无权。当养阴清肝，兼蠲痰饮。

玄参一钱　沙参四钱　蒌皮三钱　橘红八分　白蒺藜三钱　女贞子三钱　地肤子三钱　冬瓜子四钱　连皮苓四钱　旋覆花一钱　通天草三钱　金铃子一钱五分

连服十剂而愈。

常州陈康年，患腰背阴酸，牵引左胯作痛，大便燥结，胸脘不舒，口多涎沫，时常凛寒，遍治罔效。予诊其脉，沉细弦弱，此脾肾虚寒，痰饮上泛也。

高丽参一钱　当归二钱　肉桂三分　苁蓉三钱　枸杞三钱　陈皮一钱　半夏一钱五分　杜仲三钱　茯苓二钱　甘草五分　煨姜三片　大枣三枚

连服三十剂而愈。

以上出自《费绳甫医话医案》

吴鞠通

壬戌八月二十五日，张氏，四十岁。内而伏饮，外而新凉，内外相搏，痰饮斯发。

姜半夏五钱　杏仁粉三钱　厚朴三钱　飞滑石三钱　小枳实二钱　生薏仁五钱　桂枝木三钱　广皮二钱　茯苓皮三钱　白通草三钱　生姜3片　煮三杯，分三次服。

二十八日：支饮射肺，眩冒，小青龙去麻、辛。

焦于术三钱　桂枝四钱　生薏仁五钱　半夏六钱　小枳实二钱　杏仁粉五钱　干姜二钱　制五味一钱　生姜三片　炙甘草二钱　炒白芍三钱　煮三杯，分三次服。

九月初一日：渴为痰饮欲去，不寐为胃仍未和。故以枳实橘皮汤逐不尽之痰饮，以半夏汤和胃令得寐。

半夏一两　生薏仁五钱　秫米一合　小枳实二钱，打碎　桂枝三钱　杏仁粉三钱　广皮三钱　生姜三片

煮三杯，分三次服。得寐再诊。

初六日：服半夏汤既得寐矣，而反更咳，痰多。议桂枝干姜五味茯苓汤合葶苈大枣泻肺汤逐饮。

半夏五钱　茯苓块六钱　苦葶苈子三钱，炒黄　干姜五钱　桂枝五钱　五味子三钱　肥大枣肉四钱

甘澜水五碗，煮取二碗，分二次服，渣再煮一碗服。

初八日：先以葶苈大枣泻肺汤行业已攻动之饮，令其速去。

苦葶苈四钱　肥大枣五枚，去核　水五杯，煮取八分二杯，分二次服。

又：服葶苈大枣汤后，即以半夏汤和胃。

半夏一两　小枳实四钱　生姜五片　洋参二钱，生姜二十块同捣，炒老黄色　水八杯，煮取三杯，分三次服。

九月初十日：逐去水后，用外台茯苓饮消痰气，令能食。

炒于术六钱　茯苓块六钱　广皮三钱　半夏三钱　小枳实四钱　生姜八钱　洋参二钱，姜汁制黄色

煮三杯，分三次服。

十五日：饮踞胁下则肝病，肝病则脾气愈衰，故得后与气则快。先与行胁下之饮，泄肝即所以舒脾，俟胁痛止再议补脾。

生香附三钱　半夏四钱　苏子霜三钱　广皮二钱　旋覆花三钱，包煎　小枳实一钱五分　青皮一钱五分　降香末三钱　煮三杯，分三次服。

二十日：行胁络之饮，业已见效，尚有不尽，仍用前法。

生香附三钱　半夏三钱　广郁金二钱　旋覆花三钱，包煎　苏子霜一钱五分　归须一钱　降香末一钱五分　广皮一钱　小枳实一钱　煮三杯，分三次服。

二十二日：通补中阳，兼行胁下不尽之饮。

代赭石五钱　半夏五钱　焦白术三钱　桂枝三钱　旋覆花三钱，包煎　茯苓块五钱　生姜三片　炙甘草三钱　煮三杯，分三次服。

十月初二日：通降胁下之痰饮，兼与两和肝胃。

半夏六钱　旋覆花三钱，包煎　广皮二钱　桂枝尖二钱　小枳实二钱，打碎　干姜一钱五分　苏子霜三钱　生姜三片　煮三杯，分三次服。

癸亥二月初十日，金氏，二十六岁。风寒夹痰饮为病，自汗恶风，喘满短气，渴不多饮，饮则呕，夜咳甚，倚息不得卧。小青龙去麻、辛，加枳实、广皮，行饮而降气。

桂枝六钱　茯苓块六钱　广皮二钱　小枳实二钱　炒白芍三钱　半夏六钱　炙甘草三钱　干姜三钱　制五味一钱五分　生姜三片　甘澜水八杯，煮取三杯，分三次服。

十一日：昨用小青龙，咳虽稍减，仍不得瘥。今日用葶苈大枣合法。

桂枝木八钱　半夏六钱　小枳实二钱　苦葶苈三钱，炒香　炙甘草三钱　炒白芍四钱　干姜五钱　五味子二钱　大枣肉五钱　广皮三钱　水八杯，煮取三杯，分三次服，渣再煮一杯服。

十二日：用小青龙逐饮兼利小便，使水有出路。

杏仁泥五钱　桂枝五钱　小枳实二钱　干姜二钱　炒白芍二钱　生薏仁五钱　半夏五钱　白通草一钱五分　生姜三片　制五味一钱五分　炙甘草一钱　煮成两杯，分二次服，渣再煮一杯服。

十三日：脉稍平，病起本渴，大服姜、桂渴反止者，饮居心下，格拒心火之渴也。仍以蠲饮为主，微恶寒，兼和营卫。

茯苓块三钱　桂枝六钱　小枳实一钱五分　炒白芍三钱　大枣肉二钱　杏仁泥四钱　半夏六钱　炙甘草一钱五分　广陈皮一钱　制五味一钱五分　干姜三钱　生姜三钱　煮成两杯，分二次服，渣再煮一杯服。

十四日：咳则胁痛，不惟支饮射肺，且有悬饮内痛之虞，兼逐胁下悬饮。

姜半夏八钱　桂枝六钱　苏子霜二钱　旋覆花三钱，包煎　杏仁泥四钱　干姜四钱　小枳实二钱　广陈皮二钱　广郁金三钱　青皮二钱　生香附三钱　制五味一钱五分　生姜五钱　煮三碗，分三次服，渣再煮一碗服。

十五日：咳止大半，惟胁痛攻胸，肝胃不和之故。切戒恼怒，用通肝络法。

姜半夏六钱　桂枝尖三钱　干姜三钱　广郁金三钱　旋覆花三钱，包煎　苏子霜三钱　降香末三钱　归须二钱　生香附二钱　青皮二钱　头煎两杯，二煎一杯，分三次服。

癸亥二月二十二日，谢氏，二十五岁。痰饮哮喘，咳嗽声重，有汗，六脉弦细，有七月之孕，与小青龙去麻、辛主之。

桂枝五钱　小枳实二钱　干姜三钱　炙甘草一钱　半夏五钱　五味子一钱　广皮一钱五分　白芍三钱
甘澜水五杯，煮取二杯，分二次服，渣再煮一杯服。

二十三日：其人本渴，服桂枝、干姜热药当更渴，今渴反止者，饮也。恶寒未罢，仍用小青龙法，胸痹痛加薤白。按：饮为阴邪，以误服苦寒坚阴，不能速愈。

桂枝八钱　小枳实二钱　半夏六钱　炒白芍四钱　薤白三钱　干姜五钱　制五味一钱　厚朴三钱
炙甘草二钱　广皮二钱　甘澜水五杯，煮取二杯，渣再煮二杯，分四次服。

二十四日：胃不和则卧不安，亥子属水，故更重，胀也痛也，皆阴病也，无非受苦寒药之累。

姜半夏八钱　桂枝八钱　杏仁泥三钱　炒白芍三钱　茯苓块五钱　干姜五钱　五味子一钱五分　苦桔梗三钱　生薏仁五钱　厚朴三钱　炙甘草一钱　薤白三钱　甘澜水八碗，煮取三碗，分三次服，渣再煮一碗服。

二十五日：寒饮误服苦寒坚阴，大用辛温三帖，今日甫能转热，右脉始大，左仍弦细，咳嗽反重者，是温药启其封闭也。再以温药兼滑痰，痰出自然松快。

桂枝五钱　杏仁泥三钱　厚朴三钱　小枳实二钱　半夏八钱　茯苓五钱　炒白芍三钱　薤白三钱
制五味一钱五分　干姜三钱　薏仁五钱　瓜蒌二钱　煎法服法如前。

二十六日：右脉已退，病势稍减，但寒热汗多胸痹，恐成漏汗，则阳愈虚，饮更难愈。议桂枝加附子去甘草，以助胀故也，合瓜蒌薤白汤意，通中上之清阳，护表阳为急。

桂枝木六钱　厚朴二钱　小枳实一钱五分　炒白芍四钱　熟附子二钱　薤白三钱　大枣肉二枚　生姜三片
甘澜水五杯，煮取两杯，渣再煮一杯，分三次服。其第一杯服后，即啜稀热粥半碗，令微汗佳；其二三次不必啜粥。

二十七日：昨日用桂枝汤加附子再加薤白法，漏汗已止，表之寒热已和，但咳甚。议与逐饮。

桂枝六钱　姜半夏五钱　葶苈二钱，炒，研细　茯苓六钱　生薏仁五钱　大枣肉五枚　甘澜水八杯，煮取三杯，分三次服。

僧，四十二岁。脉双弦而紧，寒也；不欲饮水，寒饮也；喉中痒，病从外感来也；痰清不黏，亦寒饮也；咳而呕，胃阳衰而寒饮乘之，谓之胃咳也；背恶寒，时欲厚衣向火，卫外之阳虚，而寒欲乘太阳经也；面色淡黄微青，唇色淡白，亦寒也。法当温中阳而护表阳，未便以吐血之后而用柔润寒凉，小青龙去麻、辛，加枳实、广皮、杏仁、生姜汤主之。用此方十数帖而愈。

癸亥二月初十日，徐氏，二十六岁。酒客，脉弦细而沉，喘满短气，胁连腰痛，有汗，舌白滑而厚，恶风寒，倚息不得卧。此系里水招外风为病，小青龙去麻、辛证也。

姜半夏六钱　桂枝六钱　炒白芍四钱　旋覆花三钱，包煎　杏仁泥五钱　干姜三钱　制五味一钱五分
炙甘草一钱　生姜五片　煮三杯，分三次服。

癸亥七月二十三日，邵，二十六岁。右关单弦饮癖，少阴独盛，水脏盛而土气衰也；至吞

酸、饭后吐痰不止，治在胃肾两关。不能戒酒，不必服药。用真武汤法。

熟附子五钱　真川连一钱五分，同吴茱萸浸炒　细辛一钱五分　茯苓块六钱　生姜五片　吴茱萸三钱　生薏仁六钱　水八杯，煮三杯，分三次服。四帖。

二十八日：内饮用温水脏法，已见大效。但药太阳刚，不可再用。所谓一张一弛，文武之道，且议理阳明。

姜半夏六钱　小枳实一钱五分　广皮一钱　茯苓块六钱　白豆蔻一钱　生薏仁六钱　生姜六钱　煮三杯，分三次服。四帖。

八月初三日：用理阳明亦复见效，惟吐酸仍然未止。按：吞酸究属肝病，议肝胃同治法。

半夏六钱　茯苓三钱　青皮二钱　桂枝三钱　吴萸三钱　生姜三片　薏仁五钱　川连二钱，姜炒　煮三杯，分三次服。四帖。

某氏。内饮招外风为病，既喘且咳，议小青龙法。

桂枝三钱　茯苓块三钱　炒白芍一钱五分　干姜三钱　麻黄一钱，蜜炙　制五味一钱　生薏仁五钱　细辛八分　半夏三钱　炙甘草一钱五分　煮三杯，分三次服。

又：痰饮喘咳，前用小青龙业已见效，但非常服之品。脉迟缓，议外饮治脾法。

茯苓块六钱　桂枝五钱　生于术三钱　益智仁一钱五分　制茅术四钱　半夏六钱　生薏仁五钱　炙甘草二钱　生姜五片　煮三杯，分三次服。四帖。

甲子十月二十八日，皮氏，四十八岁。痰饮喘咳，左脉浮弦沉紧，自汗，势甚凶危。议小青龙去麻、辛，加厚朴、杏仁。

桂枝六钱　杏仁霜五钱　厚朴三钱　制五味二钱　半夏六钱　炙甘草三钱　干姜五钱　炒白芍四钱　甘澜水八杯，煮取三杯，分三次服。

二十九日：于前方内加云苓块五钱、半夏五钱。

三十日：服小青龙已效，然其水尚洋溢，未能一时平复。

桂枝八钱　杏仁霜五钱　干姜五钱　五味子三钱　云苓八钱　半夏一两二钱　炒白芍五钱　广皮三钱　炙甘草三钱　生姜五片　甘澜水煮成四碗，分四次服。

十一月初二日：以眩冒甚，于前方内加于术六钱。

初四日：脉现单弦，喘止咳减，眩冒未宁。再太阴属土，既重且缓，万不能一时速愈，且痰饮五年，岂三五日可了。

于术六钱　杏仁霜五钱　桂枝五钱　五味子六钱　半夏一两　炙甘草三钱　干姜三钱　云苓六钱　甘澜水八碗，煮取三碗，分三次服。三帖。

乙丑二月初三日，福，三十二岁。痰饮胸痹，兼有胁下悬饮。

旋覆花三钱，包煎　桂枝三钱　厚朴一钱　薤白二钱　小枳实三钱　杏仁泥三钱　半夏五钱　瓜蒌二钱　广皮一钱五分　生香附三钱　水八碗，煮取三碗，分三次服。三帖。

初七日：胸痹悬饮已愈，惟肠痹食不甘味。议和肝胃，兼开肠痹。

生薏仁五钱　半夏三钱　广皮二钱　白通草二钱　小枳实二钱　杏仁八钱　姜汁三匙

水五杯，煮取二杯，渣再煮一杯，分三次服。

乙丑十一月十一日，李，三十八岁。脉弦细而沉，咳嗽倚息不得卧，胸满口渴。用小青龙去麻、辛法。

桂枝六钱　小枳实七钱　白芍四钱　干姜五钱　半夏一两五钱　五味子二钱　茯苓一两　广皮三钱　炙甘草三钱　煮四碗，分四次服。

十三日：服小青龙已效，但喉哑知渴，脉见微数。为痰饮欲去，转用辛凉开提肺气法。

蜜麻黄三钱　石膏八钱　杏仁五钱　半夏三钱　苦桔梗三钱　生甘草三钱　广皮一钱　煮三杯，分三次服。

丙寅正月十四日，焕氏，三十八岁。痰饮法当恶水，反喜水者，饮在肺也。喜水法当用甘润，今反温燥，以其为饮也。既喜水，曷以知其为饮？以得水不行，心悸短气，喘满眩冒，咳嗽多痰呕恶，诸饮证毕具也。即为饮证，何以反喜水？以水停心下，格拒心火，不得下通于肾，反来上烁华盖；反格拒肾中真水，不得上潮于喉，故嗌干而喜水以救之也。是之谓反燥，反燥者用辛能润法。

半夏一两　小枳实八钱　云苓块一两　杏仁泥六钱　广皮五钱　生姜一两　甘澜水八碗，煮取三碗，渣再煮一碗，分四次服。

丙寅正月二十六日，昆，四十二岁。饮家眩冒，用白术泽泻汤法。脉洪滑而沉。

半夏一两　茯苓块一两　泽泻二两　白术一两　小枳实三钱

甘澜水八碗，煮取三碗，渣再煮一碗，分四次服。

二十七日：于前方内加竹茹六钱，生姜汁每杯冲三小匙。

二月初十日：脉沉微数。

于术一两　半夏一两　竹茹一两　泽泻二两　茯苓块一两

甘澜水八碗，煮取三碗，渣再煮一碗，分四次服。

丸方：半夏八两　泽泻八两　云苓块六两　天麻八两　白术六两

共为细末，神曲糊姜汁为丸，如桐子大。每服三钱，日再服，重则三服。

丙寅二月二十五日，陶氏，三十六岁。痰饮脉洪数，咳嗽倚息不得卧，有汗，胸痹。

生石膏八钱　桂枝五钱　老厚朴三钱　半夏六钱　杏仁泥五钱　小枳实五钱　广皮二钱　炙甘草三钱　煮三杯，分三次服。

某。悬饮者，水在肝也，非下不可。但初次诊视，且用轻法。

半夏一两　旋覆花四钱，包煎　生香附五钱　降香末三钱　青皮三钱　广皮三钱　苏子霜三钱　煮三杯，分三次服。

己巳二月十六日，佟氏，七十五岁。脉沉细而不调，喘满短气，心悸，气上阻胸，咳嗽倚息不得卧，乃中焦痰饮、下焦浊阴为患。年老全赖阳气生活，兹阴气阴邪上僭如此，何以克当！勉与通阳降浊法。

半夏二两　旋覆花四钱，包煎　秫米一合　小枳实一两　茯苓六钱　广皮六钱　干姜六钱　煮三碗，分三次服。

十七日：悬饮内痛肠鸣，非下不可。以老年久虚，且不敢下，止有降逆而已。

姜半夏二两　桂枝五钱　广皮五钱　薤白五钱　小枳实一两　秫米四钱　椒目四钱　生姜一两　旋覆花三钱，包煎　煮三碗，分三次服。

十八日：年近八旬，五饮俱备，兼之下焦浊阴随肝上逆，逼迫心火不得下降，以致胸满而溃溃然无奈。两用通阳降逆，丝毫不应，盖老年真阳太虚，一刻难生难长，故阴霾一时难退也。议于前方内加香开一法。

半夏一两　桂枝六钱　小枳实一两　瓜蒌三钱　薤白三钱　干姜五钱　茯苓一两，连皮　沉香二钱，研细末冲　广皮五钱　生姜一两　降香三钱　煮三碗，分三次服。

十九日：五饮而兼浊阴上攻，昨用苓、桂重伐肾邪，大辛以开中阳，虽见小效，大势阴太盛而阳太衰，恐即时难以复解也。勉与齐通三焦之阳法。

桂枝六钱　姜半夏六钱　厚朴三钱　公丁香三钱　茯苓一两　干姜五钱　黑沉香三钱　薤白四钱　小枳实六钱　生姜一两　广皮四钱　肉桂二钱，研细末冲　煮三碗，分三次服。

二十日：仍宗前法而小变之。

桂枝六钱　姜半夏八钱　干姜五钱　茯苓块一两　薤白三钱　广皮四钱　小枳实五钱　肉桂三钱　炒川椒五钱　厚朴三钱　生姜一两　煮三杯，分三次服。

二十三日：膀胱已开，今日可无伐肾邪，心下气阻，不能寐。仍然议中焦降逆法，令得寐。

代赭石八钱　姜半夏二两　旋覆花五钱　秫米一合　广皮五钱　小枳实八钱　生姜自然汁半杯，冲　煮三碗，分三次服。

二十四日：昨用降逆和胃，业已见效，但逆气虽降，仍然有时上阻，阴霾太重，肝气厥逆也。

代赭石八钱　半夏一两　旋覆花四钱，包煎　茯苓一两，连皮　姜汁半酒杯，冲　小枳实六钱　广皮四钱　煮三碗，分三次服。

乙酉正月二十五日，陈，四十五岁。病由疟邪伤胃，正虚邪实，六脉俱结，且有痰块塞滞经络隧道。病有三虚一实者，先治其实，后治其虚。

姜半夏六钱　茯苓块五钱　杏仁泥一两　鹅眼枳实四钱　广皮三钱　苏子霜二钱　甘澜水八碗，煮三碗，分早、中、晚三次服。二帖。

二十八日：脊痛，痹也；右腿偏软，痿也；咳嗽而喘，支饮射肺也。日久不愈，皆误补用熟地等壅塞隧道之故。脉洪。

生石膏三两　桂枝五钱　茯苓皮五钱　姜半夏五钱　杏仁泥五钱　防己四钱　片姜黄三钱　广皮炭三钱　薏仁五钱　煮四碗，分四次服。

两帖后，退生石膏一两，加赤茯苓块一两。

再两帖后，复加生石膏一两。以左乳旁有结核作痛，加青橘叶五钱。

二月初六日：痹夹痰饮，与开痹蠲饮法。现在痹解而饮未除，脉之洪者亦减，病减者减其制。

姜半夏五钱　桂枝五钱　茯苓六钱，连皮　防己三钱　小枳实三钱　青橘叶三钱　薏仁五钱　广皮三钱　煮三杯，分三次服。

初八日：加小枳实二钱、广皮二钱、飞滑石六钱。

初九日：加生石膏一两。

十一日：肝郁夹痰饮，咳嗽痰多，吐瘀血。

旋覆花三钱，包煎　蒌仁二钱　桃仁泥二钱　广皮炭二钱　姜半夏六钱　青皮二钱　降香末三钱　青橘叶三钱　苏子霜三钱　归须二钱　煮三杯，分三次服。

又：痰饮夹肝郁，吐出瘀血后，以两和肝胃为主。

丸方：云苓八两，连皮　香附六两　生薏仁八两　半夏十两　郁金二两　泽泻八两　益智仁四两　广皮五两

共为极细末，神曲水法为丸，如小梧子大。每服三钱，日三服，开水送下。

六月初五日：暑湿行令，脉弦细，胃不开，渴而小便短。议渴者与猪苓汤法。

飞滑石六钱　猪苓五钱　云苓四钱　泽泻五钱　姜半夏四钱　益智仁一钱五分　广皮三钱　煮三杯，分三次服。胃开即止。

初六日：痰饮之质，冒暑欲呕，六脉俱弦，虽渴甚，难用寒凉，与局方消暑丸法。

姜半夏八钱　茯苓四钱　藿香梗三钱　广皮三钱　生甘草二钱　生姜汁每杯冲三小匙　煮三杯，分三次服。

初八日：病减者减其制，减半夏四钱，茯苓二钱。

十二日：腰以下肿，当利小便。渴而小便短，议渴者与猪苓汤例。

飞滑石一两二钱　猪苓八钱　半夏四钱　泽泻八钱　云苓皮六钱

煮三杯，分三次服。以渴减肿消为度。

十四日：脉沉细，胃不开，减猪苓三钱、泽泻三钱、飞滑石三钱，加广皮三钱、藿香梗三钱、益智仁三钱。

十六日：暑湿病退，小便已长。阳气不振，与通补阳气。

云苓块五钱　桂枝三钱　茅苍术二钱　半夏三钱　生薏仁五钱　白蔻仁一钱，研　广皮二钱　炙甘草二钱　煮三杯，分三次服。

十七日：头胀胸闷，脉缓气歉，暑必夹湿也。

藿香三钱，半梗半叶　云苓皮五钱　杏仁三钱　半夏三钱　薏仁五钱　白蔻仁二钱　广皮三钱　煮三杯，分三次服。

十九日：小便浊，加猪苓四钱、泽泻四钱。

二十四日：暑月头胀微痛，与清上焦。

藿香叶三钱　薄荷一钱　荷叶边一张，去蒂

二十五日：六脉阳微，暑湿之余，小便白浊，与分利法。

萆薢五钱　生薏仁五钱　桂枝三钱　益智仁三钱　猪苓三钱　苍术三钱　云苓皮五钱　泽泻三钱　煮三杯，分三次服。

七月十九日：湿热为病，与苦辛淡法。

半夏五钱　飞滑石六钱　桂枝三钱　猪苓三钱　杏仁三钱　泽泻三钱　木通三钱　云苓皮五钱　生薏仁五钱　煮三杯，分三次服。

二十二日：湿热为病，与苦辛淡法，小便已长，胃不开，与阖阳明。

半夏六钱　茯苓皮五钱　广皮三钱　生姜三钱　薏仁五钱　益智仁三钱　煮三杯，分三次服。

二十五日：加桂枝三钱、枳实三钱、白蔻三钱。

九月二十一日：痰饮喘咳，脉弦，与小青龙法。

姜半夏五钱　桂枝三钱　炒白芍二钱　杏仁泥四钱　小枳实三钱　干姜二钱　五味子二钱　广皮三钱　炙甘草一钱　煮三杯，分三次服。

二十四日：痰饮胁痛而咳嗽，是谓悬饮。悬饮者，水在肝也。脉弦数，水在内，外风未净也。

姜半夏六钱　杏仁三钱　葶苈子二钱　香附三钱　桂枝尖三钱　旋覆花三钱，包煎　青蒿三钱　黄芩炭一钱五分　广皮二钱　小枳实四钱　生姜汁三小匙　煮三杯，分三次服。

二十五日：身热退，去青蒿、黄芩炭、葶苈子，加杏仁二钱。

二十七日：痰饮胁痛而咳嗽，是谓悬饮，水在肝也。脉弦数。

半夏六钱　桂枝尖三钱　小枳实三钱　旋覆花三钱，包煎　杏仁三钱　苏子霜三钱　降香末三钱　生姜汁三匙　香附三钱　广皮二钱　煮三杯，分三次服。

二十九日：病减者减其制，减半夏三钱、枳实一钱、苏子一钱、降香一钱、桂枝一钱，连前共服五帖收功。

乙酉五月初二日，严，三十九岁。六脉弦细短涩，吐血三年不愈，兼有痰饮咳嗽，五更汗出。经谓阳络伤则血上溢，要知络之所以伤者，有寒有热，并非人之有络只许阳火伤之，不准寒水伤之也。今人见血投凉，见血补阴，为医士一大痼疾。医士之疾不愈，安望病家之病愈哉！此证阳欲亡矣，已难救治，勉照脉证立方。

姜半夏六钱　焦白芍三钱　干姜炭三钱　桂枝木三钱　茯苓块五钱　五味子二钱　广皮炭三钱　小枳实二钱　煮三杯，分三次服。

初六日：复诊据云饮食已增，午后之五心烦热如故，脉稍和缓。诸病必究寝食，得谷者昌，方无可转。至午后之热，方即甘温除大热法也。因脉稍和缓，去干姜炭。

十三日：前后共服过十剂，汗敛食增，血并不吐，头中发空，得甜食则咳减，中气虚也。加甘草三钱，以补中气，再服四帖，脉仍紧故也。

十七日：前后共服十四帖，诸病向安，惟脉之弦紧如故，咳甚则欲呕。于原方去五味子，减甘草，再服四帖。

二十一日：诸证皆渐减，痰亦渐厚，心悸甚。加枳实一钱，再服四帖。

二十五日：脉弦细如故，咳嗽日减夜甚，阳微阴盛可知。午后身热已减，惟食后反觉嘈杂，胸中有水状，少时即平。于原方加干姜一钱、枳实二钱。

三十日：汗止嗽减，五心烦热亦减，脉弦数，夜间咳甚。服热药反不渴，饮尚重也。病痰饮者，冬夏难治。

茯苓块五钱　桂枝三钱　半夏六钱　五味子一钱五分　小枳实五钱　薏仁五钱　白芍三钱　广皮炭五钱，存性　炙甘草一钱　干姜一钱　煮三杯，分三次服。

六月初四日：前方已服四帖，脉弦紧不数，仍不知渴。于前方内加炙甘草一钱五分、干姜二钱。再服三帖。

初八日：脉弦紧如故，呛咳如故，舌白滑甚，加桂枝二钱，再加干姜三钱。

十二日：脉之短涩退而弦细如故，痰饮仍重。于前方内加桂枝二钱，再加干姜二钱、茯苓三钱，以化饮。

十七日：夜咳已止，是其佳处，咳来日浅，亦是最好。左脉沉细，右脉弦紧，饮未尽除，至遍身骨痛，久病之故。古人云："劳者温之"，甘温调营卫而复胃气，胃旺进食，久久自愈。病减者减其制。

桂枝三钱　五味子一钱五分　干姜三钱　半夏五钱　枳实五钱　广皮三钱　炙甘草二钱　煮三杯，分三次服。

蠲饮丸：痰饮久聚，未能一时猝去，业已见效，与丸药缓化可也。戒生冷恼怒。

桂枝半斤　小枳实四两　干姜六两　苍术炭六两　茯苓斤半　半夏一斤　益智仁四两　广皮十二两　炙甘草六两

共为细末，神曲糊为丸，如梧子大。每服三钱，日三服。饮甚时服小青龙汤。

乙酉五月初十日，陈，五十一岁。人尚未老，阳痿多年。眩冒昏迷，胸中如伤油腻状，饮水多则胃不快，此伏饮眩冒证也。先与白术泽泻汤逐其饮，再议缓治湿热之阳痿。岂有六脉俱弦细，而恣用熟地久服六味之理哉！

冬于术二两　泽泻二两　煮三杯，分三次服。

十三日：已效而未尽除，再服原方十数帖而愈。

乙酉五月初一日，李，四十八岁。其人向有痰饮，至冬季水旺之时必发，后因伏暑成痢，痢后便溏，竟夜不寐者多日，寒热饥饱皆不自知，大便不通。按暑必挟湿，况素有痰饮，饮即湿水之所化。医者毫不识病，以致如此。久卧床褥而不得起，不亦冤哉！议不食、不饥、不便、不寐、九窍不和皆属胃病例，与灵枢半夏汤令得寐再商。

姜半夏二两　秫米二合

急流水八杯，煮取三杯，分三次服。得寐为度。

十一日：诸窍不和，六脉纯阴，皆痰饮为呆腻补药所闭。昨日用半夏汤已得寐而未熟，再服前方三帖，续用小青龙去表药，加广皮、枳实以和其饮。盖现在面色黄亮，水主明也；六脉有阴无阳，饮为阴邪故也；左脉弦甚，经谓单弦饮游也。有一证必有一证之色脉，何医者盲无所知，吾不知伊一生所学何事，宁不愧死！

姜半夏六钱　桂枝五钱　五味子二钱　炒白芍三钱　小枳实五钱　干姜二钱　炙甘草三钱　广皮三钱

甘澜水八杯，煮成三杯，分三次服。

十八日：胃之所以不和者，土恶湿而阳困也。昨日纯刚大燥以复胃阳，今脉象较前生动，胃阳已有生动之机，但小便白浊，湿气尚未畅行，胃终不得和也。与开太阳阖阳明法。

姜半夏二两　秫米一合　猪苓六钱　桂枝四钱　茯苓皮六钱　飞滑石三钱　广皮三钱　泽泻六钱　通草一钱

流水十一碗，煮成四碗，分早、中、晚、夜四次服。

六月初三日：于原方内去滑石、通草，加川椒（炒去汗）三钱。

乙酉五月二十七日，董，四十五岁。脉沉细弦弱，咳嗽夜甚，久而不愈，饮也。最忌补阴，补阴必死，以饮为阴邪，脉为阴脉也。经曰："无实实。"

桂枝六钱　小枳实二钱　干姜三钱　五味子一钱　白芍四钱　半夏五钱　炙甘草一钱　广皮三钱, 炒

煮三杯，分三次服。

六月初一日：复诊加云苓三钱、枳实二钱。

十七日：其人本有痰饮，服小青龙胃口已开，连日午后颇有寒热，正当暑湿流行之际，恐成疟疾。且与通宣三焦。

茯苓皮五钱　杏仁三钱　姜半夏四钱　生薏仁五钱　小枳实三钱　青蒿二钱　藿香梗三钱　白蔻仁一钱五分　广皮三钱　煮三杯，分三次服。

十九日：寒热已止，脉微弱。去蔻仁、青蒿，加桂枝、干姜以治其咳。

二十二日：咳嗽，寒热止，胃口开，嗽未尽除，脉尚细小。效不更方，服至不咳为度。

乙酉五月十六日，高，五十二岁。脉弦，痰饮喘咳，与小青龙去麻、辛，加广皮、枳实。

姜半夏六钱　桂枝五钱　小枳实五钱　广皮三钱　炙甘草三钱　五味子二钱　白芍三钱　干姜三钱　煮三杯，分三次服。二帖。

十八日：已见小效，汗多，加净麻黄根三钱。

二十日：病减者减其制，去桂枝、枳实各二钱。

二十日：服前药汗少，惟善嚏，周身酸痛。于原方减干姜一钱，加杏仁三钱、防己三钱。

乙酉五月初八日，某。六脉弦紧，右脉沉取洪大。先从腰以上肿例，舌白滑，喘而咳，无汗，从溢饮例之大青龙法减甘药，为其重而滞也。

生石膏一两　杏仁五钱，去皮留尖　桂枝五钱　炙甘草二钱　细辛二钱　大枣肉二枚　麻黄六钱，去节　生姜三钱　煮成三杯，先服二杯，覆被令微汗佳，得汗止后服，不汗再服第二杯如上法。

十一日：溢饮脉紧无汗，咳嗽浮肿，昨用大青龙汗出肿消，喘咳减。与开太阳阖阳明法。

半夏五钱　飞滑石五钱　茯苓五钱　生薏仁五钱　桂枝一钱五分　泽泻三钱　苍术炭二钱　猪苓三钱　广皮三钱　煮三杯，分三次服。

已服十数帖，后加莲子五钱、益智仁二钱。

乙酉正月初十日，陈，七十六岁。悬饮脉弦，左胁不快，为水在肝，法当用十枣汤，近八旬之老人，难任药力，与两和肝胃可也。

旋覆花三钱，包煎　半夏五钱　香附五钱　广皮三钱　小枳实三钱　淡吴萸二钱　青皮三钱　煮三杯，分三次服。

二十三日：前方已服十余帖，复诊脉结，加杏仁泥六钱，再服三帖。

壬戌正月十三日，觉罗，六十二岁。酒客痰饮哮喘，脉弦紧数，急与小青龙去麻、辛，加枳实、橘皮汤，不应，右胁痛甚。此悬饮也，故与治支饮之小青龙不应，应与十枣汤，以十枣太峻，降用控涎丹。

甘遂五钱　大戟五钱　白芥子五钱

共为细末，神曲糊丸如梧子大，先服十三丸不知，渐加至二十一丸，以得快便下黑绿水为度。三服而水下喘止，继以和胃收功。

甲子八月初十日，钱氏，三十二岁。咳嗽，胃中停水，与小青龙去麻、辛，重加枳实、广皮五帖，已愈八九。因回母家为父祝寿，大开酒肉。其父亦时医也，性喜用人参，爱其女，遂用六君子汤，服关东参数十帖。将近一年，胃中积水胀而且痛，又延其父视之，所用之药，大抵不出守补中焦之外，愈治愈胀，愈治愈痛，以致胸高不可以俯，夜坐不可以卧，已数日不食矣。其翁见势已急，力辞其父，延余治之。余见其目欲努出，面色青黄，胸大胀痛不可忍，六脉弦急七八至之多，余曰："势急矣，断非缓药所能救。"因服巴豆霜三分，下黑水将近一桶，势稍平，以和脾胃药调之，三四日后渐平，胃大开，于是吃羊肉饺三十二枚，胃中大痛一昼夜，又用巴豆霜一分五厘，下后痛止，严禁鱼肉，通补脾胃一月而安。

乙酉正月三十日，赵，四十六岁。太阳痹则腰脊痛，或左或右，风胜则引也；或喘或不喘者，中焦留饮上泛则喘，不泛则不喘也。切戒生冷猪肉与一切补药，周年可愈。六脉洪大已极，石膏用少万不见效，命且难保。

生石膏六两　桂枝五钱　小枳实五钱　生薏仁五钱　姜半夏五钱　杏仁五钱　云苓皮五钱　黄柏炭二钱　白通草一钱　防己四钱　煮三杯，分三次服。四帖。

二月初三日：复诊于前方内加猪苓三钱、飞滑石一两、小枳实三钱。四帖。

初七日：于前方内去半夏、猪苓，加海桐皮三钱、片子姜黄三钱、晚蚕沙三钱、黄柏一钱。服至二十五日止，计十八帖，于前方再加桑皮三钱。

二十六日：于前方用石膏四两，去黄柏炭，加姜半夏五钱。

二十七日、八日：两日减石膏，止留二两。

二十九日、三月初一日：石膏仍用四两，因拜扫停药六天。

初八、九日：石膏每剂用二两。

初十日：右手脉洪大已减，石膏只用一两。

十一二日：每日用石膏二两。

十三四日：石膏每天用一两。

十五日至十九日：因感燥气，停药五天。

二十日、二十一日：石膏每帖用一两。

二十二日至三十日：每剂石膏用二两，共服九帖。

四月十五日：自淮安复至绍兴，又诊得洪大之脉较前已减七八，然较之平脉仍大而有力。现在小便赤浊，牙缝臭味复出，痹痛虽止，阳明、太阳两经湿热未净，太阴化气未复。

生石膏四两　杏仁四钱　云苓皮五钱　飞滑石六钱　海金沙五钱　晚蚕沙三钱　木通三钱　薏仁五钱　煮三杯，分三次服。四帖。

十九日：脉渐退，减石膏至二两，加姜半夏五钱、广皮三钱。

二十日至二十二日：每日用石膏一两。

二十三日至二十六日：每日用石膏二两。

二十七日：小便不利。

生石膏四两　杏仁四钱　姜半夏五钱　飞滑石六钱　生薏仁五钱　木通三钱　茯苓皮五钱　海金沙五钱　陈皮三钱　煮三杯，分三次服。四帖。

五月初一日：感受风寒，服桂枝汤。

初四日：仍服前二十七日方。三帖。

初七日：内饮招外风为病。

姜半夏五钱　桂枝四钱　杏仁三钱　白芍二钱　小枳实五钱　防己三钱　干姜一钱　广皮三钱　炙

甘草一钱五分　煮三杯，分三次服。其第一杯服后即啜稀热粥一碗，复被令微汗即解；得汗后余药不必啜粥。服四帖。

十一日：前因风寒夹饮之故，用小青龙法。现在风寒解而饮未除，脉复洪大。仍与大青龙与木防己汤合法，兼治饮与痹也。

生石膏六钱　桂枝六钱　防己四钱　茯苓皮六钱　飞滑石六钱　半夏六钱　木通三钱　小枳实三钱　杏仁四钱　广皮三钱　煮三杯，分三次服。

十四日：其人本有痹证痰饮，现届盛暑发泄，暑湿伤气，故四肢酸软少气，口中胶腻欲呕。与局方消暑丸意。

茯苓一两，连皮　炙甘草三钱　半夏六钱　生姜汁三匙　荷叶三钱，去蒂　煮三杯，分三次服。

十九日至二十三日：停药。

二十四日：仍服十一日方，至六月初七日止，服十一帖。

六月初八日：停药。

十八日：气急欲喘，新感暑湿之故。于原方内加小枳实二钱、广皮二钱，服五帖。

二十三日：

生石膏六钱　桂枝四钱　半夏六钱　飞滑石六钱　茯苓皮六钱　杏仁四钱　防己四钱　广皮三钱　小枳实四钱　木通三钱　煮三杯，分三次服。四帖。

二十七日：于原方内减石膏三钱。加飞滑石六钱，共成一两二钱；木通二钱，共成五钱；晚蚕沙三钱。

二十九日：渴欲饮水，水入则吐者，名曰水逆，五苓散主之。

苍术三钱，炒枯　桂枝三钱　茯苓皮六钱　半夏五钱　猪苓四钱　泽泻四钱　藿香三钱　生姜汁三匙　煮三杯，分三次服。

七月初二日：饮食有难化之象，于原方内去苍术，加广皮炭四钱、神曲三钱、益智仁二钱、小枳实三钱，以通胃腑，并醒脾阳。

初七日：右脉洪数，六腑不和，食后恶心，二便不爽，暑湿所干之故。议宣三焦。

生石膏三两　茯苓皮六钱　黄芩炭三钱　飞滑石六钱　生薏仁五钱　姜半夏五钱　小枳实三钱　益智仁三钱　白蔻仁一钱五分　广皮三钱　生姜三片　煮三杯，分三分服。

初九日：加益智仁、小枳实。

初十日：中焦停饮，晚食倒饱，是脾阳不伸之故。一以理脾阳为法。

姜半夏五钱　茯苓五钱　益智仁一钱五分　川椒炭八分　生薏仁五钱　广皮三钱　小枳实二钱　煨草果五分　白蔻仁一钱五分　煮三杯，分三次服。

十七日：停饮兼痹，脉洪，向用石膏，并不见效。数日前因食后倒饱。脉不大。石膏已用至三十斤之多，转用温醒脾阳，丝毫不应，水之蓄聚如故，跗肿不消，胃反不开，右脉复洪大有力，小便短。思天下无肺者无溺，肺寒者溺短，肺热者无溺，仍用石膏凉肺胃。

生石膏四两　桂枝三钱　枳实五钱　防己四钱　姜半夏五钱　生薏仁五钱　广皮五钱　煮三杯，分三次服。

二十一日：于前方内加茯苓皮五钱、杉皮五钱，减石膏二两。

二十二日至二十四日：石膏只用四两一帖。

二十五日至二十八日：石膏每帖只用二两。

二十九日：饮聚不行，小便已清，少时即变臭浊，六腑之不通可知。大药已用不少，而犹然如是，病机之顽钝又可知矣。议暂用重剂，余有原案。

生石膏四两　杏仁八钱　云苓皮八钱　飞滑石一两　姜半夏八钱　防己三钱　海金沙八钱　小枳实五钱　广皮四钱　煮三杯，分三次服。

八月初一日：加石膏二两。

初二日：又加石膏二两。

初七日：减去广皮四钱、小枳实二钱。

初十日：脉之洪大不减，加石膏二两。

十一日至二十七日：仍服前方。

九月初四日：服石膏至五十斤之多，而脉犹浮洪，千古来未有如是之顽病，皆误下伤正于前、误补留邪于后之累，今日去补阳明药，盖阳明之脉大也。

生石膏八两　防己五钱　云苓皮一两　木通三钱　飞滑石二两　杏仁泥一两　小枳实五钱　煮四杯，分四次服。

专以苦淡行水，服两帖再商。

初七日：复诊加生石膏四两，共成十二两。服四帖。

十三日：脉洪滑，痰饮未除，晨起微喘，足跗肿未消尽，余有原案。

生石膏八两　半夏六钱　生薏仁六钱　飞滑石一两　云苓皮六钱　杏仁四钱　葶苈子三钱　木通四钱

十五日：气已不急，去葶苈子；右脉仍洪，加石膏一倍，共成一斤。

十六日：气急者得葶苈而止，右脉之洪大者得石膏一斤大减。病减者减其制，但脉仍滑数，加行痰饮。

生石膏六两　半夏一两　枳实三钱　杏仁四钱　云苓皮五钱　旋覆花四钱，包煎　广皮四钱　香附五钱　煮四杯，分四次服。

十八日：脉渐小，减石膏二两。服二帖。

二十日：脉洪数，加石膏八两，共成十二两。服二帖。

二十二日：脉洪数减，减石膏六两，加葶苈子一钱五分。

二十五日：脉之洪大者得石膏一斤，业经大减。病减者减其制，俟脉复洪大有力，再酌加其制。

生石膏十二两　半夏一两　香附五钱　枳实五钱　云苓皮五钱　旋覆花四钱，包煎　广皮四钱　杏仁四钱　煮四杯，分四次服。

二十九日：小便短，于原方加飞滑石一两。

妙应丸：《金匮》谓"凡病至其年月日时复发者当下之。"此证痰饮兼痹，自正月服药至十月，石膏将近百斤之多，虽无不见效，究未拔除病根。左胁间漉漉有声，不时喘咳，此水在肺也。《金匮》曰："水在肺，十枣汤主之。"又谓："偏弦饮澼。"又谓："咳家之脉弦尚有水，十枣汤主之。"又谓："咳家一百日至一岁不死者，十枣汤主之。"合而观之，此证当用十枣无疑。但十枣太峻，南人胆怯，未敢骤用，降用妙应丸，续续下之，庶无差忒也。

制甘遂五钱　制大戟五钱　白芥子五钱

共为细末，神曲糊为丸，如小梧子大。从三十丸服起，得下痰水即止。停数日水不尽，再服，以尽为度。

十月初二日：服妙应丸二分六厘，大枣三枚煎汤下，清晨服。约二刻，先从左胁作响，坠痛至少腹，便下绿水胶痰碗许。

初三日：服妙应丸二分六厘，大枣二枚煎汤下，便下痰水如前，汤药未服。

初四日：气喘，于前方内加：石膏四两，共成一斤；杏仁四钱，共成八钱；广皮二钱，共成六钱；加桂枝六钱、生姜四钱。服四帖。

初八日：生石膏一斤　半夏一两　茯苓皮六钱　飞滑石一两　小枳实五钱　杏仁八钱　旋覆花四钱，包煎　苏子霜二钱　广皮三钱　煮四杯，分四次服。三帖。

十一日：服妙应丸三分。

十二日：脉仍洪大有力。

生石膏八两　薏仁六钱　半夏六钱　香附三钱　云苓皮六钱　旋覆花四钱，包煎　杏仁四钱　广皮三钱　煮三杯，分三次服。

十三日：飞滑石一两　半夏一两　杏仁八钱　桂枝六钱　枳实五钱　茯苓皮五钱　旋覆花四钱，包煎　广皮四钱　香附三钱　苏子霜二钱　煮三杯，分三次服。

二十日：去香附，加苏子霜。

二十二日：妙应丸三分四厘，服之即下痰水。

二十九日：妙应丸三分八厘，服之下痰如前。

十一月初四日：右脉洪数，本有聚饮，小便不长。

生石膏一斤　飞滑石一两　小枳实四钱　半夏六钱　茯苓皮六钱　晚蚕沙三钱　生薏仁六钱　杏仁六钱　白通草二钱　煮三杯，分三次服。

初六日：服妙应丸三分八厘，下痰水如前。

十一日：于前方加郁金三钱。

十二日：于前方加广皮三钱、石膏八两。

十三日：于前方加枳实二钱、旋覆花（绢包）四钱。

十四日：于前方加苏子霜四钱。

十五日：服妙应丸四分六厘，下痰水如前。

十六日：服妙应丸六分，下痰水如前。

十七日：痰饮喘咳，右脉洪，左关独浮。与建金制木法。

生石膏八两　半夏六钱　杏仁六钱　香附四钱　旋覆花四钱，包煎　苏子霜三钱　青皮三钱　煮三杯，分三次服。

二十二日：服妙应丸六分。自服丸药，每次皆下痰水，惟此次未下，以服药后即食粥也。

二十三日：服妙应丸六分，大便仍行痰水。

二十七日：洪大之脉已退，惟两关独浮，右大于左而兼实。木陷入土，与两利肝胃，兼开膀胱，小便短而水易停故也。

飞滑石一两　半夏六钱　云苓皮六钱　白芍四钱，酒炒　旋覆花三钱，包煎　香附三钱　苏子霜三钱　广皮三钱　青皮二钱　煮三杯，分三次服。

十二月初一日：数日不服石膏，右脉复洪数，左关之独浮者亦未十分平静。与金木同治法。

生石膏六两　半夏六钱　云苓皮六钱　杏仁六钱　飞滑石一两　小枳实六钱　香附四钱　旋覆花四钱，包煎　煮三杯，分三次服。

以后凡右脉大者，服此小即止。

初二日：服妙应丸六分，下痰水如前。

初三日：仍服初一日原方。二帖。

初五日：于初一日方内加桂枝五钱、广皮四钱，以畏寒故也。服五帖。

初十日：服妙应丸八分，下痰水如前。

十一日：于前方内去桂枝、广皮，脉不肯小故也。再服五帖。

十六日：服妙应丸一钱，仍下痰水如前。

丁亥正月十九日，曹，四十五岁。咳嗽，脉洪大数实，面色黧黑，已为难治，况左胁板痛，卧不着席。此水在肝也，更为重极之证。先与大青龙以平其脉，再议逐胁下之饮。

生石膏四两　麻黄三钱，去节　生姜五片　炙甘草三钱　杏仁泥五钱　桂枝三钱　大枣三枚，去核
细辛二钱

煮三杯，先服一杯，得汗止后服，不汗再服。

二十日：痰饮喘咳无汗，六脉洪大数实，与大青龙全剂，脉小咳减，惟口渴思凉未除，脉仍带数。仍与大青龙去麻、辛可也。

生石膏三两，先煎代水　桂枝三钱　小枳实三钱　姜半夏六钱　杏仁泥六钱　云苓六钱，半皮半块　炙
甘草三钱　煮三杯，分三次服。

二十一日：于原方内减石膏一两，加枳实二钱、广皮五钱。

二十二日：痰饮喘咳，左边卧不着席，脉洪大数实，与大青龙三次见效，脉已平复，惟仍数耳。

生石膏二两　云苓六钱，半块半皮　桂枝三钱　小枳实三钱　姜半夏六钱　炙甘草三钱　杏仁泥五钱
广皮五钱　煮三杯，分三次服。

丙戌四月十五日，陈女，十五岁。六脉弦数，午后身热，前曾腹胀泄泻，痰多喘咳，气上阻胸，内饮招外风为病，兼有伏暑之象。与通宣三焦。

云苓块六钱　生薏仁五钱　白蔻仁一钱五分　姜半夏五钱　杏仁泥三钱　旋覆花三钱，包煎　黄芩炭
一钱五分　藿香梗三钱　煮三杯，分三次服。

十八日：六脉弦数，较前虽减，而身热未除，喘咳亦减，胃少开，郁少舒，仍宗前法，余有原案。

云苓皮六钱　生薏仁五钱　广郁金二钱　姜半夏五钱　旋覆花三钱，包煎　黄芩炭三钱　白蔻仁二钱
藿香梗三钱　杏仁三钱　青皮二钱　青蒿二钱　煮三杯，分三次服。

二十日：肝郁夹痰饮，咳嗽气上阻胸，寒热。与宣肝络以开郁，和胃以逐饮，降肝气、镇肝逆以去气阻，调营卫以止寒热，余有原案。

代赭石五钱，煅　桂枝三钱　炒白芍三钱　旋覆花三钱，包煎　姜半夏五钱　香附三钱　广郁金二钱
归横须二钱　降香末三钱　广皮三钱　煮三杯，分三次服。

二十三日：肝郁夹痰饮，兼有伏暑寒热，前与通宣三焦，继以调和营卫，宣肝郁，逐痰饮。两法俱效，仍宗第二法。

代赭石三钱，煅，飞　桂枝三钱　生薏仁五钱　香附三钱　旋覆花三钱，包煎　炒白芍三钱　归须二
钱　姜半夏五钱　广皮三钱　白蔻仁一钱　广郁金二钱　降香末二钱　煮三杯，分三次服。

二十六日：脉大则病进，脉小则病退。肝郁夹痰饮，三法俱效，仍以两和肝胃、调和营卫立法。

代赭石五钱，煅，飞　桂枝三钱　降香末二钱　香附三钱　新绛纱三钱　炒白芍三钱　归须二钱　旋覆花三钱，包煎　广皮三钱　益智仁一钱五分　姜半夏五钱　煮三杯，分三次服。

二十九日：诸证向安，惟余痰饮，经未行。仍与两和肝胃。

茯苓块五钱　桂枝三钱　姜半夏五钱　香附三钱　炒白芍三钱　广皮三钱　降香末三钱　生姜三大片　全当归二钱　煮三杯，分三次服。

五月初四日：脉和，昨日经行，经前腹痛，色紫黑，今日不痛，但少腹胀。须服化癥回生丹一二丸。

姜半夏三钱　桂枝二钱　香附三钱　广皮二钱　焦白芍二钱　降香末二钱　归须二钱　生姜三片　煮二杯，分二次服。

己丑正月初七日，舒氏，四十一岁。痰饮喘咳夜甚，胁痛，少腹亦痛，溺浊，水在肝也，经谓之悬饮。悬饮者，十枣汤主之。恐其太峻，宗其法而不用其方。

姜半夏五钱　生薏仁六钱　旋覆花三钱，包煎　香附三钱　云苓皮六钱　小枳实三钱　降香末二钱　广皮三钱　苏子霜三钱　煮三杯，分三次服。

己丑正月十一日，鲁氏，七十二岁。痰饮喘咳，倚息不得卧。左畔更不能着席，下有饮水在肝也。加逐肝中之饮，与小青龙法。

姜半夏六钱　桂枝四钱　广橘皮三钱　旋覆花三钱，包煎　小枳实四钱　香附三钱　五味子一钱五分　干姜四钱　炙甘草二钱　煮三杯，分三次服。

十四日：痰饮喘咳，倚息不得卧。前与小青龙法，痰少活，右手今日脉结。块痰所致。重与利肺气为要。

姜半夏六钱　苦桔梗五钱　杏仁五钱　云苓块五钱　小枳实四钱　旋覆花三钱，包煎　广皮三钱　苏子霜三钱　生姜汁三匙，冲　煮三杯，分三次服。

十八日：痰饮喘咳，倚息不得卧，脉结。前与利肺气治结脉法，兹结脉已愈，但自觉冷气上冲，当伐其冲气。

云苓块一两　桂枝六钱　广橘皮三钱　姜汁三匙，冲　小枳实四钱　姜半夏六钱　干姜四钱　甘澜水煮三杯，分三次服。

乙丑二月初八日，氏罗觉，少阳胆络偏头痛，系上焦火病属阳；胸满短气，不食不便，咳喘，脉沉弦，头面肢肿，欲小便则寒噤，系中下焦水病属阴。阴阳、水火兼病，碍难措手，勉与清上焦勿犯中下二焦，俟上焦愈，再治下焦。

连翘三钱　牛蒡子二钱　钩藤三钱　刺蒺藜二钱　银花三钱　荆芥穗一钱　丹皮二钱　茶菊花三钱　桑叶三钱　煮三小杯，分三次服。服一帖，头痛减。

初九日：痰饮误用苦寒，以致胸满短气，便闭不食。

姜半夏八钱　小枳实四钱　广皮三钱　杏仁泥八钱

煮三杯，分三次服。以大便通为度。服一帖，便通思食，胸满除，但头复微胀。

壬辰正月二十八日，珠氏，三十岁。六脉沉弦细弱，阳气虚极，呕吐停水，食少，再吃生冷猪肉咸味，不可救矣。

茯苓块六钱　吴萸三钱　橘皮四钱　良姜三钱　川椒炭三钱　姜半夏六钱　生姜五钱　煮三茶杯，分三次服。

二月初二日：即于前方内去良姜，加干姜炭三钱。

初五日：阳虚受寒，服温药已效，仍有胁胀脐痛，六脉弦细。

姜半夏五钱　吴萸二钱　厚朴二钱　川椒炭三钱　小茴香三钱，炒黑　良姜二钱　香附三钱　青皮二钱　广橘皮三钱　煮三杯，分三次服。

初九日：于前方内加茯苓块五钱。

十二日：阳微，脉弦细，胁胀减而腹痛未除。

吴茱萸三钱　乌药二钱　槟榔二钱　小茴香三钱，炒　广橘皮三钱　良姜三钱　青皮二钱　生姜三片　川椒炭三钱　煮三杯，分三次服。

二十二日：本受燥金寒气，又加肝郁胁痛，治在肝络。

新绛纱三钱　香附三钱　苏子霜三钱　旋覆花三钱，包煎　姜半夏五钱　青皮二钱　川椒炭三钱　归横须二钱　降香末三钱　橘皮三钱　煮三杯，分三次服。

以上出自《吴鞠通医案》

曹沧洲

某左。咳嗽气急，吐痰浓薄不定，足肿面浮，脉微弦，此属支饮。由脾经化湿生痰，上输于肺所致，防喘满并增。

桂枝四分　茯苓四钱　五加皮三钱　象贝四钱　白杏仁四钱，去尖　款冬花一钱半　瓦楞壳二两　防己一钱半　生草三分　生米仁四钱　冬瓜皮四钱　赤芍三钱

某左。脾湿蒸痰，痰贮于肺，肺气上逆，咳逆气急，倚几不得卧，舌白黄，背恶寒，少寐，脉软数。防作喘，勿忽。

归身一钱五分　苏子一钱五分　旋覆花一钱五分，绢包　盐半夏三钱　款冬花三钱，炙　白芥子一钱　代赭石四钱，煅　冬瓜子七钱　白杏仁四钱，去尖　海浮石四钱　朱茯苓四钱　玉蝴蝶二分　生谷芽五钱，绢包

某左。客冬背寒，今肠鸣漉漉，如囊裹浆，小溲少，痰多胸闷，脉细，积饮阻遏中阳，一时不易速效也。

桂枝四分　猪苓一钱五分　陈皮一钱　炙鸡金三钱，去垢　漂白术一钱五分　泽泻三钱　法半夏一钱五分　大腹皮三钱　茯苓五钱　车前子三钱，包　白芥子一钱　五加皮三钱　陈麦柴三钱

某左。胃浊不降，积饮作吐，半月来饮食不思，脘腹作痛，痛至神思疲乏，脉软，不寐，寐则惊惕，舌黄。防积久成膈。

旋覆花一钱五分，绢包　上川连五分，盐水炒　朱茯神五钱　石决明一两，煅　煅瓦楞粉一两，绢包　淡吴萸二分，盐水炒　枳壳一钱半　生谷芽五钱，绢包　川石斛四钱　乌梅肉三分　竹茹三钱　绿萼梅一钱

某左。初诊：痰饮为表邪所遏，肺胃之气不能肃降下行，熏蒸旬日，痰、湿、热无一不从

火化，咳逆气粗，肌灼神躁，所吐尽是浓黄黏稠之痰。痰者火之标，火甚则逼动肝木，加以心营素亏，浮火益烈，已有搐搦糊语，喘急不寐等状，脉来弦动不调。病属上实下虚，正不敌邪，正值攻补两碍风波迭起之际，暂以徐文才轻可去实之法进之，以观动静，倘能即此应手，最为幸事。

南沙参　紫贝齿　朱茯神　玉蝴蝶　川贝　朱连翘　海蛤粉　蛤蚧尾　宋半夏　赤芍　海浮石　上濂珠　鲜竹沥

夜服：黛蛤散七钱　知母三钱　竺黄片三钱　朱茯苓四钱　川贝三钱　甜瓜子七钱　生石决明二两　生草四分　鲜芦根二两

二诊：考痰饮一证，《内经》只论饮而未言及痰，至汉张仲师始创论痰饮及悬饮、溢饮、支饮，并留饮、伏饮之说，治其源不外内饮治肾，外饮治脾，然病因非一端，病之牵涉亦无一定。就现在所病，昨日几有痰热、内火一齐升越，上扰神明，下激肾真之势，斟酌再三，以清金制木、下痰顺气进之，今脉伏较能敛静，舌垢较能化薄，气急较平，形色较正，昨寐颇能宁谧，此皆病之有减无增之佳象也。但气阴已乏，痰火犹重，肺降肾纳不克如循常度，惟养阴分以敛浮游之火，清痰热以复肃降之令，加以息心养神，俾有气顺痰化早得奏效为幸。

西洋参　宋半夏　石决明　甘草　南沙参　黛蛤散　白石英　玉蝴蝶　川贝母　海浮石　朱连翘　蛤蚧尾

另服鲜竹沥一两入化橘红二分，上濂珠粉。

是夜汤头用：玉泉散四钱　南沙参四钱　代赭石四钱　紫贝齿一两　冬瓜子一两　海浮石五钱　朱拌抱木茯神七钱　甜杏仁三钱　鲜芦根二两

三诊：经云："阳气者烦劳则张。"大凡心阳动则浮阳亦动，肝火升则气火亦升，火升则痰来，阳浮则易喘，所以息心涤虑最为定喘降痰之妙法。刻下痰浓带黑，积饮蒸痰，邪火煅炼而然也。咳多即气急，肺失肃降，上实下虚也。夜来语多错杂，易有神思躁扰之象，阴不涵阳，痰火上扰神明也。脉左弦，右滑数，已无错综之状。舌垢退，而底苔尚厚，痰热之重不言而喻。本元虽弱尚不能遽作峻补，今方拟泄火化痰为急则治标之法，佐以育阴安神，俾标本不致偏胜。

羚羊角　原金斛　代赭石　甜瓜子　西洋参　川贝　海浮石　白茅根　南沙参　宋半夏　紫贝齿　珍珠粉四分　竹沥二两入　化橘红二分　蛤蚧已进两次，今可撤去矣。

另用参须七分，用秋石三厘同拌；生地炭四钱；紫贝英四钱，同打。

清煎，时时饮之，可以养气纳气不滞痰浊。夜服汤头，再入抱木茯神五钱，夜合花（蜜炙）一钱半，炒枣仁一钱。

四诊：昨竟安和，夜来稍有烦躁，于即安寐，又得大便，并无糊语不宁等状。且腹中自然之气已能由渐运动，此痰火解开，心肾交而肝肺升降得和之佳景也。今晨右脉滑数得减，左部尚觉弦疾上驶，上焦所蕴痰热较化，心营虚而肾不摄肝，肝木尤未遽平也。所病本非一朝一夕而得，所虚亦非一脏一经之损，药以治病，尤宜养息以治本。至用药一道，痰热必须清理，不清则火易动痰，痰易壅气作喘也。阴分不得不养，不养则水不济火，火辄上浮，反复易如反掌也。气分又不能不利，否则气不运痰，痰浊中阻，其升降之隧道又属可虑之至也。今方拟清上而不涉中下，养气而勿令动火，育阴而不滞痰浊，标本兼治方有裨益。

羚羊角一钱半　西洋参一钱半　知母一钱半　抱木茯神四钱，辰拌　石决明一两半，生煅　南沙参四钱　川贝一钱半，去尖　枣仁一钱半　原金斛四钱　海浮石四钱　宋半夏一钱半　竹沥一两，冲入

仍用人参须、生地炭清煎饮之。

是夜汤头所用：朱茯神　枣仁　煅瓦楞子壳　北秫米　夜合花　宋半夏

五诊：病情化险为夷，转机迅速，甚为可喜之至。溯发病之始，风寒伤其外，烦虑困其中，停痰积饮为表邪触之而发，因气弱不运而致肺卫失宣、中阳被遏，以温药和之，正合病机。无如本体不充，既不能尽达表邪，复不能全撤病饮，日复一日，所谓痰饮也，风寒也，无一不蒸热化火，上壅肺气，下动肾真，既扰肝风，又及心神，以致危象结集，几难着手，斟酌再三，始以舍常求变之法应之，专以急则治标为宗旨，幸而日起有功，然所损已非浅甚少矣。今诊脉数象较退、弦象较和，已无鼓指上驶之象。然舌苔发黄，痰热尚多未解，不能不格外谨慎。至神思不振，夜寐间有不宁，皆属病后应有之象。循法善调，加以息心调养，可日臻坦境矣。

羚羊角　原金斛　川贝　枣仁　石决明　全瓜蒌　知母　甘菊　西洋参　宋半夏　茯神
连翘　竹沥

某左。痰饮由脾传肺，肺病作咳，累及其肾，渐增气急、吐痰，厚薄不定，小溲赤，脉濡弦，大便溏，腿足肿，舌垢，口渴不多饮，气不至故燥，中无阳故不渴，胃纳不开，渐至脏真竭，最虑腹满增喘。

金水六君丸七钱，包　淡芩炭一钱半　冬花三钱　胡桃肉三枚，紫皮　白石英五钱，煅　川贝三钱，去尖　冬瓜子七钱　竹茹三钱　盐半夏一钱半　海蛤粉七钱，包　茯苓四钱　玉蝴蝶五分　通草一钱　生谷芽五钱

以上出自《吴门曹氏三代医验集》

曹南笙

某右。初诊：诊脉右虚左小弦，面色黄少华采，左胁肋痛，五六年未愈，服旋覆花汤不应，用参、归、熟地、桂、芍、炙草，服之大痛，转金铃、半夏、桃仁、延胡、茯苓，大吐大痛兼作。凡久恙必入络，肝络久病，悬饮流入胃络，致痛不已，议太阳、阳明开阖方法。

茯苓　炙草　桂枝　煨姜　南枣　人参

二诊：服苦药痛呕，可知胃虚，以参、苓阖阳明，用草、桂开太阳并辛香入络，用姜、枣通营卫，生姜恐伐肝，故取煨以护元气而微开饮气也。前方服之痛止，议丸方。

人参　半夏　川椒　茯苓　桂枝　煨姜南枣汤丸。

某左。味过甘腻，中气缓不主运，延经百天，聚气结饮，东垣云病久发不焦，毛不落，不食不饥乃痰饮为患。饮属阴类，故不渴饮，仲景五饮互异，其要言不烦，当以温药和之。通阳固无容疑，大意外饮治脾，内饮治肾，是规矩准绳矣。

苓桂术甘汤。

某左。肌肉丰溢，脉来沉缓，始发右季胁痛，汤饮下咽，汩汩有声，吐痰涎，头痛。此皆脾胃阳微，寒湿滞聚，温中佐其条达运通为宜。

茅术　厚朴　半夏　茯苓　陈皮　炙草　淡姜渣　胡芦巴　姜汁泛丸。

某左。昔肥今瘦为饮。仲景云脉沉而弦是为饮家，男子向老，下元先亏，气不收摄则痰饮

上泛，饮与气涌斯为咳矣。医者先以清肺降气消痰久而不效，更与滋阴，不知痰饮皆属浊阴之化，滋则堆砌，助浊滞气。着枕咳呛一端，知身体卧着，上气不下，必下冲上逆，其痰饮伏于至阴之界，肾脏络病无疑，形寒畏风，阳气微弱，藩篱疏撤，仲景云饮邪必用温药和之，更分外饮治脾、内饮治肾，宗此意以立方。

桂苓甘术汤。

熟附都气加胡桃。

某左。初诊：头中冷痛，食入不消，筋脉中常似掣痛，此皆阳微不主流行，痰饮日多，气隧日结，致四末时冷，先以微通胸中之阳。

干薤白　桂枝　半夏　茯苓　瓜蒌皮　姜汁

二诊：微通其阳已效，痰饮阻气，用茯苓饮去广皮，加姜汁。

以上出自《吴门曹氏三代医验集》

金子久

中虚积饮，气升作喘，脉象虚软而滑，年逾五旬，殊难根杜，宜仿仲景温药和之。

东洋参　于术　炙甘草　冬瓜子　干姜拌五味子　姜半夏　茯苓　炙紫菀　淮牛膝　橘红　竹茹　款冬花

二诊：前方温运和阳之法，服后诸恙渐见松象，究竟高年真阳虚弱，脾阳肾阴犹亏，终难骤然恢复，而痰饮之源，犹属深固，岂能杜根，所以气机之升降，总未能调养。胃亦失运，中脘时觉作痛，或有呕恶气逆，而大便亦欠坚实，脏阴亏乏，腑阳失司，脉象柔弱，左部略带弦势，届值春木司权，肝木不免凌犯脾土，且下元不振，则清气未便转旋，中宫气馁，则浊阴易于潜居，合理中扶阳之法。

东洋参　干姜　川附炒苡仁　姜半夏　茯苓　木香　采云曲　于术　广皮　谷芽　桂枝炒白芍　蔻仁

三诊：脾不运则积食，胃不降则脘泛，究属高年中元将衰，则真阳无以鼓舞，脉象弦滑，温理中焦颇合，仍由旧章出入。

东洋参　姜半夏　干姜　于术　广皮　云茯苓　谷芽　竹二青　藿香梗　佩兰叶　炒白芍　川附子

脾为生痰之源，肺为贮痰之器，可见治肺为标，治脾为本。形寒畏风者，卫气虚也，卫即肺也；动辄气逆者，肾气虚也，肾主纳也，可见治喘急者，治肺为流，治肾为源。无如湿痰蟠聚乎中，滋补肾阳，恐助痰浊，然治肺者，即是顾肾，以金为肾母，母实则子实也，而水亏则木旺，冲激上焦则肺气反受害，金能克木，金虚难胜，所以养其肺金者，令其金实，则肝木上凌可以肃制也。诊脉左部弦数，右寸关部滑大，惟滑大有实象也，此为邪实，原非正实，所谓实者假实也，虚者真虚也。调治法程，当清其上，勿害其下，兼治其脾，亦可养金，是为脾肺子母相生之机，至于外卫少固，亦宜兼顾。

于术　防风　黄芪　桂枝炒白芍　茯苓　姜半夏　橘红　川贝　淮牛膝　白前　海浮石　款冬花　枇杷叶

左右脉象均见弦细，弦为饮邪，细为阴虚，饮食入胃，游溢精气，氤氲中焦，悉化痰饮，蓄于脾，贮于肺，妨升碍降，窒滞呼吸，时或嗽逆，时或喘急，顺上焦之呼，纳下焦之吸，呼气利则痰饮自化，吸气利则喘急自平。届值燥火司权，忌用温燥之品。

炙鳖甲　炙龟板　左牡蛎　旋覆花　杏仁　川贝母　广橘红　淡秋石　淮牛膝　煅磁石青铅　枇杷叶

痰饮之根起于脾肾阳亏，咳嗽之作由于肝肾气逆，平日操持萦思，肝胆气火易升，脉象均得柔静，两尺更见沉弱，惟左右关略带弦势。弦为饮邪，沉为阳亏，督背畏冷手指亦寒，是真阳鼓舞失司也。治当温养脾肾，清肃肝肺，复入煦阳。

防风　黄芪　炙甘草　姜半夏　橘红　桂枝炒白芍　茯苓　巴戟天　款冬　干姜　五味子旋覆花　淮牛膝　别直参

痰与饮异名而同类也，终由中下脾肾阳亏，水谷积聚为湿，留于胸中，蒸于阳而为痰，凝于阴而成饮，蓄于脾，贮于肺，喘嗽由斯作矣，脉象左右濡软带虚，濡为气虚，弦为痰饮，调治之遭，非温运扶阳不可，录旨当仿金匮苓桂术甘汤主之。

茯苓　黑干姜　冬术　炙甘草　姜夏　橘红　东洋参　桂枝炒白芍　冬瓜子　牛膝　车前子

饮有内外之分，喘有虚实之别。痰带甜气，乃脾家外饮无疑；动辄短气，是肾虚气海少纳；阳虚于外，肢冷而形寒；阴凝于内，咳呛而痰多。脉象沉弦，舌质滑白。当用温肾以纳气，补脾以蠲饮。

巴戟天　胡桃炒补骨脂　桂枝炒白芍　干姜捣五味　淮牛膝　磁石　姜半夏　橘红　绵芪银杏　茯苓　于术

痰饮为患，变端百出，加以跌仆，遂使痰气互阻，胁肋掣痛，朦胧错语，手足振动，脉象弦滑。痰迷形状已见，风动端倪已露，急当涤络中之痰，借以泄胆中之风。

胆星　滁菊　龙齿　橘红络　茯苓神　礞石　郁金　石决明　桑叶　白芥子　丝瓜络　旱竹沥

痰饮气喘由来已久，肺、脾、肾三脏均虚，盖以目下燥火正盛，与本有之浊痰交扇互蒸，势更鸱张，又且吸烟伤气，厚味滞中，于是喘急愈甚，浊痰愈多，壅滞胃中，寝不安寐。形寒形热，此表有新邪也。便溏便结，此肺热移肠也。舌质剥腐相兼，阴伤而兼浊盛。右寸关脉滑大，气虚中挟实邪。治热碍湿，治实碍虚，然上焦壅塞如斯，若不急为开涤，肺胃气机愈阻矣。

旋覆花　胆星　海浮石　茯神　桑叶　竹茹　赖氏红　西黄　蛤壳　甘草　枇杷叶　糯稻根

二诊：左脉大势较退，弦象未平，右部数象已减，滑势尚留。大退者，阳已潜藏也；弦者，木火未静也；数减者，火势渐获廓清也；滑者，浊痰尚盛也。浊痰之生本于脾胃，蓄于中焦，贮于上窍，上焦既为痰阻，则失其如雾之义而肺气郁，于是痰出不爽，音出不扬。夫肺脏象天，脾脏象地。肺之通调水道下输膀胱者，有若天气降而为雨之义；脾之布散精微上归于肺者，有似地气升而为云之象。肺脾清肃健运，则升降无碍而呼吸自如，一经浊痰壅滞人身，亦同天地之晦塞矣，此咳呛气逆之由作也。舌中松白兼有绛色，四边白而起屑，全案为浊盛阴伤，于此显见一斑。

旋覆花　川贝　仙半夏　云茯神　枇杷叶　桑叶　糯稻根须　海浮石　蛤粉　橘红　竹茹

体质清癯，阴分固形不足；咳嗽痰浊，气分亦形有亏。咳之原自水不涵木，木旺则气逆而为咳；痰之本由土不制水，水旺则溢泛而为痰。然而不特此也，所进水谷，化气血者少，化痰浊者多。舌质薄糙，色见微黄，真阴虽亏，真阳未露，咳是虚咳，痰是实痰，治法惟宜顾本清源。

西洋参　麦冬　冬瓜子　橘红　半夏曲　淮牛膝　川贝　枇杷叶　茯苓　叭杏仁　霍山石斛　瓦楞子

二诊：气自左升，咳呛频仍，不独肝气多升而肺亦不降，《内经》所谓五脏六腑皆令人咳。痰如稀涎，气味带咸，非特脾湿化饮而肾亦酿痰，叶氏所谓外饮属脾、内饮属肾。食少痰多，阴伤液耗，形瘦便溏，已见气伤，液涸宜防，舌质薄糙，苔见微黄，左脉柔小，右脉滑大。壮水制火，令金脏得清化之权，养金柔木，俾土宫无戕贼之害。

西洋参　麦冬　霍石斛　冬虫夏草　白芍　半夏曲　川贝　橘红　茯苓　谷芽　南枣

三诊：饮食所进者少，痰饮所生者多，中焦日形薄弱，下焦日形亏乏，胃土不能培木，肾水失其涵木，木气由此冲急，金气因兹失降，咳呛气急在所不免。身体朝凉暮热，口中干而不渴，大便溏薄，小溲短少，舌苔黄腻，并不枯燥，脉象弦滑又不空大，精神时觉狼狈，生色实不易。肺为柔金，肝为刚木，治法惟宜甘缓介类，而肾恶燥，亦宜柔润。

西洋参　霍山石斛　冬虫夏草　石决明　牡蛎　川贝　茯苓　橘红　建莲肉　甘草　白芍茜草

四诊：肾为胃关，胃为肺母，肾不司胃，水谷之湿留蓄中焦，从阴化饮，从阳化痰，胃无供肺之资，清肃之气逆而上升，有时气急，有时咳呛。气觉左升属肝气也，痰为咸味属肾痰也。两手脉象寸盛尺虚，上实下虚，于此可见。舌布满苔，黄腻而润，火升痰多显然无疑。介类潜阳以柔肝木，甘平养胃借资肺金。

西洋参　霍山石斛　冬虫夏草　霞天曲　山药　石决明　牡蛎　白芍　毛燕根　川贝　茯苓　橘红

痰为怪物，变幻不一，仲春先有咳呛，继而失音，现在复加喘急，甚而肢厥，内饮外饮同时并发，表邪里邪，俱形混淆。汗出过多，表邪由汗而外泄，痰出颇多，里邪由此而廓清。夫表里之邪者标病也，似难一咳一呛而除，喘急已平，肢厥又瘥，冲气亢阳俱有升炽，饮邪木火皆随上逆，肺脏独受窒碍，声音为之重浊，肝脏独见横扰，胁际为之掣痛。肝多升眠难安枕，肺少降喉有痰响，脘宇似有嘈杂，显是阳动于中，形瘦时有轰热，亦是阳罩于外。痰如稀涎，味带咸味，岂不属内外之饮哉！稀涎之痰，气味之咸，终不越肾脾之虚也。左右脉象均见弦滑，浮取有力，重按无神，舌苔薄腻而白，口燥不喜渴饮，标病风波始平，本病影响愈起，痰饮为患，牢不可破，虚损一端，尤宜防护。最关系者，时值湿火用事，调治法程，未可注重一方，设或滋腻填补，适为痰浊树帜，若用清宣疏豁，反而消耗真元，当从半虚半实着想，庶无畸轻畸重之弊，录方即请明正。

旋覆花　橘红　茯苓　川贝母　鲜竹茹　淡秋石　青蛤散　淮牛膝　白石英　枇杷膏

二诊：昨夜眠不安枕，气逆未平，痰味虽不觉咸，形色状似稀涎，声嘶音哑，诚属金碎不鸣。茎缩溲沥，显系肾关不禁。脘宇自觉不适，胃纳遂使锐减，脉象弦滑，重按殊少神力，舌质薄白，咽喉稍觉燥痛。金为火煅，木失水涵，上焦愈实，下焦愈虚，久而不复，势必成损，现在痰蓄于脾而贮于肺，治法注重于上而次于中。

旋覆花　川贝　橘红　茯苓　枇杷叶　淮牛膝　青蛤散　淡秋石　甘草　扁豆衣　肺露

三诊：刻见痰声漉漉，气逆难平，不得不急治其标，拟平气清金涤痰。

青礞石　蛤壳　白石英　淮牛膝　沉香　陈胆星　川贝　石决明　桂枝　海浮石　淡甘草　姜竹茹

论气喘者，有肺肾虚实之分，肺主出气，肾主纳气，肺气升为实喘，肾气升为虚喘。论痰者，亦有虚实之殊，如风湿阻气酿成为实痰，肾水冲逆酿成为虚痰。刻下喉中痰声如锯，咯之颇不爽利，黏如胶漆，此痰非虚痰也；视其面色并不红亮，抑且痰无咸味，气逆能卧，此气非肾气也。诊得脉象滑大，不满十至而代，五脏真气已散，诸气逆乱以上，喘脱在即，岂不危哉！勉拟人参竹沥汤，希冀挽回于万一。

吉林参　青礞石　风化硝　海浮石　沉香　郁金　石菖蒲　川贝母　橘红　茯神　瓜蒌仁　甘草　竹沥

两举顺气涤饮，嗽逆逐渐平降，惟支脉中尚有饮浊羁留，故两胁下均有抽掣作痛，甚而牵及于腹则腹筒亦觉痛，肝脉布于胁肋，胆脉行于身侧，肝胆气滞不宣，故证见如上也。切脉左关细弦，尺部左虚右弱，舌光无苔而绛。后天脾阳不足，厥阴气火有余，肝主经络，肝营有亏，灌溉失司，是以周身经络皆痛，当用养金制火，令肺脏得清化之权，壮水抑木，使土宫无戕贼之害。

北沙参　麦冬　橘红络　川贝　旋覆花　当归　小青皮　淮牛膝　桂枝炒　白芍　干姜捣　五味子　红花拌丝瓜络　枇杷叶

平日操劳过思，心脾阴气暗耗，年已花甲有余，肝肾元海渐衰。心脾者，火土也，火虚则土弱，土弱则湿胜；肝肾者，木火也，水亏则木旺，木旺则火升。脾有湿火，肝有相火，是肺金所伤之源。湿火与木火交扇而互蒸结为脾浊，溢于上窍，久久欠散，结为窠囊，清气入之，浑然不觉，浊气入之，顷刻与痰浊狼狈相助，阻塞关隘，不容呼吸出入，而呼吸之气转触其痰，遂使气急如喘，痰壅咳逆，涎涕交出，状若伤风。诊脉象左手三部虚大而数，右手三部滑大而数，舌苔黄腻，并不干燥。黄腻者湿火也，而脉滑大者痰火也，弦大者木火也，推测病情，总由浊痰随火而上乘，所谓火动则气升，气升则痰升，丹溪所云，气有余便是火，故治痰以治火为先也。然气既与火而上升，亦可随火而下降，火降而气不降者何也？盖因窠囊之痰实其所造之区，不可以侨寓其中，转使清气逼处不安，说若为乱者然，如寇贼依山傍险盘踞一方，此方之民，势必扰乱而从寇也。故虽以治火为先，然治火不治其痰者无益也，治痰不治窠囊之痰与不治等也。治痰之道，曰驱、曰导、曰涌、曰涤，前人之法不为不详。至于窠囊之痰，如蜂子之穴于房中，如莲子之嵌于蓬内，生长则易，剥落则难，由其外室中宽，任用驱、导、涌、涤之药，徒伤他脏，此实闭拒而不纳耳。究而言之，岂第窠囊之痰不易除，即肺叶之外，募原之内，顽痰凝结多年，如树之有萝，宅之有苔，附托相安，仓促有艰于划伐哉！为今之计，当用泻肺之急以涤痰，潜肝之火以降气，务使左升不致太过，右降方可有权，则肺中之浊痰解散下行，从前后二阴而出，此上气喘急庶缓矣！

葶苈子　杏仁　橘红　白石英　仙半夏　茯苓　牛膝　川贝　丹皮　石决明　黛蛤散　瓜蒌皮

以上出自《金子久专辑》

丁泽周

麦左。风邪引动痰饮，溃之于肺，咳嗽气逆，屡次举发。姑拟华盖汤加减。

蜜炙麻黄三分　光杏仁三钱　清炙草六分　象贝母三钱　云茯苓三钱　炙远志一钱　仙半夏二钱　炙款冬钱半　旋覆花钱半，包　水炙桑皮钱半　海浮石三钱　鹅管石一钱，煅　炙白苏子钱半　银杏七粒，去皮壳

杨左。痰饮咳嗽多年，气喘不能平卧，大腹胀满，腿足浮肿。此脾肾阳虚，水湿泛滥，痰饮恋肺，喘肿重证。拟温肾运脾而化水湿。

熟附片八分　生白术四钱　连皮苓四钱　陈广皮一钱　仙半夏二钱　炙白苏子三钱　光杏仁三钱　金沸花钱半，包　炙款冬钱半　厚杜仲三钱　冬瓜子皮各三钱　鹅管石一钱，煅　补骨脂三钱，核桃肉二枚同炒

另医门黑锡丹八分，吞服。

二诊：痰饮咳嗽有年，迩来气急不能平卧，大腹胀满，脾肾两虚，水湿泛滥，痰饮恋肺。恙势尚在险途，再宜温肾运脾而化水湿。

熟附子块钱半　仙半夏二钱　炙白苏子钱半　厚杜仲三钱　连皮苓四钱　生白术三钱　陈广皮一钱　炙远志一钱　光杏仁三钱　金沸花钱半，包　冬瓜子皮各三钱　鹅管石一钱，煅　补骨脂三钱，核桃肉二枚同炒

金匮肾气丸（包煎）八钱，另加医门黑锡丹八分，吞服。

三诊：气喘咳嗽，腹胀腿肿均已轻减。惟脾肾阳虚，难以骤复，再宜温肾运脾而化水湿。

熟附子块钱半　连皮苓四钱　旋覆花钱半，包　生白术钱半　厚杜仲三钱　仙半夏二钱　生熟苡仁各三钱　陈广皮一钱　冬瓜子皮各三钱　炙远志一钱　炙白苏子钱半　鹅管石一钱，煅　补骨脂钱半，核桃肉二枚同炒　金匮肾气丸八钱，包煎

黄左。素有痰饮咳嗽，迩来气急不能平卧，面浮足肿，大腹胀满，梦语如呓，脉象虚细。肺、脾、肾阴阳俱亏，神不守舍，颇虑喘脱之变。姑拟扶土化饮，降气纳气。

连皮苓四钱　生白术三钱　仙半夏二钱　陈广皮一钱　煅牡蛎四钱　花龙骨三钱　冬瓜子皮各三钱　炒怀药三钱　炙远志一钱　补骨脂钱半，核桃肉二枚拌炒　金匮肾气丸八钱，包煎

殷左。脾肾两亏，痰饮恋肺，咳嗽气逆，潮热心悸，头眩眼花，舌质红，苔灰黄，脉象弦小而数。恙久根深，非易图功，姑宜养阴柔肝，清肺化痰。

南北沙参各三钱　川石斛三钱　左牡蛎四钱　青龙齿三钱　朱茯神三钱　炙远志一钱　川象贝各二钱　竹沥半夏二钱　瓜蒌皮二钱　甜光杏三钱　炒枣仁三钱　嫩白薇钱半　北秫米三钱，包

郑先生。心悸而烦，纳谷不旺，脉左弦细，右濡滑，苔微腻。皆由思虑过度，劳伤于脾，脾弱水谷入胃易于生湿生痰，生气不振。欲化其湿，必健其脾，俾得脾胃强健，自能生化精微，灌溉于五脏，洒陈于六腑者也。

仙半夏二钱　陈广皮一钱　青龙齿三钱　云茯苓三钱，朱砂拌　炙远志一钱　炒枣仁三钱　春砂壳八分　焦谷芽四钱　佩兰根钱半　炒川贝二钱　合欢皮钱半　绿萼梅八分

宁右。脾弱生湿，湿郁生痰，渍之于肺，咳嗽有年，交冬更甚，脉象濡滑。宜扶土化痰，肃降肺气。

云茯苓三钱　仙半夏二钱　炙远志一钱　生白术二钱　炒扁豆衣三钱　炙款冬钱半　旋覆花钱半，包　五味子三分　淡干姜三分　补骨脂钱半　鹅管石一钱，煅

吴右。肾主纳气，肺主降气，痰饮咳嗽有年，交冬更甚，痰饮阻塞肺络，肺气不得下降，肺病及肾，肾少摄纳之权，是以咳嗽气喘，难于平卧，纳谷减少，腑行溏薄，小溲不利，腿足浮肿，诸恙所由来也。经事不应至而至，甚则有崩漏之状，带下绵绵，此乃冲任亏损，血不归经，带脉失于约束也。左脉微细，右脉濡小而滑，按之无神，舌质光红。少阴水火两亏，火不生土，脾土愈弱，堤防不固，水气泛滥，灌注络脉，正气不到之处，即是水湿凝聚之所。证情夹杂，最难着手，择其要者而治之，勉以崇土化水，顺气纳气，六君子合肾气丸，复方图治。冀望中土有权，土能制水，水湿有路可出，始能转危为安。尚希明正。

吉林参须一钱　连皮苓四钱　米炒于术钱半　炒怀药三钱　法半夏二钱　煅牡蛎四钱　花龙骨三钱　炙款冬钱半　炙粟壳三钱　炒谷芽三钱　炒苡仁三钱　炒补骨脂钱半　蛤蚧尾一对　金匮肾气丸六钱，包煎

二诊：旧有痰饮咳嗽，去岁又患崩漏，动则气逆，难于平卧，腑行不实，小溲短少，腿足浮肿，脐腹胀满，纳谷减少，左脉微细，右脉濡小而滑。脾为生痰之源，肺为贮痰之器，痰之标在肺，痰之源在肾。肾虚水泛为痰，脾弱水积，积湿生痰，痰饮渍之于肺，肺病及肾，肾不纳气。肾为水火之脏，少火不能生土，土不制水，水湿泛滥横溢，灌浸腠理，喘肿所由来也。崩漏固是冲任阴伤，喘肿又属脾肾阳虚，少阴水火两亏，显然可见。欲滋阴清肺则伤阳，欲温肾运脾则伤阴，大有顾此失彼之弊。昨进崇土化水，顺气纳气之剂，尚觉合宜，仍守原意出入，冀中土有权，土能制水，水方有出路，始能出险入夷。

吉林参须一钱　连皮苓四钱　米炒于术钱半　炒怀药三钱　法半夏二钱　新会皮一钱　煅牡蛎四钱　花龙骨三钱　炙款冬钱半　炒川贝二钱　冬瓜皮子各三钱　炒谷芽三钱　炒苡仁三钱　凤凰衣钱半　金匮肾气丸六钱，包煎

三诊：崩漏根株不除，冲任亏损，带下绵绵，带脉失于约束。旧有痰饮咳嗽，动则气逆，难于平卧。腑行虽结，小便不多，少腹胀满。肾虚不能纳气，肺虚不能降气，痰饮随气上泛，清肃之令不行，少阴阴阳两伤，气化不及州都，故小溲不利而腿足浮肿也。诊脉左部微细如丝，右部濡小而滑，重按无神，脉证参合，未敢轻许不妨。再宜培土生金，以化痰饮；调摄冲任，而纳肾气。冀望中土有权，水湿下行，始能转危为安。

吉林参须一钱　连皮苓四钱　米炒于术钱半　凤凰衣钱半　左牡蛎四钱　花龙骨三钱　北秫米三钱，包　怀山药三钱　炙款冬钱半　法半夏二钱　藕节炭三枚　炒川贝二钱　新会皮一钱　冬瓜子皮各三钱　蛤粉炒阿胶二钱　济生肾气丸八钱，包煎

孟左。腿足浮肿，咳嗽气逆，不能平卧，脉象沉细。肾虚冲气上升，痰饮留肺，宜纳气顺气，崇土化饮。

甘杞子三钱　蛤蚧尾八分，入煎　厚杜仲三钱　连皮苓四钱　仙半夏二钱　炙远志一钱　炙白苏子钱半　煅牡蛎四钱　甜光杏三钱　炙款冬钱半　补骨脂钱半，核桃肉二枚拌炒　冬瓜子皮各三钱　鹅管石一钱，煅　金匮肾气丸八钱，包煎　医门黑锡丹五分，临睡时空心吞服。

二诊：腿足浮肿渐减，气急略平，咳嗽亦减，脉象沉细。肾虚不能纳气，痰饮恋肺，再宜顺气纳气，崇土化湿。

甘杞子三钱　蛤蚧尾一对　厚杜仲三钱　煅牡蛎四钱　仙半夏二钱　炙远志一钱　炙白苏子钱半　连皮苓三钱　炙款冬钱半　补骨脂钱半，核桃肉二枚拌炒　冬瓜子皮各三钱　鹅管石一钱，煅　银杏七粒，去皮壳　金匮肾气丸包煎，八钱　医门黑锡丹五分吞服。

金老先生。脉象短小而滑，舌苔薄腻而黄。气喘咳嗽，不能平卧，口干不欲饮，小溲短赤，纳谷衰少。高年肾虚，不能纳气，痰饮阻塞肺络，清肃之令不得下行。四肢逆冷，正虚阳气不得通达，颇虑喘脱之变，不谓言之不预也。宜纳气归肾，顺气化痰，未识能挽回否？

蛤蚧尾一钱　仙半夏二钱　化橘红八分　云茯苓三钱　炙远志一钱　川象贝各二钱　炙款冬钱半　旋覆花钱半，包　海浮石三钱　浮小麦三钱　冬瓜子三钱　淡竹沥一两五钱　真猴枣粉二分，冲服

二诊：昨投纳气顺气，温化痰饮之剂，四肢渐温，自汗亦少，惟气逆不能平卧，咳痰不爽，口干不多饮，舌苔灰腻而黄，脉象濡细而滑。肾虚不能纳气，新寒引动痰饮，渍之于肺，肺失清肃，还虑正气不支，致生变迁，再宜纳气归肾，顺气化痰，尚希明正。

蛤蚧尾一钱，入煎　仙半夏二钱　赖氏红八分　云茯苓三钱　炙远志一钱　象贝母二钱　炙款冬钱半　旋覆花钱半，包　光杏仁三钱　鹅管石一钱，煅　银杏七粒，去皮壳

崔左。脾弱欠运，水谷之湿，酿成留饮，清晨痰多，右胁下有痞，舌苔薄腻，脉象弦细而滑。宜理脾和胃，温化痰饮。

姜半夏二钱　淡吴萸五分　陈广皮一钱　云茯苓三钱　白蔻壳八分　春砂仁八分　炒谷麦芽各三钱　藿香梗钱半　白蒺藜三钱　陈香橼皮八分

二诊：清晨泛吐痰饮，右胁下有痞，按之作痛，且有遗泄，脉象左弦右濡滑。肝旺脾弱，水谷之湿，酿蒸痰饮，结于募原之间，再宜平肝理气，和中化饮。

代赭石三钱　旋覆花钱半，包　仙半夏二钱　云茯苓三钱　陈广皮一钱　白蔻壳八分　制香附钱半　白蒺藜三钱　炒谷麦芽各三钱　煅牡蛎四钱　花龙骨三钱　紫丹参二钱　陈香橼皮八分

陈左。痰饮咳嗽已久，迩来气逆不能平卧，四肢浮肿，大腹胀满。脾肾阳虚，痰饮恋肺，水湿泛滥，证势沉重。姑拟温肾运脾而化水湿。

川桂枝六分　连皮苓四钱　生白术二钱　陈广皮一钱　仙半夏二钱　大腹皮二钱　水炙桑皮二钱　熟附块钱半　炙白苏子钱半　炒补骨脂钱半　旋覆花钱半　福泽泻二钱　冬瓜子皮各三钱　淡姜皮五分

何右。痰饮咳嗽，甚则气急，遇感而发，畏风纳少，舌苔薄腻，脉象浮弦而滑，新邪引动宿饮，上搏于肺，肺气不得下行。阴虚肝旺之体，难用温剂，姑拟疏邪化痰，而降肺气。

炒荆芥二钱　炙白苏子二钱　光杏仁三钱　云茯苓三钱　炙远志一钱　半夏三钱　橘红八分　象贝

母三钱　旋覆花五钱，包　炙款冬一钱　鹅管石一钱，煅

朱先生。肾虚不能纳气，痰饮上泛，肺失清肃，脾弱积湿下注，痰饮咳嗽已久。迩来气喘不能平卧，腿足浮肿，纳谷无味，舌苔薄腻，脉象弦紧而硬，如无和缓之气。书云：无胃两目失明，精气无以上承也。喘肿重证，急宜温化水湿，顺气纳气，冀望气平肿消。始能出险入夷，尚希明正。

肉桂心四分　连皮苓四钱　生于术二钱　清炙草六分　仙半夏三钱　炙远志一钱　五味子三分，干姜二分同捣　甘杞子三钱　补骨脂钱半，核桃肉二枚拌炒　代赭石三钱　旋覆花钱半，包　上沉香片三分　熟附块二钱　蛤蚧尾一对　酒洗，烘研，泛丸服。

沈先生。素有痰饮，咳嗽气逆，迩来胸膺脘痛，纳谷减少，遍体酸楚，舌苔薄腻，脉象左弦右濡滑，足跗微肿。此脾肾本亏，痰饮恋肺，饮与气阻，阳失运行，浊阴上干，胃气失于下降故也。本虚标实，最难着手，饮为阴邪，非温不化，姑宜温化痰饮，顺气和胃。

仙半夏三钱　旋覆花钱半，包　真新绛八分　云茯苓三钱　水炙远志一钱　川郁金钱半　沉香片三分　带壳砂仁八分　炒谷麦芽各三钱　橘皮络各一钱　鹅管石一钱，煅

二诊：前投温化痰饮、顺气和胃之剂，胸膺脘痛已见轻减，而咳嗽咯痰不爽，动则气逆，自汗盗汗，神疲如迷，睡则惊悸，左脉弦细，右脉濡滑。此乃气阴本亏，虚阳逼津液而外泄，肾不纳，肺不降，痰饮随气而上泛也。脉证参合，颇虑虚中生波。今拟养正纳气，以敛浮阳；扶土化痰，而顺气机。冀望汗收气和，始克有济，尚希明正。

吉林参须一钱　左牡蛎四钱　花龙骨三钱　五味子四分　朱茯苓三钱　仙半夏二钱　炙远志一钱　橘白络各一钱　沉香片三分　旋覆花钱半，包　炒川贝二钱　鹅管石一钱，煅　浮小麦四钱　真猴枣粉一分　珍珠粉一分，二味冲服

三诊：投药两剂，胸膺脘痛渐减，盗汗自汗亦减，而咳嗽咯痰不爽，动则气逆，神疲似迷，睡则惊悸，纳谷减少，脉象濡细而滑。此气阴本亏，虚阳逼津液而外泄，痰饮恋肺，肺失肃降，肺病及肾，肾气不纳也。仍守原意出入。

吉林参须五分　煅牡蛎四钱　花龙骨四钱　朱茯神三钱　炙远志一钱　仙半夏二钱　橘白络各一钱　沉香片四分　旋覆花钱半，包　炙款冬钱半　炒川贝二钱　焦谷芽三钱　鹅管石一钱，煅　浮小麦四钱

四诊：自汗盗汗虽减未止，气逆亦减，咳嗽不爽，睡后口燥，形瘦神疲，腰酸骨楚，舌淡红，脉弦细而滑。肾阴久亏，不能纳气，津少上承，痰饮恋肺，清肃之令不得下行，还虑虚中生波。再宜扶土化痰，顺气纳气。

南北沙参各三钱　川象贝各二钱　炙款冬钱半　甜光杏三钱　抱茯神三钱　煅牡蛎四钱　竹沥半夏钱半　炙远志一钱　瓜蒌皮三钱　鹅管石一钱，煅　旋覆花钱半，包　蛤蚧尾八分，入煎　浮小麦四钱　糯稻根须一两，煎汤代水。

以上出自《丁甘仁医案续编》

何拯华

王嘉谋，年三十八岁。

辨证：湿夹溢饮。

原因：素患溢饮，时逢首夏，霉湿盛行，顿致新旧夹发。

证候：四肢倦懈，肌肉烦疼，脊背似胀，肘膝酸痛，恶寒无汗，小便短少。

诊断：脉右浮滑沉滞，左弦小涩，舌苔白滑。此时令之霉湿，袭于皮腠之中，内伏之溢饮，流行于经络之间也。

疗法：湿与饮互结于皮腠经络，其表湿固当微汗，而溢饮亦宜发汗，用麻黄汤合二术二陈汤加减。

处方：净麻黄八分　光杏仁三钱　姜半夏三钱　浙茯苓四钱　威灵仙二钱　川桂枝一钱　杜苍术一钱　炒广皮钱半　生苡仁四钱　独活一钱

次诊：连投二剂，遍身汗出津津，肢体舒畅，恶寒已除，肌肉烦疼亦减，惟肘膝关节尚觉酸痛，溺仍短少，脉右渐转流利，左尚弦涩，苔白微黄。此表湿虽解，而溢饮尚盘踞于四肢筋节之间也。当以萧氏七节汤加减，疏通关节，外治用洗澡法以蠲溢饮。

次方：归须钱半　川芎一钱　桂枝节一钱　甘草节五分　桑枝节五个　杉枝节三个　松枝节三个　桃枝节三个　真绛通一钱　路路通七个

次方：紫苏叶五钱　防风五钱　樟树叶五钱　酒炒桑枝一两　煎汤一大盆，乘热洗浴。

效果：内服汤方两剂，隔日洗澡一次，五日后关节痛除，溺亦畅利而瘥。

廉按：阴湿伤表，每多挟风，《金匮》云："法当汗出而解。但微微似欲汗出者，风湿俱去也。"又云："饮水流行，归于四肢，当汗出而不汗出，身体重痛，谓之溢饮。病溢饮者，当发其汗，大青龙汤主之，小青龙汤亦主之。"然则湿夹溢饮，皆当汗解也明矣。此案妙处全在外浴热汤、内服发汗煎药，盖病从此入者，仍欲其从此出，治法从《金匮》脱化而来。

施德培，年廿六岁，业商，住昌安门外。

辨证：中湿夹痰。

原因：素有痰饮，适逢首夏乍晴乍雨，晴则炎蒸，雨则沉闷，适感其气而猝中。

证候：初起头眩神倦，继即忽然昏倒，神识模糊，不省人事，痰响喉间，状类中风。

诊断：脉右沉小而滑，左沉细涩，舌苔滑白。此即类中门中之湿中也。由湿浊与痰饮相搏，上蒙清窍，顿致痰潮壅塞。虽云湿中，实则痰中，气返则生，不返则危矣。

疗法：宣窍开痰为首要，故以苏合香丸、远志、菖蒲为君，开其窍以解语，杏仁、瓜蒌为臣，下其气以降痰，佐以戈半夏消痰中之饮，使以皂角通上下之窍也。

处方：远志肉钱半，去心　鲜石菖蒲一钱，搓烂，冲　戈半夏一钱　光杏仁三钱　皂角五分　拌炒瓜蒌仁四钱　苏合香丸一颗，研细，药汤调服

次诊：一剂而咯痰出声，二剂而神醒能语，惟神倦嗜卧，头目眩晕，脉右沉缓兼滑，左微弦。此湿困脾阳而痰作眩晕也，治以豁痰定晕，仿东坦半夏天麻白术汤加减。

次方：竹沥半夏四钱　明天麻钱半　枳壳一钱　拌抄生于术钱半　抱木茯神三钱　广皮红一钱　远志一钱　生薏苡仁四钱　白芥子五分　拌捣瓜蒌仁四钱

三诊：连投两剂，眩晕虽止，而气弱神疲，肢懈无力，咳痰不爽，脉右浮滑沉弱，舌苔仍白而滑。治以益气化痰，用六君子汤加竹沥、姜汁。

三方：老东参一钱　浙茯苓三钱　姜半夏三钱　炒广皮一钱　生于术钱半　清炙草五分　淡竹沥两瓢　生姜汁半小匙，和匀，同冲

效果：连服四剂，诸证皆平，精神振作而瘥。

廉按：湿为阴邪，病发徐而不急，今忽状如中风者，由湿阻肺气，气郁则逆，挟素有之痰饮，堵塞其出入之清窍，故昏厥而不省人事。方用宣窍开痰，当然中肯，妙在苏合香丸之辛香开达，宣气通窍，故能奏速功，接方仿东垣法，三方用和剂局方，亦皆适当。

以上出自《全国名医验案类编》

梁右斋

朱永兴之幼子，二岁。

辨证：风热夹痰。

原因：客腊发现痰病，三月有余。前医屡以搜风化痰，燥热温中，愈服愈重，奄奄一息。

证候：满面青筋扛起，遍身瘦如鸡骨，喉间痰声漉漉，气喘汗出，十指黑筋扛起，时有寒热口渴，大便泄青色水粪，溺涩赤短，惟瞳神灵活。

诊断：纹紫脉数，青筋扛起，大便泻青，此厥阴经风热为病。

疗法：以辛凉清风，润燥豁痰。

处方：冬桑叶八分　双钩藤钱半　丝瓜络钱半　瓜蒌仁钱半　嫩桑枝一钱　白池菊一钱　淡竹茹钱半　川贝母八分　枇杷露　旋覆露合成一两，分冲

效果：一剂知，二剂痰热均减，至四剂病若失。

廉按：风热夹痰，最易激动肝风，上冲神经，陡变状如惊痫。似此辛凉熄风，清润涤痰，处方轻灵可喜，方中如再加羚角，尤为着力。

《全国名医验案类编》

袁焯

季姓妇，年约三旬，住本镇。

辨证：风寒夹痰饮。

原因：乙巳二月，外感风寒，内蓄痰饮，搏结于中，不得下降，致成斯疾。

证候：咳喘，倚息不得卧，恶寒发热，头疼身痛，胸闷不舒，心痛彻背。

诊断：脉沉而滑，舌苔白腻。此风寒痰饮，内外搏结，肺气不得下降而成肺胀也。

疗法：用小青龙汤以驱风寒，合瓜蒌薤白汤以蠲痰饮。

处方：麻黄四分　桂枝四分　淡干姜五分　北细辛四分　生白芍钱半　五味子五分　甘草五分　瓜蒌仁三钱，杵　干薤白三钱，白酒洗捣　姜半夏三钱

次诊：服后得汗，而寒热喘息俱平，惟身痛咳嗽未已，易方以桂枝汤和营卫，加干姜、五味子各五分，细辛三分以治咳。

效果：一剂效，二剂更瘥，因贫不复延诊，遂渐愈。

廉按：小青龙汤为治风寒外搏痰饮内动之主方，临证善为加减，莫不随手而愈。况合瓜蒌、薤白辛滑涤痰，当然奏效更速。接方桂枝汤加味，修园治身痛咳嗽。凡夹痰饮者，辄用五味、姜、辛，推为神应之妙法，故仲景《伤寒论》《金匮要略》两书，不可不悉心研究也。

《全国名医验案类编》

陈在山

黄聘芝，脾弱痰多，患气促，恶食，小水黄等证，他医用黄芪建中汤两剂，服之稍觉气畅，奈痰塞不充，兼其脉来沉数有力，此非用通利清痰之法，不足为功也。

橘红　苍术　枳壳　皮苓　法夏　瓜蒌　汾草　薄荷　双花　仁米　葶苈　滑石　大枣

照方服二剂，觉大效，再加莲肉、焦术、香附、潞参等补脾药，又服两剂全愈矣。

《云深处医案》

曹惕寅

杨家院子成姓女年十六岁，初时形寒身热，两手无力。延医服药，迄未得效。其舅略谙医理，按其脉见歇止。曰："是病者所大忌。"乃嘱莅寓就诊，谓："此人外貌虽好，脉象已变，请细察之。"余切其脉，果如所言，重按良久，则犹未尽然。揆之诸证，必为痰食中阻，以有形之物阻碍气化，故有时沉伏，宛如歇止。法宜从通降导滞入手。偕来者咸谓："脉既如此，攻克之剂恐非所当，似宜进以补益。"余力辟之，曰："六腑以通为补，证以舌根垢腻，胸闷便闭，两手酸痛，无一非中脘停滞积痰之证，补之适足增其病耳。付以会皮、半夏、枳壳、青皮、槟榔、莱菔子、全瓜蒌（元明粉同打）一剂而宿垢畅下，并无自汗肢冷之虚波。翌晨诊之，脉转显达，两手亦能举动。继即疏运互进，原复如常。夫脉见歇止，尚非仅出于痰食病也。即妇人怀孕，亦间见斯脉，皆无妨碍。周慎齐脉法：凡杂病、伤寒、老人见歇止者，俱将愈之兆。惟吐而歇止者死。

《翠竹山房诊暇录稿》

傅松元

黄安甫妇，产后得寒热，因多饮，渐起痞胀，咳逆，食少，延四月，寒热乍止乍来，而咳不已，致胸胁支满，屡以消痞、平咳软坚、化气为治，总不能去其支满，直至浑身软肿。邀余治．问知寒热尚未止，胸满胁胀，咳嗽气怯，脉左右弦滑。余为其用达原饮，加柴、枳、桑皮、炮姜、半夏、陈皮，去知母、黄芩，二服疟止，肿胀不退。乃改用槟、沉、陈、夏、葶苈、桑皮、枳、朴、防己、附子、炮姜等，仍不应。余曰："此病迁延日久，近地诸医，皆不能去其支满，请往苏州就诸名医诊之。"安甫应诺，即日唤舟同妻赴苏。请马培之诊，马亦作痞治，不效。再请费伯雄诊，费以中满治，亦不效。乃回刘再商于余。余曰："此证以我所见，是支饮变溢饮，但用药非寻常之品，故请先治于苏州诸医。今诸名医既不识此证，余再为尔立方。"乃用海藻、桑皮、白芥子、泽泻、槟榔、厚朴、半夏、陈皮，下灵砂丹，丹丸赤豆大，六粒，分二服。明日来邀云："服灵砂丹三粒，二便得快下数次，今腰带宽半尺。"病者云："恐再服三粒，腰至把握，一身两段矣。"余再四譬喻，总不信。余曰："汝欲去病根，须服完六粒。"后多人劝其再服，二日吞二粒，而弃其一粒未用也，由是病退。后年生一子，乳名生麟。产后又病如前，延未半载，再服灵砂，虽五粒一服，亦不应而亡。生麟，即今黄翔卿是也。

《医案摘奇》

孔继菼

从弟之妇，病数年矣，脉甚弱，服药皆用补，腹中亦有积块，弗敢动也。后又停饮作痛，水声漉漉，小便短少。予为其脉弱也，不用峻剂，除参、苓、枳、术外，加泽泻、车前之属，水不下，少加大黄，亦不下，再加之，仍又不下，而脉转起矣。予曰：此脉为病锢，真气不达于寸口，非本弱也，攻之可无恐。乃制控涎丹，加葶苈、车前，丸以炼蜜，服钱许，满腹皆水，泻下斗余。补养数日，再服再泻，计二十日间，泻下四次，下水无算，腹中之水犹未尽，而积块则软小矣，六脉神气亦不衰。乃嘱从弟向藜治之。向藜较予谨细，必能愈此证。然亦可见向之弱脉，不甚足凭矣。或曰：无脉可以意治，有脉又不足凭，然则脉可不论乎？予曰：不可。凭脉者常也，舍脉者变也。

《孔氏医案》

贺季衡

王男。中阳不运，水饮停中，饮食不化精微，而化痰湿，每旬一发，呕吐酸水甚多，盈盆盈碗，气逆善噫，背俞掣痛，溲赤且少，脉弦滑，舌白。水泛高原之见征，势无速效。以温中蠲饮、分利水道为先。

炒茅术二钱　熟附片二钱　淡干姜一钱　泽泻二钱　桂枝尖八分　炙甘草五分　新会皮一钱　霞天曲三钱　姜半夏二钱　云苓三钱　涤饮散四钱，包

二诊：进温中蠲饮、分利水道之剂，每旬一发之水饮，发时呕吐痰水虽少，而背俞仍掣痛，善噫气逆，脘中或痛，或洒淅恶寒，脉弦滑。中阳式微，水饮已成窠囊，非旦夕可收全功之候。

潞党参三钱　熟附片二钱　茅白术各二钱　桂枝尖八分　淡干姜一钱　炙甘草五分　大砂仁八分　茯苓三钱　泽泻二钱　法半夏二钱　生姜两片　大枣三枚

丸方：潞党参二两，姜汁炒　桂枝尖八钱　淡干姜一两　益智仁一两五钱，盐水炒　大砂仁八钱　茅白术各二两　公丁香五十粒　新会皮一两　泽泻二两　法半夏二两　云苓四两　炙甘草五钱

为细末，煨姜、大枣煎汤法丸。

李男。脾阳不运则生湿，胃阳不旺则生痰，痰湿久聚于中，积而成饮，偶阻气道之流行，则中下二焦痞塞，脘腹作痛，大便闭结，且即沥浊，脉沉细无力，两关带滑，面黄，舌黄。势将成饮，法当辛滑通阳，以化湿痰。

干薤白四钱，杵　全瓜蒌五钱　桂枝尖八分　黄炒芍二钱　川楝子一钱五分　炒茅术二钱　姜半夏二钱　广木香八分　青陈皮各一钱五分　云苓三钱　皂荚子十四粒

吉男。中阳不运，痰湿阻滞，化而成饮。饮者，囊也。胸胁间漉漉有声，呕吐酸水，腹胀及胯，而后及背俞，势若束缚，脉沉细带滑，舌左微黄。俱积饮之见征，仿苓桂术甘用意。

炒茅术一钱五分　炒白术二钱　姜半夏二钱　川夏朴一钱　桂枝尖八分　新会皮一钱五分　冬瓜仁四钱　刺蒺藜四钱　云苓三钱　旋覆花一钱五分，包　炙甘草五分　生姜两片

二诊：进苓桂术甘汤法，胸胁间漉漉有声已减，而少腹胀满如故，胸膺背俞仍如束缚，会厌厌梗，大便常结，脉结细而滑。良由积饮阻于阳明，痰湿又结募原，有妨气道故也。

旋覆花一钱五分，包　姜半夏二钱　冬瓜子四钱　川楝子二钱　贡沉香五分　川郁金二钱　蒺藜四钱　新会皮一钱五分　块苓四钱　霞天曲三钱　皂荚子十四粒

刘男。食入作噎已减，而干物仍难下咽，胸次或痛，呕吐痰水，脉弦细右数，舌红无苔。痰瘀阻中，肠胃之通降失职。久延仍防噎膈。

贡沉香五分　淡干姜七分　大白芍二钱　川郁金二钱　姜半夏一钱五分　香白蔻五分，杵　旋覆花一钱五分，包　炒枳实一钱五分　公丁香七粒，杵　白蒺藜四钱　姜汁三滴，冲　韭根汁半匙，冲

二诊：经治来，胸次梗痛已安，呕吐痰水亦减，惟干物仍难入，或作噎，脉弦细右滑，舌红无苔。痰气初化，肠胃之通降尚乏其权也。仍防噎膈。

当归须二钱　瓦楞子八钱　旋覆花一钱五分，包　陈橘皮一钱　姜半夏一钱五分　炒枳实一钱五分　沉香曲一钱五分　川郁金二钱　南沙参四钱　大白芍二钱　姜竹茹一钱五分　佛手八分

孙男。中阳不足，胃有积饮，感受新凉，遂致触发。左胁痛，便闭，肠鸣漉漉，胸痞胃呆，食入易吐，间带酸水，黏痰上泛，切脉沉滑濡细，舌光少苔。脾虚其阳，肾虚其阴。暂以和畅中宫为事。

炒茅术一钱五分　炒白术二钱　姜半夏二钱　淡干姜八分　姜川连五分　大白芍二钱，沉香二分拌炒　块苓四钱　新会皮一钱五分　白蒺藜四钱　旋覆花一钱五分，包　大砂仁八分　生姜一片　佛手八分

二诊：昨为苦辛通降，和畅中宫。药入仍吐，所食之物，未几即化酸水，必倾囊吐出而后快，否则气逆肠鸣，左胁痛，黏痰白沫上泛不已。便闭，善噎，脉沉细濡滑，舌略起苔。脾阳大伤，运行不力，不能化精微而变为痰也。姑为温理。反胃可虑。

炒茅术一钱五分　炒白术二钱　淡干姜八分　姜半夏二钱　上肉桂五分　云苓三钱　新会皮一钱五分　黄炒芍二钱　旋覆花一钱五分，包　代赭石四钱，煅　公丁香七粒，杵　姜汁三滴，冲　灶土一两，先煎代水

另服：半硫丸一钱五分。

三诊：昨为温理，呕吐已止，左胁痛亦折，白沫上泛亦少，惟仍气逆善噎，便结未通，脉沉细濡滑，舌略起苔。积饮初化，中阳未运，肠腑之传送无权。仍从温理为事。

炒茅术一钱五分　炒白术二钱　淡干姜一钱　姜半夏二钱　上肉桂五分　大砂仁八分　新会皮一钱五分　云苓三钱　郁李仁四钱　黄炒芍二钱　炒谷芽四钱　秫米三钱　生姜两片

以上出自《贺季衡医案》

赵文魁

贾左，66岁。久咳，面目一身皆肿，日晡下肢肿势尤甚，六脉皆是沉弱无力。中阳不足，水饮不化。益气温阳，兼以化饮。

粗桂枝三钱　淡干姜二钱　炮附子三钱，先煎半小时　吴茱萸二钱　云茯苓三钱　法半夏三钱　炒白术三钱　炒川椒二钱　防己三钱

按：本证与《金匮要略》所载饮证相类。《金匮要略·痰饮咳嗽病脉证并治》云："咳逆倚息，短气不得卧，其形如肿，谓之支饮。"水液属饮，全赖阳气以转输、蒸化。久咳伤肺，复加年高气弱，脾肾之阳不足，尤其中阳一虚，不能运化水谷精微，则上不能输精以养肺，则咳嗽难愈，下不能助肾以制水，则水湿泛滥，饮邪流溢，故面目一身皆肿。日晡指下午三至五点左

右，为阳明中土司令之时，今中阳不足，水液下趋，故日晡下肢肿势尤甚。脉沉主里，阳虚无力推动血液运行故脉沉弱无力。总属阳微阴盛，本虚标实之候。仲景云："病痰饮者，当以温药和之。"（出处同上）故治疗应温阳益气以化水饮。

方中桂枝辛温，通阳补中，利水化饮。《本草疏证》指出："和营、通阳、利水、行痰、补中、下气，为桂枝六大功效。"配伍干姜，取其辛热之性，既温肺散寒以化饮，又温运脾阳以祛湿。附子大辛大热，补火助阳，温肾暖脾。《本草纲目》引张元素云："附子以白术佐，乃除寒湿之圣药。"白术苦温，健脾燥湿，茯苓甘淡，健脾渗湿，两药合用，一以化既聚之饮，一以杜生饮之源，标本同治。吴茱萸辛苦而热，暖脾胃以散寒邪，"利五脏，去痰冷逆气"（《名医别录》）。川椒乃"纯阳之物，其味辛而麻，其气温以热。入肺散寒治咳嗽；入脾除湿，治风寒湿痹，水肿泻痢；入右肾补火，治阳衰溲数、足弱、久痢诸证。"（《本草纲目》）防己化气行水，利湿消肿。半夏燥湿化痰，降逆止咳。阳旺气足，饮除湿化，肿咳可愈。

九月二十六日，赵文魁请得老太太脉息：左关沉缓，右关滑缓。肺热已减，惟痰饮犹有。今用清金止咳化痰之法调理。

杏仁泥三钱,研　苏子二钱,研　前胡二钱　麦冬三钱　炙桑皮三钱　广橘红二钱　栀子三钱　知母三钱,生

引用煅礞石三钱。

按：脉证虽安，但不可骤然停药，恐灰中有火，死灰复燃，故仍以清金化痰之法调理善后。用杏仁、苏子、前胡、桑皮疏调肺气；广橘红、栀子、煅礞石清化痰热；知母、麦冬养阴润肺以安其未受邪之地。

七月二十七日，赵文魁请得端康皇贵妃脉息：左关沉弦，右关沉滑。肝肺有热，中州蓄饮。今拟清肝理肺化饮之法调理。

酒胆草三钱　青皮三钱　姜朴三钱　枯芩三钱　炒栀仁三钱　瓜蒌六钱　木通二钱　花粉三钱　腹皮子四钱　枳壳三钱　熟军一钱五分　焦楂四钱　引用羚羊角面六分，先煎。

八月初二日酉刻，赵文魁请得端康皇贵妃脉息：左寸关沉弦近数，右寸关沉滑。肝热气滞，木盛乘脾，以致胸胁满闷，目青神倦。今拟清肝调气快脾之法调理。

杭白芍四钱　青皮三钱　香附三钱,炙　木香八分　朱赤苓四钱　黄连一钱五分,研　薄荷一钱　胆草三钱　腹皮子四钱　焦楂四钱　新会白三钱　引用炒稻芽四钱，枯芩三钱。

八月初三日，赵文魁请得端康皇贵妃脉息：左关尚弦，右寸关沉滑。肝热气滞欠舒，脾经湿饮未化。今拟用原方加减调理。

大生地四钱　杭芍四钱　黄连一钱五分,研　青皮三钱,研　炙香附三钱　木香一钱五分,研　胆草三钱　姜朴二钱　腹皮子各二钱　三仙各二钱,焦　熟军二钱　黄芩三钱

引用羚羊角面六分，先煎。

八月初四日，赵文魁请得端康皇贵妃脉息：左关略弦，右部滑而近数。肝热气滞较舒，脾经湿饮少化。今拟用舒肝清热化湿之法调理。

大生地四钱　杭白芍四钱，生　黄连二钱，研　胆草二钱　炙香附四钱　青皮三钱，研　木香二钱，研
姜朴三钱　腹皮子各二钱　三仙四钱，焦　熟军二钱　生栀三钱，仁研

引用羚羊角面六分，先煎。

按：肝热气郁，脾湿内蓄，连服调肝清热化湿之方，病见稍减，既然有效，故守前法续进。
方中大生地、杭芍养肝阴，柔肝体；黄连、胆草、熟军、生栀清肝热；香附、青皮疏肝解郁；
木香、姜朴、腹皮子、焦三仙理气和胃化湿；引用羚羊角面清肝热，平肝阳。

八月五日端康皇贵妃清上除湿熏洗方：
甘菊花一钱五分　薄荷一钱五分　赤芍二钱　青皮二钱　元明粉二钱
水煎随时熏洗。

七月初六日，赵文魁诊得老太太脉息：左关沉缓，右部滑缓。诸证俱安，惟胃气悸动，痰
饮犹盛，今用益气清热化痰之法调治。

朱茯神三钱　焦术三钱　酒芍四钱　川芎三钱　炒莱菔三钱　法夏三钱，研　桑白皮四钱，炙　川贝
三钱，研　煅礞石四钱　蒌仁四钱，研　赭石三钱，煅

引用炙枇杷叶四钱。

按：经治疗之后，诸证俱安，惟胃气悸动，实为饮热为患，故用朱茯神为主药以安神制其
悸动，焦术可"消痰逐水"（《珍珠囊》），他药仍仿前法，清肝化痰以治其痰热。

七月初三日申刻赵文魁诊得老太太脉息：左关沉滞，右部沉缓。肝气结郁，中脘蓄水，口
干作渴，留饮不消；故今痰涎壅盛，胸胁微满。今用清肝导热化痰之法调理。

川郁金二钱，研　青皮三钱　姜朴二钱　杭芍四钱　炙桑皮四钱　法夏二钱　广红二钱　莱菔子一钱
五分　煅礞石三钱　川贝三钱，研　条芩三钱　蒌仁三钱，研

引用炙枇杷叶四钱。

按：脉沉是饮邪伏积于体内之候，沉而兼缓或滞，是邪阻气机，血行不畅的表现。本案乃
痰浊水饮夹杂为患。"痰之与饮，虽曰同类，而实有不同也。"以性状论，"饮清澈而痰稠浊"。
从病变部位分，"饮惟停积肠胃，而痰则无处不到"。所相关之脏腑，"水谷不化而停为饮者，其
病全由脾胃而来，周身无处不到，化而为痰。凡五脏之伤，皆能致之"（见《景岳全书·痰
饮》）。饮之所得，张子和认为，"其来有五：有膹郁而得之者，有困乏而得之者，有思虑而得之
者，有痛饮而得之者，有热时伤冷而得之者，饮证虽多，无出于此。"本脉案之饮，从脉象上
看，当属首条所列之因；从诊病时间分析，适值夏暑当令，又恐是热时伤冷所得。"因隆暑津液
焦涸，喜饮寒凉，本欲止渴，乘快过多，逸而不动，亦为留饮"（见《儒门事亲》）。因留饮不
消，水蓄中州，津液不能上承，故口干作渴，但必渴喜热饮，且饮而不多，故饮入则吐。饮邪
壅阻，郁久化热，熏蒸津液，痰乃生焉。而胸胁为气机升降之道，大凡有形之邪，皆能阻气机
之周流，今痰涎壅盛，盘踞胸胁，脉络受阻，肺之清肃之令不行，肝之条达之性亦窒，故见胸
胁胀痛。治疗上，应于痰涎、水饮两兼顾之，一以清肝化饮，一以泻肺涤痰。

方中郁金辛苦而寒，行气疏肝解郁，青皮辛苦而温，主入肝胆二经，其气峻烈，沉降下行，
与郁金相配一寒一温，加强疏肝行气解郁之功。杭芍酸缓柔肝，兼制青皮等药之辛燥。厚朴姜
制，取其辛散之性，辛以散结，温可燥湿，与法夏同用，共奏下气除满、燥湿消痰之功。桑皮

味甘，性寒，归肺经，甘淡能行肺中痰水而利小便，寒凉能清肺中之热以复其宣肃之性，故泻肺行水，"非桑皮不可"。枇杷叶、橘红、贝母宣肺化痰。瓜蒌用仁，《本草思辨录》认为："瓜蒌实之长，在寻痰浊下行，故结胸胸痹，非此不治。"莱菔子性味辛甘而平，顺气开郁，下气化痰，消胀除满。青礞石，因其质重力峻，一般痰热之证少用。但《本草纲目》却认为："青礞石，其性下行。肝经风木太过，气不运化，积滞生痰，壅塞中上二焦……故宜此药重坠。"由此可见，本案用它，是切中病情的。诸药配伍，使肝气得舒，痰饮渐化，则各恙递蠲。

七月初四日，赵文魁诊得老太太脉息：左关沉弦，右部沉缓。肝气郁滞，脾胃不足，故胸膈微满，心下悸动，浮热虽轻，痰涎犹盛，今用清肝益脾化痰之法调理。

川郁金三钱，研　青皮三钱　姜朴二钱　杭芍四钱　朱茯神四钱　焦术三钱　法夏二钱，研　广橘红三钱　煅礞石三钱　川贝三钱，研　蒌仁四钱，研　知母三钱，生

引用炙桑皮三钱。

按：《金匮》云："心下有痰饮，胸胁支满。"但痰饮之形成其原因各不相同，本案诊得脉左关沉弦，右部沉缓，示肝郁脾弱之象。肝郁则气不疏达，脾弱则运化失职，致水津内停，痰饮内生，邪郁则化热，而见浮热不适，治疗不可拘于"温药和之"，当以清化方法。方中用郁金、青皮、姜朴、白芍疏肝解郁，焦术健脾以治其本；半夏、广橘红、礞石、川贝等清化痰热治其标邪；痰热扰心，故用朱茯神以宁心安神治其悸动，并用桑皮佐金平木以利肝之疏达。

陈右，30岁。恼怒之后，胸胁满胀，水饮不化，肝逆犯胃，脉象沉小且滑，大便通而不畅。和肝降胃，行气化湿。

法半夏二钱半　青陈皮各二钱　杏仁三钱　黄芩三钱　白芍三钱　干姜一钱　茯苓三钱　砂仁五分，研冲

按：水饮入胃，经脾的吸收，将水液中的精气，首先向上输送于肺，在肺的作用下，将其中清纯的部分，散于全身而濡养各脏腑组织器官，其余的部分，一经肺的宣发作用输布于皮毛而为汗，一经肺的肃降作用下达于肾和膀胱，成为尿液排出体外，这就是水液代谢的基本过程。由此可见，在这一过程中，脾胃起着转输的作用。《素问·经脉别论篇》说："饮入于胃，游溢精气，上输于脾，脾气散精，上归于肺，通调水道，下输膀胱，水精四布，五经并行。"从本病案看，由于脾胃转输不利，水饮不化，停蓄于中，再加上恼怒之后，肝气郁结，横克脾土，脾胃受克，运化更加无力，故胸胁满胀，乃气郁饮停所致。脉象沉小且滑，沉脉主里，湿饮阻滞脉道则脉小，滑脉主司痰饮内蓄。水饮内停脾胃肠间，气郁不舒，则大便通而不畅。总之，为肝失条达，水饮内蓄脾胃。故以和肝降胃、行气化湿为治。

药用半夏、陈皮、茯苓相合而成二陈汤方义，是治疗湿痰的一张主方，无论是痰涎吐咯上出的有形之痰，或水湿凝聚胸膈，留于肠胃，致痞满壅塞、头眩心悸等证的无形之饮，只要是属湿痰停蓄，常以本方化裁。半夏燥湿化痰，和胃健脾；陈皮善理肺脾之气，行气润燥，调中消痰。再以茯苓甘淡渗湿，脾胃调，水湿运，湿痰自消。本方在临床上，还可随证加减，正如前人所说："二陈汤为治痰之总剂，寒痰佐以干姜、附子；热痰佐以黄芩、瓜蒌……"在本病案用药中，就加入干姜、砂仁各一钱，用以温散化饮。而加入黄芩清化湿热之品，这是根据脉象沉取见有滑象，为湿饮内郁，恐其渐趋化热，并且半夏与黄芩相配，辛开苦降，燥化湿邪，确得古人治痰饮之妙。再用杏仁开宣肺气，肺气宣发，水液散布，肺气肃降，水液下行，故痰

饮易化。用青陈皮及白芍，舒肝理气，调和肝胃，气道畅达，水道通行，饮邪不生，诸证必愈。

以上出自《赵文魁医案选》

张山雷

应左。痰饮喘嗽，脉右滑左细。五十始衰，正气已馁，舌根腻。宗仲景法温药和之。

茯苓9克　桂枝3克　白芍9克　白术6克　郁金9克　瓜蒌皮9克　旋覆花9克，包　代赭石9克　菖蒲3克　远志2.4克　紫菀6克　砂仁2.4克　海浮石9克　橘红2.4克

邵左。寒饮弥漫，肺气窒塞，咳嗽不扬，脘闷气促，畏风凛凛，脉右小涩，左手弦搏，舌白垢满布。法先宣展肺金，泄化痰饮。

陈麻黄1.2克，丢节，同打生甘草1.2克　制半夏4.5克　光杏仁9克　杜兜铃4.5克　淡干姜0.9克　北细辛0.9克　北五味14粒　路路通6克，去刺　生打代赭石9克　生打紫石英9克　胖大海4枚　生牡蛎12克　苦桔梗4.5克　广郁金4.5克

二诊：寒饮喘促，昨授小青龙加味，其势稍平，脉左仍弦，右手稍起，舌白较减。法宜踵前意，添以纳肾。

陈麻黄1.2克，同打生甘草1.2克　生紫菀12克　光杏仁12克　旋覆花9克，包　杜兜铃4.5克　淡干姜1.2克　北细辛0.6克　北五味14粒　炒山萸肉4.5克　甘杞子6克　木蝴蝶3克　广郁金4.5克　路路通6克　生牡蛎15克　代赭石15克

三诊：寒饮喘促，再授小青龙汤法，喘平胃苏。惟咯痰尚稀，脉左右皆弦数搏指，舌根白垢。拟从张寿甫意，扶土纳气。

贡潞党6克　炮姜炭1.8克　山萸肉6克　大白芍6克　制半夏6克　旋覆花9克，包　生打代赭石12克　生打牡蛎18克　杜兜铃4.5克　姜炒瓜蒌壳9克　带壳春砂仁1.2克，杵　冬瓜子12克，打

洪右。痰饮气促，虽是宿恙，感寒肺闭，其势愈张，脉细迟实，舌㿠白无苔，胃纳亦呆。宜温和而宣肺痹。

川桂枝1.2克　同炒大白芍4.5克　北细辛1.2克　苦桔梗4.5克　旋覆花9克，包煎　生代赭石15克　半夏6克　北五味0.9克　杜兜铃3克　姜汁炒竹茹4.5克　淡炮姜0.9克　陈橘红2.4克

二诊：痰饮喘促，前授温和，咳声有时稍松，但仍不得安眠。仅头多汗，下虚上实，气不得藏，舌白腻不厚，脉仍迟细。仍守温下纳气。

桂枝1.2克　同炒大白芍4.5克　明附片4.5克　蛤蚧尾1双　北细辛0.9克　淡干姜0.6克　北五味0.9克　炒山萸肉6克　生代赭石15克　宋半夏6克　陈皮4.5克　生远志6克　局方黑锡丹4.5克，分2次吞

三诊：连服两方，咳逆俱稍平定。脉迟细，舌色不华，苔有浮黏，皆肝肾虚寒之象。仍踵前法固摄温纳。

焦远志6克　宋半夏9克　淡附片6克　北细辛0.9克　干姜捣五味子2.1克　炒枸杞子9克　煅磁石15克　当归6克　青盐陈皮6克　蛤蚧尾1对，炙研末吞　黄芪9克　黑锡丹6克，分2次吞

宋左。哮喘痰饮，今在缓期，尚难净尽。脉两关尺弦劲，舌红无苔。明是肾气无摄纳之权，

宜治本。

龙骨 6 克　牡蛎 24 克　萸肉 9 克　巴戟肉 3 克　磁石 9 克　熟地 15 克　紫石英 9 克　远志 6 克　橘红络各 3 克　姜竹茹 6 克　细辛 0.9 克　五味 1.2 克　砂仁 2 粒

哮时治标方（备用）：

麻黄 1.2 克　桂枝 4.5 克　甘草 6 克　宋半夏 6 克　杏仁 12 克　干姜 1.8 克　细辛 0.9 克　五味子 1.2 克　瓜蒌皮 9 克　薤白 6 克　射干 4.5 克　陈皮 3 克　马兜铃 6 克　九孔决明 9 克

徐左。气喘呕吐，胸痞胁痛，背疼头汗，病经多医，神色异常委顿，舌淡白，脉反浮数，皮肤兼觉不仁。素耽于酒，胃阳久伤，酒后复感风邪所致。酒客少有宜桂枝汤者，此君可加减用之，姑为温中疏风并进。惟脉近离根，而气又喘促，宜慎之。

桂枝尖 2.4 克　酒白芍 4.5 克　淡吴萸 2.4 克　姜半夏 6 克　秦艽 3 克　炙甘草 2.4 克　新会皮 1.8 克　煨生姜 3 薄片　红枣 3 枚

程左。痰饮三年，气促涎多，甚则作吐，不能安枕，喉燥胁痛，脉弦不细，舌无腻苔。虽畏风肢冷，不能拘守古圣温和一法。宜摄纳泄降为先。

瓜蒌皮 4.5 克　牡蛎 15 克　丝瓜络 4.5 克　丝瓜仁 9 克　旋覆花 9 克　宋半夏 7.5 克　代赭石 15 克　郁金 6 克　枳壳 3 克　牛膝 6 克　白芥子 3 克　陈皮 4.5 克　射干 4.5 克　局方黑锡丹 4.5 克

赵左。无端喘促痰升，或旬日或半月一发，发则必昼夜而自止，五旬以来，历验不爽。脉左细右弦大，舌白垢浊腻。明是痰浊蒙蔽，近加梦泄，亦痰之征也。虽曰正虚，先宜开泄，未可滋腻。

蒌皮 6 克　白芥子 9 克　石菖蒲 4.5 克　炒黑常山 4.5 克　胆星 6 克　薤白 9 克　旋覆花 6 克，包　煅磁石 6 克　代赭石 9 克　莱菔子 9 克　川柏 4.5 克　丝瓜络 4.5 克　射干 4.5 克　礞石滚痰丸 9 克，包煎

二诊：服后大腑行而不爽，脉右亦弱，舌白腻。中虚饮积，再为暂通。

法半夏 4.5 克　旋覆花 9 克，包　茯苓 9 克　磁石 6 克　苍白术各 4.5 克　山栀 9 克　车前子 9 克　川柏 6 克　大腹皮 6 克　槟榔 2.4 克　青陈皮各 4.5 克　射干 4.5 克　滚痰丸 6 克，包煎

邵左。痰嗽宿恙，喘咳肋骨大痛，形瘦异常。四日来不能就枕，危坐假寐，惊惕心跃，经掣癍疚，咯痰浓厚，渴不能饮。脉左细数，右关尺稍大而滑，舌无厚腻之苔，体虚痰实，攻补碍投。

瓜蒌皮 9 壳　薤白 6 克　半夏 6 克　白薇 9 克　磁石 9 克　石英 12 克　胆星 9 克　郁金 4.5 克　旋覆花 9 克，包　新绛 3 克　枳壳 1.8 克　竹茹 1 握　菖蒲 4.5 克　紫菀 9 克　白前 9 克　黑锡丹 4.5 克

姚左。素有痰嗽，冬令则发。去冬灵雨既零，痰喘逆盛，入春少瘥，又感新风，气促渐剧，近加足肿，喘促夜甚。脉中按虽弦劲，沉尺皆软，舌淡白光滑。并不嗜饮，正合八味证治，姑拟肾气合槟苏法。

炮姜 1.8 克　肉桂 1.8 克　附片 4.5 克　车前子 9 克　怀牛膝 6 克　于术 4.5 克　白芍 9 克　槟榔 4.5 克　苏梗 9 克　大腹皮 9 克　紫菀 12 克　萸肉 4.5 克　山药 6 克　茯苓皮 9 克

另用冬瓜皮 15 克、散通草 15 克煎汤代水。

程左。病先足肿，继以咳呛，嗳噫，背寒，甚则寐床不暖。近且面浮，脉细气促，色泽萎黄，舌滑无苔。肾虚于下，气逆冲肺，宜温下摄纳，先用肾气法加味。

明附片4.5克　整段桂枝3克　同炒大白芍4.5克　姜半夏6克　生紫菀9克　北细辛0.9克　炮姜炭0.9克　同打北五味20粒　生麻黄1.2克　炙鸡金4.5克　大腹皮6克　干姜衣1.5克　带皮苓9克　冬瓜皮9克　怀牛膝4.5克　车前9克　丹溪小温中丸12克，分2次吞

陈左。周甲又五之龄，脾肾本亏，肝木不靖，腹胀，足肿，气喘，脉浮而细软，沉分弦搏，舌红苔白腻。根本大衰，甚非轻渺。姑先降逆，宗肾气丸出入，冀能应手，庶可扶持。

明附片3克　车前子9克　生磁石6克　旋覆花6克，包　大白芍4.5克　大腹皮9克　怀牛膝4.5克　炒山萸肉4.5克　巴戟肉4.5克　生紫菀9克　杜兜铃3克　生打代赭石15克　冬瓜子9克　丹溪小温中丸9克，分2次吞服。

霁翁。函述早晨仍有微汗，头面为多，咯痰不活，气急闭窒之故，眠睡呼吸不爽，神情更疲，苔前半仍光，后半微白。大腑畅解之后，气急上奔竟似欲脱。急拟扶中固表开胸痹，通肺化痰养胃津，兼摄纳真元以定喘。

炒潞党9克　生芪皮9克　蒌皮6克　炒薤白4.5克　郁金4.5　路路通4.5克　马兜铃2.1克　化橘红2.4克　石菖蒲4.5克　远志4.5克　金石斛9克　春砂仁10粒　龙骨9克　煅牡蛎9克　旋覆花9克，包　代赭石9克　局方黑锡丹3克

陈右。饮积成癖，食入即吐，纳谷则倾囊而出，白沫黏稠，脉弦搏上溢，左手尤甚，嗳气频频，舌苔薄白滑垢，质则殷红。此肝阳挟饮邪盘踞，已成窠囊，甚非易疗。姑先抑肝涤饮，以觇进退。

淡吴萸0.9克，同炒川黄连1.2克　红芽大戟4.5克　制甘遂1.5克　制半夏6克　广郁金6克　旋覆花9克，包　白芥子1.5克，打　苏木屑4.5克　川椒红14粒，去目炒出汗　生延胡6克　五谷虫1.5克　杜苏子4.5克　生研代赭石末15克，布包先煎

二诊：饮癖成囊，倾吐则快，昨授泄饮，尚无动静。脉左手弦搏，抑且上溢，右则细实，舌尚不腻。仍须开泄抑降。

淡吴萸1.2克　广郁金6克　半夏6克　五灵脂7.5克　苏方木4.5克　干蟅虫5个　藏红花0.9克　苦葶苈6克　白芥子6克　当归尾4.5克　桃仁泥9克　另控涎丹4.5克，分2次吞服。

以上出自《张山雷专辑》

范文甫

陆君。脾阳素虚，失于运化之职，则饮食不化，津液凝滞，而为痰饮。近日寒邪由肌腠而入，引动宿饮。痰气上逆，则气喘时作，不能平卧；营卫失司，则胸中不舒，四肢不和。脉象紧急，苔白而腻，痰如白沫。寒饮内盛之故也。

桂枝3克　杏仁9克　川朴6克　炙甘草3克　生白芍3克　生姜3克　红枣4枚

二诊：表邪虽解，痰饮痼疾尚属难治，痰涎不豁，昼缓夜剧。当以温药和之。

茯苓9克　桂枝6克　白术9克　炙甘草3克　半夏9克

林玉兰。元气亏乏，阴盛阳衰之体，以致津液凝滞，不能输布全身，留于胸腹，则为痰饮。脉象虚而带弦，苔白而腻。治法以养正扶元为主，温其中气，旺其化源，则饮邪自除矣。拟小建中汤加半夏。

桂枝9克　半夏9克　白芍9克　甘草3克　生姜3克　大枣4枚　饴糖30克

德卿兄。痰饮日久，咳逆短气，动则气喘，舌淡白而有横裂，脉重按无力。元气已虚显然，愈虚则寒愈甚，而痰饮更不易化。

厚附子9克　西党参9克　生冬术9克　炙甘草6克　炮姜6克　生黄芪12克

二诊：药已见效，痰饮痼疾，一时难化。

厚附子9克　西党参9克　炒冬术9克　炙甘草6克　生黄芪24克　桃仁6克　红花6克

以上出自《范文甫专辑》

魏长春

黄阿生，年五十一岁。三月十六日诊。

病名：溢饮喘肿。

原因：素患哮喘，阳虚气弱，新感寒邪，变成喘肿。

证候：面浮肢肿，咳嗽气喘，痰白，腹胀，遍身肿无力。

诊断：脉细软，舌红润。气弱运迟，所进水谷不化，留聚为饮，渍于经隧之间，上射于肺则息喘。肺气不降，则面虚咳嗽；脾不健运，则腹胀而大。肺、脾、肾同病，溢饮证也。

疗法：外感之喘治肺，内伤之喘治肾。今虚中夹实，用苦辛温，消肿平喘为先。

处方：桑白皮三钱　茯苓皮三钱　大腹皮三钱　陈皮一钱　生姜皮一钱　冬瓜仁二钱　生米仁四钱　桂枝五分　苦杏仁三钱　制半夏三钱　旋覆花三钱，包煎

次诊：三月二十日。寒湿下行，大便微溏，咳嗽气逆，痰白胶黏，畏寒腹胀，口干厌饮，脉左细，右软，舌淡红，苔白薄腐。寒湿渐化，当治中焦，能得脾胃运消有序，则上下气机亦调矣。

次方：旋覆花三钱，包煎　代赭石一两　西党参二钱　炙甘草一钱　制半夏三钱　生姜汁一小匙，冲　陈皮一钱　生米仁四钱　苏子三钱　带皮苓四钱　桂枝一钱　炒白芍二钱

三诊：三月二十二日。肿退胀消，胃苏便实，咳嗽气逆，宿哮未除。脉象软缓，舌淡红，苔微白。治宜平补肺肾。

三方：旋覆花三钱，包煎　代赭石一两　西党参三钱　橘皮一钱　炙甘草一钱　制半夏三钱　苏子三钱　生米仁四钱　灵磁石一两　炒白芍三钱　茯苓四钱　淮牛膝三钱，盐炒

效果：服药后，咳止气平，病愈。

炳按：溢饮水气上射，肺气失降。故面肿腹胀，开降肺气，下行水道，则喘胀皆退矣。

孙大金，年四十七岁。七月十五日诊。

病名：痰饮。

原因：体虚受寒，引动宿疾痰饮。

证候：寒热咳喘，痰白胶黏甚多，体温一百零一度半（编者注：38.5摄氏度）。

诊断：脉弦数，舌苔黄白厚腻。证系外感引动痰饮，肺气胀满。

疗法：用小青龙加石膏汤，新加杏仁、茯苓。

处方：炙麻黄八分　桂枝八分　生白芍三钱　炙甘草一钱　干姜五分　五味子五分　北细辛三分　生石膏八钱　苦杏仁三钱　茯苓四钱

次诊：七月十六日。服药后，身热甚壮，汗出颇多，便下一次，吐出胶痰盈碗，气喘已平。今按脉滑，舌淡红，苔薄黄。体温九十九度（编者注：37.2 摄氏度），心悸。用镇逆化饮法。

次方：旋覆花三钱，包煎　代赭石八钱　西党参三钱　炙甘草一钱　制半夏三钱　生姜一钱　红枣四个　茯苓四钱　苦杏仁三钱　橘皮一钱　生米仁八钱

三诊：七月十八日。热退便畅，气平，咳嗽痰多，有汗，胃呆。脉缓，舌淡红，根苔薄黄。仍宗旋覆代赭法，镇逆化饮。

三方：旋覆花三钱，包煎　代赭石八钱　西党参三钱　炙甘草一钱　制半夏三钱　生姜一钱　茯苓四钱　紫石英八钱　款冬花三钱

效果：服后，咳差气平，胃苏停药。

炳按：痰饮肺寒，喘咳上气，以小青龙云行雨施而水行，气喘皆平。

冯孝同君，年四十三岁。儒者，十二月十日诊。

病名：痰饮虚喘。

原因：元阳不足，脾肾虚寒。

证候：咳嗽痰白，气喘不能安卧。

诊断：脉细，舌淡。肺肾气弱，痰饮证也。

疗法：用旋覆代赭汤去大枣，加紫石英、款冬花、黑锡丹，降逆化饮。

处方：旋覆花三钱，包煎　生代赭石五钱　西党参二钱　炙甘草一钱　生姜一钱　制半夏三钱　紫石英八钱　款冬花三钱　黑锡丹七分，吞

次诊：十二月十一日。气平痰爽，胃呆，脉软，舌红，苔薄白。用外台茯苓饮治之。

次方：茯苓五钱　白术三钱　西党参三钱　生姜一钱　枳实一钱　橘皮一钱　紫石英八钱　款冬花三钱　制半夏三钱

三诊：十二月十三日。气平咳差，胃苏痰爽，脉缓舌红，口干欲饮。邪去津伤，用平补肺肾法。

三方：原麦冬三钱　制半夏四钱　五味子一钱　西党参三钱　炙甘草一钱　淮牛膝三钱　米仁八钱　桑白皮三钱　款冬花三钱　紫石英八钱

效果：服后，咳止痰消，精神恢复。

炳按：此治肺肾同虚之咳喘，以益肺镇纳肾气为治。

余明生君，年四十九岁。二月二十三日诊。

病名：阴虚痰饮。

原因：数年前曾经吐血，血止咳嗽不已，乃成痰饮。

证候：咳嗽气促，胃呆，形瘦色黑。

诊断：脉缓，舌红，苔黄腻。脉证合参，阴虚痰饮病也。

疗法：纳肾气，化痰饮，少阴、太阳并治。

处方：炙龟板八钱　冬虫夏草二钱　五味子一钱　紫菀三钱　款冬花三钱　淮牛膝三钱，盐炒　叭杏仁三钱　制半夏三钱　紫石英八钱　北细辛三分　炙麻黄三分

次诊：二月廿七日。脉缓舌红，咳嗽有痰，气平，胃思纳。用化寒饮、纳肾气法。

次方：炙麻黄二分　桂枝四分　生白芍三钱　炙甘草一钱　五味子一钱　干姜三分　茯苓四钱　款冬花三钱　炙龟板八钱　杞子三钱　制半夏三钱　苦杏仁三钱　淮牛膝三钱，盐炒

三诊：三月二日。咳嗽有痰，气平，精神略健。用化饮纳气法奏效，仍宗原意加减。

三方：茯苓四钱　桂枝一钱　炒白术三钱　炙甘草一钱　款冬花三钱　杞子三钱　五味子一钱　北细辛三分　炙龟板八钱　淮牛膝三钱，盐炒　杜仲三钱　干姜三分　黑锡丹一钱、分吞

四诊：三月十日。脉象缓和，舌淡红，咳嗽未止，精神较前强健。拟温肾阳，兼纳气法。

四方：化龙骨四钱　生牡蛎四钱　淡附子一钱　五味子一钱　桂枝一钱　生白芍三钱　炙甘草一钱　茯苓四钱　远志三钱　黑锡丹一钱，吞　炒冬术三钱　杜仲三钱　制半夏三钱

效果：服后咳差病愈。

炳按：阴虚痰喘有二：肝肾虚，阴火烁肺，宜清肺滋阴降火；肾气虚，水泛为痰为喘，宜济生肾气汤，纳气归肾，须分清界限，则不致误治矣。

《慈溪魏氏验案类编初集》

曹颖甫

袁茂荣。病延一月，不饥不食，小便多而黄，大便阙，但转矢气，脉形似和，脏无他病，下之当愈，上膈有湿痰，宜大陷胸汤。

生川军五钱，后入　制甘遂二钱，先煎　元明粉三钱，冲

余尝自病痰饮，喘咳，吐浊，痛连胸胁，以皂荚大者四枚炙末，盛碗中，调赤砂糖，间日一服。连服四次，下利日二三度，痰涎与粪俱下，有时竟全是痰液。病愈后，体亦大亏。于是知皂荚之攻消甚猛，全赖枣膏调剂也。夫甘遂之破水饮，葶苈之泻痛胀，与皂荚之消胶痰，可称鼎足而三。惟近人不察，恒视若鸩毒，弃良药而不用，伊谁之过欤？

门人卢扶摇之师曹殿光，芜湖人，年五十所，患痰饮宿疾，病逾十载，扶摇不能治，使来求诊，其证心下坚满，痛引胸胁，时复喘促，咳则连声不已，时时吐浊痰，稠凝非常，剧则不得卧。余谓其喘咳属支饮，与《伤寒论》之心下有水气，《痰饮篇》之咳逆不得卧，证情相类，因投以小青龙汤，不效。更投以射干麻黄汤，合小半夏汤，又不效。而咳逆反甚，心殊焦急。更思以十枣汤攻之，而十枣又为胸胁悬饮之方。思以葶苈大枣降之，而泻肺系为肺胀肺痈而设，皆非的对之剂。纵投之，徒伤元气，于病何补？因念其时吐痰浊，剧则不得卧，与《金匮》所载皂荚丸证大旨相同。遂以皂荚炙末四两，以赤砂糖代枣和汤，与射干麻黄汤间服之。共八剂，痰除喘平，诸恙尽退。

《金匮要略》曰："咳逆上气，时时吐浊，但坐，不得眠，皂荚丸主之。"按：射干麻黄汤证但云咳而上气，是不咳之时，其气未必上冲也。若夫本证之咳逆上气，则喘息而不可止矣。病者必背拥叠被六七层，始能垂头稍稍得睡。倘叠被较少，则终夜呛咳，所吐之痰黄浊胶黏。此证予于宣统二年，侍先姚邢太安人病亲见之。先姚平时喜进厚味，又有烟癖，厚味被火气熏灼，

因变浊痰，气吸于上，大小便不通。予不得已，自制皂荚丸进之。长女昭华煎枣膏汤，如法昼夜四服。以其不易下咽也，改丸如绿豆大，每服九丸。凡四服，侵晨而大小便通，可以去被安睡矣。后一年，闻吾乡城北朱姓老妇，以此证坐一月而死，可惜也！

张任夫。初诊：水气凌心则悸，积于胁下则胁下痛，冒于上膈则胸中胀，脉来双弦，证属饮家，兼之干呕短气，其为十枣汤证无疑。

炙芫花五分　制甘遂五分　大戟五分　上研细末分作两服。

先用黑枣十枚煎烂，去渣，入药末，略煎和服。

二诊：两进十枣汤，胁下水气减去大半，惟胸中尚觉胀漐，背酸，行步则两胁尚痛，脉沉弦，水象也。下后，不宜再下，当从温化。

姜半夏五钱　北细辛二钱　干姜三钱　熟附块三钱　炙甘草五钱　菟丝子四钱　杜仲五钱　椒目三钱　防己四钱

三诊：前因腰酸胁痛，用温化法，会天时阳气张发，腰胁虽定，而胸中胀漐，左胁微觉不舒。但脉之沉弦者渐转浮弦。病根渐除，惟大便颇艰，兼之热犯脑部，目脉为赤，当于胸胁着想，用大柴胡汤加厚朴、芒硝。

软柴胡三钱　淡黄芩三钱　制半夏三钱　生川军三钱，后下　枳实三钱　厚朴三钱　芒硝钱半，冲

按：张君言：服药后，夜间畅下四五次，次日觉胁背均松，胸中转适，精神爽利。诸恙霍然。观此方，知师转笔之处，锐利无比。前后不过三剂，药费不过三元，而竟能治愈半载宿恙之肋膜炎病，呜呼，其亦神矣！

宋子载之妻年已望五，素病胸膈胀痛，或五六日不得大解，夜睡初醒则咽燥舌干。医家或以为浮火，或指为肝气，花粉、连翘、玉竹、麦冬、山栀之属，多至三十余剂。沉香、青皮、木香、白芍之属，亦不下十余方。二年以来，迄无小效。去年四月，延余诊治。余诊其脉双弦，曰：此痰饮也。因用细辛、干姜等，以副仲师温药和之之义。宋见方甚为迟疑，曰：前医用清润之品，尚不免咽中干燥，况于温药？余曰：服此当反不渴。宋口应而心疑之。其妻毅然购药，一剂而渴止。惟胸膈胀痛如故，余因《金匮》悬饮内痛者用十枣汤下之，遂书：

制甘遂一钱　大戟一钱　炙芫花一钱

用十枣浓煎为汤，去滓令服，如《金匮》法，并开明每服一钱。医家郑仰山与之同居，见方力阻，不听，令减半服之，不下，明日延余复诊。知其未下，因令再进一钱，日晡始下。胸膈稍宽，然大便干燥，蓄痰未下。因令加芒硝三钱，使于明早如法服之。三日后，复延余复诊，知其下甚畅，粪中多痰涎。遂令暂行停药，日饮糜粥以养之。此时病者眠食安适，步履轻捷，不复如从前之蹒跚矣。后一月，宋又延余诊治，且曰：大便常五六日不行，头面、手足、乳房俱肿。余曰：痰浊既行，空隙之处，卫气不充，而水饮聚之。《金匮》原有发汗利小便之法以通阳气。今因其上膈壅阻特甚，且两乳胀痛，不得更用缓攻之剂，方用：

制甘遂一钱　大戟末一钱　王不留行二钱　生大黄三钱　芒硝三钱

一泻而胀痛俱止。宋因询善后之法，余因书：

苍术一两　白术一两　炙甘草五钱　生麻黄一钱　杏仁三钱

令煎汤代茶，汗及小便俱畅。即去麻、杏，一剂之后，永不复发云。余按十枣汤一方，医家多畏其猛峻，然余用之屡效，今存此案，非惟表经方之功，亦以启世俗之蔽也。

郑左。湿痰之体，咳嗽，四肢浮肿，病情属溢饮，原当发汗利小便。但以浊痰阻于胸膈，咳而上气，但坐不眠，痰甚浓厚。病急则治其标，法当先用皂荚丸以下胸膈之痰，俾大小便畅行，得以安睡，方是转机。今按两脉结代，结代之脉，仲景原以为难治。药有小效，方议正治。

土皂荚去黑皮、去子、去弦，酥炙研细蜜丸如桐子大。每服三丸，日三服。以黑枣二十枚浓煎去渣送丸

拙巢注：病家将此方询诸他医，医以剂峻，劝勿服。其后究竟如何，不可得而知矣。

以上出自《经方实验录》

周镇

王云卿，米业。其小女年十八岁，自甲寅七月起，呕吐涎水，嗳气连属，纳饭尚安，饮粥则吐。屡就城北王君及南城孙子诊，均数月未愈。至乙卯冬月，诸证反盛，腹满呕逆，经阻至四月有半，间有内热，证已甚重，就诊。察前医之方，偏重温通，如吴萸、丁香、蔻仁、荜茇等，屡投之矣，盖拟为胃寒也。然舌红，光剥无苔，唇干起裂，胃阴已伤，人亦消瘦异常，诊脉弦数。询有气郁，乃灵胎所谓蓄饮证，惟已不能温转，用王氏孟英宣气涤饮法。金沸草、苏梗、山栀、茯苓、薏仁、郁金、橘叶络、娑罗子、淮小麦、鸡内金等。脉之弦者略敛，惟呕水嗳噫犹然，喜淡恶咸。胃虚饮停，病机逗露，且带浊颇多，亦中虚湿浊下留之征。询致病原由，乃甲寅夏饮已坏之西瓜汁而得。因拟二术、连皮苓、泽泻、新会皮、益智、萆薢、生薏仁、枳实末、鸡内金、老苏梗，用伏龙肝煎汤代水。连服四剂，溏泻叠作，水气下行，腹中气畅，呕水嗳噫顿减。惟脉弦苔剥，上中宜通宜，而阴液已消耗，为难治耳。生于术、云茯苓、宋半夏、盐水炒陈皮、金沸草、枳实末、川石斛、泽泻、车前子、范志曲、生薏仁、伏龙肝。呕水已减，腹满肠鸣，溲黄，经已通行，尚不甚多。再师孟英法，效方图治。金沸草、茯苓、半夏、大腹皮、枳实、泽泻、当归尾、抚芎、桃仁、红花、泽兰、五灵脂、四制香附。并用鸡内金、血珀、没药三味，研末服。经已畅，去上三味及桃仁、红花、泽兰、五灵脂，加台白术、益智仁、乌药。十二月二日，嗳噫呕水大退，溲色犹黄。颈项素有痰疬。拟通络涤饮，兼养胃阴。金沸草、橘白络、制僵蚕、茯苓、薏仁、泽泻、石斛、冬术、益智仁、竹茹、枳实、半夏曲、枇杷叶。服上方，呕水已止，嗳噫气逆微作，苔之剥者略布。腹虽已舒，便犹艰涩。养胃降逆，复入润养。如川石斛、麦冬、半夏、茯苓、旋覆、赭石、冬术、枳实、竹茹、麻仁、蒌皮、枇杷叶。正在日见起色，乃因大动忿怒，气机一闭，小溲不行，呕水嗳气复剧。左脉骤弦，苔之布者复剥。足见枢机一室，火浮水停，求愈甚难，变坏极易，自以旷怀为第一要义。川石斛、麦冬、菖蒲、郁金、茯苓、青盐半夏、山栀仁、炒泽泻、橘叶络、金铃子、枳实末、丹皮、益智，用车前子一两、伏龙肝二两，煎汤代水。气机通畅，嗳噫循减，水尚上沃，脉数苔剥。体虚不经攻导，复用石斛、紫菀、茯苓、枳实末、冬术、半夏、泽泻、大腹皮、橘皮、苏梗、萆薢、鸡内金、伏龙肝。至丙辰正月七日来诊，沃水嗳气，溲少便阻。猥以年关辍药，液亏水停，略参导水下泄之法，以祈捷应。金石斛、炒松麦冬、紫菀、野于术、茯苓、黄精、扁豆衣、泽泻、枳实末、益智、新会白、青盐半夏。另生谷芽、车前子二味重用，煎代水。十枣丸二分，谷芽汤下。水由下泻甚多，嗳噫呕水顿止。据云，十枣丸仅服其半，已觉甚惫。即嘱去十枣丸，原方服十剂。苔剥布白，即服丸方，至今五月，停饮已愈。丸方附后：停饮年余，米饮即吐，嗳噫日夜千余声，气逆欲咳。他人已投温通，舌苔剥而唇燥裂，经停至四月余。诊脉弦数。询知证由伤饮，叠进通胃涤饮，水由便泄，经亦续行。惟气阴消耗，枢机易阻，不无反复，万勿忿

怒。拟上下分治，通补并用，以善其后。金石斛、麦冬、于术、猪茯苓、甜杏仁、广皮、党参、枳实、益智、泽泻、金沸草、萆薢、鸡内金、枇杷叶，用半夏曲糊丸，服于饭后。助脾胃之消导，弭水饮之逆流。又用四物加杞子、苁蓉、丹皮、金铃子、茺蔚子、远志、香附等，藕粉或山药粉丸，空腹服。与前丸间服少许，以养血潜肝润肠而平冲气之上逆。缘病经年余，面无血色，气阴大亏，久久调理，当可复原。

林姓，年三十余。旧有脘痛，饮火酒取效。庚子四月，吃面后，饮冷水，即脘腹满痛，按之愈甚，续而呕吐涩酸，甚至于呃，渐有微热。郑彦修因其忽热忽止，谓是劳损已至七八。用洋参、麦冬、五味子，加入沉香、枳壳。服后虽有矢气，腹痛殊甚，不纳不饥，溺黄便溏。脉左数，右濡滑，舌白中干。是素有饮邪，今感邪挟积。用不换金正气散去甘草，加菖蒲、郁金、老苏梗、乌药、茯苓、苡仁、莱菔子、泽泻、玉枢丹等味，得泻而安。

荆妇荣氏，自经辛酉崩愈，血虚肝旺；喜进水果，阳虚停饮。至癸亥四十五岁时，又患反胃，呕吐酸水。饮食虽纳，转瞬即吐。自春浃秋，精神疲弱，冲气上憯，足厥不暖，偃息卧床，达一年有余。脉左小弱，右濡，舌白滑。药进大小半夏汤、旋覆代赭汤加桂、芍、刀豆，以涤饮养胃潜降，旋止旋吐。虽试吸鸦片，亦不能摄纳其冲气也，旋亦以溺少止吸。烟性涩，于停饮不宜。酸水蚀铅桶之底，腐穿其二。嗣勘定火衰胃虚，进健胃涤饮，温命纳冲，如于术、半夏、茯苓、泽泻、石英、白芍、龟甲、沉香、丁香、小茴、桂、附、当归、鹿角、陈香橼之类，其效略显。逢儒复探讨阴阳升降之微，间投灵砂丹三粒，酸涩之上涌渐衰。特厥气撑胀，则研虎肚、沉香为末，日冲服数次。并饮牛肉汁以养其胃。转方着重温化饮邪，益胃健运，如于术、茯苓神、桂枝、姜半夏、丁香、扁豆衣、谷麦芽、檀香炒、采芸曲、白芍、香附、刀豆、伏龙肝，间加车前以引水入州都，黑芝麻以润肠液之燥，或增别直参以振中气，怀牛膝以益肾肝，不离温潜纳冲、健胃驱饮之旨。服药百数十剂，反胃竟愈。

吴云伯弟荣昌，乙亥初夏寒热，中脘有形，痰多呕水，卧则有声，胸闷舌腻，微咳面油，溲黄便闭。已有人拟沙参、石斛等。予察其形，痰湿为重。用三仁汤出入。另太乙丹、菖蒲、郁金，研末，服后寐略宁，热自晡发，头面背足发出红痱（此人湿甚，本有疥癣），胸前甚少。询其中脘，或有形上冲，则痰涌呕水，或汩汩作声，热起之时胸闷气逆。良是痰饮内蓄，枢机不宣。复用豆卷、青蒿、连翘、鼠黏、茯猪苓、半夏、瓜蒌、菖蒲、鸡苏散、风化硝、明矾、水磨郁金。彼因不便，自服麻仁丸得便。下午仍热，懊烦至子夜方退，热时干呕痰多，苔较前腻，边绛。是恣食水果助湿。方用宋半夏、陈皮、赤猪苓、杏仁、淡芩、碧玉散、竹茹、菖蒲、木通、茯猪苓。另味陈胆星、雄精、金礞石、牙皂，研细，竹沥滴姜汁调服。嘱服于发热之前，如作呕，勿慌。服后呕出痰涩甚多，热大轻减，而头面背腹疥癣未隐，大势渐平，嘱服清气化痰以涤余蕴而愈。

以上出自《周小农医案》

翟竹亭

陈州东南胡桥村，有刘其生。患病三年，身瘦骨立，黑如生铁，每日吐痰约有碗余。迎余往诊，肾脉虚细无力，脾肺脉微缓，少有滑象。经曰："胃为肾关，肾虚者，关不闭，痰饮泛上，呕吐不止。"经又云："治病必求其本。"用景岳左右归饮加减，阴阳双补，乃纳气归肾，引龙归海之法。大剂煎服一帖，呕吐渐减，又投一帖，饮食大进，服之八剂，诸证若失。调理月余，始复原状。

增损左右归饮

熟地60克　山药30克　茯苓18克　山萸肉15克　丹皮12克　当归身15克　杞果15克　破故纸12克　巴戟天24克　肉桂12克　附子15克　牛膝10克　白术15克　菟丝子10克　胡桃10克　砂仁6克　水煎服。

《湖岳村叟医案》

陆正斋

章男，11月11日诊。

咳吐涎沫，右胁痛，卧即汗出，此悬饮证也，拟方徐图。

旋覆花7.5克,包　法半夏7.5克　橘红络各3克　云茯苓3克　炒枳壳3克　广郁金3克　制香附6克　冬瓜子9克　苦杏仁6克　水炙甘草15克　金铃子7.5克　秫秫米9克　金橘脯2个

二诊，去秫秫米、甘草、杏仁，加桑叶6克、枇杷叶三片。

按：此为饮邪支节入络，方以吴鞠通"香附旋覆花汤"化裁，意在通肝络而逐胁下之水饮，降肺气而化上焦之痰湿。

卢老，4月30日诊。

卫阳不固，痰饮内蕴，日晡恶寒，自汗，右胁痞痛，脉象濡滑无神。年高病根深痼，脏真暗耗，无情草木焉能恢复，姑以固卫敛汗逐饮法。

左牡蛎12克　半夏曲7.5克　水炙甘草1.5克　泽泻7.5克　橘皮络各2.4克　炒白芍9克,桂枝5克同杵　旋覆花4.5克,包　朱茯神6克　生黄芪皮7.5克　秫秫米9克　浮小麦9克

陈男，7月10日诊。

脾为生痰之源，肺为贮痰之器，脾肺两虚，饮结于中，咳吐涎沫，涓涓不已，如是一月有余，治宜温药和之。

制半夏6克　益智仁6克　老蔻米1.5克　吴萸珠1.8克　番砂仁1.5克　广橘皮3克　云茯苓9克　旋覆花7.5克,包　淡干姜1.5克　左牡蛎12克　秫秫米9克　建泽泻7.5克

7月13日诊：温中摄涎获效，去益智仁、砂仁、蔻仁，加附片2克、竹茹6克。

曹男，7月26日诊。

痰饮蕴中，肺气阻遏，咳吐涎沫，苔白腻而滑。治宜肺胃两调。

苏子霜7.5克　旋覆花7.5克,包　乌扇片7.5克　苦杏仁9克　制半夏9克　象贝母9克　薄橘红7.5克　广郁金4.5克　生姜汁1小茶匙,和服　冬瓜子9克　慈菇叶9克　干切云苓6克

马男，4月13日诊。

胸中为阳气之府，痰饮内蕴，则阻遏气机。寒热，脘痞痛，甚则不能平卧，昨进宣肺法未获效机，兹略为增损。

苏梗汁1.5克　枳实汁1.5克　郁金汁1.5克　沉香汁0.9克　法半夏1.5克　广橘皮3克　生香附3克　台乌药3克　金橘脯2个　干切云茯苓9克

杨男，5月21日诊。痰饮蕴肺，肺失清宣，呕喘不得卧，周身浮肿，不思纳谷。恙延日久，败象毕见矣。

苏子梗各6克　赤茯苓皮12克　乌扇片3克　苦杏仁6克　橘皮络各4.5克　旋覆花7.5克，包　法半夏6克　白通草2.4克　苡米仁12克　车前子9克，包　冬瓜子皮各9克

解奶奶，10月28日诊。

痰饮为阴邪，当以温药和之。

川朴根4.5克　苦杏仁6克　苏子梗各4.5克　法半夏6克　广橘红4.5克　白前4.5克　老蔻米1.8克，后下　云茯苓10克　生姜汁1匙，和服

杨某某，9月11日诊。

饮停胸脘，上干于头则眩晕，凌于心则悸，滞下脾则饮食减。治当和养中气，驱逐饮邪为要。

清水半夏5.4克　炙甘草1.5克　炒枳壳4.5克　五爪红4.5克　炒苡仁12克　旋覆花5.4克，包　炒冬瓜瓣10克　秫秫米10克　代代花5朵

陆男，4月13日诊。

咳喘胁痛腹胀，悬饮证也。

法半夏4.5克　射干3克　苦杏仁6克　旋覆花3克，包　涤饮散1.5克，和服　广橘皮4.5克　赤茯苓10克　天仙藤4.5克　苏子霜3克　路路通2个　金橘脯1枚，洗

朱有妹，女，18岁，5月6日诊。

面黄脚肿，疲倦，头痛，肠鸣漉漉，时泻，溲少，此饮走肠间也。

苍白术各4.5克　福泽泻4.5克　广陈皮3克　川厚朴3克　猪苓10克　川桂枝2.4克　连皮苓9克　炙甘草1.5克　带皮生姜1片

以上出自《陆正斋医疗经验》

张汝伟

蒋右，年五十四，苏州。肝脾不和，食入不运，隔一二小时即大吐不止。每至下午则腹更胀满，自腰以下撑痛难忍。上则头晕心悸，大便时坚时溏，小溲少，病已年余，诸药无效。此脾阳式微，肝气上逆，《金匮》所谓有留饮而上逆之证。直温中运脾，疏肝流气，尤以先止呕吐为第一要务，用戊己加味法。

细桂枝五分　炙甘草八分　乌梅炭　春砂仁各一钱　淡吴萸六分　小川连四分　小温中丸包　冬

瓜子皮　大白芍　炙鸡金　云茯苓各三钱　仙半夏　炒泽泻各二钱　姜竹茹钱半

二诊：留饮积于脾胃，上泛则吐出痰水，每日夜有数面盆之多。其气只上逆而吐，不能不化。所以溲少便坚，脘中至腰胀满而痛，总由肝气过旺，而心阳衰弱，脾阳不振，有如满天云雾，蔽日而遮天。投戊己加减法后，诸证较减，体觉略适，进一步用理中安胃法。

上肉桂四分　乌梅炭　炙甘草各八分，同打　淡干姜八分　小川连八分，同打　云茯苓三钱　淡吴萸六分，同打　车前子包　沉香曲包　姜半夏　福泽泻　枳实丸包，各三钱　广郁金　青陈皮炒，各钱半

三诊：连进理中安胃之剂，呕吐已减七八，满腹抄响，水声汨汨，胃气仍呆。今既病象有能动之机，应进为深入虎穴，一劳永逸之图。

上交趾桂四分，泛米为丸药汁吞服　控涎丹一钱，包　金铃皮　制香附　青陈皮炒　广郁金　旋覆花包　姜竹茹各钱半　真新绛七分　仙半夏　炒泽泻各二钱　代赭石五钱，先煎

本证始末：蒋女士，娴文墨，通医理，苏州孝廉张淑鹏，设养济堂，为伟之忘年交。蒋与张属亲家，荐余诊治。其诊五次，服第三方后，大便通，泄水甚多，日久宿恙，一旦霍然，以后仅二陈竹茹等疏化而已。

方义说明：痰饮之证千变万化，此证根源在肝旺阳衰。第一方，所以用甘酸化阴，辛苦泄热，以图止呕，内用小温中丸，有针砂一味，能治黄通便；第二方，加入肉桂、干姜，助阳气以化水饮；第三方，注重控涎丹一味，泄水下行，金铃皮、香附等和肝理气，肝一平则波浪不起，所以能收全功。惟真新绛一味，近不采用，伟诊病时，药铺尚备，近则不有，功效甚微，可以不用，故特说明之。

尉迟左，年四十八，武进。面色清癯，中阳式微，痰湿上泛，胃纳不运，入谷即吐，胸中漾漾，二便均少，舌胖，苔布白而苍，脉濡弦而不耐按。阳气衰极，湿痰冲斥，用理中合旋覆代赭法加减治之。

淡附片二钱　淡干姜四分　上肉桂二分　小川连二分，二味研末米泛丸吞服　淡吴萸六分　杭白芍三钱，同炒　白芥子一钱　旋覆花钱半，包　煅代赭五钱　补骨脂盐水炒　云茯苓各三钱

二诊：寒饮反胃，进前理中法二剂，呕吐已平，胃纳略进，胸中较爽，但中气尚虚，阳难遽复，难免再事猖獗，小溲仍少，脉来双弦。饮之确证，宜仍前意，复入通阳之法，俾一鼓而平之。

台参须一钱　杭白芍三钱　川桂枝一钱，同炒　上交趾桂三分，泛米丸吞　薤白头白酒炒　赖氏红炒，各钱半　半贝丸包　瓜蒌仁姜汁炒　车前子包　益元散各三钱　淡附子二钱　生姜三分

本证始末：尉迟君系东棋盘街和昌盛号经理。平素常服珠粉，以为清肺而美姿容，殊不知积寒伤阳，此次来势颇剧，面色惨淡，气息急促，共诊三次，此一二诊方也。得能全愈，洵属快事，从可知无病而多服药者，为不智。

方义说明：此方着眼处，第一方虽用理中法，而不用参，恐助其湿也，附、桂、姜、吴萸之外，而再加补骨脂者，即无阴则阳无以化之理，旋覆代赭之降气平逆，川连、白芍之疏肝和胃，在所必用。复诊用参，经过一番搏战，其气必虚，故藉参之力，以运行药力也。通阳之品，薤白、瓜蒌最妙，下佐以车前、益元，异其出路也。立方用意，必精密顾到，无不取效如神。

《临证一得》

陆观虎

茅某某，男，39 岁。

辨证：湿痰。

病因：脾虚不运，水饮停于胸膈，上泛成痰。

证候：喉间痰黏不易咯。脉细弦。舌质红，苔薄黄。

治法：利湿化痰清热。

处方：上川连 3 克，水炙　大贝母 6 克，去心　炒竹茹 6 克　炒赤芍 6 克　猪赤苓各 6 克　苦桔梗 3 克　陈皮丝 6 克　土炒泽泻 6 克　制半夏 6 克　天花粉 6 克　黛蛤散 9 克，包煎

方解：川连、大贝母、黛蛤散清心肺热，化痰。竹茹、半夏和胃化痰。猪赤苓、泽泻渗湿利水。桔梗、陈皮、花粉宽胸化痰利膈。赤芍敛阴平肝。

包某某，男，70 岁。

辨证：痰饮停水。

病因：脾虚不能制水，水液停滞。

证候：吐涎，纳少、化迟、背酸。脉细。舌质红，苔浮黄。

治法：健脾化痰利温。

处方：焦稻芽 9 克　陈皮丝 6 克　山楂炭 9 克　云茯苓 9 克　制半夏 6 克　猪赤苓各 6 克　焦苡米 9 克　朱通草 3 克　忍冬藤 9 克　土泽泻 6 克　保和丸 6 克，包煎

方解：焦稻芽、保和丸、山楂炭健脾胃以助消化。陈皮、半夏理气化痰，降逆止吐。猪赤苓、土泽泻、焦苡米、朱通草利溲化湿消水。忍冬藤清热通络以止背酸。云苓渗湿益脾。

郭某某，男，79 岁。

辨证：痰饮停水。

病因：因脾胃两虚气滞不化，水停中膈积而成痰。

证候：晨起吐痰涎量多，纳果。便溏日三五行。脉细数。舌质红，苔微白起紫疱已久。

治法：调和脾胃。

处方：陈皮丝 6 克　陈香橼 6 克　佩兰梗 6 克　竹沥半夏 6 克　云茯苓 9 克　鸡内金 6 克　扁豆衣 9 克　焦稻芽 6 克　炒竹茹 9 克　焦建曲 6 克　保和丸 9 克，包

方解：陈皮、香橼、佩兰梗理气化痰。内金、稻芽、建曲健脾胃助消化。竹沥、半夏、竹茹和胃涤痰。扁豆衣、云茯苓健脾利湿化痰涎。保和丸健脾胃止泻，宽胸理气。

庄某某，男，63 岁。

辨证：湿痰。

病因：湿痰素盛，脾失健运。

证候：痰多发黄，纳果，脘堵，微咳。脉细弦。舌质红，苔白腻。

治法：健脾渗湿，化痰止咳。

处方：焦稻芽 15 克　云茯苓 6 克　制半夏 6 克　生枇杷叶 6 克　大贝母 6 克，去心　建曲炭 9 克　猪赤苓各 6 克　焦苡米 12 克　黄毛橘红 6 克　甜杏仁 9 克，去皮尖　佩兰叶 9 克，后下

方解：焦稻芽、建曲炭健脾和胃助消化。贝母清热化痰。猪赤苓、云苓利尿渗湿。半夏、杷叶、甜杏仁、黄毛橘红降逆利肺、止咳化痰。焦苡仁利湿。佩兰叶芳香化浊开胃。

张某某，男，39 岁。

辨证：湿痰。

病因：湿痰郁蒸，肝热上冲。

证候：头晕微痛，梦多，痰不易咯。脉细弦。舌质红，苔白腻。

治法：清肝热，化湿痰。

处方：炒白蒺藜9克　陈皮6克，水炙　云磁石9克，包，先煎　石决明12克，包，先煎　煅牡蛎12克上川连3克，水炒　杭白芍9克　益元散9克，包煎　制半夏6克　黛蛤散9克，包煎　菊花9克

方解：白蒺藜、菊花清头风。陈皮、半夏理气化痰。磁石、石决明平肝。杭芍敛阴。牡蛎育阴潜阳镇肝。黛蛤散利湿化痰。川连清心火燥湿。益元散清热宁心。

李某某，男，38 岁。

辨证：痰饮（风痰）。

病因：痰热在肝，热极生风而成风痰。

证候：气窜身肢跳抖，小便发痒，头晕、目眩。脉细弦。舌质红，苔薄黄。

治法：疏气熄风，利湿化痰。

处方：苏梗6克　代代花3克　通草3克　木香3克　萹蓄9克　茯苓9克　钩藤9克，后下　瞿麦9克　佛手花3克　焦苡米9克　竹沥水30毫升，冲

方解：苏梗、代代花、佛手花、木香宽胸舒气。瞿麦、萹蓄、通草清泻肝热，利湿以治小便发痒。竹沥水、茯苓化痰涩渗湿。钩藤平肝祛风以治头晕目眩。焦苡米利湿。

以上出自《陆观虎医案》

赵海仙

命火，脾阳不足，饮食不归正化，遂变蒸而为痰饮。饮溢四肢，故左臂痹痛；饮停脘胁，故脘中作痛；饮入于肺，故咳逆不已。大便通则诸证悉平，大便秘则诸证悉剧。肺与大肠为表里，肺气通秘，皆视腑气为转移。脉细无神。延及日久，体虚证实，攻补两难。姑拟一方，以消息之。

南北沙参各三钱　蜜炙桂枝一钱　川贝母一钱五分　沙苑子一钱五分　蜜炙冬花三钱　半夏粉二钱汉防己一钱五分　陈橘皮七分　杏仁泥三钱　云茯苓三钱　竹根一钱五分　四制于术七分

饮也者，水之为患也。其精气可以上输，而本性无不下流也。经曰：饮入于胃，游溢精气，上输于脾；脾气散精，上归于肺；通调水道，下输膀胱。夫水道既济，岂有留饮之患哉？自命火渐衰，不克胜水；脾阳不振，不克制水；肺失统治，不克输水。于是泛溢三焦，漫无节制。饮溢肺则喘咳，饮凌心则心悸，饮流四肢则手足肿，饮上升则头眩，饮流胁间则漉漉有声。此饮之为患也。如此兼之，饮食之浓腻，洋烟之熏灼，热与饮合化而为痰。于是蕴藏肝胆，则多疑善怯，甚则风动抽搐；留膈上，则懊侬不安，甚则恼怒无常；入心胞，则神识模糊，甚则数

日而后解。平时吐胶痰，发时吐清痰，愈时吐浓痰，此痰之变也。又如此右脉沉细且滑，左脉细数而滑。久则防其类中。所以时发时止者，痰尽而愈，痰积而发。所以夏季不及三春，夏至一阴生，阳虚之始也。但本饮标痰，上痰下饮，证实人虚，下虚上实。证势若此，攻补两难。温凉多禁，法当先治其标之痰，后治其本之饮；先清标之余热，后治本之阳虚也。鄙见如斯，高明以为何如？

苏子霜一钱五分　广橘红络各六分　香附子一钱五分　北细辛三分　法半夏一钱五分　川朴一钱五分，炒　射干片五分　云茯苓三钱　杏仁泥二钱　西砂仁五分　旋覆花五分，布包　甘草五分　生姜一片　枇杷叶三片　涤饮散五分

以上出自《寿石轩医案》

叶熙春

邱，女，三十五岁。余杭。痰出于脾，坚而韧者为痰；饮出于肾，清而稀者为饮。饮痰充斥，气塞而成咳，饮泛而成嗽。素质肝旺，得相火之助反刑燥金，络破金伤，曾有咯血之累，咳嗽亦为之缠绵不辍，几成肺损。后经药养，内热减退，自汗见收，经汛亦能按月而行，外而脂肪较丰，现弃重就轻，转入痰饮之门。呼出之气生乎心肺，吸入之气司于肝肾，肾之摄纳无权，升气多于降气，动即气急；卫不外卫，阴不内守，容易触受客感。春夏阳旺较愈，秋冬气肃为盛，脉来弦滑有力，弦属肝旺，滑主有痰，舌苔薄黄白而润。膏方不唯滋补，并思却病也。

米炒土潞参120克　炒杭芍60克　淡秋石145克　炒大生地150克　炒于术60克　沙苑蒺藜90克　白及片60克　炒当归90克　米炒北沙参60克　灵磁石120克　茯苓90克　制女贞子90克　紫白石英各75克　海蛤壳120克　蒲黄炭30克　百合90克　旱莲草90克　天冬90克　生杜仲90克　蒸熟百部30克　血余炭24克　怀山药60克　竹沥半夏90克　白果肉　红枣　莲子各120克　鹿角胶45克　龟板胶60克，共炖烊，收膏入　冰糖480克，收膏入

江，男，八十三岁。上海。年近期颐，尚无衰容，步健纳旺，犹似壮年，此禀赋之独厚也。惟命火式微，阳不胜阴，火不敌水，水谷所入泰半化痰成饮。痰从脾阳不运而生，饮由肾寒水冷而成。饮痰充斥，淹蔽阳光，在夏秋尚可，交冬而阳不外卫，独冒风寒，引动痰饮，咳嗽气急，每交深宵子后而甚，寅卯三阳升而尤剧。肾气不敛，小溲频促，阳不充盛，不能温皮毫，暖肌肤，胕冷过膝，臀冷及肘。按脉两尺充实，惟右关缓，主脾虚；右关滑，主有痰。滋补之中，当寓潜消阴饮之法。

大熟地120克　枣杞90克　淡苁蓉90克　巴戟560克　盐水炒菟丝子90克　茯苓90克　怀山药90克　炒益智仁60克　蛤壳120克　制乌附块90克　姜夏60克　旋覆花90克　桂枝45克　炒白芍60克　当归90克　冬术60克　沉香末30克　米炒上潞参90克　炒玉竹90克　锁阳60克　潼蒺藜90克　盐水炒杜仲90克　制扶筋60克　代赭石120克　炮姜30克　拌炒五味子45克　细辛24克　蜜炙紫菀60克　覆盆子90克　川断60克　陈皮45克　海藻120克　红枣　龙眼肉　莲子各120克　阿胶60克　霞天胶60克，共炖烊，收膏时入　冰糖480克，收膏入

陈，男，五十六岁。十一月。昌化。脾肾阳虚已久，水寒化饮，渍之于肺，咳嗽气逆，动则更甚，腰背酸痛，不耐久坐。腰为肾府，督脉行背，肾虚督脉不充故也。两脉迟滑无力，拟

壮肾阳，温化水饮。

淡熟附块9克　炮姜6克　淡吴萸1.5克　姜半夏6克　白茯苓12克　炒橘红5克　补骨脂9克
盐水炒胡桃肉9克　仙灵脾9克　五味子3克　煨狗脊12克　盐水炒杞子9克

二诊：服前方后，脾肾之阳稍复，咳逆见差，腰背之痛亦减，苔白薄，脉如前。原方出入再进。

淡熟附块9克　姜半夏9克　米炒上潞参9克　炒于术6克　茯苓12克　制巴戟9克　炮姜5克
捣炒北五味3克　鹿角片6克　甘杞子9克　化橘红5克　胡桃肉9克　补骨脂9克　清炙款冬花9克

三诊：续服右归丸、六君丸各9克，每日和匀分吞。

童，男，五十三岁。十月。杭州。痰饮内留，受寒而发，咳嗽气逆，不得平卧，形寒怯冷，纳少呕恶，舌苔白腻，脉浮弦而滑。拟小青龙汤加减。

蜜炙麻黄2.4克　桂枝2.1克　姜半夏6克　茯苓12克　生甘草2.4克　炒橘红5克　炒白芍5克
白杏仁9克，杵　炒苏子9克，杵，包　干姜3克　五味子1.5克　煅鹅管石12克

二诊：服小青龙汤二剂，喘逆咳嗽顿差，形寒呕恶均除，风寒已解，饮未尽化，脉转缓滑。再以苓桂术甘汤加味。

桂枝2.1克　茯苓12克　炒白术9克　炮姜3克　五味子2克　炙甘草2.1克　旋覆花9克，包　煅代赭石15克　姜半夏6克　鹿角片9克　炒橘红5克　炙紫菀6克

陈，男，六十五岁。十月。余杭。脉来细弦而滑，火衰不能熏土，土虚不能化物，日进水谷，难化精微而为饮。咳嗽气逆，痰多白沫，阳虚气馁，畏寒肢冷，起动无力，动则气促。大气出于脾胃，根于丹田，治用健脾温肾，以蠲水饮。

米炒东洋参8克，先煎　姜半夏6克　清炙甘草2.4克　茯苓15克　炒于术8克　炮姜3克　淡吴萸8克　炒杜仲12克　炒胡芦巴9克　煨补骨脂9克　陈皮6克　炒当归9克

二诊：咳嗽气逆已差，痰亦减少，起动稍感有力，胃纳亦可，惟畏寒肢冷如故，脉仍细滑，苔白。原意增减再进。

米炒上潞参12克　炒于术6克　云苓15克　炮姜3克　姜半夏13克　川桂枝2.4克　煨补骨脂9克　炒胡芦巴9克　炒橘红5克　清炙甘草2.4克　炒白前6克

越，女，五十岁。十一月。昌化。阳虚水饮停滞，咳逆痰多稀薄，终日形寒恶冷，腰背酸疼，苔白，脉象沉细。宗《金匮》法。

黑锡丹6克，杵，吞　炙桂枝3克　茯苓12克　炒白术6克　炙甘草3克　干姜5克　姜半夏5克
五味子2.4克　炙紫菀9克　鹿角霜9克　炙白前6克　炒苏子9克，杵，包

李，女，五十二岁。四月。余杭。中虚停饮，肝气郁滞，咳嗽胸胁引痛，背寒肢冷，大便溏泄，脉来右弦滑左细缓。仿严氏四磨饮法变通之。

沉香1.8克，磨汁，分冲　麸炒枳壳3克　台乌药5克　姜半夏6克　茯苓24克　炙甘草2.4克　炒白前6克　炮姜2.4克　五味子1.2克　新会白5克　原怀山药9克，杵　代赭石18克　红枣4个

二诊：前进四磨合二陈，服后胸脘较舒，咳减，气亦渐平，惟大便仍溏，乃中州脾土虚寒耳。续以理中加味。

米炒东洋参9克，先煎　土炒白术6克　炮姜2.4克　炙甘草2.4克　带壳阳春砂4克，杵，后下　台乌药5克　茯苓15克　赭石18克　新会白3克　姜半夏9克　原怀药9克，杵　沉香1.8克，磨汁，分冲

俞，男，六十岁。十月。临安。脾阳虚则积湿为痰，肾阳惫则蓄水成饮。痰饮上泛，咳嗽气逆，痰味带咸，形寒畏冷，脉象滑而无力，舌苔薄腻。体虽虚，腻补难投，虑为痰饮树帜耳。

炮姜3克，拌捣炒　五味子2.1克　细辛2.4克　姜夏6克　茯苓12克　炙橘红5克　金沸梗9克，包　煅代赭石15克　煅灵磁石15克　炒杜仲12克　沉香末1.8克，分冲　炙紫菀9克　红枣3枚

孟，男，四十九岁。九月。余杭。夙有饮病，复受外感，咳嗽气喘，痰不易出，脉象弦滑而数，苔白中黄。伏饮与新感相激，饮邪夹热之证，小青龙加石膏法。

炙麻黄2.4克　川桂枝2.1克　石膏9克，杵，先煎　干姜3克　拌捣炒五味子2.1克　炙甘草2.1克　细辛2.4克　白杏仁9克，杵　茯苓12克　宋半夏8克　炙酥皂荚子4克　炒白前6克　炒苏子8克，杵，包

冀，男，五十五岁。一月。触感引起支饮复发，形寒壮热无汗，咳嗽气逆，痰多白黏，胸闷气塞，食欲不振，苔腻，脉来滑数。仿长沙法。

清炙麻黄5克　杏仁9克　生石膏12克　甘草1.5克　橘红6克　宋半夏8克　清炙前胡8克　蛤壳15克　甜葶苈子6克　茯苓12克　炒北秫米12克，包煎

二诊：前方服后仍不见汗，形寒如故，体温高至摄氏39摄氏度，热甚谵语，咳嗽痰稠难吐，气逆未平，大便虽下，溲仍短赤。原方出入再进。

甜葶苈子6克　麻黄5克　生石膏12克　炙前胡8克　橘红6克　茯苓9克　竹沥半夏8克　杏仁9克　冬瓜仁12克　冬桑叶12克　生甘草0.3克　大枣3枚

三诊：见薄汗，身热渐退，咳逆较平，寐中仍有谵语，痰未尽消耳。仍宗前法，佐镇降之味。

麻黄4克　杏仁9克　生石膏15克　炙前胡8克　蛤壳15克　橘红6克　辰茯神9克　竹茹9克　旋覆花9克，包煎　甜葶苈子6克　灵磁石30克　三剂。

四诊：热退咳减，气逆渐平，并思纳食，惟寐中尚多梦扰，舌净，脉缓无力。当予顾本。

上党参6克　茯神12克　橘红6克　炙前胡8克　冬瓜仁12克　稽豆衣9克　竹茹9克　炒晒术5克　夜交藤9克　蛤壳15克　五剂。

以上出自《叶熙春专辑》

施今墨

王某某，男，39岁。数日以来，寒热，咳嗽，气促，胸痛咳时尤剧，食欲不振，周身倦怠，经北大医院诊断为胸膜炎，胸腔有少量积液。舌苔薄白，脉浮数。

辨证立法：外邪乘肺，表里不和，水饮停积，以致寒热，咳嗽，胁痛，气促。综观脉证，是属悬饮。治宜和表里，调气机，清热逐饮。

处方：冬瓜子30克，打　陈橘红6克　甜瓜子30克　旋覆花10克，代赭石12克同布包　陈橘络6克　赤茯苓10克　鲜芦根10克　紫丹参15克　赤芍药10克　鲜茅根10克　粉丹皮10克　青橘叶10克　白

杏仁6克　　北柴胡5克　　炒枳壳5克　　苦桔梗5克

二诊：服药二剂，寒热稍退，诸证减轻，原法加力。

处方：冬瓜子30克，打　　车前子10克，布包　　赤茯苓10克　　冬瓜皮30克　　车前草10克　　赤芍药10克　　紫丹参15克　　全瓜蒌24克　　粉丹皮10克　　旋覆花10克，代赭石12克同布包　　干薤白10克　　白杏仁6克　　青橘叶10克　　焦内金10克　　苦桔梗5克　　炒枳壳5克　　青陈皮各5克

三诊：服药三剂，寒热全除，小便增多，日十余次，胁间已不甚痛，咳嗽亦轻，经医院透视积液消失。脉现濡软。正气未复，拟用六君子汤加味，嘱多服以愈为度。

处方：南沙参10克　　陈橘红5克　　北沙参10克　　旋覆花6克，代赭石12克同布包　　陈橘络5克　　于白术10克　　青橘叶10克　　云苓块12克　　清半夏10克　　白杏仁6克　　焦内金10克　　冬瓜子30克，打　　炙甘草3克

《施今墨临床经验集》

第七十七章　积聚

王三尊

疫证非比感寒，感寒汗后不愈，则有白虎汤；白虎汤不愈，渐转三承气汤，或桃仁承气汤。疫证至七日，内邪外溃。轻者得汗立解，身凉渴止；重者虽汗不愈，必有下证。其下证有三，轻者，胃脘微硬，微渴，舌黄影，不思食，以小承气汤小其制，生熟军微利之；重者，舌苔黄燥，腹满痛，谵语，饮冷，二便不通，脉沉数有力，乃大承气汤证。此下证之明著者。其有下证隐微者，不易明也。前虎氏母子、康华之、朱笠莘、潘国彩，皆言之矣。至于丁赤晨病疫，汗后不愈，舌无苔，微有润影，脉微数无力，不大渴，腹不满痛，二便如常。予用清法，治之不愈。远延一医至，认为虚证，治以香砂六君子汤加炮姜，服下亦不骤剧。数帖后，愈觉不宁，辞去，复延予视。时已半月，细细审问。云："腹中如有物状，小便甚痛。"予思疫证，岂可热补？谬不待言。但下证不明，姑以清凉之药加熟军以解药毒。因其腹中如有物状，少加枳、朴，服后遂下血块，方悟为蓄血证也。但不知本系血证，亦不知误投温热所致。遂用导瘀理气凉血之品，渐加脾药下血半月。至末一次，下瘀血半钵，随晕厥。灌参汤二钱复醒。兹后并无血下，继以脾胃药收功。盖蓄血证有谵妄如狂，喜忘，屎黑，小便利，发黄，腹硬痛，漱水不欲咽，脉沉结等证。此证小便反痛，余证并无，实难辨也。若不细心体察能免误乎？

丁妻，五十余岁。素有胃疾，忽然厥倒，上腹饱胀，二便不通，脉沉迟有力。予用消伐药，多加槟榔，则气下坠，阴孔挺出，小便愈闭。槟榔换桔梗，则下焦少宽而大腹饱胀如鼓。以槟榔丸合滚痰丸四钱，再以汤药催之，下积滞五六遍，则脉有时数大矣。为其痞结少开，伏火少出也。然久积之证，非一朝所能去，正气亦非一朝所能复。若再用攻伐，则正气愈亏，滞愈难去，将必变为中满而后已。当用半补半消伐或屡补屡下，继以纯补之剂，日久自然全愈。丁姓逞才妄议，见予继用补泻兼施，谓理相矛盾，予置不辨辞去。后更他医，用药阿其所好，至今一载未起，附此以见积聚之证，而有阴孔挺出，二便不通，腹胀如鼓之奇者。

缪姓，胃患积聚六七载矣，发则数月方愈。系膏粱善饮之人，积滞半化胶痰，不必言矣。旧岁疾发数月不愈。一医以为久病无实，惟执补正而邪自去一语，所投皆温补之剂。予往视，见其形肉已瘦，信乎当补；然脉重按滑数，舌厚黄苔，二便不通，此证当以参汤下滚痰丸。但久服痰补，取先补后泻之义，两日陆续单进滚痰丸四钱，只泻两遍，遂觉胃快。前医复至，谮予大伤元气，速进补剂，遂补而痊。医家病家盛传予过，予置之不辨。试问从前数月皆补，何不愈乎？何以知予泻后不善补乎？今发复发，彼医仍补数月。予往视，脉仍滑数有力，舌黄且黑，然大肉已尽，较上岁更羸矣。予不觉为之泪下，虽痰欲仍进滚痰丸，不能救矣。噫！可慨也夫。

以上出自《医权初编》

周南

蝶翁二夫人，年四十余。月事虽有，从未生育，患积聚七八年，左胁下横攻及脐，作痛作胀，攻胃引背，上逆乳旁，发止不时。诊之脉右关带弦，此正木乘土位之象，治宜土中升木则土自和平。又手足历节痛肿，此乃风寒湿杂合而成行痹，健脾燥湿亦所必须。然证有缓急而治当分先后，开郁散结以治积块，理所当先。方以开郁散加青皮以达左胁，灵仙、三棱以攻坚，乌药以破下焦之气，玉桂以入血分，即以伐肝，所谓木得桂而枯也。适临经作痛，攻下瘀黑，更乘势利导，前方加桃仁、赤芍、玄胡，五服之后块已潜消，至次月临经竟不痛矣，仍以治行痹之药而定痛。此其末务也。

大阪屋十郎右卫门，年三十四岁。形体黑瘦，七八年来患左胁痞块，上攻则气闷欲绝，攻及右胸作胀，肩上如压重石，肩井、肩髃、肩胛痛不能胜。因而缺盆骨肿，胸骨高突、坚硬，但痛不红、不溃，已有二三年矣。诊之脉滑而疾，此肝木侮肺金，肺气郁于经络，痰亦凝其部分，故见此奇证也。治之之法，欲削木之繁芜，必先利金之锋锷，是伐肝不如清肺也。肺主一身之气，气利，痰亦随之而运。滑疾之脉，痰之酿祸已久。法当先疏其流，而后清其源。方以泻白散加减，以桑白皮之甘辛而泻肺中之邪气，地骨皮之甘淡而清肺中之伏火，用以为君；去甘草之甘缓，加桔梗之苦辛，以开肺气，以利胸膈，以香附之辛平以解六郁，以理血中，用以为臣；以苏子、白芥子以清膜外之痰，用以佐使。日进一剂，五日胀痛止，十日肩重若失，胸骨平复。乃以开郁加青皮、赤芍药、灵仙、三棱，以治左胁之积聚，不旬日而潜消无亦矣。

丝屋四五右卫门，年未四旬，禀亦不弱，自功好饮，少腹有疝。去冬伤食受寒，胃中有块，疑为肉积，坚硬，上支两胁及咽，右脉滑大。此阴气挟饮上乘，非必肉食不消而成块也。若食积成块上攻，必作痛、不食，岂但胀硬，支胁冲咽而已哉？可知，坚硬有形者乃痰饮，无形塞喉者乃逆气也。治宜理气健脾，去寒消积而自退。方以木香、桔梗以利上焦之气，陈皮、厚朴以理中焦之气，白术以健脾，吴萸、官桂以去寒，山楂、枳实、神曲以消积，半夏以涤饮。三大剂而宽快，不硬不胀，但不知饥，其脉常滑。又三剂而知饥，饮食有味，乃减作小剂。十日而脉缓，积久之疝皆潜踪也。

久次郎积弱之病，已非一年。去秋重病得痉，今夏调理失宜，虚证又作。诊之脉缓，右且沉细无神，腿痛至骨，饮食无味，左脐旁有积块如桃。此脾肾两虚之证，治之惟宜温补。但脾药宜燥，肾药宜润，利于此者不利于彼。并施之际必须补脾而不妨于肾，滋肾而无碍于脾，庶可有济。故补肾者取甘平不腻之品，枸杞、菟丝、杜仲之类是也；补脾者取甘淡辛温之品，茯苓、山药、半夏之类是也，佐以舒筋下行之药，木瓜、苡仁之类是也。进五剂而腿痛止，但痞气攻胁刺痛，加以平肝之剂，青皮、赤芍药、丹皮之类，三剂而胁痛又止。阴虚而足心常热，以逍遥散加减调养一月而热退食进，乃以地黄汤与六君子汤相间而服，又二月而收全功。

肥前新兵卫，年虽四九，形体瘦双，脉细无力，四肢怠倦；左腹有块如拳，按之甚坚，动则筑然而痛；两目时昏时明，两耳时聪时聋。询其致病之由，少年缘树坠下，触伤阴囊，去血甚多，以成斯证。此肝血大亏，肝气郁积之候。血虚则火易升，故耳目或聋或昏，气郁则积不散，故坚硬攻痛。况疤痕黑紫，清水外溢，则周身皆恶此其验也。治宜疏通肝气，调养肝血，使肝经和，余证自退。方用柴胡以升之，吴萸以降之，青皮以伐之，陈皮以补之，香附以开郁，灵仙以攻积，赤芍、官桂以行血，白术、茯苓以培土。进八剂而块消大半，但脐上有动气，任脉急也，专以补中益气汤五剂，动气大减。复用开郁丸药缓以治之，块渐无形。又间以温补调和元气，旬日之后脉亦有神，痞既愈，若觉有疝，此肝经之余气未尽消也。耳病愈，但目有时花，此肝经之血尚未充足也。此时不必用肝经之药，惟培养脾土，土厚而木自茂也。以香砂六君子丸继之。二十年之病未及三月而获全功，亦意外之事也，快哉！

草野与三太，三十六岁。气体强壮，望之若无病者，然诊其脉来盛去悠。来，阳也，盛则有余之象，气为阳，当病在气分。故胁下积块有年日，上攻心膈或及咽喉，不可饮食，目常见一圈黄色，在若远若近之间，黄中夹土色也。目，肝之窍也。青睛属肝，黑睛属肾。肝肾虚则目昏，而此黄色者何也？经曰：食入于胃，散精于脾，淫气于肝。是肝与胃原相属也。所以胁下积气攻胃，则上及食道，胃气乘肝，则目见黄色也。治之当疏肝平胃为主，经曰：木不及曰委，和太过曰发生，土不及曰卑，监太过曰敦阜。发生者宜疏之，敦阜者宜平之。方以香附、苍术、川芎以开肝郁，柴胡、青皮以疏肝气，厚朴、广皮以平胃气。十剂而积消不攻，二十剂而黄色小如棋子矣。

田口助右卫门室，二十余岁。素有积聚，胃中胀痛即不可食。今妊娠四月，仍前作胀，旬日不食，面青㿠白，六脉浮滑无力，已诸药不效矣。此时若欲攻积，恐动其胎，若欲安胎，反增其胀，固难措手。愚以为积之妨胃不食，以胃阳不足也；胎气上系于脾，胎之不安以脾气之不健也。攻积、安胎两不可，何不健脾助胃行津液，而胀自已？以开郁散加苏梗、砂仁、木香、葱白，二剂而胀宽，脉即不浮。又加广皮、白芍，四剂胃气皆和，癖消食进，最为大事。又忽生便毒，下体硬肿，两足虚浮，内服清和托毒之药，调和气血以养其胎，外有敷药，忌麝、魏妨胎，取清凉收涩者以消其毒，五日乃退。以后虚证百出，时而足冷，加以温经而愈，时而火升头痛，加以和解而瘥。饮食既进，诸证之变幻匝月而始平复，子母无恙，予心始慰矣。

以上出自《其慎集》

陈念祖

经云：冲脉为病，男子内疝，女子瘕聚。今小腹积聚有形，兼有动气，是奇经为病也。凡经水之至，必由冲脉而下，是脉隶于手阳明经。冲脉上冲犯胃则为呕恶，攻胸则为痞塞，升于巅顶则为昏厥。不知脉络，治之安能中病。种种见证，俱有明征，准是著手，理自不谬矣。

肉苁蓉三钱　当归身三钱　白茯苓三钱　生杜仲四钱　小茴香二钱　紫石英八钱　鹿角霜五分

自述上年秋间曾患伏暑，延至百日始瘥。病去左胁下即有结癥，每逢春季晨起必吐痰沫，午后兼有微热，偶进油腻麦食之物必作溏泄。系当时热邪未清，因口腹不慎，食积与痰气互相纠结为患。倘峻急图功，恐反致偾事，法以缓消为宜。

柴胡一两，炒　大黄一两，炒　蓬莪术五钱，醋炒　荆三棱五钱，醋炒　雄黄一两　青皮一两，巴豆七粒同炒，俟黄去豆上药六味捣研为末，神曲糊丸。每服一钱，橘红汤下。下午另服六君子丸三钱，开水送下。

自述昔年经阻半载，疑为有孕，后下污秽臭水甚多，因而渐结成块。八九年来其形渐长渐大，静则伏于脐旁，动则上攻至脘，连及两胁。想系水寒气血瘀聚而成，但久病宜用缓攻之法，匪可急切以图功。拟方开列于后：

肉桂一钱　香附一两，炒　桃仁五钱，炒，去皮尖　甘遂三钱，面煨　五灵脂五钱，醋炒　川楝子五钱，用巴豆七粒炒后去豆　地鳖虫廿一个，酒浸三棱一两，醋炒　蓬莪术一两，醋炒

上药共研细末，炼蜜为丸，如梧桐子大。每服十丸，早晚开水送下。

诊得脉象右弦左涩，当脐连小腹而痛，浊结有形，若患处漉漉转动有声，则痛胀稍减，时呕黄浊酸水，大便亦不得通爽。此乃肝经疝瘕。非辛香无以入络，非重浊无以直走至阴之地，拟通泄厥经为主。

金铃子三钱　桃仁一钱，炒　橘核二钱　延胡索二钱，炒　青皮二钱　小茴香三钱　两头尖一钱　韭白汁半盏

以上出自《南雅堂医案》

何世仁

胁痞胀痛，右脉弦滑。恐有停饮，法当燥土分清。

麻油炒茅术一钱五分　川郁金一钱五分　泽泻一钱五分　半夏一钱五分　瓜蒌皮二钱　炒川楝子一钱五分　广木香四分　赤苓二钱　橘红二钱

左胁下结痞作痛，饮食减少，形衰脉弱。此属木邪侮土，病势非轻。

炒归身二钱　新会皮一钱五分　茯苓三钱　川郁金一钱五分　青橘叶三张　白蔻仁四分研　法半夏一钱五分　炒白芍二钱　木香四分　炒楝子一钱五分　焦谷芽三钱

以上出自《清代名医何元长医案》

黄凯钧

张，五六。大腹左边起块如掌，纳大减，脉微细。此为情怀不畅，气血皆郁，五积之形已彰。幸春起至初冬，不为沉痼，当先推气分越鞠丸之意。

茅术一钱　枳实一钱五分　神曲二钱，炒　抚芎一钱五分　香附二钱　黑栀一钱五分　青皮一钱　老姜汁一匙

又：前方三服，开郁运气，有形之积已得软小，乘势推荡，脉之细极，总因气血凝滞使然。

蓬术一钱五分，炒　枳实一钱五分　神曲一钱，炒　桂枝木五分　香附三钱　青皮一钱　厚朴一钱，炒　老姜汁一匙　食盐少许

又：经云：大积大聚，衰其大半而止。今病去六七，纳食加倍，否已成泰，设关防贼，似不可缺。

党参一钱五分　生于术一钱五分　归身一钱五分　橘皮一钱　香附二钱　郁金一钱　桂枝木五分　炙

草四分

《肘后偶钞》

王九峰

清阳不升，浊阴不降。左胁盘踞，此肝积名曰肥气。肝属木，木克土，故肥气久而脾土必亏。脾为生化之源，源竭而肝木愈旺，上刑肺金，致有呛咳咯红之患。热移于脑，则鼻流浊涕。东垣曰：痞满皆血证也，谓脾胃水谷之阴阳也。心主血，心虚则嘈杂似饥，故得食则安。肝藏血，肝虚则阴伏于阳。皆血气不运而成，即虚转实也。若用气药服之，虽取快一时，贻忧日后，痞气坚而阴愈伤矣。攻之愈结，必变中满。脉象虚数，而脾胃之阴宜养，营分宜调。本以乙癸同源，为法中之法。正气足，积自除，不治痞而痞自消矣。

洋参　川贝　云苓　石斛　沙苑　山药　太子参　半夏　橘红　麦冬　归身　白芍　麦芽二味煎汤代水。

《王九峰医案》

王孟英

崇明刑幕吴江史励斋令正，久患少腹聚瘕，时欲攻痛，羞明心悸，汛速带频。向服补药，交夏发之更剧。医用胶艾汤加参、术、芪、茸峻补，痛益难支，遂致晕厥，不眠不食，业已四朝。屈余视之，脉来弦滑，苔黄苦渴，溺热便难。与沙参、石英、龟板、鳖甲、蒿、薇、苡、柏、乌贼骨、蛇、茹、菖，一饮而病如失，眠食皆安，赠以清养柔潜而别。

《归砚录》

赤山埠李氏女，素禀怯弱，春间汛事不行，胁腹聚气如瘕，餐减肌削，屡服温通之药，至孟秋加以微寒壮热，医仍作经闭治，势濒于危。乃母托伊表兄林豫堂措办后事，而豫堂特请孟英诊以决之。孟英切脉时，壮热烙指，汗出如雨，其汗珠落于脉枕上，微有粉红色。乃曰：虚损是其本也。今暑热炽盛，先当治其客邪，庶可希冀。疏白虎汤加西洋参、元参、竹叶、荷秆、桑叶。乃何医至，一筹莫展，闻孟英主白虎汤，乃谓其母曰：危险至此，尚可服石膏乎？且本草于石膏条下致戒云：血虚胃弱者禁用，彼岂未之知也？豫堂毅然曰：我主药。与其束手待毙，盍从孟英死里求生之路耶？遂服二帖，热果退，汗渐收。改用甘凉清余热，日以向安。继予调气养营阴，宿瘕亦消。培补至仲冬，汛至而痊。次年适孙夑伯之弟。

王士乾室，素多郁怒，气聚于腹，上攻脘痛，旋发旋安。花甲外，病益甚。医治益剧。李西园荐孟英视之，曰：此非人间之药所能疗矣。辞不予方。其夫子及婿，环乞手援。孟英曰：既尔，吾当尽力以冀延可也。然腹中聚气为瘕，攻痛呕吐，原属于肝，第病已三十载，从前服药，谅不外温补一途。如近服逍遥散，最劫肝阴；理中汤极伤胃液。名称疗疾，实则助桀。人但知呕吐为寒，未识风阳内扇，水自沸腾。专于炉内添薪，津液渐形涸渴。奈医者犹云"水已不吐，病似渐轻"。是不察其水已吐尽，仅能哕逆空呕，所以不能纳谷。便秘不行，脉弦无胃，舌痿难伸，蕴隆虫虫，何可措手？可谓"女人亦有孤阳之病"矣。勉以西洋参、肉苁蓉、麦冬、玉竹、生白芍、石斛、竹茹、柏子霜、紫石英为方，猪肉煮汤煎药，和入青蔗浆、人乳，服后，呕哕皆止，人以为转机。孟英曰：譬之草木干枯已久，骤加灌溉，枝叶似转青葱。然根荄槁矣，生气不存，亦何益耶？继而糜粥渐进，颇思肉味，其家更喜，以为有望。孟英曰：且看（大）解后如何？越数日，大便颇畅，殊若相安。哑讵复诊。孟英曰：枉费苦心矣！脉不柔和，舌不润泽，虽谷进便行，而生津化液之源已绝，药石能从无中生有载？夏至后，果殒。

以上出自《王氏医案》

林佩琴

金氏。中年经断，脘腹胀大，季胁紧掣如束，食下满，愈时痛，便泻日数行，晡后股胫重坠，脉阳搏阴微，证由瘕聚胞宫，气闭疢留，可导使下。失治则冲病及带，腰围绷急，中下焦气机钝窒，运纳无权，满痛瘕泄，气虚下陷，由来渐矣。前年立法温通腑阳，胀宽能纳。今先主通降，胀缓再议。半夏曲、茯苓、草果（煨）、砂仁壳、苏子、橘白、大腹皮、川椒目、降香。三服满痛除。专调带络，为其气虚则绷急而陷下也。潞参、升麻、益智子、沙苑子、茯神、牛膝炭、当归须。三五服后，腰肋松而股胫复常。

韩。右胁有块，梗起攻胸，气痹食少，宵胀引背。此肝强胃弱，升降失和，泄肝通胃可效。厚朴、枳壳、杏仁、蒌仁、青皮、旋覆花、降香末、木瓜，三服而平。

房弟。少腹偏左瘕聚有形，感寒坠痛。昔用针刺原得痛缓，今宿疴遇劳辄发，块肿不任峻攻，仿痛久伤络之例，兼咸以软坚，主治宜效。特下焦深远之乡，乃厥阴宗筋所主，直达病所，良复不易。舶茴香、橘核（俱酒焙）、当归、须、韭子（炒）、延胡、葫芦巴（俱酒炒）、牡蛎（醋煅）、沉香（汁冲）服。三剂痛定肿消，块亦渐软。

张。小腹积聚。自用大黄、郁金、枳实等，下瘀血数次，暂宽，恃气壮频年屡用。予谓积聚随元气为消长，元气衰而后邪气踞之，屡行攻夺，终损脾元。经言大积大聚，其可去也。衰其半而止，宜扶脾兼消积为稳。方用六君子料，加木香、青皮、归尾、延胡、白芍、官桂之属，水泛丸。庶痞积日渐消磨，不至损动真元耳。

姜。左胁气逆攻胸，久而痞聚，妨食作胀。医用硝黄攻夺，无形元气受伤，腹鸣便泻，脘中坚聚成块，诊脉左强右弱，食少不运，木旺土衰，必延吐逆之咎。议和肝通腑，降浊驱胀。白芍、牡蛎粉、枳壳、瓜蒌仁（俱炒）、青皮、砂仁壳、益智仁（煨）、茯苓、制半夏、煨姜。五服病减食加，块亦软小。去枳、蒌，加党参、生术扶脾阳，而右脉亦振。

陈氏。气阻胸膈引背，食入胀痛，脐上瘕聚有形，脉来虚缓，胃逆不降少纳，五旬余得此，惧延中膈。直缓攻，姑与辛通。制半夏、杏仁、陈皮、草蔻（煨研）、枳壳、砂仁壳、淡姜渣、延胡（酒炒），韭白捣汁冲。四服而病若失。

以上出自《类证治裁》

曹存心

　　寒气客于肠外，与血沫相搏，脐下结瘕，胀大下坠，不时作痛，痛则气升自汗，脉形弦涩。此为臌胀之根。毋忽。

　　吴萸　茯苓　当归　川楝子　橘红　乌药　香附　楂肉

　　诒按：既因于寒，似可再加温通之品。既与血沫相搏，似宜兼和营血。

　　瘕聚脘中，久而不化，变为攻痛升逆，妨食便坚，理之不易。

　　川楝子　延胡　当归　白芍　陈皮　鳖甲　红花　血余　茯苓　牛膝　丹皮

　　诒按：此病之偏于血分者，故方中兼用疏瘀之品。特所叙病情，尚无瘀血的据。

　　最虚之处，便是容邪之处。肝络本虚，隐癖久踞，中宫又弱，隐癖潜入其间。欲治此病，培补肝脾为主，和化次之。

　　归芍六君子汤加鸡内金。

　　另小温中丸。

　　诒按：此亦虚实兼治之法，然而收效甚难。

　　脉来细而附骨者，积也。已经半载，不过气行作响而已。而其偏于胁下者，牢不可破，是寒食挟痰，阻结于气分也。此等见证，每为胀病之根。

　　理中汤加神曲、茯苓、半夏、陈皮、麦芽、旋覆花、枳壳、归身。

　　再诊：胁下隐癖，牢不可破，其气或逆或攻。必温化以绝胀病之根。

　　理中汤合二陈汤，加川朴、枳壳、神曲、竹油、旋覆花、白芥子。

　　诒按：议论则见微知著，用药则思患预防，此为高识。

　　食入而痛，是有积也。积非一端，就脉弦数、二便黄热、干咳不爽、面黄苔白言之，必有湿热痰食互相阻滞，经年累月，无路可出，无力以消。

　　茅术　川芎　楂炭　神曲　川贝　山栀　赤苓　枇杷叶露　杏仁

　　诒按：此越鞠丸加味也。愚意再加白芍、枳实。

　　寒热后，脘左隐癖作疼，脉形弦细，舌苔浊厚。湿热痰食，交相为患。

　　二陈汤去甘草，合鸡金散（砂、沉、陈、鸡、香橼）。加苏梗、楂肉、青皮。

　　诒按：此尚是初起实证，故用攻消法取效，立方亦极平稳。

　　再诊：脘左之隐癖渐消，舌上之浊苔渐化。仍宗前法，参入补脾之品。

　　前方去苏梗，加于术、炙草。

　　另服水泛资生丸。

　　隐癖踞于胁下，肝经病也。

　　化肝煎。

　　诒按：此亦初起之病，想由肝郁而起，故专从泄肝立法。但恐药轻不能奏效耳。

原注：前证湿热居多，此证肝火为重，相机而治，各有条理。

疟久，邪深入络，结为疟母。疟母在左，自下功逆。加以右胁结癖，上下升降俱窒，无怪乎中宫渐满，理之不易。

鸡金散加枳壳、姜黄、白芥子、竹油。

另鳖甲煎丸。

原注：左属血属肝，疟邪滞于血中，主以鳖甲煎丸。右属气属胃，或痰或食，主以鸡金推气，加竹油、白芥子。

诒按：此两层兼治之法。

以上出自《柳选四家医案》

李铎

余姓妇，年三二，证成伏梁，心之积也。病经日久，图之不易，连进养正磨积法颇验。古人谓养正积自除也。兹议攻补兼施法缓缓治之，无欲速耳。伏梁丸合真人化铁汤为丸。

人参五钱　古勇黄连一两，吴萸水拌炒　直川朴五钱　伽楠沉三钱　茯神五钱　交趾桂心二钱　川乌一钱五分，制　真九节蒲二钱五分　莪术三钱　红豆蔻二钱半　丹参五钱，炒　干姜钱半　巴豆霜一钱五分蜜丸，梧桐子大。初服五丸，日加一丸，至大便溏渐减，痞块减半勿服，听其自消。《内经》云：大积大聚，衰其大半而止，此治积聚之大法也。

《医案偶存》

浅田惟常

一士人年三十许，项背强直，不能回顾，背肋牵痛，右胁下硬结如伏卵，扪之不堪痛楚，其状如木偶，起动动止皆废，众医治之无效。余诊之曰：他年肉食之所毒，不祛宿毒，则不能愈。某曰实然。去年役于江户，屡食野猪尔，后发斯患。因以陷胸汤、桔梗白散吐下之，寻与国木汤加土茯苓全愈。余常以土茯苓解肉毒，故加之。

一男子年二十四，得病五年，右膝肿起如别束筋肉，不能步行。其状稍类鹤膝风。而其诊腹右脐下拘急最甚，按之右足挛痛甚，其性急不能堪物。予以为肝癖固结之所为，即与大黄、附子加甘草汤，数日癖块发动，病稍缓，因与四逆散，加良姜、牡蛎、小连翘全愈。此证世医不知，徒为脚疾，用威灵仙、杜仲、牛膝宜矣，不得其治也。当详其腹候而治之，此即余积年粉骨碎身之所得，殆为医家之新手段矣（拙轩曰：此治验翁极得意手段，读者宜究心焉）。

一夫病似狂，恐惧恶见人，闭居陋室半年所。后神气渐爽，而手足拘挛，舌强直难语言，心下如板筑，瘕癖妨胀。因灸脊际，服熊胆，病颇愈。盖此证癖气妨胀，故不发狂。若癖气内攻，则精神失职，必发狂。今不然，故免此患也。

以上出自《先哲医话》

王廷俊

病苦境也，加以冤抑，其苦更甚。医者遇此，细心体察，去其病，洗其冤，一时心安理得，亦属快事。忆予在张金门恭府宅诊治，将离席，一老妪附耳喁喁，其夫人怒视曰："丑何可令先生知？"予曰："伊所言，想因病欲求予诊，何丑之有？"乃令妪前导，由后院至马厩中，见一使女，困卧呻吟。妪告云："此女二十三岁，经闭三月，腹渐大，时复呕吐，太太谓彼不学好，置此待死。"予面见目黄肿，卧蚕带青色，问："尔向饮冷水吃瓜果否？"应以冷茶冷饭，日日食之，语次冤号，眼如霖雨，气结不扬，愁惨之状，实觉可怜。诊其脉，浮按不现，重取乃得，沉伏而迟。语妪云："此属病脉，告尔太太可治而愈，且不废多钱也。"投通脉四逆汤，第三日复邀治病，告予云："使女服药三剂后，腹大痛，初泻黑水数次，继下血块，色紫黑，腹即消。"予复往厩中再诊，脉尚沉伏，呕吐未已，加生姜三钱，令再服三剂，使女不肯服，问何故，云："药入口，舌麻嘴紧，遍身皆强，腹内气窜，两眼发黑，头晕，实在难受。"予笑曰："不如此，尔病不退，尔冤不伸，大胆再服，不似前难受矣。"妪亦软语相劝，又进三剂，再至问之，果不比前难受，经亦通畅，脉乃生动。接服温经汤，栩栩有生意。一月后至彼寓见之，劝伊主为之择配，老妪有子，即撮合焉。嫁时纤道至寓，望门叩首，邻居见之，莫晓其故。

通脉四逆汤

甘草三钱　干姜四钱　生附子二钱

此方仲景为阴盛于内，格阳于外设法，借之以治此女。盖为冷饮结为癥瘕，不以纯阳大破群阴，一时断难遽散，且非速效，伊必不信，又恐药贵，伊主吝惜小财，为此破釜沉舟之计，以驱阴霾而发阳光，所现舌麻口紧等象，故由生附子之大毒，亦原内寒盘踞，遍满周身，药力为之驱逐，脏腑经络，一时俱动耳。后遇沉寒锢结多人，用生附子，有初服不麻，十剂后始麻者；有一服即麻，再服反不麻者，消息其故，大约寒有浅深，麻亦有迟速也。审证的确，万举万当，是又在乎心细手和，义精识卓之医者。

《寿芝医案》

黄堂

黄，女，四十岁。肝脾不和，瘕聚溏泄，或为呕吐作酸不运，肿自下肢渐及少腹，脉形迟滞而涩，带下绵绵。此皆下虚火不生土，肿满日至矣。舌苔微白不渴，姑从和中泄木法。

于术　茯苓　木香　谷芽　荷叶　藿香　木瓜　橘白　伏龙肝煎汤代水

二诊：前议升降清浊，诸恙均减，惟胃纳不旺，脉形迟濡。仍宗东垣火土合德之义。

异功散加藿香、木瓜、小茴、荷叶、伏龙肝（煎汤代水）。

《黄氏纪效新书》

王燕昌

一贵家两女，数岁丧母，不得继母欢，皆患气瘕而经不调，十五岁后，终年服药不愈。及姊新嫁，诊得六脉细结，语其夫曰：乘此新嫁，勿令生怒，可速愈。用八味地黄汤加香附、白芍、丹参、牡蛎，四服诸证皆减。又去地黄、泽泻，加当归、陈皮、半夏，四服瘕渐消。又去丹皮、山药，加牛膝，恰值经行足月，二服后去牛膝、桂、附、香附，加四君子，十剂后愈。又服八珍汤数剂，至次月经行，如期而孕。次年正月，其妹新嫁，诊之脉证大同，药服六剂，不应。问其夫曰：彼在母家药方存否？乃入房检得旧方百余纸，并药材一匣，视之则今所用者半弃匣中，乃自行加减也。因照原方，令其夫煎成，眼见服之，一剂证减。妇喜曰：此后服药，不再自用也。亦两月治愈，半载得孕。

《王氏医存》

杨毓斌

庐王氏病经年，杂治不瘳。疑为劳怯，叩治于予。诘其病状，体倦神怠，气郁不畅，虚里穴时动应衣，甚则心悸，食少，喉舌作干，不甚渴，内烧面热骨蒸，月信参伍不调，涩少殊甚。中脘有宿积一条，直扛胸前，约四五寸长，以手按之，隐隐动跃，冲触心慌。脉象沉弦滑结而弱。此肝胃失调，气与痰结而成。积经年，食减，气血两伤，又多抑郁不遂，诸羔蜂起，皆此宿积所致。此积一消，诸证不治自愈。但磨化宿积，不宜过猛，用丸缓治之，一面健运中气，冀纳谷日昌，气血有所资生，一面消积调气，庶几痼疾可瘳。如法服丸两料而愈。

丸方：土炒潞党参一两　土炒白术八钱　云茯苓一两　盐水炒陈皮五钱　制半夏一两　当归须五钱　干霍斛五钱　台乌药一两　香附五钱　牡蛎二两　白芥子五钱　枳实炭八钱　乌梅炭三钱　姜汁炒竹茹五钱　炒栀子五钱　谷芽一两　麦芽一两　炼蜜为丸，日服五钱，分早晚，开水送下。

《治验论案》

王旭高

金。少腹两旁结块，渐大渐长，静则夹脐而居，动则上攻至脘，旁及两胁，已八九年矣。据云始因积经半载，疑其有孕，及产多是污水，后遂结块。想是水寒血气凝聚而成。

甘遂三钱，面包煨　香附一两，盐水炒　三棱一两，醋炒　蓬术一两，醋炒　桃仁五钱，炒　肉桂一钱，另研　川楝子五钱，巴豆七粒合炒黄，去巴豆　五灵脂五钱，醋炒　地鳖虫廿一个，酒浸，炙

共研为末，炼白蜜捣和为丸。每服十丸，日三服。

渊按：水寒血气凝聚冲脉之分，果是实证，此方必效。

金。脐以上有块一条，直攻心下作痛，痛连两胁，此属伏梁，为心之积，乃气血寒痰凝聚而成。背脊热而眩悸，营气内亏也。法当和营化积。

当归　半夏　瓦楞子　香附　丹参　茯苓　陈皮　木香　延胡索　川楝子　砂仁

渊按：眩悸亦寒痰为患，未必即是营虚，否则背脊之热何来。

又：投化积和营，伏梁之攻痛稍缓，背脊之热亦减，仍从前制。

前方去茯苓、瓦楞子、木香，加茯神、玫瑰花。

王。腹中癖块，渐大如盘，经事不来，腰酸带下。此属营虚气滞，瘀积内停。近日水泻，伤于暑湿。当先治其新病。

平胃散去甘草，加芍药、香附、吴茱萸、焦六曲。

又：腹块如覆盘，上攻则痛，下伏则安。足跗浮肿，时时沃酸。从肝、脾、胃三经主治。

川楝子　延胡索　吴茱萸　川椒　木香　蓬莪术　制香附　陈皮　茯苓　川连姜汁炒

又：腹中结块，内热微寒，四肢无力，口沃酸水。肝脾气郁，营卫两亏，劳损之象。

党参　香附　当归　丹参　川楝子　川椒　延胡索　冬术　干姜　青蒿梗　神曲　大枣

渊按：内热微寒，乃肝脾郁结，肺金治节不行，营卫不调也。宜参逍遥、左金法。

丁。肝之积，在左胁下，名曰肥气。日久撑痛。

川楝子　延胡索　川连　青皮　五灵脂　山楂炭　当归须　蓬莪术　荆三棱　茯苓　木香　砂仁

又：左胁之痛已缓。夜增咳嗽，寒痰走于肺络。宜肺肝同治。

旋覆花　杏仁　川楝子　荆三棱　茯苓　款冬花　半夏　新会皮　蓬莪术　新绛　青葱管

丁。久患休息痢，止数日后气攻胸脘板痛，上下不通，几至发厥，须大便通始减其痛。匝月大便仅通三次。板痛者聚而成块，偏于右部，是脾之积也。脉沉紧而细，当与温通。

熟附子　淡干姜　川朴　陈皮　茯苓　香附　大腹皮　延胡索　沉香化气丸　东垣五积丸

米。右关尺牢弦，腰腹有块攻痛，是肝肾之积在下焦也。用缓消止痛法。

肉桂　雄黄　尖槟榔

共研细末，用独头蒜捣丸。早晚各服五丸，开水送。

渊按：雄黄散结，槟榔破滞，肉桂温散下焦沉寒痼冷，又能温脾疏肝。丸以独蒜，以浊攻浊，深得制方之妙。

唐。经停十月，腹微满，脉沉细涩，脐上心下块长数寸，是属伏梁，因七情恚怒气郁痰凝所致。经曰：大积大聚，其可犯也，衰其大半而止。洁古谓：养正积自除，不得过用克伐。今拟开郁正元散法，理气行血，和脾化痰，寓消于补之中。

二陈汤加归身、川芎、冬术、山楂炭、延胡索、香附、麦芽、苏梗、砂仁、茺蔚子。

钱。少腹有块，痛则经来如注，气升如喘。冲脉久伤，肝木肆横。

香附醋炒　紫石英　当归　白芍酒炒　木香　三棱醋炒　大熟地　牛膝　小茴香盐水炒　青皮醋炒

某。前年秋季伏暑证中，即结癥瘕，居左胁下。春来下午必发微热，晨必吐痰，食面必溏泄。此当时热邪未清，早进油腻面食，与痰热互相结聚于肺胃之络，当以攻消为主。

柴胡三钱，酒炒　青皮一两，巴豆五钱同炒，去豆　三棱五钱，醋炒　蓬术五钱，醋炒　雄精一两　大黄一两，皂荚子三粒合炒，去皂荚子

上药为丸，每服一钱。下午服六君子丸三钱。

渊按：柴胡、青皮疏肝胆而升清，莪、棱破滞气而消块，大黄攻热积，巴豆逐寒积，皂子去油腻之积，雄精开结化痰也。无坚不破，无攻不利，正气不虚者可用。

陈。病起逢食则呃，食入则胀。今脐上至心下一条胀痛，坐久则知饥，行动则饱胀，此属伏梁。胃为心之子，故胃亦病也。仿东坦五积治例。

川连　吴茱萸　干姜　陈皮　香附　半夏　茯苓　丁香　延胡索　五灵脂

渊按：所谓食呃也，病在肠胃。

钱。脉微细，阴之象也。少腹有块，上攻及脘，自脘至嗌一条气塞，发作则大痛欲厥，头汗如雨。用方大法，固宜以温通为主矣。惟舌有黄腻浊苔，便泄臭秽，必兼湿热，而块痛得按稍减，中气又虚，方法极难周顾，尚祈斟酌是荷。

川楝子　乌药　肉桂　乌梅　木香　淡吴萸　泽泻　延胡索　茯苓　川连_{酒炒}

又：下焦浊阴之气，上干清阳之位。少腹胸胁有块，攻撑作痛，痛甚发厥。昨用温通，病势稍减，脉仍微细，泄仍臭秽，恶谷厌纳，中气大亏，阴气凝结，当脐硬痛。恐属脏结，攻之不可，补之亦难，诚为棘手。

肉桂　吴茱萸　炮姜　枸杞子　乌药　木香　延胡索　金铃子　白芍　茯苓　泽泻　萱花　金橘脯

丁。小肠遗热于大肠，为伏瘕，腹中微痛。用圣济槟榔丸。

槟榔_炒　桃仁　当归_{酒炒}　青皮_{酒炒}　沉香　火麻仁　党参_{元米炒}　茯苓_烘　木香_烘　乌药_烘　大熟地_{砂仁拌炒}　白芍_{酒炒}

上药为末，用神曲三两，煮糊为丸。每朝三钱，开水送。

伍。胸脘有块，大如碗，每午后则痛，甚于黄昏，连及背胀，时沃清水，诸药无效。

枳壳_{九枚，纳入阿魏三钱，炙焦}　牡蛎_{二两}　肉桂_{三钱}　白螺蛳壳_{二两}　共炙为末。每痛发时服一钱，开水送。

渊按：枳壳破气。阿魏佐肉桂散寒，以浊攻浊。牡蛎软坚。白螺蛳壳始用于丹溪，云化伏痰，消宿水。

周。食填太阴，肝气欲升而不得，胃气欲降而不能，气塞于中，与食相并，脘胁疼痛，气攻有块，汤饮辄呕，上不得纳，下不得出，法当疏运其中。

半夏　橘红　青皮　莱菔子　川朴_{姜汁炒}　吴茱萸　赤苓　白蔻仁_{研冲}

另：苏梗、枳壳、槟榔，三味磨冲。

丁。脉迟细，脘中有块，纳食撑胀，腹中漉漉作声，嗳腐吞酸，大便坚结。此脾胃有寒积也。当以温药下之，仿温脾法。

附子_制　干姜　枳实　大黄　桂木　陈皮　半夏

洪。结癖累累，久踞腹中。年逾六旬，元气下虚，中气已弱，肝气肆横，腹渐胀满。脉沉弦细，细而沉为虚为寒，沉而弦为气为郁。病关情志，非湿热积滞可比，攻消克伐难施。拟商通补。补者补其虚，通者通其气。

六君子汤加苏梗、肉桂、香附、川朴（姜汁炒）、白芍、生姜。

冯。脉右关滑动，舌苔黄白而腻，是痰积在中焦也。左关弦搏，肝木气旺，故左胁斜至脐下有梗一条，按之觉硬，乃肝气入络所结。尺寸脉俱微缓，泄痢一载，气血两亏。补之无益，攻之不可，而病根终莫能拔。根者何？痰积，湿热，肝气也。夫湿热、痰积，须借元气以运行。洁古所谓养正积自除，脾胃健则湿热自化，原指久病而言。此病不谓不久，然则攻消克伐何敢妄施。兹择性味不猛而能通能化者用之。

人参　茯苓　于术　青陈皮　炙甘草　泽泻　枳壳　神曲　茅术　当归_{土炒}　黄芪　白芍_{吴萸三分，煎汁炒}　防风根

又：丸方：制半夏三两，分六份。一份木香二钱，煎汁拌炒；一份白芥子二钱，煎汁拌炒；一份乌药三钱，煎汁拌炒；一份金铃子三钱，煎汁拌炒；一份猪苓二钱，煎汁拌炒；一份醋拌炒。炒毕，去诸药，仅以半夏为末，入雄精三钱，研末，麝香一分，独头蒜三个，打烂，用醋一茶杯，打和为丸。每晨服一钱五分，开水送。

渊按：制法极佳，通化肺脾之痰，疏理肝胆之结，丸法亦有巧思。诸凡与此证相类者，皆可用之。

曹。寒饮痰涎气血凝结成癖，踞于脘胁，下及腰间，久必成囊而为窠臼。如贼伏于隐僻之处，一时难以攻捣。昔许学士有此论，法当内和脾胃，外用攻消，今仿其意。

半夏　茯苓　乌药　白芥子　当归　青皮　泽泻　吴茱萸　延胡索　桂枝　杜仲_{姜汁炒}　生木香　生熟谷芽

华。脾虚胃弱，则湿热不运而生痰。痰停中脘，则食不化而成积。胃脘结块，按之则痛，面色青黄，木乘中土。饮食少纳，虑延胀满。

党参_{姜汁炒}　半夏　陈皮　川朴　茯苓　白芥子　山楂肉　砂仁　六曲　鸡内金

丁。血虚木横，两胁气撑痛，腹中有块，心荡而寒热。病根日久，损及奇经。经云：冲脉为病，逆气里急；任脉为病，男疝女瘕。阳维为病苦寒热，阴维为病苦心痛。合而参之，谓非奇经之病乎？调之不易。

黄芪　党参　茯神　白薇　枸杞　沙苑子　白芍　当归　陈皮　香附　紫石英

又：和营卫而调摄奇经，病势皆减。惟腹中之块未平。仍从前法增损。

前方去枸杞子，加砂仁、冬术。

孔。病由肝气横逆，营血不调，腹中结瘕，脘胁攻痛，渐致食减内热，咳嗽痰多，当脐动跳，心悸少寐，口干肠燥，而显虚劳血痹之象。极难医治，姑仿仲景法。

党参　茯苓　枣仁　乳香　没药　桃仁　当归　川贝　香附　白蜜　地鳖虫_{酒炙}

又：前方养营化瘀，下得血块两枚。腹满稍软，内热咳嗽未减。今且和营启胃，退热止咳，再望转机。

西党参　茯苓　丹参　广皮　血余炭　川贝母　杏仁　当归　阿胶　地鳖虫

又：气滞血瘀，腹满有块攻痛，内热已减，咳嗽未平。拟两和气血方法。

党参　香附　郁金　茯苓　山楂肉　延胡索　当归　杏仁　阿胶　桃仁　沉香　血余炭

又：咳嗽不止，腹仍满痛。肝肺同病，久延不已，终成劳损。

桃杏仁　车前子　川贝　当归　丹皮　阿胶蒲黄炒　旋覆花　苏子　茯苓　新绛

马。心之积，名曰伏梁。得之忧思而气结也。居于心下胃脘之间，其形竖直而长。痛发则呕吐酸水，兼夹肝气、痰饮为患也。开发心阳以化浊阴之凝结，兼平肝气而化胃之痰饮。

桂枝　石菖蒲　延胡索　半夏　川连　吴萸炒　茯苓　川楝子　陈皮　蔻仁　郁金　瓦楞子

朱。久有伏梁辣痛呕酸之患，是气血寒痰凝结也。自遭惊恐奔波，遂至脘腹气撑，旁攻胁肋，上至咽嗌，血随气而上溢，甚至盈碗盈盆。两载以来，屡发屡止，血虽时止，而气之撑胀终未全平。近来发作，不吐酸水而但吐血，想久伏之寒化而为热矣。立方当从气血凝积二字推求，备候商用。

郁金　香附醋炒　丹参　茯苓　炒黑丹皮　苏梗　延胡索醋炒　韭菜根汁一酒杯，冲　童便冲　鲜藕

另：用云南黑白棋子二枚，研细末。用白蜜调，徐徐咽下。

渊按：血从惊恐而来，所谓惊则气乱，恐则气下。气乱血逆，必然之理，棋子治何病未详。

又：肝郁化火，胃寒化热，气满于腹，上攻脘胁，则血亦上出。前方疏理气血之壅，病情稍效。今以化肝煎加减。盖肝胃之气，必以下降为顺，而瘀凝之血，亦以下行为安。气降而血不复升，是知气降而火降，瘀化而血安，必相须为用也。

郁金　三棱醋炒　延胡索　川贝　青皮　桃仁　泽泻　焦山栀　茯苓　苏梗　丝瓜络　鲜藕　鲜苎麻连根叶

范。素有肝胃气痛，兼挟寒积。脘腹胀满，痛及于腰，咳不可忍，舌苔白腻，渴不欲饮，大便似利不利，脉沉弦而紧。恐属脏结，颇为险候。非温不能通其得，非下不能破其阳，仿许学士温脾法。

制附子　干姜　肉桂　川朴姜汁炒　生大黄　枳实

渊按：咳不可忍，上焦之气亦闭矣。所谓五实证非耶？

又：脘腹胀满，上至心下，下连少腹，中横一纹，如亚腰葫芦之状。中宫痞塞，阴阳结绝，上下不通，势濒于危。勉进附子泻心一法，温阳以泄浊阴，冀其大便得通。否则恐致喘汗厥脱，难以挽回。

制附子　川连姜汁炒　川朴姜汁炒　生大黄酒浸

长流水煎。再服备急丸七粒，砂仁汤送下。

又：两投温下，大便仍然不通。胸腹高突，汤水下咽辄吐，肢渐冷，脉渐细，鼻扇额汗，厥脱可忧。按结胸、脏结之分，在乎有寒热、无寒热为别。下之不通，胀满愈甚，乃太阴脾脏受戕，清阳失于转运。崔行功有枳实理中一法，取其转运中阳，通便在是，挽回厥脱亦在是，惟高明裁酌之。

此证死。

钱。脉微细，阴之象也。少腹有块，上攻及脘，自脘至嗌一条气塞，发作则块攻大痛欲厥，头汗如雨。用方大法，温通无疑。惟舌黄腻浊苔，便泄臭秽，必兼湿热；而块痛得按稍减，又属虚象。

金铃子散加人参、乌梅、乌药、泽泻、故纸、吴茱萸、木香、肉桂、枸杞子、五味子、茯苓、肉果。

又：水饮痰涎与下焦浊阴之气，盘踞于中。中脘腹胁有块，攻掌作痛，痛甚发厥。昨用温通，痛势稍减。但脉仍微细，泄仍臭秽，谷食厌纳，中气大虚，阴气凝结，当脐硬痛，恐属脏结。攻之不可，补之亦难，仍为棘手。

前方去人参、五味、乌药、故纸、肉果，加白芍、干姜、萱花、橘饼。

以上出自《王旭高临证医案》

柳宝诒

尤。据述心下及左胁之块，推之活动，按之作响，病在脾胃部分。此缘肝木乘土，木气陷于脾胃之络，痰凝气阻，络道不通所致，与痰凝坚积，有需乎攻消者，似属有间。其脐下坚长之块，非块也。冲脉挟脐上行，凡病伤中气者，每见冲气上逆不柔。此病关涉本源，不但不可攻削，并破气药亦非所宜。惟左少腹之块，在厥阴部位，病与疝气相似，乃肝气自结于本宫者，当用疏肝和络法治之。总之，此病全是肝气为患。木病乘土，中气受戕。治不如法，即有散而成臌之虑。当于疏肝泄木之中，处处卫护中气，勿使被伤。则虽无速效，尚不至于生变耳。至珠生白翳，并无眵痛等象，此因脏气内滞，致浊气上熏而然，与外受之风火不同，亦只可于疏肝养血中，兼顾及之，毋庸另法图治也。刍见若此，未识当否？拟方用建中法以固中气，合平胃、二陈以疏痰滞，金铃子散以泄肝木，再参和络调气降逆之品，作丸药缓缓调之，盖久病无急攻之法也。

东白芍　桂枝　姜半夏　白茯苓　橘红　野于术　金铃子<small>小茴香煎汁炒</small>　醋延胡<small>小青皮醋炒</small>　青木香　刺蒺藜　长牛膝<small>吴萸煎汁拌炒</small>　瓦楞子壳　上沉香<small>小磨</small>　山栀仁<small>姜汁炒</small>　归须　上药取净末，用乌梅肉六钱、绿萼梅蕊六钱，煎汁泛丸。每服三钱，开水送下。

潘。病邪留恋入络，左胁结瘕，时或撑及上脘则气迫，脘窒不得舒畅，纳谷更甚。时有寒热，近乎疟状，而多盗汗，足底掣痛，则三阴之经气亦亏矣。邪郁肝脾之络，上则窒及脾胃之气，下则耗及肝肾之阴，恐其脏气内窒，渐成腹满之候。脉象虚细带数。拟先用疏络泄邪，宣通气结之法。

桂枝　白芍<small>酒炒</small>　生鳖甲　左牡蛎　归尾延胡<small>醋炒</small>　金铃子<small>酒炒</small>　青蒿　丹皮<small>炒</small>　丹参　白薇　小青皮<small>醋炒</small>　旋覆花　炙鸡金　茅根肉<small>生姜同打</small>

二诊：病邪留于阴络。胁满痞闷，晚热如疟，脉象细数左弦。阴弱脾虚，邪机交阻。推其病变所及，则肝伤者营损而热重，脾伤者气窒而胀增。温燥则虑其伤阴，滋补又虞其滞气。舌色偏红少苔，阴伤热恋。仍以前方，参入养阴泄邪之意。须得邪机外转，乃为松象。

生鳖甲　全当归　白芍<small>土炒</small>　桃仁泥　桂枝　丹皮<small>酒炒</small>　广木香　川郁金<small>醋炒</small>　小青皮<small>醋炒</small>　北沙参　大腹皮　苏梗　茅根肉<small>生姜同打</small>

另：鳖甲煎丸，空心开水送下。

董。脉象左手弱细而数，阴虚而有内热也。右脉寸关浮搏，肺胃中有痰热也。脘右块撑作胀，气噎不降，头晕耳鸣口渴，舌中光红，此肝气化火，犯胃劫阴，致肺胃之气不能清降。古人论气瘕之证，右甚于左。诚以右为金位，而木反乘之，则其病必甚也。刻下养阴滋腻之药，未便多进，先与疏利右降之气，佐以平木清阴。

旋覆花　瓦楞子壳醋煅　麦冬肉　瓜蒌皮　枳壳　白薇　炒丹皮　广郁金　白芍土炒　生地炭　刺蒺藜　九香虫　枇杷叶　檀香片

以上出自《柳宝诒医案》

沈祖复

南门许海秋之媳从脐上至心下起一梗，粗如拇指，时时作痛。来诊适值酷暑，先生用附、桂、吴萸、干姜等味，不数剂而梗消。此系寒浊凝结所致，与古书所谓"伏梁寒热"微有差别也。

《医验随笔》

王仲奇

查右。老西门。肝气郁结，脾少健运，腹左有癥癖，午后发热，头眩，胸闷，形瘦，大便秘，脉弦。由疟疾而起，以属疟母，拟用《金匮》法。

鳖甲醋炙　柴胡炙　青蒿　香白薇炒　法半夏　川桂枝　制川朴　条芩炒　射干　缩砂仁　野茯苓　瞿麦　凌霄花

二诊：疟母瘕结已稍见软，尚未大消，寒热已解，精神较振，形色清亮，唯头稍痛，脉濡滑而弦。再用《金匮》法。

潞党参　生于术　左牡蛎煅，先煎　鳖甲醋炙　桃仁去皮尖杵　红花　橘红衣　甜葶苈隔纸炒　射干　续断炒　野茯苓　瞿麦　凌霄花

三诊：疟母癥结未尽消弭，又感伤风时邪，寒热咳嗽，头痛体酸，夜眠不安，脉弦滑。治以宣和。

法半夏　橘红衣　桑白皮炙　杏仁去皮尖　射干　玉苏子　白前　紫菀　甜葶苈隔纸炒　旋覆花布包　瞿麦　野茯苓　凌霄花

四诊：疟母瘕结已消强半，咳嗽未休，头疼，日来因食粽子，腹胀欠舒，脉弦。再从脾肺两治。

法半夏　橘红衣　玉苏子　陈枳壳炒　缩砂仁　制川朴　甜葶苈隔纸炒　野茯苓　射干　杏仁去皮尖　紫菀　瞿麦　凌霄花

方右。宁波路，八月十一日。经事常愆，此番尚如期而至，少腹右旁有癖，拘急不舒，腰酸，头眩，腹筩忽胀忽减，脉弦。治以调气理血。

玄胡索钱半，炒　南山楂二钱，炒　香附米二钱，炒　青皮一钱二分，炒　泽兰三钱　绿萼梅八分　丹参二钱　茺蔚子二钱，炒　乌贼骨三钱，炙　茜根一钱二分，炒　红花八分

二诊：九月朔。少腹右旁气癖时胀时减，乍大乍小，惟痛业已见瘳，腰酸，头眩较愈。仍以疏肝气，调营血，佐消瘕癖。

玄胡索钱半，炒　香附米二钱，炒　川芎八分，炒　全当归二钱　丹参二钱　泽兰三钱　红花八分

续断二钱，炒　　泡吴萸六分　　茯苓二钱　　刘寄奴一钱　　天仙藤一钱二分　　陈艾叶八分，炒

三诊：九月十四日。少腹右旁气癖已觉消弭，腹筲之膨胀未消，腰酸、头眩向瘳，经水适来，形色无恙，脉濡缓略弦。仍以疏气调营可也。

玄胡索钱半，炒　　香附米二钱，炒　　川芎八分，炒　　全当归三钱　　丹参二钱　　泽兰三钱　　红花六分
续断二钱，炒　　台乌药钱半　　茺蔚子二钱，炒　　青皮一钱，炒　　陈艾叶八分，炒　　白蒺藜三钱

以上出自《王仲奇医案》

吴鞠通

甲子二月十三日，张，二十七岁。脐右有积气，以故右脉沉伏弦细，阳微之极，浊阴太盛克之也。溯其初，原从左胁注痛而起，其为肝著之咳无疑。此证不必治咳，但宜通肝之阴络，久病在络故也。使浊阴得有出路，病可自已，所谓治病必求其本者是也。若不识纲领，而妄冀速愈。必致剥削阳气殆尽而亡。

旋覆花三钱，新绛纱包　　乌药三钱　　川楝子二钱　　桂枝尖三钱　　青皮一钱　　小茴香三钱　　降香末三钱
归须三钱　　苏子霜三钱　　桃仁泥三钱　　小茴香三钱　　降香末三钱　　归须三钱　　苏子霜三钱　　桃仁泥三钱
广皮一钱　　煮三杯，分三次服。

十九日：服通络药已见小效，脉气大为回转，但右胁着席则咳甚，胁下有支饮故也。议于前方内去桃仁、川楝子、小茴香，加生香附三钱、半夏六钱、杏仁三钱、肉桂八分，再服四帖。

廿三日：先痛后便而见血，议通阴络法。

降香末三钱　　半夏五钱　　归横须二钱　　小茴香三钱　　香附二钱　　苏子霜三钱　　藏红花一钱　　桃仁二钱　　广皮炭一钱　　广木香一钱　　丹皮三钱　　两头尖三钱　　煮三怀，分三次服。

吴，三十一岁。脐右结癥，广五寸，睾丸如鹅孵大，以受重凉，又加暴怒而得。痛不可忍，不能立，不能坐，并不能卧。服辛香流气饮，三日服五帖，重加附子、肉桂至五、七钱之多，丝毫无效；因服天台乌药散，初服二钱，满腹热如火烧，明知药至脐右患处，如搏物者然，痛加十倍，少时腹中起瘕瘕无数，凡一瘕瘕下浊气一次，如是者二三十次，腹中痛楚松快，少时痛又大作，服药如前，腹中热痛起瘕瘕下浊气亦如前，但少轻耳。自已初服药起，至亥正共服五次，每次轻一等；次早腹微痛，再服乌药散，则腹中不知热矣。以后每日服二三次，七日后肿痛全消，后以习射助阳而体壮。

乙酉四月廿六日，叶，四十五岁。无论癥瘕，虽有气血之分，然皆系阴病结于阴部，岂有用阴药之理？维日已久，沉寒痼冷之疾，非巴豆不能除根，用天台乌药散。

六月初九日：业已见效，未能除根，照常服前药，早晚各五分，瘕痛发时服二钱。舌苔白厚，面色淡黄而暗，左脉沉细。阳微，再与汤药行湿通阳。

云苓块五钱　　半夏五钱　　益智仁一钱一分　　生苡仁五钱　　白蔻仁一钱，连皮　　川草薢四钱　　广皮三钱
白通草一钱　　煮三怀，分三次服。服至舌苔退为度。

乙酉五月初一日，某，三十九岁。十年瘕气，六脉弦细而紧。

乌药三钱　　小茴香五钱，炒黑　　吴萸三钱，泡淡　　良姜二钱　　川椒炭五钱　　归须二钱　　煮三怀，分三

次服。

初九日：病减者减其制，每日服半帖。

乙酉五月廿一日，王氏，四十岁。六脉弦紧，心下伏梁，非易化之证，一生忧泣，肝之郁也可知；又当燥金太乙天符之年，金来克木，痛愈甚矣。与温络法，其吐血亦络中寒也。

降香末三钱　半夏三钱　小枳实三钱　川椒炭二钱　广皮二钱　归横须三钱　公丁香八分　煮三杯，分三次服。四帖。

廿五日：诸证皆效，自觉气上阻咽，加旋覆花（包）五钱。

廿九日：效不更方，再服。

六月初六日：加淡吴茱萸三钱。

乙酉五月廿四日，金氏，三十岁。瘕结脐左，经来必痛，六脉沉细，阳微。

川楝子三钱　全归三钱　淡吴萸三钱　降香末三钱　良姜二钱　公丁香一钱　小茴香三钱　艾炭三钱　煮三杯，分三次服。服七帖后，接服化癥回生丹。

六月初二日：业已见效，每日服半帖，再服十天。

二十日：每行经前三日，腹微痛时，空心服化癥回生丹一丸，服至经尽后腹中丝毫不痛为止。下月经行腹痛发时，再如此服法。癥瘕痛亦空心服一丸，化净为度。

车，五十五岁。须发已白大半，脐左坚大如盘，隐隐微痛，不大便数十日。先延外科治之，外科谓肠痈，以大承气下之三四次，终不通。延余诊视，按之坚，冷如石，面色青黄，脉短涩而迟，先尚能食，屡下之后，糜粥不进，不大便已四十九日。余曰："此癥也，金气之所结也。"以肝木抑郁，又感秋金燥气，小邪中里，久而结成，愈久愈坚，非下不可，然寒下非其治也，以天台乌药散二钱，加巴豆霜一分，姜汤和服。设三付以待之，如不通，第二次加巴豆霜一分五厘；再不通，第三次加巴豆霜二分。服至三次后，始下黑亮球四十九枚，坚莫能破。继以苦温甘辛之法调理，渐次能食。又十五日不大便，余如前法下至第二次而通，下黑球十五枚，虽亦坚结，然破之能碎，但燥极耳。外以香油熬川椒熨其坚处，内服苦温芳香透络，月余化尽。于此证方知燥金之气伤人如此，而温下寒下之法，断不容紊也。

乙丑年，治通廷尉久疝不愈，时年六十八岁。先是通廷尉外任时每发疝，医者必用人参，故留邪在络，久不得愈。至乙丑季夏，受凉复发，坚结肛门，坐卧不得，胀痛不可忍，汗如雨下，七日不大便。余曰："疝本寒邪，凡坚结牢固，皆属金象。况现在势甚危急，非温下不可。"于是用天台乌药散一钱，加巴豆霜分许，下至三次始通，通后痛渐定，调以倭硫黄丸，兼用金匮蜘蛛散，渐次化净。

以上出自《吴鞠通医案》

曹沧洲

某左。脘腹结癖十年，得嗳气矢气始松，大便后气升胀塞，脉弦溲少。三阴同病，理之不易。

川桂木　制半夏　紫石英　乌梅肉　香橼皮　九香虫　橘白　瓦楞壳　白芍　炙鸡金　车前子　泽泻

某右。左胁肋下结瘕顶心脘，食下恶心，脉不畅。宜治肝胃。

旋覆花一钱半　煅瓦楞粉一两　法半夏一钱五　川楝子一钱半　代赭石一钱，吞服　橘红一钱　六曲四钱　泽泻三钱　生谷芽五钱，包

某右。血分不足，肝亢有余，腹中渐成瘕聚，上下无定。拟先疏畅气化以和肝脾。

四制香附一钱半　枳壳一钱半　大腹皮三钱，洗　茯苓四钱　陈皮一钱　煅瓦楞粉一两　陈佛手一钱半　泽泻三钱　宋半夏一钱半　台乌药一钱半　丹参三钱　炙鸡金三钱　炒香谷芽五钱，绢包

某左。腹右结瘕作痛攻逆，神疲，脉软弦右部尤软，两足肿。拟和肝脾利湿热，以防腹大成臌。

旋覆花一钱半，绢包　炙鸡金三钱，去垢　五加皮三钱　漂白术一钱半，枳壳一钱同炒　代赭石四钱，煅　大腹皮三钱，洗　猪苓一钱半　广木香一钱　煅瓦楞粉一两，包　沉香曲三钱，包　泽泻三钱　炒谷芽五钱，包

以上出自《吴门曹氏三代医验集》

曹南笙

某左。厥阴为病，必错杂不一，疟痢之后，肝脏必虚，左胁有痞，腹中块垒外坚，胁下常汩汩有声，恶虚就实，常有寒热，胃中不知饥而又嘈杂吞酸，脉长而数。显然厥阴、阳明湿热下渗，前阴阳缩而为湿热证也。议升发阳明胃气，渗泄厥阴湿热，其证自愈。

苍术　半夏　茯苓　橘红　通草　当归　柏子仁　沙蒺藜　川楝子　茴香　即丸方。

某右。数年左胁聚瘕，发作必呕吐涎沫酸苦浊水，瘕不成痃，便闭忽泻，始于悒郁，病由肝失畅达，木必传土，胃气受侮，病久入络，气血交病。缓图为宜，急攻必变胀病。

生牡蛎　川楝子肉　延胡　桃仁　半夏　茯苓　橘红　白芥子　川连　吴萸

香附汁，姜汁泛丸。

某左。聚气疝瘕，大便不爽必腹中疠痛，当通腑经气分。葱白丸二钱五分，红枣汤送。

二诊：仿朱南阳意以浊攻浊。

韭白根　两头尖　炒香橘核　小茴香　金铃子肉

三诊：瘕聚已解。用八珍丸加香附、小茴、白花益母膏丸。

某右。脉弦左搏，数年来胃痛不痊，发时手不可按，胸中拘急，少腹左旁素有瘕聚之形，气自下焦冲起为胀为呕。此乃惊忧嗔怒致动肝木乘其中土，胃伤失降，脉络逆并，痛势力甚。初起或理气获效，久发中衰，辛香气燥，脾胃不胜克伐矣。议泄肝安胃为法，冀其渐缓再商。

川楝子　川连　干姜　桂枝　当归　川椒　生白芍　乌梅

二诊：少腹疝瘕多年，冲起散漫胃脘，两胁痛甚，欲呕，年前用安胃泄肝颇效，但下焦至阴，足跗发瘰，裂水久留，湿热瘀留，经脉络中交病，若非宣通，气血壅遏，恐非至理。

桃仁　柏子仁　川芎　当归　小茴　小香附　茯苓　山栀_{姜汁炒}

为末，用青葱管白茎加水一杯，取汁泛丸。

某左。瘕聚有形高突，痛在胃脘心下或垂软腰、少腹，重按既久，痛势稍定，经水后期，色多黄白，此皆冲脉为病。络虚则胀，气阻则痛，非辛香何以入络，苦温何以降通。

延胡　川楝子　香附　郁金　茯苓　降香　茺蔚子　炒山楂　乌药

某右。瘕聚痼结，痛胀妨食，得食不下痛甚，今月经阻不至，带淋甚多，由冲任脉络扰及肝胃，若不宣畅，日久延为蛊疾。

桃仁　归须　延胡　川楝子　青皮　小茴　吴萸　紫降香　青葱管

某左。脐下瘕形渐大，气塞至心胸及咽喉，饮不解渴，遂气攻至背部，经水百余日不来，小溲得利，大便不爽。气滞血瘀，皆因情志易郁，肝胆相火内灼，冲脉之血欲涸，丹溪谓气有余便是火，口甜，食后瘕，用苦辛清降。

胡黄连　山栀仁　南山楂　芦荟　鸡肫皮

化脓回生丹半丸。

某右。脉小，身不发热，非时气也。凡经水之至必由冲脉而始下，皆冲脉胃经所管，医者消导寒凉不能中病反伤胃口，致冲脉上冲犯胃为呕，攻胸痞塞升巅则昏厥，小腹有形兼有动气，其病显然。夫曰结曰聚，皆奇经中不司宣通之义，不知络脉治法，愈治愈穷矣。

鹿角霜　淡苁蓉　炒当归　炒小茴　生杜仲　茯苓

用紫石英一两煎汤煎药。

以上出自《吴门曹氏三代医验集》

丁泽周

杜右。腹部结块，按之略痛，或左或右，内热神疲，脉沉弦，苔薄腻。癥病属脏，着而不移，瘕病属腑，移而不着。中阳不足，脾胃素伤，血不养肝，肝气瘀凝，脉证参合，病非轻浅。若仅用攻破，恐中阳不足，脾胃素伤，而致有膨满之患，辗转思维，殊属棘手。姑拟香砂六君加味，扶养脾胃，冀共消散。

炒潞党参_{三钱}　制香附_{一钱五分}　大枣_{五枚}　云茯苓_{三钱}　春砂壳_{五分}　炙甘草_{八分}　炒白术_{二钱}
陈广皮_{一钱}

复诊：前方服二十剂后，神疲内热均减，瘕块不疼略消，纳谷渐香。中阳有来复之象，脾胃得生化之机。再拟前方进步。

炒潞党参_{三钱}　炙甘草_{八分}　陈广皮_{一钱}　云茯苓_{三钱}　制香附_{一钱五分}　大腹皮_{三钱}　炒白术_{二钱}　春砂壳_{五分}　炒谷芽_{三钱}　大红枣_{五枚}　桂圆肉_{五粒}

孙右。肝之积，名为肥气。肝气横逆，有升无降，胁部作痛，按之有块，泛泛作恶，头内眩晕，纳谷衰少。多愁善郁，证属七情，非易图治，若能怡情悦性，更以药石扶助，或可消散于无形。

软柴胡五分　金铃子一钱五分　制香附一钱五分　全当归二钱　延胡索五分　春砂壳八分　炒白芍三钱　细青皮八分　广木香五分　失笑散一钱五分，包煎

二诊：泛泛作恶略止，胁部气块亦觉略消。头内眩晕，纳谷衰少，肝气横逆，上升则呕恶，下郁则痞块作痛。再与平肝理气，和胃畅中。

金铃子一钱五分　制香附一钱五分　仙半夏一钱五分　延胡索五分　春砂壳五分　陈广皮一钱五分　炒白芍一钱五分　大腹皮三钱　制小朴八分　失笑散一钱五分，包煎

姜右。经停四月，忽然崩漏，状如小产，腹内作痛，泛泛呕吐，形瘦骨立，纳谷衰少，脉象弦细而数，苔薄腻而灰。前医疑是妊孕，叠投安胎之剂。参合脉证，肝脾两虚，寒瘀停凝。夫肝藏血，脾统血，藏统失司，气血不能循经而行，偶受寒气，停于腹内，状如怀孕，经所谓瘕病是也。证势沉重，非易图治，急与培补气阴，温通寒瘀。

炒潞党二钱　熟附块二钱　单桃仁一钱五分　炙黄芪三钱　炮姜炭一钱　杜红花八分　炒白术二钱　淡吴萸一钱　泽兰一钱五分　大红枣五枚　广木香五分

此药服三剂，崩漏腹痛均止，仍以前方去淡吴萸、桃仁、红花、泽兰，加杞子、杜仲、川断，共服十剂而愈。

以上出自《丁甘仁医案》

周右。肝气挟湿交阻中焦，脾胃运化失常，胸腹不舒，食入饱胀，少腹有瘕，腑行燥结，脉左弦细、右濡迟，苔薄腻。宜泄肝理气，和胃畅中。

全当归二钱　连皮苓三钱　制香附钱半　全瓜蒌四钱　熟附片八分　陈广皮一钱　春砂壳八分　火麻仁三钱　生白术钱半　大腹皮二钱　炒谷麦芽各三钱　佩兰梗钱半　半硫丸五分，吞服

瘕上贴达仁堂狗皮膏。

《丁甘仁医案续编》

陈在山

战桂令，脉来弦缓无力，形容枯瘦，不进饮食，腹内宿积作痛，下元虚寒，上冲水气有声，胸下膨胀，系脾虚气弱，虚寒停水之证，服药惟恐不纳，勉拟消补两施之法，以试之。

苍术　皮苓　车前　南茴　官桂　陈皮　焦楂　台乌　木香　炙草　仁米　缩砂　木党　生姜　六曲炒

服前方数剂，病已大效，惟觉脾软宿积，不能消化，再拟开脾散寒之剂，再服数付，必获全愈。

人参　焦术　皮苓　吴萸　台乌　香附　砂仁　官桂　陈皮　炙草　附子　南茴　川朴　焦楂　木香　生姜

《云深处医案》

孔继菼

经曰：大积大聚，衰其大半而止。善哉！斯言非攻之难于尽，为受者虑其终也。盖积聚在腹，层层脂膜，条条系络，连缀既多，裹缠亦固，攻之殊甚不易。有积聚未动，正气不支，因而先病者矣。有积聚少开，正气未乱，转生他病者矣。幸而积聚溃其大半，正气犹可支持，此时但当养心，而此未尽之积聚，已属本拔根断之物，俟正气一健，自将转运而下。即或不下，再行攻伐，正气不致大伤，积聚亦难更留矣。此古人之立法尽善。初非养痈以贻害，而又不致戕贼生命，挽回无术也。予姻赵允诚之室病积聚，延予诊视。问其处，当脐而近脊，盖石瘕也。先与和血理气药数剂，渐加攻削之品，十余日，病虽未动，败血已见矣。赵君迟之，谆请急攻。曰：前治北宅从妹之病，七剂而下。久病也，何下之速？此病甫年余，十剂而不见动，岂亲戚情谊，固有厚薄乎？予曰：彼病久而结于浅，散在经络，无非败血；此病近而结于深，癖在胞宫，必有硬块。夫败血未动，借新血以流之，其下也易，故不妨于骤下；硬块不移，破坚垒以取之，其下也难，岂复可以强下乎？君必求速，败攻药加重，易汤以丸，其下必捷矣。虽然气血难支，每服不过四钱。赵君诺，乃订丸方与之。适予有事于北，赵君急合药，日服七八钱，十余日，病大动，渐渐痛甚。一夕，大痛欲绝，败血淋漓，病势欲下。夜半，复止。

次日，腹痛几绝者再，病乃下，粗如儿臂，长可七八寸。举家庆幸，不知病人之难支也。逾三日，予归自北，赵君迎告。予惊曰：病人必危矣。曰：但腹疼耳，亦渐宁帖。乃入诊，见其脉弱而不散。曰：侥幸！犹为无害。非多用养阴药不可。书方与之，令服三十剂，赵君不以为意。服三剂，腹疼止，遂不服。其后每每多病，病辄沉困，皆请予为治，赵君但以为弱，而不知皆攻积太骤，及下后失补之所致也。逾数年，乃渐健。赵君又以治其叔母钟，寡也，积在小腹，每发作，攻冲而上，气不得息，心疼欲死。奔豚证也。予为调治者屡矣，辄应手效，求为攻去之，予不可，且不获暇，欲归而谋诸其父。赵君曰：何事他求，前侄妇所服方，下积甚捷，方今尚在也。合药奉之，兼嘱多服。钟服十日，积果下，痛绝数次，全病俱出。大如碗，脂膜裹之，层层破视，皆包死血，破六层，始透其里。赵君喜曰：此六年之病，连根尽矣，以后何忧积？然钟现已沉困，腹痛连绵数月，渐似平复，料理家事。一夕，坐月下，忽昏晕倒地，吼息数声而绝。盖以过攻失补，血亏气脱，而至此也。嗟乎！攻积而不能动，信无益矣。幸而动，不患不去；幸而去，不患不尽。使少去辄补，频补频攻，已破不完之病块，何难渐次削除？少亏未虚之气血，亦可随时滋长。惟一意直攻，计不反顾，遂令强者弱，弱者亡。宿病才去，命亦随之。然则衰半辄止之说，古人其有所鉴乎？弗可违也矣。

壬子夏，予适过从弟居，其居去予居颇远，不时至也，见医在客舍，问谁病？弟之长女也。医与予善，问病何如？脉证云何？医曰：阴虚发热，脉甚细弱，目下无害也，久恐为累。予曰：容予视之。入而诊，果如医言。然形色充润，起坐如常也。予谓侄女曰：汝病几时矣？饮食何如？发热亦有时轻重否？曰：连月来闷不能食，倦怠无力，渐渐发热，亦无轻时。予曰：据汝脉，当不能起床矣，岂止无力？无力之故，当由于不能食；不能食之故，必由于内有停滞，而发热非阴虚为之也。此病从形色断，不当作阴虚证治。从弟疑曰：停滞不现于脉乎？又闻近来经血绝少，何也？予曰：惟此不现，乃能误人，脉之细弱，经之短少，皆不能食之故，甚毋庸养阴为也。遂为立消积导滞之方，服二剂，果泻下积聚而愈。

满屡中夫人，年逾七旬。久病沉绵，医以消食、清热、理气之药，屡治不痊，求治于予。问其证，曰：右胁有块，气逆胸满，胃脘常疼，疼甚则两胁俱胀，殆不可支。兼之心烦而跳，口燥舌干，睡卧不安，饮食不进，上身苦热，下身苦凉，小便时而热赤。诊其脉，右寸关浮而动，按之全空，左寸关沉而郁，举之全无；两尺沉而短小，似数似结。予沉思良久，为立案曰：异哉！此证阴阳不交，脏气互结，更虚更实，或寒或热，证之难调莫过于此矣。夫人之一身，上阳而下阴，然而阴中有阳，阳中有阴，气血相隶，水火相济，阴阳相抱，脏气乃平，今现之于脉者，或有表而无里，或有里而无表，或颇有表里而不匀不和，阴阳无交济之美，气血有离决之患，亦何怪其病之沉困至此哉？夫右寸关，肺脾之分也。其脉有表而无里，是肺脾之亏在阴，而有余在阳；非阳有余，血不足以隶气，阳乃孤行而为病矣。故其现证也，为口燥而干，为心烦心跳，为两胁之膜胀，为上身之烦热，如此而望睡卧之独宁，胡可得乎？惟肾主下部，两尺俱沉，犹为本脉，而且短且小、似数似结，水火之脏，阴阳先自不调。故阴现于外，下身为之俱凉；火伏于中，小便时而赤热。若不急治，久而移热于膀胱，则癃闭溺血之证现；移寒于脾土，则痛肿少气之病作矣。乌有阴外阳内反天之常而不变生大证为患无已者哉？然则此证也，五脏俱病，治之本自不易，而向来消食、清热、理气之药尤属谬用无当。夫饮食不进，尚有何食之可消？为膜胀而理气，似乎近理，不知气之所以胀者，右寸关之有表无里为之也。右寸无里，犹可云肺脉之本浮；右关无里，脾阴已苦告绝，而可以枳、橘耗散之味重伤中州之元气乎？为烦躁而消热，宜乎不误，不知热之所以生者，左寸关之有里无表为之也。左关无表，犹可云肝脉之本沉；左寸无表，心气已经内郁，而可以芩、栀苦寒之剂重益上焦之闭结乎？药之不效，此其由也。既往不咎，更复何言？吾为酌立治法，非随证而为之治也。肺脾之病在气分，肺欲收而脾欲缓，从此求之则难为，而但养阴以引其阳，则阴生而孤阳之浮溢者自敛。心肝之病在血分，心苦缓而肝苦急，以此参之亦难调，而但从血以宣其气，则气行而浊阴之郁闭者自开。独肾家之病，水火不相为用，不益其阳则水脏不暖，泰谷终无回春之候；不益其阴则火归无宅，神龙将有起陆之忧，是必阴阳并补，乃得水火相济。王启元所谓益火之源，以消阴翳；壮水之主，以制阳光，正此时此病之真诠也，宁捉风捕影之见所得侥幸以尝试哉！案既立，时赵君兰馥在座，审阅数过，从容请曰：据脉辨证，理既的切，语无游移，阅之使人心地了然。然尚有可疑者，上身苦热，下身苦凉，果心肾两经之证与他脏无涉乎？予曰：案中以笔代口，语恶其烦，文厌其碎，简而求整，遂有不及致详者，无怪君之见疑也。夫人之一身，心肺主上，脾胃主中，肝肾主下。经曰：心部于表，肾治于里。又曰：阳中之阳，心也。阴中之阴，肾也。夫心为阳而居上主表，上身之热即阳分全现阳象也，不归之心将何归？肾为阴而居下主里，下身之凉即阴部全现阴证也，不属之肾复何属？理主其常，义取其正，大概如此。其实交互推去，下身已凉，必肾经之火上逆而从心，心复炎肺，是以气逆胸满、心烦、口燥，上身为之全热耳。其势上炎之极，复移而下注，则由小肠而侵及胞宫，小便乃现热证矣。是小便之赤热，亦不尽肾经之事，然而肾主二阴，虽上热之下移，亦肾火之协灼。故小便赤热一证，仍以属之肾家。盖立言如是，而后平正真捷无弊也。若条条而析之，三五错综，其中无微义，转恐多指乱视，多言乱听，阅者靡所适从矣。赵君称善。予乃合附子理中、人参养荣、金匮肾气三汤之法，裁取而定方，一剂而效，再剂而瘥。予归，赵君遵法治之，数剂而靠成功矣。

　　峄县孙璧含之弟，自七八岁时，有积块在心下，不大为累，年已三十余矣。忽延医令攻去之，医为治伏梁丸。服数十日，旧块未破，变证蜂起。孙与予为瓜葛亲，而素不相识，介亲族以请予。此至，不食不卧，并不能坐者已七日矣。两人掖以步，神色俱败，烦躁殊甚。予细询此证，并诊其脉，取纸为立案。时前医在座，曰：病人急求得方，案可徐为。予曰：先议后治，慎也！议或不中，犹可再商，此事岂可鲁莽！乃立案曰：六脉沉细而迟，气血两虚之证也；两尺带涩，少腹定有瘀血。经曰：阳气者静则养神，柔则养筋。又曰：阴气者静则神藏，躁则消亡。又曰：阳虚生外寒，阴虚生内热。今烦躁不寐，阳气不留于阴，阴虚也；洒淅恶寒，无风而栗，阳虚也；少腹痛，蓄血也；饮食不进，胃阳衰也；中焦胀闷，脾阳虚不能运也；怔忡恐惧，神不内守，筋脉动瘈，血不外荣也。合而言之，总是气血两虚之证。为今之计，滋阴养阳，蓄血置为后图可也。案出，即付前言者，尚不知其为医也。其人云：吾不解其道，遂出。病人请曰：胀满特甚，又久不能寐，但先去此二证，犹可支持。因解衣示予，腹大如瓮。予曰：向本如此乎？曰：近日始然。予曰：此乱气所为也。久病根深，另有巢穴，攻药下咽，未能及病，先伤气血。血伤则凝而不流，气伤则乱而四溢，而溢出之气，又因败血阻凝经络，冲击不开，乃并聚而为害也。夫气载血而行者也，自脏腑以迄四末，周流皆有常度。今为败血所阻，不能外达于肢体，而皆内聚于腹中，安得不胀？曰：左边更有一物，约大如碗，忽上忽下，汩汩作声，按之辄移，移则心为震动，此为何病？予曰：在左乳下乎？曰：然。予曰：此胃腑之乱气也。经曰：胃之大络，名曰虚里，出于左乳下，其动应衣，宗气泄也。故凡胃气不宁，则左乳下跳动特甚。今胃气为峻药所攻，纷纷涣散，何所不至？窜入虚里，遂成窟宅。正如避乱之民，依山负险，聊以自固，招而复之，皆输租纳税之赤子也。此不为病。时病者伯叔兄弟续至，闻予言曰：气可招复乎？招之用何法？败血阻之，又何以能复乎？予曰：中焦脾胃之宫，上下之枢纽也。此证乃先当理脾胃。脾胃即安，乱气必渐就宁帖。由是而上者上，下者下，虽不甚顺，必不复决裂四出，攻冲作胀。迨乱气悉转为正气，而新血亦渐生矣。血者，能濡能润之物也。血生，则借新以涤旧，而又有正气为之领载，败血何患不去？经隧何患不通？其藏入虚里之胃气，又何患不悉归故处乎？此病当缓缓调之，求急不可也。乃用安脾调胃之品，佐以阴药，少加枳、橘以防滞。其夜少寐，次日饮食亦少进，胀大减矣。乃重用理中汤，加桂、附、归、芍、龟板、鳖甲、牛膝之属数剂，病者大安。每大便，辄兼下败血，七日，病退十之七八，饮食日增。会近亲有招者，予遂返。月余，其兄璧含复延予往，则湿病作矣，盖病者素本好饮故也。予曰：攻伐之后，脾胃受伤，过食且伤，何况于酒？今气血俱未全复，正当培阳养阴。而湿气内停，溢而为肿，阴药又不宜用矣，专用阳药，加导湿之品可也。调理月余，病大愈，乃送予归。其后数载，闻病者总未甚健，时常小恙。大抵皆湿，犹欲求人为治少时之积，然更医频频，无与用伏梁丸者矣。

赵氏之子病发热喘满，不能食，左胁有块，面色黄肿。诊其脉，数大无伦，沉按全空。予曰：此阴虚证，据脉不得有块。曰：现在左胁，一片硬且胀痛。问起自何时？曰：去岁受惊坠驴而得。予书麦味地黄汤，加芍药、枳壳与之。曰：服此，勿入内室，数剂后再来。其子服三剂，热轻，喘满全止，饮食大进。服七剂，热全清，左胁之块亦无有矣。此再就诊，脉已平和。亲友惊曰：地黄汤非进食消块之剂，何以能此？予曰：此治在脉，不在证，其脉数大无伦，阳邪独旺，沉按全空，真阴大亏，阴亏阳旺，则气无所恋，而奔越妄行。其结于胁下者，肝经之燥气，故硬且胀疼也。窜入胸腹者，下部之浊气，故喘满不能食也。吾用大剂滋阴之药，复其真阴，则气自吸引而下，各归其部，行者行，运者运，此所以块消喘止，诸证俱退矣。虽然，亦其人肌肉未甚损，真阴未全竭，而又年方幼少，精血易生，故效得速奏。若使肉消精枯，年逾三十，亦难为矣。曰：左胁之块，彼自云受惊坠驴而得，何以知非血积，而重用腻药乎？予曰：以脉觇之，块本不真，即云有块，亦属气结。当彼喘满不食之时，又可以破块之药，重伤其气血乎？吾惟治其阴虚之本病，亦谓阴复热退，气血流畅，块自潜消。若果不消，再与分别于气分血分之间，治之未迟，而亦非确然断定其块之不必治也。且腻药之不宜于块者，滑脉、实脉、涩滞有力之脉，皆为有余者言之耳。此证脉已全空，血液有几？使其结浅在气分，得血而块以濡；使其结深在血分，得血而块亦柔，故腻药不宜于他人，独宜于此子。盖亟借其生血以为润也，而顾疑其助病乎哉？

朱德春之女，适于邢，二年丧其夫。遗腹生一子，周岁而殇。比见予就诊时，年二十六，病六年矣。两人掖以出，数息乃达于外。形色枯瘦，咳嗽不断，张口喘息。问何病？曰：左胁有块，每发作，辄痛欲死，数日而后少瘥。问发热否？曰：发热。日夕尤甚，及时差轻。问渴否？曰：每晚大渴，茶必数碗。问能食否？二便何如？曰：食不能多，近来破腹作泻，小便甚少而热。问月事？曰：常闭。常服何药？曰：破块活血，斑猫之属亦曾用过，病总不消。予意其脉必细数而涩，及就诊，洪大而数，浮部一线弦劲。曰：此外感，非阴虚发热也。时亲朋满座，皆大笑，以为戏言。予谓朱德春曰：汝女病亟矣，若平调，用药必多，如力不能，吾为订一方，二剂当大愈，转方再二剂，可得全愈；若不愈，死必速矣。愿之否？其父女皆曰：命若如此，死亦何恨？乃立方：用麻黄、桂枝、附子、干姜各六钱，党参、当归、芍药、石膏各一两，杏仁五钱，炙甘草三钱。付之曰：今晚服此，若烦躁，多饮温茶，犹不至死，明日再服一剂，吾异日来为汝转方。亲朋戏曰：服此，恐不及俟也。迨晚，又有戏者曰：朱家哭声将作矣。比明，又曰：朱家岂不敢哭乎？盖朱家瑞临，张君佃户也。遣人问之，则服药之后，汗出津津，嗽热俱止，渴亦不作，安眠熟睡，已达曙矣。瑞临喜曰：大兄何以知其非虚劳？曰：有其证，无其脉。仲景所谓：设有不应，中必有奸也。何以知其为外感？曰：脉来洪数之中，一线浮弦是为脏腑积热，经络受寒。夫经络之寒，不因外感，何自而得？惟外感之寒聚于经络，是以血涩而不流，气郁而不散，郁之甚，则外结而为块，内闭而成热，以致上熏肺甲为喘嗽；中灼胃腑为烦渴。喘嗽、烦渴并亟，则饮食日减，血液日亏，瘦损亦日甚。奉生且不足，尚有余血下注为经水乎？此病向来误治，总因认证不认脉耳。又必因其少年寡居，子女俱无，以为因郁闭经，经闭而成块、发热，故专用破块理血之药，不知左胁之块，正是寒气结成。夫寒之中于经络也，不散则必有所聚，聚而结于左胁，积久则为痞矣，此所以历六年之久也。若不解使汗散，且将结以终身，宁止六年乎哉？且痞之为病，寒胜则痛，此证每发辄疼痛欲死，正系寒因。若系内证血积，乌有不经攻劫，而令人疼痛如此者？予治此病，昨日约定规模，但先解经络之寒，寒从汗散，积块必然冰消，虽脏腑郁热，而元府一开，气得外散，热亦必就轻减，经所谓"火郁发之"也。俟两剂之后，寒邪无余，再与祛其内郁之热，如发蒙振落耳。张君称善，予遂他往。五日而返，病者已喜笑自出，步履如常人矣。问之，曰：热、嗽喘、渴、泄泻全止，饮食倍进，惟块不知何往，大小便中，俱未见形迹，盖犹疑为积血也。予曰：化去矣，不必追究。复与芩、连、知、柏等二小剂，脱然全愈。

以上出自《孔氏医案》

魏长春

任宝善，年二十九岁。七月二十八日诊。

病名：湿热误补结痞。

原因：六月十四日，途次淋雨，遂患湿热，寒热日久，自思以为湿去乏力，服参条、桂圆肉、红枣等。误补遏邪，患病月余，屡治未效。

证候：面目萎黄肢冷，左边胁下痞痛，溲黄。

诊断：脉象沉弦，舌淡红，苔白。湿热误补结痞。汉医名曰疟母，西医谓脾脏肿大，皆此证也。

疗法：用柴胡桂枝汤，加鳖甲、桃仁、莱菔汁，扶元消痞，和营化湿。

处方：川柴胡三钱　黄芩一钱　西党参二钱　炙草一钱　制半夏三钱　生姜一钱　红枣四枚　桂枝一钱　赤芍三钱　炙鳖甲四钱　桃仁三钱　莱菔汁一盅，冲

次诊：八月五日。胁痛止，痞未散，日晡神疲恶寒。脉缓，舌淡红，苔化。仍宗前法，运脾攻痞。

次方：川柴胡三钱　黄芩三钱　西党参三钱　炙甘草一钱　制半夏三钱　生姜一钱　红枣四枚　桂枝一钱　生白芍四钱　米仁八钱　木贼草三钱　炙鳖甲四钱

三诊：八月七日。寒热已止，溲清，痞块略小。脉滑，舌红润。治用小柴胡，加活血消痞法。

三方：川柴胡三钱　黄芩三钱　西党参三钱　炙甘草一钱　制半夏三钱　生姜一钱　红枣四枚　桃仁三钱　杜红芪三钱　丹参三钱　炙鳖甲四钱　桂枝一钱　茯苓三钱　香附三钱

效果：服药三剂，痞消身强。

炳按：痞块为脾之积，脾虚气滞，食痰互结成痞，即西医为脾脏胀大。疟母乃结于胁下，肾硬成块，乃疟久，积月屡年，痰血凝结成块，多发于腋下胁上，少阳经地位。仲景金匮鳖甲煎丸为正治之法，以通络瘀、解凝结为主要。

《慈溪魏氏验案类编初集》

邓云章

刘某某，男，55岁。

患肝病三年之久，性情急躁，肝脾肿大，胁肋刺痛，痛处固定，皮肤有出血点、蜘蛛痣，齿衄，有时鼻衄，手掌紫红，面色青黄，形体消瘦。舌苔薄白，质紫暗，脉沉弦而涩。肝郁日久，气滞血瘀，血行不畅，故肝脾肿大而刺痛。衄血为瘀血出血。拟活血化瘀，方用血府逐瘀汤加减。

当归三钱　生地三钱　赤芍五钱　川芎二钱　桃仁三钱　红花三钱　枳壳三钱　柴胡三钱　鳖甲三钱　桔梗二钱　元胡三钱　甘草一钱　三剂，水煎服。

服三剂后刺痛减轻，其他如前。守前方加川楝子三钱，连服十剂，诸证减轻。肝脾仍肿大，后经调理肝脾而痊愈。

《宝鸡市老中医经验选编》

周镇

朱琴仙，慧山。腹有痞积，劳则复发。甲寅九月，患寒热癖痛。王医与攻伐积聚，痞积大

痛，形气日乏。自服龙眼、乌枣、参须之类，胃口大呆，面黄微肿。来诊。脉数苔黄，是湿浊因补而内停矣。因晓之曰："宿瘀不可攻，湿热不可补。"与清热理湿，消滞软坚。如豆卷、川朴、薏仁、川楝子、黑山栀、莱菔子、建曲、茯猪苓、茵陈、瓦楞子、橘核、乌药、枫果等。数剂，热痛均减，面黄转白。复用和中运食，纳馨力充而愈。

杭妇，年廿七岁，务农。戊寅三月廿八日诊述知去夏起，脐右近肋作痛，有形，矢气略平。气瘀交阻，息贲之证。旋覆花（包）三钱，新绛五分，橘络五分，橘叶钱半，生香附三钱，川郁金三钱，枳壳（麸炒）八分，京三棱三钱，莪术四钱，醋炒灵脂三钱，没药二钱，瓦楞子五钱，枫果三钱。另玄胡四钱，千年健七分，乌药八分，研末，赤糖汤送。五剂。痛减十之八，积聚亦略小，原方增减续服而愈。

以上出自《周小农医案》

孔伯华

魏男，七月十五日。湿瘀已久，肝脾并困，或谓生瘤，剖视而不能治，徒伤气血，正损而病愈重，腹胀如鼓，坚实拒按，大便频，小溲赤浊，饮纳均减，脉弦滑而实。姑予内消，兼顾气血以安之。

生牡蛎四钱，包，先煎　生槟榔五分　炒黑丑五分　炒白丑五分　生橘核四钱　荆三棱一钱　生海蛤八钱，包，先煎　川牛膝三钱　川黄连一钱　云茯苓三钱　蓬莪术一钱　大腹绒二钱　生枳实一钱　生滑石块四钱　萹蓄三钱　杜仲炭二钱　瞿麦三钱　桂圆肉二枚　犀黄丸一钱，研细冲服　二剂。

二诊：七月十八日。晋服前方药，大便下黑色水，溲利胀减，拒按之状不似前剧，腹部较软，脉弦滑，舌苔黄垢而腻。宜遵前方稍事增减。

原方内去桂圆肉、瞿麦、萹蓄，加煨广木香七分、粉甘草（水炙）五分、肥玉竹一钱，改牡蛎为六钱，荆三棱、蓬莪术按原量各加五分。二剂。

三诊：七月二十一日。证已愈十之七八，腹部平软，精神转佳，二便已正常，脉滑，沉取乏神力，惟苔退未净，思纳颇甚。应慎饮食，以免食复，再酌情变通前方。

生牡蛎四钱，布包先煎　煨莱菔子三钱　鸡内金三钱，砂仁五分同水煨　云苓皮三钱　焦谷芽三钱　焦稻芽三钱　生赭石三钱　焦枳壳钱五分　旋覆花二钱，包煎　川牛膝三钱　铁心甘草五分　犀黄丸五分，研细冲服　五剂。

越半年，其母来诊，得悉其病自服药后遂即而愈。

《孔伯华医集》

章成之

潘男。所苦少腹瘕块攻筑疼痛，其发作辄无常，宗古人寒凝气滞论治。

高良姜9克　小茴香9克　制香附9克　荔枝核12克　全当归9克　淡吴萸2.4克　蓬莪术9克　海南片9克　台乌药6克

《章次公医案》

张汝伟

朱左，年二十八，如皋。形寒发热五日，欲转疟而未果。今在胁下，忽起一条，横亘于脘腹之间，痛彻心肺。既不能用指按摩，又不能转侧，状如伏梁，湿热积滞之所叙也。姑拟柔肝和营、化滞理气之法。

细柴胡一钱，醋炒　焦枳实　炒白芍　大腹皮　沉香曲　车前子包　益元散包，各三钱　川桂枝　川黄连各八分　炙乳香　丝瓜络　小青皮各钱半　醋煅瓦楞一两

本证始末：朱某是一苦力劳动者，当余诊时，痛苦情状，已如案述。上列之方，连服三剂，竟然热退痛除，有形全化云。

方义说明：此方参用伏梁丸之意，不用过温之川乌、炮姜等，因证属初起，藜藿之体，不免多食伤胃，以致一时积滞，气化不行。故主要在柴胡之疏肝，桂枝、川连之辛苦泄热，枳实、腹皮之化滞，车前、益元散导水下行，沉香、青皮、乳香理气化湿止痛，丝瓜络疏通络气，瓦楞平肝降热，所以见效。

《临证一得》

陆观虎

吴某某，女，52岁。左侧腹痛，有块不移，大如拳，胀痛，压时痛剧。纳呆恶心，肛门作痒，大便正常，脉细弦，舌边紫有瘀斑，苔黄腻，系血瘀气滞，痰湿内阻，拟活血化瘀，健脾化湿。

白螺蛳壳12克　陈皮4.5克　炙僵蚕9克　云苓9克　银花9克　制乳没各3克　五倍子4.5克　大贝母9克　洗肤绒9克　焦薏米12克　炒赤芍9克　半夏曲9克　扁豆衣4.5克

服上方十剂，腹胀痛减轻，苔腻渐化。再进原方十剂，诸恙悉减，痞块缩小。继加黄芪15克、当归6克，益气活血。服十剂，腹胀痛消失，痞块缩小，舌边瘀斑渐消，改服丸药治疗三月，而获显效。

《津门医粹》

叶熙春

毛，男，二十六岁。九月。左胁下有痞攻胀作痛，痛及中脘，按之坚硬，起已数载。食减，神倦乏力，形体渐趋消瘦，苔白尖绛，脉来弦细。治用理气、行血、消坚之法。

焦枳实5克　醋炒蓬莪术6克　酒炒当归9克　四制香附8克　制玄胡5克　炒白芍5克　炙鳖甲18克　路路通6克　煅白螺蛳壳18克　川楝子6克　盐水炒娑罗子9克

二诊：前方连服七剂，胁胀作痛已得减轻；惟按之依然坚硬，食欲趋振，余如前状。原法出入续进。

枳实5克拌炒晒术6克　全当归9克，酒炒　青陈皮各5克　三棱6克　蓬莪术6克　焦山楂9克　炙鳖甲18克　生牡蛎18克　制玄胡索5克　制香附9克

三诊：痞块渐趋柔软缩小，胀满渐宽，食欲见增。惟大便时坚时薄，小溲较少，脉弦苔白，尖边俱绛。再以养血行气，化痞消积继之。

金匮鳖甲煎丸 9 克，晨吞　全当归 9 克　紫丹参 9 克　枳实 5 克拌炒晒术 6 克　焦山楂 9 克　三棱 6 克　蓬术 6 克　青陈皮各 5 克　米炒西潞参 6 克　春砂仁 2.4 克，杵后下　炙鳖甲 18 克

《叶熙春专辑》

第七十八章　内伤发热

胡慎柔

　　曹梧罔令爱，年十七岁。七月间以劳倦发热，不思饮食，六脉俱洪，用逍遥散四剂遂愈。自后饮食不甚贪，肌肉不生，此脾胃虚也，还宜服补中之剂，彼视为泛常，不及调养。延至十一月间，忽气喘咳嗽，此土不能生金也，且发寒热，复诊之，六脉无伦次，无至数，偶来一如游丝，亦无定迹，外证喘急吐痰，不食面红，遍身冰冷，两目有时而左红赤、有时而右红赤，此脾胃久虚，真阴渐亡，虚阳上越之危证。以六君加姜、桂各三分，门冬、五味、黄芪。二帖嗽为稍缓，四帖而寒热止，饮食增。又诊之，右三脉尚弦细，用补中加姜、桂，晚煎八味丸一钱五分，十余剂而痊。至来年正月间，复病如前，盖因节下饮食过伤，亦缘前之元气未复，脾胃未充故耳。其证比前更重，脉亦如前，日夜不睡。以归脾汤加大附三片，姜、桂各二分。服一剂，即酣睡一晚。又三剂，更服补中加姜、桂、山药、故纸，二十余剂。复诊之，右三脉比前觉定，但弦不和，仍服前汤，用八味丸四十余粒同煎服之，又二十余剂，身温证退而平。

《慎柔五书》

程从周

　　王君泽年三十余岁，色白而气弱，素谨饬多劳。忽倦怠发热，医以为感寒，先用发散，见热不退，继以硝黄大下之，顿觉疲惫，初尚知饿，至此反觉虚膨，禁饮食者七日矣。及邀予视之，六脉虚微不任寻按，而左脉更弱，似有似无，乃下多凶险也。予曰："此劳倦内伤，殊非外感，证属中虚，加之汗下而益虚。又复禁其饮食，此虚而又虚也。"乃用参、芪、归、芍、白术、陈皮、甘草、麦冬之类，出入加减。随即令其啜粥，调理半月而瘳。方孝起笑谓君泽曰："再两日不遇程君，几饿死矣。"噫！夫内伤之于外感，似是而非。况脉与证亦相悬绝，东垣论人迎脉大为外感，气口脉大为内伤。然内伤亦有人迎脉大者，外感亦有气口脉大者，此各禀赋不同。有人常时右手脉大，左手脉小，即遇风寒而大者更大，小者较常稍大耳。又不可执为内伤，大都医者用药治病全在活法，但遇风寒外感之证，用药发散汗出而热愈盛者，或无汗而更热，其中便宜斟酌，不可轻率再投。予尝见内伤之证，误认风寒，大汗大下，禁其饮食而死者，不可胜指矣。凡我同志乌可不究心焉！

《程茂先医案》

陈念祖

　　一男子病寒热，众以疟治，年余不愈。又以为劳疟虚疟，用鳖甲散、补中益气等汤，俱不效。就予诊脉，左右三部俱浮大无力。形瘦色黑，饮食不美。次日复诊，与前脉同，予知为阴虚发热病也。早进六味丸，晚服补阴丸。七日后，饮食渐美。寒热减半。又服一斤，未一月而痊愈。

一春元下第归，得寒热病。每日申酉二时初以为寒即作大热而燥，躁甚如狂，过此二时，平复无恙，惟小便赤黄而涩。往时一有心事，夜即梦遗，每日空心，用盐饮烧酒数杯。医皆以病为疟，用清脾饮、柴苓汤，并截药，俱不效。请予诊治。诊得六脉，惟左尺浮中，沉取之皆洪数有力，余部皆平。予曰："此潮热病也。"以加减补中益气汤治之。人参一钱，黄芪八分，归身八分，陈皮六分，白术八分，甘草五分，泽泻六分，黄柏五分，牡丹皮六分。水煎服，日进一服。三日而病渐退。复用六味地黄丸，兼前药，调理一月而安。

一士夫素耽诗文，夜分忘寝，劳神过极，忽身热烦渴，自汗恶寒，四肢微冷，饮食少进。初以为外感，先发散，次解和，不应。又用补中益气，加参二钱。逾月而诸证仍前。一日，午后发热，忽耳聋不知人，恍惚谵语。时季冬，请予诊，与一宿医同视之，宿医曰："此少阳证也，当以小柴胡和之。"予诊得六脉皆洪大无力，曰："此非少阳证，乃劳神过度，虚火证也。"宿医持前议，遂以小柴胡去半夏，加花粉、知母，予谓其友曰："服此药必热愈甚，当有如狂证作。"服之少顷，果胸如火炙刀刺，发狂欲走，饮冷水一盏，始定，复求予治。予以人乳并人参汤与服之，当日进四服，浓睡四五时，病减其半。次日，又进四服，六脉归经，沉细有力，终夜安寝，诸证悉除。

《陈修园医案》

李炳

余子廷琥病，每巳、午、未三时，则头面热如火蒸，两肺俞穴烦扰不可耐，气促神躁，不大便，恶水不饮，溲短而黄。翁始以暑治之，不应。温以姜、术，不应。面有红迹似疹，日益见。时闰六月二十五日，翁清晨至曰：君之孙已为医误。此子所关甚重，然病情隐曲，今终夜思之，前此非所治也。当由心阴伤而心阳上越，姑试以甘温。署甘草、大枣等，令服。未服而身亦有疹，大如戎豆，色且紫。他医议用快斑发疹之剂。翁又至曰：脉弦微而不渴，何敢用凉药，且未有疹出而躁若此者。是时躁甚，坐卧行立皆不宁。翁曰：试以前药服之。服已而躁定。翁曰：未也。俟之良久，果又躁，且呼手足不仁，脐下亦不仁，渐及于胃脘间。翁曰：急矣！吾今曰必愈此疾乃去。急治药，促煎之。跣足袒衣，自调其水火、诊脉，凡七八次。药熟，又诊脉，久之，自持药令服。曰：是矣，服之必愈。时正躁急，持其母手而呼。药既入，遂能卧而诸苦顿失，面上之疹悉没，惟热蒸尚存。翁曰：肾气虚，虚则寒。昨所服者，真武汤也。气分之寒消，而血分之寒未去。宜温血，服炮姜、当归、山萸、熟地黄、甘草。入口遂酣睡，蒸热悉除。越三日，便脓血。或曰：热药所致。翁闻之，急至，曰：非游也，少阴之寒升于厥阴。用理中汤加吴茱萸，服十剂，脓血自止。服之果然。

《李翁医记》

齐秉慧

曾治韩千总，每至夏月无阴，一到三伏之时，全无气力，悠悠忽忽，惟思睡眠。一睡不足，再睡不足，懒于言语，或梦遗不已，或夜热不休。问治于予，予曰："皆子不善保养，肾水泄于冬天，夏月阳盛，阴无以敌，所以如此。须用干熟地一两，山萸四钱，当归、白芍、麦冬、白术、芡实、生枣仁各三钱，茯苓、陈皮、北味子各一钱，水煎服。峻补其肾水，肾水充足，则骨始有力，而气不下陷，神自上升矣。此方纯是补阳。骨空则软，补其骨中之髓，则骨不坚而坚也。"此方治骨软气软，神验。

又治方州同色欲过度，烦热作渴，饮水不绝，小便淋沥，大便秘结，唾痰如涌，面目俱赤，满舌生刺，两唇燥裂，遍身发热，两足心如火烙。诊其脉，左三部洪数无伦。予曰："此肾中之真阴大虚，阳无依附，而发越于外。经曰：大热而盛，寒之不寒，是无水也。极当峻补其阴。"乃与加减八味丸料一斤，肉桂一两。以水熬六碗，冰冷与饮。熟睡半刻，至晚又温饮一碗，诸证悉退。翌日畏寒，四肢作逆，诸证仍至，是无火也。极当大补其阳，乃煎八味地黄汤四剂。诸证尽退，继服龟鹿地黄丸而痊。岐伯曰：膏肓之病，成之非一朝，治之亦非一日，必须多服汤药于日间，久服丸饵于夜半，非数百剂之汤药，数十斤之丸饵，不能奏功。大约劳瘵之证多，而虚劳次之。方用熟地一两，山萸、山药各四钱，丹皮、泽泻、茯苓、麦冬各三钱，北味一钱，芡实五钱。一日一服。又以鹿茸、龟胶、玄参、麦冬各三两，山萸、地骨、白术、白芍、枣仁、甘杞各四两，干熟地八两，人乳二碗浸晒，微火焙和诸药，磨末蜜丸，每夜半，熬开水吞五钱，名为中正丸。不寒不热，可以长服。如此病已大伤根本，扶之不易，譬如花木，大肆摧残，欲其枝叶之茂，岂是一朝可成？必须培栽灌溉，终岁经年，自然春意渐回，萌芽可达，渐渐扶苏而不可性急也。汤丸并进，不可歇手，饮食更须得宜，病久之难，从来眉蹙，切勿性急期奏效之速。此等证十人中止可逃一二，论此治法，非尽人能救之也。舍此又别无治法，余悯世人，故立此二方，倘肯听信吾言，禁绝色欲，口淡滋味，心戒贪嗔，息一切妄想，自然服药有效，否则亦苟延岁月而已，又不可不告诫也。

曾治宋豪士乃郎，缘内伤外感，医家不与温经解表，肆行发散，病已数旬。表证虽罢，干犯阴血，愈治愈热。病者医家，无法可措，交相为苦。来寓求诊。按之六脉沉细而数，右关微弦。余曰："发散太过，血虚之甚，又被阴火逼迫，而其势不可缓。"乃用当归、白芍、玄参、生地各三钱，熟地五钱，知柏、栀子、黄连、川芎各二钱，柴胡三钱，如前法煎药，晚服而效。改服八珍汤，八剂诸证渐退。是日晴明，走出街口观望，以致迎风复作，是夜较前更甚。豪士复延余问曰："是病复作，其热如火，扪之烙手，热若不退，此子危矣。"余曰："足下勿忧，不过再多服药，可保无伤。"又如前药二剂而热退，其身安矣。多服十全大补汤，体遂健旺。

曾治肖善人大公郎，廪员肖岱瑞，年十六。读书勤劳，患阴虚发热，自与补中益气数剂。每夜身热如焚，手不可近，天明退去。善人仓皇来舍请诊。详说病情，余曰："不须诊视，倘信吾方，便教晚服一帖，夜静即安，明晚再服一剂全愈。"乃以前案方药与之，善人曰："我只有此子，发热数夜，我与同卧，扪之烙手，寸心如割，望名公赐一妙方。何乃又用四物加知柏、黄连大队阴药？况小儿本之先天不足，以此施之，恐未相宜乎？"余曰："要知病在阴分，不可用阳分之药，以犯仲景之禁耳。善人独不闻有是病必用是药。我乃分辨阴阳，断不致有错误，用此方药，活人多矣，又何疑哉？"遂信余言而依其法。煎服一剂，是夜烧热减去大半。明晚仍依前法，一剂而安。又明日迎予诊，与之八珍汤，加黄芪、五味、归脾汤料，去木香、甘草，加五味子、肉桂、鹿茸为丸。汤丸并进，元气大复。

又治黄武进士，饮食劳倦，发热恶寒。误用发表，神思昏愦，胸发赤斑，脉洪数而无力。余曰："此内伤元气，非外邪也。宜急用温补之剂，或可得生。"其兄曰："明明斑见，敢用温补为耶？"不听余言，重投消斑化斑而殁矣，冤哉！

又治一人，亦夏月病热，口渴，唇干，谵语。诊其脉细而迟。予与之四君子汤，加归、芍、黄芪、附子。令进一服，其热愈甚，狂言乱走。旁观者曰："附子之误也。"复诊其脉如旧，乃增附子。进一大剂，服之汗出而热退，其脉如常。

按：前证治法，真所谓舍时从证，舍证从脉，卓有定见者也。

曾治邹姓者，素患咳嗽吐血，去秋大作。昼则发热，夜则安静，误服滋阴之药，卧床不起，饮食不进，诸医断以必死。伊表曾其恒代请诊视。按之六脉沉微，惟右寸浮大而软。余曰："此阳虚之证。前医不知分辨阴阳，一见发热，寒凉肆投，转致阴愈长而阳愈消，不救之候也。犹幸脉小身温，许数剂而安。"遂以补中益气汤，加黑姜、茯神、远志、熟地、麦、味，倍用芪、术，一剂而苏。明日不发热矣。即进饮食，再服十全大补汤兼龟鹿地黄丸，旬日而愈。

又治一男子，发热、烦渴、头痛。误行发汗，喘急腹痛，自汗谵语。用十全大补汤，加附子服之。熟睡，唤而不醒，至觉证退，再剂而安。

以上出自《齐有堂医案》

黄凯钧

曹，十七，左脉弦细，右弦大而数，日夜发热，头痛不休，频喜饮啜。证属劳倦内伤，壮火食气，用景岳四阴煎。若因头痛作外感，脉弦数喜饮作寒热，或用小柴胡和解，危矣哉。

生地四钱　麦冬二钱　党参一钱五分　于术一钱五分　归身一钱五分　广皮一钱　丹皮一钱　青蒿一钱
炙草四分

又：前方四服热解，略有头痛，入暮微发寒热，自汗盗汗，虚象毕露，当补营卫。补中益气去升麻，加生地三钱，浮小麦钱半，四帖痊愈。

陆，三六，身热吐蛔，咳痰面清淡，脉浮洪而数，此脾虚发热，非时疫也，因多时疫，误投攻下，几乎不免，数日来全不纳谷，胸前胀满，岂是小恙？急宜扶助脾胃，观其转旋。

党参　生于术　黄芪　归身　熟地　麦冬　茯苓　橘皮　炙草　煨姜　大枣

五服热退神复，稍能应对，咳痰未能尽除，当属补力未到，前方去地、冬，加苡仁、半夏、苏子，十服而愈。

以上出自《肘后偶钞》

顾金寿

袁女，仪亭，年十八岁。面黄肌瘦，唇燥舌干，咳吐白痰，懒言神倦，据述二七经通之后，天癸四载不来。骨热盗汗，便燥溲赤，诸药不应，已成骨蒸劳热。诊脉沉涩之中，尚有胃气，姑先用宣郁养营一法。

瓜蒌仁三钱　薤白一钱五分，白酒洗捣　川郁金三分，磨汁　炒丹皮一钱　丹参三钱　大麦冬一钱五分　茯苓三钱　黑山栀一钱五分　地骨皮露三钱，冲服

又：二便得通，寝食稍进，骨蒸盗汗亦减，渐能振作精神。脉象亦稍流利，宣郁养营得效，再照前方去麦冬加生地五钱。

又：骨蒸盗汗已止，寐食大增，面黄渐润，精神颇振，咳痰痉愈。脉亦渐起，惟月事未通，即以前方煎送。

当归龙荟丸三钱，渐加至四钱。

又：脉象流利，两尺尤滑。诸恙俱愈，寐食精神复旧，惟少腹隐隐作痛。此天癸将通之兆也。

全当归三钱，酒洗　川芎一钱，酒洗　川郁金汁四分　延胡索一钱五分，酒炒　蓬术一钱，酒炒　炮姜炭七分　艾叶三片　鸡血藤膏一钱五分，熔入

又：脉和经通，诸恙俱愈，用合欢皮三钱，金针菜五钱，煎汤送。归脾丸三钱，常服。

问：经秘四年，骨蒸劳嗽，诸药不效。今独以宣郁养营收功，何其神也？曰：证虽难治，然脉象沉涩之中，尚有胃气，此由天癸甫通，即抱失恃之痛，悲伤忧郁，心脾两亏，后母又不能加意调摄，任食寒凉，遂成此疾。愈通愈闭，所以四年不痊。即《内经》云二阳之病发心脾，女子不月也。且交睫则有汗，可见血尚未枯，先与宣郁养营益心脾，两复其初。继以当归龙荟丸泻厥阴之郁热。未用温通而愈。嘉言喻氏已立案于《寓意草》中，阅者未能留心耳，何神之有？

《吴门治验录》

吴篪

参赞尚书德子，脉缓大无力，缘军旅劳心竭力，饥饱失时，脾胃受伤，邪得乘虚而入，故头痛发热，时作时止。此内伤不足之证，而非外感也。即服补中益气加熟附。经曰：劳者温之，损者温之。盖温能除大热，使补养气复则痊。

《临证医案笔记》

何书田

营阴内亏，外憎寒而内热，胁痛，神倦，六脉沉数不振。非浅恙也，防汗脱。

生西芪　制首乌　炒归身　怀膝　茯苓　煨姜　炙鳖甲　秦艽肉　炒白芍　炙草　大枣

复诊：胁痛已止，神色脉象少有生动之意，然本元大亏，不易收效也。

潞党参　法半夏　炙甘草　炒苏子　白芍　大枣　生西芪　新会皮　白茯苓　杏仁霜　秦艽

又复：壮年劳倦内伤，难许全愈，天炎恐防汗脱。

炙西芪　炙鳖甲　炒归身　怀膝炭　橘白　西党参　川断肉　炒白芍　炒苏子　大枣

年少耕作受伤，曾经下血，骨热腹痛，精遗面黄，此脾肾两亏之候也。延久防其腹满。

炙鳖甲　地骨皮　牡丹皮　淮山药　陈皮　芡实　炒白芍　香青蒿　生冬术　生苡仁　茯苓　红枣

复诊：照前方去白术、白芍、陈皮、地骨皮，加生地、秦艽、川断、杜仲。

骨热便红，年十七而天癸未至，终不离乎弱证也。

银柴胡　炒黄芩　地骨皮　焦楂肉　新会皮　鳖甲胶　川郁金　香青蒿　赤茯苓　红皮枣

年近七旬，营虚失养，因生内热，脉尚有神，寿未艾也。当从血分滋养。

原生地　清阿胶　秦艽肉　女贞子　白茯神　炙龟板　炒归身　粉丹皮　柏子霜　酸枣仁

气血两亏，肢体乏力，手颤足软，当用温补之剂。

炙西芪　制于术　炒归身　制首乌　杜仲　茯神　西党参　炙甘草　炒白芍　枸杞子　川断　枣仁

病后阴虚内热，左脉细数无度，防暑天汗脱，不可忽视。

西洋参　麦冬肉　香青蒿　知母　煅牡蛎　橘白　生鳖甲　甜杏仁　地骨皮　花粉　生苡仁

劳力内伤，骨蒸发咳，脉象细数而促，气喘痰多，汗溢不止。已入虚劳一门，殊难奏效。且当盛暑，恐防汗脱。

生黄芪　炙紫菀　甜杏仁　青蒿　煅牡蛎　川斛　西洋参　款冬花　炙桑皮　地骨　炒苏子　花粉

阴虚骨蒸，盗汗滑泄，近怯之候也。

生黄芪　香青蒿　肥知母　牡蛎　生苡仁　炙鳖甲　地骨皮　秦艽肉　山药　红枣

以上出自《簳山草堂医案》

林佩琴

服侄。诵读神疲。晡寒宵热，汗嗽食减，脉虚，右尺弦大，此为童损。由心、脾、肺兼及肾阴，仿立斋先生治法，朝用补中益气汤去升麻，加茯苓、枣仁、小麦；晚用六味汤去山萸，加白芍、鳖甲、五味。十数剂寒热止而精神复。

《类证治裁》

何平子

内热神倦，肝肾不足也。育阴培土调治。

制于术　山药　丹皮　新会　云苓　制首乌　泽泻　秦艽　川断

丸方：

于术　山药　云苓　地骨　川断　生地　泽泻　丹皮　麦冬　川柏

《壶春丹房医案》

费伯雄

某。阴虚生内热，脾虚湿易郁。劳热延久，湿滞不清，以致倦乏体软，胸脘满闷，脉形濡弦，两尺皆弱。先宜升清阳，运中土，益阴清热。

南沙参四钱　柴胡一钱　赤芍一钱五分　赤苓三钱　广皮一钱　淮山药三钱　白薇二钱　川朴一钱
炒丹皮二钱　川石斛三钱　法半夏一钱　泽泻一钱五分

《费伯雄医案》

王廷俊

咸丰十一年辛酉正月，五辛盘熟，予方煮春酒邀二三朋好，叙旧言欢。酒未阑，儿子德六至席前云："背发冷，面发热，似是外感。"予亦以为外感也，随执手诊脉。脉得沉细而紧，惊其不类。客散后，细问寒热何状，曰："项不强，头不痛，上半昼不觉有病，至午，背即拘急发冷，渐冷得不可受，面上如火烘即热。渐热至满腹不可受。"予曰："寒当通身寒，热当通身热，何分前后？"儿曰："确然中分，不似寻常外感，亦不似疟疾大寒大热。"予恐初诊不准，再诊之，仍如前无异候，知系少阴病，心主阳衰，太阳寒盛之证，惟《伤寒论》"少阴病，得之一二日，口中和，其背恶寒者，当灸之，附子汤主之"；又"少阴病，身体痛，手足寒，骨节痛，脉沉者，附子汤主之"。今骨节虽不痛，而背寒又增面热，且截然两分，大有阴阳不相维系之象，可危之至，不能别用他法，仍以附子汤为主方写就，复询其何因致病，乃言去年冬令，夜间读书，三更时足下冷极，乃睡，睡中梦遗，始犹两三夜一次，久之夜夜如是，自服二加龙骨牡蛎汤，亦未得效。今正忽转出此病，已三日矣。予曰："梦遗，阳虚阴必走也。二加龙牡，交接阴阳固神，然细按方义，是从阴一面媾阳下降；阳大虚者，不能入谷。"令速煎附子汤饮之。次早问其如何应药，对云："昨夜服药后即睡，五更时腹大痛，汩汩作响，大泻一次。"予喜曰："《伤寒论》'少阴病，脉紧，至七八日自下利，脉暴微，手足反温，脉紧反去者为欲解；虽烦下利，必自愈'，良由少阴得阳明之气，阳气暴回则烦，坚冰得暖则下，戊癸化生，故必自愈。可接服之，以俟病解。"是日，昼服一剂，夜又令服一剂，天明问之，极言难受，问其状，曰："服后睡下，不久即惊醒，胃气上涌欲呕，起坐忍之，乃竟欲下不下，彻夜作哽。"予语之曰："满腹寒气，变而为水，在下者从泄解，在上者欲从呕解，假使一齐呕去，阴霾散尽，其愈更快。今不从上越，而抑之使下，胃阳又弱，不能运行自如，自然难受矣。"如法煎服，朝朝问之，云："气日往下行，惟口舌麻木，手足倔强，恐欲转出别恙。"诊之沉者渐起，细者渐大，紧则无矣。告以药极对证，听其麻木倔强，不久即去也。又服两剂，告曰："夜来腹又剧痛，痛极而泻，畅快之至。"令其自审午后寒热何似，是日云："寒热减及其九，只些微矣。"见其面部，黄中隐有黑气，知浊阴尚盛，改用四逆汤，一日一剂，生附子用至六枚，每枚一两四五钱，约之已八两外矣。从此留心，时时以小建中、大建中、理中诸法，互相出入。常与煎服，黑气渐退，今已二十九岁，稍食冷物油腻，即滑泻数次，足验阳尚不足也。噫嘻难矣！此病若在别人家，初云外感时，昧者一为发表，即溃散决裂，不可收拾；稍知医理者，疑非外感，当用培补，非补中益气汤，即景岳之大补元煎等而已。服之壅满增气，转又攻伐，或转又滋阴，俱未可定，望其必愈，恐不如是易易也。涉笔及此，不敢不读《伤寒论》，以为审证用药之鹄。

生附子汤

生附子二钱　茯苓三钱　人参二钱　白术四钱　芍药三钱

陈古愚曰：少阴病，得之一二日，口中和，其背恶寒者，当灸之，宜此汤，此治太阳之阳虚，不能与少阴之君火相合也。又云：少阴病，身体痛，手足寒，骨节痛，脉沉者，宜此汤，此治少阴心火内虚，神机不转也。方中君以生附子二枚，益下焦水中之生阳，以达于上焦之君火也。臣以白术者，以心肾藉中土之气而交合也；佐以人参者，取其甘润以济生附之大辛；又佐以芍药者，取其苦降以泄生附之大毒也。然参、芍皆阴分之药，虽能化生附之暴，又恐其制生附之肘，当此阳气欲脱之顷，杂一点阴柔之品，便足害事，故又使以茯苓之淡渗，使参、芍成功之后，从小便而退于无用之地，不遗余阴之气，以防阳药也。师用此方，一以治阳虚，一以治阴虚，时医开口辄言此四字，其亦知阳指太阳，阴指太阴，一方统治之理乎！

儿病时，诊得沉紧之脉，心甚惶惑，以向无阳虚证，何遽如此？欲用此方竟不敢，然舍此方又无合证之方，犹豫不决，无可措手，绕屋旋走，忽自惩曰："此私心也。"倘诊他人，如是疑虑，不与方耶？抑苟且了事，随便开一方药以塞责耶？明明是证是药，迁就不与，私意起而反惑，明者不当如是，决意投之。方已写成，意中又转，乃细询致病之由，闻遗精已久。始确然悉其病情，当有是脉是证，脉证与方俱合，知其必效，促儿服之，一服得效，以为续服当迎刃解矣，乃又一顿挫，自不敢服，盖儿亦恐生附子误事也。幸子读书，稍稍有得，执定不移，连进七剂，其气始一层降一层，降至大腹，仍从泻解，脉亦渐转，予心始慰，后又改用四逆，生附子至八两之多，阴气乃行退净，此后三年，每逢正月必病，病必服四逆汤，数剂始安。今年二月在双林镇，得太阳阳明合病，热渴目痛鼻干自下利，服葛根汤一剂而解，半月后忽又阴气上攻，每饭及半，胃脘即胀痛，仍服大建中二剂乃愈。医他人病难，医自己儿子病更难！陈古愚遗精，强制之，小腹起一痛，延疡医诊治，任其所措，真阳几脱，修园先生乃细问得其病情，改用四逆等大剂回阳，始庆先还。阅其医案，愈叹后人所历，皆前人已经，同一难之难也。至少阴病得阳热之气而解，自注云：余自行医以来，每遇将死证，必以大药救之，忽而发烦下利，病家怨而更医，医家亦诋前医之误，以搔不着痒之药居功，余反因热肠受谤，叹名医之不可为，此亦天下医门通病，无计御之，此时更有大病愈后，滕其口说，谓几几误我，以防医家索谢者，诡谲愈深，语言愈险，则尤世风日下之一端也，噫！

锦城东门外四十里，为龙泉驿，山势蜿蜒，盘曲而上，岚光湿翠，空漾沾衣，亦佳境也。山阿邹姓农家子有病，妇闻机匠妇临危而安，特进城延治。先云住仅数里外，至其地，又数里外，观其嗫嚅不吐，中情狡诈，恐有他虞，不往。盖是时盗匪满地，拉人索财，故疑之。伊固固请，必令道实，乃云知先生难请，予实住龙泉驿山中，闻之失笑，令导车往，渐次上山。久不出门，忽睹荞麦青翠，方田如挂，耳畔鞠鞠格磔，野鸟乱鸣，亦殊爽心豁目。循至山麓，偏颇难行，舍舆田坎，缓步萦纡曲折，已睹蓬门，告予至矣。入其室，汲山泉煮茗予饮，问病不肯语，欲试我也。乃下指即见空芤无力，语曰："此妇血崩后，服诸凉药，口干舌燥，夜间发热耶？"曰："然。"以当归补血汤与之，持方去，独坐草堂上饮茶。顷来一叟，尘土面积，不揖即坐，贸然曰："此方汝开耶？向闻汝为成都治病好手，乃以补药欲杀我女耶？有两味药算一个方子耶？"气愤愤然，几于不顾而唾。予曰："汝医家乎？"答云："年七十五，行医五十多年，医过数千人，此处我为巨擘，吾女一月前血崩，服四物汤自止，又服生地、麦冬、地榆、槐角、荆芥、黄芩、柴胡，渐渐夜里发热，不思食，想非犀角……"予不令说完，笑索原方，放步走，病家追出，要予返，予索谢二百金，愈乃受谢，邀邻居一似监生秀才者作保，乃出前方与之。时已薄暮，就茅店宿。次早老叟来，笑不可抑，询之，云："昨日实在冒撞，吾女服先生药，出微汗，热即减，顷又思食，此何说也？"予曰："其说长矣，此理非汝知，予可去矣。"自为赁舆而归。

当归补血汤

黄芪二两　当归二钱五分

陈修园曰：凡轻清之药，皆属气分，味甘之药，皆能补中，黄芪质轻而味微甘，故略能补益。《神农本草经》以为主治大风，可知其性矣。此方主以当归之益血，倍用黄芪之轻清走表者为导，俾血虚发热，郁于皮毛而不解者，仍从微汗泄之。故证象白虎，不再剂而热去如失也。元人未读本经，此方因善悟暗合，究之天之仁爱斯民，特出此方而假手于元人，非元人识力所可到也，吴鹤皋以阳生阴长为解，亦是庸见，故特详之。

空芤者失血，一定不易之脉也，故上手即知其血崩。失血者阴虚，故热，医见其热，投以苦寒冀热退身凉，岂知苦以益燥，愈燥血愈枯，不死不止。尝见医吐血者，专以黄连等泻热，始服而膈间一快，再服而食减，三服而咳嗽作，另延彼善于此者调治，又专用六味地黄汤，或加知柏，或加桂附，亦始服而小效，常服而嗽增，日吐白痰，肌肤瘦削，变为劳怯，每年因此而死者，不可胜数。老叟乡下昏愚，哪解读书？大约略识数字，见医可博饭，从事于兹，胸中只有《医方捷径》《一盘珠》《医方便览》等书，即称知医，村民有病，东延西请，随手杂凑，头疼治头，脚疼治脚，幸而获效，放胆为之，活至七十余。治过数千人，想亦造孽无穷矣，为之婿者，爱钱如命，以小人腹度君子，不以利诱，其心不动，且视此道不尊也；假厚求以令彼服吾药，乃可奏技，王良诡遇，亦苦极矣，宜请复后仍请辞也。

《寿芝医案》

徐守愚

新昌烟山杨波水。

肝病逾年不愈，正月交立春渐加，午后潮热，入夜不寐，手足抽掣。至三月清明节到，更觉发热不休，竟夜不寐，抑且手如挥拳，足如转筋，病日加重。幸胃气尚强，犹可扶持，否则乘脾致胀势难为矣。按六脉弦大，清晨稍平，绎病情上则肺卫之阳不固，中则脾中之阳抑遏，下则肾中之阳浮游，所以身热不寐，诸证蜂起。可知肝贼一纵一横，肆行无忌。脾、肺、肾三经受困，以致津液枯涸，阳气大虚，筋肉失养如鱼失水，故手足筋惕，在所不免。治宜温补为急，一切阴分之药俱难任用。古人云："治肝不应当取阳明"。又云脉数大软弱为阳虚，从此着想，不患无治。

此人去冬病内伤，曾延余医，未能复元。旋至今春，忽然午后发热，夜则多寐少寐，兼之手足抽掣。时医某认为怔忡，谓诸证皆阴虚所致，用龟板、鳖甲、牡蛎、熟地、首乌、远志、枣仁、青蒿、生地等味。遂觉身更大热，竟夜不寐，抑且手如挥拳，历声并发，足如转筋，少寐即惊，直有不可终日之势。乃延余治，诊脉数大软弱，显系阳虚，寻常育阴养筋之剂不能胜任，须变法治之。仿古人治肝不应，当取阳明，以阳明主宗筋束宗骨以利机关者也。先用参芪建中汤一剂。病人自知气遍四肢，似觉有效。再剂而病如故，余诚不解。病者自谓：芍药伐肝，素所怕服。噫！岂真芍药伐肝之故耶？乃改投芪附、术附、参附三方合用，加乌梅、杞子、枣仁、茯神、炙草、桂圆肉、生姜。所谓辛甘化阳、酸甘化阴，阴阳互进，庶不失肝病之治。又早晨用半夏秫米汤加茯苓、桂枝、桑叶、丹皮、生姜、大枣，以不寐之证由阳极升而不入阴。郁沉而不附居多，急宜交阴阳引卫入营，所以半夏秫米能使速睡。其余桂枝、茯苓通阳，桑叶、丹皮清热，古人谓胃不和则卧不安。此方和胃兼理少阳，亦治法之所旁及耳。后以四君加黄芪、扁豆，兼吞薯蓣丸，调养数月而愈。晨服：姜夏三钱，秫米一合，赤苓三钱，桂枝一钱，冬桑叶一钱，丹皮、广皮、炙草各一钱，生姜一钱。半夏辛平入胃经气分，即从阳通卫泄邪。秫米甘酸入胃经血分，即从阴通营补虚。阴阳交通，其卧立至，故以病新发者服之，有覆杯则卧之效。

午服方：潞党三钱　黄芪三钱　乌梅一枚　仙居术二钱　枣仁三钱　茯神三钱　淡附子一钱　桂圆七枚　红枣五枚　生姜一钱

临卧服：东参三钱，桂圆七个，红枣五枚。此方病者自欲服此，非余意也。

薯蓣丸《金匮》治虚劳，诸不足，风气百疾。薯蓣专理脾胃，上损下损至此可以撑持。四君合神曲、豆卷、生姜、大枣除湿益气。四物合麦冬、阿胶养血滋阴。柴胡、桂枝、防风去邪散热。杏仁、桔梗、白蔹下气开郁。惟恐虚而有热之人，滋补之药上拒不受，故为散其邪热，开其热郁而气血平顺，补益得当至当不易之道也。

白蔹味苦微寒、微辛，反乌、附，解狼毒，薯蓣丸用之取其辛凉散结，以解风气百疾之蕴蓄。又《本经》治目赤惊痫，温疟，取其解热毒之力；治阴肿带下，取其去湿热之力。同地肤子治淋浊失精，同甘草解狼毒之毒。

《医案梦记》

学山公

戈道士，年二十余，先患伤风咳嗽，旬日后，勉力负重，发热卧床，于是口渴痰盛，自汗胁疼，兼下血水数次，微利便黄，前医四剂不效，加以气短食减，来延予诊。予见其面色浮红，三言三止，早已知属虚者半矣，乃诊之则弦数浮滑，左大于右，一似有余者然，然按之豁如，且不耐久诊，久则手动作振动之势，告曰："乃知内伤、外感并发，由下虚而上盛，气一怯而神露也。若纯用下气、清热等药，证将不起矣。"方用丹皮、花粉、桔梗、桑叶、橘红、薄荷、甘草、茯苓、白芍，加倍灯心为引。一剂热退，二剂气平，再服二帖，去花粉、薄荷，加麦冬、苡仁，遂获愈。

《龙砂八家医案》

王旭高

金。骨骼瘦小，失天元气不足。夏秋寒热，至今不已。脉细数弱，气血两亏。头不痛但身疼，或口沃清水，此胃气虚寒也。当商温补，仿东垣法。

党参　茯苓　陈皮　桂枝　柴胡　黄芪　半夏　神曲　当归　干姜　砂仁

渊按：中气虚寒，少阳胆木之气抑遏，故寒热纠缠。升阳益胃汤恰合，尤妙在加干姜。

又：补中益胃，温卫气，开腠理，诸恙皆减，仍从前法。前方去神曲、干姜，加白术、白芍。

张。男子十四发身太早，保真不固，究竟外丰内亏，不时内热，身倦乏力，恐其延成劳损。培补先天，兼理后天，尤宜自知爱惜为上。

党参　大熟地　怀山药　丹皮　茯苓　陈皮　沙苑子　苡仁　杜仲　金狗脊

冯。夜凉昼热，热在上午，此东垣所谓劳倦伤脾也。上午热属气虚，用补中益气汤补气升阳。

补中益气汤加神曲、茯苓。

以上出自《王旭高临证医案》

姚龙光

陈道生，江西人，两淮候补也。其尊翁纶阁老先生办镇江洋务多年，忠厚和平，春初仙逝，遗爱在人，吾乡每津津乐道焉。道翁夫人冬月病感，医治十余日，病势剧甚。殷春台为之介绍，迓余为治，其时病经半月，申酉潮热，天明不汗而退，通夜不能瞑目，心中闷胀烦躁，大便未得一通，小便赤涩，头左大痛如裂，五心干热，汗未一出，粒米不进，口亦不渴，神气虚羸，面色青薄，舌色鲜红，舌尖如竹刺搔破，隐见血痕，舌根有黄苔，左手关尺脉弦数搏指，右手虚数，视前所服药均辛燥重剂，余曰：肝火旺极，阴血伤极，若不急养阴血，速清肝热，恐火燃血耗，将见亡阴之象矣。以青蒿三钱，鳖甲五钱，鲜生地捣汁二两，麦冬、元参各五钱，酒白芍三钱，生甘草、莲心各一钱，水煎，和汁与服，一帖便安卧两时之久，诸证俱减，两帖后，大便日行五次，每次下结块一二枚，道翁恐病下利，商治于余，余曰：血益阴回，肝木得养，折其上升之性，转而下行，是肝得疏泄之职，而脏气复其常矣，无下利忧也。脉亦平，惟右脉弱甚，为减鳖甲，加白术、白扁豆、建莲以养脾气，服两帖，诸证俱退，脉亦柔和。

《崇实堂医案》

柳宝诒

柴。病由去秋迄今，大概属阴弱阳浮之象，交夏以来，眠食两善，惟自觉虚热由腰俞上烘及背，遇劳动则发，遇声响则作，即偶尔劳神多语，亦无不发。午后足心热，稍兼形寒，此乃阴气不充，阳气不敛。其病在于肝肾，而不涉于心肺。脉象弦数搏硬，六部九候，并无虚软之处。凡治浮阳外露、内风震越者，有养阴配阳一法；有潜熄镇摄一法；有引火下行一法。此数法者，有独用，有兼用，均可随证而施。前当夏至之期，咯血一日，足见身中阴阳之气，不能随时顺接，病蒂颇非轻浅。拟于前数法中，参互其意而用之。俟挨过长夏炎蒸之令，则人身之气，与天时同其升降，自可渐增清泰矣。

西洋参生切　大直枝熟地制白附片煎汁拌炒，去附　东白芍生切　左牡蛎盐水炒　怀牛膝秋石化水拌炒黑　灵磁石醋煅　春砂仁　潼蒺藜　丹皮炒　元武板刷净　甘杞子盐水炒黑　女贞子制熟　山栀仁炒

白薇头　核桃仁_{盐水炒}

尤。病象不外营阴亏损，肝火浮动。调治之法，自当养阴熄肝。但纳谷不多，时作胀闷，木动则中土受伤，过进滋腻，恐于中焦不宜。况时当炎夏，暑湿易侵，更当以和运脾胃为主。兹拟养阴和气，清肝健脾，两面照顾。

北沙参_{元米炒}　细生地_{炒黑}　白芍　瓦楞子　煨木香　春砂仁　白苡仁　白薇　木蝴蝶　蛤粉_{青黛同包}　小青皮_{醋炒}　谷麦芽_{各，炒}

庄。寒热如疟，是营卫不调之证。绵历数月，脾胃两伤。刻诊脉象虚数，肢肿神疲，胃纳不佳，时或胀满，已属中损之候；而舌苔白厚中黄，兼有湿滞可知。培补之剂，尚难遽投，先拟调和营卫，疏导中焦。

桂枝　白芍_{酒炒}　枳实炭　炙鸡金　青蒿　黄芩_{酒炒}　砂仁　大腹皮　茯苓皮　通草　豆卷_{二稻青}

柴。脉象虚软而微弦，内热神疲，经云"阴虚生内热"。此阴字，古人每指脾脏言之，盖脾为阴中之至阴也。倦怠胀闷，皆脾虚见象。刻当湿土司令，少纳不饥，舌有黄苔，兼有暑积内停。当于培中法内，佐以疏浊。

于术　赤苓　青盐半夏　北沙参　麦冬肉　苡仁　炙鸡金　蛤壳　益元散　生熟神曲_各　砂仁　陈皮_{盐水炒}　枇杷叶

二诊：前与清暑益气，胃纳虽加，而舌浊未化，脉象左软弱，右微弦。脾气先虚，更复困于暑湿。前法增加疏湿之品。

于术　茅木炭　赤苓　姜半夏　苡仁_{姜汁炒}　川朴　扁豆_炒　陈皮　黄芪　生熟神曲_各　枳壳_炒　益元散_包　鲜荷叶

水。咳逆引痛，在腰肋之间，乃肝肾部位，虽因邪热瘀阻，然而脏阴未尝不伤。晚热盗汗，营虚有热也。气升喘促，行动则甚，下元不能收摄也。拟方养阴摄气，佐以和络。

长牛膝_{盐水炒}　杜仲_{酒炒}　熟地_{砂仁拌炒}　潼沙苑_{盐水炒}　甘杞子_{酒炒}　橘络　牡蛎_{盐水煅}　丹皮炭　白芍　磁石_煅　归身_炒　丝瓜络_{乳香拌炒}　胡桃肉_打

二诊：病历一年矣，证情虚实错见，内而脏腑，外而经络，随处见病，莫可指其病原之所在。兹细思推究，其始由乎肝胆，先由郁热内蕴，复为外感所遏，以致熏蒸燔灼，营阴独承其弊，上蒸肺胃，其津液悉变为痰浊。一路来晚热盗汗，气促痰多，其故悉由乎此。刻下阴液渐固，经络之气，无以主持，故随气刺痛，而脾运不旺，纳谷仍化痰涎。脉象右手弦数，肺胃间仍有余热熏灼。如一间破屋，东穿西漏，修理者，几于无处下手，只可随时修补罅漏，冀无风雨飘摇。一两日后，苟能中气有权，方可着手。

太子参　川石斛　淡黄芩_{酒炒}　白薇　刺蒺藜　潼沙苑_{盐水炒}　丹皮炭　半夏曲_{炒黄}　橘红络_各　苡仁　枇杷叶

章。入夜蒸热，盗汗气促，神烦，切脉弦急浮硬。邪热郁伏阴分，由肝肾外达，气深道元。腰痛胁刺，皆气郁不达之象。治宜养阴托邪，俾伏热得以外解。

大生地炒松　大豆卷炒　白芍酒炒　白薇　牡蛎　丹皮炭　青蒿子　淡黄芩酒炒　竹叶

邹。血虚风扰，是其本病。惟脾为营气之原，刻下纳谷少运，便溏色浮，均属脾虚见证。微作寒热，亦因营卫不和而然。徒与滋养，仍恐脾虚滑陷，延入损途。方以培脾为主，佐以养营健中之法。其平肝和胃一层，亦宜兼顾。以调理久病，宜层层照应，不宜直骤也。

党参　于术　云苓　归身　炙甘草　丹皮炭　白薇　橘白盐水炒　砂仁　石决明　谷芽炒麦芽炒　刺蒺藜

金。时邪初愈，余热未净。偶尔冒风即发热，此营卫气虚所致。惟舌质光红无苔，胃阴先伤，是内热因之留恋。方以养阴为主，佐以疏畅营卫。

洋参　麦冬肉　霍石斛　细生地　豆豉　青蒿　黄芩　丹皮炭　广皮　生甘草　砂仁茅根

毛。阴虚则内热，木郁则生火。内热，口渴，心烦，水不涵木之象。用清阴潜阳。

小生地　西洋参　归身　白芍　玉竹　白薇　左牡蛎　青龙齿　刺蒺藜　丹皮　黑山栀茯神　灯草心

以上出自《柳宝诒医案》

沈祖复

西乡丁巷丁妇早年孀居，膝下乏嗣，年近不惑，遍体发热，虽严寒之时，祖裼裸裎，喜贴冷处。他医投清凉药不效，已数年矣。先生以为心肝之郁火，用羚羊角、珠粉研末，及人参、合欢皮、盐水炒远志、郁金等解郁之品，约服二十余剂，而完全不发热矣。

《医验随笔》

何长治

左。虚热减，已能安睡，脉细数，口渴舌绛，精液已枯。尚非安境也。

生黄芪二钱　北沙参三钱　当归身二钱　原生地三钱　麦门冬二钱，去心　煅龙齿三钱　酸枣仁三钱远志钱半　辰砂拌茯神三钱　怀牛膝三钱　炙甘草四分　广陈皮八分　细桑枝五钱　藕节四枚

左。营虚发热，腰足酸楚，脉细数，兼有咳呛。当用滋化。节力为要。

生黄芪二钱　秦艽钱半　肥玉竹三钱　怀牛膝三钱　茯苓三钱　生草四分　中生地三钱　款冬花钱半　生蛤壳三钱　地骨皮钱半　橘白八分　细桑枝五钱　藕节四枚

左。烦热骨蒸汗泄，俱得渐解，惟脉数不静。肝无制而心液枯，恐延成怯。

生黄芪二钱　中生地三钱　辰茯神三钱　怀牛膝三钱　远志钱半　钗石斛三钱　当归身二钱　肥知母钱半　肥玉竹三钱　煅牡蛎三钱　橘红八分　生甘草四分　细桑枝五钱　浮小麦四钱

以上出自《何鸿舫医案》

杜钟骏

李谷人之弟亦樵病，经二十余日，缠绵床席，形神俱惫。家人以为不起之病，历医十余辈。有曰伤寒者，投以苏叶、羌活；有曰温病者，投以银花、连翘等味；有曰湿温者，投以蔻仁、滑石、枳实、厚朴，既而谓为化热，用硝、黄推荡积滞；又以为伤阴，投以生地、麦冬、元参，然始终无汗，大便溏薄，热恒不退。予按其脘，毫不拒按，视其舌上，亦无多苔，诊其脉象，细软无力。予曰：此内伤之象，非时证也。询其得病之初其状若何，据云，病前一日，考书院，连作五卷，彻夜未睡，次晨即头晕身倦而寒热作，以为感冒也，不意服药缠绵至此。初服解表无汗，更医服消导药胸痞如故，继用硝、黄推荡，但下稀水而已，又服冬、地滋阴，益无效。予曰：其为劳倦伤脾无疑也。用归脾汤加减，一剂进后，身得微汗，热即立退而思饮食，再进大便通，三进居然起坐矣。

《药园医案》

金子久

旧冬先有形瘦，今春复加身热，延热已越一月，身热又加形寒，营虚生热，卫虚生寒，营卫二气，昼夜循环不息，营卫两虚，日暮寒热不已。汗生于阴而出于阳，阴阳俱不固密，自汗时有泄越。木火上炎于金，清肃遂为失司，或有喉痒作咳，或有动辄气逆，大便乍燥乍湿，小便忽短忽长，大腹常有攻动，甚而噫气矢气。舌苔薄白，蒂丁起筋。左脉细弦而数，右脉小滑且数，细为阴虚，数为阳亢，阴阳久偏，防成劳损，滋阴妨碍脾胃，势难骤进；潜阳务使退热，理所必须，参用壮水涵木，使中土无戕贼之害，复以潜火清金，俾上焦得清化之权。

牡蛎　鳖甲　龟板　炙甘草　玄参　川贝　淮牛膝　苡仁　桑叶　炒白芍　鲜芦根　扁豆衣。

《金子久专辑》

周声溢

廖福田彻底不眠，胸前发热甚炽，口渴异常，一夜可尽凉水两桶，六脉沉迟，乃阳不归根，阳气上越之证。急宜纳阳。白术六钱，茯苓六钱，附片四钱，人尿一杯，兑服。此证若用凉药一剂而毙矣。其人不肯服人尿，以童便代之，一剂而愈。

《医学实验》

张山雷

吴右。漏本无恒。前月底月事太多，色且晦暗，以后连朝发热，热势甚炽，口燥舌干，气喘痰鸣，夜不成寐，脉数八九至。真阴匮乏，孤阳飞腾，其象可畏，涵阳养阴，应手则吉。

北沙参9克　枸杞子6克　霍斗石斛9克　青蒿4.5克　鳖甲9克　银柴胡4.5克　牡蛎24克　龙齿9克　乌药6克　陈皮4.5克　夜交藤9克　枣仁9克　代赭石6克

二诊：一服寐安热减，二服胃苏，余证皆减。脉静，咳而有痰，此肾虚水泛气冲也。

北沙参 9 克　枸杞子 6 克　大元地 9 克　萸肉 9 克　当归 4.5 克　白芍 6 克　紫石英 9 克　乌贼骨 9 克　牡蛎 24 克　龙齿 9 克　茯苓 9 克　宋半夏 6 克　陈皮 4.5 克　枣仁 9 克　夜交藤 9 克

《张山雷专辑》

周镇

谢蕙庭室人，瘦弱阴虚，经来则多。丁卯年五十岁，八月十一日诊：少寐不酣，时有烘灼，口燥嗳噫，胃纳不馨。脉弦动不靖，苔淡黄。阴虚生内热，神不安帖。宜和中安神，潜阳化痰。石斛、甜杏仁、川贝母、秫米、竹茹、黛蛤、紫贝、远志、山萸肉、杞子、麦冬、扁豆、于术。十二日诊：昨寐尚酣，吐痰甚韧，灼热烦闷，胃纳尚馨，脉弦似敛。阴虚生内热，酿痰则少生气血。再和中安神，潜阳化痰。石斛、于术、甜杏仁、麦冬、川贝母、扁豆、蛤壳、龟板、杞子、夜交藤、远志、枣仁、冬虫夏草、半贝丸、朱砂安神丸。十四日诊：夜寐已安，惟虚火烘灼胸背四肢，头昏烦闷。脉象尚敛，苔薄。阴虚内热，再壮水之主，以制阳光，参以安神涤痰。石斛、天冬、炒枣仁、白芍、龙骨、龟板、首乌、杞子、鳖甲、牡蛎、合欢皮、阿胶、冬虫夏草、半贝丸。廿四日诊：服仙方旬余，有葫芦苦寒伤脾，沉香灼阴，以致虚火熏灼，喉关红疼，胸口烦闷，胃纳亦退。拟养胃生津，降火化痰。二冬、石斛、山药、女贞、黛蛤、珍珠母、滁菊、功劳子、北沙参、元参、龟甲、川贝母、扁豆衣、生谷芽。廿五日诊：喉关之红已减，虚火稍平，溲色黄秽，口渴觉松，夜寐不酣。脉数已软，苔积不厚。再降火安神，和中化痰。茯神、石斛、山药、沙参、金铃子、功劳子、元参、黛蛤、决明、甜杏仁、枣仁、龟甲、百合、扁豆衣。廿六日诊：喉关之红已松，惟火升灼甚，夜寐尚酣，溲黄未净。脉数未加，苔亦松薄。再养阴降火，潜阳安神。天冬、沙参、生地、丹皮、石斛、山药、茯神、金铃子、百合、女贞、旱莲、龟甲、珍珠母、扁豆衣。廿七日诊：喉关之红未加，虚火上升，目鼻口间均到，惟已较轻；夜寐不甚酣，二便颇热。脉数未净。再养阴潜阳，降火安神。二冬、沙参、生地、山药、茯神、金铃子、二至、麻仁、龟甲、元参、珍珠母、枣仁、扁豆、朱砂安神丸。廿九日诊：喉关之红又退，胸腹火灼微作，便秽不甚，痰吐尚顺。脉右略数，苔淡黄。再原法增损。百合、沙参、黛蛤，石斛、玳瑁、龟甲、金铃子、丹皮、沙参、生地、枣仁、茯苓神、生首乌、川贝母、朱砂安神丸。九月初一日诊：昨晚气火上灼颇甚，逗留胸腹等处，小溲觉赤，大便颇润。脉软略数，苔淡黄。喉略见红。阴虚之体，木火上升，痰浊不清。兹拟大清厥阴，安神涤痰。大麦冬（破去心加雅连五分扎）、竹茹、丹皮、玳瑁、黑山栀、沙参、银柴胡、小麦、石斛、茯神、炒枣仁、川贝母。另磨羚羊尖三分，开水冲。初二日诊：昨晚灼热烦懊未作，今日略觉火升喉胸，溲黄，便见黏痰。脉右未靖。足见阴虚固然，内挟木火。再着重清肝泄火。竹茹、丹皮、黛蛤、麦冬（去心雅连五分包扎）、山栀、沙参、石斛、茯神、枣仁、白薇、玳瑁、川贝母。另羚羊尖二分、辰砂一分、郁金二分，研冲。初四日诊：前昨火发较缓，交节又起凤恙，胃痛痰吐较少，脉较前和。再前法参入舒展气机。石斛、金铃子、丹皮、远志、山栀、郁金、苓神、枣仁、白薇、川贝母、火麻仁、木蝴蝶、丝瓜络、朱砂安神丸。初五日诊：火为元气之贼，每晚烘灼胸肢，发于阴分，清肝即走，足见证属阴虚木旺，引动胃气，腹有满意。宜为清熄木火，参以流动气机（与心栽先生同酌）。沙参、川贝母、麦冬（去心加雅连五分包）、石斛、苓神、枣仁、黑山栀、丹皮、远志、黛蛤、青皮、竹茹、竹黄、乌药、郁金。另磨羚羊尖二分、犀尖二分、玳瑁三分、珠粉二分，研细冲服。初六日诊：昨日服后，灼热之火未作，大腹之满亦止。今日略觉心虚，二便之热未清。再昨意增减。沙参、柏子、预知子、川贝母、麦冬（去心加雅连五分包）、石斛、苓神、枣仁、黑山栀、丹皮、远志、郁金、黛蛤、竹茹、竹黄。另磨羚羊尖、犀角尖各二分，冲服。初十日诊：此次经来，色紫且多，为前二月所无，亦属热征。迩日火灼已馁，气短闷塞不畅，头晕心悸。再清火潜阳安神。石斛、南北沙参、山药、小麦、元参、黛蛤、二至、地榆、茯神、枣仁、川贝母、珠母、紫菀、麦冬（去心雅连五分包扎）。十七日诊：夜寐由火升气阻不酣，溲略热，大便秘。阴虚，气火均旺。前法参入疏肝和中。丹皮、金铃子、香附、白芍、黄精、元参、枣仁、茯神、麦冬、川贝母、青皮（蜜水炒）、九节菖蒲（米炒）、龟甲、火麻仁、乌药、朱砂安神丸（包煎）。另伽楠香一分、金箔二张、辰砂二分、鸡内金一具，研细蜜调，开水冲服。廿日诊：比届节气，肝气大作，幸即敛平。晚间虚火游行目口等处，四肢酸软，风火不熄。再育阴熄风，涤痰安神。滁菊、珍珠母、黑豆衣、黄精、茯神、枣仁、麦冬、功劳子、桑寄生、川贝母、白芍、北沙参、制首乌、元参、朱砂安神丸。廿三日诊：昨夜灼热在心腹间，动气筑筑，肝血不足，则生火炎，脘中似阻，气亦未疏，吐痰似灰。再养阴滋液，救焚涤痰。珠儿参、麦冬、鲜生地、元参、金铃子、竹茹、白芍、苓神、丹皮、阿胶、玄精石、香附、龟甲、枣仁、鸡子黄、海蛇。廿五日诊：前拟滋液救焚，五志厥阳之火稍平，或伏大腹，或停尻旁，痰灰已淡。再原方删香附，加石英。十月三日诊：火势已减十之七，惟迩日衣覆过多，又加气忿，喉间自觉烘灼。仍宗前意。沙参、元参、丹皮、生地、金铃子、牛膝、枣仁、茯神、柿霜、白芍、二冬、龟甲、黛蛤、青盐、玄精石、泡射干、鸡子黄。延至冬至，见颧红火升，服膏方一料而定。嗣后气忿火升，则进前方，延至花甲之外。膏方案云：经谓阴平阳秘，精神乃治。阴虚之体，火炎夜升，中治未几，又加西术草药，增喉痛赤纹，进清养降火乃应。嗣以二便气秒，进清肝撤薪，火升大减，惟不能全已，阴血之不足也。交节肝气脘痛，眩晕少寐，水亏木旺，自宜滋填，壮水之主，以制阳光，参以和胃安神，理气养络，滋潜下焦。西洋参、二冬、生熟地、山萸、丹皮、寄生、山药、白芍、磁石、石英、牛膝、苁蓉、滁菊、龙骨、牡蛎、茯神、枣仁、首乌、珍珠母、木瓜、火麻仁、柏子仁、二至、黄精、杞子、甘草、金铃子、鳔胶、桑椹、川贝母、莲子、淡菜、小麦、芡实、猪脊髓、鲍鱼、燕窝，水煎三次，去渣，加阿胶、龟甲胶、柿霜、白蜜、冰糖收膏。

张氏，扬名乡。戊午五月诊：始因春间喉痛，溃平之后，不时凛热，后以午夜举发，微咳口渴，便艰纳少。脉右数，舌光。是气阴为余蕴所伤，枢机亦属不疏。拟川石斛、元参、瓜蒌、紫菀、金铃、山栀、丹皮、郁金、银柴胡、淡芩、沙参、白薇、娑罗子、鲜首乌。三剂。热后有汗，胃纳略增。原方出入。夜热循止，口润便爽，续予六味地黄丸，复入养津退虚热之品，长服调理而安。

袁昂之室，外戚也。丁巳身热数月，脉弦苔白，审知以肝郁，故肢亦作痛。进柴胡、金铃子、丹皮、黑山栀、郁金、白芍、钩藤、白蒺藜、玄胡、木蝴蝶、香附、苏梗等，一服而热退，此肝火郁而为热也。戊午九月，慧山任姓妇，患身热年余。余察面色黄不甚瘦，脉弦驶，隐有气郁。以逍遥散、金铃子散、化肝煎出入为方，三剂而愈。己未，小渲张姓女，在沪患寒热，二月不止。来锡。诊时脉濡数，苔薄，口不甚渴，溲不甚赤。非时感。细询其母，知不甚多言，隐有气郁也。加味逍遥散去白术、草、姜，加青蒿、白薇、秦艽、郁金，六剂而愈。

曹左，枫泾。己酉四月诊：血证之后，肤灼内热暮汗，鼻干无涕，脉弦舌燥，自觉气热。阴虚液亏，虚火上炎。拟丸方常服。珠儿参、麦冬、玉竹、首乌、丹皮、石决明、枣仁、白芍、元参、石斛、料豆、生地、鳖甲、功劳子、牛膝、淮麦、杜仲，研，用猪骨髓打和丸如绿豆大。每服三钱。

高福保家一妇，辛酉三月诊：身热连绵，数旬不退，胸脘气闷，脉细不起，舌红不食，颇似劳损。询有气郁，从肝郁疏达之例，逍遥散、金铃子散出入，加伽楠香、川贝母、乌药研末。服二剂，热减，脘闷亦舒。复予调理而安。

《周小农医案》

翟竹亭

同邑吴君聘儒，体弱患病。某医用麦冬清补等药，已服过四剂，患者满面通红，口吐白沫，两手抓心，声言"内热如火"，躁扰不宁，苦欲冷饮，夜间益甚，危迫已极。请余往诊，六脉细数，重取不见，此乃阴极似阳之证，作阳证治误矣。余用张景岳左右归饮加减。伊父见热证又投热药，恐有不测，置之未服，仍请某医调治，诸证无不增加，伊父悔悟，遂踵余庐，再次诊毕，仍照前方。热药略加分两，因彼服凉药过多故也。此药煎成，令其冷服，即《内经》用热远热之意也。先服半碗，亦无多效，全剂服尽，狂躁稍定，诸证俱失，昏昏欲睡，至戌时饮食略进，转见生机。此方无大增损，服三帖后，病去八九，后改用平补之剂，调理旬余，诸恙全瘳。

加减左右归饮

熟地60克　川牛膝10克　粉丹皮10克　泽泻10克　山萸肉12克　山药12克　茯苓10克　附子12克　紫油桂12克　巴戟肉15克　炮姜18克　白芍12克　半归10克　破故纸10克　杞果15克　杜仲10克　炙甘草10克　水煎服。

《湖岳村叟医案》

章成之

孙女。面色萎黄，爪甲淡白，此气虚血不足，连夜发热，予补中益气汤加味。

党参9克　黄芪15克　白术9克　全当归9克　柴胡4.5克　升麻3克　陈皮3克　粉草3克　春砂仁2.4克，后下　带叶佩兰9克　肉桂末1克，分3次吞

二诊：投补中益气，身热退。气虚，一时难复。苔腻，口淡。此方催进食欲。

佩兰梗9克　春砂仁2.4克，后下　薤白头6克　宣木瓜9克　生鸡金9克　佛手片4.5克　陈皮4.5克　炒麦芽9克　六神曲9克　山楂肉12克

三诊：大便不约，急则自遗，脾阳虚也。予附子理中。

制附块4.5克　土炒党参9克　炒白术9克　炮姜炭4.5克　清炙草3克　北细辛2.4克　五味4.5克　炙紫菀9克　炙远志4.5克

四诊：便溏自遗者已能约，咳剧，痰黏腻不爽。

白苏子12克　旋覆花9克，包　炙紫菀9克　陈皮4.5克　北细辛2.4克　五味子4.5克　炙款冬9

克 白果 10枚，去壳 炙远志 4.5克 杭白芍 9克 清炙草 3克

《章次公医案》

张汝伟

龚子青，年六十三，无锡。形寒作颤，发热似烧，来去似疟，止作无定。或日来数次，或间日而来，亦有数日不作。惟发作之时，胸脘刺痛，宛如刀割，热退肤凉，如若无病，精神如常，纳食不减，如是缠绵，已经两载。中西医治，有法咸施，寒热温凉，终难一效。刻诊两脉弦数，尺部尤浮，舌质则色红如朱，纹裂似蛰。可知肝脾之阴，灼烁将尽。而小溲短赤混浊，大便旬日一更，脾胃之积热亦甚，因之病及奇经。经曰：阳维为病苦寒热，阴维为病苦心痛者，即此证也。根本治法，惟有育阴壮水，化湿寓于清热之中，旁及奇经，缓调为要。

炒松熟地 山萸肉 生淮药 粉萆薢 绵茵陈 肥知母 云茯苓 炒苡米 首乌藤各三钱 仙半夏 新会皮 炒泽泻各二钱 川黄柏 盐水 姜竹茹各钱半

二诊：阴虚湿热，袭入奇经，由督任而达二维。投育阴壮水，化湿之法后，寒热未发如平人者，已七日，为近二年来未有之象。刻诊脉仍细弦，两尺较浮，舌苔之光红略淡。宜仍前意加减，大便能通调为要。但久病之躯，王道无近功，欲速则不达，耐心第一。

制熟地 山萸肉 龟甲心 淡苁蓉 云茯苓 京元参 金毛脊 黑大豆 干首乌 川续断各三钱 法半夏 炒泽泻 新会白 川黄柏各二钱

三诊：胃纳已馨，大便已通，近半月中，热来只一次，不可为不有效力。根本图治，进一步用升督护任、阴阳交泰之法。延过秋庶能巩固矣。

鹿角霜 败龟板 甘枸杞 淡苁蓉 山萸肉 建泽泻 生熟地 潼沙苑 制女贞 干首乌 菟丝子 云茯苓

本证始末：龚子青，是民廿年间沪上钢铁业钜子。据述在五十八岁之年，纳宠之后，注射返老还童针剂，又服兴阳中药数百剂，致成以上之证。征治遍，有作疟治，有作黄疸论，有攻有补，均无效，日甚一日，余友杨君，介予诊治。三方服后，十愈其七。不料至立秋之日，误食隔宿西瓜甚多，兼感气郁，乃又剧作。复诊一次，胸痛乃平。后又延某医用附桂肾气丸法，寒热又剧作如前。再延余诊，仍用前法治愈。不料误信旁言，又请他医诊治，用大量柴胡、蜀漆、木香、槟榔、姜、桂、附子片，至口舌糜烂，神识狂妄，胸痛，热高。再延余治，余辞不救，无法处方。延至中秋节即故。此证之不治，纯系他家自恃钱多，信医不专所致。余亲闻其亲友言，我的处方，虽曾治好几回病，究竟我的代价只有五六元。这种病，必须花上十五六元乃至三四十元，延一名医诊断，方能治好伊家之病云云。资产阶级思想之害人如此，可胜浩叹。在今社会主义时代，追怀往事，能无遗憾。

方义说明：此证虽则姑愈而终死的，但立方用意，比较深刻。当时见效彰彰，一再反复情况，已见本证始末，记载明白，但余之治法，究合乎否？录出，以供阅者研究及批评。

《临证一得》

第七十九章　麻木

胡慎柔

丁会成，年四十余。春季右腿正面忽痛麻。诊之，右三部洪数五六至，问口渴否？曰：是也。升麻葛根汤二帖而愈。

以上出自《慎柔五书》

北山友松

纪州落合氏，前年患疽。愈后右胁筑块，左足麻痹而弱，左半身觉不便，常耳鸣，或梦泄，脉五动。

三妙散，加当归、川芎、青皮、独活、甘草。

《北山医案》

中神琴溪

柳马场四条南丹波屋，九兵卫，年三十，总身麻木，目不能视，口不能言。其人肥大，性好酒。先生诊之，脉涩而不结，心下急喜呕。即饮三圣散六分，不吐而暴泻五六次。越三日又服，分量同前。涌出可三升。由是目得见，口得言，两手亦渐渐得动，后与桃花汤百余帖全已。

一妇人，年五十，右身不仁，常懒饮食，月事不定，每行必倍常人。先生以三圣散一钱，吐冷痰黏者三二升，自是食大进。因切其腹，胸满，心下至少腹动悸如奔马，与柴胡加龙骨牡蛎汤，数月全差。

一男子，口吻及足胫不仁，大便常秘，一年甚一年。他医或引峻剂，当之不应。先生诊之，其人伟躯禀颇丰，心中悸动如奔马，曰："可治矣。"作瓜蒂加甘草散三钱，食盐三匕，和白汤二合，分三服。诚言当大泻勿怪。明日使人报曰："如教身体为之疲，腰脚委痿，莫能起，请速来视之。"先生断然曰："当矣，无伤，此瞑眩耳。经三四日，当治。"其翌日复报曰："未治矣，请速来视之。"曰三日当立，不往。又三日自来曰："果如命。"诊之诸证悉退，转方桂枝加术附子汤。

瓜蒂加甘草汤方：瓜蒂　甘草各等分

上二味，末之和食盐三匕。

以上出自《生生堂治验》

何书田

肝风行络，左偏发麻，防眩晕卒中。

羚羊片　炒归身　制半夏　池菊　石菖蒲　橘白　石决明　秦艽肉　白蒺藜　茯神　生枣仁

《簳山草堂医案》

张乃修

谢左，风痰未清，络隧未和。手指常觉麻木。前法扩充。

于术一钱五分，枳实同打　制苍术一钱五分　煨天麻一钱五分　制半夏一钱五分　左秦艽一钱五分　茯苓三钱　白僵蚕二钱　酒炒桑枝五钱　防风八分

二诊：起居如常，手指尚觉麻木，膝腘微痛。再化痰宣络。

制半夏一钱五分　煨天麻一钱五分　酒炒桑寄生三钱　白蒺藜三钱　上广皮一钱五分　左秦艽一钱五分　海风藤三钱　白僵蚕二钱　指迷茯苓丸三钱，先服

三诊：手指麻木渐退。化痰宣络祛风，参以补气，气旺则痰行水消也。

潞党参三钱　云茯苓三钱　制半夏一钱五分　煨天麻一钱五分　野于术二钱　白僵蚕一钱五分　广橘红一钱　白蒺藜三钱　清气化痰丸三钱，先服

左，右足搐动、肌肤麻木。痰湿化风，风主动摇故也。

川桂枝　青防风　羌活　独活　白蒺藜　煨天麻　制半夏　左秦艽　磨沉香　广橘皮　白茯苓　钩钩　二妙丸

二诊：右足搐动略定。再化痰熄风。

川桂枝　川黄柏　羌活　独活　左秦艽　白僵蚕　焦苍术　明天麻　木防己　制半夏　桑枝　全蝎三分，炙去毒

三诊：右足搐动，既退之后，遇凉又剧。盖血气喜温而恶寒。再温经和络祛风。

煨明天麻一钱五分　羌活一钱　独活一钱　当归身二钱　青防风一钱　西潞党三钱　川桂枝五分　桑寄生二钱　北细辛三分　川芎一钱　白术二钱

以上出自《张聿青医案》

柳宝诒

李。湿痰在胃，木火被郁，易于化风。左手麻木，即属风扰于络之候；纳谷不多，中焦痰湿不化也。脉神按之弦硬而滑，恐其鼓痰入络。当先化痰熄风，为未雨绸缪之计。

野于术　制半夏　广橘络　白茯苓　黑山栀　夜交藤　奎砂仁　广郁金　东白芍土炒　丝瓜络姜汁炒　刺蒺藜炒　江枳壳　竹沥和姜汁

另：香砂六君丸、指迷茯苓丸。

《柳宝诒医案》

何长治

左。劳力伤筋，两足麻木而痒，脉细数无力。当从和营。

生黄芪二钱　中生地三钱　茯苓皮三钱　牛膝三钱　丹皮钱半　广陈皮八分　细桑枝五钱　酒归身二钱　赤芍药钱半　川黄柏钱半　远志钱半　生草四分　炒黄芩钱半　豨莶草三钱

左。手指麻木，少腹气坠，兼之足弱，不良于行。此气血不足，阴阳两亏也。

潞党参二钱　冬术二钱　熟地三钱　金狗脊三钱　苁蓉一钱　牛膝三钱　虎胫骨三钱　杜仲三钱　茯苓三钱　陈皮八分

以上出自《何鸿舫医案》

陈良夫

高男。气与血本相辅而行，气主运动，血主营养，足部顽麻，艰于步履，耳鸣腰酸，脉濡细滑，苔薄黄腻，高年气血两亏，筋脉失于营养，气机之运动不畅，治宜益气存阴，徐图效力。

潞党参　炒川断　淮牛膝　菟丝子　云苓　生地炭　虎胫骨　炒当归　焦谷芽　制女贞　陈皮　广木香

孔男。麻属气虚，木属血虚，方书虽有此说，然亦未可尽信也。据述肢节酸楚，渐次麻木，头晕耳鸣，累有咳痰，脉来细滑，左手带弦，舌苔糙腻，是湿热滞气，痰从内生，风阳亦复内亢。治之计唯息风化痰，清热渗湿，参以理气之品，务使气机条达，庶可奏效。

生石决　滁菊花　炒白芍　广郁金　云苓　嫩钩藤　潼蒺藜　女贞子　络石藤　炒枳壳　川贝母　夜交藤

柯女。人一身之筋脉皆肝主之。据述手指带麻，二臂不能伸举，脉细，苔薄糙，产后血虚为本，拟滋养通络为治。

首乌藤　生白芍　潼蒺藜　生米仁　橘络　当归身　鸡血藤　稆豆衣　云苓　络石藤　谷芽

以上出自《陈良夫专辑》

丁泽周

赵左。两手麻木，左甚于右，脉象左弦、右濡涩。此气虚血瘀，痰湿入络，营卫痹塞不通。当宜益气活血，化痰通络。

生黄芪四钱　全当归二钱　大川芎八分　仙半夏二钱　陈广皮一钱　西秦艽二钱　陈木瓜二钱　嫩桑枝四钱　紫丹参三钱　藏红花八分　五加皮三钱　指迷茯苓丸八钱，包

《丁甘仁医案续编》

刘世祯

庚午，同邑余代英君，忽患两足麻木，不能举动，无知觉，请余诊视。脉沉迟而紧，知为里寒，又系久积，非多服温里之品不能奏效。余君信余甚深，以生死相托，遂用麻黄、附片、桂枝、甘草、川椒等味，服十余剂无效，服至二十余剂，脉紧解，迟沉如故，足亦麻木如故。除麻黄，加重附片、吴萸、甘草、花椒温里之品，服至五六十剂，脉渐转，仍一味沉迟，两足渐有知觉。仍将此方略为加减，服至二百余剂，足始能缓步。从此服姜、附、参、芪等味一年余，外另服硫黄数斤病始愈，愈后两足仍特别畏寒，暑天亦常用丝棉包之。此证不仅阳衰，乃真火衰微，故能服补火之剂如是其多，真火既复而气血尚亏，后服鹿茸始告全愈。此可以证明脏腑之偏胜偏衰者，药虽峻而性仍缓，学医者必先辨明其人之本原虚实，及脏腑之偏胜偏衰，而后遇重病有把握，不至束手无策耳。

《医理探源》

第八十章　脚气

郑重光

程毓松兄令眷，年近三十。素食凉食，冷寒注下部，致成寒湿脚气。夏触风凉，其疾即发，脚气之恶，从未经见，往岁轻举他医所治。壬午年夏月，脚气上冲，头疼身痛，呕吐不纳药，阴躁不能卧，令人扶挽而走，彻夜达旦，如狂之状，脉细疾而硬，煎剂不能咽。此阴甚格阳，格拒不入。作伏暑夹阴治法，先以来复丹碾碎，汤调服下，以通其格拒，服后方能纳药。再用六物附子汤，以治阴寒脚气，附子、干姜、肉桂、防己、苍术、茯苓、半夏，驱逐逆上之阴寒，四五剂后，脚气方下归于两足，而烦躁呕逆渐除，能进米饮，七八日足始热而痛愈。

休邑汪介臣流寓瓜镇，孙媳素有脚气证，余不知也。产后弥月，脚趾微痛，继又乳痛，前医不知用何药。脚、乳皆不痛，渐次发热耳聋，言语谬妄，或歌或笑，又一医作阳明病，以大黄下之，病愈甚。十日后求治于余，两手脉沉细欲脱，耳聋神昏，唇焦舌黄，口苦干呕，身痛僵卧，不能转侧，夜则呢喃谵语不休，至辰刻乃止。邪之错杂，不辨何证，但足三阳皆病。身痛僵卧太阳也，夜谵语阳明也，耳聋干呕少阳也，又非伤寒三阳合病下利之证。先以三阳经药投之，观其应否，用紫苏、葛根、柴胡为君，二陈为使，日投四剂，通身微汗，遂能认人。自言腰腿痛甚，余方识其为脚气也。盖前医初误致脚气冲心，再误下致脉细欲绝，幸人壮实，两误而邪尚在三阳，未入于阴，犹得汗解，始能神清。即以前药加苍术、防己、独活、赤芍、当归，作脚气主治，痛减下注于足趾，半月方愈。若入三阴脚气冲心，即喘汗厥逆，不可治矣。

同道周兄令媳，值阿翁作古之后，怀孕三月，患脚气，两足肿痛，用药敷之，已不合治法。母家见痛甚，又用炒热麦麸，频熨不息，脚果不痛，而申酉时即跳跃如狂，谵言乱走，天明至日中皆安，如是三日，不识何病。因以相招，脉弦长而数，余告曰："此脚气冲心，故语言谬妄，幸两寸脉未变，脉长而数，尚在阳明。此因火迫上逆，须用肉桂，引其下行，使脚仍痛方妙。"彼因有孕，不肯用桂，余论之曰："狂跳不息，胎亦不安，去病即所以安胎。经曰有故无殒，用桂无害也。"竟用肉桂五分，余皆三阳经治脚气药，二剂即两足后痛，人事清楚，不狂妄矣，后彼家自治而愈。

以上出自《素圃医案》

北山友松

坂阳一贾，常惯使气，一事忤意，则终日不食。一日事不如意，忽患两脚冷痹，气上冲胸，食辄吐而失味，足冷面热。诸治数日，其势弥急。求予诊之，弦数。予曰："此脚气也，不急治则危矣。"嘱撮苏子降气汤加木瓜，又令灸风市、三里、绝骨各七八十壮。灸未毕，汤已成，便使服之，且灸且服，至三四时许，病势稍减，服五十余帖而平。

壮男患麻浊，愈后发脚气，肿痛。

人参败毒散去人参，加木瓜、牛膝、苍术。

《北山医案》

陈念祖

湿从下受，入于经络，两足腿膝酸痛不能屈伸，起卧转侧均苦不便，此系脚气为病。且少腹胀闷，小便艰涩而痛，舌苔白底绛，脉濡，微觉寒热。防有气逆上冲之患，拟用东垣防己饮加减主治。

木防己二钱　木通二钱　生苡仁三钱　酒炒黄柏一钱　炒白术二钱　川草薢二钱　秦艽一钱　淮牛膝一钱　防风一钱　丝瓜络二钱　独活一钱五分　桑寄生一钱五分　当归尾一钱五分　威灵仙一钱　泽兰一钱　延胡索一钱

《南雅堂医案》

中神琴溪

一妇人，满肿，医为脚气，专投利水剂，以虞变于冲心，不中疾益甚。师脉之，沉细，小腹急结，按之其痛彻前阴。与桃核承气汤，其夜半大腹痛，泄泻七八行，明日肿减过半，与前法数日收功。

《生生堂治验》

齐秉慧

曾治庠生刘某，因入闱遇雨，一身湿透，出场疾作。足上至腿，肿痛异常，憎寒壮热，次早两脚不能履地。乃兄来寓求治，余曰："此脚气证也，因受湿热激而作气痛也。"乃与防己饮一剂，而热减半，其痛微止。又与当归拈痛汤一剂，而去若失，行动如常。

又治唐辛元，因移新宅，患脚气证。初发寒热，一身尽痛，肢节肿胀，便溺滞隔。其父求治，余诊之。而知其内气大虚，乃寒与湿热之所袭也。先与羌活导痰汤，而寒热不作；又与当归拈痛汤，而肿痛尽消。继服补中益气汤，倍芪、术以实表，加苍术、防己以驱湿，数剂而安。

以上出自《齐有堂医案》

王九峰

经以阳受风气，阴受湿气。伤于风者，上先受之；伤于湿者，下先受之。阴湿袭虚，病起于下，两足蒸蒸而热，肿痛至膝，腘腘而动，酸软无力，病名脚气。本为壅疾，然必少阴血虚，阳明气馁，湿邪得以乘之。脉来细数无神，有拘挛痿躄之虑。法当除湿通经为主，辅以宣补少阴之品。昔永嘉南渡人多此疾，湿郁明矣。

槟榔　苍术　独活　南星　藿香　牛膝　桂枝　木瓜　乳香　防己　橘红　通草　归身

生地

《王九峰医案》

吴篯

盛氏述向患脚气。适时，腿肿筋挛，小腹作痛，治总无效。余曰：形气渐至沉困，脉沉细弱无神，若用脚气之药，殊难见效。昔薛立斋见一妇人，久患脚气，诸药不应。因查诸书云：八味丸治足少阴脚气，入腹疼痛，上气喘促欲死者。遂投一服顿退，又服而愈。盖肾经虚寒之人多有此患，乃肾乘心、水克火之证。少缓则死，不旋踵也。余按此证颇与薛氏之论相符，服之当能见功。

东城指挥李元方，两脚浮肿，痛不可忍，足难践地。脉浮数滑。缘露足取凉，感受风暑湿热邪气，热壅下焦，走注胫跗，壅滞肿痛而成脚气。即服鸡鸣散，外用丹溪敷脚气方，治之甚效。继以透骨丹、虎骨酒，兼用导气利湿、疏筋活血之药，调治两月乃瘥。

少寇广庚虞足疾有年。或时遭寒凉，即腿膝肿痛，行步不随，起跪尤难，诊脉弱迟涩，乃下元不足，阴寒湿气内侵，血脉不和，以致腰脚筋骨酸软无力。若发时宜用济生槟榔汤（槟榔、香附、陈皮、紫苏、木瓜、五加皮、甘草）以散气疏壅，愈后以酒浸牛膝丸，常服可期奏效。

觉罗长协揆，丁艰悲伤过甚。患脚气上冲，足胫跗面暴肿，疼痛，行步艰难。余曰：两关弦滑，尺部沉细，由于忧郁气滞，丧中坐卧湿地，致令寒湿之邪走注足胫而成脚气攻心之疾。即用立效散加香附、五加皮、威灵仙以疏气散寒、消肿止痛，服数帖甚效。惟脚膝酸软，重著无力，乃冬令寒湿受深，气血凝滞，以前方去香附、苏叶，加熟附、虎胫骨、当归。外用椒艾囊裹足以温之，香散药煎汤以洗之。随时更方，调理月余而安。

以上出自《临证医案笔记》

何书田

脾土受湿，足膝麻肿。以五苓散主之。
川桂枝　秦艽肉　宣木瓜　赤苓　泽泻　苡仁　生于术　汉防己　新会皮　猪苓　冬瓜皮

脚气复发，脉形滑数不静。宜燥土利湿。
川桂枝　尖槟榔　粉萆薢　广藿　宣木瓜　钩藤　焦茅术　秦艽肉　忍冬藤　陈皮　五加皮　桑枝

脚气兼音哑，六脉弦躁不静。此因肺金气亏，不能发声，又不能清肃下降。深恐湿气上升，险证也。拟代赭、旋覆合猪苓汤法。
西党参　代赭石　炒阿胶　苡仁　猪苓　陈皮　旋覆花　桑白皮　炒牛膝　赤苓　泽泻

冬瓜子

复诊：声音稍清；足肿颇甚，步履维艰；六脉浮滑不静；梦泄时发。从阴中之阳调治。

制附子 鹿角霜 熟地沉香拌 黄柏 带皮苓 苡仁 炙龟板 制于术 知母盐水炒 天冬 冬瓜皮 木瓜 杜仲

二复：病势少减，脉息减去二至，惟尺部未藏，真水未充也，宜乎补纳，金匮肾气丸合虎潜丸每朝四钱。

三复：声音不清；足肿已退，步履少便，略觉酸麻；脉右寸弦滑搏大，左寸关稍逊于右，惟左尺无力而已。

附子 于术 知母 玉竹 苡仁 杜仲 桑枝 龟板 熟地 川柏 天冬 山药 归身

劳伤脚气，上攻咳喘，而痰不利，兼之胁肋胀楚。险证也。

覆花 苏子 苡仁 加皮 带皮苓 橘红 半夏 杏仁 怀膝 防己 冬瓜子

初起足肿囊胀，渐至上升，气喘肋楚，脉浮数。非浅恙也，姑与降气定喘法。

覆花 橘红 桑白皮 杏仁 五加皮 瓜蒌皮 半夏 苏子 款冬花 白前 带皮苓

以上出自《簳山草堂医案》

王孟英

魏女，患脚肿，呕吐，寒热，便秘。孟英予龙胆泻肝汤而立效。

继有孙氏妇患此，亦以是药获愈。

顾云萝令正，久患脚气，屡治屡发，驯致周身筋掣，上及于巅，龈痛齿麻，腰酸目眩，口干食少，夜不能眠。孟英察其脉，芤而弦数，真阴大亏。腿虽痛，从无赤肿之形，脚气药岂徒无益而已？予二地、二冬、二至（丸）、知（母）、（黄）柏、桑（枝）、菊（花）、栀（子）、楝（实）、（青）蒿、（白）薇、龟板、鳖甲、藕（肉）等药，服之各恙渐减。

盖因平昔带下太甚，阴液泄漏，而筋脉失其濡养。治病应澄源以洁流。秋间，以海螵蛸粉、鱼鳔（胶）、黄柏、阿胶，为丸。服之，痊愈。

以上出自《王氏医案》

林佩琴

汤氏。脚气宿恙，不离湿热，恰逢梅夏，阴雨溽蒸。舌痕灰黄，食少不饥，药忌浊腻，脾恶湿也。再以衰年肝肾脉虚，寒热，足肿带下，腰痛季胁，自左注右，不能侧卧，乃阳维、带脉兼病，治从络脉，佐理脾阳。仿古饮子法，浊药清投。熟地炭钱半，沙苑子（盐水炒）、杞子（焙）各二钱，牛膝（酒炒炭）、归须（酒拌）各一钱，砂仁壳八分，茯苓、薏苡、生杜仲、桑寄生、续断各二钱，糯稻根须两半。一剂痛止，再剂食进，多服并脚气不数发。

《类证治裁》

抱灵居士

宋武媳，肿半年而消。正月或发晕，大喘，舌麻，脉伏，以乌药顺气丸加干姜一剂，舌黄唇焦，从足麻至咽喉则昏，又八次，便秘三日，以麦冬汤冲凉膈散不下，喘减，脉数；以双解散去硝、麻、术、膏、滑，加苏子、生军泻二次，尿赤，夜不晕，舌唇净，脉和，不恶寒，四肢清；以凉膈散去硝、军一剂，出气甚凉，咽津亦凉，经期至或止，脉缓，日昏二次；以调经种玉汤，不昏，人起，足麻至膝止，以槟榔、香附、枳壳、苏子、芎、归、芍、草、羌、木瓜一剂而愈。其为脚气冲心明矣。

《李氏医案》

李铎

黄廷凤之妻，年二旬，患脚气证。初起恶寒发热，足胫肿痛，状类伤寒。其家以为外毒中邪，延法师符治，并请疡科，作毒治，服托补之剂，增剧，日夜痛苦不寐，始延余诊。脉见濡弱，尺脉尤见细弱。经曰：起于湿者脉濡弱。但宜分内外受湿之因而治。盖得之外感者，久履湿热之地；得之内伤者，是过食生冷、茶酒、瓜果、油面湿热之毒。妇人患此，必由脾胃有伤，不能运化。湿从中而下流，故注于足，湿热分争，则有寒热头痛，但其胫肿掣痛为异耳，古称壅疾，不宜骤补。议以防杞饮清热利湿，内有二术，又能运动中枢。四服寒热皆除，头痛胫痛亦渐缓。复为诊视，寸关反见沉数，舌干口燥，现出实热。仍以前方去白术，加茵陈以利湿，知母、黄芩以清热，至痛由肝实，重用犀角凉心而清肝。连进数剂，颇效。复因下榻强力踏地，致伤其筋，又加外感，寒热复作，头痛，心烦不眠，筋挛掣痛，夜不交睫，寸关脉仍是细数，总是湿热难除之故，两尺脉愈见细迟，又属真阴不足之象，是以至夜发热尤甚。议日进当归拈痛散，以消湿热。晚服黄柏、知母、生地、麦冬，益阴以清蕴隆之热，淮通、防风、牛膝、木瓜，下行以疏闭塞之经，又加归、芍以调血，木香而行气。各服二剂，热缓，痛减六七。除拈痛散，单投此方加甘草，日进二剂，热退痛止，但肿未全消，足难举步，即停药旬日。旋服草药，以期速愈，而卒无效，复求余调治。余知为下注之湿，浸淫筋骨，久则致令血不荣筋，筋不充骨，并因日久服苦寒草药致虚，且肿消痛止，湿热已除，自应转手改投桂、附、归、芎、乳香、加皮、木瓜、牛膝、豨莶、贯草、苡仁、炙草之类，温经活血，强筋健骨。十余帖，渐次步履如常，人事如旧。

东垣曰：脚气之疾，自古皆尚疏下，为疾壅故也。然不可太过，太过则损伤脾胃；又不可不及，不及则使壅气不能消散。

按：诸痛忌补，脚气痛尤甚。名曰壅疾，壅者，湿气堵截经络之谓，顾其名可以思其义也。湿热流注于下，若不先利湿清热，继而温经活血，莫收全功。寿山

邹，六十，右脚跗指、跗阳、两踝浮肿，筋脉痛不可忍，憎寒发热。此寒湿流注于下，一阅前医进二妙散、拈痛等方无效，爰议鸡鸣散主之。

槟榔 橘红 木瓜 苏叶 吴萸 桔梗 防己 生姜

水二大碗，煎至一碗，取渣再煎一碗，两汁相和，安置床头。次日五更，分三四次冷服。服之天明，果下黑粪水，痛减，肿消大半。照方再进一剂，令迟吃饭，使药力下行，竟痛住肿

消，效如影响。

脚气，古谓之缓风，又谓之厥，又谓之壅疾，是古今之异名也。有干湿之分，其脚肿者名湿脚气，不肿者名干脚气，渐而至于脚胫肿大如瓜瓢者有之。医鉴

又：凡治壅疾，须分寒湿、热湿、风湿三证，不可混治。自记

寒湿下注，此法称稳。寿山

汤某，年三十，患脚气苦痛，不可着手，痛处烧热之极，不红不肿，诊脉弦数，七八至，询其饮食如故，夜则烦躁不宁，溺赤涩痛，大便不通，此正干脚气证，乃内火发动，外挟风邪而致，宜大泻肝胆之火，及肠胃内闭之热。用龙胆泻肝汤二大帖，二便通利，竟痛止热退，诸病皆除。随用知柏八味滋补真阴，使其火不复生为患也。

此种脚气，乃燥热之极，若不急用泻火清热，滋阴润燥，何以救焚。若作风寒湿袭于筋骨，用辛燥追风逐湿之药，必益其燥，致成废疾，医之罪也。自记

《千金方》云：脚气之疾，皆由气实而死，终无一人以服药致虚而死。故其病皆不得大补，亦不可大泻，纵甚虚羸，亦须微微通泄，亦宜时取汗也。

以上出自《医案偶存》

马文植

某。脚气多年，加以操劳怫郁，厥气乘脾，腹痛气攻腰膂，络湿不清，脾阳不能达于四末，股冷作酸，膝踝浮肿，谷食减少，以之湿胜阳虚，气机不利。温脾肾，泄厥阴，以化寒湿。

焦白术　炒小茴　黄芪皮　怀牛膝　白附子　巴戟　煨姜　乌药　桂枝　淫羊藿　五加皮　胡桃肉　当归　川断　陈酒二两，冲

《马培之医案》

孙采邻

吴师瞻内人脚气证，己巳正月二十日诊。脉右虚左弦，肝脾两亏，湿热下注，两足肿痛，屈而不伸，紫斑成朵，证名湿脚气，古称壅疾者是也。宗东垣疏理肝脾最为上策。

黄芪皮三钱　焦冬术二钱　茅山术二钱，炒　茯苓三钱　全当归一钱半　炙甘草八分　怀牛膝二钱　木瓜三钱　小青皮一钱　川黄柏一钱，盐水炒　川木通一钱　杉木梢五钱　外用鲜橘叶三十片，杉木梢三两，煎汤淋洗足腿肿痛处。

服五剂，两足小腿肿痛，十去六七，皮起皱纹而少痒，且能伸屈，非前之拘挛可比，紫斑亦退其大半矣。原方去木通、青皮，加白芍、五加皮，再五剂而痊安。

《竹亭医案》

丁泽周

何左。湿浊之气，从下而受，由下及上，由经络而入脏腑，太阴健运失常，阳明通降失司，腿足浮肿，大腹胀满，胸闷气逆，不能平卧，面色灰黄，脉左弦右濡滑。脚气冲心重证，脚气

谓之壅疾，急拟逐湿下行。

紫苏梗一钱五分　连皮苓五钱　陈木瓜五钱　苦桔梗一钱　海南子三钱　陈广皮三钱　汉防己三钱
淡吴萸一钱五分　生熟苡仁各五钱　福泽泻二钱　连皮生姜三片

二诊：昨进逐湿下行之剂，大便先结后溏，气逆略平，而大腹胀满，腿足浮肿，依然如旧。面无华色，舌苔白腻，脉左弦细，右濡滑。蕴湿由下而上，由经络而入脏腑，脾胃运化无权，脚气重证，还虑冲心之变。前法既获效机，仍守原意出入。

照前方加川牛膝三钱、冬瓜皮五钱。

三诊：腿足肿略减，两手背亦肿，大腹胀满虽松，胸闷气升，难以平卧。身热不壮，口干且苦，面色无华，舌苔薄腻微黄，脉象濡小而滑。脾主四肢，脾弱水湿泛滥，浊气上干，肺胃之气，失于下降，羔势尚在重途，未敢轻许不妨。再仿五苓合鸡鸣散加减，逐湿下行。

川桂枝五钱　福泽泻二钱　陈木瓜三钱　大腹皮三钱　酒炒黄芩八分　猪苓三钱　川牛膝二钱　淡吴萸八分　连皮苓五钱　陈皮三钱　冬瓜皮五钱　汉防己三钱　生熟苡仁各五钱　连皮生姜三片

四诊：脚气肿势减，大腹胀满亦松，小溲渐多，水湿有下行之势。身热时轻时剧，口苦且干，面无华色，舌苔腻黄，脉濡小而滑。浊气留恋募原，脾胃运化无权，能得不增他变，可望转危为安。脚气壅疾，虽虚不补，仍宜五苓合鸡鸣散加减，逐湿下行，运脾分消。

前方去吴萸，加地枯萝三钱。

五诊：肿势大减，大腹胀满渐松，小溲渐多，水湿有下行之渐。纳少暖气，且见咳嗽，舌苔薄白而腻，脉象弦小而滑。浊气聚于募原，水湿未能尽化，太阴健运失常，阳明通降失司也。前法颇合，毋庸更张。

川桂枝六分　泽泻一钱五分　大腹皮二钱　光杏仁三钱　连皮苓四钱　生熟苡仁各三钱　陈皮一钱
淡吴萸八分　陈木瓜三钱　连皮生姜三片　粉猪苓二钱　牛膝二钱　汉防己三钱　地枯萝三钱

六诊：肿势十去七八，胀满大减，小溲渐多，水湿浊气，已得下行，沟渎通则横流自减，理固然也。苔腻未化，纳谷不旺，余湿未楚，脾胃运化未能如常。去疾务尽，仍守前法。

前方去地枯萝，加生白术一钱五分、冬瓜皮四钱。

《丁甘仁医案》

陶左。脚气浮肿，步履重坠，络中蕴湿未楚，营卫痹塞不通。宜理脾和胃，化湿通络。

生白术三钱　连皮苓四钱　福泽泻二钱　陈广皮一钱　陈木瓜三钱　汉防己二钱　大腹皮二钱　西秦艽三钱　川牛膝三钱　嫩桑枝三钱　生熟苡仁各五钱

陈右。湿浊下注，脚气浮肿，步履重坠。少腹作胀，防上冲之险。怀麟三月，仿鸡鸣散意。

紫苏梗　苦桔梗　连皮苓　陈广皮　陈木瓜　汉防己　大腹皮　淡吴萸　飞滑石　连皮生姜三片　冬瓜皮一两　河水煎鸡鸣散。

以上出自《丁甘仁医案续编》

叶鉴清

汪姓，年二十余岁。

病名：寒湿脚气。

原因：受寒湿致病。

证候：两足浮肿，麻木酸胀，举步不便，大便溏，溲短赤，腹满脘痞，色㿠唇淡，味淡胃困。

诊断：脉沉细涩，舌苔白腻，由寒湿滞着下焦，气血不得宣通，致成脚气，病势险恶，防骤然上冲变端。

疗法：治宜温通，鸡鸣散加牛膝、车前、通草者，由寒湿之气，着于下焦而不去，故用生姜、吴萸以驱寒，橘红、槟榔以除湿，然驱寒除湿之药颇多，而数品皆以气胜，加以紫苏为血中之气药，辛香扑鼻，更助其气，气盛则行速，取着者行之之义也。又佐以木瓜之酸、桔梗之苦，经云：酸苦涌泄为阴，俾寒湿之气，得大气之药，从微汗而解之，解之而不能尽者，更从大便以泄之，战则必胜之意也。其服于鸡鸣时奈何？一取其腹空则药力专行，一取其阳盛则阳药得气也。其必冷服奈何？以湿为阴邪，冷汗亦为阴属，以阴从阴，混为一家，先诱之而后攻之也。再加牛膝、车前、通草，取其下行通溲，溲多湿自化也。二剂。赤豆汤代茶。

处方：花槟榔钱半　紫苏叶一钱　酒炒木瓜钱半　生姜钱半　酒炒淮膝三钱　淡吴萸一钱　橘红钱半　苦桔梗七分　梗通草一钱　车前草四钱　鸡鸣时微温服。

次诊：小溲较畅，大便亦通，湿邪既得下达，诸恙似见退舍。惟足肿入暮较甚，色㿠无华，舌苔白腻，口淡不渴，举步维艰，麻木酸软，有时气逆微咳，有时胸脘满闷，脉来细涩，胃纳不香。南方地卑土湿，又值霉令助虐，若能回府调理，取效必捷。治再温通，慎防上冲变端。

次方：川桂枝一钱　淡吴萸一钱　紫苏叶一钱　酒炒木瓜钱半　酒炒淮膝三钱　木防己四钱　花槟榔钱半　广橘红钱半　鲜生姜四钱　车前草四钱　梗通草一钱　通天草三钱

效果：此方服一帖后，即回徽州。十月上旬始至申，来寓就诊，开一调理方。据云到徽，病已愈大半，即将前方服八剂，肿势全退，胃纳如常，惟两足稍觉软弱，中秋后全愈，可知此病与水土大有关系也。

附录病后调理方案。

脉来右濡左弦，重按两尺尚有神，舌薄白，小溲微黄，大便通，胃纳健。脚气病后，先以和中化湿，续商补益。

法半夏钱半　橘皮络各一钱　炒山药二钱　炒竹茹钱半　丝瓜络钱半　云茯苓三钱　扁豆衣钱半，炒　焦谷芽四钱　炒泽泻钱半　红枣三个

此方服三剂后，接服调理长方。

潞党参三钱　淮山药三钱，炒　炙虎胫八分　淮牛膝三钱，盐炒　茯苓三钱　野于术钱半，饭蒸　制女贞三钱　酒炒木瓜钱半　橘皮络各一钱　萆薢三钱　菟丝子三钱，炒　厚杜仲三钱，酒炒　炒夏曲钱半　大红枣五个

此方可服一二十剂。

廉按：脚气有因于寒湿者，有因于湿热者，足胫肿而色黄白者为寒湿，足胫痛而色紫者为湿热。此案系寒湿脚气，鸡鸣散确系特效良方，然此证患在上海者，往往能令人死。若红肿如云，根自足起，上升入心，则呕血而死。若额目与肾皆黑，则冲胸喘急而死。古人通称为脚气攻心，案中一再声明曰：慎防上冲变端，诚阅成之言也。

高纠云

陈乃猷，年三十八岁。

病名：脚气上冲。

原因：平素嗜浴水，坐湿地，而渐成此病。

证候：足胫酸痛，麻木不仁，行步艰难，四肢皆冷，忽然心胸闷乱，不识人事而昏厥。

诊断：脉两寸虽浮，而两尺沉微欲绝。此脚气冲胸之危候，气返则生，不返则由厥而脱矣。

疗法：急用术附汤，加黑锡丹、牛膝、加皮、槟榔等，温镇冲纳为君，佐沉香、茴香平其冲逆，使麻痹得通，厥逆得平，姑为化凶转吉。

处方：泗安苍术钱半　黑附块一钱　生淮牛膝三钱　五加皮三钱　海南槟榔三钱　小茴香一钱　上沉香八分　黑锡丹一钱，包煎

效果：一剂，即神苏而厥止，去黑锡丹，再进三剂，手足转温，精神清爽。终用六斤丸（木瓜、牛膝、天麻、杞子、淡苁蓉、鹿角胶各一斤，蜜丸），每服二钱，调理旬余除根。

廉按：此治阳为阴逼，脚气阴厥之捷效方法，若畏其药猛而不敢服，转瞬由厥转脱，不及挽救矣。凡病家遇此种剧烈危证，全在主方有人也。

《全国名医验案类编》

魏长焱

张得胜，年三十余岁。

病名：湿脚气。

原因：因驻防住所地卑湿重，致感受湿邪成病。昔东垣谓脚气一病，北方多感寒湿，南方多伤湿热。《千金方》又谓为风毒所中，蹑坐立湿地，风湿袭入经络皮肉，遂成脚气。吾兴邑四面环水，水湿素重，病者又久居湿地，故风寒湿三气得以乘机内袭，致患湿脚气病者多。

证候：初起两足软弱，步履不便，足胫浮肿，怯冷颇甚，两腿麻痹，上至少腹，已延月余。

诊断：脉浮濡而迟，浮主于风，濡主于湿，迟主于寒，为风寒湿三气合病而成脚气之的象，实与水土有关，此今日西医所以有易地疗养之说也。

疗法：《外台》所立治脚气诸方，多从风寒湿三气合治，最为精详周到，今宗其法为治。用鸡鸣散加苍术、苓、泻以疏壅利湿，羌、防、姜、附以祛风散寒，一举而数善皆备，则其病未有不除者矣。

处方：苏叶二钱　木瓜二钱　建泻钱半　附子钱半　吴萸一钱　橘皮钱半　苍术钱半　羌活钱半　槟榔二钱　赤苓三钱　防风钱半　干姜一钱

效果：服二帖，足胫肿渐消，麻痹亦减，步履有力，更服三帖而瘥。

廉按：湿为脚气主因，或挟风寒，或挟暑湿，随时令而各有所因，医必按其各因之主要点，对证发药，效如桴鼓。此案虽属湿脚气，而阴寒甚重，故于鸡鸣散中加入姜附，为治此证之的对良方。案中发明原因脉理，亦有见地。

《全国名医验案类编》

李伯鸿

何评云，年五十八岁。

病名：脚气冲心。

原因：花酒恣饮，年老血气衰弱，不胜其湿，毒发而为脚气冲心。

证候：呼吸似无，心跳尚微，觉心下痰气高耸，昏厥不语。

诊断：棺衾置前，预备入殓，儿媳环哭，延余诊本以冀万一。按诊已无，只有打听二诊，打其胸腹胀实，有杂音，听其心久而有一跳，手足未尽冷，且其病先由脚痛起，胸有痰积。此证俗名百子痰打，书名脚气冲心。前医误脚气为流火，敷以药，所以痰气攻心而作假死形也。

疗法：先止其儿媳哭，以免喧扰。用二人扶起病者，运用人工呼吸法，以蒜艾灸其下患部，以野葛膏摩擦其上患部，俟痰气散，心脏能活动，呼吸能接续，急煎朴香槟汤灌之，下用脚踏丸，以发其汗，继续服后方愈，后令服四斤丸，以断其再发。

处方：野葛三两　蛇含草三两　防风三两　草乌头二两　桔梗二两　茵芋叶二两　川椒一两　干姜二两　巴姜二两　升麻二两　细辛二两　雄黄二两　犀角二钱　鳖甲一两

共为粗末，酒四斤，浸四日，以猪脂五斤熬药，须慢火频搅，勿令焦黑，俟滴水成珠，以绢滤去渣滓，入樟脑二两，冰片二钱，麝香四分，瓷瓶封固，待用，名野葛膏，以摩患部，为治脚气要术。

次方：脚踏丸方。

生草乌三两　樟脑二两

醋糊为丸，如弹丸大，每置一丸于炉中，病者足踏之，衣被盖覆身上，以汗出如涎为效。

三方：朴香槟汤方。

贡厚朴一两　广木香一两　花槟榔一两

四方：广木香二钱　花槟榔三钱　防己二钱　郁李仁三钱　桑白皮二钱　赤茯苓六钱　大腹皮二钱　紫苏二钱　广陈皮二钱　秦艽三钱

五方：祠半夏二钱　桑白皮二钱　槟榔二钱　旋覆花二钱　草乌二钱　射干二钱　赤茯苓四钱　黑牵牛六钱　前胡二钱　汉木通二钱　秦艽三钱

六方：黑牵牛四钱　花槟榔二钱　瓜蒌仁二钱　豨莶草三钱　椿根藤三钱　石龙芮二钱　祠半夏二钱　赤茯苓四钱　干地龙二钱　葶苈三钱

七方：四斤丸方。

川牛膝一斤　宣木瓜一斤　肉苁蓉一斤　明天麻一斤

酒四斤，浸一日，晒干为末，用浸过药之酒，熬膏为丸，如桐子大，每服三十丸。

效果：三星期愈，服四斤丸二服，迄今六十余，体健异常。

廉按：学识崭新，处方奇特，堪为脚气冲心证别开生面，独树一帜。

黄谷生，年三十二岁。

病名：风湿脚气夹肾虚。

原因：日则政务劳形，兼奔走各机关以访查新闻，夜则撰稿劳心，加之花酒应酬，辄夜深始归，如斧伐枯树。由是思伤脾，色伤肾，脾肾气虚，风湿因而乘虚入经络，下袭两足而发病。

证候：两足肿痛，行履不能，日夜呻吟痛苦，食入即呕，卧病月余，职务催迫，更觉心闷气促。

诊断：脉左尺滑而细数，右尺浮而涩弱。脉证合参，浮为风，滑为湿，风湿中于下肢，脉细数涩弱，肾气更亏于内，外形所以发为脚气证也。况事罢带疲入房，内外交困，心肾两劳，竭泽而渔，难供需索，精髓消铄，血不荣筋，足焉有不酸痛者哉。

疗法：先以加减三痹汤，祛风湿而止痛，继用加减六味以补肾，外治以野葛膏，更用龟桑胶，以荣血而淘汰花酒余积。

处方：潞党参三钱　赤茯苓四钱　炙甘草二钱　制首乌六钱　鲜石斛六钱　鲜生地四钱　川杜仲二钱　川牛膝三钱　续断三钱　左秦艽二钱　川桂枝二钱　独活二钱　花槟榔三钱

次方：山萸肉三钱　肉苁蓉三钱　巴戟天三钱　丹皮二钱　泽泻二钱　云茯苓四钱　大生地四钱　淮山药四钱　羌活三钱　鲜石斛六钱　制首乌四钱　川牛膝三钱　千年健三钱　走马胎三钱

三方：嫩桑枝一斤　生乌龟二只，重约一斤　宣木瓜四两　川牛膝一两

效果：后赠余匾，其跋云：丙戌秋，余患脚气，跬步不行，而身兼政界报界，不能久病不出。急延西医治，不效，复延中医治，又不效，床第呻吟月余，苦难言状。先生到诊，施以内外兼治术，是夕获安枕卧，越两旬而全愈云云。

廉按：探源叙证，明辨以析，处方选药，精切又新，真治内伤肾虚、外感脚气之佳案也。

以上出自《全国名医验案类编》

贺季衡

王男。干脚气证，由寒湿热邪，袭于肝脾之络，发时有如伤寒，乍发寒热，胸痞哕恶，肚腹气攻作痛，脉洪大，苔腻黄。宜疏肝和胃，宣邪通络。

左金丸八分　白蒺藜四钱　法半夏一钱五分　藿香一钱五分　当归二钱　香独活一钱　云苓三钱　西秦艽一钱五分　川牛膝一钱五分　陈橘皮一钱　大白芍二钱，桂枝五分拌炒　佛手八分

周女。湿脚气延久，由足指而及足底，热如火燎，痛如针刺，一息难忍，不能任地，偶以冷水沃之则痛止。比增呛咳多痰，胸宇仄闷，月事不调。脉弦数，舌红。湿火久结二阴之络，渐窜血分，加感风燥，肺气不清，立法不能一律也。

中生地六钱　淮牛膝一钱五分　忍冬藤五钱　京赤芍二钱　粉丹皮二钱　白茄根四钱　炒苡仁五钱　丝瓜络二钱　大杏仁三钱　香独活一钱　桑枝四钱　枇杷叶三钱

另：三妙丸三两，每服三钱，开水下。

药后如咳止，原方去杏仁、枇杷叶，加黄柏、当归、防己。

吕男。湿脚气复发，左足肚赤肿作痛，筋梗莫直，胯间焮核，寒热交争，呕吐食物，脉小数，舌黄。值此湿土司令，当化湿宣邪。

大豆卷四钱　藿香一钱五分　川牛膝一钱五分　香独活一钱　生苡仁五钱　京赤芍二钱　川桂枝八分　忍冬藤五钱　半夏曲二钱　炒枳壳一钱五分　炒竹茹一钱五分　丝瓜络二钱

二诊：湿脚气已退，寒热已清，足肚赤痛亦止，余肿未消，举动不利，脉小数而滑，舌苔浮黄，余湿未清也。

当归二钱　淮牛膝一钱五分　忍冬藤五钱　丝瓜络二钱　京赤芍二钱　生苡仁五钱　西秦艽一钱五分　粉丹皮一钱五分　川黄柏一钱五分　云苓三钱　桑枝四钱

另：三妙丸三两，每服三钱，开水下。

以上出自《贺季衡医案》

汪逢春

张右，二十岁，四月二十日。

两足疼痛，畏热喜冷，舌苔白，质绛，两脉细弦滑数。病属湿热下注，乃脚气之一也，拟以分利泄化。

海桐皮三钱　地肤子三钱　猪苓三钱　焦川柏三钱　花槟榔三钱　焦薏米三钱　建泻三钱　块滑石五钱　粉草薢三钱　赤苓皮四钱　苍耳子三钱　小木通一钱　汉防己三钱　生熟麦芽四钱

二诊：四月二十二日。

两足疼痛减而不止，时轻时重，畏热喜冷，舌苔白，质绛，小溲通而不畅，两脉弦滑而数。拟再以分利化湿。

海桐皮三钱　焦川柏二钱　苍耳子三钱　朱连翘三钱　花槟榔三钱　地肤子三钱　块滑石五钱，布包　生草梢钱五　肥知母二钱，盐水炒　粉草薢三钱　焦苡米四钱　鲜佛手三钱　绿茵陈二钱　老颧草三钱

《泊庐医案》

周镇

张谨和，向在上海，铁业。丁巳秋，患脚气麻木而重。十月中旬诊：沪滨地湿，湿毒之气感则害人皮肉经脉，足肿筋弛，名曰脚气。宜谨食物以防冲胸。橘皮叶、连皮槟、生薏仁、半夏、独活、威灵仙、枫果、五加皮、防己、萆薢、赤猪苓、泽泻。另以杉木节、葱须，另煎代水。二诊：脚气已退其半，小腹麻木，湿热袭入肌肤络隧，搜剔不易。橘皮叶、三白草、白鲜皮、大腹皮、威灵仙、防己、川楝子、姜皮、萆薢、丝瓜络、赤猪苓、生薏仁、枫果、二妙丸。三诊：脚肿仅有一成，小腹顽痹亦减，惟湿邪蹂躏，筋骨肌肉均伤，还宜宣湿通络。威灵仙、五加皮、千年健、白茄根、松节油、萆薢、防己、赤猪苓、薏仁、川断、海桐皮、丝瓜络、大腹皮、二妙丸。四诊：曾经感寒，足复浮肿，或有转筋，寒湿内袭，不易底撤。独活、防己、鸡血藤、海桐皮、威灵仙、木瓜、金毛狗脊、萆薢、橘皮络、白茄根、松节油、五加皮、生薏仁。善后丸方：苍白术、黄柏、新会皮、五加皮、萆薢、全当归、防己、白茄根、威灵仙、独活、松节油、川牛膝、生薏仁、桑枝、川断肉、千年健、金毛脊、宋半夏、枣核槟，研末，用虎骨胶、鸡血藤膏、竹沥熔化为丸。早晚空腹每服三四钱。

荣艺度之哲嗣，商业。戊午九月十五日诊：脚气，先寒热作呕，热退面浮，足痿不行，中宫尚舒。章君治以参、芪、桂、附温补，七剂不应。余诊时，询足底尚肿，而面部亦浮，谓肌肉筋络之湿毒未祛，络隧窒痹，则不能贯输气血，宜先祛湿毒。于术、薏苡、五加皮、海桐皮、橘皮叶、茯苓、大腹皮、乳香、松节油、萆薢、防己、三白草、杉木节、桑枝、丝瓜络、葱须。并嘱服二妙丸于晨间。另用威灵仙、槟榔、黑丑末，随时先服。四五剂，湿热下泄，溲色转黄，面部浮肿减，足底知痒。原方去没药，续服。溲黄减，面肿退，足尚浮，痹木筋弛。是络为湿毒所瘀，宜通痹阻。于术、云茯苓、薏苡、萆薢、秦艽、千年健、当归须、抚芎、鸡血藤、松节油、白茄根、防己、络石藤、狗脊。三妙丸、金刚丸各半，间服。五剂后，足肿退十之九，足痹木亦大减。湿去络隧渐通，拟补气和营、荣筋生力。黄芪、于术、云苓、全当归、赤白芍、抚芎、千年健、红花、鸡血藤、狗脊、续断、萆薢、防己、干地龙。以杜仲一两、野苎麻根、

丝瓜络等，煎汤代水。十余剂，肿退尽，木尚有十之三，略能行走。加党参、首乌、杞子、巴戟，服后能勉行数十步。至十月中旬成婚。交冬湿热全消，另拟膏方，以补品居多。野于术、绵黄芪、潞党参、赤白苓、薏苡、橘皮络、黄柏、骨碎补、萆薢、五加皮、当归、赤白芍、抚芎、玉竹、首乌、秦艽、鹿衔草、豨莶草、菟丝子、桑椹、寄生、白茄根、木瓜、杞子、龟板、杜仲、川淮牛膝、续断、狗脊、千年健、丝瓜络、巴戟肉，水煎，用阿胶、鸡血藤膏、白蜜收膏。服之，足力大增而愈。

　　丁甲，河埒口，向在申江旅馆业。乙卯四月患脚气浮肿，旋至行步乏力，麻木而冷，回籍就诊。脉细濡，苔白，观其面色暗浮。是寒湿之气深中三阴。即拟橘皮、苏叶、吴萸、木瓜、赤猪苓、生薏仁、独活、防己、松节油、白茄根、槟榔、橘叶、二妙丸。外用杉木藤花、苍术、晚蚕沙、艾叶、葱须、生姜煎沸，熏两足。二剂，大便溏行，足汗淫淫，冷麻均退，肿气渐消。续授苍术、黄柏、防己、萆薢、薏仁、松节、白茄根、续断、全当归、赤芍、秦艽、千年健，六神曲煮糊丸，嘱常服以防反复。讵意仅服月余即停，六月素食，尚在勿动，月杪开劳，鳝虾黄鱼，恣食无忌，足肿陡发，更加气逆心跃呕恶，势有冲心之险，即卸事复回。脉象数急，面色暗滞。细察证象，偏在寒湿。即疏苍术、川朴、橘皮叶、旋覆、玄胡、金铃子、半夏、苏叶子、吴萸、枳壳、独活、伸筋草、五加皮、生姜。另沉香、黑丑、花槟研末。连服数剂，得泻溏薄，气逆渐下，恶心心跃均定。因加减前拟丸方，嘱续服。节食发病诸品，以祈勿再波折。缘沪地卑土湿，因脚气而死者不知凡几，不可不慎也。

　　任和生，西乡小渲，向寓沪。其次子某，在陆稿荐工作，因地土潮湿，甲寅冬初，患脚气浮肿，肢厥痿软，手不能端物，足不能行动。乙卯正月雇舟来城，即由其戚肩负而来。诊脉濡数，苔黄。抚其足冷而不暄，肌肉麻木不仁，膝湾之筋胀痛，足肿未除，踝骨与肉不连，摇之浮动。是寒湿由肌肉而蔓延络隧。即疏二妙丸、生薏仁、五加皮、汉防己、独活、威灵仙、猪苓、泽泻、吴萸、苏梗、松节油、白茄根、萆薢等。另外制苍术、蚕沙、艾叶、杉木、生姜、葱须，大剂煎水，避风熏洗足胫。照用数剂，足之厥者暖而有汗，麻木者已知痛痒，然痿仍自若，腿旁之筋尚觉胀痛。肌肉之邪湿虽驱，络隧之寒湿犹留。即疏萆薢、川断、伸筋草、归须、千年健、料豆、橘络、海桐皮、鸡血藤、络石藤、生薏仁、晚蚕沙。服后，足觉转掉，正在起色之际，其祖母谓无资赎药。余以此非不治之证，弃之可惜，本系送诊，复允给药数剂，又加虎潜丸至腹服。渐能勉强起立，即停煎剂，赠与丸方，为冬白术、川芎、归须、黄柏、五加皮、防己、玉竹、菟丝、萆薢、赤白苓、薏仁、泽泻、骨碎补、川续断、松节、白茄根、牛膝、寄生、首乌，用鸡血藤煎浓汤糊丸，日服三四次。一料后，由数步至三四间左近。其祖母来城，闻知丸药将罄，余嘱续服二料。至科初已能行三四里。嘱不可久行，以防力乏再生反复。

　　荣士德，上海，徐家汇工业学校。向有掌灼，屡病脚气，戊午夏更剧。校中西医谓之米毒，故食面。五月中旬回家，初就陆姓治，不应。延余诊时，足肿延上，面浮气逆，脘中难过如有物上冲，必令人摩，呕吐酸水，溲赤短，便秘。是明系冲胸险证。拟令不食面，以西医唐乃安君亦曾详辨并非米毒喻之，乃改食赤豆粥，是日为五月廿六日也。案云：脚气为滨海剧证，湿毒感受，由足肿而致肌肤麻木，脘中气阻欲推，小腹顽痹，面浮，气逆欲呕。询知便已数日未通，小溲黄而短少。脉象弦紧而驶，苔呈薄黄。湿毒挟滞，有冲心之虞。半夏、二苓、金铃子、川雅连、黑山栀、玄胡、川朴、甜葶苈、新会皮、生姜皮、老苏梗、花槟榔、三白草。另玉枢丹、黑丑、沉香、琥珀，研细末，分二次服。另用杉木节、车前子、伏龙肝三味，煎汤代水。外治法：蓖麻子同苏合香丸研，涂足心。

廿七日复诊：呕吐已减，脘中撑胀之势亦缓，得泻三次，先干黑，后泄冷水，溲亦较畅。惟脉仍弦紧，苔黄已化，面色滞黄，湿毒犹滋蔓也。理气活血，涤宣寒湿。吴萸、生姜皮、橘皮、乌药、槟榔、川连、金铃子、木瓜、威灵仙、玄胡、苏子、川朴、枳实。另玉枢丹、黑白丑、沉香、制大黄，研末服。

廿八日三诊：得泻颇畅，脘间胀满退而未平，气逆微作，昨暮凛然少时，汗出乃减，指木腹痹，面仍黄浮。脚气之湿毒，由肌肉筋络蔓延甚深，不易肃清。苍术、苏叶子、半夏、川朴、川雅连（吴萸汤炒）、旋覆、橘皮叶、赭石、槟榔、金铃子、玄胡、生姜、沉香。另中满分消丸。六月初二日诊：气逆已平，脘满尚有十之四，面部浮肿略退，指木肤痹，足痿无力，暮分凛热，亦是脚气应有之证。但脉弦紧未靖，苔黄退而布腻白。湿毒之上冲者得下而松，而络隧之邪搜剔不易。苍术、橘皮叶、川朴、薏仁、威灵仙、槟榔、黑白丑、生姜皮、郁李仁、蓬莪术、松节油、白茄根、葱须。初五日，脘仍窒满，手足木而不仁，脉弦，苔黄底白。脘为胃分，气湿阻窒，络隧不通，便干色黑。再理气湿，宣络通痹。苍术、威灵仙、蓬术、川朴、瓜蒌仁、秦艽、京三棱、半夏、薏仁、吴萸汤炒川连、汉防己、苏梗子、槟榔、三白草。初七日，脘部肿胀不松，便亦艰滞。脉弦驶坚实，苔白。湿毒滋蔓，充斥中州，再宣导湿毒下行。苍术、橘皮叶、木通、川朴、蓬术、秦艽、枳实、槟榔、汉防己、威灵仙、玄胡、三白草。另鸡内金、莱菔子、黑丑，研服。用乌柏树根皮、车前子、杉木节、葱须，煎汤代水。十一日诊：得泻，肿势脘胀均减，溲亦通畅，脉弦驶之象顿靖，惟指木足痿无力。再理湿宣络，活血行滞。苍白术、二苓、防己、厚朴、泽泻、草薢、黄柏、青陈皮、独活、秦艽、桑枝、木通、当归须、鸡血藤。另威灵仙、槟榔，研末服。十七日诊：肿势已平，脘犹微闷，溲色已正，略能行走，肢软指木。再理蕴湿，宣络养营，以冀健旺。生于术、草薢、松节油、黄柏、独活、白茄根、防己、威灵仙、千年健、川续断、狗脊、当归须、鸡血藤。另用桑枝、丝瓜络、杉木节、葱须，煎汤代水。三妙丸另服。廿九日诊：指木减而未除，肤尚不仁，能行半里，力尚不充，谨慎节劳为要。生于术、泽泻、川芎、黄柏、全当归、红花、赤白苓、赤白芍、威灵仙、草薢、狗脊、鸡血藤、伸筋草。另授常用丸方。案云：脚气一证，西医拟为米毒，唐乃安君已辟其谬。兹届脚气冲胸，险象叠呈，脉弦紧异常，遍身俱肿，气逆呕吐，脘胀有形，上攻有难过莫名之状，得二便通利方平。嗣后暮热不表而止，脚木足跗缓纵似痿，多剂宣络通营滞，已能行走。经曰：地之湿气感则害人皮肉筋脉。前方均宗此图治也。已经实验，足征旧学之价值。方为仙居术、云茯苓、钗石斛、泽泻、薏仁、黄柏、五加皮、秦艽、全当归、川芎、赤白芍、松节油、白茄根、海桐皮、威灵仙、川牛膝、厚杜仲、狗脊、千年健、钻地风、草薢，研末，用竹沥、鸡血藤胶、桑枝膏匀化为丸。一料服毕，往沪肆业矣。附注：此证古云脚气，禁洗渫。余治此每以驱湿活血通络之药煎熏日洗，如苍术、艾叶、桑枝、蚕沙、红花、伸筋草、杉木屑、野苎麻根、葱须之类，随病加减，亦有裨益。

都全荣，住小渲。屡患脚气，面浮足肿，四肢麻木。迨丙寅秋，湿毒冲脚极险。七月廿三日诊：脚气上冲，呕恶不食，面黑无溲，冲心堪虞。吴萸、苏梗、茯苓、橘叶、橘皮、半夏、薏仁、木通、车前、杏仁、紫菀、枳实、姜皮、威灵仙、杉木节。另玉枢丹五分、槟榔四分，研冲。廿四日诊：脘痞、嗳呕、气逆均减，惟面黑未净，溲与便溏同行。还恐上冲。旋覆、半夏、赭石、苍术、川朴、青陈皮、大腹、茯苓、泽泻、车前、木香、威灵仙。另沉香四分、鸡内金一具、乌药五分、藏红花一分，研末冲服。廿七日诊：呕减，脘痞嗳噫，便泄不畅，溲黄而少。脉伏，左略见，苔黄。脚气冲胸，面黑气喘，还防不测。苍术、川朴、青陈皮、苏梗、旋覆、代赭、粉沙参、茯苓、半夏、槟榔、乌药、橘叶、杉木节。另辟瘟丹四分、沉香五分、黑丑三分、藏红花一分，研，冲服。八月初一日诊：脘痞、嗳气、气逆均减，面黑略开，溲清便薄，夜甚，面浮足肿。再温运脾肾之阳，以导湿下行。旋覆、苓、泽、半夏、冬瓜皮、五加、桑皮、姜皮、三白草、天生术、草果、制附片。初七日诊：面黑已开，足肿已退，溲清，便转实，脉较起。再健脾温命阳，行水宣络。苓、术、五加、木香、干姜、附子、木瓜、泽、薏、补骨脂、川断、三白草、鸡血藤、禹余粮丸。初十日诊：足肿已愈，四肢依然麻木，便仍不实。再前法损益。去泽、薏、木瓜、三白草，加狗脊、姜黄、桑枝、黄芪。十四日诊：足肿痊，但麻木，便解未干，夜有三次。再温补脾肾，化水宣络。天生术、故纸、茯苓、木香、五加、狗脊、川断、绵芪、附片、鸡血藤、赤石脂、车前、桑枝。附丸方：脚气冲胸，以平胃镇逆而减，温补脾肾，亦已见效。再为善后。天生术、茯苓、泽泻、黄芪、防己、故纸、鹿角、归身、鸡血藤、五加、狗脊、川断、草薢、赤石脂、茄根、松节、附片、牛膝、车前、虎骨、桑枝，研末，桑椹膏化开水丸，晒干密贮。每晨晚空腹各服四钱。

陈警，沪北消防队。辛亥患脚气失治，加呕，气逆上冲，来诊。脉弦紧，苔白，面黑暗，胸闷呻吟。当以冲心险证，晓喻利害。拟半夏、苏叶、吴萸、橘皮叶、川朴、槟榔、木瓜、枳壳、生姜、黑丑、沉香、金铃炭、玄胡等。连投，便泻冷水盈盆，气平呕止。即嘱告假回籍，转换水土。按：沪滨地湿，感则害人皮肉筋脉，湿郁气痹，每成斯恙。外省侨寓，不甚提防。余承乏警署，医治三年，习知湘皖之人六淫所感，温病不难治，即霍乱亦寒多而伏热少。惟浦东江湾分署，地形低洼，长警革鞋贯水服务，急卸不谙解散，冷湿由肌窍吸入，多成此证。又有商业青年患此，更为惘然。沪南广生钱庄账房某姓，因足肿转喘嗽而死，即此恙也。

荣泉生，年廿余岁。向有脚气，时愈时发。己未八月身热，半夜足胫作痛，及痛罢足即痿废，两手亦肿，左手指屈而不伸。脉紧数，苔黄，按其腹作痛。湿毒伤人皮肉筋脉，恐有冲心之险。疏方从金铃子散、鸡鸣散、泻心汤，去草、姜、参、枣出入。外用皮硝导滞丸捣末，敷脐。便解热退，余证依然。前方增损，加防己、秦艽、五加、松节、茄根、三白草、杉节、桑枝、鸡血藤。另威灵仙、黑丑，研末服。手足之肿稍减，惟左手指木而不伸，爪甲紫色。审其昔年有宿伤，湿热深踞，络隧不通，足肿而重，下湿亦盛。拟祛湿行血宣络。防己、薏仁、五加、松节、红花、茄根、归尾、赤芍、玄胡、秦艽、鸡血藤、草薢、威灵仙、三白草、二妙丸。服三剂，左手肿退，爪犹黑紫，指不能伸，足肿尚剩二成。原方加野苎麻根、豨桐丸。另以苏木、红花、杉木、松节、臭梧桐、桑枝、葱须，煎熏手足。爪紫渐退，掌中布汗，大、次、中三指作痒，稍能行走，尚觉软弱。进全当归、赤白芍、抚芎、杜仲、川续断、狗脊、薏仁、桑枝、玉竹、芪皮、防己、五加、鸡血藤、健步虎潜丸。服后，能行数十步。自起病至今，仅二月十日，诚其独睡且自知谨慎，故收效较速。膏方附后：脚气手足均肿，左指拘挛，爪紫肤木，足痿不行。连投消肿行湿、通瘀宣络，未届三月，已能行走，幸矣。惟右掌已觉透汗，大、中指作痒，无名小指尚木而不仁，右足觉冷。种种现象，营卫之虚与络隧之痹，善后宜兼筹并顾也。黄芪（防风汤炒）、党参、茯神、于术、玉竹、橘叶络、薏仁、泽泻、卷柏、千年健、杜仲、首乌、当归、赤白芍、抚芎、狗脊、骨碎补、秦艽、川怀牛膝、萆薢、续断、杞子、鳖甲、巴戟、灵仙、木瓜、五加、独活、桑椹、寄生、鹿衔草、石南叶，煮汁三次，用龟板胶、虎骨胶、鸡血藤膏、牛筋膏收。一料服毕，行走如常，各恙均瘳。

温彩章，年五十六。丙子一月廿六日诊：喜饮，肥伟多湿。在沪患脚气，浮肿气逆，多咳痰白，脉象紧急，苔薄，夜寐亦短，溲黄。有冲心之险。宜泻肺降胃，以驱湿毒下行。葶苈、旋覆、苏叶子、连皮槟、广皮、前胡、防己、金铃子、赭石、茯苓、木瓜、冬瓜子、冬瓜皮、姜皮、莱菔子。另乌药、沉香、枳实、黑丑、玉枢丹，研末，鸡鸣时温服。廿八日诊：紧急之脉已缓，惟左脉尚躁。咳嗽大减，溏泄两次，湿毒已下，寐亦安，冀不冲心为幸。金铃子、广皮、苏梗子、娑罗子、连皮苓、五加皮、葶苈、白芥子、莱菔子、旋覆、赭石、白前、海桐皮、防己。另乌药、槟榔、威灵仙、沉香、麝香，研末。服三剂，继续得效而安。

以上出自《周小农医案》

章成之

李男。韩文忠所称之软脚病，江南卑湿，往往有之。

生苍术9克　炒米仁15克　薤白头9克　川黄柏6克　宣木瓜9克　怀牛膝9克　赤苓12克　泽泻9克　炒扁豆12克

彭女。两腿麻木不仁，为时虽仅一周，但既往曾两足浮肿，不良于行者已久。其为脚气，已无所讳。

炮附块6克　生苍术6克　生米仁30克　全当归9克　北细辛2.4克　葫芦瓢30克　秦艽9克　带皮苓12克　杜赤豆30克

彭女。两足浮肿，呕吐、气急。察其两脉细弱不鼓指。此脚气之重者，慎之。

炮附块9克　淡吴萸4.5克　生苍术9克　杏苡仁各15克　花槟榔9克　北细辛2.4克　五味子3克　橘皮4.5克　带皮苓12克　葫芦瓢30克　带皮生姜1块　杜赤豆30克

周女。病从脚肿起，循至腹胀满，心悸，气急，病经二月。此脚气之重者，有冲心之虞。

炮附块6克　杭白芍6克　连皮苓15克　生苍术6克　姜皮2.4克　冬瓜子皮各9克　车前子12克　生苡仁12克　椒目30粒　陈葫芦瓢30克

孔男。两脚麻木，不良于行，心中懊恼，舌中剥少苔，此三者皆为脚气之的候，咳呛为并发症。

全当归9克　大熟地12克　杭白芍9克　大川芎2.4克　宣木瓜9克　怀牛膝9克　生米仁30克　杜赤豆30克　花槟榔9克　白苏子9克　旋覆花9克,包

王女。两足痿软无力，起于足肿之后，此脚气之后遗证。舌苔斑剥，唇红，表示营养缺乏。

干地黄18克　杭白芍9克　制首乌12克　淮山药9克　怀牛膝9克　杜赤豆18克　麦冬9克　菟丝子9克　女贞子9克

以上出自《章次公医案》

张汝伟

倪佐，年三十，泰兴。湿热之气，壅滞于脾胃二经，气机失于宣化，以致上则胸脘窒塞不通，心跳而疼痛，下则两足肿胀至膝，大如瓠瓢，脚气之证也，拟鸡鸣、代木二方意，加味治之。

花槟榔　焦枳实　莱菔子　苡米仁　炒泽泻　牛膝梢　杜赤小豆各三钱　冬瓜子　茯苓皮各四钱　炒广皮　甘草节　杉木炭各钱半

二诊：进鸡鸣、代木二方后，两足肿胀略退，胸脘已爽而不疼，二便少，脉来坚实，舌质光红。阴阳两亏，湿热内蕴未清，仍宜在疏化之中，佐以宣通育阴健脾之法。

大生地　茯苓皮　生熟米仁　淮山药　生芪皮　带子腹皮　牛膝梢　福泽泻各三钱　青陈皮炒　炙木瓜各钱半　春砂仁五分

本证始末：此证是一成衣工人，由旧车夫介绍前来诊治，当时来势甚剧，有冲心之象，舌质光红，颇为可虑，二方投后，十愈七八，又复一诊，病乃痊愈，当时服方药外，另嘱伊将赤豆一斤，红枣十四个，花生四两共煮作点心服，亦食养疗法之一助也。

方义说明：脚气一证，大都系湿热化火积滞于脾胃之间，处方不外清火化湿、化滞通便为要，脚气证以槟榔、赤豆、杉木炭为特主要药，因其能化滞通营理气也，余药不过辅助化湿理气，加强作用。第二方加健脾清营养阴，标病除而兼固本，是必然之路径也。

《临证一得》

冉雪峰

武昌朱某，两脚肿痛，右脚为甚，不能步履，在城外就近请外科医生治疗，无效，因请予诊治，具告所以病脚经过。诊视时，见左脚异形不大，右脚由脚胫连及脚背，较平日肿大约一倍半，紫赤坚硬，腿部静脉曲结紧张，影响周身俱不舒适，乍寒乍热。予曰：此风湿毒邪流滞经隧，循环障碍，胶着较紧。予思病经两月，经隧阻塞日久，两脚已渐死坏，非寻常驱风除湿、消炎散结所可图功，因拟方熏洗：桂枝六钱，细辛、薄荷、甘松各二钱，苍术、贯众各四钱，牛膝六钱，红花、桃仁、乳香、没药各三钱，煎汁，乘热先熏，俟温浸洗，日二作。另拟内服方：当归尾四钱，牛膝六钱，川麻、独活各一钱五分，威灵仙、蒲黄各三钱，乳香、没药各一钱五分，甘松一钱，日服一剂。三剂略缓，一星期肿痛减三分之一，已能持杖行走，来我处门诊，三星期肿痛已愈十之八，惟筋经强直，轻快不及平日，加软坚变质半调半疏之剂，约两月全愈。

《冉雪峰医案》

第八十一章 夹阴伤寒

程从周

何云从匡庐人也，乃弟振华俱业疡医，而振华寓邵伯行道时有青楼之戏。于七月初旬，得感寒证，未愈。中元日祀先，又食猪肉，而肋间一块甚疼，发热昏沉，少腹且痛。更数医未效，最后一医云："是食积。"乃用硝黄下之，因而病笃。逆余过诊，身热口干，六脉弦数，重取无力。余曰："阳证阴脉也。此必得之酒色，受寒而致。"试诘之曰："足下得病时曾梦遗否？"振华答曰："十日之间遗精三度。"振华即向云从私语曰："程公深得我之病情，我不死矣。"余乃用姜桂温中辛热表散之剂，服后发战，大汗而愈。惟腹中积块尚未消融，再以化滞之品出入加减，调治而安。盖振华实是兼阴，若以房事问之，而乃兄在旁断然自讳，今只问其梦遗，便得其情矣。

《程茂先医案》

徐守愚

崇仁镇史镜江子燹轩自述病因，谓迩在喜事家辛苦三日而起。余直折之曰："此特其一耳，大抵年少风流，相尚酒色在所不免，此三日中得无纵饮之后，而继以房事乎？"燹轩默默，无以应是。知下元既亏，外邪易入，节居冬至，天令严寒，感之即病，发热身痛，足筋拘急不伸，右小腹大痛，嗽则更甚。似有块状，按之则无，平日当脐而痛，时作时止，今则痛在脐旁，常痛不休，苦楚不可名状。延余诊视，已阅五日矣。更加大便泻痢，日夜十余次，直有不可终日之势。同道裘锦堂先生诘以病情，余谓脉得两寸浮缓，两尺沉紧，正伤寒书所云：太阳与少阴俱病也，其发热身痛足拘急不伸者，太阳表证也。其少腹大痛时喜手按者少阴里证也。痛处虽在右而病根却在左，以肝纵行乘脾则痛，脾有积痰亦痛。锦堂曰："先生所论极是，但用药当若何？"余踌躇久之曰："宜先桂枝汤开太阳以除热，加延胡、金铃子、吴茱萸、橘核泄厥阴以定痛，然后用小建中汤，俾中气立而泻痢自止。再以真武汤加桂枝、杞子、乌梅，即是辛甘化阳、酸甘化阴法也。可使阳就于阴而寒以温，阴就于阳而热以和，阴阳相济而腹痛焉有不愈者乎？"锦堂曰："然！方可预定，而效可预必，非先生不及此！"锦江留余五日，渐次投药，诸证皆愈。自是余亦差堪自慰矣。乃知对证用方，其效有如此者。

此证服初方二剂而热尽除，痛亦减少，惟胃口不开如故。余他出，锦堂酌以原方合大半夏汤一剂，而稀粥可进。次日余至，乃用小建中汤。大便稍实，用真武汤加味法，泻痢始止而腹痛亦愈。独嗽则其痰较多，锦堂不解其故，余谓寒痰凝结，得桂、附辛热而始出耳。盖肾为生痰之源，胃为贮痰之器，顽痰作祟，痰去而病愈，理固有诸此。后宜用附子理中汤数十剂，自然复元。

《医案梦记》

陈匊生

前哲言：左右手脉来沉细，身热面赤，足冷，即是夹阴伤寒，此为色欲内伤外感。于是病由房劳事后得者，概以阴证名。癸巳，余客都门，有王某房事后，忽病憎寒振栗，体倦神疲，医以为色欲内伤，准是阴证，投以温剂。数日，神识昏愦，转重转危，来延余诊。切其脉，细而涩，酷肖虚寒，惟口燥唇焦，便闭尿赤，其象与阴证迥殊，知是邪热内郁，遂合凉膈散、解毒汤为方。二剂，诸证悉减，再承是方，清理而愈。按：此证，乃真热似寒，真实似虚之假象也。谬以阴证目之，岂非大误！汪切庵曰：房事饮冷患伤寒，亦有在三阳经者。当从阳证论治，不得便指为阴证也。世医不明，妄投热剂，杀人多矣。叶天士曰：房劳而患客邪，不过比常较胜，未必便是阴病。近代名贤，讹传阴证，伤人实多。余为推原其故，盖病人缘房事后，自虑其虚，医者即不问所因，但知迎合为务，误温误补，以致邪无出路，转辗内攻，病虽至死，莫测其非。天下不白之冤，孰有甚于是者乎？是皆寒热虚实，辨证不清之过也。丁酉，余客天津，夏初，有同乡某，年未及冠，新娶后，内热殊甚，人疑肾劳水亏，误用枸杞、元武版等味，以致神疲体倦，烦闷不堪，来速余诊，脉象沉数有力，审是春夏之交，温邪内发，非清利不可，用三黄汤加味治之而愈。可见因证用药，效如响应，俗工不知，妄为臆度，轻者转重，重者转危，自误误人，洵非浅显。盍即前人名论，作当头之棒喝乎！

《诊余举隅录》

傅松元

陆姓，浦东人。秋月病身热如火，腹痛自汗，舌白渴不欲饮，脉弦紧两尺细。问病几日？答云："六日。不食不寐，痛至不能安卧，服药四剂皆不效。"余因观其方，前医用苏、藿、朴、蒿、炮姜、木香、乌药、青皮、枳壳、香附、白蔻、佛手等药。余谓曰："尔之病当自知，身热如火者，外伤寒也。腹痛如刀刮，脐旁啄啄动者，行房后中寒也。服药自口进，若先去上焦之热，则下焦之痛更甚，痛如不止，性命危矣。盖此必用大温辛热之味，以去下焦之寒，惟寒既去，而上焦之热必更甚。幸渴不欲饮，上焦之津液未涸，尚可以大温一剂止其痛。但痛止后，必用大凉之药，非我方之自相矛盾，因必须如此，故先告之。"乃为其开川乌、肉桂、吴萸、炮姜、桃仁、延胡、乳香、木香、韭根白、两头尖一方。水碗半，煎至七分，冷水浸凉服之。服后痛止即停，未尽止。可二煎再服。明日痛果止，而胸胁红斑密布，大热口干。乃改进犀角地黄汤，去赤芍，加黄连、连翘、鲜斛、花粉、银花，一剂汗出身凉。后复进以养胃理虚，旬日而愈。

表侄毛鸿孙，夏月行房之后，开窗露卧，倦睡不醒，适雷雨大至受凉，醒后腹大痛。似兰表兄驰促余诊，遂亟投附片、肉桂、炮姜、肉果、韭根、鼠屎、槟榔、沉香、木香等药。痛不止，继又投川乌、没药、乳香、吴萸、延胡、枳实等药。仍无效，延至七日，溲短便结，腹痛胀而坚，六脉沉弦搏急。余苦无法，即代邀陶子麟君共商。陶固一时名医也，而所定之方，较余所用者，尚轻一半。余曰："病急药轻，安能应手？今大便七日不行，通则不痛，意欲猛剂攻下，而未敢径行，故质之高明，以决可否耳。"陶君曰："将用何法？"余持备急丸五分，示之，曰："何如？"陶遂抚掌曰："妙极矣。"似兰问曰："此热药耶，凉药耶？"余曰："大热药也，非此不能通，服后今夜必下二十遍，请毋恐。"时正未刻，余即索汤，视其吞丸而去，并嘱于上灯时防其大泻。众皆散，余甫返宅，即有人飞报："鸿孙已登便桶，作泻不能起，冷汗如雨，务请速往。"余思此时药性未至，已泻得如是之速，若药力达时，难免正气不支，而成下脱。遂即飞驰而往，直登其楼。见鸿孙尚在桶上，冷汗淋漓。问其下几遍矣？答云未也。问何以不起？答云："粪在肛门，逆结不得出也。"余曰："时尚未至，岂可如此？"即召两人，一挟其腋，一抱其股，用力提起，抽去便桶，眠之于床，拭其汗，黏手矣。余乃下楼小憩，谓其家人曰："此因病者意望速下，努力进迫，以致直肠下坠，大便不能外达，气不相续，危险孰甚。幸余居近，得庆无事。今姑少待片刻，视其药力何如。"有顷，闻楼上人声栗六，继即来报曰："大下矣。"余乃安似兰曰："此番之泻，必有多次，决无妨也。"余遂归。明晨往复诊，据云昨自初昏至四鼓，共下十八次，即痛定而睡安，比至天明，醒而知饥，进糯米粥一大碗，遂又连泻六次，似不可止矣。余按其脉缓大，问所饮之粥温耶，热耶？家人云："沸热也。"余曰："是矣。"适见桌上有凉茶半盏，即持与饮之，曰："饮此可不泻矣。"似兰曰："今方欲止泻，岂可饮凉茶？"余曰："昨丸以巴豆为主，含热毒之性，服后连下一十八遍，腹中之阴寒垢秽已除。然巴豆之性，尚留肠胃间，因得食粥之热，而余威又炽，故与凉茶以解之，瞬息可止。"未几，鸿孙遂复原。

以上出自《医案摘奇》

周镇

华左，己亥六月开窗卧，欲事后，畏风振寒，烈日不暄。继而身热，两足如火灼。脉濡，苔白。询知房后并未得眠，阳损阴耗，感邪内袭，即《张氏医通·伤寒绪论》之夹阴证也。初用香苏饮得汗。热势和，胸闷胃钝，脱衣则寒，著则烦热。苔㿠而腻，脉转濡数。表邪未清，湿蕴热恋。复用豆卷、苡仁、杏仁、蔻仁、川朴、竹茹、苏叶、半夏、郁金、茯苓等。热减不清，苔㿠中腻。前方加入制苍术少许。湿化苔化，胃纳渐进，逗留至二旬余方愈。此少年体虚夹阴，幸而伏热轻，蕴湿重，虽有足冷，后亦转暖。虚阳潜，囊未缩，无剧烈之变，幸矣！

《周小农医案》

方公溥

方男。9月22日诊。夹阴伤寒，经旬未解。脐中脐下疼痛殊剧，寒热频发，头眩肢梦，口渴，溲赤，脉象弦数。证防生变，急拟标本两顾。以候哲政。

炒香豉12克　炒竹茹9克　东白芍9克　赤茯苓9克　白蔻衣3克　连翘壳9克　净蝉衣3克　藿香梗9克　炒栀皮9克　梗通草3克　橘白络各4.5克

9月23日复诊：寒热已见大减，脐下胀痛亦轻，头眩亦不复发，惟口渴未平，小溲尚带烙热，药既见效，仍宗原意调治，诸宜小心为嘱。

处方同前，除白蔻衣、蝉衣，加制厚朴4.5克、淡竹叶9克、佛手柑9克。

9月24日三诊：寒热解而未净，口渴喜饮，大便欠畅，小溲较利。再与清理之方。

香青蒿9克　梗通草3克　细甘草3克　炒竹茹9克　炒栀皮9克　清豆卷12克　连翘壳9克　淡

竹叶9克　　生白芍9克　　白薇草9克　　天花粉9克　　干芦根9克

张汝伟

陈左，年三十五，浦东。身热焦灼，已经一候，屡表无汗，又与滋阴，以致神糊呓语，面色青晦。脉来止数不清，而见代象，苔干白，渴不欲饮。据述同房受惊，寒袭少阴，此即夹阴重证，急宜温肾透热，用桂附八味加减。

上肉桂四分，研末泛丸吞下　　制附块三钱　　北细辛四分　　生白芍三钱　　制熟地三钱　　灵磁石四钱，同打　　原金斛　　鳖甲尖　　云茯苓　　菟丝子　　甘枸杞各三钱　　炒广皮三钱　　生牡蛎　　蛤壳各一两

二诊：昨投附桂八味加减法，微得战汗，表热大减，脉来清朗，代象已除，苔仍厚腻，口渴不欲饮，神志已清，惟头目晕晕然，如坐舟中，真阴之虚可知，然龙火非水可灭，仍从前意加减。

前方去细辛、金斛、蛤壳、广皮，加山萸肉、生淮药各三钱，炒泽泻二钱。

本证始末：陈君系浦东一农民，身强力壮之体，因同房受惊而起，所以前医作寻常时感，用发表滋阴，均无汗，投附桂、细辛直达少阴，战汗而解，可见治病立方，根据六经，最为要务也。

《临证一得》

第八十二章　暑风

程文囿

堂妹适邻村许姓。夏日浴罢，忽头晕仆地，家人扶起旋即发热。夜间热盛，烦渴呕吐，谵妄不安，手指掣动，医药无效。予诊脉息弦数，视舌尖绛苔黄。谓其翁自："病由暑风相搏，邪热燔炽，亟宜清解，以杜痉厥之患。"方用川连、香薷、甘草、半夏、茯苓、钩藤、防风、青蒿、羚羊角、荷叶、扁豆荚叶。服药两剂，热缓神清，呕渴亦止。方内除川连、香薷、钩藤、防风、半夏，加沙参、麦冬、石斛、稻露。又服两日，证减七八。再除青蒿、羚羊角、荷叶、扁豆荚叶，加玉竹、生扁豆、女贞子、当归、白芍，调养而愈。

《杏轩医案》

陆观虎

谢某某，男，18岁。

辨证：暑风。

病因：暑热感风。

证候：发热，头痛，纳少，身酸。脉浮数。舌质红，苔浮黄。

治法：清暑解表。

处方：鲜佩兰6克，后下　大贝母9克　丝瓜络6克　白蒺藜9克　炒赤芍6克　扁豆衣9克　杭甘菊9克　炒栀子6克　六一散9克，包　焦稻芽9克　藿香梗6克

方解：以白蒺藜、杭甘菊疏肝风，清风热，治其发热头痛。鲜佩兰、鲜藿香芳香和中兼清暑风。焦稻芽、扁豆衣开胃醒脾。丝瓜络通络。赤芍泻肝瘀。炒山栀清三焦之热。大贝母化热痰。六一散清暑利湿。

赵某某，男，43岁。

辨证：暑风。

病因：暑热感风，湿滞中土。

证候：头晕，胸闷，纳食难受，便稀，乏力，咳嗽痰黄。脉细弦。舌质红，苔浮黄。

治法：芳香和胃，健脾渗湿。

处方：鲜佩兰6克，后下　山楂炭9克　扁豆衣9克，炒　白蒺藜9克，去刺炒　炒萸连6克　生枇杷叶9克，拭毛包　杭甘菊6克　丝瓜络6克，炙后下　猪赤苓各9克　冬瓜子9克　鲜藿香6克

方解：以白蒺藜、杭甘菊疏肝风，清风热，治其头晕。鲜佩兰、鲜藿香芳香化浊，辟秽和中，兼祛暑风。山楂炭、扁豆衣健脾和胃，加炒黄连化其寒火以治便稀。冬瓜子、枇杷叶止咳化黄痰，宽胸利气。丝瓜络通络。猪赤苓渗湿即能由小便而出。

任某某，女，16 岁。

辨证：暑风（便秘经闭）。

病因：暑热感风，热伤胃阴。

证候：发热头痛，月水三月未至，自汗，大便四天未下。脉浮数。舌质红，苔浮白腻。

治法：芳香祛暑。

处方：鲜佩兰6克　鲜藿香6克，后下　益元散9克，包　白蒺藜9克　陈皮丝6克　炙半夏9克　杭甘菊9克　炒青蒿9克　焦苡米6克　白蔻仁4克　光杏仁9克

方解：以白蒺藜、杭甘菊疏肝风，清风热。鲜佩兰、鲜藿香芳香化浊和中，兼祛暑风。陈皮、半夏、蔻仁和胃化湿痰，理气分。杏仁降肺气而化痰。青蒿解暑清热。益元散清暑化湿。薏苡仁入脾肺二经以渗湿。

高某某，女，22 岁。

辨证：暑风（月经）。

病因：外感暑风，兼有月经。

证候：发热、头痛，腿痛发酸，月水不见四天，腹痛发胀。脉细数。舌质红，苔微黄。

治法：涤暑调血。

处方：鲜佩兰6克，后下　尖桃仁9克，杵　延胡索9克，酒炒　白蒺藜6克，去刺炒　丝瓜络6克，炙　益母草9克　杭甘菊6克　大腹皮9克　宣木瓜9克，洗　苏梗6克　鲜藿香6克　嫩桑枝30克　广木香4克

方解：以苏梗、广木香芳香理气。尖桃仁、益母草、玄胡索调经止其腹痛。加大腹皮以消腹胀。白蒺藜、杭甘菊疏肝风、清风热而止头痛。加入鲜佩兰、鲜藿香芳香辟秽化浊，兼清暑风。丝瓜络、木瓜、桑枝通络止腿酸痛。

方某某，男，39 岁。

辨证：暑风（湿热）。

病因：内有湿热，外感暑风。

证候：发冷，自汗，头晕，胸闷。脉细濡。舌质红，苔浮黄腻。

治法：祛暑风，清痰热。

处方：鲜佩兰6克，后下　炒栀子6克　青蒿6克，炒　白蒺藜6克，去刺　炒黄芩6克　益元散9克，鲜荷叶包，刺孔　杭甘菊6克　炒赤芍6克　扁豆衣9克，炒　焦稻芽9克　鲜藿香6克，后下

方解：以鲜佩兰、鲜藿香芳香化浊，和胃辟秽，兼祛暑风。杭甘菊、白蒺藜一清风热，一疏肝风而治头晕，加入青蒿、炒栀子、炒黄芩治其下午发冷发热。焦稻芽、扁豆衣开胃醒脾，兼能祛暑。赤芍泻肝散瘀，能解胸闷。益元散、鲜荷叶祛暑渗湿。荷叶升阳。

凌某某，男，18 岁。

辨证：暑风（肠胃）。

病因：暑风互滞，肠胃不和。

证候：忽冷忽热，纳果，胸闷，泛恶。脉细数。舌质红，苔微黄。

治法：疏解暑风，和化肠胃之滞。

处方：淡豆豉15克,炒　炒青蒿9克　扁豆衣9克,炒　连翘8克　栀子皮9克　益元散9克,用鲜荷叶包,刺孔　净银花9克　炒黄芩6克　白蔻仁4克,杵　焦苡米9克　保和丸6克,包煎　粉丹皮6克,水炒　鲜佩兰6克,后下　另外用大麻子90克，煮去皮熟烂，刺儿菜60克，搓肘窝、腘窝、前胸后背。

方解：以淡豆豉解表除烦。炒黄芩、栀子皮、炒青蒿祛其忽冷忽热。连翘、银花亦用其退热。扁豆衣、白蔻仁开胃醒脾。鲜佩兰芳香辟秽，祛湿开胃和中。保和丸化肠胃之滞。粉丹皮清营之热。连服三剂，病减轻大半，再从原方稍有加减嘱彼再服三剂，后特告已无恙矣。

另外用大麻子、刺儿菜搓肘窝、腘窝及前胸后背，此是治温病之良法，搓后即发大红疹子，有发红白疹的，取其透发之意。随即胸际舒畅，难受消除，病者得以安静。

薛某某，男，31岁。

辨证：暑风（便秘）。

病因：感受暑风兼以便秘。

证候：发热，头痛，身懒，发酸，胸脘发闷，咳嗽，泛恶，大便四天未下。脉细数。舌质红，苔浮黄。

治法：清暑祛风，化痰利便。

处方：鲜佩兰6克,后下　丝瓜络6克,炙　焦苡米9克　白蒺藜9克,去刺炒　白蔻仁4克　生枇杷叶9克,拭毛包　杭甘菊6克　光杏仁9克,杵　益元散9克,先煎　忍冬藤9克　云茯苓6克　全瓜蒌15克　鲜藿香6克,后下

方解：以白蒺藜、杭甘菊一疏肝风，一清风热，治其发热头痛。鲜佩兰、鲜藿香芳香化浊，辟秽和胃，兼祛暑风。白蔻仁利气和胃。光杏仁、枇杷叶降肺气而化痰止咳。瓜蒌皮仁润便，兼能化痰。丝瓜络通络。茯苓、薏苡仁化湿，兼入脾肺二经。益元散清暑渗湿。

以上出自《陆观虎医案》

第八十三章　阴暑

程文圃

　　蒋某夏月病患发热、口渴、头疼、身痛。医云伤暑，初用香薷饮不应。因其热甚，更加青蒿、连翘，服之益剧。诊脉沉细，望色舌白面青，身虽热而反近衣，口虽渴而喜热饮，谓曰："此阴暑证也，非姜附莫治。"其家人曰："病者日来热盛，连服凉剂，尚未见效，且天时酷暑，姜附恐未可用。"予曰："夏月伏阴在内，人多畏热贪凉，受寒最易，若云夏月不可服热药，则冬月不可服凉药矣。何仲景治冬月伤寒，每用石膏、芩、连耶。舍时从证，自古有之。"乃投附子理中汤，一服热退，再服病却。

《杏轩医案》

第八十四章 疰夏

雷丰

江苏张某，于麦秋患头晕目眩，食减神疲，偶患头痛。一医作水不涵木治之，虽未中机，尚称平稳。一医作风湿侵脾治之，服之神气更疲。邀丰诊之，脉濡且弱，毫无外感之形，见其呵欠频频，似属亏象。丰曰：此阴虚之体，过于烦劳，劳伤神气所致，所以前医滋补无妨，后医宣散有损。张曰：头痛非外感乎？曰：非也。外感头痛，痛而不止；今痛而晕，时作时止，是属内伤。曰：何证也？曰：疰夏也。当用金水相生法去玄参、知母，加冬桑叶、稽豆衣、省头草治之，服至第三剂，诸疴皆屏矣。

《时病论》

章成之

曹女。从童年迄今，每逢夏令有疰夏。下午有微热，纳呆，苔腻。予芳香化浊法。

佩兰叶 12克　生苍术 6克　橘皮 6克　扁豆衣 12克　厚朴 3克　车前子 12克　炒苡仁 18克　藿香梗 12克　佛手 5克

二诊：下午体温正常，食量亦增，唯疲乏而已。

生苍术 6克　木瓜 6克　陈皮 6克　川朴 3克　米仁 15克　佛手 5克　谷麦芽 各12克　砂仁 3克

《章次公医案》

第八十五章　麻疹

王孟英

韩石甫大令令正，患感发疹，沈悦亭治以清解，热渐退而神气不爽，舌黑难伸，太息便秘，胸次拒按，脉弦缓而滑。投凉膈散加知母、花粉、枳实、竹茹，一帖而苔即退黄，再服而黑屎下，神气清，即以向愈。

徐艮生室，年四十余，于酷暑之时患痦。所亲沈悦亭，连予清解不能刹其势，为邀孟英视之，体厚痰多，脉甚滑数，扬掷谵妄，舌绛面赤，渴饮便涩。乃予大剂白虎（汤）加犀角、元参、银花、花粉、贝母、竺黄、竹叶、竹茹、竹汤，送（服）滚痰丸，服后，大便下如胶漆，脉证渐和。数日后，去丸药，其势复剧，甚至发厥。仍加丸药乃平。如是者三次，险浪始息。悦亭复以白金丸涤其膈下留痰，续用甘凉濡润法，充津液而搜余热，渐以告愈。

以上出自《王氏医案》

丁泽周

薛奶奶。痧子后微有咳呛胸闷，不思饮食，咽喉干燥，渴不欲饮，舌质红，苔微腻而黄，脉濡数而滑。阴分本亏，津少上承，余邪痰热逗留中焦，肺胃宣化失司。再拟清肺化痰，和胃畅中。

桑叶皮各一钱五分　川贝母二钱　象贝母二钱　瓜蒌皮二钱　朱茯神三钱　枳实炭一钱五分　通草八分　橘白一钱　冬瓜子三钱　鲜枇杷叶三张，去毛包　佛手露一两　藏青果一钱　嫩白薇一钱五分　炒谷麦芽各三钱

二诊：胸闷渐舒，饮食渐香，胃有醒豁之征，而咽喉干，口渴不多饮，脉象濡滑带数。阴分本亏，津少上承，燥邪痰热，逗留中焦，肺胃宣化失司。再宜清养肺胃，宣化痰热。

川象贝各二钱　瓜蒌皮二钱　桑叶皮各一钱五分　冬瓜子三钱　朱茯神三钱　广橘白一钱　鲜竹茹一钱五分　生熟谷芽各三钱　京玄参一钱　通草八分　藏青果一钱　枇杷叶三张　野蔷薇露一两，冲服　佛手露一两，冲服

三诊：胸脘渐舒，食入之后，中脘作胀，咽喉干燥，渴不多饮，舌苔微黄质红，脉濡小而滑。阴分本亏，津少上承，肝气上逆，胃失和降。再拟平肝理气，和胃化痰。

川象贝各二钱　瓜蒌皮三钱　白蒺藜三钱　黑芝麻三钱　朱茯神三钱　橘白络各一钱　藏青果一钱　炒谷麦芽各三钱　佩兰梗一钱五分　冬瓜子三钱　绿萼梅八分　佛手露一两，冲服

《丁甘仁晚年出诊医案》

范文甫

费德森，将出痦，发热。某医误以为阴虚，用人参、麦冬合六味地黄汤，连进三服，大热

不去，神昏烦躁，肌里起红斑。始曰：此瘖也，隐于皮里，须速请范文甫或有可救。适余在申，机遇甚巧。余至其家诊视曰：事急矣！药非我煎不可，须用麻黄 1.5 克，青葱连头须 3 条。是日，与徐筱圃君同宿包凤笙家。包乃费之姨丈，竟夕不寐。明日同到费宅。筱圃云：瘖已稍出，昨日药须自煎，麻黄殆三钱（9 克）乎？余曰：五钱（15 克）耳。闻者吐舌。次日加至 24 克，青葱 8 条，至夜发透。后用升降兼施，五日后清火养阴，治十一日而愈。

杨师母壮热烦躁，目赤唇干，喘咳气粗，疹点隐隐，出而不畅。

川芎 9 克　生甘草 3 克　蝉衣 3 克　麻黄 4.5 克　葛根 9 克　生石膏 18 克　丝瓜络 9 克　红花 9 克

二诊：疹见而不多。疹以出为顺，仍宜透解。

桃仁 24 克　红花 9 克　当归 9 克　生大黄 9 克　炒枳壳 6 克　葛根 9 克　赤芍 9 克　小生地 15 克　生甘草 3 克　柴胡 6 克

三诊：已瘥。

陈青蒿 9 克　炙鳖甲 9 克　小生地 30 克　鲜生地 24 克　麦冬 18 克　元参 12 克　冬瓜子 24 克　生米仁 24 克　鲜芦根 30 克

四诊：将好。

白虎汤加鳖甲 9 克，小生地 24 克。

以上出自《范文甫专辑》

刘云湖

病者：愚二妹陈门，侨寓武昌。

病因：六月麻疹盛行，妹素清瘦，而不耐时热，遂染疹疫，请医十余次，类皆甘寒之药，不效，延及月余，卒不能兴，妹夫陈润出惧甚，买舟送归，以便调理，抵家后。

证候：证现虚热，心烦呕恶，恶食，吐痰浓酽稠黏牵丝，小便赤热。

诊断：时愚教读清刑部主事王基磐家，星夜召归诊之，右寸浮洪，右关弦急，两尺虚软，此虚热也。

疗法：与养阴济阳宣畅胃之剂。

处方：血龟板四钱，生潞党、云苓、枣仁、谷芽各三钱，于术、炙远志、生山药、桂圆肉各二钱，杭白芍、生牡蛎各一钱五分，粉草八分。

效果：巳时进服，午后忽然神昏谵语，壮热汗出，举家张皇，拟请某医就正，未几神识清，谵语平，壮热退，频频索食。次日早午各进稀粥一杯，接索汤肉，不旬日而起，方知神昏谵语、壮热汗出数端，乃一种瞑眩情形，为阴阳反本之候。倘不知而妄施治疗，祸不旋踵，可见欲愈之证，药之得效，亦有许多变象，异哉医学之难言也。

理论：斑疹之名不一，有谓为痧疹者，有谓麻疹者，又谓为风疹者，古时又有瘾疹、赤疹、丹疹、风疹、风疮诸名，叶天士曰：吴音为痧，浙音为瘖，北音为疹、为丹。可见痧疹学说，每多混淆，自西医及日本之学输入，又分为猩红热病，盖即麻疹、痧疹之类也。王晋三曰：痧疹初发，以肺经药主之，风温虽分逐年岁气杂至，要皆轻清之邪，或从口鼻，或从三焦，四时皆有，惟春为甚。叶天士云：方书谓足阳明胃疹，如云密布，或大颗如痘，或无根磐，手太阴肺疹，但有点粒，无片片者是也。又曰：幼科方书歌括有言，赤疹遇清凉而解，白疹（王孟英云，白疹即白瘖）得温暖而解。

按：王、叶二氏所说，皆浅层疹疫，药用辛凉轻剂为宜，如愚妹疹疫月余之久，其为毒热重证，已过三期之后，将有退行之兆。虚热心烦者，大热大毒已解，而余热犹存也。呕恶恶食者，膜原为邪热所阻，脾气虚不独消纳谷食抵抗余邪也。吐痰浓酽稠黏牵丝者，虚热煎熬津液也，小便赤热者，小肠热重也。至于脉右寸浮洪，阳亢不入于阴也。两尺虚软，阴虚不受阳纳也。两关弦急者，木来克土也，夫木何以克土，木无水润，益见焦枯疏泄之象。痰液稠黏，乃水不济火之征，如此者可称虚极矣。然何以养阴济阳，反见瞑眩形状者，盖久羔之躯，邪正两乏，突然滋补，正气将以恢复，对于余邪，不免起抵抗作用，所以忽而神昏，忽而谵语，忽而壮热汗出也。

方论：惟是热毒轻而易过，亦因其有自然之良能，病月余之久，而余毒犹未尽者，正气无以资助也。今得滋补而邪正起分争之变化，从来斑疹，只宜清润，无用参术补法，此用参术者，因缠绵过久，正气得有资助，而邪自不留矣。

《临床实验录》

第八十六章 痄腮

程文囿

礼兄平素体虚，时感寒热，耳旁肿痛。维时此证盛行，俗称猪头瘟。医与清散药两剂，耳旁肿消，睾丸旋肿，痛不可耐，寒热更甚。仿暖肝煎加吴萸，一剂而效。同时族人泽瞻兄病此，予诊之曰："得无耳旁肿消，睾丸肿痛乎？"泽兄惊曰："子何神耶！"亦用煎法治愈。后阅《会心录》，载有肿腮一证云：医不知治，混投表散，邪乘虚临，传入厥阴，睾丸肿痛，耳后全消，昔贤之言，洵不诬也。

《杏轩医案》

高锦庭

顾某某，但热不寒，四候以外，左颈发颐，脓结已透，神情大困，动则汗出，脉仍弦细而数。幸胃家尚善纳。

青蒿 丹皮 制蚕 黄芩 川贝 洋参 元参 黄芪一两，代水

二诊：昨日夜半，脓泄盈盏，邪已外溃，今晨疮口开豁如钱，此气虚也。虽属脉静身凉，而言微语短，羸弱极甚，徐先生断伊虚脱，诚然。所幸胃气未衰，将培补重剂投之，或可侥幸。

党参 黄芪 冬术 大生地 归身 淮山药 杏仁

三诊：昨投大补，汗止而胃口益佳，当此汗脓大泄之后，气分、血分之邪尽出，与寻常内证病后不同，不必禁忌口食，将有味养阴之品，任伊资啖，庶几阴生而日长，再从前方加味。

前方加麦冬、白芍。

四诊：病已大愈，气血渐复，疮口自收。

前方去麦冬，加玉竹。

另膏滋方：人参固本生脉，海参为丸。

《谦益斋外科医案》

黄凯钧

史女，十七，仲春发热浃旬，神昏耳聋，颈项与颐俱肿，唇口焦燥，目脂胶结，脉反小数。观其脉证，是为温邪内蕴化毒，久则血燥风盛，酿成发颐重证，姑投清疏消毒，但得肿退能纳，方保无妨。

川连一钱 鲜生地四钱 鲜石斛四钱 蝉衣五分 连翘二钱 丹皮一钱五分 柴胡三分 薄荷五分

三服肿退，热减神清，稍能纳粥，仍用谅解。

川连五分 鲜生地四钱 鲜石斛一钱 连翘一钱五分 麦冬二钱 丹皮一钱五分 白芍一钱五分

数服全愈。

孙氏，五十，倏然头眩，汗泄神昏，耳聋舌麻气促。此自肝肾不足，风火上腾，痰因气聚，三者使然。物之迅速，莫甚于风火，此是内生，非由外致，防、薄能驱外束理，此种须遵丹溪和阳熄风，兼清痰气。

丹皮　桑叶　白芍　菊花　钩藤　橘皮　半夏　姜汁　竹沥

一服效。

以上出自《肘后偶钞》

顾金寿

江莪亭。脉见浮洪带弦，按之无力，右耳后红肿不坚，上连太阳，下牵肩臂，痛无停时，尽夜叫号，寝食俱废，大便数日不行。此由阴虚阳越，风热发于阳明，非疮非疯，法宜育阴通降。

生首乌八钱，竹刀去皮　肥牛膝一钱五分　鲜生地一两　炙龟板五钱　池菊炭一钱五分　茯苓三钱　土贝母三钱　瓜蒌仁三钱　甘草人中黄五分　鲜菊叶七片，捣烂同煎

又：肿消痛止，大便已行，寝食渐复，脉形亦敛，仍不大有力。照前方去人中黄、土贝母、瓜蒌仁，加归身三钱、白芍二钱、炒薏米三钱、鲜生地换原生地五钱。

问：此证，或云疬风丹毒，或云耳后发颐，内攻外消，肿痛愈甚，今只用育阴潜阳法，二剂平复，数剂收功，何也？曰：红肿不坚，非外证可知，散风攻毒，皆用燥剂，年过六旬，血分不足，偶感阳明风热，愈燥愈虚，故大便不行，浊气上蒙清窍，肿痛益增，用育阴潜阳法，佐以清润，下腑一通，肿痛自然立止。经云：病在上者，引之使下。又云：六腑以通为补，即此法也，要皆由脉浮无力见之。

《吴门治验录》

张畹香

营桥丁，发颐大如马刀，喉赤肿痛，舌黄厚，脉数大，《说疫》所谓疙瘩瘟也。病经十余日，由于失下，普济消毒以人中黄易甘草，加制大黄五钱，不应。加至八钱，大圊血而解（黄芩　黄连　陈皮　甘草　元参　连翘　板蓝根　牛蒡　薄荷　僵蚕　升麻　柴胡　桔梗　马勃或加人参，便闭加大黄）。

《医病简要》

王堉

小梅之次媳，初秋忽患项脖肿痛，延一医视之曰：此厥阴瘰病也。外贴姜药，内服疏肝解郁之剂，五六日来并无功效。其夫似竹延余视之，见其高肿焮红，按之坚凝，知非瘰病。问初发时寒热否？曰：不但寒热，并带头疼，且头目眩掉，时时有汗出。按其脉，两寸浮数。乃曰：此发颐病，并非瘰病。盖内蕴积热，外伤于风，以致火郁经络，四体不舒，骨节烦痛，若作瘰

病治，失之万里矣。且贴膏敷药，势将破溃，遂至缠绵，愈且无日，急命去其膏，用通草汤洗净，投以连翘败毒饮，越日而痛止，再服而肿消，五日后全消矣。

《醉花窗医案》

严绍岐

张三义，年二十五岁，佳塘湾。

病名：温毒发颐。

原因：暮春病温，感染时毒，病经五日由于失下。

证候：耳下两颐肿硬且痛，连面皆肿，喉赤肿疼，壮热口渴，便闭四日。

诊断：脉数且大，按之浮沉俱盛，舌苔黄厚。脉证合参，此由温热时毒挟少阳相火，阳明燥火，势如燎原而上攻，刘松峰《说疫》所谓疙瘩瘟也。

疗法：内外并治，外敷三黄二香合水仙膏，内服普济消毒饮加减，使在上焦之温毒，疏而逐之，在中焦温毒，攻而逐之，皆速为消解之意，恐缓则成脓而为害。

处方：苏薄荷钱半　牛蒡子二钱，杵　济银花三钱　青连翘三钱　鲜大青五钱　粉重楼二钱　元参三钱　白芷一钱　生川军三钱，酒洗　陈金汁二两，分冲　漏芦钱半　鲜荷钱一枚

外治方：三黄二香散。

川黄连一两　川黄柏一两　生大黄一两　明乳香五钱　净没药五钱

上为极细末，初用细茶汁调敷，干则易之，继则用香油调敷。

水仙膏方：水仙花根不拘多少，剥去老赤皮与根须，入石臼捣如膏，敷肿处，中留一孔出热气，干则易之，以肌肤上生黍米大小黄疮为度。

效果：连服两头煎不应。原方生川军改为五钱，又加元明精三钱，泻血两次，诸证大减，惟口渴引饮，小便不通。改用白虎汤（生石膏八钱、知母四钱、生甘细梢八分）去粳米，加瓜蒌五钱、鲜车前草二两、鲜茅根二两、鲜荸荠草一两，小溲如注，而诸证遂解。

廉按：吾国所谓温毒发颐，即西医所谓耳下腺炎也。东垣普济消毒饮加减，确是的对之良方。直至三头煎，始大泻血而毒解，可见消解时毒，总以速清血毒为首要。西医叠次注射清血针，良有以也。

《全国名医验案类编》

孔继菼

伤寒温热之病，初起皆宜汗。其不可汗者，惟风温、湿温一二证而已，否则亡血虚家之属。若其人方壮盛，证宜外散，乌有不可汗者？然予尝见两证，竟不容以汗剂解，非其人之不可汗，证之不宜汗也。汗之而致变，不如无汗，生死之关，惟其慎而已矣。其一为本族之女，年十九矣。病温十余日，烦躁不宁，大渴引饮，两颐俱肿，脉数甚。予以重剂白虎汤愈之。愈后，惟两颐不消，欲用荆防败毒散。予曰：不如外敷，即用药亦不宜升散之品。其父知医，竟与服，未几，咽喉肿痛，饮食不下，连用清降之品，卒至脓溃乃瘥。其一为姻亲之女，年十四五。病温五六日，便溺不觉，昏不知人，脉数甚，亦两颐俱肿。予以清热凉膈之药治之，五日乃醒。醒后进诊，腕皮尽干，绽裂翕张，寸寸欲脱。问之，盖周身之皮已尽死矣，其两颐之肿亦未消。

月余，脓溃而愈。亲友谓予曰：此证皮死而人存，足征药之为功。然当时何不早为之计，俾表里两解，无损其皮，天下其有证可治而皮不可全者？予曰：诚然，然使其皮可全，此证之愈已久矣。准未药之先，表气过实，皮间从不透汗。既药之后，两颐俱肿，表剂又不可服。是以热毒外蒸，皮皆枯裂，剥床以肤，救之无术。今皮已尽脱，人无余患，是即不幸中之幸，未足追悔也。设使当时强用表药，表解汗透，当不至是。然恐皮则可存，人将难言矣，何也？两颐之内，逼近咽喉，表药升散，势必上窜。谅此呼吸有限之地，左右夹肿，隙已无多，重以诸经之邪热，随表药而升腾齐上，道狭在所必经，气同易于合势，顷刻之间，聚者益聚，结者益结，内攻外胀，堵绝气道也。向者本族之女，大病已解，惟余两颐，一见荆防，犹碍食饮，况此病热邪方盛，可用表药以尝试乎？及其内热全清，表热未尽，可用表散，而皮已裂而为缝，张而为壳，焦枯干厚，不可复润矣。岂故听其脱落而莫之救哉？曰：方书载时毒发颐例用连翘败毒散、荆防败毒诸汤散，如君之言，方书尽误乎？而世俗用之，又多取效，何也？予曰：方书不误，此亦顾其肿之浅深何如耳。盖颐下本阳明经所行之地，而咽喉两旁，又两阳明、少阳之所以上下也。其肿之为凸而赤红也者，必发自阳明，阳明之经偏于表，得表药则易于外达。其肿之为平而紫暗也者，必发自少阳，少阳之经近于里，得表药则难于外出。夫易于外达者，既不尽达于外，而入里为甚近，必至闭塞咽路矣。吾前所见两证，其肿俱不甚高，其色俱不甚红。故一于病退之后，嘱以勿用升散；一于方病之时，断定不用表药。若使其肿在浅处，结在皮间，则邪毒可随汗解，得表药而其愈倍速矣，何荆防之不可用乎？亲友曰：善。此中斟酌，析及毫芒矣。请书之以告世之治温热者。

《孔氏医案》

范文甫

蒋某。风热发颐。

生石膏24克　大生地24克　知母9克　生甘草3克

按：发颐即是痄腮，俗称蛤蟆瘟，是邪热挟风火为患。方用白虎汤去粳米，加生地，为治气血两燔之法。从方论证，当有脉数，舌质深红，而有发热、颊肿、口渴等。

《范文甫专辑》

张汝伟

应左，年二十六，宁波。肝肾之火内蕴，风热之邪外袭，两火交扇，两颐肿胀，如吹喇叭样，牵掣作痛，连及咽喉。脉来滑数，苔黄厚腻，大便坚约，小溲短赤。宜先泄风清营，以透发之。

晚蚕沙包　炒姜蚕　炒银花　双钩藤各三钱　炒赤芍　冬桑叶　青防风各二钱　丝瓜络　左秦艽各钱半　嫩桑枝五钱

二诊：上部之风已熄，颐肿已退，疼痛亦除。内部之火未清，腰痛，小溲混浊。苔绛，大便已解。宜清无形之热，不必攻有形之滞。

细生地　猪赤苓　炒银花　炒苡米　粉萆薢各三钱　炒赤芍二钱　潼木通　淡竹叶各一钱　生甘草八分　飞滑石四钱，包本证始末：此为大中华橡胶厂汽车司机，先请西医治，欲为之开刀，惧怕而来诊。服一剂而肿即退。二诊又一剂，即痊愈，来势速而去亦速也。

方义说明：此两方，表不用辛，清不用苦，疏风如羽毛之拂霜，攻里如沸汤之沃雪，药不惊人，而效有奇迹，真是写到黄庭，恰到好处，可资学习者也。

《临证一得》

陆观虎

杨某某，女，35岁。

辨证：腮肿（左腮）。

病因：下虚上实，风火郁结。

证候：左腮作肿，头晕，身冷发热，腰背作痛。月水一月半未见。脉浮数。舌质红，苔浮黄。

治法：清热散风，兼顾下虚。

处方：连翘6克　杭甘菊9克　丝瓜络6克　净银花9克　杭白芍9克　川杜仲9克　蒲公英9克　生甘草3克　炒栀子6克　薄荷3克，后下　炒黄芩6克

方解：净银花、连翘、杭甘菊、薄荷、蒲公英清热解毒，散风消肿。杭白芍、川杜仲、丝瓜络敛阴和血，固肾通络以止背腰作痛。炒栀子、炒黄芩、生甘草泻火清热解毒。

严某某，女，55岁。

辨证：腮肿（左腮）。

病因：肝胆湿热上炎，外受风邪。

证候：左腮肿头痛。脉细弦。舌质红，苔微黄。

治法：清热解毒渗湿。

处方：连翘6克　大贝母6克　土泽泻6克　净银花6克　炒赤芍6克　石决明9克　紫花地丁6克　杭甘菊6克　夏枯草6克　炒栀子6克　炒枯芩6克

方解：净银花、连翘清热解毒。杭甘菊、大贝母、石决明清风热，平肝郁。炒赤芍、紫花地丁破瘀散结，清热解毒。夏枯草、炒枯芩、炒栀子清热消肿解毒。土泽泻渗湿清热，分利小便。

魏某某，女，30岁。

辨证：腮肿（右腮）。

病因：肺热痰滞，郁火上炎。

证候：右腮作肿，颈跳肢麻，乳少，咳嗽痰多，腹胀。脉细弦。舌红，苔黄。

治法：清热化痰，散郁降火。

处方：夏枯草9克　土贝母6克　赤小豆12克　连翘6克　丝瓜络6克　净银花6克　蒲公英6克　金果榄6克，杵　大腹皮9克　冬瓜子6克　生枇杷叶6克，去毛　炒赤芍6克　益元散9克，包

方解：净银花、连翘清热解表。蒲公英、夏枯草清热解毒，消肿散郁。炒赤芍泻火散郁。冬瓜子、生枇杷叶清肺消痰止咳。金果榄利咽消肿。大腹皮消胀利水。益元散宁心清热，解毒

利水。赤小豆清热解毒，利溲通乳。

杨某某，男，39 岁。

辨证：腮肿（右腮）。

病因：肺胃蕴热，湿热相搏。

证候：右腮肿牵及右脸红肿起疱，咳嗽，发冷。脉弦滑数。舌质红，苔薄黄浮白。

治法：清热解毒化湿。

处方：连翘 9克，青黛拌 大贝母 9克 黛通草 3克 净银花 9克 炒赤芍 9克 全瓜蒌各 9克 紫花地丁 6克 炒栀子 9克 蒲公英 9克 冬瓜皮子各 9克 白茅根 30克

方解：连翘、净银花清热解毒消肿。蒲公英、炒赤芍活血消肿，清热解毒。大贝母、全瓜蒌、冬瓜子皮润肺化痰，散结化湿利水。紫花地丁清热解毒消肿。炒栀子清三焦火。黛通草泻火利湿，引热下行。

李某某，男，19 岁。

辨证：腮肿（两腮）。

病因：肺胃蕴热，风火相搏。

证候：两腮肿痛，发热痰多，纳呆，大便不畅。脉浮数。舌质红，苔黄腻。

治法：清热散风。

处方：连翘 9克 土贝母 6克 焦稻芽 9克 净银花 6克 炒赤芍 6克 天花粉 9克 白僵蚕 6克 炒竹茹 9克 薄荷 3克，后下 制乳没各 6克 蒲公英 9克

方解：以银花、连翘、薄荷清热解毒，消肿散风。炒赤芍、土贝母散结清热，活血散郁解毒。白僵蚕、蒲公英、制乳没活血散郁，清热化毒。天花粉降火润燥消肿。

卜某某，女，24 岁。

辨证：腮肿（两腮）。

病因：肺胃郁热，感风上炎。

证候：腮肿，脘闷，纳少，左手指不利。脉细弱。舌质红，苔微黄。

治法：清热散风。

处方：连翘 6克 大贝母 6克 焦稻芽 12克 丝瓜络 6克 白茅根 15克 净银花 6克 制乳没各 6克 蒲公英 9克 夏枯草 9克 姜蚕 9克 赤芍 6克

方解：净银花、连翘清热散风解毒。蒲公英、夏枯草消肿化热毒。焦稻芽和中开胃消食。白茅根滋阴凉血，引火下行。丝瓜络通经活络。

冯某某，男，25 岁。

辨证：腮肿（左腮）。

病因：肺胃郁火上炎。

证候：左腮肿，喉龈肿痛，食水难下，唇裂生疮，大便三天未下。脉细数。舌红，苔黄。

治法：清热消肿，利咽止痛。

处方：黛连翘 9克 炒赤芍 3克 炒栀子 9克 净银花 9克 蒲公英 9克 全瓜蒌 12克 炒竹茹 6

克 金灯笼6克 人中白9克 金果榄6克 白茅根30克

方解：净银花、黛连翘清热解毒。蒲公英、炒赤芍清热破瘀。炒竹茹、炒栀子、白茅根清肺燥，开胃郁，凉血泻三焦之火。金果榄、人中白、金灯笼清热解毒，消肿利咽。全瓜蒌利肠以润大便，亦可泻火。

二诊：左腮喉龈肿痛见消，唇裂生疮已消，大便已下，但不多，食水已下。

处方：按前方去炒竹茹、人中白，加紫花地丁6克、川通草3克。

方解：紫花地丁清热解毒，川通草清热利小便，通草引热下行。

华某某，男，38岁。

辨证：腮肿（两腮）。

病因：肺胃郁火上炎。

证候：腮肿，身痛，鼻衄，口苦。脉细弦。舌质红，苔薄黄。

治法：清热化郁。

处方：连翘6克 大贝母6克，去心 黛蛤散9克，包煎 净银花9克 炒赤芍6克 金灯笼6克 紫花地丁9克 丝瓜络6克 白茅根30克 粉丹皮6克 蒲公英9克

方解：连翘、净银花清热解毒消肿。粉丹皮、大贝母和血止衄，散结消肿。黛蛤散清火消肿。白茅根清火凉血，止衄。紫花地丁、蒲公英清热解毒。金灯笼利咽消肿。丝瓜络通经络。

陈某某，男，35岁。

辨证：腮肿（左腮）。

病因：内有蕴热，风邪外束。

证候：左腮肿胀，发热头晕，鼻干。脉浮数。舌质红，苔微黄。

治法：清热散风。

处方：连翘9克 土见母6克 鲜茅根15克 净银花6克 炒赤芍6克 薄荷3克，后下 僵蚕6克 杭甘菊6克 丝瓜络6克 粉丹皮6克 白蒺藜9克 制乳香没药6克 蒲公英9克

方解：净银花、连翘、白蒺藜、杭甘菊、粉丹皮、薄荷清热散风，解毒消肿。炒赤芍、土贝母、制乳香没药活血散结，消肿清热。蒲公英、鲜茅根清热解毒。僵蚕、丝瓜络散风通络。

孙某，女，19岁。

辨证：腮肿（两腮）。

病因：郁热不解，风火上炎。

证候：两腮肿胀而硬，口不能张，便稀。月水年余未见。脉细弦。舌红，苔黄。

治法：清热散风。

处方：连翘6克，青黛拌 通草3克 夏枯草6克 金银花6克 蒲公英9克 薄荷3克，后下 紫花地丁6克 炒赤芍6克 白茅根9克 扁豆衣9克 大贝母6克

方解：连翘、金银花、薄荷清热散风解毒。蒲公英、紫花地丁、夏枯草清热解毒，消肿软坚。大贝母、炒赤芍、白茅根散结破郁，清热凉血，消肿。扁豆衣降浊升清，除湿解毒。川通草利溲清热。

杨某某，男，22岁。

辨证：腮肿（两腮）。

病因：风痰蕴结。

证候：腮肿按痛，痰多。脉浮数。舌红布刺，苔黄。

治法：散风化痰清热。

处方：连翘6克　大贝母6克　陈皮6克　净银花6克　炒赤芍6克　炒竹茹6克　紫花地丁9克　炒栀子6克　川通草3克　粉丹皮6克　苏薄荷3克，后下　金黄散15克，醋拌外敷肿处

方解：连翘、银花、薄荷清热解毒散风。紫花地丁、炒赤芍清热解毒，散结消肿。竹茹、陈皮顺气宽胸化痰。丹皮泻伏火凉血。通草通气清热，引火下行。炒栀子清三焦之火。

以上出自《陆观虎医案》

施今墨

梁某某，女，23岁。发热二日，畏风，两侧腮腺部肿痛，食物下咽时亦疼，痰涎多，小溲赤，口干不思食。舌苔薄白，脉浮数。

辨证立法：内蓄热，外感风，风热冲行两颊而肿痛，急拟散风清热法治之。二日间连服三剂，以期速效，免致毒热蕴久生变。

处方：白芦根15克　忍冬藤6克　蒲公英12克　白茅根15克　忍冬花6克　大力子6克　炒香豉6克　青连翘10克　马勃绒4.5克，黛蛤散10克，同布包　炒山栀6克　山慈菇10克　酒条芩10克　赤芍药10克　赤茯苓10克　杏仁泥6克　薄荷梗4.5克　甘草梢4.5克

二诊：服三剂，微汗出，热退，耳下肿已消，现证咳嗽，不思食，大便三日未解。是属外邪虽解，内热未净，以调理肺胃，清其余热为治。

处方：炙前胡6克　炙紫菀4.5克　炒内金10克　炙白前6克　炙陈皮4.5克　佩兰叶10克　炒杏仁6克　苦桔梗4.5克　炒枳壳4.5克　薤白头10克　甘草梢4.5克

《施今墨临床经验集》

第八十七章　沙蜮

蒋宝素

为鬼为蜮，则不可得，沙毒流行如鬼行役，直中太阴。吐泻交作，目陷，肢冷，脉伏，脚麻，筋转。男子手挽前阴，女子手挽其乳，则筋不转。刺血紫黑，须臾不救，宜急回阳。

东洋参　制附子　炮姜炭　冬白术　炙甘草　淡吴萸　白通草　宣木瓜　鬼箭羽　雷丸　童子小便　净黄土

附子理中合通脉四逆加减，一日夜共服四剂，如冰肢冷微和，绝无之脉似有，筋舒不转。吐泻虽减，冷汗未收，双眸仍陷。危证转机，再效乃吉。

东洋参　冬白术　炙甘草　制附子　炮姜　白通草　淡吴萸　雷丸　鬼箭羽　山慈菇　童便　净黄土

昨方一日又服三剂，游丝之脉竟起，指尖转热，掌后仍冷，目陷，柔汗如故，反觉愦躁欲卧泥水之中。阴盛格阳已著，依方进步可也。

东洋参　冬白术　炙甘草　制附子　炮姜　淡吴萸　鬼箭羽　雷丸　油肉桂

原方加减，一日又服二剂，愦躁转为虚烦，阴毒化作瘾疹，举体皆温，六脉尽起。危证复安，乃天授，非人力也。再拟医话爕理汤，以善其后。

东洋参　冬白术　炙甘草　炮姜　大熟地　当归身　童子小便

腹痛，吐泻，转筋，肢冷，脉伏，目陷，刺血色紫。偏于右，如中风偏枯之状，是乃生机。附子理中为主。

制附子　东洋参　冬白术　炮姜　炙甘草　宣木瓜　淡吴萸　鬼箭羽　雷丸　云茯苓　净黄土

昨药后，伏脉虽起，肢冷更甚，如冰冷处大汗如雨，汗收渐觉温和，邪从汗解之佳兆也。照前方加油肉桂。

原方加肉桂又服一剂，汗更大出，厥逆遂和，阳回毒解，诸证悉退。安不忘危，万万小心自重。

东洋参　冬白术　炙甘草　云茯苓　制半夏　新会皮　炒谷芽　六和神曲　白豆蔻　生姜　大枣

转筋，在吐泻之前属热。诸转反戾，皆属于是也。然热随注泻而去，脾阳亦脱，两败俱伤，宜急回阳。爰以医话爕理汤加减挽之，冀其厥回脉起为吉。

大熟地　东洋参　炙甘草　制附子　炮姜　冬白术　宣木瓜　鬼箭羽　净黄土

昨进医话爕理汤加减，力挽真阳，肢冷竟和，伏脉亦起，筋舒不转，大汗全收。进锐退速，平素善于调摄，正气无亏之使然也。

云茯苓　冬白术　炙甘草　制半夏　陈橘皮　炒谷芽　六和神曲　生姜　大枣

吐泻交作，手足俱麻，脉未全伏，目赤如鸠，苔黄如杏，有汗，口渴，溲红。沙蛾、伏邪交并。五苓、达原加减兼治。

赤茯苓　猪苓　泽泻　冬白术　尖槟榔　川厚朴　草果仁　炙甘草　生姜

昨药后，竟转为疟。寒热作时，手足仍麻，吐泻仍作，汗更大出，溲更红浑，消渴引饮，苔转灰黑，脉转滑数。再以柴胡白虎加以平沙之品。

柴胡根　黄芩　知母　东洋参　炙甘草　生石膏　制大黄　鬼箭羽　雷丸　枯矾末　红蓼花根

前方服二剂，疟来二次，得大汗如浴，诸证悉平。再以医话曲谷二陈汤，以善其后。

六和神曲　生熟谷芽　云茯苓　炙甘草　制半夏　陈橘皮　蓼花根

以上出自《问斋医案》

第八十八章　漏风

傅松元

　　盐城陆必之之夫人，年五十许，夏月邀余诊病。坐绵帐内，身服夹衣，头包皱纱，恶风殊甚，手不能一出帐，切其脉缓，而自汗舌白。余用桂枝法，以白芍四倍于桂枝，并加紫苏、防风，服后未得消息。隔六年，忽邀余再诊，证候脉色如前，时当夏月，仍着绵衣坐帐中，并谓六年来旅居山东，易医数十人，服药近二百剂，迄未见效。余问："其喜欢酒否？"答云："向嗜酒，然自病后，已六载不饮矣。"其媳在旁曰："我婆婆向饮必醉，醉喜当风，或且露卧。是以风邪受之深也。"余恍然忆及《内经》所谓饮酒中风，名曰漏风之证，治以术泽鹿衔汤之法。但未知是否适宜？姑试用台术、泽泻、鹿衔草、茯苓、防风炭各三钱，嘱服三剂。迨秋间，忽遇之于其乡戚处，拱手谢曰："老妇人六年之病，服先生三剂药而愈，真名医也。"余受其虚誉，无任悚惕。嘻！古方之灵验如此，医者可不读书乎。

《医案摘奇》

第八十九章　风湿

雷丰

　　须江毛某，贩柴来城，忽然患病，曾延医治乏效，来迓于丰。见其所服之方，皆作风温论治，诊其脉，弦而缓，考其证，寒热身疼，舌苔虽黄，黄而滋腻，口虽作燥，不甚引饮。丰曰：此属风湿时邪，实非风温伏气，就目前厥阴主气而论，风温之病似矣，不审今春淫雨缠绵，地中之湿上泛，随时令之风而袭人，遂成诸证。况无咳嗽口渴，又无滑数之脉，显然非风温也，宜从风湿立法。以平胃、神术、葱豉三方合为一剂，连进数服而安。

《时病论》

袁焯

　　邹允坤，年二十八岁。

　　病名：风湿夹痰。

　　原因：因夏间冒雨赶路，感受风湿，遂病腹胀腿肿，下及两脚。初在上海某医院医治，服泻药不效，九月来镇江，延予诊治。

　　证候：发热胸闷，腹胀不舒，溲赤。

　　诊断：脉象软滑，舌苔黄腻，盖湿热蕴伏，兼有痰滞。

　　疗法：用半夏泻心汤、小柴胡汤、小陷胸汤合方，化痰滞以清湿热。

　　处方：仙半夏三钱　小川连一钱　黄芩钱半　川柴胡一钱　瓜蒌仁四钱，杵　淡干姜六分

　　次诊：热退胸宽，惟遍身关节作痛，因于清利湿热方中，加散风药以治其痛。

　　次方：赤茯苓三钱　焦山栀三钱　猪苓二钱　泽泻二钱　广皮红一钱　西茵陈三钱　羌活八钱　秦艽钱半　川牛膝三钱　嫩桑枝两尺，切寸

　　三诊：此药服后，次日忽大喘不止。速予往诊，视之果喘息不宁，精神疲惫，不能起坐。诊其脉，两手俱细弱无神，舌色亦转光而无苔，面色黄淡。盖病退而元气大虚欲脱矣，议急急益气敛神以固脱。

　　三方：潞党参三钱　西洋参三钱　大熟地四钱　枸杞子三钱　胡桃肉三钱　炙黄芪三钱　五味子五分　淡干姜八分　炙甘草五分

　　四诊：明日其伴某君复来延诊。谓予曰：先生真神人也。昨药服后，喘息即止，而神气亦宁，安睡一夜。予遂偕往观之，果安静如平人，但起坐时仍觉喘促，因嘱以原方再服一剂。

　　五诊：此药服后，喘则定矣，而腹忽胀大如怀孕之妇人，大小便不通，乃以资生丸方加减，改作煎剂。

　　五方：潞党参三钱　炒白术三钱　云茯苓三钱　炙甘草六钱　广藿香一钱　生薏苡三钱　炒扁豆三钱　怀山药四钱　湘莲肉七颗　广橘红一钱　南芡实四钱　南山楂二钱　六神曲二钱　炒蔻仁一钱　炒麦芽钱半　桔梗一钱　福泽泻二钱　广木香八分　陈皮一钱

效果：一服而胀松，接服五剂，胀全消，每餐能进饭一碗余，并能起立行走，但觉腿脚酸痛无力而已。其时该舰奉调急欲赴宁，乃于前方去山楂、神曲，加炒熟地炭、牛膝、杜仲等药，以与之而行。

说明：大凡虚实复杂之病，其中必多转变，医家当随其机而应付之，曲折变化，一如其病，苟稍执滞，其不复败者几希。虽然，此岂可与浅人道哉。

廉按：风湿夹痰，虚实杂糅，故以认证为先，对证发药，或化痰滞以清湿热，或利湿热兼散风邪，或益气敛神以固脱，或调中益气以宽胀，皆因病以定方，不执方以治病，随机策应，故能默收敏效，未可以寻常风湿例视之。

《全国名医验案类编》

何拯华

余瑞林，年三十七岁。

病名：风湿。

原因：素体阳虚，肥胖多湿，春夏之交，淫雨缠绵，适感冷风而发病。

证候：头痛恶风，寒热身重，肌肉烦疼，肢冷溺涩。

诊断：脉弦而迟，舌苔白腻兼黑，此风湿相搏之候，其湿胜于风者，盖阳虚则湿胜矣。

疗法：汗利兼行以和解之，用桂枝附子汤辛甘发散为君，五苓散辛淡渗泄为佐，仿仲景徐徐微汗例，以徐则风湿俱去，骤则风去湿不去耳。

处方：川桂枝一钱　云茯苓六钱　泗安苍术一钱　清炙甘草四分　淡附片八分　福泽泻钱半　酒炒秦艽钱半　鲜生姜一钱　红枣二枚

效果：一剂微微汗出而痛除，再剂肢温不恶风，寒热亦住，继用平胃散加木香、砂仁，温调中气而痊。

廉按：春夏之交，淫雨缠绵，病如伤寒者，多风湿证。临证时当别其风胜湿胜，辨其阴虚阳虚，庶免颟顸误人之弊。病既阳虚湿胜，仲景徐徐微汗，真治风湿之金针，此案殆得长沙之薪传欤。

《全国名医验案类编》

严绍岐

施小毛，年二十余岁。

病名：风湿。

原因：素体阴虚多火，先冒春雨，继感温风而发病。

证候：初起寒热头疼，关节窜痛，继即遍身微肿，渴不引饮，便溏如酱，溺短赤热。

诊断：脉右弦缓，左关尺微数，舌苔虽黄，黄而带腻。证虽风湿两感，而湿已从热化也。

疗法：先用七味葱白汤，辛淡法以通络祛风，使风湿从微汗而解；次用木防己汤加减，辛凉淡法以利湿泄热，使已从热化之湿从小便排泄；三用五叶茅根汤，清芬甘凉，醒胃生津，以清余热。

处方：青防风一钱　苏叶嫩枝钱半　生姜皮一钱　淡香豉三钱　左秦艽钱半　络石藤三钱　鲜葱

白四枚　　嫩桑枝一两

次方：木防己钱半　　丝通草钱半　　生苡仁四钱　　青松针三钱　　桂枝木七分　　拌飞滑石三钱，包煎　　丝瓜络三钱　　嫩桑枝一两

三方：冬桑叶二钱　　淡竹叶二钱　　炒黄鲜枇杷叶五钱，去毛抽筋　　建兰叶三钱　　生侧柏叶二钱　　去皮鲜茅根一两

效果：服一方两剂，微微汗出而恶寒除，头疼减；服次方两剂，而溺利热退，身痛微肿均瘥；服三方胃气大动而停药。

廉按：同一风湿，有风寒挟湿者，有风温挟湿者，外因之感受不同，内因之体质亦异，而处方选药，当然各殊。此案三方，清灵熨帖，多从叶氏方法脱化而来。

《全国名医验案类编》

第九十章　脾瘅

张千里

杭州，裘。五内如焚，起灭无定时，易怒多疑，舌腻口甜，脉弦，左尤甚，肝热由于胆寒，脾瘅由于胃滞，所谓五志火动，神明内扰也。隆冬蛰藏之时，宜用育阴潜阳法。

大熟地三钱　阿胶一钱五分　天冬一钱五分　茯神二钱　竹茹八分　牡丹皮一钱五分　牡蛎三钱　佩兰叶一钱　莲子心十粒　白芍二钱　泽泻一钱五分　枣仁二钱　黑芝麻三钱

另服朱砂安神丸，莲心糊丸。

姚光祖按：此方与证丝丝入扣。

《千里医案》

第九十一章 肺痹

程文囿

差经三月，脉大而急，证见呛咳气筑，胸满背胀，夜不安卧，卧则气冲，呼吸不利，目烂舌赤，口干心烦。审诸脉证，是属肺感燥邪，加之抑郁，痰气胶结，肺窍阻闭，清肃失司，酿成肺痹危险。盖肺为气之主，肺气逆，则诸气皆因之而逆矣。平素质亏受补，兹则补剂不投，虽虚而病则实，不去其病，徒补无益。经云：诸气膹郁，皆属于肺。秋伤于燥，冬生咳嗽。计惟清燥宣痹，幸得胸展痹开，方许机关扭转。仿苇茎汤，遵《金匮》法。

服药四剂，喉口燥象稍减，舌根焦苔亦退，脉象依然，痹犹时发，甚则胸膈膜胀，喘喝不已，欲人捶摩，咯出浊痰，略觉宽展。病由燥邪蕴伏上焦，治节不行，痰壅无形之火，火灼有形之痰，交相为患。夫痹者，闭也。内闭则外脱，至危至急，无如上焦不开，未能填补其下，是以每投补剂，其闭更剧。按：肺窍蕴结之痰，如屋之游、树之萝、石之苔，胶黏滋蔓，岂寻常消痰之品，所能芟刈。原方加蒌皮、海石。

轻清宣痹，病象未减，下虚不能纳补，上实通之无功。消补两难，颇为棘手。据述每痹甚时，惟饮菔水，则痰气稍平。即此推求，定有顽痰胶黏肺管，阻塞气机。苇茎频投不应，惟有进步葶苈一法，非不虑及老人质亏难任，当此危迫，畏首畏尾，身其余几，奈何？

苇茎、葶苈及《金匮》治肺痹两大法门。前因年高差久，不敢骤用葶苈峻攻，惟取苇茎轻清宣痹，冀其病去，元气不伤。服药虽见小效，痹终未宣。前论燥热酝酿为痰，肺窍气机阻塞，清肃失司，因而逆满，却非谬语。夫顽痰滋蔓，譬诸顽民，不服王化，不忍猛而宽，则萑苻盗风，何由而息。所加葶苈，虽系无可如何，亦理之所当然，非徒行险侥幸也。现在痹热稍松，足见有故无殒。从来峻剂原属可暂而不可常，然证经数月之久，痰热弥漫已极，甫得稍开，若旋行易辙，病根尚在，虑其复萌。今早鼻仍流血，可知肺火未清，方加石膏、山栀、竹沥彻其痰热余波，今夜得以痹再减轻，明日可为转手。

老人病逾百日，痰凝气壅，肺痹不舒，上实下虚，原难想法。数番诊视，因其痰火势盛，不能受补，无已，初投苇茎，轻清宣肺，继进葶苈，涤饮除痰，佐以膏、栀、竹沥以彻痰热余波，此皆古人成法，非杜撰也。今痹象稍减，虚状渐露，高年差久，恐其元气不支，商佐保金辅正。

《杏轩医案》

柳宝诒

金。病起秋初，肺先受病。先咳痰，继烦满喘促而呕，《内经》所谓肺痹是也。拟清燥救肺汤益损之。

鲜南沙参　麦冬肉　广陈皮　茯苓块　瓜蒌皮　五味炭　绵芪皮　白石英　前胡　甘蔗皮
霜桑叶　银杏肉　芦根

《柳宝诒医案》

曹南笙

某左。脉搏劲，舌干赤，嗳气不展，状如呃忒，缘频吐胃伤，诸经之气上逆，填胸聚脘，出入几逆，周行痹阻，肌肉着席而苦，转加平昔辛香燥药不受，先议治肺经，以肺主一身之气。

枇杷叶、杏仁煎汤冲桔梗、枳实汁。

某左。肺气空悬，气窒声音不出。舌乃心苗，热灼则舌本不展，以寸口脉微之病，乃辛热酒毒之痹，主以轻扬为治，乃无质之病。

羚羊角　连翘心　竹叶心　野赤豆皮　川贝母　金银花

暮服威喜丸二钱。

以上出自《吴门曹氏三代医验集》

孔继菼

明府娴于吏治，严明善断，而于岐黄一道，懵如也。病则以身委医，死生以之。莅滕之日，病已久，以为劳惫所致也。医以参、术、桂、附等投之，精神少振，遂以桂、附为命，久而便血。又久而燥结不通，更医，用大黄数剂，而后得利，稍觉宽快，即以大黄为命。又数剂，不能支矣，更医，用地黄，稍稍能起，又以地黄为命，日用二两，二年不辍。而向之得效者，又增剧矣，乃谢病归，又恐不能及故里，嘱办后事。延予诊之，投以宽胸利气之剂，一药而病减大半。次日，快甚，谆嘱再用前药，余不可。更定一方，次日再为增减，始嘱令多服几剂。而明府总以后方不如前方之效，谆谆以前方为言。予恐其不知快利之伤气也，归复以字投之，曰：周身之气，皆司于肺，而胸为气海，肺之部分也。故凡气病未有不关于肺者。父台病胸中膜满胀塞，气不下降，此正肺家本病。按之则入于小腹，得泄气而膜胀少缓者，肺与大肠相表里故也。此证若系初发，数剂可以痊愈。今病已积久，寸口脉细，肺之正气虚矣；浮取之，弦中带涩结之象，病之根蒂深矣。犹幸两关尺沉取冲和，真阴尚未受伤，但欲化此弦中带结之脉，则非一朝一夕所能奏功。经曰：肺痹者，烦满喘而呕。又曰：咳嗽上气，厥在胸中，过在手阳明、太阴。厥在胸中，即气聚于上而不下也。可知此证本属肺痹，由风寒入肺，鼓聚痰涎，蔽塞正气，久而气与之合，痰为之翼，少遇风寒，辄里应外合，齐起为害，此父台之所以受困日深也。前用降气利痰之剂，辄觉胸膈宽快者，剪厥党羽，其势不得不戢，然根本未拔，少遇风寒，便岌岌有欲炽之势。为今之计，利气豁痰，尤当长养胸中阳气。夫寒为阴邪，痹为阴病，弦滞涩结，亦阴脉，阴而养之以阳，何痼疾之不可愈乎？故借取《金匮》立方：半夏、橘红以开痰也；枳实、郁金、苏子、旋覆以降气也；白芍养阴和营，防利气之药或过而伤真阴；白蔻温胃散寒，防开降之品或峻而伤脾阳；惟用薤白、桂枝二味为主治，借彼纯阳之性，温养胸中阳气，以退肺家之痹，较之古方，未免迂折，然以子民治父母之疾，慎重周详，惟恐不至，敢以偏师取胜乎？昨面禀未及尽谈，故附此再渎，并祈商之众高明，以为异日用药加减之一助。明府见字，遂依方服至二十余剂，病痊愈。

《孔氏医案》

第九十二章 肺液

余听鸿

　　常熟东门某姓，年将周甲，素嗜饮，痰饮咳痰有年，余每以橘半六君、桂苓术甘等服之皆效。是年咳痰又发，有亲戚某略知医学，颇为关切，与服牛蒡、豆豉、枳、朴等六七剂，咳吐白痰不休，渐渐神昏目瞑呓语，拈衣摸床，舌薄白不渴饮。是晚邀余诊脉，虚缓无力，痰如米粥盈碗。余曰：此肺液也，吐多则成肺痿。喻嘉言先生曰：肺痿见其舌白，恣胆用燥药，令其熇熇自焚而死者，医罪加等。即与千金炙甘草汤。服两剂，痰渐少，稍能言语进谷，神识亦清。后其亲至，因舌白不渴，腻药难进，投以芳香甘温，砂仁、枣仁、木香之类，两帖而逝。生死虽曰天命，岂非人事，甚哉，医道之难。我等既以是为业，为谋衣食计，无所推诿，遇一病必细心推敲，用药亦再三斟酌，尚恐不能取效。况稍涉猎医书，得其粗而遗其精，知其常而昧其变，未尝深思研究阅历有得，病变百出，何从措手。虽云亲朋关切，岂堪轻试，语云：学医废人，能勿惧耶。徐灵胎先生医论中言之甚详，余不赘。

《余听鸿医案》

第九十三章 肠痨

施今墨

赵某某，女，22岁。病已经年，曾在天津中央医院治疗，诊断为肠结核证。肠鸣腹痛，大便溏泻，日行三五次，且有黏液。胸胁胀满，呕逆不思食，每日下午自觉发热，小溲短赤。苔白质淡，六脉沉细而数。

辨证立法：经云："清气在下，则生飧泻；浊气在上，则生䐜胀"。脾气宜升，胃气宜降，升降失调，既胀且泻，病患经年，正气已虚，表里不和，寒热时作，拟升清降浊、调和表里法治之。

处方：醋柴胡5克 苍术炭6克 赤茯苓10克 赤白芍各6克 白术炭6克 赤小豆20克 炒吴萸5克 扁豆花10克 炒黄连5克 血余炭5克，禹余粮10克同布包 扁豆衣10克 米党参6克 车前子10克 怀山药25克 建莲肉15克 姜厚朴5克 御米壳12克 炙草梢3克 姜半夏6克

二诊：前方服二剂，药效未显。前方去扁豆花、扁豆衣，改白扁豆30克，去车前子、滑石块，加姜竹茹6克，陈皮炭6克，服六剂再诊。

三诊：服药四剂，尚有二剂未服，寒热已退，呕逆亦减，大便次数已少，但仍溏泻，肠鸣依然，因需赴津一行，故来求诊。前方未服之药，仍要服完，再拟一方，须进十剂。

处方：怀山药25克 白扁豆30克 五味子3克 苍术炭6克 黄连5克，吴萸5克同炒 白术炭6克 血余炭6克，禹余粮10克同布包 党参10克 莲肉12克 御米壳12克 云苓块12克 姜半夏6克 厚朴3克 干姜炭3克 炒白芍6克 炙草梢3克

四诊：去津半月，共服十二剂，诸证大为好转，腹痛肠鸣已止，大便一日一次，已呈软便，食欲渐增，呕逆已止，精神旺健，拟常方巩固疗效。

处方：米党参10克 云苓块10克 干姜炭3克 白扁豆30克 怀山药25克 五味子3克 苍术炭6克 霞天曲6克 白术炭6克 黄连5克，吴萸5克同炒 半夏曲6克 焦薏仁15克 建莲肉15克 砂仁壳3克 炙甘草3克

《施今墨临床经验集》

第九十四章　肠痹

柳宝诒

黄。渴饮绵绵，小溲不畅。因火灼肺，金失下输之职也。清气不升，时发飧泄。因湿伤脾，邪机转而下陷也。生制失权，本末同病。证情与肠痹相似，兹仿其例而治之，未识是否？

旋覆花　紫蛤壳　茯苓皮　白苡仁　泽泻　升麻蜜炙　通草　川柏盐水炙　黑山栀　苦参　桑白皮　生百合煎汤代水

《柳宝诒医案》

第九十五章 肝叶倒竖

李文荣

道光九年，予应浒关黄拙安之召，有顾某因与人忿争，忽然直立不能卧，诸医罔效，恳予诊治。予一见，曰："此肝叶倒竖也！"伊家惊问："肝倒转来还能治耶？"予笑曰："病患不能识，既识之，易易耳！"用小温胆汤加龙胆草，再加金器同煎。另以猪胆一个，悬高梁上，开一小窍，令胆汁滴下，将火炉药铫对准，使滴滴俱归中。俟汁滴尽，药亦煎熟。一服而愈，举家以为大奇。嗣有关医，虚心者，特向予请教，以为先生治法可谓奇效，但案云肝叶倒竖，而所用药物皆入胆经，何也？应之曰："此安甲和乙法也。肝为乙木，胆为甲木，胆在肝叶之下，肝之庇荫，若母子然。凡肝气上逆，未有不胆气随之者，故平肝不及，不如安胆。譬如母携子出，与人作闹，劝母不依，姑以饼饵骗令小儿欲归，其母因爱子之故，亦只得息怒而去。且夫肝为将军之官，谋虑出焉；胆为中正之官，决断出焉。经以十一脏皆取决于胆，而肝尤决于胆者也。故安甲木即所以和乙木也。"关医闻之，拜服而去。

《仿寓意草》

第九十六章 积气

王三尊

彭彧卿内人，腹中旧有结气，或上或下，上则不食，下则小腹坠痛，时食粥一月矣。右脉数大如外感状，左脉少可，皆重按无力。细审并无外感。经云："沉而无力为气"。此脉反浮数，乃中气大虚，兼以结气上攻之故。与以香砂六君子汤，大效，饮食渐进。然结气终不愈，后加吴黄、芜荑而愈。

《医权初编》

北山友松

河岛氏患腹积气，不食，体瘦，发作则眼晕背强，手足冷，或梦遗恶食。
初用方：半夏白术天麻汤加青皮、香附子。
终用方：分心气饮。

木村氏，习射数年。胸腹结气冲动，或肩背痛，或头痛上气，或不食等证。
初用方：二陈汤对三子养亲汤，加天麻、酒香附。
终用方：香附子四钱　白茯苓一钱　天麻　青皮各八分　甘草四分　木香一钱　当归一钱

《北山医案》

第九十七章　遍身气胀

温载之

　　先君在日训及强仕时，偶患气胀之证，遍体皆肿，诸药不效，医皆束手。嗣因余表兄何东升述及伊得名医传有偏方。用沉香、砂仁各三钱，香橼片四钱共研细末。另用鸡蛋一枚，煮极老去白，用黄将油取净，同前药和匀，分三次用，老酒冲服。服后下气如涌，其肿全消，真神方也。曩时闻此训诲，不解制方之妙。迨知医后，细绎其义，始悟方用香橼者，其气香，味甘微苦。其形圆，其色白。然形圆象天，色白入肺。其气轻清，乃上焦气分之药。砂仁气味辛温，辛能散，温能和。《本草》：主宿食不消，腹中虚痛下气，则是中焦气分之药。沉香亦气味辛温，但色黑质重，色黑入肾，质重下沉，是为下焦气分之药。夫三物者，分治三焦之气，使其流畅通行。又得鸡子黄之入中，引诸药由中而分布。用酒调服者，酒能通行，百脉无处不到。故奏效甚捷也。余因揣此方，想从仲景枳实栀子豉汤悟出。

《温病浅说温氏医案》

第九十八章　冲气

周镇

严君丁已六十七岁。冲气不时而发，原由十年前血痢致伤，肾肝不充，虚风攻注，足胫酸痛，或如钻刺，事烦则少寐。诊脉虚弦，舌白。营虚络衰，阳不下潜，冲气上升，剧发可忧。拟滋潜养络，益血安神。首乌、寄生、杜仲、牛膝、菟丝、杞子、白芍、苁蓉、归身、茯神、柏子、枣仁、二冬、元参，研末，用胡桃肉去皮研，炼蜜糊丸如绿豆大。服之冲气即潜，钻刺之痛亦定。

《周小农医案》

第九十九章　真阳内动

刘世祯

　　庚申，同堂侄孙，年十八岁，余长兄之孙也。忽患壮热有汗，口大渴，唇焦舌枯，齿间出黑血，目内陷，不省人事，大小便闭。初起时余适赴县城，远隔八九十里，及病日剧，始促余归家诊治，切其脉数大，尺中尤甚，按之牢坚。此时已延杨医生诊治，初服石膏、竹叶、丹皮等味无效，以为病重药轻，主用大承气汤，已煎成将进，余阻止，杨医力争可服。余曰：既属阳明实证则数大之脉当寸关更甚，今尺中数大反甚于寸关，是真阳内动而形于外，真阳为阴中之阳，其脉象应于尺，尺大于寸，其为真阳内动无疑，且牢坚之脉为虚极应象也，当急用重剂救里，或可挽救于万一，若攻之必死矣。杨终不谓然，遂忿忿而去，出门时对人曰：此病伊叔祖所见太左，今晚必死。幸吾兄深信余说，嘱莫迟疑，病至此生死不计。遂用参、芪、姜、附重剂，佐当归、五味浓煎灌服，竟夕尽剂，至天明壮热渐退，神转清，脉转寸大于尺，而真阳复矣。再服一剂，至日中能言语，能进稀粥，病遂转危为安。余复谓之曰：尔年少未婚，其阳根不固，如此恐难延年，令多服鹿茸等补品，厥后年仅延四十余岁而终。凡真阳内动之病，外似胃实，容易误药，最宜细察，凡患此证者，虽治愈，其寿命决不甚长也。

《医理探源》

第一百章　虚阳上浮证

李用粹

相国文湛持，在左春坊时，患左足下有一线之火直冲会厌，燔灼咽嗌，必得抬肩数次，火气稍退，顷之复杂，或用补中益气加肉桂服之更甚。求治于家君，脉两尺虚冥，知非实火奔迫，乃虚炎泛上，然虚证之中，又有脾肾之分。脾虚者气常下陷，法当升举。肾虚者气常上僭，又当补敛。今真阴衰耗，孤阳无依，须滋坎之阴，以抑离之亢，乃为正治。方以熟地四钱，丹皮、山萸各二钱，麦冬钱半，五味三分，黄柏七分，牛膝一钱煎成，加童便一杯，服四帖而虚火乃退，左足遂凉。

《旧德堂医案》

何书田

肝胃郁火上炎，颧赤气粗，脉来七至，时欲恶心。此水不制火之象，非浅恙也。急宜静养调理。

炒川连　羚羊角　炒山栀　肥知母　建泽泻　小生地　石决明　牡丹皮　京玄参　芦根

复诊：前用清降之法，虚阳渐退，恶心不止。仍主凉阴泻火之法，以冀日就平熄。

原生地　黑山栀　稆豆衣　小麦冬　建泽泻　牡丹皮　石决明　京玄参　肥知母

烦劳火炽，喉燥舌涩。此肝胆热郁所致。治拟清化。

冬桑叶　石决明　川贝母　真海粉　肥知母　羚羊片　京玄参　甜杏仁　天花粉　炒竹茹　橘红

《簳山草堂医案》

王孟英

吕氏妇病两旬，延余视之。甫入室，病人裸衣而卧，神色不清，犹自披被掩其胸。及按脉，细而无神，目瞪内烦，咽痛不能容汤水，身冷如冰，汗出如洗。余思仲景云：大寒反汗出，身必冷如冰，咽痛目瞪者，龙雷之火上炎也。用熟地一两，桂、附各一钱，菊花三钱，煎成，冷水浸凉服之，诸病如失，即索粥饮，次日再一服，随以大补之药十余帖而安。愚按大寒反汗出，乃阴盛格阳于外也，故身冷如冰；咽痛目瞪者，阳戴于上也。凡格阳、戴阳，皆是虚阳外越，所谓内真寒而外假热，故可以以桂、附引之内潜，不可误谓龙雷之火上炎也。夫春分龙见而雷乃发声，秋分龙蛰而雷乃收声。是龙雷之火，必炎于阳盛之时。人身一小天地，肝为角木，震为雷，龙雷之火即肝火也。心肾阴虚者，肝阳始炽，致生龙雷上火诸证。治宜壮水制火，设昧此义，而妄援引火归元之说，不啻抱火救薪矣。古书辨别不清，贻误非浅。惟叶天士先生《景岳发挥》、何西池先生《医碥》，发明最畅，学者所当究心也。舍弟仲韶，于乙卯新秋陡患洞泻，数行即浑身汗出如洗，恹恹一息。黄夜速余往视，脉亦沉细，身凉不热，宛似虚寒之证，惟苔色黄腻，小溲全无，乃湿热病也。与桂苓甘露饮，一剂而瘳。附录于此，以便互勘。

《归砚录》

李铎

宜邑张洪度先生之子，年四旬，亦习医理。岁丁酉春暮，在松糊寓社，身患潮热，自投疏表清里之剂，以致昏倦难支。乘舆来湾，就父医治，其父诊后，知是大虚之证，不敢下药，爰唤余诊。脉全微欲绝，视其面赤身热，渴喜热饮，但一二口则止，时而发躁，时而昏倦，身欲坐卧于地，此真戴阳证也。是阴盛格阳，阴极发燥，孤阳无所附隶，宜急进回阳返本法，庶几可救，倘再投凉药，万无生理。张君深服余论，亟请立方以进，自午刻至亥子，连进四大剂不辍，天明竟热退神清，始得安神，继以阴阳平补而瘳。

文党　附子　姜炭　炙芪　五味　麦冬　艾叶　知母　炙草　黄连炒少许　葱白　红枣

此汤姜、附、艾叶，加知、连等药，与白通汤加人尿、猪胆汁同意，乃热因寒药，为引用也。

凡诊此等证，全在脉上推求，不可草草诊过，以致亡阳猝死，医之罪也。自记

陈修园曰：此阴盛格阳之证，面赤口渴，欲卧于泥水之中，为外寒内热也。

身热欲卧地，谁不谓热至极，若不于脉上体认得真，何能生全？寿山

《医案偶存》

温载之

吾邑张方伯佑之，年逾古稀，由闽致仕归来，办理团练，见其精神矍铄。癸酉冬，在乡庄感冒风寒，缠绵日久。方伯与观察姚公雅称莫逆，余亦受知于姚公，是以命余往视。见其园林清雅，梅花纵横，室宇萧疏，家风淡泊，心窃慕之。诊其六脉浮芤，舌謇面赤，毫无病象。家人辈见其神识尚清，俱以为不妨。余告之曰："此名戴阳之证。由肾水枯竭，真阳上浮，高年最忌，疾不可为。"未便拟方，早宜预备后事。告辞而去。晋向姚公述其所以，深为惋惜。三日后讣闻至矣。

《温病浅说温氏医案》

魏长春

庄益斋君，年四十八岁。住朱家道地。

病名：伤寒戴阳脱证。

原因：庄君体肥，气虚脾弱。平素嗜酒多湿，旧患痔疾，每解大便脱肛，安卧半时始收，方克行动，气虚下陷，未病已然。本月迁居朱家道地，劳顿过度，复因二子同患烂喉痧。一星期内，先后殂殁。庄君经此巨变，悲悼逾恒，因致寝食不安，精神受挫，寒邪乘机而入，起即呃逆气冲。群医皆以银花、通草、竹茹、枇杷叶、川石斛、川贝、茯苓、米仁、丁香、柿蒂、旋覆花、苏梗、橘红等。温凉杂投，病热更剧，且加喉痛，身热炽甚，目红溲赤，呃声不止。

延西医针治，亦不见效，诸医皆谓不治，始延余诊。

证候：呃逆气冲，口不能言，面赤上浮油光，肌热足冷，口角糜烂，喉红疼痛，咯痰稠白如水，头汗淋漓，渴欲引饮，入口即吐，胃机不振，大便微溏，小溲色赤，将尿倾地。干后凝成白精一片，其厚如钱，视其溲器之底，亦结白精盈寸。

诊断：按寸关脉洪大无伦，两尺空大虚迟，尺泽脉细如丝。舌红光绛，鲜泽无苔。余诊脉毕，其室王氏哀，询为何病，尚可挽救否？余曰：病名伤寒戴阳证。系大虚似实，假热真寒，势将暴脱。王氏曰：诸医皆云传染喉痧热毒。何以先生断为虚寒，请详示病理。余曰：面赤上浮油光，名曰戴阳。自汗淋漓为亡阳气脱，口糜喉痛乃少阴孤阳外越，哕呃即冲气上逆，尿中漏精是真阴下泄，证由内外俱伤，龙雷不潜，阴竭阳浮，身虽热而足冷，喉虽痛而便溏。脉象寸关大而尺泽细，下虚上脱。阴阳枢纽分离，危殆立至，势难救治。王氏哀恳拟方。生死唯命，庄君点头。以手指心，表示诚意。余为良心驱使，不忍坐视。

疗法：令取高丽参三钱煎汤，吞局方黑锡丹三钱，灌服半时，呃汗稍平，余见药力奏效，尚有生望，为拟理中生脉、龙牡救逆，复方加减，以纳气敛汗、引火归原。冀其转机。

处方：厚附子二钱　化龙骨八钱　生牡蛎八钱　瑶桂二钱　高丽参二钱　五味子二钱　大生地五钱　紫石英八钱　炮姜炭四钱　淮山五钱　炙甘草一钱

效果：服药后，至夜呃止气平，稍进薄粥，夜亦安寐。次日复诊，两寸关脉稍缓，尺脉略实，汗敛。余谓庄君曰：病已转机，仍从回阳纳气、固精滋肾为法。以前方加杞子、苁蓉、杜仲、龟板、青盐、麦冬、川柏等，加减治疗。服药八剂。脉静身凉，喉痛痊，胃纳苏。再拟滋肾水，养肝阴，益气和中，平补方二十剂，身体恢复原状。此病得愈，实亦幸矣。

炳按：阳越阴竭，暴脱急证，用重剂桂、附、龙、牡以回阳敛阴，固属急救要法，至阳回阴摄，气平汗敛，宜去桂、附，加镇潜育阴之品以收功，可为正本清源之治。若认证不明，不可轻试妄用，其为祸亦极大，不可不知之。

以上出自《慈溪魏氏验案类编初集》

张汝伟

姚成甫，年五十二，沙川，住富民路一百号。肝肾两亏，虚火上越，头面焮红，如橘子皮，戴阳证也。刻诊神志模糊，据家属报，囊已缩入，小便不出，大便坚结。脉沉，伏而细，且十余至一歇，入食即吐，时时干呃，病势危殆。姑拟桂附八味，分汤丸两路进服。

上上交趾桂二分　沉香片二分，各研细末，米饭为丸，开水先吞　淡附子三钱　大生地四钱　明天麻一钱　公丁香一钱　山萸肉　柿蒂各二钱　石决明一两　煅牡蛎八钱　苍龙齿四钱，三味先煎　刀豆子三钱，浓煎缓服，每小时吃一次

二诊：汤丸二剂并进。一日夜后，神志已清，呕吐亦止，能食安卧，但面仍红，呃逆间有，痰黏难吐，大便坚约，小溲不禁。脉歇已延长至四十之外，右滑数，苔干红。痰热内蕴，脾燥肝旺。拟温凉宣镇并进，以冀一鼓可平，勿使延缠，以生枝节。

淡附子二钱　胆星　九节菖蒲各一钱　大生地一两　刺蒺藜四钱　淡苁蓉　京元参　刀豆子　川贝母　桑寄生　杭白芍各三钱　石决明一两　生龙齿三钱　生牡蛎八钱，三味先煎代水

本证始末：此证为无量寿药肆所荐治，因此人失业忧郁所致。体质尚强，故初诊时，似甚危险，一剂即能挽转，二剂即能痊愈。

方义说明：第一方用丸以降逆温开，煎剂附、地并用，交媾阴阳之气，三甲潜阴镇摄，余为止呃熄风。二诊方，除附子，仍是前方之意，防其阳再越而强心，余则是化痰清营、润气降逆而已。

《临证一得》

第一百零一章 热深厥深证

余听鸿

常熟大东门庞家弄颜姓，因失业后室如悬磬，有病不能服药。延六七日，邀余诊之。脉沉如无，四肢厥冷，无汗，神识昏蒙，呓语撮空，遍体如冰，惟舌底绛而焦黑，干燥无津。余曰：此乃热深厥深，阳极似阴，热极似寒也。当时即进以银花露一斤，再进以大剂白虎汤加犀角、生地、人中黄。煎好，调服至宝丹、紫雪丹。罔效。明日再饮以银花露二斤，仍服原方犀角八分，生地一两，石膏八钱，知母二钱，生草一钱，人中黄二钱，粳米汤代水，调至宝丹一粒，紫雪丹五分。服两剂，如故。余思既是热深厥深，有此两剂，亦当厥回，如果看错，寒厥服此两剂，无有不死，何以不变不动，正令人不解。至明日复诊，神识已清，肢体皆温，汗出淋漓。问其母曰：昨日服何药。曰：昨日服黄梅天所积冷水五大碗，即时汗出厥回，神清疹透。余曰：何以能知服凉水可以回厥。其母曰：昔时先伯为医，每晚谈及是年热证大行，服白虎、鲜石斛、鲜生地等往往不效，甚至服雪水方解。吾见先生服以银花露三斤，大剂凉药二剂，如果不对，宜即死，今无变动者，必系病重药轻，吾故斗胆以黄霉水饮之，谅可无虞，谁知竟即时转机。噫，余给药资数千，不若其母黄霉水数碗也。孔子曰：学然后知不足。洵至言也。

《余听鸿医案》

第一百零二章　伏热证

刘世祯

丙申岁，同邑有廖某在乡营商业，年三十余，体不肥不瘦，忽患卧不能起，一身尽重，不能反侧，手足冷不能屈伸，有知觉，不麻木，神清醒，能言语，延医进姜附等药无变动，请余诊治。视其神色如平人无病者，询之无寒热，无痛苦，无汗，不思饮食。切其脉沉伏而迟，久按之坚实无紧象。初疑寒伏于内，复思既服温药不见燥热，脉又不紧而反坚，是热伏于内，遂以平脉为主，用附子泻心汤治之。服一剂如故，脉亦如之，再服二剂，手足能屈伸，身能反侧，颈上汗微出，手足冷除，反觉手足心热，口渴欲饮冷。复诊脉转大，不数不浮，仍坚实，大便未下，以调胃承气汤下之，病遂全愈。凡久伏之病，脉证似相反，究竟脉证未必相反，即如此病，系热伏于内，其热当不形于外，脉虽沉迟，按之乃坚实。苟伏寒脉势必沉迟，决不坚实，须细心切脉，则伏寒、伏热自易区别矣。此证虽不数见，为医者亦不可知也。

《医理探源》

第一百零三章　伏阴证

程从周

汪明德令正年四十五岁，六月间初闻感冒而起。前医连日或发散，或清热，或化滞，俱罔效。又用木香槟榔丸下之，因而越加狂躁，口渴妄言，心烦面赤。前医以为热极，令吃西瓜瓤水。明德已备西瓜沉浸井中，幸未剖食，其夜狂乱更甚，要卧冷地，手指渐寒。明德先延蒋元贞、钱君羽视之，欲进温中之剂，明德见前医叠用苦寒，两药不同，疑不敢用，复召予诊视。脉渐沉微，按之散乱，予曰："此伏阴证也，非参附不可挽回。"明德见予三人议论相符，时程二黄在座中首肯予言，即去代取参一两，来问用几何，予曰："至少五钱方可。"乃再加炙甘草、白术、干姜、附子、肉桂之类，面煎一剂，予曰："服药之后得睡片时，是其验也。"既而果然睡觉，复诊即清白能认人，指予曰："此我家隔壁程先生也。"于是，再进一剂，又用参五钱。次早再诊，脉渐平和。数日后，因小愈不慎即洗浴挥扇，且嗔责侍婢，以故又复发热，延之数日不解。一日午后，忽舌硬纯黑，明德惊惧，急延予视之，其时二公他出，不能久待商榷，予乃以辰砂天水散一两，灯草汤调下。药一下咽，即熟睡，大汗淋漓，醒来热退身凉。而舌转红润矣，其夜又进五钱，由是日渐向安，调理月余而愈。时有客见用天水散，遽惊问曰："前日先生药用大热，今日又用大寒，何矛盾若此？"予曰："此非尔所知，即予同道中亦有所不能解者。况医之为道，随机应变，如盘走珠，若执前日之谈，此乃刻舟求剑，而能当此司命之任耶？"嗟夫！予每见庸常之辈，凡遇一病，不知证之轻重，惟利是图，极口包医，辗转无功，因而误事者多矣。而病家不知病之轻重，妄托匪人，希图省事，殊不知一人之见有限，瞑眩之药，又未必肯从，因循而致误事者亦多矣。是以凡遇重病之家，必多请高明之士，自有奇见。其医者遇疑难掣肘之证，当自虚心，幸勿包揽如斯，方不负济人利物之心，而亦不致误伤生命矣。

《程茂先医案》

第一百零四章　饿病

刘子维

某，年五十余。宿有饿病，肾膣及两足常畏冷，背易出汗。令端节日，饿病发，脉浮软无力，神气颓败。

云苓四钱　木通二钱　生白芍四钱　制首乌四钱　泡参三钱　苡仁四钱　芡实二钱　炙草一钱

二付。

李俊注：此精气不藏也。《大惑论》曰：精气并于脾，热气留于胃，胃热则消谷，谷消则善饥。胃气逆上则胃脘寒，故不嗜食。《五脏别论》曰：五脏者，藏精气而不泻。《脉要精微论》曰：五脏者，中之守也。得守者生，失守者死。《伤寒论》曰：厥阴病饥而不欲食。夫精气并于脾者，脾不升也。热气留于胃者，胃不降也，胃不降则逆，逆则上脘热而中脘寒，故饥而不嗜食也。厥阴病饥而不欲食者，气上撞心，心中疼热，火不下藏于肾，而上并于心也。此与《大惑论》篇所述病源虽殊，而上热下寒则一。按之此证皆不符合。夫脉浮者，其内必空；软者，其气必弱。内空必善饥，气弱故神惫，水火二气一刚一柔。《脉要精微论》言肝脉软而散者，当病溢饮。脾脉软而散者，当病胕肿若水状。是脉软，又为水气偏盛之候也。其肾膣及两足畏冷者，湿伤于下而厥也。易出汗者，阳素不固也。合而观之，论标则水湿气胜，论本则肝、脾、肾之精气皆不敛藏也。

脉浮宜降、宜敛，故用白芍降肝，首乌养肝及肾，芡实固肾及脾，以资内守。脉软为气虚，故用泡参、炙草补中益气。又为水湿气胜，故用云苓、木通、苡仁利水除湿。俾邪去正安而各守其乡也。

服前方毕，尚未尽瘳，又方：云苓四钱　泡参五钱　生白术二钱　芡实三钱　苡仁五钱　生怀药五钱　甘草一钱

一付愈。

李俊注：肝为五脏之首，生气之源，故前方以治肝为主，服毕未能痊愈者，肝治而脾未治也。故此方用泡参、白术、芡实、怀药、甘草共以补脾肺之不足，敛脾肾之不藏。而云苓、苡仁则利水除湿，与前方无异也。

闻某得此病已五六年，每发即用此两方，随病情及时令加减，服之而瘳。如左脉浮大，则以白芍、首乌为主；右脉浮大，则以怀药、芡实为主。气弱则加泡参，便溏则加白术，秋冬便燥则加枸杞，温肾则加巴戟，阳浮、面热、足冷则加牡蛎，风热在上则加防、薄、银花，小便黄则加木通等类。惟云苓、苡仁、芡实为要药，不可或少。后渐罕发，即发亦微，几若痊愈。至附、桂之辛热，则始终不用。盖所苦者，湿邪上逆，脏真失守，非阴盛阳虚，故不宜附、桂助阳。俾阳愈旺，则阴愈消，而气愈浮也。古方书及医案无专治饿病法，故备言之，以供参考。

《圣余医案诠解》

第一百零五章　除中

李铎

　　某，四三，大病后，心下作饥，烦扰难名，得食则安，因之食无常度。仲景谓胃虚，本不能食，反能食者，为除中。此即中气将除之谓，一切补脾阳辛温辛热之品及苦寒清降之品皆不能投，法当直入脾阴，兼实中补土，庶胃阴得保，胃阳亦收，自不至悬饥嘈刮，食有常度，夜卧亦安矣。

　　沙参　淮山药　麦冬　玉竹　熟地　饴糖　炙草　大枣

　　除中一证，必是胃阳空虚，思食自救，多由痢后而发，庸医见其能食，即误是火，误人不浅，惟师仲景者得之。寿山

《医案偶存》

李炳

　　邵伯镇一人，壮年病吐血。延镇江蔡姓医，治以甘寒，月余血止，而饮食倍于常。偶请翁诊之。翁曰："中除也，胃阳尽伐。清食者，肾阳也。法不治。"辞不与药，半月果死。

《李翁医记》

第一百零六章 脏结

张汝伟

顾淡燮，年五十一，常熟。终岁辛勤，子夜即起，不顾雨淋露袭者多年，致上中二焦寒湿之气，重叠感受。此次因多食、滞积，中脘痞室，以致热结旁流，乃不予消化，反吞服生鸦片，以冀升提止泻，遂成脏结重证，腹痛如绞，脘胀如石，战汗四流，二便俱无，四日之间，已经肉削神消。诊脉濡弦，苔布白腻，口渴而点滴不能饮，病势危急。姑用枳实理中法。

淡干姜四分　淡吴萸六分　姜汁炒川连三分　平胃丸包　焦枳实　姜半夏　大腹皮　地枯萝　晚蚕沙各三钱　广郁金　青陈皮各钱半，炒　鲜荷叶一张

二诊：昨投枳实理中加味法，得吐胶痰甚多，小溲略有，大便仍见润泄稀水，腹痛较缓，脘中仍胀。积滞未化，阴霾之气已开，暑热之象亦现。苔转黄腻。宜用栀豉合凉膈法，一鼓而平之。

淡豆豉　葱白两个，同打　姜山栀　竹半夏　凉膈散包　带心翘　海南子　鲜佩兰　川贝母　地枯萝　益元散包　车前子包，各三钱　广藿梗　炒枳壳各钱半

本证始末：顾君与余有葭莩之谊，是一劳动之体。初起是泄泻，误听人言，吃生鸦片烟帽子，几成不救。所以初诊子夜去，复诊在清晨，六小时中，服药二剂，幸即便通热退，三日恢复健康。

方义说明：按：鸦片辛热，收敛提气，有毒，生服能致死。今顾君之证，幸少服，而中有痰滞，其毒为痰滞所吸收。但方中仍用干姜、吴萸之热药者，因腹痛似绞，汗出如流，非借辛温之品，不足以领川连之苦泄以入里清热。其他平胃、半夏等化痰湿，枳实、枯萝、腹皮化积滞，蚕沙治转筋，郁金理气，荷叶散暑气，故能吐出胶痰，所以第二方，即主要清热，用了凉膈，复用栀翘，似乎重复，因重在清热，暑邪属火邪，栀翘能清心热故也。

《临证一得》

第一百零七章　水气病

李炳

　　甲子冬，余每日大便后，则由肛门达于尻骨酸痛不可耐，得饭乃已。翁曰：此水气也。水气伤肾阳，肾阳虚而脾气下乘，故胀于便后。得食稍缓者，阳气足而能摄也。此水气非附子不能祛，非多服不能效。乃以鹿角胶、熟地黄、枸杞、菟丝子、山茱萸、山药、当归合附子服之。始服，小便夜多而汗且泻。翁曰：此水气外泄也，何疑之？翁治病多用白术，至此独以术为戒。他医以白术合鹿角霜、鹿角胶、破故纸，服之则汗敛而痛复剧。仍服翁药，三十剂而愈。

《李翁医记》

第一百零八章 身痛

施今墨

陈某某，女，65 岁。近年来头时昏晕，耳鸣心跳，睡眠不佳，经西医检查诊断为神经衰弱，年事已高，未予重视，最近一个月症状有所发展，且现周身窜痛，饮食二便尚属正常。

辨证立法：诊得六脉沉迟缓弱，是属年老心血亏损，心力不强，血行缓慢，血络因之瘀阻。拟用强心活血通脉络法治之。

处方：嫩桑枝 15 克　节菖蒲 6 克　旋覆花 6 克，新绛 6 克同布包　桑寄生 15 克　炒远志 6 克　鹿角胶 6 克，另烊兑服　酒地龙 6 克　功劳叶 12 克　金毛脊 15 克　片姜黄 6 克　蝉衣 5 克

二诊：服药四剂，窜痛见好，头晕耳鸣依然，仍遵前法，增加药力。

处方：柏子仁 10 克　炒远志 10 克　节菖蒲 5 克　虎骨胶 6 克　金狗脊 15 克　功劳叶 12 克　豨莶草 12 克　嫩桑枝 15 克　桑寄生 15 克　千年健 10 克　盐地龙 10 克　宣木瓜 6 克　蝉衣 5 克

三诊：前方服七付，诸证均减，来询是否再诊，复嘱再服三剂，共服十剂，始来就诊。周身窜痛大为减轻，但觉四肢无力。头晕、耳鸣、心跳亦均见好，睡眠已达六七小时，惟心烦口苦、小便黄，要求配丸剂服用。除照前法巩固疗效外，再加清热之品。

处方：真虎骨 60 克　鹿角胶 30 克　陈阿胶 30 克　炒远志 30 克　节菖蒲 15 克　女贞子 30 克　青龙齿 30 克　金狗脊 30 克　功劳叶 30 克　酒生地 30 克　酒杭芍 30 克　全当归 30 克　黄菊花 30 克　龙胆草 15 克　蝉衣 15 克　炙甘草 15 克　柏子仁 30 克　紫贝齿 30 克　酒川芎 15 克　胡黄连 15 克　旱莲草 30 克

先将虎骨炙酥另研，鹿胶、阿胶烊化，其余药物共研细末，再将虎骨、鹿胶、阿胶兑入，蜜丸如小梧桐子大，每日早晚各服 9 克，白开水送，本方可服两个月。

《施今墨临床经验集》

第一百零九章　鹤膝风

陈念祖

　　风寒湿三气合而为病，膝盖渐大，腿骨愈形细小。是即鹤膝风证，乃风痹中之最重者。又复左肘偏痹，屈伸不利。人身左半属血，血分已亏，致腰脊形亦凸出。此证由膝而肘而脊，病情渐入渐深。至于色黄肌瘦，鼻流清涕，咳嗽溺黄，是久病正气已虚，三气渐有化热之象。施治颇难着手，姑拟一方，开列于后：

　　羚羊角七分　桂枝八分　当归身二钱　知母一钱　制僵蚕一钱　薏苡仁二钱　秦艽一钱　桑枝七寸　淡竹沥一盏　鹿角霜四分　淮牛膝一钱　白茯苓二钱　白芍药一钱　杏仁二钱，去皮尖　羌活一钱

《南雅堂医案》

程文囿

　　秀翁年将五十，体虚多劳，初病足痹，医治数月不效。诊脉虚濡无力。视其腓肉枯瘪，膝盖肿大。谓曰："此干脚气也，又名鹤膝风。病由肝肾下亏，邪乘虚伏。医者不知，温补托邪，泛从标治，转致血气耗伤，无性命之虞，有终身之患。"治仿大营煎加附子、党参、河车、鹿角胶，初服十剂，其痛已减，再服十剂，足能履地。续服丸药，枯回槁泽，行动如常。

《杏轩医案》

吴篪

　　蒋氏患鹤膝风，虽溃而肿不消。朝寒暮热，饮食不思，经水三四月一至。此属肝脾气血俱虚也。宜用补中益气、加味归脾二汤，各三十余剂，肿渐消而寒热止。又佐以大防风汤，月余而能步履。再月余，经行如期，又服六味丸、八珍汤，三月而敛。

《临证医案笔记》

费伯雄

　　某。湿热鹤膝，寒热肿痛，痛如锥刺。

　　紫苏叶一钱　宣木瓜一钱半　川草薢三钱　花槟榔一钱　忍冬藤三钱，切　生苡仁四钱　木防己二钱　防风一钱　陈皮一钱　炙乳没各一钱　西秦艽三钱　广三七八分　晚蚕沙三钱，包　当归二钱　丝瓜络一钱　桑枝五钱　夜交藤三钱　茅术二钱

　　单方：用鲜山药根同火石捣烂敷之。

　　或用蚂蟥咀患处，恣令吸血饱，再放水碗内浸养，以备再用。所用蚂蟥必须用清水浸养天

余为佳。

《费伯雄医案》

王旭高

某。肾主骨，膝者，骨之溪谷也。肾虚则骨髓空，而寒湿乘之，两足跟痛及于膝。久而不已，防成鹤膝风痹。

大熟地　萆薢　苡仁　牛膝　桂枝　枸杞子　川断　防风　独活

另：虎潜丸，每朝三钱。

《王旭高临证医案》

柳宝诒

曹。足三阴留邪未达，营络因之阻窒。两足痿软枯瘦，膝盖肿痛。病后留邪，而成鹤膝重证。当养阴疏邪，缓缓调之。

川独活酒炒　大生地　桂枝尖　长牛膝制附子煎汁炒　川牛膝酒炒　左秦艽酒炒　春砂仁　西赤芍　金狗脊去毛酒炒　滁菊　全当归　嫩桑枝酒炒　白苡仁酒炒

《柳宝诒医案》

易华堂

周奠章，年甫二旬，住永川茶店场。

病名：鹤膝风。

原因：远行汗出，跌入水中，风湿遂袭筋骨而不觉。

证候：始则两足酸麻，继而足膝肿大，屈伸不能，兼之两手战掉，时而遗精，体亦羸瘦。疗治三年罔效，几成废人。

诊断：左手脉沉弱，右手脉浮濡，脉证合参，此鹤膝风证也。由其汗出入水，汗为水所阻，聚而成湿，湿成则善流关节。关节者骨之所凑，筋之所束，又招外风入伤筋骨，风湿相搏，故脚膝肿大而成为鹤膝风。前医见病者手战遗精，误认为虚，徒用温补，势濒于危。岂知手战者系风湿入于肝，肝主筋而筋不为我用；遗精者系风湿入于肾，肾藏精而精不为我摄。溯其致病之由，要皆风湿阶之厉也，设非驱风去湿，其病终无已时。

疗法：择用仲景桂枝芍药知母汤，桂枝、芍药、甘草调和营卫，麻黄、防风驱风通阳，白术补土去湿，知母利溺散肿，附子通阳开痹，重用生姜以通脉络。间服芍药甘草汤，补阴以柔筋。外用麻黄、松节、芥子包患处，开毛窍以去风湿。

处方：川桂枝四钱　生白芍三钱　白知母四钱　白术四钱　附子四钱，先煮　麻黄二钱　防风四钱　炙甘草二钱　生姜五钱

次方：生白芍六钱　清炙草三钱

三方：麻黄一两　松节一两　芥子一两　研匀，用酒和调，布包患处。

效果：服前方半日许，间服次方一剂，其脚稍伸。仍照前法再服半月，其脚能立。又服一

月，渐渐能行。后守服半月，手不战，精不遗，两足行走如常，今已二十余年矣。

廉按：足胫渐细，足膝渐大，骨中酸痛，身渐瘦弱，此鹤膝风证也。其证有二：一本于水湿之入骨，重而难移，痛在一处而不迁；一本于风湿之入骨，轻而可走，其痛移来移去而无定。二者因证不同，治亦随之而各异。此案病因，系风湿内袭筋骨而成，法宗仲景，方亦对证，药既瞑眩，厥疾自瘳，真古方学派之佳案也。

《全国名医验案类编》

庄虞卿

郑周坂人，年逾三稔，体强，住米糊。

病名：膝眼风。

原因：初受风湿而不觉，继服滋补而疾作。

证候：膝盖上下隐隐作痛，两膝胖肿，屈不能伸。

诊断：脉左手浮紧，右手细缓，脉证合参，此膝眼风证也。其痛游走不定，风胜也；外见胖肿，湿胜也；屈不能伸，风湿袭于筋也。但风湿为痹，尽属外邪，经虽云"邪之所凑，其气必虚"。然留而不去则成为实，治宜驱风渗湿，勿投滋补，庶无留邪之患。

疗法：治风先治血，用当归、川芎、酒芍以活其血，灵仙、秦艽、防风、独活以祛其风，生苡仁、木瓜、茯苓以渗其湿，淮牛膝、千年健以壮其筋骨。痛久必入络，加钩藤、海风藤以通其络。然风湿去后，血液必伤，继以加减四物汤合新绛旋覆汤，养血舒络以善后。

处方：全当归钱半　川芎一钱　酒白芍钱半　威灵仙一钱　防风一钱　左秦艽钱半　独活一钱　北细辛七分　生苡仁四钱　木瓜七分　浙茯苓三钱　牛膝钱半　千年健钱半　双钩藤钱半　海风藤钱半
每日服两剂。

接方：酒洗当归钱半　细生地三钱　真新绛钱半　旋覆花钱半，包煎　清炙草七分　酒洗白芍三钱　青葱管三寸，冲　炒香桑枝三两，煎，汤代水

效果：十日肿痛稍愈，半月足能伸屈，月余已能步履，终用接方以收全功。

廉按：膝眼风者，在膝盖下左右两旁空陷中隐隐疼痛是也。如风胜则其痛走注不定，寒胜则痛如锥刺，湿胜则外见胖肿。屈不能伸者，其病在筋；伸不能屈者，其病在骨；动移不遂者，沉寒痼冷之候也。日久失治，即渐成鹤膝风。此证辨证处方，理明辞达，法美意良，可为后学标准，惟沉寒痼冷者不效。

武桂章，年逾四稔，体弱，寓上真殿。

病名：鹤膝风。

原因：平素气血衰弱，风寒湿三气乘虚而痹于膝。

证候：两膝肿大，上下股胫枯细，足膝疼痛，筋脉不舒。

诊断：脉左尺浮缓，右尺迟弦，脉证合参，此鹤膝风证也。膝内隐痛，寒胜也；筋急而挛，风胜也；筋缓无力，湿胜也。风寒湿三气合痹于膝，故胫细而膝肿。但邪之所凑，其气必虚。治宜养其气血，俾肌肉渐荣，后治其膝可也。此与治左右偏枯之证大同，夫既偏枯矣，急溉其未枯者，得以通气而复荣，切不可急攻其痹，以致足痿不用。

疗法：用当归、川芎、酒芍、西潞、生芪、炙草、生白术、茯苓以补其气血，细辛、独活、

灵仙、防风、秦艽、桂枝以祛其风寒，防己、川断、苡仁、木瓜、淮牛膝、五加皮舒筋而渗湿，加海桐皮、片姜黄、海风藤宣络而止痛。

处方：全当归二钱　川芎一钱　酒白芍二钱　生黄芪三钱　炙甘草八分　生于术钱半　云茯苓三钱　北细辛七分　威灵仙一钱　独活一钱　青防风钱半　左秦艽钱半　川桂枝一钱　生苡仁五钱　木瓜一钱　淮牛膝钱半　五加皮钱半　海桐皮钱半　片姜黄一钱　海风藤钱半　每日服二剂。

效果：十日痛稍愈，足能伸缩，两旬膝肿退，四旬扶杖能行，两月步履如常矣。

廉按：鹤膝风初起，膝盖骨内作痛，如风气一样，因循日久，膝肿粗大，上下股胫枯细，形似鹤膝，总由足三阴亏损，风寒湿流注之为病也。此案发明因证，确实详明，方从大防风汤加减，看似药品太多，实则如韩信将兵，多多益善，四旬扶杖能行，两月步履如常，信然。

以上出自《全国名医验案类编》

熊鼎成

金春霖，年三十六岁，商人，住清江。

病名：鹤膝风。

原因：病者前数月曾患有疑似之花柳证，治愈后，续因感受风湿，发生本病。

证候：初起左膝盖疼痛，久之渐发红肿，上下肌肉消瘦，形同鹤膝。医遵林屋山人方，治以阳和汤，病益加剧。患部赤热焮肿，膝弯曲如弓，不能履地，夜间骨痛筋跳，鸡鸣后始能安枕，饮食尚佳，二便微热。

诊断：鹤膝风方书论治，皆以风寒湿痹于膝，专主温补其气血，使肌肉滋荣，血气流行，其疾自愈。余证以历年疗病经验，似古法未能尽是，此证大都感受风寒湿三气居多。今细察病者舌苔微黄，脉左右俱弦数，风热已属可征，患部又红肿疼痛，证非阴性，尤属显然。医不凭脉辨证，误以鹿胶、炮姜等温补之剂助桀为虐，宜其病益剧。幸调养合宜，胃气犹旺，阴被劫而未损，病虽误药，加意疗治，尚可复原。

疗法：初诊宜厉行驱风逐湿，兼凉血解毒为主，继取柔润熄风之义，用滋阴养血之品以善其后。

处方：初诊方：驱风逐湿，凉血解毒。

五加皮四钱　杜苍术　川牛膝　川黄柏各三钱　真蕲蛇二钱　白颈蚯蚓二钱　生地三钱　归尾三钱　生甘草一钱　丝瓜络三钱　嫩桑枝一两　初服酌加大黄一二钱，服后去之。蕲蛇、蚯蚓研末，淡酒冲服，更妙。

又方：再诊方：滋阴养血，柔润熄风。

大熟地　当归各四钱　牡丹皮三钱　地骨皮三钱　五加皮三钱　川牛膝三钱　黑驴胶　龟胶　白颈蚯蚓各二钱　炙甘草一钱　嫩桑枝五钱

效果：服初诊方三四剂后，即有奇效，膝不痛，筋不跳。十余剂后，红肿亦退，足渐能行。二十剂后，改服滋阴养血之剂，月余全愈。

说明：此证余用中药治疗外，兼采西法，以法国成药美卢白灵于患部施行肌肉注射，隔日一次，收效尤速。

廉按：此案不但风湿热三气，想必有慢性霉毒潜伏于胫膝之中，而酿变类似鹤膝。案中发明，劈去常解，殊有新识。前后两方，步骤井然，妙在初服酌加大黄一二钱以逐霉毒，真温故知新之佳案也。

沈嗣源

从，先天禀赋不足，湿热流筋入络。夫湿即水也，水曰润下。膝是肝肾八脉交聚之处，湿热窃踞，水日以耗，筋以日结，此鹤风之所以成耳。既虑瘫废，又防童损。

陈皮　归身　苓　芍　熟地　杜仲　沙参　威灵　牛膝　龟板　独　防

晨进丹溪虎潜丸三钱盐汤下。

二诊：投大防风加减，兼进虎潜丸，饮食较增，颇能步履，而鹤膝形象仍然。恐有形精血难以速生，补助王道，多用自有益也。

潞党　苓　陈　牛膝　龟板　白芍　白术　熟地　杜仲　归　防　独

《沈嗣源医案》

贺季衡

林男。鹤膝风经治来，寒热清，胃纳复，膝上肿痛大减，惟交阴尚痛，痛甚则肌肉日削，脉细数。肝肾经血内夺，寒湿久羁经髓使然，最难速效。

潞党参三钱　炒茅术一钱五分　炒白术二钱　炒苡仁五钱　炙黄芪三钱　熟附片二钱　淮川膝各一钱五分　当归二钱　泽泻二钱　川桂枝八分　宣木瓜一钱五分　桑枝四钱　红枣三个

丸方：大熟地三两，蒸熟捣入勿炒研　当归二两　宣木瓜二两　香独活一两　巴戟肉二两　熟附片二两　炒茅术一两五钱　炒白术二两　淮牛膝一两五钱　桂枝尖五钱　潞党参三两　淡苁蓉三两　炙乳没各一两　豨莶草四两　川草薢四两　炙黄芪三两

上味为末，桑枝四两、红枣五两煎汤，熟地捣糊为丸。如不成丸，量加白蜜。每服三钱，开水下。

钱男。鹤膝风渐渐化脓，夜热胃呆，溲痛沥浊，脉细滑，舌红。肝肾两亏，湿热入络也。

潞党参三钱　泽泻二钱　炒苡仁五钱　炙黄芪三钱　大龟板八钱，先煎　大熟地五钱　炒白术二钱　云苓三钱　淮牛膝二钱　川黄柏一钱五分　桑枝四钱　红枣三个

孙童。鹤膝风肿痛半年，已将成脓，夜分寒热，脉弦数。极难着手之候。

孩儿参三钱　生黄芪二钱　香独活一钱　淮牛膝一钱五分　宣木瓜一钱五分　西秦艽一钱五分　丝瓜络二钱，炙　甘草节八分　五加皮三钱　炒白术二钱　桑枝四钱　小金丹一粒，化服

以上出自《贺季衡医案》

第一百一十章 四肢痛

倪复贞

四长黄公与余燕都旧识也，卜筑枕叶为邻，颇有林泉之致，偶因之疾举发，召余诊视。公先陈病原，素有脚气，每发痛楚从足走至膝上。今痛入腹，以热物熨之，尚不能解。余按脉六部俱沉微而迟。余曰：此漫阴也，非附子理中汤温补不能起也，切不宜一味凉药，以伤本元。公曰：有幼科在东魏君，已先用过肉桂、干姜，其痛未止。余曰：此君用药当也，药力之未及耳。随服余药，脉稍起，痛渐减。再剂，六脉尽起，其痛尽蠲，倘作脚气攻上为治，岂不误哉。

《两都医案》

李用粹

海宁相国陈素庵，病足肿痛，用补血药则肿愈甚，用补气药则痛益增。延家君往治，诊其脉软而气滑，属湿痰流注下焦，为有余之证，定非不足也。若滋阴则壅滞阳气，若补阳则胶固经络，此病之所以增进也。用陈皮、茯苓、半夏、独活、苍术、厚朴、桔梗、灵仙，两服痛减肿消。故虚虚之祸世所共戒，实实之殃人每蹈之，若徒执补养之法，是未明标本缓急、邪正虚实之机也，乌足以与议道哉，所以戴人立法，专主驱邪，诚虑夫补实之祸，以救末流时弊耳。

《旧德堂医案》

顾文垣

病在左臂，昼轻夜重，脉滑疾，自必气虚血亏，风痰袭络。法宜补气养血，熄风化痰，兼通营络，拟膏方。

桂枝　阿胶　虎胫骨　黄芪　桑枝　于术　羚羊角　钩藤　旋覆花　归身　川贝　橘红　生地　茯苓　新绛屑　姜汁　防风　竹沥

《顾西畴城南诊治》

李炳

乾隆己亥，先人病臂痛不能举。时学师夏君善医术。往乞其诊，以为将成偏枯。

时余与史寿庄同笔砚。寿庄祖莲溪征君指求翁。视之，翁笑曰："天下无此偏枯证脉。"署方：

黑豆半升　蚕沙二两

为末服之，尽即已，未尽而痛失。

《李翁医记》

抱灵居士

赵五，足膝赤肿热痛，鼻红，大便溏泻，一日三次。或以独活寄生汤不效，又以寒湿治之，或洗或熨，偏身即不能动，咳亦牵痛。予诊之，脉滑数，此湿热有痰也。以导痰汤加羌、防，以神通汤吐痰无数，肩背痛除，嗽不牵痛；以桂枝汤加祛风之药，手足左右相移痛，足底亦痛；以指迷茯苓丸加独活、木通下其痰，足底顿愈；以当归拈痛散，痛止。后虽移于上下左右，以此方加减而大愈。以丸药一料调理，六味丸加麦、味、杜、牛、萆薢、枸杞，葳蕤熬膏代蜜为丸。

《李氏医案》

李铎

张裁缝，年四旬，湿痰死血凝聚尾膂脉络，牵引髀骨腿膝皆痛，屈伸不利，坐定不痛，举步则痛，证起逾年，诸药罔效。据述十年前失足，闪挫尾膂，痛旋止，近两年来，是穴常有一二点痛，此聚瘀停痰已显然矣。议宣络行瘀法，兼服活络丹。

川乌制　安桂　芥子　当归须　元胡　乳没去油　牛膝　续断　桑枝梢

此方连进六帖，痛虽未除，而有酸痛走移之效，足见宣通脉络之功，原方加酒炒蚕沙、木瓜以祛湿气、利腿膝，服数帖，足能屈伸，诸痛亦减十六，随以鹿角、虎骨、附子、肉桂、当归、杜仲、牛膝、仙灵脾、五加皮、金毛狗等味为丸饵，不两月而全愈。此先通后补之法，故能奏效如此。

卢妪，年五旬，脉弦滑，胸满喘急，气逆痰鸣，胸腹间攻冲作痛，日夜欹坐，不能偃卧。乃七情气郁，痰涎结聚所致，是以常有肩臂酸痛之患，法宜顺气舒郁为先，与五磨饮子兼服四七汤。

又：连进顺气开郁之法，喘急气逆已舒，惟右肩臂痛，手不能举，时或四肢酸痛，显然伏痰在内，中脘停饮，脾气不行，与痰血相搏而作痛也。书云：四肢属脾，痰涎流入四肢，令人肩臂酸痛，两手疲软，误认为风则非其治，此证似之，是以常服归、苓、芪、桂、羌、防治风治血皆罔效，议指迷茯苓丸合三子养亲汤，专治其痰。

茯苓　半夏　枳壳　风化硝　片姜黄　芥子　莱菔子　苏子　姜汁

上方仅服六剂，痛已减半，再以原方去莱菔子、苏子，加桑枝梢，服十剂尤效。转方以黄芪异功散加桑枝、酒炒片姜黄，利关节，入手臂，通补脉络，而全不用祛风活血药，竟奏全绩。

赵安书上舍内人，左手掌背微肿，左指胀痛，屈伸不利，右肢肩胛手臂皆酸痛。此血虚风动，病在肝与心包络所循之经，女人右属血虚也。诊脉缓细。按：细为虚，缓则为风之明征也。但体肥必兼痰湿，补血熄风，佐以祛痰除湿。

黄芪　当归　乌附尖泡　安桂　防风　泡南星　桑寄生　乳香去油　大活血　姜汁　晚间吞活络丹二钱。

此方服四帖，右手稍能升举，服至十余帖，肿消痛减，后用十全大补汤加鹿茸而全愈。

即所见之证与所诊之脉审究得清，用药自无不合。

一妇，年三十余，足跗发热而痛，不能任地，喜手抚摩，牵痛足跟，殊苦难忍。显属肝肾不足、真阴亏损，用大剂六味地黄汤，重加龟板、黄柏、牛膝，少佐肉桂，二剂热退，四剂痛减，十服而全愈。

此病的是阴虚火动，方用地黄汤，一加龟板以壮水之主，一加肉桂以益火之源，主治甚善。

寿山

以上出自《医案偶存》

陈菊生

腿痛一证，有气、血、风、湿、寒、热、虚、实之殊，治法亦有标本之别。戊子冬，吾同里友杨怀冰，因母患腿膝痛，不能屈伸，稍动即酸楚难忍，经数医诊治，饮食减而神益疲，邀余往诊。余切其脉，虚数而涩，知是衰年气分不足，偶因劳乏，经络停瘀所滞，用补中益气汤、桃仁四物汤加减为方。两剂后，痛若失，屈伸自如，饮食增，精神亦振。或问其故，余曰：治病之道，譬如行路，由东至西，咫尺间事耳。君子遵道而行，顷刻可到，若令盲者处此，东西迷于所向，虽劳劳终日，卒不能尽其程，无他，明不明之分也。夫人当半百以后，中气就衰，勉力劳役，停瘀致痛，证虽实而气益虚，彼误为痛风者无论矣。其明知血瘀作痛，恣用破耗之剂而不见效者，亦治其末，未顾其本，犹之以寇治寇，恶者未能去，善者已罹其殃，究非上策。余用补中益气法以扶其正气，更佐养血行瘀法以祛其邪滞，正固而邪自去，邪去而正益理。所谓仁至义尽，王者之师，犹有不获安全者，无是理也。

《诊余举隅录》

王旭高

孙。血不养筋，肝风走路，左臂酸痛，或止或作。当养血通络。

制首乌　当归　杞子　穞豆衣　丹参　蒺藜　苡仁　茯苓　秦艽　桑枝　红枣

《王旭高临证医案》

姚龙光

赵少希之令堂，体弱事繁，有恙均吾调治。秋间患左腿疼痛，筋脉牵掣，畏风寒实甚，八月已穿夹裤，外加棉套裤一件，然至窗口便觉冷风彻骨，晚间进被便觉冷气袭人，自疑寒湿，拟进虎骨酒及艾火针灸等法。余往诊之，左脉弦数，右脉滑数，余曰：此非寒湿也，乃阴虚肝旺，痰火妄行之故。肝主筋，肝脉行身之侧，上行至头，下行至足。寒痰多凝滞一处，热痰多妄走周身。寒痰多属于脾，热痰多合于肝。今肝木既旺，痰火循肝经下行至足，经络壅遏，筋无所养，阳不下达，故牵掣疼痛而畏风寒也，针灸、热药均非所宜，为用酒当归、酒白芍、姜黄连、炙甘草、牛膝、僵蚕、姜黄、贝母、乌药叶、秦艽等为末，竹沥、姜汁叠丸，空心、开水服三钱，服至一月，忽泄泻溏粪，一夜共五十余次，腹不痛不胀，明日便止，腿痛大减，不畏风寒矣。吾见此证极多，热痰入经络，卫气不通，阳气不到，每畏风寒，痛麻抽掣，不能举动，若作寒湿，用辛温之药，或作虚寒，用温补之药，致破烂而流脓血者有之，又壅塞而为痿痹者有之，重则伤生，轻则残废，如此者不可胜计，医者可不凭脉认证而漫用套方以误人乎？

《崇实堂医案》

萧伯章

嘉禾李君玉堂，当夏历六月，忽患左足疼痛，卧床不可转侧，呻吟之声，远于户外，诊之脉沉紧，舌苔白，口中和，曰：此风寒直中少阴，法当用仲景麻黄附子细辛汤。旁有人咋舌言曰：天气暑热若此，麻黄与细辛同用，得毋大汗不止乎？余曰：此方并不发汗，非阅历有得者不能知，毋庸疑阻，即疏与之，三药各一钱，共仅三钱，煎水两杯，分二次，一服知，二服即步履如常而愈。经方之神验，洵有令人不可思议者。

《遁园医案》

周镇

严君丙寅七十六岁。素来肝旺性急。己未春忿怒火中，夏患下消，冬患足背红肿，足指腐烂。泻其少阴湿火，并敷药而愈。嗣后七年，冬春严寒，足痛右甚。夏令如忿火发，则足底注痛如锥刺。重则大趾动跃，红肿如流火。膏滋中一派清养肝肾之药，温性如当归、杜仲，亦不用也，而痛仍举发。忆去冬剧甚时，以竹茹钱半、丹皮三钱、鲜生地一两、忍冬藤七钱、没药三钱、白毛夏枯草三钱、青蛤散八钱、紫草九分、钩藤五钱、络石藤三钱、川黄柏三钱、生甘草梢八分，并以清火活血之敷药而减。今春举发，不肯服苦药。仅外敷末药，内服德药凡拉蒙，大痛不作。讵意交冬严寒，寒暑表廿余度。严君惩于冷安热扰，日间不穿袜者旬余。外寒逼内火遏伏，痛剧如锥刺，日轻夜重，通宵失眠。既而足背紫肿罩黑，大趾溃如豆汁，而血脉瘀矣。言及中药，畏苦拒绝。招西医张君诊，注射木防己精。谓非真性痛风，系受寒则火内伏，血行障碍，紫暗欲烂，恐成坏疽。注射后，予西药内服，而痛仍剧作。慈萱谓如腐烂，痛必愈甚。且服苦较痛时间为短，约定十剂，如不效，即止服。拟将苦味药制入丸同。愚思此证，因肝火卒中，转消渴减，火溜于足不得越，天寒外遏则痛甚。仍以清肝坚肾、通血宣络为方。络石藤一两、蛤粉八钱、丹参三钱、黑豆衣一两、忍冬藤一两、海桐皮三钱、生玉竹五钱、生龟板六钱、怀牛膝三钱、丹皮二钱、生甘草梢一钱、丝瓜络三钱、没药三钱、滋肾丸三钱，以清阴中伏火。四剂，痛势减，夜可安卧。敷药则黄柏、没药、乳香、血竭、湘军、木鳖子、马勃，研末，薄荷精、蚕豆叶打汁调药，凉血活血，兼治冻瘃也。又制丸药，如黄柏四两，知母八钱，防己一两，炙没药乳香各二两，生鹿角一两生锉（取其散血消肿），共研末，桑椹子膏糊丸。又六剂后，去滋肾丸，接服此丸。宗张寿甫君左阳右阴，虎骨治左，鹿角治右法。敷药后，紫黑之肿转红活。十剂而足痛已减，又拒绝续服苦剂云。

《周小农医案》

孔伯华

张男，肝肾两经热郁，兼有血分湿乘之患，久而渐注下焦，足跟痛不良于履，左寸关两脉弦滑而数。治当清通滋益，兼达经络。

生石决明八钱　生海蛤八钱，包，先煎　知母三钱　金毛狗脊三钱　山萸肉二钱　梧桑寄生五钱　川黄柏三钱　天仙藤三钱　忍冬藤四钱　忍冬花四钱　酒龙胆草二钱　砂仁钱半　生川牛膝三钱　威灵仙三钱　滑石块四钱

《孔伯华医集》

第一百一十一章　痛膈

周南

　　清兵卫，五十五岁。六脉沉涩而数，气脉多沉涩为血少，数为有热。所以胸膈气滞，食道不利，饮食皆痛，乳膺肩背如刺。此肺金受伤，津液大耗，将成痛膈之证也。理宜清金顺气，生津活血，犹可图治。方以甘草、桔梗、天花粉、麦门冬以清金，柴胡、橘皮以疏肝顺气，当归、丹皮以养血活血。三剂而痛减，六剂而膈宽，膻中略有凝滞，加杏仁、贝母、芥子，半月而愈。若依俗见，以宽胸利气为先，其证必不解矣。

《其慎集》

第一百一十二章　周身跳动

施今墨

金某某，男，28 岁。三个月前，发现腹之左部跳动，逐渐上行至剑突，心脏及周身均感跳动，手足发颤，气短，神倦，胸闷，头晕，饮食二便尚可，经医院检查，心脏胃肠均正常，未能确诊。舌苔正常，脉沉紧。

辨证立法：肝郁不舒，阴阳失调，致以周身跳动，病无定所。心阴失养，气短神疲，躁扰不安之证现。拟调阴阳，安心神，平肝和胃治之。

处方：川桂枝 5 克　杭白芍 12 克　北柴胡 5 克　生牡蛎 12 克, 生龙骨 12 克同布包, 先煎　炙甘草 10 克　酒当归 6 克　代赭石 12 克, 旋覆花 6 克同布包　炒远志 6 克　浮小麦 30 克　沙蒺藜 10 克　大红枣 5 枚　白蒺藜 10 克　紫贝齿 12 克, 紫石英 12 克同布包, 先煎

二诊：前方服十剂，中间曾停药数日，服药时头晕、气短、全身跳动、心下悸均好转，停药数日，诸证又现。

处方：川桂枝 5 克　紫贝齿 12 克, 紫石英 12 克同布包, 先煎　北柴胡 5 克　生牡蛎 15 克, 铁落 15 克同布包, 先煎　春砂仁 3 克　生熟地各 6 克　酒当归 10 克　北细辛 3 克　酒川芎 5 克　炒远志 10 克　野百合 12 克　节菖蒲 6 克　炙甘草 3 克　鹿角胶 10 克, 另烊兑

《施今墨临床经验集》

第一百一十三章　周身发冷

李文荣

大凡脉沉多寒证，而亦有不尽然矣！嘉庆十八年，予往常州，有朱某者，小贩卖人也。忽得奇疾，周身畏寒，医投以温剂，不应；因投以桂附之类，其寒愈甚，爰求予诊。其脉皆沉，按之至骨，略见疾数，知其为同气相求证也，以犀角地黄汤与之。朱本贱业，以得予至为幸，见方即服，一服而寒减，三服而痊愈。此等证候，身寒脉沉，未有不用热药者，不知其伏热在至深之地，一遇热药，相引而入，并人身之卫阳亦随之而入，故外反憎寒也。朱姓幸服热剂不多，尚能挽救；若肆用热药，如朗山之治呼公及予之治余姓，不过数剂，真阴内竭，肝风必动，不可治矣。孰谓切脉之可忽哉？

十余年后，李进之兄油行徽伙余姓，行二，年三十岁。六月出门讨账，抱恙而回。医者以为受暑，投以清凉。忽变周身寒冷，热饮嫌凉。诊其脉，沉细若无，知其体本阳微，虽当夏令，仍属感凉，以桂附理中汤，用附子一钱，如弗服也；加至二钱，如弗服也；加至三钱，有效。计服附子二斤许，证乃痊愈。盖其家婺源，皆服山涧之水，其性极寒，生斯地者，体多偏寒，以寒体受寒凉，服寒药，故一寒至此！医贵审时，兼宜度地，非易易也。然予所以敢用重剂者，由先得叩朗山先生之教也。

以上出自《仿寓意草》

张锡纯

天津宋氏妇，年四旬，于仲夏得大气下陷，周身发冷证。

病因：禀赋素弱，居恒自觉气分不足，偶因努力搬运重物，遂觉呼吸短气，周身发冷。

证候：呼吸之间，恒觉气息不能上达，时当暑热，着夹衣犹觉寒凉，头午病稍轻，午后则渐剧，必努力始能呼吸，外被大氅犹或寒战，饮食少许，犹不消化。其脉关前沉细欲无，关后差胜亦在沉分，一息不足四至。

诊断：此上焦心肺之阳虚损，又兼胸中大气下陷也。为其心肺阳虚，是以周身恶寒而饮食不化，为其胸中大气下陷，是以呼吸短气，头午气化上升之时是以病轻，过午气化下降之时所以增剧也。拟治以回阳升陷汤加党参之大力者以补助之。

处方：生箭芪八钱　野台党参四钱　干姜四钱　当归身四钱　桂枝尖三钱　甘草二钱

共煎汤一大盅，温服。

效果：将药连服三剂，气息已顺，而兼有短气之时，周身已不发冷，惟晚间睡时仍须厚覆，饮食能消化，脉象亦大有起色。遂即原方去党参，将干姜、桂枝皆改用二钱，又加生怀山药八钱，俾再服数剂，以善其后。

说明：心为君火，全身热力之司命，肺与心同居膈上，一系相连，血脉之循环又息息相通，是以与心相助为理，同主上焦之阳气。然此气虽在上焦，实如日丽中天，照临下土，是以其热力透至中焦，胃中之饮食因之熟腐，更透至下焦，命门之相火因之生旺，内温脏腑，外暖周身，实赖此阳气为布护宣通也。特是，心与肺皆在胸中大气包举之中，其布护宣通之原动力，实又赖于大气。此证心肺之阳本虚，向赖大气为之保护，故犹可支持，迫大气陷而失其保护，遂致虚寒之象顿呈。此方以升补胸中大气为主，以培养心肺之阳为辅，病药针芥相投，是以服之辄能奏效也。

《医学衷中参西录》

第一百一十四章　背冷

丁泽周

吴右。脊背形寒怯冷，背属太阳之脉，肾阳不充，太阳之阳失于外护，脉象沉细。今拟助阳益气，调和营卫。

吉林参须一钱，另煎冲服　清炙草五分　陈广皮一钱　大白芍二钱　熟附片八分　云茯苓三钱　左牡蛎四钱　鹿角霜三钱　生于术钱半　仙半夏钱半　川桂枝四分　花龙骨三钱　蜜姜二片　红枣四枚

二诊：脊背畏冷，少阴阳虚，脘痛吞酸，厥气犯胃，头脑响鸣，浮阳上升，脉象虚弦。病情夹杂，非易速痊，再宜培补阴阳，而和肝胃。

别直参一钱　仙半夏二钱　云茯苓三钱　大白芍二钱　熟附块一钱　左金丸七分，包　陈广皮一钱　春砂壳八分　煅牡蛎四钱　花龙骨三钱　鹿角霜三钱　潼白蒺藜各钱半　金匮肾气丸四钱，包煎

《丁甘仁医案续编》

第一百一十五章　足热

李铎

太学江德珍之妻，年逾五十。两年来脚自踝以下至涌泉穴常觉热，隆冬不能加棉，不怕冷，夜卧必解去裹布。此足三阴虚极，脉细软。议大补真阴而养血，庶几可免成痿证也。

龟板三两，炙酥　熟地黄三两，酒调　黄柏二两，酒炒　知母二两，盐酒炒　当归一两半　白芍一两半

为末，猪脊髓蒸熟和，炼蜜为丸如桐子大，每服七八钱，空心姜汤下，盐汤黄酒随意送下。

《医案偶存》

刘世祯

同邑廖笃臣，居东乡白溪市，其妻年四十左右，患月事不下，经十余月，手足发热，足心更剧，至夜尤甚，竟夕皆然，睡时必将足露于外，愈久愈剧，竟至用瓷坛灌泉水，以足踏坛上而水亦为之热，视足心形如灸疮。观其容貌，询其饮食，均如常人，切其脉沉涩而坚，其为瘀血在里无疑矣。病久当已服药不少，索阅前方，均是用桃仁、丹皮、当归去瘀生新之剂，未曾生效。余用桃核承气试之，服数剂，腹中痛，大便初硬后溏，而病如故。复诊脉坚稍退，沉涩如故，其夫谓可再服，余恐伤胃，嘱暂停止。越七八日，复请诊，谓终夜足心热如火灼，不能睡眠，痛苦已极，请用峻药，危险在所不计。切脉沉涩如故，余曰：草木之性，不能为功，势必用水蛭、虻虫攻之，方能奏效，但未曾试验，不敢轻用。廖夫妇坚请照此主方，遂嘱用水蛭十只，虻虫二十只，焙干研末，二味制成不过七八分之重，分作二次服。下午服一次，用大黄、芒硝各一钱，煎水吞之，至夜半腹中痛，欲下未下，至天明痛止仍未下，切脉变时大时小、时涩时滑之象。至午后令再服一次，其药已尽，至傍晚腹大痛，渐至脐下，至亥刻大下成块瘀血，瘀血下尽，遂下鲜血不止，大汗出，气短，神昏，脉有乍疏乍数之危象，急令服参、芪、当归重剂犹未止，加五味、赤石脂、干姜始渐停止。脉转浮虚，按之空涩，加服鹿茸，至二三日，始能起坐，能进饮食，继而服参茸至十余日，遂全愈。按：此病虽经治愈，中经危险，颇失权衡轻重之法。盖药一半而未即服末下者久乃病应有之象，且脉既变动，即应静待，瘀血终必可下，瘀尽病自愈，此为得法。再服一次，故令下鲜血不止，则过攻之误也。

《医理探源》

第一百一十六章　无脉证

刘世祯

乙未从堂弟世虞，患口内起水疱如梧子大，时破时起，不痛不痒，饮食如故，如是者已历年余，不见他证，请余诊治。时在五六月间，其脉三部俱无，久按之始从沉部来，旋即止，必四五息复来。余认为寒气伏于骨髓，问劳动时有汗否？答曰：劳动太过则有汗，不劳动虽炎热时无汗。遂用麻黄桂枝附片细辛汤治之，嘱以汗出为止。世虞之父亦知医，相信颇深，服至十余剂未汗，复诊脉略变动，亦须二三息而一至，令其再服。服至三十剂，脉沉部始动，仍一息一至，未汗出。又服二十剂，沉部脉动，中部似有似无，象仍迟极，虞之父乃曰：既未出汗，脉又渐转，何妨再服。又服十余剂，共六十余剂，汗始微出，脉三部俱见，一味迟细。接服桂枝、人参、鹿茸、附片、干姜数十剂，脉乃如平人，病遂告痊。余诊治数十年，如此怪病，亦属仅见，此可证明寒气能伏于骨髓不发作他病者，必其人脏阴极盛，而小邪入之，是以能久伏也，所谓小邪中里者此也。

同邑王君，与余至好，在长沙各校当数学教员多年。辛酉夏余至长沙，立秋前十余日，其妻陈氏因感冒请余诊治。切其脉损止并见，余大骇异，观其神色，毫无败象，以至好私对王君直陈，王君不以为然。余约缓二日平旦复诊，切脉后又向王言，尊夫人之脉，绝脉悉见，若脉可凭，三日内必死。午餐同席，窥其神情、饮食如故，余更骇怪，至下午申刻，忽然不能语，目直视，及请余切脉，则气已绝矣。此足证明脉病人不病，谓之行尸，必死。

以上出自《医理探源》

第一百一十七章　痰证

秦昌遇

一人年将半百，曾患厥恙未痊愈。今复呕不食，胃脘作痛，心神惊惕，大便日去四五次，面色黑，左右手皆筋惕闪闪，脉六部俱沉滑。此痰气阻逆于中州，以致气郁血滞不能运行于脉络也。所谓脾湿动而生痰，痰生热，热生风，又谓风淫木疾是也。宜导痰理气、养血活络之剂。

贝母　陈皮　枳壳　桔梗　茯苓　归身　秦艽　天麻　红花　枣仁　泽泻　车前子

《秦景明先生医案》

李用粹

句容孔太师隋朝使者，每至午余无端见鬼，恐惧昏沉，夜半发热，黎明始苏。诸医用安神养血之药，继投导痰顺风之剂，均无效验。邀家君诊视，两手脉现滑数，此因沉湎于酒，酒能生湿，湿能助火，火湿相合而成痰，痰迷心窍则见鬼。即以橘红、贝母、天花粉、干菖蒲、黄芩、麦冬、山栀、竹茹、苦丁茶二服而神清鬼没，四剂而平复如初。

《旧德堂医案》

郑重光

袁调寰内人年近五十，身肥，夏月患病，昼夜不寐，痰喘呕逆，大小便秘，将十日矣。历医多人不效，惟治棺于侧卧，以待死耳。其婿邀诊，以决迟早。诊其脉，弦而滑，重按有力，其证烦渴发晕，呕哕不食，痰喘不能卧，有汗身热，前后便秘，喜暗畏日，窗牖布障。余曰："此暑痰也，何至于死？"以大剂古方香薷饮加二陈汤合剂，令煎热服。病者云："大小不通，服药徒胀，惟候死耳。"延至次日，其婿力劝，方服一剂，吐痰涎甚多，微得汗，即合目。略睡片刻，再进次剂，腹内肠鸣，大小便齐通。次日再邀诊视，抬棺他所矣。

《素圃医案》

何书田

湿痰滞于膜络之间，腰背攻痛如虫咬状。是为血痹之候。久防瘫痪。

生茅术　法半夏　白芥子　秦艽　白蒺藜　陈皮　生于术　瓜蒌仁　威灵仙　苡仁　生姜汁

痰郁滞于脾络，肌肤肢体呆重，脉弦滑。当用化痰健土法。

炒黄连姜汁拌　焦茅术　炒枳实　茯苓　白芥子　炒山栀姜汁拌　法半夏　瓜蒌皮　陈皮　白

蒺藜

以上出自《簳山草堂医案》

王孟英

乙卯冬初，余携眷回籍，卜居淳溪。秀水吕君慎庵邀余游新塍，视屠舜传之女适张氏者。据云病起产后，延已五年，久卧于床，热成瘫痪，广服补剂，迄不见功。及入室视之，病者尚着单衣，贴身仅铺草席，而窗户尽扃。因询畏热而喜暗乎？曰然。按脉弦而滑，执烛照之，面有赤色，苔甚黄腻。复询其胸闷气升乎？溲热易汗乎？亦曰然。且汛事仍行，饥不能食，耳鸣头晕，腿软痰多。病不在于血分，虽起自产后，而根株实不在是。细诘之，始云未嫁之前，宿有气升眩晕之疾，于今已十载矣。余曰：是也，此固风阳内炽，搏液成痰之证，因娩而血大去，故发之较剧，医者不揣其本而齐其末，遂以为产后之虚，温补率投，升逆愈甚，下虚上实，致不能行。与清火降痰之剂而别。曰：气得下趋，病可渐愈。后闻其西席钟君子安向慎庵云：服王药五帖，即能扶杖以出矣。

杭州周南溪，年三十余，体壮畏热，饮冷贪凉，至仲秋忽两腿筋脉掣痛，数日后牵掣至两臂，又数日手指一动即周身筋脉掣痛而绝，诸治不效。余脉之弦而急，弦为饮，急为寒，乃寒湿生痰，流入筋隧也。以半夏、茯苓各三钱，白芥子二钱，橘皮、木瓜各一钱五分，干姜一钱，生姜三片，煎送控涎丹一钱。服后手指可动，再服手足不复牵掣，改与六君子汤善后而愈。

以上出自《归砚录》

凤实夫

郑左。形凛汗渍，脉濡神糊，舌如敷粉，沉睡痰逆。系嗜酒之体，湿痰迷漫闭塞，扰乱神明所致。非陷也、闭也，慎勿开损。拟达原饮意。

茅术钱半　白芷一钱　法半夏钱半　制川朴钱半　炒陈皮一钱　枳实四分，磨冲　煨草果五分　山慈菇五分

复诊：汗渍既收，神志亦清，药后呕痰盈碗，呕后渐醒，脉犹濡，舌苔白腻。迷漫之势虽除，尚宜燥湿祛痰，仍从太阴、阳明主治，参以运下。

茅术一钱　法半夏钱半　炒青皮　白术各钱半　白芥子一钱，炒研　炒陈皮　煨草果各三分　椒目五分　通草　制川朴各一钱

《凤氏医案》

王燕昌

一工人，三十余岁，嗜酒，多痰，大便干稀不一，小便赤白浊时发，渐不能食，似噎。药皆不应。夏值疫染，身贫不及医治，匍匐竹外，见烧竹沥者，问知化痰，因乞半碗，饮竟大泻痰物，旧病并愈。

《王氏医存》

吴达

轮船朱少卿，至寓求诊。脉象两尺空，两关滑，右寸独大。其体甚坚强，内多痰湿，两目红而头胀，怔忡不寐。余用苓、斛、苡、滑、半、贝、栀、芩、前胡、元参、枳实、生草、桑叶治之而平。盖关滑尺小者，痰郁火飞之象也。火被湿阻，不得下降，上刑肺金，自见右寸独大而目赤矣。火扰于肺胃，肝胆两火与痰湿相搏击，因见怔忡之证。肺主卫气，肺金受克，卫气不入于阴则不寐。此证如见不的确，误用温补，则痰火益炽；肆用寒凉，则灭其真火；若用滋阴，则助其湿邪。故燥脾、润肺、降浊而导火下行，不易之法也。

《医学求是》

张仁锡

陈某，四旬外，素无疾病，忽一日遍体刺痛，痛甚身寒而战，战罢则热，热退无汗，是夜，必梦其亡友，大哭而醒。或十日一发，或五日一发，于今三年矣。咸疑为祟，百计祈祷，终归无济。同居有冯姓者，劝伊来寓求治。诊其脉沉滑而实，此李士材所谓痰饮之疴也。冯问有祟否？余谓："祟岂能为病？实病似祟耳！"用涤痰丸不应，改用礞石滚痰丸，每服三钱，连进四日，得下稠痰数十次，此证遂不发。

徽友汪永年子，四月下旬，头疼恶寒，卧榻不起，定属伏邪内发。医因壮热不解，便与发汗，见有赤斑，骤用寒冷，寒冷不已，继以攻下，正气转伤，邪热结而身汗如油，唇燥舌黑，神识皆昏。切其脉，皆不应指。想素体本有湿痰，又得邪热郁蒸，胃中津血，悉变成痰，气为之阻滞，脉道因是不通。脉证细参，当从痰治，遂用黄连、胆星、枳实、菖蒲、竹沥、半夏、陈皮等味，一剂而神识清，再剂而大便得下，后以此方加减，服数剂而瘳。

以上出自《清代名医医话精华》

柳宝诒

朱。中气素虚，痰不易化，上壅于肺则咳喘；下注于腑则便溏；横窜于筋络则肢麻不振。右脉结搏，左脉沉弦。脾胃少冲和之气，仅与清痰降气，恐于根本无裨。方以培中为主，佐以金水两调之法。

潞党参　制冬术　茯苓　炙甘草　盐半夏　左牡蛎　五味子炭淡干姜同打，蜜拌炒　苡仁　春砂仁　川百合　橘络　枇杷叶蜜炙　建莲肉连心

《柳宝诒医案》

王堉

风寒暑热，饮食劳倦，内因外因，病各有一定之证，一定之脉。惟痰之为病，奇奇怪怪，实有千变万化之势。凡不可名状，无从考核者，大抵皆痰也。

同年李友兰，亦精医理。辛亥秋在会垣闲寓，得痛病，或手或足，或头或腹，或腰或胁，

发无定时，亦无定处。自以为痹病，用续命汤不效。又以为寒，用麻黄汤亦不效，一日与余闲谈，告余曰：弟病实不可测。余请一诊，则缓而滞，乃告友翁曰：君之病乃湿痰流注也。欲再言，友兰顿悟曰：不差！不差！余已知之，君破题，下文我自作也。相与一笑。越两日，病良已。问服何药，友兰曰：个中人岂烦明言，君试言何药。余曰：不过二陈汤加苍术、姜黄、羌活、独活也。友兰出方示之，种种不谬。石虞琴广文在座，叹曰：二公可谓心心相印矣。

又司徒芝邻方伯藩秦时，体素肥。时各省提拔军饷，员弁充集会垣，而库款支绌，芝翁忧形于色。至夏，得痴呆病。坐卧不安，时而独言独语，时而浑身痒搔。又合眼则睡，睡则梦二鬼在前：一自缢者，索挂于项；一无首者，以手提头，发蓬蓬，血模糊。以是，不能独卧，不接属员者十余日。延医治之，皆曰冤业，恐不起。又易一医，则曰心血亏损，用天王补心丹，饮食顿减，乃饬门者请余，余入见，则曰：病至此，恐不能治，但请君决之，果何经受病，须详悉言之，勿隐护也。按其脉，则六部弦缓而滑，寸部浮取尤甚，知是痰证，乃启芝翁曰：大人乃脾湿停痰，又加以劳倦伤脾，心火浮动，以致痰涎绕心包络，故时迷时悟，平时必喜唾痰，唾则胸腹宽舒。此时痰涎停结，必不能唾。且时而发烦，时而动躁，时而口渴，时而心颤并手足，时而二便不利，皆痰为之。芝翁曰：二鬼何物？余曰：二鬼亦神魂烦乱所致，其实无之，大人不必多虑。病虽多端，卑职保能愈也。芝翁喜，问服何药？余曰：大人病非汤药可疗，须先以矾郁丸吐之，次以控涎丹通之，再多服去痰健脾诸药则无虑矣。芝翁急索矾郁丸，余以此药市中多无，乃制而送之。服数粒，则刻许而吐痰絮胶黏，色兼青黑，自谓心境顿开，欲再服，余曰：痰已吐，再服恐伤胃气。继以控涎丹投之。两日后，设便饭邀余，扶杖告余曰：两夜二鬼不见，神气亦清，君之高明实所佩服，敢问不治成何证？余曰：若不治，不癫则痫，甚则成痰厥。其幕友皆来周旋，饭后而归。不数日，余以内艰、闻讣回籍辞丧。至八月，芝翁以官钱案发，奉旨革职。案定，其阍人黄五绞死，就刑之际，芝翁闻之，痰厥而殁于馆。后小梅来书，犹道芝翁之死如君言焉。

以上出自《醉花窗医案》

费承祖

嘉兴钱孟芝，舌不能言，遍治罔效。余诊其脉，左寸滑数，此痰火蒙蔽包络，机窍不灵，吕元膺治此证，每用芳香宣窍。以至宝丹一分，凉开水调服。连进两次，舌即能言，而不甚清楚。

犀牛黄末一分，过服　连翘心一钱　玄参一钱　远志五分，甘草水炒　麦冬三钱　羚羊角一钱　石菖蒲五分　淡竹沥二两　茯神二钱　川贝母三钱　天花粉三钱　服至十剂，络中痰火全清，语言如常而痊。

广东周佐庭，患神识不清，易忘前言。延余诊之，脉来弦滑。是痰火上蔽包络，神明无主。清火豁痰，神明自能复辟。

羚羊角一钱　黄连三分　贝母三钱　瓜蒌三钱　玄参一钱　茯神二钱　橘红五分　竹沥二两
一剂即痊。

江宁蒋瑞生内阁中书，初病胸脘觉冷，口多涎沫皆冷。医用二陈、平胃，不应，用附子理中汤，其冷更甚，即饮滚水，尚不觉热。粒米不进，已经六日。势濒于危，就治于余。诊脉沉细而弦。此胃有蕴热，煎熬津液，化为痰涎，一团涎沫之中，正气流行不到，故胸脘觉冷，口多冷沫。今误认虚寒，用辛热通阳，反助火劫阴，津液尽化为痰，胃阴将涸，故粒米不能下咽。治必清胃热，养胃阴，令热去津生，胃气宣布，涎沫自消。

天花粉三钱　石斛三钱　北沙参三钱　麦冬三钱　甘草四分　白芍一钱五分

一剂，冷涎已减，饮食渐进。再剂，涎沫全无，知饥能食。照方加大生地三钱，连服五剂，即康复如初。

常熟吴莘韶得奇疾，饮食不知饥饱，衣服不知寒暖，形同木偶，遍治无功，就余诊视。脉来右关细滑。是痰阻胃气，宣布无权。用白金丸三钱，粳米汤送下。大便连行三次，黏腻如膏，复咳吐痰数盏。

川贝母三钱　瓜蒌皮三钱　川石斛三钱　甜杏仁三钱　南沙参四钱　生甘草五分　鲜竹茹一钱

连服三剂，其病若失。徐灵胎云：自古奇疾多属于痰。诚哉是言！

以上出自《费绳甫医话医案》

第一百一十八章　健忘

何书田

心营不足，肝阳内搅，气不舒而健忘。治宜培养心脾，兼熄木火。

西党参　广陈皮　石决明　白茯神　柏子霜　制于术　炒归身　牡丹皮　远志肉　龙眼肉

《簳山草堂医案》

吴篪

抚州太守邱滋畲云，少时记性尚可，迩来遇事多忘，且食少不眠，精神短少难支。余曰：脉弱迟细，缘勤政营心，思虑过度，心血不足，则记前失后；命火元阳不充，故眠食不安。且年已半百，皆气血渐衰所致。宜服归脾汤，间用人参养荣汤，服之甚效。后用十全大补汤并八味地黄丸峻补气血，调摄数月而安。

赣县六尹龙肃斋，常患目疾，嗣多健忘。诊脉虚弦数，乃劳心太过，心肝血虚，精神散越，致遇事善忘也。宜服养心汤，间用归脾汤以龙眼肉熬膏为丸，常服而愈。

《临证医案笔记》

第一百一十九章　相思病

忍公

有买柴老媪，挈其子入城，至一富家。其子年十八九，未娶也。富家适有隔夜冷粥一盏，有蜈蚣死其中，议弃之于河。其子正苦馁，即曰此不足为患，乃以指捉去蜈蚣，而啜之立尽。富家有女睨之而笑，其子以为悦己也。归而思之不置，遂成疾，日以羸瘦几不起矣。媪知其情，偶以语富家之婢，遂达于女。女曰：然则速此子来。其子甚喜，力疾奔赴。女一见大骂曰：天下有此妄人耶，我见汝饥不择食，是故哂之。汝敢遽萌妄想乎？命媪婢辈批其颊数十，其子叩头服罪，始叱之出。及归，病若失矣。

《怪病神医录》

第一百二十章　脏躁

丁泽周

徐左。无故悲泣，脾虚脏躁，神不安舍，痰热居之，神识时清时昧，谵语郑声，脉象虚弦而滑。宜养阴柔肝，清神涤痰，然非旦夕可以图功也。

生白芍二钱　左牡蛎四钱　青龙齿三钱　炒枣仁三钱　炙远志一钱　朱茯神三钱　竹沥半夏二钱　天竺黄钱半　川象贝各，二钱　合欢皮钱半　黑穞豆衣三钱　淮小麦四钱　红枣五枚　炒竹茹钱半，枳实炭一钱同拌

《丁甘仁医案续编》

第一百二十一章 失魂证

傅松元

顾虎林，年十五。仲春垦田，适众农夫与之顽戏，因恶作剧而致恐吓，遂患失魂病。延二日，请周医治，周始以紫苏、防风、钩藤、白蔻等，二剂不效。第四日再请周，继以牛蒡、豆卷、山栀、茯神、琥珀等，又二剂，神躁如狂。第六日邀余，见室中有人二十余，虎林面红身不甚热，不寐不食已六日。切其脉沉弦细，时时烦躁狂妄，欲起走回家。余曰："此失魂证也，病室中嫌人太多，只需二人为伴，静待魂归，得熟睡即愈矣。"为之用川连、胆星、龙齿、枣仁、翘仁、远志、茯神、麦冬、辰砂一剂，调服濂珠粉三分，服下即睡。明日邀复诊，余问得睡否？云药进即睡，今食亦受。余至，虎林不欲看，余入室持其手，问虎林曰："昨日为尔方脉，知乎？"云不知。今食粥乎？云食一碗。令伊伸舌，苔色灰而燥，脉弦不沉细，谓之曰："昨晚之药苦，今日之药不苦矣。"为之用鲜石斛、羚角片、天冬、麦冬、翘仁、龙齿、辰神、远志、石决明一方，嘱服二剂。其父亦梅与其妇出堂而谢云："先生之方，服下即睡，其灵无比。"余曰："汝等信我言，听我教，故获救，不然，反怪我药之重贵矣。"适有裁缝工人在旁，皆含首称是。

《医案摘奇》

第一百二十二章 笑病

朱增藉

　　吾友谢君汉亭妻邓氏，当未孕时，忽善笑，日数发。每发数十笑，至声不能转而后已。以后神疲气馁，家人疑是祟，遍求术治不应，渐次肌肉消瘦，起卧不安，乃延余治。诊之，脉弱。默求经旨，心主笑属实，为狂病之渐。此女脉弱难作实看。细思膻中属心主宫城，经云：膻中者，臣使之官，喜笑出焉。此必心神不足，无有主持，致膻中失职，而喜乐无常。补养心神，使膻中臣使有权。喜乐适时，则笑自止。遂主归脾汤去木香加半夏，倍用龙眼肉，数十剂果效。

《疫证治例》

中神琴溪

　　下鱼棚室街西绵屋弥三郎之妻，善笑。其所视听，莫不毕入笑，笑必捧腹绝倒，甚则胁腹吊痛，为之不能息。常自为患，请师治之。即与瓜蒂散一钱，上涌二升余，不再发。

《生生堂治验》

任贤斗

　　邓屏藩，吐血，面上微笑，寐时面上亦是笑形，脉洪壮热。夫笑果何气使然；经云神有余则笑不休，盖神有余则气有余，气有余便是火。是笑者，乃阳火妄动之证也；脉洪者，火之盛也；壮热者，真阴败竭也。精败则气无根，横行于肤则为热，直冲于上则为笑，是诚亢龙有悔之象，最危之候也。因属久交，难于推辞，只得勉强主方，用一阴煎加玄参、丹皮数剂，无效。辞令更医，后医云脾不统血，投芪术之类，数剂而殁，伊竟不知笑是何病，热由何生？岂知笑是火盛，热属精败耶，妄称脾虚，猛进温热，添薪助火，灼尽真阴，是恐其就道羁迟，而速行催贴耳。

　　一阴煎

　　生地　熟地　白芍　麦冬　牛膝　丹皮　甘草

《瞻山医案》

第一百二十三章　哭病

任贤斗

于庆先，每至午时欷歔渐作，至下午由欷歔而至哭泣，到半夜哭泣方止。前医云是湿邪，用苍术、朴、苓利水燥湿之剂，病愈甚，迎余诊治。余曰：既是湿，必有恶心呕吐，泄泻腹胀等证，今绝无以上之证，何所见是湿邪耶？且哭泣乃阴惨之气，欷歔本阳衰之病，五更至日中，阳旺之时，阳虚喜阳助，故神爽而不哭；午后至夜半，乃阴盛之时，阳虚被阴贼，故神索而哭；又午时一阴生，欷歔便作，阳衰明矣；下午至夜半，阳渐退而阴渐进，故由欷歔而至于哭，阴惨又明矣。若苍术、朴、苓乃伤气降阳之药也，无怪乎病愈增也。与大剂桂、附、芪、术峻补元阳，以消阴翳，十剂渐安，二十余剂全愈。

《瞻山医案》

第一百二十四章　祟病

温载之

涪州少牧娄尧廷夫人，忽然发热，神昏谵语，不食不寐。延余诊视。审其脉，乍大乍小。余云："此系祟病。但不知昏迷中谵语云何？"彼时尧廷赴省验看其内亲。云邪祟实属有因。缘尧廷胞兄在省新故乏嗣，当年曾许过继一子，因尧廷未回，尚未招魂设灵。突于昨晚病作谵语，魂附伊体。所云乃系此事。语毕沉迷，不省人事。余令其即烧鬼哭穴一燋，即苏。问其所云，全然不知。余即令其设灵焚帛，以安其魂。缘鬼有所归，则不为厉。随用清心化痰之剂，一服而愈。凡治病当先知其所因，则易为治。邪祟一门，除冤孽命债而外，无有不可解释者。

按：鬼哭穴在手大指外侧中间，须两指并拢，平中一燋。其人必苏，其邪自去。

《温病浅说温氏医案》

过铸

坟丁谈宝生，随余至杭，遇祟，作种种拳势，又作骑马势，鼻息全无。诊其脉，细数不伦，时或全伏，众人骇，莫能措。余令数人抱住，以绳缚其两大指，以艾火灸鬼哭穴（在两甲角及反甲后肉四虎骑缝中）。即拱手曰：我去，我去。欲以紫金锭灌之，适用完。时已夜深，无处可购，遂用朱砂少许，水调灌下，乃醒。

按：《洄溪医案》言：至宝丹、紫金锭、朱砂、鬼箭羽治客忤祟病甚效。又云：鬼以朱砂为火，以鬼箭羽为矢，用之果验。

《过氏近诊医案》

余听鸿

常熟北门外抓扒湾李姓妇，先因风温，被某医进以枳、朴、槟榔之类，燥药伤阴，神识昏愦，耳聋烦躁。邀余诊之，进以甘凉咸寒存阴，芳香开泄。服三剂，神识已清，病已退。忽病人曰：即速做道场，我等无暇在此等候。语毕，即神昏不醒，忽然嬉笑怒骂，或舌伸口外，或齿龂如食炒豆，或高声讴歌，或细语唧唧，千态万状，按其脉则乍大乍小。余曰：此祟病也。先以鬼箭羽、朱砂、降香焚之，后以至宝丹一粒，苏合香丸一粒，化开，菖蒲、郁金汁调灌尽剂，神识方醒，病若失。所以阳虚则阴气邪祟，乘虚凭之。《内经》立鬼床、鬼哭等穴，未必子虚也。

《余听鸿医案》

第一百二十五章 尿多

任贤斗

朱齐先，每日小解不计其数，其尿甚少，惟膀胱时刻作胀，胀则解，解下便不胀，不久又胀，又要解，脉细数，神气不足，食下反饱。夫脉细数本是阳虚，神不足亦属气虚，食下反饱乃运化无力，此皆中焦之病，与下焦无涉，尿之不能多贮者，乃脾虚不能约束也。与芪、术、姜、附、山药、扁豆、苓、草，温补脾胃，果服十余剂大效，三十剂而病全安。

《瞻山医案》

第一百二十六章 男子阴吹

余听鸿

女子阴吹，《金匮》治以发膏煎，即猪膏、乱发也。此因胃气下泄，阴吹而正喧，乃谷气之实也，故将此膏导之。此证《金匮》载在妇人杂病门。不料此证男子亦有之。孟河有一男，前余阴茎中溺孔有气出，如转矢气而有声，两年余亦无所苦。前辈张景和先生诊之，曰：男子阴吹无须药，候猪行屠户杀猪时，去毛之后用刀刮下之皮垢，即名猪肤，将水漂净，曝干，将阴阳瓦用炭煅灰存性，研细，以陈酒每服三钱，三四服即痊。此方亦发膏煎所蜕化也。今之用猪肤者直用猪皮，误矣，其实肤外之垢也。

《余听鸿医案》

第一百二十七章　扼死

中神琴溪

　　一人走来叩门，谓先生曰："事急矣，请速来。"仓皇不告其故而去。先生至则堂上堂下，男女狂躁，一妇人毙而在旁。先生怪问之，曰："今有一忘入少年屡来求货财，不知餍。我今晋之，忘入狂怒奋起，将打我。拙荆惊遮之，当其前，渠扼其喉直毙，而忘入骇走。事甚急矣，先生速来，幸甚。"先生即命旁人汲冷水盈盘，扶妇人枕之，灌水颈项，半时而后刺之，即苏。更令安卧，而又以巾浸水敷其颈，觉温乃换，使瘀血不凝结也。与桃核承气，加五灵脂汤而去。明日复往视之，妇人大喜，且谢曰："妾幸蒙神救得不死，今咽喉尚无恙，唯胸肋体湾微觉疼耳，饮食如常。"师复令灌巾冷水，匝胁肋如初，经三日愈。夫先生之于术也，对奇疾应变，故影响无穷，可谓不世出之才。余亲炙之日，所见不为少矣。不遑悉笔，唯举其二三而已。

　　　　　　　　　　　　　　　　　　　　　　　　　　　　　　　　　　《生生堂治验》

傅松元

　　一陆姓养媳，因受屈难伸自缢，其家觉之，始为解下，气已绝矣。以猪尾正其喉，用口接其气，乃气转而生。由是不饮不食，不知痛苦，延七日，诸医皆束手无法。其戚沈良茂，十都七图之保正也，与余素相识，牵骑至余家请相救。余即乘马至陆宅，宅中人众至百余，汹汹然有成讼之势。余至，见病者卧于篾席垫之木榻上，其人转侧不休，右肩与股膝皮肉已脱，而不知痛，六脉全无，口紧目闭，扳其上睑，两目气轮赤如鸠眼。其家人云："自接气生后，即如此，不食不便，反侧不休，至肉烂而不知痛。曾请陶张二先生，皆云，此非病无法治，皆不开方而去。"时七月下旬也，余问曰："其始生后，喉中闻痰声否？"一邻女曰："前四日喉中唧唧如蟹沫声，后三日竟不闻。"余曰："虽书一方，恐取效难必。"乃立泻心汤，加石菖蒲、天竺黄、陈胆星，水一碗，煎半碗，烧取竹沥半碗和入，徐徐灌下。服后至天明日出时，能下大便四遍者，再商后治，不然不须再诊。明日午前，其家来云："果下四遍，下后身不翻转矣，请先生复诊。"余午饭后，与来人并骑而往，见宅上人减其大半，视病者身卧而静，且有羞恶之态，但仍不食不言。切其脉，六部皆出，惟弱而不振。扳其目，白珠尚留一点如血，若绿豆大。左右频问之，竟不肯言。余决其生机已转，但羞忿不肯食饮。或问余曰："先生，此女谅可生矣？"余曰："恐未，世有不食饮而能生者乎？"皆云："先生必有良方治之。"余曰："恐伊家不肯任余治，奈何？"众皆表示乐从。余曰："诺，尔先取蓬绳上之艾叶升许，为我揉如绵待用。再需麦粉汤一碗，先与病者食。"皆云不食，乃病者不能食也。余曰："凡病七日不食，初食必咽中大痛，三口须忍痛咽下，第四口可不痛。若再不食，非缢死，是饿死也。且试与食，若果不能食，余惟用艾火灸其腹，使其食。"余即揉艾炷十四团，自心口直下至脐，以艾按其腹排七壮，手执火如将燃之者，乃问麦粉汤烧好否？云："已好，但沸耳。"余曰：以冷水澄之，可先与麦粉汤，若不能食而后灸之可也。余乃与众人讲灸之为道，且曰灸须从胸口起，脐上七次，脐下七次，每次五壮，共七十壮。众云："此灸之，腹不灼烂乎？"余曰："是无可奈何也。"既而一人呼曰："麦粉汤已下矣。"余乃回顾见其咽第二口，颇有惊惕之状。余曰："三口后即不痛矣。"及咽第四口，女乍呼仍痛。余曰："尔可忍痛而食，我不为尔灸矣。"余乃出至堂中，谓其家长曰："今幸不辱命，少顷宜再与食。如不食，照法火灸可也。"又为其书养正顺气一方，嘱服两剂后，能进厚粥，乃可不药。及出，路遇其戚，询问此事。余曰："为我艾灸所活也。"旁一人云："先生未尝艾灸，何言之诳也？"余含笑曰："以灸迫之使食也。彼恶灸，故忍痛而食，是岂非灸而活之耶。"

《医案摘奇》

第一百二十八章 溺水

沈祖复

陈妇寄寓迎溪桥下。壬戌冬天初寒，大雪霏霏，檐际冰挂尺许，路少行人。陈妇至河边濯物，失足跌入河中，数十分钟载沉载浮，为行人所见，呼众援出。遍体皆是冰块，气息全无。用剪撕去衣服，以腹楞子笆斗底上，稍去积水。其邻居急来请先生，用干姜、附子、桂枝、吴萸大热之剂投之，气复稍回。明晨又去诊视，满口吐血。先生曰："此非服热药之故，系笆斗楞伤所致。"仍用大热药频服，稍能米饮，气机条达，面有色泽矣。旬日后来寓诊视，咳嗽气促。先生曰："此受大寒之后，寒嗽病成矣，治之不易。"用麻黄、附子、桂枝、细辛等，两剂而愈。

《医验随笔》

第一百二十九章　多唾

姚甫

王某，女，41岁，住埃底下公社枣园大队。患腹泻后，唾液日渐增多，不时喜唾，唾液清稀，有时挟有白痰，说话、吃饭时不能自行控制而唾液外流，甚为苦恼。伴四肢无力，形寒纳差。舌淡苔腻，脉沉细而缓。经中西医治疗不效。姚甫认为：据《伤寒论》云："大病差后，喜唾，久不了了，胸上有寒，当以丸药温之，宜理中丸。"处以下方：

党参15克　白术10克　干姜5克　茯苓10克　半夏10克　陈皮8克　神曲12克　薏仁18克　炙草6克　生姜5克

守上方，就诊二次，服药五剂，后以补中益气汤善后而愈。以后临床又遇类似病人二例，皆以此方加味而愈。

《宝鸡市老中医经验选编》

第一百三十章　神呆恍惚

学山公

　　裕老夫人秋间患伤寒，濒于死，余为起之，实未痊愈也。迄今神呆气滞，语言恍惚，目不停瞬，请约略言之，以定主治之方。经曰：言者，心之声也。又曰：心藏神。是故心气实，则神完气固，可以虑周万事而应变无方，可以答对如流而秩然有序。伤寒之来，津液先耗，邪气内陷，昏愦累日，不语经旬，知清阳之受困者深矣，所以饮食如故，形体如故，而其神明之地，久为余邪所据，生火生痰，已非一日。非有以抉去之，则厚味之入，适足以资盗粮；非有以镇固之，则游子之归，恐难期之岁月。且经曰：木属肝，肝能生风，风主摇动，目得血而能视。由此观之，肝气虚，肝血亦亏矣。今当养心补肝，兼以消痰，斯为合法。

第一百三十一章　奔豚气

周南

　　吉冈木工左卫门，四旬有余。善酌不至于困，去年偶因病醒，手冷如麻，即脾胃不快，腹之两旁有气上逆，头重吐酸，四肢怠倦，大便不快，疝痛连腰，脉滑数。夫四肢为诸阳之本，冷而如麻，阳和不畅矣。其余诸证皆阴气为患。然脉既滑数，但可用阳药，不可用热药。方以桂枝、茯苓、苍术、甘草、木香、陈皮。桂用枝者，取其达四肢也。此皆阳刚之药，阳进而阴自退。六剂大效，又六剂，吐酸头重皆已，脉犹滑疾。改二陈汤加山栀，六剂脉缓，又六君子汤旬日，继以越鞠丸一月痊愈。

《其慎集》

中神琴溪

　　一男子，年三十，奔豚日发一次，或二次，甚则牙关禁急，不省人事，百治无功。先生诊之，脐下悸，按之痛。服茯苓桂枝。甘草大枣加大黄汤，兼反胃丸，二十丸，每日一次，旬余差。

《生生堂治验》

何书田

　　气从少腹上升，则脘闷作痛，得嗳乃舒，所谓肾之积奔豚是也。脉象左弱于右，此其明验也。

　　安南桂　大熟地　炒枸杞　炙甘草　陈皮　大枣　炒于术　炒白芍　炒怀膝　白茯苓　煨姜

《簳山草堂医案》

张大曦

　　少腹块磊，上攻及脘，其力猛而痛势剧，转瞬之间，腹中鸣响，则块磊一阵向下即平。证名奔豚者，因其性情踪迹行止类似江豚耳。然考其证有三：犯肺之奔豚属心火；犯心之奔豚属肾寒；脐下悸欲作奔豚者属水邪。今系肾水寒邪所发，体属阳亏所致。拟以真武汤参奔豚汤意。

　　茯苓五钱　川芎五分　小茴香五分　归尾一钱　附子五分　白芍一钱　半夏一钱五分　橘核三钱　李根皮一两

　　诒按：按语明辨以晰，立方精切不浮。

《柳选四家医案》

陈虬

上海东门顾缝匠之妇春间伤风，以幼子自床坠地，受惊，旋病奔豚气从少腹上冲，腹疼寒热，月常数发，至秋未愈。时予薄游白下，侨寓彼都，因求一诊。六脉皆见浮弦，因语之曰："奔豚证不离肝肾二经，其偏于水分者，病多属肾，仲景常以苓桂术甘汤主之。其偏于气分者，病多属肝，仲景常以奔豚汤主之。证脐下不悸，咽喉无病，且寒热往来，脉虽弦而浮，显系厥阴气逆无疑，则奔豚汤似属对证之方，何以前医屡服不效，或治尚未得其本欤？因思病由惊得，而惊气入肝，故经云，东方肝木，其病发惊骇。即仲师亦明言奔豚病皆从惊恐得之。但世医知于仲景方中求法，不知于仲景法外觅方，稍有不效，辄疑古方不可以治今病，岂长沙公勤求古训意哉？或谓古今异宜，方药亦多随时而变，讵知果如所论，则当疑古人不宜先有今病，不必疑今病不可治以古方也。果其病情适当，自然效如桴鼓。其有不效者，仍是病与古异。盖古人著书，不过言其大纲，至几微曲折之处，楮墨不能罄也，待人自悟而已，所谓神而明之，存乎其人。后人不自咎其聪之不至，辄疑方之少效，不亦愚哉！如此病既由惊起，则专意治惊，余证自当迎刃而解，不必拘拘于奔豚门中求方也。"方以凿头英八钱，浓煎顿服，覆杯而愈。盖此物皆坚木所为，得金气最多，以木治木，取同气相求也。金性能克木，故木气自敛。金重能镇惊，故惊气自平。且用时势皆自上而下，故历久而英下垂，况英缒如筋，当善降逆入络。一物而制木镇惊，降逆入络，四善咸备，故用之而应手取效。录此以俟用奇方者隅反焉。

《蛩庐诊录》

朱增藉

族慎斋于庚寅正月中旬，因感风寒，忽发风疹。疹隐则腹痛。服附子理中之属，月余更甚。二月杪，延余治。诊之，脉弱，有物自少腹起，上冲咽喉。冲激时，雷鸣彻痛，发作欲死。头面肿大，其痛少止；头面气消，其痛复作，小便不利。此乃肾邪夹肝气上逆，病名奔豚。气水相搏有滔天之势，故声若雷鸣上冲咽喉；水邪逆而不下，故小便不利；风气外行头面，故痛止；风气内入少腹，故痛作。即与茯苓桂枝甘草大枣汤，数剂复发疹，痛减大半，更服奔豚汤而愈。但须忌房事，多服补剂以善后。辛卯孀妇张朱氏患斯证，势危急，亦用前方而愈。因叹世之死于斯者甚多，皆由不善治耳。

《疫证治例》

张乃修

陈子岩。向有肝阳，时发时止。兹则少腹胀硬，大腹胀满，中脘胀痛，势不可忍，恶心泛呕，其味甚酸，心胸嘈杂，大便不行。脉象细弦而数，苔黄质腻。骨热皮寒，气逆短促。少腹居中为冲脉，两旁属肝。考冲脉部位，起于气街，夹脐上行，至胸中而散，足见下则少腹，上则胸脘，皆冲脉所辖之区。今冲气逆行，冲阳逆上，胃为中枢，适受其侮，所以为痛为嘈杂为恶心，诸恙俱作矣。胆为肝之外府，为阴阳开合之枢纽，肝病则少阳甲木开合失常，为寒为热，似与外感不同。所虑者气冲不已，致肾气亦动，转成奔豚之候。兹议两和肝胃，参以镇逆。方备商裁。

川雅连五分　淡干姜四分　川桂枝四分　制半夏二钱　代赭石四钱　旋覆花二钱　金铃子二钱　延

胡索一钱五分　陈皮一钱　土炒白芍一钱五分　姜汁炒茹一钱

二诊：两和肝胃，参以镇逆，中脘胀痛已止，恶心嘈杂吞酸亦定。然大便未行，痰气欲降无由，遂致气窜入络，两季胁异常作痛，牵引腰脊背胁不能转侧。更加烟体失瘾，气不运行，其势益甚，竟至发厥。幸吐出稠痰数口，方得稍定。脉象细弦，重按带滑。络气痹阻，恐其复厥。勉与荫棠先生同议逐痰通腑宣络，非敢率尔，实逼处此也。方备商裁。

薤白须三钱　瓜蒌仁三钱　竹沥半夏一钱五分　旋覆花二钱　猩绛六分　橘皮络各一钱　冬瓜子三钱　茯苓三钱　青葱管三茎　控涎丹五分，橘络汤先送下

三诊：投剂后季胁腰脊痛止，大便一次甚畅，日前之所谓痛胀阻隔，怅然若失，不可不为转机。惟气时上逆，甚至如喘，胸闷酸涎上泛，头昏眩晕，虽频频吐痰，自觉欲出未出者尚多。脉象弦滑而数，重按少力。络气之滞，虽得宣通，而木火不平，与浊痰相合，蒸腾于上，销铄阴津，所以舌苔黄揢干毛，恐起糜腐。拟清泄木火，化痰救津。留候荫棠兄裁夺。

黑山栀三钱　炒黄川贝二钱　光杏仁三钱，去尖　大麦冬三钱　瓜蒌皮三钱　海蛤粉三钱　霍石斛四钱　鲜竹茹二钱　鲜枇杷叶一两　左金丸八分，包煎　白金丸五分，先吞服

四诊：清泄木火，化痰救津，颇能安寐，舌苔边尖较化，干毛转润，脉数较缓，神情略为振卓。但时带呛咳，咳则气从上升，两季胁吊痛，略闻食臭，辄增嘈杂头晕。丹溪云，上升之气，自肝而出。经云，诸逆冲上，皆属于火。良由厥气纵横之余，余威尚盛，遂至气化为火，逆犯肺金，销铄津液，其水源之不能涵养肝木略见一斑。若肝胆之火，夹龙雷上逆，便是喘汗之局。兹与荫棠先生同议滋水养肝，兼泄气火。前人谓痰即有形之火，火即无形之痰，冀其火降，痰亦自化。然非易事也。

陈阿胶珠二钱　大麦冬三钱　霍石斛四钱　粉丹皮二钱　生白芍一钱五分　黑山栀一钱五分　炒瓜蒌皮三钱　炒黄川贝三钱　海蛤粉三钱　秋石一钱　煅磁石三钱

五诊：舌黄大化，润泽有津，口渴自减，渐能安谷。但气火不平，夹痰上逆，肺为华盖。适当其冲，频频呛咳，痰虽欲出，碍于两胁作痛，不能用力推送，致喘呼不宁，欲寐不得，神情烦懊。脉象细弦。咽中燥痛；一派气火升浮之象，非济之以水，不足以制其火。然壮水之品，无不腻滞，痰热阻隔，不能飞渡而下，经谓虚则补其母，肺金者，肾之母气也。拟益水之上源，仍参泄气火而化痰热。

北沙参四钱　西洋参一钱五分　霍石斛四钱　川贝母一钱五分　冬瓜子四钱　瓜蒌皮三钱　海蛤粉四钱，包　旋覆花一钱五分　猩绛六分　青葱管三茎　鲜枇杷叶一两，丢毛　陈关蛰一两　大地栗四枚，三味煎汤代水　濂珠三分　川贝母五分，二味另研末，先调服

六诊：益水之上源，参以化痰，胃纳渐起，诸恙和平，然时仍呛咳，咳嗽引动，气即上冲，咽中微痛，脉象细弦。肝经之气火升浮，遂致在上之肺气不降、在下之肾阴不摄。拟益肾水以涵肝木，使阴气收纳于下，略参化痰，使不涉呆滞。

炒松生地四钱　霍石斛三钱　青蛤散五钱，包　车前子三钱，盐水炒　煅磁石三钱　大麦冬二钱　生白芍二钱　怀牛膝一钱五分，盐水炒　川贝母二钱　秋石一钱五分　琼玉膏四钱

《张聿青医案》

王旭高

金。气从少腹上冲咽嗌，则心中跳，胁中痛，初起寒热而呕，此奔豚气之夹肝邪者也。半

月以来，寒热虽止，气仍上逆。脉沉弦小。宜宗《金匮》法。

二陈汤去甘草，加当归、白芍、吴茱萸、香附、川朴、槟榔、苏梗、沉香、姜汁、东行李根。

又：奔豚之气渐平，脘中之气未静。当从肝胃求治。

淡吴萸　半夏　香附　川楝子　延胡索　茯苓　焦六曲　陈皮　白芍　蔻仁

《王旭高临证医案》

张锡纯

天津张某某，年四十五岁，得冲气上冲兼奔豚证。

病因：初秋之时，患赤白痢证，医者两次用大黄下之，其痢愈而变为此证。

证候：每夜间当丑寅之交，有气起自下焦夹热上冲，行至中焦觉闷而且热，心中烦乱，迟十数分钟其气上出为呃，热即随之消矣。其脉大致近和平，惟两尺稍浮，按之不实。

诊断：此因病痢时，连服大黄下之，伤其下焦气化，而下焦之冲遂夹肾中之相火上冲也。其在丑寅之交者，阳气上升之时也。宜用仲师桂枝加桂汤加减治之。

处方：桂枝尖四钱　生怀山药一两　生芡实六钱，捣碎　清半夏四钱，水洗三次　生杭芍四钱　生龙骨四钱，捣碎　生牡蛎四钱，捣碎　生麦芽三钱　生鸡内金二钱，黄色的捣　黄柏二钱　甘草二钱

共煎汤一大盅，温服。

效果：将药煎服两剂，病愈强半，遂即原方将桂枝改用三钱，又加净萸肉、甘枸杞各四钱，连服三剂全愈。

说明：凡气之逆者可降，郁者可升，惟此证冲气夹相火上冲，则升降皆无所施。桂枝一药而升降之性皆备，凡气之当升者遇之则升，气之当降者遇之则降，此诚天生使独而为不可思议之妙药也。山药、芡实，皆能补肾，又皆能敛戢下焦气化；龙骨、牡蛎，亦收敛之品，然敛正气而不敛邪气，用于此证初无收敛过甚之虞，此四药并用，诚能于下焦之气化培养而镇安之也。用芍药、黄柏者，一泻肾中之相火，一泻肝中之相火，且桂枝性热，二药性凉，凉热相济，方能奏效。用麦芽、鸡内金者，所以运化诸药之力也。用甘草者，欲以缓肝之急，不使肝木助气冲相火上升也。用甘草者，欲以缓肝之急，不使肝木助气冲相火上升也。至于服药后病愈强半，遂减轻桂枝，加萸肉、枸杞者，俾肝肾壮旺自能扫除病根。

《医学衷中参西录》

袁焯

龙耀南年逾五旬，素有疝病，时发时愈。辛亥冬月，病复作，然与从前发病时情形不同。自觉有气从脐下直冲于心，则心痛欲裂，于是手冷汗出，不能支持，吸鸦片烟暂止片刻，然于病无济。初犹间一二日始发，继则日发无已。精神疲倦，饮食大减，两脉弦小，舌中有白苔。盖奔豚病也。乃肾气素虚复受客寒，身中阳气不能胜寒气之侵逼，则上冲而作痛。昔人所谓"肾气凌心"者是也。乃与桂枝加桂汤，再加熟地、鹿角胶、小茴香，服两剂后，痛大退。越两日天气愈寒，而病人又复作，更兼呕吐，遂改用理中汤加肉桂、吴茱萸、半夏、鹿角膝、沉香，接服三剂全安。

《丛桂草堂医案》

费承祖

泰州卢君瑞卿，病气自少腹上冲胸脘作痛，懊憹内热，头汗如雨，痰内带血。脉来沉弦。肾阴久虚，水不涵木，肝阳升腾无制，销铄肺胃阴液。法当益肾清肝。

女贞子三钱　白芍一钱五分　川杜仲三钱　羚羊角五分　黑山栀一钱五分　玄参一钱　西洋参一钱　鲜生地三钱　川楝肉一钱五分　川石斛三钱　川贝母三钱　瓜蒌皮三钱　鲜竹茹一钱　冬瓜子四钱　冬虫夏草一钱

连服三十剂而愈。

《费绳甫医话医案》

吴鞠通

壬戌八月廿三日，胡氏，二十二岁。脉沉而细，体厚而白，阳虚可知。奔豚从少腹上攻心胸，发作欲死，气回则已；呕酸瘰疬，大便结燥，头晕心悸，皆肝经累及冲脉为病。

桂枝尖二钱　降香三钱　川楝子一钱五分　淡吴萸三钱　广木香一钱　炒全归三钱　云连炭一钱　炒小茴香三钱　川芎一钱　广郁金二钱　青皮三钱　两头尖二钱

煮三杯，分三次服，三帖。

廿六日：

桂枝一钱五分　制香附三钱　全归三钱　降香三钱　炒小茴香三钱　川芎五分　半夏三钱　淡吴萸二钱　广皮二钱　青皮二钱　云连炭一钱

煮三杯，分三次服，三帖。

廿九日：紫石英五钱，研细　生香附三钱　淡吴萸三钱　降香末三钱　广皮二钱　桃仁泥二钱　川楝子三钱　炒全归三钱　两头尖三钱　炒小茴香三钱　青皮一钱五分

煮三杯，分三次服。

九月初三日：通补八脉。

生鹿角四钱　肉桂八分，去粗皮净　降香末三钱　紫石英五钱，生研细　杞子三钱　炒全归三钱　桂枝尖二钱　生香附三钱　炒小茴香三钱

煮三杯，分三次服。

《吴鞠通医案》

曹颖甫

刘右。初诊：始病中脘痛而吐水，自今年六月每日晨泄，有时气从少腹上冲，似有癥块，气还则绝然不觉。此但肝郁不调，则中气凝滞耳。治宜吴茱萸汤合理中。

淡吴萸四钱　生潞党五钱　干姜三钱　炙草三钱　生白术五钱　生姜三片　红枣十二枚

二诊：两服吴茱萸合理中汤，酸味减而冲气亦低，且晨泄已全痊。惟每值黄昏，吐清水一二口，气从少腹夹癥上冲者，或见或否。治宜从欲作奔豚例，用桂枝加桂汤，更纳半夏以去水。

川桂枝三钱　白芍三钱　生草钱半　桂心钱半　制半夏五钱　生姜五片　红枣七枚

拙巢注：服后全愈。

周右，住浦东。初诊：气从少腹上冲心，一日四五度发，发则白津出，此作奔豚论。

肉桂心一钱　川桂枝三钱　大白芍三钱　炙甘草二钱　生姜三片　大红枣八枚

二诊：投桂枝加桂汤后，气上冲减为日二三度发，白津之出亦渐稀。下得矢气，此为邪之去路，佳。

肉桂心一钱半　川桂枝三钱　大白芍三钱　炙甘草三钱　生姜三片　红枣十枚　厚朴钱半　半夏三钱

三诊：气上冲，白津出，悉渐除，盖矢气得畅行故也。今图其本，宜厚朴生姜甘草半夏人参汤加桂。

厚朴三钱　生姜四钱　半夏四钱　甘草三钱　党参三钱　桂心一钱　桂枝二钱

以上出自《经方实验录》

章成之

陈右。时欲哕，哕极则厥，此非寻常胃病。民间单方当其厥时有用阿魏吞服之法，此法意在排泄气体；气体之来源实在神经系，故古籍有肝气之称。《金匮》之奔豚，其气上冲，亦此类也。

炙乳没各4.5克　蓬莪术9克　五灵脂12克　天台乌6克　海南片9克　阿魏9克　沉香曲12克　生枳实9克　薤白头9克　莱菔子9克　娑罗子9克　佛手9克

共研细末，每吞1克，一日3次。

二诊：药后从未发厥，排泄气体、镇静神经之效也。凡镇静剂多能引起便秘，肠蠕动受其抑制也。

阿魏9克　香甘松9克　全当归15克　台乌药6克　延胡索9克　大川芎9克　海南片9克　生枳实9克　黑丑9克　五灵脂12克　广木香3克　莱菔子12克

上药共研细末，每吞3克许。

虞男。此与奔豚同一原理。所不同者，奔豚起自少腹上冲；病者脐上上冲，多作于午夜而已。

川桂枝2.4克　杭白芍9克　肉桂心1克，研末冲服　台乌药9克　制香附9克　晚蚕沙12克，包　五灵脂12克　清炙草2.4克　沉香曲9克

另：甘松12克　延胡索18克　御米壳24克　全当归24克　大川芎9克　阿魏6克　粉丹皮30克　沉香6克　川贝母9克

上药共研细末，每服2.4克，以胶囊装盛，服用更便。

以上出自《章次公医案》

张汝伟

吴联芳，年三十六，中山人，中脘攻撑作痛，牵引两胁及少腹，其气每自下冲上之时，如分三路进攻，痛苦万分，此症状如奔豚，业已延有多月。前医频投辛温理气，均无稍效。刻诊手冷如冰，脉来浮数，小溲短赤，小便坚结，此热深厥深之象，宜用大柴胡汤加减，平肝化滞，下行为要。

柴胡梢一钱　制锦纹三钱　越鞠丸包　当归须酒炒　单桃仁　车前子包　猪赤苓各三钱　台乌药一钱　枳实炭　生延胡　青陈皮　川楝子各钱半

二诊：进大柴胡汤加减法，大便畅通，手冷转温，上部之痛全无，下部少腹仍有滞重之势，此肝肾间有形积滞虽下，无形之湿热未化，宜从前意加减。

醋炒柴胡八分　两头尖　醋炒延胡　川楝子各钱半　细生地炒松　当归须　山栀仁　川萆薢生苡仁　益无散包　猪赤苓各三钱　炒丹皮二钱

本证始末：此证为伟避难回沪所治之第一重证，共诊四次。此第一、第二方，两方见效，后方不录，此证愈后，病者喜悦情状，难以笔墨形容，故特记之。

方义说明：此证形如奔豚，其证尚未完全合奔豚证条件，但属于营分湿热积滞无疑。故不用奔豚汤原方，而用大柴胡汤加减者，亦取热深厥深之义，而亦非热深厥深之真象，所以见证立方，活泼泼地，得心者应手，其斯之谓乎。

《临证一得》

第一百三十二章　狐惑病

许琏

一女，年十二岁，患胸痛甚剧，床上翻覆滚号。治以消食行气之药，不效。与阿芙蓉膏，开水冲少许服，始效，后仍不效。余视其肌肉消瘦，面黄有蟹爪纹。询之，肛门有痔痛。脉或时弦紧，或时细数而有歇止，却与《金匮》狐惑病证相符。乃依《外台》"杀虫方"法。用附子、桂心、大黄、鹤虱、雷丸、干姜、甘草各等份，为粗末，年服二三钱。百沸汤入蜜半匙和服。两剂以后，胃口渐开，肌肉渐生，至今六七年，是病不复作矣。

《清代名医医话精华》

曹存心

阳络曾伤，阴气素虚，更有湿热郁于营分，日久生虫，扰乱于上中下三焦，以致咳嗽喉痹，恶闻食臭，起卧不安，肛部不舒，舌质深红，其苔黄浊。即仲景所谓狐惑病是也。久延不愈，即入劳怯之途。

川连三分　犀角三分　乌梅五分　人中白一钱　百部一钱　丹皮一钱半　甘草三分

诒按：读《金匮》狐惑病一节，此证之原委乃明。

《柳选四家医案》

顾雨棠

宓泮松，松江，年十七。初因暑风外袭发为寒热，热久营卫失谐，表未达而无汗，里热甚而伤阴。表里同病，邪正交争，遂至神昏谵语，日轻暮盛，齿垢唇疮，舌干带裂。此吸受之暑邪与无形之郁热蒸灼不已，则虫从肉起，病入于手少阴、手厥阴二经，证名狐惑。考阅方书惟以苦降辛开为主。至于脉象现见弦滞而数，拟方候明眼酌用。

小川连　干姜　炒橘白　黑山栀　榧子　川楝子　草郁　炒白芍　云茯神

二诊：前从狐惑治，热止昏谵已定。惟神疲耳聋，唇干、舌燥、语言謇涩，益之寐则梦言，无非邪去元虚神不守舍也。胃难纳谷，虚痰胶，因咽喉抑室而不通也。按证而论，吸受之暑邪已能抑遏之，虚邪尚在，弥漫于肺，或为咽疼弥漫于胃，或不知饥浮游于外，或生疮疡未可量也。当此时也，法当养液清邪为主。至于脉象较前自觉安静，面色红势亦觉消退，正邪势将退之征。拟方以冀渐臻佳境。

西洋参　橘白　天花粉　淡秋石　人乳　全石斛　川贝　连翘壳　云茯苓　谷芽

《顾雨堂医案》